Gynäkologie und Geburtshilfe
Band II/2

Gynäkologie und Geburtshilfe

Grundlagen · Pathologie · Prophylaxe · Diagnostik · Therapie
in 3 Bänden

Herausgegeben von
O. Käser, V. Friedberg, K. G. Ober,
K. Thomsen, J. Zander

Georg Thieme Verlag Stuttgart · New York

Band II/2

Schwangerschaft und Geburt 2

Herausgegeben von
O. Käser und V. Friedberg

Wissenschaftlicher Beirat
H. Jung

Bearbeitet von

H. Albrecht	P. Hindemann	K. P. Lüscher
F. Balzereit	M. Hohl	W. Maier
L. Beck	K. H. Holtermüller	H. v. Matthiessen
O. Bellmann	R. Janzen	K. G. Ober
U. Borell	R. W. Chr. Janzen	B. Pauleikhoff
K. Bork	H. Jentgens	E. J. Plotz
R. Brun del Re	H. Jung	S. Potthoff
E. Dundalek	H. Just	H. J. Prill
W. Eickhoff	O. Käser	M. S. Ramzin
I. Fernström	F.-K. Klöck	R. Richter
V. Friedberg	G. W. Korting	H. Stamm
R. Gaudenz	H. Kremling	K. Strasser
W. Goldhofer	L. Lachenmayer	K. Thomsen
E. Göltner	G. Lamberti	H. Vorherr
H. Graeff	G. Leyendecker	H. J. Weis
S. Heinzl	V. v. Loewenich	J. Zander
S. Herbst	R. Loth	

2., neubearbeitete Auflage
177 Abbildungen in 266 Einzeldarstellungen,
4 Farbtafeln, 202 Tabellen

Michael R. K. Pruggmayer
Dipl.-Biol., Arzt

Georg Thieme Verlag Stuttgart · New York 1981

CIP-Kurztitelaufnahme der Deutschen Bibliothek

Gynäkologie und Geburtshilfe : Grundlagen,
Pathologie, Prophylaxe, Diagnostik, Therapie;
in 3 Bd. / hrsg. von O. Käser ... – Stuttgart : Thieme
NE: Käser, Otto [Hrsg.]
Bd. 2 → Schwangerschaft und Geburt

CIP-Kurztitelaufnahme der Deutschen Bibliothek

Schwangerschaft und Geburt / hrsg. von O. Käser u.
V. Friedberg. Wissenschaftl. Beirat H. Jung. –
Stuttgart ; New York : Thieme
  (Gynäkologie und Geburtshilfe ; Bd. 2)
2. Bearb. von H. Albrecht ... – 2., neubearb. Aufl.
– 1981.
  ISBN 3-13-596402-7
NE: Albrecht, Herbert [Mitverf.]

Wichtiger Hinweis:
Medizin als Wissenschaft ist ständig im Fluß. Forschung und klinische Erfahrung erweitern unsere Kenntnisse, insbesondere was Behandlung und medikamentöse Therapie anbelangt. Soweit in diesem Werk eine Dosierung oder eine Applikation erwähnt wird, darf der Leser zwar darauf vertrauen, daß Autoren, Herausgeber und Verlag größte Mühe darauf verwandt haben, daß diese Angabe genau dem Wissensstand bei Fertigstellung des Werkes entspricht. Dennoch ist jeder Benutzer aufgefordert, die Beipackzettel der verwendeten Präparate zu prüfen, um in eigener Verantwortung festzustellen, ob die dort gegebene Empfehlung für Dosierungen oder die Beachtung von Kontraindikationen gegenüber der Angabe in diesem Buch abweicht. Eine solche Prüfung ist besonders wichtig bei selten verwendeten Präparaten oder solchen, die neu auf den Markt gebracht worden sind.

1. Auflage 1967

Geschützte Warennamen (Warenzeichen) werden *nicht* besonders kenntlich gemacht. Aus dem Fehlen eines solchen Hinweises kann also nicht geschlossen werden, daß es sich um einen freien Warennamen handele.
Alle Rechte, insbesondere das Recht der Vervielfältigung und Verbreitung sowie der Übersetzung, vorbehalten. Kein Teil des Werkes darf in irgendeiner Form (durch Photokopie, Mikrofilm oder ein anderes Verfahren) ohne schriftliche Genehmigung des Verlages reproduziert oder unter Verwendung elektronischer Systeme verarbeitet, vervielfältigt oder verbreitet werden.
© 1967 1981 Georg Thieme Verlag, Herdweg 63, Postfach 732, D-7000 Stuttgart 1
– Printed in Germany –
Satz und Druck: G. Appl, Wemding, Satzsystem: Linotron 303

ISBN 3-13-596402-7

Vorwort zur 2. Auflage

Mehr als 13 Jahre nach Erscheinen des Werks „Gynäkologie und Geburtshilfe" war eine Neuauflage fällig. Wieder erscheint Band II „Geburtshilfe" als erster. Im Vorwort zur 1. Auflage stellten die Herausgeber 1967 fest, daß sich die Geburtshilfe in Deutschland in einer Übergangsphase befinde und daß die Zeit der „streng konservativen Geburtshilfe" ihrem Ende zuneige. Diese Voraussage war richtig. In den meisten entwickelten Ländern werden gegen 100% aller Kinder im Krankenhaus geboren. Die Sektiofrequenzen sind überall gestiegen, allerdings mit großen Unterschieden von Land zu Land und von Klinik zu Klinik. Angeglichen haben sich in den entwickelten Ländern die mütterliche und kindliche perinatale Letalität und Morbidität. Sie sind überall gesunken, wenn auch in unterschiedlichem Maße. Dies ist allerdings nur zu einem Teil unmittelbar ein Verdienst der Geburtshilfe oder der Geburtshelfer.

In den vergangenen 1 bis 2 Dezennien hat sich im Fach „Geburtshilfe" manches geändert, wohl am meisten auf dem Gebiet der Peri- und Neonatologie. Diese Teilgebiete unseres Fachs verdanken deutschen Ärzten wesentliche Beiträge und Impulse. Als Folge vieler Veränderungen mußte die Mehrzahl aller Kapitel in Band II nicht nur überarbeitet, sondern zum großen Teil neu geschrieben werden. Die Herausgeber danken auch an dieser Stelle allen alten und neuen Mitarbeitern für ihre große Arbeit und ihr Verständnis. Neu in der 2. Auflage sind Beiräte, welchen die Aufgabe zufiel, Kapitel zum gleichen Fragenkomplex aufeinander abzustimmen, um so Wiederholungen zu vermeiden. Wie schon in der 1. Auflage wurde auf die Darstellung der Grundlagen – Embryologie, Morphologie – der Propädeutik und der Technik der geburtshilflichen Operationen verzichtet.

Das letzte Jahrzehnt stand aber auch im Zeichen intensiver Kritik an der Medizin im allgemeinen und an der Geburtshilfe im besonderen. Vorwürfe wie „Medikalisierung", „Technisierung", „unpersönliche Klinikatmosphäre" sind nicht ganz unberechtigt. Eine mehr familienbezogene Geburtshilfe muß erreicht werden. Auch die terminierte Geburt darf nicht zur Routine werden. Vielmehr sind Vor- und Nachteile in jedem Fall sehr sorgfältig gegeneinander abzuwägen. Auf der Risikoarmut der klinischen Geburt basierend wird heute von lautstarken Frauengruppen der Wunsch nach häuslicher Geburtshilfe geäußert. Wie verbreitet dieser Wunsch bei den Schwangeren ist, läßt sich zur Zeit nicht beurteilen. Ganz abgesehen davon, daß fast überall die erforderliche Infrastruktur dafür fehlt und Kleinwohnungen sich auch nicht dafür eignen, wäre der Preis für eine solche Entwicklung eine höhere mütterliche und kindliche Morbidität und Mortalität. Eine vernünftige Alternative ist dagegen die „ambulante" Geburt, nach der die Mutter nur einige Stunden post partum in der Klinik bleibt. In der modernen Geburtshilfe ist aber auch Platz für die Erfüllung mancher Forderungen nach einer „sanften" Geburt.

Die Sektiofrequenz ist im letzten Jahrzehnt überall angestiegen, zum Teil auch auf Kosten schwieriger vaginal-operativer Geburten. Die Erweiterung der Indikationsstellung ist vor allem bei Beckenendlagen und kleinen Frühgeburten gerechtfertigt, die durch Asphyxie und Trauma besonders gefährdet sind. Ob es die „optimale" Sektiofrequenz gibt, weiß keiner. Wahrscheinlich hängt sie vom Patientengut ab. Die Vorteile der Schnittentbindung für das Kind lassen sich nur schwer mit den Nachteilen für die Mutter vergleichen. Immerhin ist die Letalität einer geplanten primären Schnittentbindung gering.

Die elektronische und biochemische Überwachung von Schwangerschaft und Geburt sind nicht mehr wegzudenken. Ihr Einsatz verlangt aber eine sorgfältige „Kosten-Nutzen-"Analyse. Der Wert der apparativen Überwachung hängt stark von der Qualität der Interpretation und damit der Erfahrung ab. Sie verlangt eine besondere Ausbildung und eine laufende Kontrolle zur Qualitätssicherung; andernfalls kann der Schaden größer sein als der Nutzen. Nicht selten wird den Ergebnissen blind vertraut und die Klinik darüber vernachlässigt. Eine andere Gefahr ist der Mißbrauch von Apparaten aus andern als medizinischen Gründen. Nach wie vor ungelöste Probleme sind der vorzeitige Geburtsbeginn und die intrauterine Wachstumsretardierung. Die medikamentöse Tokolyse hat zwar Verbesserungen gebracht, die hohen Erwartungen aber nicht erfüllt, die man auf sie gesetzt hatte. Die Verbesserung der intrauterinen Ernährungssituation ist über Versuche nicht hinausgekommen.

Die Geburtshilfe ist weitgehend zu einem postgraduellen Fach geworden. Dies hat Rückwirkungen auf den studentischen Unterricht.

Schließlich muß noch darauf hingewiesen werden, daß Geburtshilfe auch „handwerkliches" Können verlangt. Ohne tägliche Übung verliert man solche Fähigkeiten rasch. Mit einem Facharztexamen und einer periodischen Überprüfung auch der praktischen Fähigkeiten, vielleicht sogar einer „Facharztanerkennung auf Zeit", wäre viel gewonnen und man könnte auch die Öffentlichkeit davon überzeugen, daß ernsthafte Bemühungen unternommen werden, Mißstände zu beseitigen und „schwarze Schafe" zu eliminieren.

Februar 1981   Die Herausgeber

Anschriften

Albrecht, H., Prof. Dr., Universitäts-Frauenklinik, Moorenstr. 5, 4000 Düsseldorf 1

Balzereit, F., Prof. Dr., Chefarzt der Neurologischen Abteilung des Allgemeinen Krankenhauses Hamburg-Barmbek, Rübenkamp 148, 2000 Hamburg 60

Beck, L., Prof. Dr., Direktor der Universitäts-Frauenklinik, Moorenstr. 5, 4000 Düsseldorf

Bellmann, O., Prof. Dr., Universitäts-Frauenklinik, Sigmund-Freud-Str. 25, 5300 Bonn 1

Borell, U., Prof. Dr., Royal Caroline Institute Karolinska sjukhuset, S-10401 Stockholm 60

Bork, K., Prof. Dr., Ltd. Arzt der Hautklinik, Zentralkrankenhaus Reinkenheide, Postbrookstr., 2850 Bremerhaven

Brun del Re, R., Priv.-Doz. Dr., Aarbergergasse 30, CH-3011 Bern

Dundalek, E., Dr., Lungenklinik des Städtischen Krankenhauses Merheim, Ostmerheimer Str. 200, 5000 Köln 91

Eickhoff, W., Dr., Neurologische Universitätsklinik Hamburg-Eppendorf, Martinistr. 52, 2000 Hamburg 20

Fernström, I., Dr., Royal Caroline Institute Karolinska sjukhuset, S-10401 Stockholm

Friedberg, V., Prof. Dr., Direktor der Klinik für Geburtshilfe und Frauenkrankheiten, Langenbeckstr. 1, 6500 Mainz

Gaudenz, R., Priv.-Doz. Dr., Chefarzt, geb.-gyn. Klinik Kantonsspital, Rheinstr. 26, CH-4410 Liestal

Goldhofer, W., Dr., Klinik für Geburtshilfe und Frauenkrankheiten, Johannes-Gutenberg-Universität, Langenbeckstr. 1, 6500 Mainz

Göltner, E., Prof. Dr., Chefarzt der geburtshilflichen-gynäkologischen Abteilung des Städtischen Krankenhauses, 6400 Fulda

Graeff, H., Prof. Dr., I. Frauenklinik der Universität, Maistr. 11, 8000 München 2

Heinzl, S., Dr., Universitäts-Frauenklinik, Schanzenstr. 46, CH-4031 Basel

Herbst, S., Dr., Universitäts-Frauenklinik, Schanzenstr. 46, CH-4031 Basel

Hindemann, P., Priv.-Doz. Dr., Poststrasse 6, CH-7000 Chur

Hohl, M., Dr., Universitäts-Frauenklinik, Schanzenstr. 46, CH-4031 Basel

Holtermüller, K.-H., Prof. Dr., I. Medizinische Klinik und Poliklinik der Universität, Langenbeckstr. 1, 6500 Mainz

Janzen, R., Prof. Dr. Dr., em. Direktor d. Neurolog. Univ.-Klinik, Farmsener Landstr. 170, 2000 Hamburg 67

Janzen, R. W. Chr., Priv.-Doz. Dr., Neurologische Klinik und Poliklinik des Universitäts-Krankenhauses Eppendorf, Martinistr. 52, 2000 Hamburg 20

Jentgens, H., Prof. Dr., Chefarzt der Lungenklinik des Städtischen Krankenhauses Merheim, Ostmerheimer Str. 200, 5000 Köln 91
Anschr.: Schau ins Land 14, 5060 Berg.-Gladbach

Jung, H., Prof. Dr., Vorstand der Abteilung Gynäkologie und Geburtshilfe der Medizinischen Fakultät der Rheinisch-Westfälischen Technischen Hochschule, Goethestr. 27/29, 5100 Aachen

Just, H., Prof. Dr., Ärztlicher Direktor Innere Medizin III der Medizinischen Universitätsklinik, Hugstetter Str. 55, 7800 Freiburg

Käser, O., Prof. Dr., Direktor der Universitäts-Frauenklinik, Kantonsspital, Schanzenstr. 46, CH-4031 Basel

Klöck, F.-K., Prof. Dr., Chefarzt der gynäkologisch-geburtshilflichen Abteilung des St. Elisabeth-Krankenhauses Köln-Hohenlind, Werthmannstr. 1, 5000 Köln 41

Korting, G. W., Prof. Dr., Direktor der Universitäts-Hautklinik, Langenbeckstr. 1, 6500 Mainz

Kremling, H., Prof. Dr., Universitäts-Frauenklinik, Josef-Schneider-Str. 4, 8700 Würzburg

Lachenmayer, L., Priv.-Doz. Dr., Neurologische Klinik und Poliklinik des Universitätskrankenhauses Eppendorf, Martinistr. 52, 2000 Hamburg 20

Lamberti, G., Prof. Dr., Abteilung Gynäkologie und Geburtshilfe der Medizinischen Fakultät der Rheinisch-Westfälischen Technischen Hochschule, Goethestr. 27–29, 5100 Aachen

Leyendecker, G., Prof. Dr., Klinik und Poliklinik für Geburtshilfe und Frauenheilkunde der Universität Bonn, Venusberg, 5300 Bonn

v. Loewenich, V., Prof. Dr., Leiter der Abteilung für Neonatologie, Zentrum der Kinderheilkunde der Universität, Theodor-Stern-Kai 7, 6000 Frankfurt 70

Loth, R., Prof. Dr., Chefarzt der Chirurgischen Abteilung der Diakoniegemeinschaft Paulinenstift, Schiersteiner Str. 43, 6200 Wiesbaden

Lüscher, K. P., Dr., Oberarzt an der Frauenklinik, Kantonsspital, CH-8596 Münsterlingen

Maier, W., Dr., Bayerisches Statistisches Landesamt, Neuhauser Str. 1, 8000 München 2

v. Matthiessen, H., Dr., Universitätsfrauenklinik, Moorenstr. 5, 4000 Düsseldorf 1

Ober, K. G., Prof. Dr., Direktor der Universitäts-Frauenklinik, Universitätsstr. 21–23, 8520 Erlangen

Pauleikhoff, B., Prof. Dr. Dr., Universitäts-Nervenklinik, Roxeler Str. 131, 4400 Münster

Plotz, E. J., Prof. Dr., Direktor der Klinik und Poliklinik für Geburtshilfe und Frauenheilkunde der Universität Bonn-Venusberg, 5300 Bonn

Potthoff, S., Dr., Universitäts-Frauenklinik, Moorenstr. 5, 4000 Düsseldorf 1

Prill, H. J., Prof. Dr., Chefarzt der geburtshilflich-gynäkologischen Abteilung des Evangelischen Krankenhauses, Waldstr. 73, 5300 Bonn-Bad Godesberg

Ramzin, M. S., Dr., Universitäts-Frauenklinik, Schanzenstr. 46, CH-4031 Basel

Richter, R., Priv.-Doz. Dr., Universitäts-Frauenklinik, Schanzenstr. 46, CH-4031 Basel

Stamm, H., Prof. Dr., Chefarzt der Frauenklinik, Kantonsspital, CH-5404 Baden

Strasser, K., Priv.-Doz. Dr. med., I. Leitender Arzt der Klinik für Anaesthesie und Intensivmedizin, Alfried Krupp von Bohlen und Halbach Krankenhaus gem. GmbH., Alfried-Krupp-Straße 21, 4300 Essen 1

Thomsen, K., Prof. Dr., Direktor der Universitäts-Frauenklinik, Martinistr. 52, 2000 Hamburg 20

Vorherr, H., Prof. Dr., School of Medicine, The University of New Mexico, Department of Obstetrics-Gynecology, 2211 Lomas Blvd. N. E., Albuquerque, New Mexico, 87106

Weis, H. J., Prof. Dr., II. Medizinische Klinik, Allgemeines Krankenhaus, Untere Sandstr. 32, 8600 Bamberg

Zander, J., Prof. Dr., Direktor der I. Frauenklinik und Hebammenschule der Universität, Maistr. 11, 8000 München 2

Inhaltsverzeichnis

8. Erkrankungen in der Schwangerschaft 8.1

Einführung von V. FRIEDBERG 8.1

Lungenkrankheiten bei Schwangeren
von H. JENTGENS 8.2
    Tuberkulose 8.2
        Historischer Rückblick 8.2
        Spezielle Fragen der Betreuung und Behandlung schwangerer Tuberkulöser . . . 8.3
        Extrapulmonale Tuberkulose 8.7
    Andere nichtspezifische Lungenerkrankungen 8.8

Erkrankungen der Nieren und ableitenden Harnwege von H. KREMLING 8.13
    Einleitung 8.13
    Pyelonephritis 8.13
        Prädisponierende Faktoren 8.13
        Ätiologie 8.14
        Symptomatik und Diagnostik 8.17
        Therapie und Prognose 8.17
    Glomerulonephritis 8.18
    Nephrotisches Syndrom 8.19
    Akutes Nierenversagen 8.20
        Ätiologie 8.20
        Pathogenese 8.20
        Klinik 8.21
        Therapie 8.21
        Prophylaxe 8.22
    Schwangerschaft nach Nierentransplantation 8.22
    Harnsteine 8.23
        Symptome 8.23
        Therapie 8.24
    Urotuberkulose 8.24
        Symptome 8.25
        Diagnose 8.25
        Therapie 8.25
    Tumoren 8.25
    Verletzungen 8.25
    Fehlbildungen 8.26
        Solitärniere 8.26
        Polyzystische Degeneration der Nieren (Zystenniere) 8.26
        Dystopie der Niere 8.27
        Pathologie der Harnblase 8.28

Erkrankungen des Intestinaltraktes in der Schwangerschaft von K. H. HOLTERMÜLLER und H. J. WEIS 8.32
    Einleitung 8.32
    Ösophagus 8.32
    Achalasie 8.32
    Magen und Zwölffingerdarm 8.33
    Erkrankungen des Dünndarmes und Dickdarmes 8.33
        Einheimische Sprue 8.33
        Morbus Crohn 8.34
        Colitis ulcerosa 8.35
        Schwangerschaft nach Ileostomie . . . 8.37
    Erkrankungen der Leber 8.38
        Differentialdiagnose des Ikterus in der Schwangerschaft 8.39
        Icterus in graviditate 8.39
        Icterus e graviditate 8.44
    Akute Pankreatitis 8.46

Hämatologische Erkrankungen in der Schwangerschaft von E. GÖLTNER 8.50
    Schwangerschaftsanämien 8.50
        Definition 8.50
        Diagnose 8.50
        Symptome 8.50
        Gefahren 8.51
        Einteilung 8.51
        Häufigkeit 8.52
    Leukämien 8.61
    Lymphogranulomatose 8.62
    Gauchersche Krankheit 8.63
    Thrombozytäre hämorrhagische Diathesen 8.63
        Idiopathische Thrombozytopenie . . . 8.63
        Thrombozytopenie durch Immunkomplexe 8.64
        Neonatale Thrombozytopenie 8.64
        Thrombozytopathien 8.64
    Neurologische Symptome/Syndrome in der Schwangerschaft 8.67

Organische Nervenleiden und Schwangerschaft von R. JANZEN 8.67
    Ätiologische Entitäten 8.67
        Tumoren und entzündliche Prozesse des Hirns, des Rückenmarks und ihrer Hüllen 8.67
        Lokalisierte Neuralgien und Merodysästhesien/Lokalisierte neurogene Paresen und Myatrophien 8.69
        Traumatische Schäden des Nervensystems 8.71
        Gefäßabhängige Schäden des Nervensystems 8.71
        Entzündungen des Nervensystems . . . 8.73
        Immunologische Krankheiten 8.74
        Genetisch bedingte Krankheiten des neuromuskulären Systems 8.74
    Polygenetische neurologische Syndrome/phänomenologische Entitäten 8.74
        Enzephalo-, Myelo-, Polyneuropathien 8.75
        Epileptische Reaktionen und andere zerebral gestaltete Anfälle 8.75
        Anhaltende Kopfschmerzen (Cephalaea) oder anfallartig auftretende Kopfschmerzattacken (Cephalalgia) und Schwangerschaft. Sog. Migräne 8.76
        Myopathien 8.77

Endokrine Erkrankungen und Schwangerschaft von E. J. PLOTZ, O. BELLMANN und G. LEYENDECKER 8.83
    Diabetes mellitus 8.83
        Klassifikation 8.83
        Einfluß der Schwangerschaft auf den Diabetes 8.85
        Einfluß des Diabetes mellitus auf Mutter und Kind 8.85
        Überwachungsplan 8.86
        Stoffwechselführung 8.87
        Pränatale geburtshilfliche Diagnostik . 8.88
        Entbindung 8.89
        Pädiatrische Intensivbetreuung 8.90
        Wochenbett 8.91
        Genetische Beratung 8.91
        Störungen der Glucosetoleranz ohne klinische Manifestation eines Diabetes mellitus 8.91
    Erkrankungen der Schilddrüse 8.92
        Hyperthyreose 8.94
        Hypothyreose 8.97
    Erkrankungen der Nebenschilddrüse . . . 8.98
        Hypoparathyreoidismus 8.98
        Hyperparathyreoidismus 8.98
        Reaktiver fetaler Hyperparathyreoidismus 8.98
    Erkrankungen der Hypophyse 8.99
        Hypophysentumor und Schwangerschaft 8.100
        Hypophysenvorderlappeninsuffizienz . 8.101
        Diabetes insipidus 8.102
    Erkrankungen der Nebennieren 8.102
        Nebennierenrindeninsuffizienz 8.103
        Nebennierenrindenüberfunktion . . . 8.104
        Adrenogenitales Syndrom 8.104
        Phäochromozytom 8.105
    Erkrankungen der Ovarien 8.106

Schwangerschaftsdermatosen und das Verhalten einiger Dermatosen in der Schwangerschaft von K. BORK und G. W. KORTING 8.112
    Schwangerschaftsspezifische Dermatosen 8.112
        Herpes gestationis 8.112
        Impetigo herpetiformis 8.114
        Prurigo gestationis (GASTOU 1900) . 8.115
        Papulöse Dermatitis der Schwangerschaft 8.116
        Autoimmune Progesterondermatose der Schwangerschaft 8.116
        Pruritus 8.116
        Schwangerschaftsurtikaria 8.117
    Schwangerschaftsbeeinflußte Hautkrankheiten 8.117
        Erregerbedingte Dermatosen 8.117
        Tumoren 8.117
        Kollagenosen 8.119
        Verschiedene Hautkrankheiten 8.119

Infektionskrankheiten von W. GOLDHOFER 8.121
    Einleitung 8.121
    Röteln 8.121
        Epidemiologie 8.121
        Klinisches Bild 8.121
        Häufigkeit der mütterlichen Infektion . 8.121
        Pathogenese 8.122
        Folgen der mütterlichen Infektion . . . 8.122
        Häufigkeit und Schwere der Mißbildungen 8.122
        Diagnostik 8.123
        Prophylaxe 8.123
    Zytomegalie 8.124
        Epidemiologie 8.124
        Klinisches Bild 8.124
        Übertragung 8.125
        Folgen der mütterlichen Infektion . . . 8.125
        Häufigkeit und Schwere der kindlichen Schädigungen 8.125
        Diagnostik 8.125
        Therapie und Prophylaxe 8.126
    Toxoplasmose 8.126
        Epidemiologie 8.126
        Klinisches Bild 8.126
        Pathogenese 8.127
        Folgen der mütterlichen Infektion . . . 8.127
        Häufigkeit der Fruchtschädigung . . . 8.127
        Diagnostik 8.127

Therapie 8.128
Prophylaxe 8.128
Listeriose 8.129
Epidemiologie 8.129
Klinisches Bild 8.129
Pathogenese 8.129
Folgen der mütterlichen Infektion . . . 8.129
Diagnostik 8.130
Therapie 8.130
Prophylaxe 8.130
Lues 8.131
Poliomyelitis 8.132
Malaria 8.132
Mumps 8.132
Masern 8.133
Varizellen-Zoster 8.133
Pocken 8.133
Influenza 8.133
Tuberkulose 8.133
Pneumonie 8.133
Hepatitis 8.133

Psychiatrische Erkrankungen von
B. PAULEIKHOFF 8.136
Allgemeines 8.136
Spezielles 8.136
Psychosen im Wochenbett 8.141

Chirurgische Komplikationen in der Schwangerschaft von R. LOTH 8.144
Appendizitis 8.144
Gastroduodenalulkus 8.147
Cholelithiasis 8.148
Pankreatitis 8.148
Hiatushernie 8.150
Colitis ulcerosa 8.150
Schwangerschaftsileus 8.151
Schwangerschaft und Trauma 8.152

Herzerkrankungen während der Schwangerschaft von H. JUST 8.155
Physiologische Veränderungen an Herz und Kreislauf in der Gravidität 8.155
Blutvolumen, Salz- und Wasserhaushalt 8.155
Gefäßsystem 8.155
Blutdruck 8.156
Herzminutenvolumen 8.156
Herzvolumen 8.157
Herzfrequenz 8.157
EKG 8.157
Arteriovenöse Sauerstoffdifferenz und körperliche Leistungsfähigkeit 8.157
Klinische Befunde während der physiologischen Schwangerschaft 8.157
Geburt und Wochenbett 8.158
Herz-Kreislauf-Erkrankungen 8.158
Hypertonie 8.158
Herzerkrankungen in der Schwangerschaft 8.160

Psychosomatische Symptome und Erkrankungen in der Schwangerschaft
von H. J. PRILL 8.172
Nausea 8.172
Emesis gravidarum 8.172
Hyperemesis gravidarum 8.172
Hypersalivation 8.173
Inappetenz 8.174
Aversionen 8.174
Abnorme Eßgelüste 8.174
Vegetative Beschwerden (Kreislauf, Schwindel, venöse Insuffizienz) 8.175
Gestosen 8.175
Hyperphagie 8.175
Hypertension 8.176
Frühgeburt 8.176
Behandlungsprinzipien 8.177

Schwangerschaftserbrechen
von V. FRIEDBERG 8.179
Ätiologie 8.179
Symptomatologie 8.180
Prognose 8.181
Therapie 8.181

Spätgestosen von V. FRIEDBERG 8.183
Bezeichnung, Definition und Einteilung 8.183
Häufigkeit 8.185
Ätiologie 8.186
Die uteroplazentare Ischämie als Ursache der Präklampsie 8.189
Morphologische und funktionelle Organveränderungen 8.191
Niere 8.191
Leber 8.194
Gehirn 8.194
Lungen 8.195
Herz 8.196
Nebennierenrinde 8.196
Plazenta 8.196
Klinik der Spätgestosen 8.198
Hypertonie 8.198
Proteinurie 8.200
Ödeme 8.201
Früherkennung einer Spätgestose . . . 8.203
Gewichtszunahme 8.203
Blutdruck 8.204
Harnsäure 8.205
Veränderungen von Gerinnungsfaktoren 8.205
Östriol und HCS im Blut bzw. im Urin 8.206
Komplikationen während und nach Spätgestosen 8.206
Therapie der Präklampsie und Eklampsie 8.210

9. Die normale und abnorme Tragzeit 9.1

Einleitung von H. Jung 9.1

Normale Tragzeit von G. Lamberti . . . 9.3
    Definitorisches und Historisches . . . 9.3
    Die Variationsbreite der Schwangerschaftsdauer und das Problem der „normalen" Tragzeit 9.4
    Zur Berechnung und Bedeutung des „Endtermines" 9.6
    Tragzeit und das Problem der „Reife" . . 9.9
Verkürzte und verlängerte Tragzeit 9.12
    Die Frühgeburt von H. Jung 9.12
        Definition und Häufigkeit 9.12
        Das Schicksal der Frühgeburt 9.13
        Ursachen und Diagnostik der Frühgeburt 9.15
        Plazentainsuffizienz und Frühgeburt . . 9.17

Neurovegetative Übererregbarkeit und Rheobasemessung 9.18
Lungenreife, Reifediagnostik und Reifebehandlung 9.20
Die Behandlung der drohenden Frühgeburt durch Wehenhemmung 9.22
Geburtsleitung und postnatale Versorgung des frühgeborenen Kindes 9.26
Die verlängerte Tragzeit von G. Lamberti 9.28
    Definition und Häufigkeit der verlängerten Tragzeit 9.29
    Die kindliche Gefährdung bei verlängerter Tragzeit 9.30
    Geburtshilfliches Management bei verlängerter Tragzeit 9.34

10. Die Geburt 10.1

Ursachen des Geburtseintritts
von H. Jung 10.1

Physiologie und Pathologie der Wehentätigkeit von H. Jung 10.6
    Die Erregungsvorgänge an der Uterusmuskelzelle 10.6
        Erregungsbildung und Erregungsleitung 10.9
    Die Kontraktion des menschlichen Uterus unter der Geburt 10.10
        Die Gesamtmotilität des Uterus unter dem Gesichtspunkt des Ursprungs der Uteruskontraktion, ihrer Ausbreitung und Koordination 10.12
    Pathologie der Wehentätigkeit 10.15
        Die Wehenschwäche 10.15
        Die hyperaktive Wehentätigkeit 10.16
        Die hypertone Wehentätigkeit 10.17
        Koordinationsstörungen 10.18

Pharmakologische Beeinflussung der Uterusaktivität von F.-K. Klöck 10.21
    Oxytocin 10.21
        Bildung, Speicherung und Freisetzung von Oxytocin 10.21
        Sekretion und Elimination 10.23
        Die pharmakologische Eigenschaft von Oxytocin am Uterus 10.23
        Oxytocin in der Geburtshilfe 10.23
    Mutterkornalkaloide
(= Ergotalkaloide) 10.26
        Anwendung der Mutterkornalkaloide in der Geburtshilfe 10.27
    Andere Substanzen mit oxytozischer Wirkung 10.28
        Spartein 10.28
        Chinin 10.28

Noradrenalin 10.28
Vasopressin 10.28
Prostaglandine 10.29
    Chemie und Pharmakologie 10.29
    Wirkung auf die Fortpflanzungsorgane 10.30
Hemmung der Uterusaktivität 10.33
    Progesteron und seine synthetischen Derivate 10.33
    Inhalationsnarkotika 10.34
    Magnesium 10.34
    Betastimulatoren 10.34
    Alkohol als Tokolytikum 10.37
    Prostaglandinantagonisten 10.37
Substanzen mit unsicherer oder fehlender Hemmwirkung am Uterus 10.37
    Benzodiacepinderivate 10.37
    Morphin, Dolantin 10.37
    Spasmolytika 10.38

Geburtseinleitung von G. Lamberti . . . 10.43
    Historisches 10.44
    Methoden der Geburtseinleitung 10.45
        Amniotomie 10.45
        Medikamentöse Wehenauslösung . . . 10.46
    Die Bedeutung der Cervix uteri bei der Geburtseinleitung 10.49
        Die Beurteilung der Zervixreife 10.49
        Die Reifung der Zervix 10.50
        Induktion der Zervixreife 10.51

Der Geburtsmechanismus von U. Borell
und I. Fernström 10.57
    Einleitung 10.57
    Drucksteigerung im Uterus und deren Einfluß auf den Durchtritt des Kindes durch den Geburtskanal 10.57

Veränderungen im knöchernen Becken
während der Gravidität und Geburt ... 10.58
Entwicklung und Topographie des Geburtskanals 10.62
Anpassungsveränderungen bei der
Frucht 10.64
    Die Verformung des Kopfes 10.64
    Die Verformung des Brustkorbes ... 10.68
Der Geburtsverlauf bei Flexionslage ... 10.68
    Die Drehungen des kindlichen Kopfes
    und ihre Ursachen 10.68

Geburtsverlauf bei Deflexionslagen ... 10.72
Ungewöhnliche Einstellungen und Drehungen des Kopfes 10.75
    Hoher Geradstand und okzipitoposteriore Einstellung 10.75
    Tiefer Querstand 10.76
Der Durchtritt der Schultern und des Thorax durch den Geburtskanal 10.76
Der Geburtsverlauf bei engem Becken .. 10.77

11. Methoden der Geburtserleichterung 11.1

Psychologische bzw. nichtmedikamentöse Methoden von H. J. PRILL 11.1
    Einführung 11.1
    Methoden der Geburtsvorbereitung ... 11.1
        Schwangerschaftsgymnastik 11.1
        Geburtsvorbereitungsgymnastik 11.2
    Entspannungsmethoden 11.2
        Das autogene Training 11.2
        Progressive Relaxation 11.3
        Aktive Entspannungsmethoden 11.3
        Meditationsmethoden 11.3
        Hypnose und Fremdsuggestion ... 11.4
    Zur Atmung unter der Geburt 11.4
        Physiologische Vorbemerkungen ... 11.4
        Atemformen 11.4
        Psychologische Bedeutung der
        Atmung 11.5
    Die psychologische Vorbereitung ... 11.5
        Die Aufklärung 11.5
        Belehrungen 11.5
        Das Gruppengespräch 11.5
    Die vorgeburtlichen Übungsverfahren .. 11.6
        Die psychologische Geburtsschmerzerleichterung nach G. D. READ 11.6
        Die geburtshilfliche Psychoprophylaxe
        des Geburtsschmerzes 11.7
        Weitere Verfahren 11.8
        Zur Praxis der Geburtsvorbereitungskurse 11.8
        Ergebnisse mit den vorgeburtlichen
        Übungsverfahren 11.10
    Kurzvorbereitung 11.11
    Psychologische Geburtsleitung 11.11

Die medikamentöse Analgesie und Anästhesie redigiert von L. BECK 11.15
    Einführung 11.15
    Medikamente zur Geburtserleichterung
    von L. BECK und S. POTTHOFF 11.15
        Einleitung 11.15
        Analgetika 11.16
        Psychopharmaka 11.18
        Gasförmige Narkotika 11.19
    Lokalanästhetika von H. ALBRECHT ... 11.20
        Wahl des Lokalanästhetikums 11.21
    Transvaginale Leitungsanästhesien von
    H. v. MATTHIESSEN und L. BECK 11.22
        Parazervikalblockade 11.22
        Pudendusanästhesie 11.25
        Infiltrationsanästhesie zum Kaiserschnitt 11.25
    Lumbale und kaudale Peridural- und Spinalanästhesie von H. ALBRECHT und
    K. STRASSER 11.25
        Anatomie und Wirkungsweise 11.26
        Verfahren, Vorteile und Nachteile ... 11.26
    Allgemeinnarkose in der Geburtshilfe von
    K. STRASSER und L. BECK 11.31
        Einleitung 11.31
        Physiologische, schwangerschaftsbedingte Veränderungen und ihre Bedeutung für die Allgemeinnarkose 11.32
        Spezielle Gesichtspunkte für die Anwendung der Anästhetika 11.33
        Inhalationsanästhetika 11.33

12. Verlauf und Leitung der Geburt 12.1

**Die letzten Schwangerschaftswochen
und der Geburtsbeginn** von O. KÄSER und
M. HOHL 12.1
    Normaler Verlauf 12.1
        Geburtsprognose 12.1
        Klinik 12.5

Pathologischer Verlauf 12.7
    Unklarer Geburtstermin 12.7
    Schmerzhafte Schwangerschaftswehen 12.7
    Unreife Zervix am Termin 12.7
    Hochstand des Kopfes am Termin ... 12.8

Vorzeitiger Blasensprung 12.8
Blutungen unter der Geburt 12.11
Geburtsleitung bei unreifem Kind . . . 12.12
Geburt bei Oligo- und Polyhydramnie 12.12
Geburtsleitung bei kardiovaskulären Erkrankungen 12.13
Geburtsleitung bei anderen Krankheitszuständen 12.13

Geburt aus Kopflage von O. KÄSER und R. RICHTER 12.17
   Normale Geburt 12.17
     Eröffnungsperiode 12.17
     Austreibungsperiode 12.24
     Behandlung des Neugeborenen . . . 12.28
     Familienbezogene Geburtshilfe . . . 12.30
   Atypische und pathologische Geburt . . . 12.30
     Anomalien der Geburtsdauer 12.31
     Anomalien der Rotation und Flexion des Kopfes 12.47
     Durch die Nabelschnur bedingte Geburtsstörungen 12.56
     Vorliegen und Vorfall kleiner Teile . . 12.59

Plazentar- und Postplazentar-Periode von O. KÄSER und S. HERBST 12.66
   Normaler Verlauf 12.66
     Die lokalen Veränderungen am Uterus 12.66
     Klinische Gesichtspunkte, Leitung der Nachgeburtsperiode 12.67
   Pathologischer Verlauf 12.70
     Blutung 12.70
     Inkarzeration und Retention der Plazenta 12.70
     Isoimmunisierung der Mutter in der Plazentarperiode 12.72
     Verletzungen und Schädigungen der Geburtswege 12.73

Die Überwachung des Fetus von O. KÄSER und K. P. LÜSCHER 12.78
   Physiologische Grundlagen, theoretische Überlegungen 12.78

Pathogenese fetaler Gefahrenzustände . . 12.79
   Die Asphyxis 12.79
   Das Trauma 12.79
   Medikamente unter der Geburt 12.79
Die verschiedenen Verfahren zur Überwachung unter der Geburt 12.79
   Klinische Überwachungsmethoden . . 12.79
   Apparative Überwachungsmethoden . 12.80
Zukünftige Möglichkeiten 12.85
   Telemetrie 12.85
   Der Einsatz von Computern zur Auswertung kardiotokographischer Kurven 12.86
   Die kontinuierliche pO_2-Messung . . . 12.86
   Die kontinuierliche pH-Messung sub partu 12.86
   Das fetale EEG 12.86
   Die fetale Atmung 12.86

Erstversorgung des Neugeborenen, primäre Reanimation von M. S. RAMZIN 12.91
   Aufgaben 12.91
   Physiologie des Neugeborenen 12.91
     Respiration 12.91
     Hämodynamik 12.92
     Apnoemechanismus 12.92
     Thermoregulation 12.92
   Beurteilung der Neugeborenen 12.93
     Klinische Beurteilung 12.93
     Biochemische Beurteilung des Neugeborenen 12.94
     Körpertemperatur 12.95
     Elektronische Beurteilung des Neugeborenen post partum 12.96
   Organisation 12.96
   Therapie 12.96
     Absaugen 12.96
     Sauerstofftherapie 12.97
     Intubation 12.97
     Korrektur von Azidose und Hypoglykämie 12.98
     Korrektur der Hypoglykämie 12.99
     Hypothermiebehandlung 12.100
     Behandlung der Anämie und Hypovolämie 12.101

13. Schwangerschaftsverlauf und Geburtsleitung bei Mehrlingen
von P. HINDEMANN 13.1

Ätiologie 13.1
Häufigkeit 13.3
Verlauf und Prognose der Mehrlingsschwangerschaften 13.4
Diagnose der Mehrlingsschwangerschaft 13.9

Schwangerenbetreuung 13.9
Verlauf und Leitung der Mehrlingsgeburt 13.10
Der Wochenbettsverlauf 13.11

14. Verlauf und Leitung der Geburt bei atypischen und pathologischen Lagen 14.1

Querlagen und Schräglagen
von S. Heinzl und H. Stamm 14.1
    Definition und Häufigkeit 14.1
    Ätiologie 14.1
    Diagnose 14.2
    Komplikationen in der Schwangerschaft 14.3
    Geburtskomplikationen 14.3
    Leitung der Geburt 14.5
    Richtlinien zur Geburtsleitung 14.6

Beckenendlage von M. S. Ramzin und
H. Stamm 14.8
    Definition, Bedeutung, Häufigkeit . . . 14.8
    Ätiologie 14.8
    Epidemiologische Faktoren 14.9
    Diagnostik, Überwachung und präventivmedizinische Maßnahmen während Schwangerschaft und Geburt 14.11
    Fetale und kindliche Risiken nach der Geburt aus BEL 14.16
    Leitung und Überwachung der Geburt 14.20
    Die Zukunft 14.31

15. Peripartuale Notfallsituationen von seiten der Mutter
von R. Gaudenz und O. Käser 15.1

Geburtsverletzungen 15.1
    Scheidenrisse 15.1
    Zervixrisse 15.2
    Druckschädigungen 15.2
    Hämatome 15.2
Inversion des Uterus 15.3
    Torsion des schwangeren Uterus . . . 15.4
Uterusruptur 15.4
    Spontanruptur 15.4
    Violente Ruptur 15.4
    Die traumatische Ruptur 15.5
    Wehenmittelruptur 15.5
    Wandschadenruptur 15.5
Antepartuale Blutungen 15.7
    Placenta praevia 15.7
    Abruptio placentae 15.9
    Plazentarandblutung 15.13

Placenta accreta 15.15
Placenta extrachorialis 15.15
Postpartuale Blutungen 15.15
Geburtshilflicher Schock 15.17
    Hypovolämischer Schock (hämorrhagischer Schock) 15.17
    V.-cava-Kompressionssyndrom („Supine hypotensive Syndrome") . . . 15.18
    Amnioninfusion (Fruchtwasserembolie) 15.18
    Luftembolie 15.20
    Septisch-toxischer-Schock (bakterieller oder Endotoxinschock) 15.20
Hämorrhagische Diathese während Schwangerschaft und Geburt 15.22
    Geburtshilfliche Koagulopathien . . . 15.23

16. Infektionen in der Schwangerschaft, unter der Geburt und im Wochenbett von H. Graeff 16.1

Einleitung 16.1
Nicht im Krankenhaus erworbene Infektionen 16.2
    Mütterliche und kindliche Infektionen durch betahämolysierende Streptokokken der Gruppe B 16.2
Im Krankenhaus erworbene Infektionen . 16.2
    Anaerobe Infektionen 16.3
Antibiotische Behandlung der bakteriellen Infektionen 16.3
    Breitspektrumpenicilline 16.4
    Cephalosporine 16.4
    Aminoglykoside 16.4
    Chloramphenicol 16.5

    Tetracycline 16.5
    Clindamycin 16.5
Der infizierte Abort 16.5
    Definition 16.5
    Häufigkeit 16.6
    Ätiologie und Pathogenese 16.6
    Krankheitsbild 16.8
    Überwachungsmaßnahmen 16.9
    Therapie 16.10
Amnioninfektionssyndrom 16.13
    Definition 16.13
    Ätiologie und Häufigkeit 16.13
    Pathogenese und Mikrobiologie 16.14
    Krankheitsbild 16.15

Therapie 16.15
Infektion des Kindes 16.16
Prophylaxe 16.17
Infektionen im Wochenbett 16.17

Definition 16.17
Häufigkeit 16.18
Ätiologie und Pathogenese 16.18
Diagnose und Therapie 16.19

17. Das Wochenbett 17.1

Physiologie und Pathologie
von H. VORHERR 17.1
   Involution der Genitalorgane 17.1
      Uterus und Zervix 17.1
      Endometrium und Lochia 17.1
      Uterusligamente, Vagina, Beckenboden
      und Beckenring 17.2
   Extragenitale Veränderungen 17.2
      Mütterliche Gewichtsveränderungen . 17.2
      Abdominale Wandveränderungen,
      Striae distensae, Hautpigmentierung . 17.2
      Atmung 17.2
      Kohlenhydrat- und Eiweiß-
      stoffwechsel 17.3
      Kreislauf 17.3
      Blutbestandteile 17.3
      Verdauungstrakt 17.4
      Nierenfunktion 17.4
   Pflege der Wöchnerin 17.4
      Frühwochenbett 17.4
      Hygienische Wochenbettmaßnahmen
      und Behandlung häufiger Beschwer-
      den 17.5
      Spätwochenbett 17.6
   Puerperale Probleme 17.7
      Konjunktivale Hämatome und Muskel-
      schmerzen 17.7
      Beckenringinsuffizienz 17.7
      Postpartale Lähmung der unteren
      Extremitäten 17.8
      Intrauterine Läsionen nach Sectio und
      Kürettage 17.8
      Probleme durch größere Myome . . . 17.8
   Puerperale Komplikationen 17.8
      Genitallazerationen – Uterusruptur . . 17.8
      Uterusinversion 17.9
      Uterussubinvolution 17.9
      Blutungen post partum 17.10
   Postpartale Hämatome 17.11
      Infralevatorielle Hämatome 17.11
      Supralevatorielle Hämatome 17.12
   Prophylaxe der Rhesusisoimmunisie-
   rung 17.12
   Impfung gegen Röteln 17.12
   Nachuntersuchung post partum 17.12
Mastitis puerperalis 17.13
   Ursache und Epidemiologie der
   Mastitis 17.13
   Prophylaxe der Mastitis 17.13
   Pathophysiologie der Mastitis 17.13
   Klinische Manifestationen der Brust-
   gewebsentzündung 17.14

   Behandlung der Mastitis 17.15
   Behandlung des Mammaabszesses . . . 17.16
   Stillen und Brustentzündung 17.16

**Physiologie und Pathologie der
Laktation** von H. VORHERR 17.18
   Hormonale Bruststimulierung für die Lak-
   tation 17.18
   Antenatale Brustvorbereitung für das
   Stillen 17.18
   Einsetzen der Laktation 17.20
      Hormonale Mechanismen der Lakta-
      tion 17.20
      Klinische Gesichtspunkte der Lakta-
      tion 17.20
      Frühphase der Laktation: Kolostrum-
      sekretion 17.20
   Aufrechterhaltung der Laktation 17.20
      Mechanische und hormonale Fakto-
      ren 17.20
   Milchsekretion und Ernährung 17.21
      Milchproduktionsbeeinflussende Fakto-
      ren 17.21
      Ernährung der stillenden Wöchnerin . 17.21
   Das Stillen des Neugeborenen 17.22
      Stillprinzipien 17.22
      Praktische Handhabung des Stillens und
      Stillablauf 17.22
   Milchproduktionsbeeinflussende Fakto-
   ren 17.23
   Nährwert der Muttermilch 17.23
      Stillvorteile 17.23
   Stillschwierigkeiten 17.23
      „Milk-let-down" und Prolactininsuffi-
      zienz 17.23
   Stillprobleme 17.24
      Schmerzhafte und wunde Brustwar-
      zen 17.24
      Milchstauung und Hohlwarzenbil-
      dung 17.24
   Unterdrückung der Laktation 17.25
      Klinische Maßnahmen zur Unterdrü-
      kung der Laktation 17.25
      Medikamentöse Unterdrückung der
      Laktation 17.25
   Rückkehr der Fruchtbarkeit bei stillen-
   den und nichtstillenden Wöchnerinnen 17.28
   Einfluß der oralen Kontrazeptiva auf
   die stillende Mutter und den Säugling . 17.28

18. Die geburtshilflichen Operationen
von R. Brun del Re, O. Käser, V. Friedberg, K. G. Ober, K. Thomsen und J. Zander 18.1

Allgemeine Bemerkungen 18.1
Elektive Geburtseinleitung 18.3
Die geburtshilflichen Operationen 18.3

Allgemeine Bemerkungen 18.3
Die vaginalen Operationen 18.6
Sectio 18.16

19. Das gesunde und das kranke Neugeborene V. v. Loewenich 19.1

Vorbemerkung 19.1
Das gesunde Neugeborene 19.1
Nahrungsbedarf 19.1
Trinkmenge 19.2
Orientierende Untersuchung des Neugeborenen 19.2
Vorbemerkung 19.2
Aufgaben der orientierenden Untersuchung 19.3
Reifediagnostik nach Petrussa 19.3
Besichtigung des Kindes hinsichtlich äußerlich erkennbarer Mißbildungen .. 19.3
Überwachung des eben geborenen Kindes . 19.4
Laborwerte 19.4
Versorgung des Nabels 19.4
Erkrankungen des Nabels und der Bauchwand 19.5
Stoffwechselstörungen des Neugeborenen . 19.6
Hypoglykämie 19.6
Ursachen der Neugeborenenhypoglykämie 19.6
Diabetische Fetopathie 19.7
Galaktosämie 19.7
Störungen im Bereich des Aminosäurestoffwechsels und des Stoffwechsels organischer Säuren 19.7
Störungen im Bereich des Elektrolytstoffwechsels 19.7
Tetanie 19.7
Adrenogenitales Salzverlustsyndrom (AGS) 19.8
Icterus neonatorum 19.8
Physiologischer Neugeborenenikterus . 19.8
Morbus haemolyticus neonatorum 19.8
Rhesinkompatibilität 19.9
AB0-Inkompatibilität 19.9
Weitere Formen einer Blutgruppenunverträglichkeit 19.10
Nicht durch Isoimmunisation bedingte hämolytische Anämien 19.10
Hepatozellulärer Ikterus 19.10
Bakterielle Infektionen 19.10
Sonstige Infektionen 19.10
Neonatale Hepatitis 19.11
Stoffwechselstörungen 19.11
Galaktosämie 19.11
Glucuronyltransferasemangel (Morbus Crigler-Najjar) 19.11
Hypothyreose 19.11

Wassermangel 19.11
Stauungsikterus (Cholostase) 19.11
Bilirubinenzephalopathie (Kernikterus) 19.12
Atemstörungen des Neu- und Frühgeborenen 19.13
Störungen des Gasaustausches 19.13
Atemstörungen aufgrund der Obstruktion der oberen Luftwege 19.21
Atemstörungen durch Kompression der Lungen 19.22
Störungen des Atemantriebs 19.23
Mißbildungen des Herzens und der großen Gefäße („Herzfehler") 19.24
Herzfehler mit Zyanose 19.24
Herzfehler ohne Zyanose 19.24
Mißbildungen des Magen-Darm-Traktes 19.24
Ösophagusatresie 19.24
Duodenalatresie 19.24
Verschlüsse von Dünn- und Dickdarm 19.25
Analtresie 19.26
Mekoniumpfopfsyndrom 19.26
Geburtstraumata 19.26
Klavikulafraktur 19.26
Erbsche Lähmung 19.26
Zwerchfellähmung (Phrenikusparese) . 19.27
Fazialisparese 19.27
Impressionsfrakturen des Schädels .. 19.27
Sonstige neurologische Krankheitsbilder . 19.27
Kinder rauschmittelsüchtiger Mütter (Drogenentzugssyndrom) 19.27
Krampfanfälle 19.27
Mißbildungen des Zentralnervensystems 19.28
Infektionen 19.28
Bakterielle Infektionen 19.28
Besondere Verlaufsformen 19.29
Protozoeninfektionen 19.31
Peri- und postnatale Virusinfektionen . 19.31
Spezielle Probleme Frühgeborener 19.32
Atemstörungen durch Unreife der Lungen 19.32
Störungen des Atemantriebs 19.32
Thermolabilität 19.32
Ernährungsschwierigkeiten 19.33
Sauerstoffoxizität 19.33

20. Perinatale Mortalität und Müttersterblichkeit von W. Maier 20.1

Demographische und gesellschaftspolitische Aspekte 20.1
Statistische Berechnungsmethoden 20.2
Personenrechtliche Definitionen 20.4
    Beispiele aus dem internationalen Definitionskatalog 20.5
    Trennung der Begriffe zeigt die Problematik 20.6
    Ergebnisse 20.7
Müttersterblichkeit 20.10
    Ergebnisse 20.10

Inhaltsübersicht

Bd. II/1: Schwangerschaft und Geburt 1

1 Physiologie und Pathophysiologie des Fetus
2 Physiologie und Pathologie von Plazenta, Eihäuten, Fruchtwasser
3 Veränderungen des mütterlichen Organismus
4 Das weibliche Becken
5 Untersuchung und Beratung der schwangeren Frau, Risikoschwangerschaft, Nachweis kindlichen Lebens
6 Physikalische Diagnostik in der Geburtshilfe
7 Fetale Gefahrenzustände

Bd. I: Die geschlechtsspezifischen Funktionen der Frau und ihre Störungen

Die Stellung der Frau in der Gesellschaft
Grundlagen der sexuellen Differenzierung
Intersexualität
Behandlung von Mißbildungen im Genitalbereich
Allgemeine Biochemie und Physiologie der Fortpflanzung
Vorbereitung der Fortpflanzungsfunktionen von der Kindheit bis zur Pubertät und ihre Störungen
Pränatale Diagnostik in der Frühschwangerschaft
Schwangerschaftsabbruch
Die ektopische Gravidität
Fehlgeburt und Infertilität
Trophoblasttumoren
Die Endometriose
Menopause, Klimakterium, Senium

Psychosomatik in der Gynäkologie
Hormonbestimmungen
Die Hormone der Plazenta
Gynäkologische Probleme von der Kindheit bis zur Pubertät
Der menstruelle Zyklus
Störungen des menstruellen Zyklus
Empfängnisverhütung
Sterilisation
Genetische Beratung
Chromosomenuntersuchung und Kerngeschlechtsdiagnostik
Physiologie der Empfängnis, Implantation, Frühentwicklung des befruchteten Eies und ihre Störungen
Sterilität

Bd. III: Spezielle Gynäkologie

Entzündliche Erkrankungen der Genitalien
Hauterkrankungen im Vulva-Damm-Bereich
Die Portiooberfläche
Genitaltumoren
Erkrankungen der Brustdrüse
Gynäkologische Radiologie
Grundsätze der Chemo- und Immuntherapie
Psychische Aspekte
Lageanomalien
Gynäkologische Urologie

Allgemeine gynäkologische Chirurgie
Blutgerinnung, Thromboembolie und Venenerkrankungen
Gynäkologische Proktologie
Unerwartete Situationen bei der Laparotomie
Verletzungen des Genitales
Gynäkologie und Recht
Untersuchungen bei Sexualdelikten
Biostatische Probleme

8. Erkrankungen in der Schwangerschaft

Einführung

V. Friedberg

Die mütterliche Mortalität ist in den vergangenen Jahren auch bei uns auf einen befriedigenden Stand gesunken, da die Todesfälle, die durch rein geburtshilfliche Komplikationen verursacht werden, heute seltener sind. Nach den Unterlagen des statistischen Bundesamtes in Wiesbaden verbleiben jedoch noch zahlreiche mütterliche Todesfälle, die nicht ausschließlich gestationsbedingt sind, sondern die durch internistische oder chirurgische Grunderkrankungen entstehen.

Erkrankungen, die während der Schwangerschaft auftreten, bieten spezielle Probleme für den Geburtshelfer und für den zur Beratung hinzugezogenen Internisten oder Chirurgen. Die physiologischen und biochemischen Veränderungen, die sich während der Gravidität entwickeln (S. 3.1), können die Diagnose einer Krankheit komplizieren und die therapeutischen Entscheidungen müssen immer das fetale Risiko mit in Betracht ziehen. Dabei steht der beratende Arzt nicht selten vor der Frage, ob und wie häufig bei einer Erkrankung der Mutter eine Verschlechterung des Grundleidens durch die Schwangerschaft bzw. Geburt eintritt, so daß möglicherweise das Leben der Mutter durch die Gestationsvorgänge gefährdet wird, oder ob durch diese Erkrankung die Entwicklung der Frucht gestört wird, so daß der Mutter ein Austragen der Schwangerschaft nicht zugemutet werden kann. Aus diesen Fragestellungen ergibt sich zwangsläufig die Entscheidung, ob eine Schwangerschaftsunterbrechung durchgeführt werden soll. Ebenso wichtig ist es aber auch für den Geburtshelfer, die Belastungsphasen durch ein Grundleiden während der Schwangerschaft, Geburt oder Wochenbett zu kennen, um zusammen mit dem Internisten oder Chirurgen die Schwangere während dieser kritischen Phasen intensiver zu kontrollieren.

Bei der Ätiologie der einzelnen Erkrankungsformen wird immer wieder zu diskutieren sein, ob es sich um eine Erkrankung „e graviditate" oder „in graviditate" handelt. Ein erstmaliges Auftreten einer Erkrankung in der Schwangerschaft bedeutet aber noch nicht ihr Entstehen durch die Gravidität, da nur ein zeitlicher aber noch kein kausaler Zusammenhang zwischen der Erkrankung und der Schwangerschaft bestehen kann. Viele Publikationen zu den verschiedenen Erkrankungen während der Schwangerschaft stützen sich nur auf eine Kasuistik, die den Kriterien der Statistik nicht immer genügt. Der erfahrene Kliniker kann daher bei vielen Erkrankungen seine diagnostischen und therapeutischen Maßnahmen nicht aufgrund umfangreicher Untersuchungsreihen aufbauen, sondern muß seine Entscheidung im Einzelfall durchführen. Das folgende Kapitel soll daher nützliche Informationen für den Arzt zur Verfügung stellen, der schwangere Frauen mit internistischen oder chirurgischen Grundleiden behandeln muß, es soll auch eine Basis sein, auf die sich weitere klinische Beobachtungen und therapeutische Maßnahmen ausbauen lassen.

Lungenkrankheiten bei Schwangeren

H. Jentgens*

Tuberkulose

Historischer Rückblick

Verlauf der Tuberkulose bei Austragung einer Schwangerschaft

In den vergangenen Jahrzehnten ist immer wieder die Frage diskutiert worden, ob eine Schwangerschaft den Ablauf einer Tuberkulose ungünstig beeinflussen und damit eine ernste Bedrohung für die werdende Mutter bedeute. Bis zur Mitte des 19. Jahrhunderts galt seit den Tagen von Hippokrates die Meinung, daß sich eine Schwangerschaft auf eine Tuberkulose günstig auswirke. Mit der Publikation von Grisolle (37) trat 1850 eine Wende ein. Nach dieser Veröffentlichung vertraten die meisten Ärzte bis etwa 1935 die Ansicht, daß die Tuberkulose durch Hinzutreten einer Schwangerschaft verschlechtert werde. Als Folge von Beobachtungen änderte sich zwischen 1920 und 1940 diese Meinung wieder (6, 54, 55, 56, 88). Damals wurde der Satz geprägt: Koinzidenz bedeutet nicht Kausalität. Eine konsequente Behandlung des pathologischen Prozesses (Tuberkulose) bei Erhaltung des physiologischen Zustandes (Schwangerschaft) wurde gefordert. Nur Uneinsichtigkeit der Schwangeren und die Unterlassung der erforderlichen Behandlungsmaßnahmen gefährden die Erkrankten.
Alle damals zur Verfügung stehenden Behandlungsmethoden: Liegekur, Kollapstherapie (Pneumothorax, Pneumolyse, Pneumoperitoneum, Thorakoplastik) konnten angewandt werden. Eine Heilung der Tuberkulose der Mutter trotz der Schwangerschaft war möglich. Die Kinder dieser Mütter waren gesund (91, 92, 93).
Größere Statistiken bestätigten, daß der Prozentsatz von Verschlechterungen im Ablauf einer Tuberkulose bei entsprechender Behandlung nicht höher war als bei gleichaltrigen, nichtgraviden Frauen (8, 26, 82–85, 92).

Verlauf der Tuberkulose nach Schwangerschaftsabbruch

Die Tuberkulose bildete 1930 mit 58% den Hauptteil des medizinisch indizierten Schwangerschaftsabbruches. Die Abruptio wurde als Vorbedingung für eine konsequente Therapie angesehen. Nach anderen Autoren hat die Abruptio bei bestimmten Formen und Folgen der Tuberkulose in Einzelfällen Vorteile für die Behandlung (7, 58, 71).
Exazerbationen eines spezifischen Prozesses wurden in den ersten Wochen einer Gravidität häufiger gesehen als in den Monaten IV–X (8, 51, 82–85). Wenn man diese Verschlechterungen im ersten Trimenon verhindern wollte, erfolgte eine Abruptio immer zu spät. So wundert es nicht, daß in der Literatur hohe Prozentzahlen (10,9–40,5%) von Verschlechterungen nach Abortus arteficialis angegeben sind (63, 71, 82–85). Eine Sammelstatistik (1964) über 4961 Beobachtungen ergab bei Austragung eine Verschlechterungsquote von 20,1%, bei Abruptio von 37,6% (62). Nach Lauterwein (44) betrug die Gesamtmortalität bei den abgelehnten Schwangerschaftsabbrüchen 1,2%, bei den stattgegebenen 1,1%. Auf Grund einer zusammenfassenden Darstellung der Literatur der Jahre 1931–1960 sieht Heiss (27) in der konsequenten Therapie der Tuberkulose die Lösung. Andere Autoren urteilen ebenso (14, 32, 62, 91, 92).
Tuberkulöse nach Schwangerschaftsabbruch kommen in unserer Klinik kaum noch zur stationären Behandlung, so daß wir auf Grund unserer eigenen Erfahrung über die Prognose einer Tuberkulose nach Abruptio heute keine Aussage mehr machen können.

Verlauf der Tuberkulose in der Schwangerschaft heute unter Therapie

Aus einem großen Krankengut der Klinik Köln-Merheim (4601 stationär und ambulant behandelte schwangere tuberkulöse Patienten (Stand 31.12.79)) und aus fast 1000 eigenen Beobachtungen im Tuberkulosekrankenhaus Brilon-Wald kann ich rückschließen, daß sich immer weniger Frauen bei entsprechender Therapie während der Gestation verschlechtert haben.
In Brilon-Wald wurden bis zur Schließung der Abteilung 6085 tuberkulöse Frauen entbunden. Aus Beobachtungen an tuberkulösen Frauen, die mehrfach in Köln-Merheim entbunden wurden, lassen sich keine Gesetzmäßigkeiten im Ablauf der Tuberkulose bei demselben Patienten ableiten. Weder Lokalisation, Entstehungszeit, Form oder Organ-

---
* unter Mitarbeit von E. Dundalek

Tabelle 1 Ergebnis der stationären Behandlung tuberkulöser Schwangerer

Klinik	Zeitabschnitt	Zahl	geb. %	unveränd. %	verschl. %	mütterl. Todesfälle
Brilon-Wald	1933–47	877	15,4	62,3	17,4	1,9
	1948–53	1491	26,0	68,9	3,7	1,4
	1954–64	2767	36,5	62,3	1,0	0,2
Köln-Merheim	1949–60	1100	37,7	56,9	5,4	0,36
	1961–66	1000	18,8	80,4	0,4	0,4
	1967–73	500	30,2	69,4	0,2	0,2
	1974–77	118	65,5	33,6	0,9	–,–

manifestation der spezifischen Erkrankung noch das Alter der Frau, die Zahl der vorausgegangenen Geburten, deren Zeitfolge stellen ein Kriterium für die Prognose dar. Der von GOECKE (33, 91, 92) 1967 veröffentlichten Statistik über den Tuberkuloseablauf während der Gestation bei in Brilon-Wald stationär behandelten Patienten sind die Ergebnisse der Therapie (stationären) in der Lungenklinik Köln-Merheim angefügt (Tab. 1).
Welche Folgerungen ergeben sich daraus?
Der Tuberkuloseverlauf wird durch eine Schwangerschaft nicht ungünstig beeinflußt (9, 65–69). Die Zahl der Erstmanifestationen ist im Kölner Krankengut von 1949 bis 1977 unverändert geblieben. Bei etwa 10% der behandelten Frauen wurde die Tuberkulose während der Gravidität entdeckt. Festgestellte Verschlechterungen bekannter Tuberkulosen traten im ersten Trimenon und post partum auf.
Gegenüber der Zeit meiner Tätigkeit in Brilon-Wald sind sie eindeutig zurückgegangen. Im allgemeinen finden sie sich bei Patienten, die sich aus irgendwelchen Gründen einer konsequenten Therapie entzogen haben oder denen keine Behandlung angeraten wurde. Die Verschlechterungsquote ist nicht höher als bei nichtgraviden der gleichen Altersklasse. Die von BJERKEDAL (4) berichtete Häufung von geburtshilflichen Komplikationen bei tuberkulösen Schwangeren kann ich nach meinen Erfahrungen nicht bestätigen.

Epidemiologische Aussagen heute

Wenn die Schwangerschaft generell die Tuberkulose im Sinne einer Verschlechterung beeinflussen würde, müßte die Mortalitätskurve der Frauen im gebärfähigen Alter von der Norm abweichen. Die statistischen Erhebungen in Deutschland für die Jahre nach dem 2. Weltkrieg haben überraschenderweise ergeben, daß diese Gruppe von Frauen an der Tuberkulosesterblichkeit kaum beteiligt war. Auch eine amerikanische Statistik (82–85) kommt für USA zu diesem Ergebnis.
In Deutschland ist die Zahl der tuberkulosekranken Frauen im geschlechtsreifen Alter erheblich kleiner geworden. Nach einer Statistik von G. NEUMANN wurden in der Bundesrepublik 1969 noch 9489 Frauen im Alter zwischen 15 und 44 Jahren mit aktiver Tuberkulose registriert. 1971 waren es nur noch 7664. Daraus ergeben sich Erwartungswerte für ein Zusammentreffen von Schwangerschaft und Tuberkulose von 800 bzw. 514 pro 100 000. Im Jahre 1966 hätten 3405 Frauen mit bekannter aktiver Tuberkulose ein lebendes Kind geboren, 1971 wären es 1772 Frauen gewesen, gleiche Fertilität bei Tuberkulösen wie bei der Gesamtbevölkerung vorausgesetzt. Nach diesem Autor ist das Rückfallrisiko durch eine Schwangerschaft nicht erhöht. Die Rezidivrate der überwachten Frauen mit Tuberkulose betrug 1965 bis 1972 im Zusammenhang mit einer Gravidität 460 pro 100 000, bei Nichtschwangeren 796 pro 100 000. Bei Ausländerinnen lauteten die Zahlen 833 bzw. 975 pro 100 000 (65–69).
Das Resümee der epidemiologischen Daten bedeutet, daß für die Gegenwart ein generell ungünstiger Einfluß der Schwangerschaft auf die Tuberkulose ausgeschlossen werden kann.

Spezielle Fragen der Betreuung und Behandlung schwangerer Tuberkulöser

Röntgenuntersuchung in der Gravidität

Seit einigen Jahren besteht ganz allgemein eine Furcht vor Schäden durch Strahlenbelastung. Durch eine Thoraxaufnahme wird die natürliche Umgebungsstrahlung pro Jahr und pro Person, die etwa um 100 mr liegt, nur um 0,05% erhöht (65–69).
Unter Anwendung strenger Grundsätze kann aus den experimentellen Daten abgeleitet werden, daß bei einer vom Fetus im Stadium maximaler Strahlensensibilität aufgenommenen Dosis von etwa 20 rem sich mit 10% Wahrscheinlichkeit erkennbare Strahlenwirkungen nach der Geburt manifestieren. Erst bei einer vom Fetus aufgenommenen Dosis von mehr als 20 rem verdoppelt sich die natürliche, nicht genetisch bedingte Mißbildungsrate. Bei STIEVE (94) sind genaue Zahlen über die Strahlenexposition am Uterus bei abdominellen, bei arteriographischen Untersuchungen im Bereich des

8.4 Erkrankungen in der Schwangerschaft

Beckens (1,3 rem), bei Beckenaufnahmen (0,23 rem), bei Aufnahmen der Hüftgelenke (0,15 rem) angegeben. Aus seinen Zusammenstellungen kann entnommen werden, daß der Risikowert von 20 rem, selbst der von 10 rem, in der Röntgendiagnostik generell nicht erreicht wird. Das genetische Risiko durch Röntgen-Diagnostik ist nach LENZ (47) äußerst gering. Die Gonadendosis infolge der natürlichen Umgebungsstrahlung innerhalb der 10 Schwangerschaftsmonate beträgt im Durchschnitt 75 mr (65–69).

Nach FFRIEDBERG ist eine Thoraxaufnahme im mittleren Drittel der Schwangerschaft bei allen Frauen berechtigt, weil dabei immer wieder neben unbekannten Tuberkulosen auch andere Erkrankungen im Bereich des Brustkorbes entdeckt werden (50, 52, 86).

Wegen der veränderten epidemiologischen Situation wird zunächst eine *Tuberkulintestung* der Schwangeren empfohlen. Bei positiv Reagierenden sollte dann eine Röntgenaufnahme des Thorax in einem leistungsfähigen Röntgeninstitut mit einwandfreier Technik, exakter Einblendung unter Abdeckung des Abdomens angefertigt werden. Dann könnten die restlichen, nach der Statistik zu erwartenden Tuberkulosekranken erfaßt, behandelt und bis zur Entbindung wahrscheinlich wesentlich gebessert werden.

Antituberkulotika in der Schwangerschaft

Nach Einführung der antituberkulotischen Therapie hat sich das Schicksal aller Tuberkulösen geändert. Während wir früher bei dem chronischen Verlauf der Krankheit mit einem hohen Prozentsatz von Verschlechterungen rechneten, sehen wir nun bei sachgemäßer, kontrollierter dreifach kombinierter Behandlung kaum noch Rezidive. Das Schonungsdenken während und nach antituberkulotischer Therapie ist der Ansicht gewichen, den Tuberkulösen möglichst bald wieder in Familie und Beruf einzuordnen.

Die chemotherapeutischen Erfolge haben unserer Fragestellung neue Aspekte gegeben (26, 33–38, 83–85, 86). Diese Behandlungsergebnisse lassen sich natürlich nur realisieren, wenn Gynäkologen, Pneumologen Gesundheitsamts- und Hausärzte zusammenarbeiten mit dem Ziel, die Tuberkulose der schwangeren Frau bei Erhaltung des Lebens des werdenden Kindes auszuheilen (77).

Unsere Erfolge haben wir in Köln-Merheim größtenteils bei stationärer Therapie erreichen können. In den vergangenen Jahren sind auch viele Frauen ambulant behandelt worden. Auch darin drückt sich ein Wandel aus im Problem Schwangerschaft und Tuberkulose. Von der Konsequenz der therapeutischen Maßnahmen bei Patient und Arzt hängt letztlich der Erfolg ab. Die postpartale Überwachung und eine adäquate Chemotherapie sind erforderlich.

Teratogene Wirkungen der antituberkulotischen Medikamente

Unsere Kenntnisse über die Pharmakokinetik und die bekannt gewordenen teratogenen Wirkungen bestimmter Pharmaka und anderer Stoffe wie Nikotin (53, 87), Alkohol, Tee, Kaffee (3, 23, 42) haben auch die Frage der möglichen schädlichen Beeinflussung des Fetus durch Antituberkulotika aufgeworfen. Viele Abruptiones werden in jüngster Zeit damit begründet, daß eine genetische Schädigung infolge der einzunehmenden Medikamente zu erwarten wäre. Die jetzt jahrzehntelangen Erfahrungen der antituberkulotischen Behandlung in der Schwangerschaft haben das DZK zur Bekämpfung der Tuberkulose zu einer Stellungnahme veranlaßt (12).

Die Mißbildungsrate bei während der Gravidität behandelten tuberkulösen Frauen ist nicht erhöht. Im einzelnen ist festgestellt worden: im Tierversuch wurden mit Isoniazid (INH), Paraaminosalicylsäure (PAS), Thiosemicarbazon (TSC) keine teratogenen oder embryotoxischen Wirkungen beobachtet.

Auch beim Menschen konnte nach jahrzehntelanger Anwendung bei Schwangerschaften keine höhere Mißbildungsrate festgestellt werden (33–38, 65–69, 86). VARPELA (99) allerdings berichtet über verschiedene Mißbildungen, die vielleicht auf INH zurückgeführt werden könnten. Streptomycin (SM), Capreomycin (CM), Kanamycin (KM), Viomycin (VM) können wie auch andere Aminoglykoside bei Anwendung in der Schwangerschaft beim Kind eine Schwerhörigkeit im Bereich der hohen Frequenzen verursachen, die für die sprachliche Verständigung keine Bedeutung hat (17, 33–38, 65–69).

Von Cycloserin (CS) und Pyrazinamid (PZA) sind weder im Tierversuch noch beim Menschen teratogene Wirkungen bekannt geworden (12). Denkbar ist eine Embryotoxizität.

Ethionamid/Prothionamid (ETH/PTH) haben im Tierversuch mit hohen Dosen zu teratogenen Schäden geführt. Beim Menschen wurden bei der üblichen Dosierung keine teratogenen oder embryotoxischen Schäden bekannt (33–38, 83, 85, 104).

Im Tierversuch sind für Ethambutol (EMB) keine teratogenen oder embryotoxischen Wirkungen festgestellt worden. Nach bisherigen Erfahrungen kann dieselbe Feststellung auch beim Menschen gemacht werden (5, 49, 83, 85). Die Tab. 2 gibt eine Übersicht über die in Köln-Merheim mit EMB während der Gravidität behandelten Frauen (Stand 1. 1. 1979).

Nach HÜTER (30, 31) müssen die Mißbildungen der Gruppe B schon vor Therapiebeginn bestanden haben; d. h., es muß eine andere Ursache für die Mißbildung gesucht werden.

Rifampicin (RMP) hat bei Überdosierung im Tierversuch zu Mißbildungen geführt. Bisher liegen nur wenige Publikationen über Erfahrungen beim

Tabelle 2 Behandlung mit EMB während der Gravidität (eigene Beobachtungen)

EMB	n	Abgesetzt Phobie	sonst. Gründe	Fehlgeburt inkl. Abruptio	Frühgeburt	Geburt z. Termin	Mißbildung
A	224	63	2	10	4	209	1 Klumpfuß
B	212	1	–	–	3	205	4 Ventrikelseptumdefekt und Ductus Botalli, Hüftgelenkdysplasie, Lippenspalt, Sichelfuß

A = EMB zu Beginn der Gravidität und/oder während der gesamten Gravidität
B = EMB nach dem 1. Trimenon
n = Zahl
Phobie = abgesetzt aus Furcht vor Mißbildungen

Tabelle 3 RMP-Therapie während der Gravidität (eigene Beobachtungen)

RMP	n	Abgesetzt Phobie	andere Gründe	Fehlgeburt, Abruptio	Frühgeburt	Geburt z. Termin	Mißbildung
A	122	40	7	10	4	108	–
B	79	1	–	–	–	78	1 (leichter Hakenfuß)

Menschen vor. Infolge der von den Firmen vorsorglich veröffentlichten Warnung, RMP nicht in den ersten 3 Schwangerschaftsmonaten anzuwenden, um die Möglichkeit einer Beeinflussung der Organbildung auszuschließen, besteht eine berechtigte Zurückhaltung in der Anwendung von RMP im 1. Trimenon.

PAGANI (72) hat im Juni 1976 die bis zum 31. 12. 1974 veröffentlichten Beobachtungen über RMP in der Gravidität zusammengestellt. Das Mißbildungsrisiko wurde bei 229 Beobachtungen mit 4,3% festgestellt, ein Risiko, das PAGANI beim Vergleich mit der Risikoquote der *nicht* mit RMP behandelten Frauen als nicht hoch bezeichnet; dennoch warnte er vor der Anwendung des RMP im ersten Trimenon. Aus der Anamnese der beschriebenen Mißbildungen geht nicht klar hervor, ob nicht auch andere Noxen eine Rolle hätten spielen können. Blutungen in der Schwangerschaft, Mißbildungen in der Familie sind sogar in 2 Fällen angegeben. Damit reduziert sich die Mißbildungsquote, die vielleicht RMP angelastet werden kann, eindeutig. RMP wird wie auch andere Medikamente diaplazentar übertragen.

Unsere eigenen Erfahrungen mit der RMP-Therapie in der Gravidität sind in der Tab. 3 zusammengefaßt (Stand 1. 1. 1979):
RMP war außer bei 7 Schwangeren mit EMB und INH kombiniert.
Zusammenfassend können wir aus den Tabellen entnehmen, daß eine erhöhte Mißbildungsquote laut unseren Beobachtungen nicht besteht.
Zur Anwendung der Antituberkulotika in der Schwangerschaft ist danach generell zu sagen: Das Risiko mangelhafter Tuberkulosebehandlung kann größer sein als das einer möglichen Keimschädigung. Die Auswahl der für eine Behandlung notwendigen Medikamente liegt im Ermessen des in der Therapie erfahrenen Spezialisten. Dabei wird er sich nach Art, Ausdehnung des tuberkulösen Prozesses, nach der Sensibilität der Mykobakterien und anderen Kriterien in der Therapie richten. Eine optimale Therapie sollte nicht durch eine weniger wirksame ersetzt werden.

Die Empfehlungen der Firmen bezüglich der Nichtanwendung von Rifampicin im 1. Trimenon sollten beobachtet werden. Hat aber eine Frau Rifampicin genommen, so ist dies kein Grund für eine Abruptio. Der Prozentsatz der bisher bekannt gewordenen Mißbildungen ist niedriger als bei anderen Medikamenten. Aufgrund des Mißbildungsrisikos bei antituberkulotischer Therapie in der Schwangerschaft müßten 96 gesunde Kinder geopfert werden, um maximal 4 Mißbildungen zu verhindern (72).

Bezüglich der Aminoglykoside ist ebenfalls eine strenge Indikationsstellung zu empfehlen. SM braucht nicht unbedingt aus dem Behandlungsplan gestrichen zu werden (17). Es empfiehlt sich jedoch, es im 1. Trimenon nicht anzuwenden.

Thoraxchirurgie in der Schwangerschaft

Zur chirurgischen Behandlung der Lungentuberkulose in der Schwangerschaft ist grundsätzlich zu sagen, daß sie dank den anästhesiologischen und chirurgischen Fortschritten immer dann ohne Bedenken durchgeführt werden kann, wenn die Erkrankung dieses erfordert. Eine optimale Sauerstoffversorgung von Mutter und Kind muß während des Eingriffes und postoperativ gewährleistet sein. Blutdruckabfall und O_2-Mangel sind zu vermeiden, um den Feten nicht zu schädigen (24, 25, 33–38).

Über kollapschirurgische Eingriffe in der Gravidität ist viel berichtet worden (82–85, 93). Für die Resektionstherapie bei Lungentuberkulose besteht eine klare Indikationsstellung: Destroyed lung oder Lobe, Bronchusstenosen, spezifische Bronchiektasen, persistierende Bakterienausscheidung trotz regelrechter Behandlung, therapieresistente Kaverne, Rundherde. Nach antituberkulotischer Vorbehandlung kann die Indikation zur Resektion gestellt werden. Zur dringlichen Thoraxchirurgie gehören alle akuten Erkrankungen wie Spontanpneumothorax, Hämatothorax, Empyem, komplizierte Zwerchfellhernien, Lungenverletzungen nach Unfällen, Lungengeschwülste und andere Tumoren im Bereich des Thorax. Eine Gravidität ist kein Hindernis für ein geschultes Team, die notwendigen Eingriffe durchzuführen (s. auch Kap. Chirurgische Komplikationen während der Schwangerschaft). HASCHE u. DIPPMANN (24, 25) veröffentlichen aus der Literatur 139 Lungenresektionen in der Schwangerschaft. Die günstigste Zeit liegt zwischen dem 3. und 7. Schwangerschaftsmonat, vorher werden Fehl-, nachher Frühgeburten befürchtet. Wenn erforderlich, operieren wir auch im 1. und 3. Trimenon (81–85, 97). In Köln-Merheim wurden bisher 82 Lungenresektionen in der Gravidität durchgeführt (ein mütterlicher Todesfall durch Lungenembolie). Wir haben 2 Kinder verloren, eines ist intra partum gestorben (Mutter an Lungenembolie verstorben), das zweite, eine Frühgeburt, kam tot zur Welt.

Eine kleine Statistik mag den Geburtsverlauf nach Lungenresektion in unserem Krankengut zeigen (Tab. 4).

Die Geburtsleitung verlangt vom Gynäkologen eigentlich keine besonderen Vorsichtsmaßnahmen. Die Indikation zur operativen Entbindung ist rein geburtshilflich aus mütterlicher oder kindlicher Sicht zu stellen (24, 25, 80).

Tabelle 4 Lungenresektion und Entbindung (Stand vom 31. 12. 79)

	Zahl	Spontan	Vakuum	Schnittentbindung
Lappen- u. Segmentresektion	396	305	44	47
Pneumonektomie	50	35	5	10

Unter 176 Entbindungen nach Pneumonektomie fanden HASCHE u. DIPPMANN (24, 25) keine mütterliche Sterblichkeit und keine Erhöhung der kindlichen Mortalität. RUDNIK (80) hat über 88 Frauen, die nach Lappenresektion bzw. Pneumonektomie entbunden wurden, berichtet: 46 Frauen haben 1, 37 Frauen 2, 4 Frauen 3, 1 Frau 5 (nach Pneumonektomie) Kinder geboren (s. auch Physiologische Veränderungen der Lungenfunktion in der Schwangerschaft, Bd. II/1).

Soll die tuberkulöse Mutter stillen?

Die Ansichten unter Spezialisten sind nicht einheitlich (26, 33–38, 82–85, 91, 92). Bei Ansteckungsgefahr verbietet sich das Stillen. Auf Entbindungsabteilungen für Tuberkulöse läßt sich eine Einteilung in stillende und nichtstillende Mütter aus psychologischen und organisatorischen Gründen nicht durchführen. Ob die Laktation die Abwehrlage negativ beeinflußt, kann nicht beantwortet werden, da die statistischen Unterlagen dafür nicht ausreichen. Antituberkulotika können in der Milch behandelter Mütter nachgewiesen werden.

Konnatale Tuberkulose

Die konnatale Tuberkulose ist selten. Weil die Symptomatik uncharakteristisch und vielfältig ist, werden die meisten Neugeborenentuberkulosen autoptisch festgestellt. Es scheint, daß es nach Endometritis tuberculosa häufiger zu einer Infektion der Plazenta und des Kindes kommen kann (20, 33–38, 74, 98). Aus der Veterinärmedizin ist bekannt, daß es früher viele konnatale Kälbertuberkulosen gegeben hat. Das ist nach der Literatur im Zusammenhang zu sehen mit den bei Kühen häufiger feststellbaren Plazentatuberkulosen mit exsudativ-nekrotischen Prozessen. Diese Häufigkeit wiederum mag mit der nicht selten gewesenen Endometritis tuberculosa der Kühe (11%) zusammengehangen haben (10, 59–61, 70, 78).

Wenn eine tuberkulöse Mutter rechtzeitig in der Schwangerschaft optimal chemotherapiert wird, kann bei der Diffusion der Medikamente durch die Plazenta eine Infektion perplazentar und per aspirationem verhindert werden.

Bei allgemeinen Symptomen des Säuglings einer tuberkulösen Mutter in den ersten Tagen sollte an die Diagnose der konnatalen Tuberkulose gedacht werden. Die Frühdiagnose entscheidet über das Schicksal des Kindes. Bei sofortiger Therapie besteht eine echte Überlebenschance.

Die Infektionswege veranschaulicht die Abb. 1.

Die plazentaren Ausgangsherde der Infektion liegen in der Decidua basalis, den Chorionzotten, den intervillösen Räumen, in der chorialen Deckplatte und in der Decidua capsularis. Von den ersten 3 Stellen gelangen die Mykobakterien in die Nabelvene, von der chorialen Deckplatte und der Decidua capsularis in die Amnionhöhle.

Für die Diagnose einer konnatalen Tuberkulose ist

die positive Tuberkulinreaktion vor dem 23. Lebenstag beweisend. Nach diesem Zeitpunkt kann schon eine positive Allergie auf eine postpartale Infektion zurückgeführt werden (40).
In der Lungenklinik Köln-Merheim sahen wir 4 sichere konnatale Tuberkulosen. Ein Kind, vom 5. Lebenstag an kombiniert behandelt, wurde gesund. Bei dem 2. Kind bestand ein Vitium cordis, an dem es verstarb. Bei der Autopsie fand sich außerdem eine miliare Lungentuberkulose. Ein 3. Kind war tuberkulinpositiv und blieb unter einer intensiven Chemotherapie tuberkulinpositiv, aber gesund; bis 5 Jahre nach der Geburt fanden sich bei den Kontrollen keine Anzeichen der durchgemachten Infektion. Bei 2 Müttern dieser Kinder bestand eine Endometritis tuberculosa. Bei einem 4. Kind wurde am 3. Tage nach der Schnittentbindung eine Miliartuberkulose diagnostiziert. Nach 3fach kombinierter antituberkulöser Chemotherapie konnte das Kind gesund entlassen werden.
Wir sahen weiter 4 Kinder, die am 1. oder 2. Tag tuberkulinpositiv waren, aber nach 2–5 Wochen bei der gleichen GT-Menge negativ reagierten. Wahrscheinlich ist das Phänomen damit zu erklären, daß tuberkulinpositive Zellen der Mutter einige Zeit die Allergie des Kindes unterhalten haben (passive Übertragung der Allergie wie im Tierversuch; 15). Die Tuberkulintestung bei Neugeborenen tuberkulöser Mütter, wie sie in Köln-Merheim durchgeführt wird, erlaubt klare diagnostische Aussagen. Die BCG-Impfung erfolgt nach der Testung am 4. oder 5. Lebenstag.

Extrapulmonale Tuberkulose

Die Tab. 5 gibt eine Übersicht über einige in der Gravidität in Köln-Merheim behandelte extrapulmonale Tuberkulosen. Fast alle extrapulmonalen Tuberkulosen waren mit einer Lungentuberkulose oder anderen extrapulmonalen Formen kombiniert.

Knochentuberkulose

Der Verlauf der Knochentuberkulose in und außerhalb der Schwangerschaft ist nach Einführung der Chemotherapeutika wesentlich anders als früher. Während einige Autoren Verschlechterungen in der Schwangerschaft beobachteten, haben andere (26, 33–38, 65–69, 82–85) dies nicht bestätigen können. Heute sehen wir beim Vergleich von schwangeren und nichtschwangeren Kranken keinen Unterschied im Verlauf.
Die Indikation zur Schnittentbindung sollte großzügiger gestellt werden.

Urotuberkulose

Unter 96 Frauen in Köln-Merheim, die an Nieren- und Blasentuberkulosen litten, waren 27 mit Zu-

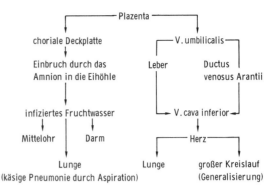

Abb. 1 Infektionswege

Tabelle 5 Extrapulmonale Tuberkulose und Entbindung

	n	(n)	Spontan	Schnittentbindung
Spondylitis	40	(9)	25	15
Koxitis	28	(3)	24	4
Ileosakraltuberkulose	8	(4)	6	2
Gonitis	21	(12)	19	2
Andere Skelett-tuberkulose	4	(4)	4	–
Urotuberkulose	96	(27)	90	6
Genitaltuberkulose	21	(2)	18	3
Meningitis-tuberculosa	19	(7)	17	2
Lymphknoten-tuberkulose	89	(31)	83	6
Augen-tuberkulose	10	(2)	10	–
Hauttuberkulose	13	(5)	11	2

n = Zahl, (n) = davon in der Gravidität entdeckt, spontan = Spontangeburt, Vakuumextraktion o. Forzeps

stand nach Nephrektomie; 4mal mußte eine Polresektion und 1mal eine Nephrektomie in der Schwangerschaft durchgeführt werden, 2mal post partum. Die kombinierte antituberkulotische Therapie hat auch die Prognose der an Nierentuberkulose erkrankten Schwangeren eindeutig gebessert (13, 32, 73). Eine Verschlechterung der Nierentuberkulose ist bei sachgemäßer Behandlung nicht mehr zu befürchten (41, 89). Auch die selten gewordenen chirurgischen Maßnahmen können in der Gravidität unter wesentlich günstigeren Voraussetzungen durchgeführt werden.

Genitaltuberkulose

Diese Form der Generalisation stellte früher eine ernste Bedrohung der Mutter in der Schwangerschaft dar. Es wurden viele extrauterine Schwan-

8.8 Erkrankungen in der Schwangerschaft

gerschaften und manche intrauterine mit nicht lebensfähiger Frühgeburt gefunden. Heute können wir mit den uns zur Verfügung stehenden Antituberkulotika eine Genitaltuberkulose zur Ausheilung bringen, so daß Konzeptionen häufiger zu erwarten sind (27, 28, 39).

In Köln-Merheim haben 21 Frauen mit Genitaltuberkulose (Endometritis tuberculosa, Adnexitis tuberculosa; Kultur positiv) 17 gesunde Kinder geboren. 2 Kinder hatten eine konnatale Tuberkulose, von denen eines starb. 2 Kinder sind tot geboren (1 Frühgeburt, 1 Übertragung). Die Mütter konnten geheilt entlassen werden. Bei Endometritis tuberculosa der Mutter oder bei Plazentatuberkulose wird mit Recht eine Chemotherapie der Neugeborenen (98) empfohlen, da eine Tuberculosis connata vorliegen kann.

Lymphknotentuberkulose

Die extrapulmonale Tuberkulose der Lymphknoten des Halses, der Achsel, der Leiste ist bei entsprechender Chemotherapie einer chirurgischen Behandlung zugängig, ebenso die Hiluslymphknotentuberkulose mit Durchbruch in das Bronchialsystem.
Jede notwendige Therapie der Lymphknotentuberkulose ist in der Gravidität durchführbar.
In Köln-Merheim wurden 89 Frauen während der Schwangerschaft mit Lymphknotentuberkulose der verschiedenen Regionen, darunter 31 in der Gravidität entdeckt, chemotherapiert und chirurgisch mit Erfolg behandelt.

Miliartuberkulose und Meningitis tuberculosa

Bei Miliartuberkulose und Schwangerschaft ist ein Schwangerschaftsabbruch nicht gerechtfertigt (22, 82–85, 95). Die Miliartuberkulose bedarf einer konsequenten antituberkulotischen Behandlung, die heute noch erfolgreicher durchgeführt werden kann als in den 50ziger Jahren. Die Gefahren für die tuberkulöse Mutter sind sowohl post abruptionem als post partum die gleichen. Sie sind aber heute mit Hilfe der neueren Antituberkulotika zu beherrschen. Trotz Schwangerschaft kommt es in einem hohen Prozentsatz zu einer Ausheilung des schweren Krankheitsbildes. Ein Schwangerschaftsabbruch ändert den Ablauf der Erkrankung nicht (90). Die Neugeborenen sind sorgfältig auf konnatale Tuberkulose zu untersuchen.
Das Auftreten der Meningitis tuberculosa in der Schwangerschaft ist eine schwere Komplikation (19, 22, 43, 48, 95). In Köln-Merheim wurden bisher 19 Frauen mit Meningitis tuberculosa in der Schwangerschaft behandelt. Darunter waren 7 Frauen, bei denen die Hirnhautentzündung in der Gravidität entdeckt wurde. 8 Frauen hatten eine Meningitis kurz vor einer Schwangerschaft erfolgreich überstanden. Schwangerschaft, Geburt und Wochenbett verliefen komplikationslos. Der Verlauf einer Meningitis tuberculosa bei einer 20jährigen unter einer konsequenten Therapie während einer Schwangerschaft war besonders eindrucksvoll. Diese Frau wurde von einem *gesunden* Kind entbunden und hat in den nachfolgenden Jahren noch 4 Schwangerschaften ohne Rezidiv der Tuberkulose ausgetragen.

Augentuberkulose

Die Diagnose einer spezifischen Augenerkrankung ist in 90% unsicher. Darum sind Angaben über Augentuberkulose bei Schwangeren mit Vorbehalt zu betrachten. Ebenso wie PURPER (75) sahen wir in unserem Krankengut keine Verschlechterung und kein Rezidiv.

Abdominaltuberkulose, Ileozäkaltuberkulose, Peritonitis tuberculosa

Die Behandlung dieser Form der Tuberkulose in der Schwangerschaft ist heute genauso erfolgreich wie die der Lungen- und der anderen extrapulmonalen Tuberkulose.

Hauttuberkulose

(Schleimhaut- und andere seltene Formen der Tuberkulose

Die verschiedenen Formen der Hauttuberkulose (Lupus, Tuberculosis cutis colliquativa, Kehlkopf- und Bronchialschleimhauttuberkulose) können auch in der Schwangerschaft mit vollem Erfolg behandelt werden. Sie wurden in den letzten Jahren kaum noch beobachtet.

Mastitis tuberculosa

In Köln-Merheim wurde bei 2 Frauen im Puerperium eine spezifische Mastitis entdeckt. Bei dieser Form der Tuberkulose ist natürlich Stillen kontraindiziert.

Andere nichtspezifische Lungenerkrankungen

Pneumonie

Die Pneumonie mit all ihren Formen war früher eine schwere Komplikation im Verlauf einer Gestation. Auch heute gibt es atypische Formen, die einer Therapie schwer zugänglich sind (Grippepneumonie [45], Mykoplasmenpneumonie [21, 79]). Nach Virusinfektion während der Schwangerschaft sind die Leukämierate und die Mißbildungsquote erhöht. Infolge der Breitbandantibiotika ist es möglich geworden, nicht nur die Erkrankung der Graviden in den meisten Fällen zu heilen, sondern auch die fetale Mortalität, die früher sehr hoch war, zu senken. Aminoglykoside sind nur bei strenger Indikation im 1. Trimenon anzuwenden.

Tetracycline können Gelbfärbung der Zähne der Kinder zur Folge haben.
Pilzerkrankungen sind entsprechend zu behandeln. Eine Patientin mit Kokzidioidomykose wurde bei uns ohne Komplikationen entbunden (18, 76, 101).

Sarkoidose

Die Sarkoidose ist eine ätiologisch noch ungeklärte granulomatöse Systemerkrankung, die alle Organe befallen kann, aber nicht die Plazenta. Vorwiegend sind die Lymphknoten in den Hili, die Lungen, die Leber, Milz, Augen und Haut betroffen. Viele Erkrankungen verlaufen symptomlos. Spontane Remissionen sind bekannt. Wir rechnen heute mit einer Inzidenz von etwa 60 auf 100 000. Der Erkrankungsgipfel betrifft vor allem die Altersklassen zwischen dem 20. und 40. Lebensjahr.
Für den Einsatz der Corticosteroide besteht eine absolute Indikation beim Progress der pulmonalen Veränderungen, bei Zunahme der Dyspnoe, bei Mitbeteiligung der Augen usw. (103).
Wie verläuft die Sarkoidose in der Schwangerschaft? Die Meinungen hierüber sind unterschiedlich. In zwei Dritteln der Beobachtungen war eine Besserung festzustellen, die sich im Verschwinden der Dyspnoe und röntgenologisch zeigte. Post partum wurden Rezidive gesehen (2, 11, 16, 62, 64, 90).
SCHWARZ (90) sah neben auffallenden Besserungen keine Verschlechterungen. Er hält eine Cortisontherapie in absteigender Dosierung für möglich, aber nur in seltenen Fällen für erforderlich. WERNER (102) berichtet über eine eindrucksvolle Besserung einer Sarkoidose während einer Schwangerschaft, die 4 Jahre trotz Therapie unverändert geblieben war.
Unsere eigenen Erfahrungen sind ähnlich. Man kann in mehr als der Hälfte einen günstigen Verlauf der Erkrankungen in der Schwangerschaft feststellen. Kontrollen sind vor allem wegen der Rezidive post partum im 1. Jahr nach der Entbindung anzuraten. WURM (103) lehnt ausdrücklich eine Abruptio wegen Sarkoidose ab.

Bronchitis, Bronchiektasen

Die Bronchitis in all ihren Formen bedarf einer sorgfältigen Behandlung in der Gravidität mit Expektorantien, physikalischen Maßnahmen und gegebenenfalls mit Chemotherapeutika.
Bei Bronchiektasen, die vor Eintritt einer Schwangerschaft bekannt sind, sollte bei eindeutiger Indikationsstellung die Frage der chirurgischen Sanierung gestellt werden (90).
Unter unseren Kranken sind mehrere, die nach Lungenresektion entbunden wurden, 1 nach Pneumonektomie. Bei 2 Patienten haben wir eine Lappenresektion in der Gravidität durchgeführt.

Emphysem und Asthma bronchiale

Das Lungenemphysem spielt bei Frauen im gebärfähigen Alter keine so große Rolle. Wohl sehen wir ab und zu Frauen in der Schwangerschaft, bei denen ein Asthma bronchiale bekannt ist. Wir konnten zur Austragung raten und sahen keine Verschlechterungen. In der Literatur wurden ähnliche Beobachtungen berichtet (32, 82–85).

Pneumokoniosen

Staublungenerkrankungen sind bei Frauen in unseren Ländern eine Seltenheit. Sie kommen vor bei Patienten, die in der Putzmittelindustrie, Metallindustrie und bei der Herstellung von Tonwaren arbeiten. Bei diesen Erkrankungen steht die Frage der Funktionsstörung im Vordergrund. Dabei ist erstaunlich festzustellen, wie wenig Funktionsausfälle durch die Schwangerschaft verursacht werden. Der Organismus hat eine Kompensationsmöglichkeit durch Ausnutzen der komplementären Reserven.
Bei Lungenfibrosen ist die Indikation zur Sectio vom pulmonalen Befund abhängig.

Lungentumoren

Mit der Diagnosestellung einer bösartigen Geschwulst in den Lungen ist nach entsprechender Voruntersuchung die Indikation für die Lungenresektion gegeben. Nur die Resektion ist in der Schwangerschaft für Mutter und Kind erfolgversprechend (100).
Die Therapie mit Zytostatika oder die Radiatio kann als zusätzliche Therapie *nach* der Entbindung erfolgen. Die Abruptio ist vor allem, wenn die Ätiologie des Tumors nicht geklärt ist, nicht gerechtfertigt (24, 25). Nach VERHAGEN (100) hat die Schwangerschaft auf das Wachstum von Sarkomen einen günstigen, verlangsamenden Einfluß. Spontane Rückbildungen von Lungenleiomyomen wurden gesehen (29).
Gutartige Tumoren sollten, wenn sie zufällig in der Gravidität entdeckt werden, reseziert werden. Ich denke dabei vor allem an die histologische Klärung der Ätiologie des Tumors. Adenome, Karzinoide, Zylindrome bedürfen dringend der chirurgischen Therapie, da ihre Prognose unsicher, in einem gewissen Prozentsatz maligne ist (96).
Pulmonale arteriovenöse Fisteln sollten wegen der Rupturgefahr in der 2. Hälfte der Gravidität operiert werden (57).
Mediastinaltumoren sind eine Indikation, wenn Symptome auf eine Vergrößerung und ein Wachstum des Tumors hinweisen (24, 25). Alle malignen Erkrankungen zusammengenommen haben mit und ohne Gravidität eine fast gleiche Überlebenszeit. VERHAGEN (100) zieht daraus den Schluß, daß die Schwangerschaft auf das Tumorwachstum zumindest keinen ungünstigen Einfluß hat. Auch die Anzahl der Kinder beeinflußt die Überlebenszeit der Mutter nicht.

Akuter Thorax

Spannungs-, Pyo- und Hämatopneumothorax, Lungen- und Bronchusrupturen, Rippenserienfrakturen nach Brustkorbtraumen, Zwerchfellrupturen oder inkarzerierte Hernien sind absolute Indikationen für den chirurgischen Eingriff. Die rechtzeitige Operation kann verhängnisvolle Folgen sowohl bezüglich des lokalen Befundes wie der Schwangerschaft verhüten. Eine Schwangerschaft darf niemals Veranlassung geben, eine Thorakotomie aufzuschieben. Der transthorakale Zugang bei Zwerchfellhernien hat sich bewährt und ist bei fortgeschrittener Schwangerschaft dem abdominellen Zugang überlegen. Jeder Pneumothorax muß aktiv behandelt werden. Die geschlossene Saugdrainage als erste Maßnahme führt oft schon zur Wiederausdehnung der kollabierten Lunge. Falls sich die Lunge nicht wieder ganz ausdehnt, sollte der Pneumothorax operativ beseitigt werden.

Zusammenfassung

Tuberkulose

Die Therapie ist in den letzten Jahren so erfolgreich geworden, daß sich die Frage der stationären oder ambulanten Behandlung für jeden Pneumologen stellt. Für die stationäre Therapie gibt es bei der Tuberkulose ganz allgemein klare Indikationen: von seiten der Erkrankung – offene kavernöse Lungentuberkulose, Tuberkulose mit Komplikationen, kombinierte pulmonale und extrapulmonale Tuberkulosen, Tuberkulose vergesellschaftet mit Zweiterkrankungen, akute Verschlechterungen; von seiten des Patienten – das Milieu, soziale, wirtschaftliche und andere Faktoren. Bei schwangeren Tuberkulösen sollten dieselben Indikationen gelten. Die stationäre Behandlung aus sozialer Indikation ist jedoch häufiger zu fordern. Das gilt vor allem für die Einweisung tuberkulöser Frauen von Gastarbeitern.

Beim Vergleich unserer Beobachtungen an tuberkulösen Schwangeren sind die Therapieergebnisse der ambulant behandelten nicht ganz so gut wie die der stationären Patienten. Jedoch deutet sich auch hier eine Verbesserung der Ergebnisse der konsequenten Therapie in den letzten 2–3 Jahren an.

Post partum sollte auch ohne spezielle Aktivitätsdiagnose eine Chemoprophylaxe bei allen tuberkulösen Frauen erfolgen. Vielleicht könnten so die restlichen Verschlechterungen, die post partum beobachtet werden, verhindert werden.

Infolge der veränderten Situation, Rückgang der Tuberkulose und der Gebärfreudigkeit, sind in den letzten Jahren viele Spezialkliniken für schwangere tuberkulöse Frauen geschlossen worden. Wir nehmen in Köln-Merheim immer noch tuberkulöse Schwangere zur Behandlung und Entbindung auf.

Die Forderung nach einer Röntgenaufnahme in der 2. Hälfte der Schwangerschaft bei allen Tuberkulinpositiven ist berechtigt. Es könnte manche frische Tuberkulose bis zur Entbindung saniert werden. Das gleiche gilt für andere Lungenerkrankungen, die einer Behandlung auch in der Gravidität bedürfen. Post partum sind Röntgenkontrollen der Lungen erforderlich.

Nichttuberkulöse Erkrankungen

Zu den nichttuberkulösen Erkrankungen des Respirationstraktes ist im einzelnen und insgesamt festzustellen, daß eine erfolgreiche Therapie in der Gravidität bei allen Erkrankungen möglich ist. Bei den nicht zu beeinflussenden anatomischen Veränderungen (Lungenfibrose, Silikose u. a.) und beim Asthma bronchiale wird eine Schwangerschaft unter strenger ärztlicher Behandlung und Kontrolle bei Mitarbeit der Schwangeren ausgetragen werden können. Manche Krankheiten wie Sarkoidose, einige bösartige Tumoren zeigen einen Rückgang bzw. Stillstand im Krankheitsgeschehen. Das Fazit aller Überlegungen ist heute positiver als vor noch wenigen Jahren.

Literatur

1 Barnes, H. M., P. J. Richardson: Benign metastasizing fibroleiomyoma. A case report. J. Obstet. Gynaec. Brit. Cweth 80 (1973) 569
2 Bassi, A., C. Rossini: Guarigione Spontanea di Sarcoidosi (Forma di Loefgren) in corso di Gravidanza gemellare. G. ital. Mal. Torace 22 (1968) 369
3 Bierich, J. R.: Prä- und perinatale Arzneimittelaffekte, Alkoholembryopathie, Tabakembryopathie. Vortrag Dtsch. Kinderärztl. Kongress Kiel, 11.–15. 9. 1977. Referomed Bayer, Leverkusen 26. 9. 1977
4 Bjerkedal, T., Sl. Bahna, E. H. Lehmann: Course and outcome of pregnancy in women with pulmonary tuberculosis. Scand. J. respir. Dis. 56 (1957) 245
5 Bobrowitz, I. D.: Ethambutol in pregnancy. Chest Dis. Index 66 (1974) 20
6 Braeuning, H.: Lungentuberkulose und Schwangerschaft. Thieme, Leipzig 1935
7 Caffaratto, T. M.: Storia dei Rapporti tra Gravidanza e Tubercolosi Polmonare. E dell'Aborto Procurato a Scopo Medico. Minerva ginec. 28 (1976) 192
8 Cohen, R.: Position actuelle du Problème Tuberculose-Grossese. Rev. Tuberc. (Paris) 21 (1957) 50
9 De March, A. P.: Tuberculosis and pregnancy. Five – to ten-year review of 215 patients in their fertile age. Chest Dis. Index 68 (1975) 800
10 De Vink, L. P. H. J.: Tuberkulose der Placenta des Menschen und des Rindes im Hinblick auf das Vorkommen der kongenitalen Tuberkulose. Arch. Gynäk. 168 (1940) 798
11 Dines, D. E., E. A. Bannes: Sarcoidosis during pregnancy. J. Amer. med. Ass. 200 (1967) 726
12 Deutsches Zentralkomitee zur Bekämpfung der Tuberkulose: 6. Informationsbericht, Hamburg 1976
13 Emmerich, J. P.: Schwangerschaft und Geburt nach Nephrektomie und Coffey-Mayo-Operation wegen Nierentuberkulose. Zbl. Gynäk. 80 (1958) 496
14 Fossati, C.: Tubercolosi polmonare e Gravidanza. Opportunita o meno di indicare l'Aborto terapeutico nelle Pazienti affette da Tbc. polmonare o extrapolmonare. Rass. int. Clin. Ter. 51 (1971) 159
15 Fradkin, V. A., L. I. Khodonovich: Passive tuberculin allergy Studies in the newborn. Probl. Tuberc. (Buc.) 49 (1971) 41

16 Franz, G., K. Wurm: Einfluß der Gravidität auf den Verlauf der Lungensarkoidose. Tuberk. Arzt 16 (1962) 696
17 Ganguin, G.: Auswirkungen einer antituberkulösen Chemotherapie bei tuberkulösen Schwangeren auf die Frucht. Z. Tuberk. 134 (1971) 95
18 Gass, R. S., L. D. Zeidberg, R. H. Hutcheson: Chronic pulmonary histoplasmosis complicated by pregnancy and spontaneous pneumothorax. Amer. Rev. Tuberc. 75 (1957) 111
19 Golditch, I. M.: Tuberculous meningitis and pregnancy. Amer. J. Obstet. Gynec. 110 (1971) 1144
20 Gordon-Nesbitt, D. C., G. Rajan: Congenital tuberculosis successfully treated. Brit. med. J. 1973 I, 233
21 Gusman, B. S.: Congenital mycoplasma infection. Vop. Okhrany Materin. Dets. 21 (1976) 45
22 Haizmann, R., E. Klees: Meningitis tuberculosa und Miliartuberkulose der Lungen bei Schwangerschaft. Beitr. Klin. Tuberk. 112 (1954) 354
23 Haller, J.: Arzneimitteltherapie während der Gravidität. Dtsch. Ärztebl. 71 (1974) 860
24 Hasche, E., G. Dippmann: Lungenresektion während der Gravidität. Z. Tuberk. 122 (1964) 298
25 Hasche, E., G. Dippmann: Dringliche Thoraxchirurgie in der Schwangerschaft. In: Klinik der Frauenheilkunde und Geburtshilfe, Bd. IV 1, hrsg. von H. Schwalm, G. Döderlein. Urban & Schwarzenberg, München 1967
26 Hedvall, E.: Pregnancy and tuberculosis. Acta med. scand. 147 (1953) 286
27 Heiss, H.: Die Genitaltuberkulose der Frau. Wien. med. Wschr. 116 (1966) 645
28 Hoelzl, M.: Therapie der weiblichen Genitaltuberkulose. Dtsch. med. Wschr. 97 (1972) 1161
29 Horstman, J. P., G. G. Pietra, J. A. Harman, N. G. Cole, S. Grinspan: Spontaneous regression of pulmonary leiomyomas during pregnancy. Cancer 39 (1977) 314
30 Hüter, J.: Wann stellt sich eine Indikation zum Schwangerschaftsabbruch nach Einwirkung von Pharmaka. 148. Tagung der Mittelrhein. Ges. f. Geburtsh. u. Gynäkol. 27.–28. 3. 76, Darmstadt. In: Indikation zum Schwangerschaftsabbruch, Berichtsband, hrsg. von H. Lau. Demeter, Gräfelfing 1976
31 Hüter, J.: Die Therapie mit Pharmaka während der Früh- und Spät-Schwangerschaft. Auswirkungen auf den Feten. Therapiewoche 25 (1975) 6899
32 Jakobi, J., P. Kamm, J. Kröger, W. Schwarz: Schwangerschaft und innere Krankheiten. In: Klinik der Frauenheilkunde und Geburtshilfe, Bd. VI, hrsg. von H. Schwalm, G. Döderlein. Urban & Schwarzenberg, München 1967
33 Jentgens, H.: Tuberkulose als Indikation zum Schwangerschaftsabbruch. Tagung der Mittelrhein Gesellsch. f. Geburtshilfe u. Gynäkologie 27. bis 28. 3. 76, Darmstadt. In: Indikation zum Schwangerschaftsabbruch, Berichtsband, hrsg. von H. Lau. Demeter, Gräfelfing 1976
34 Jentgens, H.: Antituberkulotische Therapie mit Ethambutol und Rifampicin. Prax. Pneumol. 30 (1976) 42
35 Jentgens, H.: Antituberkulöse Chemoprophylaxe und Schwangerschaftsabbruch. Prax. Pneumol. 27 (1973) 479
36 Jentgens, H.: Zur Frage der konnatalen Tuberkulose. Tuberk. Arzt 17 (1963) 479
37 Jentgens, H.: Tuberkulose und Schwangerschaft. Schweiz. Z. Tuberk. 13 (1956) 41
38 Jentgens, H.: Lungenkrankheiten bei Schwangeren. Gynäkologe 12 (1979) 17–23
39 Kirchhoff, H.: Über das Zusammentreffen von Schwangerschaft und Genitaltuberkulose. Münch. med. Wschr. 98 (1956) 975
40 Kleinschmidt, H.: Tuberkulose im Säuglingsalter. Med. Klin. 55 (1960) 1077
41 Kremling, H.: Niere und Schwangerschaft. Med. Klin. 65 (1970) 189
42 von Kreybig, Th.: Entstehung von Mißbildungen aus inneren und äußeren Ursachen. Urban & Schwarzenberg, München 1975
43 Kuntz, E., E. Klees: Meningitis tuberculosa und Schwangerschaft. Med. Welt (Stuttg.) NF. 11 (1960) 303
44 Lauterwein, C.: Die Todesfälle in Großdeutschland nach Ablehnung einer beantragten Schwangerschaftsunterbrechung aus gesundheitlichen Gründen. Zbl. Gynäk. 67 (1943) 761
45 Leetz, J.: Grippe der Schwangeren als Ursache perinataler Sterblichkeit. Z. ärztl. Fortbild. 67 (1973) 713
46 Lehmann, V.: Hyperventilation und Dyspnoe in der Schwangerschaft. Med. Klin. 69 (1974) 1513
47 Lenz, W.: Medizinische Genetik, 3. Aufl. Thieme, Stuttgart 1976; 4. Aufl. 1979
48 Leroux, M., E. Guillet: Méningites tuberculeuses au cours de la Puerpéralité depuis la Streptomycine. Gynéc. et Obstét. 57 (1953) 391
49 Lewit, T., L. Nebel, S. Terracina, S. Karman: Ethambutol in pregnancy; Observations on embryogenesis. Chest. Dis. Index 66 (1974) 25
50 Liebknecht, W. L.: Lungenuntersuchung von Schwangeren und Röntgenverordnung vom 1. 3. 1973. Öff. Gesundh.-Wes. 36 (1974) 816
51 Llopis Llorente, F.: Gestacion y Tuberculosis. Rev. Enferm. del Torax 5 (1956) 15
52 Maass, H., E. Niehus, M. Wegener: Ergebnisse der röntgenologischen Thoraxkontrollen bei Wöchnerinnen. Geburtsh. u. Frauenheilk. 21 (1961) 1048
53 Mau, G., P. Netter: Die Auswirkungen des väterlichen Zigarettenkonsums auf die perinatale Sterblichkeit und die Mißbildungshäufigkeit. Dtsch. med. Wschr. 99 (1974) 1113
54 Mayer, A.: Versäumnisse und Irrungen im Kapitel Schwangerschaftsunterbrechung wegen Lungentuberkulose. Z. Gynäk. 72 (1950) 769
55 Mayer, A.: Rückwirkung der modernen Lungen- und Herzchirurgie auf die Schwangerschaftsunterbrechung. Med. Klin. 53 (1958) 1402
56 Mayer, A.: Irrungen im Kapitel Schwangerschaftsunterbrechung. Med. Welt 23 (1966) 1286
57 Moore, B. P.: Pulmonary Arterio-Venous Fistula. Thorax 24 (1969) 381
58 Müller, C., D. Stucki: Richtlinien zur medizinischen Indikation der Schwangerschaftsunterbrechung. Springer, Berlin 1964
59 Müller, R. W.: Über tuberkulöse Lymphknoten im Oberbauch und über tbk. postprimäre Komplexe. Tuberk. Arzt 1 (1948) 233
60 Müller, R. W.: Der Tuberkuloseablauf im Körper. Thieme, Stuttgart 1952
61 Müller, R. W.: Tuberkulose-Übersichtsreferat. Mschr. Kinderheilk. 102 (1954) 419
62 Muth, H., H. Engelhardt: Schwangerschaftsunterbrechung und Sterilisierung in neuerer Sicht. Urban & Schwarzenberg, München 1964
63 Naujoks, H., K. Fritsch: Das spätere Schicksal der Frauen nach ausgeführter und abgelehnter Schwangerschaftsunterbrechung. Medizinische 40 (1952) 1
64 Neumann, C.: Zur Epidemiologie der Sarkoidose in der Bundesrepublik. Pneumologie 143 (1970) 299
65 Neumann, G.: Schwangerschaftsunterbrechung bei Lungentuberkulose. Beitr. Klin. Tuberk. 116 (1956) 100
66 Neumann, G.: Schwangerschaft und Lungentuberkulose in fürsorgerischer Sicht. Gesundheitsfürsorge 7 (1957) 50
67 Neumann, G.: Gestationsvorgänge und Sterblichkeit an Lungentuberkulose. Beitr. Klin. Tuberk. 117 (1958) 585
68 Neumann, G.: Röntgenkontrollen bei lungentuberkulösen Schwangeren. Geburtsh. u. Frauenheilk. 19 (1959) 701

69 Neumann, G.: Schwangerschaft und Tuberkulose. Med. Klin. 69 (1974) 1595
70 Nieberle, K.: Tuberkulose und Fleischhygiene. Fischer, Jena 1938
71 Obmann, K.: Über den Einfluß der Schwangerschaft auf die Lungentuberkulose. VEB Thieme, Leipzig 1955
72 Pagani, C.: La Rifampicina in Gravidanza. Revisione della casistica. fino al 31. 12. 74. Corporate Med. Departm. Lepetit, Milano 1976
73 Palliez, R., G. Patoir, M. Delecour, J. Savary, R. Villette: Nierentuberkulose und Gravidität. Bull. Féd. Soc. Gynéc. Obstét. franç. 8 (1956) 609
74 Plöchl, E., H. Klein: Angeborene Tuberkulose bei einem Frühgeborenen. Prax. Pneumol. 27 (1973) 513
75 Purper, H.: Uveitis tuberculosa und Gravidität. Klin. Monbl. Augenhk. 120 (1952) 302
76 Purtilo, D. T.: Opportunistic mycotic infections in pregnant women. Am. J. Obstetr. Gynecol. 122 (1975) 607
77 Radenbach, K.: Chemoprophylaxe und präventive Chemotherapie gegen Tuberkulose im Erwachsenenalter. Prax. Pneumol. 28 (1974) 954
78 Rechnitz, K., G. Tarján: Bericht über die Rolle der Placenta bei den an aktiver Tuberkulose leidenden Mütter. Magy. Nöorv. Lap. 11 (1951) 334
79 Romano, N., G. Scarlata, G. Cadili, F. Carollo: Mycoplasmas in pregnant women and in newborn infants. Boll. Ist. sieroter. milan, 55 (1976) 568
80 Rudnik, J.: Bronchiektasen-Krankheit im Kindes- und jugendlichen Alter. Prax. Pneumol. 30 (1976) 419
81 Sadauskas, V. M., A. M. Morkunas: Pregnancy and labor in women having undergone lung resection for tuberculosis. Probl. Tuberc. (Buc.) 72 (1974) 44
82 Schaefer, G.: Lobectomy for pulmonary tuberculosis during pregnancy. Amer. J. Obstet. Gynec. 64 (1952) 188
83 Schaefer, G.: Tuberculosis in Obstetrics and Gynecology. Little, Brown & Co., Boston 1956
84 Schaefer, G.: Full-term delivery following major thoracic surgery for tuberculosis. Amer. Rev. Tuberc. 78 (1958) 697
85 Schaefer, G.: Pregnancy and pulmonary tuberculosis. Obstet. and Gynec. 46 (1975) 706
86 Schaich, W.: Die Chemotherapie der Lungentuberkulose bei Schwangeren. Med. Welt (Stuttg.) 16 (1967) 998
87 Schmidt, F.: „Aktiv-Rauchen" und „Passiv-Rauchen" als schwerwiegende bronchiale Noxe. Münch. med. Wschr. 115 (1973) 1773
88 Schultze-Rhonhof, Fr., K. Hansen: Lungentuberkulose und Schwangerschaft. Ergebn. ges. Tuberk.-Forsch. u. Lung.-Forsch. 3 (1931) 316
89 Schwalm, H., H. Kremling: Gynäkologie, Urologie. In: Klinik der Frauenheilkunde und Geburtshilfe, Bd. VIII 1. Urban & Schwarzenberg, München 1969; 2. Aufl. 1979
90 Schwarz, W.: Erkrankungen des Respirationstraktes. In: Klinik der Frauenheilkunde und Geburtshilfe, Bd. VI, hrsg. von J. Jakobi u. a. Urban u. Schwarzenberg München 1976 (S. 444)
91 Seegers, J.: Lungentuberkulose und Schwangerschaft. Z. Tuberk. 95 (1950) 81
92 Seegers, J.: Die Beziehungen der Lungentuberkulose zu Schwangerschaft und Geburt. Geburtsh. u. Frauenheilk. 14 (1954) 197
93 Seegers, J., F. Jahn: Die große Thoraxchirurgie während der Schwangerschaft. Beitr. Klin. Tuberk. 102 (1949) 127
94 Stieve, F. E.: Indikationen zum Schwangerschaftsabbruch nach Einwirkung ionisierender Strahlen. 148. Tagung Mittelrhein. Ges. f. Geburtshilfe und Gynäkologie vom 27.–28. 3. 76, Darmstadt. In: Indikationen zum Schwangerschaftsabbruch, Berichtsband, hrsg. von H. Lau. Demeter, Gräfelfing 1976
95 Stüper, P.: Beiträge zur Pathogenese und Klinik der Miliartuberkulose und der Meningitis tuberculosa in Schwangerschaft und Wochenbett. Arch. Gynäk. 185 (1954) 359
96 Sutherst. J. R., V. A. Brown: Haemoptysis in pregnancy. Brit. J. clin. Pract. 30 (1976) 227
97 Tarnoff, J., W. M. Lees, R. T. Fox: Major thoracic surgery during pregnancy. Amer. Rev. resp. Dis. 96 (1967) 1169
98 Vaillaud, J. C., C. Sarrouy: Les Aspects actuels de la Tuberculose congénitale. Revue de la Litérature a propos d'un Cas a début Otitique. Poumon 24 (1968) 209
99 Varpela, E.: On the effect exerted by firstline tuberculosis medicines on the foetus. Acta tuberc. Scand. 45 (1964) 53
100 Verhagen, A.: Tumor und Gravidität. Springer, Berlin 1974
101 Wegmann, T., M. Plempel: Das Krankheitsbild der Coccidioidomykose, dargestellt an einer Laboratoriumsinfektion. Dtsch. med. Wschr. 99 (1974) 1653
102 Werner, E.: Gravidität bei Morbus Boeck. Tuberk. Arzt 15 (1961) 263
103 Wurm, K.: Interruptio bei M. Boeck. Dtsch. med. Wschr. 99 (1974) 2374
104 Zierski, M.: Ethionamidwirkung auf die fötale Entwicklung beim Menschen. Gruźlica 34 (1966) 349

Erkrankungen der Nieren und ableitenden Harnwege

H. KREMLING

Einleitung

Krankheiten der Harnorgane gehören zu den häufigen Komplikationen der Schwangerschaft. Ihr Verlauf kann symptomarm oder atypisch sein. Eine frühzeitige Diagnose wird oft nicht gestellt, eine entsprechende Therapie nicht sofort begonnen. Dies ist vor allem der Fall bei Pyelonephritis, Zystennieren, mitunter bei der Urotuberkulose. Beschwerden dürfen deshalb nicht ohne weiteres als graviditätsspezifisch angesehen oder gar bagatellisiert werden. Fehldiagnosen haben meist schwerwiegende Folgen für den mütterlichen und kindlichen Organismus. Bei unklarem Befund sind kurzfristige Kontrollen vorzunehmen, gegebenenfalls eine klinische Untersuchung

Pyelonephritis

Die Pyelonephritis hat als häufige Komplikation der Schwangerschaft (35, 48, 53, 54, 68, 72) einen Symptomwandel erfahren, der ihre Frühdiagnose erschwert. Hohes Fieber und Schüttelfrost werden seltener beobachtet; afebrile oder subfebrile Verläufe überwiegen. In der Zeit vom 1. 1. 1946 bis 31. 12. 1954 hatten 60,3% der Schwangeren mit Pyelonephritis der Würzburger Klinik einen fieberhaften Verlauf. In den Jahren 1969 bis 1973 boten nur 9,8% der Patientinnen Temperaturen über 38,0° C (91).
Die chronische Pyelonephritis stellt aufgrund neuerer Erkenntnisse eine chronisch interstitielle Nephritis dar mit Beteiligung des Nierenhohlsystems (78). Sie kann intermittierend oder ständig mit einer Bakteriurie einhergehen. Oft läßt sich nicht entscheiden, ob die bakterielle Infektion die Nierenkrankheit primär verursachte oder neben anderen renalen Veränderungen (z. B. Refluxnephropathie) besteht.

Prädisponierende Faktoren

Die Kenntnis prädisponierender Faktoren erleichtert die Diagnose bei symptomarmem Verlauf. Schwangere, die *früher Entzündungen der Harnwege* hatten, erkranken oft an Pyelonephritis. Von 212 Patientinnen mit Pyelonephritis gravidarum

Tabelle 1 Prädisponierende Faktoren bei Pyelonephritis gravidarum (212 Patientinnen der Würzburger Universitäts-Frauenklinik)

	Pyelonephritis gravidarum 212 Patientinnen	Kontrollgruppe 112 Schwangere
Frühere Harnweginfektion	62,5%	10,7%
Fehlbildungen der Harnorgane	7,1%	0,0%
Nieren- oder Uretersteine	6,1%	0,0%
Diabetes mellitus	8,7%	0,9%
Pathologische Keimbesiedlung der Vagina	64,8%	22,3%

der Würzburger Klinik waren 62,5% wegen Harnweginfektionen schon zuvor behandelt worden (Tab. 1).
Der „asymptomatischen" Bakteriurie (13, 22, 49, 55, 62, 76, 79, 92, 124), die bei 5–8% aller Schwangeren gefunden wird, kommt besondere Bedeutung zu. Abweichungen von diesen Prozentwerten sind möglich. So betrug die Frequenz der Bakteriurie bei Patientinnen einer Neuseeländischen Privatklinik 2%, in einer Gruppe von Eingeborenen desselben Landes 18,8% (4). Neuere Untersuchungen bei 1350 Schwangeren (15) ergaben in 11,5% eine „symptomatische" und „asymptomatische" Bakteriurie. Häufiger als sonst wird die Bakteriurie bei niedrigem sozialen Status gefunden. Alter oder Parität beeinflussen die Frequenz offenbar nicht (79). Andererseits wurde eine Bakteriurie öfter beobachtet, wenn die erste und zweite Gravidität vor dem 25. Lebensjahr eintritt (121). Diejenigen, die ihr zweites Kind vor diesem Alter hatten, sind besonders anfällig (121).
Daß im Verlauf einer Gravidität eine Bakteriurie auftritt, die bei der Erstuntersuchung noch nicht nachgewiesen wurde (76), soll nicht unerwähnt bleiben.
Die Aszension von Keimen wird begünstigt durch

Insuffizienz des Blasenverschlußapparates. Von 154 unserer Schwangeren mit Harninkontinenz hatten 25,3% eine Keimzahl von 100 000/ml Harn und mehr, in der Kontrollgruppe hingegen nur 4,6%.

Im Hinblick auf die Harngewinnung interessieren Urinbefunde nach suprapubischer Punktion der Harnblase. Von 2000 Schwangeren, die in der ersten Hälfte der Gravidität punktiert wurden, hatten 6,6% Bakterien im Harn (79). Zwei Drittel dieser Frauen boten keine weiteren Symptome (79). 18–51% der Schwangeren mit Bakteriurie haben Anomalien der Harnorgane (79, 124).

Die Bakteriurie kann einziges objektives Symptom einer schon bestehenden Pyelonephritis gravidarum sein. Bleibt die „asymptomatische" Bakteriurie unbehandelt, entwickelt sich in etwa 40% eine Pyelonephritis (62).

Ätiologie

Bei Schwangeren dürften pathogene Keime vor allem auf urethralem Weg die Harnorgane erreichen. Das ist besonders zu erwarten bei pathologischer Keimbesiedlung der Scheide. Auf hämatogenem Weg gelangen pathogene Keime ebenfalls in die Niere. Eine Entzündung wird begünstigt durch intrarenale Druckerhöhung oder kleine Hämatome. Der Lymphweg ist nach wie vor umstritten. Experimentell ließ sich eine lymphogene Überwanderung von Keimen aus dem Kolon nicht nachweisen (12; Tab. 2).

Häufigster *Erreger der Pyelonephritis* ist Escherichia coli. Andere Bakterien aus der physiologischen Darmflora scheinen nach einer neuen Studie (65) vermehrt Bedeutung zu erhalten. So ergab die Auswertung von 3069 kulturell positiven Urinproben mit signifikanter Leukozyturie neben 33,9% Escherichia coli 15,3% Klebsiella Enterobacter, 14,6% Proteus und 11,3% Enterokokken. In 6,3% wurden Pseudomonas aeruginosa nachgewiesen, in 1,3% Staphylococcus aureus. Bei den restlichen 17,3% fanden sich Alcaligenes faecalis, Serratia, Hefen und Staphylococcus albus (65).

Fehlbildungen der Harnorgane werden bei Pyelonephritis gravidarum zwischen 6 und 18% angegeben. Wir sahen sie bei 7,1% (Abb. 1). Abnormitäten des Harnleiters begünstigen die Pyelonephritis durch schlechteren Harnabfluß, Zystennieren durch Minderwertigkeit des Gewebes.

Vesikoureteraler Reflux erleichtert die Keimaszension. Er ist vor allem bei Senkung der vorderen Scheidenwand oder Entzündung der Harnblase zu erwarten.

Harnsteine fanden wir bei 6,1% der Schwangeren mit Pyelonephritis (Abb. 2a u. b). Ob zuerst die Steine oder die Pyelonephritis bestanden, kann jedoch nicht immer eindeutig entschieden werden.

Tabelle 2 Ätiologie der Pyelonephritis

kongenital	Dysplasie oder Dystopie der Niere	

	Fehlbildungen des Ureter	– Doppelbildung
		  subpelvine Stenose
		  Megaureter
		  Ureterozele
		  Reflux

	Blasenentleerungsstörung	– kongenitale neurogene Blase
		  infravesikale Obstruktion
		  (Meatusstenose, Urethralstenose, Beckenbodenspastik)

erworben oder iatrogen	allgemein	chronische Obstipation Laxantienabusus – Hypokaliämie Phenacetinabusus Diabetes Hypertonie (37)

	speziell	Urolithiasis
		entzündl. od. postoperative Harnabflußstörung
		Kompression von außen – Uterus?
		  V.-ovarica-Syndrom?
		  Fibrose
		Reflux – entzündlich (Tbc)
		  nach Ostiumschlitzung
		Urethralstrikturen
		Kolpitis, Vulvitis
		Katheterismus (109)
		Hormone – „tonogene Dilatation" (46)
		Ovulationshemmer
		Tokolytika (83)

Erkrankungen der Nieren und ableitenden Harnwege 8.15

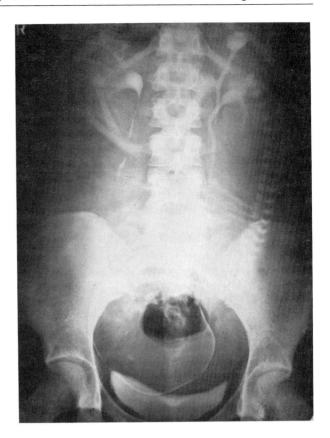

Abb. 1 Ausscheidungsurogramm 20 min p. i.: chronische Pyelonephritis gravidarum links bei Doppelbildung des linken Hohlsystems; rechtes Hohlsystem o. B.

6–16% der *diabetischen* Schwangeren müssen mit eitriger Nierenentzündung rechnen. Von 212 Schwangeren mit Pyelonephritis hatten 8,7% einen Diabetes mellitus.

Nach *Traumatisierung* der Blasen- und Harnröhrenwand ist restharnfreie Entleerung meist nicht möglich; eingewanderte Keime werden nicht eliminiert.

Besonders gefährdet sind Schwangere, die *operativ entbunden und kathetert* wurden (109). Nach Forzeps und instrumenteller Entleerung der Harnblase fand sich eine Harnweginfektion in 29,2%, bei Zangenentbindung ohne Katheterung in 11,6%. Nach Kaiserschnitt und Katheterung der Harnblase betrug die Frequenz der Harninfektion 18,1%, ohne instrumentelle Blasenentleerung 10,3% (109).

Regressive Veränderungen der Nierentubuli durch *Hypokaliämie*, z. B. bei Abführmittelabusus erleichtern die Ansiedlung pathogener Keime (95).

Pathologische Keimbesiedlung der Vagina, als weiteren ätiologischen Faktor, hatten von 212 Schwangeren mit Pyelonephritis 64,8%, in der Kontrollgruppe 22,3%.

Essentielle Hypertonie und *rezidivierende Tonsillitis* können die Schwangerschaftspyelonephritis ebenfalls begünstigen.

Frühere langfristige Einnahmen von Ovulationshemmern ist als ursächlicher Faktor zu erwägen, wenn sich der pH-Wert des Vaginalsekrets ändert. Der biologische Schutz gegen Infektionen ist bei einem pH-Wert zwischen 5,5 und 7,0 eingeschränkt. In diesem Milieu können Candida albicans, Escherichia coli oder Bacterium proteus besser wachsen. Eine Keimaszension in die Harnröhre ist eher möglich.

Nach Einnahme von Ovulationshemmern wird neben möglicher Keimaszension aus der Vagina auch die Hypertonie (37) als disponierender Faktor der Schwangerschaftspyelonephritis zu erwägen sein.

Aufgrund neuerer Untersuchungen scheinen Östrogene das Wachstum harnpathogener Keime auch ohne bestehende Pyelonephritis zu fördern (46).

Die *tonogene Dilatation des Harnleiters* hat zusammen mit früherer Harnweginfektion ätiologische Bedeutung. Tonusänderungen des Ureter sind andererseits oft einziges Symptom einer beginnenden Nierenentzündung (98).

Nach tierexperimentellen Untersuchungen verändern *Tokolytika* die Funktion der Harnblase. Durch mögliche Restharnbildung oder vesikoureteralen Reflux kann die Pyelonephritis begünstigt werden (83).

Bei hochfieberhaftem Verlauf und heftigen Schmerzen in der Niere muß ursächlich auch an ein „Ovarian-vein"-Syndrom gedacht werden (59).

8.16 Erkrankungen in der Schwangerschaft

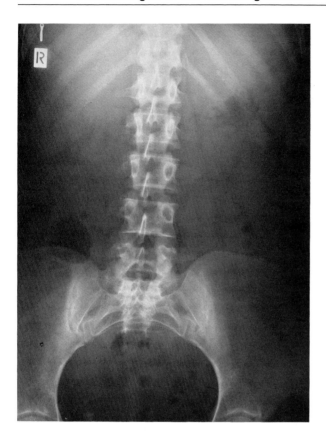

Abb. 2a Übersichtsaufnahme post partum. 22jährige Patientin. Stationäre Behandlung wegen Pyelonephritis gravidarum; rechtsseitiger Harnleiterstein; beidseitige Nierenkelchsteine

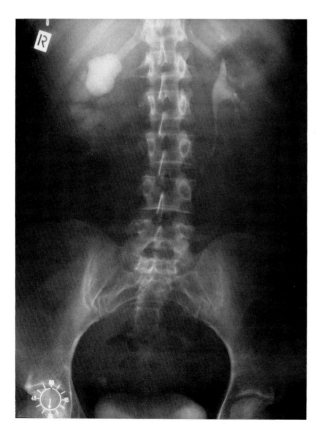

Abb. 2b Dieselbe Patientin. Infusionsurogramm 30 min nach Infusionsende: rechtes Nierenhohlsystem und rechter Harnleiter erheblich erweitert. Der Kontrastschatten des rechten Harnleiters mündet im Steinschatten. Linkes Nierenbeckenkelchsystem fast vollständig dargestellt; der Konkrementschatten projiziert in den oberen Kelchbereich

Symptomatik und Diagnostik

Bei einseitiger, afebriler Pyelonephritis gravidarum kann die Pyurie anfangs fehlen. Bakterien und Leukozyten finden sich mitunter erst nach mehrmaliger Untersuchung. Die Entleerung des eiterhaltigen Harns in die Blase dauert wahrscheinlich mehrere Tage. Häufig sind Lendenschmerzen, die kolikartig sein können. Eine Proteinurie ist meist gering, Mikrohämaturie findet sich bei 20–30% der Patientinnen, Dysurie bei 70–80%. Hypertonie wird sehr selten bei akuter, öfter hingegen bei chronischer Pyelonephritis gravidarum beobachtet.

Der *Harngewinnung* dient vor allem die Mittelstrahlmethode. Sie ist auf Grund eigener Erfahrungen bei etwa 50–60% der Schwangeren möglich. Die Blasenkatheterung ist eher vertretbar als die suprapubische Blasenpunktion.

Besteht bei negativer Urinkultur begründeter Verdacht auf chronische Schwangerschaftspyelonephritis, kann die Provokation mit einem Eisensorbitolzitratkomplex erwogen werden.

Negative Urinkultur nach Provokation spricht für interstitielle Nephritis und fehlende begleitende bakterielle Infektion.

Zur *Funktionsdiagnostik* sind in erster Linie die Bestimmung des Serumkreatinin, des β_2-Mikroglobulin und die endogene Kreatinin-Clearance heranzuziehen. Die Nierenfunktion ist bei chronischer Pyelonephritis gravidarum eingeschränkt. Im Unterschied zu Nichtschwangeren ergaben neuere Untersuchungen (120) auch bei akuter Schwangerschaftspyelonephritis eine zwar vorübergehende, jedoch deutlich verminderte Glomerulumfiltration. Vermehrte Ausscheidung von β_2-Mikroglobulin im Harn weist auf tubuläre Funktionsstörung hin; bei erhöhter Serumkonzentration ist die glomeruläre Funktion eingeschränkt.

Die Isotopennephrographie kommt als Routineverfahren bei Schwangeren nicht in Betracht. Dies gilt auch für die Ausscheidungsurographie, obwohl der Befund bei chronischer Pyelonephritis gravidarum meist eindrucksvoll ist.

Bei ambulanter Schwangerenuntersuchung ist folgendes zu beachten (68):

1. Die Bakteriurie kann anfangs als einziges objektives Symptom auf eine schon bestehende Schwangerschaftspyelonephritis hinweisen; bakterienfreier Harn schließt eine chronische Pyelonephritis nicht aus.
2. Bei Proteinurie sind weitere Harnuntersuchungen erforderlich, vor allem auf Bakterien, Leukozytenzylinder und Sternheimer-Malbin-Zellen. Dem Nachweis von Leukozyten im Harn dienen neuerdings auch Teststreifen (Cytur-Test).
3. Treten Mikrohämaturie oder Hypertonie zusammen mit Bakteriurie auf, besteht begründeter Verdacht auf Schwangerschaftspyelonephritis.
4. Die Diagnose der chronischen Pyelonephritis gravidarum wird erleichtert durch Kenntnis prädisponierender Faktoren.

Spezielle Verlaufsformen

Der Symptomwandel der Schwangerschaftspyelonephritis hat nicht nur die Diagnostik erschwert, sondern auch die Abgrenzung gegen andere Nierenkrankheiten. Dies gilt im besonderen für die Urotuberkulose, aber auch für die Nephrolithiasis. Bei therapieresistenter Pyelonephritis gravidarum muß daran gedacht werden, daß Nierentuberkulose und Pyelonephritis gemeinsam auftreten können. Ähnliches gilt für die Nephrolithiasis, die in der Gravidität nicht selten unter den Zeichen einer schwer beeinflußbaren Pyelonephritis verläuft. Auch bei interstitieller Nephritis ohne begleitende bakterielle Infektion bleiben übliche Maßnahmen ohne Erfolg.

Die Pyelonephritis kann eine Gestose begünstigen. Unter 113 Frauen mit Spätgestose der Würzburger Klinik war dies der Fall bei 34,5%.

Therapie und Prognose

Für die Behandlung der „asymptomatischen" Bakteriurie werden 8–10 Tage als ausreichend angesehen (13, 79). Die Therapie der Schwangerschaftspyelonephritis erfolgt hingegen langfristig (48, 68, 69). Dies geschieht im Interesse von Mutter und Fetus. Die Vorteile einer langfristigen Therapie lassen sich durch Zahlen belegen (Tab. 3). Aus dieser Tabelle ist ersichtlich, daß die Prognose der Kinder der Schwangeren besser war, die länger als 21 Tage behandelt worden sind. Rh-Inkompatibilität, Diabetes mellitus, Lues, Gestose sowie Listeriose, Toxoplasmose und Morbus Bang konnten bei diesen 128 Schwangeren als Ursache des intrauterinen Fruchttodes ausgeschlossen werden.

BRUMFITT (13) beobachtete bei Harnweginfektionen in den letzten Jahren eine Zunahme der Frühgeburten. Dies scheint vor allem bei positivem Antikörpertest im Urin der Fall zu sein (49). Darüber hinaus dürfte auch eine größere Neigung zu intrauteriner Wachstumsretardierung bestehen (49). ELDER u. Mitarb. (22) berichteten bei „asymptomatischer" Bakteriurie sogar über fetale Mißbildungen. Nach einer Studie des Nationalen Instituts für neurologische Krankheiten der USA hatten Kinder von Schwangeren mit Fieber und Bakteriurie eine größere Neigung zu Fehlbildungen des Zentralnervensystems.

HARRIS u. GILSTROP (48) fordern, wie erwähnt, ebenfalls eine langfristige Therapie der Pyelonephritis gravidarum. Sie beobachteten in 60% ihrer Patientinnen Rezidive, wenn die Behandlung nur 2 Wochen dauerte.

Tabelle 3 Chronische Pyelonephritis (128 Schwangere, 132 Kinder)

		Therapie >21 Tage	Therapie <21 Tage	ohne Therapie	Insgesamt
Geburtsgewicht	>3000 g	57	9	8 (1mal Gemini)	74
Geburtsgewicht	<3000 g	2	17 (1mal Gemini)	19 (1mal Gemini)	38
Fetus-mortuus-Gewicht	>3000 g	0	2	1	3
Fetus-mortuus-Gewicht	<3000 g	0	3	14 (1mal Gemini)	17
insgesamt		59	31	42	132

Anzustreben ist eine *gezielte* Therapie nach Resistenzprüfung, wenn auch die Ergebnisse in vitro und in vivo nicht immer übereinstimmen. Fortlaufende bakteriologische Kontrollen mit Resistenzbestimmung sind notwendig bei schwerem Verlauf einer Pyelonephritis, der Folge eines Keimwechsels sein kann.

Die Schwangerschaftspyelonephritis ist oft durch *Ampicillin* zu beeinflussen. Die anfängliche Dosis pro die beträgt 3–4 g für die ersten 4–5 Tage. Für die nächsten 4–5 Tage reichen im allgemeinen 2 g pro die aus. Gravierende Nebenwirkungen im mütterlichen oder kindlichen Organismus waren nach Ampicillin bisher nicht zu beobachten.

Für die weitere Therapie eignen sich vor allem *Nitrofuranderivate*. Pro Tag sind für die Dauer von 3–5 Wochen 100 mg meist ausreichend. Bei einer Gesamtdosis von 10 g in der Gravidität ist mit Schäden nicht zu rechnen, wenn Nitrofurantoin nach dem 4. Schwangerschaftsmonat gegeben wird.

Gentamycin (20) kann nach bisherigen Erfahrungen in einer Gesamtdosis von 0,48 g/Schwangerschaft nach dem 4. Monat verordnet werden. Als Dosis für die ersten 3 Behandlungstage sind 80 mg pro die vertretbar. Für die folgenden Tage kommen 40 mg pro die in Betracht.

Cephalosporine sind in einer Gesamtdosis von 25–30 g pro Gravidität vertretbar. Die anfängliche Dosis beträgt im allgemeinen 2–3 g, seltener müssen 4 g pro die gegeben werden. Nach 8–10tägiger Behandlung sind für die weitere Therapie Nitrofuranderivate geeignet.

Cephaloridin ist wegen der bekannten Nephrotoxizität in der Schwangerschaft kontraindiziert.

Tetracycline kommen für eine Therapie während der Gravidität nicht in Betracht. Sie verursachen beim Fetus Zahnschmelzdefekte und Farbänderungen sowohl an den Milchzähnen als auch am definitiven Gebiß. Schäden an den Epiphysen sind nach Tetracyclin ebenfalls beobachtet worden. Nach sehr hohen Dosen dieses Antibiotikum können bei Schwangeren schwere Leberschäden auftreten (120).

Die Wirksamkeit der Behandlung kann durch Keimkontrollen am 3. bis 5. Tag der Therapie geprüft werden. Bei Keimzahlen unter 10000/ml Harn ist anzunehmen, daß die Pyelonephritis beeinflußt wird.

Sollten Antibiotika oder Chemotherapeutika bei Schwangeren nicht genügend wirken, kann *Gammaglobulin* intravenös versucht werden. Die in Frage kommenden Medikamente scheinen auf Grund eigener Erfahrungen nach Gammaglobulin besser anzusprechen.

Die Therapie der Pyelonephritis gravidarum sollte stets in der Klinik begonnen werden. Nach Besserung des Befundes ist die Weiterbehandlung durch den Hausarzt vertretbar.

Nicht immer kann mit den genannten Maßnahmen Heilung erreicht werden, dies vor allem bei interstitieller Nephritis. Deshalb müssen Ursachen dieser Nierenkrankheit wie Hypokaliämie, Analgetikaabusus, Nephrokalzinose, Diabetes mellitus oder Stenosen der ableitenden Harnwege möglichst beseitigt werden (78).

Wichtig sind *Kontrollen* der Nierenfunktion *post partum*. Finden sich Zeichen einer nicht geheilten Pyelonephritis, wird die Therapie fortgesetzt. Von weiteren Schwangerschaften muß vorerst abgeraten werden. Hormonale Kontrazeption ist zu erwägen unter fortlaufender Kontrolle von pH-Wert und Keimgehalt des Scheidensekrets. Bei pathologischer Keimbesiedlung ist eine Reinfektion von der Vagina aus möglich.

Bei befriedigender Nierenfunktion und normalem Harnbefund 1–2 Jahre post partum ist eine weitere Gravidität vertretbar.

Glomerulonephritis

In der Schwangerschaft tritt die *akute* Glomerulonephritis selten auf (24, 44, 102, 105). FREY und Mitarb. (32) berichteten 1972 über nur 20 Schwangere mit akuter Glomerulonephritis zwischen der 8. und 37. Woche.

Die Abgrenzung gegen eine EPH-Gestose kann schwierig sein (64). Ödeme, Proteinurie und Hypertonie finden sich sowohl bei akuter Glomerulonephritis als auch bei Gestose. Die Diagnose „akute diffuse Glomerulonephritis" kann durch Kontrollen des Antistreptolysintiters und des Serumkomplements erleichtert werden. Der Antistreptolysintiter steigt 1–3 Wochen nach der Infektion an, um in etwa 3–4 Wochen sein Maximum zu erreichen. Bei etwa der Hälfte der Patientinnen kehrt der Titer innerhalb sechs Monaten zur Norm zurück. Das Serumkomplement ist bei der akuten Glomerulonephritis oft niedrig, eine Normalisierung nach etwa 3 Wochen zu erwarten. Ein niedriger Komplementtiter scheint auf eine schlechte Prognose hinzuweisen. Erythrozytenzylinder sprechen eher für akute Glomerulonephritis als für EPH-Gestose.

Bei *akuter diffuser* Glomerulonephritis muß auch während der Schwangerschaft die Flüssigkeitsbilanz ausgeglichen werden. Besteht eine Überwässerung, ist die Flüssigkeitszufuhr zu reduzieren. Eine Steigerung der Diurese mit hohen Dosen Furosemid (250–500 mg/Tag) sollte versucht werden. Die Nahrung muß eiweißarm (20–30 g Protein/Tag) und kohlenhydratreich sein (mindestens 100 g Kohlenhydrate/Tag). Hypertonie mit erheblicher Herzbelastung erfordert Kardiaka, wie Strophanthin intravenös oder Digoxin-Präparate intravenös. Für die Therapie der Hypertonie kommen Methyldopa, Rauwolfia oder Dihydralazin in Betracht. Bei akuter Niereninsuffizienz mit Oligurie oder Anurie muß dialysiert werden.

Schwangerschaften nach geheilter Glomerulonephritis können komplikationslos verlaufen (28, 33, 34, 105). Die Prognose einer Gravidität ist umso günstiger, je größer der zeitliche Abstand zwischen Erkrankung und Konzeption ist. Beträgt dieser Abstand weniger als 2 Jahre, ist die Wahrscheinlichkeit, an Gestose zu erkranken, erheblich größer. Mit gestörter intrauteriner Entwicklung des Kindes muß gerechnet werden.

Sowohl die akute als auch die *chronische* Glomerulonephritis können eine Gestose begünstigen. Unter 113 Frauen mit Spätgestose der Würzburger Universitäts-Frauenklinik fanden sich 3 mit akuter und 2 mit chronischer Glomerulonephritis. Die Diagnose erfolgte durch Nierenbiopsie post partum und Kontrollen des Serumkomplements.

Nach *Aktivitätsgrad* und *Verlauf der chronischen* Glomerulonephritis unterscheiden KAPLAN u. Mitarb. (61) 3 Gruppen:

1. einziges Krankheitssymptom Proteinurie,
2. Krankheitssymptome Proteinurie und Hypertonie und
3. Proteinurie, Hypertonie sowie Reststickstofferhöhung im Serum.

Verschlechterung der Nierensymptome fanden sich in der Gruppe 1 bei 30% der Schwangeren. Die Prognose des Fetus unterschied sich nicht von einer normalen verlaufenden Schwangerschaft. Weder die Gravidität noch eine Präeklampsie beeinflußten den späteren Verlauf der chronischen Glomerulonephritis.

In der Gruppe 2 betrug der Anteil der Schwangeren mit Verschlechterung der renalen Symptome 70%. Bei Zunahme der Niereninsuffizienz vor der 28. Schwangerschaftswoche ist der Fetus erheblich gefährdet. Ein Schwangerschaftsabbruch kann notwendig werden. Die Nierenfunktion verschlechtert sich post partum etwa bei der Hälfte dieser Frauen.

In der Gruppe 3 ist die Prognose einer Gravidität ungünstig. Die Schwangerschaft endet meist durch Abortus oder intrauterinen Fruchttod. Das Risiko für die Mütter ist sehr groß. Diesen Frauen muß von einer Schwangerschaft abgeraten werden. Andererseits ist bei schwerer Niereninsuffizienz die Ovarialfunktion meist eingeschränkt (7, 28); eine Konzeption erfolgt seltener.

Aus dem neueren Schrifttum verdient die Mitteilung von FERRIS (28) über 365 Schwangere mit *chronischer* Glomerulonephritis Beachtung. Bei 424 Graviditäten starb keine der Frauen. 176 der 365 Schwangeren hatten Blutdruckwerte im Normbereich, 93% ihrer Kinder kamen lebend zur Welt. Die fetale Mortalität der anderen 189 Frauen mit Hypertonie und eingeschränkter Nierenfunktion betrug 45%.

Für die *Prognose des Fetus* scheint, neben der Hypertonie, das Serumkreatinin von 1,5 mg% (133 µmol/l) einen Grenzwert darzustellen. Bei 15 Schwangeren mit einem Serumkreatinin unter 1,5 mg% (133 µmol/l) wurde nur eine Totgeburt beobachtet (6); hingegen war der Schwangerschaftsverlauf bei 7 Frauen mit höheren Werten nur einmal normal.

Im Unterschied zu diesen Beobachtungen rechnen FAIRLEY und Mitarb. (24) und KINCAID-SMITH u. FAIRLEY (64) auch bei mäßig reduzierter Nierenfunktion mit einem weniger günstigen Verlauf der Gravidität.

Nephrotisches Syndrom

In der Gravidität wird das seltene nephrotische Syndrom meist im Verlauf einer Glomerulonephritis beobachtet (89). Manchmal kann es auftreten bei Plasmozytomniere, Nierenvenenthrombose, diabetischer Glomerulosklerose, Amyloidose der Nieren oder bei Kollagenkrankheiten (119). Zum klinischen Bild gehören stark ausgeprägte Ödeme, massive Proteinurie (2–30 g/Tag), Hyperlipämie und Hypoproteinämie. Große Eiweißmengen im Harn sind beim nephrotischen Syndrom auch Folge der graviditätsbedingten vermehrten Nierendurchblutung. Durch Abnahme des Serumalbumin können sich Ödeme verstärken. Der Blutdruck ist oft normal; mitunter findet sich eine Mikrohämaturie. Die bei Nephrosen bekannte Disposition zu Infektionen gilt in besonderem Maße für die Gravidität. 18% der von STUDD u. BLAINEY (107) beobachteten Patientinnen hatten Entzündungen, vor allem der Harnorgane. Eine ständige Kontrolle auf Bakteriurie und Leukozyturie ist deshalb notwendig.

Das bei rasch aufeinanderfolgenden Schwangerschaften beobachtete nephrotische Syndrom (43), das nach der Geburt abklingt, scheint eine Sonderstellung einzunehmen. Diese Form des Syndroms könnte durch Überimmunisierung bedingt sein (43). Die Diagnose „zyklisches nephrotisches Schwangerschatssyndrom" ist jedoch nur vertretbar, wenn andere Nierenkrankheiten ausgeschlossen wurden.

Die Abgrenzung eines nephrotischen Syndroms gegen eine Spätgestose kann schwierig sein (43). Eine Nierenbiopsie sollte wegen des erhöhten Risikos jedoch erst post partum erwogen werden.

Das nephrotische Syndrom beeinflußt den Schwangerschaftsverlauf unterschiedlich. Bei „reiner" Nephrose ist die Prognose des Kindes meist günstig. Das Nierenleiden kann sich, je nach Grundkrankheit, aber auch verschlechtern, die Schwangerschaft mit intrauterinem Fruchttod enden. Wichtig ist eine fortlaufende klinische Kontrolle. Eine vaginale Entbindung mit Blasensprengung und Oxytocintropf ist anzustreben. Verschlechtert sich die Nierenfunktion im weiteren Verlauf der Gravidität erheblich, muß die Schwangerschaft vorzeitig beendet werden.

Die Nahrung sollte bei nephrotischem Syndrom reichlich hochwertiges Eiweiß enthalten. Das durch Proteinurie verlorengegangene Serumeiweiß ist auch durch Infusion von Plasma oder Albumin zu ersetzen. Die Kochsalzmenge muß im Ödemstadium unter 2 g/Tag liegen (98). Die Flüssigkeitsmenge ist unter Kontrolle des Körpergewichts bilanzmäßig nach der Ausscheidung zu bemessen. Diuretika sind oft notwendig. Glykocorticoide können versucht werden; eine Therapie mit Zytostatika ist bei Schwangeren kontraindiziert.

Akutes Nierenversagen

Unter akutem Nierenversagen versteht man eine innerhalb weniger Tage auftretende Oligurie oder Anurie mit Retention harnpflichtiger Substanzen. Pathogenetisch handelt es sich um eine hypoxämische oder toxische Schädigung des Nierenparenchyms. Bei schwerem Verlauf ist das Leben der Patientin bedroht. Mitunter finden sich auch leichtere Formen des Nierenversagens mit nur mäßiger Störung der renalen Funktion.

Ätiologie

Das akute Nierenversagen hat viele Ursachen. Da mehrere Faktoren zusammenwirken können, fällt der Versuch einer Einteilung schwer. Nicht selten bleibt die Ursache des Nierenversagens ungeklärt (51).

In der ersten Schwangerschaftshälfte können
- septischer Abort,
- Tubarruptur oder
- Pyelonephritis

zum akuten Nierenversagen führen.

In der zweiten Schwangerschaftshälfte sind es folgende Komplikationen:
- schwere EPH-Gestose,
- vorzeitige Lösung der normal sitzenden Plazenta (Abruptio placentae),
- Placenta praevia,
- Uterusruptur,
- Fruchtwasserembolie,
- atonische Nachblutung,
- Pyelonephritis.

Pathogenese

In der Pathogenese spielen renale Ischämie und toxische Nierenschädigung eine entscheidende Rolle. Zur Ischämie der Nieren kommt es bei plötzlichem Blutdruckabfall oder Verminderung des Blutvolumens. Dadurch werden glomeruläre Filtration und Tubulusfunktion eingeschränkt. Die verminderte Durchblutung des Nierenparenchyms scheint vor allem im Rindenbereich aufzutreten (57). Mit Ischämie der Nieren muß gerechnet werden bei Tubarruptur, Abruptio placentae, Placenta praevia und bei Fruchtwasserembolie (34). Gefäßspasmen bei schwerer EPH-Gestose verstärken die renale Ischämie (51).

Zur Nierenschädigung kommt es auch durch einen Endotoxinschock. Bakterielle Endotoxine überschwemmen z. B. beim septischen Abort den Organismus. Neben direkter Schädigung der Nierentubuli verursachen Endotoxine erhebliche Störungen im Gerinnungssystem (73). Intravasale Gerinnung mit Mikrothromben und Afibrinogenämie stehen im Vordergrund.

Auf welche Weise toxische Substanzen Oligurie oder Anurie bewirken, ist noch unklar. Möglicherweise stehen vaskuläre Faktoren im Vordergrund. Tubuläre Veränderungen scheinen erst sekundär aufzutreten (51).

In der Pathogenese des akuten Nierenversagens bei Eklampsie ist die Ischämie sehr wahrscheinlich der entscheidende Faktor (51). Dafür dürften vor allem Schwellung der Glomeruluskapillaren sprechen sowie Gefäßkonstriktionen der Niere und auch der Augenhintergrundgefäße. Bei 5 bis 10% finden sich ausgedehnte Nekrosen der Tubuli mit Erweiterung ihrer Lumina (34).

Daß plötzliche Überdehnung der Gebärmutterwand (uterorenaler Reflex) zu erheblicher Einschränkung der Nierenfunktion und zur Anurie führt, ist unwahrscheinlich. Diese Hypothese ließ sich im Tierversuch nicht bestätigen (90).

Klinik

Der Verlauf des akuten Nierenversagens ist durch drei Stadien gekennzeichnet:
1. Stadium der Schädigung (Schock),
2. Stadium der Oligurie/Anurie,
3. Stadium der Polyurie.

Das *Stadium der Schädigung* ist beherrscht durch das auslösende Ereignis, z. B. die Abruptio placentae, den schweren Blutverlust bei Placenta praevia oder die Tubarruptur. Das akute Nierenversagen wird anfangs oft nicht erkannt, da trotz Zunahme harnpflichtiger Substanzen im Blut Symptome fehlen können. Deshalb müssen bei Vorliegen ätiologischer Faktoren Harnausscheidung und Harnkonzentration geprüft, Blutdruck, Puls und Temperatur fortlaufend kontrolliert werden. Serumkreatinin und Elektrolyte sind bald zu bestimmen. Dies dient der Frühdiagnose und der rechtzeitigen Therapie.

Die Schädigungsphase dauert meist 1–3 Tage. Mitunter beginnt das Stadium der Oligurie/Anurie bereits innerhalb weniger Stunden.

Beginn und Dauer der *oligoanurischen Phase* hängen vor allem ab von der Stärke des auslösenden Faktors. Je schwerer Kreislaufschock oder Intoxikation sind, um so rascher und länger treten Oligurie und Anurie auf. Oligurie (Harnmengen unter 400 ml/Tag) oder Anurie (Harnmengen unter 100 ml/Tag) können anfangs übersehen werden. Im Unterschied zur beidseitigen ureteralen Sperre ist beim Nierenversagen totale Anurie seltener. Bei günstigem Verlauf kommt die Diurese meist nach 3–6 Tagen wieder in Gang, seltener nach 8–12 Tagen. Werden täglich nur kleine Harnmengen beobachtet und fehlt ein rascher Anstieg des Volumens, ist der Zustand weiterhin lebensbedrohlich. Harnpflichtige Substanzen wie Kreatinin oder Harnstoff, steigen in den ersten 4 Tagen der oligoanurischen Phase verhältnismäßig schnell an. Kommt die Diurese in Gang, fallen die Kreatinin- oder Harnstoffwerte im Serum zunächst nicht ab (51).

Neben der Retention harnpflichtiger Substanzen sind Störungen im Wasser- und Elektrolythaushalt zu beachten. Häufigste und gefährlichste Komplikation ist die Hyperkaliämie. Sie führt zu muskulären und nervalen Störungen, besonders am Herzmuskel. Das Elektrokardiogramm ist verhältnismäßig früh verändert. Bei einem Serumkalium von mehr als 7 mval/l droht ein diastolischer Herzstillstand. Durch rechtzeitige Therapie kann die Kaliumkonzentration unter diesem Wert gehalten werden. Die nicht seltene Azidose ist bedingt durch Ausfall der renalen Wasserstoffionenausscheidung. Sobald das oligurische Stadium überwunden ist, verschwindet die Azidose.

In der oligoanurischen Phase ist die Patientin neben Hyperkaliämie durch Überwässerung gefährdet. Werden in dieser Phase nur 500 ml Flüssigkeit zugeführt, die die Schwangere pro Tag verliert, läßt sich eine Überwässerung verhindern. Bei weiterem Flüssigkeitsverlust durch Erbrechen, Durchfälle oder starkes Schwitzen, muß zusätzlich Flüssigkeit gegeben werden.

In der *polyurischen Phase* des akuten Nierenversagens liegt das spezifische Gewicht des Harns um 1005. Infolge Schädigung der Tubuluszellen ist die Rückresorption beeinträchtigt. Das klinische Bild wird bestimmt durch Hyponatriämie, Hypokaliämie und Dehydration (51). In den ersten Tagen können die harnpflichtigen Substanzen im Blut ansteigen. Überschreitet die Tagesharnmenge 2500 ml/Tag ist mit ihrer Abnahme zu rechnen (51). Eine entsprechende Flüssigkeitszufuhr per os oder parenteral ist in dieser Phase unbedingt notwendig. Bei 2–3wöchiger Dauer des polyurischen Stadiums erreichen die harnpflichtigen Substanzen im Blut meist ihre normalen Werte. Meist normalisiert sich auch die tägliche Harnmenge. Dies bedeutet noch keine völlige Wiederherstellung der Nierenfunktion. Eingeschränkte Nierenleistung wird manchmal noch über längere Zeit beobachtet; gelegentlich resultieren Defektheilungen.

Therapie

Die Behandlung des akuten Nierenversagens gehört in die Hand des Nephrologen. Deshalb sollen nur die Grundzüge der Therapie besprochen werden.

Das akute Nierenversagen kann nur erfolgreich behandelt werden, wenn es rechtzeitig erkannt wird. Wie erwähnt, wird das Kardinalsymptom Oligurie/Anurie anfangs mitunter übersehen. Bei den Symptomen der verschiedenen Grundleiden, wie schwere Blutung, eklamptische Anfälle oder Schock, wird auf die Harnausscheidung zunächst nicht geachtet. Deshalb soll sich jeder Geburtshelfer zur Regel machen, bei den genannten Erscheinungen die ausgeschiedene Harnmenge stündlich zu kontrollieren. Dies geschieht am besten durch Einlegen eines Dauerkatheters. Bei einer Harnmenge unter 400 ml/Tag sind Kreatinin und Kalium im Serum zu bestimmen.

Zu unterscheiden ist die Behandlung in der Schädigungsphase (Schock), im Stadium der Oligurie und Anurie sowie in der polyurischen Phase. Bei mehrstündiger Anurie sollte die Geburt durch Blasensprengung und Oxytocintropf eingeleitet werden. Eine Volumensubstitution muß möglichst früh erfolgen. Die Therapie in der oligoanurischen Phase muß den Gefahren der Hyperkaliämie, Überwässerung sowie der urämischen Intoxikation beggnen. Dies gelingt am ehesten durch flüssigkeits- und kaliumarme Kost. Ferner soll die Ernährung kohlenhydrat- und fettreich sein, die tägliche Eiweißmenge nicht mehr als 30 g/Tag betragen. Die Abwehrschwäche der Patientin begünstigt Sekundärinfektionen in hohem Maße. Antibiotika (Ampicillin oder Cephalosporine) sind deshalb meist nötig. Bei schwerem Verlauf des akuten Nierenversagens ist eine Dialysetherapie unerläßlich.

Dialyse

In den letzten Jahren sind Schwangere mit akutem Nierenversagen sowie plötzlich verschlechterter Nierenfunktion bei Pfropfgestose erfolgreich dialysiert worden (11, 52, 87, 106).
STUCKI (106) berichtet über eine 20jährige Erstgebärende, die im 3. Monat ihrer Schwangerschaft ein akutes Nierenversagen bei einem Reststickstoff von 189 mg% (134,9 mmol/l) hatte. Durch mehrmalige extrakorporale Hämodialyse kam die Diurese in Gang. Reststickstoff und Kreatinin-Clearance waren nach 6wöchiger Behandlung normal. Der weitere Schwangerschaftsverlauf war ungestört. Die Geburt eines gesunden Kindes erfolgte termingerecht. Bei der Nachuntersuchung, 2 Jahre nach der Entbindung, waren Mutter und Kind gesund.
Bei schwerer Niereninsuffizienz wird vor einer abdominalen Schnittentbindung gewarnt (30). Denn durch Traumatisierung und Anästhesie muß mit weiterer Verschlechterung der Nierenfunktion gerechnet werden. Anzustreben ist zunächst die extrakorporale Hämodialyse, um den Zustand der Schwangeren zu bessern (30). Das ist natürlich nur möglich, wenn der Geburtshelfer nicht zu sofortigem Handeln gezwungen wird.
Wird eine geburtshilfliche Operation etwa 12 Stunden nach der Hämodialyse durchgeführt, kann die Schwangere in der postoperativen Phase möglichst lange ohne Dialyse auskommen (30). Die Prognose für Mutter und Kind scheint am günstigsten zu sein, wenn die Geburt etwa 4 Wochen vor dem errechneten Termin erfolgt (30).
Die Blutungsgefahr durch vorangegangene Heparinisierung läßt sich auch bei Schwangeren durch Protaminsulfat weitgehend verringern. Eine verstärkte Blutung, etwa bei der Lösung der Plazenta, wird nicht befürchtet (30). Die Prognose des Kindes wird bei schwerer Niereninsuffizienz der Mutter durch die Dialyse günstiger (40, 52, 87).
Unter *langfristiger* Dialyse kann sich, wie nach Nierentransplantation, die Ovarialfunktion bessern (7, 41). GOODWIN u. Mitarb. (41) kontrollierten bei 4 Frauen während langfristiger Dialyse Basaltemperatur und Spinnbarkeit des Zervixschleims. Ferner wurden Farntest und zytologische Abstriche vorgenommen. Bei einer der 4 Patientinnen konnte eine Ovulation nachgewiesen werden, bei einer weiteren Patientin war der Eisprung wahrscheinlich.
Über Schwangerschaften bei Dialysepatientinnen berichteten ACKRILL u. Mitarb. (2), UNZELMAN u. Mitarb. (113) sowie CONFORTINI (18). Besonders eindrucksvoll war der Verlauf einer 24jährigen Patientin, die seit 20 Monaten im Dialyseprogramm stand (2). Wegen Amenorrhoe erfolgte ein Schwangerschaftstest, der positiv ausfiel. Kindsbewegungen wurden nach 19 Wochen registriert. Die Gravidität endete in der 32. Schwangerschaftswoche mit der Geburt eines 1530 g schweren Knaben aus Beckenendlage. Das Kind wurde nach 7wöchiger klinischer Überwachung und Behandlung mit einem Gewicht von 2370 g der Mutter übergeben. Die pädiatrische Kontrolle nach einem Jahr ergab eine normale Entwicklung; Fehlbildungen fanden sich nicht.

Prophylaxe

Das *akute* Nierenversagen kann in der Gravidität unter entsprechender Prophylaxe verhindert werden. Jede Schwangere sollte bereits bei ihrem ersten Besuch in der Beratungsstelle nach früherer Erkrankung der Harnorgane, schmerzhafter oder gehäufter Harnentleerung, Lenden- oder Kreuzschmerzen, unwillkürlichem Harnabgang, Trübung oder Rotfärbung des Urins, abnormem Durstgefühl und nach Kopfschmerzen gefragt werden (71).
Neben Hypertonie, Proteinurie und Ödemen ist auf Bakteriurie zu untersuchen (Keimkontrollen auf einem Nährbodenträger).
Bestimmung von Kreatinin, Harnstoff, Kalium, Natrium, Chlor im Serum, gegebenenfalls endogene Kreatinin-Clearance sind vor allem erforderlich bei Spätgestose, Pyelonephritis oder Glomerulonephritis. Die Nierenfunktion sollte ebenfalls geprüft werden bei Zustand nach Nephrektomie, Verdacht auf Fehlbildung, Harnstein, Urotuberkulose sowie bei Diabetes mellitus (71).
Bei entsprechendem Befund ist eine langfristige stationäre und nachfolgende ambulante Therapie notwendig. Post partum erscheint Kontrazeption geboten bei noch eingeschränkter Nierenfunktion. Zu weiterer Schwangerschaft soll nur geraten werden, wenn Funktionsprüfungen nach 1–2 Jahren befriedigend ausfallen (Serumkreatinin unter 1,0 mg% (88 µmol/l), Serumkalium unter 4,1 mval/l, keine Proteinurie oder Bakteriurie).
Bei fieberhaftem Abortus werden Blutdruck und Puls in kurzen Abständen gemessen. Zu kontrollieren sind Serumkreatinin, Elektrolyte und Thrombozyten sowie stündliche Harnmenge und spezifisches Gewicht.

Schwangerschaft nach Nierentransplantation

Die *Nierentransplantation* ist in der Behandlung der terminalen Niereninsuffizienz heute ein klinisch anerkanntes und bewährtes Verfahren. Dieser Eingriff wird in erster Linie bei Patienten im Alter von 15–40 Jahren vorgenommen, die sich meist im Endstadium einer chronischen Glomeru-

lonephritis oder chronischen Pyelonephritis befinden (98).
Bei terminaler Niereninsuffizienz muß oft mit gestörtem menstruellen Zyklus gerechnet werden. Nach Transplantation und Entfernung der kranken Organe bessert sich bei guter Funktion der eingepflanzten Niere auch die Funktion der Ovarien (9, 63). Die Menstruation tritt im Durchschnitt nach 5–6 Monaten wieder auf (9).
Seit 1963 wird über Schwangerschaften nach *Nierentransplantation* berichtet, die mit der Geburt eines lebenden Kindes endeten (9, 14, 26, 36, 58, 63, 82, 84, 96, 110). Die transplantierten Organe waren Leichennieren oder stammten von identischen Zwillingsschwestern, Geschwistern oder den Eltern.
Schwangere mit transplantierter Niere sind anfangs alle 8–10 Tage zu kontrollieren, vom 6. Monat der Gravidität an alle 6–8 Tage. Ziel der Untersuchungen ist die frühzeitige Diagnose von Komplikationen wie Gestose, Pyelonephritis oder einer möglichen Transplantatkrise.
Nach bisherigen Beobachtungen ist wenig wahrscheinlich, daß die Funktion der in die Fossa iliaca transplantierten Niere durch den graviden Uterus eingeschränkt wird (9, 26, 63, 84). Zur Konzeption sollte jedoch erst dann geraten werden, wenn sich die Nierenfunktion stabilisiert hat. Bei Patientinnen mit dem Organ eines lebenden Spenders sollte eine Gravidität frühestens nach etwa 1 Jahr erwogen werden (28). Wurde eine Leichenniere transplantiert, müßte mindestens 2 Jahre gewartet werden (28). Die Chancen für einen günstigen Schwangerschaftsverlauf scheinen nach Nierentransplantation von einem lebenden Spender besser zu sein als bei Trägerinnen einer Leichenniere. Die häufige postoperative Harnweginfektion schränkt die Funktion der transplantierten Niere offenbar nicht ein (42).
Die ersten Veröffentlichungen über Graviditäten nach Nierentransplantation waren eher optimistisch. Spätere Mitteilungen sind etwas zurückhaltender (82). Berichtet wird über kindliche Fehlbildungen als Folge der immunsuppressiven Behandlung, Frühgeburten, Atemnotsyndrom, Verstärkung steroidinduzierter Hyperglykämie sowie schwere Hypertonie (82). Als weitere Komplikationen sind genannt Spontanaborte sowie eine ektopische Schwangerschaft (82).
Indikation für einen Schwangerschaftsabbruch sind bereits bestehende Hypertonie oder verschlechterte Nierenfunktion (82).
Bei vorzeitigem Blasensprung soll die Geburt wegen möglicher aufsteigender Infektion bald beendet werden. Eine generelle Antibiotikaprophylaxe erscheint zweckmäßig.
Durch immunsuppressive Behandlung ist die Gefahr eines Tumorwachstums größer (82). Deshalb sollten zytologische Abstriche im Abstand von 6 Monaten vorgenommen werden.

Erfolgreich verlaufende Schwangerschaften nach Nierentransplantation sind aufgrund bisheriger Erfahrungen möglich. Jedoch sollten alle Patientinnen, die eine Schwangerschaft wünschen, über eventuelle Risiken aufgeklärt werden. Von einer Schwangerschaft ist abzuraten, wenn eine Hypertonie besteht oder die Nierenfunktion stärker eingeschränkt ist.

Harnsteine

Nieren- oder Uretersteine können den mütterlichen und kindlichen Organismus gefährden, wenn sie nicht rechtzeitig diagnostiziert werden.
Über die Frequenz von Harnsteinen in der Schwangerschaft finden sich folgende Angaben im Schrifttum: MCVANN 0,03% (81), WOJEWSKI u. Mitarb. 0,2% (122), PAPALOUCAS u. Mitarb. 0,25% (88), HARRIS u. Mitarb. 0,3% (47), LATAL 0,8% (75). In der Würzburger Klinik wurden unter 25 431 Schwangeren 37 Nieren- oder Harnleitersteine (= 0,14%) festgestellt. Für die unterschiedliche Frequenz gibt es zwei Gründe:
1. Die Urolithiasis verläuft in der Gravidität oft unter den Symptomen einer Pyelonephritis (115); eine Röntgenuntersuchung erfolgt nicht.
2. In den einzelnen Ländern treten Nieren- und Harnleitersteine nicht gleich häufig auf.

Daß die Gravidität die Entstehung von Harnsteinen begünstigt, ist wenig wahrscheinlich. Der Anstieg der Schutzkolloide im Harn, besonders zwischen dem 4. und 10. Schwangerschaftsmonat, verhindert die Bildung von Konkrementen.
Kontrollen der Calcium-, Magnesium- und Harnsäureausscheidung im 24-Stunden-Urin ergaben bei 30 Schwangeren normale Werte (5).
Viele Schwangere mit Harnsteinen haben schon vor Beginn der Gravidität Symptome, die auf ein Konkrement hinweisen (5).
Rasches Steinwachstum kann nicht als typisch für die Gravidität gelten; es wird bei Nichtschwangeren ebenso oft beobachtet.

Symptome

Schwangere mit Nieren-, Ureter- oder Blasenstein haben meist eine Hämaturie. Koliken treten besonders in den ersten 4 Monaten der Gravidität auf sowie in den letzten 4 Wochen (81). Kolikartige Beschwerden können Wehen vortäuschen. Bei der häufigen Applikation von Tokolytika muß daran gedacht werden, daß diese Medikamente kolikartige Nierenbeschwerden verursachen können (117). Diese wurden bei zwei Schwangeren beobachtet, die unter intravenöser Dauerinfusionsbehandlung mit Partusisten und Isoptin standen (117). Nach Absetzen der Tokolytika klangen die Schmerzen ab, um bei erneuter Gabe wieder aufzutreten.
Mitunter wird bei Nierenstein ein dumpfer Druck

8.24 Erkrankungen in der Schwangerschaft

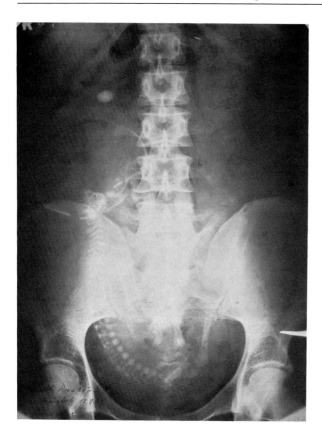

Abb. 3 Übersichtsaufnahme: rechtsseitiger Nierenstein bei Gravidität, VIII. Monat. Fetus in rechter Beckenendlage

in der Lendengegend empfunden. Schmerzhafte oder gehäufte Miktion findet sich sowohl bei Blasen- als auch bei tiefsitzendem Ureterstein.

Hinweise auf Urolithiasis gibt die Hämaturie vor allem bei gleichzeitigen Koliken (39). Nach Belastung vermehren sich die Erythrozyten im Sediment, nach Bettruhe wird ihre Zahl geringer. Mit der Zystoskopie werden Konkremente in der Harnblase und im Ostium steckende Harnleitersteine festgestellt. Submuköse Blutungen und entzündliches Ödem des Ureterostium können die Diagnose eines intramuralen Konkrements erschweren. Bleibt der Befund nach klinischer, sonographischer und endoskopischer Untersuchung unklar, sollte eine Übersichtsaufnahme erwogen werden. Wird die Niere durch ureterale Sperre bedroht, ist eine Ausscheidungsurographie unerläßlich. Schwierig kann der Nachweis von nichtschattengebenden Steinen sein, die 10–15% aller Harnkonkremente ausmachen.

Therapie

Kleinere Nieren- oder Harnleitersteine gehen bei Schwangeren meist spontan ab. Bei größeren Konkrementen (Abb. 3) ist damit nicht zu rechnen. Sind Koliken selten und Funktionsstörungen von Niere und Ureter gering, wird erst post partum operiert. Durch medikamentöse Behandlung (Analgetika, Antibiotika) kann die Patientin beschwerdefrei werden. Eine begleitende Harnweginfektion läßt sich meist bessern.

Bei komplettem Verschluß des Ureter und septischen Temperaturen muß der Stein entfernt werden (10). Welcher Eingriff in Betracht kommt, hat der Urologe nach einem Konsilium mit dem Geburtshelfer zu entscheiden. Stand der Gravidität und Allgemeinbefund sind dabei zu berücksichtigen. Wird rechtzeitig operiert, kann das Leben des Kindes gerettet werden.

Konkremente in der Harnblase sind bei der Frau seltener als beim Mann. Sie komplizieren den Geburtsablauf, wenn sie Walnußgröße erreichen. Blasenläsionen können durch abdominale Schnittentbindung vermieden werden. Während der Gravidität sind Blasensteine durch Lithotripsie zu entfernen.

Urotuberkulose

Das Zusammentreffen von Schwangerschaft und Urotuberkulose muß ernst genommen werden, auch wenn die Prognose dieser Krankheit günstiger geworden ist (85, 97).

Symptome

Die Blasenentleerung erfolgt meist gehäuft und ist schmerzhaft. Manchmal bestehen dumpfe Flankenschmerzen. Suprapubische Schmerzen bei zunehmender Blasenfüllung deuten auf Ulzera hin. Nykturie und Hämaturie werden bei Schwangeren mit Urotuberkulose häufig beobachtet. Wenn sich eine Zystitis durch entsprechende Therapie innerhalb 3–4 Wochen nicht bessert, muß an Tuberkulose gedacht werden.

Diagnose

Werden Tuberkelbakterien durch Urinkultur und Tierversuch nachgewiesen, ist eine Urotuberkulose bewiesen. Daß Tuberkelbakterien bei nierengesunden Schwangeren vorübergehend ausgeschieden werden, ist unwahrscheinlich. Hinweise auf die Diagnose gibt auch während der Gravidität die Zystoskopie. Schleimhauttuberkel, granulös-ödematöse Infiltrate sowie Ulkusbildung werden heute jedoch weniger oft nachgewiesen als früher. Die Erythrozytensenkungsgeschwindigkeit ist bei Urotuberkulose der Gravidität entsprechend stets beschleunigt. Eine Anämie findet sich vor allem bei progredientem Prozeß. Die Ausscheidungsurographie ist indiziert, wenn sich durch medikamentöse Therapie der tuberkulöse Prozeß nicht bessert und operiert werden muß.

Therapie

Notwendig ist eine langfristige klinische Therapie vor und nach der Entbindung. Isonicotinsäurehydrazid (INH) ist wegen seines großen Permeabilitätsvermögens besonders wirksam. Um eine Resistenz zu vermeiden, muß ein weiteres Tuberkulostatikum gegeben werden. Geeignet sind Ethambutol und Rifampicin. Mögliche Funktionseinschränkung des N. opticus durch Ethambutol erfordert eine augenärztliche Kontrolle in 2–3wöchigen Abständen. Rifampicin ist in den ersten 4 Monaten der Schwangerschaft kontraindiziert. Danach kann es in einer Tagesdosis von 400–600 mg gegeben werden.

Durch tuberkulostatische Therapie kann auch während der Schwangerschaft Inaktivierung erreicht werden. Schäden im kindlichen Organismus durch Tuberkulostatika sind bei sach- und zeitgerechter Dosierung bisher nicht festgestellt worden. Fehlgeburten scheinen bei Urotuberkulose nicht häufiger zu sein. Dagegen ist die Frequenz der Frühgeburten größer. Der Geburtsverlauf ist schonend zu gestalten. Die Austreibungsperiode soll durch Vakuumextraktion oder Forzeps verkürzt werden. Ein Schwangerschaftsabbruch ist nur noch selten indiziert.

Bei aktiver Urotuberkulose darf nicht gestillt werden. Dies ist auch bei inaktivem Prozeß zu erwägen, wenn die Geburt protrahiert verlief und operativ beendet wurde.

Weitere Schwangerschaften sind bei aktiver Tuberkulose nicht vertretbar; Kontrazeption ist unbedingt erforderlich.

Nach Nephrektomie ist eine weitere Gravidität vertretbar bei folgendem Befund:
1. negatives Ergebnis von Urinkultur und Tierversuch bei 3maliger Kontrolle,
2. unauffälliges Ausscheidungsurogramm und
3. Serumkreatinin unter 1,0 mg% (88 µmol/l).

Tumoren

Während der Schwangerschaft werden Geschwülste von Nieren oder ableitenden Harnwegen nur selten beobachtet (116). Die Hämaturie ist bei Nierentumoren infolge erhöhter renaler Durchblutung stärker ausgeprägt als sonst. Schmerzen können fehlen. Die Geschwulst läßt sich bei fortgeschrittener Schwangerschaft oft nur schwer tasten. Der Diagnostik dienen die Infusionsurographie, gegebenenfalls die Sonographie und Renovasographie.

Über Tumoren des Nierenbeckens und des Harnleiters in der Gravidität gibt es im Schrifttum keine Hinweise.

Bei Schwangeren mit Blasentumoren sind Hämaturie oder/und Miktionsschmerzen, wie auch sonst, häufige Symptome. Bösartige Nierengeschwülste erfordern eine radikale bzw. ultraradikale Nephrektomie. Bei lebensfähigem Kind wird die Geburt eingeleitet, gegebenenfalls eine Schnittentbindung erwogen. Wurde eine Nierengeschwulst zu Beginn der Gravidität entdeckt, wird ein Schwangerschaftsabbruch nicht zu umgehen sein, wenn sich nach der Nephrektomie eine Röntgennachbestrahlung als unbedingt notwendig erweist.

Blasengeschwülste des Stadium I werden transurethral operiert. Ist der Tumor weiter gewachsen, wird die Zystektomie mit Harnableitung in den Darm empfohlen. Die Gravidität soll durch abdominale Schnittentbindung beendet werden.

Während Tumoren des Nierenbeckens und des Harnleiters bei Schwangeren im Schrifttum, wie erwähnt nicht beschrieben sind, wurde bis 1972 über mehrere Schwangere mit Blasentumoren berichtet. Hämaturie und Miktionsschmerzen stehen in der Symptomatik im Vordergrund. Die Behandlung erfordert auch hier eine enge und verständnisvolle Zusammenarbeit von Geburtshelfer und Urologen.

Verletzungen

Schwangerschaft und Geburt bedingen kaum Verletzungen bei guter Funktion normal liegender Nieren. Spontane Rupturen (16, 17) können je-

doch auftreten bei chronischer Pyelonephritis, Hydronephrose (1), Tuberkulose, chronischer Glomerulonephritis (114) oder bei Aneurysma der A. renalis (17). Auslösender Faktor ist plötzlich erhöhter intrapelviner oder intraabdominaler Druck. Die Gefährdung ist in der Austreibungsperiode größer als in der Eröffnungsperiode.
Verletzungen einer Beckenniere sind bei Spontangeburt möglich. Wird bei dystoper Niere versucht, durch Forzeps oder Vakuumextraktion zu entbinden, kommt es zu schweren Nierenblutungen.
Verletzungen der Niere sind durch Zunahme der Verkehrsunfälle auch bei Schwangeren häufiger geworden.
Während der Gravidität sind Nierenschmerzen nicht immer eindeutig zu lokalisieren. Mitunter wird bei einer Nierenläsion anfangs an Uterusruptur gedacht oder an vorzeitige Lösung der normal sitzenden Plazenta. Manchmal weist erst das retroperitoneale Hämatom während einer abdominalen Schnittentbindung auf die Diagnose hin. Entwickelt sich in der Lendengegend eine Resistenz bei gleichzeitiger Hämaturie, ist eine Nierenverletzung sehr wahrscheinlich. Die Harnblutung kann jedoch fehlen bei oberflächlichem Nierenriß ohne Eröffnung des Hohlsystems sowie bei Abriß der Nierengefäße. Blutkoagula im Ureter verursachen Koliken; in der Harnblase führen sehr viele Koagula zur Tamponade (103).
Ohne Zweifel können Uterus und Niere zugleich verletzt sein.
Bei schwerer Blutung ist die Niere freizulegen. Ob die Naht des Parenchym mit Drainage des Nierenlagers ausreicht oder eine Nephrektomie notwendig ist, hängt ab von der Ausdehnung der Verletzung. Der Geburtsverlauf soll möglichst schonend gestaltet, die Austreibungsperiode durch Vakuumextraktion abgekürzt werden. Bei Lösung der normal sitzenden Plazenta und Tamponade der Harnblase ist eine abdominale Schnittentbindung notwendig.
Seit riskante vaginale Operationen, wie die hohe Zange, nicht mehr vorgenommen werden, sind *Verletzungen des Harnleiters* selten. Bei der Exstirpation des schwangeren Uterus, mitunter bei der Sectio, kann der Harnleiter verletzt werden, wenn starke Blutungen das Operationsgebiet unübersichtlich machen. Raritäten sind Harnleiteruterusfisteln nach abdominaler Schnittentbindung oder nach Interruptio (23, 45, 66). Eine Läsion der Harnblase ist vor allem möglich bei wiederholter abdominaler Schnittentbindung.
Zyklische Hämaturie nach Kaiserschnitt (60) ist durch Blasenendometriose bedingt oder Folge einer Fistel zwischen Blase und Isthmus uteri – Menurie (29, 60, 118). Das Menstrualblut entleert sich bei Menurie nicht in die Vagina, sondern in die Harnblase. Harnblase und Cervix uteri müssen auf abdominalem oder vaginalem Weg getrennt werden. Die Öffnungen in beiden Organen sind mit je zwei Nahtreihen zu schließen. Die Nähte können durch eine Peritonealfettlappenplastik gesichert werden. Nicht immer läßt sich der Uterus erhalten. Der Verschluß der Harnblase gelingt manchmal erst nach Hysterektomie.
Geburtsbedingte Verletzungen der Urethra (vollständiger Harnröhrenabriß; partielle Verletzung) sind selten (108). Bei vollständigem Abriß der Urethra ist die Miktion unmöglich; stets findet sich eine Blutung aus der Harnröhre. Das periurethrale Hämatom erstreckt sich auf die vordere Vaginalwand und auf dem Bereich der Cervix uteri. Die verletzte Stelle muß freigelegt und genäht werden. Die Harnableitung erfolgt duch suprapubischen Blasenkatheter.

Fehlbildungen

Fehlbildungen der Nieren und ableitenden Harnwege sind oft mit Abnormitäten des Genitales vergesellschaftet. Ob eine Konzeption eintritt, hängt vom Befund des Genitalsystems ab.

Solitärniere

Die Solitärniere (27) liegt meist an normaler Stelle; sie zeigt eine kompensatorische Hypertrophie. Ist ihre Funktion ungestört, können Schwangerschaft, Geburt und Wochenbett komplikationslos verlaufen. Bei erkrankter Einzelniere, z. B. Pyelonephritis, Tuberkulose oder Konkrementbildung ist gemeinsame Beratung und Behandlung mit dem Nephrologen oder Urologen erforderlich. Durch langfristige klinische Therapie kann bei Pyelonephritis die Schwangerschaft erhalten werden. Dies ist auch möglich bei Nierenstein ohne Harnabflußstörung oder bei Gestose. Vorzeitige Beendigung der Gravidität ist zu erwägen, wenn sich unter klinischer Behandlung die Nierenfunktion nicht bessert. Daß durch Interruptio eine Nierenkrankheit günstig beeinflußt wird, ist jedoch nicht bewiesen. Schwangerschaften bei lumbosakral dystoper Einzelniere sind selten (50). Operative vaginale Entbindung (Forzeps, Vakuumextraktion) ist kontraindiziert. Eine Spontangeburt darf nicht erzwungen werden; besser ist die abdominale Schnittentbindung.

Polyzystische Degeneration der Nieren (Zystenniere)

Die Zystenniere ist angeboren, sie findet sich meist auf beiden Seiten. Die Vergrößerung der Zysten führt zur Druckatrophie des Parenchyms. Dies erklärt die zunehmende Verschlechterung der Nierenfunktion.
Daß die Gravidität die Bildung von Zysten beschleunigt oder ihr Wachstum fördert, gilt als wenig wahrscheinlich. Die polyzystische Nierendege-

neration bleibt bis zum 25. Lebensjahr oft symptomlos. Die Schwangerschaft kann bei jungen Frauen deshalb ohne weitere Komplikationen verlaufen. Die Diagnose wird erst mehrere Jahre post partum gestellt.

Werden die Zysten größer, besteht Druckgefühl im Mittel- und Oberbauch. Mit zunehmend eingeschränkter Nierenfunktion kommt es zu Hochdruck, Hämaturie, Kopfschmerzen oder/und Nasenbluten. Die Frequenz von Pyelonephritis und Gestose ist bei älteren Schwangeren mit polyzystischer Degeneration beider Nieren erheblich vermehrt.

Diagnose

Bei jungen Frauen sind beide Nieren kaum vergrößert. Fortgeschrittene Zystennieren sind deutlich zu tasten; sie fühlen sich knotig an. Das Serumkreatinin ist erhöht, die Konzentrationsfähigkeit eingeschränkt. Oft besteht eine Proteinurie, die bei jüngeren Schwangeren gering ist. Eine Ausscheidungsurographie muß erwogen werden, wenn die klinische Untersuchung kein eindeutiges Ergebnis bringt.

Hilfreich kann die Ultraschalluntersuchung sein. Zystennieren bieten, wenn sie weiter fortgeschritten sind, ein typisches Echogramm (67). Im frühen Stadium findet sich hingegen nur eine vergrößerte Niere mit einem „komplexen" Echobild (67).

Therapie

Notwendig ist eine langfristige klinische Überwachung und Therapie. Die tägliche Eiweißzufuhr soll auf 40–60 g beschränkt werden, Liegekuren sind erforderlich. Die Trinkmenge ist unter Kontrolle des Körpergewichtes nach der Flüssigkeitsausscheidung zu bemessen. SARRE empfiehlt folgende Regel:

Trinkmenge = 500 ml plus 24-Stunden-Harnmenge.
Eine Überwässerung muß vermieden werden.

Die bei Zystennieren nicht seltene Pyelonephritis ist langfristig zu behandeln.

Ob bei polyzystischer Degeneration der Nieren eine Gravidität abgebrochen werden soll, wird unterschiedlich beurteilt. Mitteilungen über weitgehend ungestörten Schwangerschaftsverlauf sind bei langfristiger Behandlung zahlreicher geworden (19, 21, 25, 74) als die Forderung nach Interruptio (112). Die vorzeitige Beendigung der Gravidität ist nur sinnvoll, wenn kontrazeptive Maßnahmen folgen.

Dystopie der Niere

Die *sakrale und pelvine Nierendystopie* (Beckenniere) beobachtet man links häufiger als rechts. Sie findet sich meist in der Nähe der Articulatio sacroiliaca oder im Bereich der Kreuzbeinhöhle. Eine Nierendystopie entsteht, wenn die Harnleitersprosse verzögert vordringt oder in der Wachstumsrichtung gestört ist. Die Differenzierung des metanephrogenen Blastems um die Ausstülpungen des Nierenhohlsystems erfolgt am ungewöhnlichen Ort.

Bei der seltenen *gekreuzten Dystopie* liegen beide Nieren auf einer Seite. Das dystope Organ ist mit oder ohne Verschmelzung immer unterhalb der orthotopen Niere lokalisiert. Der Harnleiter der verlagerten Niere zieht schräg über das Kreuzbein und mündet an normaler Stelle in die Blase.

Die Beckenniere verursacht nur dann Beschwerden, wenn sie gestaut oder entzündlich verändert ist. Die Diagnose wird durch Ausscheidungsurographie gestellt.

Kommt es bei sakraler oder pelviner Dystopie der Niere zur Konzeption, ist ihre Funktion durch fortlaufende Kontrolle des Serumkreatinin zu überwachen.

Ob die Nierendystopie zur Fehl- oder Frühgeburt disponiert, läßt sich nicht sicher sagen. Die dystope Niere wird als Ursache zu erwägen sein, wenn andere Ursachen ausgeschlossen sind. Wegen des eingeschränkten Raumes sind Quer- oder Schräglagen jedoch häufig.

Eine Spontangeburt ist möglich, wenn die Niere oberhalb der Linea terminalis liegt. Eine vor dem Promontorium gelegene Niere stellt ein unüberwindliches Hindernis dar (38, 93, 99). Uterusruptur oder Verletzung der dystopen Niere können durch Schnittentbindung vermieden werden (93). Forzeps oder Vakuumextraktion sind kontraindiziert, Funktionsstörungen dystoper Nieren nach Spontangeburt möglich.

Die Nierendystopie stellt keine Indikation zum Schwangerschaftsabbruch dar. Sind glomeruläre oder tubuläre Funktion erheblich eingeschränkt, wird er jedoch zu erwägen sein.

Bei angeborener *Harnstauungsniere* mit stark eingeschränkter Nierenfunktion erfolgt eine Konzeption seltener, da oft eine Ovarialinsuffizienz besteht. Harnstauungsniere, *Hufeisenniere* und *Doppelniere*, die zur Pyelonephritis disponieren, haben geburtshilflich jedoch nur wenig Bedeutung. Das gleiche gilt für angeborene Abnormitäten des *Harnleiters*. Mitunter kann eine *Ureterocele vesicalis* vor die äußere Harnröhrenmündung prolabieren und vorzeitigen Wehenbeginn verursachen (101).

Harninkontinenz durch *Ektopie des Ureter* tritt oft erst nach einer Geburt auf, vor allem nach operativer vaginaler Entbindung.

Schwangerschaften werden bei *Harnleiter-Darm-Anastomose* wegen *Exstrophia vesicae* häufiger als früher beobachtet (8, 56, 77, 80, 100, Mestwerdt, Pers. Mitt.). Während der Gravidität sind in 2wöchigem Abstand Kontrollen von Nierenfunktion (Serumkreatinin, Gesamteiweiß, Serumelektrolyte) sowie Sedimentuntersuchungen des über das Rektum gewonnenen und gefilterten Harns erforderlich. Die Geburtsleitung muß individuell sein. Bei guter Wehentätigkeit ist eine Spontangeburt vertretbar (56, 100). Ein Dammriß mit Läsion des Sphincter ani kann durch ausgiebige Episiotomie meist verhindert werden. Bei protrahiertem Geburtsverlauf ist eine abdominale Schnittentbindung zweckmäßiger. Durch sie wird eine zu starke Belastung der Anastomose und des Stütz- und Halteapparates vermieden.

Früher erfolgte aus prophylaktischen Gründen die vorzeitige Beendigung der Schwangerschaft. Heute ist die Indikation zur Interruptio nur bei zunehmender Funktionseinschränkung der Niere gegeben. Dies gilt im besonderen für die schwere Pyelonephritis, die sich durch klinische Therapie nicht bald bessert. Auch bei hyperchlorämischer Azidose mit starken Kopfschmerzen, Übelkeit, Brechreiz, Durchfällen und Gewichtsverlust kann eine Gravidität kaum erhalten werden. Mit salzarmer Kost, parenteraler Alkalisierung (Infusionen mit 1,3%iger Natriumbicarbonatlösung), Entleerung des Darms und anschließender Kamillenspülung kann die Azidose, auch in der Gravidität, mitunter beeinflußt werden.

Andere Fehlbildungen der Harnorgane, z. B. Divertikel der Harnblase, Doppelbildung von Harnblase und Harnröhre oder angeborene Erweiterung der Urethra, haben für den Geburtshelfer keine wesentliche Bedeutung.

Pathologie der Harnblase

Entzündungen der Harnblase werden in Schwangerschaft und Wochenbett oft durch Escherichia coli hervorgerufen, ferner durch Bacterium proteus, Aerobacter aerogenes, Pseudomonas aeruginosa (Bacterium pyocyaneum) oder Staphylokokken. Nicht selten liegt eine Mischinfektion vor.
Typische Symptome sind gehäufte und schmerzhafte Harnentleerung sowie eine Pyurie. Im Harnsediment finden sich reichlich Bakterien und Leukozyten, mitunter auch Erythrozyten. Eine Proteinurie ist gering, sie liegt unter 1‰ Esbach.
Die Zystoskopie ist bei akuter Zystitis kontraindiziert. Sie darf erst nach Abklingen der akuten Erscheinungen erwogen werden.
Die postpartuale Zystitis wird vor allem nach operativer vaginaler Entbindung beobachtet oder nach protrahierter Geburt.
Allgemeine therapeutische Maßnahmen sind Bettruhe, Stuhlregulierung sowie reichliche Flüssigkeitszufuhr. Zu meiden sind stark gewürzte Speisen, Alkohol, Kaffee sowie eiskalte Getränke. Wirksame Chemotherapeutika sind Nitrofuranderivate, die nach dem 4. Schwangerschaftsmonat gegeben werden können. Die Erfolge einer Chemotherapie sind besser, wenn das Ergebnis des Antibiogramms vorliegt.

Heilt eine Zystitis unter dieser Medikation nicht aus, ist auf Urotuberkulose, Blasensteine oder Ulcus simplex zu untersuchen. Mitunter kann eine Infektion der Harnblase durch Candida albicans vor allem bei gleichzeitiger Kolpitis „Therapieresistenz" bedingen.

Vesikale Hämaturie kann während der Schwangerschaft durch Platzen von Varizen bedingt sein. Die Blutung sistiert meist nach Instillation von Hämostyptika, z. B. Topostasin. Selten ist eine endovesikale Elektrokoagulation erforderlich. Unter der Geburt kann es zur Hämaturie vor allem durch starken Druck des kindlichen Kopfes auf die Harnblase kommen. Die Hämaturie zeigt an, daß baldige Entbindung geboten ist.

Blasentamponade nach Nierenverletzung erschwert während der Schwangerschaft die Miktion erheblich. Eine baldige Auflösung oder Entfernung der Koagula ist notwendig. Am Ende der Gravidität ist eine abdominale Schnittentbindung zu erwägen. Die Koagula in der Harnblase sind gegebenenfalls durch Sectio alta zu entfernen.

Nach Schnittentbindung kann *zyklische* Hämaturie durch Endometriose der Harnblase bedingt oder, wie erwähnt, Folge einer Fistel zwischen Blase und Isthmus uteri sein (29, 60). Bei Ruptur der Harnblase muß die Rißstelle sofort genäht, das Wundbett drainiert und die Blase durch Katheter ruhig gestellt werden.

Äußerst selten tritt eine *Blasensperre* (Harnverhaltung) in den ersten Monaten der Gravidität bei der Retroflexio auf. Das Corpus uteri ist im kleinen Becken eingeklemmt und die Zervix hinter die Symphyse gedrängt. Die Blase wird fraktioniert durch Einmalkatheter entleert und der Uterus aufgerichtet.

Im Wochenbett ist die Harnverhaltung durch periurethrales Ödem und Spasmen des Blasenverschlußsystems bedingt. Inhalations- bzw. Intubationsnarkose führt seltener zur Harnverhaltung als die Spinalanästhesie. Eine Katheterung sollte erst dann vorgenommen werden, wenn Miktionsversuche im Sitzen, Dihydroergotamin oder Cholinesterasehemmstoffe, z. B. Ubretid, erfolglos blieben.

Insuffizienz des Blasenverschlußapparates kann neben konstitutioneller Gewebsschwäche Folge von Schwangerschaft und Geburt sein. Durch Entbindung bedingte Schäden dürfen jedoch nicht überbewertet werden. Etwa 40% der Schwangeren mit Harninkontinenz haben schon vor der Gravidität unwillkürlichen Harnabgang (31). Während der Schwangerschaft verstärkt sich die Insuffizienz des Blasenverschlußapparates, im Wochenbett kann sie sich bessern. Rasch aufeinanderfolgende Geburten oder Entbindung aus hinterer Hinterhauptslage scheinen Harninkontinenz besonders zu begünstigen.

Daß sich durch rechtzeitige Episiotomie die Frequenz von Harninkontinenz und Deszensus herabsetzen läßt, ist möglich, jedoch schwer zu beweisen. Beckenbodengymnastik dürfte prophylaktischen Wert haben, wenn sie langfristig unter Anleitung einer Krankengymnastin erfolgt.

Literatur

1 Aaro, L. A., P. P. Kelalis: Spontaneous rupture of the kidney associated with pregnancy. Amer. J. Obstet. Gynec. 111 (1971) 270
2 Ackrill, P., F. J. Goodwin, F. P. Marsh, D. Stratton, H. Wagman: Successful pregnancy in patient on regular dialysis. Brit. med. J. 1975/II, 172
3 Alvarez de, R. R.: The Kidney in Pregnancy. Wiley, New York 1976
4 Bailey, R. R.: Urinary infection in pregnancy. N. Z. med. J. 71 (1970) 216
5 Bastian, H. P., W. Vahlensieck: Nephrolithiasis und Gravidität. Verh. dtsch. Ges. Urol. (1976) 339
6 Bear, R. A.: Pregnancy in patients with renal disease: A study of 44 cases. Obstet. and Gynec. 48 (1976) 13
7 Beck, K. J., A. J. Andreas, M. Siedeck, G. Leyendecker. Gynäkologische Probleme bei Frauen mit intermittierender Hämodialyse. Arch. Gynäk. 214 (1973) 404
8 Benson, J. Th.: Pregnancy after uretero-sigmoid anastomosis. Report of a case. Obstet. and Gynec. 27 (1966) 294
9 Board, H. A., H. M. Lee, D. A. Draper, D. M. Hume: Pregnancy following kidney homotransplantation from a non-twin. Obstet. and Gynec. 29 (1967) 318
10 Boeminghaus, H.: Urologie, operative Therapie, Indikation, Klinik, 4. Aufl. Banaschewski, München-Gräfelfing 1971
11 Braun, L.: Ungestörter Schwangerschaftsverlauf nach extrakorporaler Hämodialyse. Zbl. Gynäk. 88 (1966) 585
12 Brod, J.: The Kidney. Butterworths, London 1973
13 Brumfitt, W.: The effects of bacteriuria in pregnancy on maternal and fetal health. Kidney Int. 8 (1975) 113
14 Caplan, R. M., J. B. Dossetor, G. B. Maughan: Pregnancy following cadaver kidney homotransplantation. Amer. J. Obstet. Gynec. 106 (1970) 644
15 Chavigny, K. H., D. S. Moore Munnally: A comparison of methods for collecting clean-catch urine specimens in a clinic population of obstetric patients. Amer. J. Obstet. Gynec. 122 (1975) 34
16 Cohen, St. G., C. K. Pearlman: Spontaneous rupture of the kidney in pregnancy. J. Urol. (Baltimore) 100 (1968) 365
17 Cohen, St. G., A. Cashdan, R. Burger: Spontaneous rupture of a renal artery aneurysm during pregnancy. Ber. ges. Gynäk. Geburtsh. 107 (1973) 431
18 Confortini: zit. nach Ackrill (2)
19 Damme, P. V., S. Bekaert, M. Thiery, L. Lepoutre, R. Serreyn: Polycystische Nieren en zwangerschap. Bull. Soc. roy. belge Gynéc. Obstét. 38 (1968) 53
20 Daubenfeld, O., H. Modde, H. A. Hirsch: Transfer of gentamicin to the foetus and the amniotic fluid during a steady state in the mother. Arch. Gynäk. 217 (1974) 233
21 Dumont, M., Ph. Lambert: Maladie rénale polykystique et grossesse. Gynéc. et Obstét. 66 (1967) 189
22 Elder, H. A., B. A. G. Santamarina, S. Smith, E. H. Kass: The natural history of asymptomatic bacteriuria during pregnancy: The effect of tetracycline on the clinical course and the outcome of pregnancy. Amer. J. Obstet. Gynec. 111 (1971) 441
23 El Mahgoub, S., El Zeniny: Ureterouterine fistula after cesarean section. Amer. J. Obstet. Gynec. 110 (1971) 881
24 Fairley, K. F., J. A. Whitworth, P. Kincaid-Smith: Glomerulonephritis and pregnancy. In: Glomerulonephritis, hrsg. von P. Kincaid-Smith, T. H. Mathew, E. L. Becker. Wiley, New York 1976
25 Fairweather, D. V. J.: Polycystic disease of kidneys complicating pregnancy. J. Obstet. Gynaec. Brit. Cwlth 71 (1964) 277
26 Farber, M., R. D. Kennison, H. T. Jackson, A. J. Sbarra, B. Widmere, B. A. Barnes: Successful pregnancy after renal transplantation. Obstet. and Gynec. 48 (1976) 25
27 Felding, C.: Obstetric studies in women with congenital solitary kidneys. Acta obstet. gynec. scand. 44 (1965) 555
28 Ferris, T. F.: Renal disease. In: Medical Complications During Pregnancy, hrsg. von G. N. Burrow, T. F. Ferris. Saunders, Philadelphia 1975 (S. 1)
29 Festy, J., G. Patoir, M. Vitse: Un curieux cas de „meno-urie". Rev. franç. Gynéc. 64 (1969) 481
30 Figdor, P. P., R. Ulm, K. Todoroff: Hämodialyse und Geburt. Zbl. Gynäk. 90 (1968) 372
31 Francis, W. J. A., T. N. A. Jeffcoate: Stress incontinence of urine. In: Gynaecology. Butterworths, London 1964
32 Frey, P., P. Mohr, W. Wegmann, H. J. Kistler: Akute Glomerulonephritis mit Oligurie während der Schwangerschaft. Schweiz. med. Wschr. 102 (1972) 1517
33 Friedberg, V: Über das Verhalten der Nierenfunktion bei chronischen Nierenerkrankungen während der Schwangerschaft. Zbl. Gynäk. 80 (1958) 1289
34 Friedberg, V.: Die Nephropathien in der Schwangerschaft. In: Nierenkrankheiten, Handbuch der Inneren Medizin, 5. Aufl., Bd. VIII/2, hrsg. von H. Schwiegk. Springer, Berlin 1968
35 Friedberg, V.: Die Pyelonephritis während der Schwangerschaft. Dtsch. Ärztebl. 69 (1972) 1867
36 Gevers, R. H., A. H. J. Hintzen, M. W. Kalff, J. H. Ruys, L. J. Dooren: Zwei Fälle von Schwangerschaft nach Nierentransplantation. Arch. Gynäk. 211 (1971) 330
37 Girndt, J., F. Scheler: Klinik und Pathogenese der Ovulationshemmer-Hypertonie. Med. Klin. 72 (1977) 1680
38 Gödde, St.: Die Beckenniere. Dtsch. med. Wschr. 93 (1968) 1013
39 Gödde, St.: Harnsteinleiden und Gravidität. Dtsch. med. J. 21 (1970) 536
40 Goldsmith, H. J., D. N. Menzies, Ch. de Boer, W. Caplan: Delivery of healthy infant N. Menzies, Ch. de Boer, W. Caplan: Delivery of healthy infant N. Menzies, Ch. de Boer, W. Caplan: Delivery of healthy infant N. Menzies, Ch. de Boer, W. Caplan: Delivery of healthy infant N. Menzies, Ch. de Boer, W. Caplan: Delivery of healthy infant N. Menzies, Ch. de Boer, W. Caplan: Delivery of healthy infant N. Menzies, Ch. de Boer, W. Caplan: Delivery of healthy infant after five weeks dialysis treatment for fulminating toxaemia of pregnancy. Lancet 1971/II, 738
41 Goodwin, N. J., C. Valenti, J. E. Hall, E. A. Friedman: Effects of uremia and chronic hemodialysis on the reproductive cycle. Amer. J. Obstet. Gynec. 100 (1968) 528
42 Griffin, P. J. A., J. R. Salaman: Urinary tract infections after renal transplantation: Do they matter? Brit. med. J. 1979, 710
43 Halsam, A. J., M. R. Wallace: The transient nephrotic syndrome of pregnancy. N. Z. med. J. 81 (1975) 470
44 Hamilton, H. T. H.: Nephritis in pregnancy. J. Obstet. Gynaec. Brit. Emp. 59 (1952) 25
45 Hardt, W., V. Borgmann: Ureter-Uterusfistel nach Interruptio. Z. Urol. 68 (1975) 761
46 Harle, E. M., J. J. Bullen, D. A. Thomson: Influence of oestrogen on experimental pyelonephritis caused by Escherichia coli. Lancet 1975/II, 283
47 Harris, R. E., D. R. Dunnihoo: The incidence and significance of urinary calculi in pregnancy. Amer. J. Obstet. Gynec. 99 (1967) 237
48 Harris, R. E., L. C. Gilstrop: Prevention of recurrent

pyelonephritis during pregnancy. Obstet. and Gynec. 44 (1974) 637
49 Harris, R. E., V. L. Thomas, A. Shelokov: Asymptomatic bacteriurie in pregnancy: Antibody-coated bacteria, renal function and intrauterine growth retardation. Amer. J. Obstet. Gynec. 126 (1976) 20
50 Heidenreich, J., F. Boeminghaus, R. Terinde: Schwangerschaft bei einer Patientin mit lumbosacral-dystoper Einzelniere. Verh. dtsch. Ges. Urol. (1976) 360
51 Heintz, R.: Akutes Nierenversagen. In: Kremling-Lutzeyer-Heintz: Gynäkologische Urologie und Nephrologie, hrsg. von H. Kremling, W. Lutzeyer, R. Heintz. Urban & Schwarzenberg, München 1977
52 Herwig, K. R., J. P. Merrill, R. J. Jackson, D. E. Oken: Chronic renal disease and pregnancy. Amer. J. Obstet. Gynec. 92 (1965) 1117
53 Hirsch, H. A.: Pyelonephritis und andere Harnweginfektionen in Geburtshilfe und Gynäkologie. Gynäkologe 2 (1969) 31
54 Hirsch, H. A.: Pyelonephritis und andere Harnweginfektionen in Geburtshilfe und Gynäkologie. Fortschr. Med. 91 (1973) 1341
55 Hirsch, H. A., R. Decker: Bakteriurien in der Schwangerschaft. Dtsch. med. Wschr. 94 (1969) 1553
56 Höhne, G.: Spontangeburt nach Coffey-Mayo-Operation. Geburtsh. u. Frauenheilk. 17 (1957) 1063
57 Hollenberg, N. K., M. Epstein, S. M. Rosen: Acute oligurie renal failure in man: evidence for preferential renal cortical ischemia. Medicine (Baltimore) 47 (1968) 455
58 Horbach, J.: Pregnancy in a patient after cadaveric renal transplantation. Acta med. scand. 194 (1973) 237
59 Hubmer, G.: Perinatale Komplikationen beim „right-ovarian vein"-Syndrom. Verh. dtsch. Ges. Urol. (1976) 347
60 Jellinghaus, W., F. H. Schröder: Vesico-uterine Fistel mit Menurie nach Sectio caesarea. Verh. dtsch. Ges. Urol. (1976) 365
61 Kaplan, A. L., J. P. Smith, A. J. B. Tillmann: Healed acute and chronic nephritis in pregnancy. Amer. J. Obstet. Gynec. 83 (1962) 1519
62 Kass, E. H.: Bacteriuria and pyelonephritis of pregnancy. Trans. Ass. Amer. Phycns. 72 (1959) 257
63 Kaufman, J. J., W. Dignam, W. E. Goodwin, D. C. Martin, R. Goldman, H. H. Maxwell: Successful, normal childbirth after kidney homotransplantation. J. Amer. med. Ass. 200 (1967) 338
64 Kincaid-Smith, P., K. F. Fairley: The differential diagnosis between preeclamptic-toxemia and glomerulonephritis in patients with proteinuria during pregnancy. In: Hypertension in Pregnancy, hrsg. von M. D. Lindheimer, A. I. Katz, F. P. Zuspan. Wiley, New York 1976
65 Königshausen, T., H. Rosin: Pyelonephritis. Diagnostik und Therapie in der Praxis. Dtsch. Ärztebl. (1978) 1309
66 Krakowski, J.: Ureter-Uterus- und Blasen-Uterus-Fistel nach Kaiserschnitt. Verh. dtsch. Ges. Urol. (1976) 367
67 Kratochwil, A.: Ultraschalldiagnostik in der Inneren Medizin, Chirurgie und Urologie. Thieme, Stuttgart 1977
68 Kremling, H.: Pyelonephritis in gynäkologisch-geburtshilflicher Sicht. Diagnostik 10 (1977) 526
69 Kremling, H., Th. Dimmling, K. Feltmann: Prognose des Kindes bei Pyelonephritis gravidarum. Geburtsh. u. Frauenheilk. 19 (1969) 800
70 Kremling, H., W. Lutzeyer, R. Heintz: Gynäkologische Urologie und Nephrologie. Urban & Schwarzenberg, München 1977
71 Kremling, H., P. Waes, E. Scheitza: Zur Prophylaxe des akuten Nierenversagens in gynäkologisch-geburtshilflicher Sicht. Med. Klin. 67 (1972) 1210
72 Kümper, H. J.: Harnwegsinfekt und Frühgeburt. Fortschr. Med. 93 (1975) 537
73 Kuhn, W., H. Graeff: Gerinnungsstörungen in der Geburtshilfe. Thieme, Stuttgart 1970; 2. Aufl. 1977
74 Landesman, R., L. Scherr: Congenital polycystic kidney disease in pregnancy. Obstet. and Gynec. 8 (1956) 673
75 Latal, D.: Nephrolithiasis und Gravidität. Verh. dtsch. Ges. Urol. (1976) 369
76 Lawson, D. H., A. W. F. Miller: Screening for bacteriuria in pregnancy. Lancet 1971/I, 9
77 Ledfors, G. E., J. D. Lansing, W. G. Slate, P. H. Deeb: Pregnancy and exstrophy of the urinary bladder. Obstet. and Gynec. 28 (1966) 254
78 Losse, H., H. Loew: Chronische Pyelonephritis – Wandel eines Krankheitsbegriffes. Med. Klin. 72 (1977) 1610
79 Mc Fadyen, I. R., S. J. Eykyn, N. H. N. Gardner, T. M. Vanier, A. E. Bennett, M. E. Mayo, R. W. Lloyd-Davies: Bacteriuria in pregnancy. J. Obstet. Gyneac. Brit. Cwlth 80 (1973) 385
80 Mc Googan, L. S.: Pregnancy and delivery following bilateral ureteral transplantation to the bowel for exstrophy of the bladder. Pacif. Med. Surg. 75/1 (1967) 40
81 Mc Vann, R. M.: Urinary calculi associated with pregnancy. Amer. J. Obstet. Gynec. 89 (1964) 314
82 Makowski, E. I., I. Penn: Parenthood following renal transplantation. In: The Kidney in Pregnancy, hrsg. von R. R. De Alvarez. Wiley, New York 1976 (S. 215)
83 Michailov, M. Ch., W. Felix: Tierexperimentelle Untersuchungen über die Wirkung von tokolytischen Substanzen auf die Harnblase. VII. Akademische Tagung deutschsprechender Hochschullehrer in der Gynäkologie und Geburtshilfe. München 18. 6.–21. 6. 1975
84 Murray, J. E., D. E. Reid, J. H. Harrison, J. P. Merrill: Successful pregnancies after human renal transplantation. New. Engl. J. Med. 269 (1963) 341
85 Neumann, G.: Schwangerschaft und Tuberkulose. Med. Klin. 69 (1974) 1595
86 Niswander, K. R., M. Gordon: The women and their pregnancies. Publication No. 73–379. U. S. Dept. of Health, Education, and Welfare, Washington D. C. 1972 (S. 252)
87 Orme, B. M., K. Ueland, D. P. Simpson, B. H. Scribner: The effect of hemodialysis on fetal survival and renal function in pregnancy. Trans. Amer. Soc. artif. intern. Org. 14 (1968) 402
88 Papaloucas, A. H., D. A. Haliassos, S. K. Zervos: Lithiasis of the urinary tract during pregnancy. Urologia (Treviso) 37 (1970) 367
89 Peters, A.: Nephrosis during pregnancy. Obstet. and Gynec. 17 (1961) 202
90 Pickford, M.: The effect of distension of the uterus on the composition of urine on conscious dogs. J. Physiol. (Lond.) 141 (1958) 527
91 Piening, Th.: Frequenz und Symptomwandel der Pyelonephritis gravidarum. Inaug.-Diss., Würzburg 1976
92 Pinkerton, J. H. M., J. K. Houston, G. L. Gibson: Significant bacteriuria during pregnancy. Proc. roy. Soc. Med. 58 (1965) 1041
93 Rauchfuss, R., G. Widmaier: Zur Schwangerschaft und Geburt bei Beckennieren. Zbl. Gynäk. 92 (1970) 895
94 Renner, E.: Niere und Harnwege. In: Farbatlanten der Medizin, Bd. II, hrsg. von F. H. Netter. Thieme Stuttgart 1976
95 Reubi, F.: Nierenkrankheiten, 2. Aufl. Huber, Bern 1970
96 Robertson, J. G., F. Cockburn, M. Woodruff: Successful pregnancy after cadaveric renal transplantation. J. Obstet. Gynaec. Brit. Cwlth 81 (1974) 777
97 Rösemann, G. W. E.: Tuberkulose der Nieren während der Schwangerschaft. Ber. ges. Gynäk. Geburtsh. 101 (1970) 487

98 Sarre, H.: Nierenkrankheiten, 4. Aufl. Thieme, Stuttgart 1976
99 Saurwein, A., H. H. Seifert: Die Bedeutung der Beckenniere in Geburtshilfe und Gynäkologie. Geburtsh. u. Frauenheilk. 26 (1966) 420
100 Schnecke, D.: Schwangerschaft und Spontangeburt nach Coffeyoperation wegen Exstrophia vesicae. Zbl. Gynäk. 88 (1966) 220
101 Sinha, H. B.: Prolapse of ureterocele through external urethral meatus (During twin pregnancy and labour). Ber. ges. Gynäk. Geburtsh. 94 (1967) 44
102 Spargo, B., W. F. Dodge, L. B. Travis: The relationship between the clinical course and pathological features of poststreptococcal glomerulonephritis. Contrib. Nephrol. 2 (1976) 130
103 Stange, H. H., W. Krüger: Ein Beitrag zur Nierenverletzung mit ausgedehnter Hämatovesika am Ende der Schwangerschaft. Z. Geburtsh. Gynäk. 156 (1961) 224
104 Stoeckel, W.: Gynäkologische Urologie. In: Handbuch der Gynäkologie, Bd. X, 1–3. Bergmann, München 1938
105 Strauch, B. S., J. P. Hyslett: Kidney disease and pregnancy. Brit. med. J. 1974/IV, 578
106 Stucki, D.: Anurie et grossesse. Gynaecologia (Basel) 161 (1965) 189
107 Studd, J. W. W., J. D. Blainey: Pregnancy and the nephrotic syndrome. Brit. med. J. 1969/I, 276
108 Symmonds, R. E.: Loss of the urethral floor with total urinary incontinence. A technique for urethral reconstruction. Amer. J. Obstet. Gynec. 103 (1969) 665
109 Symonds, K. M.: The role of trauma and catheterization in puerperal urinary tract infection. J. Obstet. Gynaec. Brit. Cwlth 74 (1967) 294
110 Tagatz, G. E., R. L. Simmons: Pregnancy after renal transplantation (editorial note). Ann. intern. Med. 82 (1975) 113
111 Übelhör, R., P. P. Figdor: Urologische Nephrologie. Urban & Schwarzenberg, München 1976
112 Übermuth, H.: Zur Schwangerschaftsunterbrechung bei urologischen Erkrankungen. Zbl. Gynäk. 87 (1965) 1156
113 Unzelman, R. F., G. R. Alderfer, R. E. Chojnacki: Pregnancy and chronic hemodialysis. Trans. Amer. Soc. artif. intern. Org. 19 (1973) 144
114 Vagina, O. G.: Rupture of right kidney (avulsion of renal vessels) in the 39th week of pregnancy. Excerpta med. 20 (1967) 225
115 Vainberg, Z. S., Ya. E. Gimpelson: Die Urolithiase bei Schwangeren. Ber. ges. Gynäk. Geburtsh. 102 (1973) 431
116 Verhagen, A.: Tumor und Gravidität. Springer, Berlin 1974
117 Wagner, H., R. Fritzsche, E. H. Schmidt: Partusistengabe als mögliche Ursache für Nierenkoliken in der Schwangerschaft. Z. Geburtsh. Perinat. 180 (1976) 271
118 Wandschneider, G.: „Menouria" ein Symptom bei Vesico-Cervical-Fisteln. Geburtsh. u. Frauenheilk. 36 (1976) 517
119 Weisman, S. A., N. M. Simon, P. B. Herdson, W. A. Franklin: Nephrotic syndrome in pregnancy. Amer. J. Obstet. Gynec. 117 (1973) 867
120 Whalley, P. J., F. G. Cunningham, F. G. Martin: Transient renal dysfunction associated with acute pyelonephritis of pregnancy. Obstet. and Gynec. 46 (1974) 1975
121 Williams, G. L., H. Campbell, K. J. Davies: The influence of age, parity and social class on the incidence of asymptomatic bacteriuria in pregnancy. J. Obstet. Gynaec. Brit. Cwlth 76 (1969) 229
122 Wojewski, A., T. Zajaczkowski: Urolithiasis and pregnancy. Ber. ges. Gynäk. Geburtsh. 102 (1971) 322
123 Youssef, A. F.: Gynaecological Urology. Thomas, Springfield/Ill. 1960
124 Zinner, E. H., E. H. Kass: Longterm (10–14 years) follow up of bacteriuria of pregnancy. New Engl. J. Med. 285 (1971) 820
125 Zinser, H. K.: Die urologischen Erkrankungen der Frau. In: Biologie und Pathologie des Weibes, hrsg. von L. Seitz, A. Amreich. Urban & Schwarzenberg, München 1955

Erkrankungen des Intestinaltraktes in der Schwangerschaft

K. H. HOLTERMÜLLER und H. J. WEIS

Einleitung

Während der normal verlaufenden Schwangerschaft treten sehr häufig gastrointestinale Symptome auf. Ein Teil dieser Symptome, wie z. B. Obstipation und Sodbrennen, ist die Folge der physiologischen Adaptationsvorgänge der Organe des Verdauungstraktes an die Schwangerschaft (35). Die Gravidität kann weiterhin eine präexistente, gastrointestinale Erkrankung in ihrem Verlauf beeinflussen oder bisher latente Symptome manifest werden lassen. Die Schwangerschaft ist aber auch Ursache gastrointestinaler Erkrankungen, die ausschließlich in der Schwangerschaft auftreten, wie z. B. die Schwangerschaftscholestase. In dem folgenden Kapitel sollen die wesentlichen klinischen Symptome besprochen und untersucht werden, ob die Erkrankung des Gastrointestinaltraktes während der Schwangerschaft, seien es nun präexistente Erkrankungen oder durch die Gravidität ausgelöste Krankheitsbilder, die mütterliche und/oder die fetale Prognose beeinflussen.

Ösophagus

Sodbrennen und Refluxbeschwerden gehören mit 50% zu den häufigsten gastroenterologischen Symptomen schwangerer Patientinnen, vor allem im letzten Trimenon (58). Nach der Entbindung verschwinden die Symptome vollständig. Manometrische Untersuchungen in der Schwangerschaft haben eine Zunahme der nicht propulsiven Motilität des Ösophagus nachgewiesen. Das Auftreten dieser Kontraktionsstörung findet sich bei schwangeren Frauen mit und ohne Refluxsymptomatik. Wenn auch die nichtpropulsive Motilität als Folge der hormonellen Umstellung in der Schwangerschaft angesehen werden muß, so ist sie nicht ursächlich für den gastroösophagealen Reflux verantwortlich. Sodbrennen als Ausdruck des gastroösophagealen Refluxes ist die Folge einer kontinuierlichen Abnahme des Ruhedruckes des unteren Ösophagussphinkters (79). Die steigenden Progesteronspiegel in der Schwangerschaft führen zu dem beobachteten Abfall des Ruhedruckes des unteren Ösophagussphinkters (80).
Neben dem Ruhedruck ist auch die Ansprechbarkeit des Sphinktermuskels für Pentagastrin, Acetylcholin, Edrophonium und eine Proteinmahlzeit in der Schwangerschaft vermindert (27). Diese Befunde belegen, daß weibliche Sexualhormone und hier insbesondere Progesteron für die Senkung des Ruhedruckes und die verminderte Ansprechbarkeit des unteren Ösophagussphinkters für endogene Stimuli verantwortlich sind.
Der erniedrigte Ösophagussphinkterdruck ermöglicht den gastroösophagealen Reflux.
Eine Hiatushernie ist nicht Voraussetzung für die Ausbildung des gastroösophagealen Refluxes. Der Begriff Hiatushernie impliziert lediglich die Protrusion eines Teiles des Abdominalinhaltes in die Thoraxhöhle. Die Hernie kann als axiale Gleithernie oder als paraösophageale Hernie auftreten. Die axiale Gleithernie verursacht nur dann Symptome des gastroösophagealen Refluxes, wenn eine Sphinkterinkompetenz vorliegt. Morphologische Veränderungen im Sinne der Refluxösophagitis sind selten bei Patientinnen mit Hiatushernie und inkompetentem unteren Ösophagussphinkter in der Schwangerschaft. Paraösophageale Hernien können durch Inkarzeration das Leben der Patientin bedrohen.
Die Therapie des gastroösophagealen Refluxes ist symptomatisch. Die Einnahme kleinerer und häufiger Mahlzeiten und die Beachtung einfacher Maßnahmen, wie z. B. die Erhöhung des Kopfendes des Bettes um 15 bis 20 cm, kann eine Erleichterung der Refluxsymptome herbeiführen. Medikamentös lassen sich die Beschwerden durch Antazida, die zusätzlich Alginsäure enthalten, bessern (37).
Durch den gastroösophagealen Reflux mit und ohne Hiatusgleithernie ist keine vitale Gefahr für die Mutter und das Kind gegeben.

Achalasie

In sehr wenigen Fällen wurde über das Auftreten einer Schwangerschaft bei gleichzeitig bestehender Achalasie berichtet (5). Die Schwangerschaft kann zu einer erheblichen Verschlimmerung der Schluckbeschwerden und seiner raschen Verschlechterung des mütterlichen Gesundheitszustandes führen. Die Diagnose läßt sich aufgrund der charakteristischen, klinischen Symptome, des endoskopischen und des manometrischen Befundes stellen. In diesen Fällen sollte die pneumatische Dilatation oder die Kardiomyotomie durchgeführt werden. In der Phase der Wehentätigkeit und hier besonders bei Sedierung der Patientin besteht eine erhebliche Gefahr der Aspiration, weshalb der Ösophagus über eine Magensonde entleert werden sollte.

Magen und Zwölffingerdarm

Während der Schwangerschaft treten nur selten akute peptische Ulzerationen auf. Untersuchungen der Magensäuresekretion in der Schwangerschaft belegen eine Verminderung der basalen und stimulierten Säuresekretion. Als Ursache des herabgesetzten Magensäureausstoßes wird die Sekretion eines Urogastrons impliziert, das aus dem Urin schwangerer Frauen isoliert wurde (8). Dieses Urogastron zeigt bei der biologischen Prüfung an der Ratte eine starke Hemmung der Magensäuresekretion. Verlaufsbeobachtungen haben ferner gezeigt, daß sich die Ulkussymptome bei Patientinnen mit peptischen Ulzera während der Schwangerschaft bessern (9). Drei Monate nach der Entbindung hatten jeodch etwa 50% der Patientinnen bereits wiederum ein Ulkusrezidiv. 2 Jahre nach der Schwangerschaft hatte nahezu jede der 118 Patientinnen mindestens einen Rückfall der Ulkuskrankheit. Während der Schwangerschaft traten keine Ulkuskomplikationen auf. Die Ergebnisse von CLARK (9) werden durch Befunde von MENTGEN u. Mitarb. (55) bestätigt, die eine Exazerbation eines Zollinger-Ellison-Syndroms wenige Tage nach der Entbindung beschrieben. Die Schwangerschaft mußte hier wohl eine protektive Wirkung gehabt haben, da bei der 3 Monate nach der Entbindung durchgeführten Gastrektomie die Leber bereits multiple Metastasen aufwies (55). Von den insgesamt in der Weltliteratur berichteten, letal verlaufenden Komplikationen der Ulkuskrankheit (wie z. B. Blutung, Perforation) während der Schwangerschaft trat die überwiegende Mehrzahl der Komplikationen während der Entbindung oder im Wochenbett auf. Bei Perforation eines peptischen Ulkus sollte die Laparatomie unverzüglich vorgenommen werden, wobei der Versuch gemacht werden sollte, die Schwangerschaft zu erhalten.

Werden durch eine Gastroduodenoskopie peptische Ulzera nachgewiesen, so sollte die übliche Behandlung mit Antazida in ausreichender Dosierung über 4 Wochen durchgeführt werden (37). Histamin-H_2-Rezeptorantagonisten (Tagamet) beschleunigen die Ulkusheilung und können in der Schwangerschaft eingesetzt werden (88). Ein Ulkusleiden, das Folge eines Zollinger-Ellison-Syndroms ist, und das sich in der Schwangerschaft manifestiert, sollte mit Histamin-H_2-Rezeptorantagonisten therapiert werden.

Da während der Phase der Laktation eine Steigerung der Magensäuresekretion eintritt, sollte bei nachgewiesener Ulkuserkrankung von dem Stillen des Kindes Abstand genommen werden.

Die komplikationslose, peptische Ulkuserkrankung beeinflußt die mütterliche und kindliche Prognose nicht.

Erkrankungen des Dünndarmes und Dickdarmes

Von den zahlreichen Erkrankungen des Dünn- und Dickdarmes sollen hier nur kurz jene erwähnt werden, deren Diagnose oder Verlauf in der Schwangerschaft erschwert sein kann oder die zu Komplikationen führen können.

Einheimische Sprue

Die einheimische Sprue ist charakterisiert durch Malabsorption, Strukturveränderungen der Dünndarmmukosa und eine Intoleranz gegenüber Gluten. Gluten, ein hochmolekulares Protein, das zu 40% Glutaminsäure enthält, verursacht die charakteristischen klinischen Symptome dieser Erkrankung, die in etwa 70% bei Frauen auftritt. Die wesentlichen, klinischen Merkmale sind Gewichtsabnahme, Diarrhoe und Steatorrhoe. Die Funktionstests zur Prüfung der intestinalen Resorption sind alle pathologisch verändert (z. B. erhöhte Stuhlfettausscheidung, verminderte Resorption fettlöslicher Vitamine mit nachfolgenden Mangelerscheinungen, verminderte Resorption von Eisen, Folsäure und Vitamin B_{12}). Neben den Symptomen der Malabsorption erfordert die Diagnose noch den Nachweis der typischen histologischen Veränderungen in der Mukosa mit Verplumpung und Abflachung der Dünndarmzotten und Infiltraten von Plasmazellen und Lymphozyten sowie die klinische, biochemische und histologische Besserung nach Gabe einer glutenfreien Kost. Eine Schwangerschaft kann eine Exazerbation der Erkrankung auslösen oder eine bis dahin latente Sprue symptomatisch werden lassen (31). Bei der Mehrzahl der Patientinnen wird eine bisher unbehandelte Sprue in der Spätschwangerschaft oder nach der Entbindung symptomatisch. Die Möglichkeit des Vorliegens einer latenten Sprue sollte immer dann erwogen werden, wenn es bei Schwangerschaftsanämie zu Fehlgeburten kommt, ohne daß eine erkennbare Ursache vorliegt (45). Die Anämie kann das erste Symptom einer bis dahin latenten Sprue sein. Die Anämie kann dabei sowohl mikrozytär als auch makrozytär bedingt sein.

Das Auftreten einer makrozytären Anämie in der Schwangerschaft sollte immer Veranlassung zu

Funktionsuntersuchungen (D-Xylosetest, Quickwert, Folsäurespiegel und Stuhlfettausscheidung usw.) sein. Bei veränderten Resorptionstests sollte eine Dünndarmsaugbiopsie ausgeführt werden. Bei Nachweis einer Sprue sollte die Therapie mit glutenfreier Kost und Vitaminsubstitution begonnen werden.

Das Auftreten der Fehlgeburten wird bei der Sprue auf den Folsäuremangel zurückgeführt. Bei Behandlung der Erkrankung ist die Prognose für Mutter und Kind gut.

Morbus Crohn

Der Morbus Crohn kann an jeder Stelle des Verdauungstraktes auftreten. Die Erkrankung ist pathologisch-anatomisch gekennzeichnet durch die Ausbildung einer chronischen, transmuralen Entzündung der Darmwand mit Beteiligung des Mesenteriums und der regionalen Lymphknoten. Histologisch findet sich eine Infiltration der Darmwand mit Lymphozyten und Plasmazellen sowie nicht verkäsenden Granulomen. Die klinischen Symptome sind charakterisiert durch abdominelle Schmerzen, Diarrhoen, anale und perianale Komplikationen wie Fisteln und Abszeßbildungen (25). Die Infertilität ist beim Morbus Crohn mit 32% sehr hoch (26). Kommt es beim Morbus Crohn zu einer Schwangerschaft, so stellt sich die Frage, wie die Gravidität den Erkrankungsverlauf beeinflußt. 2 Untersuchergruppen haben zur Beantwortung dieser Frage die Erkrankung in folgende Stadien eingeteilt (12, 41): 1. inaktive Erkrankung zum Zeitpunkt der Konzeption, 2. aktive Erkrankung zum Zeitpunkt der Konzeption, 3. Beginn der Erkrankung in der Schwangerschaft, 4. Beginn der Erkrankung nach der Entbindung. Analysiert man den Verlauf der Erkrankung (Tab. 1) unter Zugrundelegung dieser Stadieneinteilung und zieht die Ergebnisse aus beiden Studien zusammen, so findet sich eine Exazerbation der Erkrankung bei inaktiver Form in 26%. Bei aktiver Erkrankung findet sich eine Exazerbationshäufigkeit von 45% (s. Tab. 1). Beginnt die Erkrankung in der Schwangerschaft, so ist mit einem stürmischen Verlauf zu rechnen, obwohl die Beobachtungen bisher nur an 10 Patientinnen bestätigt werden konnten (12, 53).

Bei 6 der 10 Patientinnen machte der Erkrankungsverlauf noch während oder kurzfristig nach der Entbindung einen operativen Eingriff erforderlich. In der letzten Gruppe (Gruppe 4), Beginn der Erkrankung nach der Entbindung, kann, wie es für die Erkrankung typisch ist, ein milder wie aber auch ein foudroyanter Verlauf auftreten (s. Tab. 1). Bei den angeführten Studien handelt es sich um retrospektive Untersuchungen, die sich über einen Zeitraum von mehr als 20 Jahren erstreckten, so daß das analysierte Krankengut aufgrund der unterschiedlichen Behandlung sehr heterogen zusammengesetzt ist. Die Analyse der Daten ist weiterhin erschwert durch das relativ kleine Krankengut und das Fehlen einer Kontrollgruppe. Beide Untersuchergruppen haben nicht den Ver-

Tabelle 1 Verlauf des Morbus Crohn in Abhängigkeit vom Aktivitätsgrad und Beginn der Erkrankung in der Schwangerschaft (eine Angabe in % erfolgte nur, wenn mehr als 10 Fälle analysiert werden konnten)

	Zahl der Fälle	Schwangerschaften	Exazerbationen	
			Zahl der Fälle	Prozent
1. Inaktive Erkrankung				
Crohn u. Mitarb. (12)	34	45	17	38
Homan u. Mitarb. (40)	32	32	3	9
Gesamtzahl	76	77	20	25,9
2. Aktive Erkrankung				
Crohn u. Mitarb. (12)	23	30	16	53
Homan u. Mitarb. (40)	10	10	2	10
Gesamtzahl	33	40	18	45
3. Beginn in der Schwangerschaft				
Crohn u. Mitarb. (12)	3	3	3	./.
Homan u. Mitarb. (40)	0	0	0	0
Gesamtzahl	3	3	3	./.
4. Beginn nach der Entbindung				
Crohn u. Mitarb. (12)	6	6	1	./.
Homan u. Mitarb. (40)	2	2	1	./.
Gesamtzahl	8	8	2	./.

such gemacht, den Verlauf des Morbus Crohn während der Schwangerschaft mit dem Verlauf der Erkrankung bei gleichaltrigen nichtschwangeren Frauen zu vergleichen. Es ist daher nicht gerechtfertigt, aus den vorliegenden Daten zu folgern, daß die Schwangerschaft ursächlich für eine Verschlechterung der Erkrankung verantwortlich ist. In den Untersuchungen von FIELDING u. Mitarb. (26) und DE DOMBAL u. Mitarb. (18) wurde bei der überwiegenden Mehrzahl der Patientinnen mit vorbestehendem Morbus Crohn keine Aktivierung der Erkrankung beobachtet. Weniger als $1/3$ der Patientinnen hatten einen aktiven Morbus Crohn. Beide Untersuchergruppen fanden eine Exazerbation der klinischen Symptome nach der Entbindung, wobei die prozentualen Angaben zwischen 40 und 60% schwanken. NORTON u. PATTERSON (59) haben nachgewiesen, daß die Chance einer jungen Frau innerhalb eines Jahres an einem floriden Schub des Morbus Crohn zu erkranken bei etwa 40% liegt, unabhängig davon, ob sie schwanger ist oder nicht. Dies bestätigt den Eindruck aller publizierten Studien, daß die Schwangerschaft den Verlauf des Morbus Crohn nur wenig beeinflußt. Eine in der Schwangerschaft beobachtete Aktivierung des Morbus Crohn ist wahrscheinlich nur Ausdruck des natürlichen Krankheitsverlaufes der entzündlichen Darmerkrankung. Nur 1 Todesfall wurde innerhalb eines Jahres nach der Entbindung bei 337 Schwangerschaften von Patientinnen mit Morbus Crohn beobachtet.

Die Auswertung der angeführten Studien gibt keine Hinweise darauf, daß eine therapeutische Schwangerschaftsunterbrechung den Verlauf der Erkrankung günstig beeinflußt.

Bei Beginn des Morbus Crohn in der Schwangerschaft sollte eine konservative Therapie unverzüglich eingeleitet werden. Bei Komplikationen (z. B. toxisches Megakolon, Perforation, Stenosen mit Ileus) oder fulminantem Verlauf, der durch konservative Therapie nicht beherrscht werden kann, muß chirurgisch behandelt werden. In diesen Fällen wird in der Frühschwangerschaft eine Unterbrechung erforderlich werden, da die Schwangerschaft nicht erhalten werden kann (53). In Spätstadien sollte mit der Operation eine vorzeitige Entbindung eingeleitet werden. Nach der Entbindung sollte die Patientin mit Morbus Crohn ebenfalls gemeinsam von Geburtshelfer, Internist und Chirurg betreut werden, da in etwa 50% mit einer Aktivierung der Erkrankung zu rechnen ist. Die medikamentöse Behandlung des Morbus Crohn, der nur den Dünndarm befällt, sollte heute mit Steroiden erfolgen. Der Befall des Dünn- und Dickdarmes kann sowohl mit Corticosteroiden wie mit Sulfasalazin (Azulfidine) behandelt werden. Bei Erkrankung des Dickdarmes verspricht die Monotherapie mit Sulfasalazin Erfolg (77).

Patientinnen sollte von einer Konzeption abgeraten werden bei Komplikationen des Morbus Crohn wie ausgedehnten perianalen Fisteln, enteroenteralen Fisteln, Konglomerattumoren und Darmstenosen mit Subileus-Symptomatik. Ebenso sollte bei schlechtem Ernährungszustand von einer Schwangerschaft abgesehen werden. Bei inaktiver Erkrankung kann dagegen eine Schwangerschaft ausgetragen werden.

Die Wirkung des Morbus Crohn auf die Schwangerschaft

Zieht man die Daten aus allen größeren Studien zusammen, so ergeben sich 237 zeitgerechte Entbindungen bei 288 Schwangerschaften (82%) (Tab. 2). Insgesamt entfielen 12,1% auf Fehl- und Totgeburten und 2,8% auf therapeutische Schwangerschaftsunterbrechungen. Die Rate an Fehlgeburten bei Morbus Crohn unterscheidet sich nicht vom Prozentsatz an Fehlgeburten bei gesunden Schwangeren. 3 Mißbildungen wurden beobachtet. Die angeführten Zahlen belegen, daß der Morbus Crohn keinen ungünstigen Einfluß auf den Verlauf der Schwangerschaft ausübt (s. Tab. 2).

Colitis ulcerosa

Die Colitis ulcerosa ist eine entzündliche Erkrankung des Dickdarmes, die auf die Mukosa beschränkt ist. Pathologisch-anatomisch finden sich Epithelverlust, Verminderung der Becherzellen,

Tabelle 2 Fetale Prognose bei Morbus Crohn der Mutter

Untersuchungsreihe	Schwangerschaften	Lebendgeburten	Frühgeburten	Fehlgeburten	Schwangerschaftsabbruch	Totgeburten
Crohn u. Mitarb. (12)	84	70	4	5	3	1
De Dombal u. Mitarb. (18)	60	53	0	3	1	3
Fielding u. Mitarb. (26)	98	82	4	13	1	2
Homan u. Mitarb. (40)	42	30	1	7	3	1
Mörl u. Mitarb. (56)	4	2	2	0	0	0
Gesamtzahl	288	237 82%	11 3,8%	28 9,7%	8 2,8%	7 2,4%

Tabelle 3 Die Wirkung der Schwangerschaft auf den Verlauf der Colitis ulcerosa bei Patientinnen, deren Erkrankung zum Zeitpunkt der Konzeption inaktiv war

Untersuchungsreihe	Schwangerschaften	Colitis ulcerosa		
		keine Änderung	Aktivierung	
Abramson u. Mitarb. (1)	20	13	7	35,0%
Banks u. Mitarb. (3)	46	33	13	28,3%
Crohn u. Mitarb. (13)	74	34	40	54,1%
De Dombal u. Mitarb. (19)	80	53	27	33,8%
Mac Dougall u. Mitarb. (51)	21	19	2	9,5%
Mc Ewan (52)	25	21	4	16,0%
Mörl u. Mitarb. (56)	14	8	6	42,8%
Gesamt	280	181	99	35,3%

Tabelle 4 Die Wirkung der Schwangerschaft auf den Verlauf der Colitis ulcerosa bei Patientinnen, deren Erkrankung zum Zeitpunkt der Konzeption aktiv war.

Untersuchungsreihe	Schwangerschaften	Aktivität der Colitis ulcerosa			
		keine Änderung	Besserung	Verschlechterung	
Abramson u. Mitarb. (1)	17	0	0	17	100%
Banks u. Mitarb. (3)	23	13	3	7	30,4%
Crohn u. Mitarb. (13)	38	0	0	29	76,3%
De Dombal u. Mitarb. (19)	3	1	2	0	0%
Mac Dougall u. Mitarb. (51)	53	15	25	13	24,5%
McEwan (52)	22	4	8	10	45,5%
Mörl u. Mitarb. (56)	6	5	0	1	16,6%
Gesamt	162	38	38	77	47,5%

entzündliche Infiltrationen der Mukosa, Hyperämie, oberflächliche Ulzerationen und Kryptenabszesse. Die Ätiologie der Erkrankung ist wie beim Morbus Crohn ungeklärt. Die klassischen klinischen Symptome der Colitis ulcerosa sind blutige Durchfälle, Abdominalschmerzen, Fieber und Gewichtsverlust. Differentialdiagnostisch ist ein Morbus Crohn und eine ischämische Kolitis auszuschließen (38).

Für Patientinnen mit Colitis ulcerosa ist die Beantwortung zweier Fragen von Bedeutung: 1. Welches ist die Wirkung der Schwangerschaft auf den Verlauf der Colitis ulcerosa? 2. Welche Wirkung hat die Erkrankung und ihre Therapie auf die Lebensfähigkeit und die Entwicklung des Fetus? Im Gegensatz zum Morbus Crohn scheint bei der Colitis ulcerosa die Fähigkeit zur Konzeption nicht eingeschränkt zu sein, obwohl nur 31 bis 45% aller Frauen konzipieren. Es ist von Bedeutung bei der Analyse der *Beeinflussung der Colitis ulcerosa durch die Schwangerschaft* zu unterscheiden, ob die Erkrankung zum Zeitpunkt der Konzeption ein aktives oder inaktives Stadium aufweist oder ob die Erkrankung erst während der Schwangerschaft oder des Wochenbettes auftritt. Wie beim Morbus Crohn werden 4 Gruppen gebildet: 1. inaktive Kolitis zum Zeitpunkt der Konzeption, 2. aktive Kolitis zum Zeitpunkt der Konzeption, 3. Auftreten der Kolitis während der Schwangerschaft, 4. Auftreten der Kolitis nach der Entbindung (bis zu 6 Monaten nach der Entbindung).

Bei inaktiver Kolitis (Gruppe 1) kommt es in etwa 35% zu einer Aktivierung der Erkrankung (Tab. 3). Der floride Schub tritt meist im ersten Trimenon oder zwischen der 2. und 4. Woche nach der Entbindung auf (13, 19, 51). DE DOMBAL u. Mitarb. (19) haben darauf hingewiesen, daß eine Rezidivrate von 45% während der Schwangerschaft sich nicht von der Rezidivrate nichtschwangerer Frauen (47%) unterscheidet, die von ihnen als Kontrollgruppe herangezogen wurde. Die Untersuchungen von DE DOMBAL u. Mitarb. (19) belegen, daß Frauen im gebärfähigen Alter unabhängig davon, ob sie schwanger sind oder nicht, eine gleich große Wahrscheinlichkeit haben, einen akuten Schub der Erkrankung zu erleiden.

Patientinnen mit aktiver Colitis ulcerosa zum Zeitpunkt der Konzeption zeigen in 47,5% eine Verschlimmerung der Symptome der Darmerkrankung (Tab. 4). In der Serie von CROHN u. Mitarb. (13) fand sich sogar bei 76,3% eine Verschlechterung. Wenn man aus den Sammelstatistiken die beiden Gruppen „keine Änderung und Verschlechterung" zusammenzieht, so zeigt sich, daß nahezu ³/₄ aller Patientinnen während des gesamten Schwangerschaftsverlaufes eine aktive Colitis ulcerosa aufweisen. Die Verschlechterung der Kolitis tritt auch hier meist im ersten Trimenon oder im Wochenbett ein. Es ist sehr schwierig zu beurteilen, ob die Schwangerschaft ausschließlich für die Verschlechterung verantwortlich ist, da es keine Kontrollgruppe gibt. In beiden Gruppen liegt die mütterliche Letalität bei 0,2 bis 0,7%. Im Vergleich dazu betrug die Gesamtmortalität in der Schwangerschaft 1972 in England nur 0,016%. Patientinnen, die während der Schwangerschaft erstmals an einer Colitis ulcerosa erkranken, sind sehr gefährdet. Bei 10% aller schwangerer Colitis-ulcerosa-Patientinnen tritt die Erkrankung erstmals in der Schwangerschaft auf. Die Colitis ulcerosa tritt überwiegend während des ersten Schwangerschaftsdrittels auf und bei 54–68% der Patientinnen nimmt die Erkrankung einen schweren Verlauf (13, 51). Fulminante Formen mit einer Letalität bis 15% wurden in dieser Gruppe beobachtet. Die Letalität in den initialen Stadien der Erkrankung ist bei der schwangeren Patientin jedoch *nicht höher* als bei nichtschwangeren Patientinnen. RICE-OXLEY u. TRUELOVE (62) haben 1950 bereits mitgeteilt, daß die Erstmanifestation der Colitis ulcerosa eine Letalität von 19% hat. Obwohl die Serie von RICE-OXLEY u. Mitarb. (62) nicht als Kontrollgruppe gewertet werden kann, gibt sie doch einen Hinweis auf den natürlichen Krankheitsverlauf im ersten Jahr der Erkrankung. Man muß annehmen, daß die Gefährdung für die Mutter heute geringer geworden ist, da durch die Anwendung von Corticosteroiden bei floriden initialen Schüben der Colitis ulcerosa eine Remissionsrate von 42% erzielt wird. Trotz des schweren Verlaufes einer Colitis ulcerosa, die in der Schwangerschaft erstmals auftritt, sollten alle Anstrengungen gemacht werden, die Schwangerschaft austragen zu lassen.

Bei den 19 Patientinnen dieser Gruppe wurden 18 gesunde Kinder geboren und nur einmal kam es zu einer Totgeburt (13).

Patientinnen, bei denen eine Colitis ulcerosa nach der Entbindung auftritt (Gruppe 4), können ebenfalls schwere Verlaufsformen entwickeln, jedoch ist die Prognose günstiger als bei Beginn der Erkrankung in der Schwangerschaft. 25–40% der Patientinnen entwickeln eine protrahiert verlaufende Erkrankung mit der Notwendigkeit zur späteren chirurgischen Intervention (13, 51).

Bei der Analyse der oben diskutierten Befunde muß berücksichtigt werden, daß die Mehrzahl der retrospektiven Untersuchungen (1, 3, 13, 19, 51) zu einem Zeitraum ausgeführt wurde, als die heute übliche Therapie der Colitis ulcerosa noch nicht angewandt wurde. Die Ergebnisse der Untersuchungen wären heute bei intensiver, konservativer Therapie wahrscheinlich besser. Die Therapie der Colitis ulcerosa besteht auch in der Schwangerschaft in der Gabe von systemischen und rektalen Steroiden sowie von Sulfasalazin. Durch eine kontinuierliche Gabe von Sulfasalazin kann die Colitis ulcerosa in Remission gehalten werden. Die Verabreichung von Steroiden in der Schwangerschaft scheint beim Menschen im Gegensatz zu Tierversuchen nicht zu Mißbildungen zu führen (74). Sulfasalazin (Azulfidine) wurde in einem Zeitraum von 11 Jahren einmal in England als teratogenes Medikament impliziert. Wenn die Indikation zur Behandlung gegeben ist, empfehlen wir, auch während der Schwangerschaft die kontinuierliche Anwendung von Sulfasalazin oder Corticosteroiden. Ein therapeutischer Schwangerschaftsabbruch ist bei der Colitis ulcerosa nicht angezeigt, da nicht nachgewiesen ist, daß der natürliche Krankheitsverlauf durch eine Interruption günstig beeinflußt wird. Nur wenige Patienten zeigen während der Schwangerschaft einen fulminanten Verlauf, der einen chirurgischen Eingriff notwendig macht. Die Prognose ist in diesen Fällen sowohl für die Mutter wie auch für das Kind meist ungünstig (52). Bei toxischem Megakolon, das auf eine konservative Therapie nicht anspricht, sollte das von TURNBULL angegebene Verfahren der multiplen Enterostomien gewählt werden (86).

Die Colitis ulcerosa ist per se keine Kontraindikation für eine Schwangerschaft. Bei aktiver Erkrankung sollte zunächst eine Remission durch eine konservative oder chirurgische Behandlung erzielt werden, bevor eine Schwangerschaft ausgetragen wird.

In der aktiven Phase einer entzündlichen Darmerkrankung empfehlen wir den Patientinnen eine kontrazeptive Therapie nach Rücksprache mit dem Gynäkologen.

Einfluß der Colitis ulcerosa auf die Schwangerschaft

Patientinnen mit Colitis ulcerosa haben eine Chance von 84%, ein lebendes und gesundes Kind zu gebären (Tab. 5). Die Zahl der Fehlgeburten, Totgeburten und Mißbildungen übersteigt nicht die Rate, die bei einer normal verlaufenden Schwangerschaft zu erwarten ist.

Diese unsere Aussage über die geringen Rückwirkungen entzündlicher Darmerkrankungen auf den Schwangerschaftsverlauf und auf die fetale Prognose wird auch durch zwei neuere Untersuchungen gestützt (55 a, 84 a).

Schwangerschaft nach Ileostomie

Die häufigste Indikation zur Proktokolektomie und Anlage einer Ileostomie ist die Colitis ulcerosa und gelegentlich der Morbus Crohn. Da beide Erkrankungen bei Frauen im gebärfähigen Alter auftreten, stellt sich die Frage, ob diese Patientinnen

8.38 Erkrankungen in der Schwangerschaft

Tabelle 5 Fetale Prognose bei Colitis ulcerosa der Mutter

Untersuchungsreihe	Schwangerschaften	Lebendgeburten	Fehlgeburten	Schwangerschaftsabbruch	Totgeburten	Fehlbildungen
Abramson u. Mitarb. (1)	46	36	3	6	1	0
Banks u. Mitarb. (3)	78	63	3	9	2	1
Crohn u. Mitarb. (13)	150	134	12	2	2	0
De Dombal u. Mitarb. (19)	107	90	7	5	2	3
MacDougall u. Mitarb. (51)	100	80	13	4	3	0
McEwan (52)	50	44	4	1	1	0
Mörl u. Mitarb. (56)	20	14	4	2	0	0
Gesamt	551	461	46	29	11	4
		83,6%	8,3%	5,3%	1,9%	0,7%

schwanger werden dürfen und wie die Schwangerschaft die Funktion des Stomas beeinflußt. SCUDAMORE u. Mitarb. (68) und BARWIN u. Mitarb. (4) belegen durch ihre Untersuchungen, daß eine Schwangerschaft auch von Ileostomiepatientinnen sicher ausgetragen werden kann. Der Schwangerschaftsverlauf unterscheidet sich nicht von einer Schwangerschaft bei gesunden Primigraviden, was die Häufigkeit von Gestosen, Gewichtszunahme und Einsatz der Wehentätigkeit angeht. Als mögliche Komplikation können von seiten des Stomas auftreten: Blutungen, Einrisse, Prolaps des Ileums durch das Stoma und Ileus. Die Funktion des Ileostomas wurde bei den 20 von BARWIN u. Mitarb. untersuchten Patientinnen nicht beeinflußt. Die Entbindung erfolgte bei allen Patientinnen vaginal (68). Bei 6 von 18 Entbindungen war eine Entwicklung des Kindes mit der Zange erforderlich (68). In der Serie von BARWIN u. Mitarb. (4) wurden 60% der Patientinnen vaginal entbunden. Bei 40% wurde wegen starker Narbenbildung im Perineum eine Sectio durchgeführt. Der Post-partum-Verlauf unterschied sich bei der Ileostomiegruppe nicht von einer Kontrollgruppe gesunder Erstschwangerer. Das Gewicht der Kinder der Ileostomiepatientinnen war dem gesunder Schwangerer vergleichbar.

Patientinnen mit einer Ileostomie können eine Schwangerschaft austragen und in der Mehrzahl der Fälle vaginal entbinden.

Während der Schwangerschaft sollten die Patientinnen besonders sorgfältig gemeinsam vom Geburtshelfer, Chirurgen und Internisten betreut werden.

Anorektale Erkrankungen

Obstipation in der Schwangerschaft ist eine der häufigsten Ursachen gastrointestinaler Beschwerden. Die Ursachen sind vielgestaltig und nicht genau definiert. Progesteron ist verantwortlich für eine Tonusminderung der glatten Muskulatur des Darmes. Mit dem Symptom Obstipation treten bei 38% der Schwangeren auch Hämorrhoiden auf.

Bei Symptomen von seiten der inneren Hämorrhoiden kann bis zur 36. Woche nach Angabe von SIMMONS (72) eine Sklerosierung durchgeführt werden.

Erkrankungen der Leber

In der normalen Schwangerschaft ist die Morphologie und die Funktion der Leber nicht wesentlich verändert (35). Die Lebergröße nimmt in der Schwangerschaft nicht zu und das mittlere Lebergewicht liegt bei 1700 g. Histologische Untersuchungen haben nur geringfügige Veränderungen wie Variation der Kern- und Zellgröße, zentrilobu-

Tabelle 6 Biochemische Veränderungen in der normalen Schwangerschaft

1. *Keine Veränderung bis zum Geburtstermin*
   Aspartat-Aminotransferase, ,,SGOT''
   Alanin-Aminotransferase, ,,SGPT''
   Gammaglutamyltranspeptidase
   Glutamatdehydrogenase

2. *Abnahme bis zum Geburtstermin*
   Cholinesterase
   Gesamteinweißkonzentration
   Serumalbumin
   Gammaglobulin
   Haptoglobin
   Serumeisen

3. *Anstieg bis zum Geburtstermin*
   Alkalische Phosphatase
   Leucin-Aminopeptidase
   Lactatdehydrogenase
   Bilirubin im Serum
   Bromthaleinretention
   Fibrinogen
   Faktor II, VII, VIII, IX, X
   α 1-Antitirypsin
   α 1-Fetoprotein
   Coeruleoplasmin
   Transferrin
   Serumkupfer

läre Verfettung und gelegentlich vermehrt mononukleäre Infiltration der Portalfelder gezeigt (15, 44). Elektronenmikroskopisch wurden keine oder nur geringfügige Veränderungen wie Elongation der Mitochondrien und parakristalline mitochondriale Einschlüsse in 10% gesehen (35). Die Leberdurchblutung ändert sich im Verlauf der Schwangerschaft nicht.

Die Änderung der sog. Leberfunktionsproben während der Schwangerschaft sind in Tab. 6 zusammengefaßt (28, 35). Die Kenntnis dieser physiologischen Änderungen ist wichtig, um hepatobiliäre Erkrankungen im Verlauf der Schwangerschaft diagnostizieren zu können.

Differentialdiagnose des Ikterus in der Schwangerschaft

Ein Ikterus tritt bei einer von 1500 Schwangerschaften auf, was einer Inzidenz von 0,067% entspricht (33). Bei 41,5% der Patientinnen wird der Ikterus durch eine Hepatitis ausgelöst. Bei 20,8% ist der Ikterus Folge der Schwangerschaftscholestase und nur bei 5,9% findet sich ein Verschluß des Ductus choledochus als Ursache des Ikterus. Bei etwa 10% der Fälle ist der Ikterus Folge einer anderen Komplikation der Schwangerschaft, wie z. B. Hyperemesis gravidarum und Eklampsie (10, 33, 34, 42, 47). Der Ikterus während der Schwangerschaft *(Icterus gravidarum)* wird üblicherweise unterteilt in den Icterus in graviditate, also alle Formen der Gelbsucht, die auch bei *nicht*schwangeren Patientinnen auftreten können und den Icterus e graviditate, also jene Form des Ikterus, die ausschließlich bei schwangeren Frauen auftritt. Im angloamerikanischen Schrifttum werden diese beiden Hauptkategorien noch einmal unterteilt in einen primären und sekundären Ikterus (33, 70). Für die Diskussion der Lebererkrankungen in diesem Kapitel wird die oben angeführte Einteilung beibehalten (s. Tab. 7).

Icterus in graviditate

Akute und chronisch entzündliche, virale Lebererkrankungen

Virushepatitis

Die Virushepatitis ist die häufigste Ursache der Gelbsucht in der Schwangerschaft. Die Virushepatitis kann hervorgerufen sein durch das Hepatitis-A-Virus oder das Hepatitis-B-Virus. Eine nicht als Hepatitis A oder B zu klassifizierende Hepatitis, die nicht durch das Herpes simplex, Zytomegalie oder Epstein-Barr-Virus hervorgerufen ist, wird als Nicht-A- Nicht-B-Hepatitis bezeichnet (14). Hepatitis A und Hepatitis B zeigen ein ähnliches klinisches Bild, wobei im allgemeinen die Hepatitis B einen schwereren Verlauf nimmt. Fulminanter Verlauf mit Tod ist nach Infektion mit Hepatitis B weitaus häufiger als bei Hepatitis A. Im Gegensatz zur Hepatitis B geht die Hepatitis A *nicht* in eine chronische Hepatitis über. Die Häufigkeit der Hepatitis in der Normalbevölkerung schwankt je nach dem untersuchten Patientengut zwischen 3,5 und 7 Erkrankungen pro 10000 Einwohner. Für die Schwangerschaft wurde von MARTINI u. Mitarb. (54) eine Häufigkeit von 0,04% ermittelt. Diese Zahlen belegen, daß schwangere Frauen nicht häufiger an einer Hepatitis als die Allgemeinbevölkerung erkranken. Die Hepatitis kann in allen Stadien der Schwangerschaft auftreten. Der Verlauf der Hepatitis in der Schwangerschaft unterscheidet sich nur geringfügig von dem bei nichtschwangeren Frauen. Häufig ist die Gelbsucht nur wenig ausgeprägt. Die Transaminasen sind besonders gegen Ende der Schwangerschaft nicht so erhöht wie außerhalb der Schwangerschaft.

Dagegen sind cholestatische Symptome häufig stärker ausgeprägt. Ein verzögerter Verlauf wurde gegen Ende der Schwangerschaft oder im Wochenbett beobachtet, jedoch ist ein gehäufter Übergang in eine chronische Verlaufsform aufgrund der Schwangerschaft trotz einiger Einzelbeobachtungen *nicht* gesichert. Die Letalität, die aus einer europäischen Sammelstatistik errechnet wurde, lag bei 1,4% (43). Die Letalität für die Hepatitis A liegt bei Nichtschwangeren zwischen 0,2 und 2% und für die Hepatitis B bei 4–6%. Die Letalität von 1,4% unter 875 beobachteten Fällen von Virushepatitis in der Schwangerschaft ist somit der Letalität in der Allgemeinbevölkerung vergleichbar.

Eine Indikation zur Schwangerschaftsunterbrechung besteht bei der Virushepatitis nicht, da selbst bei fulminanten Verlaufsformen der natürliche Krankheitsverlauf durch die Interruption nicht beeinflußt wird.

In den Entwicklungsländern ist aufgrund fehlender ärztlicher Versorgung und Eiweißmangelernährung die Letalität wesentlich höher. Von BORHANMANESH u. Mitarb. (6) wurde in Iran eine Hepa-

Tabelle 7 Einteilung des Ikterus während der Schwangerschaft

A. *Icterus in Graviditate*
1. Akut und chronisch entzündliche, virale Lebererkrankungen
2. Leberzirrhose unterschiedlicher Ätiologie
3. Toxische Leberzellschädigung (Medikamente, Alkohol, Sepsis usw.)
4. Kongenitale Hyperbilirubinämien
5. Verschlußikterus

B *Icterus e Graviditate*
1. Rezidivierende Schwangerschaftscholestase
2. Akute Schwangerschaftsfettleber
3. Ikterus bei Schwangerschaftstoxikosen (Hyperemesis, Spätgestosen)

titisletalität von 17,6% festgestellt, die in der Schwangerschaft auf 34,4% anstieg. Diese Zahlen, die auch aus anderen Entwicklungsländern bestätigt werden, haben die Weltgesundheitsorganisation veranlaßt, bei allen schwangeren Frauen während einer Hepatitisepidemie eine Gammaglobulinprophylaxe zu empfehlen. Da in den Entwicklungsländern jedoch die Hepatitis B endemisch ist, sollte auch Hepatitis-B-Immunglobulin (HBIG) eingesetzt werden, da normales Gammaglobulin keinen ausreichenden Schutz vor Hepatitis B gewährt.

Wirkung der Virushepatitis auf den Schwangerschaftsverlauf. Die akute Virushepatitis während der Schwangerschaft induziert eine Tendenz zu Fehl- und Frühgeburten, wie dies auch bei jeder anderen Form der Gelbsucht der Fall ist (29). Der Mechanismus ist nicht bekannt. Es besteht keine Korrelation zwischen der Häufigkeit an Frühgeburten einerseits und der Dauer des Ikterus andererseits (22). Die Rate an Frühgeburten liegt zwischen 16 und 20% und übersteigt damit den Normwert von 5–10% (33, 42).

Die perinatale Mortalität ist abhängig vom Reifegrad der Kinder. Während die Zahl der Frühgeburten bei Auftreten von Hepatitiden in der Schwangerschaft erhöht ist, trifft dies nicht zu für die Häufigkeit von Fehl- und Totgeburten. HUCHZERMEYER hat eine Häufigkeit von Fehlgeburten von 7% und von Totgeburten von 3% festgestellt (42). Diese Häufigkeit entspricht der Rate an Fehl- und Totgeburten, wie sie auch bei gesunden Schwangeren angenommen wird.

Da das Hepatitisvirus die Plazenta passieren kann, besteht grundsätzlich die Gefahr von Mißbildungen durch die Beeinflussung des genetischen Materials und durch die Auslösung von Embryo- und Fetopathien. VORMITTAG u. Mitarb. (81) haben in Lymphozytenkulturen des peripheren Blutes während der akuten Phase der Hepatitis B eine 7fach erhöhte Chromosomenaberrationsrate im Vergleich zur Kontrollgruppe nachgewiesen nachgewiesen. Vereinzelt liegen auch Berichte über das Auftreten von Down-Syndrom nach Hepatitisepidemien vor (76). Ebenso wurde über eine Verschiebung der Geschlechtsverteilung der Neugeborenen berichtet, wobei weibliche Kinder überwogen (64). Nachuntersuchungen verschiedener Autoren konnten das gehäufte Auftreten von Mongolismus nach Hepatitis ebensowenig bestätigen wie die Veränderung der Geschlechtsverteilung (16, 85). Es erscheint aufgrund der vorliegenden Daten unwahrscheinlich, daß chromosomale Aberrationen eine Ursache von Fehlbildungen sind. DÖRFLER u. Mitarb. (17) haben die Häufigkeit von Fehlbildungen nach Hepatitis mit 3,5% angegeben. Diese Inzidenz an Fehlbildungen unterscheidet sich nicht von der zu erwartenden Fehlbildungsrate in einer normalen Schwangerschaft, die bei 2,4% liegt. SIEGEL (71) konnte ebenfalls keine Korrelation zwischen kongenitalen Anomalien und Hepatitis nachweisen. Diese Untersuchungen widerlegen die früher geäußerten Befunde über den Einfluß der mütterlichen Virushepatitis auf den sich entwickelnden Fetus. Eine Indikation zur Schwangerschaftsunterbrechung besteht daher auch aus fetaler Sicht nicht.

Transmission des Hepatitis-B-Virus von der Mutter auf das Kind. Da nur das Hepatitis-B-Virus heute im Blut der Mutter nachgewiesen werden kann, ist eine sichere Aussage über eine Übertragung des Virus von der Mutter auf das Kind nur für die Hepatitis B möglich. Das Hepatitis-B-Virus kann transplazentar, während der Entbindung und postpartal auf das Kind übertragen werden (67). Die Übertragung des Virus auf das Kind von der Mutter ist besonders hoch (76%), wenn eine akute Hepatitis B im letzten Trimenon oder in der frühen postpartalen Phase vorliegt. Tritt die Hepatitis dagegen im ersten oder zweiten Trimenon auf, so liegt die Übertragungsfrequenz nur bei 10% (67). Bei gesunden Hepatitis-B-Antigen-Trägerinnen, die im Serum Antikörper gegen E-Antigen (anti-E) enthalten, liegt die Übertragungsfrequenz bei weniger als 5% (39, 67, 73). In Taiwan, wo die Hepatitis B endemisch ist, wurde ebenso wie in Japan eine wesentlich höhere Übertragungshäufigkeit (40–100%) beobachtet (61, 76). Diese hohe Übertragungsrate ist Folge hoher Hepatitis-B-Antigen-Titer und des Vorhandenseins des E-Antigens, das ein Marker für die Infektiosität der Hepatitis B ist. Der Nachweis von E-Antigen im mütterlichen Blut gibt einen verläßlichen Hinweis auf die Möglichkeit einer pränatalen („vertikalen"), perinatalen oder postnatalen Infektion des Kindes. Ist die Mutter im letzten Trimenon oder zum Zeitpunkt der Entbindung E-Antigen positiv, unabhängig von der Art der Lebererkrankung (akute oder chronische Lebererkrankung), so muß mit einer Übertragungshäufigkeit bis zu 100% gerechnet werden (60). Beim Nachweis von anti-E bei einer Hepatitis-B-Infektion bei der Mutter ist die Chance einer Übertragung des Virus auf das Kind wesentlich geringer und bei etwa 5% anzusetzen, und wahrscheinlich erfolgt eine Elimination des passiv übertragenen Virus zu einem späteren Zeitpunkt im kindlichen Organismus. Kinder, die prä-, peri- oder postnatal mit dem Hepatitis-B-Virus infiziert werden, können eine neonatale Hepatitis, die ausheilt, oder eine Persistenz des Hepatitis-B-Antigens mit dem histologischen Bild einer nicht ausgeheilten Hepatitis entwickeln. Elektronenmikroskopisch konnten in den Lebern dieser Kinder Partikel nachgewiesen werden, die die morphologischen Charakteristika von Viren hatten. Es fehlen bis heute noch Langzeitbeobachtungen, die die Frage beantworten könnten, ob die Hepatitis B bei Neugeborenen in eine chronisch-progressive Lebererkrankung übergehen kann.

Die transplazentare Transmission des Hepatitis-B-

Virus (Nachweis des Hepatitis-B-Virus im Nabelschnurblut) kann durch eine prophylaktische Gabe von Hepatitis-B-Immunglobulin (HBIG) nicht verhindert werden.

Es ist jedoch denkbar, daß die peri- und postnatale Infektionen durch die Injektion von Hepatitis-B-Immunglobulin (HBIG) verhindert werden können (20). Wir empfehlen, Kindern HBsAg-positiver Mütter, sofern bei den Säuglingen kein Hepatitis-B-Antigen nachweisbar ist, *sofort* nach der Geburt 5 ml Hepatitis-B-Immunglobulin (HBIG) intramuskulär zu injizieren. Diese Injektionen sollten 4wöchentlich im 1. Lebenshalbjahr wiederholt werden. Die Wirksamkeit einer solchen Empfehlung bedarf dringend der Überprüfung in prospektiven, kontrollierten Studien.

Durch eine vorzeitige Entbindung mittels Kaiserschnitt kann eine fetale Infektion mit Hepatitis B nicht verhindert werden. Eine Sectio caesarea sollte immer nur ausgeführt werden, wenn die üblichen, dem Geburtshelfer vertrauten, fetalen oder mütterlichen Indikationen für diesen Eingriff gegeben sind.

Behandlung der Virushepatitis. Patienten mit akuter Virushepatitis sollten in der Schwangerschaft in üblicher Weise konservativ behandelt werden. Die Hepatitis in der Schwangerschaft heilt ebenso häufig vollständig aus, wie bei nichtschwangeren Patienten. Eine Behandlung mit Corticosteroiden ist bei der akuten, schwer verlaufenden Virushepatitis nicht indiziert. Die akute Virushepatitis und ihre fulminante Verlaufsform stellen *keine* Indikation für den Schwangerschaftsabbruch dar. Durch eine Interruption läßt sich der Verlauf der Hepatitis nicht beeinflussen. Unserer Ansicht nach gibt es bei den heute in der Literatur vorliegenden Daten ebenfalls keine Indikation zum Schwangerschaftsabbruch aus eugenischer Indikation bei Virushepatitis. Bei persistierender Hepatitis-B-Antigenämie und E-Antigenämie raten wir Frauen im gebärfähigen Alter wegen der hohen Transmissionsrate des Virus auf das Kind von der Schwangerschaft ab. Bei bereits erfolgter Konzeption sollte nach der Entbindung beim Kind eine Prophylaxe mit Hepatitis-B-Hyperimmunglobulin ausgeführt werden, wenn das Kind bei Geburt keine Marker der Hepatitis B aufweist.

Chronische Hepatitis

Es liegen nur wenige Berichte in der Literatur über Schwangerschaften bei chronisch-persistierender und chronisch-aktiver Hepatitis vor. Die Ursache hierfür ist wahrscheinlich in der ungenügenden Klassifizierung chronischer Lebererkrankungen in früheren Jahren zu sehen. Der Schwangerschaftsverlauf bei chronisch-persistierender Hepatitis ist komplikationslos und eine Indikation zum Schwangerschaftsabbruch besteht nicht.

Bei der chronisch aktiven Hepatitis kann eine Verschlechterung der Leberfunktion während der Schwangerschaft eintreten, die rückbildungsfähig sein kann (83). In 50% kommt es zur Entbindung reifer Kinder. Die Zahl der Frühgeburten liegt bei 21% und die Zahl der perinatalen Todesfälle ist mit 21% ebenfalls deutlich erhöht. Die Häufigkeit von Spontanfehlgeburten liegt zwischen 15 und 20%. Ebenso wie bei der akuten Hepatitis kann das Hepatitis-B-Virus bei chronischen Lebererkrankungen auf den Feten übertragen werden. Auch während der Schwangerschaft sollte die Therapie der chronisch-aktiven Hepatitis mit Corticosteroiden fortgesetzt werden. Azathioprin wird von uns in der Schwangerschaft zur Behandlung der chronischen Hepatitis nicht eingesetzt, da eine therapeutische Notwendigkeit dazu nicht besteht (78).

Eine verbindliche Empfehlung für oder gegen den Schwangerschaftsabbruch kann nicht gegeben werden, da die Anzahl der in Literatur berichteten Fälle so gering ist, daß keine Schlußfolgerung gezogen werden kann. Das Zusammentreffen von Schwangerschaft und chronischer Lebererkrankung stellt per se noch keine Indikation zur Schwangerschaftsunterbrechung dar. Die chronische Hepatitis ist eine ernste Erkrankung. Ohne Therapie versterben innerhalb von 6 Monaten 35% der Patienten. Bei Behandlung dagegen liegt die Letalität bei 6%. Diese Zahlen zeigen, daß entscheidend für die Lebenserwartung der Patientinnen die ausreichende medikamentöse Kontrolle der Lebererkrankung ist. Ob bei florider chronisch-aktiver Hepatitis mit Übergang in eine Zirrhose durch eine Interruption der natürliche Krankheitsverlauf geändert werden kann, erscheint fraglich. Die Entscheidung zum Schwangerschaftsabbruch bleibt in das Ermessen von Arzt und Patientin gestellt. Falls eine Interruption erwogen wird, sollte sie frühzeitig im Schwangerschaftsverlauf in Lokalanästhesie ausgeführt werden.

Leberzirrhose

Eine Schwangerschaft tritt bei Frauen mit Leberzirrhose wegen des Vorliegens eines anovulatorischen Zyklus nur selten auf. Da heute die chronisch-entzündlichen Lebererkrankungen medikamentös befriedigend behandelt werden können, muß in zunehmendem Maße mit einer Konzeption bei jungen Frauen mit kompensierter Leberzirrhose gerechnet werden. Aufgabe des Arztes sollte es daher sein, Patientinnen über die Risiken der Schwangerschaft zu beraten. Von HUCHZERMEYER (42) wurde über 171 Schwangerschaften bei 148 Patientinnen mit Leberzirrhose berichtet. Durch die Gravidität wird die Langzeitprognose der Lebererkrankung nicht beinflußt. Etwa $1/5$ der Patientinnen entwickeln während der Schwangerschaft Gelbsucht, Aszites oder ein Leberversagen. Die Häufigkeit dieser Komplikationen wird jedoch als nicht höher angesehen als außerhalb der Schwangerschaft (83). Vereinzelt wurde sogar über eine Besserung der Leberfunktion berichtet (43). Der relativ günstige Verlauf der Schwangerschaft bei Leberzirrhose kommt wahrscheinlich dadurch zustande, daß eine Konzeption nur im inaktiven und kompensierten Stadium eintritt. Eine obere gastrointestinale Blutung stellt die größte Gefahr für die Schwangere mit portaler Hypertension dar. Die Häufigkeit der Blutung aus Ösophagusvarizen wird mit 64% angegeben (42). Bei Patienten mit Leberzirrhose, die nicht schwanger sind, rechnet man mit einer Varizenblutung in 50% und einer Letalität bei einer massiven Blutung von 44%. Die Letalität in der Schwangerschaft für die Mutter nach einer Varizenblutung wird mit 13% in der Literatur angegeben. Diese niedrige Letalität dürfte ihre Erklärung in der noch relativ guten Leberfunktion haben. Zahlreiche Faktoren begünstigen das Auftreten einer Varizenblutung in der Schwangerschaft: 1. Anstieg des intraabdominellen Druckes und des Pfortaderdruckes aufgrund des sich vergrößernden Uterus, 2. weitgehender Verschluß der V. cava inferior in Rückenlage, wobei der venöse Abfluß über die Azygosvenen erfolgt, die auch das Blut aus dem Ösophagus aufnehmen, 3. Schwangerschaftshypervolämie, 4. Relaxation des unteren Ösophagussphinkters mit gastroösophagealem Reflux, der durch die intraabdominelle Drucksteigerung in der Austreibungsperiode begünstigt wird.

Wegen der Häufigkeit der Varizenblutung in der Schwangerschaft ist ein prophylaktischer Shunt bei Vorliegen einer portalen Hypertension empfohlen worden. Kontrollierte Studien außerhalb der Schwangerschaft haben gezeigt, daß der prophylaktische Shunt zwar das Blutungsrisiko vermindert, jedoch die Lebenserwartung der Patienten nicht verbessert. Eine Durchführung des prophylaktischen Shuntes kann nicht gerechtfertigt werden, da die Letalität durch Blutung in der Schwangerschaft und die operative wie die postoperative Letalität gegeneinander abgewogen werden müssen. Die Therapie der Ösophagusvarizenblutung sollte auch in der Schwangerschaft konservativ sein. Bei Versagen der konservativen Therapie kann aus operationstechnischen Gründen nur in den ersten beiden Trimestern ein therapeutischer Shunt angelegt werden (24). Nach Anlage des Shuntes sollten weitere Schwangerschaften durch eine Tubenligatur verhindert werden, da Blutungsrezidive aus Varizen trotz Operation in nachfolgenden Schwangerschaften beschrieben wurden. Im letzten Schwangerschaftsdrittel sollte die Blutung konservativ behandelt und die Entbindung eingeleitet werden.

Die Therapie des Aszites besteht wie außerhalb der Schwangerschaft in Kochsalzrestriktion und vorsichtiger Gabe von Diuretika (36).

Einfluß der Lebererkrankung auf die Gravidität und Geburt. In 8–17% kommt es zu Fehlgeburten, in 15% zu Frühgeburten und in 10–16% zu Totgeburten. Diese Zahlen steigen bei Leberversagen noch an. Die überlebenden Kinder zeigen keine Schädigung. Nach der Geburt kann es infolge von Thrombopenien und Mangel an Gerinnungsfaktoren zu Nachblutungen bei der Mutter kommen.

Schwangerschaftsabbruch. Bei kompensierter Leberzirrhose besteht keine Indikation zum Schwangerschaftsabbruch. Bei fortgeschrittener Leberinsuffizienz kann eine Interruption erwogen werden, doch sollte es auch hier dem kritischen Ermessen des Arztes im Einvernehmen mit der Patientin vorbehalten bleiben, abzuwägen, ob der geplante Eingriff die Mutter nicht mehr gefährdet als entlastet. Je frühzeitiger der Eingriff im Verlauf der Schwangerschaft erfolgen kann (Lokalanästhesie), um so günstiger dürfte er sich auswirken.

Patientinnen mit Leberzirrhose sollte von einer Konzeption abgeraten werden, da ihre Lebenserwartung extrem verkürzt ist. Die Wahrscheinlichkeit, daß eine Mutter mit Leberzirrhose ihr Kind bis zum 18. Lebensjahr betreuen kann, ist geringer als 10% (43). Es ist die Aufgabe des Arztes, den Eltern diese Problematik zu verdeutlichen und so beide Elternteile zu veranlassen, nicht das Risiko einer Schwangerschaft auf sich zu nehmen.

Primär biliäre Zirrhose

Unter allen Formen der Leberzirrhose wird die Schwangerschaft am besten bei Patientinnen mit einer primär biliären Zirrhose toleriert. Die primär biliäre Zirrhose ist eine ätiologisch ungeklärte Erkrankung, die fast ausschließlich bei Frauen auftritt (70). Bei den meisten Patientinnen bleibt der Verlauf der Erkrankung während der Schwangerschaft unverändert. Von einzelnen Autoren (83) wurde über eine Zunahme des Ikterus berichtet bzw., daß anikterische Patienten während der Schwangerschaft eine passagere Hyperbilirubinämie zeigen können. Frühformen, die anikterisch verlaufen, können, wenn die serologische und histologische Bestätigung fehlt, irrtümlich aufgrund des Pruritus als Schwangerschaftscholestase gedeutet werden. Die Behandlung der primären biliären Zirrhose mit D-Penicillamin wird in kontrollierten Studien noch auf ihre Wirksamkeit untersucht, den natürlichen Erkrankungsverlauf zu beeinflussen. Eine Therapie mit D-Penicillamin der primären biliären Zirrhose in der Schwangerschaft ist zum jetzigen Zeitpunkt unserer Meinung nach nicht zu rechtfertigen.

Morbus Wilson

Seit eine spezifische Therapie mit D-Penicillamin möglich ist, wird wiederholt über Schwangerschaften bei dieser Erkrankung berichtet. Von SCHEINBERG u. STERNLIEB (66) wurden 29 Schwangerschaften mit gesunden Kindern bei 18 Frauen mit Morbus Wilson mitgeteilt. Es wurde empfohlen, D-Penicillamin bis zur 12. Woche auszusetzen bei gleichzeitiger Gabe von Pyridoxin (82). Andere

Autoren empfehlen lediglich eine Reduktion der Dosis von D-Penicillamin auf 0,25 g täglich während der letzten 6 Wochen der Schwangerschaft, falls eine Sectio geplant ist, um die Wundheilung nicht zu stören.

Die Erhaltungsdosis in der Schwangerschaft sollte zwischen 0,5 und 1,0 g D-Penicillamin täglich liegen. Bei höherer Dosierung (2 g) wurde bei einer Patientin mit Zystinurie eine fetale Mißbildung beobachtet. Die Wilsonsche Erkrankung stellt keine Kontraindikation gegen eine Schwangerschaft dar. Da die Kinder von Patientinnen mit Wilsonscher Erkrankung heterozygot für das autosomal rezessive Gen der Wilsonschen Erkrankung sein werden, besteht keine Indikation zur Interruption aus eugenischer Sicht.

Über Schwangerschaften bei Hämochromatose liegen in der Literatur keine Berichte vor. Bei anderen Stoffwechselerkrankungen wie den Porphyrien und dem Morbus Gaucher wurde vereinzelt über Schwangerschaften berichtet. Die Porphyrie kann sich in der Schwangerschaft erstmals manifestieren oder exazerbieren. Obwohl tödliche Verlaufsformen beschrieben wurden, wird eine Interruption nicht empfohlen, da nicht gesichert ist, daß dadurch der Verlauf der Erkrankung beeinflußt wird (41). Da die Erkrankung autosomal dominant vererbt wird und die Mutter durch die Schwangerschaft oder gegebenenfalls verabreichte Medikamente gefährdet ist, sollte Frauen mit dieser Erkrankung von einer Schwangerschaft abgeraten werden. Beim Morbus Gaucher ist der Schwangerschaftsverlauf komplikationslos und eine Indikation zum Schwangerschaftsabbruch besteht nicht.

Toxische Leberschädigung

Die Leber als zentrales Stoffwechselorgan ist verantwortlich für den Metabolismus von Medikamenten und hier insbesondere all der Medikamente, die nach oraler Aufnahme über die Pfortader direkt zur Leber gelangen. Über die Beeinflussung des Stoffwechsels von Medikamenten in der Schwangerschaft ist aufgrund fehlender Untersuchungsmöglichkeiten nur sehr wenig bekannt. Die Einnahme oraler Kontrazeptiva führt zu einer reversiblen Hemmung der mikrosomalen Demethylierung von Dimethylaminopyrin. Diese Befunde stehen im Einklang mit tierexperimentellen Ergebnissen, die bei der Ratte gegen Ende der Tragzeit eine signifikante Verminderung des Gehaltes an Cytochrom P-450 der Leber, der Aminopyrindemethylierung sowie der 9-Hydroxylierung von Dehydroepiandrosteron beschrieben haben (35). Es ist nicht bekannt, ob sich in der Schwangerschaft ebenfalls eine Hemmung der mikrosomalen Demethylierung findet. Die Untersuchung dieser Vorgänge mit stabilen Isotopen würde unser Verständnis für den Metabolismus von Medikamenten in der Schwangerschaft erweitern. Eine Verlängerung der Halbwertszeit von Dimethylaminopyrin gäbe einen Hinweis darauf, daß Medikamente in der Schwangerschaft niedriger zu dosieren wären.

Eine Reihe von Substanzen können die Leber bei nichtschwangeren Frauen wie auch bei Schwangeren schädigen. Im allgemeinen unterscheidet man 2 Reaktionstypen: 1. direkte Hepatotoxizität; 2. Hepatotoxizität durch Idiosynkrasie. Vertreter der direkten Hepatoxine sind z. B. Chloroform, Tetrachlorkohlenstoff, Acetaminophen, Salicylate, Tetracycline und die C-17-substituierten Testosterone. Medikamente, die durch eine allergische Reaktion zur Leberschädigung führen, sind Halothan, Tranquilizer vom Chlorpromazintyp, Sulfonamide, Monoaminooxydasehemmer, Isoniazid, Oxyphenisation und andere (70). Die Leberschädigung durch Medikamente nimmt in der Schwangerschaft keinen schwereren Verlauf als außerhalb der Schwangerschaft. Die Therapie besteht im Absetzen der implizierten Medikamente.

Kongenitale Hyperbilirubinämien

Zu diesen Erkrankungsbildern gehören der Morbus Meulengracht, das Rotor-Syndrom und Dubin-Johnson-Syndrom. Der Icterus intermittens juvenilis (Morbus Meulengracht) beeinflußt die Schwangerschaft nicht. Beim Dubin-Johnson-Syndrom kommt es im Verlauf der Schwangerschaft zu einer Intensivierung des Ikterus. Während für die Mutter kein Risiko besteht, wurde eine erhöhte Zahl von Fehl- und Totgeburten beobachtet. 28 Schwangerschaften beim rezessiv vererbten Dubin-Johnson-Syndrom haben nur 9mal zur Geburt eines lebenden Kindes geführt (88). Beim Rotor-Syndrom kam es während 3 Schwangerschaften bei einer Patientin zu einem Abfall des Bilirubins. Alle Kinder waren zum Zeitpunkt der Geburt ausgereift. Da die Lebenserwartung dieser Patienten nicht eingeschränkt ist, sehen wir keine Indikation zur Schwangerschaftsunterbrechung. Eine Behandlung der beschriebenen Krankheitsbilder, die auf angeborenen Defekten der hepatischen Transportmechanismen beruhen, ist nicht möglich. Bei bekannter Erkrankung sollte Patientinnen mit einem Dubin-Johnson-Syndrom wegen der hohen Rate an Fehl- und Totgeburten von einer Schwangerschaft abgeraten werden.

Primäres Leberzellkarzinom

Ein primäres Leberzellkarzinom entwickelt sich meist auf dem Boden einer Zirrhose. Diese Tumoren treten überwiegend jenseits des 40. Lebensjahres auf. Vereinzelt finden sich jedoch in der Literatur Berichte über Hepatome bei schwangeren Patientinnen (47). Je nach dem Stadium der Schwangerschaft und der Ausdehnung des Tumors, die sonographisch erfaßt werden kann, muß die Entscheidung zum Schwangerschaftsabbruch und zur kurativen Operation gestellt werden. Da die Spiegel von α 1-Fetoprotein in der Schwangerschaft um das 30–40fache ansteigen, ist diese Untersuchung für die Diagnose des primären Leberzellkarzinoms nicht zu verwerten.

Gallensteinleiden und Verschlußikterus

Das Gallensteinleiden ist bei Frauen häufiger als bei Männern. Die Schwangerschaft wird als begünstigender Faktor für die Gallensteinbildung angesehen. Experimentell wurde bei Frauen durch orale Kontrazeptiva eine Änderung der Gallensäurenzusammensetzung und ein signifikanter Anstieg der biliären Cholesterinkonzentration erzeugt, wie sie die physikalisch-chemische Voraussetzung für die Bildung von Gallensteinen ist. In einer Untersuchungsreihe (30) von jungen Frauen mit Gallensteinen traten Symptome bei 89 von 219 Patientinnen während der Schwangerschaft auf. Bei 67 Frauen wurde die Cholelithiasis innerhalb von 6 Monaten nach der Entbindung symptomatisch und erfordert eine Cholezystektomie (30). Insgesamt waren in dieser Studie 75% der Gallensteinträgerinnen schwanger gewesen, jedoch haben die Autoren nicht die Inzidenz der Schwangerschaft bei gleichaltrigen Frauen festgestellt. Erst das Kontrollkollektiv würde eine Aussage über einen kausalen Zusammenhang zwischen Schwangerschaft und Cholelithiasis erlauben, der von anderen Untersuchern bestritten wird. ROBERTSON u. DOCHAT (63) haben in Autopsieuntersuchungen gezeigt, daß von 14016 Frauen mit Gallensteinen 79,6% früher ein- oder mehrmals schwanger waren. Die Inzidenz von Schwangerschaften bei Autopsien von Frauen ohne Gallensteine lag bei 79,2%. Diese kontrollierte Studie belegt, daß das Gallensteinleiden nach Schwangerschaft nicht gehäuft auftritt.

Die Diagnose der Cholelithiasis läßt sich heute sonographisch leicht stellen. Die Cholezystektomie kann während der Schwangerschaft (am besten im 2. Trimenon) ohne Gefährdung für Mutter und Kind ausgeführt werden.

Ein Gallensteinleiden ist nur in 5,9% die Ursache eines Ikterus in der Schwangerschaft (33). Die Diagnose des extrahepatischen Verschlusses kann durch die Sonographie, die endoskopische oder transhepatische Cholangiographie erfolgen. Die Operation des Verschlußikterus sollte nach Sicherung der Diagnose unverzüglich durchgeführt werden.

Icterus e graviditate

Intrahepatische Schwangerschaftscholestase

In einer Zusammenstellung von 456 Fällen mit Gelbsucht in der Schwangerschaft ist in 20,6% die intrahepatische Cholestase die Ursache des Ikterus (33). Die intrahepatische Cholestase ist nach der Virushepatitis die zweithäufigste Ursache des Schwangerschaftsikterus.

Östrogene vermindern die gallensalzunabhängige Gallensekretion und die Aktivität der kanalikulären Natrium- und Kalium-ATP (23). Die durch Östrogene ausgelöste Cholestase bedarf wahrscheinlich eines genetisch bedingten, metabolischen Defektes, um sich in der Schwangerschaft zu manifestieren. Für die Annahme eines genetischen Defektes spricht das gehäufte, familiäre Auftreten der Schwangerschaftscholestase. Bei Schwangerschaftscholestase steigen infolge verminderter biliärer Ausscheidung Progesteronmetabolite im mütterlichen Plasma an, passieren die Plazenta und zirkulieren beim Feten als Disulfate. Beim Feten selbst kommt es in der Leber zu einer Verminderung der 16α-Hydroxylierung von Steroiden (49). Die Verminderung der 16α-Hydroxylierung ist Folge einer toxischen Schädigung des fetalen Steroidmetabolismus durch die mütterliche Schwangerschaftscholestase. Weitere Untersuchungen werden klären müssen, ob diese biochemischen Veränderungen in einem ursächlichen Zusammenhang stehen mit dem erhöhten fetalen Risiko bei Schwangerschaftscholestase.

Die Schwangerschaftscholestase tritt einmal unter 2000 bis einmal unter 8000 Schwangerschaften auf. Die dominierenden klinischen Symptome der Erkrankung sind Pruritus und nachfolgend Ikterus. Die Erkrankung beginnt in 64% im letzten Schwangerschaftsdrittel, während in 26% der Beginn der Erkrankung im 2. Trimenon und nur in 10% im ersten Trimenon liegt. Der Pruritus befällt den Stamm oder die Extremitäten oder beide und ist für die Patientinnen vor allem in der Nacht sehr plagend. Die Gelbsucht tritt meist 1–2 Wochen nach dem Juckreiz auf. Der Grad des Ikterus erreicht im Verlauf der Schwangerschaft sehr schnell ein Plateau und ändert sich dann nur wenig. Die Gelbsucht kann 1–33 Wochen (Mittelwert 6 Wochen) andauern. Das Wohlbefinden ist bis auf den Juckreiz gut. Leber und Milz sind nicht tastbar vergrößert. Der Ikterus verschwindet innerhalb von 4 Wochen nach der Entbindung, während sich der Juckreiz bereits meist innerhalb von 8–12 Tagen zurückbildet. Die rasche Rückbildung der klinischen Symptome, ebenso wie das rezidivierende Auftreten im Verlauf nachfolgender Schwangerschaften ist charakteristisch für die Erkrankung.

Die biochemischen Veränderungen entsprechen denen der Cholestase. Das Serumbilirubin (überwiegend direktes Bilirubin) steigt im Mittel auf 5–6 mg/100 ml an. Es besteht eine Urobilinogenurie und Bilirubinurie. Die alkalische Phosphatase ist deutlich erhöht. Durch Bestimmung der Isoenzyme kann nachgewiesen werden, daß es sich dabei um die thermolabile, hepatische Fraktion der alkalischen Phosphatase handelt. Erhöhte Werte weisen ebenfalls die 5 Nucleotidase und die Gammaglutamyltransferase auf. Die Transaminasen übersteigen meist nicht 250 IE/l. In wenigen Fällen, so auch bei einer von uns beobachteten und bioptisch gesicherten rezidivierenden Schwangerschaftscholestase können Transaminasenanstiege bis zu 1000 IE/l auftreten. Der Quickwert und die übrigen Vitamin-K-abhängigen Gerinnungsfaktoren sind bei länger bestehender Cholestase erniedrigt. Die Serumeiweiße zeigen das in der Schwangerschaft übliche Verhalten. Von den Lipiden sind Cholesterin, Triglyceride, Phospholipide, Prä-Beta-Lipoproteine und Beta-Lipoproteine vermehrt. Ebenfalls nachweisbar ist Lipoprotein X. Im Verlauf der Schwangerschaftscholestase findet sich ein charakteristisches Muster der Fettsäuren im Lecithin mit Vermehrung der Palmitin- und Linolensäure. Außerhalb der Schwangerschaft zeigen Frauen mit abgelaufener Schwangerschaftscholestase ein sogenanntes Östrogenmuster der Phospholipid-Fettsäuren mit einem hohen Gehalt an Stearinsäure im Vergleich zu nichtschwangeren Frauen ohne Cholestase (65). Die Gallensäuren im Serum sind auf das 10–100fache der Norm erhöht. Die Ablagerung nichtsulfatierter Gallensäuren in der Haut ruft den Juckreiz hervor. Die Erhöhung der Gallensäuren ist vorwiegend durch einen Anstieg der Cholsäure weniger der Chenodesoxycholsäure bedingt.

Die histologische Untersuchung der Leber zeigt eine erhaltene Leberarchitektur mit intakten Leberläppchen und Portalfeldern ohne Nekrose und Entzündung. Als einziger pathologischer Befund findet sich eine fokale Cholestase mit dilatierten Gallenkapillaren mit Gallenthromben und eine Ablagerung von Gallepigment in benachbarten Leberzellen. Elektronenoptisch läßt sich eine Erweiterung der Gallenkapillaren mit Verlust der Mikrovilli nachweisen. Die Mitochondrien zeigen eine deutliche Größenzunahme. Es besteht keine Korrelation zwischen dem Ausmaß der Leberstrukturveränderungen und dem Schweregrad der klinischen Symptome. Nach dem Ende der Schwangerschaft bilden sich die histologischen Veränderungen im Verlauf von 3 Monaten zurück (2).

Differentialdiagnostisch müssen benigne, rezidivierende Cholestase (Morbus Summerskill), primärbiliäre Zirrhose, Virushepatitis, medikamenteninduzierte Cholestase und ein extrahepatischer Verschluß ausgeschlossen werden. Charakteristisch für die Erkrankung ist der Beginn im 2. und häufiger im letzten Trimenon und das rezidivierende Auftreten in allen Schwangerschaften. Eine „forme fruste" der Schwangerschaftscholestase ist der Pruritus gravidarum. Die Prognose der Schwangerschaftscholestase für die Mutter ist gut. Bleibende Leberschädigungen treten auch nach wiederholten Schwangerschaften mit rezidivierender Cholestase nicht auf. Die Behandlung der Schwangerschaftscholestase besteht in der Linderung des Juckreizes durch Cholestyramin (Quantalan, 12–16 g/die). Unter dieser Therapie müssen die *fettlöslichen* Vitamine (besonders Vitamin K) substituiert werden.

Die Anwendung von Phenobarbital zur Enzymindunktion in der Schwangerschaft ist umstritten und kann nicht empfohlen werden.

Eine Schwangerschaftscholestase stellt keine Indikation zur Interruption dar. Von einer hormonalen kontrazeptiven Therapie sollte bei Frauen mit rezidivierender intrahepatischer Cholestase abgesehen werden.

Wirkung der Schwangerschaftscholestase auf den Schwangerschaftsverlauf. Die kindliche Prognose wird durch die erhöhte Neigung zu Frühgeburten (36%) und eine erhöhte perinatale Mortalität (11%) ungünstig beeinflußt (62). Es besteht kein Zusammenhang zwischen dem Schweregrad der klinischen Symptome der Mutter, dem Geburtsgewicht der Kinder und dem Zeitpunkt der Entbindung (29). Wegen der beobachteten fetalen Gefährdung wird von einigen Autoren eine Einleitung der Geburt nach der 37. Woche erwogen (61).

Akute Schwangerschaftsfettleber

SHEEHAN (69) beschrieb 1940 einen schwangerschaftsspezifischen Ikterus, den er als „geburtshilfliche, akute, gelbe Atrophie" bezeichnete. Die akute Schwangerschaftsfettleber, ist eine sehr seltene Komplikation (ca. 100 publizierte Fälle) mit hoher Letalität. Die akute Schwangerschaftsfettleber tritt überwiegend bei Erstgebärenden nach der 36. Schwangerschaftswoche auf. Sehr selten kann die Erkrankung erst im Wochenbett beginnen (57). Erste Symptome sind: Lethargie, Nausea und Erbrechen. Dann treten abdominelle Schmerzen, Kopfschmerzen, Tachykardie ohne Fieber und manchmal Hypertonie und Proteinurie auf, die an eine Gestose denken lassen. Gelbsucht, gastrointestinale Blutungen, Anurie, metabolische Azidose und Stupor sind die weiteren Symptome. In den meisten Fällen setzen Wehen ein mit der Geburt eines toten Kindes. Nach der Geburt entwickelt die Mutter Fieber, verfällt in ein Koma und stirbt in wenigen Tagen, wenn das Krankheitsbild nicht erkannt wurde. Die Letalität beträgt für die Mutter 77% und für das Kind 76%.

Zu den charakteristischen biochemischen Veränderungen zählen eine Leukozytose (von 20000–30000), ein Anstieg des Bilirubins nicht über 10 mg/100 ml, ein mäßiger Transaminasenanstieg (200–500 IE/l). Die lebensbedrohlichen Komplikationen sind ausgeprägte Hypoglykämien und eine Verbrauchskoagulopathie.

Der Ammoniakspiegel ist deutlich erhöht. Bei Patienten mit Nierenversagen wird ein unverhältnismäßig hoher Anstieg des Serumkreatinin- und Harnsäurespiegels beobachtet (57). Die Diagnose läßt sich nur durch die Histologie sichern, da das Krankheitsbild klinisch nicht von der fulminanten Hepatitis zu unterscheiden ist, sofern die Gerinnungsverhältnisse die Leberbiopsie noch erlauben. Bei der Autopsie ist die Leber klein, weich und gelb. Die histologische Untersuchung zeigt ein charakteristisches Bild mit intakter Leberstruktur ohne Nekrosen und Entzündungsherde. Die Leber weist eine diffuse Verfettung mit einem erhaltenen Randsaum von Leberzelle auf. Große Fettzysten wie bei alkoholtoxischer Leberschädigung und bei Diabetes mellitus sind nicht nachweisbar. Typischerweise findet sich das intrazytoplasmatische Fett um einen zentral gelegenen Leberzellkern. Das intrahepatisch gespeicherte Fett bei Morbus Sheehan besteht überwiegend aus freien Fettsäuren, während die nutritiv bedingte Fettleber vorwiegend Triglyceride enthält (21). Die Ursache der Schwangerschaftsfettleber ist unbekannt, jedoch ist bemerkenswert, daß das Krankheitsbild histologisch und klinisch dem Reye-Syndrom ähnlich ist. In neuerer Zeit wurde über eine Reihe von Fällen von Schwangerschaftsfettleber nach intravenöser Tetracyclintherapie berichtet (48). Die tetracyclininduzierte Fettleber kann in jedem Stadium der Schwangerschaft auftreten. Die toxische Tetracyclindosis liegt bei 2 g/die. Im Gegensatz zur idiopathischen Schwangerschaftsfettleber (Morbus Sheehan) mit zentrilobulärer Verfettung zeigt die Tetracyclinfettleber, die auch außerhalb der Schwangerschaft auftreten kann, eine ubiquitäre Fettansammlung im Leberläppchen. Die Tetracyclintoxizität wird auf eine Hemmung der Proteinsynthese zurückgeführt. Die Gabe von Tetracyclin in der Schwangerschaft ist wegen der Rückwirkung auf die Mutter und den Feten (Gelbfärbung der Zähne, Schmelzhypoplasie, Wachstumsretardierung) kontraindiziert. Die Therapie der idiopathischen Schwangerschaftsfettleber ist symptomatisch und folgt den Regeln der Intensivtherapie für das Leber- und Nierenversagen. Besondere Beachtung sollte der Kontrolle und Korrektur des Glucose-, Flüssigkeits-, Elektrolyt- und Säure-Basen-Haushaltes sowie der Therapie der Verbrauchskoagulopathie und der Möglichkeit der frühzeitigen Hämodialyse geschenkt werden.

Corticosteroide haben keine Wirkung und sollten nicht gegeben werden. Als *wichtigstes und kausales Therapieprinzip* ist die frühzeitige Beendigung der Schwangerschaft durch Sectio in Epiduralanästhesie oder die Geburtseinleitung anzusehen. Durch die rasche Beendigung der Schwangerschaft scheint sowohl die mütterliche wie die kindliche Prognose verbessert zu werden (43). Die Erkrankung kann sich nach der Entbindung bei den überlebenden Frauen völlig zurückbilden. Bei erneuter Schwangerschaft scheint die Prognose für Mutter und Kind nach den wenigen bisher in der Literatur vorliegenden Mitteilungen gut zu sein (7).

Schwangerschaftsgestosen

Hyperemesis gravidarum

Bei Hyperemesis gravidarum finden sich nur geringfügige Änderungen der Leberfunktion. Falls die Hyperemesis einen schweren Verlauf mit Dehydratation und Gewichtsverlust nimmt, kann eine leicht verlaufende Gelbsucht auftreten mit Bilirubinwerten bis 4 mg/100 ml. Die Transaminasen steigen auf 100 IE/l an. Die histologische Untersuchung der Leber zeigt lediglich eine zentroazinäre Verfettung (43). Die Leberfunktionsstörung bei Hyperemesis gravidarum hat keine prognostische Bedeutung für den Schwangerschaftsverlauf und bedarf keiner gesonderten Behandlung.

EPH-Gestosen

EPH-Gestosen zeigen ebenso wie Hyperemesis gravidarum nur geringfügige Leberfunktionsstörungen. Parallel zu dem Schweregrad des klinischen Verlaufes steigen die Transaminasen an, besonders ausgeprägt bei Gestosen, die mit Krampfanfällen einhergehen. Gelbsucht ist eine seltene Komplikation, die spät im Schwangerschaftsverlauf auftritt und eine ungünstige Prognose anzeigt. Zunehmende Gelbsucht, Leukozytose, Anämie und Lebervergrößerung deuten auf die Ausbildung eines intrahepatischen Hämatoms hin, das rupturieren kann (33). Bei der Leberbiopsie finden sich bei der Eklampsie vereinzelte Fibrinthromben in den Sinusoiden der Periportalzone sowie gelegentlich Zellnekrosen.

Eine entzündliche Reaktion ist nicht nachweisbar. Diese geringfügigen Befunde stehen im Gegensatz zu den autoptischen Ergebnissen mit Fibrinthromben, die die Sinusoide ausfüllen und zu konfluierenden, hämorrhagischen Nekrosen führen. In neuerer Zeit wurde über einige Fälle von durch die Schwangerschaft induzierte Hypertonie (mit und ohne Eklampsie) berichtet, die mit Verbrauchskoagulopathie und Leberfunktionsstörungen, mit Transaminasenanstiegen und Hyperbilirubinämien einhergingen. Der Einsatz von Heparin zur Kontrolle der Verbrauchskoagulopathie bei diesem Krankheitsbild mit dem Ziel, die Schwangerschaft zu verlängern und den Entbindungstermin hinauszuschieben, hat sich nicht bewährt (46, 50). Da der fulminante Krankheitsverlauf durch die Entbindung gebessert wird, sollte der Geburtsvorgang so rasch wie möglich eingeleitet werden.

Die EPH-Gestose ist mit einer hohen mütterlichen und fetalen Letalität belastet, wobei die Mitbeteiligung der Leber in den meisten Fällen für die Prognose keine Rolle spielt.

Akute Pankreatitis

Die akute Pankreatitis ist eine seltene Erkrankung in der Schwangerschaft. Die Inzidenz der Pankreatitis in der Gravidität liegt zwischen 1:4000 und 1:12000, im Gegensatz dazu findet sich bei der Allgemeinbevölkerung eine Häufigkeit von 0,5%. Die häufigsten Symptome sind abdominelle

Schmerzen, Übkeit, Erbrechen, Fieber und Ileus. Die biochemische Diagnose wird im allgemeinen durch den physiologischen Anstieg der α-Amylase im Serum nicht erschwert (35). Erhöhung der Urinamylase, der Serumlipase, Leukozytose, Hyperglykämie und Abfall des Serumcalciums sind weitere laborchemische Parameter, die die Diagnose erlauben. Die auslösenden Ursachen sind dieselben wie außerhalb der Schwangerschaft: Gallensteinleiden, Hyperlipoproteinämie, Alkoholismus und Hyperparathyreoidismus. CORLETT u. MISHELL (11) und WILKINSON (84) haben über 150 Fälle von akuter Pankreatitis berichtet. Die Erkrankung trat mit gleicher Häufigkeit in allen Schwangerschaftsdritteln auf. Die mütterliche Letalität lag in der Serie von WILKINSON (84) bei 37%, während die Letalität heute außerhalb der Schwangerschaft für die ödematöse Pankreatitis bei 9% liegt.

Diese hohe Letalität läßt sich nur durch die lange Zeitspanne (6,1 Tage) bis zur Diagnosestellung und Therapiebeginn erklären sowie durch schwere Krankheitsverläufe (hämorrhagische Pankreatitiden). Im Gegensatz dazu haben CORLETT u. MISHELL (11) keinen Todesfall unter 52 Patientinnen. Die Ursache für diese Diskrepanz dürfte in milderen Verlaufsformen und einem raschen Therapiebeginn zu sehen sein. Die Rezidivrate lag bei 52% (11). Inwieweit die Schwangerschaft selbst der kausale Faktor für die Auslösung der Pankreatitis ist, ist umstritten. GÜLZOW (32) trennt eine Gestationspankreatitis als Sonderform ab.

Die Therapie der Pankreatitis besteht in Nahrungskarenz, kontinuierlicher Absaugung des Magensaftes, parenteraler Flüssigkeitszufuhr und Gabe von Analgetika. Trasylol wird heute in der Behandlung der akuten Pankreatitis nicht mehr eingesetzt, da in mehreren kontrollierten Studien gezeigt wurde, daß es die Letalität nicht senkt. WILKINSON (84) fand in seiner Serie keinen Hinweis darauf, daß die Interruption in der frühen Schwangerschaftsphase die Lebenserwartung der Mutter günstig beeinflußt. Pseudozystenbildungen wurden fünfmal während der Schwangerschaft beobachtet. Die Drainage sollte nach Ende der Gravidität erfolgen.

Einfluß der Pankreatitis auf den Schwangerschaftsverlauf. In der Serie von WILKINSON (84) fand sich eine fetale Letalität von 30–46%. Diese hohe Letalität spiegelt den Schweregrad der Pankreatitis, aber auch den zu späten Einsatz der konservativen Therapie wieder. Im Krankengut von CORLETT u. MISHELL (11) dagegen betrug die perinatale Mortalität nur 11%.

Literatur

1 Abramson, D., I. R. Jankelson, L. R. Miller: Pregnancy in idiopathic ulcerative colitis. Amer. J. Obstet. Gynec. 61 (1951) 121–129
2 Adlercreutz, H., A. Svanborg, A. Anberg: Recurrent jaundice in pregnancy. A clinical and ultrastructural study. Amer. J. Med. 42 (1967) 335–340
3 Banks, B. M., B. I. Korelitz, L. Zetzel: The course of non-specific ulcerative colitis: review of twenty years experience and late results. Gastroenterology 32 (1957) 983–1012
4 Barwin, B. N., J. M. G. Harley, W. Wilson: Ileostomy and pregnancy. Brit. J. clin. Pract. 28 (1974) 256–258
5 Bloomfield, R. D.: Pregnancy and achalasia. Amer. J. Obstet. Gynec. 86 (1963) 1074–1078
6 Borhanmanesh, F., P. Haghighi, K. Hekmat, K. Rezaizadeh, A. G. Ghavami: Viral hepatitis during pregnancy. Severity and effect on gestation. Gastroenterology 64 (1973) 304–312
7 Breen, K. J., K. W. Perkins, S. Schenker, R. C. Dunkerley, H. C. Moore: Uncomplicated subsequent pregnancy after idiopathic fatty liver of pregnancy. Obstet. and Gynec. 40 (1972) 813–815
8 Carrea, G., M. M. Casselato, E. Manera, P. Pasta, G. Lugaro: Purification of human urinary glycoprotein with gastric antisecretory activity. Biochim. biophys. Acta (Amst.) 295 (1973) 274–282
9 Clark, D. H.: Peptic ulcer in women. Brit. med. J. 1953/I, 1254–1256
10 Combes, B., R. H. Adams: Disorders of the liver in pregnancy. In: Pathophysiology of Gestation, hrsg. von N. S. Assali. Academic Press, New York 1972 (S. 479–522)
11 Corlett, R., D. R. Mishell: Pancreatitis in pregnancy. Amer. J. Obstet. Gynec. 113 (1972) 281–290
12 Crohn, B. B., H. Yarnis, B. I. Korelitz: Regional ileitis complicating pregnangy. Gastroenterology 31 (1956) 615–628
13 Crohn, B. B., H. Yarnis, E. B. Crohn, R. I. Walter, L. J. Gabrilove: Ulcerative colitis and pregnancy. Gastroenterology 30 (1956) 391–403
14 Deinhardt, F., G. G. Frösner: Neuere Erkenntnisse auf dem Gebiet der Virushepatitis. Internist 18 (1977) 188–194
15 Dietel, H.: Das Bild der Leber in der Schwangerschaft. Z. Geburtsh. Gynäk. 128 (1947) 127–162
16 Dietzman, D. E., D. L. Madden, J. L. Sever, J. J. Lander, R. H. Purcell: Lack of relationship between Down's syndrome and maternal exposure to Australia antigen. Amer. J. Dis. Child. 124 (1972) 195–197
17 Dörfler, A., A. Voigt: Virushepatitis und Gravidität. Münch. med. Wschr. 108 (1966) 1042–1047
18 de Dombal, F. T., I. L. Burton, J. C. Goligher: Crohn's disease and pregnancy. Brit. med. J. 1972/III, 550–553
19 de Dombal, F. T., J. M. Watts, G. Watkinson, J. C. Goligher: Ulcerative colitis and pregnancy. Lancet 1965/II, 599–602
20 Dosik, H., R. Jhaveri: Prevention of neonatal hepatitis B infection by high dose hepatitis B immune globulin. New Engl. J. Med. 298 (1978) 602–603
21 Eisele, J. W., E. A. Barker, E. A. Smuckler: Lipid content in the liver of fatty metamorphosis of pregnancy. Amer. J. Path. 81 (1975) 545–560
22 Ellegast, H., G. Gumpersberger, F. Wewalka: Hepatitis in der Gravidität und Frühgeburt. Wien. klin. Wschr. 66 (1954) 30–32
23 Erlinger, S.: Cholestasis: Pump failure, microvilli defect, or both? Lancet 1978/I, 533–534
24 Evans, I. M. A., B. Hoyuen, F. H. Anderson: Bleeding esophageal varices in pregnancy. Obstet. and Gynec. 40 (1970) 377, 380
25 Fahrländer, H., E. Shalev: Die Enterocolitis regionalis Crohn. Dtsch. med. Wschr. 99 (1974) 2207–2214
26 Fielding, J. F., W. T. Cooke: Pregnancy and Crohn's disease. Brit. med. J. 1970/II, 76–77
27 Fisher, R. S., G. S. Roberts, J. Grabowski, S. Cohen: Altered lower esophageal sphincter function during early pregnancy. Gastroenterology 74 (1978) 1233–1237
28 Friedberg, V.: Die Leberfunktion in der Schwanger-

schaft. Acta hepato-Gastroenterol. 7 (1960) 214–229
29 Furhoff, A. K.: Fate of Children born to women with jaundice in pregnancy. Arch. Gynäk. 217 (1954) 165–172
30 Glenn, F., C. K. MeSherry: Gallstones and pregnancy among 300 young women treated by cholecystectomy. Surg. Gynec. Obstet. 127 (1968) 1067–1074
31 Green, P. A., E. E. Wollaeger: The clinical behavior of sprue in the United States. Gastroenterology 38 (1960) 399–412
32 Gülzow, M.: Akute Pankreatitis in der Gravidität und postpartum. Dtsch. med. Wschr. 89 (1964) 743–747
33 Haemmerli, U. P.: Jaundice in pregnancy. Acta med. scand. 179, Suppl. 444 (1966) 1–111
34 Hoffmann, W., W. Kuhn: Ikterus und Schwangerschaft. Z. Geburtsh. Perinat. 180 (1976) 1–20
35 Holtermüller, K. H., H. Weis: Physiologische Veränderungen des Gastrointestinaltraktes in der Schwangerschaft. In: Physiologie der Schwangerschaft, hrsg. von V. Friedberg, G. H. Rathgen. Thieme, Stuttgart 1980 (S. 107–124)
36 Holtermüller, K. H., H. P. Wolff: Therapie des Aszites. In: Klinische Hepatologie, hrsg. von H. A. Kühn, H. Wernze. Thieme, Stuttgart 1979 (S. 9.30–9.35)
37 Holtermüller, K. H., E. Bohlen, M. Castro, H. J. Weis: Überlegungen zur Therapie mit Antacida. Med. Klin. 72 (1977) 1229–1241
38 Holtermüller, K. H., A. D. Newcomer, J. Ludwig, R. S. Spencer, D. D. Stephens: Die ischämische Colitis. Verh. dtsch. Ges. inn. Med. 84 (1978) 1017–1019
39 Holtermüller, K. H., A. Arndt-Hanser, H. G. Baumeister, R. Pyka, E. M. Lemmel, K. Ewe, L. R. Overby, A. Schäfer: Verlaufsbeobachtungen klinisch gesunder Hepatitis B Antigen (HB_s Ag) Träger. Verh. dtsch. Ges. inn. Med. 82 (1976) 392–394
40 Homan, W. P., B. Thorbjarnarson: Crohn Disease and pregnancy. Arch. Surg. 111 (1976) 545–547
41 Huber, F. B.: Porphyrie und Schwangerschaft. Schweiz. med. Wschr. 96 (1966) 818–824
42 Huchzermeyer, H.: Leber und Schwangerschaft. Huber, Bern 1978
43 Iber, F. L.: Jaundice in pregnancy – review. Amer. J. Obstet. Gynec. 91 (1965) 721–753
44 Ingerslev, M., G. Teilum: Biopsy studies on the liver in pregnancy. Acta obstet. gynec. scand. 25 (1945) 339–351
45 Joske, R. A., J. D. Martin: Coeliac disease presenting as recurrent abortion. J. Obstet. Gynaec. Brit. Cwlth 78 (1971) 754–758
46 Killam, A. P., S. H. Dillard, R. C. Patton, P. R. Pederson: Pregnancy induced hypertension complicated by acute liver disease and disseminated intravascular coagulation. Amer. J. Obstet. Gynec. 123 (1975) 823–828
47 Krejs, G. J., A. L. Blum: Schwangerschaft bei Leberkranken. Med. Klin. 70 (1975) 212–220
48 Kunelis, C. T., J. L. Peters, H. A. Edmondson: Fatty liver of pregnancy and its relationship to tetracycline therapy. Amer. J. Med. 38 (1965) 359–377
49 Laatikainen, T. J., J. I. Peltonen, P. L. Nylander: Effect of maternal intrahepatic cholestasis on fetal steroid metabolism. J. clin. Invest. 53 (1974) 1709–1715
50 Long, R. G., P. J. Scheuer, S. Sherlock: Preeclampsia presenting with deep jaundice. J. clin. Path. 30 (1977) 212–215
51 Mac Dougall, I.: Ulcerative colitis and pregnancy. Lancet 1956/II, 641–643
52 Mc Ewan, H. P.: Ulcerative colitis in pregnancy. Proc. roy. Soc. Med. 65 (1972) 279–281
53 Martimbeau, P. W., J. S. Welch, L. H. Weiland: Crohn's disease in pregnancy. Amer. J. Obstet. Gynec. 122 (1975) 746–749
54 Martini, G. A., G. A. von Harnack, J. H. Napp: Hepatitis und Schwangerschaft. Die Auswirkung der Hepatitis auf die Mutter. Dtsch. med. Wschr. 78 (1953) 661–665

55 Mentgen, C. N., D. D. Moeller, A. P. Klotz: Protection by Pregnancy – Zollinger Ellison syndrome. J. Kans. med. Soc. 75 (1974) 37–39
55a Mogadam, M. u. a.: Gastroenterology 80 (1981) 72–76
56 Mörl, M., H. Rottler, G. Hartwich: Schwangerschaftsverlauf bei Colitis ulcerosa und Morbus Crohn. Dtsch. med. Wschr. 102 (1977) 387–391
57 Moore, H. C.: Acute fatly liver of pregnancy. J. Obstet. Gynaec. Brit. Emp. 63 (1956) 189–198
58 Nagler, R., H. M. Spiro: Heartburn in late pregnancy. Manometric studies of esophageal motor function. J. clin. Invest. 40 (1961) 954–970
59 Norton, R. A., J. F. Patterson: Pregnancy and regional enteritis. Obstet. and Gynec. 40 (1972) 711–712
60 Okada, K., I. Kamiyama, M. Inomata, I. Mitsonobu, Y. Miyakawa, M. Mayumi: E antigen and anti-e in the serum of asymptomatic carrier mothers as indicators of positive and negative transmission of hepatitis B virus to their infancts. New. Engl. J. Med. 294 (1976) 746–749
61 Reid, R., K. J. Ivey, R. H. Rencoret, B. Storey: Fetal complications of obstetric cholestasis. Brit. med. J. 1976/I, 870–872
62 Rice-Oxley, J. M., S. Truelove: Ulcerative colitis, course and prognosis. Lancet 1950/I, 663–666
63 Robertson, H. E., G. R. Dochat: Pregnancy and gallstones. A collective review. Int. Abstr. Surg. 78 (1944) 193–204
64 Robertson, J. S., A. V. Sheard: Altered sex ratio after an outbreak of hepatitis. Lancet 1973/I, 532–534
65 Samsioe, G., P. Johnson, A. Gustafson: Aspects of the pathogenesis of cholestasis of pregnancy with reference to the serum lipid abnormalities. Scand. J. Gastroent. 10 (1975) 1–4
66 Scheinberg, I. H., I. Sternlieb: Pregnancy in penicillamine treated patients with Wilson's disease. New Engl. J. Med. 293 (1975) 1300–1302
67 Schweitzer, I. L., J. W. Mosley, M. Ashcavai, V. M. Edwards, L. R. Overby: Factors influencing neonatal infection by hepatitis B. Gastroenterology 65 (1973) 277–283
68 Scudamore, H., A. G. Rogers, J. A. Bargen, E. A. Banner: Pregnancy after ileostomy for chronic ulcerative colitis. Gastroenterology 32 (1957) 295–303
69 Sheehan, H. L.: The pathology of acute yellow atrophy and delayed chloroform poisoning. J. Obstet. Gynaec. Brit. Emp. 47 (1940) 49–62
70 Sherlock, S.: Diseases of the Liver and the Biliary System, 5. Aufl. Blackwell, Oxford 1975
71 Siegel, M.: Congenital malformations following chickenpox, measles, mumps and hepatitis: Results of a cohort study. J. Amer. med. Ass. 226 (1968) 195–198
72 Simmon, S. C.: Anorectal disorders in pregnancy. Proc. roy. Soc. Med. 65 (1972) 286
73 Skinhoj, P., J. Cohn, A. F. Bradburne: Transmission of hepatitis B from healthy HB_s Ag positive mothers. Brit. med. J. 1976/I, 10–11
74 Stamm, H.: Medikamente in der Schwangerschaft. Med. Klin. 65 (1970) 1609–1614
75 Stevens, C. E., R. P. Beasley, J. Tsui, W. C. Lee: Vertical transmission of hepatis B antigen in Taiwan. New. Engl. J. Med. 292 (1975) 771–774
76 Stoller, A., R. D. Collman: Incidence of infective hepatitis followed by Down's syndrome nine months later. Lancet 1967/II 1221–1223
77 Summers, R. W., D. M. Switz, J. T. Sessions, J. M. Becktel, W. R. Best, F. Kern, J. W. Singleton: National Cooperative Crohn's Disease Study: Results of drug treatment. Gastroenterology 77 (1979) 847–869
78 Summerskill, W. H. J., M. G. Korman, H. V. Ammon, A. H. Baggenstoss: Prednisone for chronic active liver disease: dose titration, standard dose and combination with azathioprine compared. Gut 16 (1975) 876–883
79 Van Thiel, D. H., J. S. Gavaler, S. N. Joshi, R. K. Sara, J. Stremple: Heartburn of pregnancy. Gastroenterology 72 (1977) 666–668

80 Van Thiel, D. H., A. B. Gavaler, J. Stremple: Lower esophageal sphincter pressure in women using sequential oral contraceptives. Gastroenterology 72 (1976) 232–234
81 Vormittag, W., G. Paumgartner: Akute Virushepatitis, Australia-Antigen und Chromosomen. Klin. Wschr. 51 (1973) 445–449
82 Walshe, J. M.: Pregnancy in Wilson's disease. Quart. J. Med. 46 (1977) 73–83
83 Whelton, M. J., S. Sherlock: Pregnancy in patients with hepatic cirrhosis. Lancet 1968/II, 995–999
84 Wilkinson, E. J.: Acute pancreatitis in pregnancy: review of 98 cases and a report of 8 new cases. Obstet. gynec. Surv. 28 (1973) 281–303
84a Willoughby, C. P. u. a.: Gut 21 (1980) 469–474
85 Wilson, A. S. M., K. H. Pickworth: Sex ratio after outbreak of hepatitis. Lancet 1973/I, 945–948
86 Winkler, R.: Colitis ulcerosa und Schwangerschaft. Chirurgische Therapie der akuten Komplikationen. Dtsch. med. Wschr. 101 (1976) 963–965
87 Di Zoglio, J. D., E. Cardillo: The Dubin Johnson syndrome and pregnancy. Obstet. and Gynec. 42 (1973) 560–563
88 Zulli, P. u. a.: Lancet 1978/II, 945–946

Hämatologische Erkrankungen in der Schwangerschaft

E. GÖLTNER

In der Schwangerschaft kommt es zu typischen Veränderungen des Blutes, die nicht nur die rote, sondern auch die weiße Blutbildung wie das Gerinnungssystem betreffen. Gestationsbedingte Einflüsse erschweren nicht selten eine Abgrenzung zu pathologischen Abweichungen. Manche unbekannte hämatologische Erkrankung wird erstmals anläßlich einer Schwangerschaft aufgedeckt oder verschlechtert sich im Laufe der Gravidität. Für Mutter und Kind ist eine rechtzeitige Diagnose von großer Bedeutung. Die optimale Behandlung von Bluterkrankungen in der Schwangerschaft wird aber erst durch Kenntnis ihrer wechselseitigen Beeinflussung möglich.

Schwangerschaftsanämien

Definition

Ganz allgemein bezeichnet man als Anämie eine Verminderung von Erythrozyten, Hämoglobin und Hämatokrit unter den Normbereich. Die Anämie gehört zu den häufigsten Komplikationen in der Schwangerschaft. Da die Anämie aber meistens nur Symptom eines bestimmten Grundleidens oder Ausdruck einer eigentlichen Blutkrankheit ist, sollte mit Feststellung erniedrigter Hämoglobin- und Erythrozytenwerte eine gründliche Untersuchung der Patientin mit Abklärung der Anämieursache erfolgen. In der Schwangerschaft wird allerdings die Beurteilung mütterlicher Blutwerte durch folgende Fakten erschwert: Bei nichtschwangeren Frauen liegt der Erythrozyten- und Hämoglobingehalt des Blutes mit 4,5 Mill Erythrozyten pro µl und 14 g% Hämoglobin etwas niedriger als beim Mann (98). Die angeführten Normwerte unterliegen bereits unter physiologischen Bedingungen gewissen Schwankungen, wofür unterschiedliche Wasserretention und -abgabe verantwortlich sind. Vor allem nimmt in der Schwangerschaft das Blutvolumen zu, wobei sich das Plasmavolumen gegenüber der Erythrozytenmenge wesentlich stärker vermehrt. Die Blutverdünnung führt zum Absinken der Hämoglobinkonzentration um etwa 15% und es resultiert das Bild einer „Anämie". In Wirklichkeit steigt der absolute Hämoglobin- und Erythrozytenbestand an. Anderseits können bei ausgeprägten EPH-Gestosen infolge Hämokonzentration schwere Anämien mit normalen Hämoglobin- und Erythrozytenwerten beobachtet werden. Schließlich erschweren sowohl unterschiedliche Ernährungs- und Sozialverhältnisse als auch prophylaktische Eisengaben den Vergleich von Blutwerten in der Gravidität.

Diagnose

Die Diagnose Schwangerschaftsanämie stützt sich meistens zunächst nur auf die Bestimmung des Hämoglobingehaltes des Blutes. Die Untersuchungen sollten mindestens dreimal vorgenommen werden und zwar schon bereits zu Beginn, in der Mitte und am Ende der Gravidität. Die untere Grenze für den hydrämiebedingten Hämogloginabfall wird unterschiedlich beurteilt und liegt zwischen 12 und 11 g% (15, 21). Eine weitere Verminderung muß als echte Anämie angesehen werden. Man unterscheidet zwischen leichten (Hb 12–10 g%), mittelschweren (Hb 10–8 g%) und schweren Schwangerschaftsanämien (Hb unter 8 g%). Alle Schwangeren mit mittelschweren, schweren und therapierefraktären Anämien bedürfen einer eingehenden allgemeinen wie hämatologischen Diagnostik.

Symptome

Die verminderte Anzahl von sauerstoffübertragenden Erythrozyten und die daraus resultierende Hypoxie führt je nach Geschwindigkeit der Anämieentstehung zu einer Reihe von Symptomen, die allen Anämien, gleich welcher Ursache, gemeinsam sind. Es treten Blässe der Haut, der Konjunktiven und Mundschleimhaut, Tachykardie, Herzklopfen, Kurzatmigkeit und Atemnot bei Belastung auf. Weiterhin werden Müdigkeit, Nachlassen der Konzentration, Kopfschmerzen, Ohrensausen und Parästhesien angegeben. Zu diesen allgemeinen Beschwerden treten Erscheinungen, die z. B. für einen Eisenmangel oder eine hämolytische Anämie charakteristisch sind (S. 8.54 u. 8.57).

Die Anpassung des mütterlichen Organismus an die Anämie erfolgt durch Einengung der arteriovenösen Sauerstoffdifferenz über eine Zunahme des Herzzeitvolumens, die aus einer erhöhten Herzfrequenz resultiert. Folge der beschleunigten Strömungsgeschwindigkeit sind Geräusche über dem Herzen oder den Blutgefäßen. Bei schweren Anämien ist die Sauerstoffdissoziationskurve nach rechts verschoben, wodurch eine bessere Sauerstoffutilisation im Gewebe ermöglicht wird. Darüber hinaus wird die Sauerstoffaffinität des Hämoglobins durch Erhöhung des 2,3-Diphosphoglycerats der Erythrozyten vermindert.

In den Anfangsstadien chronischer Anämien, vor allem aber bei sich rasch entwickelnden Anämieformen kommt es zu einer Verminderung des Gesamtblutvolumens. Mit zunehmenden kardiovaskulären Symptomen werden Vitalkapazität, Reserve- und Komplementärluft herabgesetzt. Hypoxämie und Hyoproteinämie können manchmal bei schweren Anämien zu einer erhöhten Kapillarpermeabilität mit Ödemen und Proteinurie führen.

Gefahren

Der Einfluß einer Anämie auf den Schwangerschaftsverlauf ist vielfältig. Ursache und Schwere der Blutarmut bestimmen die Gefahren für Mutter und Kind (Tab. 1).

Anämische Schwangere geraten bei Blutungen schneller in einen hämorrhagischen Schock als gesunde, da der Blutverlust aufgrund des niedrigen Erythrozytenvolumens und der verminderten Sauerstofftransportfähigkeit viel schlechter kompensiert werden kann (29). Bei schweren Anämien mit Hämoglobinwerten unter 6 g% lag die mütterliche Mortalität mit 15‰ etwa fünfmal höher als in der normalen Vergleichsgruppe (58). Absolut ungünstig ist eine Anämie bei dekompensierten Herzvitien und bei pulmonaler Insuffizienz.

EPH-Gestosen sind bei anämischen Schwangeren weitaus häufiger als bei nichtanämischen (11). Die Blutarmut ist sicher nicht Ursache der EPH-Gestose, obwohl häufig beide gemeinsam auftreten. Bei schweren EPH-Gestosen bleibt der Anstieg des Erythrozytenvolumens in der Schwangerschaft aus (75).

Klinisch sind Infektgefahr und Wundheilungsstörungen bei Anämien hinreichend bekannt. Wieweit sie durch ungenügende Sauerstoffversorgung, verminderte Immunabwehr oder veränderte Virulenz der Bakterien zustande kommen, ist aufgrund des komplexen Geschehens nicht zu sagen. Bei Schwangeren mit Hämoglobinwerten unter 10 g% steigt die Pyelonephritishäufigkeit gegenüber normalen auf das Doppelte an. Schwangere mit Pyelonephritis gravidarum haben in etwa 80% eine deutlich verminderte Hämoglobinkonzentration, wobei die Werte bei hoher Blutsenkung am niedrigsten sind. Im Wochenbett beträgt die Fieberhäufigkeit bei schweren Anämien 3% gegenüber 0,1% bei nichtanämischen Schwangeren (23).

Eine Schwangerschaftsanämie verschlechtert das fetale Wohlbefinden. Die Aborthäufigkeit ist bei anämischen Frauen erhöht. Die in Indien und der Türkei vermuteten Zusammenhänge zwischen Anämie und kindlichen Mißbildungen ließen sich nicht bestätigen. Bei Hämoglobinwerten unter 9 g% wurden in 24% niedrige Ostriolwerte gefunden (77). Die Beziehungen zwischen Anämie und Plazenta- bzw. Kindsgewicht sind noch nicht völlig geklärt (17, 30, 89). Meist findet man bei schweren chronischen Anämien kleine Plazenten unter 400 g sowie Kinder unter 2500 g. In 17% wurden aber auch bei schweren Anämien Plazenten über 700 g ohne Erhöhung des Kindsgewichtes festgestellt, wobei die Planzentahypertrophie als Kompensationsmechanismus angesehen wird. Ähnliche Befunde lassen sich bei Geburten in großer Höhe und rauchenden Schwangeren beobachten (97). Als kritische Grenze für das intrauterine Überleben wird ein mütterlicher Hämoglobinwert zwischen 7,5 und 8,8 g% angesehen. Bei solchen Hämoglobinkonzentrationen lag der Apgar-Score der Neugeborenen in 20% bei 3 und darunter. Mütterliche Hämoglobinwerte unter 9 g% führen zu einer Erhöhung der Frühgeburten um das Dreifache und der Totgeburten um das Sechsfache gegenüber Müttern mit normalem Hämoglobin (23). Bei Anämien unter 7 g% wurden sogar 40% Frühgeburten beobachtet. Mit erfolgreicher Anämiebehandlung kommt es zu deutlicher Verminderung der Frühgeburtlichkeit und der Totgeburtenrate. Anämie und Frühgeburt dürfen jedoch nur zusammen unter medizinischen, geburtshilflichen und sozialökonomischen Aspekten betrachtet werden. Die Beziehungen zwischen mütterlichem Hämoglobin und Frühgeburt sind jedoch unabhängig von geburtsmechanischen Faktoren wie Zwillings- und Beckenendlagenschwangerschaften oder Zervixinsuffizienz (23). Wie in einer Studie an 18 000 Entbindungen gezeigt werden konntte, stellt die Schwangerschaftsanämie mit einer perinatalen Mortalität von 5,10% ein hohes Risiko für das Kind dar (12).

Einteilung

Um eine Schwangerschaftsanämie optimal behandeln zu können, muß sie diagnostiziert und klassifiziert werden. Die Anämie kann durch erhöhten Blutverlust, durch eine unzureichende Blutbildung oder durch verstärkten Erythrozytenabbau, der von den Bildungsstätten nicht ausreichend kompensiert wird, hervorgerufen werden. Am häufig-

Tabelle 1 Gefahren bei Schwangerschaftsanämie

Mütterliche:	Kindliche:
Blutungsschock	Abort
EPH-Gestose	Frühgeburt
Pyelonephritis	Plazentarinsuffizienz
Fieber im Wochenbett	Totgeburt

sten besteht in der Schwangerschaft ein Mangel an Eisen und Folsäure, der durch erhöhten Bedarf des wachsenden Fetus und unzureichende Ernährung verursacht wird. Neben diesen Mangelanämien gibt es eine Reihe von angeborenen und erworbenen Erkrankungen der Erythrozyten- oder Hämoglobinbildung, die sich durch die zahlreichen hormonbedingten Veränderungen während der Gravidität verschlechtern können. Da an einer Anämie gleichzeitig eine unzureichende Blutbildung wie eine gesteigerte Hämolyse beteiligt sein kann, erfolgt die Zuordnung der einzelnen Anämieformen meist nach dem vorherrschenden krankmachenden Faktor.

Aus Hämoglobinwert und Erythrozytenzahl läßt sich leicht der mittlere Hämoglobingehalt der Erythrozyten errechnen, der einen gewissen Bezugswert für das Vorliegen einer Hypo-, Normo- oder Hyperchromie darstellt. Eine Gruppierung der Anämieformen nach morphologischen Gesichtspunkten ist wegen der Variabilität des morphologischen Bildes in der Gravidität nicht möglich.

Die folgende kausalgenetische Einteilung der Schwangerschaftsanämien soll helfen, die therapeutische Orientierung für die Praxis zu erleichtern (Tab. 2).

Tabelle 2 Einteilung der Schwangerschaftsanämien

I. *Blutungsanämien*
   Akute Blutungsanämien
      Extrauteringravidität
      Placenta praevia
      Vorzeitige Plazentalösung
      Uterusruptur
      Postpartale Blutungen
         Atonie
         Plazentarest
         Zervix-Vagina-Riß
      Verbrauchskoagulopathie mit Blutung
   Chronische Blutungsanämien
      Fehlgeburt
      Ulkusblutung
      Zwerchfellhernien
      Polyposis des Dickdarms
      Hämorrhoidalblutungen

II. *Mangelanämien*
   Eisenmangel
   Folsäuremangel
   B_{12}-Mangel
   Proteinmangel
   Infektanämien

III. *Hämolytische Anämien*
   Korpuskuläre hämolytische Anämien
      Kugelzellenanämie
      Elliptozytose
      Stomatozytose
      Enzymopathien
         Glucose-6-Phosphatdehydrogenasemangel
         Pyruvatkinaseinsuffizienz
         u. a.
   Paroxysmale nächtliche Hämoglobinurie (PNH)
   Porphyrie
   Hämoglobinopathien
      Thalassämie
      Sichelzellanämie
      Hämoglobin-C-Krankheit
   Serogene hämolytische Anämien
      durch Autoantikörper
      durch Isoantikörper
   Toxisch hämolytische Anämien
   Mikroangiopathische hämolytische Anämien
      bei schweren EPH-Gestosen
      thrombotisch-thrombozytopenische Purpura
      hämolytisch-urämisches Syndrom

IV. *Aplastische Anämien*

Häufigkeit

Häufigkeit und Form der Schwangerschaftsanämien sind in verschiedenen Ländern je nach Lebensstandard und -gewohnheit unterschiedlich. Sie treten vor allem in ärmeren Bevölkerungsschichten auf. Bei sehr jungen Frauen, Unverheirateten, Zwillingsmüttern, Mehrgebärenden und Schwangeren ohne Vorsorgeuntersuchungen nimmt die Anämiefrequenz zu. In Deutschland beträgt die Anämiehäufigkeit am Ende der Gravidität etwa 30%, wobei sich nur 1–2% schwere Anämien nachweisen lassen. Über 90% der Schwangerschaftsanämien beruhen auf einem Eisenmangel. Die Häufigkeit von Infektanämien beträgt 1–4% und von megaloblastären Anämien 0,1–4%. Alle übrigen Anämieformen sind selten (23).

Hingegen werden in Indien, Afrika und Lateinamerika etwa 30–50% mittelschwere bis schwere Anämien gefunden, bei denen neben dem Eisenmangel viel mehr Folsäure- und Proteinmangelzustände sowie Infektionen und Hämoglobinopathien eine Rolle spielen (99).

Blutungsanämien

Akute Blutungsanämien

Sie stellen auch heute noch gefährliche Komplikationen in der Geburtshilfe dar. Das klinische Bild ist je nach zeitlichem Ablauf und Ausmaß des Blutverlustes verschieden. Im Vordergrund stehen Kreislaufstörungen mit Zunahme der Herzfrequenz und Absinken des Blutdruckes. Hinzu kommen Schweißausbruch, Beklemmungsgefühl, Atemnot, Ohrensausen und Ohnmachtsneigung. In späteren Stadien treten Erbrechen, motorische Unruhe, Neigung zu Krämpfen, Pupillenerweiterung und Bewußtlosigkeit hinzu. Als bedrohliche Zeichen werden zunehmende Schläfrigkeit mit Übergang in Somnolenz und häufiges Gähnen gewertet. Besonders sind Sehstörungen zu beachten, die zur irreversiblen Erblindung führen können. Bei schweren Blutungen tritt nicht selten ein posthämorrhagisches Nierenversagen auf.

Die akute Blutungsanämie ist normochrom, sofern nicht schon vorher ein Eisenmangel bestand. Während der Blutung durchgeführte Hämoglobin- und Erythrozytenbestimmungen ergeben falsche Werte. Das volle Ausmaß der Anämie ist erst 3–5 Tage nach dem Blutverlust zu beurteilen, das heißt nach Auffüllung des Blutvolumens durch Einströmen von Gewebsflüssigkeit in die Blutbahn. Bei Beurteilung der Blutwerte müssen auch Blutersatz und Plasmaexpander berücksichtigt werden. Als Zeichen der Regeneration des roten Blutbildes steigen 5–7 Tage nach der Blutung die Retikulozytenwerte an.

Verlauf und Therapie akuter geburtshilflicher Blutungen werden bei den entsprechenden Krankheitsbildern angeführt.

Chronische Blutungsanämien

Chronische, häufig nicht bemerkte leichte Blutungen führen zu hypochromen Blutungsanämien. Die Bedeutung eines chronischen Blutverlustes für den Eisenhaushalt ergibt sich daraus, daß mit 2 ml Blut bereits 1 mg Eisen verlorengeht. In der Schwangerschaft spielen deshalb chronische Blutungen im Zusammenhang mit drohender Fehlgeburt, Ulzera des Magen-Darm-Traktes, Zwerchfellhernien, Polypen und vor allem Hämorrhoidalblutungen eine Rolle. Der ständige oder intermittierende Verlust kleiner Blutmengen ist deshalb nicht selten Ursache für eine therapieresistente hypochrome Anämie.

Mangelanämien

Eisenmangel

In Westeuropa und Amerika ist der Eisenmangel die häufigste Ursache für eine Schwangerschaftsanämie. Je nach diagnostischen Kriterien wird sie bei etwa 20–50% der Frauen beobachtet. Die Ursache für den Eisenmangel in der Gravidität liegt im wesentlichen am erhöhten Eisenbedarf. Hinzu kommen ein niedriges alimentäres Eisenangebot bei häufig erschöpftem Eisendepot. Resorptions- und Eisenverwertungsstörungen spielen eine untergeordnete Rolle. In der Schwangerschaft werden insgesamt 800–1200 mg Eisen benötigt. Dieser Eisenbedarf setzt sich zusammen aus dem täglichen Eisenverlust von 1,2 mg, das sind 330 mg pro Schwangerschaft, dem Eisengehalt des Kindes und der Plazenta von 200 bis 300 mg und der Zunahme der mütterlichen Erythrozyten- bzw. Hämoglobinmenge von 400–500 mg Eisen.

Da fast die Hälfte aller Frauen bereits zu Beginn der Gravidität keine oder nur eine geringe Eisenreserve besitzt, muß der Eisenbedarf im wesentlichen über das Nahrungseisen gedeckt werden. Unsere Normalkost enthält etwa 5 mg Eisen pro 1000 kcal (34). Die Eisenresorptionsquote beträgt ungefähr 10%. Obwohl sich die Eisenresorption in der Schwangerschaft erhöht, reicht der Eisengehalt bei einer üblichen Nahrungszufuhr von 2000 kcal nicht aus, um den täglichen Bedarf von 3–7 mg in der zweiten Schwangerschaftshälfte zu decken. Dadurch entsteht selbst bei Frauen, die zu Beginn der Schwangerschaft genügende Eisenreserven hatten, ein mehr oder weniger starkes Eisendefizit (20, 23).

Die Entwicklung eines Eisenmangel erfolgt zunächst über eine Verminderung der Eisenreserven. Im Knochenmark läßt sich mit der Berliner Blaureaktion kein Reserveeisen mehr nachweisen. Man spricht von einem prälatenten Eisenmangel. Die Gesamtkörpereisenreserve sinkt bei diesen Frauen von 250–300 mg auf etwa 50 mg ab, während die intestinale Eisenresorption zunimmt. Bei weiterem Eisendefizit folgt dem prälatenten der latente Eisenmangel mit Abfall des Serumeisens und Anstieg der totalen Eisenbindungskapazität, bis es schließlich zum manifesten Eisenmangel mit Anämie kommt (34).

Hämatologisch findet sich beim manifesten Eisenmangel eine hypochrome Anämie, der mittlere Hämoglobingehalt der Erythrozyten ist oft stark erniedrigt. Die mangelhafte Hämoglobinfüllung kann auch im gefärbten Blutausstrich leicht erkannt werden. Das Blutbild zeigt eine Mikro-, Aniso- und Poikilozytose. Die Retikulozyten sind nicht oder nur unbedeutend vermehrt. Im Knochenmark findet man eine ausgesprochene normoblastische Hyperplasie, verbunden mit einer Reifungsstörung. Einen guten Hinweis für den Eisenfüllungszustand des Knochenmarkes geben Serumferritinbestimmungen, die auch in enger Korrelation zum Fe-59-Absorptionstest stehen (34, 36, 45, 49). Die Serumferritinkonzentration beträgt bei Frauen mit normalem Eisendepot 83 ng/ml, bei prälatentem Eisenmangel 27, bei latentem 13 und bei manifestem 6 ng/ml (36).

Weiterhin sinkt beim manifesten Eisenmangel die Transferrin-Fe-Sättigung auf 1–15% ab, wobei es gleichzeitig zu einem Anstieg des Erythrozyten-Protoporphyrins IX auf Werte von über 100 µg/100 ml kommt. Zur exakten Diagnose eines Eisenmangels müssen stets mehrere Parameter des Eisenstoffwechsels untersucht werden.

Da 1 ng/ml Serumferritin etwa 8 mg Speichereisen entsprechen, kann bei einem mütterlichen Ferritinwert von 30 ng/ml der benötigte Eisenbedarf in der Schwangerschaft nur zu einem Viertel über das Eisendepot gedeckt werden. In der Gravidität ließ sich deshalb bei unbehandelten Frauen ein Absinken der Serumferritinwerte bis zur 30. Schwangerschaftswoche auf Werte unter 10 ng/ml beobachten. Der Ferritinspiegel bleibt dann bis zum Ende der Gravidität im latenten-manifesten Eisenmangelbereich (45). Der Entwicklung des Eisenmangels entsprechend erhöht sich die Fe-59-Absorption in der Schwangerschaft (37). So konnte mit dem Fe-59-Absorptionstest in den letzten Wochen der Gravidität fast bei allen Frauen ein Eisenmangel nachgewiesen werden. Dem entsprechen auch die Knochenmarksbefunde, wobei zur Zeit der Geburt in 66% kein anfärbbares Knochenmarkseisen und bei 26% nur noch Eisenspuren vorhanden waren. Lediglich 8% der Frauen hatten im Knochenmark eine ausreichende Eisenmenge (23).

Die Symptome des Eisenmangels entwickeln sich meist langsam über einen längeren Zeitraum und sind uncharakteristisch. Sie bestehen in Müdigkeit, vermehrtem Schlafbedürfnis, physischer wie psychischer Leistungsschwäche und Verstimmungen. Bei schwerem Eisenmangel treten Epithelveränderungen, trockene Haut, Haarausfall, Mundwinkelrhagaden, Brüchigkeit der Fingernägel und Hohlnagelbildung auf.

Die Entwicklung eines Eisenmangels in der Schwangerschaft läßt sich durch prophylaktische Eisengaben von täglich 100 mg Eisen ab der 16.–20. Schwangerschaftswoche vermeiden (23, 53, 73). Der Nutzen einer Eisenprophylaxe besteht nicht nur in besseren Hämoglobin- und Depoteisenverhältnissen der Mutter, sondern auch der kindlichen Eisenreserven. Es gibt eine Reihe von Autoren, die eine generelle Eisenprophylaxe bei normalen Hämoglobinverhältnissen ablehnen und die Entleerung der mütterlichen Eisendepots in der Schwangerschaft als physiologisch ansehen. Deshalb sei eine Eisenprophylaxe nicht erforderlich. Eine Überladung des Knochenmarkes nach Eisenprophylaxe mit Anstieg des mittleren Zellvolumens ließ sich nicht bestätigen (49).

Für eine Eisenprophylaxe in der Schwangerschaft sprechen die Befunde signifikant niedrigerer kindlicher Ferritinwerte von Müttern mit Eisenmangel (45). Weiterhin wurden bei Schwangeren mit Sideropenien nicht nur niedrigere kindliche Erythrozytenvolumina, sondern auch fünf- bis sechsmal häufiger untergewichtige Kinder beobachtet (81). Es wurde sogar eine Korrelation zwischen den mütterlichen Serumeisenwerten in der 26. Schwangerschaftswoche zum Geburtsgewicht der Neugeborenen beschrieben.

Liegt bereits zu Beginn der Gravidität ein Eisenmangel bzw. eine Anämie vor, muß sofort mit der Eisentherapie begonnen werden. Es wurde zwar die Möglichkeit einer Fehlbildungsneigung durch Eisengaben in den ersten 56 Tagen der Schwangerschaft vermutet (18), was noch einer eingehenden Überprüfung bedarf.

Der therapeutische Effekt einer jeden Eisentherapie hängt von der richtigen Dosierung und einer entsprechend langen Behandlungsdauer ab. Die Therapie ist nicht nur bis zur Normalisierung der Hämoglobinwerte, sondern bis zur Auffüllung der erschöpften Eisendepots fortzusetzen. In der Regel sollte eine orale Behandlung mit Ferro-Verbindungen vorgenommen werden, da dreiwertiges Eisen nicht so gut resorbiert wird (20, 33, 34). Die Bioverfügbarkeit der oralen Eisenpräparate wird durch natürliche Eisenkomplexbildner in der Nahrung (Phosphate, Phytate, Inhaltsstoffe von Tee und Kaffee aber auch Milch- und Eiproteine) gehemmt, so daß die Einnahme möglichst nüchtern erfolgen sollte. Hämiglobineisen kann mit den Mahlzeiten genommen werden (35). Die Schwangeren sind auf die regelmäßige und eine entsprechend lange Eiseneinnahme aufmerksam zu machen, da die Behandlung bei etwa einem Drittel der Frauen durch zu kurze Einnahme ungenügend ist. Die Eisentherapie wird von 20% der Schwangeren sehr unregelmäßig durchgeführt (23).

Bei anämischen Schwangeren sollten täglich 100–150 mg Fe^{2+} oral zugeführt werden. Die Behandlung hat nicht nur bis zur Geburt, sondern bis zur Auffüllung der erschöpften Eisendepots zu erfolgen. Bei postpartalen Anämien dauert die Eisenkompensationstherapie etwa 90–120 Tage, wobei insgesamt 9–12 g Eisen verabfolgt werden müssen (84).

Die Hämoglobinregeneration verläuft bei anämischen Schwangeren unter der Behandlung infolge des erhöhten plazentaren und fetalen Eisenbedarfs wesentlich langsamer als bei Nichtschwangeren. Unverträglichkeitserscheinungen treten bei der oralen Therapie in etwa 5–10% auf. Die Schwangeren klagen über Übelkeit, Brechreiz, Druck im Oberbauch, Durchfälle sowie Obstipation. Bei Unverträglichkeit empfiehlt es sich, Hämiglobineisen zu verabfolgen, das keine gastrointestinalen Nebenwirkungen hat. Um die im letzten Trimester häufigen Schwangerschaftseisenmangelanämie zu vermeiden, genügt eine Prophylaxe mit 2 × 5 mg Hämiglobineisen pro Tag. Wegen der mit höheren Dosen stark abfallenden relativen Absorption sind bei anämischen Schwangeren 4 × 20 mg Hämiglobineisen pro Tag für die Normalisierung der Hämoglobinwerte und Eisenreserven bis zur Entbindung erforderlich.

Eine parenterale Eisentherapie ist nur dann angebracht, wenn eine orale nicht möglich ist. Sie kann intravenös oder intramuskulär vorgenommen werden, wobei wegen der Gefahr einer Überdosierung die Feststellung der notwendigen Eisenmenge wichtig ist. Die erforderliche Eisenmenge läßt sich leicht aus dem Hämoglobindefizit errechnen: Normaler Hämoglobinwert minus Hämoglobinwert bei Therapiebeginn mal 0,225 ist Eisenbedarf in Gramm. Allgemein soll eine Gesamtdosis von 2000 mg nicht überschritten werden. Für die parenterale Eisentherapie stehen Eisensacharat, Dextran und Sorbitpräparate zur Verfügung. Die intravenös applizierten Eisenverbindungen führen aber verhältnismäßig häufig zu unerwünschten Nebenwirkungen wie schmerzhaften Venenspasmen, Thrombosen, Übelkeit, Erbrechen und Tachykardien. Die lokale Verträglichkeit der intramuskulä-

ren Präparate ist bei richtiger Applikationstechnik relativ gut.
Bei schweren Eisenmangelanämien in den letzten Schwangerschaftswochen, Unverträglichkeit oraler Eisenpräparate und schlechter Kooperation der Patientinnen kann die gesamte notwendige Eisendosis in einer einmaligen intravenösen Infusion (TDI) verabfolgt werden (14). Die Eisendextranmenge wird aus dem Defizit ermittelt und in 5%iger Glucose oder physiologischer Kochsalzlösung verdünnt. Nebenwirkungen bestehen in lokalen Phlebitiden; in ganz seltenen Fällen können schwere anaphylaktische Schockzustände auftreten. Die Zugabe von Folsäure brachte keinen besseren hämatologischen Effekt.
Eine Eisenbehandlung ist nur dann erfolgreich, wenn ein Eisenmangel vorliegt. Erfolgt unter der Behandlung nur eine geringe oder gar keine Besserung der Hämoglobinwerte, muß an einen Folsäuremangel, an Infekte, eine Hypoplasie des Knochenmarks und an andere seltenere hämatologische Erkrankungen gedacht werden.

Folsäuremangel

In der Schwangerschaft steigt der tägliche Bedarf an Folsäure auf 400 bis 500 µg an. In der üblichen Nahrung sind etwa 500–700 µg/Tag enthalten. Da die Körperreserven an Folsäure relativ gering sind, entsteht in der Gravidität durch den erhöhten Bedarf des Feten sehr leicht bei unzureichender Ernährung, einseitiger Kost oder Resorptionsstörungen ein Folsäuredefizit (22, 44, 80). Ähnlich wie beim Eisenmangel unterscheidet man einen latenten, manifesten und dekompensierten Folsäuremangel. Der Nachweis eines Folsäuremangels bereitet immer noch gewisse Schwierigkeiten. Die mikrobiologischen Verfahren mit Hilfe der Testorganismen Streptococcus faecalis und Lactobacillus casei haben wegen der aufwendigen Methodik keinen Eingang in die klinische Routinediagnostik gefunden. Eine weitere diagnostische Möglichkeit besteht im Nachweis von Formiminoglutaminsäure im Harn nach oraler Belastung mit Histidin. In neuerer Zeit werden Radioimmunoassays empfohlen (31).
Ein latenter Folsäuremangel besteht bei erniedrigten Folsäurewerten im Serum oder Plasma und normaler Erythrozytenfolsäure. Beim manifesten Folsäuremangel ist die Folsäurekonzentration im Serum oder Plasma wie in den Erythrozyten vermindert, während beim dekompensierten Folsäuremangel zusätzlich noch eine makrozytäre Anämie auftritt.
Beim Erwachsenen kommt es unter folatarmer Ernährung nach etwa 3 Wochen zur Erniedrigung der Folatwerte im Serum, nach 7 Wochen zu übersegmentierten neutrophilen Leukozyten, nach 8 Wochen zur Erniedrigung des Folsäuregehaltes in den Erythrozyten und nach 19–20 Wochen zum megaloblastären Knochenmark mit Anämie (39). –

Es gibt keine typische Symptomatik für einen Folsäuremangel. Manchmal werden Glossitiden, Schleimhautaffektionen und Magen-Darm-Erkrankungen beobachtet. Neurologische Symptome fehlen.
Im Laufe der Schwangerschaft fällt der Folatgehalt im mütterlichen Blut deutlich ab. Die Angaben über die Häufigkeit eines latenten Folsäuremangels am Ende der Gravidität sind unterschiedlich und schwanken unter normalen Lebensbedingungen zwischen 10–60% (4, 24, 27, 28, 32, 39). Ein dekompensierter Folsäuremangel mit megaloblastärer Anämie läßt sich bei 0,1–4% der Schwangeren finden.
Die hämatologischen Veränderungen sind bei den megaloblastären Schwangerschaftsanämien sehr unterschiedlich. Es kann eine normozytäre, makrozytäre oder auch megalozytäre hyperchrome Anämie auftreten. Im Blutausstrich findet man bei leichten Formen neben einer Anisozytose Makroovalozyten. Bei gleichzeitig bestehendem Eisenmangel sind die Erythrozyten hypochrom, Normoblasten und Megaloblasten werden erst bei schweren Fällen beobachtet. Einen wichtigen Hinweis geben die übersegmentierten Leukozyten im Blutausstrich. Im Knochenmark sieht man eine typische megaloblastäre Erythropoese.
Im Anfangsstadium lassen sich jedoch die Veränderungen der roten Vorstufen manchmal sehr schwer erkennen. Bei megaloblastärem Knochenmark ist der Folatgehalt des Serums in 80% und der Vitamin-B_{12}-Gehalt in 25% der Fälle erniedrigt.
Besonders gefährdet für Folsäuremangel sind Frauen mit kurz aufeinanderfolgenden Schwangerschaften oder Zwillingsschwangerschaften. Durch Störung der Absorption oder unzureichende Ernährung kann auch schon bei Beginn der Gravidität ein latenter Folsäuremangel bestehen, der infolge einer lang andauernden Hyperemesis in einen manifesten übergehen kann. Solche Schwangere geraten leicht in ein beträchtliches Defizit, das am Ende der Gravidität zur megaloblastären Anämie führen kann. Die Milch von Müttern mit Folsäuremangel enthält weniger Folate, so daß auch das Neugeborene nur unzureichend mit Folsäure versorgt wird.
Die biochemischen Funktionen der Folsäure lassen bei Mangelzuständen und Gaben von Folsäureantagonisten ein Sistieren der Zellvermehrung im embryonalen Gewebe und damit Mißbildungen oder gar Fruchttod erwarten (40, 80). Ein Folsäuremangel wird als Ursache für Abort, Abruptio placentae und kongenitale Mißbildungen angesehen (24, 40). Diese Beobachtungen ließen sich jedoch nicht immer bestätigen.
Die Entwicklung eines Folsäuremangels kann in der Schwangerschaft durch prophylaktische Folsäuregaben verhindert werden. Um einem Folatmangel vorzubeugen, werden täglich 200–400 µg

Folsäure empfohlen (28). Damit läßt sich auch der Folatgehalt des kindlichen Blutes deutlich verbessern. Am besten ist eine routinemäßige Verabreichung von kombinierten Folsäure-Eisen-Präparaten, die die übliche Hämoglobinregeneration trotz höherer Serum- und Erythrozytenfolatwerten nicht verbessert (27, 32, 74). Die Prophylaxe sollte spätestens in der 20. Schwangerschaftswoche begonnen werden. Sie ist bei Zwillingsschwangerschaften, die etwa fünfmal häufiger an Folsäuremangel leiden, bei Malabsorption, bei antiepileptischer Behandlung, hämolytischen Anämien und Hämoglobinopathien sowie Frauen mit habituellen Aborten angezeigt.

Die Therapie des dekompensierten Folsäuremangels mit megaloblastärer Anämie besteht in der Zufuhr von Monoglutamin-Folat. Bis zur Normalisierung des Blutbildes bzw. bis zum Ende der Stillzeit werden am besten täglich 5 mg verabfolgt. Im allgemeinen genügt die orale Zufuhr. Nur in wenigen Fällen ist eine parenterale Therapie anfänglich mit 20–30 mg täglich und danach mit dreimal wöchentlich 10–15 mg Folsäure erforderlich. Während der Folatbehandlung muß gleichzeitig Eisen gegeben werden. Das subjektive Befinden bessert sich unter der Therapie rasch. Nebenwirkungen treten nicht auf.

Vitamin-B_{12}-Mangel

Der Bedarf an Vitamin B_{12} ist während der Schwangerschaft ebenfalls erhöht und kann nicht immer über die Nahrung gedeckt werden. Es resultiert ein Absinken des Vitamin-B_{12}-Spiegels im Serum. Bei etwa der Hälfte aller Schwangeren lassen sich deutlich erniedrigte Vitamin-B_{12}-Werte im Serum und den Erythrozyten nachweisen (74, 99, 32). Die biologische Bedeutung dieser Beobachtung ist noch nicht geklärt. Es bestehen enge Beziehungen zum Folatmangel. Bei Schwangeren mit manifestem Folatmangel und niedrigen B_{12}-Werten im Serum und den Erythrozyten, besserten sich unter der alleinigen Gabe von Folsäure alle Werte. Nur in wenigen Fällen blieb nach Folsäuregaben der Anstieg des Vitamin B_{12} im Blut aus. Die gelegentlich geäußerten Bedenken, daß eine routinemäßige Verabreichung von Folsäure bei latenter B_{12}-Avitaminose eine funikuläre Symptomatik auslöst oder verstärkt, ist bisher nicht beobachtet worden. Die Häufigkeit einer echten Perniziosa in der Gravidität ist überaus selten und unter 30 000 Schwangeren konnte kein einziger Fall nachgewiesen werden. Frauen mit B_{12}-Avitaminosen sind meist steril (26).

Proteinmangel

Schweren Proteinmangel findet man vor allem in Entwicklungsländern. Es gibt kaum Berichte über den Einfluß von Proteingaben auf Schwangerschaftsanämien. Es konnten zwar einige schwere Anämien in der Gravidität gesehen werden, die sich lediglich auf Proteindiät besserten, jedoch ließen sich die Befunde nicht bestätigen. Da bei schwerem Eiweißmangel gleichzeitig auch ein Mangel an Eisen, Folsäure und Vitamin B_{12} besteht, wird man am besten diese Substanzen mit Proteingaben gleichzeitig verabfolgen (99).

Mangelernährung durch besondere Eßgewohnheiten (PICA)

Infolge besonderer Eßgewohnheiten nehmen Schwangere oft eine eisen- und folsäurearme Kost ein. Auch bei Teenagern ist die Nahrungszufuhr häufig quantitativ wie qualitativ zu gering. Darüber hinaus gibt es einige Frauen, die nicht nur ungebräuchliche Nahrungsmittel, sondern auch andere Substanzen zu sich nehmen (Geophagie, Amylophagie, Pagophagie oder Litophagie). Bei Stärkeessern verdoppelt sich die Anämiehäufigkeit bei gleichzeitiger Erhöhung der Frühgeburtenrate. Die Diagnose PICA ist lediglich über eine genaue Diätanamnese zu stellen. Viele Patientinnen verheimlichen ihre seltsamen Eßgelüste. Die Umstellung dieser Schwangeren auf gesunde Ernährung mit gleichzeitiger Gabe von Eisen-Folsäure-Präparaten ist wichtig.

Infektanämien

Zahlreiche subakute und chronische Infekte, rheumatische Erkrankungen, heftige allergische Reaktionen und entzündliche Gewebseinschmelzungen können zu mäßigen bis schweren therapierefraktären Anämien führen. Das Eisen wandert in das retikuloendotheliale System ab und steht damit nicht mehr der Hämoglobinsynthese zur Verfügung (7). Das periphere Blutbild ist normochrom, die Retikulozyten und Serumeisenwerte sind vermindert. Die Eisenbindungskapazität ist beim Infekt erniedrigt. Die Häufigkeit von Infektanämien in der Schwangerschaft beträgt 1–4%. Solange der Infekt besteht, lassen sie sich durch Eisengaben nicht beeinflussen. Infektanämien treten vor allem bei Pyelonephritis gravidarum auf, wobei im Einzelfall noch offenbleibt, ob sie Folgen der Harnwegsinfektion sind oder ob letztere durch anämiebedingte allgemeine schlechtere Abwehrlage begünstigt werden. Bei etwa $2/3$ der Frauen mit Pyelonephritis gravidarum lassen sich mittelschwere bis schwere Anämien beobachten (23).

Die Infektanämien bieten in der Schwangerschaft insofern eine Besonderheit, als sie sich häufig auf dem Boden einer Eisenverarmung entwickeln. Dabei findet man nicht nur eine gesteigerte Abwehrschwäche, sondern unter Umständen auch ein hypochromes Blutbild. Deshalb sprechen einige Anämien bei Pyelonephritis gravidarum auch auf Eisen an, während andere erfahrungsgemäß eisenrefraktär bleiben. Therapeutisch steht immer die gezielte antibakterielle Behandlung des Infektes im Vordergrund.

Bei chronischen Nierenerkrankungen können ebenfalls normochrome therapieresistente Anämien auftreten. Weder eine Eisen- noch eine Folsäure- oder Vitamin B_{12}-Behandlung führen zum Erfolg. Um die potentielle Gefahr des Eisenmangels in der Schwangerschaft in diesen Fällen auszugleichen, ist trotzdem eine Eisen-Folsäure-Behandlung ratsam.

Hämolytische Anämien

In der Schwangerschaft haben nur wenige Frauen hämolytische Erscheinungen. Während in einigen Fällen die Möglichkeit besteht, daß sich eine latente kongenitale hämolytische Anämie zum ersten Mal manifestiert, scheint bei einigen anderen mit sorgfältigem Ausschluß einer familiären Belastung und entsprechenden Blutuntersuchungen ein erworbenes hämolytisches Geschehen direkt mit der Gravidität zu bestehen. Die Differenzierung der hämolytischen Anämien erfolgt in korpukuläre, serogene und toxische hämolytische Anämien. Bei der korpuskulären hämolytischen Anämie besteht eine erworbene oder angeborene Minderwertigkeit der Erythrozyten, bei den serogenen hämolytischen Anämien treten autoaggressive Substanzen gegen die Erythrozyten auf, während endogene oder exogene Blutgifte zu den toxischen hämolytischen Anämien führen.

Kugelzellenanämie
(Familiärer hämolytischer Ikterus)

Bei der Kugelzellenanämie stehen neben den Hämolyse- und Kompensationszeichen die Anämie mit Mikrospherozytose, verminderter osmotischer und mechanischer Resistenz der Erythrozyten und ein Milztumor im Vordergrund. Die Erkrankung ist gutartig und wird durch einen abnormen Stoffwechsel der Erythrozyten hervorgerufen. Gefürchtet sind die hämolytischen Krisen bei Infekten, schwerer körperlicher Belastung und in der Schwangerschaft (63). Dabei kann es zur Knochenmarksdepression, besonders der Erythropoese kommen. Während der Gravidität treten bei Frauen mit angeborenen hämolytischen Ikterus infolge Folsäuremangels megaloblastäre Anämien auf. Aus diesem Grund sind dringend prophylaktische Folsäuregaben erforderlich. Die Häufigkeit eines Neugeborenenikterus ist hoch. Bei schweren Manifestationsformen in der Schwangerschaft sollte wegen einer erhöhten kindlichen Mortalität der Verzicht auf weiteren Kinderwunsch erwogen werden. Auch die dominante Vererbung muß bei einer Beratung berücksichtigt werden.

Bei der Elliptozytenanämie kommt es in der Schwangerschaft kaum zu einer gravierenden Symptomatik. Es handelt sich ebenfalls um eine dominant vererbbare Erkrankung.

Enzymopathien

Die Enzymopathien beruhen auf erythrozytären Enzymdefekten, die zur hämolytischen Anämie, Ikterus und Splenomegalie führen. Nach Aufnahme bestimmter Substanzen, die im allgemeinen nicht hämolytisch wirken, kann es bei einzelnen, sonst gesunden Frauen zum Auftreten einer akuten Hämolyse kommen.

Der weitaus am häufigsten vorkommende hereditäre Stoffwechseldefekt ist der Glucose-6-Phosphat-Dehydrogenase-Mangel. Die Vererbung erfolgt X-chromosomal inkomplett dominant. Zum Nachweis des G-6-PDH-Mangels dienen Farbreaktionsmethoden und Spezialfärbungen der Erythrozyten. Die hämolytische Anämie kann durch Sulfonamide, Analgetika, Antipyretika, Nitrofurane und Antimalariamittel, Streßsituationen wie Infektionen hervorgerufen werden. Da junge Erythrozyten im allgemeinen mehr G-6-PDH enthalten als ältere, kommt es im allgemeinen zu einer Stabilisierung der Anämie. In Abwesenheit einer Knochenmarksdepression läßt sich die Anämie leicht durch Absetzen des Medikamentes korrigieren.

Obwohl fast 100 Millionen Menschen einen G-6-PDH-Mangel haben, sind die Angaben über die Beeinflussung durch Schwangerschaft gering (71, 86). Der Schwangerschaftsverlauf wird durch einen G-6-PDH-Mangel kaum beeinflußt. Es finden sich lediglich etwas häufiger Frühgeburten. Die Hälfte der Neugeborenen ist homozygot. Eine Häufung an mütterlichen Harnwegsinfekten und Neugeborenenikterus wurde nicht bestätigt. In einem Fall konnte nach Genuß von Favobohnen und Ascorbinsäure in der Schwangerschaft ein Hydrops fetalis mit Tod des Kindes beobachtet werden.

Der Mangel an Pyruvatkinase ist ebenfalls ein Defekt in der erythrozytären Glykolyse. Während heterozygote Merkmalsträger phänotypisch gesund sind, tritt bei homozygoten Personen regelmäßig eine hämolytische Anämie unterschiedlichen Schweregrades auf.

Es wurde über unkomplizierte Schwangerschaftsverläufe bei hereditären Erythrozyten-Pyruvatkinase-Mangel berichtet (57). Trotzdem ist mit einer erhöhten Inzidenz hämolytischer Krisen in der Schwangerschaft zu rechnen, während in einem weiteren Fall eine Fehlgeburt auftrat. Obwohl Schwangerschaft, Geburt und Nachgeburtsperiode meist ganz komplikationslos verlaufen, sollte bei Beratung von Ehepartnern mit erytrozytärem Enzymmangel stets auf die Möglichkeit hämolytischer Krisen und ihren Gefahren für Mutter und Kind hingewiesen werden.

Paroxysmale nächtliche Hämoglobinurie (PNH)

Bei der PNH führt die intravasale Hämolyse zur Hämoglobinämie, Hämoglobinurie und Hämosiderinurie. Die Erkrankung ist charakterisiert durch Anämie mit lebhafter Retikulozytose, Ikterus sowie Hämoglobinurie und Hämosiderinurie, die sich während des Schlafens erheblich verstärken. Der Verlauf der PNH ist sehr variabel, meist chronisch mit wechselnden Perioden von Verschlechterung und Besserung. Die wenigen Erfahrungen zeigen, daß eine Schwangerschaft bei PNH gefährlich ist. Es wurden zwar einige Frauen von gesunden Kindern entbunden, in anderen Fällen kam es zu Aborten und Verstärkung der Anämie (13, 19). In der Krise erfolgt die Therapie durch Bluttransfusion, am besten mit gewaschenen Erythrozyten und 6%igen Dextraninfusionen. Lediglich 3 von 18 verheirateten Patientinnen im gebärfähigen Alter wurden nach Beginn der PNH schwanger. Alle drei gebaren normale Kinder, obwohl schwere Anämien am Ende der Schwangerschaft bestanden. Das Wochenbett wurde durch Beinvenenthrombose und Lungenembolie kompliziert. Man sollte Patientinnen mit PNH raten, eine Gravidität solange hinauszuschieben, bis die Erkrankung in ein leichteres Stadium tritt.

Porphyrien

Es handelt sich um hereditäre Erkrankungen mit Störung der Porphyrinsynthese, wobei man erythropoetische und hepatische Formen unterscheidet. Das klinische Bild wird durch eine Photosensibilität bestimmt, die zur Photodermatose führt. Im Vordergrund steht die Verfärbung des Harns, der beim Stehen im Tageslicht stark nachdunkelt. Im Blut findet man meist eine normochrome Anämie, basophile Punktierung der Erythrozyten, Jolly-Körper und je nach Ausmaß der Hämolyse eine starke Retikulozytose. Die Milz ist meist vergrößert. Die Erkrankungen sind nicht geschlechtsgebunden.

Die Porphyrie hat einen autosomal-rezessiven Vererbungsmodus. Es gelingt bei verschiedenen Familienangehörigen und bei Eltern der Patienten in den Erythrozyten eine Vermehrung von Uroporphyrin nachzuweisen. Auch gehört das Erythrozytenkoproporphyrin bei den heterozygoten Trägern dem ersten Isomertyp an, was bei gesunden nicht anzutreffen ist. Die heterozygoten Merkmalsträger sind klinisch gesund.

Der Einfluß einer Schwangerschaft auf die Erkrankung wird unterschiedlich beurteilt. Aus einer Sammelstatistik aus dem Jahre 1971 geht hervor, daß sich fast bei allen 73 Frauen während der Gravidität die Erkrankung mit porphyrischen Krisen verschlechterte (44). Nur bei ein Viertel war die Diagnose vor der Konzeption bekannt. Die mütterliche Mortalität betrug 27% und war bei den Erstgebärenden mit 52% am höchsten, während von den Mehrgebärenden keine starb. Bei fast einem Drittel der Porphyrikerinnen manifestiert oder verschlechtert sich die Erkrankung in der Gravidität nach Einnahme von Barbituraten.

Neuere Erfahrungen zeigen jedoch, daß bei Frauen mit akuter Porphyrie Schwangerschaft und Geburt völlig normal verlaufen können (9, 83). Es besteht keine Veranlassung zum Schwangerschaftsabbruch, der weitaus gefährlicher als das Austragen des Kindes sein kann. Die Kinder zeigten keine Anzeichen einer Schädigung oder einer porphyrischen Stoffwechselstörung.

Schwangere mit einer Porphyrie bedürfen einer ständigen ärztlichen Überwachung unter Berücksichtigung ihrer Lebensführung. Alkoholische Getränke und Medikamente sind zu vermeiden. Bei fieberhaften Infekten müssen Antibiotika verwendet werden, da Sulfonamide, Barbiturate, Äther und Novokain eine schwere Exazerbation der Erkrankung auslösen können.

Hämoglobinopathien

Die angeborenen Hämoglobinopathien kommen durch eine gestörte Globinsynthese zustande. Bei den Patienten steht die durch gesteigerte Hämolyse hervorgerufene Anämie mit Ikterus und meist auch einer Splenomegalie im Vordergrund. Die verschiedenen Hämoglobintypen lassen sich durch spezielle Untersuchungsmethoden (Hämoglobin-Papierelektrophorese, Stärkegel-, Stärkeblockelektrophorese, Säulenchromatographie, Alkalistabilität u. a.) identifizieren (7).

Die eingehende Beschäftigung mit der Molekularpathologie brachte neue Kenntnisse über Struktur, Funktion und Genetik des Hämoglobins. Die Untersuchung des fetalen Blutes, gewonnen durch Plazentapunktion oder mittels Fetoskopie, erlauben heute eine frühzeitige intrauterine Diagnostik homozygoter Sichelzellanämien bzw. Thalassämien (2, 47, 48). Aufgrund der überaus schlechten Prognose wird bei antenataler Feststellung eines homozygoten Sichelzell- oder Thalassämieleidens mit der Mutter die Frage eines Schwangerschaftsabbruchs aus kindlicher Indikation besprochen werden müssen.

Von den zahlreichen hereditären Störungen der Hämoglobinbildung spielen im europäischen Raum die Thalassämien die größte Rolle, während die Sichelzellanämien nur bei Negern vorkommen.

Thalassämien

Bei der Thalassämie handelt es sich um eine Erkrankung, die vorwiegend im Mittelmeergebiet auftritt. Sie wird in etwa 10% der italienischen Bevölkerung gefunden. Auch in Deutschland wurden in den letzten Jahren mit Zunahme von Gastarbeitern aus den Mittelmeerländern häufiger Familien mit Thalassämien beobachtet.

Die heterozygote Anlage, bei der die Synthese der Betaketten des Globinmoleküls eingeschränkt und die A-2-Hämoglobinfraktion über 4% erhöht ist, kommt häufiger vor als die homozygote Form der Thalassaemie major (Cooly-Anämie). Die Hämoglobinanomalie wird als autosomal rezessives

Merkmal vererbt. Heiraten zwei Thalassaemia minor-Träger, so besteht eine Wahrscheinlichkeit von 25%, daß ein Kind mit Thalassaemia major geboren wird. Weiter sind mit 25% Wahrscheinlichkeit gesunde Kinder und in 50% Kinder mit Thalassaemia minor möglich. Heiratet ein Träger mit Thalassaemia minor einen gesunden Partner, dann liegt die Thalassaemia-minor-Wahrscheinlichkeit bei 50%.

Während einer Schwangerschaft kommt es bei Frauen mit Thalassaemia minor zur Verstärkung der Anämie. In typischen Fällen können Hämoglobinkonzentration zwischen 8–10 g% beobachtet werden. Das rote Blutbild zeigt eine deutliche Anisozytose mit Mikrozytose und Schießscheibenzellen sowie basophil punktierten Erythrozyten. Die Patientinnen mit Beta-Thalassämien sollten mit Folsäure behandelt werden. Sobald Infekte auftreten, sind Antibiotika erforderlich.

Trotz Anämie und erhöhter EPH-Gestose-Frequenz bei Thalassaemia minor ist die Prognose für Mutter und Kind zufriedenstellend (16). Da Frauen mit Thalassaemia major kaum in das gebärfähige Alter kommen, sind Schwangerschaften bei solchen Patientinnen selten (1).

Wesentlich seltener als die Beta-Thalassämien sind die Alpha-Thalassämien, die mehr in Südostasien auftreten (95). Das Vorliegen einer homozygoten Alpha-Thalassämie konnte nur in relativ wenigen Fällen gesichert werden. Wahrscheinlich kommt es bei homozygoter Anlage meistens zum Abort. Die lebendgeborenen homozygoten Anomalieträger zeigen einen schweren Hydrops fetalis mit erheblicher Anämie und Erythroblastose ohne nachweislicher Blutgruppeninkompatibilität. Die Neugeborenen hatten über 80% Hb-Barts (Hämoglobinanomalie: Tetramer $\gamma 4$) und nur in einem geringen Anteil Hb-A.

Die Diagnose einer heterozygoten Alpha-Thalassämie ist wegen der fehlenden klinischen Symptomatik schwierig. Sie läßt sich besser bei Neugeborenen durch Hämoglobinanalyse festlegen, wenn es gelingt Hb-Barts zu finden.

Die Hämoglobin-H-Thalassämie findet sich vorwiegend bei Griechen und Chinesen. Die Erkrankung entspricht weitgehend der Thalassaemia minor, die Diagnose erfolgt durch den Nachweis von Hb-H, wobei gelegentlich noch kleine Mengen Hb-Barts vorhanden sind. Die Vererbung der Hb-H-Krankheit ist noch nicht geklärt. Meist findet man nur bei einem Elternteil die Alpha-Thalassämie-Anlage.

Sichelzellanämien

Die Sichelzellanämie (SS), Sichelzellhämoglobin-C-Erkrankung (SC) und Sichelzell-Beta-Thalassämie (S-Thalassämie) sind die häufigeren Hämoglobinopathien. Die homozygote S-Form wird gekennzeichnet durch eine angeborene chronische hämolytische Anämie, während die heterozygote Form (Sichelzellanlage) keine oder nur geringe Krankheitszeichen aufweist. Beweisend ist der Nachweis von Hämoglobin-S. Unter der schwarzen Bevölkerung in den USA kommt die Sichelzellerkrankung im Verhältnis 1:600 Geburten vor. Bei der homozygoten Form wird der Gendefekt von beiden Elternteilen vererbt; zu den verschiedenen Hämoglobin-F-Konzentrationen wird additiv nur Hämoglobin-S gebildet.

Das Zusammentreffen von Schwangerschaft und Hämoglobinopathie stellt stets eine ernste Komplikation dar (38, 41, 43). Die mütterliche Mortalität liegt bei 10%, die Morbidität bei über 50%, wobei besonders häufig Infektionen der Harnwege, der Lungen und des Beckenbindegewebes auftreten. Die Anämie nimmt während der Schwangerschaft zu, Spontanaborte und Frühgeburten sind sehr häufig. Hämolytische Krisen und ungeklärte plötzliche Todesfälle werden während des letzten Trimesters, der Eröffnungsphase der Geburt und im Wochenbett beschrieben. Es besteht eine gesteigerte Thromboseneigung, die zu häufigen Plazentarinfarkten und vorzeitigen Plazentalösungen führt. Todesfälle durch schwere Nachgeburtsblutungen sind keine Seltenheit. Aplastische Krisen und hämolytische Anämien sind bei der Sichelzell-C-Erkrankung während der letzten Schwangerschaftsmonate wesentlich häufiger als bei SS-Erkrankungen.

Die perinatale Mortalität liegt bei über 50% und hängt wahrscheinlich damit zusammen, daß die Sauerstoffbindungskapazität des Blutes bei diesen Hämoglobinanomalien geringer und somit auch die Sauerstoffspannung im Gewebe ungünstiger ist. Die Neugeborenen von Müttern mit Sichelzellhämoglobinopathien sind meistens untergewichtig.

Die Prognose der Sichelzellanämien in der Schwangerschaft wurde in den letzten Jahren durch intermittierende Transfusionen von Erythrozytenkonzentraten zur Aufrechterhaltung einer ausreichenden Hämoglobinkonzentration verbessert. In Anbetracht des zu erwartenden Blutverlustes während der Entbindung sollten die Erythrozytenkonzentrate am Ende der Gravidität frequenter gegeben werden, wobei die Hämoglobinwerte wegen der Gefahr einer Knochenmarksdepression nicht zu stark angehoben werden dürfen. Da die transfundierten normalen Erythrozyten keine Sichelform bilden, verbessern sie die Sauerstofftransportkapazität des Blutes und hemmen die Bildung von Hämoglobin-S im Knochenmark. So wurden in schweren Fällen erfolgreiche Austauschtransfusionen durchgeführt (64).

Der Folsäurebedarf ist bei Hämoglobinopathien in der Schwangerschaft beträchtlich, weshalb regelmäßig eine Folsäuretherapie durchgeführt werden sollte. Zur Behandlung von schmerzhaften Knochenmarksinfarkten haben sich Heparingaben bewährt (42, 79).

Während der Eröffnungsphase sollte die Gebärende zusätzlich Sauerstoff inhalieren. Auch in der Austreibungsphase muß eine O_2-Atmung erfolgen. Bei der Anästhesie ist die durch die Anämie bedingte große Hypoxiegefahr zu beachten. Periduralanästhesien sind wegen der häufig vorhandenen Osteoporose sowie der nicht seltenen Spinalarterienthrombosen nicht zu empfehlen. Für eine vaginale Entbindung scheint eine kombinierte Parazervikal-Pudendus-Blockade die sicherste Methode zu sein.

Im Gegensatz zu den afroamerikanischen Negern mit Hb-SS, bei denen die erhöhte mütterliche und kindliche Mortalität zu verstärkter genetischer Beratung und großzügigem Schwangerschaftsabbruch geführt haben, verläuft die Sichelzellanämie bei der saudiarabischen Bevölkerung infolge höherer HbF-Werte wesentlich milder (64).

Die Paarung des Hämoglobin-S-Gens mit einem weiteren pathologischen Hämoglobingen, dem Hämoglobin-C-Gen, führt zur Sichelzell-Hämoglobin-C-Erkrankung (SC). SC-Erkrankungen treten in der Häufigkeit von 1:2400 schwangeren Negerinnen auf. Bei Nichtschwangeren ist der Krankheitsverlauf gegenüber Sichelzellanämien etwas besser. In der Gravidität haben hingegen die SC-Trägerinnen eine höhere Morbidität und Mortalität.

Bei Sichelzellthalassämie ist die Prognose für die Schwangerschaft günstiger als bei der Sichelzell-Hämoglobin-C-Erkrankung. Die perinatale Sterblichkeit liegt jedoch bei beiden Erkrankungen etwa gleich hoch. Schwangerenvorsorge, Entbindung und Vermeidung von weiteren Schwangerschaften sind bei Sichelzellthalassämien wie bei Sichelzell-Hämoglobin-C-Erkrankungen gleich.

Hämoglobin-E-Erkrankungen werden vor allem in der malaysischen Bevölkerung beobachtet. Etwa 22% haben Hämoglobin-E, wovon 3–4% homozygot sind (68). Die Hämoglobin-E-Erkrankung wird durch eine Gravidität nicht wesentlich beeinträchtigt. Bei meist unauffälligem Schwangerschafts-, Geburts- und Wochenbettverlauf sind die Hämoglobinwerte der Mütter wie die Geburtsgewichte der Kinder niedriger als bei gesunden Schwangeren.

Serogene und toxisch-hämolytische Anämien

Bei einigen erworbenen hämolytischen Erscheinungen in der Schwangerschaft wurden graviditätsbedingte autoimmunologische Vorgänge vermutet. Es wurden nur wenige Fälle mit vorübergehenden positivem Ausfall des Coombs-Testes mitgeteilt. Andererseits fand man erhöhte Wärmeagglutinintiter bei Schwangeren mit negativem Coombs-Test. – Die Therapie erworbener hämolytischer Erscheinungen mit positivem direktem Coombs-Test erfolgt durch Gaben von Prednison. Dabei bessert sich häufig auch die gleichzeitig vorhandene Thrombozytopenie.

Am bekanntesten sind hämolytische Komplikationen bei artefiziellen Aborten infolge direkter Schädigung der Erythrozyten durch Eindringen von toxischen Substanzen in die Blutbahn (Seife, Lysol, Chinin, Malariamittel u. a.). Weiterhin können durch bakeriell toxische Ursachen, wie das Endotoxin von Clostridium-Perfringens, schwere Hämolysen mit tödlichem Ausgang hervorgerufen werden.

Mikroangiopathische hämolytische Anämie

Dieses seltene hämolytische Syndrom tritt bei schweren EPH-Gestosen und Eklampsien auf (93). Das Krankheitsbild ist selten. Als Ursache vermutet man autoimmunologische Vorgänge. Am Beginn der Erkrankung steht eine schwere EPH-Gestose als Ausdruck der intravaskulären Hämolyse mit mechanischer Fragmentierung und Zerstörung der Erythrozyten. Im peripheren Blut sieht man Spherozyten und Schistozyten sowie eine Thrombozytopenie. Fast regelmäßig sind die Transaminasen erhöht und eine Verbrauchskoagulopathie vorhanden.

Die Behandlung der mikroangiopathischen hämolytischen Anämie besteht in der baldmöglichsten Beendigung der Schwangerschaft. Danach kommt es innerhalb weniger Tage zu einer völligen Normalisierung der Symptome und Befunde.

Thrombotisch-thrombozytopenische Purpura (Morbus Moschcowitz)

Die thrombotisch-thrombozytopenische Purpura ist eine Erkrankung unbekannter Ätiologie mit überaus schlechter Prognose. Es handelt sich um eine mikroangiopathische hämolytische Anämie, bei der es ebenfalls zu einer intravaskulären Hämolyse mit Auftreten von Schistozyten, Eierschalen- und Helmformen der Erythrozyten im peripheren Blut kommt. Die Diagnose wird gestellt durch hämolytische Anämie, thrombozytopenische Purpura, neurologische Symptome, Nephropathie und Fieber (6, 62, 96). Die Überlebenschance beträgt etwa 10%. Eine Schwangerschaft führt zur Verschlechterung der Erkrankung. Therapeutisch werden Corticosteroide, Heparin und eine möglichst vorzeitige Entbindung empfohlen. Von 27 in der 32.–34. Schwangerschaftswoche entbundenen Kindern überlebten 60% (6).

Hämolytisch-urämisches Syndrom

Das hämolytisch-urämische Syndrom ist gekennzeichnet durch eine mikroangiopathische hämolytische Anämie, eine Thrombopenie und eine akut einsetzende Nierenfunktionsstörung. Die Erkrankung tritt fast ausschließlich im Kleinkindesalter auf, es wurden aber auch Erkrankungen bei Spätgestosen und nach normalem Schwangerschaftsverlauf beschrieben. Als wesentlicher pathogenetischer Faktor wird eine Hyperkoagulabilität angesehen. Charakteristisch sind die Veränderungen der Erythrozyten und die Thrombozytopenie. Differentialdiagnostisch macht die Abgrenzung gegenüber der thrombotisch-thrombozytopenischen Purpura, die dem hämolytisch-urämischen Syndrom ätiologisch und pathogenetisch nahesteht, Schwierigkeiten. Bei der thrombotisch-thrombozytopenischen Purpura sind neben der beeinträchtigten Nierenfunktion auch andere Organe wie Myokard und Zentralnervensystem befallen. Die Behandlung des hämolytisch-urämischen Syndroms erfolgt durch Heparin und Fibrinolytika. Die Therapie des akuten Nierenversagens wird durch Austauschtransfusion und Peritonealdialyse oder Hämodialyse erheblich verbessert. Die Prognose ist in den meisten Fällen ungünstig (54, 59, 90).

Aplastische Anämien

Aplastische Anämien kommen in der Schwangerschaft überaus selten vor. Es ist noch unklar, wieweit eine Schwangerschaft pathogenetisch zu einer Depression des Knochenmarkes führen kann. Die Gravidität ist sicher nicht Ursache für ein Knochenmarksversagen, es besteht jedoch insoweit eine Beziehung, als eine latente Markinsuffizienz während der Schwangerschaft zur Manifestation kommen kann. Dafür sprechen einige Beobachtungen von hypoaplastischen Anämien, die in mehreren Schwangerschaften rezidivierten, während die Frauen außerhalb der Gestation normale Blutbilder aufwiesen.

Die aplastische Anämie (Panzytopenie oder Panmyelopathie) ist eine Knochenmarkserkrankung mit Insuffizienz des roten, weißen und megakaryozytären Systems. Die Erkrankung, bei der das Knochenmark leer sein kann, gehört zu den refraktären Anämien, die nicht auf eine Behandlung mit Eisen, Folsäure oder Vitamin B_{12} anspricht, sondern nur mit Bluttransfusionen gebessert werden kann. Die Anämie ist meist normochrom, manchmal auch leicht makrozytär. Als Ursache muß auch in der Schwangerschaft an eine medikamentöse Knochenmarksschädigung (Chloramphenicol, Butazolidin, Phenacetin u. a.) gedacht werden. Die Prognose der ideopathischen oder medikamentös bedingten aplastischen Anämie ist schlecht. Die Letalität beträgt 60–80%. Da man nur wenige Erkrankungen in der Schwangerschaft beobachtete, lassen sich aus den Einzelfällen der Literatur keine gültigen Behandlungsrichtlinien ableiten. Eine gestationsbedingte Rückwirkung auf den meist schicksalshaften Ablauf des Leidens ist nicht zu erkennen (87). Eine Interruptio wirkt sicherlich ähnlich provozierend auf die blutungs- und infektionsbedingten Komplikationen wie die Spontangeburt. Trotz relativ starker Thrombozytopenie und andere Koagulationsdefekte kommt es bei der Entbindung nur selten zu lebensbedrohlichen Blutungen. Die Entbindung sollte möglichst vaginal erfolgen.

Eine neuere Analyse von 29 mitgeteilten Fällen aplastischer Anämien in der Schwangerschaft ergab ebenfalls keinen sicheren Hinweis für eine gestationsbedingte Verschlechterung der Knochenaplasie (50). Aborte und frühzeitige Entbindungen führten zu keiner besseren Prognose. Die Therapie sollte überaus individuell und konservativ gemeinsam mit einem Hämatologen durchgeführt werden.

Leukämien

Bei der Leukämie kommt es im Blut und den parenchymatösen Organen zu typischen quantitativen wie qualitativen Veränderungen der Leukozyten und ihrer Vorstufen. Je nach klinischem Verlauf und morphologischem Bild wird zwischen akuten und chronischen wie myeloischen und lymphatischen Formen unterschieden. Bei den Leukämien überwiegt das männliche Geschlecht mit 60–70%. Das Auftreten einer Leukämie in der Schwangerschaft ist selten, gewöhnlich besteht die Erkrankung bereits vor der Konzeption. Nur selten wird die Diagnose während der Schwangerschaft durch eine refraktäre Anämie, starke Leukozytose und Splenomegalie gestellt. Da akute Leukämien auch außerhalb der Schwangerschaft durch einen raschen tödlichen Verlauf innerhalb weniger Monate charakterisiert sind, werden in der Gravidität häufiger chronische Leukämien beobachtet, wobei myeloische Formen wegen des früheren Erkrankungsgipfels überwiegen.

Die Meinungen über den komplizierenden Effekt in der Schwangerschaft auf eine Leukämie sind unterschiedlich (46, 61). Ganz allgemein stellt die Gravidität eine schwere Belastung der Patientin dar. Bei allen therapeutischen Entschlüssen muß auf die Entwicklung des Feten Rücksicht genommen werden. Die mütterliche Mortalität beträgt bei akuter Leukämie 50–90%, die durchschnittliche Überlebenszeit nach der Entbindung etwa 5 Monate (52, 67).

Chronische myeloische Leukämien werden durch eine Schwangerschaft nicht nachteilig beeinflußt. Exazerbationen müssen als Risiken angesehen werden, die nicht durch die Gravidität ausgelöst werden. In einigen Fällen wurde sogar eine Verbesserung der chronischen Leukämie in der Gravidität beobachtet, die wahrscheinlich durch die erhöhte Hormonproduktion hervorgerufen wird. Bei der chronischen Leukämie liegt die mütterliche Mortalität zwischen 30–40% (61).

Der Schwangerschafts- und Geburtsverlauf ist nur in wenigen Fällen komplikationslos. Es besteht eine starke Neigung zur Fehlgeburt. Die perinatale Mortalität beträgt bei akuten Leukämien 30–40% und bei chronischen Formen 15–20%.

Ein großes Risiko für die Mutter besteht in der erhöhten postpartalen Blutungsfrequenz, die zwi-

schen 50–80% liegt. Die Neugeborenen sind meist untergewichtig und anämisch. Obwohl ein Übertritt von mütterlichen Leukozyten bzw. Leukämiezellen in den fetalen Kreislauf jederzeit möglich ist, wurden nur wenige Fälle von diaplazentarer Übertragung auf das Kind beschrieben (67). Untersuchungen der Plazenta ergaben reife Leukämiezellen im mütterlichen Teil, aber nicht im fetalen Anteil, obwohl pathologische mütterliche Zellen in der kindlichen Zirkulation gefunden wurden, was mit der kindlichen Immuntoleranz in Verbindung gebracht wird. Brustkinder leukämischer Mütter erkranken nicht häufiger an Leukämien als Kinder gesunder Frauen.
Abdominale Strahlenbelastungen in der Schwangerschaft führen zu einer erhöhten Leukämieinzidenz der Kinder. Ebenso soll es nach Virusinfekten in der Gravidität zu einer Erhöhung der Leukämiehäufigkeit kommen. Diese Vermutungen ließen sich jedoch durch neuere Untersuchungen nicht bestätigen (85).
Kongenitale Leukämien sind bei Neugeborenen überaus selten. Es handelt sich meist um myeloische Formen. Bei 7 von 49 konnatalen Leukosen lag gleichzeitig ein Down-Syndrom vor (10).
Die Behandlung der Leukämie in der Schwangerschaft ist überaus problematisch. Behandlungsziel ist, die Remission möglichst lange hinauszuschieben, um ein überlebensfähiges Kind zu erhalten. Im Vordergrund der allgemeinen Maßnahmen steht bei Hämoglobinwerten unter 10 g% die Bluttransfusion, wobei auf relativ frische Konserven geachtet werden sollte. Bei ausgeprägter Blutungsneigung infolge Thrombozytopenie müssen Frischbluttransfusionen und Thrombozytenkonzentrate verabreicht werden. Infekte sind sofort mit Antibiotika zu behandeln.
Eine zytostatische Therapie ist im ersten Schwangerschaftsdrittel wegen der starken Häufung von Aborten und fetalen Mißbildungen nicht möglich (5, 52). Zunächst wird man versuchen, mit Prednisongaben Zeit zu gewinnen, um die Lebenschancen für das Kind zu verbessern. Chemotherapie und Bestrahlung verursachen keine Mißbildungen, wenn sie im zweiten und dritten Trimenon gegeben werden. Allerdings sind die genetischen Schädigungsmöglichkeiten und Zellmutationen unbekannt. Das gilt auch für die Strahlentherapie, die zu einem erhöhten Leukämie- und Karzinomrisiko beim Kind führen. Es gibt zwar Fälle myeloischer Leukämien, bei denen in der Frühschwangerschaft eine initiale Strahlentherapie mit Abschirmung des Uterus vorgenommen werden mußte und gesunde Kinder geboren wurden (78). Nach Behandlung einer akuten Myelose mit Zytosin-Arabinosid und Thioguanin ließen sich keine Chromosomenanomalien beim gesunden Kind feststellen (76). Andererseits kam es nach erfolgreicher Chemotherapie zweier akuter myeloischer Leukämien mit Zytarabine, Zyclophosphamid, 6 Mercapta-Guanin und Daunomyzin nach Abschluß der Chemotherapie zu einer Schwangerschaft mit Geburt von mißgebildeten Kindern.
Schwangerschaftsabbruch, Anwendung moderner Behandlungskombinationen, Immuntherapie, Antikonzeption und Sterilisation müssen individuell je nach Schwere und Prognose der Erkrankung mit der Patientin besprochen werden.

Lymphogranulomatose

Die Lymphogranulomatose ist eine meist mit Fieberschüben verlaufende Erkrankung des lymphatischen Gewebes unbekannter Ursache. Es lassen sich zytologisch einkernige Granulomzellen oder mehrkernige Sternberg-Reed-Riesenzellen sowie histologisch typisches Granulationsgewebe nachweisen. Man rechnet augenblicklich mit 20 Neuerkrankungen auf je 1 Million Einwohner pro Jahr. Frauen erkranken seltener als Männer. Der Krankheitsverlauf ist allgemein bei Frauen günstiger. Von 11 Kranken, die länger als 10 Jahren überlebten, waren 9 Frauen.
Auf 6000–8000 Entbindungen kommt eine Frau mit Lymphogranulomatose. Der Krankheitsverlauf scheint durch eine Gravidität nicht gesetzmäßig verändert zu werden. Obwohl einzelne Beobachtungen mit ungünstiger Wirkung der Schwangerschaft auf die Lymphogranulomatose vorliegen, ist die Erkrankung keineswegs Indikation zum Schwangerschaftsabbruch (72). Erst wenn die Lymphogranulomatose während der Gravidität eine deutliche Progression mit Tendenz zur Dissemination und Verschlechterung des allgemeinen Befindens der Mutter zeigt, muß eine Interruptio oder vorzeitige Beendigung der Schwangerschaft in Erwägung gezogen werden. Der Schwangerschaftsverlauf wird durch eine bestehende Lymphogranulomatose nicht ungünstig beeinflußt. Die Frühgeburtenhäufigkeit ist kaum erhöht. Die Frage einer Übertragbarkeit der Erkrankung von der Mutter auf das Kind kann verneint werden. Trotz der großen Anzahl von Kindern, die im Laufe der Jahre von lymphogranulomatosekranken Müttern geboren wurden, liegen bisher noch keine Befunde vor, die eine diaplazentare Übertragung wahrscheinlich machen (51, 92). Die seltenen Fälle, bei denen ein derartiger Übertragungsmodus diskutiert wurde, hielten einer Überprüfung nicht stand. In diesem Punkt kann man die werdende Mutter und ihre Familie beruhigen. Es wurde zwar unmittelbar post partum im kindlichen Blut das gleiche abnormale IgG wie bei der Mutter gefunden, das sich aber zwei Jahre später nicht mehr nachweisen ließ.
Obwohl Radiotherapie und Chemotherapie häufig zur Sterilität führen, muß dringend zur Antikonzeption geraten werden. Die Behandlung der Lymphogranulomatose stellt ein potentielles Mißbil-

dungs- und Tumorrisiko für das Kind dar (91, 92). Bei dringendem Kinderwunsch sollte im Stadium I/II eine 2jährige und im Stadium III/IV eine 4jährige Remission der Erkrankung abgewartet werden.

Gauchersche Krankheit

Bei der Gauchersche Krankheit (Zerebrosidspeicherkrankheit) kommt es meist zu einer ungewöhnlich starken Milzschwellung. Die Diagnose kann durch eine Knochenmarks- aber noch besser durch eine Milzpunktion gestellt werden, wobei die typischen Speicherzellen nachzuweisen sind. Die Ursache für die Erkrankung ist noch nicht bekannt und es wurden nur überaus seltene Erkrankungsfälle mit Schwangerschaft beschrieben. Die Schwangerschaften verliefen bei den Patientinnen völlig normal. Die Entwicklung der Frucht wurde durch die Erkrankung nicht beeinflußt. Lediglich in einigen Fällen wurden Blutungen bei der Geburt und Vulvahämatome gesehen. Der Krankheitsverlauf wird durch die Gravidität nicht verändert (25).

Thrombozytäre hämorrhagische Diathesen

Die Einteilung der hämorrhagischen Diathesen in Koagulopathie, Thrombozytopathie, Hypofibrinolyse und Vaskulopathie reicht heute nicht mehr aus, um eine vorhandene Störung der aktuellen Hämostase einzuordnen, denn darüber hinaus muß nicht nur zwischen Bildungsstörung und Umsatzstörung sondern auch zwischen angeborenen und erworbenen hämorrhagischen Diathesen unterschieden werden (56). Im folgenden sollen nur die thrombozytären hämorrhagischen Diathesen während der Gravidität besprochen werden.

Die klinischen Zeichen einer qualitativen und/oder qualitativen Thrombozytenstörung werden aus der Kenntnis ihrer Funktion für den primären Wundverschluß, für die Gefäßwandfunktion sowie ihre Teilnahme am plasmatischen Gerinnungsvorgang verständlich. Der sog. thrombozytopenische Blutungstyp ist durch spontan auftretende flohstichartige Petechien an Haut, Schleimhäuten und parenchymatösen Organen gekennzeichnet. Es werden die unteren Extremitäten bevorzugt, wobei ödematöse oder entzündliche Veränderungen fehlen. Häufig bestehen Nasenbluten, Blutungen aus dem Rachenraum, Zahnfleischblutungen und in der Anamnese Menometrorrhagien. Bei hochgradigen Thrombozytopenien oder Funktionsstörungen manifestiert sich gleichzeitig eine Koagulopathie mit flächenhaften Hautblutungen und Hämatomen.

Im Vordergrund der diagnostischen Methoden stehen Bestimmungen oder Thrombozytenzahl, Prüfung der Plättchenfunktion in vivo (Blutungszeit, Rumpel-Leede, Saugglockenversuch, Kneifversuch) und in vitro (Plättchenausbreitung, Plättchenadhäsion und Plättchenaggregation, Beurteilung der Thrombozytenbildung im Knochenmark mit Berücksichtigung von Plättchenform, -größe, -färbung und -struktur).

Ferner müssen die Gerinnselretraktion und der Plättchenfaktor III und in speziellen Fällen immunologische Untersuchungen durchgeführt werden.

Ideopathische Thrombozytopenie

(ITP, essentielle thrombozytopenische Purpura, Morbus Werlhof)

Die ideopathische thrombozytopenische Purpura ist eine Erkrankung unklarer Ätiologie, bei der in den meisten Fällen im Plasma ein Antiplättchenfaktor nachweisbar ist. Klinisch treten zunächst Nasen- und Zahnfleischblutungen sowie ausgeprägte blaue Flecken am ganzen Körper nach geringen Traumen auf. Typisch sind kleine punktförmige Blutungsherde, vor allem im Bereich der unteren Körperpartien. Die ITP ist durch eine Verminderung der Blutplättchen unter 20 000–30 000 eine Reifungsstörung der Megakariozyten im Knochenmark und durch morphologische Veränderungen der Thrombozyten gekennzeichnet. Die Differentialdiagnose gegenüber Koagulopathien ist in ausgeprägten Fällen durch den Blutungstyp möglich. Die Thrombozytenzahlen sind bei Gerinnungsstörungen meistens normal und die primäre Blutungszeit unauffällig. Die Analyse der Gerinnungsfaktoren deckt meist den Defekt auf. Die Thrombopathien im weiteren Sinne zeigen ebenfalls normale Plättchenzahlen, lassen aber funktionelle Störungen erkennen. Bei angeborenen thrombozytopenischen oder thrombopathischen Blutungsleiden hilft manchmal die belastende Familienanamnese weiter. Vaskuläre Purpuraformen sind durch die normale Plättchenzahl und unauffällige Gerinnungstests zu unterscheiden.

Da die ideopathische Thrombozytopenie bei Frauen dreimal häufiger ist als bei Männern und meist vor dem 30. Lebensjahr auftritt, muß man bei hämorrhagischen Diathesen in der Schwangerschaft an eine ITP denken. Die Gravidität kann unterschiedliche Einwirkungen auf eine akute oder chronische ITP haben. Die klinischen Symptome können sich in der Schwangerschaft verschlechtern. Eine mögliche Besserung wird auf eine erhöhte Adhäsions- und Aggregationsneigung der Plättchen zurückgeführt. Postpartale Blutungen sind selten, ebenso werden in den letzten Jahren immer weniger mütterliche Todesfälle beobachtet.

Bei etwa 30% der Schwangeren mit ITP muß mit einer Fehlgeburt gerechnet werden. Die perinatale Sterblichkeit beträgt 10–25% (55). Der antithrombozytäre Plasmafaktor ist plazentagängig und führt bei Kindern von Müttern mit einer manifesten ITP nach der Entbindung zu einer passageren Thrombozytopenie.

Die Behandlung einer ideopathischen Thrombozytopenie in der Schwangerschaft erfolgt durch Corticosteroide, Frischbluttransfusionen und Plättchentransfusionen (82). Bei chronischen Erkrankungsformen wird die Splenektomie vor einer Schwangerschaft oder bei einer Exazerbation des Krankheitsbildes und erfolgloser konservativer Therapie eine Splenektomie in der Gravidität empfohlen. Zur Verminderung der Gefahr für das Kind durch vermehrten transplazentaren Übertritt des Antiplättchenfaktors wird die Schnittentbindung diskutiert (65). Eine sorgfältige Beobachtung des Neugeborenen ist unerläßlich. Zytotoxische Immunsuppressiva sind in der Schwangerschaft kontraindiziert.

Thrombozytopenie durch Immunkomplexe

Bei Feststellung einer thrombozytopenischen hämorrhagischen Diathese in der Schwangerschaft ist eine sorgfältige Medikamentenanamnese wichtig. Der Nachweis für das Vorliegen einer medikamentös-allergischen Thrombozytopenie kann entweder durch den nicht unbedenklichen Belastungsversuch oder durch serologischen Antikörpernachweis geführt werden (3). Die zuverlässigste und empfindlichste Methode ist der Komplement-Bindungstest mit Thrombozyten, der allerdings nicht alle Antikörper erfaßt. Die Therapie besteht im Absetzen des Medikamentes und Elimination des verdächtigen Allergens, Corticosteroidbehandlung und Plättchentransfusion.

Neonatale Thrombozytopenie

(durch antithrombozytäre Isoantikörper)

Die Erkrankung wird durch mütterliche Isoantikörper gegen fetale Plättchenantigene hervorgerufen und führt bei den Neugeborenen zur Thrombozytopenie. Die Häufigkeit der Erkrankung beträgt 1 auf 5000 Neugeborene (70). In mehr als 50% der Fälle lassen sich serologisch Antikörper nachweisen. Etwa 10–14% der Kinder sterben an zerebralen Blutungen. Die Therapie besteht in der Übertragung kompatibler Thrombozyten, vor allem der Mutter, Austauschtransfusionen und Corticosteroiden (60).

Thrombozytopathien

Thrombasthenie (Glanzmann-Nägeli)

Es handelt sich um eine kongenitale autosomal rezessiv vererbte Störung der Thrombozytenfunktion bei normaler Plättchenzahl. Es finden sich morphologisch abnorme Plättchen, eine fehlende Aggregation, eine verlängerte Blutungszeit und eine unzureichende Retraktion des Blutkuchens. Die Erkrankung ist überaus selten und es wurden nur wenige Fälle beobachtet. Die Schwangerschaft und Geburt verliefen komplikationslos (69, 94). Post partum kann es zum hämorrhagischen Syndrom kommen, das Frischbluttransfusion und Plättchentransfusion bei Mutter und Kind erforderlich machen.

Willebrand-Jürgens-Syndrom

Das Syndrom ist eine erbliche Blutungskrankheit, die durch verlängerte Blutungszeit, normale Thrombozytenzahl und einen Mangel oder eine Fehlbildung des Willebrand-Faktors gekennzeichnet ist. Wegen der geringen Symptomatik (hämorrhagische Diathesen mit Haut- und Schleimhautblutung) sind genaue Angaben über die Häufigkeit der Erkrankung kaum möglich. Es besteht keine Geschlechtsbevorzugung. Der Erbgang ist überwiegend autosomal dominant.

Typisch ist die verlängerte Blutungszeit, eine Verminderung des plasmatischen Gerinnungsfaktors VIII beim Thrombokinasebildungstest. Die Blutungsneigung ist Folge des genetisch determinierten Plasmadefekts, der einen Mangel oder eine Fehlbildung des Willebrand-Faktors entspricht. Es wurden bisher nur wenige Fälle von Willebrand-Jürgens-Syndrom und Schwangerschaft beschrieben. Die Erkrankung wird durch die Gravidität nicht beeinflußt. Die wesentliche Gefahr besteht in verstärkten postpartalen Blutungen. Bei Faktor-VIII-Verminderung müssen Kryopräzipitate verabfolgt werden (8, 42).

Literatur

1 Afifi, A. M.: High transfusion regime in the management of reproductive wastage and maternal complications of pregnancy in thalassaemia major. Acta haemat. (Basel) 52 (1974) 331
2 Alter, B. P., S. Friedman, J. C. Hobbins, u. a.: Prenatal diagnosis of sickle cell anemia and alpha G. Philadelphia. New Engl. J. Med. 294 (1976) 1040
3 Aster, R. H.: Thrombocytopenia due to enhanced platelet destruction. In: Hematology, hrsg. von W. J. Williams, E. Beutler, A. J. Erslev, R. W. Rundees. McGraw-Hill, New York 1972
4 Balmelli, G. P., H.-J. Huser: Zur Frage des Folsäuremangels bei Schwangeren in der Schweiz. Schweiz. med. Wschr. 104 (1974) 351
5 Barkhan, P., P. R. Evans: Conception and congenital abnormalities after chemotherapy for leukemia. Brit. med. J. 1976/II, 816
6 Barrett, C., J. R. Marshall: Thrombotic thrombocytopenic purpura. Obstet. and Gynec. 46 (1975) 231
7 Begemann, H.: Klinische Hämatologie, 2. Aufl. Thieme, Stuttgart 1975
8 Boneu, B., M. Abbal, A. Barret, u. a.: von Willebrand factor activity and thrombophilic states. A Review. Path. et Biol. 24 (1976) 48
9 Brugsch, J.: Zur Schwangerschaftserhaltung bei Porphyrien. Münch. med. Wschr. 115 (1973) 1547
10 Buhtz, P.: Leukose bei einem Totgeborenen. Zbl. allg. Path. path. Anat. 118 (1974) 489
11 Chaudhuri, Sk.: Correlation of toxemia with anemia of pregnancy. Amer. J. Obstet. Gynec. 106 (1970) 255
12 Conrad, F., K. Riegel, K. Scheppe, K. Überla, J. Zander,

E. Koschack: Die Münchner Perinatalstudie. Dtsch. Ärztebl. 74 (1977) 3015
13 Dacie, J. V.: The Haemolytic Anaemias, Congenital and Acquired Sec. Churchill, London 1967
14 Duke, A. B., J. Kelleher, B. B. Bauminger, G. Walters: Serum iron and iron binding capacity after total dose infusion of irondextran for iron deficiency anaemia in pregnancy. J. Obstet. Gynec. Brit. Cwlth 81 (1974) 895
15 Finch, C., E. Beutler, E. R. Brown, W. H. Crosby, D. M. Hegsted, C. V. Moore, J. A. Pritchard, Ph. Sturgeon, M. M. Wintrobe: Iron deficiency in the United States. J. Amer. med. Ass. 203 (1968) 407
16 Fleming, A. F.: Maternal anemia and fetal outcome in pregnancies complicated by thalassemia minor and „stomatocytosis". Amer. J. Obstet. Gynec. 116 (1973) 309
17 Fleming, A. F., J. D. Martin, N. S. Stenhouse: Obstetric outcome in pregnancies complicated by recurrent anaemia, with observations on iron and folate metabolism, bacteriuria and pre-eclampsia. Aust. N.Z.J. Obstet. Gynaec. 14 (1974) 204
18 Forfar, J. O.: Drugs to be avoided during the first three month of pregnancy. Prescribers J. 13 (1973) 130
19 Frakes, J. T., R. E. Burmeister, J. J. Giliberti: Pregnancy in a patient with paroxysmal nocturnal hemoglobinuria. Obstet. and Gynec. 47 (1976) 22
20 Gabbe, E. E.: Quantitative aspect of iron deficiency and iron therapy. In: Iron Metabolism and its Disorders, hrsg. von H. Kief. Excerpta Medica Foundation, Amsterdam 1975 (S. 278)
21 Göltner, E.: Ursachen und Behandlung der Schwangerschaftsanämien. Therapiewoche 16 (1966) 1327
22 Göltner, E.: Folsäuremangel und Schwangerschaft. Med. Klin. 66 (1971) 973
23 Göltner, E.: Iron requirement and deficiency in menstrueting and pregnant women. In: Iron Metabolism and its Disorders, hrsg. von H. Kief. Excerpta Medica Foundation, Amsterdam 1975 (S. 159) Göltner, E.: Bedeutung des Eisenmangels in Gynäkologie und Geburtshilfe. Therapiewoche 28 (1978) 7709
23a Göltner, E.: Schwangerschaftsanaemien. Med. Klin. 75 (1980) 491
24 Göltner, E., H. Striegel, E. Schüßler, G. Leikam: Der Folsäuregehalt des Blutes in Schwangerschaft und Wochenbett. Geburtsh. u. Frauenheilk. 32 (1972) 510
25 Greenwald, J. C., A. Fenton: Gaucher's diesease in pregnancy. In: Complications of Pregnancy, hrsg. von A. F. Guttmacher Baillière, Tindall & Cassell, London 1963
26 Hall, M., R. J. L. Davidson: Prophylactic folic acid in women with pernicious anaemia pregnant after periods of infertility. J. clin. Path. 21 (1968) 599
27 Hampel, K.-P., R. Roetz: Einfluß einer Folat-Eisen-Dauersubstitution auf Serumfolatspiegel, Serumeisenwerte und hämatologische Daten während der Schwangerschaft. Geburtsh. u. Frauenheilk. 34 (1974) 409
28 Hansen, H., A. Rybo: Folic acid dosage prophylactic treatment during pregnancy. Acta obstet. gynec. scand. 46, Suppl. (1967) 7 107
29 Harrison, K. A.: Maternal mortality in anaemia in pregnancy. W. Afr. med. J. 23 (1975) 27
30 Harrison, K. A., P. A. Ibeziako: Maternal anaemia and fetal birthweight. J. Obstet. Gynaec. Brit. Cwlth 80 (1973) 798
31 Heilmann, E., E. Böminghoff: Radioassay zur Folsäure-Bestimmung. Diagnostik 9 (1976) 347
32 Heilmann, E., E. Boving, W. R. Dame: Folsäure, Vitamin B_{12} und Eisen im Serum in der Schwangerschaft. Z. Geburtsh. Perinat. 181 (1977) 443
33 Heinrich, H. C.: Dimensionierung einer optimalen oralen Eisenkompensationstherapie bei nicht blutenden Patienten mit normaler Gesamtkörper-^{59}Fe-Eliminationsrate. Med. Klin. 68 (1973) 981
34 Heinrich, H. C.: Clinical aspects of iron absorption and turnover. Definition and pathogenesis of iron deficiency. In: Iron Metabolism and its Disorders, hrsg. von H. Kief. S. 34 und 113, Excerpta Medica Foundation, Amsterdam 1975 (S. 34, 113)
34a Heinrich, H. C.: Grundlagen der modernen Eisentherapie. Therapie der Gegenwart 119 (1980) 527 und 634
34b Heinrich, H. C.: Diagnostischer Wert des Serumferritins für die Beurteilung der Gesamtkörper-Eisenreserven. In: Serumferritin, methodische und klinische Aspekte, hrsg. von J. P. Kaltwasser, E. Werner: Springer, Berlin 58 (1980)
35 Heinrich, H. C., E. E. Gabbe: Hämiglobin-Eisen für die Prophylaxe und Therapie des Eisenmangels. Klin. Wschr. 55 (1977) 1043
36 Heinrich, H. C., E. E. Gabbe, J. Brüggemann: Serum-Ferritin concentration and diagnostic $^{59}Fe^{2+}$ absorption in humans with iron deficiency. Naturwissenschaften 64 (1977) 595
37 Heinrich, H. C., H. Bartels, B. Heinisch, K. Hausmann, R. Kuse, W. Humke, H. J. Mauss: Intestinale ^{59}Fe-Resorption und praelatenter Eisenmangel während der Gravidität des Menschen. Klin. Wschr. 46 (1968) 199
38 Hendrickse, J. P. de V., K. A. Harrison, E. J. Watson-Williams, L. Luzzatto, L. N. Ajabor: Pregnancy in homocygous sickle-cell anaemia. J. Obstet. Gynaec. Brit. Cwlth 79 (1972) 396
39 Herbert, V., N. Colman, M. Spivack u. a.: Folic acid deficiency in the United States folate assays in a prenatal clinic. Amer. J. Obstet. Gynec. 123 (1975) 175
40 Hibbard, B. M.: Folates and the fetus. S. Afr. med. J. 49 (1975) 1223
41 Horger, E. O.: Hemoglobinopathies in pregnancy. Clin. Obstet. Gynec. 17 (1974) 127
42 Hrodek, O.: Platelet thromboplastic activity and its release in newborns in some coagulopathies and thrombopathies. Acta Univ. Carol. Med. (Praha) 20 (1974) 133
43 Hultin, M., E. Burka: Sickle cell diseases and pregnancy. Clin. Res. 23 (1975) 275 A
44 Hunter, D. J. S.: Acute intermittent porphyria and pregnancy. J. Obstet. Gynaec. Brit. Cwlth 78 (1971) 746
45 Jacobs, A.: Serumferritin and iron stores. Fed. Proc. 36 (1977) 2024
46 Johnson, F. D.: Pregnancy and concurrent chronic myelogenous leucemia. Amer. J. Obstet. Gynec. 112 (1972) 640
47 Kan, Y. W., M. S. Golbus, R. Trecartin: Prenatal diagnosis of sickle cell anemia. New. Engl. J. Med. 294 (1976) 1039
48 Kazazian jr., H. H., A. P. Woodhead: On the antenatal diagnosis of hemoglobinopathies. The synthesis of abnormal hemoglobin in the fetus intrauterine fetal visualization, a multidisciplinary approach. Excerpta Med., Amsterdam, I.C.S. No. 371 (1976) 127
49 Kelly, A. M., P. J. Macdonald, M. B. McNay: Ferritin as an assessment of iron stores in normal pregnancy. J. Obstet. Gynec. Brit. Cwlth 84 (1977) 434
50 Knispel, J. W., V. A. Lynch, B. D. Viele: Aplastic anemia in pregnancy. Obstet. Gynec. Surv. 31 (1976) 523
51 Köhler, A. H.: Lymphgranulomatose und Gravidität. Zbl. Gynäk. 98 (1976) 1654
52 Krueger, J. A., R. B. Davis, C. Field: Multiple drug chemotherapy in the management of acute lymphocytic leucemia during pregnancy. Obstet. and Gynec. 48 (1976) 324
53 Lamberti, G.: Zur generellen Eisenprophylaxe in der Schwangerschaft. Z. Geburtsh. Perinat. 177 (1973) 381
54 Larcan, A., G. Rauber, M. C. Laprevote: Post partum hemolytic uremic syndrome. Nouv. Presse Med. 3 (1974) 1529
55 Laros jr., R. K., R. L. Sweet: Management of idiopathic thrombocytopenic purpura during pregnancy. Amer. J. Obstet. Gynec. 122 (1975) 182
56 Lasch, H. G., D. Heene, C. Mueller-Eckhardt: Haemorrhagische Diathese. In: Klinische Haematologie, 2. Aufl., hrsg. von H. Begemann. Thieme, Stuttgart 1975

57 Levinski, U., N. Fajnholc, M. Djaldetti, A. De Vries: Hemolytic anemia in pregnancy associated with erythrocyte pyrovate kinase deficiency. New Istanbul Contr. Clin. Sci. 11 (1974) 43
58 Llewellyn-Jones, D.: Severe anemia in pregnancy. Aust. N.Z.J. Obstet. Gynaec. 5 (1965) 191
59 Lohrmann, H.-P., W. Brech, K. Widmer, H. Heimpel: Haemolytisch-uraemisches Syndrom beim Erwachsenen. Dtsch. med. Wschr. 98 (1973) 54
60 McIntosh, S., R. T. O'Brien, A. D. Schwartz, H. A. Pearson: Neonatal isoimmune purpura: response to platelet infusion. J. Pediat. 82 (1973) 1020
61 McLain, C. R.: Leucemia in pregnancy. Clin. Obstet. Gynec. 17 (1974) 185
62 May jr., H. V., G. M. Harbert jr., W. N. Thornton jr.: Thrombotic thrombocytopenic purpura associated with pregnancy. Amer. J. Obstet. Gynec. 126 (1976) 452
63 Moore, A., M. Mark, M. Sherman, M. J. Strongin: Hereditary spherocytosis with hemolytic crisis during pregnancy. Obstet. and Gynec. 47 (1976) 199
64 Morrison, J. C., W. L. Wiser: The use of prophylactic partial exchange transfusion in pregnancies associated with sickle cell hemoglobinopathies. Obstet. and Gynec. 48 (1976) 516
65 Murray, J. M., R. E. Harris: The management of the pregnant patient with idiopathic thrombocytopenic purpura. Amer. J. Obstet. Gynec. 126 (1976) 449
66 Noller, K. L., E. J. W. Bowie, R. D. Kempers, C. A. Owen: Von Willebrand's disease in pregnancy. Obstet. and Gynec. 41 (1973) 865
67 Nummi, S., M. Koivisto, J. Hakosalo: Acute leucemia in pregnancy with placental involvement. Ann. Chir. Gynaec. Fenn. 62 (1973) 394
68 Ong, H. C.: Maternal and fetal outcome associated with hemoglobin E trait and hemoglobin E disease. Obstet. and Gynec. 45 (1975) 672
69 Payne, P. R.: Glanzmann's thrombasthenia and pregnancy. Proc. roy. Soc. Med. 63 (1970) 56
70 Pearson, H. A., N. R. Shulman, V. J. Marder, T. E. Cone: Isoimmune neonatal thrombocytopenic purpura. Clinical and therapeutic considerations. Blood 23 (1964) 154
71 Perkins, R. P.: The significance of glucose 6 phosphate dehydrogenase deficiency in pregnancy. Amer. J. Obstet. Gynec. 125 (1976) 215
72 Poliwoda, H., H. Stolte, H. Voth, H. D. Gothe, H. Köstering: Lymphogranulomatose und Schwangerschaft. Med. Klin. 23 (1967) 901
73 Primbs, K.: Eisenbehandlung während der Schwangerschaft – eine Vergleichsstudie – Geburtsh. u. Frauenheilk. 33 (1973) 552
74 Primbs, K., E. Göltner, G. Lingenberg: Eisen oder kombinierte Eisen-Folsäure-Vitamin B_{12}-Behandlung in der Schwangerschaft. Münch. med. Wschr. 119 (1977) 865
75 Pritchard, J. A., S. R. Stone: Clinical and laboratory observations on eclampsia. Amer. J. Obstet. Gynec. 99 (1967) 754
76 Raich, P. C., L. B. Curet: Treatment of acute leucemia during pregnancy. Cancer (Philad.) 36 (1975) 861
77 Ratten, G. J., N. A. Bleischer: The significance of anaemia in an obstetric population in Australia. J. Obstet. Gynaec. Brit. Cwlth 79 (1972) 228
78 Richards, H. G. H., A. S. D. Spiers: Chronic granulocytic leucemia in pregnancy. Brit. J. Radiol. 48 (1975) 261
79 Rimer, B. A.: Sickle cell trait and pregnancy – a review of a community hospital. Amer. J. Obstet. Gynec. 123 (1975) 16
80 Roetz, R., H. J. Merker: Die Bedeutung der Folsäure für Schwangerschaft und Entwicklung des Menschen. Therapiewoche 22 (1972) 255
81 Roszkowski, J., J. Wojcicka, K. Zaleska: Serum iron deficiency during the third trimester of pregnancy: Maternal complications and fate of neonate. Obstet. and Gynec. 28 (1965) 820
82 Russell, K., J. R. Laros, L. Richard, M. D. Sweet: Management of idiopathic thrombocytopenic purpura during pregnancy. Amer. J. Obstet. Gynec. 122 (1975)
83 Schmidt, H., G. Snitker, K. Thomsen, J. Lintrup: Erythropoetic protoporphyria. A clinical study based on 29 cases in 14 families. Arch. Derm. 110 (1974) 58
84 Schwab, J., E. Göltner: Eisentherapie und Hämoglobinregeneration bei Schwangerschaftsanämien und postpartalen Anämien. Z. Geburtsh. Perinat. 181 (1977) 363
85 Seidel, H.-J.: Faktoren der Leukämogenese. Verh. dtsch. Ges. inn. Med. 79 (1973) 267
86 Silverstein, E., C. Roadman, R. H. Byers, D. Z. Kitay, Hematologic problems in pregnancy. J. Reprod. Med. 12 (1974) 153
87 Skikne, B. S., S. R. Lynch, W. R. Bezwoda u. a.: Pure red cell aplasia. S. Afr. med. J. 50 (1976) 1353
88 Smith, M. B., M. G. Whiteside, C. N. De Garis: An investigation of the complications and outcome of pregnancy in heterozygous beta thalassaemia. Aust. N.Z.J. Obstet. Gynaec. 15 (1975) 26
89 Sood, S. K., K. Ramachandran, M. Mathur: W.H.O. sponsored collaborative studies on nutritional anaemia in India. I. the effevts of supplemental oral iron administration to pregnant woman. Quart. J. Med. 44 (1975) 241
90 Strauss, R. G., R. W. Alexander: Postpartum hemolytic uremic syndrome. Obstet. and Gynec. 47 (1976) 169
91 Sweet, D. L.: Malignant lymphoma implications during the reproductive years and pregnancy. J. Reprod. Med. 17 (1976) 198
92 Thomas, P. R. M., M. J. Peckham: The investigation and management of Hodgkin's disease in the pregnant patient. Cancer (Philad.) 38 (1976) 1443
93 Vardi, J., G. A. Fields: Microangiopathic hemolytic anemia in severe preeclampsia. Amer. J. Obstet. Gynec. 119 (1974) 617
94 Vinazzer, H., H. Bergmann, F. Wolf: Schwangerschaft und Entbindung bei familiarem Morbus. Clanzmann-Naegeli. Blut 29 (1974) 233
95 Wasi, P., S. Na-Nakorn, S.-N. Pootrakul: The thalassaemias. In: Clinics in Hematology, Bd. III/2, hrsg. von D. J. Weatherall. Saunders, Philadelphia 1974
96 Wengelar, H., H. Holzgreve, J. M. Gokel, K. Holzmann: Thrombotisch-thrombocytopenische Purpura (Moschcowitz-Syndrom) in der Schwangerschaft. Geburtsh. u. Frauenheilk. 36 (1976) 953
97 Wingerd, J., R. Christianson, W. V. Lovitt, E. J. Schoen: Placental ratio in white and black women: Relation to smoking and anemia. Amer. J. Obstet. Gynec. 124 (1976) 671
98 Wintrobe, M. M.: Clinical Hematology. Lea & Febiger, Philadelphia 1967
99 Yusufji, D., V. I. Matham, S. J. Baker: Iron, folate and Vitamin B_{12} nutrition in pregnancy. Bull. Org. mond. Santé 48 (1973) 15

Neurologische Symptome/Syndrome in der Schwangerschaft

Organische Nervenleiden und Schwangerschaft

R. JANZEN*

In diesem Kapitel, das sowohl Ärzte für Allgemeinmedizin als auch Ärzte anderer Fachdisziplinen interessiert, werden nicht die speziellen Möglichkeiten für eine differentialdiagnostische Entscheidung des Neurologen in den Mittelpunkt gerückt, vielmehr soll die Aufmerksamkeit auf die gemeinsame Aufgabe gelenkt werden zu ermitteln, ob die Krankheitszeichen des Zentralnervensystems und/oder der neuromuskulären Peripherie *e graviditate* oder nur *in graviditate* hervorgetreten sind, um die Konsequenzen abzuleiten, die sich im Hinblick auf die schwangere Frau und ihre Frucht ergeben. Dabei muß u. U. entschieden werden, ob eine Schwangerschaftsunterbrechung und außerdem gar eine Sterilisation angezeigt sind.

Die Frage *„e graviditate?"* taucht dann auf, wenn sich eine pathologische Reaktion des Nervensystems *erstmalig* in der Schwangerschaft zeigt. Dieses zeitliche Zusammentreffen kennzeichnet, ebenso wie eine nicht näher definierte Beifügung „*gravidarum*" zu einem in der Schwangerschaft erstmalig auftretenden neurologischen Syndrom, zunächst lediglich den zeitlichen und noch keineswegs einen kausalen Zusammenhang.

Bei schon bestehenden strukturellen oder/und funktionellen pathologischen Reaktionen des Nervensystems wird bei geplanter oder unbedacht entstandener Schwangerschaft die Frage zu stellen sein, ob und in welchem Grade von Wahrscheinlichkeit *in graviditate* eine ungünstige Entwicklung für Mutter oder Kind zu erwarten ist.

Die meisten Äußerungen zum Thema stützen sich auf Kasuistik. Einwandfreie statistische Untersuchungen sind aber nur möglich bei einer ätiologischen Entität, d. h. bei einer Krankheit *s. s. = morbus/nósos*, bei welcher ein Organismus obligat und auf eine bestimmte Weise bei einer definierten Bedingung reagiert.

Statistiken bleiben problematisch bei solchen Reaktionen des Organismus, welche unter vielfältigen Bedingungen als Endstrecke identisch in Erscheinung treten. Zu diesen polygenetischen und bloß phänomenologisch, nicht nosologisch identischen neurologischen Entitäten (56, 59) gehören funktionelle und strukturelle Myo-, Polyneuro-, Myelo-, Enzephalopathien als systemische Erkrankungen, zerebral gestaltete Anfälle der verschiedenen Art, Migräne, akuter exogener Reaktionstyp im Sinne Bonhoeffers.

Man versteht daher, daß bei bloß phänomenologischen Entitäten nicht allgemeine Richtlinien aufgestellt werden können, daß vielmehr nur eine Entscheidung im Einzelfall möglich ist. Statistisches Material über „die" Epilepsie, „die" Polyneuropathie, „die" Myasthenie usw. läßt sich daher nicht beibringen.

Daß mit zureichend analysiertem Material auch bei diesen polygenetischen, jedoch phänomenologisch identischen Reaktionsformen durch statistische Untersuchungen neue Erkenntnisse gewonnen werden können, darf erwartet werden. Die Gewinnung ausreichender Daten wird indessen sehr schwierig sein, zumal schon die Begriffsbildung der Kliniker und Schulen recht unterschiedlich gehandhabt wird (19, 73, 74, 93, 105).

Wenn daher bei nicht wenigen neurogenen Syndromen sichere allgemeine Grundlagen für Entscheidungen fehlen, so läßt sich jedoch im Einzelfall ein bestimmtes Handeln oder Unterlassen durchaus begründen.

Ätiologische Entitäten

Krankheit s. s. (= Morbus, Nósos) und Schwangerschaft

Tumoren und entzündliche Prozesse des Hirns, des Rückenmarks und ihrer Hüllen

Die im Schrifttum niedergelegte allgemeine Auffassung (85, 111, 115, 120) stimmt auch mit den Erfahrungen überein, die unsere Klinik in den fast 40 Jahren gemacht hat, seit ihr eine Neurochirurgie angegliedert ist: (56, 59) Die Indikation zu diagnostischen und operativen Maßnahmen an Hirn, Rückenmark und deren Bedeckungen richtet sich nach Art, Sitz und Biologie des Prozesses selbst sowie dem Allgemeinzustand und der unmittelbaren Gefahr für die Mutter. Erst in zweiter Linie ist

---

* Unter Mitwirkung von:
F. BALZEREIT
W. EICKHOFF
R. W. Chr. JANZEN
L. LACHENMAYER

über die Gefährdung für die Frucht zu entscheiden. Stimulation des Tumorwachstums selbst durch die Schwangerschaft ist bisher nicht sicher festgestellt worden, auch nicht bei Hypophysentumoren.

Hirntumoren (77, 103)

WEYAND, MCCARTY und WILSON (120) untersuchten 10 Frauen mit Meningiomen der Chiasmagegend und Erstmanifestion oder Zunahme der Symptome infolge Schwellung während der Gravidität. Bei 4 Frauen erfolgte eine Rückbildung der neurogenen Symptome *post partum*. Die histologische Untersuchung an 2 operativ entfernten Tumoren ergab: schaumig vermehrtes Zellplasma, Vermehrung der intrazellulären Flüssigkeit, keine abnorme Vaskularisation.

Schwellungsphasen machen vor allem die Meningiome und Neurinome, aber auch andere Hirngeschwülste, z. B. gutartige und nicht nur bösartige Gliome (8, 21, 30, 77, 122).

Bei bisher stumm verlaufenden Hirngeschwülsten können erstmals in der Schwangerschaft psychische Auffälligkeiten und epileptische Reaktionen zur Fehldiagnose führen: Schwangerschaftspsychose, Schwangerschaftseklampsie (19, 30).

Wenn neben den genannten Leitsymptomen auch Kopfschmerzen und Zeichen der intrakraniellen Drucksteigerung auftreten, kann gleichwohl die Fahndung nach einem umschriebenen Tumor ergebnislos bleiben. In derartigen Fällen hat man früher unter der Diagnose „*Pseudotumor cerebri*" eine temporale Dekompression erwogen, wenn der Visus gefährdet erschien. Wir haben uns nicht vor eine solche Entscheidung gestellt gesehen, weil in derartigen Fällen eine positive Diagnose gestellt werden konnte. Die Diagnose „Pseudotumor cerebri" oder „benigne intrakranielle Drucksteigerung *in graviditate*" sollte aus dem diagnostischen Vokabular verschwinden. Durch Schwellungserscheinungen können u. a. gutartige Tumoren durch umschriebene neurogene Symptome oder generalisierte bzw. fokale epileptische Reaktionen in Erscheinung treten, alle Erscheinungen gehen aber u. U. vollständig zurück nach Beendigung der Schwangerschaft (36). In manchen Fällen kann das Syndrom während mehrerer aufeinander folgender Schwangerschaften eintreten (8). Wenn die Symptome auf unterschiedliche Lokalisation hinweisen, wird bei Prozessen, die sich in der Nähe des Chiasma (77), in der hinteren Schädelgrube und im Bereich der Wirbelsäule entwickeln, die Diagnose Multiple Sklerose gestellt werden oder *Neuritis retrobulbaris, Encephalitis pontis, Myelitis* als Erstmanifestation im Rahmen der Multiplen Sklerose, eine keineswegs seltene voreilige Fehldiagnose.

Bei Geschwülsten in der hinteren Schädelgrube kann dann, wenn akut Hirndruck einsetzt, Lebensgefahr auftreten durch Abklemmung der *Medulla oblongata*. Mittels einer Ventil-Operation kann Entlastung geschaffen werden bis zur Beendigung der Schwangerschaft. Bei gutartigen Tumoren in der hinteren Schädelgrube besteht eine Gefährdung der Mutter bis zum Schluß der Schwangerschaft, zuletzt durch die Preßwehen (115). Die Leitung der Geburt muß dann darauf hinzielen, Preßwehen auf das geringste Maß herabzusetzen.

Die Computertomographie (CT) des Kopfes erlaubt, ohne Belastung für Mutter und Frucht die Diagnostik zu vertiefen, und zwar nicht nur hinsichtlich der Diagnose überhaupt (z. B. intra- oder extrazerebraler Tumor, entzündlicher oder gefäßabhängiger Prozeß, Hirnschwellung aus allgemeiner Ursache), sondern auch hinsichtlich der Auswirkungen der Schwangerschaft auf einen bereits bekannten intrakraniellen Prozeß (insbesondere bei Tumoren, Gefäßerkrankungen, Gefäßgeschwülsten und Gefäßfehlbildungen). Die Indikation zu invasiven Methoden (Angiographie, Luftfüllung) ergibt sich sehr viel seltener. Dieser erhebliche Fortschritt fördert selbstverständlich auch die Frühdiagnose von Komplikationen *e graviditate*, z. B. die rechtzeitige Erkennung einer Hirnschwellung, einer Hirnvenen- und Sinusthrombose u. a. (62, 88).

REISNER (96) hat bei Frauen mit Tumor cerebri festgestellt, daß die allgemeine Prognose sich verschlechtert, wenn in den letzten Schwangerschaftsmonaten operiert werden muß.

Bei inoperablem Hirntumor kann unmittelbar *post mortem* die Schnittentbindung eines lebenden Kindes möglich sein (111). In einem solchen Falle könnte – unter sorgfältiger Erwägung aller Irrtumsmöglichkeiten – die Entscheidung für das Kind führend werden.

An dieser Stelle sei die Aufmerksamkeit gerichtet auf die keineswegs seltene Entstehung eines Hirnabszesses bei Kranken mit kongenitaler Blausucht. Besonders bei Jugendlichen zwischen dem 1. und 3. Jahrzehnt sollte man stets daran denken (15). Wenn sich ein Hirnabszeß infolge seiner Lokalisation (z. B. Stirnhirn, rechtes Schläfenhirn) ausschließlich in einem Psychosyndrom manifestiert, kann bei einer Schwangeren die naheliegende Fehldiagnose „Kreislaufpsychose infolge Dekompensation des Herzens unter der Schwangerschaft" gestellt und die notwendige Therapie entweder ganz versäumt oder erst verspätet eingeleitet werden. Eine rechtzeitige Computertomographie dürfte heute eine Fehlentscheidung verhindern.

Bei den bisher besprochenen Komplikationen während der Schwangerschaft ergibt sich keine Indikation zur Unterbrechung derselben. Bei Frauen mit erheblicher Behinderung durch die Folgen eines Hirntumors kann eine Sterilisation aus sozialer Indikation erwogen werden.

Raumbeschränkende Prozesse im Spinalkanal

Auch bei Meningiomen, Neurinomen, Angiomen des Rückenmarks, bei Wirbelangiomen mit epiduraler Ausbreitung kann während der Gravidität eine Rückenmarkssymptomatik erstmalig auftreten oder es kann eine vorhandene verdeutlicht werden, u. U. in Form eines rezidivierenden Querschnittssyndroms (2, 46). An dieser Stelle sei gleich hinzugefügt, daß auch bei vollständiger Querschnitts- und Blasen-Darm-Lähmung der spontane Geburtsablauf abgewartet werden kann.

Wir beobachteten 1964 eine Ärztin, welche vor der Aufnahme mehrfach schwanger war. Im Laufe der ersten Schwangerschaft zeigten sich spinale Symptome. Bei 4 weiteren Graviditäten erfolgten Rezidive desselben Syndroms, das jeweils an Intensität zunahm. Unter der Diagnose „rezidivierende MS bei Gravidität" wurden die Schwangerschaften unterbrochen und wurde schließlich eine Sterilisation durchgeführt. Weil sich aber nach der letzten Interruptio die Symptome nicht zurückbildeten, erfolgte Klinikaufnahme. Entfernung eines Neurinoms in Höhe des 2. Brustwirbels brachte volle Heilung.

Solche Fälle verbergen sich vermutlich in der älteren Kasuistik über Verschlimmerungen von Nervenkrankheiten durch die Schwangerschaft. Die berühmte Zusammenstellung von v. HOESSLIN (45) über „Schwangerschaftslähmungen", eine Fundgrube interessanter Fälle, wurde angeregt durch die Beobachtung bei einer Mehrgebärenden mit rezidivierender Rückenmarkserkrankung.

Fälle von „familiärer MS" müssen an spinale Angiome denken lassen. Es ist nicht überflüssig zu erwähnen, daß zur Familienanamnese auch die Erkundigung gehört nach lokalisierten Mißempfindungen und Lähmungen, die bei männlichen Mitgliedern der Sippe unter besonderen Bedingungen aufgetreten sind. Umgekehrt kann eine „MS in der Schwangerschaft" die Erkrankung eines männlichen Verwandten an einem Angiom aufklären.

Der entscheidende diagnostische Hinweis auf die gutartigen Prozesse ergibt sich nicht aus dem jeweiligen Grade der Ausprägung eines spinalen Syndroms, sondern aus der – leider oft unbeachteten – schlichten Feststellung, daß dasselbe Syndrom rezidiviert und dadurch eine identische Höhenlokalisation anzeigt.

Lokalisierte entzündliche und raumbeschränkende Prozesse der Wirbelsäule und des Epiduralraumes lassen sich in der Regel aus Verlauf und begleitenden Allgemeinsymptomen erkennen.

Über die Indikation zu operativ-diagnostischen Maßnahmen s. S. 8.70.

Eine absolute Indikation zur Unterbrechung der Schwangerschaft ergibt sich weder bei den Neubildungen oder Fehlbildungen noch bei den entzündlichen Erkrankungen, es sei denn, daß ganz besondere Umstände im Einzelfall vorliegen.

Bei inoperablem spinalen Angiom ist die Frage der Sterilisation zu prüfen, weil die Angiome zu denjenigen Veränderungen gehören, welche im Rahmen der Gewebsvorgänge bei der Schwangerschaft zu Komplikationen führen können (103).

Lokalisierte Neuralgien und Merodysästhesien
Lokalisierte neurogene Paresen und Myatrophien*

Die Schwangerschaft gehört in den Kreis derjenigen allgemeinen Bedingungen, die durch Schwellungserscheinungen an lokalen Engpässen für den Durchtritt von Nervenwurzeln, einzelnem Nerven oder von Anteilen eines Plexus lokalisierbare Syndrome provozieren (18, 52).

Der Ort der Irritation ergibt sich aus Analyse der Verteilung von Mißempfindungen oder Schmerzen, ferner der Verteilung von klinisch und elektromyographisch nachweisbaren neurogenen Myatrophien sowie einem u. U. vorhandenen vasomotorisch-vegetativen Begleitsyndrom.

Bei der Analyse von Mißempfindungen und Schmerzen ist die Benutzung definierter Bezeichnungen notwendig. Wir sprechen von Neuralgien s. S. wenn wir die Wurzel oder den peripheren Nerven bzw. die Anteile eines Plexus eindeutig angeben können. Dies gilt auch für die Par-, Hyp-, Anästhesien. Bei einer Störung im Bereich einer Wurzel, eines Plexusanteils oder eines peripheren Nerven sind nämlich diese Sensibilitäts-/Empfindungsstörungen im gesamten Bereich nachzuweisen, zumindest in der akuten Phase oder auf dem Höhepunkt der Störung. Ist dies nicht möglich, so können wir lediglich von einer Meralgie bzw. einer Merodysästhesie oder Meroparästhesie sprechen (von μερος = Teil, Anteil). Nur dann sind Aussagen für die Lokalisation einer Irritation möglich und dadurch die Erkennung einer möglichen Pathogenese und der Therapie (58).

Radikuläre Störungen

Mißempfindungen und Schmerzen halten sich bei Irritation einer Wurzel meistens streifenförmig – d. h. ohne weitere Ausdehnung und ohne vegetatives Begleitsyndrom (!) – an die aus schematischen Figuren ablesbaren Dermatome. Im Anfangsstadium einer Wurzelreizung muß noch nicht der ganze Streifen von den Mißempfindungen und Schmerzen betroffen sein. Neurogene Muskelschwäche, Faszikulationen und Myatrophien sind auf Anteile bestimmter Muskeln beschränkt, von denen einige, wenn sie ihre überwiegende Innervation aus einer bestimmten Wurzel erhalten, als „Kennmuskeln" in den Tabellen der Lehrbücher hervorgehoben werden (anstelle von „radikulär" wird fälschlicherweise noch vielfach „segmental" gesagt).

Bei einer radikulären Störung in der Schwangerschaft handelt es sich in der Regel um Auswirkung eines Diskusprolapses, seltener aber auch eines Neurinoms oder anderer radikulär sich auswirkender Geschwülste, wie z. B. eines Angioms.

---
* unter Mitwirkung von W. EICKHOFF

Plexus und periphere Nerven

Einseitige Meralgien, Merodysästhesien treten als Syndrom der *Brachialgia paraesthetica nocturna,* des „unruhigen Beines", des „brennenden Fußes" dann auf, wenn der irritierte Nerv neben den sensomotorischen gleichzeitig die vegetativen Fasern in die Peripherie führt. Das sind: *N. medianus,* Stamm des *N. ischiadicus* und später sein Ast der *N. tibialis.*

Doppelseitige nächtliche Brachialgien oder „burning feet" weisen hin auf die Irritation.

Bei Irritation der Plexus oder der genannten gemischten peripheren Nerven können neben den Meralgien und Merodysästhesien auch vasomotorisch vegetative Symptome auftreten, u. U. sogar dystrophische Veränderungen an Haut und Nägeln im Innervationsgebiet, Schweißsekretionsstörung.

Die diagnostische Bedeutung der ein- oder der doppelseitigen Störungen ist unterschiedlich. Bei Einseitigkeit und Erstmanifestation in der Schwangerschaft muß natürlich zunächst eine zusätzliche Erkrankung am Ort der Irritation ausgeschlossen werden. Bei Doppelseitigkeit, aber auch bei Einseitigkeit, zumal wenn das Syndrom während erneuter Schwangerschaften rezidiviert, kann man mit großer Wahrscheinlichkeit eine bereits vorher bestehende Raumbeengung am Orte der Irritation annehmen, die entweder konstitutionell bedingt ist oder durch einen gutartigen Prozeß, welcher durch die allgemeinen Veränderungen in der Schwangerschaft, durch Schwellung oder Aktivierung, die Symptome verursacht.

Die häufigste Störung ist eine ein- oder doppelseitige quälende *Brachialgia paraesthetica* (52, 58, 59) im Rahmen eines Skalenus-Syndroms oder eines Karpaltunnel-Syndroms. Bei letztem wird der *N. medianus* im *Sulcus carpi* irritiert durch Gewebsschwellung, die nach der Gravidität wieder verschwindet. Ähnliche Vorgänge muß man annehmen bei Irritation im Bereich der oberen Brustapertur. Bei der Kranialvariante liegt eine Halsrippe bei hoher Schulter vor, bei einer Kaudalvariante der Wirbelsäule eine Verkürzung der ersten Rippe, eine hängende Schulter mit engem kostoklavikularen Raum. Eine solche Einengung besteht ebenfalls bei hochgradiger asthenischer Konstitution. Die Varianten sind meistens asymmetrisch verteilt. Beim Skalenus-Syndrom tritt eine Th_1-/C_8-Neuralgie auf an der Außenseite des Armes bis hin zum kleinen Finger sowie eine Atrophie der *Mm. interossei* und des Daumenballens, beim Karpaltunnel-Syndrom eine Neuralgie des Medianus an der Volarseite der Finger 1 bis 3 und eine Atrophie der Daumenballenmuskulatur *(M. abductor pollicis brevis, M. opponens pollicis).*

Die Neuralgie im Bereich der Th_1/C_8-Wurzel oder des Medianus kann durch die Brachialgie (= Meralgie + Merodysästhesie) so verdeckt werden, daß sie anamnestisch schwer eruierbar ist. Die motorischen Störungen können so gering sein, daß sie nicht selten nur durch eine elektromyographische Untersuchung zu objektivieren sind. Diese sorgsame Analyse ist aber für die Therapie entscheidend, nämlich ob konservativ durch Arm-, Handlagerung/-schienung oder beim Karpaltunnel-Syndrom schließlich operativ.

Vertebragene Syndrome

O'CONNEL (84, 85) hat mitgeteilt, daß bei 39% der Frauen mit lumbalem Diskusprolaps (unter 347 Fällen) die Symptome erstmals während einer Gravidität hervorgetreten sind.

Wenn bei Frauen im gebärfähigen Alter erstmalig eine Neuralgie einer Wurzel L_5 oder S_1 einsetzt, wird man unter der Annahme, daß Erstmanifestation eines Diskusprolapses vorliegt, mit der Nativ- und operativen Diagnostik vor dem Röntgenschirm zurückhaltend sein, bis geklärt ist, ob eine Schwangerschaft besteht oder nicht. Bei Graviden reichen klinische Diagnostik und konservative Therapie in der Regel aus, wenn sorgfältige Überwachung gewährleistet ist.

Blasen-Darm-Lähmung, Reithosenanästhesie und schlaffe Lähmung der unteren Gliedmaßen, also Kaudaabquetschung, müssen dann befürchtet werden, wenn eine lumbosakrale Wurzelneuralgie die Seite wechselt oder gar doppelseitig wird. Damit kündigt sich nämlich der Bandscheibentotalprolaps nach median an, welcher alle unterhalb des betreffenden Zwischenwirbelraumes vorbeiziehenden Kaudafasern lähmen kann. In einem solchen Falle tritt ausschließlich die Hilfe für die Mutter in ihr Recht.

Bei Abquetschung einer einzelnen Nervenwurzel = Wurzeltod wird man abwägen können, zumal die Lähmung nicht irreversibel sein muß.

„Wurzeltod" darf angenommen werden, wenn nach einer heftigen Schmerzsteigerung die Neuralgie im Ausbreitungsgebiet einer Wurzel plötzlich geschwunden ist und nunmehr eine radikuläre Anästhesie und radikulär bedingte Lähmungen sich eingestellt haben. In solchen Fällen könnte auf die präoperative Röntgendiagnostik im Lumbosakralbereich verzichtet werden, wenn nach dem Alter der Schwangerschaft eine Gefahr für die Frucht vermutet werden muß.

Wenn bekannte Angiome oder andere gutartige Tumoren sich hinter einer Neuralgie oder Meralgie verbergen, wird man zunächst konservativ behandeln, aber unter sorgfältiger Beobachtung den Augenblick nicht versäumen, in dem weitere Maßnahmen ohne Rücksicht auf die Frucht indiziert sind. Extrem selten wird man aber nach unserer eigenen Erfahrung und der in der Literatur niedergelegten Kasuistik vor solche Entscheidungen gestellt werden.

Bei der Indikation zur neuroradiologischen Diagnostik bei Prozessen im lumbosakralen Bereich sind Alter der Schwangerschaft einerseits und Unaufschiebbarkeit operativer Therapie sowie vermutete Biologie des Prozesses andererseits gegeneinander abzuwägen. Die Entscheidung kann im Einzelfall schwierig werden, sofern man nicht ohne Rücksicht auf die Frucht vorgeht. Die Indikation zur Interruptio ist u. U. zu erwägen. Bei zu erwartender Heilung und erneut möglicher Schwangerschaft werden dadurch voraussichtlich keine unerwünschten seelischen Entwicklungen eintreten.

Traumatische Schäden des Nervensystems

Schädel-, Hirn- und Rückenmarksverletzungen

Keine Diskussion kann darüber bestehen, daß die Behandlung einer Schwangeren nach den Regeln des derzeitigen Kenntnisstandes zu erfolgen hat einschließlich der Intensivbehandlung. Man wird jedoch, wenn eine junge Schwangerschaft besteht, bei allen physikalisch-technischen, pharmakologischen und radiologischen Eingriffen diesen Tatbestand mitberücksichtigen. Spontanaborte während notwendiger Intensivtherapie kommen vor.

Geburtslähmungen beim Kind Entbindungslähmungen bei der Mutter

Über die beim Kinde unter der Geburt auftretenden Lähmungen des *N. facialis* und des *Plexus brachialis* (Geburtslähmungen) und die bei der Mutter infolge des Geburtsaktes möglichen Schädigungen des *Plexus lumbosacralis* (Entbindungslähmungen) sind ausführliche Erörterungen wohl nicht erforderlich; sie gehören zum Grundwissen jedes Arztes (102). Die Prognose der Entbindungslähmungen ist praktisch stets günstig.

Gefäßabhängige Schäden des Nervensystems

Hirnvenen- und Sinusthrombosen*

Unter 35 400 Entbindungen haben KOLLER, STAMM, HAUSER und KLINGLER (69, 70) bei 13 Schwangeren oder Wöchnerinnen Hirnvenenthrombosen beobachtet.
Unter Ausnutzung der CT des Kopfes bei allen Frauen mit erstmals in der Schwangerschaft auftretenden epileptischen Reaktionen (S. 8.68), Kopfschmerzen und weiteren zerebralen Symptomen wird sich diese Zahl voraussichtlich verändern.
Hirnvenen- und Sinusthrombosen können auch bei Einnahme von Kontrazeptiva auftreten (32, 34).
Die apparative Diagnostik soll die klinische Diagnose absichern und Kriterien für die Therapie liefern sowie den Verlauf überwachen. Obwohl nur die zerebrale Angiographie eine Thrombose der Si-

---

* gemeinsam mit R. W. CHR. JANZEN

nus und/oder der abführenden Hirnvenen eindeutig dokumentieren kann, ist sie keineswegs der erste diagnostische Schritt. Ihre Indikation und technische Durchführung müssen sorgfältig abgewogen werden (65). Der zu erwartende verzögerte Kontrastmittelfluß kann z. B. über Hirnödem die Symptomatik, zumindest passager, ungünstig beeinflussen (88). In der Frühphase kann, falls eine Strahlengefährdung für das Kind zu vernachlässigen ist, ein dynamisches Hirnszintigramm die Diagnose absichern (37). Eine Information über wesentliche sekundäre Komplikationen (wie lokalisiertes oder allgemeines Hirnödem, Blutungen) ermöglicht bereits das CT-nativ. Nach Kontrastmittelgabe läßt sich außerdem u. U. das Ausbleiben einer Anfärbung des *Sinus sagittalis* feststellen. Erst wenn die diagnostische Situation nach einer nuklearmedizinischen und computertomographischen Untersuchung unklar geblieben ist, kommen Angiographie, selten auch noch eine Lumbalpunktion als weitere diagnostische Schritte in Frage.

Therapie: Eine Schwangere, bei der eine Thrombosegefährdung aus der Vorgeschichte zu erschließen ist, bedarf gegen Ende der Gravidität der sorgfältigen Überwachung (5). Bei Zeichen einer Hyperkoagulopathie muß u. U. eine symptomatische Heparinisierung erwogen werden. Über eine protektive Wirkung von Thrombozytenaggregationshemmern bei dieser Indikation liegen keine ausreichenden Erfahrungen vor. Eine solche Behandlung kann aber als Kompromiß erwogen werden.
Bei klinisch hinreichendem Verdacht oder bei Sicherung einer Hirnvenenthrombose ist eine niedrig dosierte Therapie mit Heparin zweckmäßig (100–200 mg/kg KG/die) (88). Bei blandem klinischen Verlauf ist die Entscheidung zu nur dieser Therapie vertretbar. Die Erweiterung zur Fibrinolyse bei zunehmender Symptomatik sollte, wie eine primär erforderliche Thrombolyse auf einer mit dieser Therapie vertrauten Intensivstation durchgeführt werden (36, 48, 70). Bei der Indikation zur Fibrinolyse ist recht oft die Festlegung des Zeitpunktes vom Beginn der Thrombose unsicher. Die notwendige Verlaufsbeobachtung in der noch mehrdeutigen Initialphase und/oder die erforderliche Zusatzdiagnose kann u. U. wesentlichen Zeitverlust nicht immer vermeiden. Fortschreiten des zerebralen Syndroms bedeutet keineswegs nur, daß die Thrombose fortschreitet; die Verschlechterung kann durch zunehmendes Hirnödem oder komplizierende intrazerebrale und/oder subarachnoidale Blutungen bedingt sein.
Die Indikation zu spezifischer Therapie bei den seltenen Hirnsinus- und Hirnvenenthrombosen vor und während der Geburt ist besonders streng zu stellen. Über Komplikationen beim Kinde in derartigen Fällen – z. B. intrazerebrale Hämatome – fanden wir keine Hinweise und besitzen auch keine eigenen Erfahrungen. Während der Austreibungsperiode sollten Preßwehen möglichst vermieden werden. Erscheint eine *Sectio* indiziert, muß bei der Narkoseführung davon ausgegangen werden, daß ein Hirnödem voraussichtlich bereits besteht.
Da mit der Entwicklung einer Hirnschwellung und auch eines Hirnödems gerechnet werden muß, wird eine Prophylaxe bereits in der Frühphase empfohlen (88): Dextran-Sorbit, Dexamethasongabe (initial 4 × 8 mg/die), Diuretika. Der exsikkierende und damit thromboseför-

dernde Effekt dieser Maßnahmen bedarf der Beachtung. Mit der Indikation zur Hirnödemprophylaxe wäre auch eine gerinnungshemmende Therapie zu erwägen.

Antibiotika sollten bei Hirnvenen- und Sinusthrombosen bereits bei Verdacht auf eine – seltene! – bakterielle Genese oder Komplikation gegeben werden. Im Wochenbett und wegen der meist erforderlichen Dexamethasontherapie wird, besonders bei ungünstigem und schwerem Verlauf, eine breite antibiotische Abdeckung zweckmäßig sein.

Beim Auftreten von epileptischen Anfällen ist Phenytoin (Richtdosis 300 mg/die) zu befürworten, weil es die Bewußtseinslage am wenigsten beeinträchtigt. In der Akutphase und bei fokalen Anfällen kann zusätzlich Clonazepam (Richtdosis 1 mg i. v., zusätzlich 1 mg i. m.) gegeben werden. Wenn trotz dieser Therapie ein *Status epilepticus* auftritt, ist ebenso wie bei schwerem Verlauf eine Phenobarbitaltherapie anzuraten. Wenn die epileptischen Reaktionen die Szene beherrschen, sollte, falls dies möglich ist, die Überwachung auf einer neurologischen Intensivstation erfolgen.

Spontane Subarachnoidalblutungen

In 5 Jahren fand FINOLA (34), als er vaskulär bedingte Komplikationen bei 8036 Entbindungen untersuchte, 4 Frauen mit zerebralen Sinus- und Hirnvenenthrombosen und 2 Frauen mit Subarachnoidalblutungen; seine Zahlen stützen die Auffassung von PEDOWITZ u. PERELL (89), die 2 eigene und 79 Fälle aus der Literatur analysiert haben: Die Schwangerschaft als solche erhöht offenbar nicht die Rupturrate von Angiodysplasien und bewirkt auch keine erhöhte Mortalität bei einer „spontan" auftretenden Subarachnoidalblutung (dasselbe gilt nach diesen Autoren auch für Blutungen aus Aneurysmen der Aorta und ihrer größeren Äste).

Auch die spontane Subarachnoidalblutung in der Schwangerschaft wird als Eklampsie fehldiagnostiziert und Therapiefehler könnten begangen werden. Aus diesem Grund nehmen FINOLA (34), PEDOWITZ u. PERELL (89) als Geburtshelfer so ausführlich Stellung zu diesem Problem.

Krankheitsbild: Akuter Beginn mit heftigen Nacken- und allgemeinen Kopfschmerzen sowie Meningismus und zwar aus sonstigem Wohlbefinden heraus oder aber unter den Anstrengungen der Austreibungsperiode.

Lähmungen und epileptische Krämpfe treten nur bei den sehr seltenen Blutungen aus intrazerebralen Angiomen oder anderen Ursachen in Erscheinung.

Je nach dem Ausmaß der Blutung tritt Bewußtseinstrübung ein bis hin zum Koma.

Die meisten Blutungen erfolgen aus angeborenen Aneurysmen. Abgesehen von den selteneren Blutungen aus Angiomen sowie aus Tumoren sind auch andere allgemeine Ursachen zu erwägen: Hypertonie, Blutungsübel, Fibrinolyse, Antikoagulantien u. a. (56, 59, 106, 22).

Die kranialen CT entscheidet bereits in der akuten Situation mit großer Sicherheit über die Frage: intrazerebraler Tumor oder Angiom? Die Frage, ob die Suche nach einem Aneurysma durch Angiographie und eine Operation sofort angestrebt werden sollen, wird im Einzelfall und aus den gegebenen Umständen zu entscheiden sein.

Nach den bisher vorliegenden Erfahrungen hat die Behandlung einer Blutung aus Aneurysmen oder Angiomen so zu erfolgen, als ob eine Schwangerschaft nicht bestünde, wenngleich bei allen Maßnahmen auch die bestehende Schwangerschaft bedacht wird. Eine Subarachnoidalblutung ist noch keine Indikation für eine Schnittentbindung, wenn nicht besondere Verhältnisse vorliegen (89). Bei rezidivierenden Blutungen aus Angiodysplasien kann Sterilisation erforderlich werden.

HEIDRICH u. NIEDNER (41) fanden unter 300 Fällen mit „spontaner" Subarachnoidalblutung, daß diese bei 3 Frauen während der Schwangerschaft und bei 5 Frauen während der Menstruation eingetreten war. Sie vertreten die Auffassung, daß dann, wenn ein Aneurysma der intrakraniellen Gefäße bekannt sei, die Unterbrechung einer Schwangerschaft notwendig sei. So generell wird man u. E. nicht entscheiden können; jedoch wird man in jedem Fall prüfen, ob besondere Verhältnisse gegeben sind, die die Indikation dazu rechtfertigen könnten.

Eine Stauungspapille kann sich bei Subarachnoidalblutung innerhalb weniger Stunden entwickeln und bildet also, bei klarer Vorgeschichte, keine Kontraindikation gegen die Punktion. Unbekannt ist aber vielfach die Tatsache, daß sich eine Stauungspapille „nachlaufend" entwickeln kann, etwa 2 bis 3 Wochen nach einer Subarachnoidalblutung. Zu diesem Zeitpunkt kann der Allgemeinzustand der Kranken bereits wieder gut sein. Wenn dieses Phänomen der „nachlaufenden Stauungspapille" nicht bekannt wäre, könnte eine überflüssige Diagnostik durchgeführt werden (58).

Andere Gefäßprozesse

(Hypertonie, Massenblutung in Hirn und Rückenmark, Hirninfarkt, Luftembolie)

Wenn bei einer Schwangeren Kopfschmerzen, Symptome seitens des Nervensystems und eine Hypertonie entdeckt werden, hat man zunächst eine Gestose auszuschließen.

Daß eine aus anderer Ursache entstandene Hypertonie unter der Geburt zur Massenblutung in das Gehirn führt, die sich nach dem Gesetz des geringsten Widerstandes ausbreitet, dürfte praktisch nicht zur Differentialdiagnose anstehen. Ursache der Blutungen werden Angiome, Tumoren, Blutkrankheiten sein.

Arteriosklerose ist ein phasisch verlaufender Prozeß, der durch vielfältige Bedingungen gefördert wird. Wie beim überraschenden Koronartod jugendlicher Menschen kann offenbar auch unter der Belastung durch Geburt und Wochenbett eine lokalisierte Schwellung in einem Hirngefäß ablaufen, welche aber nur dann zum zerebralen Insult

führt, wenn auch der allgemeine Kreislauf vorübergehend schlecht ist; denn sonst müßte die Kollateralversorgung, welche im Gehirn ausgezeichnet ist, bei einem jugendlichen Menschen gut funktionieren (112).
Gefäßverschlüsse während und nach der Geburt werden auch ohne Therapie rekanalisiert, wie angiographisch erwiesen ist. Nur in Ausnahmefällen wird, nach Konsilium, eine eingreifende Therapie mit Antiokoagulantien oder Fibrinolyse erforderlich sein (69). Nicht nur beim kriminellen Abort, sondern auch *post partum* können sich – selten – Luftembolien mit zerebralen Symptomen ereignen. Amnionzotten können *post partum* in verschiedenen Organen nachgewiesen werden; einen bewiesenen Fall mit Embolien in das Gehirn haben wir u. W. nicht gesehen.
Die Differentialdiagnose: „intrazerebrale Massenblutung oder Infarkt?" kann durch kraniale CT entschieden werden und zwar in der akuten Phase und im Verlauf. Die Entscheidung ist wichtig im Hinblick auf eine u. U. akut notwendige operative Therapie, z. B. bei Angiom, Aneurysma.
Infarkte können auch im Rahmen entzündlich-allergischer Gefäßkrankheiten auftreten. Bei derartigen Bindegewebskrankheiten und Immunopathien ist aber der Hirninfarkt während Schwangerschaft, Geburt und Wochenbett mit überwiegender Wahrscheinlichkeit nicht die erste Manifestation. Die allgemeine Anamnese muß sorgfältig durchforscht werden, damit die erforderlichen Untersuchungen angesetzt werden und eine entsprechende Therapie rechtzeitig erfolgen kann.
Auf spinale Blutungen aus Angiodysplasien unter der Geburt wurde schon hingewiesen (s. S. 8.70; 67).

Entzündungen des Nervensystems

Infektionskrankheiten*

Akute Infektionskrankheiten, welche auch oder vorwiegend das Nervensystem als Enzephalitis, Myelitis, Polyneuritis befallen, manchmal gleichzeitig Myositiden (114) verursachen, werden bei bestehender Schwangerschaft ätiotrop behandelt und außerdem symptomatisch, u. U. auch mit allen Möglichkeiten der Intensivtherapie (39). Das gilt in besonderem Maße für die schnell aufsteigenden Polyneuritiden = Syndrom der Landry-Guillain-Barré-Strohl-Paralyse mit Parese oder Paralyse der Atmungs- und Schluckmuskulatur, nicht selten auch Herzrhythmusstörungen. Durch die Möglichkeiten der neurologischen Intensivmedizin hat sich die Prognose der akuten aufsteigenden Polyneuritis in den letzten Jahren wesentlich verbessert, doch sind gerade in der Schwangerschaft tödliche Ausgänge auch heute nicht selten. Deswegen sollte eine Patientin frühzeitig auf eine neurologische Intensivstation verlegt werden, weil u. U. innerhalb von Stunden die Respiration insuffizient werden kann.* Ein Schwangerschaftsabbruch in diesem Stadium bringt keinen Nutzen.
Wenn die angewandten Medikamente (z. B. Corticosteroide) sich teratogen auswirken könnten, wird man Alter der Schwangerschaft und Dringlichkeit der Therapie für die Mutter gegeneinander abwägen (39, 101, 117).
Bei chronischen Infektionen bestehen meist keine Probleme.
OEHLERT (86) hat 1962 die Erfahrungen der Gießener Frauenklinik aus den Jahren 1945 bis 1960 zusammengestellt; unter 8499 Gebärenden fanden sich 134 Frauen mit *Lues*. Nur 49,9% der unzureichend behandelten Frauen trugen eine reife Frucht aus.
Zur ausreichenden Behandlung gehören auch, je nach den Erfahrungen mit dem vorliegenden Erreger, die sog. Sicherheitskuren für Mutter und Frucht, wenn konnatale Infektion bekannt ist.
Die *Toxoplasmose* gilt als die am weitesten verbreitete Infektion mit einem tierischen Erreger unter den Menschen aller Erdteile, jedenfalls nach serologischen Studien. Eine Infektion des Feten mit *Toxoplasma Gondii* ist möglich bei erstmaliger Infektion der Mutter in der Schwangerschaft (87); sie wird auch bei einer Aktivierung der Krankheit bei der Schwangeren vermutet. Eine Aktivierung kann sich durch Kopfschmerzen, Mattigkeit, Muskelschmerzen und Fieber ankündigen. Da jedoch nicht auszuschließen ist, daß von der derzeitigen Kombinationstherapie mit Pyrimethamin und Sulfadiazin das Pyrimethamin teratogene Eigenschaften besitzt, werden von WERNER (119) Kuren vor dem 4. Schwangerschaftsmonat nicht empfohlen. Dann aber ist eine Kur auch im Hinblick auf den infektionsgefährdeten Feten erforderlich, der mit *Enzephalitis* und *Chorioretinitis* erkranken kann.
Wenn bei chronischer Infektion der Mutter ein hoher Titeranstieg in der Schwangerschaft nicht eintritt, wird man zusammen mit einem Serologen beraten, ob aus Furcht vor Aktivierung durch die Schwangerschaft überhaupt eine Behandlung stattfinden sollte.
Als Beispiel für das Problem: „Schwangerschaft und akute Virusinfektion" sei die Poliomyelitis gewählt, bei der nur eine symptomatische Therapie möglich ist, bei der aber während der früheren großen Epidemien brennende ärztliche Probleme aufgetreten und exemplarische Erkenntnisse gewonnen worden sind, die zu wissen auch für die Gegenwart und bei anderen Virusinfektionen noch nützlich ist.
Seit der Schluckimpfung nach SABIN sind die großen Seuchen dieser „Sauberkeitskrankheit" geschwunden, d. h. die Zahl der Krankheitsfälle ohne schwere Verläufe ist auf den Stand in jenen Ländern gesunken, in welchen

---

* gemeinsam mit F. BALZEREIT

* Chance des Plasmaaustausches wahrnehmen

durch Schmutzinfektion im Säuglingsalter und unter dem Schutz mütterlicher Antikörper schon eine prophylaktische „Schluck"-Impfung erfolgt.

Zusammenfassung der Erkenntnisse bei *Poliomyelitis* (1, 16, 17, 26, 79, 92, 94, 102, 108):
– Die Erkrankungsfälle verteilten sich über alle Phasen der Schwangerschaft gleichmäßig. Unterschiede im Krankheitsverlauf waren in den verschiedenen Phasen einer Schwangerschaft nicht sicher zu erkennen. Unter Frauen im gebärfähigen Alter erkrankten aber Gravide deutlich häufiger.
– Eine notwendige symptomatische Therapie, z. B. bei Atemlähmung, erfolgt ohne Rücksicht auf die Gravidität.
– Auch bei vollkommener Lähmung der Rumpf- und Atemmuskulatur ist der Ablauf der Spontangeburt nicht gefährdet (s. auch S. 8.69).
– Fruchttod und Fehlbildungen sind nicht häufiger als im Durchschnitt aller Schwangerschaften.
– Die Säuglinge von Müttern, die erst in den letzten 2 Wochen vor der Entbindung erkranken, sollten für die Dauer der Inkubationszeit isoliert werden, da sie infiziert sein könnten.

Multiple Sklerose

Die Stellung der Multiplen Sklerose, nämlich: ätiologische Entität oder nur Reaktionsform auf verschiedene „Bedingungen"?, ist noch nicht abschließend geklärt. Sie ist noch eine „Krankheit der Hypothesen" trotz weltweiter Bemühungen.

Ich veranlaßte, solche Fälle von MS nachzuuntersuchen, bei denen der Liquor nicht verändert gewesen ist; das waren 182 Fälle (1965). 64 Kranke haben wir nachuntersuchen können; nur in 8 Fällen (darunter 4 Sektionsfälle) war die Diagnose MS gegen jede Kritik gefeit. Gerade bei dieser Krankheit treten aber schwerwiegende Entscheidungen an den Arzt heran.

Wenn PETTE (90) in seinem Buch über die akut entzündlichen Krankheiten des Nervensystems aus seiner Erfahrung berichtet, daß die ungestörten Generationsvorgänge, aber auch der Abort einen Schub einer MS auslösen können, so meint er jene Fälle, bei welchen eine zeitliche Koinzidenz unabweisbar war. Aber ebenso sicher kann bei einer Kranken mit MS eine Schubbildung trotz mehrerer aufeinanderfolgender Graviditäten ausbleiben (44). MILLAR (78) und McALPINE (72) fanden bei einer Statistik über die Schubhäufigkeit, daß Krankheitsschübe durch die Belastungen des Wochenbettes und der nachfolgenden Monate zwar vorverlegt werden könnten, daß aber die Gesamtprognose einer MS durch Gestationsvorgänge nicht ungünstig beeinflußt werde.
Da es eine ursächliche Behandlung der MS ebensowenig gibt wie eine unbestritten nützliche allgemeine medikamentöse/hormonelle Therapie, sind alle Maßnahmen zu vermeiden, die eine normale Entwicklung der Frucht gefährden könnten (6). Bei aggressiven Medikamenten muß erwiesen sein, daß sie keine teratogenen Eigenschaften besitzen. Eine Schwangerschaftsunterbrechung wegen MS ist, wie im Gegensatz zu ENGELHARDT (81) betont sei, nicht angezeigt, wurde doch schon hervorgehoben, daß auch künstlicher Abort verschlimmernd wirken kann. Eine solche allgemeine Feststellung besagt selbstverständlich nicht, daß nicht unter besonderen Bedingungen eine Indikation sinnvoll gestellt werden könnte.
Die Indikation zur Schwangerschaftsverhütung durch operative Maßnahmen kann bei Frauen mit MS in ihr volles Recht treten. Ob die hormonelle Schwangerschaftsverhütung mit Gestagenen den Prozeß einer MS ungünstig beeinflußt, ist bisher statistisch noch nicht erwiesen.

Immunologische Krankheiten

Die dadurch ausgelösten Gewebsreaktionen können disseminierte oder systemische Paresen/Paralysen und Sensibilitätsstörungen sowie Schmerzen hervorrufen, auch Bewußtseinsveränderungen, epileptische Anfälle u. a. Sie werden hier nicht ausführlich abgehandelt.

Genetisch bedingte Krankheiten des neuromuskulären Systems (11)

Die Differentialdiagnose dieser unterschiedlich häufigen, autosomal dominanten, rezessiven, geschlechtsgebunden rezessiven Krankheiten liegt beim Neurologen und Stoffwechselpathologen; es handelt sich um: Myopathien, zentral und peripher bedingte Störungen der Motorik, Stoffwechselleiden mit hervortretender neuropsychiatrischer Symptomatik, Fehlbildungen und Tumoren. Je nach Krankheitsverlauf hinsichtlich der Symptomatik, der Behandelbarkeit und der Lebenserwartung kann Sterilisation der Mutter oder Interruptio indiziert sein, jedenfalls nicht von vornherein und generell.

Polygenetische neurologische Syndrome/ phänomenologische Entitäten
(56, 58)

Die Beifügung „gravidarum" in alten Symptom-/Syndrom-Bezeichnungen legt die Auffassung nahe, daß nach weiteren Bedingungen als der Schwangerschaft bei der betreffenden Reaktion des zentralen oder peripheren Nervensystems nicht zu suchen sei. Die Klärung der Frage aber, ob weitere Bedingungen dafür maßgebend sind, daß die betreffende Schwangere eine Reaktion des Nervensystems zeigt – wie epileptische Reaktion, Cephalaea/Cephalalgie, abnorme psychische Reaktion, Enzephalo-, Myelo-, Polyneuropathie – kann für die Gesundheits- oder gar Lebensprognose der Frau von großer, selbst entscheidender Bedeutung sein.

Im folgenden werden solche Reaktionen des Nervensystems behandelt, die *in graviditate* erstmalig auftreten oder die sich *e graviditate* verschlimmern.

Enzephalo-, Myelo-, Polyneuropathien

Polyneuropathien in zeitlichem Zusammenhang mit Schwangerschaft und Geburt sind ein praktisches Problem, während Enzephalopathien und Myelopathien nur selten *in graviditate* erstmals in Erscheinung treten.
Bei der sog. *Chorea gravidarum* bedeutet die Schwangerschaft praktisch stets nur einen Partialfaktor im Zusammenhang mit einer anderen Grundkrankheit (66, 116). Darauf weist schon die Erfahrung hin, daß die *Interruptio* nicht zur Heilung führt. Todesfälle und Miterkrankung des Kindes lassen eindringlich erkennen, daß nur ein Symptom *in* und nicht *e graviditate* hervortritt und daß Erkennung und Therapie der Grundkrankheit alle Bemühungen beanspruchen müssen.
Polyneuropathien*, d. h. symmetrisch und in der Regel von den Füßen an aufsteigende Dysästhesien und Paresen, können ganz allgemein im Rahmen von Malnutrition und Malabsorption entstehen (4, 13, 42, 49, 83, 109). Durch eine Schwangerschaft kann infolge Appetitbesonderheiten oder allgemeiner Inappetenz, ferner auch Hyperemesis und Verdauungsstörungen die Reaktion „Polyneuropathie" begünstigt werden, besonders wenn vorher schon Besonderheiten nachzuweisen sind. Ein Laxantienabusus, bei Schwangeren nicht selten anzutreffen, kann Bedeutung erlangen. Zusätzlicher Alkoholabusus fördert die Polyneuropathie.
Von den Medikamenten, von denen erwiesen ist oder vermutet wird, daß sie periphere Nervenschäden verursachen können, sind in der Schwangerschaft besonders jene bedeutsam, die zur Bekämpfung von Harnwegsinfekten (Schwangerschaftspyelitis!) Nitrofurantoin enthalten (z. B. Furadantin, Ituran). Auch von Chloroquin (Resochin) zur Rheumabehandlung und Malariaprophylaxe, von Isoniazid (z. B. Neoteben, Rimifon) zur Tuberkulosebehandlung ist die neurotoxische Wirkung erwiesen. Möglicherweise gibt es Polyneuropathien auch nach Chloramphenicol (Leukomycin), Clioquinol (Mexaform, Intestopan) u. a. Wenn eine Schwangerschaft eingetreten ist, wird die Notwendigkeit für die weitere Anwendung solcher Medikamente zu überprüfen sein.
Polyneuropathie bei *Diabetes* tritt in der Regel erst nach langer Latenz auf. Daher kommt es, daß sich die neurologischen Symptome keineswegs selten bereits vor einer Erkennung der Zuckerkrankheit

---
* Verh. Dtsch. Ges. f. Innere Med. 83. Kongreß, Wiesbaden 1977 (983–1046)

zeigen. Daran wird man bei der Aufklärung einer Polyneuropathie *in graviditate* denken.
Das gleiche gilt auch für die *akute intermittierende Porphyrie*, die sich meistens in jüngeren Jahren, also im generationsfähigen Alter, manifestiert (68, 113). Diese Polyneuropathie im Zusammenhang mit der Porphyrie kann sehr schwer verlaufen und intensivmedizinische Therapie erfordern.
In seltenen Fällen kann bei Portugiesinnen eine Polyneuropathie in der Schwangerschaft die *Amyloidose* aufdecken (13, 14).

Epileptische Reaktionen und andere zerebral gestaltete Anfälle
(51, 54, 56, 59, 99)*

„Epilepsie" als „genuine, idiopathische" Krankheit gibt es nicht. Die verschiedenartigen epileptischen Reaktionen sind stets nur ein Symptom, d. h. eine terminale Reaktion auf unterschiedliche Bedingungen. Diese zu klären, ist die Aufgabe. Eine konstitutionell/genetisch festgelegte erhöhte Anfallbereitschaft ist nur eine Partialbedingung; denn jeder Mensch kann unter geeigneten Bedingungen epileptisch reagieren.
Epileptische Reaktionen, welche erstmalig in der Schwangerschaft auftreten, beanspruchen aus folgenden Erwägungen besondere Aufmerksamkeit. Zunächst muß die Differentialdiagnose zur Eklampsie geklärt werden.
LENNOX u. LENNOX (71) wiesen 1953 nach, daß bei Beginn eines Anfalleidens nach dem 20. Lebensjahr die Eherate für Männer und Frauen 69,5 % beträgt. Die heute verbesserte Therapie bewirkt, daß eine therapeutisch gut beeinflußbare Anfallbereitschaft, die sich bereits seit der Kindheit zeigte, nicht mehr als Ehehindernis angesehen wird. Früher war die Eherate derartiger Kranker erheblich herabgesetzt, nämlich sie betrug 22,5 %.
Eine alte klinische Erfahrungsregel lautet: Anfälle vor dem 25. Jahr lassen vermuten, daß konstitutionelle Besonderheiten oder früh erworbene, aber abgeschlossene Hirnstörungen eine wesentliche Bedeutung besitzen. Erstmaliges Auftreten von Anfällen nach dem 25. Lebensjahr weist mit überwiegender Wahrscheinlichkeit darauf hin, daß ein Prozeß in Gang sein wird.
Erstmanifestation epileptischer Reaktionen bei Gravidität am Ende der 2. und am Anfang der 3. Lebensdekade stellt daher vor die Frage, wie intensiv man die zerebrale Diagnostik, abgesehen von EEG und CT, schon während der Gravidität weitertreiben soll, um auszuschließen, daß Allgemeinveränderungen in der Schwangerschaft bei noch latentem zerebralen Prozeß dessen Erstmani-

---
* s. auch: Verhandlungen der Deutschen Gesellschaft für Innere Medizin, 82. Bd. 481–592, 1976, Leitthema: Neurogene Leitsymptome bei inneren Krankheiten. Leitung: R. JANZEN

festation in Form epileptischer Anfälle provoziert haben.
Umfragen bei Nervenärzten und Klinikern durch die Internationale Liga zur Bekämpfung der Epilepsie ergaben, daß bei den gebräuchlichen Antiepileptika keine sicheren Beweise dafür vorliegen, daß sie teratogene Eigenschaften besäßen. Für Phenobarbital ist erwiesen, daß dies nicht der Fall ist. Hydantoin stand eine Zeitlang intensiv in der Diskussion, die noch nicht ganz abgeschlossen ist. Man wird bei Therapie mit DPH auch andere Risikofaktoren, welche eine Fruchtschädigung bedingen können, berücksichtigen, z. B. die Beziehungen zwischen Anfallbereitschaft und körperlichen Mißbildungen beim Kranken, konstitutionelle Auffälligkeiten in der Sippe des Kranken und dazu die begrenzte Partnerwahl, abgesehen von anderen Lebensgewohnheiten (53, 54, 110).
Der Geburtshelfer wird sich also bei der Leitung von Schwangerschaft und Geburt einer ihm anvertrauten Frau, die mit Antikonvulsiva behandelt wird, mit einem Nervenarzt beraten (30, 97).
Erstrebt wird, unter Kontrolle des Blutspiegels der benutzten Antikonvulsiva, eine Behandlung mit der erforderlichen, aber niedrigsten Dosis. Häufigere Blutspiegelkontrollen und Anpassung der Dosierung sind besonders dann vorzunehmen, wenn Allgemeinstörungen, wie Hyperemesis u. a., eintreten. Man will nämlich auch eine mögliche Schädigung der Frucht in Auswirkung von großen Anfällen vermeiden. Den Einfluß einer Schwangerschaft auf die bestehende Anfallbereitschaft einer Frau kann man nicht voraussehen. Epileptische Reaktionen an sich ergeben noch keine Indikation zur Schwangerschaftsunterbrechung. Es kommt beim Einzelfall auf die Analyse der pathogenetischen Bedingungen an (80, 81, 82). Hinsichtlich der Stillperiode ist zu beachten, daß die meisten Antikonvulsiva in die Muttermilch übergehen und Müdigkeit und Trinkschwäche beim Säugling hervorrufen (47). Man muß aber auch bedenken, daß der optimale Blutspiegel der Antikonvulsiva bei der stillenden Mutter verändert wird. Aus beiden Gründen ist frühzeitiges Abstillen zu empfehlen.
Ein *Status epilepticus* tritt bei einer anfallkranken Schwangeren unter Beachtung der o. a. Vorsichtsmaßnahmen sehr selten auf (40, 51). Zur Behandlung des *Status epilepticus* ist Klinikeinweisung erforderlich. Im Notfall darf man annehmen, daß der Blutspiegel abgesunken ist, und kann das bisher verwendete Antikonvulsivum i. v. spritzen. Bei gehäuften Absences ohne konvulsivische Erscheinungen = *Petit-mal-Status,* erweisen sich Clonacepam (Rivotril) und Diacepam (Valium) i. v. als nützlich.* Die Differentialdiagnose zerebral gestalteter Anfälle, die erstmalig während Schwangerschaft oder unmittelbar nach der Geburt auftreten, ist höchst verantwortungsvoll (55, 61). Deswegen sind noch einige Hinweise nützlich:
– Eine einfache Synkope wird man nicht verkennen. Wenn während einer Synkope aber eine erhebliche Zentralisation des Kreislaufs erfolgt ist, so kann im Stadium der Wiederkehr der Hirndurchblutung vorübergehend eine Enthirnungsstarre die Szene beherrschen. Wenn diese Streckstarre sich auflöst, setzen einzelne unkoordinierte Bewegungen ein, welche manchmal als epileptische Phänomene verkannt werden, obwohl ihnen das sichere Kriterium der epileptischen Reaktion fehlt, nämlich die Rhythmik der Entladungen, seien diese generalisiert oder fokal.
– Enthirnungsstarre oder epileptische Reaktionen können Erstmanifestation eines Tumors oder einer Hirnblutung in der Schwangerschaft oder unter/nach der Entbindung sein. Auf die Verkennung als Symptom einer Sinusthrombose wurde eindringlich hingewiesen (59, 62, 112).
– Neben den klinischen Zeichen einer Gestose leistet das EEG für die Differentialdiagnose gute Dienste. Bis unmittelbar vor den Krämpfen im Rahmen der Eklampsie ist das EEG normal (61), nach dem ersten Anfall zeigt es Allgemeinveränderungen, wie sie bei Epileptikern nach dem Anfall auch erscheinen können. In 1 bis 3 Wochen verschwinden diese Veränderungen aber.
– Beobachtet man nach dem ersten Anfall im Zusammenhang mit Geburt und Wochenbett eindeutige Spitzenpotentiale als Zeichen der Bereitschaft zur epileptischen Reaktion, so kann man eine Eklampsie mit weitgehender Sicherheit ausschließen. Gelegentlich ergibt dann die Nachexploration doch hinweise darauf, daß früher schon epileptische Reaktionen bestanden haben, die man als einfache Ohnmachten verkannt hat.
– Erstmanifestation einer latenten erhöhten Krampfbereitschaft aufgrund frühkindlicher Veränderungen ist möglich, sollte aber nur mit Zurückhaltung diagnostiziert werden.
– Koma und Krämpfe in der Gravidität verlangen selbstverständlich, daß neben primärzerebralen Bedingungen auch metabolische Störungen ausgeschlossen werden, z. B. Hypoglykämie sowie andere endogene oder exogene Intoxikationen.

Anhaltende Kopfschmerzen (Cephalaea) oder anfallartig auftretende Kopfschmerzattacken (Cephalalgia) und Schwangerschaft. Sog. Migräne

Die Analyse von Kopfschmerzen, die erstmals in der Schwangerschaft auftreten oder sich verdeutlichen, muß sorgfältig vorgenommen werden, weil

---
* Aktueller Stand: Arzneimittelverordnungen (hrsg. Arzneimittelkommission der Deutschen Ärzteschaft); Abschnitt: Antikonvulsiva, Therapie des Status epilepticus, Januar 1981 unter unserer Mitwirkung überarbeitet.

Kopfschmerz ein wichtiges Leit- oder Warnsymptom sein kann, auch in der Schwangerschaft (58, 59).
Ein anhaltender diffuser Kopfschmerz *(Cephalaea diffusa)* zeigt einen Prozeß im Schädelinnern an, z. B. einen allgemeinen Hirndruck infolge Schwellung, bei Eklampsie oder bisher latentem Tumor, eine chronische Meningitis u. a.
Eine chronische tuberkulöse Meningitis z. B. exazerbiert in der 2. Hälfte der Schwangerschaft; ein Einfluß der notwendigen Behandlung auf das Kind ist nicht bekannt.
Episodisch auftretende diffuse Kopfschmerzen können z. B. Bluthoch- oder -unterdruck sowie Liquorunterdruck und -überdruck anzeigen. Derartige episodische Kopfschmerzen können auch in der Initialphase der Eklampsie auftreten, können Folge von Schwangerschaftserbrechen und von Kreislaufreaktionen sein. Das wird man aus den Begleitsymptomen erkennen.
Cephalaea konstanter Lokalisation *(Cephalaea localisata)* ist stets ein Warnsymptom. Es kann einen drohenden arteriellen Verschluß oder eine Venenthrombose anzeigen, ferner eine Schwellung in einem Tumor. Thrombose ist besonders dann zu erwägen, wenn jeweils strenge Lokalisationen in kurzen Episoden wechseln.
Diffuser, anfallartig auftretender Kopfschmerz *(Cephalalgia diffusa)* ist Auswirkung z. B. von intermittierenden Hydrozephalusattacken, intermittierender Hirnschwellung oder von Kreislaufkrisen. Treten derartige Phänomene in der Schwangerschaft erstmals auf, ist unbedingt eine Aufklärung der Ursache erforderlich. Anders ist es mit den halbseitig oder im Hinterkopf beginnenden, also lokalisierten Cephalalgien, die man als Migräne bezeichnet (von frz. *migraine* von *hemicrania*). Die Diagnose wird nach neurologischer Erfahrung zu häufig und vorschnell gestellt und zwar immer dann, wenn ein Kopfschmerz „wie angeflogen" kommt und wenn sich Übelkeit und Erbrechen anschließen.
Ereignet sich derartiges erstmals in der Gravidität, so ist es unverantwortlich, eine – etwa „provozierte" – Migräne zu diagnostizieren; denn: Eine seit der Jugend bestehende, familiär vorkommende „Migräne" *muß* in der Schwangerschaft verschwinden im Gegensatz zur Bereitschaft zu epileptischen Reaktionen, die sich während Schwangerschaft und Wochenbett bei den einzelnen Frauen bisher noch unvorhersehbar verhält. Die „Migränikerin" fühlt sich in der Schwangerschaft so wohl wie sonst nicht. Das aber bedeutet folgendes:
– Eine vor der Gravidität eingeleitete Dauerbehandlung mit Mitteln, welche die Anfallbereitschaft bei „Migräne" herabsetzen und Dihydroergotamin enthalten, muß bei erwünschter oder eingetretener Schwangerschaft abgesetzt werden.
– Der Arzt wird nicht vor das Problem gestellt, Gynergen, das Mittel der Wahl, zur Unterbrechung einer heftigen Migräneattacke zu benutzen, weil sie ja nicht vorkommt.
– Wenn aber eine „Migräne" in der Schwangerschaft nicht verschwindet, so war entweder die Diagnose falsch, oder es ist eine Komplikation zu befürchten! Hinter einer familiären lokalisierten Cephalalgie, die als Migräne hingenommen wurde, kann sich nämlich als lokaldispositioneller Faktor ein Angiom oder ein Aneurysma verbergen, in seltenen Fällen auch ein Lindau-Tumor. Manchmal liegen nur extreme Gefäßvarianten vor, die aber zu Komplikationen neigen, z. B. Thrombosen. Wenn also eine „Migräne" in der Schwangerschaft fortbesteht, der Schmerz besonders intensiv ist und gar die bekannte Lokalisation nicht einhält, ist eine Komplikation praktisch erwiesen und bedarf unbedingt der Aufklärung, um einen ungünstigen, u. U. gar letalen Verlauf zu vermeiden!

Myopathien*

Strukturelle Myopathien und Schwangerschaft**

– *Autosomal vererbliche progressive Muskeldystrophien* (7) mit bevorzugtem Befall der Schultergürtel- und Beckengürtelmuskulatur können sich während einer Gravidität scheinbar dadurch verschlechtern, daß infolge der Gewichtszunahme und der Auflockerung des Bandapparates die Statik so ungünstig verändert wird, daß orthopädische Behandlung notwendig wird. Eine Änderung im Krankheitsverlauf läßt sich nur schwer beweisen. Die Frage nach einer Schwangerschaftsunterbrechung aus eugenischen Gründen stellt sich, wenn in einer Sippe die Schwere der Verlaufsformen zunimmt.
– *Chronische Polymyositiden* (28) sind keine unbedingte Indikation, eine eingetretene Schwangerschaft zu unterbrechen. Man könnte sich sogar einen therapeutischen Effekt durch die bei der Gravidität vermehrte Ausschüttung von Nebennierenrindenhormonen vorstellen. Schwierig wird die Entscheidung, wenn eine progrediente Verschlechterung durch Elektromyogramm (95) und Erhöhung der Serumenzyme (Transaminasen, CK, Aldolase) bestätigt und eine Behandlung mit hohen Dosen von Corticosteroiden und/oder mit Immunsuppressiva notwendig wird.
– Eine *akute Polymyositis* bedeutet dagegen praktisch immer ein schweres Krankheitsbild, die exzessive Myoglobinurie kann zur dialysebedürftigen Niereninsuffizienz führen. Eine hochdosierte Corticosteroidtherapie (z. B. 80–100 mg Prednison/die) muß in jedem Fall durchgeführt werden. Eine begleitende rheumatische Enzephalitis erscheint

---
* gemeinsam mit W. EICKHOFF
** s. Verh. Deutsche Ges. f. Inn. Med. 84. Kongreß Wiesbaden 1978 (838–897)

klinisch unter dem Bilde einer Psychose vom exogenen Reaktionstyp; sie kann eine Polymyositis verbergen, weil man die Bewegunsstörung für psychogen hält.
– *Endokrin bedingte Myopathien*, z. B. bei einer Hypothyreose, können sich ebenso wie das Grundleiden während der Schwangerschaft verstärken. Sie bedürfen in der Regel neben der Behandlung des Grundleidens keiner besonderen Maßnahmen außer den pflegerisch sich ergebenden.

Myasthenia gravis und Schwangerschaft*

Von den verschiedenen *funktionellen Myopathien* sind die Beziehungen von *Myasthenia gravis* und Schwangerschaft von erheblicher praktischer Bedeutung (43, 57, 100, 107).
Nach allgemeiner Auffassung liegt der wesentliche Vorgang der *myasthenischen Reaktion*, die in begrenzten Muskelgruppen oder generalisiert auftreten kann, in einer Funktionsstörung der subsynaptischen Membran der Muskelendplatte. Als auslösende und den Prozeß unterhaltende Faktoren werden Antikörper gegen Acetylcholinrezeptorproteine der Muskelfasermembran angesehen, die auf dem Boden einer noch nicht genau bekannten Störung des Immunsystems entstehen sollen. Da die Beseitigung einer solchen Immunstörung meistens nicht gelingt, sind therapeutisch erreichbare Ziele 1. die optimale symptomatische Therapie der Muskelschwäche mit Acetylcholinesterasehemmern Pyridostigmin-bromid (Mestinon); *Ambenoniumchlorid* (Mytelase)) (27, 64) und 2. eine immundepressive Therapie (75) (Thymektomie; Corticosteroide; ACTH; Immunsuppressiva (*Azathioprin* = Imurek), die das Ziel hat, die Aktivität des Autoimmunprozesses zu kontrollieren, um zwar nicht Heilung, aber möglichst weitgehende Symptomfreiheit zu erzielen.
Jede Myastheniepatientin sollte darauf hingewiesen werden, daß bereits bei der Planung und im Verlauf einer Schwangerschaft das *Prinzip einer gemeinsamen Betreuung durch Geburtshelfer und Neurologen* eingehalten wird.
Die aus der Sicht des Neurologen für den Geburtshelfer wichtigen Aspekte seien zusammengefaßt:

Konzeptionsplanung

Zu diesem Problem wird in der Literatur praktisch kaum Stellung genommen. Eine Myasthenie schließt eine Gravidität nicht grundsätzlich aus. Die symptomatische Therapie im üblichen Bereich (200–1000 mg *Pyridostigmin-bromid*) bringt keine Gefährdung der Schwangerschaft durch Abort mit sich. Eine Induktion von Fehlbildungen ist nicht bekannt oder erwiesen. Neben der individuellen Entscheidung müssen Krankheitsdauer, bis-

---

* gemeinsam mit L. LACHENMAYER und R. W. Chr. JANZEN

heriger Verlaufstyp, gleichzeitig bestehende andere autoimmunologisch bedingte Erkrankungen (sog. parathymische Syndrome (63)), vor allem das langfristige Therapiekonzept berücksichtigt werden. Eine Gravidität sollte im 1.–2. Krankheitsjahr vermieden werden, da erst nach diesem Intervall eine ausreichende Beurteilung über das Ausmaß der spontanen Schwankungen der myasthenischen Reaktion möglich ist. Erst dann kann auch der Effekt therapeutischer Maßnahmen, z. B. Thymektomie, abgeschätzt werden, sofern nicht eine spontane Remission eingetreten ist. Hormonale Antikonzeptiva wirken sich (nach unseren Erfahrungen) auf den Verlauf der Myasthenie nicht ungünstig aus. Mußte wegen eines stark schwankenden oder rasch progredienten Verlaufs eine Langzeitbehandlung mit Corticosteroiden und/oder Immunsuppressiva eingeleitet werden, ist eine sichere Antikonzeption unbedingt erforderlich.
Besteht Kinderwunsch bei Patientinnen, die unter immunsuppressiver Therapie stehen, wird eine Medikamentenpause von 6–12 Monaten vor der Konzeption vorgeschlagen (75). Bei solchem Vorgehen sind bisher Fehlbildungen bei den Früchten nicht festgestellt worden. Welchen Einfluß die Dauer der vorausgegangenen Immunsuppression auf die Teratogenese hat, ist noch nicht entschieden. In dem vor der Konzeption notwendigen Zeitraum von 12 Monaten, der frei ist von immunsuppressiver Therapie, kann ein Rezidiv auftreten und möglicherweise zu einer erneuten immunsuppressiver Behandlung zwingen.

Einfluß der Gravidität auf die myasthenische Reaktion

Der Einfluß der hormonellen Umstellung in der Gravidität auf den Verlauf der Erkrankung ist nicht sicher vorhersehbar (43, 107). Eine bei der Frau vorher beobachtete perimenstruelle Verschlechterung der Muskelkraft oder eine Beeinflussung derselben durch hormonale Antikonzeptiva erlaubt keine Prognose über den Verlauf in der Schwangerschaft. In der Mehrzahl der Fälle bessert sich das Syndrom sogar während der Gravidität, gelegentlich werden Vollremissionen beobachtet (43). Verschlechterungen, selten auch Erstmanifestationen treten meist im ersten Trimenon auf, eine Verschlimmerung gegen Ende der Schwangerschaft ist selten (93, 107). Weitere Schwangerschaften können andere Einflüsse ausüben, so daß aus abgelaufenen Graviditäten keine sichere Prognose für nachfolgende möglich ist.
Die Unterbrechung der Schwangerschaft kann zu jedem Zeitpunkt zu einer erheblichen Verschlechterung führen (43, 107).

Betreuung einer Myastheniepatientin während der Schwangerschaft

Engmaschige Kontrollen sind erforderlich, besonders im 1. und letzten Trimenon. Eintretenden Änderungen in der Ausprägung der myasthenischen Reaktion begegnet man zunächst durch Anpassung der Dosis des Acetylcholinesterasehemmers. Man kann eine gewisse „Restmyasthenie" in Kauf nehmen und unterhalb der optimalen Dosis bleiben, um cholinergische Nebenwirkungen zu vermeiden. Eine immunsuppressive Therapie wurde vor der Konzeption abgesetzt (s. o.). Sollte aber die myasthenische Reaktion sich entscheidend verschlechtern und eine erneute Immunsuppression erforderlich werden, wäre eine Interruptio zu erwägen, besonders im 1. Trimenon. Auch bei notwendig werdender Intensivtherapie und Beatmung (häufige Röntgenkontrollen, Medikamente) kann eine Schwangerschaftsunterbrechung erforderlich werden. Diese Situation ist aber sehr selten gegeben. Treten Komplikationen der Gravidität auf (z. B. drohender Abort), so muß berücksichtigt werden, daß eine Reihe von Medikamenten die myasthenische Reaktion verschlimmert. In der Tab. 1 sind solche Problemmedikamente und die Ausweichmöglichkeiten aufgeführt.

Geburtsphase und Wochenbett

Die Entbindung sollte in jedem Falle in einem geeigneten Klinikum erfolgen. Bei gut kompensierter Störung kann – sogar in der Regel – eine Spontangeburt erfolgen; eine Wehenschwäche ist meist nicht zu erwarten. Nicht selten handelt es sich um alte Erstgebärende, da durch die Erkrankung eine Verzögerung der ersten Konzeption eintritt. Eine Indikation zur Schnittentbindung ist zwar meist nicht gegeben, aber die Erkrankung wird sich auf die Indikation auswirken, wenn Besonderheiten, z. B. sekundäre Wehenschwäche, vorliegen.

Problemmedikamente, die in der Geburtsphase oder im Wochenbett notwendig werden könnten, sind in der Tab. 1 aufgeführt. Bei erforderlicher Intubationsnarkose (z. B. bei *Sectio caesarea*) ist ein Vorgehen nach Tab. 2 anzuraten (23, 29, 35, 118).

Eine derartige Narkoseführung sollte auch bei solchen Patientinnen durchgeführt werden, die nicht mehr manifest myasthenisch sind, aber früher eine myasthenische Episode erlebt haben („latente Myasthenie").

Bei Corticosteroidgabe (z. B. zur Schockbehandlung) muß eine mögliche, auch rapide Verschlechterung der myasthenischen Reaktion vorausbedacht werden.

Im Wochenbett bedarf die Kranke der besonderen neurologischen Überwachung. Eine Verstärkung der Symptome ist in den ersten 10 Tagen besonders häufig, auch dann, wenn im Beginn der Gravidität eine Besserung eingetreten war. In der Regel ist eine Neuanpassung der Dosis des Acetylcholinesterasehemmers ausreichend. Die üblichen den Uterus kontrahierenden Mittel sind erlaubt.

Tabelle 1

Problemmedikamente bei Myasthenia gravis	Ausweichmöglichkeit
1. Sedativa:	
Diazepam*	
Oxacepam*	Barbiturate
Chlordiazepoxid	
Lorazepam	
Clobazam	
2. Antibiotika:	
Aminoglykoside*	Cephalosporine
Streptomycin	Cephalothin
Neomycin	Cephazolin
Tetrakycline (auch ohne	Cefuroxim
Mg-verbindungen)*	Erythromycin
Polymyxine	Nitrofurane
Sulfonamide	Nalidixinsäure
Penicilline	
3. Muskelrelaxantien:	
d-Tubocurarin*	
Pancuroniumbromid*	Suxamethonium
Diallylnortoxiferin*	
Gallamin	
4. Narkotika:	
Äther*	$N_2 : O_2$ (2 : 1 bis
Ethane	4 : 2), evtl. zusätz-
(Halothan)	lich Halothan
	(0,3–1,5 Vol%)
5. Sonstige:	
Chinin und Abkömmlinge,	andere Anti-
auch tonic water*	rheumatika
D-Penicillamin*	
Magnesium als Laxans,	
in Infusionen,*	
in Medikamenten	
Corticosteroide (Akuteffekte!)	
ACTH	nur Schock
Benzothiazine (Hypokaliämie)	(s. Text)
	Spironolactone
	Triamteren
Selten:	
Papaverin	Reserpin
Mecamylamin	Methyldopa
Penthamethonium	
Trimethopan	
Guanethidin	Barbiturate,
Hydantoine	Carbamazepin
Procainamid, Lidocain als	Digitalis, β-
Antiarrhythmika	Blocker

In der Tabelle wurden nur die wichtigsten Substanzen aufgeführt, die während einer Schwangerschaft Probleme aufwerfen können. Ausweichmöglichkeiten wurden nicht vollständig zusammengestellt; * = Medikamente mit sicherer oder sehr wahrscheinlicher myastheniverstärkender Wirkung

Überwachung des Neugeborenen

Ein Pädiater sollte vorinformiert und bei der Geburt anwesend sein. Das Neugeborene kann unmittelbar nach der Geburt oder mit Latenz bis zu

Tabelle 2 Besonderheiten der Allgemeinnarkose bei Schwangeren mit Myasthenia gravis (nach 23, 29, 35 und eigenen Erfahrungen)

1. Beurteilung des Narkoserisikos
   neurologische Stellungnahme
   EKG (selten Myokardbeteiligung)
   Lungenfunktionstest bei Verdacht auf respiratorische Insuffizienz
   Ausschluß einer gleichzeitigen Hyperthyreose
2. Prämedikation (Kontraindikationen s. Tab. 1)
   Phenobarbital 100–200 mg
   Pecacin   25– 50 mg
   Promethazin   25– 50 mg, jeweils alternativ
3. Bei Umsetzen der Cholinesterasehemmer von oral auf parenteral gelten folgende Richtwerte für Äquivalentdosen:
   Pyridostigmin 60 mg (p. o.) = 1–2 mg (i. v.)
   Prostigmin   15 mg (p. o.) = 0,5–1,0 mg (i. v.)
4. Einleitung
   Thiopental (auch Kurznarkose)
   oder
   Intubation in Lokalanästhesie
   Relaxierung (falls erforderlich) Succinylcholin 30–50 mg ohne Curare
5. Narkoseführung
   Lachgas, evtl. zusätzlich Halothane

8 Tagen vorübergehend myasthenisch werden mit der Gefahr von Schluckstörung, Saug- und Trinkschwäche sowie Asphyxie. Es handelt sich um Folgen des diaplazentaren Übertritts von mütterlichen myasthenogenen Faktoren. Diese transitorische *Neugeborenenmyasthenie* (7, 54) dauert meist nur wenige Tage an, selten bis zu 3 Monaten. Bei deutlicher Ausprägung ist eine symptomatische Therapie mit Cholinesterasehemmern vorübergehend erforderlich (niedrige Dosierung für Neugeborene beachten (60)). Bei primär asphyktischen Neugeborenen ist Beatmung erforderlich.

Von der transitorischen Neugeborenenmyasthenie muß die seltene *kongenitale Myasthenie* abgegrenzt werden, die sich in der Regel erst gegen Ende des 1. Lebensjahres manifestiert. Die Mütter von Kindern mit transitorischer Neugeborenenmyasthenie sind immer, diejenigen von Kindern mit kongenitaler Myasthenie nie manifest myasthenisch.

Schlußbemerkungen
1. Neurogene Störungen/Reaktionen können während Schwangerschaft, Geburtsvorgang oder Wochenbett entweder erstmals auftreten oder sich verschlimmern. Die Frage *in graviditate* oder *e graviditate* ist zu entscheiden. Gleichwohl kann trotz noch erheblicher Wissenslücken im Konsilium eine ausreichend sichere diagnostische, therapeutische oder prognostische Entscheidung gefällt werden.
2. Die neurogenen Syndrome, bei denen die Frage nach dem Einfluß von Schwangerschaft, Entbindung und Wochenbett zwar für den Neurologen nicht aber für den Frauenarzt wesentlich ist, konnten nicht abgehandelt werden.

Literatur

1 Anderson, G. W., G. Anderson, A. Skaar, F. Sandler: Poliomyelitis in pregnancy. Amer. J. Hyg. 55 (1912) 353
2 Antoni, N.: Tumoren des Rückenmarks, seiner Wurzeln und Häute. In: Handbuch der Neurologie, Bd. XIV, hrsg. von O. Bumke, O. Foerster. Springer, Berlin 1936
3 Apgar, V.: Drugs in pregnancy. J. Amer. med. Ass. 190 (1964) 841
4 Balzereit, F.: Polyneuropathien. In: Innere Medizin in Praxis und Klinik, 2. Aufl., Bd. II, hrsg. von H. Hornborstel, W. Kaufmann, W. Siegenthaler. Thieme, Stuttgart 1978
5 Bansal, B. C., C. Prakasch, R. Gupta, K. R. V. Brahmadam: Study of serum lipid and blood fibrinolytic activity in cases of cerebral venous/venous sinus thrombosis during puerperium. Amer. J. Obstet. Gynec. 119 (1974) 1079
6 Bauer, H. J.: Praktische Probleme der Multiplen Sklerose. Fischer, Stuttgart 1979
7 Becker, P. E.: Myopathien. In: Humangenetik, Bd. III/1, hrsg. von P. E. Becker. Thieme, Stuttgart 1964
8 Behrend, R. Ch.: Brain toumors – epidemiology. In: Handbook of Clinical Neurology, Part I, Bd. 16, hrsg. von P. J. Vinken, G. W. Bruyn. North Holland Publishing Co., Amsterdam 1974 (S. 56–88)
9 Berger, H.: Die Besonderheiten der Myasthenie aus der Sicht des Pädiaters. In: Progressive Muskeldystrophie. Myotonie. Myasthenie, hrsg. von E. Kuhn. Springer, Berlin 1966
10 Berndt, S. F.: Pharmakologie der motorischen Endplatte. In: Myasthenia gravis und andere Störungen der neuromuskulären Synapse, hrsg. von G. Hertel, H.-G. Mertens, K. Ricker, K. Schimrigk. Thieme, Stuttgart 1977
11 Besinger, U. A., A. Struppler: Neurologische Erkrankungen als Indikation zum Schwangerschaftsabbruch. Internist 19 (1978) 294
12 Bianco, del, C.: Über die Vit.$_{12}$-Bestimmungen im Serum von normalen und an Toxicose leidenden Schwangeren und deren Neugeborenen. Arch. Ostet. Ginec. 67 (1962) 609
13 Bischoff, A.: Die Polyneuropathien – Polyneuritiden. akt. neurol. 1 (1974) 149
14 Blobel, H., H. Bammer, R. W. Chr. Janzen, B. Weisner: Polyneuropathie bei Amyloidose. Verh. dtsch. Ges. inn. Med. 83 (1977) 1082
15 Bonnal, J., P. Descuns, J. Duplay: Les abscèsencephaliques à l'ère des antibiotiques. Masson, Paris 1960
16 Bowers, V. M., D. N. Danforth: The significance of poliomyelitis during pregnancy. Amer. J. Obstet. Gynec. 65 (1953) 34
17 Braitenberg, H.: Die übertragbare Kinderlähmung in Schwangerschaft und Geburt. Wien. med. Wschr. 102 (1952) 87
18 Broser, F.: Schwangerschaft und Scalenus-Syndrom. Nervenarzt 24 (1953) 225
19 Bürger-Prinz, H., P. A. Fischer: Psychiatrie und Neurologie der Schwangerschaft. Enke, Stuttgart 1968
20 Choi, N. W., L. M. Schuman, W. H. Gullen: Epidemiology of primary central nervous system neoplasms. I. Mortality from primary central nervous system neoplasms in Minnesota. Amer. J. Epidem. 91 (1970) 238
21 Choi, N. W., L. M. Schuman, W. H. Gullen: Epidemiology of primary central nervous system neoplasms. II. Case-control. Amer. J. Epidem. 91 (1970) 467

22 Christensen, E., H. Larsen: Fatal subarachnoidal haemorrhages in pregnant women with intracranial and intramedullary vascular malformations. Acta psychiat. (Kbh.) 29 (1954) 441
23 Cunitz, G.: Anästhesiologische Probleme. In: Myasthenia gravis und andere Störungen der neuromuskulären Synapse, hrsg. von G. Hertel, H. G. Mertens, K. Rikker, K. Schimrigk. Thieme, Stuttgart 1977
24 Deckwitz, R.: Über den Einfluß der Schwangerschaft und ihres Abbruchs auf neurologische und psychiatrische Krankheiten. Fortschr. Neurol. Psychiat. 32 (1964) 105
25 Druschky, K. F.: Die akute intermittierende Porphyrie. Thieme, Stuttgart 1978
26 Erbslöh, F.: Peripheres Nervensystem: Polytope Erkrankungen. In: Almanach für Neurologie und Psychiatrie. Lehmann, München 1967
27 Erbslöh, F.: Aktuelle Therapie der Myasthenia gravis. I. Die spezifisch-symptomatische Behandlung. Nervenarzt 43 (1972) 341
28 Erbslöh, F.: Atrophisierende Prozesse. In: Differentialdiagnose neurologischer Krankheitsbilder, 3. Aufl., hrsg. von G. Bodechtel. Thieme, Stuttgart 1974
29 Erbslöh, F., H. L'Allemand: Indikation, präoperative Vorbereitung, Narkoseführung und postoperative Nachsorge bei Patienten mit krisengefährdeter Myasthenia gravis pseudoparalytica. *Anaesthesiol. u. Wiederbeleb.* 56 (1972) 60
30 Fedrick, J.: Epilepsy and pregnancy. A report from the Oxford linkage study. Brit. med. J. 1973/III, 442
31 Fenichel, G. M.: Clinical syndromes of myasthenia in infancy and childhood. A review. Arch. Neurol. 35 (1978) 97
32 Filippa, G., F. Regli, G. Noseda: Kausalzusammenhänge zwischen Einnahme oraler Kontrazeptiva und neurologischen Komplikationen. Münch. med. Wschr. 136 (1967) 691
33 Finkemeyer, H.: Kleinhirntumor und Gravidität. Zbl. Neurochir. 15 (1954) 46
34 Finola, G. C.: Cerebral vascular accidents in pregnancy. Amer. J. Obstet. Gynec. 74 (1957) 1342
35 Foldes, F., P. G. McNall: Myasthenia gravis: A guide for anesthesiologists. Anesthesiology 23 (1962) 837
36 Friedmann, G., A. Huhn, J. van de Loo: Problematik der Antikoagulation und Thrombolysetherapie bei Sinus- und Hirnvenenthrombosen. Radiologe 11 (1971) 424
37 Go, R. T., C. L. Chiu, L. A. Neumann: Diagnosis of superior sagittal sinus thrombosis by dynamic and sequential brain scanning. Neurology (Minneap.) 23 (1973) 119
38 Greer, M.: Benign intracranial hypertension. III. Pregnancy. Neurology (Minneap.) 13 (1963) 670
39 Gusev, V. A.: Tubercular meningitis and pregnancy. Z. Nevropath. Psichiat. 70 (1970) 36
40 Halter, S.: Status epilepticus in graviditate. Wien. med. Wschr. 113 (1963) 670
41 Heidrich, R., K. Niedner: Pregnancy and subarachnoid hemorrhage. Europ. Neurol. 3 (1970) 38
42 Heinrich, H. C.: Untersuchungen zum Vit.-B_{12}-Stoffwechsel des Menschen während der Gravidität und Laktation. Klin. Wschr. 32 (1954) 205
43 Hertel, G., H. G. Mertens, K. Ricker, H. Zöller, D. Marquetand, F. Schumm: Myasthenie und Schwangerschaft. In: Myasthenia gravis und andere Störungen der neuromuskulären Synapse, hrsg. von G. Hertel, H. G. Mertens, K. Ricker, K. Schimrigk. Thieme, Stuttgart 1977
44 Hirschmann, J.: Gestationsprozesse und Multiple Sklerose. Arch. Psychiat. Nervenkr. 181 (1948) 530
45 v. Hösslin, R.: Schwangerschaftslähmungen der Mütter. Arch. Psychiat. Nervenkr. 38 (1904) 730; Arch. Psychiat. Nervenkr. 40 (1905) 445
46 Hoffmann, W., H. Rohr: Wirbelangiom und Schwangerschaft. Nervenarzt 30 (1959) 353

47 Hüter, J., B. Zehentbauer: Übergang von Medikamenten in die Muttermilch und Nebenwirkungen beim gestillten Kind. Thieme, Stuttgart 1970
48 Huhn, A.: Die Klinik der venösen Abflußstörungen des Gehirns. In: Der Hirnkreislauf, hrsg. von H. Gänshirt. Thieme, Stuttgart 1972
49 Izak, G.: Vit. B_{12} and iron deficiency in anaemia of pregnancy and puerperium. Arch. intern. Med. 99 (1957) 346
50 Janata, J., L. Sipos: Polyneuritis in pregnancy. Gynaecologia (Basel) 151 (1961) 293
51 Janz, D.: Condition and causes of status epilepticus. Epilepsia (Amst.) 4 (1961) 170
52 Janz, D.: Karpaltunnelsyndrom als Grundlage von Schwangerschaftsparästhesien. Dtsch. med. Wschr. 87 (1962) 1454
53 Janz, D.: The teratogenetic risk of antiepileptic drugs. Epilepsia (Amst.) 16 (1975) 159
54 Janz, D., H. Fuchs: Sind antiepileptische Medikamente während der Schwangerschaft schädlich? Dtsch. med. Wschr. 89 (1964) 241
55 Janzen, R.: Klinische und hirnbioelektrische Epilepsiestudien. Ergebn. inn. Med. Kinderheilk. 61 (1942) 262
56 Janzen, R.: Elemente der Neurologie. Springer, Berlin 1969
57 Janzen, R.: Myasthenia gravis pseudoparalytica und Schwangerschaft. Fortschr. Med. 84 (1966) 8
58 Janzen, R.: Schmerzanalyse, 4. Aufl. Thieme, Stuttgart 1981
59 Janzen, R.: Neurologische Diagnostik, Therapie und Prognostik für Ärzte und Studierende. Enke, Stuttgart 1975
60 Janzen, R., H. Bauer, H. G. Mertens: Schwangerschaft und Nervensystem. Internist 4 (1963) 119
61 Janzen, R., C. Schroeder, H. Heckel: Die Eklampsie im Lichte hirnelektrischer Untersuchungen. Klin. Wschr. 30 (1952) 1073
62 Janzen, R., A. Tänzer, I. Duensing: Über die „spontane" Hirnvenen- und Sinusthrombosen bei jungen Frauen. Fortschr. Med. 88 (1970) 47
63 Janzen, R. W. Chr., L. Lachenmayer: Parathymische Syndrome. Dtsch. med. Wschr. 101 (1976) 1292
64 Jerusalem, F.: Die Therapie der Myasthenia gravis. Dtsch. med. Wschr. 102 (1977) 1160
65 Kautzky, R., K. J. Zülch, S. Wende, A. Tänzer: Neuroradiologie auf neuropathologischer Grundlage, 2. Aufl. Springer, Berlin 1976
66 Kehrer, F.: Der Veitstanz der Schwangeren. Thieme, Leipzig 1942
67 King, A. B.: Neurologic conditions occuring as complications of pregnancy. Arch. Neurol. Psychiat. (Chic.) 63 (1950) 471
68 Kleinsorg, H.: Demonstration einer durch Schwangerschaft manifest gewordenen akuten Porphyrie. Klin. Wschr. 37 (1959) 572
69 Koller, F.: Fibrinolyse und Thrombolyse (Podiumsdiskussion). Verh. dtsch. Ges. inn. Med. 77 (1964) 375
70 Koller, Th., H. Stamm, G. A. Hauser, M. Klingler: Die cerebralen Venen- und Sinusthrombosen in der Geburtshilfe. Thrombos. Diathes. haemorrh. (Stuttg.) 1 (1957) 37
71 Lennox, W. G., M. A. Lennox: Epilepsy and Related Disorders. Bd. I, II. Little, Brown & Co., Boston 1960
72 McAlpine, D., N. Compton, C, Lumsden: Multiple Sclerosis. Livingston, London 1955
73 Mayer, K.: Schwangerschaft und neurologisch-psychiatrische Krankheiten. In: Klinik der Frauenkrankheiten und Geburtshilfe, hrsg. von H. Schwalm, G. Döderlein. Urban & Schwarzenberg, München 1966
74 Mende, W.: Schwangerschaftsabbruch und Sterilisation aus nervenärztlicher Sicht. Lehman, München 1968
75 Mertens, H. G., G. Hertel: Langzeittherapie mit Zytostatika. In: Myasthenia gravis und andere Störungen der neuromuskulären Synapse, hrsg. von G. Hertel,

H. G. Mertens, K. Ricker, K. Schimrigk. Thieme, Stuttgart 1977
76 Mertens, H. G., D. Seitz: Schilddrüse und Muskelkrankheiten. Verh. dtsch. Ges. inn. Med. 70 (1964) 912
77 Michelsen, J. J., P. F. J. New: Brain tumour and pregnancy. J. Neurol. Neurosurg. Psychiat. 32 (1969) 305
78 Millar, J. H. D.: The influence of pregnancy on disseminated sclerosis. Proc. roy. Soc. Med. 54 (1961) 4
79 Mollaret, P.: Einfluß der Poliomyelitis auf die Schwangerschaft. Münch. med. Wschr. 102 (1960) 1526
80 Müller, C., D. Stucki: Richtlinien zur medizinischen Indikation der Schwangerschaftsunterbrechung. Springer, Berlin 1964
81 Muth, H., H. Engelhardt: Schwangerschaftsunterbrechung in neuerer Sicht. Urban & Schwarzenberg, München 1964
82 Naujoks, H.: Leitfaden der Indikation zur Schwangerschaftsunterbrechung. Enke, Stuttgart 1954
83 Neundörfer, B.: Differentialtypologie der Polyneuritiden und Polyneuropathien. Schriftenreihe Neurologie 11. Springer, Berlin 1973
84 O'Connel, J. E. A.: Lumbar discus protrusion in pregnancy. J. Neurol. Neurosurg. Psychiat. 23 (1960) 138
85 O'Connel, J. E. A.: Neurosurgical problems in pregnancy. Proc. roy. Soc. Med. 35 (1962) 577
86 Oehlert, G.: Klinische Beobachtungen zur Frage Lues und Schwangerschaft. Geburtsh. u. Frauenheilk. 22 (1962) 205
87 Otto, H.: Die menschliche Toxoplasmose. Thieme, Leipzig 1953
88 Palmer, W., A. Fenske: Hirnvenen- und Sinusthrombosen. akt. neurol. 4 (1977) 141
89 Pedowitz, R., A. Perell: Aneurysms complicated by pregnancy. II. Aneurysms of the cerebral vessels. Amer. J. Obstet. Gynec. 73 (1957) 736
90 Pette, H.: Die akut entzündlichen Erkrankungen des Nervensystems. Thieme, Leipzig 1942
91 Plass, E. D., W. F. Mengert: Gestational polyneuritis. J. Amer. med. Ass. 10 (1933) 2020
92 Podleschka, K.: Die übertragene Kinderlähmung in der Schwangerschaft und während der Geburt. Zbl. Gynäk. 69 (1947) 238
93 Poser, S.: Neurologische Erkrankungen und Gravidität. gynäkol. prax. 1 (1977) 405
94 Pratt, H. M., B. Yim, W. L. West: Bulbar spinal poliomyelitis complicating pregnancy at term. New Engl. J. Med. 258 (1958) 130
95 Puff, K. H., St. Zschocke: Elektromyographische und klinische Verlaufsbeobachtung bei 70 Fällen von Dermatomyositis. Verh. dtsch. Ges. inn. Med. 71 (1965) 622
96 Reisner, H.: Hirntumoren in der Schwangerschaft. Wien. Z. Nervenheilk. 15 (1958) 229
97 Ritter, G., B. Weidekamm: Epilepsie und Gravidität. Dtsch. Ärzteblatt 69 (1972) 1275
98 Rowland, L. P., A. Aranov, P. F. A. Hoefer: Endokrine aspects of myasthenia gravis. In: Progressive Muskeldystrophie. Myotonie. Myasthenie, hrsg. von E. Kuhn. Springer, Berlin 1966
99 Sauter, R.: Cerebrale Anfälle (synkoptische, diakoptische und epileptische Reaktionen). Verh. dtsch. Ges. inn. Med. 82 (1976) 536
100 Schade, F. F., M. P. Foley: Pregnancy in myasthenia gravis. Amer. J. Obstet. Gynec. 63 (1952) 1154
101 Scheid, W., R. Achermann, H. Bloedhorn, R. Loeser, G. Liedtke, N. Škrtič: Untersuchungen über das Vorkommen der zentraleuropäischen Encephalitis in Süddeutschland. Dtsch. med. Wschr. 89 (1964) 2313
102 Scheller, H.: Die Erkrankungen der peripheren Nerven. In: Handbuch der inneren Medizin, 4. Aufl., Bd. V/2, hrsg. von V. Bergmann, W. Frey, H. Schwiegk. Springer, Berlin 1953
103 Schrader, A.: Neurologische Notfälle in der Schwangerschaft und im Wochenbett. Münch. med. Wschr. 115 (1973) 1069
104 Schrader, A., F. Lahoda: Zur Therapie polyneuritischer Krankheitsbilder. akt. neurol. 1 (1974) 213
105 Schulte, W., M. Schulte, S. Schulte: Unerwünschte Schwangerschaft. Seelische Entwicklung nach abgelehntem und nach durchgeführtem Schwangerschaftsabbruch aus psychiatrisch-neurologischer Indikation. Thieme, Stuttgart 1969
106 Schwartz, J.: Pregnancy complicated by subarachnoid hemorrhage. Amer. J. Obstet. Gynec. 62 (1951) 539
107 Seitz, D.: Myasthenie und Schwangerschaft. In: Progressive Muskeldystrophie. Myotonie. Myasthenie, hrsg. von E. Kuhn. Springer, Berlin 1966
108 Siegel, M., M. Grennberg: Poliomyelitis in pregnancy: Effect on fetus and newborn infant. J. Pediat. 49 (1956) 280
109 Sluga, E.: Polyneuropathien, Typen und Differenzierung. Schriftenreihe Neurologie 14. Springer, Berlin 1974
110 Sobczyk, W., Dowzenko, A., J. Krasicka: Investigation of children of mothers treated in pregnancy with anticonvulsants. Neurol. Neurochir. Pol. 11 (1977) 59
111 Smolik, E. A., F. P. Nash, J. W. Clawson: Neurological and neurosurgical complications associated with pregnancy and the puerperium. Sth. med. J. (Bgham, Ala.) 50 (1957) 561
112 Stevens, H.: Puerperal hemiplegia. Neurology (Minneap.) 4 (1954) 723
113 Stich, W.: Die erythropoetischen und hepatischen Porphyrien. Verh. dtsch. Ges. inn. Med. 70 (1964) 522
114 Szögi, S., A.-L. Bergstrom: Acute aseptic meningoencephalitis and myocarditis probably due to Coxsackie infection in a newborn infant. Nord. Med. 68 (1962) 1451
115 Tarnow, G.: Hirntumor und Schwangerschaft. Zbl. Neurochir. 20 (1960) 134
116 Thiebaut, F.: Sydenham's chorea. In: Handbook of Clinical Neurology, Bd. VI, hrsg. von P. J. Vinken, G. W. Bruyn. North Holland Publishing Co., Amsterdam 1968
117 Vialatte, J., P. Satge, J. Charreau: L'istériose du nouveau-né. Arch. franc. Pédiat. 19 (1962) 773
118 Viets, H. R., R. S. Schwab: Thymectomy for Myasthenia Gravis. Thomas, Springfield Ill. 1960
119 Werner, H., K. Janitschke: Aktuelle Probleme der Toxoplasmose. Z. Allgemeinmed. 48 (1972) 374
120 Weyant, R. D., C. S. McCarty, R. B. Wilson: The effect of pregnancy on intracranial meningiomas about the optic chiasm. Surg. Clin. N. Amer. 31 (1951) 1225
121 Winter, G. F., H. R. Meyran: Zur Frage der Schwangerschaftsunterbrechung. Zbl. Gynäk. 83 (1961) 1141
122 Zülch, K. J.: Biologie und Pathologie der Hirngeschwülste. In: Handbuch der Neurochirurgie, Bd. III, hrsg. von W. Krenkel, H. Olivecrona, W. Tönnis. Springer, Berlin 1956

Endokrine Erkrankungen und Schwangerschaft

E. J. Plotz, O. Bellmann und G. Leyendecker

Fortschritte auf dem Gebiet der Endokrinologie haben es vielen Patientinnen mit endokrinologischen Erkrankungen ermöglicht, schwanger zu werden und ihre Schwangerschaften erfolgreich auszutragen. Eine gezielte und individuelle Behandlung kann aber nur bei detaillierter Kenntnis und Beachtung der physiologischen Veränderungen des hormonalen Milieus während der normalen Schwangerschaft durchgeführt werden. Bei der Überarbeitung dieses Kapitels wurde diese Forderung berücksichtigt.

Diabetes mellitus

In der Vorinsulinära war die Schwangerschaft eine der schwerwiegendsten, aber seltenen Komplikationen des Diabetes mellitus. Sie führte häufig zum Tode der Mutter. Die perinatale Mortalität war sehr hoch. Mit Einführung des Insulins stieg die Fertilität der Diabetikerin steil an. Die mütterliche und die perinatale Mortalität sanken deutlich ab. Heute unterscheidet sich die mütterliche Mortalität bei Diabetikerinnen kaum noch von derjenigen bei Stoffwechselgesunden. Wenn auch die Häufigkeit der Kombination von Schwangerschaft und manifestem Diabetes mellitus relativ gering ist – man rechnet 2–3 Diabetikerinnen unter 1000 Schwangeren –, so ist der Diabetes mellitus auch weiterhin eine klinisch wichtige Komplikation der Schwangerschaft. Die Verbesserung der perinatalen Mortalität bei Diabetes mellitus läßt sich nur aufrechterhalten, wenn alle modernen Prinzipien der Betreuung einer diabetischen Schwangeren streng beachtet werden.

Die Erkenntnisse der letzten Dekade, die die Richtlinien des klinischen Handelns bestimmen, sind in einer großen Anzahl von Publikationen niedergelegt. Der interessierte Leser findet die wichtigsten, auch in diesem Beitrag berücksichtigten Literaturangaben bei Heisig (7), Pedersen (14), Camerini-Davalos u. Cole (3), Scole (3), Sutherland u. Stowers (19), Irsigler u. Mitarb. (8), Bellmann (1, 2), Daweke u. Mitarb. (4), Felig (5), Gabbe u. Quilligan (6), Lang u. Mitarb. (10), Mintz u. Mitarb. (11), Niesen (13), Pitkin (15), Plotz u. Mitarb. (16), Roversi u. Mitarb. (17), Sauer u. Bigalke (18), White (20) und Yen (21).

Klassifikation

Manifestationsalter des Diabetes, Dauer der Erkrankung und Gefäßkomplikationen bestimmen im wesentlichen die perinatale Mortalität und Morbidität. White (20) berücksichtigte diese Fakten bei ihrer Klassifikation schwangerer Diabetikerinnen und bei ihren Empfehlungen zum geburtshilflichen Vorgehen. Die ursprüngliche Klassifika-

Tabelle 1 Klassifikation der schwangeren Diabetikerinnen (nach *White*)

A	Diabeteseinstellung mit Diät ohne Insulin		
	Alter bei Beginn des Diabetes	Dauer der Erkrankung (Jahre)	Gefäßkomplikationen
B	ab 20 und	vor 10	keine
C	10–19 oder	10–19	keine
D	vor 10 oder	20	benigne Retinopathie
E			Kalzifikation von Beckenarterien
F			Glomerulosklerose
R			proliferative Retinopathie
RF			Glomerulosklerose und proliferative Retinopathie
G			mehrfache geburtshilfliche Mißerfolge
H			Koronarsklerose
T			Zustand nach Nierentransplantation

Tabelle 2 Die „prognostically bad signs during pregnancy (PBSP)" (nach *Pedersen*)

1. Pyelonephritis mit klinischer Symptomatik
2. Schwere Ketoazidose
3. Gestose
4. Mangelhafte Betreuung

tion wurde im Laufe der Zeit um einige Klassen erweitert (Tab. 1). PEDERSEN (14) hat hervorgehoben, daß nicht nur der Zustand der Diabetikerin bei Eintritt in die Schwangerschaft, sondern auch und vor allem der Verlauf der Schwangerschaft das Schicksal des Kindes mitbestimmt. In seiner Klassifikation werden die sog. „prognostically bad signs during pregnancy (PBSP)" berücksichtigt (Tab. 2), die durch eine sachgerechte Betreuung und Behandlung möglichst vermieden werden sollen.

Für die Diagnose, Beurteilung und Behandlung einer Störung des Kohlenhydratstoffwechsels in der Schwangerschaft ist die Kenntnis der hormonal induzierten Veränderungen des Stoffwechsels während der normalen Schwangerschaft unerläßlich. Es kann dabei zu Veränderungen kommen, die außerhalb der Schwangerschaft als Ausdruck einer Störung gewertet werden müßten (1, 2). Im folgenden werden diese Veränderungen in ihrer Auswirkung auf die Mutter und den Feten kurz zusammengefaßt. Im Vordergrund der Veränderungen steht eine Verminderung der Insulinwirkung. Mit fortschreitendem Gestationsalter kommt es zwar zu einer immer stärkeren Insulinsekretion. Diese läßt sich sowohl unter basalen Bedingungen als auch unter physiologischen (Nahrungszufuhr) und unphysiologischen Belastungen (Glucosetoleranztests, Sulfonylharnstoffe, Glucagon) einwandfrei nachweisen. Trotz der gesteigerten Insulinsekretion unterscheidet sich aber das Blutzuckertagesprofil – abgesehen von den Nüchternphasen – in der Schwangerschaft nicht von demjenigen außerhalb der Schwangerschaft. Die gesteigerte Insulinsekretion verbessert die Glucosetoleranz in der Schwangerschaft nicht. Die Toleranz verschlechtert sich sogar nach oraler Belastung. Die Verminderung der Insulinwirkung wird vom 2. Trimenon an evident und ist im 3. Trimenon am stärksten ausgeprägt. Sie gilt für endogenes und exogenes Insulin gleichermaßen. Lediglich im 1. Trimenon wird oft eine vorübergehende Verbesserung der Insulinwirkung beobachtet.

Da sich Abbau und spezifische Bindung des Insulins in der Schwangerschaft nicht wesentlich ändern, ist anzunehmen, daß die tiefgreifenden Veränderungen des hormonellen Milieus für die „Diabetogenität" der Schwangerschaft verantwortlich sind. Nicht nur die hormonelle Aktivität der fetoplazentaren Einheit, sondern auch eine Umstellung der Funktion der mütterlichen endokrinen Drüsen beeinflussen den Stoffwechsel. Der „kontrainsulinäre" Effekt der Schwangerschaft wird besonders mit der Wirkung des humanen plazentaren Lactogens, das mit fortschreitendem Gestationsalter in immer größeren Mengen in der Plazenta gebildet wird, aber auch mit der des Cortisols, dessen Konzentrationsanstieg in der Schwangerschaft nicht nur den gebundenen, sondern auch den freien Anteil betrifft, in Zusammenhang gebracht.

Die Schwangere hat im Nüchternzustand etwas niedrigere Glucose- und deutlich höhere freie Fettsäurenkonzentrationen im Serum als die Nichtschwangere. Diese Konstellation wird als „accelerated starvation" bezeichnet. Im Nüchternzustand wird – wahrscheinlich unter dem Einfluß des humanen plazentaren Lactogens – vermehrt Fett mobilisiert. Daraus resultiert eine Umstellung der Energiegewinnung von Glucose auf freie Fettsäuren, so daß Glucose auch bei Nahrungskarenz der Mutter in ausreichendem Maße für den Feten verfügbar bleibt. Bei Nahrungszufuhr kompensiert die gesteigerte Insulinsekretion die schwangerschaftstypische Insulinresistenz, so daß die Glykogen-, Fett- und Proteindepots wieder aufgefüllt werden können. Besonders begünstigt ist die Auffüllung bzw. Erweiterung der Fettdepots, wie aus der starken Zunahme der hepatischen Triglyceridsynthese unter Glucosebelastung zu schließen ist. In diesem Sinne kann auch von einem „facilitated anabolism" der Schwangeren gesprochen werden.

Die Hauptenergiequelle des Feten ist die Glucose. Sie passiert die Plazenta schneller, als es auf Grund ihrer physikochemischen Eigenschaften zu erwarten ist („facilitated diffusion"). Die Glucosekonzentration im fetalen Blut liegt meistens ca. 20–30% niedriger als im mütterlichen Blut. Der Glucosemetabolismus in der fetalen Leber unterscheidet sich grundsätzlich nicht von demjenigen in der Erwachsenenleber. Sofern die Glucose nicht zur Energiegewinnung herangezogen wird, dient sie zum Aufbau energiereicher Depots. Sie wird in Form des Glykogens vor allem in der fetalen Leber deponiert. Sie wird auch in Form von Triglyceriden im fetalen Fettgewebe fixiert, sie ist sogar Hauptquelle der fetalen Lipogenese. Bei extremer Nahrungskarenz der Mutter kann das fetale Gehirn auf mütterliche Ketonkörper als Energiequelle zurückgreifen. Diese passieren die Plazenta rasch. Im Gegensatz zu den Serumkonzentrationen der Glucose und der freien Fettsäuren liegen die Serumkonzentrationen einer Reihe von Aminosäuren auf fetaler Seite höher als auf mütterlicher Seite. Der plazentare Transfer der Aminosäuren erfolgt also gegen ein Konzentrationsgefälle. Es bestehen deutliche Unterschiede hinsichtlich der plazentaren Transferraten zwischen den einzelnen Aminosäuren. Die den Stoffwechsel regulierenden Proteohormone, wie z. B. Insulin und Glucagon, passieren die Plazenta nicht. Eine hormonelle Regulation des fetalen Kohlenhydratstoffwechsels bahnt sich in der 2. Hälfte der Schwangerschaft an, reift jedoch erst post partum aus. Das fetale Insulin, dessen basale Sekretion sich am Ende der Schwangerschaft nicht von derjenigen der Mutter unterscheidet, gilt als der entscheidende Wachstumsfaktor des Kindes in utero. Dagegen hat das Wachstumshormon augenscheinlich keinen Wachstumseffekt beim Feten. Mit der Geburt hört die kontinuierliche Versorgung des Kindes mit Glucose und anderen Nahrungsstoffen abrupt auf. Die rasche Mobilisierung der Glucose aus der Leber bald nach der Geburt verhindert jedoch weitgehend das Auftreten einer Hypoglykämie. Spätestens 2 Stunden post partum steigen die Glucosekonzentrationen normalerweise wieder an. Die rasche Abgabe von Glucose aus der Leber wird durch eine intensive Glykogenolyse möglich. Die Gluconeogenese spielt in den ersten Lebenstagen keine große Rolle. Mit dem postpartalen Abfall der Glucosekonzentrationen beginnt bereits die Mobilisation der Fettdepots. Da die Glycogendepots der Leber sehr begrenzt sind, andererseits der Energiebedarf des Neugeborenen sehr hoch ist, wird eine Umstellung der Energiegewinnung von Glucose auf freie Fettsäuren notwendig. Diese werden durch enzymatische Hydrolyse aus den Triglyceriden des Fettgewebes freigesetzt. Das Fettgewebe stellt dabei mit einem Anteil von ca. 15% am Körpergewicht des reifen Neugeborenen ein sehr großes Energiedepot dar. Da die Insulinsekretion in den ersten Lebenstagen nur abgeschwächt und verzögert stimulierbar ist, steht sie einer Fettmobilisation noch nicht entgegen.

Einfluß der Schwangerschaft auf den Diabetes

Der Einfluß der Schwangerschaft auf den Diabetes ändert sich entsprechend den physiologischen Veränderungen des Kohlenhydratstoffwechsels in Abhängigkeit vom Gestationsalter. Im ersten Trimenon werden oft Hypoglykämien unter der vor Beginn der Schwangerschaft üblichen Insulindosis beobachtet. Nicht selten wird eine bis dahin noch unbemerkte Frühschwangerschaft erst durch die auffällige Hypoglykämieneigung erkannt. Ein Zusammenhang zwischen gehäuften Hypoglykämien und der Entwicklung fetaler Mißbildungen wird diskutiert, hat sich jedoch nicht sichern lassen. Im zweiten Trimenon kommt es in den meisten Fällen zu einem deutlichen Anstieg des Insulinbedarfs. Im dritten Trimenon steigt der Insulinbedarf meistens noch weiter, im Durchschnitt auf das 2–3fache der Ausgangsdosis an, um dann wenige Wochen vor der Geburt wieder abzufallen. Ein Sturz des Insulinbedarfs gilt als ominöses Zeichen, da es nicht selten den drohenden intrauterinen Fruchttod signalisiert. Die Gefahr der Ketoazidose ist in diesem Schwangerschaftsabschnitt besonders groß. Neben der Stoffwechselentgleisung durch inadäquate Insulinbehandlung spielt die Hungerketose, der allein ein hochgradiger Kohlenhydratverlust durch Glukosurie zugrunde liegen kann, eine auslösende Rolle. Bei schwerer Azidose kommt es in der Regel zum intrauterinen Fruchttod. Unter der Geburt entgleist der Stoffwechsel eher in Form von Hypoglykämie als in Form von Ketoazidosen. Das Frühwochenbett ist in den meisten Fällen durch eine Remission des Diabetes mellitus charakterisiert, die allerdings im Durchschnitt nicht länger als 2–3 Tage dauert.

Der Einfluß der Schwangerschaft auf die Komplikationen des Diabetes mellitus läßt sich für den Einzelfall kaum vorhersagen. Die diabetesspezifischen Mikroangiopathien an Augen und Nieren können in der Schwangerschaft fortschreiten, unverändert bleiben oder rückläufige Tendenz zeigen. Veränderungen, die sich in der Schwangerschaft entwickelt haben, bilden sich gelegentlich nach der Schwangerschaft wieder zurück. Besteht eine proliferierende Retinopathie oder eine Glomerulosklerose (Kimmelstiel-Wilson), sollte jedoch nur auf dringenden Wunsch der Patientin die Schwangerschaft angestrebt bzw. ausgetragen werden. Bei der proliferierenden Retinopathie ist die Gefahr der permanenten Erblindung auch heute trotz moderner Behandlungsmethoden wie z. B. der Photokoagulation nicht gebannt. Bei der Glomerulosklerose kommt es fast regelmäßig zu einer Exazerbation einer meist konkomitanten Pyelonephritis, häufig zu einer Gestose und zu einer intrauterinen Wachstumsretardierung. Besteht eine koronare Herzerkrankung, also eine diabetesunspezifische Makroangiopathie, bedeutet das Zusammentreffen von Schwangerschaft und Diabetes eine schlechte Prognose für die Mutter. Es kann sich auch eine diabetische Kardiopathie entwickeln. Diabetische Neuropathien werden durch die Schwangerschaft nicht wesentlich beeinflußt.

Einfluß des Diabetes mellitus auf Mutter und Kind

Der Einfluß des Diabetes mellitus auf die Schwangerschaft ist mannigfach. Im Gegensatz zur Vorinsulinära, in der die unbehandelte Diabetikerin meist an einer anovulatorischen Zyklusstörung litt und nicht schwanger wurde, ist die Fertilität heute bei gut eingestelltem Stoffwechsel nicht mehr herabgesetzt. Die Abortrate der Diabetikerin unterscheidet sich mit ca. 10% nicht wesentlich von der der stoffwechselgesunden Frau, wenn die Krankheit erst relativ kurze Zeit bestand. Sie steigt jedoch mit zunehmender Dauer der Krankheit und dem Auftreten von Gefäßkomplikationen steil an. Die Hyperemesis gravidarum ist bei Zuckerkranken nicht häufiger als bei stoffwechselgesunden Frauen. Sie kann jedoch leicht über eine Hungerketose zur schweren Stoffwechselentgleisung bis hin zum ketoazidotischen Koma führen. Vulvovaginale Infektionen, vor allem Kandidamykosen, sind bei diabetischen Schwangeren häufiger als bei stoffwechselgesunden Schwangeren.

Harnwegsinfektionen kommen bei diabetischen Schwangeren mit 15%–20% um ein Mehrfaches häufiger vor als bei stoffwechselgesunden Schwangeren. Das trifft sowohl für die asymptomatische signifikante Bakteriurie als auch für die klinisch manifeste Pyelonephritis zu. Besonders ungünstig für den Schwangerschaftsverlauf und die Kindsentwicklung ist die chronisch-rezidivierende Pyelonephritis. Nicht selten sind diabetische Glomerulosklerose und Pyelonephritis miteinander kombiniert. Die Nierenerkrankung prädestiniert zu Gestose und intrauteriner Wachstumsretardierung. Die Gestose tritt um so häufiger auf, je länger der Diabetes besteht. Sie wird im Durchschnitt bei 20 bis 40% der Fälle beobachtet. Schwierigkeiten einer exakten Differenzierung einer Gestose von der diabetischen Nephrosklerose werden besonders bei sog. „monosymptomatischer" Gestose (z. B. „nur Blutdruckerhöhung", „nur Proteinurie") evident. Andererseits können auch bei Diabetikerinnen Gestosen verschiedener klinischer Ausprägung einschließlich Eklampsie auftreten, ohne daß eine diabetische Glomerulosklerose oder eine Pyelonephritis vorliegt. Die Rolle der Stoffwechseleinstellung bei der Entwicklung der Gestose bleibt unklar. Die Gestose wird besonders häufig in Begleitung eines Hydramnions beobachtet.

Eine Vermehrung des Fruchtwassers ist bei diabetischen Schwangeren nicht selten (in ca. 20% der Fälle). Ihr Auftreten hängt eng mit der Stoffwechselführung zusammen. Bei einem nicht unerheblichen Teil der Fälle mit Hydramnion sind Mißbildungen des Fetus vorhanden.

Die Entwicklung des Kindes in utero wird durch den Diabetes in unterschiedlicher Weise beeinflußt. Eine inadäquate Diabeteseinstellung resultiert häufig in einer Makrosomie, die im Extremfall zu dem typischen klinischen Bild einer sog. „Fetopathia diabetica" führt. Als Hauptursache der Makrosomie wird die sog. „Glucose-Insulin-Mast" angesehen. Die mütterliche Hyperglykämie bewirkt eine Hyperglykämie des Fetus und damit eine Stimulation der Insulinsekretion des fetalen Pankreas. Starke Schwankungen der mütterlichen Blutglucosewerte führen zu einer besonders intensiven Stimulierung der fetalen Insulinsekretion. Eine Hypertrophie und Hyperplasie der Langerhansschen Inseln ist bei diesen Feten ab der 28.–32. SSW nachweisbar. Das vermehrt gebildete Insulin führt zu einer gesteigerten Glucoseutilisation, wobei die Bildung ausgedehnter Fettdepots vor allem im Subkutanbereich und die vermehrte Glykogeneinlagerung vor allem in Herz und Leber im Vordergrund stehen. Auffällig ist, daß diese Kinder sich klinisch „unreifer" verhalten, als es ihrem Gestationsalter entspricht. Selbst wenn die Kinder am Termin geboren sind, treten in ihrem klinischen Erscheinungsbild Komplikationen wie Hypoglykämien, Atemnotsyndrom, Hyperbilirubinämie, Störungen des Wasser- und Elektrolythaushaltes, Hypokalzämie und Blutungsneigung gehäuft auf.

Bei Diabetikerinnen mit vaskulären Komplikationen wird gehäuft eine intrauterine Mangelentwicklung beobachtet. Sie unterscheidet sich in ihrem klinischen Bild nicht wesentlich von derjenigen von Feten stoffwechselgesunder Mütter.

Die Mißbildungsrate der Kinder diabetischer Mütter ist ca. 3mal so hoch wie die der Kinder der Gesamtpopulation. Die Mißbildungsrate steigt mit dem zunehmenden Grad der vaskulären Komplikationen an. Eine gute Diabeteseinstellung zu Beginn der Schwangerschaft soll zwar nach PEDERSEN (14) die Gesamtmißbildungsrate senken, jedoch das Auftreten schwerer Mißbildungen z. B. im Bereich des Skeletts oder des Herzens, nicht verhindern können. Es liegt nahe, einen sog. diabetischen Mißbildungsfaktor anzunehmen, der mit der Störung des Kohlenhydratstoffwechsels keine direkte Beziehung hat. Die erhöhte Mißbildungsrate der Neugeborenen von diabetischen Müttern stellt heute eines der noch ungelösten Probleme dar, insbesondere unter dem Aspekt, daß kongenitale Mißbildungen mit 50% an der perinatalen Mortalität ursächlich beteiligt sind.

Überwachungsplan

Bei jeder Diabetikerin, die eine Schwangerschaft plant, sollte möglichst bereits vor der Konzeption eine gründliche internistische und gynäkologische Untersuchung durchgeführt werden. Gegebenenfalls muß der Stoffwechsel bzw. die Ovarialfunktion reguliert werden. Zu diesem Zeitpunkt ist es notwendig, die Risiken einer Schwangerschaft für Mutter und Kind zu besprechen und auf die strikte internistische und geburtshilfliche Kontrolle hinzuweisen. Bereits zu diesem Zeitpunkt sollte die Patientin auf die Notwendigkeit einer sorgfältigen Überwachung während der Schwangerschaft hingewiesen werden (Überwachungsplan). Gleichzeitig sollte eine Klassifikation nach WHITE (s. Tab. 1) vorgenommen werden. In den meisten Fällen wird sich jedoch erst nach Eintritt der Schwangerschaft die Gelegenheit zu einer solchen „Bestandsaufnahme" ergeben.

Es ist dringend zu empfehlen, die schwangere Diabetikerin bereits in der Frühschwangerschaft stationär aufzunehmen, um den Einfluß der Schwangerschaft auf den Diabetes zu überprüfen. Auf hypoglykämische Reaktionen und den Einfluß einer Emesis sollte besonders geachtet werden. Wenn nicht bereits bei der präkonzeptionellen Beratung ein Überwachungsplan aufgestellt worden ist, so soll dies spätestens in der Frühschwangerschaft geschehen.

Nach dem ersten stationären Aufenthalt in der Frühschwangerschaft soll der Stoffwechsel regelmäßig ambulant kontrolliert werden, bei nichtinsulinpflichtigen Patientinnen alle 2 Wochen, bei insulinpflichtigen Patientinnen jede Woche. Dabei werden jeweils Nüchternblutzucker, postprandialer Blutzucker und der in 3 Portionen gesammelte 24-h-Urin auf Glucose, Aceton und Eiweiß überprüft. Die geburtshilflich-gynäkologische Kontrolle erfolgt nach den Prinzipien der Betreuung einer Risikoschwangerschaft.

Ein zweiter stationärer Aufenthalt zwischen der 20.–24. Woche soll zur eventuell notwendigen Neueinstellung des Diabetes, zur Überprüfung des Augenhintergrundes und der Nierenfunktion (Kreatinin-Clearance, Sediment, Harnkultur) genutzt werden. Danach erfolgen die ambulanten Kontrollen in 1wöchentlichen Abständen, wobei neben der Stoffwechseleinstellung besonders auf asymptomatische und klinisch manifeste Harnwegsinfekte, auf interkurrente fieberhafte Erkrankungen, auf erste Zeichen der Gestose und auf die Entwicklung des Konzeptus geachtet wird.

Die endgültige stationäre Aufnahme bis zur Geburt erfolgt je nach dem Schweregrad des Diabetes zwischen der 32. und 36. SSW, bei „PBSP"-positiven Fällen oder bei Gefäßkomplikationen sogar noch früher. Auf diese Weise werden die besten Voraussetzungen für eine strenge Stoffwechselführung, eine lückenlose Plazentafunktionsdiagnostik und eine Individualisierung des Entbindungstermins geschaffen.

Stoffwechselführung

Die Forderung nach einer strengen Stoffwechselführung bei diabetischen Schwangeren ist heute allgemein anerkannt. KARLSON u. KJELLMER (9) stellten eine direkte Korrelation zwischen der Höhe der mittleren täglichen Blutzuckerwerte und der perinatalen Mortalität fest: Wenn die mittleren täglichen Blutzuckerwerte über 150 mg% lagen, betrug die perinatale Mortalität 24%; sie lag dagegen bei nur 4%, wenn die mittleren täglichen Blutzuckerwerte 100 mg% nicht überschritten. Präkomatöse Zustände bzw. das Coma diabeticum führen fast regelmäßig zum intrauterinen Fruchttod. ROVERSI u. Mitarb. (17) haben das Prinzip „insulin administration to tolerance" angewandt und über eine perinatale Mortalität von 1,4% bei den Patientinnen mit guter Stoffwechselführung berichtet, verwiesen jedoch zugleich auf eine perinatale Mortalität von 5,3% bei allen Patientinnen, die intensiv therapiert werden mußten. Die Differenz erklärt sich aus der Tatsache, daß nicht alle Patientinnen trotz intensiver Therapie gut einstellbar sind, so daß auch heute noch eine um das 2-3fache gegenüber der Norm erhöhte perinatale Mortalität bei Diabetes mellitus anzunehmen ist.

Bei der Beurteilung der Blutzuckertagesprofile müssen die schwangerschaftsspezifischen Veränderungen des Kohlenhydratstoffwechsels berücksichtigt werden. In der Frühschwangerschaft kommt es darauf an, vor allem Hypoglykämien zu vermeiden. Im ersten Trimenon werden deshalb relativ hohe mittlere tägliche Blutzuckerwerte – zwischen 150 und 200 mg% – angestrebt. Im 2. Trimenon sollen die Blutzuckerwerte zwischen 100 und 150 mg% liegen. Erst im 3. Trimenon ist es das Ziel, hypoglykämienahe, normoglykämische Einstellungen, d. h. mittlere tägliche Blutzuckerwerte zwischen 80 und 120 mg%, zu erreichen.

Diät und Adjustierung der Insulindosis ermöglichen es, daß die Blutzuckerwerte in die gewünschten Grenzen gebracht bzw. in ihnen gehalten werden. Eine Erhöhung der Insulindosis ist in vielen Fällen bereits ab dem 2. Trimenon, in fast allen Fällen ab dem 3. Trimenon notwendig. Das Insulin sollte in der 2. Schwangerschaftshälfte nicht mehr als Depotpräparat einmal am Tag verabreicht werden. Vielmehr sollte es als eine Mischung von kurz und länger wirkendem Insulin zweimal am Tag, d. h. jeweils 1 Stunde vor dem Frühstück und vor dem Abendessen, appliziert werden. Als Regel gilt, 2 Drittel der Tagesdosis am Morgen und 1 Drittel am Abend zu geben. An einigen Zentren wird ausschließlich kurz wirkendes Insulin eingesetzt. Dieses muß dann 4mal, davon einmal in der Nacht, injiziert werden. Nur wenn am Abend ein Depotinsulin verabreicht wird, kann in der Regel auf die nächtliche Dosis verzichtet werden. Patientinnen, die erstmals in der Schwangerschaft insulinisiert werden, sollten ausschließlich chromatographisch hochgereinigtes Insulin erhalten. Da ihre Chance, zunächst nur vorübergehend – eben in der Schwangerschaft – mit Insulin behandelt werden zu müssen, groß ist, erscheint es angezeigt, die Immunisierung so gering wie möglich zu halten. Bei den Patientinnen, die bereits vor der Schwangerschaft mit Insulin behandelt wurden, sollte die bis dahin bewährte Insulinsorte beibehalten werden. Die Anwendung von oralen Antidiabetika ist nicht gerechtfertigt, da der Kohlenhydratstoffwechsel mit diesen Substanzen schwerer steuerbar ist als mit Insulin. Außerdem passieren diese Substanzen die Plazenta und gehen auf den Feten über. Werden sie nicht rechtzeitig vor der Geburt abgesetzt, so können sie zu schweren kindlichen Hypoglykämien führen. Ein teratogener Effekt der Sulfonylharnstoffe wurde beim Menschen bislang nicht nachgewiesen, allerdings wurde er im Tierexperiment beobachtet.

Die Qualität der Einstellung des Diabetes mellitus in der Schwangerschaft wird im Gegensatz zu derjenigen außerhalb der Schwangerschaft nicht nur an der Höhe der mittleren täglichen Blutzuckerwerte, sondern auch an dem Ausmaß der Blutzuckerschwankungen im Laufe eines Tages und von Tag zu Tag evident. Aus den oben genannten pathophysiologischen Überlegungen müssen die Blutzuckerschwankungen so gering wie möglich gehalten werden. Die Blutzuckertagesprofile sollten unter streng standardisierten Bedingungen erstellt werden. Dies macht eine feste Relation der Zeiten für die Blutabnahmen, die Insulininjektionen und die Mahlzeiten notwendig. Nur so gelingt es, Minima und Maxima des Blutzuckers im Laufe eines Tages zu erfassen und Voraussetzungen für eine Quantifizierung der Stoffwechsellage, z. B. nach den Kriterien von MOLNAR u. Mitarb. (12), zu schaffen.

Die Einstellung des Diabetes erfolgt üblicherweise unter stationären Bedingungen. Es ist jedoch sowohl innerhalb als auch außerhalb der Schwangerschaft fraglich, inwieweit aus den unter stationären Bedingungen gewonnenen Blutzuckertagesprofilen Rückschlüsse auf die Regulierung des Kohlenhydratstoffwechsels unter alltäglicher Belastung gezogen werden dürfen. Üblicherweise prüft die Schwangere ihren Urin täglich selbst auf Aceton und Glucose. Beide Parameter erlauben jedoch gerade in der Schwangerschaft keine Aussage über die Feineinstellung des Diabetes mellitus, da in dieser Zeit die Nierenschwelle für Glucose gesenkt und besonders großen Schwankungen unterworfen ist. Das gleiche trifft für die wenigen Blutzuckerbestimmungen während der in 1–2wöchentlichen Abständen durchgeführten ambulanten Durchuntersuchungen zu. Für die Zukunft wird es daher anzustreben sein, die Kontrolle der Blutzuckertagesprofile unter häuslichen Bedingungen von der Patientin selbst vornehmen zu lassen. Erste vielversprechende Erfahrungen liegen bereits vor. Dabei kann die Patientin die Glucosebestimmung aus dem Kapillarblut entweder selbst zu Hause durchführen oder in einem Zentrallabor durchführen lassen. Gegebenenfalls bespricht der betreuende Arzt eventuell notwendig werdende Adjustierungen der Insulindosis fernmündlich mit der Patientin. Auf diese Weise wird die Zahl und die Dauer der Klinikaufenthalte reduziert. Für Schwangere, deren Diabetes nur schwer einzustellen ist, bietet das Feedback-Monitoring der Blutglucose an der künstlichen β-Zelle (Biostator) einen Gewinn. In naher Zukunft wird es auch möglich sein, der Patientin die Insulindosis in einer Verteilung über den Tag, wie sie sich unter diesen Umständen als optimal erwiesen hat, mit Hilfe einer tragbaren Insulindosierpumpe (Pidra) in häuslicher Umgebung zu verabreichen.

Zur Kontrolle der Diabeteseinstellung in der Schwangerschaft wird in letzter Zeit auch der Insulingehalt des Fruchtwassers herangezogen. Ziel der Stoffwechselführung ist es, die Konzentration des Insulin, das fetalen Ursprungs sein dürfte, im Normbereich zu halten. Vorausgesetzt, daß die methodischen Schwierigkeiten der Insulinbestimmung im Fruchtwasser in Gegenwart von insulinbindenden Antikörpern gelöst sind, dürfte auch die Amniozentese bei der Stoffwechselkontrolle routinemäßig eingesetzt werden.

Für den Fall, daß Pharmaka mit diabetogenem Effekt, wie z. B. β-Sympathikomimetika zur Wehenhemmung oder Glucocorticoide zur Förderung der fetalen Lungenreife, eingesetzt werden, muß die Insulindosis dem vermehrten Insulinbedarf sorgfältig und rechtzeitig angepaßt werden.

Die diätetische Einstellung hat Schwangerschaft und Diabetes gleichermaßen zu berücksichtigen. Sowohl für die diabetische als auch für die nichtdiabetische Schwangere ist eine Gewichtszunahme von nicht mehr als 10 kg anzustreben. Übergewicht bei Eintritt in die Schwangerschaft darf auf keinen Fall Anlaß zu einer eingeschränkten Nahrungszufuhr mit dem Ziel einer Reduktion der physiologischen Gewichtszunahme oder gar einer Gewichtsreduktion während der Schwangerschaft geben. Eine eingeschränkte Nahrungszufuhr führt zwangsläufig zu einer Steigerung der Ketogenese; diese soll gehäuft mit Störungen der neuropsychologischen Entwicklung des Kindes einhergehen. Es wird allgemein eine Diät empfohlen, die 30 bis 35 kcal/kg aktuellem Körpergewicht enthält. Ca. 45% Gesamtkalorien pro Tag sollen auf Kohlenhydrate (mindestens 200 g), ca. 30% auf Eiweiße (mindestens 100 g) und der Rest auf Fette (40–60 g) entfallen. Sowohl für die schwangere als auch für die nichtschwangere Diabetikerin gilt, daß die Kohlenhydrate weniger in Form konzentrierter Mono- oder Oligosaccharide, sondern hauptsächlich in Form komplexer Stärken zugeführt werden. Besonderer Wert ist auf eine regelmäßige und häufige Nahrungseinnahme – 3 Hauptmahlzeiten, 3 Zwischenmahlzeiten – zu legen.

Pränatale geburtshilfliche Diagnostik

Seit Anfang der siebziger Jahre steht eine Reihe von Methoden zur pränatalen Überwachung der fetalen Entwicklung sowie zur frühzeitigen Erkennung von akuten fetalen Gefahrenzuständen zur Verfügung (16). Dabei hat sich das biophysikalische Monitoring mit Ultrasonographie und Kardiotokographie noch mehr als das biochemische Monitoring mit der Bestimmung von humanem plazentarem Lactogen im Serum, von Totalöstrogenen im 24-h-Sammelurin oder von Phospholipiden im Fruchtwasser bewährt.

Mit Hilfe der Ultrasonographie gelingt es heute, das Gestationsalter vor allem im 1. Trimenon über die Scheitel-Steiß-Länge präzise, im 2. Trimenon über den biparietalen Schädeldurchmesser hinreichend zu bestimmen. Gerade die genaue Kenntnis des Gestationsalters ist bei der Entscheidung zu einer eventuell notwendig werdenden vorzeitigen Entbindung der Diabetikerin von größter Bedeutung. Auch über fetale Wachstumsstörungen informiert die Ultrasonographie frühzeitig, wenn nicht nur der biparietale Schädeldurchmesser, sondern auch die Thoraxdurchmesser berücksichtigt werden. Sowohl bei übergewichtigen als auch bei untergewichtigen Feten kommt es zu einer Disproportion zwischen Kopf- und Rumpfgröße. Der Schweregrad der Wachstumsstörung drückt sich in der Regel in abnormalen Werten des Kopf-Thorax-Index (Quotient aus biparietalem und Thoraxquerdurchmesser) aus: erniedrigte Werte bei Makrosomie, erhöhte Werte bei Wachstumsretardierung. Außerdem objektiviert die Ultrasonographie den klinischen Verdacht auf ein Hydramnion. Die Beobachtung der fetalen Mobilität im Real-time-Scanner erlaubt eine Aussage über die fetale Vitalität. Verbesserungen der Technik, wie z. B. hohes Auflösungsvermögen und Grautondarstellung, schaffen große Sicherheit in der pränatalen Diagnostik einer Reihe von Mißbildungen bereits vor Beginn des 2. Trimenon.

Die pränatale Kardiotokographie ist heute das

wichtigste Instrumentarium zur Erfassung der akut auftretenden plazentaren Insuffizienz, die bei diabetischen Schwangeren besonders gefürchtet ist. Unter stationären Bedingungen läßt sie sich mühelos täglich ein- oder mehrmals einsetzen. Ein besonders sensibler Indikator der funktionellen Kapazität der Plazenta stellt der Oxytocinbelastungstest dar. Solange das fetale Herztonmuster unter den induzierten Wehen unauffällig ist, besteht kein Grund, die Schwangerschaft zu terminieren. Allerdings sollte der Oxytocinbelastungstest häufiger, z. B. 2–3mal wöchentlich wiederholt werden, da gerade bei diabetischen Schwangeren ein intrauteriner Fruchttod vor Ablauf einer Woche nach negativem Oxytocinbelastungstest beobachtet wurde.

Die Intaktheit der fetoplazentaren Einheit wird üblicherweise durch die Bestimmung der Gesamtöstrogene im 24-h-Sammelurin geprüft. Die Aussagekraft der Östriolausscheidung wird dadurch eingeschränkt, daß die inter- und intraindividuelle Variation im Gefolge des Diabetes mellitus besonders groß ist. Das Monitoring der Östriolausscheidung muß täglich erfolgen, wenn gewährleistet sein soll, daß der so gefürchtete Sturz der Östrogene erfaßt wird. Dieser stellt aber ein spätes Zeichen für eine intrauterine Asphyxie dar, da ihm der intrauterine Fruchttod erfahrungsgemäß unmittelbar folgt. Die Bestimmung von Östriol im Serum kann genauso wie die Bestimmung der Gesamtöstrogene im 24-h-Sammelurin zu falschen Rückschlüssen auf die Intaktheit der fetoplazentaren Einheit führen, wenn der Diabetes mellitus zu einer Einschränkung der Nierenfunktion geführt hat. Denn aus der eingeschränkten Östriol-Clearance ergibt sich zwangsläufig eine Diskrepanz der Östriolbefunde im Serum und Urin: relativ zu hoher Spiegel im Serum, relativ zu niedrige Ausscheidung im Urin.

Im Gegensatz zum Östriol ist das humane plazentare Lactogen (HPL) ein rein plazentarer Parameter. Die Serumspiegel des HPL werden bei Diabetikerinnen ohne Gefäßkomplikationen oft erhöht gefunden, da bei diesen Schwangeren das Plazentagewicht auf Grund von Proliferationen des Synzytiotrophoblasten, also des HPL-Syntheseortes, oft erhöht ist. Bei Diabetikerinnen mit Gefäßkomplikationen werden dagegen meist entsprechend dem reduzierten Plazentagewicht stark erniedrigte HPL-Serumspiegel gefunden. Damit gelten unter der Norm liegende HPL-Werte auch bei Diabetikerinnen als ein Warnsignal hinsichtlich des Vorliegens einer intrauterinen Wachstumsretardierung oder des Auftretens einer fetalen Asphyxie. Andererseits können in der Norm liegende HPL-Werte gerade bei diesen Schwangeren besonders leicht über akute fetale Gefahrenzustände hinwegtäuschen.

Da die Chance eines Atemnotsyndroms bei frühgeborenen Kindern diabetischer Mütter 5–6mal größer ist als bei denen nichtdiabetischer Mütter und da das Atemnotsyndrom auch noch bei termingerecht geborenen Kindern diabetischer Mütter gehäuft beobachtet wird, stellt sich immer wieder die Frage nach der fetalen Lungenreife. Einen Rückschluß auf die fetale Lungenreife erlaubt die Bestimmung der Phospholipide im Fruchtwasser. Eine L/S-Ratio von 2 schließt das Auftreten von hyalinen Membranen normalerweise aus. Bei Diabetikerinnen ohne Gefäßkomplikationen tritt ein Anstieg der L/S-Ratio durchschnittlich 1–2 Wochen später, bei solchen mit Gefäßkomplikationen dagegen oft früher auf als bei stoffwechselgesunden Schwangeren. Der klinische Wert der L/S-Ratio wird bei Diabetes dadurch eingeschränkt, daß auch bei „reifer" L/S-Ratio Atemnotsyndrome beobachtet worden sind. Offensichtlich gehören zum Surfactant-Komplex neben dem Lecithin noch andere Phospholipide, wie z. B. Phosphatidylinositol oder Phosphatidylglycerol, über deren Verhalten bei Diabetes z. Z. noch keine verbindlichen Erfahrungen vorliegen.

Angesichts der erhöhten Mißbildungsrate bei Diabetes empfiehlt sich die routinemäßige Bestimmung von Alpha$_1$-Fetoprotein (AFP) im mütterlichen Serum zu Beginn des 2. Trimenon (16.–18 SSW). Das AFP-Screening im Serum hat sich bei der Aufdeckung von Neuralrohrdefekten bewährt. Da es keine spezifisch diabetischen Mißbildungen gibt, muß bei diabetischen Schwangeren auch mit einer Häufung von Neuralrohrdefekten gerechnet werden. Ist der AFP-Serumspiegel auch bei Kontrolle erhöht, erfolgt eine sorgfältige ultrasonographische Untersuchung in Verbindung mit einer Amniozentese. Dadurch kann das AFP auch im Fruchtwasser analysiert werden. Erhöhte AFP-Werte im Fruchtwasser deuten auf offene Neuralrohrdefekte, darüberhinaus auch auf eine Reihe anderer Abnormalitäten des Fetus hin.

Entbindung

Die wichtigste Aufgabe des Geburtshelfers bei der Betreuung diabetischer Schwangerer besteht in der richtigen Wahl des Entbindungszeitpunktes. Es gilt, die Risiken der kindlichen Unreife und des intrauterinen Absterbens gegeneinander abzuwägen. Auf Grund jahrzehntelanger Erfahrungen kam WHITE zu einer schematischen Empfehlung des Entbindungszeitpunktes: für die Klasse A die 38. bis 40. SSW, für die Klassen B und C die 37. SSW, für die Klasse D die 36. SSW und für die Klassen F, R und H die 35. SSW. Von diesem schematischen Entbindungszeitplan kann heute Abstand genommen werden, wenn ausreichende Informationen über die Stoffwechsellage und den Schwangerschaftsverlauf vorliegen. Eine gute Diabeteseinstellung, Hinweise auf ein normales intrauterines Wachstum, unauffällige Plazentafunktion und intakte fetoplazentare Einheit rechtfertigen ein abwartendes Verhalten mit dem Ziel, die Entbindung möglichst nahe an den errechneten Termin heranzuführen. Eine vorzeitige Entbindung ist indiziert, wenn der Kohlenhydratstoffwechsel nur schwer kontrolliert werden kann (brittle diabetes), wenn der Insulinbedarf plötzlich absinkt oder wenn es zu Schwangerschaftskomplikationen wie intrauteriner Wachstumsretardierung oder Gestose kommt. Eine ungünstige geburtshilfliche Anamnese sollte den Entschluß zur vorzeitigen Entbindung ebenfalls erleichtern.

Die Individualisierung des Entbindungszeitpunktes gestattet es in vielen Fällen, einen „einleitungsreifen" Vaginalbefund abzuwarten und die Patientin bei Einsatz moderner Überwachungsmethoden sub partu auch vaginal zu entbinden. Der Diabetes per se ist also keine Indikation für einen elektiven Kaiserschnitt. Als Indikationen für den Kaiserschnitt bei der Diabetikerin gelten dieselben geburtshilflichen Komplikationen, die auch bei der Nichtdiabetikerin als Indikation anerkannt sind. Dennoch ist die Sectiofrequenz bei Diabetes mellitus eindeutig erhöht und unterschreitet auch an speziellen Zentren selten 30%. Wenn der Versuch einer vaginalen Entbindung gerechtfertigt erscheint, wird die Geburt mit einer Oxytocininfusion begonnen und so bald wie möglich durch Amniotomie forciert. Sectiobereitschaft muß dabei stets gegeben sein. Ist nach 12 Stunden das Ende der Geburt noch nicht in Sicht, sollte die Schnittentbindung durchgeführt werden.

Die Stoffwechselkontrolle am Tage der Entbindung wird sehr unterschiedlich gehandhabt. Es hat sich bewährt, die Einleitung im Nüchternzustand zu beginnen, nachdem ein Drittel bis die Hälfte der täglichen Insulindosis in Depotform subkutan injiziert worden ist. Die kontinuierliche Infusion von 5%-Glucoselösung verhindert, daß der Blutzucker unter 100 mg% absinkt. Hyperglykämischen Exkursionen wird durch Infusion einer mit Insulin versetzten Glucoselösung entgegengewirkt. Eine engmaschige Blutzuckerkontrolle (z. B. alle 2 Std.) ist obligat. Bei Patientinnen mit sehr labiler Stoffwechsellage (brittle diabetes) bietet sich neuerdings das Feedback-Monitoring der Blutglucose mit der künstlichen β-Zelle (Biostator) an.

Zur Ausschaltung der Schmerzen in der Eröffnungs- und Austreibungsperiode kann eine regionale Anästhesie, z. B. in Form der periduralen Anästhesie mit Katheter eingesetzt werden. Bei der regionalen Anästhesie muß eine hypotone Kreislaufreaktion auf jeden Fall vermieden werden, da unter solchen Umständen besonders ausgeprägte Azidosen bei den Neugeborenen diabetischer Mütter beobachtet worden sind. Bei elektiver Sectio empfiehlt sich die Intubationsnarkose mit kontrollierter Beatmung.

Pädiatrische Intensivbetreuung

Aus dem klinischen Erscheinungsbild von Neugeborenen diabetischer Mütter und aus den Komplikationen, die während der postnatalen Lebenswoche auftreten können, ergibt sich, daß spezielle Maßnahmen bei der Betreuung und Überwachung notwendig sind. Tab. 3 gibt eine Übersicht über diese Maßnahmen. Die pädiatrische Versorgung

Tabelle 3   Intensivbetreuung der Neugeborenen von Müttern mit gestörtem Kohlenhydratstoffwechsel (nach *Niesen*)

Im Kreißsaal
1. Frühabnabelung
2. Primäre Reanimation, evtl. künstliche Beatmung
3. Azidosebekämpfung mit $NaHCO_3$
4. Konakion
5. Routinemäßig: MBU aus Nabelvene und -arterie, BZ, Hb, HK, Thrombos aus kindlicher Ferse
6. Therapie der Hypoglykämie
7. Lagerung im Inkubator
8. Überwachung der vitalen Funktionen (Puls, Atmung, Temperatur usw.)
9. Verlegung. Neugeborenenstation (Intensivabteilung) oder Intensivstation einer Kinderklinik

Am 1. Lebenstag
Im Inkubator sorgfältige Überwachung, ggf. Unterstützung der Vitalfunktionen
Laboruntersuchungen:
Blutzuckerbestimmungen: 1–2 stdl.
Mikroblutgasanalyse
Hämoglobin, Hämatokrit, Thrombozyten
Serumelektrolyte (Ca)
Bei Bedarf EKG und Rö-Thorax
Therapie der Hypoglykämie:
I. Glucosezufuhr
  1. Initial 0,5–1,0 g Glucose/kg als 10- oder 20%-Lösung i. v., möglichst nur einmalig
  2. Dauertropfinfusion einer 10- oder 20%-Lösung (60–100 ml/kg/24 Std.)
II. Frühfütterung
  1. Beginn 2 Std. nach der Geburt (evtl. mittels Magensonde)
  2. Kontraindikationen: Apnoeanfälle, Krämpfe, Atemnotsyndrom, protrahierte Hypoxie
  3. Ernährung mit Oligosaccharidgemisch

An den folgenden Tagen
BZ-Tagesprofile bis zur Stabilisierung (mindestens 3 Tage)
Dann Absetzen der parenteralen Therapie über 5%-Glucose-Infusion.
Umsetzen der Oligosaccharidgaben auf voll- oder teiladaptierte Säuglingsnahrungen
Möglichst schnell einen Ernährungsquotienten (E. Q.) von 120–140 cal/kg/24 Std. (ca. 500–580 Joule/kg/24 Std.) erreichen, bei Mangelgeborenen noch höheren E. Q.
Regelmäßige Serum-Ca-Kontrollen
Mehrmals Harnkontrollen zur Aufdeckung einer Hämaturie

des Neugeborenen beginnt unmittelbar nach der Geburt im Kreißsaal. Der Pädiater sollte deshalb bereits vor der Entbindung die Patientin kennen und mit ihren internistischen und geburtshilflichen Problemen vertraut sein.

Wochenbett

Bei den meisten Diabetikerinnen ist in den ersten Wochenbettstagen ein starker Abfall des Insulinbedarfs zu registrieren. Ein Abfall des Insulinbedarfs wird besonders häufig nach Kaiserschnitten beobachtet. Nicht selten ist selbst bei schwerem Diabetes mellitus eine Insulinzufuhr in den ersten Tagen nach der Sectio nicht notwendig. Wenn Insulin am 1. Tag nach der Geburt verabreicht wird, sollte die Dosis nicht mehr als die Hälfte bis $^2/_3$ der vor der Schwangerschaft applizierten Dosis ausmachen. Sie wird im weiteren Verlauf des Wochenbettes dem Blutzuckertagesprofil entsprechend wieder erhöht.

Gegen das Stillen einer diabetischen Wöchnerin ist grundsätzlich nichts einzuwenden. Es wird allerdings oft eine verminderte Stilleistung bei diabetischen Müttern beobachtet. Es ist unklar, ob sie durch die Erkrankung selbst oder eher durch sekundäre Faktoren zu erklären ist, wie z. B. durch eine meist vorhandene Trinkschwäche der unreifen Kinder, durch zu spätes Anlegen nach operativen Entbindungen oder nach intensiver Überwachung und Therapie des Neugeborenen. Im Falle der Laktation ist bei der Neueinstellung des Diabetes im Wochenbett die tägliche Milchproduktion zu berücksichtigen. Es muß auf jeden Fall gewährleistet sein, daß die in die Muttermilch abgegebenen Nahrungsstoffe, Vitamine, Mineralien und Kalorien im Diätplan richtig ersetzt werden. Andernfalls empfiehlt es sich abzustillen. Als Methode der Wahl bietet sich die orale Anwendung des Mutterkorn-Alkaloid-Derivates Bromergokryptin (Pravidel) an. Es wirkt über die Suppression der Prolaktinsekretion. Im Gegensatz zu den hochdosierten Östrogen-Gestagen-Androgen-Gemischen, die bislang zum medikamentösen Abstillen eingesetzt wurden, hat es keinen wesentlichen Einfluß auf den Kohlenhydratstoffwechsel.

Infolge der gesteigerten Infektionsanfälligkeit der Diabetikerin muß im Wochenbett besonders mit Infektionen im Urogenitalbereich gerechnet werden. Frühzeitige Diagnostik und gezielte Therapie sind hier besonders angezeigt.

Genetische Beratung

Bisher wurde bei Diabeteserkrankung beider Eltern von Nachkommen abgeraten, weil angenommen wurde, daß die Diabeteserwartung unter den Kindern sehr hoch sei. Tatsächlich besteht eine familiäre Häufung der Zuckerkrankheit, die auf die Bedeutung genetischer Faktoren bei der Entstehung des idiopathischen Diabetes mellitus hinweist. Die Diskussion über den Erbmodus ist jedoch noch völlig offen (18). Dazu tragen die Variabilität des Phänotypus mit unterschiedlichen Stadien und Typen, die breite Manifestationsperiode, die sich über das gesamte Leben erstreckt, und die Abhängigkeit von exogenen Faktoren wie Fettsucht, Schwangerschaft, Virusinfektion oder Autoimmunphänomenen bei. Monogene Erbtheorien lassen sich heute nicht mehr überzeugend nachweisen. Dazu liegen die Zahlen der Erkrankungshäufigkeiten bei Eltern oder Geschwistern von Diabetikern zu niedrig und erreichen nicht die zu erwartenden Erkrankungswahrscheinlichkeiten von 25% bei rezessiver oder gar von 50% bei dominanter Genwirkung. Familienanalysen und Zwillingsuntersuchungen ergaben bei Trennung der Patienten nach dem Manifestationsalter bzw. der Insulinabhängigkeit eindeutige Hinweise für eine genetische Heterogenität der beiden Diabetestypen I (Manifestation vor dem 45. Lebensjahr, juvenil onset diabetes = JOD) und II (Manifestation nach dem 45. Lebensjahr, maturity onset diabetes = MOD).

Die bisherigen Kenntnisse erlauben nur in begrenztem Maß Aussagen über die Wahrscheinlichkeit eines Diabetes mellitus in der Nachkommenschaft diabetischer Eltern. Am häufigsten ist damit zu rechnen, daß Patientinnen vom juvenilen Diabetestyp (JOD) Rat suchen. Diabetikerinnen vom Erwachsenentyp (MOD) haben, da sich der Diabetes zu über 80% erst nach dem 40. Lebensjahr manifestiert, die Lebensphase hinter sich, in der der Kinderwunsch aktuell oder realisierbar ist. Hinsichtlich der genetischen Beratung macht es keinen Unterschied, welcher der beiden Elternteile einen Diabetes mellitus hat, wohl aber, ob nur einer der beiden oder beide Elternteile erkrankt sind. Nach neuesten Untersuchungen ist das Risiko von Kindern, deren einer Elternteil an einem JOD erkrankt ist, einen manifesten Diabetes mellitus vor dem 25. Lebensjahr zu entwickeln, zwar ca. 10mal höher als das von Kindern stoffwechselgesunder Eltern, bleibt aber mit weniger als 3% deutlich unter den Vorstellungen früherer Jahre. Selbst das Risiko von Kindern, deren beide Elternteile an einem JOD erkrankt sind, soll unter 5% liegen. Die heute vorliegenden Daten berechtigen also nicht mehr dazu, bei Diabeteserkrankung eines oder beider Elternteile von einer Schwangerschaft aus eugenischen Gründen abzuraten.

Störungen der Glucosetoleranz ohne klinische Manifestation eines Diabetes mellitus

Die geburtshilfliche Relevanz von Vorstufen des Diabetes mellitus ist Gegenstand zahlreicher Untersuchungen gewesen (10). Nomenklatur und Definition der Diabetesstadien sind in Tab. 4 zu-

Tabelle 4 Definition der Diabetesstadien (nach der WHO und der British Diabetes Association)

1. *Potentieller Diabetes mellitus:*
   Risiko der Manifestion erhöht
   Stoffwechselveränderungen jedoch (noch) nicht nachweisbar
   Risikofaktoren:
   Familiär belastende Anamnese
   (Diabetes in der näheren Verwandtschaft)
   Geburtshilflich belastende Anamnese
   (Geburt eines Kindes >4500 g
   Totgeburt unklarer Genese
   Hydramnion
   fetale Mißbildung)
   Übergewicht

2. *Latenter Diabetes mellitus:*
   Glucosetoleranz nur unter Streß, z. B. in der Schwangerschaft, gestört, bei Fortfall des Streß, z. B. nach der Schwangerschaft, wieder unauffällig

3. *Subklinischer Diabetes mellitus:*
   Glucosetoleranz permanent gestört
   Nüchternblutzucker normal

4. *Manifester Diabetes mellitus:*
   Hyperglykämie, Glukosurie, klinische Symptomatik

sammengefaßt. Retrospektive Studien hatten eine hohe perinatale Mortalität bei Frauen, die in ihrem späteren Leben einen manifesten Diabetes mellitus entwickelten, aufgedeckt. Prospektive Studien haben jedoch bislang die Ergebnisse der retrospektiven Studien nicht in diesem Umfang stützen können. Es hat sich nämlich gezeigt, daß die Auswahlkriterien zur Durchführung der Glucosetoleranztests, vor allem die geburtshilflich-belastende Anamnese, eine zumindest gleich große, wenn nicht sogar größere Beziehung zu perinataler Mortalität und Morbidität besitzen als die abnormalen Testergebnisse. Allerdings ist das fetale Risiko höher, wenn sich Auswahlkriterien und abnormale Glucosetoleranz kombinieren, als wenn lediglich das belastende Auswahlkriterium oder eine abnormale Glucosetoleranz vorliegt.

Bei der Beurteilung der Testergebnisse sollten die physiologischen Veränderungen des Kohlenhydratstoffwechsels in der Schwangerschaft berücksichtigt werden. Andernfalls können Testergebnisse in der Schwangerschaft als abnormal bezeichnet werden, die durchaus noch in den schwangerschaftsspezifischen Normbereich fallen. Bei der Testung des Kohlenhydratstoffwechsels in der Schwangerschaft wird üblicherweise der orale Glucosetoleranztest unter den von der Deutschen Diabetes-Gesellschaft empfohlenen Standardbedingungen mit 100 g Glucose bzw. einem entsprechenden Oligosaccharidgemisch in Form eines „Glucosetrunkes" durchgeführt. Sofern die Glucose aus dem Kapillarblut nach der Hexokinasemethode bestimmt wird, muß ein oraler Glucosetoleranztest im 3. Trimenon der Schwangerschaft als abnormal gelten, wenn zwei oder mehr der folgenden vier Meßpunkte (95. Perzentile) überschritten wird: 0 Std. = 85 mg/dl, 1 Std. = 195 mg/dl, 2 Std. = 175 mg/dl, 3 Std. = 135 mg/dl. Bei Durchführung des intravenösen Glucosetoleranztestes (0,33 g Glucose/kg KG) gelten k_G-Werte unter 1,2 im 3. Trimenon der Schwangerschaft als abnormal.

Wird eine Schwangere aufgrund der Kriterien, die den potentiellen Diabetes ausmachen und/oder aufgrund einer wiederholten Glucosurie für die Testung der Glucosetoleranz ausgewählt, so sollte zunächst der Nüchternblutzucker bestimmt werden. Liegt dieser auch bei Kontrolle über 120 mg/dl (Kapillarblut, Hexokinasemethode), kann ein manifester Diabetes mellitus angenommen werden. Liegt er darunter, aber über 75 mg/dl, wird ein Glucosetoleranztest durchgeführt. Ein wiederholter Nüchternblutzucker unter 75 mg% macht auch bei potentiellem Diabetes und/oder wiederholter Glucosurie die Testung der Glucosetoleranz überflüssig.

Bei einer Störung der Glucosetoleranz müssen Blutzuckertagesprofile durchgeführt werden. Weichen diese von der Norm ab, ist es das Ziel, möglichst auf diätetischem Wege, notfalls aber auch mit Insulin eine Normalisierung des Kohlenhydratstoffwechsels zu erreichen. Die geburtshilfliche Betreuung der Gestationsdiabetikerin erfolgt wie die der manifesten Diabetikerin intensiv, bei unauffälligem Schwangerschaftsverlauf kann meistens der spontane Geburtsbeginn abgewartet werden. Für das weitere Leben sind der Mutter wiederholte Kontrollen der Glucosetoleranz zu empfehlen, denn ihr Risiko, einen manifesten Diabetes mellitus zu entwickeln, ist deutlich erhöht.

Erkrankungen der Schilddrüse

Die Kenntnis der physiologischen Veränderungen der Schilddrüsenfunktion der Mutter, des Fetus und des Neugeborenen ist für eine erfolgreiche Behandlung von Schilddrüsenerkrankungen in der Schwangerschaft unerläßlich.

Die mütterliche Schilddrüse unterliegt während der Schwangerschaft adaptativen Veränderungen, die bei einem hohen Prozentsatz der Schwangeren klinisch in einer palpablen Größenzunahme des Organs um nahezu das Dreifache gegenüber dem nichtschwangeren Zustand zum Ausdruck kommt (34). Die Schilddrüsenfollikel nehmen an Größe und Zahl zu, das Follikelepithel hyperplasiert und das ganze Organ wird vermehrt vaskularisiert.

Die funktionelle Grundlage dieser Veränderungen ist die Kompensation eines schwangerschaftsbedingten relativen Jodmangels. Während der Schwangerschaft kommt es im Zuge der vergrößerten glomerulären Filtrationsrate zu einem Anstieg der renalen Jodid-Clearance. Gleichzeitig führt eine Vermehrung des extrathyreoidalen Flüssigkeitsvolumens zu einer Ausdehnung des Jodraumes. Die durch diese Faktoren bedingte Verminderung des Serumjodidgehaltes versucht die Schilddrüse zur Aufrechterhaltung der normalen Hormonproduktion durch eine erhöhte thyreoidale Jodid-Clearance auszugleichen (6, 34).

Parallel zu diesen Veränderungen des Jodstoffwechsels erfolgt während des 1. Trimenons der Schwangerschaft eine zunehmende Bindung der Schilddrüsenhormone* an das Schilddrüsenhormon bindende Globulin (TBG), welches im Verlauf der Frühschwangerschaft unter dem Einfluß der ansteigenden Östrogene vermehrt in der Leber synthetisiert wird und mit Beginn des 2. Trimenons ein bis zum Ende der Schwangerschaft reichendes Konzentrationsplateau im Serum erreicht (10, 11).

Vermehrte Bildung von TBG und daher Zunahme des proteingebundenen Anteils der Schilddrüsenhormone würde den freien, allein biologisch wirksamen Anteil im Serum absinken lassen, wenn nicht durch Zunahme des Gesamtthyroxins und Gesamttrijodthyronins der freie Anteil beider Hormone auf dem Stand außerhalb der Schwangerschaft gehalten würde. Die Konzentrationssteigerung des Gesamtanteils der Schilddrüsenhormone als Folge der zunehmenden Proteinbindung im Serum während der Schwangerschaft ist ein allmählicher, adaptativer Vorgang, der offenbar keine wesentliche Veränderung der hypophysären Sekretion von TSH erfordert. Es ist festgestellt worden, daß die Basisspiegel von TSH (thyroid stimulating hormone) in der Frühschwangerschaft nur leicht erhöht und bis zum Ende der Schwangerschaft auf die Ausgangswerte zurückkehren (37). Sekretionsrate und Turnover von Thyroxin sind während und außerhalb der Schwangerschaft gleich (10, 48). Der Zustand der Euthyreose bleibt demnach trotz der schwangerschaftsspezifischen Veränderungen der Schilddrüsenfunktion erhalten. Eine in der Schwangerschaft beobachtete Symptomatologie, die u. a. Tachykardie, gesteigertes Herzminutenvolumen, Wärmeintoleranz und Zunahme des Grundumsatzes umfaßt und einer Hyperthyreose ähnelt, stellt lediglich physiologische Veränderungen während der Schwangerschaft dar und ist nicht Ausdruck einer Überfunktion der Schilddrüse. Die Steigerung des Grundumsatzes während der Schwangerschaft um etwa 20% ist im wesentlichen auf die vermehrte Herzarbeit der Schwangeren und den Sauerstoffverbrauch der fetoplazentaren Einheit zurückzuführen (6, 8, 51).

Die morphologische Entwicklung der *fetalen* Schilddrüse vollzieht sich ohne Stimulation durch die fetale Hypophyse. Ab der 10. Schwangerschaftswoche lassen sich in der Schilddrüse Kolloid, eine Konzentration von Jod und Schilddrüsenhormone in geringen Mengen nachweisen. Auch die fetale Hypophyse enthält um diesen Zeitpunkt bereits TSH. Die Aufnahme der vollen endokrinen Funktion der Schilddrüse setzt jedoch erst mit der funktionellen Kopplung der hypothalamo-hypophysär-thyreoidalen Achse zwischen der 18. und 22. Woche ein, sobald durch die morphologische Ausreifung des hypothalamo-hypophysären Portalgefäßsystems die Stimulation der hypophysären TSH-Sekretion durch die hypothalame Abgabe von TRH (thyrotropin-releasing hormone) einsetzt. Diese funktionell morphologische Reifung wird durch einen abrupten Anstieg von TSH im fetalen Serum von Werten um 2 uE/ml auf Werte zwischen 8 und 10 uE/ml, die weit über den maternen Werten liegen, endokrinologisch erfaßbar. Als Folge der hypophysären Stimulation der Schilddrüse nehmen sowohl die Jodspeicherungsfähigkeit als auch die Sekretion von Schilddrüsenhormonen stark zu. Gesamtthyroxin und freies Thyroxin steigen kontinuierlich an und erreichen bzw. überschreiten am Ende der Schwangerschaft die entsprechenden mütterlichen Werte. Fetales Trijodthyronin (T_3) bleibt dagegen während der Schwangerschaft weit unter dem mütterlichen Niveau und zeigt erst gegen Ende der Schwangerschaft einen leichten Anstieg. Offenbar wird Thyroxin im Feten vermehrt zu Reverse-T_3 abgebaut, dessen Serumkonzentration parallel mit der von Thyroxin ansteigt (17, 20, 58). Interessanterweise wird nicht nur beim Feten und Neugeborenen, sondern bei allen katabolen Zuständen (Fasten, Anorexia nervosa, Leberkrankheiten, Kachexia) eine vermehrte Bildung von Reserve-T_3 zu ungunsten von T_3 gefunden (3). Ursache und Bedeutung der bevorzugten Monodejodierung von Thyroxin zu Reverse-Trijodthyronin während des fetalen Lebens sind bisher nicht geklärt (9). Die niedrigen Spiegel von T_3, welches das biologisch wirksame Schilddrüsenhormon ist und daher wohl auch für die negative Rückkopplung auf die TSH-Sekretion verantwortlich ist, könnten erklären, daß beim Feten TSH und Thyroxin im Serum gleichzeitig erhöht sind (45).

Postpartal kommt es innerhalb von einer Stunde zu einem abrupten Anstieg von TSH im Serum auf das 5–10fache pränataler Werte. Nach anfänglich schnellem Rückgang normalisieren sich die TSH-Spiegel im Verlauf von 4–5 Tagen (45). Die neonatale TSH-Flut ist wahrscheinlich zum größten Teil auf die plötzliche Kälteexposition nach der Geburt zurückzuführen (18, 19).

Das pränatal bereits im Vergleich zur Mutter erhöhte Thyroxin steigt im Verlauf von 24 Stunden nach der Geburt auf das Doppelte an und sinkt im Verlauf von 3–4 Wochen in den Normbereich Erwachsener. Trijodthyronin, welches prä- und unmittelbar postnatal noch unter den Werten der Mutter liegt, erfährt in den ersten 24 Stunden einen zehnfachen Anstieg seiner Serumkonzentration und kehrt ebenfalls im Verlauf von 3–4 Wochen in den Normalbereich Erwachsener zurück. Reverse-T_3 bleibt zunächst auf der Höhe pränataler Werte und fällt nach 4–5 Tagen unvermittelt in den Normbereich für Erwachsene.

Der charakteristische Verlauf der Serumkonzentrationen von TSH und der Schilddrüsenhormone in der Postpartalperiode bietet die Möglichkeit der Frühdiagnose einer kongenitalen Hypothyreose. Die Inzidenz einer kongenitalen Hypothyreose ist etwa zwei- bis dreifach höher als die der Phenylketonurie (13, 15). In einem Screening-Programm von Neugeborenen unter Verwendung der T_4-Werte im Nabelschnurblut zeigten sich signifikant niedrigere Werte bei hypothyreoten im Vergleich zu gesunden Neugeborenen. Die Sicherheit der Bestimmung kann noch erhöht werden, wenn die Blutentnahme 24 Stunden post partum durchgeführt und durch den dann erfolgten physiologischen Anstieg von T_4 im Serum der Unterschied zwischen Hypo- und Euthyreose noch deutlicher würde. Bei der Verwendung der TSH-Spiegel im Serum zur Diagnose einer kongenitalen Hypothyreose, auf die erhöhte TSH-Werte hinweisen würden, muß bis zur Normalisierung der postpartal erhöhten TSH-Kon-

---

* Die Bezeichnung „Schilddrüsenhormone" wird gewählt, wenn eine Unterscheidung zwischen Thyroxin (T_4) und Trijodthyronin (T_3) nicht erforderlich ist.

8.94 Erkrankungen in der Schwangerschaft

zentrationen gewartet werden. Aus organisatorischen Gründen bietet sich eine Kombinierung des Hypothyreose-Screening mittels der TSH-Bestimmung mit dem Guthrie-Test am 5. Tag post partum an (29).
Die Plazenta ist für Schilddrüsenhormone nahezu unpassierbar. Belastung der Mutter mit hohen Dosen T_4 oder T_3 hat lediglich zu einer geringfügigen Anhebung bzw. Senkung der fetalen T_4-Serumspiegel geführt (16, 20, 45). Angeblich soll T_3 die Plazenta etwas leichter passieren als T_4 (26). Auch der deutliche und wechselnde Gradient sowie die fehlende Korrelation zwischen fetalen und mütterlichen Thyroxinspiegeln während der ganzen Schwangerschaft sprechen gegen einen signifikanten Austausch von Schilddrüsenhormonen durch die Plazenta (3). Auch für TSH ist die Plazentabarriere nicht durchlässig (12). Diese Daten weisen darauf hin, daß der Fetus in Bezug auf die Funktion der Schilddrüse autonom ist und eine fetale Hypothyreose nicht durch die Funktion der mütterlichen Schilddrüse ausgeglichen werden kann. Diese Feststellung ist für die Pathophysiologie der kongenitalen Hypothyreose und des endemischen Kretinismus von großer Bedeutung (3).
Jodid passiert hingegen die Plazenta ohne Schwierigkeiten. Die Plazenta vermag Jodid sogar zu konzentrieren (45). Ebenso treten Thyreostatika ungehindert in die fetale Zirkulation über (6). Schilddrüsenstimulierende Antikörper (TSAb; tyhroid stimulating antibodies), die in der Pathogenese des Morbus Basedow eine große Rolle spielen, treten als 7-S-Gammaglobuline ebenfalls via Plazenta von der Mutter auf den Feten über (27).
Ältere Beobeachtungen schienen die Auffassung zu unterstützen, daß die Plazenta ein separates, die Schilddrüse stimulierendes Hormon bildet. Neuere Untersuchungen weisen jedoch darauf hin, daß das vermutete plazentare TSH (chronionic thyrotropin) mit HCG (humanes Chorionogonadotropin) identisch ist, wobei offenbar infolge partieller struktureller Verwandtschaft zwischen HCG und hypophysärem TSH (u. a. identische alpha-Untereinheiten) HCG die TSH-Rezeptoren der Schilddrüse zu stimulieren vermag. HCG besitzt jedoch – auf molekularer Basis gemessen – nur 1/4000 der schilddrüsenstimulierenden Aktivität des hypophysären TSH (31). HCG wird daher nur unter Bedingungen exzessiver Produktion, z. B. bei Blasenmole und Chorionepitheliom, als Thyreotropin klinisch relevant.

Die geschilderten physiologischen Veränderungen der Schilddrüsenfunktion in der Schwangerschaft müssen bei der Auswertung von Schilddrüsenfunktionstests in Betracht gezogen werden. In Tab. 5 sind die Veränderungen der Funktionstests bei gesunden Schwangeren den Normalbereichen bei gesunden Nichtschwangeren zum Vergleich gegenübergestellt.

Hyperthyreose

Frauen erkranken fünffach häufiger an der Hyperthyreose als Männer (3). Die häufigste Ursache einer Hyperthyreose ist die Basedowsche Krankheit (Hyperthyreose mit oder ohne endokrine Opthalmo- und Dermopathie), gefolgt von dem toxischen Adenom und dem toxischen Knotenkropf. Seltene Ursachen sind die jodinduzierte Hyperthyreose, der exogene Schilddrüsenhormonexzeß (Hyperthyreosis factitia) und die Hyperthyreose bei Tumoren, die entweder Schilddrüsenhormone selbst (folliculäres Karzinom der Schilddrüse, Struma ovarii), schilddrüsenstimulierendes Hormon (Hypophysenadenome) oder thyreotrope Substanzen (Blasenmole, Chorionkarzinom) produzieren (3). Da von den häufigeren Ursachen einer Hyperthyreose das toxische Adenom und der toxische Knotenkropf die Tendenz haben, nach der Postmenopause aufzutreten bzw. klinisch manifest zu werden, ist die Basedowsche Erkrankung die am häufigsten beobachtete Form der Hyperthyreose während der Schwangerschaft (3, 7).
Die Hyperthyreose der Basedowschen Erkrankung beruht auf einem autoimmunologischen Prozeß, bei welchem polyklonale, offenbar gegen TSH-Rezeptoren der Schilddrüse oder gegen sehr benachbarte antigene Determinanten gerichtete Antikörper eine nicht mehr der homöostatischen Regulation unterliegene Stimulation der Schilddrüse unterhalten. Diese Antikörper lassen sich im Serum

Tabelle 5 Schilddrüsenfunktion bei Hypo- und Hyperthyreose während der Schwangerschaft im Vergleich zu Normalwerten innerhalb und außerhalb der Schwangerschaft (nach *Komins* u. Mitarb.) Ø = nicht bestimmt

	Gesamt-T_4	Freies T_4	Gesamt-T_3	Freies T_3	Resin-T_3-Aufnahme	Freier Thyroxinindex (T_7)
Gesunde Nichtschwangere	5–13 µg/100 ml	2,7 µg/100 ml	70–150 ng/100 ml	1,5 ng/100 ml	0,8–1,115	4,5–12
Gesunde Schwangere	↑	↔	↑	↔	↓	4,5–12
Hypothyreose in der Schwangerschaft	↔ bis ↓	↓	↓	Ø	↓ bis ↓↓	niedrig
Hyperthyreose in der Schwangerschaft	↑↑ bis ↑↑↑	↑↑ bis ↑↑↑	↑↑ bis ↑↑↑	Ø	↔ bis ↑↑	↑↑↑

der Patienten in unterschiedlichem Prozentsatz in Abhängigkeit vom verwendeten Testsystem nachweisen. Unter dem Oberbegriff „Thyroid stimulating antibody" (TSAb) werden die mit verschiedenen Testsystemen nachweisbaren, die Schilddrüse stimulierenden Immunglobuline zusammengefaßt (3, 40).
Bei der geschlechtsreifen Frau führt die Hyperthyreose zu Störungen der Ovarialfunktion verschiedenster Art, die nicht selten die Fertilität beeinträchtigen (30). Der Stoffwechsel der Sexualsteroide erfährt Veränderungen sowohl in quantitativer als auch qualitativer Hinsicht (1, 25, 47, 53, 60). Das Zusammentreffen von Hyperthyreose und Schwangerschaft ist ein seltenes Ereignis (43, 46, 51). In den meisten Fällen besteht die Hyperthyreose schon vor der Schwangerschaft, seltener manifestiert sie sich erst während der Schwangerschaft. Nach übereinstimmenden Angaben in der Literatur liegt die Häufigkeit von Hyperthyreosen während der Schwangerschaft bei 0,2–0,5% (46). Es bestehen keinerlei Hinweise dafür, daß die Schwangerschaft einen negativen Einfluß auf den Verlauf einer Hyperthyreose ausübt; es sind sogar mehrere Fälle beschrieben worden, bei denen die Schwangerschaft zu einer verbesserten Funktionslage der Schilddrüse geführt hat (5, 6, 55). Im Wochenbett scheint jedoch eine Tendenz zu einer Exazerbation der Erkrankung zu bestehen (6). Diese grundsätzliche Tendenz zur spontanen Verbesserung während der Schwangerschaft und möglichen Verschlechterung im Wochenbett teilt die Hyperthyreose mit anderen autoimmunologischen Erkrankungen, u. a. dem Lupus erythematodes und der primär chronischen Polyarthritis (5).
Wenn eine unbehandelte Hyperthyreose und eine Schwangerschaft zusammentreffen, so ist die Wahrscheinlichkeit eines ungestörten Schwangerschaftsverlaufes gering, da die Fehl- und Frühgeburtenraten stark erhöht sind (43, 46, 55). Eine gesteigerte neonatale Mortalitätsrate geht im wesentlichen zu Lasten der Frühgeburtlichkeit (46). Beide, Fehl- und Frühgeburten, lassen sich allerdings durch eine sorgfältige Betreuung und sachgerechte Behandlung der hyperthyreoten Schwangeren senken (5, 43). Eine nur geringe Steigerung der Schilddrüsenaktivität stellt keine Gefährdung einer sonst normalen Schwangerschaft dar (51).
Außerhalb der Schwangerschaft kann eine Hyperthyreose operativ, thyreostatisch oder mit Radiojod adäquat behandelt werden (3). Die Radiojodtherapie ist wegen der irreversiblen Schädigung der fetalen Schilddrüse in der Schwangerschaft kontraindiziert. Ebenso verbietet sich eine längerfristige Gabe von Jod, da sie zu einer jodinduzierten fetalen Hypothyreose führen kann. Die dabei beobachteten Kröpfe können infolge ihrer Größe zu einem Geburtshindernis und postnatal durch Kompression der Atemwege zum Tod des Neugeborenen führen (21, 56).

Die Therapie der Wahl bei der Basedowschen Erkrankung besteht in der Gabe der Thyreostatika Methimazol oder Propylthiouracil (3, 5, 30, 34, 43). Beide Thionamidderivate hemmen den Einbau von Jodid, möglicherweise auch die Kupplungsreaktion und somit die Bildung von Thyroxin. Prophylthiouracil dagegen hemmt zusätzlich die periphere Umwandlung von Thyroxin in Trijodthyronin und senkt damit die Konzentration des biologisch effektiven Hormons. Thyreostatika ändern nichts am Grundprozeß der Erkrankung, sondern sollen die Patientin in einen euthyreoten Zustand bringen, bis die Krankheit spontan remittiert (3). Es liegen Hinweise dafür vor, daß die thyreostatische Therapie die Remission begünstigt, da offenbar durch die erzielte Euthyreose die Aktivität der Lymphozyten und damit die Antikörperproduktion gedrosselt werden (40).
Die Problematik der thyreostatischen Therapie während der Schwangerschaft liegt in der Beeinflussung der fetalen Schilddrüsenfunktion. Thyreostatika passieren ungehindert die Plazentarschranke und führen bei der fetalen ebenso wie bei der maternen Schilddrüse zu einer Hemmung der Thyroxinproduktion mit der Gefahr einer fetalen Hypothyreose (3, 6, 30, 55). Die herabgesetzte Produktion von fetalem Schilddrüsenhormon hat eine gesteigerte Sekretion von TSH aus der fetalen Hypophyse zur Folge, die zu einer Vergrößerung der fetalen Schilddrüse führt. Wird die Mutter bis zur Entbindung mit Thyreostatika behandelt, so findet sich beim Neugeborenen häufig ein funktionsloser, kompensatorischer Kropf, der allerdings nie so groß und obstruierend wird wie der jodinduzierte fetale Kropf (4).
Einige Autoren haben vorgeschlagen, zur Verhinderung einer fetalen Hypothyreose die Gabe des Thyreostatikums mit der Verabfolgung von Schilddrüsenhormonen zu kombinieren (4, 55). Diese Form der Therapie ist Gegenstand heftiger Diskussion. Gegen die Kombinationstherapie werden die folgenden beiden Einwände erhoben (3, 6, 24, 28, 30, 43). Während die Thyreostatika die Plazenta ungehindert passieren können, ist die Plazenta für Schilddrüsenhormone praktisch undurchlässig, und es ist nicht damit zu rechnen, daß die Gabe von Schilddrüsenhormon an die Mutter zu einer signifikanten Erhöhung der Schilddrüsenhormonspiegel im Feten führt. So konnte z. B. die prophylaktische Gabe von großen Mengen an Schilddrüsenhormon bei einer Frau, deren Familienanamnese durch Fälle von kongenitaler Athyreose belastet war, nicht verhindern, daß ein athyreoter Kretin geboren wurde, obwohl die Hormonprophylaxe zu einer iatrogenen Hyperthyreose bei der Mutter geführt hatte. Außerdem kann die zusätzliche Schilddrüsenhormongabe an die Mutter eine Erhöhung der Thyreostatikadosis erfordern, die dann das Auftreten einer Hypothyreose beim Feten fördert.

Die Problematik in der Diskussion um die adäquate Form der medikamentösen Therapie bei der Hyperthyreose während der Schwangerschaft liegt einerseits in der ungenügenden Kenntnis der fetalen Schilddrüsenfunktion und andererseits in dem mangelnden Wissen über den qualitativen und quantitativen Bedarf des Fetus an Schilddrüsenhormonen während verschiedener Phasen des intrauterinen Lebens für seine normale Entwicklung. Die Anhänger der reinen Thyreostatikatherapie und die des Kombinationsverfahrens stimmen allerdings darin überein, während der Therapie bei der Mutter eine Hypothyreose zu verhindern. Dieser Gefahr wird am ehesten vorgebeugt, indem die Thyreostatika so dosiert werden, daß sich die Patientin stets im oberen euthyreoten Bereich befindet. Das Thyreostatikum soll reduziert bzw. abgesetzt werden, sobald die Hyperthyreose remittiert. Unter Beachtung dieses therapeutischen Prinzips ist mit normalen Schwangerschaftsverläufen zu rechnen (6, 28, 51, 55). Langzeitbeobachtungen von Kindern, die in utero einer sorgfältig abgestimmten Thyreostatikagabe ausgesetzt waren, ergaben keinen Hinweis auf eine somatische oder intellektuelle Retardierung, auch wenn neonatal ein durch das Thyreostatikum induzierter Kropf bestand (5, 6).

Nebenwirkungen der Thionamide können zu einem Absetzen der thyreostatischen Therapie zwingen. Allergische Reaktionen der Haut und Schleimhäute, Lymphknoten- und Milzschwellungen sowie Leukopenien und Agranulozylosen wurden mitgeteilt (3, 30). Unter Methimazol werden allergische Reaktionen häufiger als bei Prophylthiourazilgabe beobachtet (30, 44). Beim Neugeborenen wird gelegentlich über das Auftreten einer Aplasia cutis im Kopfbereich berichtet (44).

Bei leichteren Formen der Erkrankung ist die adrenerge Blockade mit Sympathikolytika als Alternative zur konventionalen thyreostatischen Therapie vorgeschlagen worden (35). Im Gegensatz zu den Thyreostatika, die im wesentlichen die Bildung von Schilddrüsenhormonen hemmen und daher etwas protrahiert wirken, verursachen Sympatholytika eine rasche Besserung der subjektiven Beschwerden und objektiven Zeichen (23, 57, 64). Die Wirkung des Betarezeptorenblockers Propranolol, der am häufigsten eingesetzten Substanz, beruht wahrscheinlich auch auf einer Herabsetzung der peripheren Konversion von T_4 in T_3, die offenbar wenigstens zum Teil vom Funktionszustand des β-adrenergen Systems abhängt (57, 63).

Als Vorteil der sympatholytischen Behandlung der Hyperthyreose während der Schwangerschaft wird die Vermeidung einer iatrogenen Hypothyreose beim Feten angesehen (35). Nachteile einer langzeitigen Therapie mit Propranolol sind die eventuelle Stimulation der myometralen Aktivität (2) und eine Depression des Neugeborenen (22, 61). Propranolol wird daher nicht als Therapeutikum erster Wahl angesehen (6). Es stellt allerdings eine Alternative zur thyreostatischen Therapie dar, wenn eine Unverträglichkeit gegen diese Substanzen besteht. Darüberhinaus ist Propranolol ein wertvolles Mittel bei der Beherrschung der thyreotoxischen Krise.

Die subtotale Schilddrüsenresektion bei der Basedowschen Erkrankung ist nur noch sehr selten in der Schwangerschaft indiziert. Sie kann allerdings notwendig sein, wenn eine Unverträglichkeit gegen Thyreostatika besteht oder mit der üblichen Dosierung von Prophylthiourazil oder Methimazol die Hyperthyreose nicht beherrscht werden kann (55). Auch die mechanische Behinderung durch den Kropf kann zur operativen Behandlung zwingen. Der Eingriff sollte nach sorgfältiger medikamentöser Vorbereitung möglichst im 2. Trimenon durchgeführt werden, um die Gefahr von Fehl- und Frühgeburten im 1. bzw. 3. Trimester zu vermeiden (34, 42, 55).

Die Kombination von toxischem Adenom bzw. toxischem Knotenkropf und Schwangerschaft ist sehr selten. Der Grund liegt einmal in der Häufigkeitsverteilung in Relation zur reproduktiven Phase des Lebens und zum anderen in der schleichenden Entwicklung der Hyperthyreose während des Übergangs vom kompensierten zum toxischen Adenom bzw. Knotenkropf (3). Es kann daher in der Regel die definitive Therapie, die in der Operation oder in der Gabe von Radiojod besteht, bis in die Zeit nach der Schwangerschaft postponiert werden (34).

Die lebensbedrohliche Situation der thyreotoxischen Krise ist glücklicherweise bei gut kontrollierten Patientinnen selten. Sie wird bei nicht oder nur ungenügend behandelten Patientinnen beobachtet und kann plötzlich auftreten (34). Kritische Phasen sind die Entbindung und das Wochenbett. Während der Schwangerschaft droht dem Feten im wesentlichen Gefahr durch die kardiovaskuläre Dekompensation der Mutter. Die erforderliche hochdosierte Gabe von Thyreostatika, Jod und Sympatholytika führt, da in der Regel nur kurzfristig, zu keiner zusätzlichen Gefährdung des Fetus (34). Eine *Hyperthyreose* des *Neugeborenen* ist sehr selten. Sie beruht auf einer diaplazentaren Übertragung schilddrüsenstimulierender Immunglobuline bei Basedowscher Erkrankung der Mutter. Ihr Auftreten hängt davon ab, ob präpartal als Folge eines hohen mütterlichen Antikörpertiters die schilddrüsenstimulierenden Immunglobuline im fetalen Blut eine für die Stimulation der fetalen Schilddrüse ausreichende Konzentration erreichen (3, 4, 6). Wurde die Mutter bis zur Entbindung mit einem Thyreostatikum behandelt, so tritt die kindliche Hyperthyreose erst mit einer Latenz von etwa einer Woche auf, da das Thyreostatikum ebenfalls auf den Feten übergegangen ist und die Ausbildung der Hyperthyreose in den ersten postnatalen Tagen verhindert.

Die hyperthyreoten Neugeborenen sind unruhig, tachykard, immer hungrig, mager und setzen vermehrt Stühle ab. Struma und Exophthalmus können bestehen (26). Eine sedative oder sogar thyreostatische Therapie kann in einzelnen Fällen notwendig werden. Es kann im Verlauf von wenigen Wochen parallel zum Absinken der plazentar übertragenen Antikörper im Serum mit einem spontanen Abklingen der Symptomatik gerechnet werden. Die Kinder erholen sich rasch, sobald ein euthyreoter Zustand erreicht worden ist. Bei der sehr seltenen Persistenz der Hyperthyreose über längere Zeit nach der Geburt liegt offenbar keine plazentar übertragene Hyperthyreose vor, sondern es muß an eine eigene autoimmunologische Erkrankung des Kindes gedacht werden. Eine genetische Prädisposition zur Hyperthyreose wurde beschrieben (3, 27).

Hypothyreose

Frauen mit einer Unterfunktion der Schilddrüse leiden an Zyklusstörungen, die in Form von Hyper- und Hypomenorrhoen, anovulatorischen Zyklen sowie Amenorrhoen in Erscheinung treten können. Sterilität wird daher häufig beobachtet (33, 56). Primäre Hypothyreosen können mit einer Galaktorrhoe und Hyperprolaktinämie vergesellschaftet sein, wobei die erhöhten Prolactinspiegel im Blut z. T. als Erklärung für die reduzierte Fertilität gelten können (36). Bei unbehandelten Patientinnen mit kongenitaler Hypothyreose tritt die Geschlechtsreife je nach dem Grad der Schilddrüseninsuffizienz und entsprechend der verzögerten Knochenentwicklung nur partiell oder überhaupt nicht ein (3).

Eine Hypothyreose liegt vor, wenn dem Körpergewebe zu wenig Schilddrüsenhormon zugeführt wird. Die Ursachen können in der Schilddrüse selbst (primäre Hypothyreose) oder in einer fehlenden bzw. eingeschränkten hypophysären Stimulation der Schilddrüse liegen (sekundäre Hypothyreose). Die Differenzierung zwischen primärer und sekundärer Hypothyreose gelingt ohne Schwierigkeiten durch die Bestimmung der TSH-Spiegel im Serum, die bei der primären Hypothyreose infolge der fehlenden negativen Rückkopplung durch die Schilddrüsenhormone erhöht sind. Grundlage der primären Hypothyreose sind Aplasie und Dysplasie des Organs, genetische Defekte der Jodverwertung (sporadischer Kretinismus), idiopathischer (vermutlich autoimmunologischer) Verlust von Schilddrüsengewebe (erworben), Entzündungen (meist chronisch-lymphozytär durch autoimmunologische Prozesse), Zustand nach operativ oder mit Radiojod behandelten Neoplasien und Hyperthyreosen, medikamentös bedingte Einschränkung der Schilddrüsenfunktion sowie extremer, nicht kompensierter Jodmangel (angeboren bei endemischer Struma: endemischer Kretinismus sowie erworbene Formen). Sekundäre Hypothyreosen kommen bei angeborenem TSH-Mangel (isoliert oder kombiniert mit dem Fehlen anderer hypophysärer Hormone) oder bei durch entzündliche, neoplastische oder traumatische Prozesse im hypopothalamohypophysärem Bereich erworbenem TSH-Mangel vor (32).

Die Kenntnis des pathologisch-physiologischen Mechanismus der Auswirkung einer Hypothyreose auf die Schwangerschaft sind bis heute unvollständig (59). Zahlenmäßig und in Kombination mit einer Schwangerschaft relevant ist lediglich die primäre Hypothyreose. Hierbei gewinnen zunehmend die iatrogen durch Operation oder Radiojod verursachten Hypothyreosen an Bedeutung (5, 42). Auch Hypothyreosen als Folge einer chronisch-lymphozytären Thyreoiditis werden heute häufiger beobachtet (55). Durch die Jodprophylaxe ist in Gebieten mit endemischer Struma und endemischem Kretinismus die Hypothyreose viel seltener geworden (33).

Schwangerschaften bei hypotyhreoten Frauen haben eine erhöhte Frequenz von Fehlgeburten und Frühgeburten. Die Säuglingssterblichkeit ist erhöht. Kongenitale Fehlbildungen kommen gehäuft vor (33). Schwere, irreversible Gehirnschäden, insbesondere beim endemischen Kropf, sind nicht selten. Andererseits werden von hypothyreoten Frauen offensichtlich gesunde Kinder oder Kinder mit mehr oder weniger diskreter Schädigung geboren (39).

Als Pathomechanismus der fetalen Erkrankung werden bei dem mütterlichen Schilddrüsenhormonmangel eine Veränderung (Verlangsamung) des plazentaren Stoffwechsels und die dadurch bedingte nutritive Minderversorgung des Fetus für die zerebralen Schäden verantwortlich gemacht (38). Beim endemischen Kropf wird vorwiegend an eine direkte neurologische Schädigung durch den Jodmangel – unabhängig von der hormonalen Situation – gedacht (3, 14, 49, 50, 62).

Die Therapie der Hypothyreose besteht in der sorgfältigen Substitution mit Schilddrüsenhormon, wobei der während der Schwangerschaft erhöhte Bedarf aufgrund der gesteigerten Proteinbindung berücksichtigt werden muß. Die Substitutionstherapie besteht außerhalb der Schwangerschaft in der Gabe von Thyroxin. Einige Autoren empfehlen während der Schwangerschaft im Hinblick auf die bessere Plazentagängigkeit von Trijodthyronin (T_3) die Gabe eines Kombinationspräparates oder von T_3 allein (42).

Die blande Struma der Mutter – per definitionem eine Vergrößerung der Schilddrüse ohne neoplastische oder entzündliche Ursache – muß in diesem Zusammenhang erwähnt werden. Obwohl sie außerhalb der Schwangerschaft mit einer euthyreoten Stoffwechsellage einhergeht, kann sie in der Schwangerschaft zu einer hypothyreoten Stoffwechsellage führen (42). Es sind bei blander Struma gehäuft Komplikationen verschiedenster Art, u. a. Fehlgeburten, beschrieben worden (54). In Endemiegebieten, wo die blande Struma meist das Resultat eines kompensierten Jodmangels ist, sind die Kinder solcher Mütter häufig mit einer Struma congenita ohne Kretinismus behaftet (41, 54).

Erkrankungen der Nebenschilddrüse

Die Nebenschilddrüsen sezernieren Parathormon, welches zusammen mit Vitamin D und Thyreocalcitonin die Calciumhomäostase gewährleistet.

Während der Schwangerschaft kommt es zu einer Belastung der Regulation des Calciumstoffwechsels, indem vor allem im letzten Trimenon durch die Mineralisierung des fetalen Skeletts ein zusätzlicher Bedarf von insgesamt 25–33 g an Calcium gedeckt werden muß. Der physiologische Hyperparathyreoidismus mit einer funktionellen Hyperplasie der Epithelkörperchen und vermehrten Sekretion von Parathormon während des letzten Schwangerschaftsdrittels koindiziert mit dem erhöhten plazentaren Calciumtransfer von der Mutter zum Feten während dieser Zeit (3, 15–17). Die Plazenta ist für Parathormon und Thyreocalcitonin undurchlässig, transportiert jedoch Calcium aktiv gegen einen Konzentrationsgradienten (17). Das Serumcalcium ist etwa zur Hälfte im mütterlichen Blut an Albumin gebunden. Mit der schwangerschaftsbedingten Hypoalbuminämie kommt es daher physiologischerweise während der Schwangerschaft zu einem Abfall des Gesamtcalciums im Serum. Die Konzentration des frei diffusiblen und daher biologisch wirksamen Calciums bleibt während der Schwangerschaft unverändert (15, 17, 18).

Hypoparathyreoidismus

Eine Nebenschilddrüsenunterfunktion ist in der Schwangerschaft sehr selten. Sie ist meistens die Folge einer Schilddrüsenoperation, bei welcher die Epithelkörperchen entfernt oder aber ihre Blutzufuhr und damit ihre Funktion dauernd beeinträchtigt wurden (2, 6). Der daraus resultierende Mangel an Parathormon führt zu einer Hypokalzämie bei gleichzeitig bestehender Hyperphosphatamie. Leitsymptome sind manifeste und latente Tetanie, Laryngospasmus, epileptiforme Anfälle, psychische und neurologische Veränderungen sowie Katarakte und Stauungspapille. Das Mittel der Wahl zur Behandlung eines akuten Anfalls (Tetanie, Laryngospasmus), der z. B. durch die Hyperventilation bei der Wehentätigkeit ausgelöst werden kann (2, 6), ist die sofortige Injektion von Calcium.
Bei der Dauerbehandlung des Hypoparathyreoidismus sind Vitamin D und Dihydrotachysterol in Verbindung mit einer calciumreichen und phosphatarmen Diät die Medikamente der Wahl (2). In der Schwangerschaft sollte der zusätzliche Bedarf an Calcium vor allem im letzten Trimenon berücksichtigt werden (14). Bei sorgfältiger Therapie stellt der Hypoparathyreoidismus keine Gefahr für die Schwangerschaft dar (9).

Hyperparathyreoidismus

Eine Nebenschilddrüsenüberfunktion wird meistens durch ein solitäres Adenom verursacht und ist in der Schwangerschaft sehr selten. Die typischen Laboratoriumsbefunde sind die Hyperkalzämie, Hyperkalzurie und Hyperphosphaturie. Die typischen Laborbefunde werden durch die Schwangerschaft nicht wesentlich verändert (4, 6). Die Verdachtsdiagnose eines Hyperparathyreoidismus der Mutter wird häufig erst geäußert, wenn es beim Neugeborenen zu tetanischen Anfällen kommt. Infolge der maternen und fetalen Hyperkalzämie werden die fetalen Epithelkörperchen supprimiert, so daß postnatal eine transitorische Unterfunktion der Epithelkörperchen des Neugeborenen auftritt (5, 7, 12, 20). Die Neugeborenentetanie wurde früher erst häufig dann manifest, wenn von der Muttermilch auf die relativ calciumarme und phosphatreiche Kuhmilch übergegangen wurde (11).
Wird durch eine Neugeborenentetanie der Verdacht auf einen Hyperparathyreoidismus gelenkt, so lassen sich in der Anamnese der Mutter häufig weitere, die Diagnose unterstützende Hinweise wie Nierenkoliken, Uretersteine sowie rezidivierende Pyelonephritiden feststellen. Nicht selten hatte schon ein früheres Kind der Patientin unter postpartalen tetanischen Anfällen gelitten. Sobald die Diagnose eines Hyperparathyreoidismus gestellt wird, muß das Adenom chirurgisch gesucht und entfernt werden (10, 13, 22).
Ein primärer Hyperparathyreoidismus, der sich in der Schwangerschaft erstmals manifestiert, ist sehr selten. Die uncharakteristischen Beschwerden zu Beginn der Erkrankung wie Müdigkeit, Muskelschwäche, vermehrter Durst und psychische Alteration sowie ggf. Symptome einer Pyelonephritis werden offenbar zunächst auf die Schwangerschaft bezogen und nicht mit einem Hyperparathyreoidismus in Zusammenhang gebracht (4). Wird die Diagnose gestellt, so sollte die Operation im Hinblick auf die Gefahr eines akuten Hyperkalzämiesyndroms nicht bis in die Zeit nach der Schwangerschaft hinausgezögert werden (4, 19, 21).

Reaktiver fetaler Hyperparathyreoidismus

Bei unbehandelten und nicht ausreichend mit Vitamin D behandelten Müttern ist die Mineralisation des fetalen Skeletts beeinträchtigt. Infolge des niedrigen Calciumspiegels im fetalen Blut kommt es vermutlich zu einem reaktiven fetalen Hyperparathyreoidismus mit einer Hyperplasie der Epithelkörperchen und gesteigerten Sekretion von Parathormon. Das Skelett des Neugeborenen kann dann die Zeichen einer Ostitis fibrosa cystica bieten (1, 8).

Erkrankungen der Hypophyse

Die Funktion der Hypophyse während der normalen Schwangerschaft ist durch charakteristische Veränderungen gekennzeichnet.

Der Hypophysenvorderlappen (HVL) erfährt während der Schwangerschaft eine Größenzunahme, die im wesentlichen auf die östradiolbedingte Hyperplasie und Hypertrophie der lactotrophen, Prolactin sezernierenden Zellen während des zweiten und driten Trimenons zurückzuführen ist (10, 16, 48). Nach Beendigung der Schwangerschaft und der Laktationsperiode erfolgt eine weitgehende Rückbildung dieser Veränderungen. Die gonadotrope Partialfunktion wird während der Schwangerschaft zunehmend eingeschränkt, wie direkte Messungen des Gonadotropingehaltes in autoptischen Hypophysen sowie funktionsdynamische Tests mit LH-RH zeigten (7, 35, 45, 52). Die stärkste Suppression ist am Ende der Schwangerschaft erreicht. Dies ist einerseits auf die negative Rückkopplung der plazentaren Sexualsteroide auf die hypothalamo-hypophysäre Achse zurückzuführen, andererseits bewirkt offenbar Prolactin über einen physiologischen Regulationsmechanismus eine Suppression der hypothalamischen LH-RH- und damit der hypophysären Gonadotropinsekretion (30). Postpartal kehren die Gonadotropinspiegel im Serum erst nach Abfall des Prolactins in den Normbereich zurück. Die Wiedereinsetzen der Ovarialfunktion wird damit zu einem gewissen Maß vom Stillverhalten bestimmt. Wachstumshormon (STH) wird während der Schwangerschaft nicht vermehrt an die Zirkulation abgegeben. In autoptischen Hypophysen wurde sogar eine Verringerung der Zahl der somatotropen Zellen im HVL gefunden. Es wurde vermutet, daß die durch das plazentare Lactogen verursachte Stoffwechselveränderung oder das HPL selbst im Sinne einer negativen Rückkopplung zu einer Einschränkung der somatotropen Partialfunktion des HVL führt (16). Die Serumkonzentration des schilddrüsenstimulierenden Hormons (TSH) steigt im ersten Schwangerschaftsdrittel leicht an und fällt im weiteren Verlauf der Schwangerschaft auf das ursprüngliche Niveau zurück (33).

In den letzten Jahren konnte eine Reihe von hypophysären Proteinen identifiziert werden, die in einer gewissen strukturellen Beziehung zum ACTH stehen. Ein großes Glykoproteid, „big-ACTH", mit einem Molekulargewicht von etwa 30 000 Dalton wird als Prohormon einer Gruppe von sieben Proteohormonen angesehen, die ACTH, CLIP (corticotropinlike intermediate lobe peptide), Alpha- und Beta-MSH (melanophorenstimulierendes Hormon), Beta- und Gamma-Lipotropin (LPH) und die Endorphine umfaßt (38, 39, 43). Mit Ausnahme von ACTH, dessen Funktion definiert ist, besteht über die Bedeutung der übrigen Peptidhormone, die z. T. auch einen zerebralen Effekt haben, noch keine Klarheit.

Die melanophorenstimulierenden Hormone und CLIP werden im wesentlichen in Tierspecies gefunden, die eine ausgeprägte Pars intermedia besitzen. Beim Menschen existiert die Pars intermedia lediglich während der Fetalperiode und der Schwangerschaft. Eine interessante Hypothese bringt die fetale Zone der Nebennierenrinde mit der fetalen Sekretion von CLIP in Zusammenhang. Der peripartale Wechsel der vorwiegenden Sekretion der Hypophyse von CLIP nach ACTH würde die Involution der fetalen und die zunehmende Stimulation der adulten Zone erklären (43). Nach einer anderen Hypothese wird allerdings das Prolactin der fetalen Hypophyse für die Funktion der fetalen Zone der Nebennierenrinde verantwortlich gemacht (55). Ebenso wie die Sekretion von CLIP sistiert postpartal diejenige von Prolactin, wahrscheinlich als Folge des Fortfalls der plazentaren Östrogene.

Die hypophysäre Sekretion von ACTH, LPH und MSH nimmt während der Schwangerschaft kontinuierlich zu (2, 43). Durch immunhistochemische Untersuchungen konnte gezeigt werden, daß alle drei Hormone gemeinsam in den sekretorischen Granula derselben Hypophysenzellen vorkommen (39), wodurch die Hypothese des gemeinsamen Prohormons unterstützt wird. Menschliches MSH, welches während der Schwangerschaft für die manchmal verstärkte Pigmentierung verantwortlich gemacht wurde, ist nach neueren Ergebnissen wahrscheinlich kein eigenständiges Hormon, sondern mit dem menschlichen LPH identisch (4, 43).

Mit der funktionellen Reifung der Plazenta tritt ein Organ auf, welches Proteohormone sezerniert, die in Struktur und Wirkung den hypophysären Hormonen ähneln. Das plazentare Lactogen (HPL) hat strukturelle und funktionelle Beziehungen sowohl zum STH als auch zum Prolactin. Die Plazenta sezerniert ein durch exogene Corticoide nicht supprimierbares Corticotropin, welches mit dem hypophysären ACTH immunologisch kreuzreagiert (15) oder sogar identisch ist (43). Als plazentares Thyreotropin wurde HCG identifiziert (22). Bedeutung und Regulation dieser plazentaren Hormone sowie anderer plazentarer Substanzen (z. B. SP_1) sind bis heute nicht geklärt. Lediglich für HCG steht fest, daß es bis zum Übergang der Hormonsekretion vom Corpus luteum auf die Plazenta (luteoplazentarer Shift) als luteotropes Hormon die Funktion des hypophysären LH in der Frühschwangerschaft übernimmt. Auch in der Stimulation der fetalen Gonaden scheint HCG eine Bedeutung zuzukommen.

Im Hypophysenhinterlappen (HHL) finden sich neben Vasopressin und Oxytocin weitere Oligopeptide wie Somatostatin, Enkephalin, Gastrin und ein natriuretischer Faktor. Die physiologische Bedeutung der letztgenannten Oligopeptide ist noch nicht eindeutig bekannt. Sie haben entweder direkte zerebrale Wirkungen, Funktionen als Releasing-Faktoren oder beeinflussen im Sinne klassischer Hormone die Funktion peripherer Organe (28).

Untersuchungsergebnisse über den Verlauf der Serumkonzentrationen von Oxytocin während der Schwangerschaft sind uneinheitlich (5). Maternes Oxytocin spielt für die Auslösung der Wehentätigkeit wahrscheinlich keine Rolle. Während später Phasen der Geburt wird eine Zunahme pulsatiler Oxytocinsekretion beobachtet, wobei Höhe und Frequenz der Sekretionsstöße keine Beziehung zur Wehentätigkeit aufweisen (5). Im Gegensatz dazu wird zum Zeitpunkt des Geburtseintritts und während der Wehentätigkeit ein starker Anstieg von Oxytocin und Vasopressin im fetalen Blut beobachtet. So fanden sich im Nabelschnurblut Neugeborener hohe Konzentrationen beider Peptide nach vaginaler Entbindung, niedrige Konzentrationen nach elektiver Schnittentbindung und mittlere Konzentrationen bei Kaiserschnitten nach erfolgtem Geburtsbeginn (5). Oxytocin und Vasopressin werden zusammen mit Neurophysin I und II sezerniert, Polypeptide mit einem Molekulargewicht von etwa 10 000 Dalton, deren Funktion weitgehend ungeklärt ist. Neurophysin I, das zusammen mit Oxytocin sezerniert wird, läßt sich durch Östrogene stimulieren.

So werden in Zyklusmitte, unter Östrogengabe und mit fortschreitender Schwangerschaft erhöhte Neurophysin-I-Konzentrationen im Serum gemessen. Da jedoch die Sekretion von Oxytocin und Neurophysin I nicht zwangsläufig miteinander gekoppelt sein muß, kann von den erhöhten Neurophysin-I-Konzentrationen während der Schwangerschaft nicht auf eine gesteigerte Oxytocinsekretion geschlossen werden (5, 9, 47).

Hypophysentumor und Schwangerschaft

Das Zusammentreffen von Hypophysentumoren und Schwangerschaft ist sehr selten, da die Fertilität durch die Begleitendokrinopathie meistens eingeschränkt ist (31). In den letzten Jahren haben jedoch Hypophysentumoren für den Gynäkologen und Geburtshelfer an klinischer Bedeutung gewonnen. Es ist heute möglich, durch Gonadotropinsubstitution oder medikamentöse Suppression der pathologischen Hormonproduktion des Hypophysenadenoms die Infertilität zu beseitigen und damit Schwangerschaften zu erzielen.

Die Problematik im Zusammentreffen von Hypophysentumoren und Schwangerschaft liegt weniger in der Endokrinopathie als vielmehr in den lokalen Auswirkungen des Tumors während der Schwangerschaft. Durch die östradiolbedingte Vermehrung der lactotrophen Zellen erfährt die Hypophyse während der Schwangerschaft eine deutliche Größenzunahme. Allein schon diese kann bei einem intrasellar gelegenen Tumor eine suprasellare Expansion bewirken. Darüberhinaus besteht die Möglichkeit, daß Östrogene die mitotische Aktivität prolactinsezernierender chromophober Adenome steigern und somit die Schwangerschaft ein Tumorwachstums hervorruft (53). Größere Hypophysentumoren sollten daher, bevor eine Schwangerschaft angestrebt wird, operativ entfernt werden (31). Da sich aber auch bei kleineren Hypophysentumoren nicht vorhersehen läßt, ab welcher Größe während der Schwangerschaft mit einer Gefährdung durch den Tumor zu rechnen ist oder welche Tumoren eine Tendenz zum Wachstum haben (17, 32), müssen Patientinnen mit einem Hypophysentumor während der Schwangerschaft sorgfältig überwacht werden. Je nach Ausmaß der Expansion können irreversible Schädigungen auftreten. Dauernder Kopfschmerz, ophthalmologische Störungen und Diabetes insipidus sind klinische Zeichen einer Tumorexpansion. Mit Beendigung der Schwangerschaft bilden sich diese Symptome häufig spontan zurück. In Abhängigkeit vom Ausmaß der Tumorexpansion können während der Schwangerschaft neurochirurgische Eingriffe akut notwendig werden (6, 31). Es ist das Ziel einer sorgfältigen Diagnostik, schon vor der Schwangerschaft die Möglichkeit einer Tumorexpansion abzuklären, um durch eine adäquate Therapie das Risiko einer Schädigung während der Schwangerschaft so klein wie möglich zu halten.

Die *Akromegalie* wird in der Regel durch ein eosinophiles Adenom der Hypophyse hervorgerufen. Die Mehrzahl der akromegalen Patientinnen ist unfruchtbar, entweder wegen einer tumorbedingten Schädigung der gonadotropen Zellen des HVL oder infolge einer Hyperprolaktinämie, die bei Akromegalen in etwa 30% der Fälle gefunden wird (25). Normale Eierstocksfunktionen und spontane Schwangerschaften wurden jedoch beobachtet. Die Behandlung der Akromegalie und der begleitenden Hyperprolaktinämie mit Bromergocryptin fördert die Konzeptionschancen bisher infertiler Patientinnen (3). Akromegalie und Schwangerschaft beeinflussen sich gegenseitig im allgemeinen wenig. Schwangerschaftsverlauf, fetale Entwicklung und Geburt sind meistens ungestört (1, 11). Das durchschnittliche Geburtsgewicht soll allerdings etwas höher liegen. Da STH nicht die Plazenta passiert (27), muß dies eine Folge der STH-induzierten Stoffwechselveränderungen der Mutter sein (latenter Diabetes). Der Krankheitsprozeß der Akromegalie verläuft meist sehr protrahiert, so daß gravierende lokale Komplikationen des Adenoms wie Hirndrucksteigerung und Chiasmasyndrom, die eine Kraniotomie erforderlich machen würden, selten sind.

Das *Prolaktinom,* welches eine Hyperprolaktinämie verursacht, ist der häufigste Hypophysentumor überhaupt. Durch einen unbekannten Prozeß (primär-hypothalamische Störung; Veränderung des Rezeptors der lactotrophen Zelle) sind die Prolactinsynthese und -sekretion der chronisch inhibierenden Wirkung des Hypothalamus entzogen. Da das in diesen Adenomen synthetisierte Prolactin sofort in den Kreislauf abgegeben und nicht gespeichert wird (26), färben sich die Zellen des Prolaktinoms mit den üblichen Färbemethoden nicht an und erscheinen als „chromophob". Aufgrund dieser Beobachtung und wegen der häufig fehlenden typischen endokrinen Symptomatik, wurden die chromophoben Adenome für hormonal inaktiv gehalten. Erst nach Identifikation des Prolactins als eigenständiges Hormon der menschlichen Hypophyse und Aufbau geeigneter Bestimmungsmethoden konnte gezeigt werden, daß die chromophoben Adenome der Hypophyse Prolactin sezernieren. Das typische klinische Symptom ist die Infertilität.

Die Einschränkung der Fertilität bei einem Prolaktinom liegt weniger an einer direkten Beeinträchtigung der gonadotropen Partialfunktion des HVL durch den Tumor als vielmehr an einer Suppression der hypothalamischen LH-RH-Sekretion durch die Hyperprolaktinämie unter Ausnutzung eines physiologisch vorhandenen Regulationskreises (30, 31). Medikamentöse oder operative Beseitigung der Hyperprolaktinämie führt daher in der Regel zu einer prompten Wiederherstellung der Fertilität. Zehn bis zwanzig Prozent aller an endokrinologischen Zentren diagnostizierten Amenorrhoen beruhen auf einer Hyperprolaktinämie. Bei der Hälfte dieser Hyperprolaktinämien läßt sich radiologisch ein Hypophysentumor nachweisen. Der fehlende Nachweis eines Hypophysentumors schließt die Existenz eines radiologisch symptomlosen Mikroadenoms jedoch nicht aus, so daß der Prozentsatz einer adenomassoziierten Hyperprolaktinämie höher veranschlagt werden muß. Häufig ist es nur eine Frage der Zeit, wann die Tumorätiologie evident wird. Es ist daher anzunehmen, daß die verschiedenen, mit einer Galaktorrhoe als Kardinalsymptom assoziierten Syndrome, Chiari-Frommel-, Argonz-Del-Castillo- und Forbes-Albright-Syndrom, eine pathophysiologische Einheit auf dem Boden einer Hyperprolaktinämie bilden. Diese alte, nach klinisch-anamnestischen Kriterien erfolgte Unterscheidung ist heute nicht mehr angebracht (31).

Die Ätiologie der Entstehung eines Prolaktinoms ist bisher nicht geklärt. Rezidive nach neurochirurgischer Entfernung eines Mikroadenoms lassen neben der Möglichkeit einer inkompletten Entfernung vermuten, daß die Störung primär im Hypothalamus zu suchen ist. Es wird angenommen, daß bei einer primär funktionell-hypothalamischen Störung über eine Hypertrophie und fokale Hyperplasie der lactotrophen Zellen ein Prolactin sezernierendes Adenom entstehen kann (12). ACTH sezernierende Nelson-Tumoren nach beidseitiger Adrenalektomie sowie TSH sezernierende Hypophysenadenome bei primärer Hypothyreose unterstützen diese Auffassung (29, 44).

Bei erfolgter Konzeption hat die Hyperprolaktinämie keinen negativen Einfluß auf den weiteren Verlauf der Schwangerschaft. Die bisher veröffentlichten Verlaufsbeobachtungen zeigten keine Abweichung von normalen Schwangerschaftsverläufen, einschließlich der zu erwartenden Mißbildungsraten (31). Die Gefahr der Hyperprolaktinämie während der Schwangerschaft liegt in der Schädigung durch einen plötzlich expandierenden Tumor. Große Tumoren mit suprasellärer Ausdehnung, mit Infiltration des Keilbeins und mit Beeinträchtigung anderer hypophysärer Funktionen sollten vor dem Versuch, medikamentös eine Schwangerschaft auszulösen, operativ entfernt werden. Bei intrasellär gelegenen Adenomen („Mikroadenom") ist der Standpunkt hierzu nicht einheitlich. Unter dem Eindruck neurologischer Ausfälle und akut notwendiger neurochirurgischer Eingriffe während der Schwangerschaft sowie aufgrund der Vermutung, daß Auftreten und Ausmaß einer Tumorexpansion im Einzelfall nicht vorhersehbar seien, wird von einigen Autoren auch bei Vorliegen lediglich eines Mikroadenoms empfohlen, vor dem Versuch, eine Schwangerschaft herbeizuführen, das Adenom transsphenoidal zu entfernen (17, 36). Die bisherigen Erfahrungen mit Schwangerschaftsverläufen nach bromocriptininduzierten Ovulationen zeigen jedoch, daß die Inzidenz tumorbedingter Komplikation während der Schwangerschaft trotz Vorliegens eines Mikroadenoms gering ist (31, 37, 46, 54). Eine ovulationsauslösende Therapie ist daher auch bei einem Mikroadenom gerechtfertigt. Außerdem ist nicht selten nach dem neurochirurgischen Eingriff zusätzlich eine medikamentöse Therapie erforderlich, weil offenbar nicht alles Adenomgewebe entfernt worden ist. Der neurochirurgische Eingriff stellt ohne Zweifel selbst ein Risiko dar, und ehe nicht durch größere Erfahrungen das relative Risiko der neurochirurgischen Entfernung des Mikroadenoms gegenüber der Gefährdung durch ein expandierendes Mikroadenom in der Schwangerschaft abgeschätzt werden kann, ist eine endgültige Stellungnahme nicht möglich. Unabhängig von der primär eingeschlagenen Therapie muß nach Eintritt einer Schwangerschaft eine sorgfältige Überwachung der Patientin erfolgen, um frühe neurologische Symptome einer Tumorexpansion nicht zu übersehen. Dies gilt auch für Hyperprolaktinämien, bei denen die röntgenologische Diagnostik keine Hinweise auf ein Adenom ergeben hatte.

Hypophysenvorderlappeninsuffizienz

Unterfunktionen des Hypophysenvorderlappens sind meistens die Folge von Tumoren oder einer postpartalen Nekrose (Sheehans Syndrom). Die ursprünglich von SIMMONDS mitgeteilten Fälle von Panhypopituitarismus waren in Wirklichkeit Zustände nach postpartaler Hypophysennekrose, und es war SHEEHAN, der den Zusammenhang zwischen der Entstehung einer mehr oder weniger ausgeprägten HVL-Insuffizienz und einem postpartalen hämorrhagischen Schockzustand erkannte (51). Die Nekrose des Hypophysenvorderlappens infolge eines postpartalen hämorrhagischen Schocks wird offenbar durch mehrere Faktoren begünstigt. So unterliegt die während der Schwangerschaft hyperplasierte Adenohypophyse im Wochenbett Involutionsvorgängen, die mit einer Einschränkung der Zirkulation einhergehen. Außerdem wird der HVL durch ein Portalvenensystem versorgt, dem ein Kapillarnetz im mediobasalen Hypothalamus vorgeschaltet ist. In der Situation eines Schocks ist daher die Möglichkeit einer Stase und Thrombose in den Gefäßen des HVL erhöht. Bemerkenswert und auf die besondere Blutversorgung des HVL als möglichen Faktor der Entstehung der Nekrose hinweisend ist die Tatsache, daß der Hypophysenhinterlappen fast nie betroffen ist.

Die Nekrose ist in den seltensten Fällen komplett. Klinische Erscheinungen einer Hypophyseninsuffizienz treten erst auf, wenn mehr als die Hälfte der Drüse zerstört ist. Die gonadotrope und thyreotrope Partialfunktionen sind in der Regel zuerst betroffen. Dies gilt auch für eine Zerstörung der Hypophyse durch Tumoren oder bei Zustand nach teilweiser Hypophysektomie. Die adrenocorticotrope Partialfunktion fällt meistens als letzte aus, wenn mehr als 95% des HVL zerstört sind (14). Entsprechend dem unterschiedlichen Ausmaß der Nekrose ist das klinische Bild sehr variabel. Zwischen einem sich schon im Anschluß an das Wochenbett manifestierenden Panhypopituitarismus und einer lediglich latenten Insuffizienz sind alle Übergänge möglich. Stillschwäche, postpartal persistierende Amenorrhoe, Ausfall der Scham- und Axillarbehaarung sowie allgemeine Abgeschlagenheit gelten als typische Symptome. Gefährlich sind die latenten Insuffizienzen, bei denen auch die gonadotrope Partialfunktion noch soweit erhalten ist, daß noch Graviditäten auftreten können. Unter starken Belastungen wie Schwangerschaft und Geburt kommt es dann zu manifesten Insuffizienzen mit bedrohlicher Situation für das Leben der Frau. Es ist daher notwendig, Frauen mit einem postpartalen hämorrhagischen Schock einer sorgfältigen Funktionsdiagnostik des Hypophysenvorderlappens zu unterziehen (8, 23). Eine ähnliche Problematik liegt bei den wenigen bisher beschriebenen Fällen von isoliertem ACTH-Mangel vor. Die Ätiologie ist bisher nicht geklärt. Bei zwei Patientinnen wurde die aus dem ACTH-Mangel resultierende sekundäre Nebenniereninsuffizienz erst während der Schwangerschaft klinisch manifest (24, 49).

Von SHEEHAN selbst wurde berichtet und von anderen bestätigt, daß eine hypophysäre Insuffizienz infolge Operation oder hämorrhagischer Nekrose manchmal während einer nachfolgenden Schwangerschaft eine Verbesserung erfährt. Als Erklärung dafür werden eine Hyperplasie des noch funktionierenden Restgewebes der Hypophyse und eine Stimulation von Nebenniere und Schilddrüse durch die entsprechenden tropen Substanzen der Plazenta angegeben (21). Eine bleibende Verbesserung der Funktion des HVL wird praktisch nie, Verschlechterungen durch nachfolgende Schwangerschaften jedoch häufiger beobachtet (20, 34).

Die Therapie der Hypophysenvorderlappeninsuffizienz besteht in der Substitution der sekundär insuffizienten Nebennieren, Schilddrüse und Gonaden. Die Behandlung der Nebenniereninsuffizienz muß immer vor der Schilddrüse erfolgen, um eine schwere Addisonkrise zu vermeiden (18, 42).

Diabetes insipidus

Die Erkrankung wird meist durch organische (Tumoren, posttraumatisch, Metastasen, Granulome, Infektionen) Veränderungen, die den Hypophysenhinterlappen (HHL) oder die supraoptischen und paraventrikulären Kerne bzw. den Tractus supraopticohypophysealis schädigen, verursacht. Hinzu kommen in einem hohen Prozentsatz idiopathische Formen des Diabetes insipidus. Der zentrale Diabetes insipidus muß von dem renalen unterschieden und gegenüber anderen Ursachen einer Polyurie (Diabetes mellitus; Hyperparathyreoidismus; Hypokaliämie) abgegrenzt werden. Da Patienten mit einem Diabetes insipidus durch die gestörte Nachtruhe übermüdet sind und daher häufig „neurasthenisch" wirken, muß vor der falschen Annahme einer psychogenen Polydipsie gewarnt werden (50). Insgesamt ist das Zusammentreffen von Diabetes insipidus und Schwangerschaft eine Rarität (13, 40).

Der Diabetes insipidus, der in verschiedenen Schweregraden auftreten kann, hat in der Regel keine negativen Wirkungen auf die Fertilität, es sei denn, die Ursache der Erkrankung hat auch zu einer Beeinträchtigung der Funktion des Hypophysenvorderlappens geführt.

Der Schwangerschaftsverlauf ist meist normal, ebenso die Geburt und das Wochenbett. Der üblicherweise normale Geburtseintritt beruht wahrscheinlich darauf, daß der mütterliche HHL keine Bedeutung für den Geburtseintritt hat (5). Einzelne Kasuistiken berichten jedoch über Übertragungen, Wehenschwäche und postpartale Atonie des Uterus (13). Die Laktation ist meistens ungestört (40).

Die Schwangerschaft selbst kann unterschiedliche Einflüsse auf den Diabetes insipidus haben. Bei präexistentem Diabetes insipidus kann die Polyurie in der Schwangerschaft unverändert bleiben oder zunehmen. Ebenso kann der Diabetes insipidus transitorisch in der Schwangerschaft auftreten und nach der Geburt verschwinden oder sich auch erstmalig während der Schwangerschaft oder im Wochenbett manifestieren. Die Gründe hierfür sind weitgehend unbekannt. Es wird ein vermehrter Abbau von Vasopressin in der Schwangerschaft für die transitorische Form verantwortlich gemacht (13). Auch eine intra- bzw. suprasellare Expansion eines Hypophysentumors mit postpartaler Regression kann zu einem transitorischen Diabetes insipidus führen (31).

Der Diabetes insipidus gilt als ein Symptom eines im hypothalamohypophysären Bereich abgelaufenen Krankheitsprozesses. Es muß daher nach seiner Ursache gesucht und, wenn möglich, eine kausale Therapie durchgeführt werden. Eine Substitutionstherapie ist unerläßlich. Sie wird heute mit langwirkenden Vasopressinanalogen durchgeführt (19). Eine ausreichende Dosierung liegt dann vor, wenn die Nachtruhe der Patientin nicht mehr durch Harndrang gestört wird.

Unter der Geburt wird eine Dauertropfinfusion angelegt, der, wenn nötig, Oxytocin zugefügt wird. Nach der Entbindung wird der Dauertropf in jedem Fall für mindestens zwei Stunden unter Zugabe von Oxytocin fortgesetzt.

Erkrankungen der Nebennieren

Während der normalen Schwangerschaft kommt es zu quantitativen und qualitativen Veränderungen der Sekretion der Nebennierenrindenhormone (11).

Die Blutkonzentration des Cortisols nimmt mit fortschreitender Schwangerschaft ständig zu, bis sie Werte erreicht, die sonst nur beim Cushing-Syndrom gefunden werden. Im Gegensatz zu den Schilddrüsenhormonen, bei denen nur die proteingebundene Fraktion erhöht ist, sind die Serumkonzentrationen von freiem und gebundenem Cortisol gleichermaßen erhöht. Es läßt sich daher der progrediente Anstieg des Cortisols im Blut nur teilweise mit dem schwangerschaftsbedingten Anstieg von Transkortin erklären (12, 45). Das Auftreten leicht cushingoider Züge und charakteristischer Stoffwechselveränderungen wird durch die während der Schwangerschaft über die gesamt diurnale Rhythmik hin erhöhten Spiegel von freiem Cortisol im Serum verständlich. Der biologische Effekt von Cortisol hängt von seiner Wirkung auf zellulärer Ebene ab. Da Progesteron, welches in der Schwangerschaft ebenfalls und wesentlich stärker als Cortisol ansteigt, eine starke Affinität zu den zellulären Bindungsproteinen hat, wird der gleichzeitige progrediente Anstieg sowohl von ACTH als auch von freiem Cortisol als Kompensation auf die durch Progesteron verursachte, verringerte Wirkung von Cortisol auf zellulärer Ebene verstanden (2). Es ist daher bis heute nicht sicher entschieden, ob während der Schwangerschaft tatsächlich ein physiologischer Hyperkortizismus besteht (6). ACTH passiert nicht die Plazenta, während Cortisol zumindest in pharmakologischen Dosen die Plazentaschranke überwindet (48). Die diurnale Rhythmik von Cortisol und Östriol im mütterlichen Serum zeigt eine Phasenverschiebung derart, daß die Maximalwerte von Cortisol mit Minimalwerten von Östriol zusammenfallen (30). Diese Beobachtung weist darauf hin, daß auch unter physiologischen Konzentrationsbedingungen Cortisol von der Mutter auf den Feten übertritt und auf diese Weise die diurnale Rhythmik der fetalen Nebennierenfunktion beeinflußt.

Nebennierenrindeninsuffizienz

Bevor Nebennierenrindenhormone für die Behandlung zur Verfügung standen, wurden Frauen mit Morbus Addison nur selten schwanger (38, 39). In den wenigen beschriebenen Fällen ging die Frühschwangerschaft meist mit therapieresistenter Hyperemesis einher, während die Spätschwangerschaft oft einen günstigen Einfluß auf den Morbus Addison zu haben schien. Die unbehandelten Frauen starben meist nach der Entbindung, wahrscheinlich wegen des Wegfalls plazentarer Steroide, der in dieser Phase verstärkt einsetzenden Diurese und des gesteigerten Natriumverlustes.
Schwere Fälle eines Morbus Addison sind meist vor einer Schwangerschaft bekannt, während weniger schwere Fälle häufig erst während der Schwangerschaft oder im Wochenbett diagnoziert werden (4). Die Diagnose während der Schwangerschaft wird häufig hinausgezögert durch die Ähnlichkeit physiologischer Schwangerschaftssymptome mit klinischen Symptomen eines Morbus Addison. So werden eine Hyperemesis und eine gesteigerte Pigmentierung zunächst auf die Schwangerschaft bezogen, und erst bei therapieresistentem Erbrechen wird die Aufmerksamkeit auf das Grundleiden gelenkt.
Die Beurteilung der Laboratoriumsbefunde während der Schwangerschaft kann Schwierigkeiten bereiten. Der Verdacht auf eine Nebennierenrindeninsuffizienz läßt sich meist sichern, wenn Cortisol nach Gabe von ACTH nicht ansteigt. Selbst bei fehlendem Nachweis von Aldosteron und Cortisol im Blut kann überraschenderweise die Harnausscheidung der 17-Keto- und Corticosteroide im unteren Bereich der Norm bleiben (9). Es muß daher angenommen werden, daß die „normale" Ausscheidung von Cortikosteroiden im Harn auf die Sekretion anderer Steroidvorstufen zurückzuführen ist, die wahrscheinlich in der Plazenta und vielleicht zum Teil in den fetalen Nebennieren gebildet werden. Unterstützt wird diese Ansicht durch die Beobachtung, daß Schwangere mit Nebennierenrindeninsuffizienz trotz einer „normalen" oder „fast normalen" Ausscheidung von Ketosteroiden nicht gegen eine Addisonkrise geschützt sind.
Die Substitutionsbehandlung dieser Frauen ist daher unbedingt erforderlich, wobei die Dosis in Abhängigkeit von der unterschiedlichen Belastungssituation variabel gehalten werden sollte. Die Corticoiddosis muß bei einer Hyperemesis gravidarum, unter der Geburt, in der Periode unmittelbar nach der Entbindung und im frühen Wochenbett fast immer erhöht werden. Mineralcorticoide (Fluorocortisonacetat) sollten hinzugefügt werden, wobei allerdings wegen der in der Schwangerschaft charakteristischen Tendenz zur Kochsalzretention Vorsicht geboten ist. Die Entbindung sollte möglichst vaginal erfolgen. Bei Schnittentbindungen ist die Substitutionsdosis zu erhöhen (i. m. oder als Dauertropfinfusion) und postoperativ graduell wieder auf die übliche Dosis zu reduzieren. Eine Antibiotikaprophylaxe ist zu erwägen. Bei sorgfältiger Kontrolle der Erkrankung während der Schwangerschaft, unter der Geburt und im Wochenbett kann die bei unbehandelten Frauen beobachtete mütterliche Mortalitätsrate von 77% (38) auf annähernd Null gesenkt werden (35).
Für das Kind ergeben sich weder durch die Erkrankung noch durch eine sorgfältig durchgeführte Substitutionsbehandlung besondere Gefahren. Die Neugeborenensterblichkeit ist niedrig. Bei guter Einstellung der Substitutionsdosis ist das Geburtsgewicht in der Regel normal. Ein manchmal vermindertes Geburtsgewicht wird auf möglicherweise häufiger auftretende fetale Hypoglykämien zurückgeführt (35). Ein Morbus Addison per se ist keine Indikation zur Unterbrechung der Schwangerschaft.
Eine akute Nebennierenrindeninsuffizienz als Folge von Blutungen in die Nebennieren ist in der Schwangerschaft sehr selten. In fast allen beschriebenen Fällen muß die Nebennierenblutung als Folge schwerer Schwangerschafts- oder Wochenbettkomplikationen (Sepsis, Eklampsie, Geburtskollaps) aufgefaßt werden (38). Das klinische Bild ist durch einen schweren Schockzustand, der in etwa einem Drittel der Fälle mit plötzlich auftretenden,

heftigen Schmerzen im Rücken und/oder Oberbauch beginnt, gekennzeichnet. Kurz vor dem Kollaps haben die meisten Patientinnen Erbrechen. Unter raschem Temperaturanstieg und starker Pulsbeschleunigung kommt es zu akutem Kreislaufversagen. Eine subakute Form der Nebenniereninsuffizienz mit fortschreitender Blutdruckerniedrigung ist ebenfalls beschrieben worden. Das Krankheitsbild der akuten und subakuten Nebenniereninsuffizienz ist oft klinisch schwer zu erfassen, und die Diagnose wird meist post mortem gestellt. Man soll bei akutem Kollaps unklarer Ätiologie immer an Nebennierenblutungen denken und deshalb in solchen Fällen hohe Dosen wasserlöslicher Corticosteroide intravenös und intramuskulär verabfolgen.

Nebennierenrindenüberfunktion

Das klassische Bild des Cushing-Syndroms ist der klinische Ausdruck einer pathologisch gesteigerten Cortisolproduktion. Diese beruht in der überwiegenden Mehrzahl der Fälle (50–70%) auf einer hypothalamisch-hypophysären Überfunktion, die über eine gesteigerte Sekretion von ACTH eine beidseitige Nebennierenrindenhyperplasie zur Folge hat. In etwa 10–20% der Fälle von Nebennierenrindenhyperplasie läßt sich ein Hypophysenadenom nachweisen. Auch in den Fällen, in denen der Nachweis nicht gelingt, kann ein kleines Adenom vorliegen, welches erst im Verlaufe der Zeit diagnostiziert wird. Das Auftreten eines Nelson-Tumors muß daher nicht unbedingt die Folge einer beidseitigen Adrenalektomie sein, obwohl der dauerhafte Entzug von Cortisol infolge einer Entkoppelung von Hypothalamus und Hypophyse die Entstehung eines Andeoms fördern kann (hyperplasiogene Adenome; 24, 28). In etwa 20–30% der Fälle liegt die Störung primär in der Nebennierenrinde in Form eines Adenoms oder Karzinoms, welche autonom Corticoide produzieren. Die ACTH-Spiegel sind niedrig, und der nicht betroffene Teil der Nebennierenrinden ist infolge fehlender Stimulation hypoplastisch.

Schwangerschaften sind beim Cushing-Syndrom selten, da die Patientinnen infolge von anovulatorischen Zyklen und Amenorrhoe meist unfruchtbar sind. Schon in einer frühen Phase der Erkrankung sind 30% der Frauen amenorrhoisch, weitere 20% haben Zyklusstörungen. Bei weiterem Fortschreiten der Krankheit sind drei Viertel der Frauen amenorrhoisch. Insgesamt besteht eine Sterilität in etwa 80% der Fälle (20).

Die Diagnose eines Cushing-Syndroms kann während der Schwangerschaft Schwierigkeiten bereiten, da die Schwangerschaft durch ihre physiologischen Veränderungen Laborwerte und klinisches Bild eines frühen Cushing-Syndroms maskieren kann. Charakteristisch für ein Cushing-Syndrom ist die fehlende Tagesrhythmik der Nebennierenrindenaktivität (24, 28). Zur Differenzierung der Ursache des Cushing-Syndroms kann die Suppressibilität der Nebennierenrindenfunktion mit exogenen Corticoiden herangezogen werden (27). In den meisten Fällen von beidseitiger Nebennierenrindenhyperplasie kann durch orale Gabe von 8 mg Dexamethason über 2–3 Tage eine deutliche Senkung der Plasma- und Urincorticoide erzielt werden. Bei Patientinnen mit großen hypophysären Adenomen und Nebennierenrindentumoren sowie bei ektopischer ACTH-Produktion bleibt die Senkung nach Dexamethason dagegen häufig aus.

Komplikationen sind bei Schwangerschaften mit Cushing-Syndrom häufig. Von 26 bis 1972 zusammengestellten Schwangerschaften kam es in mehr als der Hälfte der Fälle zu Fehl-, Früh- und Totgeburten (24). Die Schwangerschaft hat in der Regel einen ungünstigen Einfluß auf den Verlauf der Erkrankung (10, 19, 23, 53). Gelegentlich kommt es zu einer spontanen Remission nach Beendigung der Schwangerschaft (43). Bei einem Fall von beidseitiger Nebennierenrindenhyperplasie wurde allerdings eine Verbesserung des klinischen Bildes schon während der Schwangerschaft beobachtet (26).

Wird die Diagnose eines Cushing-Syndroms erst während der Schwangerschaft gestellt, so sollte eine chirurgische Exploration mit der Konsequenz einer Entfernung beider Nebennierenrinden oder des Tumors nicht bis nach der Entbindung hinausgezögert werden (6). Nach beidseitiger Adrenalektomie besteht eine dauernde und nach Entfernung eines Tumors eine temporäre Nebenniereninsuffizienz. Hierbei muß nach den üblichen Behandlungskriterien vorgegangen werden. Schwangerschaften, die nach operativer Beseitigung der Krankheitsursache beobachtet worden sind, verliefen meist normal.

Da die Nebennierenrindensteroide offenbar die Plazenta passieren, ist die Frage einer teratogenen Wirkung der hohen Corticoidkonzentrationen im fetalen Blut von Interesse, da aus Tierversuchen bekannt ist, daß hohe Dosen von Corticoiden Gaumenspalten hervorrufen können. Bei 21 totgeborenen Feten sind aber bis heute keine körperlichen Mißbildungen beobachtet worden (43). Eine neonatale Nebenniereninsuffizienz ist eine mögliche Komplikation eines Cushing-Syndroms während der Schwangerschaft. Bisher ist unseres Wissens bis auf einen einzigen Fall (23) über diese Komplikation nicht berichtet worden.

Adrenogenitales Syndrom

Das adrenogenitale Syndrom (AGS) bei weiblichen Neugeborenen ist durch Enzymdefekte verschiedener Art bei der Steroidbiosynthese in den Nebennieren des Fetus bedingt. Die Enzymdefekte führen zu einer Beeinträchtigung der Cortisolsynthese und einer ACTH-stimulierten, verstärkten Androgensekretion, die eine Maskulinisierung des externen weiblichen Genitales verursacht. Das Ausmaß der Genitalveränderung ist abhängig davon, zu welchem Zeitpunkt der fetalen Entwicklung und in welcher Höhe der Androgenüberschuß wirksam wurde (34, 40). Die häufigsten Ursachen sind Defekte der 21-Hydroxylase und der 11-β-Hydroxylase. Diese Enzymdefekte werden autosomal-rezessiv vererbt (8). Die Angaben über die Häufigkeit sind nicht einheitlich. Für die Schweiz wurde eine Heterozygotenhäufigkeit von 1:35 bzw. 1:56 errechnet (40, 41).

Die Einführung einer hormonalen Substitutionstherapie (49, 54) hat es möglich gemacht, die gestörte Ovarialfunktion von AGS-Patientinnen wiederherzustellen und damit die Voraussetzung für Schwangerschaften zu geben. Es muß darauf hingewiesen werden, daß eine adäquate Therapie nur bei Patientinnen mit 21-Hydroxylase- bzw. 11-β-Hydroxylase-Mangel zum Erfolg führt, da bei diesen Frauen die Synthese der Sexualhormone grundsätzlich nicht gestört ist. Beim 3β-Hydroxysteroid-Dehydrogenase/^{5,4}-Isomerase-Mangel kommt es unter der Behandlung zu einem hypergonodotropen Hypogonadismus. Bei frühzeitigem Einsetzen der Behandlung im Kindesalter verläuft die Pubertätsentwicklung normal. Bei spät begonnener Behandlung und primärer Amenorrhoe ist mit dem Auftreten von Regelblutungen innerhalb weniger Wochen nach adäquater Corticoidzufuhr zu rechnen. Bei Behandlungsbeginn nach dem 35. Lebensjahr ist wegen des vorzeitigen Verlustes von funktionsfähigen Follikeln (kleine sklerozytische Ovarien) nicht mehr mit Fertilität zu rechnen.

In den letzten Jahren sind eine große Zahl von Schwangerschaften bei AGS-Patientinnen nach Langzeit- und Dauertherapie mit Corticoiden beobachtet worden (13, 42, 49). Nur in einem Fall wurde ein 11-β-Hydroxylase-Mangel erst nach einer Schwangerschaft diagnostiziert (51). Es handelte sich hierbei um eine seltene, meist leicht verlaufende Spätmanifestation des AGS im Erwachsenenalter, die gegenüber anderen mehr oder weniger virilisierenden Syndromen (z. B. polyzystische Ovarien, Hyperprolaktinämie) abgrenzbar sind (29).

Bei früh begonnener Therapie und normaler Entwicklung der Frau droht der Schwangerschaft offenbar keine besondere Gefahr. Bei im Erwachsenenalter begonnener Therapie ist die Abortrate stark erhöht (13), ebenfalls die Kaiserschnittrate wegen relativem Mißverhältnis oder infolge einer elektiven Indikationsstellung. Die durch Narben nach plastischer Chirurgie am äußeren Genitale bedingten Stenosen waren in einigen Fällen die Indikation für elektive Kaiserschnitte (13, 49).

Die Corticoiddosis braucht in der Regel während der Schwangerschaft nicht verändert zu werden. Belastungen wie Infektion, Geburt und operative Eingriffe erfordern eine Erhöhung der Dosis, gegebenenfalls die intravenöse und intramuskuläre Gabe des Corticoids.

Kinder behandelter Patientinnen mit kongenitaler Nebennierenhyperplasie sind zumindest heterozygote Merkmalsträger. Die Chance, ein homozygotes und daher erkranktes Kind zu bekommen, liegt im Hinblick auf die errechnete Heterozygotenhäufigkeit bei 1:100 bis 1:200. Bei einem heterozygoten Vater beträgt die Chance eines erkrankten Kindes 50%. Diese Daten erhellen die Bedeutung einer genetischen Beratung und die der Erfassung heterozygoter Merkmalsträger (34).

Es ist bisher noch nicht gelungen, die Diagnose eines kongenitalen AGS in der Frühschwangerschaft mittels Amniozentese zu stellen. In einem Fall eines 21-Hydroxylasedefektes wurden im Fruchtwasser während der 30., 35. und 38. Woche normale Pregnantriolwerte gefunden. Erst in der 40. Schwangerschaftswoche war die Pregnantriolkonzentration im Fruchtwasser erhöht (32). Die Ansicht, daß es nützlicher sei, Dehydroepiandrosteron, Testosteron und Androstendion im Fruchtwasser zu bestimmen (33), wird von anderen Untersuchern nicht geteilt (18).

Virilisierung durch Nebennierenrindentumoren

Bei Nebennierentumoren ist eine exzessive Androgenproduktion unabhängig von der ACTH-Stimulation. Die Differentialdiagnose gegenüber dem typischen AGS und virilisierenden Ovarialtumoren ist möglich. Das Zusammentreffen von Schwangerschaft und virilisierenden Nebennierenrindentumoren ist sehr selten (38). Da die meisten dieser Tumoren bösartig oder potentiell bösartig sind, müssen sie ohne Rücksicht auf die Schwangerschaft operativ entfernt werden.

Phäochromozytom

Das Zusammentreffen von Phäochromozytom und Schwangerschaft ist selten, aber dennoch von großer klinischer Bedeutung. Die Mortalitätsrate der Mutter ist hoch, weil die Diagnose oft nicht rechtzeitig gestellt wird.

Die klinische Relevanz ergibt sich aus der Tatsache, daß 0,4–2% aller Hypertonien durch ein Phäochromozytom bedingt sind (25, 50). In der Mehrzahl der Fälle (80%) sind Phäochromozytome in einer Nebenniere lokalisiert, unter Bevorzugung der rechten Nebenniere. Es können auch beide Nebennieren befallen sein (10%). Phäochromozytome kommen aber auch extraadrenal im Bauchraum und im Brustraum vor (25). Im Gegensatz zu intraadrenalen Phäochromozytomen sezernieren extraadrenale Tumoren bevorzugt Noradrenalin gegenüber Adrenalin. Das daraus resultierende unterschiedliche klinische Bild, das bei einer vorwiegenden Noradrenalinsekretion im wesentlichen nur die hypertonen Krisen und bei einer vorwiegenden Adrenalinsekretion zusätzliche Stoffwechselveränderungen wie Hyperglykämie, Glykosurie und Hyperlipolyse umfaßt, hilft bei der Lokalisierung des Tumors (36).

Hervortretendes objektives Kriterium eines Phäochromozytoms ist die Blutdruckerhöhung, die in Form von paroxysmalen Blutdruckkrisen oder als Dauerhypertonie in Erscheinung treten kann. Die Patienten klagen – besonders bei der paroxysmalen Form – vor allem über starke Kopfschmerzen, Schweißausbrüche, Tachykardie, Nervosität, Zittern, Brechreiz, Schwächegefühl und Brustschmerz, die als Folge der verstärkten Katecholaminfreisetzung durch den Tumor zu verstehen sind (52). Die Sicherung erfolgt durch den Nachweis einer verstärkten Ausscheidung von Katecholaminen und ihrer Stoffwechselendprodukte (Vanillinmandelsäure) im 24 Stunden-Urin. Die operative Entfernung des Tumors ist die Therapie der Wahl.

Häufig manifestiert sich ein Phäochromozytom zum ersten Mal während der Schwangerschaft. Die verstärkte Vaskularisierung des Tumors, seine mechanische Irritation durch den wachsenden Uterus, die Kindsbewegungen und vor allem die Wehentätigkeit führen offenbar zu einer verstärkten Sekretion von Katecholaminen (3, 46, 47). Häufig wurden Phäochromozytome erst post mortem diagnostiziert, nachdem die Patientin perinatal ohne Warnzeichen im akuten Schock verstorben war. Die Mortalitätsrate von etwa 50% für Mutter und Kind bei präpartal nicht diagnostiziertem Phäochromozytom erhellen die Notwendigkeit einer schnellen Diagnose, sobald erste klinische Hinweise auftreten (7, 47, 50). Bei allen Hypertonien in der Schwangerschaft sollte differentialdiagnostisch ein Phäochromozytom in Erwägung gezogen werden. Häufig ist es schwer, den chromaffinen Tumor als Ursache der Hypertonie gegenüber der schweren Präeklampsie abzugrenzen. Proteinurie und Ödembildung im Zusammenhang mit einer Hypertonie schließen ein Phäochromozytom nicht aus. Ebenso kann eine Hyperglykämie und Glukosurie durchaus mit einer Präeklampsie assoziiert sein. Ein erhöhter Hämatokrit ist ebenfalls bei beiden Erkrankungen nicht selten. Die Diagnose stützt sich letztlich auf den Nachweis einer erhöhten Ausscheidung von Katecholaminen im Urin (21). Provokations- und Blockierungstests (Coldpressure-Test; Histamin-, Tyramin-, Glucagontest; Phentolamintest) können die Diagnose wegen häufig „falsch-positiver" und „falsch-negativer" Resultate nicht sichern. Sie sind darüberhinaus während der Schwangerschaft gefährlich und sollten daher nicht angewandt werden (14, 22, 36).
Die Exstirpation des Tumors ist in der Regel nur in der Frühschwangerschaft durchführbar und auch dann mit großen Risiken für die Schwangere und die Frucht verbunden (31). Von einem konservativen Vorgehen mit dem Versuch einer vaginalen Spontanentbindung ist abzuraten, da die Geburt einen Anfall provozieren kann (31, 47, 50). Das sicherste Vorgehen ist die Schnittentbindung nach sorgfältiger Stabilisierung des Hypertonus mit Phenoxybenzamin, sobald das Kind lebensfähig ist. Ob die Entfernung des Tumors entweder sofort im Anschluß an den Kaiserschnitt oder zu einem günstigen späteren Zeitpunkt erfolgen soll, muß im Einzelfall entschieden werden (15, 31, 47). Wichtig ist die Prämedikation vor der Operation mit Alpharezeptorenblockern, um die starken Blutdruckfluktationen bei Einleitung der Anästhesie und bei Manipulationen im Bauchraum zu vermindern. Die Betreuung und Entbindung von Frauen mit Phäochromozytom bedarf einer engen Kooperation zwischen Geburtshelfer, Internist und Anästhesist.

Der Fetus ist durch eine direkte Katecholamineinwirkung nicht gefährdet, da die Katecholamine offenbar wegen des hohen Gehalts der Plazenta an Katechol-O-Methyl-Transferase zumindest nicht in großen Mengen von der Mutter auf den Feten übergehen können (5, 47). Die fetale Mortalität ist im wesentlichen Folge einer durch die Katecholamine hervorgerufenen Plazentainsuffizienz. Vorzeitige Plazentalösungen sind mehrfach während hypertoner Krisen beobachtet worden (1, 22, 47).

Erkrankungen der Ovarien

Endokrine Erkrankungen ovarieller Genese während der Schwangerschaft sind meist durch hormonproduzierende Tumoren bedingt, doch kann in seltenen Fällen auch eine Hyperplasie der Theka- oder Granulosazellen verantwortlich sein (3, 4). Frauen mit androgenproduzierenden Tumoren sind meist steril. Eine Schwangerschaft im Zusammenhang mit einem androgenproduzierenden Tumor ist daher nur möglich, wenn die Tumorentwicklung bzw. die Androgenproduktion erst nach eingetretener Schwangerschaft einsetzt (1, 5). Hormonproduzierende Ovarialtumoren in der Schwangerschaft sind sehr selten, in etwa 5–6% maligne. Die Wahrscheinlichkeit einer Malignität ist aber viel höher, wenn die Tumoren Virilisierung hervorrufen (1, 5). Da Ovarialtumoren insbesondere in der fortgeschrittenen Schwangerschaft schwer zu diagnostizieren sind, kommt dem Symptom der Virilisierung während der Schwangerschaft eine große Bedeutung zu und zwingt zur diagnostischen Abklärung. Differentialdiagnostisch kommen Nebennierenerkrankungen wie Morbus Cushing und Nebennierenrindenkarzinome in Betracht.
Nach einer neueren Zusammenstellung (5) fanden sich unter 44 virilisierenden Ovarialtumoren in der Schwangerschaft in 20% Arrhenoblastome, in 15% Krukenbergtumoren, in jeweils 11% Granulosa-, Thekazell- und Leydig-Zell-Tumoren, in 10% muzinöse Zystadenome und ein muzinöses Zystadenokarzinom, außerdem Adrenalresttumoren, Brenner-Tumoren, Dermoidzysten und Luteome. Seit 1963 sind bisher etwa 100 Luteome bei Schwangerschaft beschrieben worden, wovon 26 einen virilisierenden Effekt hatten (6). Es handelt sich um gutartige, offenbar HCG-abhängige Tumoren. Sie werden häufig zufällig bei Kaiserschnitten oder Tubenligaturen im Anschluß an eine Entbindung entdeckt. Die 26 als virilisierende

Luteome der Schwangerschaft beschriebenen Tumoren stellen in Ursprung und Funktion eine inhomogene Gruppe dar. Nur 13 der beschriebenen Luteome konnten als klinische, morphologische und funktionelle Einheit betrachtet und unter dem Begriff „Androlutom-Syndrom in der Schwangerschaft" zusammengefaßt werden (6). Folgende Charakteristika wurden als diesen Tumoren gemeinsam beschrieben: Virilisierung mit Beginn im 2. Trimenon, histologische Kriterien des Schwangerschaftsluteoms. Bei weiblichen Feten wird neben Klitorishypertrophie auch eine mehr oder weniger ausgeprägte Fusion der Labioskrotalfalten beobachtet. Das innere Genitale ist wie beim adrenogenitalen Syndrom nicht betroffen. Ausmaß der Virilisierungserscheinungen hängen von Höhe, Beginn und Dauer des Androgenüberschusses ab. Beim Androlutom-Syndrom ist beim weiblichen Feten lediglich mit einer Klitorishypertrophie zu rechnen, da die Androgenisierung erst im 2. Trimenon einsetzt. Virilisierende Ovarialtumoren müssen ohne Rücksicht auf die Schwangerschaft wegen der hohen Wahrscheinlichkeit der Malignität sofort operativ entfernt werden.

Feminisierende Ovarialtumoren (Granulosazelltumoren, Thekazelltumoren) sind ebenfalls, aber noch seltener, in der Schwangerschaft beobachtet worden. Die Feminisierung des männlichen Feten ist theoretisch denkbar, aber bisher nicht bewiesen worden, ebenso keine Mißbildungen der männlichen Genitalentwicklung, wie sie bei exogener Zufuhr von synthetischen Östrogenen (Diäthylstilböstrol) beobachtet worden sind (2).

Literatur

Diabetes und Schwangerschaft

1 Bellmann, O.: Der Einfluß der normalen Schwangerschaft auf den Kohlenhydratstoffwechsel. Gynäkologe 11 (1978) 56
2 Bellmann, O.: Zur Regulation des Kohlenhydratstoffwechsels beim Foeten und Neugeborenen – ein Konzept. Gynäkologe 11 (1978b) 88
3 Camerini-Davalos, R. A., H. S. Cole: Early Diabetes in Early Life. Academic Press, New York 1975
4 Daweke, H., K. A. Hüter, B. Sachsse, J. Gleiss, K. Jahnke, F. A. Gries, P. H. Werners, A. Irtel v. Brenndorf, H. Idel, K. Becker: Diabetes und Schwangerschaft. Dtsch. med. Wschr. 35 (1970) 1747
5 Felig, P.: Body fuel metabolism and diabetes mellitus in pregnancy. Med. Clin. N. Amer. 61 (1977) 43
6 Gabbe, S. G., E. J. Quilligan: Fetal carbohydrate metabolism: its clinical importance. Amer. J. Obstet. Gynec. 127 (1977) 92
7 Heisig, N.: Diabetes und Schwangerschaft. Thieme, Stuttgart 1975
8 Irsigler K., H. Regal, J. Brändle: Diabetes-Probleme in der Schwangerschaft. Urban & Schwarzenberg, München 1978
9 Karlsson, K., I. Kjellmer: The outcome of diabetic pregnancies in relation to the mother's blood sugar level. Amer. J. Obstet. Gynec. 112 (1972) 213
10 Lang, N., O. Bellmann, H.-J. Hinckers, H. Schlebusch: Diagnostik und klinische Bedeutung des Gestationsdiabetes. Gynäkologe 11 (1978) 78
11 Mintz, D. H., J. S. Skyler, R. A. Chez: Diabetes mellitus and pregnancy. Diabetes Care 1 (1978) 49
12 Molnar G. D., W. F. Taylor, A. Longworthy: On measuring the adequacy of diabetes regulation: comparison of continuously monitored blood glucose patterns with values at selected time points. Diabetologia 10 (1974) 139
13 Niesen, M.: Die Betreuung der Neugeborenen diabetischer Mütter. Gynäkologe 11 (1978) 92
14 Pedersen, J.: The Pregnant Diabetic and her Newborn, 2. Aufl. Munksgaard, Kopenhagen 1977
15 Pitkin, R. M.: Nutritional influences during pregnancy. Med. Clin. N. Amer. 61 (1977) 3
16 Plotz, E. J., N. Lang, M. Hansmann, H. J. Hinckers, G. Garstka, M. Niesen, O. Bellmann: Diabetes mellitus und Schwangerschaft. Gynäkologe 11 (1978) 67
17 Roversi, G. D., V. Canussio, M. Gargiulo, G. B. Candiani: The intensive care of perinatal risk in pregnant diabetes (136 cases): A new therapeutic scheme for the best control of maternal disease. J. Perinat. Med. 1 (1973) 114
18 Sauer, H., C. Bigalke: Genetische Aspekte des Diabetes mellitus. Gynäkologe 11 (1978) 103
19 Sutherland, H. W., J. M. Stowers: Carbohydrate metabolism in pregnancy and the newborn. Churchill-Livingstone, London, Edinburgh 1975
20 White, P.: Diabetes mellitus in pregnancy. Clin. Perinat. 1 (1974) 331
21 Yen, S. S. C.: Metabolic homeostasis during pregnancy. In: Reproductive endocrinology – physiology, pathophysiology and clinical managment, hrsg. von S. S. C. Yen, R. Jaffe. Saunders, Philadelphia 1978 (S. 537)

Erkrankungen der Schilddrüse

1 Akande, E. O., T. R. D. Hockaday: Plasma luteinizing hormone levels in women with thyrotoxicosis. J. Endocr. 53 (1972) 173
2 Barden, T. P., R. W. Stander: Myometral and cardiovascular effects of an adrenergic blockade drug in human pregnancy. Amer. J. Obstet. Gynec. 101 (1968) 91
3 Bürgi, H., A. Labhardt: Die Schilddrüse. In: Klinik der inneren Sekretion, hrsg. von A. Labhardt. Springer, Berlin 1978 (S. 135)
4 Burrow, G. N.: Neonatal goiter after maternal prophylthiouracil therapy. J. Clin. Endocr. 25 (1965) 403
5 Burrow, G. N.: Thyroid diseases. In: Medical Complications during Pregnancy, hrsg. von G. N. Burrow, T. F. Ferris. Saunders, Philadelphia 1975 (S. 196)
6 Burrow, G. N.: Hyperthyroidism in pregnancy. New Engl. J. Med. 298 (1978) 150
7 Burrow, G. N.: The thyroid gland and reproduction. In: Reproductive Endocrinology, hrsg. von S. S. C. Yen, R. B. Jaffe. Saunders, Philadelphia 1978 (S. 373)
8 Burwell, C. S.: Circulatory adjustments to pregnancy. Bull. Johns Hopk. Hosp. 95 (1954) 115
9 Chopra, I. J., J. Sack, D. A. Fisher: Reverse T3 in the fetus and newborn. In: Perinatal Thyroid Physiology and Disease, hrsg. von D. A. Fisher, N. G. Burrow. Raven Press, New York 1975 (S. 33)
10 Dowling, J. T., W. G. Appleton, J. T. Nicoloff: Thyroxin turnover during human pregnancy. J. Clin. Endocr. 27 (1967) 1749
11 Dowling, J. T., N. Freinkel, S. H. Ingbar: The effect of estrogens upon the peripheral metabolism of thyroxin. J. Clin. Invest. 39 (1960) 1119
12 Dussault, J., V. V. Row, G. Lickrich, R. Volpe: Studies of serum triiodothyroRnine concentration in maternal and cord blood: Transfer of T3 across the human placenta. J. Clin. Endocr. 29 (1969) 595
13 Dussault, J. H., P. Coulombe, C. Letarte, J. Guyda, K. Khoury: Preliminary report on a mass screening program for neonatal hypothyroidism. J. Pediat. 86 (1975) 670

14 Fierro-Benitez, R., I. Ramirez, J. Suarez: Effect of iodine correction early in fetal life on intelligence quotient. A preliminary report. In: Human Development and the Thyroid Gland, hrsg. von J. B. Stanbury, R. L. Kroc. Plenum Press, New York 1972 (S. 239)
15 Fisher, D. A.: Neonatal detection of hypothyroidism. J. Pediat. 86 (1975) 822
16 Fisher, D. A.: Thyroid function in the fetus. In: Perinatal Thyroid Physiology and Disease, hrsg. von D. A. Fisher, G. N. Burrow. Raven Press, New York 1975 (S. 20)
17 Fisher, D. A., J. H. Dussault, Development of the mammalian thyroid gland. In: Handbook of Physiology, Section 7 Endocrinology, Bd. III. Thyroid. American Physiological Society, 1974 (S. 21–38)
18 Fisher, D. A., T. H. Oddie: Neonatal thyroidal hyperactivity – response to cooling. Amer. J. Dis. Child. 107 (1964) 574
19 Fisher, D. A., W. D. Odell: Acute release of thyrotropin in the newborn. J. Clin. Invest. 48 (1969) 1670
20 Fisher, D. A., J. H. Dussault, J. Sack, I. J. Chopra: Ontogenesis of hypothalamic-pituitary-thyroid function and metabolism in man, sheep, and rat. Rec. Progr. Hormone Res. 33 (1977) 59
21 Gelina, M. P., M. L. Arnet, A. Einhorn: Iodides in pregnancy. New Engl. J. Med. 267 (1962) 1124
22 Gladstone, G. R., A. Hordof, W. M. Gersony: Propranolol administration during pregnancy: effects on the fetus. J. Pediat. 86 (1975) 962
23 Grossman, W., N. I. Roting, L. W. Johnson, H. Brooks, H. A. Selenkow, L. Dexter: Effects of beta-blockade on the peripheral manifestations of thyrotoxicosis. Ann. intern. Med. 74 (1971) 875
24 Hamburger, J. I.: Management of the pregnant hyperthyroid. Obstet. and Gynec. 40 (1972) 114
25 Helman, H., H. L. Bradlow: Recent advances in human steroid metabolism. Advanc. clin. chem. 13 (1970) 1
26 Heni, F.: Schilddrüse. In: Klinik der Frauenheilkunde und Geburtshilfe, hrsg. von H. Schwalm, G. Döderlein. Urban & Schwarzenberg, München 1967 (S. 102)
27 Hollingworth, D. R., C. C. Mabry: Congenital graves' diseases. In: Perinatal Thyroid Physiology and Disease, hrsg. von D. A. Fisher, N. G. Burrow. Raven Press, New York 1975 (S 163)
28 Herbst, A. L., H. A. Selenkow: Combined antithyroid therapy of hyperthyroidism in pregnancy. Obstet. and Gynec. 21 (1963) 543
29 Hesch, R. D.: Hypothyreose-Neugeborenen-Screening. Endokrinologie Informationen 3 (1979) 65
30 Ingbar, S. H., K. A. Woeber: The thyroid gland. In: Textbook of Endocrinology, hrsg. von R. A. Williams. Saunders, Philadelphia 1974 (S. 95)
31 Kenimer, J. G., J. M. Hershman, H. P. Higgins: The thyrotropin in hydatiform moles is human chorionic gonadotropin. J. clin. Endocr. 40 (1975) 482
32 Klein, E., J. Kracht, H. L. Krüskemper, D. Reinwein, P. C. Scriba: Klassifikation der Schilddrüsenkrankheiten. Dtsch. med. Wschr. 98 (1973) 2249
33 König, M. P. B.: Die kongenitale Hypothyreose und der endemische Kretinismus. Springer, Berlin 1969
34 Komins, J. S., P. J. Snyder, R. H. Schwarz: Hyperthyroidism in pregnancy. Obstet. Gynec. Surv. 30 (1975) 527
35 Langer, A., C. T. Hung, J. A. AcA'nulty, J. T. Harrigan, E. Washington: Adrenergic blockade, a new therapeutic approach to hyperthyroidism during pregnancy. Obstet. and Gynec. 44 (1974) 181
36 Leyendecker, G., W. Nocke, M. Schmidt-Gollwitzer, W. Entzian, E. Del Pozo: Klinik der hyperprolaktinämischen Amenorrhoe. Gynäkologe 10 (1977) 93
37 Malskasian, C. D., W. E. Mayberry: Serum total and free thyroxine and thyrotropin in normal and pregnant woman, neonates and women receiving progestogens. Amer. J. Obstet. Gynec. 108 (1970) 1234
38 Man, E. B.: Maternal hypothyroxinemia: development of 4- and 7-year-old offspring. In: Perinatal Thyroid Physiology and Disease, hrsg. von D. A. Fisher, G. N. Burrow. Raven Press, New York 1975 (S. 117
39 Man, E. B., W. S. Jones, R. W. Holden, E. D. Mellits: Thyroid function in human pregnancy. Amer. J. Obstet. Gynec. 111 (1971) 905
40 McKenzie, J. M., M. Zakarija: LATS in Graves' disease. Rec. Progr. Hormone Res. 33 (1977) 29
41 Martius, G.: Die Struma congenita. Arch. Gynäk. 182 (1953) 587
42 Meng, W.: Schilddrüse. In: Erkrankungen während der Schwangerschaft, hrsg. von H. Kyank, M. Gülzow. VEB Thieme, Leipzig 1979 (S. 29)
43 Mestman, J. H., P. R. Manning, J. Hodgman: Hyperthyroidism in pregnancy. Arch. intern. Med. 134 (1974) 434
44 Mujtaba, Q., G. N. Burrow: Treatment of hyperthyroidism in pregnancy with prophylthiouracil and methimazole. Obstet. and Gynec. 46 (1975) 282
45 Nathaniolsz, P. W.: Fetal Endocrinology, an Experimental Approach. North Holland Publishing, Co., Amsterdam 1976
46 Niswander, K. R., M. Gordon, H. W. Berendes: The Woman and their Pregnancies. Saunders, Philadelphia 1972
47 Olivo, J., A. L. Southren, G. G. Gordon, S. Tochimoto: Studies of the protein binding of testosterone in plasma in disorders of thyroid function; effect of therapy. J. clin. Endocr. 31 (1970) 539
48 Osathanoud, R., D. Tulchinsky, I. J. Chopra: Total and free thyroxine and triiodothyronine in normal and complicated pregnancy. J. clin. Endocr. 42 (1976) 98
49 Pharoah, P. O. D., I. H. Buttfield, B. S. Hetzel: Neurological damage to the fetus resulting from severe iodine deficiency during pregnancy. Lancet 1971/I, 308
50 Pharoah, P. O. D., S. M. Ellis, R. P. Ekins, E. S. Williams: Maternal thyroid function, iodine deficiency and fetal development. Clin. Endocr. 5 (1976) 159
51 Prout, T. E.: Thyroid disease in pregnancy. Amer. J. Obstet. Gynec. 122 (1975) 669
52 Ross, G. T., D. A. Scholz, E. H. Lamberg, J. E. Geraci: Severe uterine bleeding and degenerative skeletal-muscle changes in unrecognized myxedema. J. clin. Endocr. 18 (1958) 492
53 Ruder, H., P. Corvol, J. A. Mahoudeau, G. T. Ross, M. B. Lipsett: Effects of induced hyperthyroidism on steroid metabolism in man. J. clin. Endocr. 33 (1971) 382
54 Schmidt, K. J., H. Lindner, A. Bungartz, V. C. Hofer, K. Diehl: Mechanische und funktionelle Komplikationen bei der endemischen Struma. Münch. med. Wschr. 118 (1976) 7
55 Selenkow, H. A., M. D. Birnbaum, C. S. Holländer: Thyroid function and dysfunction during pregnancy. Clin. Obstet. Gynec. 16 (1973) 66
56 Senior, B., H. L. Chernoff: Iodide goiter in the newborn. Pediatrics 47 (1971) 510
57 Shanks, R. G., D. R. Hadding, D. C. Lowe, D. G. McDewitt: Controlled trial of propranolol in thyrotoxicosis. Lancet 1969/I, 993
58 Shepard, T. H.: Onset of the function in the human fetal thyroid: biochemical and radioautographic studies from organ culture. J. clin. Endocr. 27 (1967) 945
59 Stanbury, J. B.: Cretinism and the fetal-maternal relationship. In: Human Development and the Thyroid Gland: Relation to Endemic Cretinism, hrsg. von J. B. Stanbury, R. L. Kroc. Plenum Press, New York 1972
60 Tulchinsky, D., I. J. Chopra: Competition ligand binding assay for measurement of sex hormone binding globulin (SHGB). J. clin. Endocr. 37 (1973) 873
61 Tunstall, M. E.: The effect of propranolol on the onset of breathing at birth. Brit. J. Anaesth. 41 (1969) 792
62 Van Middlesworth, L.: Audiogenic seizures in rats after severe prenatal and perinatal iodine depletion. Endocrinology 100 (1977) 242

63 Verhoeven, R. P., T. J. Visser, R. Docter, G. Hennemann, M. A. D. H. Schalekamp: Plasma thyroxine, 3,3',5-triiodothyronine and 3,3',5-triiodothyronine during β-adrenergic blockade in hyperthyroidism. J. clin. Endocr. 44 (1977) 1002
64 Vinik, A. L., B. L. Pimstone, R. Hoffenberg: Sympathetic nervous system blocking in hyperthyroidism. J. clin. Endocr. 28 (1968) 725

Erkrankungen der Nebenschilddrüse

1 Aceto, P., R. E. Batt, E. Bruck, R. B. Schultz, R. Y. Perez: Intrauterine hyperparathyroidism: a complication of untreated maternal hypoparathyroidism. J. clin. Endocr. 26 (1966) 487
2 Bolen, J. W.: Hypoparathyroidism in pregnancy. Amer. J. Obstet. Gynec. 117 (1973) 178
3 Cushard, W. G., M. A. Creditor, J. A. Canterbury, E. Reiss: Physiologic hyperparathyroidism in pregnancy. J. clin. Endocr. 34 (1972) 767
4 Dobbelstein, H., H. Pichlmaier, H. J. Karl: Primärer Hyperparathyreoidismus in der Schwangerschaft. Internist 11 (1970) 139
5 Ertel, N. H., J. S. Reiss, G. Spergel: Hypomagnesemia in neonatal tetany associated with maternal hyperparathyroidism. New Engl. J. Med. 280 (1969) 260
6 Fischer, J. A., U. Binswanger: Parathyroidea. In: Klinik der Inneren Sekretion, hrsg. von A. Labhardt. Springer, Berlin 1978
7 Friderichsen, F.: Hypokalzämie bei einem Brustkind und Hyperkalzämie bei der Mutter. Mschr. Kinderheilk. 75 (1938) 146
8 Gerloczny, F., K. Farkas: Hyperparathyroidism in newborn of mother with chronic hypoparathyroidism. Acta med. Acad. Sci. hung. 4 (1953) 73
9 Graham, W. P., G. S. Gordon, H. F. Loken, A. Blum, A. Halden: Effect of pregnancy and of the menstrual cycle on hypoparathyroidism. J. clin. Endocr. 24 (1964) 512
10 Hartenstein, H., L. I. Gardner: Tetany of the newborn associated with maternal parathyroid adenoma. New Engl. J. Med. 274 (1966) 266
11 Jeppson, K.: Untersuchung über die Bedeutung der Alkaliphophate für die Spasmophilie. Z. Kinderheilk. 28 (1921) 71
12 Mizraki, A., A. P. Gold: Neonatal tetany secondary to maternal hyperparathyroidism. J. Amer. med. Ass. 190 (1964) 163
13 Monteleone, J. A., J. B. Lee, A. H. Tashjian, H. E. Cantor: Transient neonatal hypocalcemia, hypomagnesemia and high serum parathyroid hormone with maternal hyperparathyroidism. Ann. intern. Med. 82 (1975) 670
14 O'Leary, J. A., L. M. Klainer, R. S. Neuwirth: The management of hypoparathyroidism in pregnancy. Amer. J. Obstet. Gynec. 94 (1966) 1103
15 Pitkin, R. M.: Calcium metabolism in pregnancy: a review. Amer. J. Obstet. Gynec. 121 (1975) 724
16 Pitkin, R. M., W. A. Reynolds, G. A. Williams, M. S. Hargis: Calcium metabolism in normal pregnancy. A longitudinal study. Amer. J. Obstet. Gynec. 133 (1979) 781
17 Reitz, R. E., A. T. Daane, J. R. Woods, R. L. Weinstein: Calcium, magnesium, phosphorus and parathyroid hormone interrelationships in pregnancy and newborn infants. Obstet. and Gynec. 50 (1977) 701
18 Roth, F.: Die Hyperkalzämie im letzten Drittel der Gravidität. Arch. Gynäk. 194 (1961) 493
19 Rubin, A., L. Chaykin, G. L. Ludwig: Maternal hyperparathyroidism and pregnancy. J. Amer. med. Ass. 206 (1968) 128
20 Schartzer, K.: Über die Blutkalkregulation beim Neugeborenen. Klin. Wschr. 19 (1940) 107
21 Schenker, J. G., B. Kallner: Fatal postpartum hyperparathyroid crisis due to primary chief cell hyperplasia of parathyroids. Obstet and Gynec. 25 (1965) 705
22 Whalley, P. J.: Hyperparathyroidism and pregnancy. Amer. J. Obstet. Gynec. 86 (1962) 517

Erkrankungen der Hypophyse

1 Abelove, W. A., J. J. Rupp, K. E. Paschkis: Acromegaly and pregnancy. J. clin. Endocr. 14 (1954) 32
2 Ances, I. G., S. H. Pomerantz: Serum concentrations of β-melanocyte-stimulating hormone in human pregnancy. Amer. J. Obstet. Gynec. 119 (1974) 1062
3 Aono, T., T. Shioji, M. Kohno, G. Ueda, K. Kurachi: Pregnancy following 2-bromo-alpha-ergocryptine (CB 154) in an acromegalic patient with galactorrhea and amenorrhea. Fertil. and Steril. 27 (1976) 341
4 Bachelot, J., A. R. Wolfsen, W. D. Odell: Pituitary and plasma lipotropins: demonstration of the artefactual nature of: MSH. J. clin. Endocr. 44 (1977) 939
5 Chard, T.: Oxytocin. In: Clinical Neuroendocrinology, hrsg. von L. Martini, G. M. Besser. Academic Press, London 1977 (S. 569)
6 Corbey, R. S., J. R. M. Cruysby, R. Rolland: Visual abnormalities in a pregnancy following bromocriptin medication. Obstet. and Gynec. 50 (1977) 695
7 De La Lastra, M., C. Llados: Luteinizing hormone content of the pituitary gland in pregnant and nonpregnant women. J. clin. Endocr. 44 (1977) 921
8 Di Zerage, G., O. A. Kletzky, D. R. Mishell: Diagnosis of Sheehan's syndrome using a sequential pituitary stimulation test. Amer. J. Obstet. Gynec. 132 (1978) 348
9 Edwards, C. R. W.: Vasopressin. In: Clinical Neuroendocrinology, hrsg. von L. Martini, G. M. Besser. Academic Press, London 1977 (S. 527)
10 Erdheim, J., E. Stumme: Über die Schwangerschaftsveränderungen der Hypophyse. Beitr. path. Anat. 46 (1909) 1
11 Finkler, R. S.: Acromegaly and pregnancy, case report. J. clin. Endocr. 14 (1954) 1245
12 Friesen, H., P. Hwang: Human prolactin. An. Rev. Med. 24 (1970) 251
13 Fritsch, W., G. Knappe: Diabetes insipidus und Schwangerschaft. Zbl. Gynäk. 90 (1968) 302
14 Ganong, W. F., D. M. Hume: The effect of graded hypophysectomy on thyroid, gonadal and adrenocortical function in the dog. Endocrinology 59 (1956) 293
15 Genazzani, A. R., F. Fraioli, J. Hurlimann, P. Fioretti, J. P. Felber: Immunoreactive ACTH and Cortisol plasma levels during pregnancy, detection and partial purification of corticotrophin like placental hormone: the human chorionic corticitrophin (HCC). Clin. Endocr. 4 (1975) 1
16 Goluboff, L. G., C. Ezrin: Effect of pregnancy on the somatotrope and the prolactin cell of the human adenohypophysis. J. clin. Endocr. 29 (1969) 1533
17 Husami, N., R. Jewelewicz, R. Vande Wiele: Pregnancy in patients with pituitary tumors. Fertil. and Steril. 28 (1977) 920
18 Husslein, H., H. Stöger: Klinik und Therapie des Sheehan-Syndroms. Wien. klin. Wschr. 86 (1973) 489
19 Irmscher, K., K. Sennejunker, W. Wiegelmann, H. G. Solbach: Behandlung des Diabetes insipidus mit 1-Desamino-8-D-Arginin-Vasopressin. Dtsch. med. Wschr. 99 (1974) 2431
20 Jackson, J., W. G. Whyte, M. M. Garry: Pituitary function following uncomplicated pregnancy in Sheehan's syndrome. J. clin. Endocr. 29 (1969) 315
21 Jorgensen, P. I., V. Sell, O. Buus, M. Dankjaer: Detailed hormonal studies during and after pregnancy in a previously hypophysectomized patient. Acta endocr. (Kbh.) 73 (1973) 117
22 Kenimer, J. G., J. M. Hershman, H. P. Higgins: The thyrotropin in hydatiform mole is human chorionic gonadotropin. J. clin. Endocr. 40 (1975) 482
23 Kley, H. K., W. Wiegelmann, H. G. Solbach, H. L. Krüs-

kemper: Kombinierter Stimulationstest zur Simultananalyse der Adenohypophyse. Dtsch. med. Wschr. 99 (1974) 2014
24 Kratz, F., V. Graef: Über einen Fall einer Gravidität bei isoliertem Ausfall von ACTH. Klin. Wschr. 51 (1973) 1062
25 Labhardt, A.: Die Adenohypophyse. In: Klinik der inneren Sekretion, hrsg. von A. Labhardt, Springer, Berlin 1978 (S. 71)
26 Landolt, A. M., V. Rothenbichler, G. S. Kistler: Morphology of chromophobe adenom. In: Treatment of Pituitary Adenomas, hrsg. von R. Fahlbusch, K. von Werder. Thieme, Stuttgart 1978
27 Laron, Z.: Lack of placental transfer of human growth hormone. Acta endocr. (Kbh.) 53 (1967) 687
28 Legros, J. J.: The neurohypophyseal peptides: biosynthesis, biological role and prospects of use in neuropsychiatric therapy. Triangel 18 (1979) 17
29 Leiba, S., B. Landau, A. Ber: Target gland insufficiencies and pituitary tumors. Acta endocr. (Kbh.) 60 (1969) 112
30 Leyendecker, G., T. Struve, E. J. Plotz: Induction of ovulation with chronic intermittent administration of LH-RH in women with hypothalamic and hyperprolactinemic amenorrhoe. Arch. Gynec. 229 (1980) 177
31 Leyendecker, G., W. Nocke, M. Schmidt-Gollwitzer, W. Entzian, E. Del Pozo: Klinik der hyperprolaktinämischen Amenorrhoe. Gynäkologe 10 (1977) 93
32 Magyar, D. M., J. R. Marshall: Pituitary tumors and pregnancy. Amer. J. Obstet. Gynec. 132 (1978) 739
33 Malskasian, C. D., W. E. Mayberry: Serum total and free thyroxine and thyrotropin in normal and pregnant women, neonates and women receiving progestogens. Amer. J. Obstet. Gynec. 108 (1970) 1234
34 Martin, J. E., P. C. Mac Donald, N. M. Kaplan: Successful pregnancy in a patient with Sheehan's syndrome. New Engl. J. Med. 282 (1970) 425
35 Miyake, A., O. Tanizawa, T. Aono, K. Kurachi: Pituitary responses in LH secretion to LH-RH during pregnancy. Obstet and Gynec 49 (1977) 549
36 Moghissi, K. S.: Diskussionsbemerkung. Amer. J. Obstet. Gynec. 132 (1978) 749
37 Mornex, G., J. Orgiazzi, B. Hugues, J. C. Gagnaire, B. Claustrat: Normal pregnancies after treatment of hyperprolactinemia with bromoergocryptine, despite suspected pituitary tumors. J. clin. Endocr. 47 (1978) 290
38 Nichols, M. L., R. D. Brown, G. E. Granville, G. R. Cunningham, K. Tanaka, D. M. Orth: Isolated deficiency of adrenocorticotropin (ACTH) and lipotropins (LPHs). J. clin. Endocr. 47 (1978) 84
39 Orth, D. N., R. Guillemin, N. Ling, W. E. Nicholson: Immunoreactive endorphin, lipotropins and corticotrophins in a human nonpituitary tumor: evidence for a common precursor. J. clin. Endocr. 46 (1978) 849
40 Phelan, J. P., A. T. Guay, C. Newman: Diabetes insipidus in pregnancy: A case review. Amer. J. Obstet. Gynec. 130 (1978) 365
41 Phifer, R. F., D. N. Orth, S. S. Spicer: Specific demonstration of the human hypophyseal adreno-cortico-melanotropic (ACTH/MSH) cell. J. clin. Endocr. 39 (1974) 684
42 Plotz, E. J., M. E. Davis: Endocrine disease and pregnancy. In: Obstetrics, hrsg. von J. Greenhill. Saunders, Philadelphia 1960
43 Rees, H. L.: Human adrenocorticotropin and lipotropin (MSH) in health and disease. In: Clinical Neuroendocrinology, hrsg. von L. Martini, G. M. Besser. Academic Press, London 1978 (S. 401)
44 Refetoff, S., M. B. Block, E. N. Ehrlich, H. G. Friesen: Chiari-Frommel-Syndrome in a patient with primary adrenocortical insufficiency. New Engl. J. Med. 287 (1972) 1326
45 Reyes, F. J., J. S. D. Winter, C. Faiman: Pituitary gonadotropin function during human pregnancy: Serum FSH and LH levels before and after LH-RH administration. J. clin. Endocr. 42 (1976) 590
46 Rjosk, H. K. K. von Werder, R. Fahlbusch: Hyperprolaktinämische Amenorrhoe. Geburtsh. u. Frauenheilk. 36 (1976) 575
47 Robinson, A. G.: Neurophysins. In: Neuroendocrinology, hrsg. von L. Martini, G. M. Besser. Academic Press, London 1977 (S. 585)
48 Romeis, B.: In: Handbuch der mikroskopischen Anatomie des Menschen. Bd. VI/3. Springer, Berlin (S. 79)
49 Satterfield, R. G., H. O. Williamson: Isolated ACTH deficiency and pregnancy. Obstet. and Gynec. 48 (1976) 693
50 Scriba, P. C., K. von Werder: Diabetes insipidus. In: Klinische Pathophysiologie, 3. Aufl., hrsg. von W. Siegenthaler. Thieme, Stuttgart 1973 (S. 284); 4. Aufl. 1979
51 Sheehan, H. L.: Post-partum necrosis of the anterior pituitary. J. Path. Bact. 45 (1937) 189
52 Soria, J., A. Zarate, E. S. Canales, F. Arcovedo, J. A. Gonzales: Serum FSH and synthetic LH-RH response in pregnant women at term and in the newborn. Obstet. and Gynec. 47 (1976) 80
53 Varga, C., R. Werner: Schwangerschaftsbedingte Progredienz eines Hypophysentumors. Geburtsh. u. Frauenheilk. 33 (1973) 288
54 von Werder, K., R. Fahlbusch, H. K. Rjosk: Hyperprolaktinämie – Pathophysiologie, klinische Bedeutung, Therapie. Internist 18 (1977) 520
55 Winters, A. J., C. Colston, P. C. MacDonald, J. C. Porter: Fetal plasma prolactin levels. J. clin. Endocr. 41 (1975) 626

Erkrankungen der Nebennieren

1 Batta, J. A., N. G. 0. Tschilinquirian, J. Passmore: Pheochromocytom in pregnancy: a case report and review of the pathophysiology. Amer. J. Obstet. Gynec. 118 (1974) 577
2 Baxter, J. D., P. H. Forsham: Tissue effects of glucocorticoids. Amer. J. Med. 53 (1972) 573
3 Brenner, W. E., S. S. C. Yen, J. R. Dingfelder, A. H. Anton: Pheochromocytoma: serial studies during pregnancy. Amer. J. Obstet. Gynec. 113 (1972) 779
4 Brent, F.: Addison's disease and pregnancy. Amer. J. Surg. 79 (1950) 645
5 Breuer, H.: The metabolism of the natural estrogens. Vitam. u. Horm. 20 (1962) 285
6 Burrow, N. G., T. F. Ferris: Medical Complications During Pregnancy. Saunders, Philadelphia 1975
7 Buzanowski, Z. Z., E. O. Jorgensen, A. Rahani: Pheochromocytoma in obstetric practice. Obstet. and Gynec. 39 (1972) 120
8 Childs, B., M. M. Grumbach, J. J. van Wyk: Virilizing adrenal hyperplasia; a genetic and hormonal study. J. clin. Invest. 35 (1956) 213
9 Christy, N. P., J. W. Jailer: Failure to demonstrate hydrocortisone and aldosterone during pregnancy in Addison's disease. J. Clin. Endocr. 19 (1959) 263
10 Colodney, L., R. P. Eaton, F. Black, W. Cohn: Exacerbation of Cushing's syndrome during pregnancy: report of a case. J. clin. Endocr. 36 (1973) 81
11 Davis, M. E., E. J. Plotz: Endocrine changes in normal pregnancy. In: Obstetrics, 12. Aufl., hrsg. von J. P. Greenhill. Saunders, Philadelphia 1960
12 Doe, R. P., P. Dickinson, H. H. Zinneman, U. S. Seal: Elevated nonprotein-bound cortisol (NPC) in pregnancy, during estrogen administration and in carcinoma of the prostate. J. clin. Endocr. 29 (1969) 757
13 Eyton-Jones, J.: The adrenogenital syndrome and pregnancy. J. Obstet. Gynaec. Brit. Cwlth 75 (1968) 1063
14 Fox, L. P., J. Grandi, A. H. Johnson, W. G. Watsons, M. J. Johnson: Pheochromocytoma associated with pregnancy. Amer. J. Obstet. Gynec. 104 (1969) 288
15 Griffith, M. J., J. H. Felts, F. M. James, R. T. Meyers, G. M. Shealy, L. F. Woodruff: Successful conctrol of

pheochromocytoma in pregnancy. J. Amer. med. Ass. 229 (1974) 437
16 Grimes, E. M., J. A. Fayez, G. L. Miller: Cushing's syndrome and pregnancy. Obstet. and Gynec. 42 (1973) 550
17 Holzmann, K.: Genetische und endokrin bedingte Störungen bei weiblichen Neugeborenen und Jugendlichen. Gynäkologe 6 (1973) 14
18 Holzmann, K., G. Wittenbecher, H. Mickan: Pregnantriol im Fruchtwasser (zur antenatalen Diagnose des kongenitalen AGS). Geburtsh. u. Frauenheilk. 34 (1974) 364
19 Hunt, A. B., W. M. McConahey: Pregnancy associated with diseases of the adrenal glands. Amer. J. Obstet. Gynec. 66 (1953) 970
20 Innacone, A., J. L. Gabrilove, A. R. Sohval: The ovaries in Cushing syndrome. New Engl. J. Med. 261 (1959) 775
21 Jaffe, R. B., T. S. Harrison, J. C. Cerny: Localisation of metastatic pheochromocytoma in pregnancy by caval catheterization. Amer. J. Obstet. Gynec. 104 (1969) 939
22 Klein, H.: Phäochromzytom und Schwangerschaft. Münch. med. Wschr. 111 (1969) 977
23 Kreines, K., W. D. DeVaux: Neonatal adrenal insufficiency associated with maternal Cushing's syndrome. Pediatrics 47 (1971) 516
24 Labhart, A.: Die Nebennierenrinde. In: Klinik der Inneren Sekretin, hrsg. von A. Labhart. Springer, Berlin 1978
25 Labhart, A.: Das Phäochromzytom. In: Klinik der Inneren Sekretion, hrsg. von A. Labhart. Springer, Berlin 1978 (S. 432)
26 Lee, R., A. Rapoport: Cushing's syndrome with amelioration during pregnancy. J. Amer. med. Ass. 221 (1972) 392
27 Liddle, G. W.: Test of pituitary adrenal suppressibility in the diagnosis of Cushing's syndrome. J. clin. Endocr. 20 (1960) 1539
28 Liddle, G. W., K. L. Melmon: The adrenals. In: Textbook of Endorcrinology, hrsg. von R. H. Williams. Saunders, Philadelphia 1974
29 Leyendecker, G.: Diagnostik ovarieller Funktionsstörungen. In: Fortschritt und Fortbildung in der Medizin; II. Interdiszplinares Forum der Bundesärztekammer. Deutscher Ärzteverlag, Köln 1978 (S. 299)
30 Leyendecker, G., H. Kaulhausen, S. Mund-Hoym, K. Schander, W. Nocke: Der Einfluß von Betamethason auf die mütterlichen Serumkonzentrationen von Progesteron, 17-Hydroxyprogesteron, Androstendion, Östradiol-17β, Östriol sowie Cortisol im letzten Schwangerschaftsdrittel. Arch. Gynäk. 224 (1977) 212
31 Mastboom, J. L.: Die Behandlung des Phäochromozytoms während der Schwangerschaft. Geburtsh. u. Frauenheilk. 26 (1966) 568
32 Merkatz, I. R., M. I. New, R. E. Peterson, M. B. Seaman: Prenatal diagnosis of adrenogenital syndrome by amniocentesis. J. Pediat. 75 (1969) 977
33 New, M. I.: Antenatal diagnosis of the adrenogenital syndrome. Lancet 1970/I, 83
34 Nocke, W., G. Leyendecker: Congenitale adrenale und gonadale Steroid-Enzym-Defekte und Intersexualität. Gynäkologe 9 (1976) 47
35 Osler, M.: Addison's disease and pregnancy. Acta endocr. (Kbh.) 41 (1962) 67
36 Packman, R. C., L. W. O'Neal, S. Wessler, L. V. Avioli: Pheochromocytoma. J. Amer. med. Ass. 212 (1970) 780
37 Plotz, E. J.: Nebenniereninsuffizienz und Schwangerschaft. Klin. Wschr. 31 (1953) 831
38 Plotz, E. J.: Der akute Nebennierenausfall in der Schwangerschaft. Acta endocr. (Kbh.) 14 (1953) 61
39 Plotz, E. J., M. E. Davis: Endocrine diseases and pregnancy. In: Obstetrics, hrsg. von J. P. Greenhill. Saunders, Philadelphia 1960
40 Prader, A., M. Zachmann: Das adrenogenitale Syndrom. In: Klinik der inneren Sekretion, hrsg. von A. Labhart. Springer, Berlin 1978
41 Prader, A., G. J. P. A. Anders, H. Habich: Zur Genetik des kongenitalen adrenogenitalen Syndroms (virilisierende Nebennierenhyperplasie). Helv. paediat. Acta 17 (1962) 271
42 Price, H. V., B. A. Cone, M. Keogh: Length of gestation in congenital adrenal hyperplasia. J. Obstet. Gynaec. Brit. Cwlth 78 (1971) 430
43 Reschini, E., G. Giustina, P. G. Crosignani, A. D'Alberton: Spontaneous remission of Cushing syndrome after termination of pregnancy. Obstet. and Gynec. 51 (1978) 599
44 Riddick, D. H., C. B. Hammond: Long-term steroid therapy in patients with adrenogenital syndrome. Obstet. and Gynec. 45 (1975) 15
45 Rosenthal, H. E., W. R. Slaunwhite, A. A. Sandberg: Transcortin: a corticosteroid-binding protein of plasma. X. Cortisol and progesterone interplay and unbound levels of these steroids in pregnancy. J. clin. Endocr. 29 (1969) 352
46 Scheele, V., H. Kyank: Phäochromozytom und Schwangerschaft. Geburtsh. u. Frauenheilk. 19 (1959) 515
47 Schenker, J. G., J. Chowers: Pheochromocytoma and pregnancy. Obstet. Gynec. Surv. 26 (1971) 739
48 Simmer, H. H., D. Tulchinsky, E. M. Gold, M. Frankland, M. Greipel, A. S. Gold: On the regulation of estrogen production by cortisol and ACTH in human pregnancy at term. Amer. J. Obstet. Gynec. 119 (1974) 283
49 Speroff, L.: The adrenogenital syndrome and its obstetrical aspects. A review of the literature and case report. Obstet. Gynec. Surv. 20 (1965) 185
50 Sprague, A. D., T. J. Thelin, P. V. Dilts: Pheochromocytoma associated with pregnancy. Obstet. and Gynec. 39 (1972) 887
51 Toaff, M. E., R. Toaff, R. Chayen, C. Yashulka: Congenital adrenal hyperplasia caused by 11β-hydroxylase deficiency with onset of symptoms after spontaneous pregnancy. Amer. J. Obstet. Gynec. 121 (1975) 202
52 Werning, C., W. Siegenthaler: Diagnostik des Phäochromocytoms. Dtsch. med. Wschr. 96 (1971) 121
53 Wieland, R. G., M. B. Shaffer, R. P. Glove: Cushing's syndrome complicating pregnancy. A case report. Obstet. and Gynec. 38 (1971) 841
54 Wilkins, L.: Congenital virilizing adrenal hyperplasia. In: The Human Adrenal Cortex, hrsg. von A. R. Currie, T. Symington, J. R. E. Grant. Livingstone, London 1962 (S. 360)

Erkrankungen der Ovarien

1 Galle, P. C., J. A. McCool, C. W. Elsner: Arrhenoblastoma during pregnancy. Obstet. and Gynec. 51 (1978) 359
2 Gill, W. B., G. F. B. Schumacher, M. Bibbo: Genital and semen abnormalities in adult males two and one half decades after in utero exposure to diethylstilbestrol. In: Intrauterine Exposure to Diethylstilbestrol in the Human, hrsg. von A. L. Herbst. American College of Obstetricians and Gynecologists, Chicago 1978 (S. 35)
3 Lynch, M. J. G., P. R. Kyle, S. S. Raphael, P. Bruce-Lockhart: Unusual ovarian changes (hyperthecosis) in pregnancy. Amer. J. Obstet. Gynec. 77 (1959) 335
4 Plotz, E. J., M. E. Davis: Endocrine diseases and pregnancy. In: Obstetrics, hrsg. von J. P. Greenhill. Saunders, Philadelphia 1960
5 Verhoeven, A. T. M., J. L. Mastboom, H. A. I. M. van Leusden, W. H. M. van der Velden: Virilization in pregnancy coexisting with an (ovarian) mucinous cystadenoma. A case report and review of virilizing ovarian tumors in pregnancy. Obstet. Gynec. Surv. 28 (1973) 597
6 Zander, J., H. Mickan, K. Holzmann, K. J. Lohe: Androlutoma syndrome of pregnancy. Amer. J. Obstet. Gynec. 130 (1978) 170

Schwangerschaftsdermatosen und das Verhalten einiger Dermatosen in der Schwangerschaft

K. BORK und G. W. KORTING

Während der Schwangerschaft zeigt sich an der Haut eine ganze Reihe zeitlich begrenzter, physiologischer, anatomischer und biochemischer Veränderungen, die sich nach Beendigung der Gravidität wieder zurückbilden. Daneben gibt es einige Hautkrankheiten, die als *schwangerschaftsspezifisch* bezeichnet werden, die also ausschließlich oder fast ausschließlich in der Schwangerschaft auftreten. Hierzu werden der Herpes gestationis, die Impetigo herpetiformis, die Prurigo gestationis, die papulöse Dermatitis der Schwangerschaft, die autoimmune Progesterondermatose der Schwangerschaft, der Pruritus gravidarum und die Schwangerschaftsurtikaria gerechnet. Stets sollte jedoch daran gedacht werden, daß grundsätzlich jede Dermatose bei Schwangeren genauso wie bei Nichtschwangeren auftreten kann. Bislang sind die Resultate der Bemühungen um die Ätiologie der schwangerschaftsspezifischen Krankheiten aus vielfältigen Gründen gering geblieben. Erst in den letzten Jahren haben sich insbesondere auf dem Gebiete der Immunologie neue Erkenntnisse ergeben, welche die bisher lediglich auf Morphologie und anderen klinischen Daten basierende Auffassung von der Eigenständigkeit einiger schwangerschaftsspezifischer Krankheiten untermauern.

Schließlich kann sich eine Reihe weiterer Dermatosen während der und durch die Schwangerschaft wesentlich in ihrem Verlauf verändern. Sie werden im folgenden als *schwangerschaftsbeeinflußte Dermatosen* bezeichnet.

Schwangerschaftsspezifische Dermatosen

Herpes gestationis

Definition
Der Herpes gestationis ist eine seltene, polymorphe und stark juckende Hautkrankheit des 2. und 3. Schwangerschaftstrimesters und der Postpartalperiode, die in den folgenden Schwangerschaften rezidiviert. Klinisch herrschen gruppierte Papeln, Bläschen oder Blasen auf erythematösem Grund vor.

Epidemiologie
Es handelt sich um eine seltene Krankheit; sie tritt etwa bei jeder 10000. Schwangerschaft auf. Sie ist definitionsgemäß auf Schwangere begrenzt, kann jedoch noch einige Wochen post partum persistieren und kann überdies prämenstruell rezidivieren.

Ätiologie und Pathogenese
Die Ursache ist letztlich unbekannt. Lange Zeit herrschte die Vorstellung, daß es sich beim Herpes gestationis um eine Variante der Dermatitis herpetiformis, aber auch des bullösen Pemphigoids oder des Erythema exsudativum multiforme handelt. Elektronenmikroskopie und Immunologie zeigten jedoch Unterschiede zu den genannten Krankheiten, so daß der Herpes gestationis heute als nosologische Entität angesehen wird. Ätiologisch scheinen die Progesterone, evtl. auch zusammen mit den Östrogenen, eine Rolle zu spielen, zumal die Krankheit während der Menses und auch nach Einnahme oraler Kontrazeptiva (28) rezidivieren kann.

Klinik
Die Krankheit kann in der ersten oder in jeder folgenden Schwangerschaft auftreten. Rezidive in den darauf folgenden Schwangerschaften sind sehr häufig, jedoch nicht obligat.
Grundsätzlich kann der Herpes gestationis von der 2. Schwangerschaftswoche an während der gesamten Dauer der Schwangerschaft, gelegentlich sogar erst nach der Entbindung, üblicherweise jedoch im 4. bis zum 6. Schwangerschaftsmonat beginnen.
Prodromi sind, abgesehen von dem häufig stark ausgeprägten Juckreiz, der dem Ausbruch der Krankheit einige Tage vorausgeht, selten und können in Fieber, Kopfschmerzen, Übelkeit und Hitzesensationen bestehen.
Häufig beginnen die stark juckenden Hautveränderungen um den Nabel herum in Form von Papeln oder urtikariellen Bezirken, an deren polyzyklischer Begrenzung sich pralle Bläschen und auch größere Blasen finden (Taf. I, Abb. 1). Die Herde können sich zentrifugal ausdehnen und konfluieren, so daß größere, gyrierte oder bogig begrenzte Läsionen entstehen. Prädilektionsorte sind Abdomen, Ober- und Unterschenkel, Rücken und

Unterarme, in ausgeprägten Krankheitsfällen jedoch können sich die Symptome überall an der Haut manifestieren. Krankheitsfälle von nur geringer Ausprägung sind häufig. Nicht selten sind die Krankheitsherde deutlich symmetrisch angeordnet (Taf. I, Abb. 2). Bei Fortdauer der Krankheit entstehen flächige Erosionen nach Platzen der Bläschen oder Blasen; Exkoriationen und Superinfektionen treten hinzu, nicht selten auch Gesichtsödeme und Schwellungen der Extremitäten. Die Hautveränderungen können unter geringer Pigmentierung abheilen, bei stärkerer Exkoriation auch einmal mit Narbenbildung. Ein schubweiser Verlauf ist typisch, wobei der einzelne Herd nach etwa 2 Wochen abgeheilt ist.

Die Schleimhautbeteiligung liegt bei bis zu 20% der Patientinnen.

Der Allgemeinzustand der Patientinnen wird durch den Herpes gestationis nicht beeinflußt, Innenorgansymptome werden klinisch nicht beobachtet. Nicht selten wird die Krankheit von Fieberschüben begleitet.

Gelegentlich sind bei den Kindern gruppierte Bläschen und Papeln beobachtet worden, die bis zum 6. Lebensmonat bestehen blieben, jedoch zu keiner Beeinträchtigung des Kindes führten (5, 23).

Laborbefunde

Fast immer liegt eine deutliche Eosinophilie bis hin zu 50% der Leukozyten vor, deren Zahl insgesamt gleichfalls erhöht sein kann. Gelegentlich zeigt sich eine Vermehrung von IgA im Serum.

Pathologische Anatomie

Häufig lassen sich subepidermale Blasen erkennen, die Eosinophile, Neutrophile und einige Lymphozyten in der Blasenflüssigkeit enthalten können. Akantholytische Keratinozyten sind dort nur gering vorhanden oder fehlen. Das koriale Infiltrat besteht vorwiegend aus Eosinophilen, die zusammen mit Lymphozyten und Histiozyten vorwiegend um die kleineren Blutgefäße und Hautanhangsgebilde angeordnet liegen. Das histologische Bild kann einem bullösen Erythema exsudativum multiforme, einem bullösen Pemphigoid oder einer Dermatitis herpetiformis ähnlich sein.

Elektronenmikroskopisch zeigen sich eine lakunäre Degeneration der Basalzellen mit Verlust der Zellmembran und Nekrose der Nuklei und außerdem ein erhebliches subepidermales Ödem. Offenbar resultiert die Blasenbildung aus der zellulären Vorschädigung und dem Ödem (30). Bei direkter Immunfluoreszenzuntersuchung liegen an der Basalmembran Komplementablagerungen (C_3 und C_4) in bandförmiger Anordnung (18). Gleichfalls zeigt sich bei einem Teil der Patienten auch in gleicher Weise gebundenes IgG. Die indirekte Immunfluoreszenz ergibt bei einem Teil der Patienten zirkulierende C_3-Antikörper. Die Komplementaktivierung kann den bisherigen Befunden nach offenbar auf beiden Wegen, dem klassischen und dem alternativen, erfolgen (1, 16, 31, 32).

Diagnose

Die Diagnose beruht auf dem klinischen Bild der persistierenden und schubweise auftretenden polymorphen Hautveränderungen während der Schwangerschaft.

Differentialdiagnose

Differentialdiagnostisch kann eine *Dermatitis herpetiformis* und ein *bullöses Pemphigoid* sowie ein *Erythema exsudativum multiforme* klinisch erhebliche Schwierigkeiten bereiten. Eine Impetigo herpetiformis, eine Urtikaria, toxisch-allergische Arzneimittelexantheme, Kontaktekzeme, Pemphigus vulgaris, Pruritus verschiedener Genese mit Exkoriationen unterscheiden sich indessen meist deutlich sowohl klinisch als auch histologisch.

Gelegentlich jedoch kann gerade ein *Erythema exsudativum multiforme* einem Herpes gestationis sehr ähnlich sehen, bei längerer Verlaufsbeobachtung jedoch ergibt sich zumeist hierdurch bereits die richtige Diagnose.

Eine zufällig in der Schwangerschaft beginnende *Dermatitis herpetiformis* läßt sich von einem Herpes gestationis lediglich durch wenige Kriterien abgrenzen, zumal der Herpes gestationis, wie oben erwähnt, lange Zeit als Verlaufsvariante einer Dermatitis herpetiformis angesehen wurde: Der Herpes gestationis ist eine zeitlich begrenzte Krankheit, die nur während der Schwangerschaft, prämenstruell oder nach Hormonmedikation auftritt. DADPS und andere Sulfonamide sind im Gegensatz zur Dermatitis herpetiformis therapeutisch zumeist unwirksam, wohingegen die systemische Gabe von Steroiden eine deutliche Wirkung zeigt. Das charakteristische Bild in der direkten Immunfluoreszenz bei der Dermatitis herpetiformis ist beim Herpes gestationis nicht vorhanden, so die granulären IgA-Ablagerungen in den Papillen und überhaupt subepidermal in der klinisch nicht befallenen Haut.

Beim *Erythema exsudativum multiforme* ist differentialdiagnostisch weiterhin zu bedenken, daß es vor und während der Menstruation rezidivieren kann. Möglicherweise handelt es sich um eine Antikörperbildung gegen Progesteron.

In gleicher Weise wurde über eine Autoimmunkrankheit gegen Progesteron berichtet, wobei gruppierte Blasen mit Juckreiz eine Woche nach der Geburt auftraten, prämenstruell rezidivierten, durch Progesteron induzierbar waren und schließlich erst nach Ovarektomie sistierten.

Therapie

Für den seltenen Fall, daß eine Lokaltherapie, die sich nach den jeweils vorhandenen Effloreszenzen richtet, nicht ausreichen sollte, kann man auf eine systemische Therapie mit Steroiden zurückgreifen. Dabei ist zumeist eine anfängliche Dosis von 40 mg Prednisolon pro die ausreichend, die man einige Tage beibehält, und anschließend kann man die Dosis langsam reduzieren. Die üblichen Kautelen einer systemischen Steroidtherapie sind zu beachten. Eine Dosissteigerung kann kurze Zeit nach Geburt notwendig werden.

Ist beim Herpes gestationis eine systemische Therapie erforderlich, sollte nach Möglichkeit die Behandlung unter stationären Bedingungen durchgeführt werden.

Verlauf

Alternierende Exazerbationen und Remissionen bis zur Geburt sind häufig, wenn die Krankheit einmal während der Schwangerschaft begonnen hat. Eine ausgeprägte Exazerbation ist häufig nach der Geburt zu beobachten. 3–30 Tage post partum bilden sich die Symptome zurück, bei etwa $1/5$ der Patientinnen verschwinden alle Krankheitssymptome bereits in den letzten 5 Wochen vor der Geburt. Rezidive während der Menses werden bis zu 18 Monaten nach der Entbindung beobachtet.

Prognose

Die Krankheit bildet sich rascher zurück, wenn sie früh in der Schwangerschaft begonnen hat, wohingegen sie länger bestehen bleibt, wenn vor, während oder kurz nach der Geburt Exazerbationen aufgetreten sind. Voraussagen über den Krankheitsverlauf in zukünftigen Schwangerschaften sind jedoch nicht möglich. Sofern gleichzeitig keine Gestose (im engeren Sinne wie Eklampsie o. ä.) vorliegt, wie es manchmal der Fall ist, ist die Prognose für die Mutter gut. Die Prognose für das Kind ist jedoch erheblich schlechter. Fehlgeburten, Spontanaborte und sogar Todesfälle nach der Geburt ohne erkennbare Ursache sind die Gründe einer kindlichen Mortalität von bis zu 30%.

Impetigo herpetiformis

Definition

Die Impetigo herpetiformis ist eine seltene Dermatose vorwiegend, jedoch nicht ausschließlich der Schwangerschaft, die sich morphologisch in gruppierten, subkornealen Pusteln äußert, mit schweren Allgemeinerscheinungen einhergeht und unter Umständen tödlich verlaufen kann.

Häufigkeit

Die Krankheit tritt vorwiegend in der Schwangerschaft auf, jedoch werden auch Nichtschwangere und Männer befallen. Bis heute sind etwa 100 Patienten mit einer Impetigo herpetiformis aus der Literatur bekannt.

Ätiologie und Pathogenese

Die Ursache der Krankheit ist nicht bekannt. Ein erheblicher Teil der Patienten hatte vorher Hautmanifestationen einer Psoriasis. Die Abgrenzung einer Impetigo herpetiformis von einer pustulösen Psoriasis vom Typ Zumbusch ist durch Geschlecht, Lebensalter, Schwangerschaft, histopathologische Kriterien, Verlauf, Laborbefunde und ex juvantibus nach heutiger Ansicht nicht möglich. Eine solche generalisierte pustulöse Psoriasis kann die einzige Manifestation der psoriatischen Reaktionsbereitschaft sein. Schübe einer pustulösen Psoriasis können durch Salicylate, Jodide und Progesteron ausgelöst werden. Daneben gibt es zweifellos eine ganze Reihe von Stimuli, die diese febrile, toxische Form der Psoriasis auslösen können. Einer dieser Faktoren ist offenbar die Schwangerschaft. Ein großer Teil der Patientinnen mit Impetigo herpetiformis weist eine Hypokalzämie auf, die jedoch gleichfalls bei der pustulösen Psoriasis Zumbusch häufig ist. Zudem wurden erhöhte Phosphatspiegel und Tetanie beobachtet. Einige Autoren sehen die Impetigo herpetiformis als Manifestationsart eines Hypoparathyreoidismus an. Andererseits gibt es zweifellos eine Impetigo herpetiformis ohne assoziierte Hypokalzämie.

Klinik

Die Krankheit beginnt zwischen dem Ende des ersten und dem des letzten Trimenons, in den meisten Fällen jedoch erst im letzten Schwangerschaftstrimester. Auf kleinen Erythemen oder ödematösen Erythemen entstehen betont am Rand gelbe, eventuell grünlichgelbe, sterile Pusteln von 1 bis 2 mm Größe. Die Herde vergrößern sich durch die randwärtige Entwicklung neuer Pustelgruppen. Die Pusteln entwickeln sich innerhalb von 24 Stunden nach Beginn des Krankheitsschubes. Der Juckreiz ist dabei unterschiedlich ausgeprägt, die Patienten klagen außerdem häufig auch über brennende Schmerzen. Wenn sich die Pusteln zurückbilden, tritt Schuppung auf. Eine sekundäre Impetiginisation ist nicht selten. Prädilektionsstellen sind unteres Abdomen, Inguinalfalten, Innenseite der Oberschenkel, die Periumbilikalregion sowie inframammäre und axilläre Bezirke. Die Herde können großflächig konfluieren, so daß ein großer Teil der Haut betroffen ist. Erosionen und Fissuren mit starker Verkrustung können die Folge sein. In den Körperfalten können die Herde vegetieren bis hin zum Aspekt von flächigen Condylomata acuminata. Hände und Gesicht sind häufig ausgespart. Selbst unter den Nägeln können Pusteln auftreten. An den Wangenschleimhäuten sieht man gleichfalls kleine Papeln und Pusteln, die erosiv werden und schmerzen. Über Ösophagusbefall wurde berichtet. Nach Abheilung ist öfters eine Restpigmentierung an der Haut zu beobachten.

Die Krankheit ist häufig begleitet von hohem, kontinuierlichem oder intermittierendem Fieber, Schüttelfrost, Übelkeit, Brechreiz, Durchfällen, Milzvergrößerung und Lymphknotenvergrößerung. Neue Fieberschübe treten zusammen mit den Schüben der Effloreszenzen auf. Tetanie, Delirium,

Krampfanfälle sind als Teilbild der Krankheit nicht selten. Todesfälle bei Herpes gestationis sind durch Nierenversagen, Herzkreislaufversagen und allgemeine Erschöpfung verursacht.

Pathologische Anatomie
Histologisch sieht man eine subkorneale Pustel, also eine Ansammlung von neutrophilen Granulozyten unter dem Stratum corneum. Diese Mikroabszesse können auch in unterschiedlichem Ausmaß Eosinophile enthalten. Neutrophile sind gleichfalls diffus in der Epidermis sichtbar. Zudem findet sich eine deutliche Spongiose mit kleineren Gruppen von polymorphkernigen Neutrophilen (spongiforme Pustel, Kogoj). Im Korium liegt ein subakut bis chronisch entzündliches Infiltrat vorwiegend perivaskulär; hier zeigen sich auch unterschiedlich reichlich neutrophile Granulozyten.

Laborbefunde
Im Blutbild finden sich reichlich Leukozyten mit vermehrt Segmentkernigen. Die Blutsenkung ist beschleunigt, eine Albuminurie wird nicht selten beobachtet. Ebenso ist eine Hypokalzämie häufig, daneben liegt auch gelegentlich eine Hyperphosphatämie vor. Die Hypokalzämie ist häufig nur zeitweise vorhanden, so daß mehrere Untersuchungen zum Nachweis notwendig werden können.

Diagnose
Die Diagnose beruht auf dem klinischen Bild, nämlich den aufschießenden Erythemen, die bald von sterilen Pusteln bedeckt sind, sowie Fieber und weiteren Allgemeinerscheinungen. Eine Probeexision erhärtet die Diagnose, sofern spongiforme Pusteln vorliegen.

Differentialdiagnose
Will man grundsätzlich eine pustulöse Psoriasis von der Impetigo herpetiformis abgrenzen (38), so lassen sich folgende Kriterien aufstellen: Bei einer Impetigo herpetiformis sind keine weiteren Zeichen einer typischen Psoriasis sichtbar und auch nicht der Krankheit vorausgegangen. Die Pusteln treten auf Erythemen auf und nicht in Psoriasisherden. Juckreiz und Schmerz sind ausgeprägt vorhanden, sie fehlen bei Psoriasis. Eine Arthralgie ist nicht oder praktisch nicht vorhanden. Schleimhautbefall ist häufig. Die Impetigo herpetiformis tritt am häufigsten in der Schwangerschaft auf, wohingegen die Psoriasis sich in der Schwangerschaft nicht verändert oder sogar bessert. Von der subkornealen Pustulose Sneddon-Wilkinson läßt sich die Impetigo herpetiformis durch die Akuität, die begleitenden Allgemeinerscheinungen und die fehlende Wirkung eine DADPS-Therapie unterscheiden. Histologisch sieht man bei der subkornealen Pustulose lediglich Ansammlungen von Neutrophilen subkorneal, dagegen keine intraepidermal gelegenen neutrophilen Abszesse oder eine Spongiose. Ein Herpes gestationis, ein Erythema exsudativum multiforme sowie ein Herpes simplex sollten sich durch Klinik und Histologie sicher unterscheiden lassen. Sie beginnen nicht mit Pusteln. Eine Dermatitis herpetiformis ist in gleicher Weise differentialdiagnostisch abzutrennen.

Therapie
Corticosteroide zeigen bei vielen Patientinnen eine gute Wirksamkeit. Bei Nichtschwangeren wurde über Erfolge mit einer Langzeittherapie mit Zytostatika und Tetracyclinen berichtet. Bei Superinfektion sollten grundsätzlich entsprechend geeignete Antibiotika Anwendung finden. Allgemeinmedizinische Maßnahmen richten sich nach dem Ausmaß der Krankheit. Bei Hypokalzämie ist eine Substitution angezeigt. Eine frühzeitige Sectio zur Risikoverminderung für das Kind wurde empfohlen.

Verlauf
Häufig, jedoch nicht immer bilden sich die Krankheitssymptome nach der Geburt zurück. In folgenden Schwangerschaften muß mit einem früheren Auftreten der Krankheit gerechnet werden.

Prognose
Auch heute noch wird die mütterliche und kindliche Mortalität mit bis zu 75% für diese Krankheit angegeben (10). Die heute verfügbaren therapeutischen Möglichkeiten jedoch dürften bei frühzeitiger und richtiger Diagnose die Prognose weiter als bisher verbessern.

Prurigo gestationis (GASTOU 1900)

Hierbei handelt es sich um eine allmählich zunehmende Aussaat von zumeist sehr stark juckenden Prurigoknoten vorwiegend in den letzten 3 Monaten der Schwangerschaft, von der etwa 2% der Schwangeren betroffen sind.
Die Ursache der Krankheit ist unbekannt.
Die Prurigo gestationis beginnt häufig mit gruppierten Papeln, die bald exkoriiert werden. Die ersten Papeln und Pruriginoten treten häufig an den Streckseiten der Extremitäten auf und erstrecken sich später auch auf den Stamm (Taf. I, Abb. 3).
Die Differentialdiagnose umfaßt die papulöse Dermatitis der Schwangerschaft sowie die Dermatitis herpetiformis. Nach der Geburt bilden sich die Krankheitsherde zurück und hinterlassen depigmentierte oder hyperpigmentierte Bezirke. Die Krankheit rezidiviert in den folgenden Schwangerschaften fast regelmäßig. Eine Gefährdung von Mutter oder Kind besteht nicht.

Papulöse Dermatitis der Schwangerschaft

Bei der von SPANGLER u. Mitarb. (36) beschriebenen Krankheit handelt es sich um ein generalisiertes, juckendes, papulöses Exanthem der Schwangerschaft. Die Krankheit ist mit einer hohen Fetalsterblichkeit belastet.

Häufigkeit

Die Krankheit wird etwa bei jeder 4000. Schwangerschaft beobachtet.
Die Ursache der Krankheit ist letztlich unbekannt. Bei einer Patientin verschwanden rasch die Hautsymptome erst, nachdem 6 Wochen nach der Geburt Plazentareste entfernt wurden. Weiterhin entwickeln die Patienten eine entzündliche Reaktion auf intradermale Hauttestungen mit Plazentaextrakten anderer Patienten mit dieser Krankheit, während intradermal getestete Plazentaextrakte gesunder Patientinnen keine Reaktion hervorrufen.

Klinik

Die Hautveränderungen können zu jedem Zeitpunkt während der Schwangerschaft beginnen. Die weit über den Körper, bevorzugt über Rumpf und Extremitäten, disseminierten und stark jukkenden Effloreszenzen sind 3 bis 5 mm große weiche, erythematöse Papeln, in deren Mitte sich ein kleines festes Knötchen befindet. Dieses Knötchen ist häufig exkoriiert. Disseminierte und nichtgruppierte Papeln treten täglich neu auf. Die Papeln heilen nach etwa 7 bis 10 Tagen mit geringer Restpigmentierung und ohne Narben ab. Nach der Geburt bilden sich die Papeln rasch zurück, um in den nächsten Schwangerschaften zu rezidivieren.
Über die pathologische Anatomie ist bisher nichts bekannt.

Laborbefunde

Im letzten Schwangerschaftstrimester zeigten sich erheblich erhöhte HCG-Spiegel im Urin, während das Plasmacortisol quantitativ deutlich vermindert und die Halbwertszeit verkürzt war.

Diagnose

Die Diagnose beruht auf dem heftigen Juckreiz zusammen mit dem papulösen Exanthem und den Laborbefunden.

Differentialdiagnose

Die Differentialdiagnose erstreckt sich auf die Prurigoknötchen der Prurigo gestationis, die üblicherweise größer sind und die Streckseiten der Extremitäten bevorzugen. Die Prurigo gestationis ist viel häufiger und nicht mit Komplikationen für das Kind verbunden. Eine Dermatitis herpetiformis in ihrer Pruriform läßt sich durch die Symmetrie und die Gruppierung der Effloreszenzen unterscheiden, weiterhin durch Histologie und Immunhistologie.

Therapie

Corticoide haben sich als rasch wirksam erwiesen, wohingegen Progesteron und Sulfonamide nicht wirken (27, 35).

Prognose

Komplikationen für die Mutter bestehen nicht, dahingegen kam es nach SPANGLER u. Mitarb. in 27% der Krankheitsfälle zum Verlust des Kindes. Unter adäquater Corticosteroidtherapie wurde bisher kein Spontanabort beobachtet.

Autoimmune Progesterondermatose der Schwangerschaft

Unter dieser Bezeichnung beschrieb BIERMAN (2) eine offenbar klinisch eigenständige Hautkrankheit der Schwangerschaft, die während des ersten Trimenons auftritt. Die Ursache dieser seltenen Krankheit scheint ein hormonabhängiger Mechanismus zu sein; möglicherweise handelt es sich um eine zellvermittelte Immunreaktion gegen das Progesteron. Klinisch ist die Krankheit gekennzeichnet durch nichtjuckende Papeln, Pusteln, Erosionen, Komedonen und residuäre Hyperpigmentierungen, ferner eine temporäre Arthritis und Spontanabort. Histologisch ist die Ansammlung von reichlich Eosinophilen in den Haarfollikeln, in Epidermis, Korium und dem subkutanen Fettgewebe auffällig. An Laborbefunden zeigen sich eine Eosinophilie im Blutbild sowie eine Hyperglobulinämie. Hauttests mit Progesteron ergaben eine Überempfindlichkeit vom verzögerten Typ mit gleichartiger histologischer Reaktion. Die Therapie wurde mit Beendigung der Schwangerschaft und konjugierten Östrogenen angegeben.

Pruritus

Juckreiz als Symptom ohne eine erkennbare Ursache außer der Gravidität selbst wird in unterschiedlicher Intensität bei etwa 20% der Schwangeren beobachtet. Er beginnt nicht selten im 3. Monat, um sich langsam bis zum Ende der Schwangerschaft hin zu steigern. Zumeist beschränkt er sich auf das Abdomen.

Pruritus gravidarum
(im engeren Sinne)

Der Pruritus gravidarum im engeren Sinne ist auf die intrahepatische Cholestase in der Schwangerschaft zurückzuführen und kann von einem Ikterus begleitet sein.

Häufigkeit

Die Krankheit tritt etwa bei einer von 500 Schwangerschaften auf (29).

Ätiologie

Östrogene scheinen ursächlich bei Entstehung der Krankheit beteiligt zu sein.

Klinik

Die Krankheit beginnt häufig im 3. Schwangerschaftstrimester. Außer einem eventuell vorhandenen Ikterus und Exkoriationen zeigen sich keine Hautveränderungen. Übelkeit, Brechreiz, Erbrechen und Anorexie können vorhanden sein. Alle Symptome bilden sich rasch nach dem Ende der Schwangerschaft zurück, neigen jedoch dazu, bei folgenden Schwangerschaften und gleichfalls auch nach Medikation von synthetischen Östrogenen zu rezidivieren.

Laborbefunde

Im Serum zeigt sich die alkalische Phosphatase deutlich erhöht, in geringerem Maße auch das Bilirubin; die Transaminasen können im Normbereich liegen oder gering erhöht sein. Leberfunktionstests fallen nicht selten pathologisch aus.

Diagnose

Die Diagnose beruht auf dem generalisierten Pruritus ohne eine zugrundeliegende Hautkrankheit und kann erst gestellt werden, nachdem andere Ursachen eines Pruritus, insbesondere ein Diabetes mellitus, ausgeschlossen wurden.

Differentialdiagnose

Juckreiz kann im Verlauf anderer Leberkrankheiten auftreten und muß vom Pruritus gravidarum unterschieden werden. Pruritus des Genitales kann auch in der Schwangerschaft durch Trichomonaden und Soor bedingt sein. Selten einmal kann sich hinter generalisiertem Juckreiz auch ein Morbus Hodgkin verbergen.

Therapie

Cholestyramin wurde therapeutisch während der Schwangerschaft versucht; es erwies sich als wenig wirksam. Nach der Geburt ist keine Therapie mehr erforderlich.

Prognose

Eine Gefährdung der Mutter durch den cholestatischen Ikterus liegt nicht vor. Vorzeitige Wehentätigkeit wurde bei bis zu 30% der Schwangeren beobachtet. Die Angaben über den Fruchttod sind unterschiedlich; sie variieren zwischen 0 und 37%, wobei dann Asphyxie während der Geburt und Atemstörungen als Todesursache angegeben wurden.

Rezidive des Pruritus gravidarum in den folgenden Schwangerschaften sind häufig; bei 50–70% der folgenden Schwangerschaften muß hiermit gerechnet werden.

Schwangerschaftsurtikaria

In den späten Monaten einer Schwangerschaft kann eine Urtikaria auftreten, die dann nicht selten in den darauffolgenden Schwangerschaften rezidiviert. Differentialdiagnostisch wird natürlich stets die Möglichkeit eines monomorph-urtikariellen Herpes gestationis zu erwägen sein, wenn auch die urtikarielle Phase des Herpes gestationis in der Regel sich als figural weitaus persistierender erweist.

Schwangerschaftsbeeinflußte Hautkrankheiten

Erregerbedingte Dermatosen

Trichomoniasis und *Soor* sind in der Schwangerschaft die häufigsten Ursachen für Juckreiz der Vulva und der Perigenitalregion. Er kann jedoch auch durch eine Intertrigo, ein seborrhoisches Ekzem oder eine Tinea inguinalis bedingt sein.
Neben dieser erhöhten Empfänglichkeit gegen Trichomonaden und Soor spielen *virale Infektionen* in der Schwangerschaft gleichfalls eine bedeutende Rolle, teilweise weil sie gehäuft auftreten wie die *Condylomata acuminata*, teilweise weil sie für den Feten Gefahren in sich bergen. Auf die Rubeolenembryopathie wird in diesem Rahmen nicht weiter eingegangen. *Herpes-simplex-Infektionen* sind in der Schwangerschaft ein besonderes Problem, da sich das Kind bei der Geburt infizieren kann (8, 25; Taf. I, Abb. 4). Aus diesen Gründen wird eine Sectio bei an Herpes simplex erkrankten Schwangeren in Betracht gezogen (8). In jüngster Zeit sind daneben auch Mißbildungen bei Neugeborenen durch intrauterine Herpes-simplex-Infektionen bekannt geworden (19).
Aus den gleichen Gründen, der diaplazentaren Übertragung, ist die Pockenschutzimpfung in der Schwangerschaft kontraindiziert.
Condylomata acuminata können in der Schwangerschaft riesige Ausmaße erreichen, so daß sie zu einem Geburtshindernis werden können.

Tumoren

Benigne Tumoren

Während der Schwangerschaft, insbesondere der 2. Hälfte, erscheinen vielfach über dem oberen Rücken, Schultern, Hals sowie auf und unter der Brust zahlreiche kleine gestielte pigmentierte Papillome („Molluscum fibrosum gravidarum"), die sich größtenteils nach der Geburt wieder zurückbilden. Während der Gravidität können sich gleichfalls Hämangiome bilden oder sich rasch vergrößern. Nävuszellnävi werden nicht selten während der Schwangerschaft dunkler, ohne daß deswegen eine maligne Transformation vorliegen muß. Verdächtige Pigmentnävi sollten jedoch unverzüglich von einem Dermatologen beurteilt werden und gegebenenfalls exzidiert werden.

Eine Neurofibromatose von Recklinghausen wird durch die Schwangerschaft aktiviert (37). Café-au-lait-Flecke können sich vergrößern und können neu auftreten, ebenso wie Neurofibrome (Taf. II, Abb. 5).

Leiomyome schmerzen vermehrt in der Schwangerschaft und zu Zeiten der Menses.

In der Schwangerschaft entstehen nicht selten Spinnennävi (Spider nevi) und zwar häufig mit Beginn zwischen dem 2. und 5. Schwangerschaftsmonat. Die Anzahl erreicht dann zumeist im letzten Schwangerschaftstrimester ihr Maximum, um sich nach dem Termin wieder zu reduzieren.

Malignes Melanom

Das maligne Melanom („Melanozytoblastom") ist an sich ein seltener, infolge seiner schrankenlosen Malignität mit Recht sehr zu fürchtender Tumor. Das Melanom erfaßt im Gegensatz zu den Hautkarzinomen auch viele jüngere Erwachsene und gehört mit seiner vielfach foudroyanten Verlaufsweise zu den bösartigsten Tumoren, die den Menschen bedrohen können.

Heute werden weltweit *3 Typen des malignen Melanoms* unterschieden. Diese drei Typen sind:
1. Das maligne Melanom mit einem angrenzenden intraepidermalen bzw. oberflächlichen Tumoranteil, das *„superficial spreading melanoma"* (= s.s.m.), das *oberflächlich spreitende Melanom* (Taf. II, Abb. 6).
2. Das maligne Melanom mit einer von Beginn an bereits vertikalen Wachstumstendenz ohne Tumorzellverbände in der angrenzenden Epidermis, das *„nodular melanoma"* (= n.m.), das *noduläre Melanom* (Taf. II, Abb. 7).
3. Das Melanom mit einem „Tumor"-Anteil in den basalen Anteilen der angrenzenden Epidermis. Dieser Typ des malignen Melanoms wird als *„lentigo maligna melanoma"* (= l.m.m.) bezeichnet. Hierbei handelt es sich gemäß unserer bisherigen Nomenklatur um das maligne Melanom auf dem Boden einer *Melanosis circumscripta praeblastomatosa Dubreuilh*.

Prognostisch sind die *Dicke* und die *Eindringtiefe des Tumors* von erheblicher Bedeutung. So wird derzeit im allgemeinen eine Beurteilung des malignen Melanoms bezüglich des Niveaus, bis zu welchem die Invasion des Melanoms erfolgt ist, für wichtig gehalten.

Eine baldige *Metastasierung* des Tumors in die regionalen Lymphknoten ist namentlich beim nodulären Typ des Melanoms die Regel. Immer wieder überraschen auch den Erfahrenen die große Verschiedenheit und Variabilität des Verlaufes der Melanomkrankheit bei einzelnen Patienten.

Ferner beeindruckt fast stets die Vielzahl der morphologischen Erscheinungsformen des malignen Melanoms. So sollte, sobald der Verdacht auf ein malignes Melanom geäußert wurde, nur derjenige die weitere Diagnostik und die Einleitung der Behandlung vornehmen, der mit der vielgestaltigen klinischen Morphologie des malignen Melanoms vertraut ist, die aus Literatur sich zwar vertiefen, nicht jedoch komplett erlernen läßt.

Angesichts der mit Nachdruck hier herausgestellten Variabilität des malignen Melanoms mit seiner Neigung zur raschen *metastatischen Ausbreitung* (der Häufigkeit nach in Lunge, Leber, Herz, Gehirn, Haut, Knochen und weitere Organe) liegt jede ärztliche Bemühung in der *Frühdiagnose* des primären malignen Melanoms.

Als modernes therapeutisches Leitprinzip ist anzuführen, daß man, soweit möglich, bestrebt sein sollte, die Menge des Tumorgewebes im Organismus zu vermindern, da dieses die Abwehr des Körpers gegenüber den Tumorzellen erfahrungsgemäß reduziert. Von besonderer gynäkologischer und dermatologischer Bedeutung ist nicht zuletzt die Frage des *Schwangerschaftsabbruchs beim malignen Melanom*. In diesem Zusammenhang sei bekräftigt, daß von uns aus medizinischen Gründen der Schwangerschaftsabbruch beim malignen Melanom bejaht und der Fortbestand der Schwangerschaft für die Mutter nur dann als verantwortbar angesehen wird, wenn der starke Wunsch nach einem eigenen Kind bei den dahingehend aufgeklärten Eltern eine gegenteilige Entscheidung erzwingt. Wichtig für die Erörterung dieser Frage ist nicht zuletzt die Möglichkeit der diaplazentaren Metastasierung maligner Blastome der Mutter.

Für einen solchen Übertritt des Melanoms von der Mutter auf den Fetus und in Bezug auf den *förderlichen Einfluß* einer *Gravidität* für die *Entwicklung eines Melanoms* wird in diesem Zusammenhang häufig auf eine solche (angebliche) Erstbeobachtung von dem Heidelberger Kliniker FRIEDREICH aus dem Jahre 1866 hingewiesen, die aber mit hinreichender Wahrscheinlichkeit wohl als ein Karzinom, nicht aber mit Sicherheit – trotz der histologisch vermerkten Ablagerungen von Farbstoffmassen (Hämatoidin?) – ohne weiteres nachträglich als Melanom gedeutet werden kann.

Des weiteren fanden HÖRMANN und LEMITS im Weltschrifttum 4 Melanome und 1 Sarkom, welche beim Kinde diaplazentar abgesiedelt waren. 1965 stellten sodann BRODSKY u. Mitarb. (4) aus der Literatur 7 Beobachtungen über Melanome zusammen, von denen 3 in die Plazenta wie in den Fetus selbst, das 7. schließlich sowohl in die Plazenta wie in den Fetus Tochtergeschwülste gesetzt hatten. Eine weitere Eigenbeobachtung wurde von BRODSKY u. Mitarb. (4) mitgeteilt. 1968 berichteten HOLADAY u. CASTROW (15) sogar über die plazentare „Metastasierung" eines fetalen Riesennävuszellnävus. Dennoch kann von einem sicheren und stets vorhandenen Einfluß der Schwangerschaft auf den Verlauf eines malignen Melanoms nicht bzw. noch nicht die Rede sein; denn es gibt auch exanthematische Nävusentwicklungen ohne offensichtliche hormonelle Stimulation (z. B. 6). Demgegenüber verneinen GEORGE, FORTNER u. PACK (14) Zusammenhänge zwischen Melanom und Gravidität und stellen in ihrem Beobachtungsgut von 115 Krankengeschichten lediglich einen diesbezüglich höheren prozentualen Anteil der Lymphknotenmetastasierung fest. Ähnlich verneinten auch WHITE u. Mitarb. (39) derartige Zusammenhänge. Unsicher zu beurteilen ist eine Beobachtung von STEWART, welche eine offenbar protrahierte, sich in ihrer Dynamik langsam steigernde Melanomentwicklung während drei Schwangerschaften betraf. Auch sind sowohl *Regression* (s. 24) wie *Progression* (s. 12) *der Melanommetastasierung nach Schwangerschaftsinterruption* bekanntgeworden.

Im übrigen ist ein Bericht über die Entwicklung eines Melanoms in zeitlichem Zusammenhang mit der Einnahme von *hormonalen Kontrazeptiva* offensichtlich eine Einzelbeobachtung geblieben (9).

Kollagenosen

Lupus erythematodes

Auf einen Lupus erythematodes chronicus discoides scheint eine Schwangerschaft keinen besonderen Einfluß zu haben. Dagegen sind Exazerbationen eines systemischen Lupus erythematodes nicht selten, besonders in den letzten Wochen der Schwangerschaft und in den ersten Wochen post partum (21; Taf. II, Abb. 8). Aborte (etwa 20–30%) und Frühgeburten sind um das doppelte gegenüber gesunden Schwangeren vermehrt.

Antinukleäre Faktoren können diaplazentar zum Kind gelangen, wo sie bis zum 3. Lebensmonat nachweisbar sind, jedoch beim Kind keine Krankheitszeichen hervorrufen.

Corticosteroide sind das Mittel der Wahl, wobei eine Schädigung der Frucht praktisch nicht zu erwarten ist (33).

Eine *progressive Sklerodermie* ist während der Schwangerschaft selten, eine Beeinflussung der Krankheit durch die Schwangerschaft ist bisher nicht sicher.

Erfahrungsberichte über Schwangerschaftsverläufe bei Patientinnen mit *Dermatomyositis* liegen kaum vor. Bei einer Patientin trat eine Remission während der Schwangerschaft auf.

Verschiedene Hautkrankheiten
(7, 10, 26)

Etwa 50% der Patientinnen mit Psoriasis zeigen eine Besserung oder Abheilung eines vorliegenden Krankheitsschubes (11). Bei einem Teil der Patientinnen bleibt die Krankheit unverändert bestehen und lediglich sehr wenige berichten über eine Verschlechterung ihres Hautzustandes. Vereinzelt wurden Patientinnen beobachtet, die eine *Psoriasis vulgaris* ausschließlich während der Schwangerschaft entwickelten.

Eine *Akne vulgaris* kann sich während einer Schwangerschaft bessern (häufiger) oder verschlechtern (seltener).

Eine *Pityriasis rosea* scheint in der Schwangerschaft etwas häufiger aufzutreten als bei Nichtschwangeren.

Ein vulgäres *Ekzem* bleibt während der Schwangerschaft fast immer unbeeinflußt. Ein endogenes Ekzem dagegen verschlechtert sich nicht selten während der Gravidität (34).

Erst kürzlich wurde über das wiederholte Auftreten eines *Erythema nodosum* bei einer Multipara jeweils im 2. Monat ihrer vier Schwangerschaften sowie nach Einnahme oraler Kontrazeptiva berichtet (Taf. III, Abb. 9). Es bildete sich nach dem 5. Schwangerschaftsmonat bzw. nach Absetzen der Ovulationshemmer spontan zurück (3).

Eine *Alopecia areata* totalis und eine *Vitiligo* können sich während der Schwangerschaft bessern oder sogar völlig zurückbilden.

Mehrfach wurde über Exazerbationen einer *Porphyria cutanea tarda* und einer akuten intermittierenden Porphyrie in der Schwangerschaft berichtet.

Üblicherweise bessert sich eine *Sarkoidose* im Laufe der Schwangerschaft, um post partum in der Regel zu exazerbieren.

Gelegentlich wurde über *Pemphigus vulgaris* in der Schwangerschaft berichtet. Hierbei wurde eine Besserung sowie bei einigen Patienten eine Transformation der Krankheit in einen Pemphigus foliaceus beobachtet.

Literatur

1 Bazex, A., F. Oksman, J. Bazex, M. Lauwers: Herpes gestationis. Étude en immunofluorescence et en microscopic électronique. Ann. Derm. Vénéréol. (Paris) 104 (1977) 482–484
2 Bierman, S. M.: Autoimmune progesterone dermatitis of pregnancy. Arch. Derm. 107 (1973) 896–901
3 Bombardieri, St., C. Ombretta di Muno, G. Cosima di Punzio, Pasero, St. Bombardieri: Erythema nodosum associated with pregnancy and oral contraceptives. Brit. med. J. 1977/I, 1509–1510
4 Brodsky, I., u. a.: Malignant melanoma from mother to fetus. Cancer (Philad.) 18 (1965) 1048–1054
5 Chorzelski, T. P., St. Jablonska, E. H. Beutner, E. Maciejowska, M. Jarzabek-Chorzelska: Herpes gestationis with identical lesions in the newborn. Arch. Derm. 112 (1976) 1129–1131

6 Coskey, R. J.: Eruptive Nevi. Arch. Derm. 111 (1975) 63
7 Cummings, K., V. Derbes: Dermatoses associated with pregnancy. Cutis (N. Y.) 3 (1967) 120–126
8 Decker, K.: Besondere Aspekte der Herpes-simplex-Infektionen im letzten Schwangerschaftsdrittel. Gynäkologe 8 (1975) 167
9 Ellerbroek, W. C.: Oral contraceptives and malignant melanoma. J. Amer. med. Ass. 206 (1968) 649–650
10 Flegel, H.: Hautkrankheiten während der Schwangerschaft. Derm. Monatsschr. 163 (1977) 445–450
11 Flegel, H., D. Kluger: Das Verhalten der Psoriasis während der Schwangerschaft. Z. Haut- u. Geschl. 43 (1968) 991
12 Foukas, M., S. Marinos: Malignes Melanom und Gravidität. Zbl. Gynäk. 86 (1964) 1224–1229
13 Friedreich, N.: Beiträge zur Pathologie des Krebses. 1. Krebsmetastase auf den Fötus. Arch. path. Anatomie Physiol. klin. Med. 36 (1866) 465–482
14 George, Ph. A., G. Fortner, G. T. Pack: Melanoma with pregnancy. Cancer (Philad.) 13 (1960) 854–859
15 Holaday, W. J., Fr. F. Castrow: Placental metastasis from a fetal giant pigmented nevus. Arch. Derm. Syph. (Chic.) 98 (1968) 486–488
16 Jablonska, S., T. P. Chorzelski, E. H. Beutner u. a.: Immunologic phenomena in herpes gestationis. Arch. Derm. Forsch. 252 (1975) 267–274
17 Jenner, F. J.: Skin diseases associated with pregnancy. In: Medical Disorders in Obstetric Practice, hrsg. von C. G. Barnes. Blackwell, Oxford 1970
18 Katz, A., J. O. Minta, J. W. P. Toole, W. Medwidsky: Immunopathologic study of herpes gestationis in mother and infant. Arch. Derm. 113 (1977) 1069–1072
19 Komorous, J. M., C. E. Wheeler, R. A. Briggaman, I. Caro: Intrauterine herpes simplex infections. Arch. Derm. 113 (1977) 918–922
20 Korting, G. W.: Dermatologische Indikationen. In: Medizinische Indikationen zum therapeutischen Schwangerschaftsabbruch, hrsg. von W. Ahrens. Deutscher Ärzteverlag, Köln 1972 (S. 75–84)
21 Korting, G. W.: Dermatologische Aspekte zur Schwangerschaftsunterbrechung. Med. Welt (Stuttg.) 22 (1971) 1685–1691
22 Korting, G. W.: Haut- u. Geschlechtskrankheiten der Mutter als Indikation zur Einleitung einer Interruptio. Vortrag auf der 108. Tagung der Südwestdeutschen Dermatologen-Vereinigung, 6. 10. 1978.

23 Laugier, P., N. Hunziker, M. Drusco u. a.: Herpes gestationis. Dermatologica (Basel) 148 (1974) 306
24 McGovern, V. J., M. M. L. Brown: The nature of melanoma. Thomas, Springfield Ill. 1976
25 Nahmias, A. J., W. E. Josey, Z. M. Naib: Perinatal risk associated with maternal genital herpes simplex viral infection. Amer. J. Obstet. Gynec. 110 (1971) 825–837
26 Nikolowski, W.: Haut und Schwangerschaft. Münch. med. Wschr. 112 (1970) 2318
27 Otterson, W. N.: Diethylstilbestrol in management of papular dermatitis of pregnancy. Amer. J. Obstet. Gynec. 113 (1972) 570
28 Ranneberg, K. M., H. Holzmann: Herpes gestationis – Recidiv durch synthetisches Gestagen. Med. Welt (Stuttg.) 21 (1970) 1727–1729
29 Rencoret, R., H. Aste: Jaundice during pregnancy. Med. J. Aust. 1 (1973) 167
30 Schaumburg-Lever, G., O. E. Saffold, C. E. Orfanos, W. F. Lever: Herpes gestationis. Histology and ultrastructure. Arch. Derm. 107 (1973) 888–892
31 Scherer, R., H. H. Wolff, O. Braun-Falco: Herpes gestationis. Dtsch. med. Wschr. 102 (1977) 1163–1166
32 Schöpf, E., H. P. Seelig, R. Clorius, M. Sheikh, A. Bersch: Herpes gestationis. Immunpathologische Untersuchungen bei Mutter und Kind. Hautarzt 27 (1976) 481–487
33 Sönnichsen, N., H. Barthelmes, H. Metzner, H. Schleicher: Zur Therapie des Lupus erythematodes während der Schwangerschaft. Dtsch. Gesundh.-Wes. 24 (1969) 541
34 Sonneck, H. J., C. Schierz: Katamnestische Erhebungen zum Verlauf des endogenen Ekzems während der Pubertät, Menstruation und Gravidität. Dtsch. Gesundh.-Wes. 23 (1968) 2376
35 Spangler, A. S., K. Emerson: Diethylstilbesterol in management of papular dermatitis of pregnancy. Reply to Colonel Otterson. Amer. J. Obstet. Gynec. 113 (1972) 571
36 Spangler, A. S., W. Reddy, W. A. Bardawil, C. C. Roby, K. Emerson: Papular dermatitis of pregnancy: a new clinical entity? J. Amer. med. Ass. 181 (1962) 577
37 Swapp, G. H., R. A. Main: Neurofibromatosis in pregnancy. Brit. J. Derm. 88 (1973) 431
38 Tielsch, R.: Zur Differentialdiagnose Impetigo herpetiformis – Psoriasis pustulosa. Derm. Wschr. 145 (1962) 305–313
39 White, L. P., G. Linden, M. A. L. Breslow, L. Harzfeld: Studies of Melanoma. J. Amer. med. Ass. 177 (1961) 235–238

Infektionskrankheiten

W. Goldhofer

Einleitung

Erst in den letzten Jahren wurde die Bedeutung einiger Infektionskrankheiten in der Schwangerschaft für die schwangere Frau und für die Entwicklung der Frucht richtig erkannt. So weisen einige Erkrankungen in der Schwangerschaft einen schwereren Verlauf als bei Nichtgraviden auf (z. B. Poliomyelitis); andere Erkrankungen, die bei der Mutter oft subklinisch verlaufen (z. B. Röteln, Zytomegalie), verursachen vermehrt Aborte, Frühgeburten und/oder fetale Entwicklungsstörungen. Die intrauterine Fruchtinfektion erfolgt dabei vorwiegend diaplazentar sowohl durch Viren, Bakterien und Protozoen. Zusätzlich gibt es auch Infektionen, bei denen weniger die Bakteriämie bzw. Virämie zu Schwangerschaftskomplikationen führt, sondern eher die hohen Temperaturen, die möglicherweise eine vorzeitige Wehentätigkeit auslösen und auf diese Weise häufiger Früh- und Fehlgeburten zur Folge haben (z. B. Pneumonien, Sepsis, Typhus usw.).

In diesem Kapitel soll vorwiegend über den Einfluß einiger Infektionserkrankungen auf den mütterlichen Organismus unter besonderer Berücksichtigung der diagnostischen, prophylaktischen und therapeutischen Möglichkeiten während der Schwangerschaft berichtet werden. Auf die Folgen für die Frucht wird der Vollständigkeit wegen hier nur kurz eingegangen, da diese an anderer Stelle ausführlich abgehandelt werden.

Röteln

Die Röteln, als eigenständiges Krankheitsbild erstmals 1874 von Thomas in London beschrieben, stellen für Kinder, Jugendliche und Erwachsene eine meist harmlose Erkrankung dar. Während der Schwangerschaft sind sie zurecht wegen ihrer fruchtschädigenden Wirkung besonders gefürchtet. Die teratogene Eigenschaft der Röteln, d. h. die Rötelembryopathie, wurde erstmals 1941 von dem australischen Augenarzt Gregg (23) beschrieben. Aufgrund klinisch-epidemiologischer Beobachtungen stellte er einen ursächlichen Zusammenhang zwischen mütterlichen Röteln im 1. Trimenon und angeborenen kindlichen Herzfehlern, Katarakten und Taubheit fest. Bis heute ist die Rötelnembryopathie das klassische und wichtigste Beispiel für die teratogenen Effekte eines pränatalen Virusinfektes geblieben.

Epidemiologie

Der Rötelnvirus ist ein RNA-Virus und wird zur Gruppe der Paramyxoviren gerechnet. Die Übertragung erfolgt hauptsächlich von Mensch zu Mensch durch Tröpfcheninfektion oder Kontakt. Die Inkubationszeit beträgt zwei bis drei Wochen, meist 16–18 Tage. Infektiosität besteht etwa eine Woche vor bis eine Woche nach Auftreten des Exanthems. Die Krankheit hinterläßt in der Regel eine lebenslange Immunität, jedoch sind Zweiterkrankungen bei weitgehend asymptomatischen Verlauf (ohne Virämie) möglich. Die Durchseuchungsrate mit Röteln steigt mit zunehmendem Alter an; so fanden sich bei Schulanfängern nur in 20%, bei Schulentlassenen jedoch bereits in 80% Rötelnantikörper (13, 25, 58, 82).

Klinisches Bild

Der klinische Verlauf ist charakterisiert durch ein leichtes katarrhalisches Vorstadium von 1–2 Tagen, Lymphknotenschwellungen im Bereich des Nackens, subokzipital und retroaurikulär, Fieber um 38°C und ein kleinfleckiges Exanthem. Im Blutbild finden sich Veränderungen im Sinne einer lymphatischen bzw. plasmazellulären Reaktion.
Differentialdiagnostisch kommen Masern, Scharlach, infektiöse Mononukleose, exanthematische Viruserkrankungen (Echovirus 16, Adenoviren) und toxische Exantheme in Frage.
Als Komplikationen werden Arthritis, die thrombozytopenische Purpura und die Enzephalitis (sehr selten, Frequenz 1:6000) beschrieben (58).

Häufigkeit der mütterlichen Infektion

Von entscheidender Bedeutung für die Häufigkeit der Rötelnembryopathien ist die Zahl der für Röteln empfänglichen Frauen, da nach heutigem Wissen Rötelnembryopathien nur bei primärer Rötelninfektion zustande kommen (13, 89, 92, 98). Untersuchungen in Deutschland (13, 25), in den USA und in Großbritannien (36) haben übereinstimmend ergeben, daß etwa 12–15% der Frauen im Reproduktionsalter (16–40 Jahre) seronegativ, d. h. für Röteln empfänglich sind. Im Hauptschwangerschaftsalter (± 26 Jahre) beträgt diese Rate etwa 10% (8, 13, 98). Somit gehen in der Bundesrepublik Deutschland – an der Geburtenrate gemessen – zur Zeit jährlich 80 000–100 000 Frauen ohne Rötelnschutz in die Schwangerschaft und sind dabei dem Risiko einer Rötelninfektion mit all ihren Folgen im 1. Trimenon ausgesetzt.

Pathogenese

Das Virus gelangt während der mütterlichen Virämie auf dem Blutweg in die Plazenta, wo es in den Endothelzellen der Kapillaren zu Nekrosen führt. Von dort gelangen die Viren zusammen mit nekrotisch infizierten Gefäßwandpartikeln in den embryonalen Kreislauf (93). Dabei verursacht das Rötelnvirus, wie Untersuchungen in vitro an embryonalen Zellkulturen und an rötelninfizierten Feten gezeigt haben, neben Chromosomenschäden vor allem eine Hemmung der Zellmitosen. Die dadurch bedingte Wachstumsverzögerung infizierter Organe führt dann zu den von GREGG beschriebenen kindlichen Mißbildungen.

Folgen der mütterlichen Infektion

Das klassische postnatale Schadensbild nach Rötelnembryopathie (auch Gregg-Syndrom genannt) ist charakterisiert durch
Augenschäden (Katarakt, Retinopathie, Glaukom),
Herzmißbildungen (offener Ductus Botalli, Pulmonalstenose, Ventrikelseptumdefekt) und
Hörschäden (Innenohrtaubheit). Neben den klassischen Symptomen werden mit wechselnder Häufigkeit beschrieben: Mikrozephalie, statomotorische und geistige Retardierung, Dystrophie, Zahnanomalien, Hepatosplenomegalie, Myokarditis, Enzephalitis, Hepatitis, interstitielle Pneumonie, Verkalkungsstörungen der langen Röhrenknochen, geringes Geburtsgewicht (unter 2500 g) und Thrombozytopenie. Verschiedene Symptome wie Schwerhörigkeit, zerebrale Retardierung manifestieren sich erst nach jahrelanger Beobachtung im Kleinkindalter. Konnatal infizierte Kinder können über Monate, vereinzelt über Jahre, Rötelnviren ausscheiden. Außerdem verursachen Rötelninfektionen in der Frühschwangerschaft Spontanaborte in 10–15% (13).

Häufigkeit und Schwere der Mißbildungen

Ausschlaggebend für die Häufigkeit und die Schwere der Fruchtschädigung ist vor allem der Zeitpunkt der Infektion, d. h., je früher in der Schwangerschaft die Rötelninfektion auftritt, desto größer ist entsprechend der Aktivität der Organogenese die Gefahr für schwere Mißbildungen beim Kind. Dabei stehen in der 5. Schwangerschaftswoche die Augenschäden, in der 5. bis 7. die Herzfehler und in der 8.–9. die Gehörschäden im Vordergrund (93).
In Abhängigkeit vom Zeitpunkt der Gravidität wird die Mißbildungsrate bei Rötelninfektionen in der Literatur (13, 83, 98) heute angegeben im:

1. Schwangerschaftsmonat mit 50–60%,
2. Schwangerschaftsmonat mit 25%,
3. Schwangerschaftsmonat mit etwa 15%,
4. Schwangerschaftsmonat mit 7–10%.

Jenseits der 16. Schwangerschaftswoche nimmt das Risiko einer intrauterinen Fruchtschädigung rasch ab. Dennoch gilt inzwischen als gesichert, daß auch Rötelninfektionen der Mutter zwischen der 15. und 31. Schwangerschaftswoche noch ein leichtes Risiko für das Kind im Hinblick auf 2–3 Jahre später in Erscheinung tretende geistige und körperliche Retardierungen darstellen (27, 65). Ebenso kann auch eine 1–3 Monate vor der Konzeption durchgemachte Rötelninfektion der Mutter zu fetalen Mißbildungen führen (13, 83).
Weiterhin wird die Häufigkeit bzw. die Schwere der Mißbildungen noch durch eine Reihe anderer Faktoren beeinflußt. So manifestieren sich Mißbildungen nach voll entwickeltem Krankheitsbild wesentlich häufiger als nach subklinischem Verlauf.
Auch das Vorhandensein gewisser mütterlicher bzw. kindlicher HLA-Antigene, nämlich HLA_1, HLA_3 oder die Kombination von HLA_1 und B_8 Antigenen können das Angehen der Rötelninfektion begünstigen (34).
Nicht zuletzt muß auch der Fetus über gewisse Abwehrmechanismen (zelluläre Immunität, Interferonproduktion) verfügen, die die Virusinfektion abschwächen bzw. sogar beenden können (13). So haben Virusisolierungen aus Interruptio- und Abortmaterial gezeigt, daß die Rötelninfektionsrate von Fetus und Plazenta mit 80–90% wesentlich höher ist als die Gesamtmißbildungsrate von 35–46% (13, 74, 91).
Die sozialmedizinische Bedeutung der Rötelnembryopathien wird durch Untersuchungen anläßlich der Rötelnepidemie in den USA 1964/65 (13) verdeutlicht. Dabei waren 50 000 Schwangerschaften von einer Rötelninfektion betroffen. Davon gingen 15 000 durch Abort, Totgeburt und Interruptio verloren und 20 000 Kinder wurden mit Mißbildungen und Anomalien geboren.

Diagnostik

Geht man davon aus, daß Rötelninfektionen beim Erwachsenen in etwa 30–60% der Fälle subklinisch verlaufen und aufgrund klinischer Kriterien mit 20–30% Fehldiagnosen zu rechnen ist, läßt sich die sichere Diagnose einer frischen bzw. einer früher durchgemachten Rötelninfektion nur durch den *Einsatz virusserologischer Labormethoden erreichen*. Dafür stehen zur Verfügung:
a) der *Hämagglutinationshemmtest* (HAH),
b) die *Komplementbindungsreaktion* (KBR) und
c) die spezifischen *IGM-Antikörperbestimmungen*.

Weitere Nachweismethoden sind entweder bei gleicher Aussagekraft weitaus schwieriger durchzuführen (Neutralisationstest, indirekter Immunfluoreszenztest) oder aber noch in der Entwicklung begriffen (Radioimmunoassay, Enzymassay, Hämolysin-Gel-Tests). Zum Nachweis kongenitaler Röteln kann auch die Virusisolierung aus Körperflüssigkeit und Gewebe durchgeführt werden, allerdings ist die Methode relativ schwierig und zeitaufwendig – für den Virusnachweis werden 4–5 Wochen benötigt (13).

Die serologischen Testverfahren beruhen entweder auf dem Nachweis eines Titeranstieges der neutralisierenden Antikörper (HAH, KBR) oder auf dem Nachweis spezifischer IGM-Antikörper (IGM-Test), wobei die größte Bedeutung für die Praxis heute der Bestimmung der hämagglutinierenden Antikörper und der IGM-Antikörper zukommt.

Zur Bestimmung der IGM-Immunglobuline stehen verschiedene Methoden zur Verfügung (Saccharose-Dichtegradientzentrifugation, Gelfiltration), auf die hier nicht näher eingegangen werden soll. Das Hauptproblem bei der Durchführung beider Testverfahren besteht in dem Vorhandensein nichtspezifischer Seruminhibitoren, die vorher entfernt werden müssen. Gelingt dies nicht, kann es sowohl im HAH-Test als auch im IGM-Test zu falsch-positiven Befunden kommen (13).

Beide Testverfahren erreichen bei nahezu allen Infizierten bereits 8–14 Tage nach Exanthemausbruch ihre Maximalwerte. Während jedoch die HAH-Titer monate- bis jahrelang konstant bleiben, sind die IGM-Antikörper im allgemeinen nur für 6–10 Wochen nachweisbar. Damit erhält der IGM-Test seine Bedeutung vor allem für die Diagnostik einer frischen Rötelninfektion. Kommt es bei einer schwangeren Frau mit unbekanntem Rötelnantikörpertiter zu einem Rötelnkontakt oder zum Auftreten einer rötelnähnlichen Erkrankung, läßt sich durch die *zeitgerechte Entnahme zweier Blutproben* (erste Blutprobe so früh wie möglich nach Kontakt- bzw. Exanthembeginn, die zweite Blutprobe 8–14 Tage nach der ersten) feststellen, ob die Schwangere zum Zeitpunkt des Kontaktes seropositiv (geschützt) oder seronegativ (empfänglich) war und ob eine frische Rötelninfektion stattgefunden hat. Für eine richtige Interpretation der Titerbefunde sollte die Blutprobe mit zusätzlicher Angabe über Kontaktbeginn, Kontaktart, Krankheitsbeginn und Symptomatik des Patienten versehen werden. Die Diagnose einer frischen Rötelninfektion wird entweder durch den Nachweis eines signifikanten Titeranstieges (mindestens um 4 Stufen) im HAH-Test oder durch einen positiven IGM-Antikörperbefund erbracht. Bei zweideutigen Ergebnissen im HAH-Test sollte zur Absicherung des Verdachtes auf frische Rötelninfektion auf jeden Fall die IGM-Antikörperbestimmung durchgeführt werden (13).

Dasselbe Vorgehen empfiehlt sich auch bei unbeabsichtigter Rötelnschutzimpfung kurz vor oder während einer Schwangerschaft, da sich nach der Impfung seronegativer Frauen in ähnlicher Weise wie nach natürlicher Rötelninfektion Antikörper nachweisen lassen.

Die Rötelnantikörperbestimmung im Rahmen der Mutterschaftsvorsorge im 1. Trimenon 1972 eingeführt, ist allerdings für die bestehende Schwangerschaft von begrenztem Wert, da sie frühestens im 2.–3. Schwangerschaftsmonat erfolgt. Dennoch sollte sie – falls noch nicht vorhanden – vorgenommen werden, da bei einem Fehlen von Rötelnantikörpern die Schwangere vor Rötelnkontakt gewarnt und ihr im Hinblick auf weitere Schwangerschaften zur Vermeidung desselben Risikos die Rötelnschutzimpfung post partum empfohlen werden kann. Bei einem Rötelnantikörpertiter von 1:32 und größer im HAH-Test besteht Immunität (13).

Bei Verdacht auf Rötelnembryopathie sollten unter anderem durchgeführt werden: a) Virusnachweis aus den verschiedenen Körperflüssigkeiten und Geweben des pränatal infizierten Neugeborenen, b) der Nachweis von spezifischen IGM-Antikörpern (kindliche, da nicht plazentadurchgängig) im Nabelschnur- und kindlichen Blut und die Beobachtungen der HAH- und KBR-Antikörper während des 1. Lebensjahres.

Prophylaxe

Zur Verhütung von Rötelnembryopathien lassen sich durchführen:
1. die passive Schutzimpfung,
2. die Schwangerschaftsunterbrechung,
3. die aktive Schutzimpfung.

Passive Prophylaxe

Solange eine Rötelnexpositionsprophylaxe aus verständlichen Gründen unsicher bleiben muß und die Bestimmung der Rötelnantikörper mit konsequenter Durchimpfung seronegativer Frauen vor Eintritt einer Schwangerschaft noch nicht in ausreichendem Umfang durchgeführt wird, muß sich der Arzt weiterhin mit der Gammaglobulinprophylaxe auseinandersetzen. Über ihren effektiven Nutzen gehen in der Literatur die Meinungen auseinander (13, 54, 88, 89, 92, 98), und für die Praxis wird ihr Wert dadurch eingeschränkt, daß sie eine intrauterine Infektion der Frucht nicht mit letzter Sicherheit verhindern kann. Entscheidend für den Erfolg der Gammaglobulinprophylaxe ist der Intervall zwischen Infektion und Gammaglobulingabe und die Menge der verabfolgten Antikörper (49). So gilt heute als gesichert, daß nur die *frühzeitige Gabe* (0–8 Tage nach Kontaktbeginn) von *hochtitrigen Präparaten* (Rötelnantikörpertiter 1:6000) in *hoher Dosierung* (0,5 ml/kg KG) die mütterliche Virämie und damit die intrauterine Fruchtinfektion verhindern kann. Kurz vor und nach dem Auftreten des Exanthems hat das Gammaglobulin keinen Einfluß mehr auf den Infektionsablauf für Mutter und Frucht. Die passive Prophylaxe erscheint vor allem bei Patientinnen mit dringendem Kinderwunsch (z. B. alte Erstgebärende und Zustand nach Sterilitätsbehandlung), und bei Rötelninfektion jenseits der 14. Schwangerschaftswoche, gerechtfertigt. Dazu empfehlen wir, nach einem Vorschlag von ENDERS (13), folgendes Vorgehen:

a) 0–7 Tage nach bekanntem Kontaktbeginn die Gabe von Rötelnimmunglobulin Behring i.m. (HAH-Titer 1:6000) 15 ml sofort plus 15 ml bei negativem Antikörperbefund,
b) mehr als 8–14 Tage nach Kontaktbeginn die Kombination von Gammavenin Behring i. v. 20–30 ml (HAH-Titer 1:1000) und 15 ml Rötelnimmunglobulin Behring i. m. (HAH-Titer 1:6000).

In jedem Fall müssen nach ihrer Durchführung weitere Rötelnantikörperbestimmungen zum Ausschluß einer später stattgefundenen Infektion vorgenommen werden.

Schwangerschaftsunterbrechung

Im Falle einer serologisch eindeutig nachgewiesenen und klinisch wahrscheinlichen frischen Rötelninfektion im ersten Trimenon muß aus kindlicher Indikation eine Schwangerschaftsunterbrechung in Betracht gezogen werden. Bei gesicherter Rötelninfektion jenseits der 14. Schwangerschaftswoche und bei präkonzeptionellen Röteln, sollte man die Schwangere über das relativ kleine Risiko der Fruchtschädigung aufklären.

Aktive Prophylaxe

Die aktive Immunisierung mit Rötelnlebendimpfstoffen stellt heute zweifellos die wirksamste Maßnahme zur Verhütung von Rötelnembryopathien dar und sollte bei allen Mädchen, möglichst vor der Pubertät, bzw. bei allen seronegativen Frauen vor dem Eintreten der 1. Schwangerschaft vorgenommen werden. Bei etwa 95% der Geimpften kommt es zu einer langfristigen Immunität, bei 3–5% bleibt die Impfung erfolglos.

Da es sich um eine Lebendimpfung handelt, ist die Rötelnschutzimpfung kurz vor (6–8 Wochen) und während einer Schwangerschaft kontraindiziert. Das abgeschwächte Impfvirus kann – wenn auch nicht mit derselben Häufigkeit wie der Wildvirus – die Frucht infizieren (18, 59, 99), wobei das Risiko einer kindlichen Infektion und Schädigung in der Literatur mit 5–10% angegeben wird. Daher sollte die Impfung seronegativer Frauen zum sicheren Ausschluß einer Schwangerschaft stets unter Konzeptionsschutz (z. B. Ovulationshemmer, mindestens 2 Monate vor und 3 Monate nach der Impfung) durchgeführt werden. Ein überflüssiges Impfen von Frauen im gebärfähigen Alter – nahezu 90% sind bereits immun – kann durch vorherige Rötelnantikörpertiterbestimmung vermieden werden.

Zytomegalie

Die Zytomegalie, erstmals von dem Pathologen RIBBERT im Jahre 1881 beschrieben und von GOODPASTURE und TALBOT 1921 als „Cytomegalia Infantum" bezeichnet, stellt heute die häufigste intrauterine Infektion des Fetus dar (14, 50). Während der Schwangerschaft kommt es zu einer deutlich erhöhten Reaktivierungsrate latenter Zytomegalievirusinfektionen (11, 45); Primärinfektionen treten jedoch nicht häufiger auf (26).

Epidemiologie

Das Zytomegalievirus wird der Gruppe der humanen Herpesviren zugeordnet und ist weltweit verbreitet. Während in tropischen Ländern praktisch sämtliche Erwachsene betroffen sind, nimmt die Durchseuchung in den Industrieländern in Abhängigkeit vom sozioökonomischen Status und vom Alter der Bevölkerung zu. In der Bundesrepublik Deutschland sind bis zum 1. Lebensjahr etwa 20%, bis zum 15. Lebensjahr 51% und bis zum 45. Lebensjahr etwa 87% der Bevölkerung mit Zytomegalievirus durchseucht (11, 26, 98).

Die postnatale Übertragung erfolgt durch engen Kontakt in Form von Schmutz- und Schmierinfektionen, z. B. durch Urin oder Sputum. Wegen der meist inapparent verlaufenden Infektion ist die Inkubationszeit bzw. die Dauer der Ansteckungsfähigkeit nicht genau bekannt. Sowohl bei post- als auch bei pränataler Zytomegalieinfektion werden Virusausscheidungen im Urin bis zu einem Jahr oder länger beschrieben. Über die Immunitätsverhältnisse bei Zytomegalie ist noch wenig bekannt. Jedoch ist der Immunitätsschutz nach durchgemachter Infektion nicht so zuverlässig wie bei Röteln (11, 16, 97).

Klinisches Bild

Die Zytomegalievirusinfektion des Erwachsenen verläuft in der Regel inapparent. Klinisch manifeste Formen treten als Mononukleosen, Hepatitis,

Myokarditis, Gastroenteritis, Endometritis, unklare rezidivierende Fieberschübe, Lymphknotenschwellung, Pneumonie, seltener oder hämolytische Anämie und Enzephalitis in Erscheinung. Oftmals verläuft die Infektion chronisch oder es kommt zur Reaktivierung eines latent gewordenen Zytomegalievirus. Außerdem kann die Infektion häufig als Begleiterscheinung anderer chronischer Leiden (Leukämie, solider Karzinome) oder während einer immunsuppressiven Therapie nach Organtransplantation auftreten (11, 16, 99). Differentialdiagnostisch muß beim Kind und Erwachsenen an infektiöse Mononukleose, ulzeröse Magen- und Darminfektionen, Lymphadenopathien und an die idiopathische Thrombozytopenie gedacht werden (51).

Übertragung

Die intrauterine Infektion des Fetus erfolgt meist diaplazentar, wobei eine Virämie der Mutter die Voraussetzung bildet (14, 50). Als weiterer Infektionsweg, vor allem für die subpartalen, aber auch für spät pränatale (3. Trimenon) Zytomegalievirusinfektionen, kommt der Geburtskanal in Frage. Im Zervikalsekret lassen sich in 30% aller Schwangeren Erreger nachweisen (11, 50).
Das Zytomegalievirus findet sich vor allem in den Epithelzellen der Speicheldrüse sowie Pankreas, Niere, Leber, Milz. An den befallenen Geweben führt es zur Bildung typischer Riesenzellen, der sog. Eulenaugenzellen, mit eosinophilen, intranukleären und intraplasmatischen Einschlußkörperchen (inclusion body disease; 97).

Folgen der mütterlichen Infektion

Sowohl die Primärinfektion wie auch die reaktivierte latente Zytomegalievirusinfektion der Mutter können während der Schwangerschaft zu einer Infektion der Frucht führen (51). Jedoch wird heute allgemein die Auffassung vertreten, daß nur Primärinfektionen zur akuten und schweren Schädigung der Frucht und damit zu klinischen Zeichen beim Neugeborenen führen (14, 50, 89, 98). Während die Zytomegalie beim Erwachsenen meist inapparent bzw. nur mit lokaler Manifestation und relativ guter Prognose verläuft, tritt die kongenitale Zytomegalie fast immer generalisiert auf und hat im Hinblick auf zerebrale Manifestation eine schlechte Prognose. Das klinische Krankheitsbild beim Neugeborenen ist vor allem durch Mangelgeburt, Splenohepatomegalie, Hepatitis mit Ikterus, motorische Bewegungsstörung, Anämie, Thrombopenie, interstitielle Pneumonie, Mikrozephalie und nachfolgendem geistigen Entwicklungsrückstand, Chorioretinitis, Meningoenzephalitis, zerebraler Kalkeinlagerungen gekennzeichnet. Bei Geburt noch klinisch unauffällige Neugeborene können später gewisse Entwicklungsstörungen, verminderte Intelligenzentwicklung, Hördefekte und Anfallsleiden aufweisen (50, 51, 89). Weitere Schwangerschaften nach der Geburt eines zytomegaliekranken Kindes scheinen ungefährdet zu sein, da bisher noch keine Geschwistererkrankungen beschrieben wurden (50, 89). Außerdem kann es im Rahmen einer mütterlichen Primärinfektion auch zum Abort kommen, wenngleich die Zytomegalie sicher nicht zu den gängigen Ursachen der Fehlgeburt gehört (50, 89, 98).

Häufigkeit und Schwere der kindlichen Schädigungen

Die Häufigkeit der pränatalen Zytomegalieinfektion wird vor allem von dem Anteil der noch nicht an Zytomegalie erkrankten Frauen im gebärfähigen Alter beeinflußt. Dieser beträgt in der Bundesrepublik Deutschland zwischen 20%–50% (26). Ausgedehnte prospektive Studien in Amerika und Großbritannien ergaben bei etwa 3–6% der Schwangeren eine Zytomegalieinfektion (32, 87), bei 0,5–1,9% aller Neugeborenen eine Virusausscheidung im Urin (99), und in 10% dieser Kinder kam es zu deutlichen oder schweren klinischen Symptomen zerebraler oder viszeraler Art. Das entspricht in etwa 1 geschädigtem Kind auf 1000 Lebendgeburten (50, 87). Die Häufigkeit und der Schweregrad der kindlichen Schädigung scheint ähnlich wie bei Röteln von dem (frühen) Zeitpunkt der Zytomegalievirusinfektion während der Schwangerschaft abzuhängen (11, 50, 98). Eine prozentuale Abschätzung des Risikos im Hinblick auf den Zeitpunkt der Infektion ist noch nicht möglich, da genaue Untersuchungen hierzu noch fehlen. In einer prospektiven Untersuchungsreihe der DFG „Schwangerschaftsverlauf und Kindesentwicklung" konnten BERGER und MICHAELIS bei serologisch nachgewiesener Zytomegalieinfektion im ersten Trimenon eine erhöhte Abortrate feststellen (17% gegenüber 10%).

Diagnostik

Die Diagnose einer Zytomegalieinfektion wird heute in erster Linie aufgrund von Laboratoriumsuntersuchungen erhoben. Dabei unterscheidet man (11, 16, 33, 80):
a) den histologischen bzw. zytologischen Nachweis von Riesenzellen aus dem Urin und Speichel infizierter Patienten,
b) Virusnachweis aus Urin, Rachenabstrich und Blut,
c) Antikörpernachweis aus dem Serum (Komplementbindungsreaktion, Neutralisationstest, Nachweis zytomegaliespezifischer IgM-Antikörper mittels Immunfluoreszenztechnik),
d) neuerdings Enzymimmunoassay.

Als besonders schnelle und zuverlässige Methoden kommen heute vor allem die Komplementbindungsreaktion (KBR) und der Nachweis der Zytomegalievirus-IgM-Antikörper zur Anwendung. Besteht während einer Schwangerschaft der Verdacht auf eine Zytomegalievirusinfektion, so kann bei rechtzeitigen Blutentnahmen durch den signifikanten Titeranstieg (mindestens um 4 Stufen) in der Komplementbindungsreaktion bzw. durch den Nachweis spezifischer Zytomegalievirus-IgM-Antikörper der serologische Infektionsbeweis erbracht werden. Die Bestimmung der spezifischen IgM-Antikörper eignet sich vor allem zum Nachweis von rezidivierenden, chronischen oder inapparent verlaufenden Zytomegalieerkrankungen. Die sicherste Methode zum Nachweis einer floriden Zytomegalievirusinfektion beim Neugeborenen ist neben der Bestimmung der IgM-Antikörper aus dem Nabelschnurblut der Virusnachweis aus dem kindlichen Urin.

Therapie und Prophylaxe

Die Behandlung der Zytomegalie beschränkt sich auf symptomatische Maßnahmen. Versuche mit Cytosin-Arabinosid, Human Interferon und Gammaglobulin haben bisher keinen eindeutigen Effekt gezeigt (55, 98). Trotz einiger erfolgreicher Vorversuche ist es bis heute noch nicht zu der Entwicklung eines geeigneten Impfstoffes gegen Zytomegalie gekommen. Die Prophylaxe von kongenitalen Zytomegalievirusschäden muß sich daher vor allem auf die Durchführung einer sorgfältigen Zytomegalievirusdiagnostik während der Schwangerschaft mit der möglichen Konsequenz einer Interruptio im ersten Trimenon bei entsprechendem Nachweis einer primären Zytomegalieinfektion beschränken (11, 50).

Toxoplasmose

Unter den pränatal erworbenen Infektionskrankheiten ist vor allem die Toxoplasmose in den letzten Jahren häufig Gegenstand gynäkologischer wie allgemein medizinischer Publikationen gewesen. Jedoch bestehen noch immer unterschiedliche, zum Teil auch überholte Vorstellungen über die Bedeutung dieser Infektionskrankheit, über Infektionswege und Risiken einer intrauterinen Fruchtschädigung (42).

Epidemiologie

Der Erreger der Toxoplasmose, Toxoplasma Gondii, wurde erstmals 1908 von NICOLE und MANCEAU beim Gundi (einem ostafrikanischen Nagetier) beschrieben und wird zu den Sporozoa gezählt. Er ist ein weltweit verbreiteter Parasit mit einem ungewöhnlich breiten Wirtsspektrum (Mensch, Säugetier, Vögel). Von entscheidender Bedeutung vor allem epidemiologisch war die Feststellung, daß die Toxoplasmen neben der bisher bekannten ungeschlechtlichen Vermehrung auch eine geschlechtliche in der Katze durchlaufen (37). So führt der Verzehr von Toxoplasmazysten bei Katzen zu einer geschlechtlichen Weiterentwicklung der Parasiten im Dünndarmepithel, die zur Ausbildung von Oozysten führt. Diese gelangen mit dem Katzenkot ins Freie und führen nach einem Reifungsprozeß, an dessen Ende die Ausbildung von Sporozoiten steht, zu neuen Infektionen bei Fleisch- oder Allesfressern. Der Verzehr von rohem Fleisch der Schlachttiere, aber auch von infizierten Mäusen führt dann wieder zur Infektion der Katzen (typischer Zyklus: Maus(Zyste)-Katze-(Oozyste)-Maus(Zyste)). Damit übernimmt die Hauskatze eine zentrale Stelle in der Toxoplasmoseepidemiologie (37, 43, 89).

Die Hauptinfektionsquelle für den Menschen ist in dem Genuß von rohem Fleisch infizierter (zystenhaltiger) Schlachttiere, vor allem vom Schwein, Rind und Schaf (sog. Metfleisch, Tartar-Beefsteak) zu sehen (43, 66, 98). So ergaben serologische Untersuchungen von Schlachttieren eine relative hohe Durchseuchung von 25–50% (66). Daneben kann die Toxoplasmose auch auf diaplazentarem Wege und durch die sog. Schmutz-, Schmier- und Tröpfcheninfektion verseuchter Haustiere (vor allem der Katze) übertragen werden. Die Inkubationszeit dauert 2 Tage, über die Dauer der Ansteckungsfähigkeit und die Immunitätsverhältnisse nach durchgemachter Toxoplasmoseinfektion liegen derzeit keine genauen Angaben vor (98).

Die Durchseuchung der Bevölkerung der Bundesrepublik mit Toxoplasmen ist relativ hoch und steigt mit zunehmendem Lebensalter. Dabei entspricht der prozentuale Anteil der mit Toxoplasmen Infizierten (d. h. der serologisch positiven Personen) grob geschätzt immer dem Lebensalter einer Altersgruppe; so ist z. B. bei 30jährigen mit einer 30%igen Infektionsrate zu rechnen usw. (66).

Klinisches Bild

Die meisten im Erwachsenenalter erworbenen Toxoplasmosen verlaufen klinisch inapparent und ohne schwere Krankheitserscheinungen. So bestehen oft nur „grippeähnliche" Symptome in Form von subfebrilen Temperaturen, Kopfschmerzen, Abgeschlagenheit und eine Lymphadenitis mit Lymphknotenschwellungen (vorwiegend zervikonuchal). Dagegen gelten eine toxoplasmabedingte Hepatitis, Myokarditis, Myositis oder Pneumonie als seltenes Ereignis. Differentialdiagnostisch kommen Lymphadenopathien, die infektiöse Mononukleose und Rickettsiosen in Betracht.

Pathogenese

Voraussetzung für das Zustandekommen einer intrauterinen Fruchtinfektion ist die Erstinfektion der Schwangeren mit Toxoplasmose während der Schwangerschaft (43, 66, 89, 98). In der Phase der mütterlichen Parasitämie kommt es dann zu einer hämatogen-diaplazentaren Übertragung der Toxoplasmen auf den Feten. Dabei verursachen die Toxoplasmen Degenerationsherde im Trophoblastsynzytium des Plazentarlabyrinths und dringen unter der Bildung kleiner Nekroseherde in die fetalen Zottengefäße ein (67). So konnten histologisch Erregerzysten in der Nabelschnur, der Eihaut, der Deckplatte und den Endzotten der Plazenta nachgewiesen werden (12). Ein von LANGER und THOMASCHECK postulierter Übertragungsweg über das infizierte Endometrium (sog. Endometritis toxoplasmotica) hat sich nicht bestätigt (43, 66).

Folgen der mütterlichen Infektion

Es darf heute als gesicherte Tatsache gelten, daß eine Gefahr für die Frucht nur dann besteht, wenn sich eine Frau *erstmals* während der Schwangerschaft und zwar vornehmlich in der zweiten Hälfte mit Toxoplasmen infiziert (43, 66, 89, 98); dabei kommt es zur Infektion bereits angelegter fetaler Organe (Fetopathie). In den nachfolgenden Schwangerschaften ist nicht mit dem Auftreten weiterer an Toxoplasmose erkrankter Kinder zu rechnen (43, 98). Auch eine bestehende Toxoplasmainfektion der Mutter zur Zeit der Konzeption stellt nach heutiger Ansicht keine Gefährdung für das Kind dar (66).
Die charakteristischen Symptome der Säuglingstoxoplasmose sind: Hydrozephalus, Chorioretinitis und intrazerebrale Verkalkungen. Je nach Zeitpunkt der fetalen Infektion, der Massivität der Erregereinschwemmung und der Größe und Geschwindigkeit des diaplazentaren Antikörpertransfers resultieren jedoch unterschiedliche Schadensbilder. Bei Infektionen des Fetus kurz vor Geburt wird ein *Stadium der viszeralen Generalisation* (Hepatosplenomegalie, interstitieller Pneumonie, Myokarditis usw.), bei weiter zurückliegender Infektion ein *Stadium der floriden Enzephalitis* (Lethargie, Krämpfe, progredienter Hydrozephalus) und bei noch frühzeitigerer Infektion das *Stadium des postenzephalitischen Schadens* (Hydromikrozephalus, intrazerebrale Verkalkungen, geistige Retardierung) unterschieden. Die Häufigkeit der drei Stadien verhält sich 1:10:100 (98).
Erfolgt die Infektion im 1. Trimester der Schwangerschaft, kann es zum Abort kommen, in der Mehrzahl der Fälle bleibt sie jedoch ohne Folgen. So fanden sich beim Vergleich der Titerhäufigkeiten von schwangeren Frauen ohne und mit entsprechender Anamnese (Totgeburten, Fehlgeburten, habitueller Abort) keine signifikanten Unterschiede (5, 43, 57, 95). Damit kommt der Toxoplasmoseinfektion nicht die Rolle in der Auslösung von Aborten (habituelle Aborte) zu, die ihr in der Vergangenheit oft zugedacht war. Ebenso sind Totgeburten, Frühgeburten und Mißbildungen sicher nicht als klassische Folgen einer mütterlichen Toxoplasmose zu werten (43).

Häufigkeit der Fruchtschädigung

Diese hängt in erster Linie von dem Durchseuchungsgrad der jeweiligen Bevölkerung mit Toxoplasmen ab. In der Bundesrepublik Deutschland sind je nach Alter und Region 10–15% aller Schwangeren für eine Toxoplasmoseinfektion empfänglich (seronegativ). Serologischen Untersuchungen zufolge kommt es in 0,7–1,7% der Schwangerschaft zur Erstinfektion der Mutter (7, 42, 43).
Diese wiederum führt in nur 30–50% zu einer Infektion der Frucht (9, 43, 89), davon kommt es dann in 30% zur klinischen Symptomatik beim Neugeborenen (9).
Da die prozentuale und altersmäßige Durchseuchung von Land zu Land verschieden ist, muß auch mit einer unterschiedlichen Häufigkeit der konnatalen Toxoplasmose gerechnet werden. So beträgt diese in England 1:35000, Schweden 1:16000, Deutschland etwa 1:1000 (43, 66, 94). Erwähnenswert sind in diesem Zusammenhang die ersten Ergebnisse einer großangelegten prospektiven Verbundstudie der DFG „Schwangerschaftsverlauf und Kindesentwicklung", die unter 5000 Neugeborenen nicht einen Fall einer konnatalen oder kongenitalen Toxoplasmoseinfektion beobachten konnten (5, 8). Wenngleich die Gefährdung der Frucht durch eine Toxoplasmoseinfektion durchaus gegeben ist, so haben großangelegte prospektive Studien der jüngeren Zeit gezeigt, daß diese dennoch weitaus geringer ist, als früher angenommen wurde (5, 40).

Diagnostik

Da die Toxoplasmoseinfektion bei der Mutter meist ohne klinische Symptome verläuft, läßt sich die Diagnose nur durch den direkten Erregernachweis oder durch den Nachweis von Antikörpern (Seroreaktionen) stellen. Der Erregernachweis (aus Blut, Sputum, Liquor usw.) gelingt sowohl histologisch als auch im Tierversuch nur schwer, so daß sich die Diagnose für die Praxis vor allem auf die serologischen Untersuchungsmethoden stützt. Dafür stehen zur Verfügung:
1. der Farbtest nach Sabin-Feldmann (SFT),
2. die Komplementbindungsreaktion nach Westphal (KBR),
3. der indirekte Immunfluoreszenztest (IIFT) nach Remington.

Der Sabin-Feldmann-Test beruht auf dem Verlust der Färbbarkeit der Toxoplasmen mit basischem Methylenblau nach Bindung von Antikörpern aus Immunseren. Der indirekte Immunfluoreszenztest wird vor allem neuerdings eingesetzt, als einfachste Methode empfohlen und in seinen Ergebnissen grundsätzlich dem Farbtest gleichgesetzt. Während der SFT und der IIFT erhöhte Werte auch bei latenten Infektionen anzeigen, wird die KBR vor allem bei akuten Erkrankungen positiv. Neben diesen serologischen Untersuchungen kommt im Rahmen der Diagnostik gelegentlich auch der Hauttest nach FRENKEL zur Anwendung, der jedoch erst nach länger bestehender Infektion positiv wird. Ähnlich wie bei der Tuberkulinprobe handelt es sich dabei um eine intrakutane Applikation von Antigen, deren Ergebnis (positiv: Quaddelbildung) nach 24–48 Stunden abgelesen wird. Für das Vorliegen einer frischen Infektion sprechen nach allgemein gültiger Ansicht nur relativ hohe Titerwerte, d. h. im Sabin-Feldmann-Test und im indirekten Immunfluoreszenztest über 1:256 und in der Komplementbindungsreaktion über 1:10 (43, 98). Der Beweis für eine frische Infektion ist dann gegeben, wenn es bei mehrfacher Kontrolle im Verlaufe der Schwangerschaft zu einem markanten Titeranstieg oder zu einer Titerkonversion von negativ zu hoch positiv kommt.

Therapie

Die Indikationsstellung zu einer medikamentösen Therapie sollte in erster Linie klinisch festgestellte und/oder serologisch bestätigte Erstinfektionen mit Toxoplasmen während der Schwangerschaft umfassen. Obgleich die Wirksamkeit der Therapie noch nicht eindeutig gesichert ist bzw. zur Zeit verläßliche Kontrollmöglichkeiten über den Erfolg einer Behandlung noch ausstehen, haben Untersuchungen von DESMONT (10) gezeigt, daß nichtbehandelte, an Toxoplasmose infizierte Mütter dreimal häufiger Kinder mit einer angeborenen Toxoplasmose zur Welt brachten als Behandelte. Eine prophylaktische Therapie sollte heute auf keinen Fall mehr durchgeführt werden.

Die wirksamste Therapie besteht in einer Kombination von Sulfonamiden mit dem Malariamittel Daraprim. Beide Medikamente blockieren wahrscheinlich synergistisch als Antimetaboliten die Synthese von Nukleoproteinen im Parasitenstoffwechsel. Da das wachsende embryonale Gewebe einen großen Bedarf an Folsäure hat, sollte Daraprim als Folsäureantagonist wegen des Risikos von teratogenen Schäden auf keinen Fall in der ersten Hälfte der Schwangerschaft (erst nach Abschluß der Organogenese) angewendet werden (98). Dagegen scheint die Therapie mit Sulfonamiden während der Schwangerschaft risikolos zu sein und kann mehrfach wiederholt werden. Für die Durchführung der Therapie in der Praxis empfehlen wir in Anlehnung an KRÄUBIG (43) die Gabe eines hochdosierten Zwei- oder Dreifachsulfonamides (z. B. Durenat 0,8–1 g täglich) über etwa 3 Wochen und in der 2. Schwangerschaftshälfte entweder zusätzlich die Gabe von Daraprim über vier Wochen (25 mg täglich) oder die Gabe eines Kombinationspräparates (z. B. Fansidar). Die Dosierung von Daraprim sollte eine Gesamtdosis von 700 mg nicht überschreiten. Da zu hohe Dosierungen von Daraprim zu lebensbedrohlichen Agranulozytosen und schweren Thrombopenien führen können, sind während der Behandlung mit Daraprim in 10tägigen Abständen Blutbildkontrollen (Leuko- und Thrombozytenzahl) notwendig. Die Behandlung dieser therapiebedingten Komplikationen kann durch die Gabe von Leucoverin (Calciumfolinat), Vitamin B_{12} und B_6 sowie notfalls in Frischbluttransfusionen erfolgen (89, 98). Als einziges Antibiotikum wird neuerdings das ungefährlichere aber im Vergleich mit Daraprim nicht ganz so wirksame Spiramycin (2–3 g täglich) über 3–6 Wochen gegeben (10).

Prophylaxe

Leider bereitet die Erkennung und Behandlung (präventiv) der gefährdeten Schwangeren auch heute noch erhebliche Schwierigkeiten. Da es eine aktive Schutzimpfung gegen Toxoplasmoseinfektionen derzeit nicht gibt, erstrecken sich die prophylaktischen Maßnahmen auf den eindringlichen Rat an alle Schwangeren, den Genuß von rohem Fleisch und den Umgang mit Tieren (vor allem Katzen) zu meiden. Besonders exponierte Personen (Tierpflegerinnen usw.) sollten sich durch das Tragen entsprechender Schutzkleidung (Gummihandschuhe) schützen.

Sieht man als Grundlage für jede Art von Prophylaxe zunächst einmal die Diagnostik der mütterlichen Toxoplasmoseinfektion an, so kommt man unweigerlich auf die schon immer diskutierte, bisher aber nicht realisierte Forderung der generellen serologischen Testung aller Schwangeren auf Toxoplasmose. Nur damit ist es möglich die allein gefahrbringende Erstinfektion während der Schwangerschaft zu erkennen und sie einer Behandlung zuzuführen. So hat sich der V. Kongreß für Perinatale Medizin in Berlin 1972 für eine generelle Toxoplasmosefahndung bei einer optimalen Schwangerenfürsorge ausgesprochen. Dabei sollte nach THALHAMMER (89) die 2malige serologische Testung in der Früh-und Spätschwangerschaft erfolgen. Ein positives Ergebnis der 1. Testung kann im Sinne einer „Schutzimpfung" ausgelegt werden und weitere Teste erübrigen sich. Ein negativer Ausfall sollte zur erhöhten Vermeidung der möglichen Infektionsquellen führen und spätestens in der 32–34. Schwangerschaftswoche kontrolliert werden. Jedoch gehen die Ansichten in Bezug auf diese serologischen Überwachungen während der Schwangerschaft auseinander. So argumentieren die Kritiker, daß eine Infektion grundsätzlich zu jedem Zeitpunkt der Schwangerschaft eintreten kann und somit eine zweimalige serologische Kontrolle eine Erstinfektion der Mutter nicht sicher erfassen kann (66) und die beträchtlichen Kosten für die serologische Testung aller Schwangeren in keinem Verhältnis zu ihrem Nutzen steht (43). Es bleibt abzuwarten, ob die Entwicklung einfacherer diagnostischer Testverfahren hier in der Zukunft weiterhelfen.

Listeriose

Erstmals von REISS, POTEL u. KREBS (75) als „Granulomatosis infantiseptica" beschrieben, stellt die konnatale Listeriose die wichtigste, bakteriell bedingte, pränatale Infektion dar. Während die Erkrankung bei der Schwangeren in der Regel relativ harmlos verläuft, kann es bei intrauteriner Infektion der Frucht zur Totgeburt, Frühgeburt und zu Todesfällen in den ersten Lebenstagen kommen.

Epidemiologie

Der Erreger, Listeria monocytogenes, ist ein kurzes, grampositives begeißeltes Stäbchenbakterium. Er ist ubiquitär vorhanden und verfügt über ein breites Infektionsspektrum (Mensch, Haustiere, Vögel). Mit Ausnahme der gesicherten diaplazentaren Übertragung sind die Eintrittspforten der Listerien beim Menschen noch nicht genau gekannt. Es wird angenommen, daß die Übertragung im Rahmen einer Schmutz- und Schmierinfektion auf oralem, nasalem oder okulärem Weg von infizierten Tieren (Schaf, Schwein, Rind), vom verseuchten Boden oder durch den Genuß von infizierten Nahrungsmitteln (Fleisch, Rohmilch) erfolgt (81, 89, 98). Angaben über die Dauer der Ansteckungsfähigkeit und die Länge der Inkubationszeit liegen bis heute nicht vor. Es besteht eine zeitlich begrenzte Immunität, Reinfektionen sind möglich (69). Die Durchseuchung der Bevölkerung mit Listerien ist hoch; so besitzen im Schulalter bereits 80% aller Untersuchten Antikörper gegen Listeriose (81).

Klinisches Bild

Ähnlich wie bei der Toxoplasmose besteht auch bei der Listeriose eine deutliche Diskrepanz zwischen der hohen Durchseuchungsrate der Bevölkerung und der nur geringen Zahl der klinisch manifest Erkrankten. Auffallend sind einmal eine Bevorzugung des frühkindlichen und älteren Lebensalters sowie ihr Vorkommen bei anderen meist chronischen Grundleiden wie Krebs, Diabetes usw. In der Schwangerschaft kommt es zu einem vermehrten Auftreten der Listeriose, so daß eine besondere Disposition der Graviden gegenüber Listerieninfektionen vermutet wird (20, 69, 81). Die Erwachsenenlisteriose weist zahlreiche, unterschiedliche, oft ineinander übergehende Verlaufsformen auf. Klinisch unterscheidet man eine *akut septisch-typhöse Form* (dazu gehört die Neugeborenenlisteriose), eine *chronisch-septische Form* mit isoliertem Organbefall (Endokarditis), eine *glanduläre Form* (vor allem bekannt als Monozytenangina, Lymphknotenschwellungen), eine *zentralnervöse Form* (Meningitis, Enzephalitis) sowie eine *lokale Form* (Haut-, Konjunktivallisteriose) auf. Der Krankheitsverlauf kann akut, subakut, chronisch oder abortiv sein (69, 81).

In der Schwangerschaft verläuft die Listeriose in den meisten Fällen uncharakteristisch in Form eines grippalen Infektes, Lymphknotenschwellung, unklarer Fieberschübe oder einer fieberhaften Pyelonephritis. Nicht selten bleibt sie völlig symptomlos. Gelegentlich kommt es aber bei der Schwangeren Stunden bzw. Tage vor der Niederkunft zur Ausbildung eines septischen Krankheitsbildes mit Fieberschüben und Schüttelfrost. Dabei kommt es wahrscheinlich zu einer massiven Streuung aus plazentaren oder kindlichen Infektionsherden in die mütterliche Zirkulation (retrograde Infektion). Dafür spricht auch die häufige Beobachtung, daß die mütterlichen Symptome schlagartig mit der Entbindung (Entfernung des septischen Herdes) verschwinden (89). Sehr selten wurde auch eine Meningoenzephalitis bei Schwangeren beobachtet (20).

Pathogenese

Die Bakteriämie der Mutter führt zu einer hämatogenen Infektion der Plazenta mit intervillöser Entzündung und Gefäßnekrosen. Die Infektion des Fetus erfolgt dann diaplazentar über die Nabelvene (69, 81, 89, 92). Dabei finden sich bei entsprechender Untersuchung stets zahlreiche stecknadelkopfgroße Nekroseherde und Granulome (Listeriome) in der Plazenta (89). Durch Aspiration von infiziertem Fruchtwasser kann es bei der Frucht zu einer pulmonalen Zweitinfektion kommen (69). Dabei gelangen die Erreger entweder gleichzeitig mit der fetalen Infektion von der Plazenta aus (55) oder sekundär mit dem listerienhaltigen Harn oder Mekonium des erkrankten Feten in das Fruchtwasser.

Folgen der mütterlichen Infektion

Der Erregerübertritt erfolgt vorwiegend nach Ausbildung der Plazenta in den späteren Schwangerschaftsmonaten, so daß es zur Infektion bereits angelegter fetaler Organe kommt (Fetopathie). Eine Gefahr für die Frucht besteht vor allem dann, wenn sich eine Schwangere während der Schwangerschaft *erstmalig* mit Listerien infiziert (89);

nachfolgende Schwangerschaften sind nicht gefährdet (69, 98).
Die konnatale Listeriose führt in der überwiegenden Mehrzahl der Fälle zur Frühgeburt, ein Viertel der Kinder wird tot geboren. Bei lebend geborenen Kindern läßt sich der tödliche Ausgang auch nach der Geburt infolge herdförmiger Lebernekrosen, Sepsis, Meningoenzephalitis oder Pneumonie (Fruchtwasseraspiration) oftmals nicht aufhalten. Zyanose, apnoische Anfälle, Milzvergrößerung, meningeale Symptome und Exantheme bilden nicht selten das Leitsymptom. Die Prognose der klinisch manifesten, unbehandelten Listeriose des Neugeborenen ist schlecht, die Mortalität beträgt 15–30%. Ganz selten wurden aber auch infizierte, klinisch gesunde Neugeborenen beobachtet (12, 90). Die Häufigkeit einer gesicherten konnatalen Listeriose wird für die Bundesrepublik Deutschland mit 1 auf 2000 Geburten angegeben. Ihr Anteil an der perinatalen Sterblichkeit beträgt 2,1–3,6% (98).
Inwieweit die Listeriose als maßgebliche Ursache für Aborte, insbesondere für habituelle Aborte anzusehen ist, bleibt nach wie vor umstritten. Während eine Reihe von Autoren bei Frauen mit wiederholten Aborten positive bakteriologische Befunde aus Zervixabstrichen bzw. aus den Fäzes nachwiesen (72, 73, 81), konnte dies von anderen nicht bestätigt werden (71, 77). Während im Tierversuch nach einer Listerioseinfektion wiederholte Fruchtabgänge beobachtet wurden, fand GÜNTHER (24) bei Frauen, die ein listeriosekrankes Kind geboren hatten, weder vorher noch nachher gehäufte Aborte. So bleibt es letztlich doch zweifelhaft, ob die Listeriose als Ursache für ungeklärte habituelle Aborte angesehen werden kann.

Diagnostik

Die vielfältige Symptomatik der menschlichen Listeriose erschwert die Erkennung der Erkrankung. Die sichere Diagnose läßt sich nur durch den bakteriologisch-kulturellen Nachweis des Erregers aus dem mütterlichen Blut, Urin, Stuhl, Liquor, Fruchtwasser usw. stellen.
Die in der Praxis vielfach angewandten serologischen Untersuchungsmethoden, die Agglutinationsreaktion (Gruber-Widal) und die Komplementbindungsreaktion (KBR), ergänzen ihn lediglich als indirektes Nachweisverfahren. Ihre Ergebnisse sind mit Vorsicht zu interpretieren, weil selbst bei einer bakteriologisch gesicherten Listeriose keine Antikörper nachweisbar sein können und zahlreiche gesunde Individuen Agglutinintiter bis 1:400 aufweisen (81). Im Falle einer serologischen Untersuchung sollten mindestens zwei Blutentnahmen in 7–14tägigem Abstand durchgeführt werden, um aus der Titerdynamik Rückschlüsse auf die Infektion zu ziehen. Für das Vorliegen einer frischen Infektion sprechen Agglutinationstiter ab 1:400 und/oder Werte in der KBR von 1:10 und höher sowie Titeranstiege um mindestens zwei Verdünnungsstufen.
Weiterhin kann der Erregernachweis histologisch (Nachweis von Listerien in der Plazenta) und im Tierversuch (experimentelle Monozytose, septische Granulomatose und Keratokonjunktivitis beim Kaninchen) geführt werden. Der Intradermaltest (intrakutane Injektion von Listeriavollantigen) führt im positiven Falle zu einer Spätreaktion (24–48 Stunden später) ähnlich der Tuberkulinprobe. Bei Verdacht auf Vorliegen einer Neugeborenenlisteriose lassen sich oft zur vorläufigen Diagnosestellung in dem sonst noch keimfreien Mekonium grampositive Stäbchen nachweisen (Mekoniumabstrich (89)).

Therapie

Ausschlaggebend für den Behandlungserfolg ist der frühzeitige Einsatz der medikamentösen Maßnahmen. Die optimale Therapie frisch infizierter Schwangerer und erkrankter Neugeborener besteht in der Gabe von Ampicillin; vorgeschlagen wird bei Schwangeren eine Dosierung von 2–4 g/ täglich per os für insgesamt 10 Tage (98), wobei die Behandlung nach 2–4 Wochen wiederholt werden kann. Bei septischen und hoch akuten Fällen sollte unbedingt eine intravenöse Behandlung erfolgen.
Neben dem Ampicillin sind gegen Listerien auch Erythromycin, Cefalotin und Tetracycline wirksam. Tetracyclin sollte man wegen der typischen Nebenwirkungen beim Neugeborenen (Gelbverfärbung der Zähne, erhöhte Kariesanfälligkeit) nicht in der Schwangerschaft geben.

Prophylaxe

Eine gezielte Prophylaxe ist kaum möglich, solange die epidemiologischen Zusammenhänge (Infektionswege) nicht vollständig geklärt sind und die Möglichkeit einer aktiven/passiven Schutzimpfung nicht besteht. Prophylaktische Maßnahmen müssen sich derzeit noch auf allgemeine Verhaltungsmaßregeln für Schwangere beschränken, wie z.B. auf allgemeine Sauberkeit, Vermeidung des Umgangs mit kranken Tieren und auf den Verzicht von rohem Fleisch und roher Milch zu achten. Selbstverständlich müssen entsprechende Maßnahmen zur Vermeidung der Weiterverbreitung getroffen werden (Isolierung erkrankter Patienten, Desinfektion und hygienisches Verhalten des Pflegepersonals). Um in allen klinisch manifesten Fällen eine Präventivbehandlung durchzuführen, sollte bei allen Schwangeren mit einer nicht eindeutig viralen fieberhaften Erkältung, unklarem Fieber, Schüttelfrost oder Pyelitis eine Blut- oder Harnkultur sowie ggf. serologische Untersuchungen durchgeführt werden.

Lues

Von allen Infektionserkrankungen, die diaplazentar auf die Frucht übertragen werden können, ist die Lues (Syphilis) die am längsten bekannte. Der Erreger, das Treponema pallidum, wurde 1905 von SCHAUDIN u. HOFFMANN (77) erstmals im Sekret luetischer Primär und Sekundärfluoreszenzen nachgewiesen und ist weltweit verbreitet. Nach einem besonders starken Ansteigen während und nach den letzten Weltkriegen kam es aufgrund einer intensiven Chemotherapie zu einem zwischenzeitlichen Absinken der Morbiditätskurve. Die zunehmende Promiskuität vor allem unter Jugendlichen führte jedoch in den letzten Jahren wieder zu einem vermehrten Auftreten der Krankheit (55, 89, 97).

Die Übertragung erfolgt in 95% der Fälle beim Geschlechtsverkehr. Die Inkubationszeit dauert in der Regel 1–3 Wochen und die Erkrankung hinterläßt keine Immunität. Der Durchseuchungsgrad ist in den verschiedenen Ländern und Regionen unterschiedlich; nach europäischen und amerikanischen Statistiken schwankt er zwischen 1% und 1‰ (97). Der klinische Verlauf einer Syphilis bei der Mutter unterscheidet sich in der Gravidität nicht von der Erkrankung außerhalb der Schwangerschaft (Primärstadium, Sekundärstadium, Tertiärstadium).

TOBIN u. Mitarb. (92) berichten von einem vermehrten Auftreten von Syphiliserkrankungen während der Schwangerschaft in den Vereinigten Staaten.

Die intrauterine Infektion der Frucht erfolgt während der mütterlichen Spirochätämie diaplazentar nach dem 5. Schwangerschaftsmonat, d. h. nachdem die Langhanssche Zellschicht vermindert bzw. abgebaut wurde und somit das Synzytium für die Spirochäten durchgängig wird (20, 55, 89). Das Ausmaß der intrauterinen Infektion bzw. der fetalen Schädigung ist abhängig vom Infektionsstadium der Mutter. So beträgt die Übertragungsgefahr bei Müttern im Sekundärstadium nahezu 100% (63), wobei sie im Tertiärstadium der Mutter nur noch als sehr klein (jedoch nicht als ausgeschlossen) angesehen werden kann. Unbehandelt führt eine akute Syphilisinfektion nach dem 5. Schwangerschaftsmonat zur Fehl- bzw. Totgeburt und zur Geburt syphiliskranker, meist frühgeborener Kinder (20, 55, 89). Nach einer älteren Zusammenstellung der Deutschen Gesellschaft zur Bekämpfung der Geschlechtskrankheiten kamen bei einer unbehandelten Lues der Mutter auf 1000 Schwangerschaften 177 Fehl- und Totgeburten, 230 kindliche Todesfälle im 1. Lebensjahr und von den restlichen 600 überlebenden Kindern waren nur 210 gesund (89); d. h. nur bei etwa 10–20% der unbehandelten Fälle kann ein Kind gesund geboren werden. Etwa 16% der infizierten Kinder weisen bereits bei der Geburt Symptome auf, die Mehrzahl entwickelt sie zwischen der 2. und 12. Lebenswoche (96). Im Vordergrund stehen Hepatosplenomegalie, chronische oft später hämorrhagische Koryza (Schniefen), metaphysäre schmerzhafte Osteochindritis (Parrotsche Pseudoparalyse) und Exantheme.

Die Diagnose der Lues wird in der Praxis anhand von serologischen Untersuchungsmethoden erhoben. Dabei unterscheidet man zwischen unspezifischen Seroreaktionen (Nachweis von Lipoidantikörper) wie der Komplementbindungsreaktion (Wassermann), der Meinicke-Klärungsreaktion und dem VDLR-Cardiolipin-Flockungstest und den spezifischen Seroreaktionen (Nachweis von spezifischen Treponemenantikörper) wie der Treponemen-Immobilisationstest (Nelson), der Treponemen-Hämagglutinationstest und die Immunfluoreszenzmethode (FTA). Die erstgenannten Methoden eignen sich wegen ihrer einfachen Durchführung zum generellen Screening in der Schwangerenvorsorge, wobei stets mehrere Tests gleichzeitig durchgeführt werden sollten. Positive Befunde finden sich jedoch auch bei anderen Infektionserkrankungen (Viruspneumonien, infektiöse Hepatitis, Mononukleose). Zur Sicherheit sollte deshalb bei zweifelhaften Fällen stets der spezifische – jedoch sehr viel aufwendigere – Nelson-Test oder der Immunfluoreszenztest durchgeführt werden (97). Eine sichere Diagnose ist auch mit Hilfe des Spirochätennachweises im Dunkelfeld möglich.

Die optimale Therapie der syphiliskranken Mutter garantiert heute mit einer fast absoluten Sicherheit ein gesundes Kind. Das Mittel der Wahl ist Penicillin, das in den letzten Jahrzehnten sämtliche früheren Medikamente verdrängt hat. Dabei werden zweitägige Dosierungen von 400 000 IE bis zu 1 Mega-Einheit Depotpenicillin bei einer Gesamtdosis von 10–12 Mega-Einheiten als ausreichend angesehen (89, 98). Bei Penicillinüberempfindlichkeit kann Chloramphenicol oder Erythromycin in entsprechender Dosierung gegeben werden. Läßt sich aufgrund zweifelhafter anamnestischer Umstände oder aus sonstigen Gründen keine ausreichende Behandlung vor der Schwangerschaft nachweisen, ist während der Gravidität unbedingt eine „Sicherheitskur" durchzuführen. Nach einer vorausgegangenen optimalen Behandlung der Lues ist eine prophylaktische Therapie während der Schwangerschaft anscheinend nicht mehr erforderlich. So haben verschiedene Berichte gezeigt, daß bei diesen Fällen die Zahl syphilitischer Kinder extrem klein ist (unter 1%) (48). Nach der Geburt ist eine weitere Kontrolle der Mutter durch einen Dermatologen erforderlich.

Die prophylaktischen Maßnahmen erstrecken sich vor allem auf die generellen serologischen Untersuchungen aller Schwangeren, die vor allem in früheren Zeiten immer wieder gefordert wurden. Weiterhin bedarf es einer intensiven Gesundheits- und

Sexualaufklärung sowie einer Besserung der allgemeinen sozialen Verhältnisse.

Poliomyelitis

Schwangere Frauen sind gegenüber Infektionen mit Poliomyelitisviren anfälliger als nichtschwangere Frauen gleichen Alters (3, 56, 98). So fanden SIEGEL u. Mitarb. (85) bei Schwangeren eine mehr als doppelt so hohe Infektionsbereitschaft. Die mütterliche Mortalität liegt zwischen 5 und 10% und ist vor allem bei Infektionen im letzten Drittel der Schwangerschaft erhöht (35, 56, 98). Einschließlich der Aborte muß mit einer kindlichen Mortalität von etwa 30% gerechnet werden. Die Mißbildungsrate ist nach allgemeiner Auffassung nicht erhöht (68, 98). Die direkte Übertragung der Viren auf die Frucht scheint extrem selten zu erfolgen, und die konnatale Poliomyelitis muß als eine Rarität angesehen werden (38).

Da der Uterusmuskel von der Paralyse nicht betroffen wird, ist mit einer normalen Wehentätigkeit und damit meist mit einem völlig normalen Geburtsverlauf zu rechnen. Eine besondere Indikation zur (vorzeitigen) Sectio ist nicht gegeben. Beim Vorliegen einer Spinalparalyse ist die Anwendung der Bauchpresse nicht möglich, so daß die zweite Geburtsphase häufig durch Zangen- oder Vakuumextraktion beendet werden muß. Selbst bei schweren Fällen mit Bulbärparalyse ist eine Sectio nicht erforderlich, da die Spontangeburt auch im Respirator erfolgen kann.

Die prophylaktischen Maßnahmen bei der Poliomyelitis erstrecken sich außer auf die Dispositionsprophylaxe vor allem auf die aktive Immunisierung. Grundsätzlich kann eine Schwangere mit der Salk-Vakzine (inaktivierte Poliovakzine) ohne Gefahr für die Frucht zu jedem Zeitpunkt der Schwangerschaft geimpft werden (31, 92, 98). Dagegen sollte die Impfung der Schwangeren mit lebenden Poliomyelitisviren in attenuierter Form (Sabin-Schluckimpfung) wegen eines möglichen Risikos für die Frucht erst nach dem 4. Schwangerschaftsmonat vorgenommen werden (28, 70). Bei akuter Infektionsgefahr ist die Schluckimpfung mit gleichzeitiger Gabe von Gammaglobulin (0,3 ml/kg KG) durchzuführen (98).

Malaria

Das Zusammentreffen von Malaria und Schwangerschaft ist in unseren Breiten extrem selten. In erster Linie kommen dafür Reisende aus den Tropen und Gastarbeiter in Frage. Klinisch manifestiert sich die parasitäre Plasmodieninfektion durch Fieberschübe in 48 Stunden- (Malaria tertiana) oder 3 × 24-Stundenrhythmus (Malaria quartana) oder durch ein plötzlich einsetzendes, regelmäßig verlaufendes, remittierendes oder kontinuierliches Fieber (Malaria tropica). Charakteristisch dabei ist die Anämie, die Leukopenie, der harte Milztumor sowie eine Leberschwellung.

Umfangreiche Untersuchungen in Epidemiegebieten haben ergeben, daß während einer Schwangerschaft die akuten Fieberschübe schwerer ablaufen und häufiger „zerebrale" Symptome auftreten. Außerdem war die Anämie und der Milztumor meist stärker ausgeprägt (41, 98); HENTSCH (30) berichtet sogar über Fälle von Milzruptur bei schwangeren Malariakranken. Insgesamt ist die Mortalität der Mutter erhöht.

Wie es den Plasmodien gelingt, die Plazentabarriere zu durchdringen, ist bis heute nicht bekannt; die mütterliche Infektion führt indirekt infolge sekundärer Anämie, Hyperthermie und Toxineinwirkung zu einer erhöhten Abortrate (89, 98). Blutungsherde in der Plazenta und Zottennekrosen verursachen vermehrt Frühgeburten (30%) und ein erniedrigtes Geburtsgewicht der Kinder (52, 55). Eine transplazentare Infektion des Fetus ist selten. Selbst in Epidemiegebieten rechnet man bei weniger als 5% der infizierten Frauen mit einer kongenitalen Malaria (17, 41). Dabei scheint auch die Immunitätslage der Mutter eine Rolle zu spielen, da bei hohen Titerwerten der Mutter angeblich Plasmodieninfektionen des Kindes nicht auftreten können (39). Die Mortalität der Neugeborenen mit konnataler Malaria beträgt etwa 60% (98).

Die Diagnose der Malaria erfolgt durch den Nachweis der Parasiten im Blut (dicker Tropfen oder Ausstrich nach Giemsa gefärbt). Serologische Methoden haben sich für die Diagnostik nicht bewährt, da sie zu wenig spezifisch sind. Möglicherweise erlangt in der Zukunft die Immunfluoreszenztechnik diagnostische Bedeutung (97).

Die Therapie wird heute fast ausschließlich mit dem rasch und sicher wirkenden Resochin (Chloroquine) durchgeführt (1,5 g am 1. Tag, dann täglich weiter 0,5 g). Bisher liegen keine Angaben über einen teratogenen Effekt von Resochin vor. Dagegen sollte das Antimalariamittel Palidrin (Pyrimethamin) nicht in der ersten Hälfte der Schwangerschaft gegeben werden, da es ein Folsäurehemmer ist, der zu Aborten und kindlichen Mißbildungen führen kann.

Bei Tropenreisen schwangerer Frauen sollte eine Prophylaxe mit Resochin durchgeführt werden (500 mg pro Woche per os). Das Medikament muß in diesen Fällen bis zu 6 Wochen nach Verlassen des Malariagebietes in der gleichen Weise fortgesetzt werden.

Mumps

Nach Untersuchungen von SEVER u. WHITE (82) ist etwa in 1‰ aller Schwangerschaften mit dem Auftreten von Mumpserkrankungen zu rechnen.

Infiziert sich die Mutter im 1. Trimenon, so kommt es im Vergleich zu gesunden Graviden häufiger zu einem intrauterinen Fruchttod (Abort, Totgeburt). Ein vermehrtes Auftreten von kindlichen Mißbildungen nach Mumpserkrankungen in der Gravidität ist in der Literatur umstritten (2, 21, 36, 60, 98). Die perinatale Mortalität nach Mumpsinfektion in utero ist nicht erhöht. Bei fehlender Immunität (negativer Intrakutantest) kann bei exponierten Schwangeren die Gabe von Antimumps-Hyperimmunglobulin erwogen werden.

Masern

Wegen einer fast 100%igen Durchseuchung der Bevölkerung mit dem Masernvirus spielt diese Infektion während der Schwangerschaft praktisch keine Rolle. Bei den seltenen Maserninfektionen in der frühen Schwangerschaft kommt es gehäuft zu Aborten. Die teratogene Eigenschaft des Masernvirus ist nicht gesichert (4, 21, 64, 98). Bei entsprechender Exposition von Schwangeren, die die Masern als Kind nicht durchgemacht haben, wird eine Gammaglobulinprophylaxe empfohlen. Die Impfung mit Masernlebendvakzine ist in der Schwangerschaft kontraindiziert.

Varizellen-Zoster

Eine Primär- (Varizellen) oder Sekundärinfektion (Zoster) ist bei Schwangeren sehr selten, da im Alter von 14 Jahren bereits 98% aller Kinder schon Varizellen hatten und der Häufigkeitsgipfel eines Herpes zoster jenseits des 4. Lebensjahrzehntes liegt. Bei der Primärinfektion der Schwangeren während der ersten 4 Monate kann es beim Kind zu einem Mißbildungssyndrom (hypoplastische Extremitäten, Augenfehlbildungen) kommen (76). Primärinfektionen am Ende der Gravidität erhöhen das Risiko einer kindlichen, kompliziert verlaufenden Varizellenerkrankung während der Neugeborenenperiode. Sekundärinfektionen während der Schwangerschaft scheinen unabhängig vom Infektionszeitpunkt die Frucht nicht zu beeinflussen. Auch hier empfiehlt sich bei entsprechender Exposition einer Schwangeren ohne Varizellenanamnese die Gabe von Gammaglobulin (98).

Pocken

Pockenerkrankungen während der Schwangerschaft führen in 30–60% der Fälle meist im Eruptionsstadium der Mutter zu Aborten und Totgeburten. Über eine teratogene Wirkung des Pockenvirus ist bisher nichts bekannt (98). Eine Vakzination im 1. Trimenon ist möglichst zu vermeiden, da über einige Impfzwischenfälle (Aborte, fetale und neonatale Todesfälle) berichtet wurde (31). Nach dem dritten Schwangerschaftsmonat sollte die Pockenschutzimpfung nur nach strenger Indikationsstellung (Epidemien, nicht aufschiebbare Reisen in endemische Pockenländer) vorgenommen werden, da einzelne Mitteilungen über vakzinale Erkrankungen des Fetus vorliegen (31).

Influenza

Im Verlauf schwerer Epidemien, so z. B. während der Influenza A/Asia-Epidemie 1957/58 (19) konnte eine vermehrte Disposition der Graviden für die Grippeerkrankung und auch eine erhöhte Erhöhung der mütterlichen Mortalität nachgewiesen werden. Dabei traten gehäuft Aborte, Totgeburten und Frühgeburten auf. Im allgemeinen wird jedoch der Schwangerschaftsverlauf bei einer Influenzavirusinfektion während der Schwangerschaft nicht ungünstig beeinflußt. Teratogene und onkogene Eigenschaften sind dem Influenzavirus angelastet worden; sie konnten jedoch bisher nicht gesichert werden (4, 98).
Die Adenoviren als Erreger der Erkrankungen des Respirationstraktes haben keinen schädigenden Einfluß auf den Embryo bzw. Feten (4, 98).

Tuberkulose

s. Lungenerkrankungen S. 8.2

Pneumonie

s. Lungenerkrankungen S. 8.8

Hepatitis

s. Gastroenterologische Erkrankungen S. 8.39

Literatur

1 Balg, G.: Zur prognostischen Bedeutung des Zeitpunktes einer pränatalen Infektion mit dem Varizella-Zoster-Virus. Mschr. Kinderheilk. 125 (1977) 655
2 Banatvala, J. E.: Virus infections during pregnancy. In: Current Problems in Clinical Virology, hrsg. von J. E. Banatvala. Churchill-Livingstone, Edinburgh, London 1971
3 Banatvala, J. E.: Health of mother, fetus and neonate following maternal viral infections during pregnancy. In: Infections and Pregnancy, hrsg. von C. R. Coid. Academic Press, London 1977
4 Behrens, F.: Nachweis pränataler Virusinfektionen. Laborblätter 26 (1976) 174
5 Berger, J., G. Piekarski: Die Bedeutung der Toxoplasma-Infektion für Schwangerschaftsverlauf und Kindesentwicklung. Ergebnisse einer prospektiven Studie. Geburtsh. u. Frauenheilk. 35 (1975) 89
6 Bundesgesundheitsblatt: Obligatorische Toxoplasmose-Untersuchungen bei Schwangeren in Österreich seit 1974. Bundesgesundheitsblatt 18 (1975) 168
7 Czeizel, A., M. Janko: An estimation of the incidence

of toxoplasmosis infection during pregnancy. Amer. J. Obstet. Gynec. 106 (1970) 776
8 DFG-Forschungsbericht: Schwangerschaftsverlauf und Kindesentwicklung. Boldt, Boppard 1977
9 Desmonts, G., J. Couvreur: Toxoplasmosis: Epidemiologic and serologic aspects of perinatal infection. In: Infections of the Fetus and the Newborn Infant, hrsg. von S. Krugmann, A. A. Gershon. Liss, New York 1975
10 Desmonts, G., J. Vouvreur: Congenital toxoplasmosis. A prospective study of 378 pregnancies. New. Engl. J. Med. 290 (1974) 1110
11 Doerr, H. W., R. Haas, K. Munk: Cytomegalie und Schwangerschaft. Medizin in unserer Zeit 6 (1978) 185
12 Ekelund, H., G. Laurell, S. Melan, L. Olding, B. Vahlquist: Listeria infection of the foetus and the newborn. A clinical, pathological and epidemiological study. Acta paediat. (Uppsala) 51 (1962) 698
13 Enders, G.: Röteln und Schwangerschaft. Gynäkologe 10 (1977) 15
14 Enders-Ruckle, G., R. Haas, Th. Luthardt: Virusinfektionen in der Schwangerschaft. Med. Klin. 68 (1973) 1643
15 Essbach, H., I. Röse: Zur Morphologie der Toxoplasmose des Menschen. In: Toxoplasmose – Praktische Fragen und Ergebnisse, hrsg. von H. Kirchhoff, H. Langer. Thieme, Stuttgart 1966, 2. Aufl. 1971
16 Falke, D.: Infektionen durch Viren der Herpesgruppe. In: Die Infektionskrankheiten des Menschen und ihre Erreger, 2. Aufl., Bd. II, hrsg. von A. Grumbach, O. Bonin. Thieme, Stuttgart 1969
17 Faust, E. C., P. F. Rusell, R. C. Furg: Clinical Parasitology. 8. Aufl. Lea & Febiger, Philadelphia, 1979
18 Fleet, W. F., E. W. Benz, D. T. Karzon, L. B. Lefkowitz, K. L. Herrmann: Fetal consequences of maternal rubella immunization. J. Amer. med. Ass. 227 (1974) 621
19 Freeman, D. W., A. Barno: Death from Asian influenca associated with pregnancy. Amer. J. Obstet. Gynec. 78 (1959) 1172
20 Gamsu, H.: Health of mother, fetus and neonate following bacterial, fungal and protozoal infections during pregnancy. In: Infections and Pregnancy, hrsg. von C. R. Coid. Academic Press, London 1977
21 Greenhill, J. P.: Infectious diseases. In: Obstetrics, hrsg. von J. P. Greenhill. Saunders, Philadelphia 1965
22 Goodpasture, E. W., F. B. Talbot: Concerning nature of „Protozoanlike" cells in certain lesions of infancy. Amer. J. Dis. Child. 104 (1962) 180
23 Gregg, N. M.: Congenital cataract following German measles in mothers. Trans. ophthal. Soc. Aust. 3 (1941) 35
24 Günther, H.: Ein Beitrag zum Listerioseproblem in der Geburtshilfe. Dtsch. Gesundh.-Wes. 22 (1965) 478
25 Haas, R.: Virusinfekt in der Schwangerschaft. Arch. Gynäk. 211 (1971) 100
26 Haas, R., Ch. M. Krainick-Riechert, H. Schmitz: Cytomegalie und Schwangerschaft. Ergebnisse serologischer Untersuchungen. Dtsch. med. Wschr. 97 (1972) 1330
27 Hardy, D. B., G. H. Mc.Cracken, M. R. Gilkeson, J. L. Sever: Adverse fetal outcome following maternal rubella after first trimester. J. Amer. med. Ass. 207 (1969) 2414
28 Hartung, K.: Schwangerschaft und Schutzimpfung. Praxis 53 (1964) 109
29 Heni, N., P. Glogner, H. Schmitz: Klinik und Diagnostik der akuten Cytomegalie-Infektion bei primär gesunden Erwachsenen. Klin. Wschr. 54 (1976) 1117
30 Hentsch, H.: Beobachtungen über die Häufigkeit kongenitaler Malaria. Z. Tropenmed. Parasit. 6 (1955) 184
31 Herrlich, A.: Impfung und Schwangerschaft. Münch. med. Wschr. 103 (1961) 2266
32 Hildebrandt, R. J., J. L. Sever, A. M. Margileth, D. A. Callagan: Cytomegalovirus in the normal pregnant woman. Amer. J. Obstet. Gynec. 98 (1967) 1125
33 Hofmann, H.: Pränatale Virusinfektionen: Zytomegalie und Röteln. Diagnostik 9 (1976) 184
34 Honeyman, M. C., D. C. Dorman, M. A. Menser, J. M. Forrest, J. J. Guinan, P. Clark: Hl-A antigens in congenital rubella and the role of antigen 1 and 8 in the epidemiology of natural rubella. Tissue Antigens 5 (1975) 12
35 Horn, P.: Obstetric management of poliomyelitis complicating pregnancy. Clin. Obstet. Gynec. 1 (1958) 127
36 Horstmann, D. M.: Viral infections in pregnancy. Yale J. Biol. Med. 42 (1969) 99
37 Hutchinson, W. M., J. F. Dunachie, K. Work, J. C. Siim: The life cycle of the coccidian parasite, Toxoplasma gondii, in the domestic cat. Trans. roy. Soc. trop. Med. Hyg. 65 (1971) 380
38 Jackson, A. L., J. X. Louw: Poliomyelitis at birth due to transplacental infection. S. Afr. med. J. 33 (1959) 357
39 Jones, B. S.: Congenital malaria. Brit. med. J. 1950/II, 439
40 Koppe, J. G., G. J. Klostermann, H. de-Roever-Bonnet, J. A. Eckert-Stroink, D. H. Loewer-Sieger, J. I. de Bruije: Toxoplasmosis and pregnancy, with a longterm follow-up of the children. Europ. J. Obstet. Gynec. Reprod. Biol. 4 (1974) 101
41 Kortmann, H. F.: Malaria and Pregnancy. Drukerij Elinkwijk, Utrecht 1972
42 Kräubig, H.: Die Toxoplasmose der Schwangeren – eine Erkrankung der Theorien. Gynäkologe 5 (1972) 203
43 Kräubig, H.: Toxoplasmose und Schwangerschaft. Med. Klin. 71 (1976) 603
44 Krech, U. H., M. Jung, F. Jung: Cytomegalovirus Infections of Man. Karger, Basel 1971
45 Krech, U., M. Jung, K. Bärlocher, L. Sege: Untersuchungen über die Häufigkeit von intrauterinen Infektionen mit Zytomegalie-Virus. Dtsch. med. Wschr. 93 (1968) 469–474
46 Langer, H.: Intrauterine Toxoplasma-Infektion. Thieme, Stuttgart 1963
47 Langer, H.: Die Bedeutung der latenten mütterlichen Toxoplasmoseinfektion für die Gestation. In: Toxoplasmose – Praktische Fragen und Ergebnisse, hrsg. von H. Kirchhoff, H. Langer. Thieme, Stuttgart 1966; 2. Aufl. 1971
48 Leifer, W.: Syphillis. In: Medical, Surgical and Gynecological Complications of Pregnancy, hrsg. von A. F. Guttmacher, J. J. Rovisnky. Williams & Wilkins, Baltimore, 1965
49 Lundström, R.: Rubella during pregnancy. Acta paediat. scand. 51, Suppl. 193 (1962) 1
50 Luthardt, Th.: Schwangerschaft und Zytomegalie. Gynäkologe 10 (1977) 31
51 Luthardt, Th.: Cytomegalie. Bücherei des Pädiaters, Bd. 75. Enke, Stuttgart 1976
52 Maccgregor, J. D, J. G. Avery: Malaria transmission and fetal growth. Brit. med. J. 1974/III, 433
53 McCord, W. J., J. W. Alcook, J. A. Hildes: Poliomyelitis in pregnancy. Amer. J. Obstet. Gynec. 69 (1955) 265
54 McDonald, U., C. S. Peckham: Gammaglobulin in prevention of rubella and congenital defects: A study of 30 000 pregnancies. Brit. med. J. 1967/III, 633
55 Martius, G.: Die pränatalen Schädigungen des Kindes. In: Klinik der Frauenheilkunde und Geburtshilfe. Bd. III., hrsg. von H. Schwalm, G. Döderlein. Urban & Schwarzenberg, München 1965
56 Mathew, A. G.: Poliomyelitis in pregnancy. Med. J. Aust. 1 (1959) 793
57 Mau, G., J. Berger, G. Piekarski: Toxoplasmose in der Schwangerschaft und Kindesentwicklung bis zum 3. Lebensjahr. Mschr. Kinderheilk. 125 (1977) 433

58 May, G.: Infektionen durch nicht klassifizierte Viren. Infektionen mit vorwiegender Lokalisation der Haut. Röteln. In: Die Infektionskrankheiten des Menschen und ihre Erreger, Bd. II, hrsg. von A. Grumbach, O. Bonin. Thieme, Stuttgart 1969
59 Modlin, J. F., K. Herrmann, A. D. Brandling-Bennett, D. L. Eddins, G. F. Hayden: Risk of congenital abnormality after inadvertent rubella vaccination of pregnant women. New Engl. J. Med. 294 (1976) 972
60 Monif, G. R. R.: Maternal mumps infection during gestation. Amer. J. Obstet. Gynec. 119 (1974) 549
61 Monif, G. R. G., E. A. Egan II, B. Held, D. V. Eitzmann: The correlation of maternal cytomegalovirus infection during varying stages in gestation with neonatal involvement. J. Pediat. 80 (1972) 17
62 Niesen, M., K. E. Schneeweis, H. Weitzel, M. H. Wolff: Quantitative IgM-Bestimmung und pränatale Rötelninfektion. Geburtsh. u. Frauenheilk. 37 (1977) 261
63 Oehme, J.: Lues connata, Beiträge zur Klinik, Serologie, Röntgenologie sowie Prophylaxe und Therapie. VEB Thieme, Leipzig 1957
64 Packer, A. D.: The influence of maternal measles (Morbilli) on the unborn child. Med. J. Aust. 2 (1950) 835
65 Peckham, C. S.: Clinical and serological assessment of children exposed in utero to confirmed maternal rubella. Brit. med. J. 1974/I, 259
66 Piekarski, G.: Toxoplasmose. In: Die Infektionskrankheiten des Menschen und ihre Erreger, 2. Aufl., Bd. II, hrsg. von A. Grumbach, O. Bonin. Thieme, Stuttgart 1969
67 Piekarski, G.: Die Toxoplasmose-Infektionswege, Diagnostik, therapeutische Konsequenzen. Gynäkologe 10 (1977) 9
68 Plotz, E. J.: Virus disease in pregnancy. N. Y. St. J. Med. 65 (1965) 1239
69 Potel, J. R. Alex: Geburtshilfliche Erfahrungen nach Listeria-Infektionen. Geburtsh. u. Frauenheilk. 16 (1956) 1002
70 Prem, K. A., J. L. McKelvey: International conference on live poliovirus vaccines. WHO Scient. Publ., Washington 44, (1959) 260
71 Rabau, E., A. David: Listeria monocytogenes in abortion. J. Obstet. Gynaec. Brit. CWlth 70 (1963) 481
72 Rabinowitz, M., R. Tvaff, N. Krochnik: Listeriose der Genitalorgane als Ursache wiederholter Aborte. Hawefuah (Tel Aviv) 5 (1959) 276
73 Rappaport, F., R. Rabinowitz, R. Tvaff, M. Krochnik: Genital listeriosis as a cause of repeated abortion. Lancet 1960/I, 1273
74 Rawls, W. E., J. Desmyter, J. L. Melnik: Serologic diagnosis and fetal involvement in maternal rubella: criteria for abortion. J. Amer. med. Ass. 203 (1968) 622
75 Reiss, H. J., J. Potel, H. Krebs: Granulomatosis infantiseptica, eine Allgemeininfektion bei Neugeborenen und Säuglingen mit miliaren Granulomen. Z. ges. inn. Med. 6 (1951) 451
76 Scabstein, J. C., N. Morris, R. P. B. Larke, D. J. deSa, B. B. Castelino, E. Sum: Is there a congenital varicella syndrome? J. Pediat. 84 (1974) 239
77 Schaudin, F., E. Hoffmann: Vorläufiger Bericht über das Vorkommen von Spirochäten in syphilitischen Krankheitsprodukten und bei Papillomen. Arb. Gesundh.-Amte (Berl.) 22 (1905) 527
78 Schmelz, J. P., S. Regöczy, K. Elischerova: Die Ergebnisse unserer Listerioseuntersuchungen mit besonderer Berücksichtigung der Intrakutandiagnostik. Geburtsh. u. Frauenheilk. 24 (1964) 184
79 Schmitz, H., R. Haas: Zytomegalievirusinfektionen beim Erwachsenen. Dtsch. med. Wschr. 98 (1973) 649
80 Schmitz, H., H. W. Doerr, D. Kampa, A. Vogt: Solidphase enzyme-immunoassay for IgM antibodies to cytomegalovirus. J. clin. Microbiol. 5 (1977) 629
81 Seeliger, H. P. R., P. Emmerling: Epidemiologie, Klinik und Therapie der Listeriose. Med. Klin. 65 (1970) 279
82 Sever, J. L., L. R. White: Intrauterine viral infections. Ann. Rev. Med. 19 (1968) 471
83 Sever, J. L., K. B. Nelson, M. R. Gilkeson: Rubella epidemic 1964. Effect on 6000 pregnancies. Amer. J. Dis. Child. 110 (1965) 395
84 Sever, J. L., A. D. Fucillo, J. Ellenberg, M. R. Gilkeson: Infection and low birth weight in an industrialised society. Amer. J. Dis. Child. 129 (1975) 557
85 Siegel, M. D., T. Harold, M. D. Fuerst, S. Nancy, B. S. Peress: A comparative fetal mortality in maternal virus diseases. A prospective study on rubella, measles, mumps, chicken pox and hepatitis. New Engl. J. Med. 274 (1966) 768
86 Stagno, S., D. W. Reynolds, A. Tsiantos, D. A. Fucillo, R. Schmith, M. Tiller, C. A. Allford: Cervical cytomegalovirus excretion in pregnant and nonpregnant women: Suppression in early gestation. J. infect. Dis. 131 (1975) 522
87 Stern, H., S. M. Tucker: Prospective study of cytomegalovirus infection in pregnancy. Brit. med. J. 1973/I, 268
88 Studies of the effect of immunoglobulin on rubella in pregnancy. Report of the Public Health Laboratory Service Working Party on rubella. Brit. med. J. 1970/II, 497
89 Thalhammer, O.: Pränatale Infektionen. In: Klinik der Frauenheilkunde u. Geburtshilfe, Bd. III, hrsg. von H. Schwalm, G. Döderlein. Urban & Schwarzenberg, München 1965
90 Thomascheck, G.: Die Klinik der toxoplasmose-gefährdeten Schwangerschaft. In: Toxoplasmose. Prakt. Fragen u. Ergebnisse, 2. Aufl., hrsg. von H. Kirchhoff, H. Langer. Thieme, Stuttgart 1971
91 Thompson, K. M., J. O.-H. Tobin: Isolation of rubella virus from abortion material. Brit. med. J. 1970/II, 264
92 Tobin, J. O.-H., D. M. Jones, D. G. Fleck: Aetiology, diagnosis, prevention and control of infections affecting pregnancy in humans. In: Infections and Pregnancy, hrsg. von C. R. Coid. Academic Press, London 1977
93 Töndury, G.: Die Gefährdung des menschlichen Keimlings durch Viren. Geburtsh. u. Frauenheilk. 25 (1965) 997
94 Tönz, O., E. Rossi: Röteln (Rubeolen). In: Infektionskrankheiten, Bd. I, Teil 1: Krankheiten durch nachgewiesene Viren, hrsg. von O. Gsell, W. Mohr. Springer, Berlin 1967
95 Vorherr, H., S. Guth: Toxoplasmose und Schwangerschaft. Geburtsh. u. Frauenheilk. 23 (1963) 390
96 Wechselberg, K.: Lues im Kindesalter. In: Klinik der München Gegenwart, hrsg. von H. E. Bock, W. Gerok, F. Hartmann. Urban & Schwarzenberg, München 1959
97 Wiesmann, E.: Medizinische Mikrobiologie. Thieme, Stuttgart 1971; 4. Aufl. 1978
98 Wildführ, G., H. Wilken, G. Naumann: Infektionskrankheiten, intrauterine Infektionen und Impfungen. In: Erkrankungen während der Schwangerschaft, hrsg. von H. Kyank, M. Gülzow. VEB Thieme, Leipzig 1979
99 Wyll, A. S., K. L. Herrmann: Inadvertent rubella vaccination of pregnant women. Fetal risk in 215 cases. J. Amer. med. Ass 225 (1973) 1472
100 Yow, M. D., L. H. Taber: Cytomegalovirus infections in the pregnant female and the newborn infant. Clin. Obstet. Gynec. 15 (1972) 993

Psychiatrische Erkrankungen

B. Pauleikhoff

Allgemeines

Seit Hippokrates beschäftigen sich Ärzte mit seelischen Störungen in der Schwangerschaft und nach der Geburt. Für Frauen- und Nervenärzte war und ist dieses Gebiet in gleicher Weise interessant. Es erfordert und gewährt zugleich einen tiefen Einblick in das Seelenleben der Frau. Wer die krankhaften seelischen Veränderungen erkennen und behandeln will, muß zunächst einmal die gesunde Seele zu verstehen suchen, erlangt aber mit der Diagnostik und Therapie der Störungen sogleich weitere wichtige Aufschlüsse über das Seelenleben der Frau. Damit gewinnen die psychiatrischen Erkrankungen *allgemeine* Bedeutung für die Frauenheilkunde.

In der Vergangenheit ist vorwiegend nach den *Ursachen* der Störungen geforscht worden. Bei den Psychosen wurde zunächst als weitgehend sicher angenommen, daß ihre Ursachen in körperlichen Vorgängen der Gestation zu suchen sind. Später, etwa zu Beginn unseres Jahrhunderts, wurde dieser kausale Zusammenhang immer mehr in Frage gestellt. Seither werden die meisten Psychosen eher zum endogenen Formenkreis gerechnet, über deren wirkliche Ursachen wir allerdings bis heute kaum etwas Sicheres wissen.

Bei der *Diagnostik* psychiatrischer Erkrankungen in der Schwangerschaft bewährt sich das seit langem auch sonst in der Psychiatrie übliche Einteilungsprinzip in reaktive, endogene und körperlich begründbare Störungen. Bei ersteren handelt es sich meist um depressiv oder ängstlich gefärbte Reaktionen auf eine unerwünschte Schwangerschaft. Bei den völlig andersartigen endogenen Psychosen ist zu trennen zwischen Bildern des manisch-depressiven und schizophrenen Formenkreises, deren engerer Zusammenhang mit Vorgängen der Gravidität jedoch noch keineswegs gesichert, in den meisten Fällen sogar eher unwahrscheinlich ist. Die körperlich begründbaren seelischen Erkrankungen unterscheiden sich in ihrer Symptomatik sowohl von den reaktiven als auch endogenen Bildern und haben im Unterschied zu letzteren fast immer eine nachweisbare, allerdings von Vorgängen der Schwangerschaft weitgehend unabhängige körperliche Krankheit zur Grundlage.

Im Gegensatz zu den Erkrankungen der Schwangerschaft ist bei seelischen Störungen nach der Geburt eine diagnostische Aufteilung in die drei soeben erwähnten Gruppen insofern uninteressant, als im Wochenbett und in den Wochen danach fast ausschließlich typische und mehr oder minder atypische Psychosen der endogenen Formenkreise anzutreffen sind, während reaktive Bilder, die eine psychiatrische Behandlung erfordern, und eindeutige körperlich begründbare psychotische Erkrankungen mit typischer Symptomatik heute kaum noch vorzukommen scheinen. Im Wochenbett sind fast nur amentielle, manische, endogen depressive und seltener auch schizophrene Bilder ohne nachweisbare körperliche Ursache zu beobachten. Sie treten an bestimmten Tagen gehäuft, an anderen Tagen dagegen gar nicht oder nur selten in Erscheinung. Der *Zeitpunkt des Auftretens* verdient daher bei ihnen unsere besondere Beachtung. Er ist in prognostischer Hinsicht und für ihr Wesen aufschlußreich. Er ist überhaupt für alle seelischen Störungen in der Schwangerschaft und nach der Geburt interessant; denn die einzelnen Krankheitsarten sind in diesem ganzen Zeitraum nicht gleichmäßig verteilt, sondern treten zu bestimmten Zeiten gehäuft, zu anderen nur selten auf. Folgende Verteilung ist heute bekannt und beachtenswert:
In der Schwangerschaft sind *endogene Psychosen* auffallend selten. Das wird vor allem deutlich, wenn wir die Zeit nach der Geburt zum Vergleich nehmen. Sie treten in den ersten Wochen und Monaten post partum 10- bis 20mal häufiger auf als in den 9 Monaten der Gravidität. Zu Beginn der Schwangerschaft sind sie extrem selten.
Eher umgekehrt verhält es sich mit abnormen *depressiven Reaktionen*. Diese sind in den ersten Wochen und Monaten der Schwangerschaft häufiger, dagegen nach der Geburt nur sehr selten anzutreffen.
Wohl ebenso häufig wie endogene sind *körperlich begründbare Psychosen* in der Schwangerschaft. Letztere treten vor allem auch noch in den letzten Monaten und Wochen in Erscheinung, während neu einsetzende endogene Psychosen in den Wochen vor wie auch unmittelbar nach, d. h. am ersten und vielleicht auch zweiten Tag nach der Geburt kaum oder überhaupt nicht vorkommen. Erst ab 3. Tag post partum ist bei ihnen dann ein deutlicher Anstieg zu beobachten.
Als *allgemeine Regel* kann daher gelten: Depressi-

ve Störungen in den ersten zwei bis drei Monaten der Gravidität lassen in erster Linie an depressive Reaktionen auf eine unerwünschte Schwangerschaft denken. Bei seelischen Störungen ab 3. oder gar 4. Monat handelt es sich vorwiegend um endogene oder körperlich begründbare Psychosen. In der letzten Zeit vor der Geburt treten fast nur körperlich begründbare Bilder auf, während in den Wochen danach fast ausschließlich typische und mehr oder minder atypische Psychosen vom endogenen Typ anzutreffen sind.

Daß endogene Psychosen in der Schwangerschaft auffallend selten und in den Wochen post partum gehäuft auftreten, ist zwar seit langem bekannt, wurde aber bisher allzu wenig beachtet und hat insbesondere nicht daran gehindert, beide Gruppen einander weitgehend gleichzustellen. Heute verdient diese Tatsache eine sehr viel größere Beachtung, zumal sie dazu dienen kann, tiefer in das Wesen dieser Störungen einzudringen; denn wenn wir herausfinden, warum Psychosen in den 9 Monaten der Schwangerschaft so selten und in den Wochen post partum so häufig anzutreffen sind, würden wir auch von ihrem Wesen sehr viel mehr wissen. Beide Gruppen einander weitgehend gleichzustellen, ist heute zumindest nicht mehr möglich. Vielmehr müssen wir uns bemühen, ihre *Wesensunterschiede* deutlicher herauszustellen.

Schwangerschaft und Geburt fordern von der Frau einmal eine gewaltige körperliche Umstellung und stellen für sie zum anderen ein außerordentlich wichtiges lebensgeschichtliches Ereignis dar. Beides ist bei der Diagnostik und Therapie seelischer Störungen in gleicher Weise zu beachten. Bislang hat die Psychiatrie bei den Psychosen die lebensgeschichtliche Bedeutung von Schwangerschaft und Geburt fast ganz übersehen und beinahe nur auf ihre möglichen körperlichen Grundlagen gestarrt. Ohne diese wichtigen Grundlagen aus dem Auge zu verlieren, müssen wir daher heute mehr als bisher auch die *lebensgeschichtlichen Bedingungen* berücksichtigen. Wir haben zu fragen: Welche Persönlichkeit erkrankt? Wie ist die Einstellung zur Schwangerschaft und Geburt beschaffen? Welche Rolle spielt die biographische Situation bei der Entstehung psychischer Erkrankungen in dieser Zeit? Um diese Fragen zu beantworten, ist die ganze Lebensgeschichte der Kranken wichtig und zu beachten, zumal sich bei psychischen Störungen vor allem die biographische Zeitgestalt ändert und wandelt. Die Zeit, die gerade bei den Generationsvorgängen der Frau eine überragende Rolle spielt, reguliert als Rhythmus nicht nur das biologische Geschehen, sondern auch das Seelenleben. Ohne die Zeit als Basis des Lebens angemessen zu beachten, bleibt daher der Zugang zu den psychischen Erkrankungen in der Schwangerschaft und nach der Geburt weitgehend im Dunkeln und in vieler Hinsicht verschlossen.

Spezielles

Seltenheit und Besserung von seelischen Störungen

Wie anhand von umfangreichen Untersuchungen vor mehr als 50 Jahren bereits festgestellt und seither immer wieder bestätigt wurde, ist bei bestehenden endogenen Psychosen während der Schwangerschaft und auch nach der Geburt keineswegs eine Verschlechterung des Zustandes zu befürchten, sondern eher noch eine *Besserung* zu erwarten. Wenn auch die Erkrankung während dieser Zeit in der Regel weitgehend unverändert und von Vorgängen der Gestation unbeeinflußt bleibt, so kann doch mit Beginn der Schwangerschaft gelegentlich bei endogen depressiven und seltener auch bei schizophrenen Kranken eine völlige Besserung eintreten. Vor allem bei Frauen, die nach einer Geburt endogen-depressiv erkranken, kann sich gelegentlich zu Beginn einer weiteren Schwangerschaft die Depression völlig zurückbilden, ohne daß wir allerdings bislang über die dabei therapeutisch wirksamen Faktoren etwas Näheres aussagen können. Im Abstand von Wochen oder Monaten nach der nächsten Geburt können die Frauen jedoch erneut in eine Depression zurückfallen. Auch bei chronisch schizophrenen Kranken wurde beobachtet, daß zwar in der Gravidität zunächst eine Besserung, aber post partum wiederum eine Verschlechterung auftrat.

In engem Zusammenhang mit diesem eher günstigen Einfluß auf bestehende Erkrankungen dürfte die *Seltenheit* von endogenen Psychosen in der Schwangerschaft stehen. Endogen depressive und schizophrene Bilder treten in den 9 Monaten der Gravidität nicht häufiger, sondern seltener als in einem anderen vergleichbaren lebensgeschichtlichen Abschnitt in Erscheinung. Die Regel dürfte daher sein: Die Zeit der Schwangerschaft schützt eher gegen endogene Psychosen, als daß sie auf diese einen ungünstigen Einfluß ausübt.

Bekannter als dieser eher günstige Einfluß auf Psychosen ist seit langem die Besserung einer seelischen und vegetativen Labilität während der Gravidität. Von sonst „nervösen" Frauen ist immer wieder zu hören: In der Zeit der Schwangerschaft(en) war ich *beschwerdefrei* und ging es mir sehr gut. Welche Faktoren hier allerdings therapeutisch wirksam sind, wissen wir wiederum noch nicht. Diese bei schwangeren Frauen im allgemeinen besonders *günstige Situation* müssen wir stets im Auge behalten, wenn wir uns den Störungen selber zuwenden. Keineswegs sind alle seelischen Störungen ohne weiteres der Schwangerschaft zur Last zu legen. Vielmehr ist stets zu fragen: Warum wird die allgemeine Regel durchbrochen und kann die Schwangerschaft den sonst üblichen Schutz nicht geben?

Reaktive Bilder

Depressive und ängstliche Erscheinungen als Reaktionen auf eine unerwünschte Schwangerschaft sind *recht häufig,* ohne daß diese Frauen allerdings immer sogleich in ärztliche oder gar nervenärztliche Behandlung kommen. Sie gehen vielmehr deswegen meist gar nicht zum Arzt oder werden vom Frauen- und auch Hausarzt behandelt. Gelegentlich erreicht die Depression jedoch ein solches Ausmaß, daß eine nervenärztliche Behandlung erforderlich wird. Das ist insbesondere der Fall, wenn Suizidgefahr vorhanden oder die Frauen einen Antrag auf Unterbrechung ihrer Schwangerschaft stellen. Anträge auf Unterbrechung aus psychiatrischer Indikation entspringen meist einer reaktiven Depression, ohne daß dieser Grund allerdings immer deutlich gesehen oder gar genannt wird. Wir können sagen: Wenn Frauen wegen einer Depression einen Antrag auf Unterbrechung einbringen, handelt es sich fast immer um Reaktionen auf eine unerwünschte Schwangerschaft. Endogen depressive Kranke stellen aus eigener Initiative so gut wie nie einen solchen Antrag.

Reaktive Bilder treten meist zu Beginn der Schwangerschaft auf und zwar oft bereits zu dem Zeitpunkt, da die Frauen ihre neue, unerwünschte Situation erkennen. Gelegentlich setzt die Depression jedoch auch erst zu einem späteren Zeitpunkt ein und zwar insbesondere bei jenen un- oder vorehelich Schwangeren, die selber mit ihrer Gravidität wohl einverstanden sind, aber von ihren Angehörigen und der übrigen Umgebung schließlich in eine Depression oder gar Verzweiflung gedrängt werden. Im Vordergrund des *Beschwerdebildes* stehen vor allem Niedergeschlagenheit, Angst, Schlaflosigkeit, Appetitlosigkeit und andere körperliche Beschwerden vegetativer Art. Nicht selten kann das reaktive Bild einem endogenen recht ähnlich und die Differentialdiagnose auch für den erfahrenen Facharzt schwierig sein. Wichtig ist stets, den Zeitpunkt des Auftretens zu berücksichtigen und daran zu denken, daß im Beginn der Schwangerschaft Reaktionen häufig, endogene Depressionen dagegen selten sind. Als weiteres differentialdiagnostisches Merkmal ist zu beachten: Bei Reaktionen verstärken sich die Beschwerden oft am Abend, endogene Bilder dagegen haben ihren Tiefpunkt meist am Morgen und hellen sich am Nachmittag und Abend sogar eher auf.

Die meisten Reaktionen nehmen einen *günstigen Verlauf* und bessern sich spätestens im 5. oder 6. Monat. Aber auch schwere, dramatisch verlaufende Depressionen, die die ganze Schwangerschaft hindurch und auch nach der Geburt noch andauern, bilden sich nicht selten wieder völlig zurück. Allerdings gibt es auch Fälle, bei denen die Schwierigkeiten der unerwünschten Gravidität nicht überwunden werden. Bei ihnen kann es zu einer mehr oder minder schweren Störung der lebensgeschichtlichen Entwicklung von Mutter und Kind kommen, wobei die Schwangerschaft jedoch stets nur ein Glied in der Kette ungünstiger Einflüsse auf die Persönlichkeit der Mutter bildet. Welche Rolle die unerwünschte Gravidität im Ganzen der gestörten Entwicklung schließlich spielt, ist oft erst später zu sagen, wenn die dauernde Störung der Persönlichkeit vorliegt. Bereits während der Schwangerschaft oder gar schon in ihren ersten Monaten ist zumindest meist kaum ausreichend sicher zu entscheiden, welche Störungen eine gute und welche eine weniger gute Prognose haben.

Bei der *Behandlung* reaktiver Bilder hat stets die Frage im Vordergrund zu stehen: Warum ist die Schwangerschaft unerwünscht, und wie kann die Einstellung zu ihr am ehesten positiver gestaltet werden? Persönlichkeit und Situation sind dabei stets als Ganzes zu betrachten. In keinem Fall ist nur die Persönlichkeit oder nur die Situation allein für die Depression verantwortlich zu machen. Wichtig ist stets: Die Frauen in ihrer Situation wirklich zu verstehen, um so am ehesten und sichersten Wege zur Linderung und Beseitigung der Schwierigkeiten zu finden. Insbesondere ist ärztlich nicht zu verantworten, einen Antrag auf Schwangerschaftsunterbrechung lediglich abzulehnen und – ohne zu helfen – die Frauen ihrem „Schicksal" zu überlassen. Suizidgedanken bei diesen Frauen sind zwar ernst zu nehmen, aber wirkliche Suizide sind in dieser Zeit äußerst selten. In fast allen Fällen kann die Therapie ambulant durchgeführt werden. Eine stationäre Behandlung ist möglichst zu umgehen. Sie dürfte lediglich bei sehr ungünstigen situativen Verhältnissen gelegentlich einmal in Frage kommen.

In der Regel hat der Haus- und Frauenarzt die Behandlung durchzuführen. Bestehen diagnostische Zweifel und ist die Frage, in welcher Weise Persönlichkeit und Situation an der Depression beteiligt sind, nicht ausreichend sicher zu beantworten, sollte der Nervenarzt hinzugezogen werden, und zwar möglichst frühzeitig, vor allem bevor ein Antrag auf Schwangerschaftsunterbrechung gestellt wird. Wichtig ist noch: Im Unterschied zum Beginn der Schwangerschaft treten bei und nach der Geburt kaum abnorme Reaktionen auf, die eine nervenärztliche Behandlung erfordern.

Endogen depressive Bilder

Während depressive Reaktionen in der Regel mit der Schwangerschaft in innerem Zusammenhang stehen, ist bei endogenen Depressionen ein solcher *Zusammenhang* – auch im Sinne der Auslösung – meist sogar eher abzulehnen. Endogen depressive Bilder sind in dieser Zeit sehr selten, und die Schwangerschaft scheint kaum – weder als biologischer Vorgang noch als lebensgeschichtliches Ereignis – eine Depression in Gang bringen zu können. Das ist um so auffälliger, als diese Erkrankung nach der Geburt sehr häufig anzutreffen ist und zwischen ihr und der postpartalen Situation auch ein innerer Zusammenhang zu bestehen scheint. Vielleicht klingen depressive Phasen während der Schwangerschaft sogar häufiger ab, als daß sie neu entstehen. Das ist allerdings in der Erfahrung insofern nur schwer nachzuprüfen, als jene Frauen, die zu Beginn ihrer Gravidität wieder gesund werden, kaum noch zum Arzt gehen und ihre Gesundung daher nicht bekannt wird, während jene, die in ihrer Schwangerschaft erkranken, in ärztliche Behandlung kommen, so daß ihre Erkrankung nicht übersehen wird. Auch dürften Frauen während einer endogenen Depression meist darauf bedacht sein, nicht erneut schwanger zu werden, so daß Schwangerschaften bei bestehender Krankheit überhaupt nur selten vorkommen.

Bei endogen depressiven Frauen stehen Schwermut, Hemmung, Interessenlosigkeit, Arbeitsunlust, innere Unruhe, Schlaflosigkeit und nicht selten auch Schuld- und Minderwertigkeitsgefühle im Vordergrund.

Die Kranken *klagen:* Ich kann mich nicht mehr so freuen und nicht mehr so arbeiten wie früher. Es geht alles so schwer. Morgens fällt mir das Aufstehen besonders schwer. Der ganze Tag steht wie ein Berg vor mir. Das Interesse an der Familie fehlt. Schon immer habe ich den Mann und die Kinder schlecht versorgt. Am Nachmittag und Abend wird der Zustand meist etwas besser. Wenn ich aber zu Bett gehe, kann ich nicht schlafen oder wache schon bald wieder auf. Dazu kommen oft noch Klagen über körperliche Beschwerden: Kopfdruck, Druck auf die Brust, im Hals oder in der Magengegend, Herzklopfen und andere Störungen vegetativer und „hypochondrischer" Art. Körperliche Beschwerden können sogar ganz im Vordergrund stehen und eine somatische Erkrankung vortäuschen. Wichtig ist in diesen Fällen neben einer gründlichen körperlichen Untersuchung, nach der Stimmung, dem Interesse und nicht zuletzt nach Tagesschwankungen zu fragen. Wenn die Kranken bei den Klagen körperlicher Art angeben, morgens sei es besonders schlecht, am Nachmittag und Abend trete schon eher eine Besserung auf, ist stets an eine vitale Depression zu denken.

Wenn bei endogen depressiven Kranken auch immer eine gründliche körperliche Untersuchung vorzunehmen ist, so waren und sind bislang bei ihnen jedoch überhaupt keine krankhaften somatischen Befunde als Ursachen der Störungen nachzuweisen. Die *Diagnose* kann sich daher allein auf subjektive Klagen und die damit verbundenen seelischen Störungen stützen. Trotz des Fehlens körperlich begründbarer Schmerzen handelt es sich aber stets um eine äußerst quälende Krankheit, bei der die Kranken oft sogar wesentlich mehr leiden als bei vorwiegend körperlichen Schmerzen. Die innere Qual und Hoffnungslosigkeit kann unerträglich werden und sich nicht selten zu stets sehr ernst zu nehmenden Suizidgedanken steigern. Dabei erkranken vor allem sehr ordentliche und gewissenhafte Frauen an einer endogenen Depression, die z. B. bei unehelichen Schwangeren bisher kaum beobachtet wurde. Fast immer ist auch als auslösendes situatives Moment ein von der Schwangerschaft weitgehend unabhängiges Ereignis festzustellen.

Wie die Symptomatik ist auch der *Verlauf* der Erkrankung ähnlich beschaffen wie bei anderen außerhalb der Schwangerschaft vorkommenden endogenen Depressionen. Im Unterschied zu letzteren dauert er im Durchschnitt allerdings eher etwas länger. Mit einer Dauer von mehreren Monaten bis zu einem Jahr und länger ist zu rechnen. Eine völlige Besserung ist vor der Geburt meist kaum zu erwarten. Auch post partum sind die Kranken oft noch längere Zeit zu behandeln. Im Wochenbett kommt es jedoch kaum zu einer wesentlichen Verschlechterung, eher schon zu einer vorübergehenden Besserung. Erst im Abstand von Wochen oder auch Monaten nach der Geburt tritt schließlich eine völlige Gesundung ein. Eine dauernde seelische Veränderung bleibt nicht zurück, jedoch können sich endogen depressive Phasen im späteren Leben wiederholen. Mit einer Wiederkehr während einer weiteren Gravidität ist aber kaum zu rechnen.

Die *Behandlung* hat in der Regel der Nervenarzt und ist meist stationär durchzuführen. Aber auch für den Frauenarzt ist wichtig zu wissen: Die sonst bei endogenen Depressionen üblichen Psychopharmaka sind möglichst nicht anzuwenden; denn heute kann noch keineswegs als ausreichend gesichert gelten, daß die in Frage kommenden Medikamente für das Kind stets völlig gefahrlos sind, wenn auch über ihre Schädlichkeit ebenfalls nichts Sicheres bekannt ist. Da auf diesem Gebiet jedes nicht unbedingt notwendige Experimentieren zu unterlassen ist, dürfte es auch in Zukunft kaum möglich sein, die Frage der Schädlichkeit bzw. Unschädlichkeit dieser Medikamente ausreichend sicher zu prüfen und zu beantworten. Falls eine somatische Behandlung notwendig wird, ist eine physikalische Therapie der medikamentösen vorzuziehen.

Schizophrene Bilder

Die Bilder des schizophrenen Formenkreises verhalten sich bei Schwangeren ähnlich wie endogene Depressionen. Sie treten ebenfalls nur selten auf und können sich, wenn sie bereits vorher bestehen, in der Zeit der Schwangerschaft gelegentlich sogar vorübergehend bessern. Im Gegensatz zu der auch heute noch verbreiteten Ansicht, die Gravidität begünstige die Bereitschaft und den Verlauf schizophrener Erkrankungen, ist daher zu betonen: Sie bietet eher einen *Schutz* gegen diese Krankheit.

Im Unterschied zu endogenen Depressionen sind schizophrene Bilder, wenn auch nur sehr selten, so doch gelegentlich auch bei *unehelich Schwangeren* zu beobachten. In diesen Fällen kann die Schwangerschaft auch eine ursächliche Rolle beim Auftreten der Psychose spielen.

Falls schizophrene Störungen in der Zeit der Schwangerschaft in Erscheinung treten, ist ihr *Verlauf* in der Regel ungünstig. Der einzelne Schub dauert zwar meist nur einige Monate, klingt also sogar eher ab als eine endogen depressive Phase. Im Unterschied zur letzteren ist bei einem schizophrenen Schub die Sorge aber groß, daß er rezidiviert und schnell zu dauernden Störungen der Persönlichkeit im Sinne eines psychotischen Defekts führt. Anhaltspunkte für eine kausale Abhängigkeit zwischen Generationsvorgang und Psychose ergeben sich allerdings insofern nicht, als zwischen ihnen keine Parallelität besteht: In der Schwangerschaft einsetzende seelische Störungen bessern sich oft noch vor der Geburt oder auch unmittelbar danach und werden insbesondere durch Einflüsse des Wochenbetts keineswegs weiterhin oder erneut verschlechtert. Bei chronisch Kranken liegt der kritische Zeitpunkt für eine Verschlechterung weder in der Schwangerschaft noch im Wochenbett, sondern erst 3 bis 5 Monate post partum. Aber auch dann kommt es nur selten zu neuen Schüben, wobei noch unbekannt ist, welche Kranken zu dieser Zeit besonders gefährdet sind. Auch bei Frauen, die bereits einmal während der Schwangerschaft oder nach der Geburt erkrankten, ist heute noch nicht ausreichend sicher vorauszusagen, ob bei einer späteren Geburt mit einem Rückfall zu rechnen ist. Die Wahrscheinlichkeit eines Rückfalls ist meist wesentlich geringer, als im allgemeinen angenommen wird.

Die Diagnose schizophrener Erkrankungen kann sich wiederum allein auf seelische Veränderungen stützen. Krankhafte körperliche Befunde waren und sind bisher noch nicht nachzuweisen. Die *Symptomatik* ist äußerst vielgestaltig. Angst, Mißtrauen, Sinnestäuschungen und Wahn stehen im Vordergrund. Der zwischenmenschliche Kontakt ist mehr oder minder schwer gestört. Die Kranken klagen meist gar nicht über bestimmte Beschwerden, sondern fallen dadurch auf, daß sie den Haushalt und die Familie vernachlässigen, äußerlich ruhiger und stiller und dabei innerlich doch unruhiger und nervöser werden, zu Erregungen und eigenwilligen Handlungen neigen, schlecht schlafen und in ihrer Einstellung zur Umwelt oft „verrückt" wirken. Die Bilder während und außerhalb der Schwangerschaft zeigen keine wesentlichen Unterschiede. Bei Verdacht auf schizophrene Symptomatik ist stets sogleich eine nervenfachärztliche Untersuchung anzuraten.

Hinsichtlich der medikamentösen Therapie mit Psychopharmaka gilt dasselbe wie bei endogenen Depressionen. Zur endgültigen Klärung der Diagnose ist meist – zumindest für kurze Zeit – eine stationäre Behandlung durchzuführen. Im übrigen kann die *Behandlung* oft auch ambulant und vom Haus- oder Frauenarzt in Zusammenarbeit mit einem Nervenarzt erfolgen. Die Suizidgefahr ist bei diesen Kranken meist weniger groß als bei endogen depressiven. Im Unterschied zu letzteren können Schizophrene dagegen eher eine Gefahr für ihre Umwelt darstellen. Das gilt auch im Hinblick auf die Kinder der Patientin. Es ist daher stets die Frage zu prüfen, ob und in welcher Weise die kranke Mutter noch für ihre Kinder und post partum auch für ihren Säugling sorgen kann.

Körperlich begründbare Bilder

Körperlich begründbare bzw. symptomatische bzw. exogene (drei weitgehend synonyme Begriffe) Psychosen treten wie endogene Erkrankungen während der Schwangerschaft nur *selten* auf. Bei der Durchsicht der Krankenblätter unserer Klinik aus den Jahren von 1930 bis 1960 fanden wir neben 23 endogenen 10 körperlich begründbare Psychosen. Wenn diese Zahlen auch nicht restlos alle einschlägigen Krankheitsbilder aus dieser Zeit umfassen, so fanden wir doch auch in den letzten Jahren immer wieder bestätigt, daß schwangere Frauen wegen einer Psychose auffallend selten und nur gelegentlich im Abstand von vielen Monaten zur Behandlung in die Klinik kommen. Das gilt auch für körperlich begründbare Bilder. Hier erhebt sich allerdings die Frage, wie viele symptomatische Psychosen gar nicht vom Nervenarzt, sondern nur vom Frauenarzt behandelt werden, da bei ihnen eine eindeutige körperliche Krankheit aus seinem Fachgebiet, z. B. eine Eklampsie, vorliegt. Immerhin ist aus nervenärztlicher Sicht zu sagen: Auch körperlich begründbare Psychosen werden durch die Schwangerschaft keineswegs besonders begünstigt.

Die *Symptomatik* körperlich begründbarer Bilder ist von endogenen grundverschieden. Dem Frauenarzt ist das Bild einer akuten symptomatischen Psychose wohl am ehesten von der Eklampsie her bekannt. Die Kranken sind ängstlich, unruhig, verwirrt, desorientiert, verkennen die Umgebung und können akustisch und optisch halluzinieren. Die seelischen Störungen verlaufen weitgehend parallel zum körperlichen Grundleiden. Es besteht eine unmittelbare Abhängigkeit. Neben deliranten Erscheinungen und verschiedenen Stufen der Bewußtseinstrübung von leichter Somnolenz bis zum Koma sind gerade bei der Eklampsie auch generalisierte tonisch-klonische Anfälle wie bei der Epilepsie festzustellen. Weiter sind bei schwangeren Frauen gelegentlich auch Entzündungen, Tumoren und nicht zuletzt Blutungen des Gehirns zu beobachten. Sie bieten in ihrer Symptomatik im Vergleich zu ähnlichen Bildern außerhalb der Schwangerschaft keine wesentlichen Unterschiede. Bei entzündlichen Erkrankungen stehen neben neurologischen Störungen und Klagen über Kopfschmerzen und Schwindel oft Bewußtseinsveränderungen im Sinne der Somnolenz im Vordergrund. Kranke mit einem Hirntumor schildern ihre Beschwerden oft auffallend sachlich und distanziert. Sie zeigen neben neurologischen Herdsymptomen häufig eine mangelnde Ernstwertung der Störungen und eine euphorische Grundstimmung, eine allgemeine Verlangsamung, Schwerfälligkeit und Unsicherheit

Tafel I

BORK/KORTING: Schwangerschaftsdermatosen und das Verhalten einiger Dermatosen in der Schwangerschaft (S. 8.112 ff.)

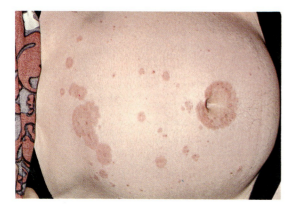

Abb. 1 Beginnender Herpes gestationis

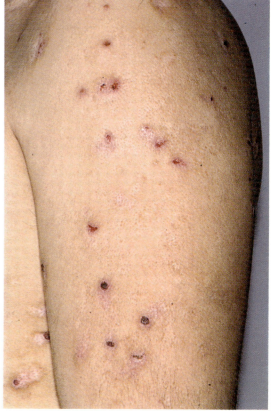

Abb. 3 Prurigo gestationis

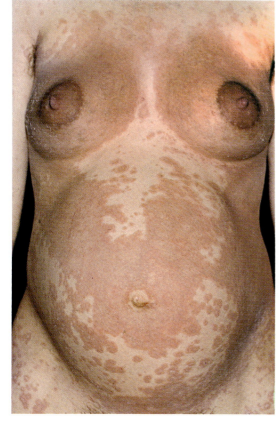

Abb. 2 Herpes gestationis über Abdomen und Mammae, typischerweise weitgehend symmetrisch

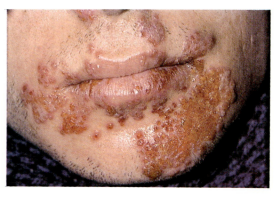

Abb. 4 Ungewöhnlich ausgedehnter Herpes simplex während der Schwangerschaft

Tafel II

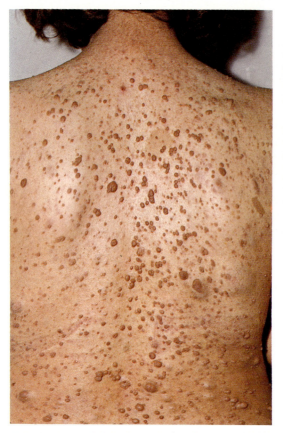

Abb. 5 Ausgedehnte Neurofibromatosis von Recklinghausen bei einer Schwangeren

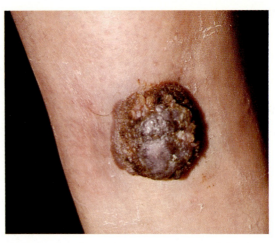

Abb. 7 Noduläres Melanom in der Gravidität

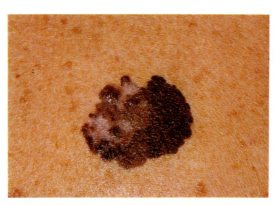

Abb. 6 „Superficial spreading melanoma" bei einer Schwangeren

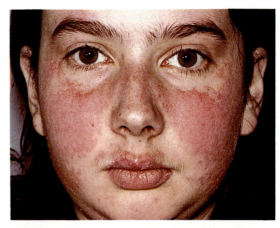

Abb. 8 Lupus erythematodes bei einer Schwangeren

Tafel III

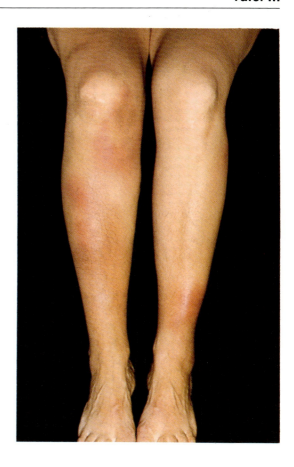

Abb. 9 Erythema nodosum in der Schwangerschaft

Käser/Herbst: Plazentar- und Postplazentarperiode (S. 12.66 ff.)

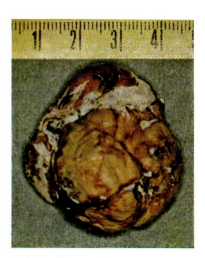

Abb. 2 Chorangiom

Tafel IV

GRAEFF: Infektionen in der Schwangerschaft, unter der Geburt und im Wochenbett (S. 16.1 ff.)

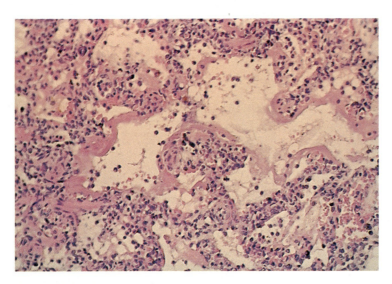

Abb. 2 Schocklunge
Ausgedehnte pulmonale hyaline Membranen, interstitielle Veränderungen und Mikro- und Makroatelaktasen führen zur akuten respiratorischen Insuffizienz infolge Diffusions-, Perfusions- und Ventilationsstörungen – Endotoxinschock nach septischem Abort (Überlassung freundlicherweise von Prof. Dr. med. *U. Bleyl*, Pathologisches Institut, Klinikum Mannheim der Universität Heidelberg)

und mit zunehmendem Hirndruck auch Somnolenz. Plötzlich einsetzende Bewußtseinsstörungen, insbesondere plötzliche Bewußtlosigkeit, kennzeichnen meist neben der bald folgenden neurologischen Herdsymptomatik den Beginn einer Hirnblutung.
Bei Hirnblutungen in der Schwangerschaft wurde die Frage erörtert, ob dafür schwangerschaftsspezifische Veränderungen der Hirndurchblutung verantwortlich zu machen sind. Oft ist das in diesen Fällen nicht ausreichend sicher zu klären. Bei allen anderen körperlich begründbaren Psychosen in der Schwangerschaft, die in nervenärztliche Behandlung kommen, ist jedoch fast stets eine von der Schwangerschaft weitgehend unabhängige Krankheit als Grundlage der seelischen Störungen festzustellen. Fast immer handelt es sich um sehr schwere Krankheitsbilder, die nicht selten sogar ein letales Ende nehmen. Von den oben erwähnten 10 Kranken unserer Klinik starben vier während der stationären Behandlung, zwei im Abstand von drei und sieben Jahren nach der klinischen Behandlung. Jede seelische und neurologische Störung im Sinne einer körperlich begründbaren Psychose und vor allem auch jeder Krampfanfall in der Schwangerschaft erfordern daher sogleich eine sorgfältige fachärztliche, meist stationäre Untersuchung. Für die *Diagnose* ist wichtig: Endogene Bilder zeigen in der Schwangerschaft in der Regel keine atypischen Zeichen im Sinne einer symptomatischen Psychose. Atypische Zeichen, die sich nicht zwanglos in den endogenen oder reaktiven Formenkreis einpassen, sondern eher an eine körperlich begründbare Symptomatik erinnern, machen eine gründliche Untersuchung mit Lumbalpunktion und zerebraler Angiographie erforderlich. Wir erinnern an eine Patientin, über die wir bereits im Jahre 1957 berichteten. Bei ihr entwickelte sich im 33. Lebensjahr während der Schwangerschaft ein depressives Bild, wie es bei einer endogenen Depression zu beobachten ist. Nicht charakteristisch für eine endogene Depression waren lediglich die Klagen über Kopfschmerzen, deren Beschreibung eher für das Vorliegen körperlich begründbarer Schmerzen sprach, und die Neigung zum Schlafen während des Tages. Trotz dieser Atypien wurde das Bild als endogene Depression aufgefaßt. Während der Geburt starb die Patientin. Die Sektion ergab ein subtentoriell gelegenes Medulloblastom.
Die *Behandlung* symptomatischer Psychosen ist stets auf das körperliche Grundleiden auszurichten.

Psychosen im Wochenbett

Die Diagnostik und Therapie seelischer Störungen während der Schwangerschaft haben stets auch die Geburt und die Zeit post partum miteinzubeziehen. Im Unterschied zur Schwangerschaft gilt für die *Geburt:* Endogene Psychosen treten während der Geburt gar nicht auf. Bereits bestehende Erkrankungen verschlechtern sich in dieser Zeit nicht. Chronisch Kranke nehmen oft vom Ereignis der Geburt überhaupt keine besondere Notiz. Treten bei der Entbindung seelische Störungen in Erscheinung, ist bei Veränderungen im Sinne der Bewußtseinstrübung bis hin zur Bewußtlosigkeit stets an körperlich begründbare Bilder zu denken. Gelegentlich kann es unter den Belastungen der Geburt zu Hirnblutungen kommen. Auch Hirntumoren, die vorher nicht erkannt wurden, können plötzlich zu schweren Komplikationen führen (vgl. das im letzten Kapitel erwähnte Beispiel). Früher beschriebene heftige reaktive Erregungszustände kommen dagegen heute während der Geburt kaum noch vor.
Am 1. und vielleicht auch am 2. Tag nach der Geburt scheinen überhaupt keine Psychosen aufzutreten. Dagegen ist am *3. und 4. Tag* ein plötzlicher, starker Anstieg zu beobachten. Bei den an diesen Tagen beginnenden Erkrankungen handelt es sich vorwiegend um amentielle und manische Bilder. Diese setzen meist plötzlich ein und zeigen auf ihrem Höhepunkt eine starke Unruhe und Erregung. Die *amentiellen* Kranken scheinen den Verstand verloren zu haben. Sie sprechen unzusammenhängend und durcheinander, verkennen die Umgebung und nicht selten auch ihren Ehemann, wirken in ihrem Bewußtsein stark eingeengt oder auch verwirrt, bieten mehr oder minder ausgeprägte paranoide und halluzinatorische Phänomene, wälzen sich im Bett hin und her, ziehen die Bettwäsche ab, bleiben nicht im Bett, verrücken die Möbel, drängen aus dem Zimmer, suchen sich nicht selten zu beschädigen und können sich später an die Zeit ihrer Psychose kaum oder gar nicht erinnern. Wenn die Bilder gelegentlich auch an Erscheinungen erinnern, die bei körperlich begründbaren deliranten Zuständen, z. B. beim Alkoholdelir und auch bei der Eklampsie zu beobachten sind, so ist ihr Wesen von diesen jedoch grundverschieden. Es handelt sich bei ihnen weniger um eine primäre Bewußtseinsstörung, sondern eher um eine traumhafte Verworrenheit, die noch als Steigerung und Höhepunkt innerer Unruhe und depressiver oder maniformer Agitiertheit zu verstehen sein kann, zumal im Beginn der Erkrankung gar nicht selten auch ein endogen depressives oder maniformes Bild zu beobachten ist.
Die *manischen* Kranken sind weniger „verwirrt" als die amentiellen. Sie sind in ihrer Stimmung überhöht, antriebsgesteigert, enthemmt, fühlen sich reich, zeigen sich freigebig und sind erfüllt von mehr oder minder ausgeprägten Größenideen. Dabei wirken sie in ihrem Bewußtsein klar und ist mit ihnen – zumindest im Beginn der Erkrankung – noch ein geordnetes Gespräch zu führen. Im weiteren Verlauf kann sich das manische Bild dem amentiellen allerdings immer mehr angleichen, bis es davon schließlich kaum noch zu unterscheiden

ist. Obwohl bei diesen beiden Bildern seit mehr als 100 Jahren intensiv nach einer körperlichen Grundlage geforscht wurde, konnten bisher weder neurologische Störungen noch andere krankhafte körperliche Befunde als ausreichende Ursachen nachgewiesen werden.

Die amentiellen und manischen Bilder haben eine gleich gute *Prognose*. Sie dauern zwar zunächst zwei, drei und mehr Monate und sind in dieser Zeit therapeutisch nur schwer zu beeinflussen, klingen schließlich aber plötzlich wieder ganz ab, ohne irgendeine körperliche oder seelische Schädigung zu hinterlassen. Sie treten in der Regel bei Erstgebärenden auf und kehren bei weiteren Schwangerschaften und Geburten nicht wieder. Auch im späteren Leben ist kaum mit einem Rezidiv zu rechnen. Nur gelegentlich kann bei diesen Kranken zur Zeit des Klimakteriums vielleicht einmal eine endogen depressive Phase in Erscheinung treten. Auf das Ganze der lebensgeschichtlichen Entwicklung scheint die Psychose sonst jedoch kaum Einfluß zu nehmen, zumal die Frauen sich später an die Zeit ihrer Erkrankung kaum zu erinnern vermögen und meist auch gar nicht daran zurückdenken wollen.

Im Vergleich zum 3. und 4. Tag post partum treten Psychosen in den *folgenden Tagen* wesentlich seltener auf. In dieser Zeit können sich gelegentlich aber *endogen depressive* und *schizophrene* Erkrankungen mit äußerst ungünstiger Prognose zeigen. Bei letzteren bleibt bereits nach dem ersten Schub ein dauernder Persönlichkeitsdefekt zurück, während erstere eine starke Neigung zu depressiven Verstimmungen hinterlassen. Wegen ihrer großen Seltenheit spielen diese Psychosen in der Praxis jedoch nur eine geringe Rolle.

Eine weitaus größere Bedeutung besitzen dagegen jene seelischen Störungen, die am *Ende des Wochenbetts* bzw. zur Zeit der Entlassung aus dem Krankenhaus entstehen. Schon am Tage *vor* der Entlassung können *paranoide* Bilder auftreten. Im Jahre 1955 behandelten wir eine 27jährige Frau, die nach einer unehelichen Schwangerschaft normal entbunden hatte und am 10. Tag post partum entlassen werden sollte. Am Tage vorher wurde sie unruhig, mißtrauisch, fürchtete sich vor dem Gerede im Dorf und bot schließlich ein vorwiegend stuporöses Bild. Nach 6 Wochen war sie wieder gesund.

Wesentlich häufiger und wichtiger als diese am 9. Tag auftretenden paranoiden Bilder sind jedoch die am 10. Tag bzw. am Tage der Entlassung aus dem Krankenhaus beginnenden seelischen Störungen. Letztere stellen ausschließlich eine *typische endogene Depression* dar. Sie setzen oft bei der Ankunft zu Hause ein. Eine Patientin sagte zu uns: „Als ich über die Schwelle der Haustür trat, setzte meine Krankheit ein." Eine andere Frau erkannte, als sie nach Hause kam, zunächst ihre eigene Wohnung nicht wieder und sprach: „Mir ist ganz dumm vor den Augen, ich sehe nur Arbeit." Andere Mütter fühlen sich plötzlich der Arbeit zu Hause nicht gewachsen, werden mit ihrem Kind nicht fertig, wissen nicht, wie sie es wickeln und füttern sollen, und haben Angst, alles verkehrt zu machen. Im Krankenhaus fühlen sich diese Frauen zwar noch ganz wohl, haben Freude an ihrem Kind und machen Pläne, wie zu Hause alles werden soll. Daheim aber verstummt die Freude und fehlt plötzlich das Interesse und der Arbeitseifer. Die Kranken werden ängstlich, depressiv, schlaflos und bieten das typische Bild einer endogenen Depression, das wir bei den Schwangerschaftsstörungen bereits beschrieben haben. Auch bei den Depressionen post partum konnte bisher keine ausreichende körperliche Ursache gefunden werden. Dagegen scheinen die Situation der Entlassung aus dem Krankenhaus, die Wiederaufnahme der Hausarbeit und insbesondere die der Mutter plötzlich allein obliegende Pflege des Säuglings schon eher als auslösende Momente in Frage zu kommen.

Auch in der *3. und 4. Woche* post partum treten gar nicht selten endogen depressive Störungen auf, und zwar oft zu dem Zeitpunkt, da die Wochenhilfe die Mutter verläßt oder eine andere zusätzliche Belastung auf sie zukommt. Alle diese Mütter wenden sich in der Regel zuerst wiederum an ihren Frauen- oder Hausarzt. Es ist daher wichtig zu wissen: Stets ist auch an eine endogene Depression zu denken, wenn junge Mütter, die sich im Wochenbett noch ganz wohl fühlten, in den Tagen und Wochen danach zurückkommen und klagen: „Ich habe keine Freude mehr an dem Kind, ich werde mit dem Kind nicht fertig und mache alles verkehrt, ich kann nicht schlafen und fühle mich so bedrückt und kraftlos." Sagen die Kranken: „Morgens ist es besonders schlecht, dagegen wird es abends schon eher besser", so ist kaum noch an dieser Diagnose zu zweifeln.

Die *Prognose* dieser endogenen Depression post partum ist insofern gut, als kein Persönlichkeitsdefekt und keine andere Schädigung zurückbleibt. Die Kranken werden nach einigen Monaten wieder völlig gesund. Allerdings können sie gelegentlich, wenn auch nur selten, nach späteren Geburten erneut erkranken. Welche Frauen in dieser Hinsicht jedoch besonders gefährdet sind, können wir heute noch nicht sagen. Häufiger als nach weiteren Geburten wiederholen sich depressive Phasen im späteren Leben unabhängig von Schwangerschaft und Geburt, während die Mütter vor ihrer ersten Depression post partum in der Regel noch nicht seelisch gestört waren.

Die meisten Frauen erkranken zwischen dem 25. und 35. Lebensjahr. Bei jüngeren und älteren Müttern scheint die Gefahr einer Erkrankung keineswegs besonders groß zu sein. Etwa 50% aller Psychosen post partum treten nach der ersten Geburt auf. Bei 100 katamnestisch untersuchten Kranken unserer Klinik zeigte sich die Psychose bei 86 nur nach einer, bei 10 nach zwei und bei 4 nach drei Geburten. Das Verhältnis der ehelichen, vorehelichen und unehelichen Geburten betrug bei 200 Kranken 168:20:12.

Für die *Behandlung* gilt: Bei auffälligen seelischen Veränderungen post partum möglichst bald einen Facharzt zu Rate zu ziehen, um mit ihm den Therapieplan zu besprechen. Meist dürfte eine stationäre nervenärztliche Behandlung nicht zu umgehen sein.

Daß in den Tagen und Wochen post partum abnorme Reaktionen nur sehr selten, dagegen plötzlich ab 3. Tag des Wochenbetts auffallend häufig atypische und typische endogene Psychosen anzutreffen sind, wurde schon erwähnt. Gerade auf den Zeitpunkt des Beginns der Störungen ist in Zukunft mehr als bisher zu achten. Dabei ist sowohl eine enge Zusammenarbeit zwischen Frauen- und Nervenarzt als auch zwischen *Klinik und Praxis* erforderlich, da oft zunächst der Hausarzt die ersten Krankheitserscheinungen beobachtet. Nur so kann den Kranken stets eine möglichst gute und schnelle Hilfe gebracht und bald eine weitere Klärung der zahlreichen noch offenen Fragen und Probleme erreicht werden. Die Hauptfragen lauten heute: Wodurch sind die Unterschiede in der Häufigkeit des Auftretens und der Art der Bilder bei den Störungen während der Schwangerschaft und nach der Geburt bedingt? Liegen die Ursachen bei der großen Gruppe der endogenen Psychosen eher im körperlichen oder im seelischen Bereich? Welche ursächlichen Faktoren aber auch immer vorhanden sind und jeweils die Hauptrolle spielen, Psychosen bieten sich in der klinischen Erfahrung ohne Ausnahme als grundlegender Wandel psychischer Rhythmen dar, die nur im Rahmen der Biographie als Zeitgestalt sicher aufzudecken und klar einzusehen sind. Offen ist noch die Frage, ob und inwieweit psychische Rhythmen auch primär ohne somatische Ursachen zusammenbrechen können. Am ehesten sind depressive Phasen mit ihrer Verlangsamung bis hin zum Stillstand psychischer und biologischer Abläufe als reine Zeitstörung zu verstehen. Welche anderen Einflüsse jedoch auch sonst in Frage kommen, bei allen psychischen Erkrankungen in der Schwangerschaft und nach der Geburt gewinnt und besitzt die Zeit eine zentrale Bedeutung. Von der Klärung ihrer Problematik in biologischer wie psychischer Hinsicht ist daher der weitere Fortschritt auf diesem Gebiet in hohem Maße abhängig.

Literatur

1 Gödtel, R.: Seelische Störungen im Wochenbett. Fischer, Stuttgart 1979
2 Hamilton, J. A.: Postpartum psychiatric problems. Mosby, Saint Louis 1962
3 Pauleikhoff, B.: Seelische Störungen in der Schwangerschaft und nach der Geburt. Ihre Häufigkeit, Entstehung, lebensgeschichtliche Problematik, Diagnose, Prognose und Therapie. Enke, Stuttgart 1964
4 Pauleikhoff, B.: Person und Zeit. Im Brennpunkt seelischer Störungen. Hüthig, Heidelberg 1979

Chirurgische Komplikationen in der Schwangerschaft

R. LOTH

Chirurgische Komplikationen in der Schwangerschaft, die eine Operation erforderlich machen, sind nicht allzu häufig. Allgemein wird heute einem Eingriff in der Schwangerschaft kein wesentlich höheres Risiko angelastet als es im nichtschwangeren Zustand besteht. Dies gilt nicht uneingeschränkt für alle Stadien der Schwangerschaft und besonders im ersten Drittel kann es zu einem Abortus kommen. Man wird daher, wenn irgend möglich, Eingriffe auf die günstige Zeit im 4. und 5. Monat legen.

Eine ganze Reihe von Schwangerschaftskomplikationen lassen sich bei entsprechender Beratung durch den behandelnden Arzt in einer Zeit der Familienplanung vermeiden. So sollten rechtzeitig, d. h. vor einer Schwangerschaft, sowieso anstehende Operationen wie Herniotomien, Cholezystektomien und andere durchgeführt werden. Auch die Entfernung der Appendix bei chronisch rezidivierenden Schüben ist anzuraten.

Das erhöhte Risiko einer chirurgischen Schwangerschaftskomplikation liegt in den meisten Fällen bei der verspäteten Diagnostik, deren Ursachen teils bei der Mutter, teils beim behandelnden Arzt und nicht zuletzt in der Schwierigkeit der Abgrenzung von allgemeinen Beschwerden liegen.

Läßt sich ein Eingriff nach sorgfältiger Differentialdiagnose nicht umgehen, sollte eine optimale Vorbereitung der Patientin selbstverständlich sein. Abklärung des Narkoserisikos, der Lungenfunktion und die Auswertung aller erhältlichen Labordaten bezüglich Leber- oder Nierenerkrankungen, Elektrolytverschiebungen oder Stoffwechselstörungen sind erforderlich. Vor allem bei Erkrankungen des Abdomens ist eine prä- und postoperative Intensivüberwachung erforderlich mit Gewährleistung der Sauerstoffzufuhr, Ausgleich einer bestehenden Anämie und Entleerung des Magen-Darm-Traktes über eine Magensonde. Gleichzeitig muß die Nierenfunktion überwacht werden.

Die Operation selbst macht einige zusätzliche Überlegungen bereits bei der Wahl des Schnittes erforderlich. Neben der Verlagerung der Eingeweide ist die größere diagnostische Unsicherheit bereits bei den drei häufigsten Krankheitsbildern der Appendizitis, Cholezystitis und beim Gastroduodenalulcus zu berücksichtigen. Man wählt deshalb zweckmäßigerweise längsverlaufende mediane oder paramediane Schnittführungen beim akuten Abdomen unklarer Genese.

Während der Operation ist stärkerer und langanhaltender Druck auf den Uterus zu vermeiden. Bei allen peritonitischen Zuständen soll unter allen Umständen eine Eröffnung des Uterus, also beispielsweise eine Sectio caesarea, vermieden werden. Der Nahtverschluß muß auch bei in der Schwangerschaft guter Heilungstendenz die verstärkte Belastung der Bauchdecken berücksichtigen, so daß unterstützende Plattennähte erforderlich werden können.

Postoperativ ist stets ein venöser Zugang offenzuhalten und die Freihaltung der Atemwege zu sichern. Zur Vermeidung von Aspirationen trägt außer der Narkoseführung die Dauerabsaugung der Magensonde wesentlich bei. Auch postoperativ müssen alle Kreislauf- und Laborparameter in kurzen Abständen überprüft werden, besonders wichtig ist die Blutgasanalyse.

Unter diesen Voraussetzungen ist Chirurgie in der Schwangerschaft mit einem optimalen Ergebnis möglich. Stets sollte am Anfang die Abgrenzung der chirurgischen von der geburtshilflichgynäkologischen Indikation stehen und eine weitere sorgfältige Differentialdiagnose folgen.

Appendizitis

Unter allen chirurgischen Komplikationen in der Schwangerschaft gilt die Appendizitis als die häufigste und schwerste Erkrankung. Zu 90% ist sie die Ursache für die Ausbildung eines akuten Abdomens in der Schwangerschaft und gefährdet bei verschleppter Diagnose Mutter und Kind in erheblichem Maße (76). Schon im Jahre 1924 wurde die Forderung erhoben, jede in der Schwangerschaft festgestellte Appendizitis in jedem Stadium zu operieren, und dieses Vorgehen hat heute bei der geringeren Gefährdung durch Narkose und Operation erst recht seine Gültigkeit (52).

Nach den Literaturangaben wird im Durchschnitt auf 700 Schwangerschaften eine Appendizitis beobachtet (42, 76). In einer Sammelstatistik von PFLEIDERER, die 265 Patientinnen mit Appendizitis in der Schwangerschaft und 160 im Wochenbett berücksichtigt, wird ein Prozentsatz von

0,075 errechnet, und eine Auswertung von 94 000 Schwangerschaften in der „Oxford group" of hospitals ergab bei 56 histologisch bestätigten Appendizitiden eine Rate von 0,06% (19, 53).
Entsprechend der Altersverteilung von Appendizitis und Schwangerschaft muß mit einem gehäuften Zusammentreffen zwischen dem 20. und 30. Lebensjahr gerechnet werden. Nach dem 25. Lebensjahr nimmt die Erkrankungswahrscheinlichkeit jedoch deutlich ab. In unserem eigenen Krankengut waren 74% der Patientinnen zwischen 20 und 30 Jahre alt (16, 17, 42). Eine statistische Häufung der Appendizitis bei Primiparen wurde in vielen Fällen beschrieben, doch gibt es auch gegenteilige Beobachtungen (2, 7, 66).
Die meisten Autoren geben eine Häufung der Appendizitis im ersten Trimenon der Schwangerschaft an (2, 6, 17, 26, 46). Dieses Ergebnis muß jedoch mit Vorbehalt betrachtet werden. Beim Vergleich von chirurgischen und geburtshilflichen Statistiken fällt auf, daß die Häufung im ersten Trimenon ausschließlich von Chirurgen beobachtet wurde, während aus Frauenkliniken über eine Häufung im 2. Trimenon berichtet wird. Aufschlußreich sind hier auch Untersuchungen über den Vergleich von Schwangerschaftsstadium und Schwere der Appendizitis. So fanden FINCH u. Mitarb., daß bis zur 26. Woche oft ein nicht entzündeter Wurmfortsatz entfernt wurde, während in der fortgeschrittenen Schwangerschaft bei 6 von 11 Fällen bereits eine Perforation erfolgt war (8, 19).
Auch andere Autoren berichten über schwerere Verlaufsformen mit fortschreitender Schwangerschaft (63). Demnach ist bei Aufschlüsselung nach histologisch-pathologischen Stadien im ersten Trimenon kein Unterschied zu den Verlaufsformen bei nichtschwangeren Patientinnen festzustellen. Teilweise werden 60–65% der akuten Verlaufsformen der Zeit nach dem ersten Trimenon zugeordnet. Im dritten Trimenon werden dann bis zu 50% Peritonitiden beobachtet (19).
Ähnlich unterschiedlich wird die Diagnosestellung beurteilt. Während im ersten Trimenon die Symptomatik nicht oder nur unwesentlich von der der Nichtgraviden abweicht, muß in den späteren Zeitabschnitten den Verhältnissen in der Schwangerschaft besondere Bedeutung beigemessen werden. Es erscheint daher angebracht, eine Aufteilung in die Schwangerschaftsstadien vorzunehmen. In den ersten 3 Monaten werden die Beschwerden typischerweise zunächst im Oberbauch mit gleichzeitigem Auftreten von Übelkeit und Erbrechen empfunden und verlagern sich dann in den rechten Unterbauch. Dieses Intervall beträgt meist einige Stunden. Danach stellt sich unter Temperaturanstieg, Pulsanstieg und Vermehrung der Leukozyten das volle Beschwerdebild ein: reflektorische Bauchdeckenspannung im rechten Unter- und Mittelbauch, mit Druckschmerzangabe am Lanzschen oder Mc Burneyschen Punkt, Loslaßschmerz auf der rechten und später auch als Fernschmerz kontralateraler Loslaßschmerz auf der linken Seite. Entsprechend der Größenzunahme des Uterus verlagert sich das Punctum maximum des Druckschmerzes bei mobilem Zäkum um 1–2 Querfinger nach laterokranial. Bei umschriebener Peritonitis wird der Perkussionsschmerz bei Beklopfen der Ileozäkalregion feststellbar.

Zwischen dem ersten und zweiten Trimenon wird von vielen Untersuchern ein gehäuftes Auftreten der Appendizitis angegeben (57). Dabei fällt ein hoher Anteil an chronisch rezidivierenden und subakuten Verläufen auf. Diese Beobachtungen unterstützen die Vermutung, daß es sich häufig um ein Wiederaufflackern von Entzündungen handelt, was sich bei sorgfältiger Erhebung der Anamnese oft bestätigen läßt (66, 70).

Eine wichtige Rolle bei der Diagnose in der fortgeschrittenen Schwangerschaft spielt die veränderte Topographie. Vom 5. Schwangerschaftsmonat ab wird der Zäkalpol allmählich hochgedrängt und findet sich in der zweiten Hälfte der Schwangerschaft in Höhe des Beckenkammes und darüber. Diese Verlagerung wird jedoch nur bei voll beweglichem Zäkum und beim Fehlen von sekundären Verwachsungen beobachtet. Im 8. Monat hat das Zäkum seinen höchsten Stand erreicht und tritt anschließend wieder etwas tiefer. Für die Differentialdiagnose ist besonders an die retrozäkale Lage der Appendix zu denken. Bei primär oder sekundär adhärentem Zäkum wird die Appendix vom wachsenden Uterus verdeckt und gerät in eine dorsolaterale Lage zur Appendix (42, 66).

Es wird immer wieder auf die hohe Komplikationsrate der Appendizitis in der Schwangerschaft hingewiesen. Durch die Vergrößerung des Uterus werden Dünndarmschlingen und Netz aus dem Unterbauch verdrängt und die Abkapselung eines Entzündungsprozesses erschwert (16). Dadurch kommt es häufiger und schneller zur freien Perforation und damit zur Ausbildung einer diffusen Peritonitis. Besonders im letzten Drittel der Schwangerschaft perforiert die Appendix häufig bereits nach 12 Stunden (15, 63). Als weitere Faktoren, die eine schnelle Ausbreitung der Entzündung fördern, kommen hormonell bedingte, gesteigerte Gewebsproteolyse und erhöhte Kapillarpermeabilität hinzu. Zusätzlich entsteht eine Hyperämie im Beckenraum mit starker Gewebsauflockerung und größerer Thromboseneigung der Gefäße bei venöser Stauung im intestinalen Bereich. Auch der in der Schwangerschaft hohe Adrenocorticoidspiegel wurde als Ursache für die schweren Verlaufsformen angeführt (5, 7, 15, 47, 70).

Für die Diagnose gilt der Satz: Bei jedem Schmerz in der rechten Bauchhälfte muß während der Schwangerschaft eine Appendizitis ausgeschlossen werden. Erbrechen und Darmstörungen können sowohl der Appendizitis als auch der Darmstörung zugeordnet werden. Dadurch werden Anfangssymptome häufig als Schwangerschaftsbeschwerden fehlgedeutet. Der Schmerz kann durch den wachsenden Uterus, Schmerzen im Ansatzbereich der Ligg. rotunda oder durch eine schmerzhafte Frühschwangerschaft bedingt sein. Für das dritte Trimenon ist das Fehlen der Wanderung des Schmerzes von der Nabelgegend zum rechten Unterbauch charakteristisch (28, 42, 58).

Auch die muskuläre Abwehrspannung kann aufgrund des Tonusverlustes der Muskulatur fehlen oder durch den Uterusdruck schwer beurteilbar sein. Der Uterusschiebeschmerz kann zusammen mit dem Douglas-Schmerz wesentliche Hinweise zur Beurteilung liefern, doch muß man bedenken, daß er auch bei einer normalen Frühschwangerschaft positiv sein kann.

Zum Beginn der Schwangerschaft muß differentialdiagnostisch eine Pyelonephritis, eine Extrauteringravidität und die bereits erwähnte „schmerzhafte Frühschwangerschaft" abgegrenzt werden. Besonders bei retrozäkaler Lage der Appendix bereitet die Abgrenzung Schwierigkeiten. Für eine Pyelitis gravidarum sprechen: schmerzhaftes Nierenlager, längere Schmerzanamnese, positiver Harnbefund und septische Temperaturen. Jedoch schließt ein positiver Harnbefund eine Appendizitis nicht aus, wie aus unserem eigenen Krankengut hervorgeht. Selbst eine Erythrozyturie spricht nicht gegen das Vorliegen einer Appendizitis (66). Bei einem Frühabort besteht im Regelfall ein Dauerschmerz im Unterbauch, während umgekehrt auch ein Appendizitis Ursache für einen Frühabort sein kann (63).

Im Verlaufe der Schwangerschaft verlangt die Verlagerung des Zäkalpoles zunehmend die Berücksichtigung von Erkrankungen der Gallenblase, des Pankreas und von Hiatushernien. Auch die mechanischen Ileusformen sind vorwiegend gegen Ende der Schwangerschaft zu erwarten. In der Reihenfolge der Häufigkeit kommen Volvulus, inkarzerierte Hernien sowie Adhäsionsstränge nach vorausgegangenen Laparotomien zur Beobachtung. Auch an Tumoren und den seltenen Ileus e graviditate muß gedacht werden. Schließlich sind vorzeitiger Wehenbeginn, Placenta praevia und Spätgestosen differentialdiagnostisch abzugrenzen (49).

Die extrem seltene Appendicitis sub partu (1:37000) wird meist im Stadium der diffusen Peritonitits diagnostiziert (53). Das Krankheitsbild beginnt mit Schmerzen im Abdomen, worauf ein beschwerdefreies Intervall von einigen Stunden beobachtet werden kann. Danach entwickelt sich das Vollbild der Appendizitis, die Verwechslung ist am ehesten möglich mit einer vorzeitigen Plazentalösung.

Allgemeine Krankheitszeichen sind in diesem Stadium der einzige Hinweis auf die lebensgefährliche Situation.

Die Behandlung der Schwangerschaftsappendizitis kann unter den heutigen Bedingungen nur eine unverzügliche Operation sein, unabhängig vom Zeitpunkt der Diagnosestellung.

Fortschritte in der Gynäkologie und der Chirurgie, besonders aber auf dem Gebiet der Anästhesiologie und Pharmakologie, ermöglichen eine schonende Narkoseführung mit genauer Überwachung der Kreislaufparameter. Besonders die postoperative Intensivtherapie hat die mütterliche und kindliche Prognose wesentlich verbessert, so daß heute eine durchschnittliche Letalität von 2,4% für die Mutter angegeben werden kann. Die diffuse Peritonitis verläuft allerdings auch heute noch zu 40–60% tödlich. Die kindliche Letalität steigt ebenfalls mit fortschreitender Schwangerschaft an und die Literaturangaben schwanken zwischen 20 und 40% (7, 8, 17, 42, 53, 58).

Da andererseits das Operationsrisiko einer akuten Appendizitis in der Gravidität nicht größer wird, kann die Verbesserung der Ergebnisse nur durch eine frühere Diagnostik und chirurgische Therapie erreicht werden.

Während im ersten Trimenon der Wechselschnitt ausreichend erscheint, bevorzugen wir in allen unklaren Fällen und bei fortgeschrittener Schwangerschaft den rechtsseitigen Transrektalschnitt, der eine gute Heilungstendenz aufweist und einen ausreichenden Überblick verschafft. Nur in den letzten Schwangerschaftswochen soll der Schnitt so geführt werden, daß gleichzeitig eine Sectio vorgenommen werden kann.

Die Appendix wird in typischer Operationstechnik abgetragen und eine etwaige Abszeßbildung ausreichend drainiert. Wir bevorzugen bei bereits erfolgter Perforation das Einlegen von zwei Drainagen, sowohl in das Appendixbett, als auch in den Douglasschen Raum, um hier eine sekundäre Abszeßbildung zu vermeiden. Bei diffuser Peritonitis spülen wir die Bauchhöhle mit physiologischer Kochsalzlösung. Die eingelegten Drainagen werden durch gesonderte Inzisionen nach außen geleitet.

Auch ein perityphlitischer Abszeß wird nach Abdeckung gegen die freie Bauchhöhle eröffnet und die Appendix entfernt. Das außerhalb der Schwangerschaft mögliche zweizeitige Vorgehen mit Abszeßdrainage und späterer Abtragung der Appendix im freien Intervall verbietet sich wegen des hohen Risikos einer generalisierten Peritonitis. Stets ist die totale Beseitigung der Infektionsquelle mit ausgiebiger Drainage vorzunehmen.

Die Abortverhütung bei einer Appendizitis durch medikamentöse Therapie ist nicht unumstritten. Sowohl die lokale Abszeßbildung, als auch die diffuse Peritonitis erhöhen die Gefahr spontaner Wehenbildung. Viele Autoren befürworten die Progesterontherapie, da ihre Unschädlichkeit für das Kind erwiesen erscheint. Zunehmend wird auch die Therapie mit Betaadrenergika zur Hemmung

der Wehentätigkeit propagiert. Die Dosierung erfolgt individuell (24, 49, 54).
In der Spätschwangerschaft bei lebensfähigem Kind wird bezüglich der Schwangerschaft zunächst abgewartet. Kommt die Wehentätigkeit in der postoperativen Phase in Gang, kann die Entbindung auf vaginalem Weg erfolgen. Nur bei diffuser Peritonitis wird zunehmend die transperitoneale Schnittentbindung mit anschließender Appendektomie empfohlen. Als Verfahren der Wahl gilt dieses Vorgehen bei bereits in Gang befindlicher Geburt. Bei Frühgeburt kommt auch zuerst die vaginale Entbindung mit anschließender Laparotomie in Frage.
Die Prognose der Schwangerschaftsappendizitis ließ sich durch prä- und postoperative Intensivtherapie mit Kreislaufstützung, Elektrolytbilanzierung, sowie parenteraler Infusions- und Antibiotikatherapie zunehmend verbessern. Diese Maßnahmen versprechen zusammen mit einer frühzeitigen Diagnose und sofortiger operativer Therapie die besten Ergebnisse für Mutter und Kind (7).

Gastroduodenalulkus

Das Zusammentreffen von Geschwüren des Magens und des Duodenums mit einer Schwangerschaft ist selten. Allgemein wird angenommen, daß eine Schwangerschaft sich auf ein bestehendes Geschwürsleiden eher günstig auswirkt. Diese Annahme wird durch anamnestische Angaben von Frauen gestützt, die ihre „Magenbeschwerden" nur während der Schwangerschaft verlieren. 50% der Frauen waren während der Schwangerschaft beschwerdefrei, nur 10% zeigten keine Besserung. Im allgemeinen wurden in einem Abstand von 3 Monaten bis zu 3 Jahren nach einer Entbindung erneut die Beschwerden eines Gastroduodenalulkus geklagt (10, 42, 46).
Zum Teil wurde die Besserung mit der allgemeinen psychischen Umstimmung einer Schwangeren erklärt, doch sind auch eine ganze Reihe zusätzlicher Faktoren genannt worden. So sollen auch statische Momente wie die Unterstützung des Magens durch den schwangeren Uterus eine Rolle spielen ebenso wie die Weiterstellung der Gefäße und die allgemeine Hypotonie.
Wesentlich erscheint heute das Absinken der Salzsäureproduktion des Magens während der Schwangerschaft. Dieser Vorgang beruht wahrscheinlich zum Teil auf dem Anstieg der Histaminaseproduktion in der Plazenta und somit einer Inaktivierung der Histamine. Im Wochenbett und während der Laktationsphase werden dagegen erhöhte Werte gemessen. Der hormonale Einfluß wird heute eher den gonadotropen Hormonen zugeschrieben im Sinne einer Herabsetzung der Magensekretion. Komplikationen eines Gastroduodenalulkus werden noch am ehesten im letzten Drittel der Schwangerschaft oder in der Zeit nach der Entbindung beobachtet. In diesem Zeitraum werden auch die höchsten Salzsäurekonzentrationen und die höchste Sekretinsekretion gemessen. Auch der Anstieg der 17-Hydroxy-und 17-Ketosteroide in der späten Schwangerschaft wurde als möglicher Faktor diskutiert. Auf die Möglichkeit von Geschwürskomplikationen in der späten Schwangerschaft sollte auch bei Vorliegen einer Schwangerschaftsgestose gedacht werden (10, 47, 73, 75).
Die Seltenheit der Geschwürskomplikationen während einer Schwangerschaft führt leider dann auch zu einer verzögerten Diagnose und Therapie. Allgemeinsymptome wie unklare Oberbauchbeschwerden, Sodbrennen und Erbrechen werden häufig im normalen Ablauf einer Schwangerschaft auftreten und entsprechend symptomatisch behandelt. Da sie am ehesten in der Frühschwangerschaft zu beobachten sind, verbietet sich eine Magen-Darm-Passage wegen der Strahlenbelastung. Bei hartnäckigen Beschwerden sollte jedoch an eine Gastroskopie als für Mutter und Kind ungefährliche Untersuchung gedacht werden. Indikationen hierzu sind: anhaltendes Erbrechen, starker Spontanschmerz im epigastrischen Winkel oder im Bereich des Duodenums 2 Querfinger lateral und oberhalb des Nabels, Schulterschmerz und Hämatemesis. Differentialdiagnostisch kommen auch Hiatushernien oder eine Refluxösophagitis in Betracht.
Bei Magenanamnese und Auftreten eines akuten Abdomens kann auf die Abdomen- und Lungenübersichtsaufnahme im Stehen zur Beurteilung der Darmschlingen und zum Ausschluß von freier Luft unter dem Zwerchfell nicht verzichtet werden, da die Prognose einer Magenperforation bei Übernähung innerhalb der 8-Stundengrenze günstig ist und sich dann rasch verschlechtert. Wegen der Seltenheit des Krankheitsbildes wird die rechtzeitige Diagnose oft versäumt. Die Perforation ist als Komplikation häufiger zu beobachten als die akute gastroduodenale Blutung (9, 30, 37, 48, 62).
Zunächst wird man bei nicht kreislaufwirksamer Blutung eine Lokalisationsdiagnostik durch Gastroskopie anstreben. Dabei können auch Hinweise auf die Ursache der Blutung und die Prognose gewonnen werden. Differentialdiagnostisch muß auch an den in diesem Lebensalter seltenen Befund eines Magenkarzinoms gedacht werden, das durch Probeentnahmen aus einem Ulkus ausgeschlossen werden kann (49).
Zur Therapie eines Gastroduodenalulkus bietet sich Cimetidin an, ein Präparat aus der Klasse der Histamin-H_2-Antagonisten. Es kann oral und parenteral verabreicht werden, embryotoxische Nebenwirkungen sind nicht bekannt. Auch bei Nierenschädigung ist die Behandlung mit entsprechend reduzierter Dosierung möglich. Kommt die Blutung unter dieser Therapie nicht zum Stillstand, stehen uns heute neben den klassischen Resek-

tionsverfahren nach Billroth die sog. bionomen Operationsmethoden zur Verfügung, die besonders beim Ulcus duodeni anwendbar sind. Als Verfahren der Wahl bietet sich die Umstechung oder Unterbindung der A. gastroduodenalis kombiniert mit einer selektiven proximalen Vagotomie, oder die gezielte Umstechung des Ulkus nach Duodenotomie, ebenfalls mit anschließender Vagotomie an. Bei diesem Vorgehen ist mit dem kleinstmöglichen Eingriff eine sofortige Blutstillung zu erreichen. Auch ein Magengeschwür kann durch Exzision und Vagotomie behandelt werden, wenn Sitz und Größe keine Resektionsbehandlung erforderlich machen.

Cholelithiasis

Über den Zusammenhang zwischen Erkrankungen der Gallenblase und Schwangerschaft gibt es zahlreiche Veröffentlichungen. Dieser Zusammenhang bezieht sich jedoch im wesentlichen auf die verstärkte Tendenz zur Bildung von Konkrementen in diesem Zeitraum. Entzündliche Komplikationen, die evtl. ein chirurgisches Eingreifen erforderlich machen, werden dagegen in der Gravidität nicht häufiger beobachtet als sonst. So wird die Häufigkeit der akuten Cholezystitis mit 0,02–0,03% angegeben (42).
Die Gallenblase ist während der Schwangerschaft deutlich vergrößert, hat einen verminderten Tonus und entleert sich verzögert. Gleichzeitig besteht eine Hypercholesterinämie, so daß zwei wesentliche Voraussetzungen für eine Steinbildung gegeben sind. Entsprechend hoch ist der Anteil von verheirateten Frauen mit Gallensteinen zwischen 20 und 40 Jahren im Vergleich zu anderen Bevölkerungsgruppen. Das Einsetzen von durch Gallensteine verursachten Beschwerden wird anamnestisch für das erste oder zweite Drittel der Schwangerschaft angegeben oder auch für die Zeit kurz nach einer Entbindung; Frauen mit Kindern entwickeln fünfmal häufiger eine Cholelithiasie als vergleichbare kinderlose Gruppen (22).
Diese Tatsachen müssen beim Verdacht auf ein Gallensteinleiden vor allem bei Mehrgebärenden berücksichtigt werden. Frauen mit Gallensteinen, die während der ersten Schwangerschaft wegen eines entsprechenden Symptomenbildes behandelt wurden, ist daher beim geringen Risiko der Cholezystektomie diese Operation zu einem günstigen Zeitpunkt im symptomfreien Intervall anzuraten (6, 35, 46, 70).
Auch in der Schwangerschaft verursacht der typische Steinanfall Schmerzen unter dem rechten Rippenbogen, die in den Rücken und die rechte Schulter ausstrahlen. An eine Begleitpankreatitis sollte gedacht werden. Während der Schwangerschaft sind Koliken oder entzündliche Begleiterscheinungen zunächst konservativ zu behandeln. Infusion,

Spasmolytika und Antibiotika bei entsprechender Diät werden als Basistherapie verabreicht. Zur Klärung der Diagnose ist häufig ein intravenöses Cholezystocholangiogramm nicht zu umgehen (25). An die Differentialdiagnose einer Appendizitis bei Ptose der Gallenblase und Aufwärtsbewegung der Appendix im Verlauf der Schwangerschaft ist stets zu denken (42, 66). Der Druckschmerz im Douglasschen Raum und ein Portioschiebeschmerz sind nicht vorhanden. Weitere Hinweise, vor allem zur Abgrenzung gegenüber einer Hepatitis, werden durch die Laborwerte gewonnen. Auch an die während einer Schwangerschaft verstärkten Beschwerden durch eine Hiatushernie sollte gedacht werden (45, 67, 73).
Kommt es unter konservativer Therapie nicht zu einer Besserung des Beschwerdebildes, oder werden zusätzliche Komplikationen manifest, so ist auch in der Schwangerschaft die Cholezystektomie anzustreben.
Auch häufig rezidivierende Koliken in der ersten Hälfte der Schwangerschaft sind heute eine Indikation zur Cholezystektomie. Als absolute Indikationen gelten gehäufte Koliken mit Ikterus ohne Rückbildungstendenz unter konservativer Therapie. Gallenblasenempyem, zusätzliche biliäre Pankreatitis sowie alle penetrierenden und perforierenden Formen einschließlich galliger oder eitriger Peritonitis.
Die Operation besteht stets in einer Cholezystektomie, fallweise mit gleichzeitiger Revision der Gallenwege. Die teilweise noch empfohlene Cholezystotomie bietet keine Vorteile, jedoch eine Reihe von zusätzlichen Komplikationsmöglichkeiten. Beim Vorliegen einer Cholelithiasis mit Cholezystitis bis zum Empyem ist eine Cholezystektomie immer durchführbar, während bei Beteiligung der Gallenwege oder gar des Pankreasganges eine Cholezystostomie nicht zur Beseitigung der Krankheitsursache führt und in jedem Fall eine Choledochusrevision, evtl. mit anschließender Galleableitung über eine T-Drainage, erforderlich wird (6, 46).

Pankreatitis

s. auch Kap. Erkrankungen des Intestinaltraktes, S. 8.32

Die sog. Gestationspankreatitis wird meist in der zweiten Hälfte der Schwangerschaft beobachtet und bereitet in der klinischen Diagnose bei nicht eindeutiger Laborkonstellation Schwierigkeiten. Die typische Symptomatik umfaßt den im Oberbauch mit Ausstrahlung in den Rücken lokalisierten Vernichtungsschmerz, Meteorismus, Erbrechen und Subileus. Alle Übergangsformen von der leichten Form bis zur totalen Pankreasnekrose kommen zur Beobachtung (12, 24, 31, 46, 47).
Als auslösende Faktoren werden anamnestisch

Tabelle 1 Einteilung der akuten Pankreatitis nach Schweregraden

	Schweregrad I	Schweregrad II	Schweregrad III
Symptome	O-Bauchschmerzen mit u. ohne Erbrechen	+	+
	DS im O-Bauch	DS ganzer O-Bauch	+
	evtl. leichte Abwehrspannung	Abwehrspannung	+
		Meteorismus	+
		Peristaltik spärlich oder fehlend	Peristaltik fehlt
			Schock
			Organkomplikationen: Niereninsuffizienz, pulmonale Komplikationen, gastrointestinale Komplikationen
			Enzephalopathie
Labor	Fermententgleisungen (Amylase, Lipase)	+	Fermente normal oder leicht erhöht
		Leukozyten >10 000	Leukozyten >12 000
		BZ 90–150 mg%	BZ 150 mg%
		Ca >3,5 mval/l	Ca <3,5 mval/l
			metabolische Azidose
			Transaminasen erhöht
			Kreatinin erhöht
			Anämie
Verlauf	Deutliche Besserung auf konservative Basistherapie	verzögertes oder fehlendes Ansprechen auf Basistherapie großer Flüssigkeitsbedarf zur Normalisierung von ZVD und Diurese 3 $^1/_{24}$ Std.	wie II weitere Verschlechterung, durch Organkomplikationen bedingt weiter gestiegener Flüssigkeitsbedarf 6 $^1/_{24}$ Std.

häufig Diätfehler wie schwere, fettreiche Mahlzeiten und Alkoholgenuß angegeben. Auch gleichzeitig vorliegende Erkrankungen des Gallenwegssystems fördern die Entstehung und haben zum Begriff der „biliären Pankreatitis" geführt (49, 50, 57). Zusätzlich werden zwei Ursachen für die Entstehung der Gestationspankreatitis angeführt, die für das bevorzugte Auftreten in der zweiten Hälfte der Schwangerschaft verantwortlich sein sollen. Die in der Schwangerschaft physiologische Hyperlipidämie erreicht ihren Höhepunkt in der 33. Woche und wird selten schon zu Beginn der Gravidität beobachtet. Andererseits ist nach Meinung vieler Autoren eine Hyperlipidämie für das Häufigerwerden der Pankreatitis allgemein mitverantwortlich (43). Zum zweiten werden im Verlauf der Schwangerschaft auftretende Ödeme mit Chlorithiazidpräparaten behandelt und diese haben wiederum eine toxische Wirkung auf das Pankreas. Auch diese Ödembildung ist verstärkt in der zweiten Hälfte der Schwangerschaft zu beobachten. Es wurden auch Fälle von Schwangerschaftstoxikosen beobachtet, bei denen es im weiteren Verlauf zur Ausbildung einer Pankreatitis kam und bei deren Behandlung unter anderem Chlorithiazidpräparate verabreicht wurden (44).

Während leichtere Fälle von Pankreatitis unter einer konservativen Basistherapie ohne Folgen abklingen, sind hier die seltenen schweren Verlaufsformen von Interesse, die früher nach dem im Vordergrund stehenden Symptomkomplex als „Ileustyp", „Peritonealtyp" und „Schocktyp" eingeteilt wurden. Diese Einteilung konnte jedoch nicht befriedigen, da sie keine Aussage über Verlauf und Prognose gestattet, vielmehr die einzelnen Formen zum gleichen Krankheitsbild in verschiedenen Stadien gehören.
Die akute Pankreatitis während der Schwangerschaft in ihrer schweren Verlaufsform wurde bisher in etwa 70 Fällen in der Literatur beschrieben. Es hat sich gezeigt, daß eine Einteilung nach Schweregraden am ehesten den Krankheitsstadien und ihrer prognostischen Beurteilung gerecht wird. Diese ist in Übereinstimmung mit den pathologisch-anatomischen Veränderungen des Pankreas und der beteiligten Organe in Tab. 1 dargestellt (50, 64).
Bei jedem der beschriebenen Stadien kann es zum Stillstand der Erkrankung bzw. zur Ausheilung oder Defektheilung kommen, auch sind sie in der Praxis nicht scharf voneinander abgrenzbar, da fließende Übergänge erfolgen (68, 72).

Die schlechte Prognose des Schweregrads III ist in erster Linie durch die Organkomplikationen bedingt. Häufig spielen die Mikrozirkulationsstörungen als Folge der Schocksituation und des toxischen Gesamtzustandes die entscheidende Rolle. Hypoxie und Hypokapnie mit irreversibler Schädigung des Zellstoffwechsels führen zum Tod.
Während Schweregrad I unter konsequenter konservativer Therapie fast immer ausheilt, gelingt es bei Schweregrad II nicht immer, das Fortschreiten und den Übergang in Schweregrad III zu verhindern. Langjährige Erfahrung hat gezeigt, daß auch der zeitliche Ablauf für die Prognose mitentscheidend ist. Werden in wenigen Tagen alle Stadien unter totaler Nekrotisierung des Pankreas durchlaufen, so ist die Prognose sowohl bei operativer wie bei konservativer Therapie nahezu infaust. Gelingt es jedoch unter den Bedingungen der Intensivüberwachung das postnekrotische Stadium zu erreichen und eine Stabilisierung der überwachten Funktionen zu erzielen, so ist die chirurgische Intervention zu diesem Zeitpunkt aussichtsreicher, da die Ausräumung des nekrotischen Pankreasgewebes und der peripankreatitischen Abszesse mit anschließender ausgiebiger Drainage jetzt zur Ausheilung führen kann. Das Operationsverfahren der Wahl ist die sog. „Linksresektion", d. h., die Pankreasloge wird unter Mitnahme der Milz vom Pankreasschwanz her eröffnet und das nekrotische Organ unter Ausräumung der umgebenden Abszesse bis über die Pfortader hinweg bzw. bis zum Erreichen gesunden Pankreasgewebes, exstirpiert.
In der Schwangerschaft auftretende Pseudozystenbildungen nach Ablauf eines pankreatitischen Schubes sind im Prinzip zu behandeln wie diejenigen bei nichtschwangeren Patienten. Als Operationsverfahren kommen die Resektion kleinerer, zum Pankreasschwanz hin gelegener Zysten sowie die inneren Drainageoperationen, meist als Zystojejunostomie mit einer ausgeschalteten Dünndarmschlinge in Frage. Bei nicht zu großen Zysten und fehlenden Verdrängungserscheinungen sollte der Ablauf der Schwangerschaft abgewartet werden unter dauernder Kontrolle der Pankreasfunktionen, um einen zusätzlichen frischen Schub der Pankreatitis rechtzeitig zu erkennen (36).

Hiatushernie

Seltene Ursache für ein akutes Abdomen in der Schwangerschaft kann eine Hiatushernie oder eine posttraumatische Zwerchfellücke sein. Dysphagien in der späten Schwangerschaft, mit retrosternalen brennenden Schmerzen, Aufstoßen und Sodbrennen lassen an dieses Krankheitsbild denken. Ursachen sind die schwangerschaftsbedingte Refluxösophagitis und die Hochdrängung und horizontale Verlagerung des Magens durch den wachsenden Uterus. Nach Stellung der Diagnose, sei es durch Röntgenuntersuchung in Kopftieflage oder Gastroskopie, kann zunächst abgewartet werden unter Verabfolgung einer symptomatischen medikamentösen Therapie. Allenfalls die während der Schwangerschaft zur Einklemmung neigenden paraösophagealen Hernien können zu einem günstigen Zeitpunkt im 4. oder 5. Monat der Schwangerschaft eine Operationsindikation darstellen. Einzelne Fälle von akuter Inkarzeration sind in der Literatur beschrieben und stellen eine Indikation zur sofortigen Laparotomie dar. Als Operationsverfahren wird neben der Fundoplikatio in der Schwangerschaft die Einengung des Hiatusschlitzes mit anschließender Gastrophrenikopexie unter Rekonstruktion des Hisschen Winkels als Verfahren der Wahl empfohlen (45, 49, 67, 73).

Colitis ulcerosa

s. auch Kap. Erkrankungen des Intestinaltraktes, S. 8.32

Die Colitis ulcerosa tritt bei Frauen vorzugsweise im gebärfähigen Alter auf. Wie sich eine Schwangerschaft auf die bestehende Grunderkrankung auswirkt, läßt sich im Einzelfall nicht vorhersagen. Es hat den Anschein, als ob häufiger Besserungen als Verschlechterungen bei bereits behandelten Kranken zu beobachten wären. Andererseits sind bei floriden Prozessen akute fulminante Verläufe im ersten Schwangerschaftsdrittel beschrieben, und die medikamentöse Therapie der Colitis ulcerosa läßt sich in der Schwangerschaft wegen der Gefahren für den Fetus nicht ohne weiteres fortsetzen.
Bei Colitis ulcerosa und bestehendem Kinderwunsch sollte auf jeden Fall die Indikation zur Proktokolektomie erwogen werden, vor allem bei Patientinnen, deren Krankheitsverlauf auf diesen Eingriff von der Zahl der Schübe und der Krankheitsdauer her gesehen, hinsteuert. Nach Proktokolektomie sind eine Reihe komplikationsloser Schwangerschaftsverläufe beschrieben worden, während notfallmäßig durchgeführte Kolektomien wegen toxischer Komplikationen, Perforationen und Blutungen auch bei nichtschwangeren meist letal verlaufen. Die Kolektomie mit Wiederherstellung der Darmkontinuität kann wegen des regelmäßigen anschließenden Befalles des Enddarmes nicht als Verfahren der Wahl empfohlen werden. Läßt sich ein durch Komplikationen bedingter Eingriff während einer Schwangerschaft nicht umgehen, so sollte vor Ablauf der 48-Stunden-Grenze operiert werden. Eine Besserung der Prognose ist nach dem von TURNBULL angegebenen Operationsverfahren zu erwarten. Nach vorsichtiger Darmabsaugung durch ein vom Anus intraoperativ hochgeführtes Brügge-Rohr wird ein endständiges Ileostoma angelegt sowie eine weitere Lippenfistel im Bereich des Querkolons. Zusätzlich kann

ein weiteres Enterostoma im Bereich eines mobilen Sigma angelegt werden, Perforationen werden durch vorsichtige Übernähung verschlossen. Eine konservative Therapie bei akut lebensbedrohlichen Komplikationen der Colitis ulcerosa ist nicht erfolgversprechend, die notwendige Intensivtherapie bleibt dem postoperativen Stadium vorbehalten (13, 21, 51, 74).

Schwangerschaftsileus

Alle bisher behandelten Krankheitsbilder können den Zustand eines „akuten Abdomens" hervorrufen und müssen zunächst abgeklärt werden.
Man unterscheidet prinzipiell den seltenen Ileus e graviditate vom Ileus in der Schwangerschaft. Unter diesem Begriff werden alle chirurgischen Schwangerschaftskomplikationen zusammengefaßt, die zum Ileus führen, auch wenn anatomische Veränderungen des schwangeren Organismus sich mitverursachend auswirken (4, 46, 49).
Das Größenwachstum des Uterus führt zur Verdrängung und Verlagerung zunächst der Eingeweide des kleinen Beckens, dann allmählich auch der übrigen Bauchorgane. Dies wurde schon bei der Verlagerung der Appendix besprochen. Auch der Magen nimmt zunehmend eine horizontale Lage unter dem linken Zwerchfell ein, und häufig kommt es im Verlauf der Schwangerschaft zu einem gastroösophagealen Reflux. Während diese Organverlagerung in den meisten Fällen keine Funktionsstörungen verursacht, können sich vorausgegangene Operationen oder Entzündungen im Bauchraum wegen der resultierenden Verwachsungen jetzt auswirken (49). Fixierte Teile, vor allem des Dünndarmes, können nicht in den Oberbauch ausweichen, es kommt zur häufigsten Form des Darmverschlusses, zum Adhäsions- oder Bridenileus. Auch der Darmverschluß durch Volvulus, entweder des Sigma oder des Ileum, wird durch vorausgegangene Fixierung einzelner Darmabschnitte begünstigt (42, 48, 52). Der wachsende Uterus kann zusätzlich die Verlegung des Darmlumens fördern. Invaginationen werden durch die funktionelle Verlangsamung der Darmtätigkeit während der Schwangerschaft begünstigt. Dazu kommen als Ursache mechanischer Darmunwegsamkeit Tumoren und verschluckte Fremdkörper. Stets ist bei einem mechanischen Ileus eine genaue Untersuchung der Bruchpforten durchzuführen, da nicht selten statische Beschwerden von der Diagnose einer inkarzerierten Hernie ablenken können. Die unterschiedlichen Zahlenangaben über die Häufigkeit des Ileus in der Schwangerschaft entstehen durch wechselnde Behandlung dieser Komplikation durch Chirurgen oder Gynäkologen, je nach Einweisungsdiagnose des behandelnden Arztes.
Deshalb werden Häufigkeitszahlen zwischen 0,0014 und 0,08% angegeben. Zu 90% handelt es sich um mechanische Faktoren als Ursache angegeben, der Rest besteht aus primär funktionellen Formen, einschließlich des Ileus e graviditate. 53% aller Ileuskomplikationen ereignen sich im III. Trimenon der Schwangerschaft, im I. und II. Trimenon jeweils 15,5 bzw. 21%. Der Rest von 1% wird während Geburt und Puerperium beobachtet (26).
Die allgemeine Verdachtsdiagnose auf einen mechanischen Ileus wird zunächst durch die in der Schwangerschaft auch ohne Krankheitswert beobachteten Beschwerden wie Erbrechen, Obstipation, leichte kolikartige Beschwerden und Distensionsschmerzen verzögert. Ergibt jedoch die weitere Anamnese zusätzliche Verdachtsmomente und stellen sich Stuhl- und Windverhaltung ein, so ist unverzüglich eine genaue Abklärung erforderlich. Zusätzliche Hinweise liefern jetzt neben dem Stadium der Schwangerschaft (III. Trimenon!) offene Bruchpforten oder vorausgegangene Laparotomien. In dieser Phase wird auch die Abdomenübersichtsaufnahme im Stehen geblähte, luftgefüllte Darmschlingen oder bereits Spiegelbildungen erkennen lassen. Auskultatorisch ist eine klingende Stenoseperistaltik evtl. mit Durchspritzgeräuschen oder beim Übergang in die funktionelle Form fehlende Peristaltik nachweisbar. Die Labordiagnostik liefert zunächst keine zusätzlichen Hinweise (4, 6, 49).
Die Therapie des mechanischen Ileus ist in jedem Fall eine operative, sie kann bei schonendem Vorgehen ohne Nachteile für eine bestehende Schwangerschaft empfohlen werden. Bei rechtzeitiger Laparotomie genügt in den meisten Fällen je nach Ursache die Adhäsiolyse, Lösung des Volvulus oder Beseitigung einer Invagination ohne Eröffnung des Darmlumens. Bei stark geblähten, flüssigkeitsgefüllten Darmschlingen empfehlen wir die vorsichtige Ausstreichung des Dünndarmes nach proximal und Absaugung des Darminhaltes über einen genügend großlumigen Magenschlauch. Anschließend erfolgt bis zum Wiedereinsetzen eine kontinuierliche Magenabsaugung durch einfaches Hebersystem sowie Flüssigkeits- und Elektrolytbilanzierung. Die Entscheidung über eine zusätzliche Hormontherapie zur Aufrechterhaltung der Schwangerschaft liegt beim behandelnden Gynäkologen.
Während der rechtzeitig behandelte mechanische Darmverschluß in der Schwangerschaft kein höheres Risiko darstellt als jede Laparotomie in diesem Zustand, beinhalten gemischte oder rein funktionelle Ileusformen ein rasch zunehmendes Risiko für Mutter und Kind.
Zu den seltenen gemischten Formen gehören neben dem Ileus e graviditate der Gallensteinileus – Verdachtsdiagnose bei entsprechender Anamnese – und der Ileus nach stumpfem Bauchtrauma mit Hämatombildungen in der Mesenterialwurzel (40, 56).

Die Diagnose des echten Schwangerschaftsileus ist zunächst unter Ausschluß aller chirurgischen, mechanischen und funktionellen Formen zu stellen. Ohne organische Veränderungen kommt es zu zunehmender Darmträgheit mit zunehmender Ileussymptomatik. Deshalb sind zunächst alle anderen Obstipationsformen auszuschließen. Die häufigste Ursache liegt in Diätfehlern, langzeitigem Laxantienabusus oder spastischer Obstipation. Als zusätzlicher Faktor wird die verzögerte Wasserresorption durch Atonie des Dickdarmes und symptomatisches Megakolon angegeben. Kompliziert wird die Darmatonie durch eine Schwangerschaftspyelitis. Die meist im Sigma beginnende Darmatonie mit Weitstellung des Darmlumens soll durch den erhöhten Progesteronspiegel verursacht werden. Dieser Verdacht ließ sich im Tierexperiment erhärten (32, 46, 49).

Die Therapie des Ileus e graviditate ist stets eine konservative und kann bei fehlendem Ansprechen auf eine Therapie zur Schwangerschaftsunterbrechung führen. Wegen der Schwierigkeit der Diagnose halten jedoch die meisten Autoren vor eine so weitgehende Konsequenz die klärende Probelaparotomie für erforderlich, um alle anderen Ileusursachen mit letzter Sicherheit ausschließen zu können.

Ein hohes siko für Mutter und Kind stellen auch alle verschleppten mechanischen Ileusformen mit Peritonitis und Darmgangrän und die primär funktionellen Formen mit diffuser Peritonitis mit und ohne Perforation eines Hohlorgans dar. Diese Patientinnen können oft erst nach erfolgter Vorbehandlung mit Ausgleich der Flüssigkeits- und Elektrolytbilanz, oraler Absaugung und eingeleiteter medikamentöser Herz-Kreislauf- und Antibiotikatherapie operiert werden. Gleichzeitig müssen alle diagnostischen Möglichkeiten zur Aufdeckung einer Ursache genutzt werden. Neben den bereits besprochenen akuten Krankheitsbildern ist an eine thrombose- oder emboliebedingte Darmgangrän mit Durchwanderungsperitonitis sowie an gynäkologische Komplikationen (Extrauteringravidität!) und Stoffwechselentgleisungen bei Nieren- und Pankreaserkrankungen zu denken (35, 38, 46).

Schwangerschaft und Trauma

Abgesehen von Bagatelltraumen sind schwerere Verletzungen von Frauen im gebärfähigen Alter meist durch Verkehrsunfälle bedingt. An zweiter Stelle steht der häusliche Unfall. Selbst schwere Verletzungen haben im allgemeinen keine Auswirkungen auf eine bestehende Gravidität. Neuere Untersuchungen haben als Ursache für einen Abortus in fast allen Fällen Schäden an den Ovarien mit hormoneller Dysfunktion oder durch die Plazenta bedingte Unmöglichkeit zur Beendigung der Schwangerschaft ergeben. Man ist zunehmend der Meinung, daß ein Trauma in der Schwangerschaft nur als zusätzlicher auslösender Faktor bei gefährdeter Schwangerschaft anzusehen ist (20, 29). Damit verbleiben als Unfallfolgen, die eine Schwangerschaft beeinflussen können, im wesentlichen stumpfe Bauchtraumen mit direkter Verletzung der schwangeren Gebärmutter oder unfallbedingte peritonitische Folgezustände.

Daraus resultiert eine zunehmend aktive Haltung bei Unfallverletzungen in der Schwangerschaft und eine klare Indikationsstellung zur Laparotomie bei stumpfem Bauchtrauma, wenn der Verdacht auf eine intraabdominelle kreislaufwirksame Blutung oder auf Verletzung eines Hohlorganes besteht (1, 11, 34, 49).

Extremitätenverletzungen sollten stets so behandelt werden, als ob keine Schwangerschaft bestünde, bei Knochenbrüchen der unteren Extremität ist eine möglichst frühzeitige Wiederherstellung der Gehfähigkeit auch durch Osteosynthesen zu befürworten, um zusätzliche Gefahren durch längere Immobilisierung zu vermeiden. Wenn möglich, sind Operationen im günstigsten Abschnitt der Schwangerschaft, d. h., im 4. bis 6. Monat durchzuführen (3).

Auch das Thoraxtrauma sollte nach den geltenden Prinzipien behandelt werden. Man wird auf jeden Fall versuchen, bei Pneumothorax und Hämatothorax unverzüglich eine Wiederausdehnung der Lungen durch Saugdrainagen zu erreichen und eine bestehende Anämie auszugleichen. Die Indikation zur Thorakotomie ist bei weiterbestehender Blutung und Verdacht auf größere Parenchymverletzungen der Lunge sowie Begleitverletzungen der übrigen Thoraxorgane zu stellen.

Schwieriger wird die Beurteilung bei gleichzeitiger Verletzung des knöchernen Beckenringes. Schwere Beckentraumen machen neben der Überwachung des Abdomens eine rektoskopische Kontrolle des Enddarmes und eine Kontrolle der ableitenden Harnwege erforderlich. Symphysensprengungen können auf eine gleichzeitige Verletzung der Urethra hinweisen. Bei Frontalverletzungen ist auch bei Ansetzen der Gewalteinwirkung im Unterbauch an eine Ruptur des Zwerchfells zu denken. Bei über einem Drittel der traumatischen Zwerchfellrupturen in unserem Krankengut wurden Verletzungen des knöchernen Beckenringes und gleichzeitige Extremitätenverletzungen beobachtet (3, 14, 33).

Eine besondere Überwachung macht das stumpfe Bauchtrauma in der Schwangerschaft erforderlich. Die verstärkte viszerale Durchblutung mit Auflokkerung des Gewebes disponiert zu einem erhöhten Mortalitätsrisiko durch Blutungen und Peritonitis. Im Zweifel rechtfertigt ein zunehmender Befund die Laparotomie, um sowohl eine Beurteilung der Eingeweide als auch des Uterus vornehmen zu können. In der Reihenfolge der Häufigkeit werden

Milz- und Leberrupturen und Verletzungen des Darmes, Pankreas und Zwerchfells beobachtet. Uterusruptur, vorzeitige Lösung der Plazenta und vorzeitiger Wehenbeginn sind die Hauptgefahren auf dem geburtshilflichen Sektor. Wir empfehlen in allen unklaren Fällen die gemeinsame Betreuung mit kurzfristiger Kontrolle durch Gynäkologen und Chirurgen unter den Bedingungen der Intensivüberwachung. Antibiotika sollten nur unter entsprechender Indikationsstellung, jedoch keinesfalls prophylaktisch verabreicht werden. Auch Schmerzmittel können die Diagnostik erschweren bzw. verzögern, während Spasmolytika erlaubt sind. Die Verbesserung der Prognose gelingt am ehesten durch frühzeitige Diagnostik und klare Indikationsstellung zu einer erforderlichen operativen Revision (14, 27, 40, 49).

Literatur

1. Babenerd, R., H. Zwirner: Schwangerschaft und Trauma. Med. Klin. 69 (1974) 2086–2091
2. Bayer, H.: Zur Diagnostik der Appendicitis in der Schwangerschaft. Zbl. Gynäk. 89 (1967) 1146–1148
3. Beck, A., A. Schaller: Die Beckenfrakturen aus gynäkologischer Sicht. Arch. Gynäk. 26 (1970) 41–50
4. Beck, W. W.: Intestinal obstruction in pregnancy. Obstet. and Gynec. 43/3 (1974) 374–378
5. Bednoff, St. L., J. C. Greenwald: Perforated appendic complicating pregnancy. Abdom. Surg. 10 (1968) 100–103
6. Bernard, W., K. Scholz, K. Schwamberger, H. Scharfetter: Chirurgische Eingriffe während der Schwangerschaft. Bruns' Beitr. klin. Chir. 221/3 (1974) 212–217
7. Black, W. P.: Acute appendicitis in pregnancy. Brit. med. J. 1969/I, 1938–1941
8. Bronstein, E. S., M. Friedmann: Acute appendicitis and pregnancy. Amer. J. Obstet. Gynec. 86 (1963) 514
9. Burkitt, R.: Perforated peptic ulcer in late pregnancy. Brit. med. J. 1961/II, 938
10. Clark, D. H.: Peptic ulcer in women. Brit. med. J. 1953/I, 1254–1257
11. Cloud, J. G.: Cesarean section on the dead and the moribund. Obstet. and GyAmer. J. Obstet. Gynec. 69 (1962) 493
13. Crohn, B. B., H. Yamis, E. B. Crohn, R. I. Walter, L. J. Gabriolove: Ulcerative colitis and pregnancy. Gastroenterology 30 (1960) 391
14. Crosby, W. M.: Safety of lap belt restraint for pregnant victims. New Engl. J. Med. 284 (1971) 632–636
15. Döderlein, G.: Appendicitis in der Schwangerschaft. Zbl. Gynäk. 89 (1967) 1146–1148
16. Dufek, H., H. Wasl: Zur Frage der Appendektomie in der Schwangerschaft. Chirurg 32 (1961) 329–331
17. Durst, J., A. Pfleiderer, H. Richter: Appendicitis in der Schwangerschaft. Dtsch. med. Wschr. 95 (1970) 323–326
18. Eyrich, K.: Narkoseprobleme bei Schwangeren. Chirurg 42 (1971) 544–548
19. Finch, D. R. A., L. Emanoel: Acute appendicitis complicating pregnancy in the Oxford region. Brit. J. Surg. 61 (1974) 129–132
20. Fort, A. T., R. S. Harlin: Pregnancy outcome after noneatastrophic maternal trauma during pregnancy. Obstet. and Gynec. 35 (1970) 912
21. Georgy, F. M.: Fulminating ulcerative colitis in pregnancy. Obstet. and Gynec. 44 (1974) 603
22. Glenn, F., C. K. Mc Sherry: Gallstones and pregnancy among 300 young women treated be colecystectomy. Surg. Gynec. Obstet. 11 (1968) 2067–2072
23. Grosfeld, J. L.: Massive gastric hemorrhage in late pregnancy. Ann. Surg. 168/6 (1968) 971–973
24. Gülzow, M.: Akute Pankreatitis in der Gravidität und post partum. Dtsch. med. Wschr. 89 (1964) 743
25. Haemmerli, U. P., H. I. Wyss: Recurrent intrahepatic cholestasis of pregnancy. Medicine (Baltimore) 46 (1967) 299
26. Halter, G.: Abdominalchirurgie in der Schwangerschaft. Arch. Gynäk. 195 (1961) 502–516
27. Heilmann, L.: Verkehrsunfall und Schwangerschaft. Dtsch. Gesundh.-Wes. 26 (1972) 650–653
28. Hentschel, M., K. Hemsendorf: Schwangerschaftsappendicitis. Langenbecks Arch. Klin. Chir. 298 (1961) 511–517
29. Hertig, A. T., W. H. Sheldon: Minimal criteria required to prove prima facie case of traumatic a cortion or miscorriage. Ann. Surg. 117 (1943) 596
30. Horwich, M.: Perforated duodenal ulcer during pregnancy. Brit. med. J. 1958/II, 145
31. Jouppila, P., R. Mokka, K. Larmit: Acute pancreatitis in pregnancy. Surg. Gynec. Obstet. 139 (1974) 879–882
32. Jütting, G., H. Jung: Die Gravidität in der Chirurgie. Chirurg 42 (1971) 529
33. Kalleries, D.: Sicherheitsgurt als lebensrettende Maßnahme. Jahrestagung Deutsche Ges. Med. Physik Homburg/Saar, 5. 10. 1973
34. Klose, B. J., J. Hohanningmann, R. Thieme: Sectio cesarea in moribunda. Geburtsh. Frauenheilk. 31 (1971) 778
35. Krey, O.: Akutes Abdomen in der Schwangerschaft. Zbl. Gynäk. 90 (1968) 1729–1731
36. Kümmerle, F.: Indikationen zur chirurgischen Therapie bei Pankreaserkrankungen. Mkurse ärztl. Fortbild. 26 (1976)
37. Lindell, A., H. Tera: Perforated duodenal ulcer during pregnancy. Amer. J. Obstet. Gynec. 69 (1962) 493
38. Lindenschmidt, W., P. Börner, A. Majewski: Peritonitis u. Ileus bei Schwangeren und Wöchnerinnen. Münch. med. Wschr. 46 (1969) 2399–2405
39. Majewski, A.: Gravidität und operative Eingriffe. Vereinigung Nordwestdeutscher Chirurgen Hamburg 1966. Chirurgie 92 (1967) 965
40. Mestwerdt, G.: Die Schwangerschaft im Rahmen der dringlichen Chirurgie. Stuttgart 1966
41. Mestwerdt, G.: Operationsgefährdung durch Schwangerschaft. In: Intra- und postoperative Zwischenfälle, Bd. I, hrsg. von G. Brandt, H. Kunz, R. Nissen. Thieme, Stuttgart 1967
42. von Mikulicz-Radecki, R.: Die Beziehungen zwischen Verdauungstrakt und weiblichen Genitalorganen unter besonderer Berücksichtigung der Appendicitis, des Ileus und der gynäkologischen Darmchirurgie. In: Biologie und Pathologie des Weibes, hrsg. von L. Seitz, A. J. Amreich. Urban & Schwarzenberg, München 1954
43. Miller, R. S., E. M. Russ, H. A. Eder, D. P. Barr: Pregnancy complicated by hyperlipemia. Amer. J. Obstet. Gynec. 71 (1956) 516
44. Minhowitz, S., H. B. Soloway, J. E. Hall, V. Germanow: Fetal hemorrhagic pancreatitis following chlorothiazide administration in pregnancy. Obstet. and Gynec. 24 (1970) 658
45. Mixson, W. T., H. J. Woloshin: Hiatushernia in pregnancy. Obstet. and Gynec. 8 (1956) 249
46. Möbius, W.: Extragenitale akute Baucherkrankungen während der Schwangerschaft und unter der Geburt. Zbl. Gynäk. 39 (1962) 1509–1528
47. Montgomery, W. H., F. C. Miller: Pancreatitis and pregnancy. Obstet. and Gynec. 35 (1970) 658
48. Müller, D.: Die wichtigsten chirurgischen Komplikationen im Bauchraum während der Schwangerschaft. Münch. med. Wschr. 104 (1962) 719–724
49. Nagel, M., L. Beck: Das akute Abdomen in der Schwangerschaft. Gynäkologe 4/1 (1971) 44–58
50. Neher, M., G. Mangold, F. Kümmerle: Ursachen und Behandlung des Ikterus bei entzündlichen Pankreaserkrankungen. Dtsch. med. Wschr. 17 (1977) 644–647

51 Nissen, R., M. Rosetti: Die Behandlung von Hiatushernien und Refluxösophagitis mit Gastropexie und Fundoplicatio. Thieme, Stuttgart 1959
52 Novak, J.: Die Beziehungen des weiblichen Genitale zum Verdauungstrakt. In: Biologie und Pathologie des Weibes, Bd. 5/II, hrsg. von J. Haldan, L. Seitz. Urban & Schwarzenbeer, ,uncnen 1924 (S. 306–324)
53 Pfleiderer, A.: Die Appendicitis während der Geburt. Dtsch. med. Wschr. 87 (1962) 2072–2080
54 Pockrandt, H.: Die chirurgisch-gynäkologischen Eingriffe während der Schwangerschaft an der Univ.-Frauenklinik Berlin. Arch. Gynäk. 195 (1961) 540–549
55 Preisler, O.: Ist langdauernde Cortisonbehandlung in der Schwangerschaft für das Kind schädlich? Zbl. Gynäk. 82 (1960) 657
56 Pross, E., H. Brünner, G. Mangold, W. Bach: Der Gallensteinileus, ein diagnostisches oder therapeutisches Problem. Therapiewoche 23 (1973) 3596
57 Rabkin, R. N., A. D. Amar: Acute pancreatitis in pregnancy. Obstet. and Gynec. 195 (1961) 540–549
58 Richter, K., K. Grabner: Die schmerzhafte Frühschwangerschaft. Ein Beitrag zur Differentialdiagnose der Appendicitis in graviditate. Zbl. Chir. 90 (1965) 2039–2043
59 Rösemann, G. W. E.: Acute appendicitis in pregnancy. S. Afr. med. J. 49 (1975) 1459–1463
60 Roos, H.: Intraperitoneale Blutungen in der Schwangerschaft. Zbl. Gynäk. 80 (1958) 1702
61 Rovinsky, J. J., H. Guttmacher, F. Medical: Surgical and Gynecologic Complications of Pregnancy. Williams & Wilkins, Baltimore 1965
62 Sandweis, D. J., M. B. Podolsky, H. C. Saltzstein, A. A. Farbmann: Deaths from perforation and hemorrhage of gastroduodenal ulcer during pregnancy and puerperium. Amer. J. Obstet. Gynec. 45 (1943) 131
63 Schmitt, W.: Chirurgische Eingriffe. In: Erkrankungen während der Schwangerschaft, hrsg. von H. Kyank, M. Gülzow. Thieme, Leipzig 1966 (S. 424–435)
64 Schönborn, H., M. Neher, H. P. Schuster: Akute Pankreatitis – Entwicklung eines kombinierten konservativoperativen Therapiekonzepts. Med. Welt 26 (1976)
65 Schwalm, H.: In: Handbuch der ges. Unfallheilkunde, 2. Aufl. Bd. II, hrsg. von H. Bürkle de la Campe, M. Schwaiger. Enke, Stuttgart 1955; 3. Aufl. 1966
66 Stoll-Gerhardt, I.: Appendicitis in der Schwangerschaft. Diss., Mainz 1974
67 Sutherland, C. G., J. C. Atkinson, W. E. Brown: Esophageal hiatushernia in pregnancy. Obstet. and Gynec. 8 (1956) 261
68 Tegenfeldt, E. G., H. B. Kirkland, R. B. Brown: Gallstones, pancreatitis and pregnancy. Amer. Surg. 33 (1967) 88
69 Turnbull, R. B., F. L. Weakly, W. A. Hawk, P. Schofield: Choice of operation for toxic megacolon phase of nonspecific ulcerative colitis. Surg. Clin. N. Amer. 50 (1970) 1151
70 Übermuth, H.: Abdominalchirurgie in der Schwangerschaft. In: Klinik der Frauenheilkunde und Geburtshilfe, Bd. II, hrsg. von A. Schwalm, G. Döderlein. Urban & Schwarzenberg, München 1964
71 Waitz, R.: Blutungen in den Magen-Darm-Kanal während der Schwangerschaft. Zbl. Gynäk. 84 (1962) 1071
72 Walker, B. E., A. W. Diddle: Acute pancreatitis in gynecologic and obstetric pratice. Amer. J. Obstet. Gynec. 105 (1969) 206
73 Williams, N. H.: Variable significance of heartburn. Amer. J. Obstet. Gynec. 42 (1941) 814–820
74 Winkler, R.: Colitis ulcerosa und Schwangerschaft. Chirurgische Therapie der akuten Komplikationen. Dtsch. med. Wschr. 25 (1976) 963–965
75 Vieta, J. O., L. A. Privitera, A. Kogan: Gastrointestinal disease in pregnancy. In: Surgical Disease in Pregnancy, hrsg. von H. R. R. Barber, E. A. Graber. Saunders, Philadelphia 1974
76 Zerbes, H., W. Klimek: Dringlichkeitschirurgie und Schwangerschaft. Zbl. Chir. 7 (1966) 234–239

Herzerkrankungen während der Schwangerschaft

H. Just

Die physiologischen Umstellungen während der Schwangerschaft wirken sich in besonderer und eindrucksvoller Weise auf das Herz-Kreislauf-System aus. Sollen Herz-Kreislauf-Erkrankungen in der Schwangerschaft erkannt bzw. behandelt werden, so müssen die physiologischen Veränderungen am mütterlichen Organismus berücksichtigt werden, können diese doch pathologische Verhältnisse ebenso vortäuschen wie maskieren. Andererseits können Herzerkrankungen schwangerschaftsbedingt schwerer als sonst üblich oder akzeleriert verlaufen, wieder andere Funktionsstörungen an Herz und Kreislauf können in der Schwangerschaft eine Abschwächung erfahren. Schließlich sind die besonderen Verhältnisse der Geburt und des Wochenbetts unter den gleichen Gesichtspunkten zu berücksichtigen.

Physiologische Veränderungen an Herz und Kreislauf in der Gravidität

Blutvolumen, Salz- und Wasserhaushalt

Die hormonellen Umstellungen in der Schwangerschaft mit erhöhter Produktion von Steroidhormonen, insbesondere Progesteron, wie auch vermehrter Östrogenproduktion mit Erhöhung der Plasmareninaktivität und erhöhter Produktion von Reninsubstrat führen zu einer Natrium- und Wasserretention. Im Verlaufe einer ungestörten Schwangerschaft nimmt das Gesamtkörperwasser um ca. 8,5 l zu. 6 l davon sind im extrazellulären Raum einschließlich Plazenta, Fetus und Amnionflüssigkeit eingelagert. Das Plasmavolumen nimmt um durchschnittlich 1,5 l zu. Es erreicht sein Maximum um die 32. Woche mit einem mittleren Zuwachs von etwa 45%. Da das Volumen der zellulären Blutbestandteile nur unwesentlich zunimmt, resultiert ein Verdünnungseffekt mit einer progredienten Erniedrigung des Hämatokrits. Im Rahmen der physiologischen Anämie in der Schwangerschaft kann die Hämoglobinkonzentration bis 10–11 µg% sinken. Gegen Ende der Schwangerschaft nimmt die Erythrozytenmasse etwas zu, wodurch der Hämoglobinwert wieder ansteigen kann. Bei Zwillingsschwangerschaften nimmt das Plasma- und Blutvolumen in noch stärkerem Maße zu.

Das vergrößerte zirkulierende Blutvolumen findet ein erweitertes arterielles und venöses Gefäßsystem vor. Darüber hinaus kommt es aber zu einer generalisierten Weitstellung des arteriellen und vor allem des venösen Gefäßsystems, wobei das letztere vor allem in der unteren Körperhälfte an Fassungsvermögen zunimmt (23, 30).

Gefäßsystem

Die allgemeine Vasodilatation wird subjektiv bereits früh in der Schwangerschaft spürbar: Die Haut wird warm empfunden, insbesondere an den Unterarmen, Händen und Füßen. Die Durchblutung der Haut nimmt sichtbar zu, Gefäßektasien im Gesicht, an Kopf, Hals und Thorax wie auch Palmarerythem treten auf. RAYNAUD beobachtete schon 1862, daß das später nach ihm benannte vasospastische Syndrom in der Gravidität gemildert oder ganz aufgehoben wurde. Am Nagelbett werden Venektasien beobachtet. Varizen können am äußeren Genitale wie an den unteren Extremitäten auftreten bzw. größer werden. Große Venen werden auch an den Mammae sichtbar.

Die Gefäßerweiterung im arteriellen System wird meßbar an einer Abnahme des arteriellen Gesamtgefäßwiderstandes. Diese aus dem Herzminutenvolumen und dem Blutdruck nach dem Hagen-Poiseuillesche-Gesetz errechnete Größe gibt einen zwar nur groben, jedoch klinisch wichtigen Anhaltspunkt für die Summe der Gefäßwiderstände in den verschiedenen Organen. Zwischen der 14. und der 24. Schwangerschaftswoche ist der Gesamtgefäßwiderstand meßbar erniedrigt. Danach steigt er langsam wieder an, um dann zum Zeitpunkt der Geburt wieder den Normalwert zu erreichen. Der Gesamtgefäßwiderstand sinkt bis 15–20%. Er verhält sich unmittelbar parallel dem Progesteronspiegel, der gegen Ende der Schwangerschaft wieder abnimmt. Gleichzeitig wirkt sich wahrscheinlich der vasokonstriktorische Effekt des Vasopressins aus, der möglicherweise nur deswegen nicht stärker zum Tragen kommt, da zu diesem Zeitpunkt bereits das uterine Gefäßbett voll ausgebildet ist und als zusätzlicher Gefäßbezirk den Gesamtgefäßquerschnitt vergrößert und damit den Widerstand erniedrigt.

Das venöse Gefäßsystem beherbergt ca. 85% des zirkulierenden Blutvolumens. Der Strömungswiderstand im Venensystem ist niedrig, so daß ein rascher Bluttransport bei niedrigem Druck und niedrigem Druckgefälle möglich ist. Strombahnhindernisse wirken sich deswegen im venösen System auch besonders deutlich aus. Die Weitstellung des Venensystems nimmt das vergrößerte zirkulierende Blutvolumen auf, ohne daß es zu einer Vergrößerung des zentralen Venendrucks bzw. des Füllungsdrucks des Herzens käme. Die vergrößerte Kapazität des Venensystems wird durch eine Zunahme der Dehnbarkeit der Venen bewirkt, die ca. 50% erreicht. Zusätzlich ist das große uterine Gefäßbett in Rechnung zu stellen. Gegen Ende der Schwangerschaft wird der größerwerdende Uterus den venösen Rückstrom aus der unteren Körperhälfte behindern. Eine deutliche Druckerhöhung in den Beinvenen wird meßbar. Hier wird eine mit fortschreitender Schwangerschaft zunehmend große Blutmenge vorübergehend der Zirkulation entzogen.

Durch das Zusammenwirken der genannten Faktoren ist es bedingt, daß der zentrale Venendruck und der Druck im pulmonalarteriellen System, das Füllungspotential der linken Herzkammer, im Verlaufe der Schwangerschaft nicht wesentlich zunehmen.

Andere Verhältnisse herrschen im System der V. cava inferior, wie oben bereits angedeutet: In den Armvenen und im rechten Vorhof findet sich während der gesamten Schwangerschaft ein normaler Druck zwischen 4 und 8 cm Wassersäule. In den unteren Extremitäten hingegen beobachtet man einen stetigen Anstieg des Druckes mit höchsten Werten zwischen 25 und 30 cm Wassersäule gegen Ende der Schwangerschaft. Das System der V. cava inferior ist durch den ventilähnlich wirkenden Hiatus diaphragmaticus und die Nachbarschaft des schwangeren Uterus besonderen Verhältnissen unterworfen. Die Kompression der V. cava inferior durch den großen Uterus kann in Rückenlage den Blutrückstrom aus der unteren Körperhälfte so stark drosseln, daß es zu Hypotension und Schwächeanfällen bis zur Synkope kommen kann (V.-cava-inferior-Syndrom). Wahrscheinlich sind aber zusätzlich zum Kompressionseffekt auf die V. cava inferior auch noch vagale Reizsymptome, vielleicht durch direkte mechanische Beanspruchung von vagalen Nervenendigungen im abdominalen Bereich mitbeteiligt. In allen Fällen von V.-cava-inferior-Syndrom aber kann durch Lageänderung die Hypotension wieder aufgehoben werden. Mißt man den intravenösen Druck im System der V. cava inferior, so findet man einen ersten Druckanstieg gegenüber dem rechten Vorhof nach Passage des Hiatus diaphragmaticus. Ein zweiter Druckanstieg wird beobachtet an der Kompressionsstelle durch den graviden Uterus, ein dritter Anstieg findet sich im Beckenbereich. Dieser wird auf den vorangehenden kindlichen Teil zurückgeführt. Andere Autoren machen eine hydrodynamische Abflußbehinderung von den unteren Extremitäten durch Ausströmen des Blutes aus den uterinen Venen verantwortlich. Die Häufigkeit des V.-cava-inferior-Syndroms wird mit 1–14% angegeben. In einzelnen Fällen kann es auch zu einer Kompression der Aorta abdominalis kommen, wobei u.U. die Fußpulse nicht mehr tastbar sind. Auch dieser Effekt wird durch Lageänderung wieder aufgehoben (21, 23, 29, 30, 33).

Blutdruck

Der arterielle Blutdruck ist als geregelte Größe abhängig vom Herzminutenvolumen und vom Gesamtgefäßwiderstand. Beide Determinanten des Blutdrucks zeigen in der Schwangerschaft ausgeprägte Veränderungen, jedoch ändert sich der mittlere Blutdruck nicht wesentlich. Lediglich die Blutdruckamplitude nimmt zu durch Sinken des diastolischen und Ansteigen des systolischen Druckes. Der erstere Effekt ist auf die Senkung des Gesamtgefäßwiderstandes zurückzuführen, der letztere ist Ausdruck eines vergrößerten Schlagvolumens. Die Zunahme der Blutdruckamplitude beträgt im Mittel 15–20 mmHg. Eine „physiologische Hypertension" während der Schwangerschaft existiert nicht (14, 23, 30).

Herzminutenvolumen

Die ausgeprägtesten Veränderungen während der Schwangerschaft zeigt das Herzminutenvolumen, welches bereits früh, d. h. um die 8. Woche deutlich zunimmt, um dann in der 20.–25. Woche seinen größten Wert um 25–40% über dem Ausgangswert zu erreichen. Danach nimmt das Herzminutenvolumen langsam wieder ab, um zum Zeitpunkt der Geburt noch etwa 10% über dem Normalwert zu liegen. Die Vergrößerung des Herzminutenvolumens ist nur zum Teil durch eine Zunahme der Herzfrequenz bedingt, die um ca. 15–20% im Verlaufe der Schwangerschaft langsam ansteigt. Gleichzeitig kommt es zu einer Zunahme des Schlagvolumens. Die Vergrößerung der Förderleistung des Herzens wird auf das vergrößerte venöse Blutangebot als Folge des vergrößerten zirkulierenden Blutvolumens zurückgeführt.

Der letztere Faktor ist vor allem für den Zuwachs der Förderleistung in der frühen Schwangerschaft verantwortlich, während in den späteren Stadien mehr die Auswirkung der erhöhten Herzfrequenz im Vordergrund steht. Der langsame Rückgang des vergrößerten Herzminutenvolumens in den späteren Stadien der Schwangerschaft geht wahrscheinlich auf die zunehmende Reduktion des venösen Blutstroms durch die Behinderung des venösen Rückstroms aus der unteren Körperhälfte (s. o.) zurück. Dementsprechend sieht man beim V.-cava-superior-Syndrom eine drastische Abnahme des Schlagvolumens und des Herzminutenvolumens mit dem Einsetzen der V.-cava-Kompression. Die Vergrößerung des Schlagvolumens in der frühen Schwangerschaft ist jedoch wohl nicht allein durch das vergrößerte Blutangebot bedingt. Vielmehr konnte gezeigt werden, daß die Kontraktilität des Herzens in dieser Phase vermutlich hormonell bedingt zunimmt. Wahrscheinlich ist auch eine vorübergehende Minderung der Kontraktilität des Herzens im Wochenbett mit dem Aufhören der hormonellen Stimulation zu erklären (22, 23, 30).

Herzvolumen

Das Herzvolumen ist bei Frauen generell um 150–180 ml oder 1,5–2,5 ml/kg Körpergewicht kleiner als das gleichaltriger erwachsener Männer. Der Unterschied wird auf eine geringere Leistung des weiblichen Organismus durch einen relativ höheren Fettanteil am Gesamtkörpergewicht zurückgeführt. Unabhängig davon sieht man eine relativ enge, lineare Proportionalität zwischen Herzvolumen und dem zirkulierenden Blutvolumen. Dementsprechend findet sich in der Schwangerschaft eine progrediente Zunahme des Herzvolumens. Zwar sind nur wenige zuverlässige Längsschnittuntersuchungen vorgelegt worden und deren Ergebnisse sind auch darüber hinaus uneinheitlich. Es ist danach jedoch anzunehmen, daß ein mittlerer Zuwachs an Herzvolumen zwischen 75 und 170 ml entsprechend 10–35% des Ausgangsvolumens eintritt. Diese Volumenzunahme ist mit der vermehrten Füllung des Herzens zu erklären. Ob es zu einer echten Massenzunahme des Herzmuskels kommt, ist nicht sicher bekannt, darf aber bezweifelt werden (23).

Herzfrequenz

Von einem Normalwert um 70/min zu Beginn oder vor der Schwangerschaft steigt die Herzfrequenz während der ersten 30–32 Wochen stetig an bis zu einem mittleren Zuwachs von 15–20%. Die Ursache für die Herzfrequenzzunahme ist sicher hormoneller Art (Progesteron?). Entgegen den Erwartungen wird ein Ansteigen der Werte von Adrenalin und Noradrenalin während der Schwangerschaft nicht beobachtet.
Herzrhythmusstörungen werden während der Schwangerschaft häufig beobachtet. Supraventrikuläre und vor allem ventrikuläre Extrasystolen sind häufig zu finden. Auch paroxysmale supraventrikuläre Tachykardien kommen vor. Komplexe Erscheinungsformen von ventrikulären Extrasystolen wie polytoper Reizursprung, Salven, R- auf T- Phänomen oder Kammertachykardien kommen ebensowenig in einer normalen Schwangerschaft vor wie AV-Blockierungen.

EKG

Im EKG sind deutliche Veränderungen zu beobachten: Die elektrische Hauptachse verschiebt sich in der Frontalebene im Gegenuhrzeigersinn um ca. 15 Grad. Gleichzeitig kann in Ableitung I ein S und in Ableitung III ein Q zusammen mit einer T-Negativierung in Ableitung III auftreten. Diese Veränderungen sind sowohl mit den beschriebenen Änderungen der Herzgröße wie auch mit einer Querlagerung des Herzens durch das aufsteigende Zwerchfell zu erklären. Möglicherweise spielt auch eine Belastung des dünnwandigen rechten Herzens unter der Volumenbelastung der Schwangerschaft hierbei eine Rolle.

Arteriovenöse Sauerstoffdifferenz und körperliche Leistungsfähigkeit

Zu Beginn der Schwangerschaft steigt das Herzminutenvolumen stärker an als der Sauerstoffverbrauch des Organismus. Die arteriovenöse Sauerstoffdifferenz wird daher rasch kleiner. Sie sinkt bis auf 33 ml/l bereits im 3. Monat. Später wird dann der zunehmende Sauerstoffverbrauch des Uterus und des Fetus deutlich und die arteriovenöse Sauerstoffdifferenz nähert sich wieder dem Ausgangswert an.
Bei leichten Belastungen beobachtet man in der Schwangerschaft einen unverhältnismäßigen Anstieg des Herzminutenvolumens. In den fortgeschrittenen Stadien der Schwangerschaft wird dieser Effekt immer weniger nachweisbar. Insgesamt bleibt jedoch die körperliche Leistungsfähigkeit abgesehen von einer zunehmenden mechanischen Behinderung durch den größerwerdenden Uterus während der gesamten Schwangerschaft sehr gut. In den späteren Stadien der Schwangerschaft ist jedoch damit zu rechnen, daß die Blutversorgung wichtiger Organe, darunter auch des Uterus unter stärkeren Belastungen reduziert werden kann (15, 30).

Klinische Befunde während der physiologischen Schwangerschaft

Die beschriebenen Veränderungen am Herz- und Kreislaufsystem werden der Schwangeren selbst bereits subjektiv deutlich. Der Untersucher findet die Überwärmung der Haut, insbesondere der Akren mit den Zeichen einer vermehrten peripheren Durchblutung bis hin zu Gefäßektasien. Hyperventilation kommt normalerweise bei Ruhe und unter Belastung vor. Viele Frauen verspüren diese Änderung und deuten sie hin und wieder als

Dyspnoe. Die Tachykardie kann im Rahmen der hyperkinetischen Kreislaufumstellung subjektiv unangenehm in Erscheinung treten. Der Venenpuls wird lebhaft, die Venen der unteren Körperhälfte treten deutlich hervor. Die Querlagerung des Herzens verursacht eine Verlagerung des Herzspitzenstoßes, der gleichzeitig lebhaft und etwas verbreitert wird. In ungefähr 90% der Fälle wird eine weite Spaltung des ersten Herztones hörbar. Die Spaltung des zweiten Herztones bleibt normal. In 85% der Fälle wird ein dritter Herzton (Ventrikelfüllungston) hörbar und 90% der Frauen entwickeln ein systolisches Austreibungsgeräusch im Rahmen der hyperkinetischen Kreislaufumstellung. Strömungsgeräusche können auch über den größeren Arterien in Erscheinung treten. In den Venen treten häufig Strömungsgeräusche auf, die, wenn sie im Bereich des Thorax hörbar werden, sich der Herzaktion überlagern und kontinuierliche bzw. diastolische Geräusche vortäuschen können. Peripartal und im Wochenbett können in der laktierenden Mamma venöse Strömungsgeräusche auftreten, die als Herzgeräusche fehlgedeutet werden können („souffle mammaire").

Geburt und Wochenbett

Der Vorgang der Geburt stellt auch für Herz und Kreislauf eine außerordentliche Belastung dar. Es kommt zu ausgiebigen Verschiebungen der Blutmenge im venösen Gefäßsystem zusammen mit einer Erhöhung des Sympathikotonus, die dem Fortschreiten der Geburt parallel geht. Hieraus resultieren eingreifende Belastungen, die bereits normalerweise die Grenzen der Belastbarkeit zu erreichen drohen.

Die Dauer des Geburtsvorganges ist sehr unterschiedlich. In 75% der Fälle liegt sie unter 12 Stunden. 96% sind nach 24 Stunden beendet. Mit der Wehe wird venöses Blut aus dem uterinen Gefäßbett in die V. cava inferior abgegeben. Gleichzeitig steigt der Sympathikotonus an und die Atmung vertieft sich. Hierdurch wird der venöse Blutzustrom zum Herzen stark vermehrt, und das Schlagvolumen wird ansteigen. Gleichzeitig nimmt der Gesamtgefäßwiderstand zu, wodurch sich während einer Wehe ein rascher Blutdruckanstieg ergibt, der sich nach Überschreiten der Wehenakme rasch wieder zurückbildet. Der zentrale Venendruck nimmt hierbei gewöhnlich um ca. 18 mmHg zu. Bei Preßwehen erreicht er 25–30 mmHg und beim Mitpressen können Extremwerte des zentralen Venendrucks um 100 oder sogar 200 mmHg beobachtet werden. Das Herzminutenvolumen nimmt während einer Wehe bis zu 70% zu. Die arteriellen Blutdruckspitzen erreichen systolisch 200, ja 300 mmHg. Im Verlaufe der Geburt nehmen die Venendruckerhöhung und die Blutdruckspitzen mit den immer neuen Wehen immer weiter zu. Schließlich bleiben arterieller und venöser Druck auch im Intervall zwischen den Wehen erhöht. Die Herzfrequenz verhält sich dabei sehr wechselnd. Zwar nimmt die Grundfrequenz im Verlaufe der Geburt zu, maximal bis zu 40%, jedoch werden die Blutdruckspitzen von Gegenregulationen über den Barorezeptorenreflex abgefangen. Hierdurch ergeben sich sehr stark schwankende Herzfrequenzwerte.

Die während der Geburt zu beobachtenden Veränderungen des Herzminutenvolumens, der Herzfrequenz und des Blutdrucks sind sehr stark von der sympathischen Innervation abhängig und sind somit unter Narkose oder auch bereits unter Kaudalanästhesie sehr stark herabgesetzt. Unter Kaudalanästhesie beträgt die mittlere Erhöhung des Herzminutenvolumens nur 24%. Unter Vollnarkose kann das Herzminutenvolumen bis zu 30% sinken. Die während der letzten Wochen der Schwangerschaft zu beobachtende Kompression der unteren Hohlvene durch den schwangeren Uterus mit Behinderung des venösen Rückstromes aus der unteren Körperhälfte wirkt sich unter der Geburt eher stabilisierend auf Herz und Kreislauf aus: Das durch die Wehe aus dem uterinen Gefäßbett ausgepreßte Venenblut wird im zentralen Venensystem um so eher Platz finden, als der Blutzustrom aus den Iliakalvenen und somit aus den unteren Extremitäten durch die Venenkompression gedrosselt wird.

Postpartal kommt es rasch zu einer Normalisierung der beschriebenen Veränderungen. Nicht nur wird das vermehrte Körperwasser und das vergrößerte Blutvolumen durch den Flüssigkeitsverlust mit der Geburt vermindert, sondern es fällt auch der hormonelle, gefäßerweiternde Stimulus fort. Darüber hinaus kommt es zu einer gewissen Depression der myokardialen Kontraktilität (s. o.). Eine Vasodilatation bleibt noch für einige Tage bis Wochen weiter bestehen. Schlagvolumen und Herzarbeit können auch über einige Tage noch erhöht bleiben. Herzfrequenz, Blutdruck und Gesamtgefäßwiderstand kehren jedoch rasch zur Norm zurück. Ebenso verschwinden sehr rasch die klinischen Zeichen der Hyperzirkulation wie Galopprhythmus und funktionelle Herzgeräusche. Lediglich die Symptome der regionalen Hyperzirkulation in den laktierenden Mammae bleiben bis zum Ende der Laktationsperiode nachweisbar.

Herz-Kreislauf-Erkrankungen

Hypertonie

Die Kreislaufveränderungen in der Schwangerschaft sind in verschiedener Hinsicht denjenigen zu Beginn einer Hochdruckkrankheit ähnlich: Natrium- und Wasserretention führen zu einer Erhöhung des Herzminutenvolumens und zu einer allgemeinen Kreislaufaktivierung. Es kommt jedoch nur zu einer Vergrößerung der Pulsamplitude, nicht aber zu einem Druckanstieg. Dies beruht darauf, daß der periphere Gefäßwiderstand sinkt. Die für die Hypertonie ätiopathogenetisch bedeutsame, autoregulatorische Widerstandserhöhung tritt nicht ein.

Hypertonie ist jedoch eine bekannte Komplikation der Schwangerschaft. Bei der Eklampsie steigt der Gesamtgefäßwiderstand stark an. Dies führt bei der hyperkinetischen Kreislaufsituation der Schwangerschaft zu besonders schwerer Hypertonie. Es werden sehr hohe Blutdruckwerte gemessen. Bereits frühzeitig können kritische Drosselungen der Organdurchblutung mit renalen, kardialen und zerebralen Komplikationen eintreten. Die Nierenbeteiligung mit Proteinurie steht frühzeitig im Vordergrund und wird diagnostisch verwendet. Die Eklampsie wird für die Mehrzahl der in der Schwangerschaft auftretenden Fälle von Hypertonie verantwortlich gemacht.

Selbst prädisponiert die Schwangerschaft nicht zur Hypertonie. Insgesamt wird in etwa 2% der Fälle Hypertonie beobachtet. Hierbei handelt es sich wahrscheinlich um das zufällige Zusammentreffen von Schwangerschaft und Bluthochdruckkrankheit. Eine latente oder im Beginn ihrer Entwicklung stehende Hypertonie kann durch die Natrium- und Wasserretention der Schwangerschaft vorzeitig manifest werden. Bei bereits manifester Hypertonie kann durch eine Schwangerschaft eine u.U. gefährliche zusätzliche Blutdrucksteigerung auch unter Therapie eintreten.

Neuerdings ist Hypertonie auch nach längerer Einnahme von Kontrazeptiva bekannt geworden. Es ist jedoch nicht klar, wie eine derart verursachte Hypertonie sich unter den Bedingungen einer nach Absetzen der Kontrazeptiva eintretenden Schwangerschaft verhält.

Diagnostische Hinweise
Eine Hypertonie wird dann angenommen, wenn diastolische Blutdruckwerte bei einer oder mehreren Gelegenheiten über 95 mmHg oder systolische Druckwerte über 150 mmHg gemessen werden. Bei der Suche nach der Ursache müssen zunächst Nierenerkrankungen (Proteinurie, Zylindrurie, Retention harnpflichtiger Substanzen, Harnwegserkrankungen) wie auch Aortenisthmusstenosen (s. u.) ausgeschlossen werden. Primärer Aldosteronismus wird anhand von Elektrolytbilanz- und Aldosteronbestimmung erkannt. Das seltene Phäochromozytom ist durch paroxysmale Blutdrucksteigerungen mit hyperadrenerger Symptomatik charakterisiert und wird durch direkte Katecholaminbestimmung oder Messung von Metaboliten (Vanillinmandelsäure im Urin) erkannt. Die essentielle Hypertonie wird durch Ausschluß der vorgenannten Erkrankungen diagnostiziert. Systolische Blutdruckerhöhungen bei Aortenklappeninsuffizienz oder bei Bradykardie gelten nicht als Hypertonie und erfordern auch keine entsprechenden therapeutischen Maßnahmen.

Hypertonie gefährdet die Schwangerschaft: Besteht eine Hypertonie, so ist mit einer erhöhten Gefährdung für den Fall zu rechnen, daß Eklampsie eintritt. Die Gefahr von kardiovaskulären Komplikationen unter der Geburt nimmt zu, da hier bereits normalerweise außerordentliche Belastungen des Herzens und des Gefäßsystems durch die weiter oben beschriebenen Drucksteigerungen und Widerstandsveränderungen eintreten. Aus epidemiologischen statistischen Untersuchungen ist bekannt, daß bei Hypertonie eine sehr hohe fetale Mortalität bis 66% besteht (29).

Therapeutische Hinweise
Die Entwicklung einer Hypertonie mit oder ohne Eklampsie wird am wirksamsten verhütet, wenn durch diätetische Natriumrestriktion (höchstens 2–3 g Kochsalz pro Tag) der schwangerschaftsbedingten Natrium- und Wasserretention entgegengewirkt wird. Als wichtigste Leitlinie dazu dient das Körpergewicht. Tritt eine Hypertonie ein, so ist zunächst die Wasserbilanz zu überprüfen. Gelingt die Gewichtsreduktion und die darauf in den meisten Fällen folgende Normalisierung des Blutdrucks mit diätetischer Natriumeinschränkung nicht, so werden Diuretika gegeben. Als Diuretikum kommen Thiazide ebenso in Betracht wie Triamteren, Spironolacton, Xipamid oder Kombinationspräparate (1, 13, 22).

Bei schwerer Hypertonie und bei hypertensiven Krisen werden Hydralazin, Methyldopa, Diazoxid und Verapamil verwendet.

Wenn bei vorbestehender Hypertonie Blutdruckwerte über 170 mmHg systolisch und über 110 mmHg diastolisch trotz Therapie bestehenbleiben, so ist wegen erhöhter Komplikationsgefahr ein frühzeitiger Schwangerschaftsabbruch zu erwägen. Dies gilt auch für den Fall des Eintretens einer hypertensiven Krise. Ist die Schwangerschaft jedoch bereits fortgeschritten, so wird unter antihypertensiver Therapie mit Diuretika, Prazosin, Betarezeptorenblockern, Alpha-Methyldopa, Hydralazin, bzw. Kombinationen dieser Substanzen versucht, gegebenenfalls unter stationärer Behandlung, die Schwangerschaft zu Ende zu führen. Die Entbindung sollte unter diesen Umständen in Kaudalanästhesie oder per sectionem in Allgemeinnarkose erfolgen.

Aortenisthmusstenose

Aortenisthmusstenosen sind bei Frauen selten. Tritt in einem solchen Falle jedoch eine Schwangerschaft ein, so ist mit einer mütterlichen Mortalität von 3,5% zu rechnen (33). Frauen mit Aortenisthmusstenosen mit oder ohne begleitende Mißbildungen sind offenbar in erhöhtem Maße gefährdet. Dabei können Aortenrupturen oder Dissektionen vorkommen. Auch besteht eine erhöhte Neigung zu spontanem Abort.

Marfan-Syndrom

Frauen mit Marfan-Syndrom sind im Falle einer Schwangerschaft in besonderem Maße gefährdet. Die allgemeine Gewebsauflockerung in der Schwangerschaft führt zu einer erhöhten Neigung zur Aortendissektion, die auch durch frühzeitige Entbindung nicht sicher verhütet werden kann (28, 30).

Bei Marfan-Syndrom sollte frühzeitig eine Unterbrechung der Schwangerschaft erwogen werden. Bei fortgeschrittener Schwangerschaft kann versucht werden, mit Betarezeptorenblockern den arteriellen Blutdruck auf niedrig-normale Werte zu senken, auch wenn der Ruheblutdruck bereits im Normbereich lag.

Herzerkrankungen in der Schwangerschaft

Herzerkrankungen werden in 1,3–2% aller Schwangerschaften beobachtet. 80% davon sind auf rheumatische Herzklappenfehler zurückzuführen, 5% sind durch angeborene Herzfehler bedingt, weitere 5% werden auf Eklampsie zurückgeführt. Primäre Myokarderkrankungen, thromboembolische Komplikationen und andere seltenere Ursachen kommen für die restlichen 5% in Betracht.

Die Mortalität von Herzkrankheiten in der Schwangerschaft liegt nach zusammenfassenden epidemiologischen Untersuchungen bei 4,5%.

Sie ist streng korreliert mit dem klinischen Schweregrad der Herzerkrankung: Liegt der Schweregrad zwischen der Klasse 0 und 2 A der New York Heart Association, so liegt die Mortalität bei 0,5%, beim Schweregrad II–III um 5,5%, beim Schweregrad III–IV um 22,5%. Bei Herzklappenfehlern verschlechtert das Eintreten von Vorhofflimmern die Prognose erheblich. Die Mortalität steigt auf 32%, während diese bei Nichtschwangeren gleichen Alters um 8% liegt (3, 29).

Todesfälle bei Herzerkrankungen in der Schwangerschaft ereignen sich meistens in der Herzinsuffizienz, wobei akutes Linksherzversagen mit Lungenödem überwiegend während der Geburt oder postpartal beobachtet wird.

60–80% aller Herzerkrankungen während der Gravidität sind auf rheumatische Herzklappenfehler zurückzuführen. Hierunter überwiegen wiederum bei weitem die Mitralstenosen. Die zahlenmäßige Häufigkeit von Herzerkrankungen anderer Ätiologie ist weiter oben anhand des statistisch ermittelten prozentualen Vorkommens dargestellt. Neuerdings verlangen jedoch darüber hinaus noch solche Patienten besondere Aufmerksamkeit, die entweder wegen eines rheumatischen Herzklappenfehlers (Mitralklappensprengung, prothetischer Herzklappenersatz) oder wegen eines angeborenen Herzfehlers (Verschluß eines Vorhof- oder Kammerseptumdefektes, Korrektur einer Tetralogie von Fallot oder einer Aortenisthmusstenose) operativ behandelt worden sind und aus dieser Sicht eigenständige Fragen und Probleme einbringen und besonderer therapeutischer Bemühungen bedürfen (8, 13, 22, 30).

Diagnose

Wie oben besprochen, sind Herzgeräusche und Galopprhythmen bereits in der physiologischen Schwangerschaft häufig, ja regelmäßig anzutreffen. Für eine zuverlässige Erkennung von Herzfehlern oder kardiovaskulären Erkrankungen im allgemeinen ist es bedeutsam, daß die jeweiligen spezifischen Symptome und klinischen Befunde von denjenigen einer physiologischen Schwangerschaft abgetrennt werden. Dies kann u.U. große, sogar unüberwindliche Schwierigkeiten bereiten, da die schwangerschaftsbedingte Kreislaufaktivierung mit Vergrößerung des Herzminutenvolumens und Reduktion des peripheren Gesamtgefäßwiderstandes die klinisch wahrnehmbaren Manifestationen eines organischen Herzfehlers verschleiern oder maskieren kann.

So müssen wir davon ausgehen, daß beispielsweise ein protodiastolischer Galopp in der Schwangerschaft nur dann als pathologisch gewertet werden kann, wenn andere Hinweiszeichen auf das Bestehen einer Herzinsuffizienz bzw. einer organischen Herzerkrankung nachgewiesen werden können (Kardiomegalie, für Klappenfehler typische Herzgeräuschbefunde, EKG-Anomalien o. ä.). Systolische Ausflußbahngeräusche, die ja in der physiologischen Schwangerschaft regelmäßig vorkommen, sind nur dann als Hinweis auf organische Herzklappenfehler zu bewerten, wenn sich charakteristische Veränderungen des Karotispulses (Aortenstenose) oder sichere Zeichen einer Druckbelastung des rechten Herzens etwa bei einer Pulmonalstenose nachweisen lassen.

Die schwangerschaftsbedingte Erniedrigung des Gesamtgefäßwiderstandes erleichtert gewissermaßen den Abstrom vom Blut aus dem Herzen in das arterielle Gefäßbett. Somit werden die klinisch erhebbaren Befunde einer Mitralinsuffizienz oder auch die einer Aortenklappeninsuffizienz in der Schwangerschaft abgeschwächt oder werden sogar ganz verschwinden, um dann nach Ende der Schwangerschaft wieder in Erscheinung zu treten (24). Eine endgültige Aussage über das Vorliegen einer Mitralinsuffizienz oder einer Aorteninsuffizienz ist in der Schwangerschaft, zumindest in deren fortgeschrittenen Stadien, auskultatorisch und klinisch nicht mehr mit letzter Sicherheit möglich. Wenngleich nicht bestritten werden soll, daß natürlich schwere Herzklappenfehler dieser Art al-

lenfalls abgeschwächt, aber niemals ganz aufgehoben werden können.
In der Ausflußbahn entstehende Herzgeräusche, etwa bei Ausflußbahnstenosen des rechten oder des linken Herzens, werden in aller Regel durch die schwangerschaftsbedingte Kreislaufaktivierung in ihrer Ausprägung und Lautheit verstärkt. Hierdurch wird jedoch noch nicht die Schwierigkeit beseitigt, die in der Abgrenzung vom funktionellen Herzgeräusch begründet ist. Es muß hier erwähnt werden, daß auch bei vorgeschädigtem Herzen mit erniedrigtem Herzminutenvolumen unter der Schwangerschaft eine deutliche Steigerung der Förderleistung des Herzens eintritt und daß zumindest in den Anfangsstadien der Schwangerschaft die klinische Symptomatologie eines Herzfehlers deutlich abgeschwächt werden kann, was allerdings mit Fortschreiten der Schwangerschaft und zunehmender Belastung für Herz und Kreislauf alsbald wieder ausgeglichen wird.
Sichere Kriterien für das Vorliegen einer organischen Herzerkrankung sind dann gegeben, wenn ein diastolisches Sofortdekrescendogeräusch (Aorteninsuffizienz) oder ein holosystolisches Geräusch (Mitralinsuffizienz, Trikuspidalinsuffizienz, Ventrikelseptumdefekt) nachgewiesen werden kann oder wenn eindeutig eine Kardiomegalie vorliegt. Auch Vorhofflimmern mit absoluter Arrhythmie oder AV-Block gehören zu den sicheren Zeichen einer Herzerkrankung. Supraventrikuläre und ventrikuläre Extrasystolen hingegen kommen auch in der physiologischen Schwangerschaft vor und sind per se keine sicheren, d. h. zuverlässigen Zeichen einer organischen Herzerkrankung.
Natürlich können das Elektrokardiogramm, Phonokardiogramm, Mechanokardiogramm und neuerdings auch das Ultraschallkardiogramm wesentliche Hinweise und diagnostische Verfeinerungen bieten. Insbesondere die Ultraschallechokardiographie ist für die kardiovaskuläre Diagnostik in der Schwangerschaft von ganz besonders großer Bedeutung, da die Röntgendiagnostik in aller Regel nicht einsetzbar ist. Auch nuklearmedizinische Untersuchungsverfahren scheiden für die Anwendung während der Schwangerschaft aus naheliegenden Gründen aus.

Therapie
Die Behandlung von Herzkrankheiten in der Schwangerschaft folgt den gleichen Richtlinien wie außerhalb der Gravidität üblich. Besonderes Augenmerk ist stets der vermehrten Natrium- und Wasserretention zu schenken, die durch Natriumrestriktion in der Ernährung und Behandlung mit Diuretika bekämpft werden muß. Herzwirksame Pharmaka wie Digitalisglykoside oder auch Antiarrhythmika werden von wenigen neueren, in ihrer Wirkung auf den wachsenden kindlichen Organismus noch nicht hinreichend untersuchten Substanzen abgesehen, in der üblichen Dosierung nach den üblichen Richtlinien verwendet. Ausnahmen gelten für Betarezeptorenblocker in der letzten Phase der Schwangerschaft, wie vor allem für alle Antikoagulantien, die in der Schwangerschaft nicht oder nur unter größten Vorsichtsmaßnahmen eingesetzt werden dürfen (2, 11, 16).
Im allgemeinen richtet sich die Behandlungsbedürftigkeit, wie auch die Intensität der Behandlung nach der Ausprägung der Herzerkrankung, charakterisierbar durch den klinischen Schweregrad (New York Heart Association). Herzfehler im klinischen Schweregrad I erfordern gewöhnlich weder Restriktion in der allgemeinen Aktivität noch therapeutische Maßnahmen. Solche der Klasse II A werden individuell beurteilt, oft wird hier erst gegen Ende der Schwangerschaft eine Therapie notwendig. Bei Herzkrankheiten der Ausprägung des Schweregrades II–IV ist engmaschige Überwachung und intensive Behandlung erforderlich. Frauen mit Herzerkrankungen dieses Schweregrades sollten nach Möglichkeit das Eintreten der Schwangerschaft verhüten bzw. muß eine solche, wenn eingetreten, durch Interruptio beendet werden.
Im Durchschnitt werden Schwangerschaftsunterbrechungen in 5–20% aller Schwangeren mit Herzerkrankungen vorgenommen. Bei rheumatischen Herzfehlern sind Schwangerschaftsunterbrechungen eher selten, da hier vielfach mit konservativer Therapie bei einmal eingetretener Schwangerschaft noch relativ viel erreicht werden kann. Auch können rheumatische Fehler während der Schwangerschaft noch operativ versorgt werden, z.B. durch geschlossene Kommissurotomie bei Mitralstenosen (7). Es sind aber auch Operationen mit der Herz-Lungen-Maschine während der Schwangerschaft erfolgreich durchgeführt worden. Bei angeborenen Herzfehlern werden Schwangerschaftsunterbrechungen in ca. 7% der Fälle vorgenommen. Frauen mit Herzerkrankungen im klinischen Schweregrad II–IV sollten Sterilisations-Operationen vornehmen lassen, entweder spontan oder aber auch im Zusammenhang mit einer Schwangerschaftsunterbrechung. Bei korrigierbaren Herzfehlern sind Kontrazeptiva auch als vorübergehende Maßnahme geeignet, jedoch ist hier mit einer erhöhten Häufigkeit von thromboembolischen Komplikationen zu rechnen (15).
Entschließt man sich bei bestehendem Herzfehler eine Schwangerschaft weiterzuführen, so müssen die folgenden Gesichtspunkte bedacht werden: Die Ernährung sollte nicht mehr als 5 g Natriumchlorid/Tag enthalten. Dies erfordert strenge Restriktionen, darunter auch das Vermeiden salzhaltiger Nahrungsmittel. Einschlägige Tabellen stehen zur Verfügung.
Diuretika werden ebenso wie auch außerhalb der Schwangerschaft verwendet. Allerdings muß im dritten Drittel der Schwangerschaft ein zu starker Volumenverlust vermieden werden, da sonst das

V.-cava-inferior-Syndrom besonders leicht und in schwererer Ausprägung auftreten kann. Während der Laktationsperiode sollten Thiazide nicht verwendet werden, da diese in die Muttermilch übertreten (1).

Digitalisglykoside werden wie außerhalb der Schwangerschaft verwendet. Bevorzugt wird Digoxin, da es relativ gut steuerbar ist (17).

Während der Geburt und im Wochenbett soll eine antibiotische Prophylaxe (Ampicillin 2–4 g/Tag oral) erfolgen, da nahezu sämtliche Herzklappenfehler und die meisten angeborenen Herzfehler ausgesprochen infektionsgefährdet sind und über die Uterusschleimhaut Bakterien in den Blutkreislauf übertreten können (26).

Antikoagulantien können in der Schwangerschaft nur mit größter Vorsicht verwendet werden, da es zu Plazentarblutungen und Plazentaablösungen kommen kann und auch fetale Mißbildungen beobachtet worden sind. Bei Herzfehlern, die eine dauerhafte Antikoagulantientherapie erfordern, wie auch bei Trägerinnen von Herzklappenprothesen, die derart behandelt werden müssen, sollte das Eintreten einer Schwangerschaft streng vermieden werden. Ist eine Schwangerschaft eingetreten, so muß die Interruptio vorgenommen werden. Bei thromboembolischen Erkrankungen gegen Ende der Schwangerschaft kann mit subkutaner Applikation von Heparin antikoaguliert werden. Im Wochenbett wird ebenfalls bevorzugt Heparin verwendet wegen der leichten Steuerbarkeit und da Cumarinderivate in die Muttermilch übertreten und so das gestillte Kind gefährden können.

Die Führung der Geburt bei Schwangeren mit Herzerkrankungen muß auf die verminderte Belastbarkeit der Patientin Rücksicht nehmen. Der Geburtsablauf sollte nicht protrahiert sein. Mitpressen soll vermieden werden, so daß extreme Schwankungen von Blutdruck und Herzfrequenz nicht eintreten. Die Vakuumextraktion hat sich als eine wirksame Hilfe zur Beschleunigung und Erleichterung der Spontangeburt erwiesen. Eine Sectio ist nur selten als Alternative zur erleichterten Spontangeburt anzusehen, muß aber dann erwogen werden, wenn etwa zu einem früheren Zeitpunkt die Geburt aus kardialer, mütterlicher Indikation sehr rasch beendet werden muß (z. B. Lungenödem). Hier werden dann jedoch alle Risiken der Vollnarkose bei Herzkranken zu berücksichtigen sein.

Rheumatische Herzerkrankung

Das akute rheumatische Fieber einer durch hämolysierende Streptokokken verursachten Angina tonsillaris mit Polyarthritis, Perikarditis, Myokarditis und/oder Valvulitis trifft nur selten mit einer Schwangerschaft zusammen und wird daher in diesem Zusammenhang nicht weiter zu besprechen sein. Wohl aber sind die als Folgeerscheinung des akuten rheumatischen Fiebers bekannten, über Jahre und Jahrzehnte hinweg bestehenden und sich meistens langsam weiterentwickelnden rheumatischen Herzklappenfehler von großer Bedeutung. Zwar befinden sich die rheumatischen Herzerkrankungen allgemein im Rückgang, jedoch ist auch heute noch der rheumatische Herzklappenfehler häufigste und somit wichtigste Herzerkrankung in der Schwangerschaft: In den Jahren 1921–1938 waren rheumatische Herzklappenfehler für 88% der Herzerkrankungen in der Schwangerschaft verantwortlich, heute, d. h. nach einer Statistik aus den Jahren 1960 bis 1971, sind es immerhin noch 60% (3, 29). Da das Zusammentreffen der rheumatischen Herzerkrankung mit der Schwangerschaft zu ganz besonderen Veränderungen der Pathophysiologie und des Krankheitsverlaufs führt, sollen im folgenden die einzelnen Herzklappenfehler unter dem Gesichtspunkt der schwangerschaftsspezifischen Erscheinungsformen besprochen werden. Bei Erkrankungen mit Befall mehrerer Herzklappen werden zwar jeweils die pathophysiologischen Besonderheiten der einzelnen Klappenfehler bedeutsam und werden zu berücksichtigen sein, jedoch wird das Bild in den allermeisten Fällen durch die fast immer vorhandene Mitralstenose entscheidend bestimmt.

Mitralstenose

Die Mitralstenose liegt in knapp 70% der Fälle von rheumatischen Herzklappenfehlern entweder isoliert oder als kombinierter Klappenfehler vor und ist besonders häufig bei Frauen. Bei der üblichen rheumatischen Ersterkrankung in der Jugend wird der Herzklappenfehler während des gebärfähigen Alters klinisch bedeutsam (6, 35).

Die normale Mitralklappe weist eine Öffnungsfläche von 4–6 cm^2 auf. Unter dem rheumatisch bedingten, narbigen Schrumpfungsprozeß der Mitralklappensegel und des Sehnenfadenapparates kommt es zu einer langsam fortschreitenden Einengung der Klappenöffnung. Unterschreitet diese ca. 2 cm^2, so kommt es zur Strömungsbehinderung an der verengten Klappe mit mangelhafter Füllung der linken Herzkammer und somit reduziertem Schlagvolumen einerseits und andererseits zur Aufstauung von Blut im linken Vorhof und im Lungengefäßsystem. Mit zunehmender Einengung der Klappe entwickelt sich eine sekundäre Pulmonalhypertonie, die meistens durch eine zusätzliche pulmonalarterioläre Vasokonstriktion verstärkt wird. Hierdurch kommt es zur Rechtsherzhypertrophie und in schweren fortgeschrittenen Fällen auch zur Rechtsherzinsuffizienz. Im pulmonalen Gefäßbett treten einschneidende Veränderungen der Blutverteilung ein. Steigt der mittlere Druck von einem Normalwert bis 10–12 mmHg auf mehr als 23–25 mmHg, so kommt es zur Entwicklung von Lungenödem. Lungenstauung mit Stauungshusten und Expektoration von Herzfehlerzellen ist bereits bei niedrigeren Druckwerten zu beobachten. Chronische Aufstauung mit Ektasie der Bronchialvenen kann bei Einreißen dieser Gefäße zu Makrohämoptoe führen. In chronischen Fällen entwickelt sich meistens ein rechtsseitiger Pleuraerguß. Bei konsekutiver Rechtsherzinsuffizienz wird eine Vergrößerung des rechten Vorhofs und Venendruckerhöhung mit Stauungsleber beobachtet. Bei Eintreten einer relativen Trikuspidalklappeninsuffizienz kann sich eine u.U. drastische Verschlechterung entwickeln. Die Kombination von reduzierter Förderleistung und Aufstauung von Blut vor dem Herzen ist charakteristisch für den Zustand der Herzinsuffizienz, auch wenn der Herzmuskel selbst intakt und leistungsfähig ist. Es resultiert Leistungseinschränkung, Dyspnoe und Ödembildung, in fortgeschrittenen Fällen Orthopnoe. Die Druckerhöhung im linken Vorhof führt zur typischen Komplikation der Mitralstenose durch Vorhofflimmern mit absoluter Arrhythmie, dessen Eintreten meistens mit einer akuten Verschlechterung des Krankheitsbildes einhergeht (Lungenödem) und in einem Viertel bis zu einem Fünftel der Fälle dann seinerseits zu arteriellen Embolien Anlaß gibt.

Die physiologischen Umstellungen von Herz und Kreislauf während der Schwangerschaft wirken in jeder Hinsicht verschlechternd auf die Mitralstenose ein: Durch die Vermehrung des zirkulierenden Blutvolumens und die Zunahme der Herz-Kreislauf-Leistung wird das eingeengte Mitralostium besonders rasch und besonders schwer als Stromhindernis wirken. Bei zuvor asymptomatischen Mitralstenosen wird man nach Ende des ersten Trimenon bereits die mitralstenosetypischen Symptome beobachten können, bei vorbestehender symptomatischer Mitralinsuffizienz ist etwa im gleichen Zeitraum mit einer geringeren Verschlechterung und Häufung von Komplikationen in diesem Zeitraum zu rechnen. Eine besondere Belastung stellt die Geburt selbst dar, da es hier zu besonders starken Variationen der Herzfrequenz und insgesamt zu einer hohen Herz-Kreislaufbeanspruchung kommt (s. o.). 50% der Lungenödemfälle bei Mitralstenosen während der Schwangerschaft werden unter der Geburt beobachtet. Nicht selten kommt es unter der vermehrten Herzbelastung schon in der zweiten Hälfte der Schwangerschaft zum Eintreten von Vorhofflimmern. Hiermit geht die normale Koordination der Vorhofaktion verloren und die Herzfrequenz steigt akut auf 160–180/min an. Da die Entleerung des linken Vorhofs von der Dauer der Diastole abhängt, ist diese Frequenzerhöhung besonders ungünstig, und es resultiert sehr rasch ein Zustand mehr oder weniger schwerer Lungenstauung. Arterielle Embolien nach Eintreten von Vorhofflimmern bei Mitralstenose unter der Schwangerschaft wurden in ca. 23% der Fälle beschrieben. Auch die mitralstenosetypische Hämoptoe scheint in der Schwangerschaft etwas häufiger vorzukommen, als dies bei Mitralstenosen außerhalb der Schwangerschaft der Fall ist.

Diagnose

Die mitralstenosetypischen Symptome (s. o.) sind zunächst von der Allgemeinsymptomatik einer Schwangerschaft nicht klar zu trennen. Erst die auf eine Lungenstauung hinweisenden Zeichen (Stauungshusten, Orthopnoe) werden diagnostisch bedeutsam. Der klinische Befund und die Entwicklung der auskultatorisch wahrnehmbaren Phänomene werden durch die Schwangerschaft besonders charakteristisch und hervorgehoben. Der laute 1. Herzton, der Mitralöffnungston und das diastolische Rumpeln sind unverwechselbar. Die Sicherung der Diagnose erfolgt mit dem Elektrokardiogramm (P-sinistrokardiale, Rechtsherzbelastungszeichen) und vor allem mit dem Ultraschallechokardiogramm, da Röntgenuntersuchungen während der Schwangerschaft vermieden werden. Differentialdiagnostische Abgrenzung ist erforderlich gegenüber der Pulmonalhypertonie (s. u.), dem Vorhofseptumdefekt (s. u.), sowie gegen seltenere Erkrankungen wie kongenitale Mitralstenose oder Vorhoftumoren.

Therapie

Die Behandlung der Mitralstenose erfolgt in der Schwangerschaft nach den allgemeinen Richtlinien einer Herzinsuffizienztherapie (3, 22, 32, 33).
Besonderes Augenmerk ist darauf zu richten, daß die schwangerschaftsbedingte Vermehrung der Körperflüssigkeit so gering wie möglich gehalten wird (natriumarme Ernährung, Diuretika); ferner müssen Steigerungen der Herzfrequenz (Anstrengungen, Herzrhythmusstörungen) wo immer möglich verhütet oder sofort behandelt werden. Liegt eine rasche Herzfrequenz bei Sinusrhythmus vor, so muß der hierfür verantwortliche Auslösemechanismus beseitigt werden (Aufregungen, Belastungen, Hyperthyreose, Anämie und viele andere mehr). Mit Digitalisierung kann gewöhnlich nur eine geringfügige Herzfrequenzverlangsamung bei Sinusrhythmus erreicht werden. Bei Vorhofflimmern mit absoluter Arrhythmie hingegen ist die rasche Digitalisierung absolut indiziert und wird soweit fortgeführt, bis die Kammerfrequenz unter 100/min liegt (17). In vielen Fällen wird es erforderlich sein, das Vorhofflimmern wieder zu beseitigen. Dies wird in der üblichen Weise mit Chinidin in ansteigender Dosierung nach erfolgter Digitalisierung versucht. Eine Tagesgesamtdosis von 1,5 g Chinidinsulfat sollte jedoch nicht überschritten werden. Hierbei kommt es in knapp 20% der Fälle bereits zum Umschlagen in Sinusrhythmus. Gelingt die Regularisierung hiermit nicht, so kann mit der Elektrokardioversion die Umstellung versucht werden. Die Schwangerschaft ist durch den hiermit verbundenen, herzphasengesteuerten Elektroschock von 50–300 Watt·s nicht gefährdet. Auch hier wird analog zur Elektrokardioversion außerhalb der Schwangerschaft vorgegangen (17). Zur Vorbereitung wird digitalisiert, dann Chinidin bis

zur maximalen Tagesdosis von 1,5 g gegeben und dann wird unter Sedierung mit Diazepam oder in Propanidid-Kurznarkose der Elektroschock appliziert. Zwar sind die Narkotika plazentagängig, jedoch sind nachteilige Wirkungen nicht bekannt geworden. Kann das Vorhofflimmern nicht beseitigt werden, so müssen die Patientinnen prophylaktisch antikoaguliert werden.

Man geht hierbei nach den unten zu besprechenden Richtlinien vor. Alle übrigen Manifestationen der Herzinsuffizienz bei Mitralstenose in der Schwangerschaft werden wie üblich behandelt: Die Digitalisierung wird am besten mit Digoxin 0,5 mg oral/Tag vorgenommen. Als Diuretika werden die üblichen Präparationen benutzt (Chlorothiazide, Spironolacton), deren Wirkung durch Theophyllinpräparate (Aminophyllin) verstärkt werden kann, wenngleich hierbei eine Herzfrequenzsteigerung zu beachten ist (22).

Patientinnen, die wegen des vorausgegangenen rheumatischen Fiebers unter Penicillindauerprophylaxe stehen, führen diese Behandlung mit oralem Penicillin G 6 000 000 IE/Tag und 1 × monatlich Benzathin-Penicillin i.m. unverändert weiter. Solche, die nicht unter Penicillinprophylaxe stehen, sollten zum Zeitpunkt der Geburt Antibiotikaschutz erhalten, da es mit dem Geburtsvorgang zur Einschwemmung von Bakterien in die Blutbahn kommen kann. Dies kann an den vorgeschädigten Herzklappen zur bakteriellen Endokarditis führen. Die antibiotische, peripartale Prophylaxe wird mit 1,2–1,8 Mill. Einheiten Procain-Penicillin pro Tag und 1 g Streptomycin i.m. am Tage vor der Geburt begonnen und 4 Tage darüberhinaus forgeführt.

Leichte Mitralstenosen (klinischer Schweregrad I) stellen keine Kontraindikation zur Schwangerschaft dar. Es soll lediglich der Geburtsablauf möglichst kurz gehalten und die Belastung beim Mitpressen gering gehalten werden. Mitralstenosen im klinischen Schweregrad II müssen individuell beurteilt werden. Im klinischen Schweregrad III ist eine Schwangerschaftsunterbrechung zu erwägen, wenn nicht die Mitralstenose noch während der Schwangerschaft operativ beseitigt werden kann. Geschlossene Mitralkommissurotomien sind in der Schwangerschaft wiederholt erfolgreich und ohne Schaden für Mutter und Kind ausgeführt worden (7). Auch der prothetische Ersatz der Mitralklappe in der Schwangerschaft ist möglich und ist erfolgreich praktiziert worden. Eine Mitralstenose auch mittleren Schweregrades ist somit keine absolute Indikation zum Schwangerschaftsabbruch. Bei höhergradigen Mitralstenosen und bei fortgeschrittener Schwangerschaft ist die operative Korrektur des Fehlers immer in Erwägung zu ziehen, da die Mitralstenose unter den besonderen Belastungen durch die Geburt ausgesprochen gefährlich werden kann. Auch die Entbindung durch Sectio vermindert das Geburtsrisiko nicht wesentlich.

Ist die Mitralstenose während oder nach der Schwangerschaft erfolgreich gesprengt worden, so besteht für weitere Schwangerschaften kein Hindernis. Wird jedoch eine künstliche Herzklappe implantiert, so gelten besondere Richtlinien (s. u.).

Mitralinsuffizienz

Die Mitralinsuffizienz kommt häufiger bei Männern als bei Frauen vor und ist somit bereits zahlenmäßig weit weniger bedeutsam als die Mitralstenose. In der überwiegenden Mehrzahl der Fälle ist die Mitralinsuffizienz rheumatisch bedingt. In seltenen Fällen von Mitralinsuffizienz durch Klappendeformierungen etwa angeborener Art gelten die gleichen Behandlungsrichtlinien wie bei der rheumatischen Erkrankung. Mitralinsuffizienz durch Abriß eines oder mehrerer Sehnenfäden der Mitralklappe in der Schwangerschaft ist beschrieben worden, wie auch in analoger Weise für die Trikuspidalklappe (12). Dieses seltenere Ereignis hängt möglicherweise mit der schwangerschaftsbedingten Gewebsauflockerung zusammen.

Bei der Mitralinsuffizienz strömt Blut aus der linken Herzkammer in den linken Vorhof systolisch zurück, wodurch es zu einer Blutüberfüllung im Vorhof und im angeschlossenen Lungenvenensystem kommt, während gleichzeitig das Schlagvolumen des Herzens, also die Kreislaufleistung abnimmt. Bei chronischer Mitralinsuffizienz führt der Rückstrom nur selten zu einer Druckerhöhung im kleinen Kreislauf, bei akut einsetzender Insuffizienz (Sehnenfadenabriß) aber kann es unmittelbar zu schwerster Pulmonalhypertonie mit einem hohen Maß an Gefährdung für die Patientin kommen.

Die kreislaufdynamischen Umstellungen während der Schwangerschaft wirken den hämodynamischen Alterationen der Mitralinsuffizienz selbst entgegen und schwächen deren Auswirkungen für den Organismus ab. Die Erniedrigung des peripheren Gesamtgefäßwiderstandes erleichtert den Abstrom von Blut aus dem Herzen, wodurch die Regurgitationsfraktion vermindert wird. Damit kommt es auch zu einer Entlastung des gestauten kleinen Kreislaufs. Die Entlastung für das Herz kann so deutlich werden, daß das typische Mitralinsuffizienzgeräusch verschwindet. Tatsächlich sind bei isolierter Mitralinsuffizienz komplikationslose Schwangerschaftsverläufe beschrieben worden. Nur ganz vereinzelt, und zwar stets bei „akuter" Mitralinsuffizienz wurde Herzinsuffizienz unter der Schwangerschaft beschrieben. Auch die Belastungen unter der Geburt werden von der Patientin mit Mitralinsuffizienz gewöhnlich problemlos toleriert.

Diagnose

Die typischen Mitralinsuffizienzsymptome wie Dyspnoe, Herzklopfen und Leistungsschwäche werden in aller Regel von den schwangerschaftsbegleitenden Symptomen überdeckt. Nur bei akuter

Mitralinsuffizienz sind die charakteristischen Symptome der Lungenstauung mit Orthopnoe und Stauungshusten zu beobachten. Der Auskultationsbefund der Mitralstenose kann in der Schwangerschaft maskiert und schwer oder nicht zu erkennen sein. Das holosystolische Geräusch wird leiser und verschwindet unter Umständen ganz bzw. wird durch das schwangerschaftsspezifische funktionelle Ausflußbahngeräusch überdeckt. Der 3. Herzton der Mitralinsuffizienz wird durch den 3. Herzton der schwangerschaftsspezifischen Kreislaufaktivierung überdeckt. Lediglich der abgeschwächte 1. Herzton kann als schwaches Spezifikum weiterbestehen. Das EKG gibt häufig nur uncharakteristischen Aufschluß und auch die Ultraschallechokardiographie leistet meistens keine entscheidende Hilfe in der Diagnosestellung. Wegen des gutartigen Verlaufs der Mitralinsuffizienz in der Schwangerschaft kann die endgültige Diagnosestellung und deren Präzisierung jedoch meistens zurückgestellt werden.

Differentialdiagnostisch ist der wesentlich seltenere Kammerseptumdefekt ebenso wie der Vorhofseptumdefekt, vor allem aber die idiopathische, subvalvuläre muskuläre Aortenstenose (s. u.) abzugrenzen.

Therapie
Im allgemeinen genügt es, daß die Flüssigkeitsretention während der Schwangerschaft vermieden wird und größere körperliche Anstrengungen unterbleiben. Lediglich bei sehr schweren Mitralinsuffizienzen mit bereits vorbestehender Herzinsuffizienz und klinischem Schweregrad III oder IV ist frühzeitig ein Schwangerschaftsabbruch zu erwägen, jedoch nicht zwingend. Prothetischer Herzklappenersatz ist möglich, jedoch sind die Probleme der künstlichen Herzklappenprothesen als schwererwiegend einzuschätzen als diejenigen der Mitralinsuffizienz selbst.

Aortenstenose

Auch die Aortenstenose ist eine eher seltene Begleiterkrankung der Schwangerschaft, da auch sie häufiger bei Männern als bei Frauen vorkommt. Sie ist meistens rheumatisch bedingt, kann aber auch durch angeborene Deformierung der Klappe bedingt sein. Mit der Schrumpfung der Klappenöffnungsfläche auf weniger als ein Drittel des Normalwertes treten gewöhnlich Symptome in Form von Dyspnoe, Leistungsschwäche, Angina pectoris und Synkopen ein. Die schwangerschaftsbedingten Kreislaufumstellungen tendieren dazu, die Auswirkungen der Aortenstenose zu verstärken. Mit zunehmender Förderleistung des Herzens in der Schwangerschaft nimmt der Druckgradient an der stenosierten Klappe zu, wodurch die symptomatisch bedeutsame Angina pectoris verstärkt werden kann. Durch die periphere Gefäßerweiterung kann dem Eintreten von Synkopen Vorschub geleistet werden. Die Aortenstenose ist somit als gefährlicher Herzfehler in der Schwangerschaft einzustufen.

Diagnose
Die subjektiven Symptome können wiederum durch die Schwangerschaft selbst vorgetäuscht werden, einschließlich der Synkope. Die klinische Untersuchung liefert jedoch sofort deutliche Hinweise: das Preßstrahlgeräusch der Aortenstenose kann zwar zu Verwechslungen mit den funktionellen Geräuschen der Schwangerschaft Anlaß geben, jedoch ist die Veränderung des Karotispulses (Pulsschreibung!) diagnoseweisend. Außerdem liefert das EKG Hinweise für Linkshypertrophie. Die Ultraschallechokardiographie kann die behinderte Beweglichkeit der Klappensegel und die Einengung der Klappenöffnungsfläche direkt aufdecken. Differentialdiagnostisch wird meistens die Abgrenzung von funktionellen Herzgeräuschen im Vordergrund stehen. Wichtig und u.U. schwierig kann die Abgrenzung der subvalvulären muskulären Aortenstenose, wie auch des selteneren Kammerseptumdefektes und der Pulmonalstenose sein.

Die subvalvuläre muskuläre Aortenstenose ist als besondere Erscheinungsform der Ausflußbahnobstruktion des linken Herzens eine Folge asymmetrischer Hypertrophie der linken Herzkammer mit Einengung von deren Ausflußbahn durch einen muskulären Wulst im Kammerseptum, der mit der Kammerkontraktion noch stärker vorspringt und somit eine dynamische Ausflußbahnstenose produziert. Dieses, von einer valvulären Aortenstenose in der Symptomenentwicklung kaum abzugrenzende Krankheitsbild muß jedoch differentialdiagnostisch erkannt werden, da sich andersartige therapeutische Konsequenzen ergeben. Die entscheidende diagnostische Maßnahme ist die Ultraschallechokardiographie, die die asymmetrische Hypertrophie des Kammerseptums und eine damit verbundene abnorme Bewegung des vorderen Mitralsegels diagnostisch sicher aufdeckt.

Hiervon abzugrenzen ist lediglich noch die seltenere, angeborene subvalvuläre membranöse Aortenstenose. Deren Erkennung ist in der Schwangerschaft sehr schwierig, jedoch auch nicht essentiell, da sie therapeutisch gleichartig wie die valvuläre Aortenstenose zu behandeln ist, wenn man von einer besonderen Häufung von gefährlichen Herzrhythmusstörungen bei der letztgenannten subvalvulären Aortenstenose absieht.

Therapie
In erster Linie gilt es wie bei allen Herzklappenfehlern in der Schwangerschaft die Flüssigkeitsretention hintanzuhalten, um die Belastungen für das Herz möglichst klein zu halten. Vor allem müssen Blutdrucksteigerungen frühzeitig erkannt und behandelt werden (z. B. Eklampsie), da es hierbei zu u.U. gewaltigen Drucksteigerungen in der linken Herzkammer kommen kann. Die Patientinnen mit

Aortenstenose sollen digitalisiert und im Bedarfsfalle mit den üblichen Therapeutika bei Herzinsuffizienz behandelt werden. Besonderes Augenmerk ist auf eine schonende Geburtsführung zu richten, wobei eine Spontangeburt mit abgekürztem Verlauf und erleichterter Entbindung unter Vermeidung von Preßwehen vorzuziehen ist, denn die an sich schonende Sectio wird durch das bei Aortenstenose nicht unerhebliche Narkoserisiko belastet. Bei Aortenstenosen geringen Schweregrades besteht keine Kontraindikation zur Schwangerschaft. Liegt jedoch der klinische Schweregrad II oder III vor, so ist ein frühzeitiger Schwangerschaftsabbruch zu erwägen, insbesondere dann, wenn Synkopen vorliegen. Eine Korrektur der Aortenstenose während der Schwangerschaft kann nur durch prothetischen Klappenersatz erfolgen. Einzelne derartige Fälle sind beschrieben worden. Die Eigenproblematik der künstlichen Herzklappen steht jedoch diesem Eingriff entgegen, so daß er auf Ausnahmefälle beschränkt bleiben wird.

Für die Phase der Geburt gilt auch hier, daß eine antibiotische Prophylaxe zur Vermeidung einer bakteriellen Endokarditis nach den oben erwähnten Richtlinien vorgenommen werden soll.

Aortenklappeninsuffizienz

Die Aortenklappeninsuffizienz ist ebenfalls bei Männern häufiger als bei Frauen (3:1). Es ist dies aber ein häufiger Klappenfehler, so daß sie in der Schwangerschaft öfter gesehen wird. Sie ist in den meisten Fällen rheumatisch bedingt, kann aber auch durch angeborene Aortenklappendeformität oder durch einen Morbus Bechterew verursacht sein. Vor allem kann sie in Zusammenhang mit Aortenerkrankungen (Marfan-Syndrom, Aneurysma dissecans) beobachtet werden.

Bei Aorteninsuffizienz kommt es durch Schlußunfähigkeit der Aortenklappe zur Regurgitation von Aortenblut in die linke Herzkammer, die hierdurch mit zusätzlichem Fördervolumen belastet wird. Es kommt zur Vergrößerung der linken Herzkammer und zu einer Aufweitung der Blutdruckamplitude und zur Entwicklung von Pendelblut in der Aortenwurzel. Die schwangerschaftsspezifischen Kreislaufumstellungen führen dank der peripheren Gefäßerweiterung zu einer Abschwächung der Auswirkungen der Aorteninsuffizienz. So kann das Regurgitationsgeräusch der Aortenklappeninsuffizienz in der Schwangerschaft abgeschwächt werden oder vollständig verschwinden (28). Abgesehen von schweren Aortenklappeninsuffizienzen ist daher dieser Klappenfehler als eher gutartig einzustufen.

Die Symptome der Aortenklappeninsuffizienz mit Herzklopfen, Schweißausbrüchen, Leistungsschwäche, Angina pectoris können ebenfalls mit der Entwicklung der Schwangerschaft abgeschwächt werden oder ganz zurückgehen.

Lediglich dann, wenn die Aorteninsuffizienz im Rahmen eines Marfan-Syndroms besteht, kann im Laufe der Schwangerschaft durch die Gewebsauflockerung eine Verstärkung der Insuffizienz und u.U. eine akute Erweiterung der Arterien mit oder ohne Dissektion eintreten (s. o., 10, 28).

Diagnose

Die Erkennung der Aortenklappeninsuffizienz ist gebunden an eine große Blutdruckamplitude mit erhöhtem systolischen und erniedrigtem diastolischen Druck, einen steil ansteigenden Karotispuls mit großer Amplitude, systolischen Tönen oder Geräuschen über den Arterien und das typische hochfrequente Sofortdekrescendodiastolikum am linken Sternalrand sowie einen 3. Herzton und/oder ein Austin-Flint-Geräusch über der Herzspitze. Die genannten Zeichen können sämtlich bis auf das Aorteninsuffizienzgeräusch durch die Schwangerschaft selbst hervorgerufen werden. Auch die Herzvergrößerung und die Linksdrehung der elektrischen Herzachse kann schwangerschaftsbedingt beobachtet werden. Es ist daher leicht möglich, daß eine Aortenklappeninsuffizienz in der Schwangerschaft so maskiert wird, daß sie nicht mehr diagnostiziert werden kann. Schwerere Aorteninsuffizienzen bleiben jedoch erkennbar am klinischen Befund, in Gemeinsamkeit mit der Linkshypertrophie im EKG und manchmal einem entsprechenden echokardiographischen Befund.

Therapie

Spezielle therapeutische Maßnahmen sind in der Regel nicht erforderlich. Es soll lediglich während der Geburt die oben erwähnte antibiotische Prophylaxe erfolgen. Liegt eine Herzinsuffizienz vor, so wird diese nach den üblichen Richtlinien behandelt.

Nur in sehr schweren Fällen (klinischer Schweregrad III–IV) kann ein vorzeitiger Schwangerschaftsabbruch erwogen werden. In aller Regel werden aber auch schwere Aortenklappeninsuffizienzen mit einer komplikationslosen Schwangerschaft und Geburt vereinbar sein.

Herzklappenprothesen

Künstliche Herzklappen werden heute in zunehmendem Maße bei erworbenen und angeborenen Herzklappenfehlern verwendet und werden auch bei jüngeren Patienten implantiert. Es ist daher mit einer zunehmenden Zahl von Fällen zu rechnen, bei denen nach erfolgreicher Herzklappenimplantation eine Schwangerschaft eintritt (24, 30).

Es ist dabei zu berücksichtigen, daß alle künstlichen Ventile, seien es Kugelklappen, Kippscheibenprothesen oder auch Bioprothesen eine vollständige Korrektur des vorbestehenden Herzklappenfehlers in hämodynamischer Hinsicht nur selten zulassen, wenngleich in aller Regel ein sehr hohes Maß an Belastbarkeit und Leistungsfähigkeit wiederhergestellt wird. Der begrenzende Faktor für die Rekonvaleszenz und die Belastbarkeit der Patientin im weiteren Verlauf ist dahingehend stets der sog. „Myokardfaktor", d. h., die Schwere der Herzmuskelschädigung, die vor dem operativen Klappenersatz bestand. Der myokardiale Faktor bestimmt entscheidend den klinischen Schweregrad und damit auch die Gefährdung durch eine etwaige Schwangerschaft.

Als Spezifikum der künstlichen Herzklappen ist zu bedenken, daß bei Implantation der Klappe in Mitralposition eine gewisse leichte Mitralstenose bei den meisten Prothesenmodellen verbleibt. Wesentlich bedeutsamer ist aber die Tatsache, daß die (häufig) heute implantierten Kunstklappen alle der dauernden Antikoagulierung bedürfen, damit embolische Komplikationen durch Gerinnselbildung an den Stahl- und Kunststoffflächen vermieden werden. Eine Dauerantikoagulierung aber gefährdet die Schwangerschaft. Zwar ist bei vorsichtiger Antikoagulierung eine erhöhte fetale Mortalität bisher nicht beobachtet worden, jedoch sollen Mißbildungen unter Antikoagulantientherapie häufiger sein. Außerdem kann es natürlich unter der Geburt und im Wochenbett zu gefährlichen Blutungen kommen, womit natürlich auch bei abnormem Sitz der Plazenta zu rechnen ist.

Die überwiegende Mehrheit der Autoren empfiehlt daher, daß bei Trägerinnen von Kunstklappen, die eine dauernde Antikoagulierung erfordern, Schwangerschaften verhütet werden sollen bzw. einmal eingetretene Schwangerschaften frühzeitig beendet werden müssen. In ganz besonderen Fällen kann eine vorsichtige Antikoagulierung bis zur Geburt fortgeführt werden. Dann wird die Antikoagulierung mittels Vitamin-K-Antagonisten durch Heparin ersetzt und unter der vorsichtig dosierten Heparin-Antikoagulierung die Geburt auf natürlichem Wege zu Ende gebracht (2, 11, 19).

Während der Laktation soll nicht antikoaguliert werden, da Dicumarole in die Muttermilch übergehen (11).

Bei Trägerinnen von biologischen Herzklappenprothesen, die keine dauerhafte Antikoagulierung erfordern, besteht keine Gegenindikation zu einer Schwangerschaft, und einmal eingetretene Schwangerschaften können wie normale Schwangerschaften behandelt werden. Allerdings ist hier für die Geburt eine antibiotische Prophylaxe zur Verhütung bakterieller Endokarditis (s. o.) obligat (22, 31).

Angeborene Herzfehler

Angeborene Herzfehler werden heute dank der besseren Überlebenschancen immer häufiger als Komplikationen von Schwangerschaften zu beobachten sein. Auch werden immer mehr operative Korrekturen von angeborenen Herzfehlern möglich, die, in der Jugend oder im Kindesalter vorgenommen, später durchaus normale Schwangerschaftsverläufe zulassen (8, 25, 29, 34).

Es ist nicht möglich, in diesem Rahmen die Vielzahl der angeborenen Herzfehler zu besprechen. In aller Regel wird die klinische Bedeutung des angeborenen Fehlers in der Schwangerschaft durch die hämodynamische Alteration bestimmt. Über die Gefährdung der Schwangeren und des Kindes durch das Vitium liegen eine Reihe von statistischen Daten vor: Die mütterliche Mortalität bei angeborenen Herzfehlern liegt um 0,53%. Bei Eintreten von Pulmonalhypertonie bei Fehlern mit Links-rechts-Shunt (Eisenmenger-Reaktion) etwa bei Kammerseptumdefekt oder bei Ductus Botalli apertus steigt die mütterliche Mortalität auf 66%. Die Komplikationen bestehen meistens in der Entwicklung einer nicht-kontrollierbaren Herzinsuffizienz, einer Infektion und bakteriellen Endokarditis sowie zahlreichen selteneren Ursachen, wie etwa einer Aortenruptur bei Aortenisthmusstenose oder Ductus Botalli apertus. Die Mortalität des Fetus wird mit ca. 20% angegeben, d. h., 80% der Kinder von Müttern mit angeborenem Herzfehler überleben. Die Zahlen sind als Mittelwerte aus den Angaben der Literatur aus den Jahren 1960 bis 1975 zu betrachten.

In diesem Zusammenhang ist eine Aussage darüber bedeutsam, inwieweit der angeborene Fehler der Mutter erblich ist bzw. zu neuen Mißbildungen beim Kind Anlaß geben kann. Wir wissen, daß bei Fehlern mit Links-rechts-Shunt (Vorhofseptumdefekt, Kammerseptumdefekt, Ductus Botalli apertus) die Häufigkeit von Kindesmißbildungen relativ gering ist (10–15%), während bei Mißbildungen mit Ausflußbahnobstruktion des linken oder des rechten Herzens (Aortenstenose, Pulmonalstenose) bis zu 40% erbliche Mißbildungen beobachtet werden.

Der häufigste angeborene Herzfehler ist der Vorhofseptumdefekt. Der resultierende Links-rechts-Shunt mit pulmonaler Hyperämie wird durch die schwangerschaftsbedingte allgemeine Gefäßerweiterung abgeschwächt und das Shunt-Volumen nimmt gewöhnlich ab. Damit gehen auch die symptomatischen Auswirkungen zurück. Lediglich dann, wenn Pulmonalhypertonie besteht (Eisenmenger-Reaktion), können gefährliche Komplikationen eintreten. Bei Sinken des peripheren Gesamtgefäßwiderstandes kommt es nämlich zu einer Vergrößerung der Rechts-links-Shunt-Komponente und somit zu einer Vertiefung der Zyanose und einer Verschlechterung der Sauerstoffversorgung des Organismus.

Die Diagnose des Vorhofseptumdefektes in der Schwangerschaft kann sehr schwierig sein und gelingt gewöhnlich nur in spezialisierten Zentren mit echokardiographischen Diagnosemöglichkeiten und Einschwemmkatheterdiagnostik.

Im Prinzip gelten die gleichen Überlegungen für die nächst häufigen angeborenen Herzfehler, nämlich den Ductus Botalli apertus und den Kammerseptumdefekt. Auch hier wird der Links-rechts-Shunt durch die Schwangerschaft abgeschwächt und die symptomatische Auswirkung des Fehlers reduziert.

Hierdurch wird auch die Ausprägung des spezifischen auskultatorischen Phänomens herabgesetzt, so daß die Diagnose schwierig werden kann. Lediglich im Falle der Pulmonalhypertonie können gefährliche Situationen eintreten, die eine frühzeitige Erkennung des Fehlers notwendig machen. In diesen Fällen ist jedoch nahezu stets eine durch die Rechts-links-Shunt-Komponente bedingte Zyanose zu beobachten, die die diagnostischen Überlegungen beeinflußt.

Spezielle therapeutische Maßnahmen sind bei keinem der drei genannten angeborenen Vitien mit Links-rechts-Shunt erforderlich. Liegt eine Eisenmenger-Reaktion vor, so soll ein Schwangerschaftsabbruch bis spätestens zur 20. Woche erfolgen. Danach ist jedoch der Eingriff zu gefährlich und es muß versucht werden, die Schwangerschaft unter konservativer Therapie zu Ende zu bringen. Hierzu werden die üblichen Maßnahmen der Herzinsuffizienztherapie (Natriumrestriktion, Digitalis, Diuretika) verwendet. Darüber hinaus müssen alle Maßnahmen vermieden werden, die den peripheren Gefäßwiderstand erniedrigen können, so müssen heiße Bäder vermieden werden, Fieber wird gesenkt (Salicylate) und Blutverluste müssen sofort ausgeglichen werden. Unter Umständen muß während der Geburt der Gesamtgefäßwiderstand durch Infusion von Alpha-stimulierenden Substanzen hochgehalten werden. Entbindung durch Sectio kommt wegen der hohen Narkosegefährdung ebensowenig in Betracht wie Epiduralanästhesie.

Angeborene Pulmonalstenosen und Aortenstenosen valvulärer, subvalvulärer oder supravalvulärer Art wie auch die infundibuläre Pulmonalstenose werden durch das Hinzutreten einer Schwangerschaft in aller Regel in ihrer subjektiven und symptomatischen, objektiven Ausprägung verstärkt. Es kann im wesentlichen auf die Gesichtspunkte verwiesen werden, die oben für den Fall der Aortenstenose besprochen worden sind.

Für den Fall der Pulmonalstenose ist mit einer Häufigkeit von Spontanaborten um 22% zu rechnen. Eine Gefährdung für die Mutter besteht nur in sehr schweren Fällen, etwa bei systolischen Druckerhöhungen über 110 mmHg im rechten Ventrikel (Druckgradient über 100 mmHg). Die Pulmonalstenose kann auch während der Schwangerschaft operativ korrigiert werden.

Die Tetralogie von Fallot ist der häufigste zyanotische Herzfehler und besteht aus der Kombination einer infundibulären Pulmonalstenose mit einem Kammerseptumdefekt, wobei ein Rechts-links-Shunt mit Zyanose resultiert. Die Besonderheit dieser Mißbildung für die Schwangerschaft liegt darin, daß der Rechts-links-Shunt auf der Ebene des Kammerseptums eine direkte Verbindung zwischen venösem Kreislauf und Arteriensystem zuläßt, so daß Bakterien, Gerinnsel und andere im venösen Blut anfallende „Fremdsubstanzen" in der Schwangerschaft und unter der Geburt direkt in den arteriellen Kreislauf gelangen können. Die Schwangerschaft wird weiter gefährdet durch die allgemeine Sauerstoffminderversorgung. Es resultiert eine hohe Spontanabortrate von 32–50%. Die operativ korrigierte Tetralogie von Fallot läßt in aller Regel normale Schwangerschaftsverläufe zu. Es ist lediglich mit dem Auftreten von Herzrhythmusstörungen und nicht selten mit einer gewissen Vasolabilität zu rechnen, die eine sorgfältige Flüssigkeitsbilanzierung und genauen Ersatz von Blutverlusten unter der Geburt erfordert. Für die Tetralogie gilt wie für die Herzklappenfehler und Kammerseptumdefekt und Ductus Botalli apertus, daß peripartal eine antibiotische Prophylaxe durchgeführt werden soll.

Bei der selteneren Mißbildung des rechten Herzens mit Verlagerung der Trikuspidalklappe in das Kavum der rechten Kammer, der sog. Ebsteinschen Anomalie, sind Schwangerschaften beobachtet worden. Sie sind in der Regel als gut toleriert beschrieben worden. Die Spontanabortrate soll um 20% liegen. Patientinnen mit Ebsteinscher Anomalie sind in besonderer Weise durch Herzrhythmusstörungen gefährdet, die in Form von supraventrikulären und ventrikulären Extrasystolen, Vorhofflimmern, Vorhofflattern, Knotentachykardien oder auch als AV-Block auftreten können. Diese Herzrhythmusstörungen werden nach den üblichen Richtlinien der antiarrhythmischen Therapie behandelt (25).

Angeborener AV-Block kommt nicht selten vor und ist grundsätzlich mit einer normalen Schwangerschaft zu vereinbaren. Der angeborene Leitungsunterbruch liegt gewöhnlich proximal vom AV-Knoten, so daß eine relativ rasche Kammerfrequenz resultiert, die von einem sekundären Reizbildner im AV-Knoten selbst ausgeht und gewöhnlich zwischen 40 und 60 Schl./min liegt. Die Neigung zu der für den AV-Block sonst typischen Komplikation durch Morgagni-Adams-Stokes-Anfälle ist beim angeborenen Block gering. Überdies ist bei angeborenem AV-Block eine gewisse Variabilität der Herzfrequenz noch zu beobachten, d. h., unter Belastungen kann die Kammerfrequenz bis auf 70 oder gar 80/min ansteigen.

Ist im vorangegangenen Krankheitsverlauf kein Anhalt für gefährliche bradykarde oder asystolische Anfälle gegeben, und zeigt das EKG Frequenzvariabilität und eine Frequenz über 40/min mit schmalem QRS-Komplex (kleiner als 0,10 s), so kann die Herzrhythmusstörung als gutartig angesehen werden. Die Schwangerschaft kann dann ohne besondere therapeutische Maßnahmen zu Ende geführt werden. In Zweifelsfällen muß aber für die Phase der Geburt ein temporärer Herzschrittmacher in die rechte Kammer aus Sicherheitsgründen eingelegt werden.

Liegt ein AV-Block mit verbreitertem QRS-Komplex und langsamer Grundfrequenz (unter 40/

min) vor und sind asystolische Anfälle beobachtet worden oder zu vermuten, so muß unter entsprechenden Strahlenschutzmaßnahmen ein permanenter Herzschrittmacher so rasch als möglich implantiert werden. Es wird der Zugang von der Vena jugularis interna oder von der Vena subclavia aus gewählt, und die Stimulationselektrode wird in üblicher Weise in der rechten Herzkammer verankert. Das Schrittmachergerät selbst wird rechts- oder links-pektoral implantiert, wobei auf die Größenzunahme der Mammae während der Laktationsperiode Rücksicht genommen werden muß. Der abdominale Implantationsort kommt aus naheliegenden Gründen nicht in Frage.

Koronare Herzkrankheit

Die allgemeine Zunahme der koronaren Herzkrankung hat auch vor dem weiblichen Geschlecht nicht halt gemacht. Allerdings ist die Entwicklung der Koronarerkrankung gewöhnlich erst nach der Menopause zu beobachten. Während der letzten Jahre ist jedoch eine zunehmende Häufung von Koronarerkrankungen bei Zigaretten rauchenden Frauen mit oder ohne vorausgegangene Kontrazeptivaeinnahme sowie bei Diabetikerinnen beobachtet worden. Die Angaben über die Häufigkeit der koronaren Herzkrankheit in der Schwangerschaft sind daher als überholt anzusehen. Noch 1963 wurde mit einem Fall unter 10 000 Geburten gerechnet. Heute liegt die Zahl sicherlich beträchtlich darüber. Die mütterliche Mortalität beim Zusammentreffen von koronarer Herzkrankheit und Schwangerschaft wird um 30% angegeben. Sie ist bedingt durch das Eintreten von Herzinfarkten vor allem während des 3. Trimenons wie auch postpartal. Die fetale Mortalität soll ebenfalls um 30% liegen (20).

Die allgemeine Gefäßerweiterung während der Schwangerschaft und die Kreislaufaktivierung ist für die koronarkranke Patientin nicht notwendigerweise nachteilig. Jedoch ist mit den hohen Beanspruchungen von Herz und Kreislauf unter der Geburt bei vorbestehender Koronarerkrankung mit dem Auftreten von Angina pectoris und arrhythmiebedingten Komplikationen zu rechnen.

Diagnose
Die Erkennung der Koronarerkrankung in der Schwangerschaft stützt sich auf die Vorgeschichte und die klinische Symptomatik, sie wird bewiesen durch den Nachweis von infarkttypischen Veränderungen im EKG oder von ischämiespezifischen ST-T-Verschiebungen im Belastungs-EKG. Weiterführende diagnostische Maßnahmen, wie etwa die selektive Koronarangiographie, kommen aus naheliegenden Gründen während der Schwangerschaft nicht in Betracht.

Therapie
Die Behandlung der Koronarkrankheit ist auf eine Entlastung des Herzens gerichtet. Es soll somit die schwangerschaftsbedingte Flüssigkeitsretention hintangehalten werden. Ferner müssen Blutdrucksteigerungen (Eklampsie) frühzeitig erkannt und behandelt werden. Hier kann es sehr rasch zu gefährlichen Komplikationen kommen. Im übrigen wirkt die schwangerschaftsbedingte allgemeine Vasodilatation eher entlastend und somit günstig auf die stenosierenden Koronarveränderungen. Bei Auftreten von Angina pectoris werden Nitrate (Isosorbiddinitrat, Nitroglycerin, wie auch Calciumantagonisten verwendet. Betarezeptorenblocker sollten wegen der Förderung der Uterusmotilität nicht benutzt werden.

Wegen der erhöhten Thromboseneigung in der letzten Phase der Schwangerschaft und während des Wochenbetts kann bei stärkerer Ausprägung der koronaren Herzerkrankung während dieser Zeitspanne eine vorsichtige Antikoagulierung mit Heparin erfolgen.

Herzrhythmusstörungen (ventrikuläre Extrasystolen, Vorhofflimmern) werden nach den üblichen Richtlinien behandelt (22).

Das Vorliegen einer koronaren Herzkrankheit im klinischen Schweregrad I und II ist im allgemeinen nicht als Begründung für die Unterbrechung der Schwangerschaft anzusehen. Lediglich bei komplizierten und schweren Krankheitsbildern mit rezidivierenden Infarkten und lebensgefährlichen Herzrhythmusstörungen kann eine Schwangerschaftsunterbrechung im ersten Drittel vorgenommen werden. In späteren Stadien der Schwangerschaft ist der Eingriff jedoch gewöhnlich belastender und gefährlicher als der unter engmaschiger Beobachtung geführte Spontanverlauf der Schwangerschaft.

Pulmonalhypertonie

Pulmonalhypertonie durch Widerstandserhöhung im kleinen Kreislauf kann bedingt sein durch rezidivierende Lungenembolien, wie auch nach Einnahme von Appetitzüglern (Aminorexfumarat u. a.), wie auch idiopathisch, d. h. ohne erkennbare Ursache. Die Erhöhung des pulmonalen Gefäßwiderstandes mit Drucksteigerung in der Pulmonalarterie und im rechten Herzen ist als ausgesprochen gefährliches Krankheitsbild anzusehen. Die Lebenserwartung der Kranken beträgt nach Auftreten der ersten Symptome im Durchschnitt nur 2–4 Jahre. Die mütterliche Letalität liegt über 50%, die fetale um 40%, beide sind unabhängig vom Pathomechanismus der Pulmonalhypertonie. Die Todesfälle treten gewöhnlich spät in der Schwangerschaft ein, vornehmlich während der letzten 2 Monate, unter der Geburt oder unmittelbar postpartal.

Die Auswirkungen der Pulmonalhypertonie werden durch die schwangerschaftsspezifischen Kreislaufumstellungen verstärkt, d. h. die schwangerschaftstypische allgemeine Vasodilatation erfaßt nicht das pulmonale Gefäßbett. Die Zunahme der zirkulierenden Blutmenge und die Vergrößerung des Herzminutenvolumens führen daher zu einer weiteren Drucksteigerung im kleinen Kreislauf. Die mechanischen Belastungen in den späteren Stadien der Schwangerschaft und vor allem unter der Geburt können leicht zu gefährlichen Herzrhythmusstörungen oder zur akuten und lebensgefährlichen Herzinsuffizienz führen.

Diagnose
Die Pulmonalhypertonie wird erkannt an den subjektiven Symptomen der Leistungsschwäche, Dyspnoe und synkopalen Anfällen zusammen mit erhöhtem Venendruck oder erhöhter A-Welle im Jugularvenenpuls, vermehrtem rechtsventrikulärem, parasternalem Impuls, betontem Pulmonalklappenschluß und Rechtsherzbelastungszeichen im EKG. Sie wird gesichert durch Druckmessung in der Pulmonalarterie mittels Einschwemmkatheter.

Therapie
Wirksame therapeutische Maßnahmen sind nicht bekannt. Die Schwangerschaftsunterbrechung soll so früh wie möglich erfolgen. In der zweiten Hälfte der Schwangerschaft ist sie jedoch gewöhnlich nicht mehr möglich.
In diesen Fällen wird die Herzinsuffizienz mit den üblichen Methoden behandelt, während analog zur Situation beim Eisenmenger-Komplex periphere Gefäßerweiterungen vermieden werden sollen, Blutverluste rasch ausgeglichen werden und ein möglichst schonender und kurzer Verlauf der Spontangeburt angestrebt werden soll. Epiduralanästhesie oder Sectio kommen wegen der damit verbundenen Gefäßerweiterung bzw. Gefährdung durch die Narkose nicht in Betracht.

Thrombolische Erkrankungen

In den meisten Fällen wird die Pulmonalhypertonie durch thromboembolische Komplikationen vor oder während der Schwangerschaft bedingt sein, d. h., sie wird im Rahmen rezidivierender Lungenembolien bestehen. Die besondere Gefährdung der Schwangeren durch thromboembolische Komplikationen gegen Ende der Schwangerschaft, unter der Geburt und postpartal ist bekannt (18). Sie kann in dieser Phase durch Rezidivembolien zur unmittelbaren Lebensbedrohung werden. Akute, massiv obturierende Lungenembolien können durch Pulmonalisembolektomie auch unter der Schwangerschaft erfolgreich behandelt werden (5). Von diesen Ausnahmefällen abgesehen gilt jedoch, daß unter den Bedingungen einer engmaschigen, stationären Überwachung mit Heparin antikoaguliert wird, so daß etwaige Komplikationen der Antikoagulierung rasch abgefangen werden können. Fibrinolysetherapie kommt wegen der Gefahr für die Schwangerschaft vor der Geburt und wegen der Blutungsgefahr unter und nach der Geburt nicht in Betracht.

Etwaige periphere Thrombosen werden nach den üblichen Richtlinien behandelt.
Für die Antikoagulantientherapie nach der Geburt ist zu bedenken, daß orale Antikoagulantien vom Typ der Vitamin-K-Antagonisten in die Muttermilch übergehen und das Kind gefährden können (11).

Kardiomyopathie

Primäre Herzmuskelerkrankungen mit oder ohne Herzinsuffizienz, mit oder ohne Herzrhythmusstörungen kommen in der Schwangerschaft nicht selten vor. Für die Diagnostik und die Therapie der zum Teil komplizierten Krankheitsbilder der Kardiomyopathien gelten die üblichen Richtlinien der Herzinsuffizienz- und der antiarrhythmischen Therapie. Durch die Schwangerschaft werden im allgemeinen keine besonderen neuen Gesichtspunkte eingebracht. Es gilt wiederum als generelle Regel, daß die Schwangerschaft die Erkennung der Kardiomyopathie maskieren oder erschweren kann, so daß endgültige diagnostische Maßnahmen häufig erst nach Ablauf der Schwangerschaft eingeleitet werden können. Die Erkennung basiert auf Herzvergrößerung, Galopprhythmus, EKG-Veränderungen und u.U. ultraschall-echokardiographischen Befunden.
Die Behandlung umfaßt die üblichen Maßnahmen der Herzinsuffizienz- und der antiarrhythmischen Therapie, wobei lediglich die besondere Neigung der Patienten mit Kardiomyopathie zu thromboembolischen Komplikationen hervorzuheben ist. Aus diesem Grunde sollen die Patientinnen in der postpartalen Phase vorsichtig antikoaguliert werden.
Nach seiner Erstbeschreibung durch BURCH u. Mitarb. 1965 (4) ist das Krankheitsbild der „postpartum"-Kardiomyopathie wiederholt beobachtet worden. Es handelt sich hierbei um ein Krankheitsbild mit progredienter Herzvergrößerung, Galopprhythmus, Herzinsuffizienz und Herzrhythmusstörungen, welches während der letzten 2 Monate der Schwangerschaft, oder – vorzugsweise – postpartal auftritt und zu schwerster Herzinsuffizienz führen kann. Die Kardiomegalie kann sich spontan zurückbilden, kann aber auch in eine chronische Herzvergrößerung mit chronischer Herzinsuffizienz übergehen. Es ist bisher nicht geklärt, ob es sich hierbei um ein eigenständiges Krankheitsbild handelt. Ebensowenig weiß man, wie es in den Gesamtkomplex der primär-myokardialen Erkrankungen einzuordnen ist.

Endokarditisprophylaxe unter der Geburt

Bei Drucklegung dieses Beitrages wird eine größere retrospektive Studie bekannt, die die in meinem Beitrag ausgesprochene Empfehlung zur antibiotischen Prophylaxe gut begründet in Frage stellt: SUGRUE u. Mitarb. fanden bei 2165 Frauen mit rheu-

matischen oder angeborenen Herzfehlern zwei (0,09%) mit peripartaler bakterieller Endokarditis, konnten diese aber in keinem der beiden Fälle auf die Geburt selbst zurückführen. Keine der 2165 Frauen mit Herzfehlern hatten über die Geburtsperiode hinweg antibiotische Prophylaxe erhalten.
Bei 83 Frauen wurden insgesamt 299 Blutkulturen unter der Geburt abgenommen. Drei Frauen (3,6%) hatten positive Kulturen.
Den Schlußfolgerungen von SUGRUE u. Mitarb. möchte ich mich anschließen: Bakteriämien unter der Geburt und im Wochenbett sind nicht selten. Mit dem Angehen einer bakteriellen Endokarditis ist jedoch bei gesunden Frauen nicht und bei solchen mit Herzfehlern auch nur sehr selten zu rechnen. Eine routinemäßige antibiotische Prophylaxe sollte daher nicht empfohlen werden, zumal antibiotikaresistente Keime unter niedrig dosierter Antibiotikatherapie entstehen können.
Besteht jedoch Verdacht auf eine Endokarditis oder ist eine solche zuvor, d. h. innerhalb von 6 Monaten vor der Geburt, abgelaufen, so soll mit voller Dosis antibiotisch behandelt werden.

Literatur

1 Andersen, J. B.: The effect of diuretics in late pregnancy on the newborn infant. Acta paediat. scand. 59 (1970) 659
2 Bloomfield, D. K.: Fetal deaths and malformations associated with the use of coumarin derivatives in pregnancy. Amer. J. Obstet. Gynec. 107 (1970) 883
3 Bunim, J. J., J. Rubricius: The determination of the prognosis of pregnancy in rheumatic heart disease. Amer. Heart J. 35 (1949) 282
4 Burch, G. E., T. D. Giles, C. Tsui: Postpartal cardiomyopathy. Cardiovasc. Clin. 4 (1972) 270
5 Cohn, L. H., N. E. Shumway: Pulmonary embolectomy during pregnancy. Arch. Surg. 106 (1973) 214
6 Conradson, T. B., L. Werkö: Management of heart disease in pregnancy. Progr. cardiovasc. Dis. 16 (1974) 407
7 Cooley, D. A., D. W. Chapman: Mitral commissurotomy during pregnancy. J. Amer. med. Ass. 150 (1952) 1113
8 Copeland, W. E., D. F. Wooley, J. M. Ryan, V. Runco, H. S. Levin: Pregnancy and congenital heart disease. Amer. J. Obstet. Gynec. 86 (1963) 107
9 Cutforth, R., C. B. Mac Donald: Heart murmurs in pregnancy. Amer. Heart J. 71 (1966) 741
10 Deal, K., C. F. Wooley: Coarctation of the aorta and pregnancy. Ann. intern. Med. 78 (1973) 706
11 Eckstein, H. B., B. Jack: Breastfeeding and anticoagulant therapy. Lancet 1970/I, 672
12 Fallen H., H. Dittrich, J. von der Emde, E. Rosellen, K. Lang, H. Just: Akute Trikuspidalinsuffizienz infolge Sehnenfadenruptur. Münch. med. Wschr. 116 (1974) 803
13 Finnerty, F. A.: Advantages and disadvantages of furosemide in the edematous state of pregnancy. Amer. J. Obstet. Gynec. 105 (1969) 1022
14 Finnerty, F. A.: Hypertension and pregnancy. In: Hypertension, hrsg. von J. Genest, E. Koiw, O. Kuckel. McGraw Hill, New York 1977
15 Gemzell, C. A., H. Robbe, G. Ström: Total amount of hemoglobin and physical working capacity in normal pregnancy and puerium. Acta Obstet. Gynec. scand. 35 (1957) 93
16 Gorenberg, H., L. C. Chesley: Rheumatic heart disease in pregnancy. Immediate and remote prognosis. Obstet. and Gynec. 1 (1953) 15
17 Haig, D. C., A. R. Gilchrist: Heart disease complicated by pregnancy. Edinb. med. J. 56 (1949) 55
18 Handin, R. K.: Thromboembolic complications of pregnancy and oral contraceptives. Progr. Cardiovasc. Dis. 16 (1974) 395
19 Hirsh, J., J. F. Cade, E. F. O'Sullivan: Anticoagulants in pregnancy: A review of indications and complications. Amer. Heart J. 83 (1972) 301
20 Husaini, M. H.: Myocardial infarction during pregnancy: Report of 2 cases and review of the literature. Postgrad. Med. 47 (1971) 660
21 Jones, A. M.: Heart Disease in Pregnancy. Harvey & Blythe, London 1951
22 Just, H.: Erkrankungen des Herzens. In: Internistische Therapie 1978, hrsg. von H. P. Wolff, Th. Weihrauch. Urban & Schwarzenberg, München 1978
23 Just, H., K. Martin: Herz und Kreislauf. In: Physiologie der Schwangerschaft, hrsg. von V. Friedberg, G. H. Rathgen. Thieme, Stuttgart 1980
24 Laros, R. K., M. L. Hage, R. H. Hayashi: Pregnancy and heart valve prostheses. Obstet. and Gynec. 35 (1970) 241
25 Littler, W. A.: Successful pregnancy in a patient with Ebstein's anomaly. Brit. Heart. J. 32 (1970) 711
26 McGarry, J., J. F. Pearson: Time of onset and duration of labour in women with cardiac disease. Lancet 1973/I, 483
27 Marcus, F. I., G. A. Ewy, R. A. O'Rourke, B. Walsh, A. Bleich: The effect of pregnancy on the murmurs of mitral and aortic regurgitation. Circulation 41 (1970) 795
28 Massumi, R. A., E. W. Lowe, L. F. Misanik, H. Just, A. Tawakkol: Multiple aortic aneurysms (thoracic and abdominal) in twins with Marfan's syndrome: Fatal rupture during pregnancy. J. thorac. cardiovasc. Surg. 53 (1967) 223
29 Messer, J. V.: Heart disease in pregnancy. J. Reprod. Med. 10 (1973) 102
30 Metcalfe, J., K. Ueland: The heart and pregnancy. In: McGraw Hill, New York 1978. The Heart. Arteries and Veins, 4. Aufl., hrsg. von J. W. Hurst
31 Redleaf, P., E. Fadell: Bacteremia during parturition. J. Amer. med. Ass. 169 (1959) 1284
31a Sugure, D., S. Blake, P. Troy, D. McDonald: Antibiotic prophylaxis against infective endocarditis after normal delivery – is it necessary?. Brit. Heart Jour. 44 (1980) 499
32 Szehely, P., L. Snaith: Atrial fibrillation in pregnancy. Brit. Med. J. 1961/I, 1407
33 Szehely, P., L. Snaith: Heart Disease and Pregnancy. Churchill-Livingstone, Edinburgh, London 1974
34 Whitemore, R.: Outcome of pregnancy in mothers with congenital cyanotic and obstructive heart defects. Circulation 48 (1973) 120
35 Wood, P.: Diseases of the Heart and Circulation, 3. Aufl. Eyre & Spottiswode, London 1969

Psychosomatische Symptome und Erkrankungen in der Schwangerschaft

H. J. PRILL

Nausea

Unter Nausea versteht man die in den ersten Monaten der Schwangerschaft relativ häufige Übelkeit der Schwangeren, ohne daß es zum Erbrechen kommt. Es wird ein Gefühl geschildert, wie es vor dem Erbrechen besteht. Mitunter zwingen sich die Schwangeren zum Erbrechen, da das Symptom sich danach bessert. Diese Übelkeit ist häufig nicht motiviert, also kein Ekel vor etwas, wie DEUTSCH (8) es beschreibt.

Eine vermehrte Schleimbildung und -verhaltung im Magen wird diskutiert. Die häufige Schmerzlokalisation unter dem Sternum läßt an ein neurovegetatives Symptom denken, dessen Verursachung in einer Ambivalenz zur Schwangerschaft liegen kann. Versteht man die Metapher: „Mir ist etwas auf den Magen geschlagen" als die seelisch noch nicht verarbeitete Tatsache einer Schwangerschaft, so ist man oft dem psychosomatischen Verständnis recht nahe. Die ambivalente Einstellung zum Kinde und die oft unverhoffte seelische Situation gilt es für die Frau „zu verdauen". MOLINSKI (27) umschreibt die Konfliktsituation der Schwangeren mit der Formel: „Darf ich meinen Wunsch nach einem Kinde befriedigen oder nicht?" In dieser Zweifelsschaukel erlebt sie ihre Übelkeit.

Emesis gravidarum

(Vomitus matutinus)

Das gelegentliche, meist morgendliche Erbrechen der Schwangeren wird als eine Begleiterscheinung der Frühschwangerschaft angesehen und durch die endokrin-vegetative Umstellung (vermehrte Magenschleimsekretion, Neigung zur Sympathikotonie u. a.) erklärt. Ohne dem widersprechen zu können und zu wollen, muß psychologisch jedoch die neue Situation der Schwangerschaft mitberücksichtigt werden. Hoffnungen, Befürchtungen und Phantasien beleben die Schwangere psychisch und somatisch. Gegenüber unbestimmten ambivalenten Gefühlen bei der Übelkeit kommt es im Erbrechen zu einem stärkeren Ausdruck von Gefühlen und Befindlichkeit, die zu unterschiedlichen Deutungen Anlaß gegeben haben. Als Ausdruck von Zurückweisung und Ausstoßung (11, 8), von gestörter Sexualität (34), starker Mutterbindung (34), oralem Konflikt (27), Anpassung und Selbstbestätigung wird der Emesis im psychopathologischen Bereich eine sehr unterschiedliche Ätiologie zugesprochen. Festzuhalten bleibt, daß bereits die Emesis seelische Determinanten erkennen läßt, die zusammen mit der vegetativ-endokrinen Umstellung ein psychosomatisches Symptom bildet.

Hyperemesis gravidarum

Die bis heute noch oft vertretene Betrachtungsweise eines Dualismus von Psyche und Soma hat ihren gynäkologischen Präzedenzfall in der Hyperemesis gravidarum. Seit 80 Jahren werden abwechselnd für eine Somato- oder Psychogenese „beweisende" Untersuchungsergebnisse mitgeteilt (28, 35). Die ersteren geben uns ohne Zweifel eine genauere Kenntnis des endokrinen, meta- und anabolen Stoffwechsels. Leider schloß man aus derartigen Stoffwechselveränderungen auf eine somatische Genese („Frühgestose"), als ob psychosomatische Vorgänge im Körper befundlos ablaufen müßten. ROEMER formulierte in der ersten Auflage dieses Handbuches, daß alle Fälle von Hyperemesis gravidarum mit einem psychogenen Erbrechen beginnen, wonach sekundär infolge Inanition und Dehydration somatische Folgen unausbleiblich seien, die wiederum die aktuelle Konfliktsituation verstärken. Heute muß man die Gleichzeitigkeit von psychischen und somatischen Abläufen in gegenseitiger sich verstärkender Funktion sehen.

ROEMER traf eine Unterteilung in

1. Primitivreaktionen (tendenziöse, demonstrative Abwehrreaktion ohne inneres Konfliktempfinden; früher häufiger, jetzt extrem selten; (5, 11),
2. Situationsneurosen, Ablehnung des Kindes aus sozialen, finanziellen, moralischen Gründen; Ablehnung des Mannes oder der Familiensituation aus persönlichen Gründen (35),
3. Persönlichkeitsneurosen (aus tieferen neurotischen Charakterstrukturen, z. B. egoistisch-narzißtische Lebenseinstellung, starke Über-Ich-Problematik, psychosexuell retardierte und psychasthenische Persönlichkeiten 17).

Die Hyperemesis wird bei uns heute nur noch selten beobachtet. Soziologische (höherer Sozialstatus) und kulturelle Dispositionen sind angeführt worden (22), wobei weltweit betont wird, daß in der industriellen Gesellschaft die Hyperemesis häufiger sei. Der Vergleich mit ländlichen bzw. ärztlich unterversorgten Gebieten beruht aber nur auf allgemeinen Erfahrungswerten. In vielen Kulturen verhindert wohl eine weibliche Ergebenheit oder die Selbstverständlichkeit der altruistischen mütterlichen Rolle ambivalente Gefühle, die zur Hyperemesis führen. Im umgekehrten Sinne erklärt dies, warum abtreibungswillige Schwangere praktisch nicht erbrechen. Die Abwehr gegen das Kind ist so stark, daß keine ambivalenten Gefühle aufkommen. Ob die allgemein zu beobachtende Abnahme der Hyperemesis auf die bewußtere Entscheidung zur Schwangerschaft zurückzuführen ist, bleibt zu diskutieren.

In einer gründlichen tiefenpsychologischen Studie, beschreibt MOLINSKI (27) die orale Konkurrenzsituation dem Kinde gegenüber als das Kernstück des Konfliktes. Die Charakterstruktur der Hyperemesiskranken werde bestimmt durch orale Hemmungen, Beeinträchtigungen des Selbstwertgefühles, des Geltungsstrebens und durch starke Verunsicherungen im aggressiven Antriebserleben. Die schon erwähnte Reifungsstörung sieht er ebenfalls in einer erotischen und psychosexuellen Retardierung, betont jedoch zugleich ein zutiefst wirksames sehnsüchtiges Verlangen nach einem irrealen Mutterbild (Mutter-Imago). Dadurch wird der Kinderwunsch konflikthaft, denn er erfordert die Aufgabe dieser Muttersehnsucht und dafür den Aufbau eigener Mütterlichkeit. Die Erwartungen werden oft unrealistisch, bei deren Enttäuschung sich Ärger und sekundäre Ablehnungen gegenüber der Umwelt einstellen.

Wenn auch die Triebdynamik zur Hyperemesis weitgehend gleich ist, so entwickelt sich doch im Bereiche der Triebderivate eine große Manigfaltigkeit, die z. B. durch hysterische oder depressive Komponenten zu einem jeweils individuellen psychopathologischen Krankheitsbild führen. Die Bedeutung der sozialpsychologischen Faktoren und der tiefenpsychologisch gut begründeten Vorstellungen wird nur mehr in Einzelfällen zu erkennen sein, da die heute selten gewordene Erkrankung statistisch-testpsychologisch an einem größeren Beobachtungsgut nicht mehr zu bestätigen sein wird. Für eine pragmatische Psychotherapie des Gynäkologen scheint dies auch nicht wesentlich, wenn gewisse Grundprinzipien beachtet werden.

Therapie
Die alleinige Bettruhe mit einer elektrolytausgleichenden Infusionstherapie bringt in über 70% das Erbrechen in wenigen Tagen zum Sistieren (31). Alle medikamentösen Behandlungen müssen sich an diesem „Vergleichskollektiv" messen lassen. Für die psychogene Ätiologie spricht weiterhin die Symptombeseitigung durch Hypnose (23), die heute nicht mehr angewandt wird. Von einer aufdeckenden konfliktklärenden Psychotherapie durch den Nicht-Fachpsychotherapeuten ist abzuraten, jedoch sind einige Prinzipien des Verhaltens des Arztes und des Pflegepersonals zur Patientin für den allgemeinen Heilungserfolg entscheidend.

1. Die Patientin wird als krank anerkannt. Man sagt ihr, daß sie Hilfe nötig hat und daß die Hilfe, die ihr gegeben wird, auch effektiv sein wird (suggestive Hilfe).
2. Dadurch gewinnt sie Sympathie und Vertrauen zum Pflegepersonal. Es gelingt ihr leichter, ihre Hemmungen zu überwinden, über ihre Schuldgefühle zu sprechen und sich eines Ärgers zu entäußern.
3. Je mehr der Arzt sich der Patientin zuwendet, um so stärker wird die Abhängigkeit, die zwar am Anfang einen Rückgang der Beschwerden bringt, aber bei Entzug der Sympathie wieder zu einem Rückfall führen kann. Deshalb ist eine gut dosierte Betreuung, die meist über das Maß der üblichen Krankenversorgung hinausgehen muß, aber anderseits nicht in eine Hörigkeit ausarten darf, ungemein wichtig.
4. In der Visitensituation muß über das allgemeine Befinden und die reaktiven ärztlichen Anordnungen hinausgegangen werden, indem die allgemeine Situation der Schwangerschaft und ihre Aufgaben – wenn auch nur mit einem oder mehreren Sätzen – angeschnitten wird. Die Patientin darf lernen, daß es normal ist zu denken: „Ich liebe mein Kind. Aber manchmal ist es mir auch lästig" (27). Diese Zwiespältigkeit kann die Schwangere anfangs nicht bewußt erleben. Es soll ein Kompromiß zwischen den eigenen Bedürfnissen und denen des Kindes gefunden werden.
5. Den Angehörigen ist mitzuteilen, daß die Beschwerden nicht eingebildet sind, gerade wenn der Arzt seelische Probleme von der Patientin erfahren hat. Der Ehemann und die Angehörigen sollten andererseits in ihrer Wichtigkeit für die Konfliktbearbeitung bei der Schwangeren erkannt werden. Danach richtet sich, wie intensiv ihr Besuch im Krankenhaus erfolgen kann. Behandlungsmethoden wie Isolation zur Vermeidung von negativen „Umweltreizen", Gebrauch von überdicken Nadeln zu subkutanen schmerzhaften Infusionen sind heute obsolet.

Hypersalivation

(Ptyalismus)

Die übermäßige Speichelsekretion in krankheitsspezifischer Auswirkung ist äußerst selten. Ohne Krankheitswert kommt sie als belästigendes Symptom in etwa 0,5% bei Schwangeren vor. Ein psychogenetischer Faktor wurde gefunden, wenn eine Psychodiagnostik betrieben wurde. Die Literaturergebnisse zeigen kein einheitliches psychosomatisches Bild (6, 36), wenn auch die Deutung als somatisches Korrelat zu mobilisierten oralen Impulsen durchgängig gefunden wird, die in ihrem Handlungsablauf im Gegensatz zur Hyperphagie gebremst werden (43). Der Impuls zieht sich gleichsam auf die unwillkürliche Motorik zurück (27).
Folgende psychodynamische Zusammenhänge lassen sich feststellen:
– Zurückweisung der Gravidität bei hysterisch-narzißtischer Charakterstruktur (symbolisch: Ausspucken des Fetus; 6, 8, eig. Beob.),

- Regression in die orale Phase (43); adaptive orale Regression (3),
- im Handlungsanteil gehemmte, unbewußt verstärkte orale Triebbefriedigung (27, eig. Beob.),
- Überkompensation bzw. Abwehr oraler Ängste.

Die Psychodiagnostik und -therapie ruft nicht wie bei Gestosen und Hyperemesis die Gefahr der Verschlechterung der Symptomatik hervor. Die Frauen erreichen vielmehr häufig durch das Gespräch eine Distanzierung zu dem sie sehr strapazierenden Symptom. Die medikamentöse Behandlung mit Atropin, Belladonna usw. bringt nur in Einzelfällen Besserung (43).

Inappetenz

Wenn 95% der Frauen bis zum 6. Monat an Gewicht zugenommen haben, fragt es sich, ob bei den restlichen 5% eine Erkrankung, eine willentliche Beschränkung oder eine Inappetenz vorgelegen hat. Nach Ausschluß somatischer Ursachen bleibt bei der Inappetenz eine kleine Gruppe von Frauen, die orale Befriedigungstendenzen stärker abwehren. Man kann dabei unterscheiden:
1. eine anankastische Reaktion (zwanghafte Nahrungseinschränkung wegen der Angst, zu dick zu werden),
2. anorektische Reaktion (tiefenpsychologisch bedingte Störung durch die Ambivalenz gegenüber der Mutterschaft,
3. lavierte Depression,
4. reaktive Inappetenz auf negative Umwelteinflüsse.

Allein schon der Symptomausdruck zeigt, daß es sich um Hemmungen oralen Erlebens handelt. Die Abwehr der oralen Impulse ist stärker als bei Aversionen und Gelüsten. Die orale Physiologie kommt nicht in Gang, weil die oralen Impulse abgewehrt werden (27). Der Gewichtsverlust mit oder ohne Erbrechen in der Frühschwangerschaft ist - die reine Adaptationsstörung ausgenommen - Ergebnis einer besonders erlebten Streßsituation, wobei eine verminderte Fähigkeit, Gefühle zu verbalisieren, besteht (Hypolexithymie, 44).

Aversionen

Geschmacksänderungen in der Schwangerschaft sind häufig (ca. 70%), jedoch ist ihr Krankheitswert sehr begrenzt, da meist auf andere Nahrungsmittel ausgewichen werden kann. Getränke wie Kaffee, Kakao, Tee und Gemüse, Fleisch, Fisch und Eier, werden am häufigsten abgelehnt (45). Aversionen kommen häufiger gleichzeitig mit Speisegelüsten vor. Abgesehen von bestimmten Speisen, kann der Ekel auch durch die Aufbereitung (gebratene und fettige Zubereitung) ausgelöst werden. Diese Geschmacksveränderungen sind schon 1935 von HANSEN u. LANGER (16) experimentell festgestellt worden, ohne daß bis heute dazu eine Erklärung vorliegt.

FENICHEL (12) erklärt Aversionen vor bestimmten Nahrungsmitteln dadurch, daß diese in unbewußten Konflikten durch lebensgeschichtlich bedingte Assoziationen oder in ihrem individuellen Symbolwert begründet sind.

Abnorme Eßgelüste

Die abnormen Eßgelüste von Schwangeren können in
1) eßbaren, wozu vor allen Dingen Früchte, Schokolade, Süßigkeiten, saure Gurken gehören und
2) ungenießbaren Dinge (Erde: Geophagie, Gummi, Mörtel, u. a.) bestehen.

Da die Symptome selten Krankheitswert erreichen und viele Frauen ihren Arzt darüber nicht informieren bzw. sich in Fragen allgemeiner Art die Gewißheit holen, daß es nicht schädlich sei, wird die Häufigkeit, die etwa bei 50% liegen soll (9), meist unterschätzt.

1958 wurde über BBC-London die zufälligen Zuhörerinnen gebeten, dem Rundfunk Mitteilungen über ihre Cravings (Gelüste in der Schwangerschaft) zu machen. In 509 Briefen wurde über 820 Schwangerschaften berichtet, in denen es 991 mal zu verschiedenen Gelüsten (261 mal Früchte, 187 mal nichteßbare Substanzen = Pika, abgeleitet von der „diebischen Elster") gekommen ist. 193 Frauen berichteten dagegen über Aversionen von bestimmten Speisen, die außerhalb der Schwangerschaft nicht bestanden hatten (9).

Die Gelüste halten häufiger während der ganzen Schwangerschaft an, während die Aversionen nach dem ersten Trimester abnehmen. Ohne Hunger zu verspüren, gelüstet es die Frauen ständig ihren Appetit mit anregenden Speisen zu befriedigen. Sie phantasieren sonst zu verhungern oder innerlich „aufgefressen zu werden" (27). Besonders bei Farbigen besteht die Neigung zu einer Verstärkung prägravider Gelüste (45). Andere haben die Vorstellung, durch Früchte ein Eisen- oder Vitamindefizit ausgleichen zu müssen, das für sie speziell notwendig wäre. Dem kann eine
- Entschädigungstendenz (bevor der orale Konkurrent geboren ist, muß man sich noch etwas leisten) oder
- eine Geltungstendenz („Ich bin jetzt etwas Besonderes"; ich kann mir das leisten;" 27)

zugrunde liegen. Der Gegenstand zahlreicher Gelüste sind symbolische Objekte, in denen sich der unbewußte Ausdruck der Bejahung der Mutterschaft dokumentiert (45).

Vegetative Beschwerden (Kreislauf, Schwindel, venöse Insuffizienz)

Vegetative Kreislaufbeschwerden korrelieren mit neurotischen Tendenzen (1). Auch während der Schwangerschaft ist dieser Zusammenhang gegeben, vor allem, wenn vor der Gravidität über andere psychosomatische Beschwerden berichtet wird (46). In der Anamnese findet man weiterhin häufiger späte Menarche, Dysmenorrhoe und Fehlgeburten (46), die als Symptom psychosexueller Retardierung bekannt sind. Etwa 20% der Schwangeren mit einem erhöhten Neuroseindex (MPI, 46) klagen über Kreislaufbeschwerden, während sie insgesamt nur bei etwa 2% nachweisbar sind.

Psychopathologische Erkenntnisse zu diesem Symptom gibt es noch nicht, jedoch ist es eine empirische Erfahrung, daß die Schwangerschaft an sich konflikthaft erlebt wird. Deutlich wird diese Problematik bei einem gleichzeitigen Schwindel im II. Trimester. Kann man den Schwindel am Anfang der Schwangerschaft noch als ein Anpassungssyndrom anerkennen, so wird er bei persistierenden Beschwerden oft als Ausdruck einer retardierten, ja abwehrenden Haltung gegenüber der Schwangerschaft zu erkennen sein. Vom otogenen oder zerebralen Schwindel ist dieser psychogene Schwindel zu unterscheiden, da die jeweilig diagnostischen Kriterien fehlen und bei Führung oder in Geborgenheit (z. B. zu Hause) der Schwindel aufhört. Dagegen verstärkt er sich in der Anforderung, Entscheidung oder im Alleingelassenwerden. Es symbolisiert sich darin ein „außer Kontrolle geraten" (27) oder eine somatisierte Angst vor dem kommenden Unbekannten, die eine psychagogische Führung erfordert.

Ähnliche Zusammenhänge lassen sich psychometrisch auch zu Beinbeschwerden (Schmerzen, Müdigkeitsgefühl) und neurotischen Persönlichkeitseigenschaften finden (47). Während allgemein etwa 11% starke Beinbeschwerden in der späteren Schwangerschaft angeben, kommt dies bei introvertierten Neurotikern doppelt so häufig vor. Ob dies nur vermehrter Ausdruck der gestörten Befindlichkeit ist oder ob es sich um ein psychosomatisches Symptom (Verarbeitung von seelischem Streß und Angst) handelt, kann nicht eindeutig entschieden werden.

Gestosen

Wenn man Psychosomatik als Interaktion von Triebansprüchen und Körperfunktion – und nicht als psychogene Ätiologie somatischer Erkrankungen – sieht, ist auch die Gestose in die Darstellung einzubeziehen. In einigen amerikanischen Arbeiten (7, 13, 22, 33) und zahlreichen kasuistischen Mitteilungen (u. a. 10, 24, 31) sind Erkenntnisse über derartige psychosomatische Interaktionen gewonnen worden.

Psychisch sind Frauen mit Gestosen keineswegs so gesund wie sie oft aussehen. Ein erhöhter Neuroseindex (7, 10, 23) weist auf psychosomatische Zusammenhänge hin.

In der Persönlichkeitsstruktur der Schwangeren stellte man eine geringere Anpassung an die weibliche Rolle (7), eine oral gehemmte (7), depressive und introvertierte (30) oder eine nach dem MMPI-Test abnorme Persönlichkeit (46%; 33) fest. Ein höherer Gestoseindex ging mit vermehrter Zunahme von Angst und Sorge einher (10, 41).

In der gynäkologischen Anamnese fand sich häufiger eine emotional gestörte Menarche, prämenstruelle Dystonie (7, 10), Sodbrennen (7), vegetative Beschwerden (10) und eine allgemein gesteigerte Erregbarkeit (10, 14, 41).

Eindeutige Angaben bestehen darüber, daß Spätgestosen häufiger bei Frauen aus niedrigen sozioökonomischen Gruppen und damit zusammenhängend mit ungenügenden Vorsorgeuntersuchungen auftreten (25). Letztere geben zumindestens einen Hinweis darauf, daß Motivationen, für sich und das werdende Leben etwas zu tun, mangelhaft ausgeprägt sind. Hochsignifikant vermehrt waren psychosoziale Schwierigkeiten in der Schwangerschaft, wie familiäre Belastungen, Eheschwierigkeiten (30), uneheliche Schwangerschaft bei negativer Reaktion der Mitwelt (42).

Über diese mehr statistisch allgemeinen Daten hinaus ist für die Exazerberation der Gestose wohl in jedem Einzelfalle eine individuelle Konstellation zwischen prämorbider Persönlichkeit, psychischen Streßfaktoren in der Schwangerschaft und stoffwechselbedingten Faktoren zu den organfunktionellen Entgleisungen anzunehmen.

Hyperphagie

Der Gestose geht häufig eine übermäßige Gewichtszunahme im zweiten Schwangerschaftsdrittel voraus. Die überhöhte Flüssigkeits- und Nahrungszufuhr kann dabei zweifellos auch psychische Determinanten haben. Seit ALEXANDER ist es psychoanalytische Erfahrung, daß übermäßiges Essen Ersatzbefriedigung für frustrierte emotionale Tendenzen ist. Im Unterbewußtsein besteht der Trieb, sich mehr einzuverleiben bzw. besitzen zu wollen oder die Sehnsucht nach mehr Zuwendung (1). In der Schwangerschaft können diese Gefühle verstärkt auftreten und Phantasien drängen mehr zur Realisierung. Hinzu kommt, daß viel Essen nicht die Abwertung durch die Umwelt erfährt, wie außerhalb der Schwangerschaft. Nach MOLINSKI (27) kommt eine gestörte Aggressivität hinzu, die eine Bewältigung des Konfliktes meidet und in oralen Impulsen eine Abfuhr sucht („Aus Wut in sich hineinfressen"). Die häufige Sensibilität der Schwangeren gegenüber einer mangelnden Zuwendung durch den Mann oder die Eltern führt leicht zu dieser oralen Ersatzbefriedigung. Warum die Hyperphagie häufig nicht zur Adipositas und diese wiederum nicht zur Gestose führt, dürfte eher somatisch zu erklären sein.

Hypertension

Schwangere mit Hypertension nach der 28. Woche haben signifikant höhere Angstwerte (37). SEMMENS (38) spricht von einer chronischen Reaktion auf eine langzeitige Frustration, in der die Schwangere einen Kompromiß zwischen dem Selbstbild der Unterwerfung und dem sozialen Druck sucht. Ob die Präeklamptische einer nichtschwangeren „Hypertonie-Persönlichkeit" entspricht (10), ist umstritten (24).
Innere Spannung und streßbedingte äußere Anlässe können bei der bestehenden Gestose Auslöser für eklamptische Anfälle bilden (13, 24, 31). Wesentlicher sind wohl die streßbedingten „inneren Anlässe" (z. B. Ärger, Wut, depressive Gespanntheit, Unterdrücktsein) für die Verschlechterung der Gestose.

Therapie
Wenn sich psychosoziale Anhaltspunkte oder anamnestische Daten, wie sie oben dargestellt wurden, ergeben, sollte der psychosomatische Aspekt in der Therapie der Gestose mit berücksichtigt werden. Aussprache und seelische Abreaktion sind die notwendige Ergänzung zur Bettruhe (39, 41). Verbale Beruhigungen genügen nicht.
Einer ängstlichen Erwartungsspannung, z. B. durch laufende Blutdruckmessungen und wechselnde Infusionstherapie hervorgerufen, kann durch wiederholte Aufklärung und eine Aussprache über die Vorstellungen, Phantasien und Ängste der Patientin entgegengetreten werden. Am hilfreichsten ist eine kommunikative Psychotherapie, in der nach Aufgabe der Isolierung, Geborgenheit – auch durch Angehörige – vermittelt wird. Darauf sollte bei der heutigen medikamentösen Intensivtherapie besonders geachtet werden, da die früher empfohlene strenge Isolierung nur in sehr wenigen Fällen (Umweltkonflikten) indiziert ist.
Weiterhin müssen Einsichten in die funktionellen und diätetischen Zusammenhänge vermittelt werden, damit Verhaltensänderungen bei der Patientin eintreten. Hinsichtlich der übermäßigen Nahrungszufuhr kann dies schwierig sein, denn bei fehlender Einsicht wird wegen des nicht zu verdrängenden Triebanspruches gelogen.

Frühgeburt

Ätiologisch handelt es sich bei der Frühgeburt um ein multifaktorielles Geschehen. Dabei gilt es zu unterscheiden zwischen Auslösefaktoren, die im funktionell-organischen Bereich liegen und den Vorbedingungen, von denen hier nur die sozialpsychologischen erwähnt werden sollen. Es existieren umfangreiche statistische Untersuchungen (2, 19, 20) die belegen, daß
– ein niedriger Sozialstatus (20),
– Unverheiratetsein (als Familienstand; 39),
– jugendliches Alter (18),
– physisch belastende Berufstätigkeit (26, 40)
signifikant häufiger mit Frühgeburten korreliert sind. Interessant ist in diesem Zusammenhang auch, daß bei einem Abstieg in der sozialen Rangordnung durch Eheschließung besonders häufig Frühgeburten auftreten (20; Abb. 1). Die Ursache der sozialen Daten wird z. T. mit somatischen Fakten erklärt, dürfte aber z. weit mehr psychosomatisch bedingt sein.
– Ein weit über die mit jeder Schwangerschaft verbundenen ambivalenten Gefühle herausreichendes Ausmaß an negativer Einstellung zur Schwangerschaft (4, 15),
– eine größere emotionale Unreife einschließlich einer eher negativen sexuellen Einstellung, die oft mit Schuldgefühlen besetzt war (42),
– eine prämorbide familiäre Problematik (z. B. Verlust der Mutter),
– eine vermehrte körperliche Ich-Projektion (narzißtische Tendenzen) (4)
sind hier, wenn auch in nur wenigen Untersuchungsreihen, psychodynamisch gefunden worden.
Diagnostisch bedeutungsvoll sind die testpsychologisch erhöht gefundenen Angstquotienten, die schon im ersten Schwangerschaftstrimester bestehen (2, 37). Der zentralnervöse Auslösemechanismus dokumentiert sich in einer erniedrigten Rheobase-Aktivität (21). Der mitunter gute Erfolg von Anxiolytika und Tranquilizern auf eine vorzeitige Wehentätigkeit erklärt sich mit der zentralnervösen Genese. Sie können den Konflikt aus seiner pathophysiologischen Störungsbahn drängen, in dem sie über eine Beruhigung im vegetativen Bereich neue Gefühle und Erkenntnisse fördern. Eine

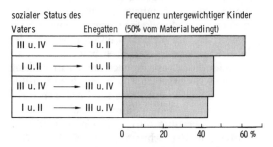

Abb. 1 Häufigkeit untergewichtiger Kinder nach „Heiratsrichtung" der Mutter (nach *Hoyer* u. *Thalhammer*)

Ausschaltung der angeführten psychosozialen Faktoren ist kaum möglich, jedoch ist die Kenntnis für den Arzt von entscheidender Bedeutung. Bei Versagen der Tokolyse sollte dies Anlaß sein, an die Möglichkeit einer psychosozialen Verursachung der Frühgeburtsbestrebungen zu denken und die weitere medikamentöse Behandlung kritisch und nicht unbegrenzt vorzunehmen.

Behandlungsprinzipien

Die Beschwerden unter Tokolysebehandlungen sind erheblich. Abgesehen von dem fast obligatorischen Gliederzittern und Herzklopfen (ca. 90%) sind innere Unruhe, Neigung zum Weinen, depressive Verstimmungen und Angstgefühle häufig (36). Der überwiegende Teil der Schwangeren leidet zunehmend unter negativen psychischen Symptomen, wenn die Patientin in der üblichen distanziert-medizinischen Weise behandelt wird. Gefördert wird dies unbewußt durch eine kritische, ehrliche und deshalb weniger prognostizierende Einstellung des Arztes.

Über den therapeutischen Umgang mit Tokolysepatienten, in Abhängigkeit von ihrer Einstellung zum Kinde, die abgeklärt werden muß, s. Tab. 1. Darüber hinaus ist eine sinnvolle Beschäftigungstherapie, Weiterführung der psychologischen Geburtsvorbereitung und regelmäßige Fallbesprechungen in der Stationsgruppe (Ärzte, Pflegepersonal) empfohlen worden (36), um eine einheitliche Einstellung gegenüber der Schwangeren zu haben. Auch bei fetaler Retardierung scheint eine psychosoziale Komponente von Bedeutung (Abb. 1). Ein erhöhter Angstindex findet sich schon im I. Trimester. Sozial besteht eine Häufung in der Stadtbevölkerung und bei vorwiegend sitzender Innenbeschäftigung.

Tabelle 1 Richtlinien für den therapeutischen Umgang mit Tokolysepatienten

I. Bei starkem Kinderwunsch („Tun Sie alles für mein Kind")	II. Bei ambivalenter Einstellung zum Kinde („Möchte schon gerne, aber . . .")
1. Nicht beschönigende, eingehende Aufklärung über Art, Nebenwirkungen und zu erwartende Dauer der Therapie	1. Notwendige Aufklärung mit Betonung der erforderlichen Geduld, einer altruistischen Haltung für das Kind
2. Ausführliches, nicht unbedingt fachbezogenes Gespräch (Arzt, kompetente Schwester)	2. Zuhören des Arztes, indem die Patientin Ängste, Ärger, Unsicherheit loswerden kann
3. Anxiolytische medizinische Behandlung, autogenes Training mit entsprechender Vorsatzbildung	3. Eher suggestive Hilfen (supportive Psychotherapie)
4. Ständige Besuchserlaubnis	4. Individuelle Besuchsregelung, dabei Möglichkeit zur inneren Ruhefindung, abhängig z. B. von der vegetativen Reaktion auf familiäre Besorgnisse (Zimmerfrage).

Literatur

1 Alexander, F.: Psychosomatische Medizin, 3. Aufl. de Gruyter, Berlin 1977 (S. 185)
2 Bahna, S. L., T. Berghedahl: The course and outcome of pregnancy in women with neurosis. Acta Obstet Gynec. Scand. 53 (1974) 129
3 Benedek, T.: The psychobiology of pregnancy. In: Parenthood, its Psychology and Psychopathology, hrsg. von E. S. Anthony, T. Benedek Little Brown, New York 1970 (S. 136)
4 Blau, A., B. Slaff, D. Easton u. a.: The psychogenic etiology of premature births. Psychosom. Med. 25 (1963) 201
5 Chertok, L.: The psychopathology of vomiting in pregnancy. In: Modern Perspectives in Psycho-Obstetrics, hrsg. J. G. Howells. Oliver & Boyd, Edinburgh 1972 (S. 269)
6 Cooper, S. B.: Ptyalism complicating pregnancy. J. Obstet. Gynaec. Brit. Emp. 63 (1956) 582
7 Coppen, J.: Psychosomatic aspects of preeclamptic toxaemia. Psychosom. Res. 2 (1958) 241
8 Deutsch, H.: Psychologie der Frau, Bd. II. Huber, Bern 1954
9 Dickens, G., W. H. Trethowan: Cravings and aversions during pregnancy. Psychosom. Res. 15 (1971) 259
10 Eicher, W., F. Heinz, F. Kubli: Psychosomatische Aspekte bei der EPH-Gestose. Med. Psychosom. 2 (1974) 120
11 Fairweather, D. V.: Nausea and vomiting in pregnancy. Amer. J. Obstet. Gynec. 102 (1968) 133
12 Fenichel, O.: Psychosomatic theory of neurosis. Norton, New York 1945
13 Garret, S.: Etiology of eclampsia. West J. Surg. 58 (1950) 229
14 Glietz, I. D., L. T. Salerno, I. R. Royce: Psychophysiologic factors in the etiology of preeclampsia. Arch. Gen. Psychiat. 12 (1965) 260
15 Gunter, L. M.: Psychopathology and stress in the life experience of mothers of premature infants. Amer. J. Obstet. Gynec. 86 (1963) 333
16 Hansen, R., W. Langer: Geschmacksänderungen in der Schwangerschaft. Klin. Wschr. 14 (1935) 1173
17 Haritz, R.: Über die Bedeutung psychol. Untersuchungsmethoden bei Hyperemesis gravid. Z. psycho.-som. Med. 7 (1961) 85
18 Hiersche, H.-D., S. v. Prillwitz, R. Müller, K. W. Tietze: Schwangerschaft bei Jugendlichen und Heranwachsenden. Geburtsh. u. Frauenheilk. 35 (1975) 112
19 Hohlweg, P., P. Majert, S. Kauert: Beitrag zum Problem der Frühgeburt. Geburtsh. u. Frauenheilk. 35 (1975) 459
20 Hoyer, H., O. Thalhammer: Geburtshilfliche und sozioökonomische Faktoren in der Genese der Frühgeburt. Geburtsh. u. Frauenheilk. 28 (1968) 709–737
21 Jung, H.: Die Frühgeburt. Gynäkologe 8 (1975) 176
22 Kroger, W. S., S. Ch. Frecd: Psychosomatic Gynecology. Saunders, Philadelphia 1951 (S. 153)
23 Kroger, W. S., S. T. de Lee: The psychosomatic treatment of hyperemesis gravidarum by hypnosis. Amer. J. Obstet. Gynec. 51 (1946) 544

24 Mc Neile, L. E., E. W. Page: Personality type of patient with toxaemia late pregnancy. Amer. J. med. Sci. 197 (1939) 393
25 Mau, G., P. Netter: Die Bedeutung sozio-ökonomischer Faktoren für den Schwangerschaftsausgang. Gynäkologe 10 (1977) 41
26 Milosevic, B., M. Djukic-Tadic, u. a.: Social aspects of the prematurity problem. In: Psychosomatic Medicine in Obstetrics and Gynaecology, hrsg. von N. Morris. Karger, Basel 1972 (S. 197)
27 Molinski, H.: Die unbewußte Angst vor dem Kinde. Kindler, München 1972
28 Naujoks, H.: Die Klinik der Schwangerschaftsanfangstoxikosen. In: Biologie und Pathologie des Weibes, Bd. VIII, hrsg. von L. Seitz, I. Amreich. Urban & Schwarzenberg, München 1951 (S. 762)
29 Nilsson, A., N. Uddenberg, P. E. Almgren: Parental relations and identification in woman with special regard to paranatal emotional adjustment. Acta psychiat. scand. 47 (1971) 57
30 Pilowsky, I., J. Sharp: Psychological aspects of preeclamptic toxaemia. J. Psychosom. Res. 15 (1971) 193
31 Prill, H. J.: Geburtshilfe. In: Handbuch der Neurosenlehre und Psychotherapie, Bd. V, hrsg. von V. Frankl, V. v. Gebsattel, J. H. Schultz. Urban & Schwarzenberg, München 1961 (S. 252)
32 Prill, H. J.: Psychosomatische Störungen in der Schwangerschaft. Med. Klin. 66 (1971) 183
33 Ringrose, C. A. D.: Psychopathology of toxaemia of pregnancy. In: Modern Perspectives in Psycho-Obstetrics, hrsg. von S. Howells. Oliver & Boyd, Edinburgh 1972 (S. 283)
34 Robertson, G. G.: Nausea and vomiting of pregnancy. Lancet 1946, 251, 336
35 Roemer, H.: Die Pathogenese der Hyperemesis Gravidarum. Arch. Psychiat. Nervenkr. 181 (1948) 353
36 Schlotter, C. M., A. Conradt, u. a.: Labour, delivery, use of analgetics, and lactation after psychological preparation for birth. In: The Family, hrsg. von H. Hirsch. Karger, Basel 1975 (S. 347)
37 Scrabstein, G.: Maternal anxiety and perinatal outcome. 5th Internat. Society of psychosomatic Obstet. Gynec. Rom 1977 (S. 299)
38 Semmens, J. P.: Psycho-Socio. Sexual profile of weight gain, nausea and vomiting in pregnancy. In: Psychosomatic Medicine in Obstetric and Gynecology, hrsg. von N. Morris. Karger, Basel 1972 (S. 178)
39 Senarclens, M. de, W. Eicher: The psychotherapeutic interview during pregnancy: its specifity in gestosis. In: The Family, hrsg. von H. Hirsch. Karger, Basel 1975 (S. 343)
40 Sieroszewski, J., M. Krolikowska, u. a.: The influence of environment factors on prematurity. In: Psychosomatic Medicine in Obstetrics and Gynaecology, hrsg. von N. Morris. Karger, Basel 1972 (S. 200)
41 Soichet, S.: Emotional factors in toxemia of pregnancy. Amer. J. Obstet. Gynec. 77 (1959) 1065
42 Springarn, J., J. Cohen: The psychogenic etiology of premature births. Psychosom. Med. 25 (1963) 201
43 Szasz, T. S.: Psychosomatic aspects of salivary activity. Psychosom. Med. 12 (1950) 320
44 Tempfer H., H. Froehlich, A. Seidl: Psychosomatic disorders in patients with different forms of weight change in early pregnancy. Emotion and Reproduction. Proceedings Serono Symposia, Volume 20B, hrsg. v. L. Carenza, L. Zichella, Academic Press, New York 1979 (S. 719)
45 Trethowan, W. H., G. Dickens: Cravings, aversions and pica of pregnancy. In: Modern Perspectives in Psycho-Obstetrics, hrsg. von E. Howells. Oliver & Body, Edinburgh 1972 (S. 251)
46 Wenderlein, S. M.: Kreislaufbeschwerden in der Schwangerschaft. Herz Kreisl. 8 (1976) 625
47 Wenderlein, J. M.: Beschwerden venöser Insuffizienz während der Gravidität unter psychosomatischen Aspekten. Geburtsh. u. Frauenheilk. 36 (1976) 997–1003

Schwangerschaftserbrechen

V. Friedberg

Übelkeit, Emesis und Hyperemesis gravidarum unterscheiden sich wahrscheinlich nur durch die Schweregrade ihrer Verlaufsformen, nicht aber hinsichtlich ihrer Ätiologie. Die leichtesten Formen, die mit einer Änderung der Geschmacksempfindung, einer Verminderung des Appetits und mit einer mehr oder weniger ausgeprägten Übelkeit einhergehen, kommen etwa bei der Hälfte aller Schwangeren vor. Von diesen haben wieder etwa die Hälfte eine leichtere Emesis gravidarum, bei der neben einer verstärkten Übelkeit häufig auch über morgendliches Erbrechen, besonders im Nüchternzustand direkt nach dem Aufstehen, geklagt wird. Die Schwangere erbricht zwei-, dreimal, fühlt sich aber danach völlig wohl, kann ausreichend essen und ihrer Arbeit nachgehen. Der Allgemeinzustand wird durch diese leichten Formen des Schwangerschaftserbrechens nicht beeinträchtigt.

Die Übergänge zu einer behandlungsbedürftigen Hyperemesis gravidarum sind sehr fließend, und es ist oft kaum möglich, zwischen diesen beiden Schweregraden eine Grenze zu ziehen. Die Übelkeit besteht während des ganzen Tages, besonders aber während und nach den Mahlzeiten. Ebenso nimmt das Erbrechen an Häufigkeit zu, so daß sich ein ausgesprochenes Krankheitsgefühl entwickelt. Da eine Nahrungsaufnahme oft nur noch stundenweise möglich ist, folgen Gewichtsabnahme, Arbeitsunfähigkeit, Kräfteverfall und schließlich Apathie.

Aus nicht erklärbaren Gründen haben in den letzten Jahren die schweren Hyperemesisfälle erheblich abgenommen, so daß nur noch selten eine Klinikbehandlung erforderlich ist. Während man früher noch mit einer Häufigkeit von 1:200 rechnete, wird heute nur noch 1 schwerer Hyperemesisfall auf 1000 Schwangerschaften angegeben. Dabei sind die wirklich schweren Formen extrem selten, und die Notwendigkeit zur Interruptio dürfte heute nur noch eine Rarität sein.

Es sei hier noch erwähnt, daß bei verschiedenen ostasiatischen Völkern die Hyperemesis praktisch unbekannt ist; dazu gehören Siam, Indonesien, Malaysia, Irak, Syrien und Ägypten. Andererseits kann man das Schwangerschaftserbrechen nicht als zivilisationsbedingt ansehen, da es bei den Völkern Mittel- und Südamerikas genauso häufig auftritt wie bei der schwarzen Bevölkerung Afrikas.

Ätiologie

Über die Ursachen des Schwangerschaftserbrechens sind vor allem in den früheren Jahren zahlreiche Abhandlungen veröffentlicht worden, zum Teil mit sehr interessanten psychoanalytischen oder biochemischen Untersuchungsmethoden. Jedoch ist gegen alle diese Arbeiten kritisch einzuwenden, daß es sich nicht um prospektive Untersuchungen handelte, die schon vor der Gravidität oder bei den ersten Emesissymptomen ausgeführt wurden, sondern erst im Verlauf der Erkrankung, so daß es schwer ist, anzugeben, was Ursache und Folge der Erkrankung ist. Es besteht bis heute noch kein einheitliches, befriedigendes, für sämtliche Beobachtungen passendes Bild, das diese Schwangerschaftskomplikation erklären könnte. Wahrscheinlich spielen aber verschiedene Entstehungsbedingungen für das Schwangerschaftserbrechen eine Rolle, vor allem hinsichtlich der unterschiedlichen Schweregrade. Es ist sicher nicht zutreffend, wenn man alle Stadien des Schwangerschaftserbrechens als „Neurosen" beurteilt. Es ist z. B. nicht einzusehen, warum der psychische Insult, die „Ablehnungsneurose" oder die psychisch labile Ausgangssituation der Schwangeren sich am Ende des 1. Schwangerschaftsdrittels fast von einem zum andern Tage ändern soll, da beim Übergang zum 4. Schwangerschaftsmonat das Erbrechen fast immer sistiert.

Man darf daher wohl die Auffassung von Eastman (3) teilen, der zumindest für die Übelkeit und die leichteren Fälle des Schwangerschaftserbrechens 3 Faktoren verantwortlich macht:

1. den konstanten Übertritt von Fragmenten der kindlichen Chorionzotten in die mütterliche Blutbahn,
2. die endokrinen Veränderungen, die im 1. Schwangerschaftsdrittel besonders different auftreten und
3. die Stoffwechselbelastungen für den mütterlichen Organismus.

So findet man Abbauprodukte der Chorionzotten im mütterlichen Blut vorwiegend im 2. und

3. Schwangerschaftsmonat. In dieser Zeit ist auch die hormonale Imbalanz besonders ausgeprägt (s. Bd. I), da z. B. der Choriongonadotropinspiegel in den ersten Schwangerschaftswochen im mütterlichen Blut steil ansteigt, etwa in der 10. Schwangerschaftswoche das Maximum erreicht, um danach wieder relativ rasch abzufallen. Ebenso ändert sich das Verhältnis der Östrogen- und Progesteronproduktion besonders im 2. und 3. Schwangerschaftsmonat, während in dem weiteren Schwangerschaftsverlauf schließlich ein gleichmäßiger Konzentrationsanstieg beider Hormone im Blut zu erkennen ist. Durch diese Befunde wird einmal die zeitliche Begrenzung des Schwangerschaftserbrechens verständlich, ebenso aber auch die beträchtliche Häufung von Hyperemesisfällen bei Blasenmolen und Mehrlingsschwangerschaften. Auch hören die Übelkeit und das Erbrechen meist sofort auf, wenn die Frucht abgestorben ist, selbst wenn sich die Patientin dieser Situation noch nicht bewußt ist (7).

Die oben genannten Faktoren, die im Wechselspiel von fetalem und mütterlichen Organismus liegen, schaffen anscheinend Bedingungen, welche zu einer erhöhten Empfindlichkeit verschiedener vegetativer Regulationsmechanismen im Bereich des Hypothalamus führen. Da aber die Labilität des vegetativen Nervensystems bei den einzelnen Schwangeren außerordentlich stark variiert, sind die unterschiedlichen Schweregrade des Schwangerschaftserbrechens verständlich. Es ist daher sicher nicht abzulehnen und an Hand zahlreicher Beispiele immer wieder eindrucksvoll belegt worden, daß die Übergänge von den leichten zu den schwereren Formen der Hyperemesis begünstigt werden, einerseits durch die unterschiedliche Labilität des vegetativen Nervensystems der einzelnen Patientin, zum anderen durch psychische Belastungssituationen, die bei instabilen Frauen die Reaktion auf die gastrointestinalen Störungen erheblich verstärken. Damit kann aus diesem anfangs „organischen" Leiden eine „Neurose" entstehen (über die psychischen Alterationen der Hyperemesis-Patientin und deren Behandlung s. S. 8.172).

Symptomatologie

Die ersten Symptome beginnen 2–4 Wochen nach der Konzeption und verschwinden meist nach der 12. bis 16. Schwangerschaftswoche, manchmal persistieren sie jedoch bis zum Schwangerschaftsende. Häufig sind die charakteristischen Symptome beschränkt auf die ersten Stunden nach dem morgendlichen Aufstehen. Die Patientinnen sind unfähig, das Frühstück einzunehmen, während sie sich zumindest abends wieder wohl fühlen und meist gut essen können. Bei diesen Schwangeren kommt es zwar oftmals zu einem vorübergehenden leichten Gewichtsverlust, es entstehen aber praktisch keine Stoffwechselstörungen.

Bei einem kleinen Teil dieser Fälle entwickelt sich jedoch eine schwere Hyperemesis gravidarum mit einer konstanten Übelkeit und mehrfachem Erbrechen während des ganzen Tages. Da die Patientin kaum mehr Speisen oder Flüssigkeit behalten kann, entstehen beträchtliche Gewichtsverluste und erhebliche Stoffwechselstörungen, die als Folge dieser Inanition zu bewerten sind. Man muß immerhin berücksichtigen, daß eine Frau, die kein oder nur wenig Protein bei einer täglichen Kalorienzufuhr unter 1000 Kalorien aufnimmt, ein Stickstoffdefizit von etwa 6 g/die entwickelt. Unter diesen Bedingungen kommt es zu einem Verlust an Körpergewicht von ungefähr 0,4 kg und von 25 mval Natrium und 35 mval Kalium pro Tag. Bei vollständigem Fasten ist der Verlust an Körpergewicht, Stickstoff und Elektrolyten um etwa 50% gesteigert. Es wird dadurch ohne weiteres verständlich, daß allein schon durch das Hungern und zusätzlich durch den Elektrolytverlust beim Erbrechen erhebliche Stoffwechselstörungen auftreten müssen, die demnach wohl immer die Folge und nicht die Ursache der Hyperemesis gravidarum sind.

Die *morphologischen Veränderungen*, die besonders in der älteren Literatur beschrieben wurden, sind charakterisiert durch Nekrosen der zentralen Läppchenabschnitte der Leber, während die Peripherie – im Gegensatz zu den Veränderungen bei den Spättoxikosen – intakt bleibt; in anderen Fällen überwiegt eine fettige Degeneration der Leberzellen. Die Folge dieser morphologischen Läsionen in der Leber ist ein zunehmend starker Ikterus und ein Anstieg der alkalischen Phosphatase und der Transaminasen.

Durch das Erbrechen entwickelt sich weiterhin ein extrem starker Flüssigkeits- und Salzverlust, der nicht nur zu einer Hypovolämie und Hämokonzentration führt, sondern schließlich zu dem ausgeprägten Bild einer „Salt-losing-Nephritis". Früher glaubte man, daß der in der Folge einer schweren Hyperemesis entstehende Rest-N-Anstieg Zeichen eines gestörten Zellkatabolismus sei, während wir heute wissen, daß beim Salzmangelsyndrom die Niere sekundär geschädigt wird und somit ihre normale Ausscheidungsfunktion verliert. Man findet dann degenerative Veränderungen im Bereich der Tubuli, zum Teil mit ausgedehnten Zellnekrosen.

Biochemische Veränderungen. Die bei der Hyperemesis gravidarum schon früh einsetzende Ketonämie mit einem Anstieg der Ketonkörper über 100 mg% im Blut und die Azetonurie sind schon bei den leichteren Fällen anzutreffen und sind kein prognostisches Kriterium. Wenn eine gesunde Schwangere länger als 2–3 Tage hungert, sind durch den diabetogenen Effekt der Schwangerschaft immer Ketonkörper im Harn nachweisbar. Erst wenn die Ketonkörper im Blut 200 mg% überschreiten, ist dieses Kriterium beachtenswert.

Als Zeichen einer zunehmenden Hungerazidose nimmt das CO_2-Bindungsvermögen des Blutes ab, die Bicarbonatwerte sinken unter 20 mval/l. Häufiger tritt jedoch als Folge des starken Erbrechens eine hypochlorämische Alkalose auf, da der Mageninhalt relativ viel Chlor (135 bis 150 mval/l) und Kalium (40 bis 50 mval/l) und wenig Natrium (10 bis 20 mval/l) enthält. Das CO_2-Bindungsvermögen im Blut und die Bicarbonatwerte steigen als Ausdruck der unkompensierten metabolischen Alkalose an (z. B. Bicarbonatwerte bis zu 50 mval/l), während die Chlorwerte bis auf 60 mval/l abfallen und das pH zwischen 7,4 und 7,7 liegt. Demgegenüber bleiben durch den geringeren Natriumverlust diese Werte im Normalbereich, ebenso längere Zeit die Kaliumwerte, da dieses Kation aus dem großen zellulären Kaliumpool rasch ersetzt werden kann. Durch die Hämokonzentration nimmt das Volumen des Harns ab, das spezifische Gewicht ist anfangs sehr hoch, sinkt aber nachträglich ab, da der Urin durch die ständigen Salzverluste praktisch kochsalzfrei wird. Kleine Urinmengen (unter 200 ml/die) mit relativ niederem spezifischen Gewicht sprechen für ein „Salzmangelsyndrom".

In dieser 2. Phase der Erkrankung steigen die Rest-N-Werte im Blut an, ebenso das Kreatinin und die Harnsäure. Die Alkalireserve, die Natriumwerte und anfangs auch die Kaliumwerte sind vermindert. Durch eine zunehmende Störung des Zellstoffwechsels mit einem endogenen Eiweißabbau wird aber relativ viel Kalium frei, das durch die bestehende Oligurie nicht mehr vollständig ausgeschieden wird, so daß bei einer „Salt-losing-Nephritis" nachträglich eine Hyperkaliämie auftreten kann. Diese führt dann zu den typischen Symptomen wie Hypotension, allgemeine körperliche Schwäche, Apathie und schließlich zu ganz charakteristischen Veränderungen im EKG. Diese extrem schweren Stoffwechselstörungen dürften aber heute bei Kenntnis der Situation eigentlich nicht mehr vorkommen.

Folgende Laboruntersuchungen sind zumindest bei den schweren Fällen fortlaufend erforderlich:
1. Blut: Hb, Hämatokrit, Bilirubin, Rest-N, Alkalireserve, Natrium, Kalium;
2. Urin: Tagesmenge, spezifisches Gewicht, Natrium, Kalium, Aceton, Gallenfarbstoff.

Prognose

Die Prognose der Hyperemesis ist bei einer konsequenten Therapie in jedem Falle ausgezeichnet; eine Schwangerschaftsunterbrechung ist heute nicht mehr notwendig.

Therapie

Ambulant. Bei den leichteren Fällen sollte man die Patienten darauf aufmerksam machen, daß es sich um einen physiologischen Zustand handelt, der nur vorübergehend besteht. Es empfiehlt sich, kleinere Mahlzeiten häufiger einzunehmen, möglichst fett- und eiweißarm, wobei die erste Mahlzeit morgens noch im Bett liegend gegessen werden sollte; danach soll die Schwangere etwa 30 Minuten liegen bleiben. Sie soll auch während des Tages möglichst wenig in die Küche gehen, da der Küchengeruch das Erbrechen begünstigt. Empfehlenswert sind kleinere Zwischenmahlzeiten, wie z. B. Toast, weiches Ei, Tee usw., gekochte Kartoffeln mit etwas Butter und Salz sollen recht günstig sein. Medikamentös kann man leichtere Sedativa und Vitamin-B-Präparate verordnen. So wird immer wieder über gute Erfolge mit Pyridoxin (Vitamin B_6) und Thiamin (Vitamin B_1) berichtet. Antiemetika wie z. B. Chlorpromazine, Phenothiazine und verschiedene Antihistaminika besitzen zusätzlich auch einen sedierenden Effekt (z. B. Vomex A, Lenotan, Peremesin, Bonamin usw.). Da eine teratogenetische Wirkung dieser Antiemetika noch nicht zweifelsfrei erwiesen ist, sollte man diese Medikamente nur für die schweren Hyperemesisfälle reservieren. Daß es sich bei der Anwendung dieser Substanzen aber nicht nur um einen psychologischen Wirkungseffekt handelt (Placebo-Effekt), geht aus den Veröffentlichungen von GEISENDORF u. LOCHER (5) hervor, die im doppelten Blindversuch eindeutig die antiemetische Wirkung dieser Präparate beweisen konnten. Bei einer ambulanten Behandlung mit Placebo-Substanzen konnten bei 60% der Frauen, während durch eine Therapie mit verschiedenen Antiemetika bei 94% der Schwangeren die Symptome günstig beeinflußt werden. Wenn möglich, ist den Patienten ein Milieuwechsel anzuraten, z. B. eine Urlaubsreise oder eine Reise zu den Eltern.

Stationär. Die wichtigsten Behandlungsmaßnahmen der schweren Hyperemesis gravidarum sind:
1. Beseitigung der Dehydratation und des Salzverlustes durch ausreichende Infusionstherapie,
2. Beseitigung des Hungerzustandes und seiner Stoffwechselfolgen durch intravenöse hochkalorische Infusionen,
3. Beeinflussung des neurotischen Zustandes durch Isolierung der Patientin, Besuchsverbot, gute pflegerische Betreuung, Sedativa und evtl. Psychotherapie.

Während der ersten Tage in der Klinik sollte die Patientin oral möglichst kaum etwas zu sich nehmen. Wir geben in diesen Tagen Infusionen mit Triofusin E 1000 oder E 1600 (ca. 1000–1500 ml/die) und Aminofusin CF (800–1000 ml/die), wodurch die Patientin täglich etwa 2000–2500 kcal erhält. In die Infusionslösung geben wir täglich 2–3 ml Psyquil. Bei Veränderung des Säure-Basen-Haushaltes muß abhängig von den Bicarbonatwerten im Blut eine Substitution erfolgen, wobei wir bei einer metabolischen Azidose mit niederen Bicarbonatwerten im Serum (unter 20 mval/l) eine Lactatlösung geben, die in der Leber zu Bicarbonat umgesetzt wird.

Im allgemeinen erreicht man durch diese Maßnahmen, daß schon nach 2–3 Tagen das Erbrechen völlig sistiert und die Patientin wieder Speisen zu sich nehmen kann. Dabei sollte man in der ersten Zeit die Frühstücksportionen ganz klein halten, evtl. nur Tee, Keks, Zwieback usw., während nachmittags und besonders abends schon etwas größere Mahlzeiten eingenommen werden können. Vermeiden sollte man aber unbedingt Speisen mit Fleisch und Fetten, mit Ausnahme von gemahlenem Kalb- oder Hühnerfleisch und von Butter. Das Essen soll möglichst wenig „riechen", es darf dagegen gut gesalzen und somit schmackhaft sein.

Eine Klinikentlassung sollte zumindest bei den schweren Hyperemesisfällen nicht zu früh erfolgen, da dann Rezidive häufiger auftreten. Zu empfehlen ist, zuerst die Schwangere nur stundenweise zu einem Besuch der Familie in die Wohnung zu beurlauben und davon die endgültige Entlassung abhängig zu machen.

Literatur

1 Bland, J. H.: Störungen des Wasser- und Elektrolythaushaltes. Thieme, Stuttgart 1959
2 Coppen, A. J.: Vomiting of early pregnancy. Lancet 1959/I, 172
3 Eastman, N. J., L. M. Hellmann: Williams Obstetrics, 12. Aufl. Appleton-Century-Crofts, New York 1961
4 Elert, R.: Nebenniere und Schwangerschaft. Klin. Wschr. 28 (1950) 49
5 Geisendorf, W., G. Locher: Effect placebo dans le traitement des vomissements gravidiques. Gynaecologia (Basel) 156 (1963) 302
6 Greenhill, J. P.: Hyperemesis gravidarum in Obstetrics. Saunders, Philadelphia 1965
7 Guttmacher, A. F.: Hyperemesis, in Complications of Pregnancy. Ballière, Tindall & Co., London 1962
8 Lorraine, J. A.: Chorionic gonadotrophin in toxemias of pregnancy. J. Obstet. Gynaec. Brit. Emp. 57 (1950) 542
9 Naujoks, H.: Die Klinik der Schwangerschaftsanfangstoxikosen. In: Biologie und Pathologie des Weibes, hrsg. von Seits, L., A. I. Amreich, 2. Aufl. Urban & Schwarzenberg, München 1951
10 Rhodes, P.: Hyperemesis gravidarum. Practitioner 192 (1964) 229
11 Sheehan, H. L.: Toxemias of Pregnancy. Churchill, London 1950
12 Tatum, H. J., J. G. Mulé: Low-salt syndrome. Obstet. and Gynec. 10 (1957) 561
13 Wagner, N. J.: Emesis gravidarum, mechanism and control. Obstet. and Gynec. 6 (1955) 99
14 Warm, R.: Zur Behandlung der Hyperemesis gravidarum. Zbl. Gynäk. 86 (1964) 81

Spätgestosen

(Synonyma: EPH-Gestosen, Präeklampsie – Eklampsie, Schwangerschaftstoxikosen, Hochdruckerkrankungen in der Schwangerschaft, Nephropathia gravidarum usw.)

V. Friedberg

Bezeichnung, Definition und Einteilung

Erfahrungsgemäß bereitet die Bezeichnung und die Definition eines Krankheitsbildes, dessen Ätiologie unbekannt ist, große Schwierigkeiten. Dies trifft im besonderen Maße für die Spätgestosen zu, da hier erschwerend noch hinzukommt, daß es sich um kein einheitliches Krankheitsbild handelt und seine Symptome auch bei schwangerschaftsunabhängigen Erkrankungen vorkommen. Daher gibt es in der Literatur für diese Schwangerschaftskomplikation verschiedene Namen und unterschiedliche Einteilungsprinzipien, die aber bis heute noch keine allgemeine Anerkennung gefunden haben. Die Bezeichnungen „Toxikose" oder „Toxämie" vermitteln hinsichtlich der Ätiologie falsche Vorstellungen, da ein Toxin bisher nicht nachgewiesen werden konnte, und die Namen „Schwangerschaftsniere" oder „Nephropathia gravidarum" stellen die Nieren fälschlicherweise in den Mittelpunkt des Krankheitsgeschehens. Die im deutschen Schrifttum häufig gebrauchten Bezeichnungen „Gestose" oder „Spätgestose" sind völlig unverbindlich, da sie über die Ätiologie dieser Schwangerschaftserkrankung nichts aussagen, sondern nur ausdrücken, daß es sich um eine Störung in der 2. Schwangerschaftshälfte handelt. Die „Organisation Gestose" versuchte daher, diese unverbindliche Bezeichnung durch Hinzufügen der Kardinalsymptome dieser Erkrankung etwas exakter zu definieren und führte den Begriff „EPH-Gestose" ein, der sich in den letzten Jahren, zumindest im deutschsprachigen Schrifttum, stärker durchgesetzt hat (Tab. 1).
Dieses von der „Organisation Gestose" vorgeschlagene Einteilungsschema der EPH-Gestosen wird bisher vorwiegend im deutschsprachigen Raum benutzt (Lit. bei 222).

Von Chesley, Zuspan, Lindheimer u. a. wird aus folgenden Gründen die Bezeichnung EPH-Gestose bzw. dieses Einteilungsschema abgelehnt: Die monosymptomatischen Ödeme (E) treten relativ häufig auch bei gesunden Schwangeren auf und sie scheinen keinen negativen Einfluß auf die Fruchtentwicklung zu haben; sie sind demnach keine Manifestationszeichen einer Spätgestose. Dies gilt wahrscheinlich auch für die wesentlich seltener vorkommende monosymptomatische Proteinurie, da selbst die starken Proteinurien bei reinen Nephrosen

Tabelle 1 Einteilung der Spätgestosen durch die „Organisation Gestose"

I. *Symptomatische Einteilung*
  Monosymptomatische EPH-Gestose
    E = Ödeme
    P = Proteinurie
    H = Hypertonie
  Polysymptomatische EPH-Gestose
    Kombination von 2 oder allen 3 Symptomen
  Imminente Eklampsia
    Objektive und subjektive Symptome* vorhanden
  Eklampsia E. C. (Eclampsia convulsiva)

II. *Pathogenetische Einteilung*
  1. Pfropfgestose
     a) vorbestehendes vaskuläres Leiden
     b) vorbestehendes renales Leiden
  2. Nicht aufgepfropfte EPH-Gestose
     transitorische EPH-Gestose (essentielle EPH-Gestose)
  3. Konkomitierende Erkrankung
     a) vorbestehende Erkrankungen, die EPH-Symptome aufweisen, wobei sich die Symptome während der Schwangerschaft nicht verändern
     b) konkomitierende Erkrankungen + EPH-Gestose, chronische hypertensiv-vaskuläre Erkrankung (ohne EPH-Gestose)
  4. Unklassifizierte Gestose

---

* Objektive und subjektive Symptome der Eclampsia immenens (drohende Eklampsie):
  Objektive Zeichen:
    Hyperreflexe
    Motorische Unruhe
    Bewußtseinsstörung
    Plötzliche Verschlechterung (auch Zyanose)

(ohne Hypertonie) keinen nachhaltigen Einfluß auf die Fruchtentwicklung haben. Da alle 3 Kardinalsymptome der Spätgestose auch bei der akuten und chronischen Glomerulonephritis vorkommen, ist neben der „symptomatischen Einteilung" eine „pathogenetische Einteilung" notwendig (s. Tab. 1), wodurch das Einteilungsschema der „Organisation Gestose" und seine Vergleichbarkeit bzw. seine statistische Auswertung schwierig ist. Schließlich sei die Unterteilung in polysymptomatische EPH-Gestosen und imminente Eklampsien nicht sehr glücklich, da die aufgeführten Symptome einer Eclampsia imminens sehr variabel und oft schwer objektivierbar sind.

Das für die Spätgestose entscheidende Symptom, vor allem hinsichtlich seines Krankheitswertes, ist sicher die Hypertonie, so daß die im angloamerikanischen Schrifttum heute übliche Bezeichnung für dieses Krankheitsbild „Hypertensive disorders in pregnancy" folgerichtig erscheint. Hierdurch wird auch impliziert, daß es neben der reinen oder schwangerschaftsinduzierten Präeklampsie und Eklampsie noch andere Hypertonieformen gibt, die entweder unverändert während der Schwangerschaft weiterbestehen (z. B. essentielle Hypertonien oder die leichteren Formen der chronischen Glomerulonephritis) oder auf die sich eine Präeklampsie aufpfropfen kann (sog. Pfropfgestosen). Die Klassifizierung des „Committee on Terminology of the American College of Obstetricians and Gynecologists" ist sehr einfach, da sie nur 4 Kategorien der ätiologisch unterschiedlichen Hochdruckformen in der Schwangerschaft unterscheidet (Tab. 2):

Tabelle 2 Klassifizierung der Spätgestosen durch das „American Committee on Maternal Welfare"

I. Schwangerschaftsbedingte Hochdruckformen
   1. Präeklampsie
   2. Eklampsie
II. Hochdruckerkrankungen, die unabhängig von der Schwangerschaft sind
   1. Primäre Hypertonie unterschiedlicher Genese (z. B. essentielle Hypertonie)
   2. Sekundäre Hochdruckkrankheiten (z. B. chronische Nephropathien, Morbus Cushing, Hyperaldosteronismus, Phäochromozyton)
III. Präeklampsien oder Eklampsien, die sich auf eine chronische Hypertonie aufpfropfen
IV. Transitorische Hypertonien

Zu I: Hierzu gehören die schwangerschaftsinduzierten Hypertonien sowie die Präeklampsie, die durch die Symptome Hypertonie und Proteinurie charakterisiert wird, häufig kombiniert mit exzessiven Ödemen. Bei der Eklampsie kommen zusätzlich noch Krampfanfälle hinzu. Diese reinen Präeklampsien oder Eklampsien treten sehr selten vor der 20. Schwangerschaftswoche auf (z. B. bei Blasenmolen), meist erst im letzten Trimenon. Andere Hypertonieursachen, wie z. B. eine chronische essentielle Hypertonie oder chronische Nephropathien sollten – soweit klinisch möglich – für diese Gruppe ausgeschlossen werden.

Zu II: Chronische Hypertonie unterschiedlicher Genese. Bei dieser Gruppe handelt es sich überwiegend um chronisch-essentielle Hypertonien, seltener um chronische Glomerulonephritiden oder Pyelonephritiden, und sehr selten um renale Arterienstenosen, Koarktation der Aorta, Cushing-Syndrom, primärer Aldosteronismus oder Phäochromozytom. Bei diesen Fällen ist die Hypertonie – falls sie nicht schon vor der Gravidität bekannt war – meist schon vor der 20. Schwangerschaftswoche nachweisbar. Dabei ist aber zu beachten, daß bei leichteren essentiellen Hypertonien nicht selten sich im 2. Trimenon die Blutdruckwerte vorübergehend normalisieren und erst im 3. Trimenon wieder ansteigen.

Zu III: Chronische Hypertonie mit aufgepfropfter Präeklampsie. Vorwiegend Mehrgebärende mit einer chronischen Hypertonie entwickeln häufig im 3. Trimenon typische Symptome einer Präeklampsie, d. h. es treten zusätzlich zu der präexistenten Hypertonie eine Proteinurie und Ödeme auf.

Zu IV: Späte oder transitorische Hypertonie. Bei einer relativ kleinen Gruppe von Frauen ist immer nur während der wiederholten Schwangerschaft eine Hypertonie nachweisbar; außerhalb der Gravidität sind die Blutdruckwerte wieder normal. Bei diesen Frauen tritt häufig auch unter Einnahme von Kontrazeptiva eine leichte Hypertonie auf, so daß man eine ursächliche Beziehung des Hochdrucks zu der stark erhöhten Östrogenproduktion während der Gravidität annimmt.

Das „American Committee on Maternal Welfare" unterscheidet zwischen leichten und schweren Präeklampsien, wenn folgende Symptome nachweisbar sind:
1. Blutdruckwerte über 160 mmHg systolisch oder 110 mmHg diastolisch, wobei 2–3 gleiche Werte innerhalb von 6 Stunden bei der liegenden Patientin gemessen werden müssen.
2. Proteinurien über 5 g/l im 24-Std.-Urin (3 oder 4 + nach den üblichen klinischen Tests).
3. Oligurie, die definiert wird als ein Harnvolumen unter 400 ml/24 Std.
4. Zerebrale oder Sehstörungen.
5. Lungenödem oder Zyanose.

Beim Nachweis eines oder mehrerer der oben genannten Symptome wird die Diagnose schwere Präeklampsie gestellt, ebenso wenn folgende zusätzliche Zeichen vorliegen wie Schmerzen im Epigastrium, Hyperreflexie und Hämokonzentration. Spätgestosen mit diesen Symptomen werden von der „Organisation Gestose" der Gruppe der drohenden Eklampsien zugeordnet (s. Tab. 1). Aufgrund dieser verschiedenen Symptome und ihrer Schweregrade wurde von der „Organisation Gestose" – ähnlich dem Apgar-Score – ein Gestoseindex entwickelt, der die Beurteilung der Schwere des Krankheitsbildes in Form eines Punktsystems ermöglicht.

Die in der Literatur angegebenen Zahlen über die Häufigkeitsverteilung der in Tab. 2 aufgeführten Hochdruckformen differieren erheblich. Dies beruht sicher auf der unterschiedlichen Erfassung der einzelnen Gestosesymptome und auf den differierenden Untersuchungskriterien, mit denen von den einzelnen Autoren eine einigermaßen gesicherte Abklärung der Hochdruckätiologie durchgeführt wurde. Eine prospektive Studie von 11 Kliniken in

Tabelle 3 Klinische Differenzierung zwischen reinen Gestosen und chronischen Hochdruckfällen bzw. Nephropathien

	Schwangerschaftsbedingter Hochdruck	chronischer Hochdruck
Alter	Junge Erstgebärende	ältere (>30 Jahre) Mehrgebärende
Schwangerschaftsalter	nach der 24. SSW	vor der Schwangerschaft oder vor der 24. SSW
Sozialstatus	oft arm	alle Gruppen
Lagewechseltest	meist positiv	selten positiv
Augenhintergrund	funktionelle Veränderungen	z. T. mit organischen Veränderungen
Nach der Schwangerschaft	sehr selten Residuen	häufig manifester Hochdruck bzw. Symptome einer chronischen Nephropathie

den USA, die denselben klinischen Symptome für eine Präeklampsiediagnose angewandt haben, ergab z. B. Häufigkeitsunterschiede für die reine Präeklampsie (s. Tab. 2-I.1.) zwischen 48–92% (78). Genauere Daten über die verschiedenen Hochdruckformen während der Schwangerschaft sind wahrscheinlich nur dann zu erhalten, wenn man bei allen Gestosen systematisch eine Nierenbiopsie durchführen könnte, was aber zumindest bei den leichten Gestoseformen ärztlich kaum vertretbar ist. Die unterschiedlichen Angaben über die Häufigkeit von reinen Gestosen und chronischen Hypertonien bzw. Nephropathien in den einzelnen Publikationen sind sicher dadurch zu erklären, daß vorwiegend nur die mittelschweren und schweren Präeklampsien mittels Nierenbiopsie untersucht wurden, und oft auch keine Angaben über den Anteil von Erst- und Mehrgebärenden vorliegen.

Über ein größeres einheitliches Patientenkollektiv berichten FISHER u. Mitarb. (102), die bei 176 hypertensiven Schwangeren Nierenbiopsien durchführten, wodurch man auf den Anteil von schwangerschaftsbedingten Hochdruckfällen und chronischen Hypertonien schließen kann. Obwohl bei allen Fällen die klinische Diagnose Präeklampsie gestellt wurde, waren die morphologischen Befunde sehr unterschiedlich. Bei den hypertonen Erstgebärenden überwog bei weitem der Anteil der Fälle mit einem schwangerschaftsinduzierten Hochdruck (82%), während die chronischen Hochdruckformen sehr viel häufiger bei den Mehrgebärenden anzutreffen sind (68%). Diese Befunde zeigen, wie schwierig es ist, allein durch Anamnese und klinische Befunde etwas über die Hochdruckgenese während der Schwangerschaft aussagen zu können.

Klinische Verlaufskontrollen, bioptische Nierenuntersuchungen, zumindest bei mittelschweren und schweren Gestosen, sowie Nachuntersuchungen Wochen bzw. Jahre nach der Geburt, lassen demnach erkennen, daß bei jüngeren Erstgebärenden mit einer Präeklampsie und insbesondere bei den Eklampsien von Erstgebärenden, der Anteil der reinen Spätgestosen (Gruppe I) mit etwa 80–90% überwiegt. Dagegen findet man bei den älteren Erstgebärenden und vor allem bei den Mehrgebärenden einen relativ hohen Anteil an chronisch-essentiellen Hypertonien und chronischen Nephropathien (Gruppe II und III).

Aus klinischer Sicht gibt es folgende Kriterien, die für eine schwangerschaftsinduzierte Hypertonie bzw. für einen chronischen Hochdruck sprechen (Tab. 3).

Häufigkeit

Die Angaben über die Häufigkeit von Präeklampsien differieren in der Literatur erheblich und liegen nach einer Zusammenstellung von DAVIES (1975) zwischen 5,2–58,9%. Dagegen differieren die Häufigkeitsangaben über die Eklampsien nicht so stark, was sicher auf das klinisch gut nachweisbare Symptom des Krampfanfalls zurückzuführen ist. Die internationale Gesellschaft für geographische Pathologie veröffentlichte 1960 eine umfassende Studie über die Eklampsiefrequenz in 10 verschiedenen Ländern, die zwischen 0,5‰ in der Schweiz und 4,1‰ in Italien lag.

Diese beträchtlichen Unterschiede der Präeklampsiehäufigkeit in einzelnen Kliniken und Ländern können nicht befriedigend erklärt werden. Wahrscheinlich ist jedoch, daß durch die differierende Erfassung der einzelnen klinischen Symptome die Diagnose Präeklampsie sehr unterschiedlich gestellt wird. Einige Untersucher diagnostizieren diese Schwangerschaftskomplikationen z. B. schon bei einem geringfügigen oder kurzfristigen Überschreiten der normalen Blutdruckwerte, während andere diese leichten Fälle nicht registrieren. Ebenso werden die Proteinurie und die Ödeme als Gestosesymptome von den einzelnen Untersuchern sehr unterschiedlich bewertet. So wird z. B. in der umfangreichen prospektiven britischen Studie von BUTLER u. BONHAM (1963) bei einer eigenen Gestosedefinition bei 17000 Entbindungen eine Präeklampsiehäufigkeit von 35,5% festgestellt. Geht man jedoch von den Einteilungskriterien des „American Committee for Maternal Welfare" aus, so würde in demselben Kollektiv die Präeklampsie auf 6,1% absinken, da die pathologischen Grenzwerte der britischen Gestosedefinition nicht allgemein anerkannt werden.

Die Häufigkeitsunterschiede zwischen den Gestosestatistiken sind z. T. auch dadurch zu erklären, daß diese Schwangerschaftskomplikation bei Erstgebärenden häufiger auftritt als bei Mehrgebärenden, so daß Länder oder Kliniken mit einer unterschiedlichen Verteilung von Erst- und Mehrgebärenden einen differierenden Anteil an Spätgestosen aufweisen müssen. Nach DAVIES (89) schwankt z. B. der Anteil von Erst- und Mehrgebärenden an verschiedenen Kliniken zwischen 1,5:1 und 6:1, so daß sich auch hierdurch unterschiedliche Gestosefrequenzen einzelner Populationen erklären lassen. Sicher spielt aber bei den epidemiologischen Erfassungen der Gestosehäufigkeit auch die medizinische Versorgung einer Bevölkerungsgruppe eine Rolle, da unter ungünstigen medizinischen Bedingungen die leichten und frühen Gestosen nicht erfaßt und behandelt werden und dadurch zwangsläufig der Prozentsatz aller Spätgestosen niedriger liegt, der Anteil der schweren Präklampsien wird dann jedoch höher sein. So ist auch bei sozial schlechter gestellten Bevölkerungsgruppen und bei Kliniken mit einem höheren Anteil von Negern die Gestosefrequenz wesentlich größer als bei weißen Privatpatienten (78).

Wenn man im mitteleuropäischen Raum die Präeklampsie- und Eklampsiefrequenz beobachtet, so darf man doch wohl davon ausgehen, daß in den vergangenen Jahren zumindest die schweren Präeklampsien und Eklampsien beträchtlich abgenommen haben. Die gesamte Präeklampsiefrequenz dürfte in diesem Raum etwa bei 10% liegen. Die wesentlich geringere Frequenz von mittelschweren und schweren Präklampsien im deutschsprachigen Raum (ca. 1–3%) ist sicher auf die verbesserte Schwangerenvorsorge zurückzuführen, wodurch eine Schwangerschaftshypertonie schon in den frühen Stadien festgestellt und behandelt wird, so daß vor allem der Anteil der schweren Präklampsien und Eklampsien in den letzten Jahren erheblich zurückging. Die allgemeine klinische Erfahrung hat auch gezeigt, daß bei etwa zwei Drittel der Patienten mit einer schweren Präeklampsie die Schwangerenvorsorge nicht ausreichend war. Dadurch wird auch verständlich, daß in Ländern mit unzureichender medizinischer Versorgung der Anteil an schweren Gestosen meist wesentlich über diesen Werten liegt. Je höher der Standard der Schwangerenvorsorge in einem Land ist, desto geringer sind seine Eklampsiezahlen.

Ätiologie

Da es sich bei der Spätgestose sicher um ein multifaktorielles Geschehen handelt, zu dessen Auslösung mehrere prädisponierende Faktoren notwendig sind, ist es schwierig, die einzelnen Faktoren und ihre Bedeutung herauszustellen, die für die Entwicklung einer Spätgestose verantwortlich sind. Folgende Faktoren werden heute allgemein als prädisponierend für eine Spätgestose angesehen:
1. Erstgebärende,
2. Alter,
3. familiäre Disposition zum Hochdruck,
4. Rasse, sozioökonomische Faktoren,
5. Mehrlingsschwangerschaften, Blasenmolen, Hydrops fetus et placentae, Hydramnion,
6. morphologische Gefäßwandveränderungen durch chronische Hypertonie, chronische Nephropathie und Diabetes.

Parität

Schon MAURICEAU (1688) stellte eine Eklampsiehäufung bei Erstgebärenden fest, und HINSELMANN (1924) beobachtete unter 6488 Eklampsiefällen, daß 74% Erstgebärende waren. Spätere Studien konnten diese Annahme immer wieder bestätigen (Lit. bei 78), so daß man heute bei den Eklampsien ein Verhältnis von Erstgebärenden zu Mehrgebärenden von 85:15 und bei den Präeklampsien ein Verhältnis von 60:40 annimmt.

Die Gestosehäufigkeit bei Erstgebärenden wird damit erklärt, daß bei diesen eine nicht ausreichende Entwicklung des uterinen Blutstromgebietes vorliege, wodurch die notwendige Gefäßadaptation an die erforderliche Mehrdruckblutung des graviden Uterus nicht ausreichend sei. Nimmt man eine uteroplazentare Durchblutungsinsuffizienz als wesentliche Gestoseursache an (s. u.), so könnte diese die Gestosehäufigkeit bei Erstgebärenden erklären. Immerhin ist zu berücksichtigen, daß der uterine Blutdurchfluß von 50 ml/min außerhalb der Gravidität gegen Ende der Schwangerschaft auf über 500 ml/min ansteigt, dem sich die uterinen Gefäße anpassen müssen. Durch eine vorausgehende Schwangerschaft hat sich die uterine Blutstrombahn den Erfordernissen des graviden Uterus soweit angepaßt, daß bei einer nachfolgenden Gravidität keine oder sehr viel seltener Durchblutungsstörungen im uteroplazentaren Blutstromgebiet auftreten. Daher sind bei Mehrgebärenden Eklampsien und reine Präklampsien sehr viel seltener als bei Erstgebärenden. Schon durch einen vorausgegangenen Abort reduziert sich die Gestosefrequenz auf ein Drittel der Durchschnittswerte bei Erstgebärenden.

Alter

Unabhängig von der Parität scheint das Alter der Schwangeren Einfluß auf die Gestosehäufigkeit zu haben. Aus fast allen Untersuchungen, wie z. B. aus Dänemark (LEHMANN), Finnland (RAURAMO), New York (SHAPIRO), England (BUTLER u. ALBERMAN), Jerusalem (DAVIES) geht ein J-förmiger Verlauf der Gestosehäufigkeit hervor, wenn man die Gestosefrequenz zum Alter der Schwangeren in Beziehung setzt. So liegt bei den „Teenagergeburten", d. h. bei Schwangeren unter 15 Jahren, die Gestosehäufigkeit dreimal höher als bei Frauen zwischen 20–30 Jahren. Ebenso nimmt die Hochdurckfrequenz nach dem 30. Lebensjahr wieder zu. So fand z. B. DAVIES (89) bei jungen Erstgebärenden eine erhöhte Frequenz von 7,6% gegenüber 2,6% aller Altersgruppen. Zur Erklärung der Gestosehäufung bei den sehr jungen Erstgebärenden kann man auch hier eine mangelhafte Entwicklung und Adaptationsfähigkeit des uterinen Gefäßgebietes vermuten (s. auch Parität), wodurch eine Minderdurchblutung der Plazenta auftreten kann. Dagegen ist die Zunahme der Gestosefrequenz bei älteren Erstgebärenden auf die altersbedingten Umbauveränderungen der uterinen Gefäßwand zurückzuführen, die nicht nur eine hypertone Tendenz begünstigen, sondern auch die uteroplazentare Durchblutung beeinträchtigen. Frauen über 35 Jahren weisen schon außerhalb der Schwangerschaft häufiger Blutdruckwerte auf, die in dem Grenzbereich zwischen „normal" und „pathologisch" liegen, und ebenso nimmt der Anteil der chronisch-essentiellen Hypertonien in dieser Altersgruppe zu. Daher findet man bei den älteren Mehrgebärenden wieder häufiger Spätgestosen, wobei es sich aber überwiegend um Fälle handelt, die der Gruppe II (s. Tab. 2) zuzuordnen sind.

Familiäre Disposition

Eine familiär bedingte Häufung von Spätgestosen scheint gesichert zu sein (44, 51, 76, 78). HUMPHRIES (131) untersuchte bei 100 präeklamptischen Töchtern den Schwangerschafts- und Geburtsverlauf ihrer Mütter und fand bei diesen in 28% ebenfalls eine Schwangerschaftshypertonie gegenüber 13% bei Müttern, deren Töchter einen normalen Schwangerschaftsverlauf durchgemacht hatten. CHESLEY u. Mitarb. (76) fanden bei 37% der Schwestern von eklamptischen Frauen eine Spätgestose, und wenn zusätzlich noch 2 oder mehr Töchter, deren Mütter eine Eklampsie durchgemacht hatten, untersucht wurden, stellten sie bei mehr als 60% der weiblichen Familienangehörigen eine Spätgestose fest. Ähnliche Befunde wurden auch von ADAMS u. FINLAYSON (4) erhoben, die feststellten, daß die Schwestern von Gestosepatientinnen während ihrer eigenen Schwangerschaft in 49% eine Hypertonie hatten, gegenüber 23,8% der Schwestern normalschwangerer Frauen.

Bei dieser familiären Gestosedisposition ist jedoch anzunehmen, daß hier weniger eine genetisch bedingte Neigung zur reinen Spätgestose vorliegt, sondern eine familiär bedingte Häufung zum chronisch-essentiellen Hochdruck zu erkennen ist. So konnten wir durch eigene Untersuchungen die Befunde von CHESLEY (76) und ADAMS (4) weitgehend bestätigen, aber zusätzlich durch fortlaufende Kontrollen dieses Patientenkollektivs weiterhin beobachten, daß in den folgenden Jahren nach der Entbindung die Gruppe der „Gestosefamilien" deutlich höhere Blutdruckwerte aufwies als die Gruppe der Frauen, die während ihrer Schwangerschaft keine Hypertonie hatten. Ohne Zweifel begünstigt daher eine Neigung zu familiär bedingten und vererbbaren höheren Blutdruckwerten eine Gestosedisposition. Die Präeklampsie stellt sich demnach gehäuft bei solchen Frauen ein, die familiär zu einem chronischen Hochdruckleiden neigen. Die Schwangerschaft übernimmt – ähnlich wie bei latenten Diabetikerinnen – häufig nur die Rolle einer „Demaskierung" einer bereits vorhandenen und häufig vererbbaren hypertonen Tendenz.

Rasse, sozioökonomische Faktoren

Immer wieder werden in der Literatur rassische Unterschiede im Hinblick auf eine Gestosehäufigkeit festgestellt. Eindeutig erwiesen ist, daß die schwarze Bevölkerung in den USA häufiger an einer Präeklampsie erkrankt, während bei verschiedenen Negerstämmen Afrikas die Schwangerschaftshypertonie praktisch unbekannt sein soll (Nigeria, Liberia) oder die Eklampsiehäufigkeit wie im früheren Belgisch-Kongo mit 1,5‰ sehr niedrig liegt. Dies entspricht auch der Erfahrung über das Blutdruckverhalten der schwarzen Bevölkerung außerhalb einer Gravidität, deren Blutdruckwerte nach ihrer Einwanderung in die USA höher sind als die Werte von verwandten Stämmen, die in Afrika geblieben sind. So haben nach PLANZ die afrikanischen Neger durchschnittlich einen niedrigeren Blutdruck (z. B. Nigeria durchschnittlich 105/65 mmHg) gegenüber der schwarzen Bevölkerung in den USA, die ein erheblich höheres Blutdruckniveau aufweist und daher auch doppelt so häufig an einer essentiellen Hypertonie erkrankt als die weiße Bevölkerung. Über ähnliche Befunde berichtete auch BRINZISNKI (43) aus Israel, wo sowohl die Hypertonie außerhalb der Schwangerschaft wie auch die Gestosefrequenz bei den europäischen und amerikanischen Einwanderern häufiger (3,6%) ist als bei den Einwanderern aus dem afroasiatischen Raum (1,6%). GORDON u. Mitarb. untersuchten in einer prospektiven Studie in Kapstadt 100 weiße Frauen und 100 malaiische Frauen mit derselben Parität und demselben Alter. Davon hatten 20 der weißen Frauen und 9 der malaiischen Frauen eine Schwangerschaftshypertonie.

Andererseits sind derartige epidemiologische Untersuchungen über die Gestosehäufigkeit verschiedener Rassen mit großer Zurückhaltung zu bewerten. So glaubte man z. B. in einer früheren Studie von HIPSLY (1953), daß auf den Fidji-Inseln bei der Urbevölkerung die Gestose sehr viel seltener sei als bei den indischen Einwanderern. BELL u. WILLS (27) berichteten aber bei einer weiteren Aufgliederung dieser Fälle, daß z. B. die indischen Frauen auf den Fidji-Inseln häufiger schon mit 14 Jahren heiraten und 77% dieser Frauen bis zum 20. Lebensjahr verheiratet sind; demgegenüber heiraten aber nur 9% der Urbevölkerung bis zum 20. Lebensjahr. Wie oben schon erwähnt, haben aber sehr junge Erstgebärende ein sehr viel höheres Gestoserisiko, so daß man die unterschiedliche Gestosehäufigkeit dieser Bevölkerungsgruppen nicht allein auf rassische Faktoren zurückführen kann.

Es ist aber doch wohl anzunehmen, daß die Gestosehäufigkeit einzelner Bevölkerungsgruppen, Rassen oder Länder abhängig ist vom durchschnittlichen Blutdruckverhalten dieser Bevölkerungsgruppen. Dies zeigt eine Studie von MCGILLIVRAY (170), in welcher in verschiedenen Teilen Englands die Gestosefrequenz mit dem durchschnittlichen Blutdruckverhalten der Bevölkerung verglichen wurde. So war der durchschnittliche Blutdruck der Bevölkerung Irlands und Schottlands am höchsten, in London am niedrigsten. Der prozentuale Anteil der Schwangerschaftsproteinurien betrug damit übereinstimmend in Irland 3,5 und in Schottland 4,1, in London dagegen nur 2,9%. Eine ähnliche Beziehung zwischen Blutdruckverhalten und Toxikosehäufigkeit zeigt auch die japanische Bevölkerung im Norden des Landes, die anscheinend besonders viel Kochsalz mit der Nahrung aufnimmt. Dort ist nicht nur das durchschnittliche Blutdruckniveau gegenüber dem Süden relativ hoch, ebenso findet man dort einen höheren Anteil an chronischen Hochdruckleiden, sondern in dieser Gegend ist auch die an sich schon beträchtliche Gestosefrequenz Japans am höchsten. Aufgrund dieser Befunde ist anzunehmen, daß nicht spezifische, rassisch-genetische Faktoren die Spätgestose an sich begünstigen, sondern daß auch hier das Blutdruckverhalten, d. h. die Hypertoniehäufigkeit einzelner Bevölkerungsgruppen bzw. Rassen, für das Entstehen der Spätgestose ausschlaggebend ist.

Vermehrte Wandspannung des Uterus

Bei einigen Schwangerschaftskomplikationen, die mit einer erhöhten Uteruswandspannung einhergehen, treten häufiger Spätgestosen auf. Hierzu gehören Zwillingsschwangerschaften, Blasenmolen, Hydramnion und Hydrops fetus et placentae. Bei der Blasenmole tritt die Spätgestose drei- bis achtmal häufiger auf als beim Gesamtdurchschnitt (70, 200, 231, 235), bei Gemini etwa zwei- bis dreimal häufiger (19, 78, 232), beim Hydramnion fand SCOTT (235) in 16% und MASTBOOM in 26% Spätgestosen, beim Hydrops fetus verzeichnete SCOTT 50% und ACOSTA-SISON 65% Spätgestosen. Durch die erhöhte Wandspannung des Uterus könnte man eine schlechtere Durchblutung des uteroplazentaren Gefäßbettes annehmen, wodurch eine plazentare Ischämie eintritt.

Immunologische Aspekte

Es ist immer wieder darüber diskutiert worden, ob bei der Gestoseentstehung immunologische Faktoren eine Rolle spielen. Hierfür könnten die Feststellungen sprechen, daß die reine Gestose bei Erstgebärenden zehnmal häufiger auftritt als bei Mehrgebärenden, oder eine Zunahme der Gestosehäufigkeiten bei Mehrgebärenden vorliegt, bei denen die vorausgegangenen Schwangerschaften normal verliefen, die jedoch bei der hypertonen Schwangerschaft einen anderen Kindesvater hatten. Trotz zahlreicher Untersuchungen fehlen aber bisher sichere Beweise für eine feto-materne Immunimbalanz bei Spätgestosen. REDMAN (218) hat kürzlich in einem Referat die immunologischen Veränderungen geschildert, die zwischen normalen und hypertensiven Schwangeren different auftreten und ähnliche Befunde wurden von SCOTT u. Mitarb. (236) sowie von STIRRAT u. Mitarb. (258) veröffentlicht. Dabei zeigten sich zwar bei Gestosen z. T. geringfügige Veränderungen einzelner Immunparameter, jedoch war eine starke Überlappung der einzelnen Werte zwischen Normalschwangeren und Gestosepatientinnen erkennbar (IgG-Komplex, C_3-Fraktion, Alpha-1-saures Glykoprotein, Coeruloplasmin usw.). Diese Untersuchungen wurden allerdings mit peripherem Venenblut ausgeführt, und es ist möglich, daß lokale immunologische Reaktionen im uteroplazentaren Bereich zwischen Normalschwangeren und Gestosepatienten verschieden ablaufen, die aber auf diese Weise bzw. mit den bisher bekannten Untersuchungsmethoden nicht nachweisbar sind.

Chronische Gefäßveränderungen

Bei den sog. „vaskulären Gestosen" handelt es sich überwiegend um chronische Gefäßerkrankungen (essentielle oder renale Hypertonie, Diabetes mellitus, Aortenisthmusstenose usw.). So rechnen REID und TEEL bei essentiellen Hypertonikerinnen mit über 60% Pfropfgestosen, CHESLEY (78) mit 35% und WELLEN mit 32% aufgepfropften Gestosen (Gruppe III). Ähnliches gilt wahrscheinlich auch für die Diabetikerin, bei der ebenfalls sehr häufig morphologische Gefäßwandveränderungen (im Extremfall: diabetische Nephrosklerose) vorliegen, die eine Hypertonie begünstigen und daher auch häufiger zu einer Pfropfgestose führen. Bei diesen chronischen Gefäßerkrankungen treten plazentare Durchblutungsstörungen durch morphologische und funktionelle Veränderungen an den Gefäßen des Plazentabettes auf. Man findet bei Diabetikerinnen mit und ohne Präklampsie in der Wand der Deziduagefäße häufig eine Hypertrophie der Intima, eine Verdickung der Media und eine Einlagerung von Fibrin und oft auch eine fibrinoide Degeneration der Media mit einer fast vollständigen Obliteration des Gefäßlumens (47). Zu dieser Gruppe von Gefäßerkrankungen, die gehäuft zu Spätgestosen führen, gehören auch die Aortenisthmusstenose oder die Hypoplasie der unteren Aorta und der A. iliaca interna (82, 115, 190, 270).

Die uteroplazentare Ischämie als Ursache der Präeklampsie

Die oben genannten prädisponierenden Faktoren, die eine Rolle bei der Gestoseentstehung spielen können, scheinen eines gemeinsam zu haben, nämlich eine Insuffizienz der uteroplazentaren Durchblutung. Schon BEKER machte 1948 darauf aufmerksam, daß eine der Gestoseursachen in einem abnormen hämodynamischen Gleichgewicht der Plazentadurchblutung zu suchen sei, bedingt durch eine Erhöhung des arteriellen Gefäßwiderstandes der dezidualen Gefäße. Die uterinen Gefäße würden sich bei Gestosen nicht ausreichend der plazentaren Mehrdurchblutung im Verlauf der Schwangerschaft anpassen. Diese Hypothese wurde in den letzten Jahren vor allem durch die morphologischen Untersuchungen von BROSENS (47) unterstützt sowie durch Messungen der Durchblutung des Uterus bzw. der Plazenta mittels N_2O, Na^{24} und Xenon. ASSALI u. Mitarb. (15) konnte bei einzelnen präklamptische Schwangeren durch Bestimmung der arteriovenösen Differenz von N_2O in Uterusgefäßen feststellen, daß bei Präeklampsien die Durchblutung um mehr als 50% reduziert sein kann. Mehrere Arbeiten liegen über die sog. Clearance-Rate von Na^{24} vor, das in das Myometrium injiziert und dessen Halbwertszeit bestimmt wird (15, 24, 153, 285). Mittels dieser semiquantitativen Untersuchungsmethode, die nur einen sehr groben Hinweis über die Durchblutungsänderung der Uterusmuskulatur erlaubt, findet man eine deutliche Durchblutungseinschränkung des Uterus bei Spätgestosen.

Bei diesen Befunden stellt sich natürlich immer wieder die Frage, inwieweit handelt es sich bei der Präeklampsie um sekundäre hämodynamische Veränderungen im uteroplazentaren Bereich, die als Folge einer Spätgestose auch an anderen Organen (z. B. Niere, Gehirn, Leber usw.) auftreten können, oder ob diese hämodynamischen Veränderungen im uteroplazentaren Bereich primär vorliegen und dadurch die Gestosesymptome hervorrufen.

Die *Theorie einer plazentaren Durchblutungsinsuffizienz* als Ursache der Spätgestose wurde in den letzten Jahren durch mehrere tierexperimentelle Untersuchungen unterstützt (2, 3, 22, 23, 30, 31, 124). Bei verschiedenen Tiergattungen wurde die Blutzufuhr zum Uterus entweder durch Kompression der A. uterina oder der Aorta stufenweise gedrosselt oder durch Einlegen eines Ballons in das schwangere Uterushorn oder durch Anlegen von Z-Nähten durch die Uteruswand und die Plazenta eine plazentare Ischämie erzeugt. Ungefähr nach 20–60 Minuten beginnt der Blutdruck anzusteigen und häufig folgt eine Proteinurie und Oligurie. Nach Drosselung der uterinen Blutzufuhr bei nichtschwangeren Tieren tritt dagegen keine Blutdrucksteigerung auf.

Besonders interessant sind die zuletzt von CAVANAGH u. Mitarb. (64) durchgeführten Untersuchungen bei Affen.

Der uterine Blutzufluß wurde vor Eintritt der Schwangerschaft durch Metallclips leicht gedrosselt, der Blutzufluß über die A. ovarica unterbrochen. Auf diese Weise wurde bei einer anschließenden Schwangerschaft die notwendige Mehrdurchblutung beeinträchtigt. Bei 9 von 10 Tieren stieg der Blutdruck im 3. Schwangerschaftstrimester signifikant an (arterieller Mitteldruck von 84 mmHg auf 127 mmHg), dabei nahm das Herzminutenvolumen von 1635 ml/min auf 1479 ml/min ab, und der periphere Gefäßwiderstand stieg von 5375 auf 7946 dyn/s/cm an. 3 Tiere wurden wiederholt schwanger und auch bei der nachfolgenden Gravidität traten in der zweiten Schwangerschaftshälfte dieselben hämodynamischen Veränderungen auf, nachdem sich zwischen den Schangerschaften die Werte normalisiert hatten. Bei den hypertensiven Tieren entwickelte sich auch eine Proteinurie, wobei zwischen 30–300 mg Eiweiß pro 100 ml Urin ausgeschieden wurden.

Histomorphologische Untersuchungen der Nieren zeigten bei diesen Tieren weitgehend ähnliche Veränderungen, wie sie auch aus der menschlichen Toxikosepathologie bekannt sind (s. u.), d. h. Einengung der Lumina der Glomerulumgefäße durch Schwellung der Endothelzellen, Ablagerung von Granula und Vermehrung und Hyperplasie der Mesangiumzellen. Mittels der Immunfluoreszenz wurden die Ablagerungen von Granula als IgM, Komplementen von Typ C_3 und C_4 sowie Fibrin/Fibrinogen charakterisiert. Seltener fanden sich Fibrinthromben in den Glomerulumgefäßen.

Zu ähnlichen funktionellen und morphologischen Befunden an Plazenta, Niere und mütterlichem Kreislauf führten auch die Untersuchungen von ABITBOL bei schwangeren Hunden, bei denen die uterine Blutzufuhr durch Kompression der Aorta gedrosselt wurde.

Diese Befunde lassen darauf schließen, daß zumindest im Tierexperiment ein Modell gefunden wurde, das dem der menschlichen Spätgestose weitgehend entspricht, vielleicht mit der einzigen Ausnahme, daß eine Gewichtszunahme der Tiere im Sinne einer pathologischen Wasserretention und Ödembildung nicht nachweisbar war.

In diesem Zusammenhang sind auch die morphologischen Befunde beim Menschen von BROSENS u. ROBERTSON (48) erwähnenswert, die feststellten, daß die Deziduagefäße bei Präeklampsie sich durch eine unzureichende Invasion von Trophoblastzellen nur mangelhaft erweitern und dadurch die uteroplazentare Durchblutungsinsuffizienz zu erklären sei.

Aufgrund dieser Untersuchungen bei schwangeren Tieren bzw. den morphologischen Befunden beim Menschen muß man annehmen, daß von der minderdurchbluteten Plazenta pressorische Substanzen abgegeben werden, ähnlich wie sie auch von der minderdurchbluteten Niere gebildet werden (Goldblatt-Mechanismus).

Bluttransfusionen von einem nephrektomierten graviden Kaninchen, das durch eine plazentare

Ischämie hyperton wurde, erzeugen beim nichtgraviden Kaninchen als Empfängertier ebenfalls einen Hochdruck. Auch im Parabioseversuch gelang GYÖNGYÖSSI u. KELENTEY (120) der Nachweis einer Pressorsubstanz nach experimenteller Plazentaischämie des einen Versuchstieres, da beim anderen Versuchstier, dessen uterine Blutzufuhr nicht gedrosselt wurde, ebenfalls ein Hochdruck auftrat.
Humoralpressorische Substanzen als Ursachen des Hochdrucks bei der Präeklampsie wurden schon seit Jahrzehnten vermutet. Dabei wurde unter verschiedenen Bedingungen Blut von normotonen und hypertonen Patienten entnommen und gesunden Schwangeren und Präeklamptischen post partum im Wochenbett infundiert. Während BUMM (56) nach Transfusion von Blut hypertoner Schwangerer auf Normalschwangere keine Blutdruckerhöhung feststellte, fanden TATUM u. MULE (266) einen leichten Blutdruckanstieg nach der Transfusion. HUNTER u. HOWARD (132) sowie MCGILLIVRAY (173) infundierten das Plasma von Gestosepatienten denselben Frauen 6 Tage post partum, d. h. nach Abklingen der Gestosesymptome, und fanden nach der Reinfusion des Plasmas sofort wieder einen Anstieg des systolischen Blutdrucks bis zu 50 mmHg. TAKAHASHI (263) sowie VOSSNER u. Mitarb. bestätigten diese Befunde und stellten zusätzlich durch chromatographische Analysen fest, daß es sich bei dieser blutdrucksteigernden Substanz um ein Polypeptid handelt, das bei normotonen Schwangeren nicht nachweisbar war. Da HUNTER u. HOWARD (132) das Blut von Gestosepatienten mittels Venenkatheter aus der V. cava, d. h. aus unmittelbarer Nähe des Uterus entnommen haben, nannten sie diese pressorische Substanz *Hysterotonin*.

Trotz dieser vielfältigen klinischen Fakten und tierexperimentellen Untersuchungsergebnissen, die die Bedeutung einer uteroplazentaren Ischämie bei der Entstehung einer Spätgestose unterstreichen, sind noch manche Fragen ungeklärt. So gibt es in der Geburtshilfe zahlreiche Fälle, bei denen sehr wahrscheinlich eine plazentare Mangeldurchblutung vorliegt, kombiniert mit den klinischen und morphologischen Zeichen einer plazentaren Insuffizienz, bei denen aber kein Hochdruck entsteht. Auch wissen wir noch zu wenig darüber, ob während der normalen Schwangerschaft auch lokal wirksame gefäßerweiternde Substanzen am Uterus gebildet werden, die die Durchblutung begünstigen und die bei Spätgestosen nicht oder nicht ausreichend vorhanden sind. Hierzu gehört z. B. das gefäßerweiternde *Prostaglandin* E_1, dessen Konzentration im Planzentagewebe bei Gestosen niedriger sein soll als im Normalkollektiv, während umgekehrt das vasokonstriktorische Prostaglandin F_2d in den Gestoseplazenten erhöht sei (90, 256, 287). Ebenso ist das vasodilatatorisch wirksame Prostaglandin E im mütterlichen Blut während der Schwangerschaft deutlich erhöht (normal 251 pg/ml, im I. Trimenon: 384 pg/ml, im III. Trimenon 443 pg/ml), wodurch der verminderte periphere Gefäßwiderstand während der Gravidität zu erklären ist. Bei Präeklampsie ist das Prostaglandin E dagegen deutlich vermindert (6).

Möglicherweise gibt es aber auch noch andere unbekannte gefäßerweitende Substanzen in der Plazenta (227). Ebenso liegen Hinweise vor, daß das *Prolactin* das Blutdruckverhalten in der Schwangerschaft beeinflussen kann (128, 138). REDMAN u. Mitarb. (216a) konnten bei 68 Gestosepatienten zwar keine Korrelation zwischen dem Serumprolactin und der Hypertonie feststellen, sie beobachteten aber dann besonders hohe Serumkonzentrationen von Prolactin, wenn ausgeprägte Ödeme und stärker erhöhte Harnsäurewerte im Serum vorlagen. HUKINS u. Mitarb. kamen zu ähnlichen Befunden, während BISWAS keine signifikanten Unterschiede des Serumprolactins zwischen normotensiven und hypertensiven Schwangeren feststellte. Weiterreichende Überlegungen über die mögliche Rolle des Prolactins in der Pathogenese der Spätgestose hat zuletzt HORROBIN angestellt. Er sowie HO YUEN u. Mitarb. nehmen an, daß eine verminderte Prolactinreaktion verknüpft sei mit einer erhöhten Gefäßreaktion auf pressorische Substanzen, insbesondere auf Katecholamine. Besonders in den letzten Jahren wurde diese Interaktion zwischen vasokonstriktorischen Faktoren, zu denen vor allem das Renin, Angiotensin und die Katecholamine gehören, und den vasodilatatorischen Faktoren (Prostaglandin A und E) bei der Entstehung einer Schwangerschaftshypertonie diskutiert. Die Rolle des Prolactins in diesem Geschehen ist bis heute aber ebenso wenig einzuordnen wie die Bedeutung des Blutvolumens, das wahrscheinlich schon vor Auftreten der ersten Gestosesymptome vermindert ist (12, 35, 251). Dabei ist aber noch ungeklärt, wann und durch welche pathophysiologischen Mechanismen diese Hypovolämie bei Gestosebeginn eintritt.

Diese zum Teil sehr unterschiedlichen Untersuchungsergebnisse von einigen gefäßaktiven Faktoren bei den Spätgestosen sind möglicherweise dadurch zu erklären, daß diese Parameter vorwiegend nur im peripheren Blut bestimmt wurden, so daß über ihre lokale Wirksamkeit an der Gefäßwand oder im utero-plazentaren Bereich nur wenig ausgesagt werden kann. Exakte Hinweise über die Bedeutung dieser lokalwirksamen gefäßaktiven Faktoren sind wahrscheinlich nur durch ihre Bestimmung im uterinen Venenblut möglich.

Abschließend läßt sich über die Entstehungsbedingungen, die zu einer Spätgestose führen, wohl nur folgendes aussagen: Wahrscheinlich handelt es sich um ein multifaktorielles Geschehen, an dem mehrere disponierende Faktoren und verschiedene auslösende Ursachen beteiligt sind, die schließlich zusammenwirkend eine Spätgestose herbeiführen. Die Suche nach einer einzigen, die Gestose auslö-

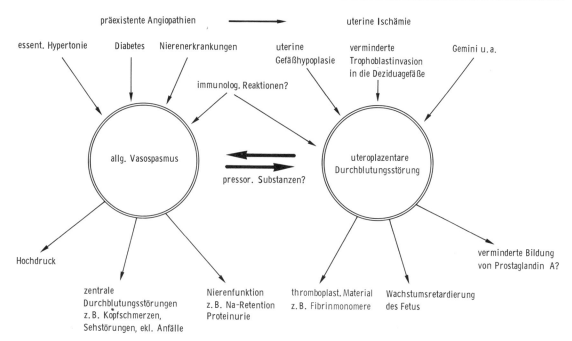

Abb. 1 Schema über die möglichen Ursachen einer Spätgestose und ihre klinischen Folgen

senden Ursache dürfte daher wahrscheinlich wenig sinnvoll sein. Die Abb. 1 faßt noch einmal die heute zur Diskussion stehenden Entstehungsbedingungen und Ursachen einer Spätgestose zusammen.

Grob vereinfachend haben die verschiedenen prädisponierenden Faktoren einen gemeinsamen Nenner: Sie begünstigen eine mangelhafte und nicht ausreichende Anpassung der uteroplazentaren Blutstrombahn an die Erfordernisse des graviden Uterus bzw. der Plazenta. Dies gilt z. B. für die Gefäßwandveränderungen bei chronischen Hypertonien, beim Diabetes oder bei Nephropathien und ebenso kann man hierdurch die erhöhte Gestosefrequenz bei sehr jungen und älteren Erstgebärenden erklären. Ungeklärt sind noch immunologische Faktoren sowie die primäre oder sekundäre Rolle einzelner vasoaktiver Substanzen. Trotz einiger noch offenstehenden Fragen wissen wir heute aber sehr viel mehr über die Ätiologie des Schwangerschaftshochdrucks als noch vor 20 Jahren, viele Einzelfragen müssen jedoch noch durch weitere Forschungen geklärt werden.

Morphologische und funktionelle Organveränderungen

Unser Wissen über die pathologische Anatomie der von einer Präklampsie oder Eklampsie betroffenen Organe stammen – mit Ausnahme der Nierenbefunde – fast ausschließlich von Autopsien. Dabei sind die älteren Befunde kaum verwertbar, da viele Veränderungen erst postmortal auftreten und daher von dem Zeitpunkt der Autopsie nach dem Exitus abhängen. Während z. B. HINSELMANN (1924) noch bei 70% der an einer Eklampsie Verstorbenen ein ausgeprägtes Lungenödem feststellte oder DICKMANN (1952) fast immer reichlich Flüssigkeit im Abdomen, Thorax, Perikard und den Ventrikeln des Gehirns fand, stellten SHEEHAN u. LYNCH (239) bei eklamptischen Todesfällen, die ein bis zwei Stunden nach ihrem Exitus seziert wurden, nur bei 16 von 64 Autopsien ein Lungenödem und bei 8 Autopsiefällen vermehrt Flüssigkeit in den Körperhöhlen fest. Diese Autoren kommen daher zu dem Ergebnis, daß nur Befunde relevant und vergleichbar sind, die innerhalb von 1–3 Stunden nach dem Tode durch die Obduktion nachgewiesen wurden. Im folgenden sollen die wichtigsten morphologischen Organbefunde bei und nach einer Spätgestose beschrieben werden.

Niere

Abgesehen von den Krämpfen und der Bewußtlosigkeit, die das klinische Bild der Eklampsie prägen, haben die Nierenfunktionsstörungen wissenschaftlich die meiste Beachtung gefunden. Die ersten Feststellungen über Nierenfunktionsstörungen in der Schwangerschaft gehen auf LEVER (1843) und FRERICHS (1851) zurück, die die eklamptischen Krämpfe mit der nephritischen Urämie verglichen. Von ZANGENMEISTER (1913) wurde erstmalig der Begriff „Schwangerschaftsniere" geprägt, ohne daß damit etwas über die Ätiologie und den Verlauf dieser Schwangerschaftskomplikation ausgesagt wurde. LÖHLEIN beschrieb bereits 1918 bei der Eklampsieniere eine Schwellung des Kapillarendothels und eine Verdickung der Kapillarwand und verglich die Befunde mit denen einer Glomerulonephritis. FAHR hob dagegen den degenerativen Charakter dieser Veränderungen hervor, und bezeichnete das morphologische Bild als Glomerulonephrose. Von BELL u. FAHR wurde weiter die Verengung der Kapillarlumina und die Erythrozytenarmut beschrieben, während SHEEHAN die Blutstase in den Schlingen hervorhob. Übereinstimmend wurde aber von allen älteren Autoren eine Spezifität dieser Nierenveränderungen bei der Spätgestose abgelehnt und betont, daß kaum eine Beziehung zu erkennen ist zwischen der Schwere der klinischen Krankheitssymptome und den morphologischen Nierenbefunden.

Die Vielfalt der morphologischen Nierenveränderungen, die auf dem Sektionstisch erhoben wurden, lassen sich heute durch die intravitale Nierenbiopsie besser überblicken (7, 8, 28, 29, 96, 100, 102, 146, 147, 154, 161, 168, 179, 208, 254, 255, 274). Man unterscheidet bei der Spätgestose 2 Formen von morphologischen Nierenveränderungen. Die erste Gruppe zeichnet sich durch eine auffällige Verengung der Kapillarlumina aus, verbunden mit einer Schwellung der Endothelzellen und Einlagerung größerer Mengen von Fibrin im Zytoplasma. SPARGO führte für diese präklamptischen Nierenveränderungen, die vorwiegend bei den reinen Spätgestosen auftreten, die Bezeichnung „glomeruläre Kapillarendotheliose" ein. Die Glomerula erscheinen geschwollen und ischämisch, die Kapselräume sind gewöhnlich stark eingeengt. Dabei findet man eine Dilatation der Kapillarschlingen, wobei diese den proximalen Anteil der Henleschen Schleife vorwölben. Gelegentlich sind auch Adhäsionen zwischen den Kapillarschlingen und der Glomeruluskapsel erkennbar. Bei schweren Präklampsien findet man auch eine Vermehrung und Schwellung der Mesangiumzellen. Die Lipoidablagerungen in einzelnen Glomeruli, besonders in dilatierten Schlingen, sind häufig nachweisbare Befunde, die bei 85% aller Eklampsien und 46% aller Präklampsien auftreten. Ebenso findet man Ablagerungen von amorphen Substanzen zwischen den sonst normalen Endothelzellen und der Basalmembran, so daß diese oft von der Basalmembran abgehoben werden. Die Podozyten sind normal. Bei schweren Veränderungen findet man gelegentlich eine herdförmige Verdickung der Basalmembran mit Schwellung und Vakuolisierung der Epithelzellen und Verklumpung der Prodozyten.

Mittels der Immunfluoreszenzmethode konnte in den Glomeruli IGg und IGm zum Teil auch Komplement nachgewiesen werden (189, 204, 238, 255). Bei dem amorphen Material, das sowohl licht- wie elektronenoptisch innerhalb der Endothelzellen und gelegentlich entlang der Basalmembran nachweisbar ist, handelt es sich überwiegend um Fibrin. Dieses ist vor allem bei 75% der Erstgebärenden mit präklamptischen Symptomen nachweisbar, während nur 25–30% der Mehrgebärenden diese Fibrinablagerungen aufweisen. MORRIS u. Mitarb. sowie VASSALLI halten diese Fibrinablagerungen für typisch bei den reinen Spätgestosen, obwohl diese Veränderungen auch bei anderen Nierenerkrankungen nachweisbar sind. Da die Aktivierung der Koagulationsbereitschaft zu dem Gesamtbild der Spätgestose gehört (s. u.), ist das Vorhandensein von Fibrin in den Glomerula nicht überraschend. Dieselben Fibrinablagerungen wurden auch von VASSALLI bei Kaninchen nach Thromboplastininfusionen festgestellt, ebenso von JANISCH nach Immunisierung von Kaninchen mit fetoplazentarem Gewebe.

Gegenüber den erheblichen Veränderungen an den Glomeruli sind bei den Präeklampsien morphologische Veränderungen an der Tubuli relativ gering. Der proximale Tubulus ist meistens erweitert, gelegentlich finden sich einzelne Epithelnekrosen. Weiterhin findet man große hyaline Tropfen im Epithel des gewundenen Tubulusanteils (50% bei Eklampsien, 15% bei normotensiven Fällen) sowie Fettablagerung im Epithel des proximalen Tubulus, vor allem bei Fällen mit einer starken Proteinurie. Die Veränderungen an der Henleschen Schleife sollen mit dem Schweregrad der Hyperurikämie korrelieren.

In einer zweiten Gruppe von Präklampsien findet man zusätzlich zu den typischen Veränderungen der reinen Spätgestose überwiegend vaskuläre Veränderungen, wie z. B. Arteriolosklerosen der intrarenalen Gefäße mit Wandverdickungen und Einlagerungen von hyalinem Material sowie alte obliterierte Glomerula. Dabei handelt es sich um Befunde, die für ein präexistentes chronisches Gefäß- oder Nierenleiden sprechen. Die Biopsiebefunde von MCCARTNEY sowie von KINCAID-SMITH oder FISHER (s. Tab. 4) haben gezeigt, daß die morphologischen Veränderungen, die für eine reine Spätgestose typisch sind, vorwiegend bei den Präklampsien unter 30 Jahren und bei den Erstgebärenden vorkommen (70–80%) und nur

Tabelle 4 Nierenpathologie bei 176 hypertensiven Schwangeren (nach *Fisher*)

Diagnose	Nr.	Erstgebärende	Mehrgebärende
Reine Präeklampsie	96	79	17
mit Nephrosklerose	13	6	7
mit Nierenerkrankung	3	1	2
beide Komplikationen	2	1	1
Nephrosklerose	19	3	16
mit Nierenerkrankung	4	2	2
Nierenerkrankungen	31	12	19
Normale Histologie	8	0	8

20–30% der Erstgebärenden hatten die charakteristischen Veränderungen einer chronisch-vaskulären Schädigung (s. Tab. 4). Dagegen findet man bei Frauen über 30 Jahren und vor allem bei Mehrgebärenden, bevorzugt chronisch-vaskuläre Läsionen an der Niere (70–80%). SCHEWITZ (231) konnte dabei zeigen, daß besonders die frühen Gestosen, die schon vor der 28. Schwangerschaftswoche auftraten, Pfropfgestosen waren, da bei diesen die Arteriolenwandverdickungen häufiger zu finden sind. Die morphologischen Untersuchungen der Niere machen es demnach möglich, reine Präeklampsien und Eklampsien von chronischen Hypertonien und Pfropfgestosen zu differenzieren, was mit klinischen Untersuchungsmethoden nur sehr schwer möglich ist.

Die Biopsiebefunde bestätigen weiterhin die klinische Feststellung (s. u.), daß post partum eine sehr rasche Rückbildung der gestosebedingten morphologischen Veränderungen erfolgt. Schon 3–5 Tage nach dem eklamptischen Geschehen weisen die Nieren kaum noch pathologische Veränderungen auf. Aufgrund dieser Befunde kann man heute sagen, daß nach reinen Spätgestosen manifeste Restschäden an der Niere außerordentlich selten sind, und man ist heute der Auffassung, daß bei nachweisbaren und bleibenden morphologischen Veränderungen bzw. Funktionsstörungen der Niere post partum eine präexistente Erkrankung vorliegen muß.

Etwa bei 5% aller Eklampsien entstehen ausgedehnte hypoxämische Nekrosen im Bereich der Tubuli, wobei sich die Zellen von der Basalmembran abheben, und diese schließlich an einigen Stellen einreißen kann (Tubulorrhexis nach OLIVER). Das klinische Bild entspricht dem eines akuten Nierenversagens, wie man es auch bei der Schockniere sehr häufig findet. Klinisch besteht der Verdacht bei extrem starker Oligurie bzw. Anurie und einer Zunahme des Serumkaliumwertes.

Ursache für diese schweren tubulären Veränderungen, die nicht nur bei Eklampsien auftreten können, ist die Unterbrechung der Zirkulation in der Nierenrinde durch Spasmen der Arteriolen. Das Ausmaß der morphologischen Veränderungen hängt dabei von der Dauer der Ischämie ab. Bei einem Spasmus im Vas afferens von etwa 5 Minuten Dauer tritt nur eine vorübergehende Oligurie und Proteinurie ein, die Befunde normalisieren sich innerhalb von 24 Stunden. Dauert der Spasmus 2–3 Stunden, treten erhebliche Nekrosen im proximalen Tubulusepithel auf, die Regeneration selbst setzt erst nach 2–3 Tagen ein, und bei längerdauernden Spasmen über mehr als 4 Stunden kann es zu Nekrosen des gesamten Nephrons kommen. Treten diese Spasmen im Bereich der Aa. interlobulares auf, entstehen ausgedehnte Rindennekrosen, da dann die Blutzufuhr zur Rinde vollständig unterbrochen wird. Diese Nekrosen sind häufig fleckförmig, sehr selten umfassen sie aber auch die gesamte Nierenrinde, so daß dann das klinische und morphologische Bild einer *akuten Rindennekrose der Niere* entsteht, die fast nur bei Schwangeren vorkommt und meist tödlich verläuft (175, 197, 199, 238, 248).

Nierenfunktion

Während der normalen Schwangerschaft tritt schon nach dem 3. Schwangerschaftsmonat eine Vermehrung der Nierendurchblutung und des glomerulären Filtrates um ca. 30–50% ein. Die älteren Studien über die Nierenfunktion bei Spätgestosen (17, 18, 38, 55, 58, 69, 154) sind heute nicht mehr ausreichend gesichert, da diese Untersuchungen meist in Rückenlage durchgeführt wurden, in der sich die Kompression des schwangeren Uterus auf die V. cava auswirkt. Diese Werte waren daher zumindest im 3. Trimenon zu niedrig. Es kommt weiterhin hinzu, daß bei den schweren Präeklampsien und Eklampsien das Harnzeitvolumen meist stark reduziert ist, so daß hierdurch die Clearance-Werte verfälscht werden. Weiterhin wurde bei älteren Arbeiten nicht differenziert, ob es sich um eine reine Gestose oder um eine Pfropfgestose handelt. Unter diesen Gesichtspunkten sind nur die Untersuchungen von MCCARTNEY u. Mitarb. (168) sowie von SAHRES u. Mitarb. und von CHESLEY u. DUFFUS (77) bei Spätgestosen auswertbar, bei denen gleichzeitig eine renale Biopsie ausgeführt wurde. Nach diesen Autoren ist bei den reinen Spätgestosen eine Verminderung der Clearance-Werte um ca. 30% gegenüber normotensiven Schwangeren nachweisbar. So betrug nach CHESLEY (69) z. B. das glomeruläre Filtrat von Normalschwangeren 170 ml/min gegenüber hypertensiven Schwangeren mit 114 ml/min, die Nierendurchblutung betrug 755 gegenüber 606 ml/min bei präklamptischen Schwangeren. Bei Propfgestosen, bei denen morphologisch vorwiegend eine Nephrosklerose vorlag, waren die Clearance-Parameter um 40–50% niederer als bei normotensiven Schwangeren. Diese Autoren kommen übereinstimmend zu der Feststellung, daß die Änderungen der Nierenfunktion bei Gestose weitgehend abhängig sind von der Schwere der morphologischen Veränderungen.

Nachgehende Untersuchungen bei Präklampsien und Eklampsien post partum haben entsprechend den morphologischen Befunden gezeigt, daß die Clearance-Werte bei reinen Gestosen auffallend rasch sich wieder normalisieren, so daß manifeste Restschäden bei diesen sehr selten sind. Selbst wenn man aber unterstellt, daß reine Spätgestosen nur sehr selten manifeste Gefäß- oder Nierenschäden verursachen, sollte man trotzdem bei jeder Gestosepatientin 2 bis 3 Monate post partum eine eingehende Nierenfunktionskontrolle durchführen, da man hierdurch nicht selten bisher symptomlose chronische Nierenleiden feststellen kann. Dies ist um so wichtiger, da es sich meist um jüngere Frauen handelt, bei denen durch die Spätgestose ein vorbestehendes Hochdruckleiden erstmalig manifest wird, so daß dann eine konsequente internistische Behandlung möglich ist.

Leber

Etwa 70% der Eklampsie- und 30% der Präeklampsietodesfälle weisen schon makroskopisch kleinere petechiale Blutungsherde unter der Leberkapsel auf; in seltenen Fällen findet man große subkapsuläre Hämatome und Blutungen in den Ligamenten. Die Ursache dieser großen subkapsulären Hämatome ist unklar, auch sind sie nicht für die Spätgestose spezifisch. Von 51 Fällen hatten 35 eine Spätgestose, davon 14 mit eklamptischen Anfällen.

Mikroskopisch sind nach SHEEHAN u. LYNCH (239) an der Leber folgende Befunde charakteristisch:

a) *Blutungen* in den Leberzellbalken, vor allem an der periportalen Basis. Diese verdrängen und deformieren die Leberzellbalken in ihrem Bindegewebsgerüst, ohne daß hierdurch Nekrosen entstehen müssen. Nach 3 bis 18 Stunden wird die Blutung durch Fibrin bzw. Bindegewebe ersetzt und innerhalb von 3–4 Wochen ist die Blutung vollständig abgebaut. Als Ursache dieser Blutungen ist eine plötzliche Druckerhöhung in den Sinusoiden durch Dilatation der Arteriolen anzunehmen.

b) *Infarkte* treten häufig zusammen mit den Leberzellblutungen aber zeitlich später auf, meist erst 6–12 Stunden nach der periportalen Blutung (bei 40% der Eklampsien und 16% der Präeklampsien). Dabei sind alle Schweregrade von diskreten ischämischen Nekrosen bis zu großen Infarkten möglich. Bei ausgedehnten Infarkten findet man meist in der Mitte der Leberzellbalken mehr oder weniger starke Zellnekrosen.

c) Die Ausdehnung der *Leberzellnekrosen* wird im Schrifttum sehr unterschiedlich beurteilt. ACOSTA-SISON sah nur selten Zellnekrosen im peripheren Bereich, und auch in ihrer Ausdehnung seien sie sehr unterschiedlich. Dagegen beobachtete GOVAN (118) bei etwa 40% der an einer Eklampsie verstorbenen Schwangeren periportale hämorrhagische Zellnekrosen.

Als Ursache der Infarkte und der Nekrosen werden anhaltende Spasmen der Arteriolen über mehr als 2 Stunden angesehen, meist sind dieselben Arteriolen betroffen, die vorher dilatiert waren. Dabei findet man häufig gleichzeitig Thrombosen der Kapillaren, eine Fibrininfiltration der Arterienmedia, Thrombosen der Pfortaderäste sowie Blutungen in das Bindegewebe des periportalen Feldes. SHEEHAN u. LYNCH (239) unterschieden 4 Schwerpunkte der Infarkt- bzw. Nekrosenbildung, die abhängig von der Schwere und Dauer der Spasmen der Leberarteriolen auftreten, dagegen fanden die Autoren Fibrinablagerungen nicht so häufig.

Gegenüber diesen z. T. erheblichen morphologischen Veränderungen des Leberparenchyms, besonders bei schweren Präklampsien und Eklampsien, die aber erst postmortal festgestellt wurden, sind die Befunde bei intravital entnommenen Leberbiopsien meist gering. Es werden bei Präeklampsien nur leichtere Abweichungen der Kapillarweite beschrieben wie Spasmen oder teilweise seenartige Erweiterungen. Im Krampfstadium der Eklampsie kommt schließlich zu den Kaliberschwankungen der Gefäße stärkere Hämorrhagien hinzu, häufig mit Fibrinthromben in den Pfortaderkapillaren sowie Kapillarektasien und hämorrhagische Nekrosen mit Zelldestruktionen (11, 86, 91, 135). Aufgrund dieser Befunde wird man im Gegensatz zu älteren Auffassungen sagen können, daß die stärkeren morphologischen Veränderungen im Leberparenchym erst im Laufe des eklamptischen Geschehens auftreten und wahrscheinlich nur in extrem seltenen Fällen als Todesursache in Frage kommen.

Ungeklärt ist, inwieweit sich die Leberdurchblutung, abhängig von der Schwere der Erkrankung, verändert. Hierüber liegen nur widersprechende Befunde von MUNELL u. TAYLOR (192) einerseits vor, die keine Durchblutungsverminderung feststellen konnten, während andererseits HOSHINO (129) bei Spätgestosen die Leberdurchblutung um etwa die Hälfte gegenüber der Norm vermindert fand (Leberdurchblutung während der normalen Schwangerschaft 1035 ml/min, bei Spätgestosen 588 ml/min).

Abhängig von der Schwere der Gestose verändern sich einige „leberspezifische" Enzyme, so daß zumindest bei den schweren Präeklampsien und Eklampsien diese untersucht werden sollten. Die Zunahme der Blutwerte von SGOT und SGPT signalisieren eine Leberschädigung, während die LDH-Werte nicht leberspezifisch seien. Zweifellos geht die zum Teil sehr extreme Erhöhung dieser Werte bei Eklampsie parallel mit den von SHEEHAN u. LYNCH (239) festgestellten morphologischen Befunden an der Leber.

Gehirn

Der wesentliche Unterschied zwischen der Präeklampsie und der Eklampsie liegt in den zusätzlichen neurologischen Symptomen. In Einzelfällen sind fast ausschließlich zentralnervöse Symptome vorhanden, die übrigen Gestosesymptome treten weitgehend in den Hintergrund. Ob bei einer Gestationstoxikose eklamptische Anfälle auftreten, hängt demnach allein von der Beteiligung des zentralen Nervensystems ab.

ZANGENMEISTER (1919) und FISCHER (1921) hatten für das Auftreten der eklamptischen Anfälle

das Gehirnödem verantwortlich gemacht. Nach SHEEHAN u. LYNCH (239) tritt jedoch das Gehirnödem erst postmortal auf. Gegen die Bedeutung des Hirnödems bei der Auslösung der Konvulsionen spricht auch, daß der Liquordruck bei Eklampsie nur selten erhöht gefunden wird.
An morphologischen Veränderungen in der Gehirnsubstanz findet man zahlreiche petechiale Blutungsherde, besonders in der Brücke und in den basalen Ganglien. Subkortikale Blutungen sind meist in den oberen Anteilen der Hemisphäre lokalisiert, Blutungen im Bereich der Stammganglien oder der Brücke können gelegentlich in den Ventrikel einbrechen. Andere Blutungslokalisationen sind die Pia mater, die Arachnoidea und die weiße Substanz. Weiterhin werden Thrombosen, Nekrosen und Gefäßveränderungen mit leichter Verfettung der Endothelien bis zur Kalkablagerung beschrieben. Ähnlich wie in anderen betroffenen Organen fällt bei den histologischen Untersuchungen die Regelmäßigkeit der Gefäßwandveränderungen auf. Es besteht eine Wandverdickung mit Fibrineinlagerungen und eine Verbreiterung des perivaskulären Raumes. In der weiteren Folge kommt es zu petechialen Blutungen und schließlich zu ausgedehnten Blutungsherden. Die Hämorrhagien stehen häufig in Zusammenhang mit Thrombosen in den Präkapillaren.
Diese Befunde faßt man unter dem Begriff „Encephalopathia hypertonica" zusammen, wie sie auch unter ähnlichen morphologischen Befunden und klinischen Symptomen beim malignen Hochdruck außerhalb der Gravidität vorkommen. Daher ist heute zweifellos die häufigste Todesursache bei der Eklampsie die zerebrale Blutung. SHEEHAN u. LYNCH (239) fanden bei etwa 60% der Eklampsien, die innerhalb von 48 Stunden nach dem Krampfanfall verstarben, makroskopisch nachweisbare Blutungen in der Gehirnsubstanz, bei weiteren 30% mikroskopisch kleine Blutungsherde. GOVAN u. MC KAY stellten bei Eklampsietodesfällen ausgedehnte Blutungen bei 40% und fast immer kleinere petechiale Hämorrhagien fest. GOVAN ist der Auffassung, daß die Lokalisation und die Schwere der Gefäßveränderungen für das konvulsive Stadium der Schwangerschaftstoxikose verantwortlich sei, da hierdurch ischämische Prozesse an der Gehirnsubstanz ablaufen.
Ist die zerebrale Schädigung sehr ausgedehnt oder werden wichtige Zentren befallen, können neben den eklamptischen Anfällen auch Lähmungen oder langdauernde komatöse Zustände auftreten. Es bestehen aber zwischen neurologischen Symptomen und der Zahl der eklamptischen Anfälle keine engeren Beziehungen, da diese auch schon nach ein bis zwei eklamptischen Anfällen auftreten können. Trotz dieser manchmal schweren neurologischen Befunde kommt es nach Eklampsie nur sehr selten zu bleibenden neurologischen Störungen, die dann aber vom leichten Korsakow-Syndrom bis zu schwersten neurologischen Ausfallserscheinungen reichen können.

Aufgrund von Untersuchungen der letzten Jahre darf man annehmen, daß der eklamptische Anfall durch lokale Gefäßspasmen hervorgerufen wird. Messungen der Gehirndurchblutung mittels N_2O (165) ergaben zwar keine wesentliche Einschränkung der Blutdurchflußmenge (von 54 ml auf 51 ml pro 100 g Gehirnsubstanz pro min), aber eine deutliche Widerstandserhöhung der zerebralen Gefäßabschnitte um etwa 50% (von 1,6 bis zu 2,5 mm Hg/ml Blutdurchfluß/100 g Gehirnsubstanz/min). Diese Änderung der zerebralen Hämodynamik ist wahrscheinlich die Ursache der morphologischen Läsionen und der zentralnervösen Symptome.
Elektroenzephalographisch wurde bei der Eklampsie von einigen Untersuchern eine zerebrale Dysrhythmie festgestellt, andere Autoren fanden dagegen keine nennenswerten Veränderungen (31, 32, 72, 160). Der Elektroenzephalographie scheint demnach für die Prognose bei den Gestosen keine Bedeutung zuzukommen, sie kann dagegen wichtig sein bei der Differentialdiagnose gegenüber einer Epilepsie.
Differentialdiagnostisch ist bei zerebralen Symptomen während einer Gestose das Auftreten von Thrombosen in den größeren zerebralen Venen von Bedeutung. Die Ursache dieser postpartalen zerebralen Venenthrombose ist unklar, zumal sie häufig auch bei normotensiven Schwangeren auftritt. In der Literatur wurden bisher 396 Fälle mit einer zentralen Venenthrombose während der Schwangerschaft beschrieben, die Mortalität liegt bei 40%.

Lungen

Ein Lungenödem bei Spätgestosen tritt meist erst postmortal auf (s. o.). Nach SHEEHAN u. LYNCH (239) nimmt das Lungenödem zu, je länger die Autopsie verzögert wird, und zwar sowohl bei normotensiven als auch hypertensiven Schwangeren; nur bei länger anhaltendem schweren präeklamptischen Zustand oder bei Eklampsien treten Ödeme in einem oder beiden Lungenoberlappen häufiger auf, meist als Ausdruck einer beginnenden Bronchopneumonie (267). Diese Veränderungen sind jedoch nicht spezifisch für die Spätgestose, sondern sind im präfinalen Stadium bei vielen Erkrankungen zu beobachten. Daher findet man bei der Sektion fast immer eine hämorrhagische Bronchopneumonie über beiden Lungen. Mikroskopisch ist in den Alveolen eine proteinhaltige Flüssigkeit nachweisbar, oft auch Erythrozyten, seltener dagegen Leukozyten. Diese Veränderungen nehmen besonders bei den Fällen zu, die erst mehrere Tage nach dem konvulsiven Stadium, vor allem im komatösen Zustand, verstarben, so daß bei diesen nicht selten die Bronchopneumonie oder das Lungenödem die Todesursache sind. Bei Präeklamptischen und Eklamptischen finden sich vereinzelt auch zahlreiche petechiale Blutungen in den Lungen, besonders wenn der Tod innerhalb von 12 Stunden nach einem Krampfanfall eintritt; diese sind jedoch bereits nach 16 Stunden wieder verschwunden.

Herz

Subendokardiale Blutungen, vor allem auf der linken Seite des Ventrikelseptums, finden sich bei etwa 50% der Fälle, die innerhalb von 8 Stunden nach einem Krampfanfall verstorben sind. Diese sind jedoch meist keine spezifischen Zeichen der Spätgestose, sondern wahrscheinlich die Folge des gleichzeitig bestehenden Schocktodes. Da diese Blutungsherde im Bereich des Purkenjeschen Reizleitungssystems auftreten können, ist es möglich, daß sie in seltenen Fällen die Ursache des Todes sind. Dagegen findet man am Herzmuskel keine Thrombosen und keine Nekrosen.

Nebennierenrinde

Bei Eklampsieautopsien findet man nicht selten Blutungen in den Nebennieren, vor allem geringe petechiale Blutungen und Zellnekrosen in der Rinde (281). Diese werden durch Fibrinthromben hervorgerufen, die vorwiegend in dem subkapsulären Venensinus der Zona glomerulosa zu finden sind. Nach SHEEHAN sind jedoch die Nekrosen in der Nebennierenrinde bei Gestosen nicht sehr viel häufiger und ausgeprägter als bei normotensiven Todesfällen. Auch GOVAN fand bei seinem Sektionsgut nur relativ selten so ausgedehnte morphologische Veränderungen an der Nebennierenrinde, daß sie als Todesursache in Frage kommen.

Plazenta

Von besonderer Bedeutung sind die morphologischen und funktionellen Veränderungen in der Plazenta, da hiervon die kindliche Morbidität und Mortalität abhängen. Nach Meinung verschiedener Autoren (9, 22, 103, 104, 125, 148, 194, 229, 282) sind die hämorrhagischen Plazentainfarkte für die Spätgestose so typisch, daß man post partum retrospektiv anhand der Plazenta nachweisen könne, ob eine Spätgestose vorausgegangen sei. STEIGARD (257) und SIEGEL (242) vertreten dabei die Ansicht, daß es sich bei diesen Veränderungen nicht um verschiedene Infarkttypen handelt, wie dies noch BARTHOLOMEW (22) annimmt, sondern um verschiedene Stadien ein und desselben Geschehens, nämlich des hämorrhagischen Infarktes. Von AHERNE u. DUNHILL wurden mittels planimetrischer Messungen die Veränderungen quantifiziert. Von verschiedenen Autoren (140, 194, 242) wurden diese Befunde bestätigt, wobei der Infarkt-

Tabelle 5 Plazentamorphologie bei Gestosen (nach *Kaltenbach*)

Parameter	I Normale Fälle (N=10)	II Milde Gestose (N=10)	III Schwere Gestose (N=10)
Geburtsgewicht (G)	3434	3102	2430
RR systolisch (mmHg)	125,0	138,5	151,5
RR diastolisch	82,5	94,5	104,6
Plazentagewicht (g)	565,5	574,0	404,0
Plazentavolumen (cm^3)	473,0	464,0	332,0
Zottenvolumen (cm^3)	308,0	310,0	242,0
Zottenoberfläche, total (m^2)	12,87	11,89	7,16
Zottenoberfläche, relativ (m^2)	3,21	3,28	2,815
Grad der Zottenverzweigung	41,99	38,50	30,59

anteil in der Literatur zwischen 3,8% und 37% angegeben wird. Daneben findet man bei Gestoseplazenten gehäuft Throphoblastknoten und -nekrosen. Beides zusammen, Infarkte und Throphoblastknoten, sind Ausdruck einer gestörten Plazentafunktion und letztere sind der frustrane Versuch einer funktionellen Kompensation.

Nach KALTENBACH (140) sowie nach SHEPPARD u. BONNAR (240) zeigen sich dabei erhebliche Unterschiede der Veränderungen der Plazentastrukturen zwischen leichteren essentiellen Hypertonien, leichten und schweren Präklampsien und den Pfropfgestosen (Tab. 5). Von diesen morphologischen Veränderungen war auch die fetale Wachstumsredardierung abhängig.

Ursachen der hämorrhagischen Infarkte sind Gefäßatherosen, die vorwiegend an den Spiralarterien nachweisbar sind. Dabei ist die Frühphase der Hochdruckschäden im Gefäß durch herdförmige Strukturveränderungen der Endothelzellen, durch eine intimale Hyperplasie und durch nekrotische Veränderungen in der Media charakterisiert. Der verbreiterte extrazelluläre Raum zwischen den myointimalen Zellen ist wahrscheinlich Ausdruck ödematöser Veränderungen. Ein Zeichen der akuten Atherose ist die fortschreitende Fettansammlung in den myointimalen Zellen. Oft ist dort so viel Lipoid angehäuft, daß diese zu Schaumzellen umgewandelt sind. Die zwei hervorstechenden Eigenschaften der akuten Atherose in den Spiralarterien bei Präklampsien sind demnach die fettigen Veränderungen in den Intimazellen und die Nekrosen in der Gefäßwand. Die Tatsache, daß bei den präeklamptischen Arteriopathien eine Ansammlung von Lipophagen vorhanden ist, während diese bei den systemischen Hypertonien nicht nachweisbar sind, läßt die Annahme zu, daß andere als hämodynamische Faktoren bei der Pathoge-

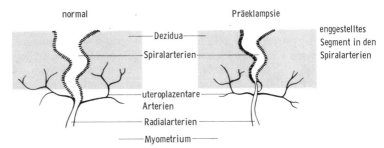

Abb. 2 Schematische Darstellung der Veränderungen an den Spiralarterien während der normalen Schwangerschaft und bei Präeklampsien (nach *Brosens*). Bei der Präeklampsie erstrecken sich diese Veränderungen nicht über den deziduomyometranen Übergang: Es resultiert ein enggestelltes Segment in den Spiralarterien des Plazentabettes zwischen den Radialarterien und den dezidualen Anteilen der uteroplazentaren Arterien

nese der akuten Atherose bei den Präeklampsien eine Rolle spielen.

Interessant sind in diesem Zusammenhang die Befunde von BROSENS u. Mitarb. (47, 48, 224, 240, 290), die davon ausgehen, daß die strukturellen Veränderungen der Spiralarterien im menschlichen Uterus Ausdruck der Plazentation im Bereich der dezidualen Gefäße sind. Dabei würden sog. Botenzellen des Trophoblasten (MOLL u. KÜNZEL) in die Umgebung dieser Gefäße und gelegentlich auch in ihrem Lumen auftreten. Diese phagozytieren die elastischen Fasern der Arterienwand und bewirken damit eine Erweiterung dieser Gefäße und zwar im dezidualen und myometralen Abschnitt, so daß weite und gewundene Kanäle entstehen. Der Sinn dieser Umwandlung besteht darin, die Durchblutung zu verbessern und den notwendigen Blutstrom in den intervillösen Raum zu gewährleisten. Bei den durch eine Präeklampsie komplizierten Schwangerschaften fanden BROSENS u. Mitarb. (47), daß die Ausdehnung dieser physiologischen Veränderungen nur den dezidualen Abschnitt der Spiralarterien erfassen, dagegen nicht die myometranen Abschnitte. Während z. B. der mittlere externe Durchmesser der Spiralarterien im myometranen Abschnitt während der normalen Schwangerschaft ca. 500 my beträgt, findet man bei Präeklampsien nur einen Durchmesser von ca. 200 my, kaum größer als der Durchmesser im nichtschwangeren Zustand (Abb. 2).

Bei Pfropfgestosen sind die Veränderungen an den Spiralarterien noch ausgeprägter: Hier findet man neben der für die Gestose typischen Artherosen vor allem hyperplastische Veränderungen der Gefäßwand mit Proliferation des Bindegewebes und der glatten Muskulatur. Die Kombination von essentieller Hypertonie und Präeklampsie führt demnach zu besonders schweren pathologischen Veränderungen im Plazentabett, wobei die Zahl der durch akute Artherosen veränderten Gefäße wesentlich höher ist als bei den reinen Spätgestosen. Dies könnte die höhere perinatale Mortalität bei Propfgestosen gegenüber den reinen Gestosen erklären.

Die außerordentlich interessanten Befunde von BROSENS u. Mitarb. (47) lassen sich folgendermaßen zusammenfassen und klinisch interpretieren: Im nichtschwangeren Uterus wird der Blutstrom zum Endometrium in einem weiten Spielraum durch vasomotorische Einflüsse kontrolliert, die auf die Muskulatur in der Spiralarterienwand einwirken. In der normalen Schwangerschaft wird die Muskulatur der Spiralarterien im Bereich der myometriodezidualen Zone, anscheinend durch den eindringenden Throphoblasten, stark verändert, es tritt ein Verlust an elastischem Gewebe ein, wodurch das Gefäßlumen erweitert wird. Vermutlich werden hierdurch die mütterlichen Kontrollmechanismen ausgeschaltet und damit wird eine für die Frucht notwendige Blutversorgung sichergestellt. Fehlt die Invasion des Throphoblasten in die Spiralarterien, so kommt es zu keiner Umwandlung derselben, zumindest nicht im myometranen Abschnitt, und die mütterlichen vasomotorischen Einflüsse können den Blutzufluß wie im nichtschwangeren Zustand beeinflussen. Bei der Präeklampsie führt die mangelhafte Anpassung der Spiralarterien an die Plazentation zu einer nicht ausreichenden Erweiterung der Gefäße. Der Fetus wird somit bereits frühzeitig einer mangelhaften intervillösen Blutversorgung ausgesetzt, und anscheinend nicht erst zum Zeitpunkt des Auftretens der präeklamptischen Symptome.

Bei Pfropfgestosen kann die hohe perinatale Mortalität und Morbidität durch die Tatsache erklärt werden, daß die Intimahyperplasie der Gefäßwände den kritischen Bereich einer Blutmangelversorgung früher und stärker verursacht als bei den reinen Gestosen. Inwieweit diese funktionellen und morphologischen Veränderungen der Spiralarterien Ursache oder Folge einer Spätgestose sind, und ob bei dem Zusammenwirken von Trophoblast und Gefäßwand immunologische Vorgänge eine Rolle spielen, läßt sich bis heute nicht sicher erkennen.

Eine Folge der Gefäßwandveränderungen und der hämodynamischen Alterationen im uteroplazentaren Gebiet ist die erhöhte Neigung zur vorzeitigen Plazentalösung bei Spätgestosen. DICKMAN fand bei den Pfropfgestosen in 6,3%, bei reinen Gestosen in 1,5% eine vorzeitige Plazentalösung gegenüber 0,8% bei normotensiven Schwangeren. LEVITT gibt die Häufigkeit einer vorzeitigen Lösung bei Spätgestosen mit 1:18,3 an, gegenüber einer Häufigkeit von 1:133 bei normotensiven Schwangeren. Andererseits gibt es auch Untersuchungen, die eine solche Beziehung zumindest zwischen der reinen Spätgestose und einer vorzeitigen Plazentalösung ablehnen, und nur bei Pfropfgestosen häufiger eine vorzeitige Plazentalösung beobachtet haben (78).

Zusammenfassung. Die morphologischen Befunde an den verschiedenen Organen bei eklamptischen Frauen, die überwiegend postmortal durch Autopsien festgestellt wurden, und durch die intravitalen Biopsiebefunde bei leichten und schweren Präeklampsien, lassen sich heute gut verständliche Zusammenhänge über das Entstehen dieser morphologischen Organläsionen erkennen. Als grundsätzliche Veränderung ist eine allgemein verstärkte Gefäßreaktion mit einer Neigung zu Spasmen und Stasen nachweisbar. Es folgt ein Plasmaverlust in und durch die Gefäßwand, wodurch fokale Schädigungen verschiedener Schweregrade eintreten. Bei den milden Formen stellt sich nur ein fokales Ödem im perivaskulären Raum ein, in schweren Fällen kommt es zu Fibrinablagerungen in der Gefäßwand, häufig auch zu einem Verschluß der Gefäße durch Fibrinthromben, und schließlich entstehen Blutungen in das Gewebe und Parenchymnekrosen. Diese Gefäßveränderungen lokalisieren sich vorwiegend in den Arterien mittleren Kalibers, in den Arteriolen, in den Präkapillaren und Kapillaren. In den Venenwänden sind dagegen keine nekrotischen Prozesse festzustellen, sondern nur eine starke Erweiterung mit intensiver Blutfülle und hyalinen Thromben in der Venenlichtung. Abhängig von der Schwere der Gefäßreaktion, der Dauer der Erkrankung und der Organlokalisation treten die verschiedenen Gestosesymptome auf.

Klinik der Spätgestosen

Das klinische Bild der Spätgestosen wird in seiner Gesamtheit weitgehend durch den allgemeinen Gefäßspasmus mit seinen funktionellen und pathologisch-anatomischen Auswirkungen auf die verschiedenen Organe bestimmt. Als Folge dieser Veränderungen entwickelt sich ein klinisches Syndrom, in dessen Mittelpunkt die Trias: Ödeme, Proteinurie und Hypertonie (EPH-Gestose) steht. Die weiteren Symptome wie Kopfschmerzen, Sehstörungen, Koma, Konvulsionen und Koagulopathien treten dagegen wesentlich seltener auf.

Hypertonie

Die Hypertonie ist das häufigste und das prognostisch wichtigste Symptom bei den Spätgestosen, weshalb sich folgerichtig im angloamerikanischen Schrifttum heute für diese Schwangerschaftskomplikation immer stärker die Bezeichnung „Hypertensive Disorders in Pregnancy" durchsetzt. Diese Bezeichnung umfaßt alle Hochdruckformen während der Schwangerschaft, unabhängig davon, ob schon vor der Gravidität ein Hochdruckleiden bestand (präexistente Hypertonie) oder erst während der Gravidität ein Hochdruck aufgetreten ist (schwangerschaftsbedingte Hypertonie).

Ein Ansteigen des Blutdrucks ist entweder die Folge einer Zunahme des Herzminutenvolumens oder entsteht durch eine Widerstandserhöhung in der Gefäßperipherie. Sowohl beim Menschen wie auch bei fast allen Tieren nimmt im Verlauf der Gestation das Herzminutenvolumen um ca. 30% zu. Da aber gleichzeitig eine Verminderung des peripheren Widerstandes eintritt, bleibt der Blutdruck konstant, im Durchschnitt nimmt er sogar im mittleren Schwangerschaftsdrittel um ca. 10 mmHg ab. Erst nach der 28. Schwangerschaftswoche steigen die Blutdruckwerte wieder geringfügig an und erreichen den Ausgangswert vor der Gravidität. Dies gilt auch häufig für Frauen, bei denen schon vor der Schwangerschaft eine leichte Hypertonie bestand, und bei denen nicht selten die Blutdruckwerte im 2. Trimenon auf normale Werte absinken können, so daß auch bei essentiellen Hypertonien worübergehend im 2. Schwangerschaftsdrittel normale Blutdruckwerte gemessen werden.

Der Schwangerschaftshochdruck wird demnach wahrscheinlich nicht durch eine Vergrößerung des Herzminutenvolumens hervorgerufen, sondern durch eine Zunahme des peripheren Gefäßwiderstandes. Dabei haben tierexperimentelle Untersuchungen gezeigt, daß ein Anstieg des Blutdrucks allein nicht unbedingt verbunden ist mit einer Abnahme des uteroplazentaren Blutdurchflusses, im Gegenteil kann durch eine Erhöhung des Blutdrucks die Uterusdurchblutung, die keine autonome Blutdruckregulation besitzt, zunehmen. Dies könnte erklären, warum nicht bei jeder Schwangeren mit einer essentiellen Hypertonie sich eine Pfropfgestose entwickelt bzw. eine Gefährdung des Fetus eintritt. Da aber beim Gestosehochdruck nachweislich die uteroplazentare Durchblutung abnimmt, muß ein zusätzlicher Faktor bei der Schwangerschaftshypertonie vorhanden sein, der die plazentare Durchblutung negativ beeinflußt. ASSALI postuliert daher, daß beim Gestosehochdruck entweder das andrenergische System zusätzlich aktiviert wird oder eine humoral-pressorische Substanz die Plazentadurchblutung einschränkt, wodurch eine verminderte Sauerstoffversorgung mit einer zunehmenden Gefährdung des Fetus eintritt. Hierfür sprechen die Versuche von ASSALI mit Schafen, bei denen durch Drosselung der A. renalis ein Hochdruck erzeugt wurde (Goldblatt-Mechanismus) und bei diesen Tieren nahm durch die Pressorsubstanz Renin der Widerstand des uterinen Gefäßbettes zu.

Bei der Blutdruckkontrolle ist zu berücksichtigen, daß die gemessenen Werte von verschiedenen Faktoren abhängen, wie z. B. vom Alter, Körpergewicht, Dicke des Armes bzw. ob der Blutdruck am rechten oder linken Arm gemessen wurde, ebenso aber auch, ob der Blutdruck im Liegen, Stehen oder Sitzen kontrolliert wurde. Ebenso haben Emotionen wie Angst, ungewohnte Umgebung, die Untersuchung in der Praxis oder in der Klinik, auf den Blutdruck einen Einfluß. Demnach sind die Meßmethoden, wie auch die Genauigkeit der Meßgeräte und auch die individuell unterschiedliche Meßgenauigkeit, mit der der Blutdruck von Ärzten bzw. Schwestern kontrolliert wurde, für die Variationen der Blutdruckwerte verantwortlich. Die Heterogenität und die Inkonstanz der Meßmethoden machen es daher schwierig, zu vergleichbaren Werten zu kommen.

Die Kriterien eines pathologischen Blutdrucks werden von Internisten und Geburtshelfern unterschiedlich beurteilt. Während die Internisten von den Folgen eines pathologischen Blutdrucks auf Organveränderungen bzw. von der Lebenserwartung des Patienten ausgehen, ist für den Geburtshelfer der Anstieg der fetalen Morbidität und Mortalität entscheidend. Durch F. J. BROWN wurde schon 1932 festgestellt, daß bei Überschreiten des Grenzwertes von 140/90 mmHg die perinatale Mortalität rasch ansteigt, ein Befund, der später von anderen Autoren immer wieder bestätigt wurde (107, 214).

Heute wird empfohlen, den mittleren arteriellen Blutdruck (MAP) zu bestimmen, der bessere Vergleichswerte liefern soll. Dieser MAP-Wert wird nach folgender Formel berechnet:

$$\frac{\text{systol. Blutdruck} + 2 \times \text{diastol. Blutdruck}}{2} \text{ in mmHg.}$$

Frauen mit MAP-2-Werten über 90 mmHg haben eine signifikant höhere Rate an Totgeburten, Frühgeburten und fetalen Wachstumsretardierungen, so daß dieser Wert für die Prognosebeurteilung einer Gestose empfindlicher sein soll als die sonst übliche Bestimmung des Blutdrucks nach RIVA-ROCCI. So gingen PAGE u. CHRISTIANSEN (1976) von einem mittleren arteriellen Blutdruck aus und stellten bei 14833 Geburten fest, daß schon bei einer Zunahme des mittleren arteriellen Drucks um 5 mmHg die perinatale Mortalität, die Frühgeburtenrate und der Anteil der Mangelgeburten ansteigt. Das fetale Risiko war besonders hoch, wenn der mittlere arterielle Druck schon im 2. Trimenon anstieg. Diese Autoren kommen daher zu dem Schluß, daß für die Frucht nicht so sehr

Tabelle 6 Perinatale Mortalität und Frühgeburtenfrequenz bei verschiedenen Gestoseformen auf 1000 Lebendgeburten (nach Dunlop)

	Frühgeburten	perinatal verstorben	Gesamt
Gesamthochdruckfälle	28,9	20,7	49
Chronischer Hochdruck	26,7	16,2	42,5
Präeklampsie	50,8	28,9	78,3
Milder chron. Hochdruck	16	10,8	26,6
Milde Präeklampsie	26,6	15,5	41,7
Mittelschwerer chron. Hochdruck	39,4	35,9	73,9
Mittelschwere Präeklampsie	73,9	24,4	96,5
Schwerer chron. Hochdruck	150	39,2	183,3
Schwere Präeklampsie	162,2	129,6	271,1
Chronischer Hochdruck mit „Pfropfgestose"	166	155	297
Gesamt	21,7	18,4	40

die Höhe des Blutdrucks, sondern der Blutdruckanstieg im Verlauf der Gravidität entscheidend sei. Die fetale Mortalität hängt aber sicher nicht allein nur von der Höhe bzw. der Zunahme des Blutdrucks ab, sondern auch von der Hochdruckursache (78, 94, 203). In Tab. 6 werden die Befunde von DUNLOP dargestellt, und ähnliche Ergebnisse veröffentlichte LANDESMAN, der z. B. keine Zunahme der fetalen Mortalität bei den leichteren Formen der essentiellen Hypertonie (1,7%) fand, jedoch bei den Pfropfgestosen mit denselben geringen Hochdruckwerten eine Mortalität von 16% feststellte. Bei den mittelschweren essentiellen Hypertonien (160–180 mmHg systolischer Druck) betrug die Mortalität 12%, bei den Präeklampsien 23% und bei den mittelschweren Pfropfgestosen 41%. Zu ähnlichen Befunden, jedoch mit der Zielgröße von Mangelgeburten, kam LINDHEIMER, wobei dieser neben der Hochdruckursache noch als zusätzliches Symptom die Proteinurie beurteilte (Abb. 3).

Die bisher vorliegenden Hochdruckdaten lassen sich folgendermaßen zusammenfassen:

1. Der kritische Grenzwert des Blutdrucks in der Schwangerschaft, über dem mit einer Zunahme der perinatalen Mortalität gerechnet werden muß, liegt bei 140/90 mmHg bzw. einem MAP-Wert über 90 mmHg. Bei Überschreiten dieser Blutdruckwerte besteht zumindest bei den Präeklampsien eine enge Korrelation zur perinatalen Mortalität. Dagegen scheint bei den chronisch-essentiellen Hypertonien ohne Proteinurie das fetale Risiko erst bei höheren Blutdruckwerten anzusteigen.

2. Möglicherweise liegt vor der 28. Schwangerschaftswoche, d. h. im 2. Trimenon, der patho-

Erkrankungen in der Schwangerschaft

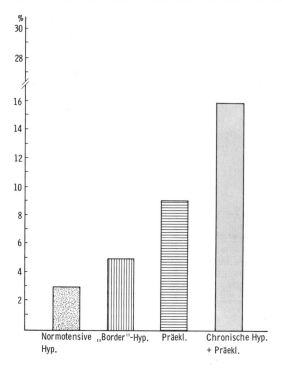

Abb. 3 Prozentsatz der lebendgeborenen „Small-for-gestational-age"-Kindern (< 2500 gr, ≧ 37. SSW) bei verschiedenen Hochdruckformen während der Schwangerschaft

logische Grenzwert etwas niedriger. Ein Blutdruckanstieg in dieser Schwangerschaftszeit ist mit einem besonders hohen fetalen Risiko verbunden.

3. Eine Zunahme des Blutdrucks um 10–20 mmHg erhöht das fetale Risiko, auch wenn die Ausgangswerte im 1. Trimenon sehr niedrig liegen, so daß der pathologische Grenzwert von 140/90 mmHg noch nicht überschritten wird. Besteht z. B. im 1. oder 2. Trimenon ein diastolischer Blutdruck von 60 mmHg, der im 3. Trimenon auf 80 mmHg ansteigt, so ist das fetale Risiko wesentlich größer als bei Fällen, bei denen der Ausgangsblutdruck schon mit 80–90 mmHG relativ hoch liegt. Ein Anstieg des Blutdrucks ist demnach kritischer zu beurteilen als ein konstant erhöhter Blutdruck.

4. Eine weitere Belastung für den Feten tritt dann ein, wenn zusätzlich noch eine Proteinurie auftritt.

5. Dagegen scheint das fetale Risiko nicht größer zu werden, wenn zusätzlich zu einer Hypertonie auch Ödeme auftreten. Hypertonikerinnen haben anscheinend nicht häufiger Ödeme als Normotonikerinnen, d. h. die Hypertonie begünstigt nicht die Ödembildung. Nur beim voll ausgeprägten Bild einer polysymptomatischen Präeklampsie (Hypertonie, Proteinurie und Ödemen) steigt das fetale Risiko erheblich an.

6. Besteht schon vor der 20. Schwangerschaftswoche ein erhöhter Blutdruck, so kann man davon ausgehen, daß es sich um ein chronisch-präexistentes Hochdruckleiden handelt, das schon vor der Schwangerschaft bestanden hat. Entwickelt sich bei diesen Fällen eine Pfropfgestose, ist mit einem besonders hohen kindlichen Risiko zu rechnen.

Proteinurie

Die Proteinurie gehört zu den charakteristischen Symptomen der Spätgestose, die bekanntlich aber auch bei anderen akuten und chronischen Nephropathien außerhalb der Schwangerschaft auftritt.

Eine Proteinurie entsteht durch eine quantitativ und qualitativ unterschiedliche Permeation von Serumproteinen durch das Glomerulumfilter, dessen Poren unter pathologischen Bedingungen größer werden (PAPPENHEIMER). Auch bei Gesunden passieren geringe Proteinmengen, vor allem die niedermolekularen Albumine (Molekulargewicht ca. 65 000), das Glomerulumfilter und gelangen in den Primärharn; sie werden jedoch bei der Tubuluspassage wieder fast vollständig rückresorbiert, so daß im Endurin nur noch geringe Proteinmengen (unter 60 mg/l im 24-Std.-Urin) mit speziellen Untersuchungsmethoden nachweisbar sind (Biuret-, Kjeldahl-Methode). Übersteigt die Proteinpermeation durch das Glomerulumfilter jedoch ein bestimmtes Maß, können die Proteine während der Tubuluspassage nicht mehr vollständig rückresorbiert werden und sind dann auch durch gröbere Nachweismethoden im Harn feststellbar. Dies gilt z. B. für die orthostatische Proteinurie, vor allem bei Jugendlichen, oder für die Proteinurie nach körperlicher Anstrengung (z. B. auch unter der Geburt). Bei einigen Nierenerkrankungen, besonders ausgeprägt bei der Amyloidnephrose, werden überwiegend die niedermolekulären Albumine ausgeschieden (selektive Proteinurie), während bei der membranösen Glomerulonephritis oder der diabetischen Nephrosklerose die Serumproteine unabhängig von der Molekülgröße in den Harn gelangen (unselektierte Proteinurie), d. h. auch Proteinmoleküle mit einem Molekulargewicht zwischen 1–2 Mio (z. B. Fibrinogen oder Transferrin).

Auch während der normalen Gravidität scheinen durch Änderungen der intrarenalen Hämodynamik und durch eine Vergrößerung der Poren der Glomerulummembran vermehrt Proteine in den Harn zu gelangen, so daß man bei ca. 20% der Schwangeren auch mit gröberen Nachweismethoden (z. B. Sulfosalicylsäure) Eiweiß im Urin nachweisen kann („physiologische Schwangerschaftsproteinurie"). STUDD u. Mitarb. sowie MCLEAN u. Mitarb. konnten durch Untersuchungen mittels Infusionen von Dextran- bzw. Polyvinylchlorid mit Molekülen unterschiedlicher Größe zeigen, daß es bei der Spätgestose zwei Proteinurieformen gibt. Bei den leichteren Fällen, die sie als „vasoaktive" Proteinurien bezeichnen, besteht eine selektive Proteinurie mit überwiegend niedermolekulären Proteinen (Albuminen) im Endharn, während es sich bei schweren Fällen um eine unselektive Proteinurie mit z. T. großmolekularen Proteinen im Urin handelt (membranöse Proteinurie). STUDD nimmt daher an, daß bei mittelschweren bis schweren Spätgestosen am Glomerulumfilter eine echte Schädigung vorliegt, die den Übertritt auch von großen Proteinmolekülen ermöglicht. Dies entspricht auch der klinischen Erfahrung, da bei den leichten Gestosen der Anteil der Albumine mit 80–90% überwiegt, während bei den schweren Gestosen der Albuminanteil nur 50–60% ausmacht, etwa 15–25% entfallen auf Alpha-2-Globuline, der Rest verteilt sich auf die übrigen Globulinanteile. Bei den schweren Spätgestosen gelangt das gesamte Spektrum der Serumproteine mehr oder weniger vollständig in den Endharn. Zweifellos ist demnach die stärkere Schwangerschaftsproteinurie Ausdruck einer renalen Schädigung, und durch bioptische Untersuchungen der Niere konnte bestätigt werden, daß eine enge Beziehung besteht zwischen den charakteristischen morphologischen Nierenveränderungen bei den Gestosen und der Schwere der Proteinurie (65, 164, 169, 243).

FRIEDBERG konnte durch Berechnung der Halbwertszeit von infundierten Albuminen nachweisen, daß es sich bei der leichten bis mittelschweren Proteinurie bei Spätgestosen nicht nur um eine isolierte Schädigung des Glomerulumfilters mit einer erhöhten Proteinpermeation in den Primärharn handelt, sondern um eine allgemeine Permeabilitätsstörung der Kapillarwände, da der „renale Anteil" am Proteinverlust aus der Blutbahn nur ca. 30% des gesamten Albuminverlustes ausmacht. Daher enthält auch die Ödemflüssigkeit bei Spätgestosen einen relativ hohen Proteinanteil (zwischen 0,1–1,2 mg%).

Man hat sich während der Gravidität allgemein darauf geeinigt, Proteinmengen unter 300 mg/l im 24-Std.-Urin als „noch physiologisch" zu bezeichnen, Proteinmengen über diesem Grenzwert werden als pathologisch angesehen, so daß bei diesen Fällen die Diagnose Spätgestose gerechtfertigt ist. Der Übergang von der physiologischen zu der pathologischen Proteinurie ist aber in der Gravidität fließend, und der oben genannte Grenzwert mehr oder weniger willkürlich.

Die im deutschsprachigen Raum noch üblichen Berechnungen der Proteinmengen im Urin in ‰ Esbach, sollte entsprechend dem internationalen Gebrauch, durch eine Angabe von mg pro Liter im 24-Std.-Urin ersetzt werden.

Man hat sich dabei geeinigt, in der Schwangerschaft folgende Schweregrade einer Proteinurie zu unterscheiden:

normal	< 300 mg	pro Liter im 24-Std.-Urin
1 +	300–500 mg	"
2 +	500 mg – 1 g	"
3 +	1–3 g	"
4 +	über 3 g	"

Demgegenüber empfiehlt die Organisation Gestose noch eine Einteilung der Schweregrade in ‰ Esbach:

0	=	<0,5‰
1°	=	0,5–2‰
2°	=	2–5‰
3°	=	>5‰

Aufgrund dieser unterschiedlichen Nomenklaturen und vor allem durch die differierenden Nachweismethoden (Enzymteststreifen, Sulfosalicylsäure, Esbach-Reagenz, Biuretmethode usw.) schwanken nach den Feststellungen von ALVAREZ (9) die Angaben über den Schweregrad einer Proteinurie in der Literatur erheblich, so daß die Statistiken kaum miteinander vergleichbar sind. Es ist erforderlich, auch für dieses Gestosesymptom international einheitliche Maßstäbe und Nachweismethoden einzuführen.

Neben der Bedeutung der Proteinurie als Hinweis für eine Nierenschädigung spielt dieses Gestosesymptom eine wichtige Rolle für die kindliche Prognose. Nach der Studie von BONHAM u. BUTLER liegt die perinatale Mortalität bei monosymptomatischen Proteinurien etwa doppelt so hoch wie bei Normalschwangeren. Aus einer sehr differenzierten Studie von ALVAREZ (9) ist zu entnehmen, daß bei Proteinurien vor der 28. Schwangerschaftswoche die perinatale Mortalität etwa 3–4fach höher liegt als bei Normalschwangeren, zwischen der 28.–36. Schwangerschaftswoche etwa doppelt so hoch ist, während nach der 36. Schwangerschaftswoche die perinatale Mortalität bei den monosymptomatischen Proteinurien der bei Normalschwangeren entspricht.

Besteht gleichzeitig eine Hypertonie, nimmt die perinatale Mortalität – abhängig vom Ausmaß der Hypertonie und der Proteinurie – beträchtlich zu (s. Abb. 2). So fand BROWN bei einer Proteinurie (mit Hypertonie) unter 1 g/l Urin, eine perinatale Mortalität von 5,56% (normal: 2,32%), bei 1–2 g/l Urin 7,56% und über 3 g/l Urin eine perinatale Mortalität von 39,02%. Die Kombination von Hypertonie und Proteinurie scheint demnach für die wachsende Frucht besonders risikoreich zu sein (s. auch Abb. 3). Dagegen hat die Kombination von Proteinurie und Ödemen (ohne Hypertonie) einen geringeren Krankheitswert, da die perinatale Mortalität bei diesen Fällen eher niedriger ist als bei den monosymptomatischen Proteinurien. Man spricht den Ödemen eine gewisse Schutzfunktion zu, ohne dies erklären zu können (s. Ödeme).

Ödeme

Geht man von den bekannten Ödemkriterien aus, die außerhalb der Gravidität als pathologisch angesehen werden (Knöchel-, Unterschenkel-, Hände- und Gesichtsödeme), kann man etwa bei zwei Dritteln aller Schwangeren eine mehr oder weniger deutliche Ödembildung registrieren. Dies betrifft vor allem die „statisch" bedingten Ödeme an den unteren Extremitäten, die vorwiegend durch Veränderungen der einzelnen Faktoren des Starlingschen Prinzips (Venendruck, hydrostatischer Druck, Kapillarpermeabilität und onkotischer Druck) hervorgerufen werden. So steigt bei Schwangeren z. B. der Venendruck in den unteren Extremitäten beim Stehen auf über 40% an, während außerhalb der Gravidität der Druckanstieg nur etwa 10–20% gegenüber dem Vergleichswert beim liegenden Menschen beträgt. Begünstigend für diese statischen Ödeme wirkt sich während der normalen Schwangerschaft auch die Verminderung des onkotischen Drucks im Blutplasma aus, die durch eine Abnahme der Plasmaalbumine (durchschnittlich um 1 g%) hervorgerufen wird, und ebenso ist auch die Kapillarpermeabilität, insbesondere für Proteine, größer als außerhalb der Schwangerschaft (107).

Bei den Ödemen in der Schwangerschaft handelt es sich überwiegend um eine Wasser- und Natriumretention im extrazellulären Raum, während das intrazelluläre Flüssigkeitsvolumen nicht oder nur gering vermehrt ist. Betroffen von dieser Flüssigkeitsretention ist besonders das Interstitium, d. h. der Gewebsraum zwischen der Kapillarwand und den Zellen, in dem als Grundsubstanz ein hydrophiles Kolloid vorhanden ist. Die Elektrolyt- und Wasserbindungsfähigkeit in dieser amorphen interzellulären Grundsubstanz hängt dabei von dem Zustand der Mucopolysaccharide ab, die hierin sehr reichlich vorkommen. Steroide, insbesondere die Östrogene, bewirken eine Depolymerisation dieser Polysaccharide und ermöglichen dadurch eine gesteigerte Wasser- und Elektrolytretention im Interstitium.

Untersuchungen mittels verschiedener Testsubstanzen (Inulin, Rhodanid, Deuterium, usw.) haben gezeigt, daß im Verlauf der normalen Schwangerschaft – auch ohne klinisch nachweisbare Ödeme – eine Retention von etwa 2–4 Litern Wasser eintritt, bei Schwangeren mit stärkeren Ödemen wurde eine Zunahme der extrazellulären Flüssigkeit von ca. 10 Litern festgestellt, und bei exzessiven Ödemen können im extrazellulären Raum über 20 Liter Wasser retiniert werden. Der klinische Ödemnachweis erlaubt aber noch keine Rückschlüsse auf das Ausmaß der Wasserretention. So hatten Frauen mit einer Flüssigkeitsretention zwischen 7–8 Litern häufig klinisch keine nachweisbaren Ödeme, während bei anderen Schwangeren mit geringerer Wasserretention zumindest an den Unterschenkeln manifeste Ödeme nachweisbar waren. Für das Ausmaß der klinisch nachweisbaren Ödeme ist demnach nicht allein die Menge des retinierten Wassers verantwortlich, sondern wahrscheinlich spielen auch konstitutionelle Faktoren eine Rolle, wodurch die Ödemlokalisation im Gewebe begünstigt wird.

Nach DICKMANN findet man bei 75% der Schwangeren leichtere Ödeme der unteren Extremitäten, nach VOLMANN bei 59% und nach ROBERTSON bei 83%, wobei letzterer durch exakte Volumenmessungen der Beine zusätzlich feststellen konnte, daß auch bei den übrigen 17% – ohne nachweisbare Ödeme – eine Volumenvergrößerung der Beine meßbar war. Demnach handelt es sich bei den Ödemen in den unteren Extremitäten während der Gravidität mehr oder weniger um „physiologische Ödeme", die hinsichtlich einer Gestosediagnostik ohne Bedeutung sind.

Berücksichtigt man dagegen nur Fälle mit Ödemen, die nicht statisch bedingt sind, d. h. mit Ödemen im Gesicht und an den Händen, so stellten DEXTER und WEISS bei 64%, DICKMANN bei 26% und VOLMANN bei 32,8% der Schwangeren Ödeme der oberen Körperhälfte fest. Es ist bis heute noch nicht geklärt, wodurch bei sonst völlig gesunden Schwangeren diese Ödeme an den Händen und im Gesicht relativ häufig vorkommen. Wahrscheinlich handelt es sich auch bei diesen Ödemen überwiegend um eine durch die Steroide hervorgerufene verstärkte Wasserbindungsfähigkeit der interstitiellen Grundsubstanz (s. o.), wobei wahrscheinlich auch konstitutionelle Faktoren eine Rolle spielen. Diese vorwiegend monosymptomatischen Ödeme sind hinsichtlich ihrer Entstehung und ihres Krankheitswertes zu differenzieren von den Ödemen der Präeklampsien, bei denen die Ödeme zusätzlich zu einer Hypertonie und Proteinurie auftreten. Diese Präeklampsieödeme scheinen überwiegend renal bedingt zu sein.

Es ist bekannt, daß im Glomerulumfiltrat der gesunden Niere praktisch dieselbe Natriumkonzentration vorhanden ist wie im Blutplasma, wobei das Natrium im Primärharn während der Tubuluspassage fast vollständig reabsorbiert wird, so daß nur ein relativ kleiner Kochsalzanteil in den Endharn gelangt. Durch Clearanceuntersuchungen und Kochsalzbelastungstests konnte festgestellt werden (CHESLEY u. REIN), daß von den präeklamptischen Frauen vermehrt Natrium bei der Tubuluspassage rückresorbiert wird, so daß im Endurin weniger Kochsalz enthalten ist als während der normalen Schwangerschaft. Das glomeruläre Filtrat der Niere ist um 10–30% vermindert, wodurch eine vermehrte Wasser- und Natriumretention durch die Tubuluszellen einsetzt; man bezeichnet diesen pathophysiologischen Vorgang als glomerulotubuläre Imbalanz. Hierfür scheinen bei den Spätgestosen Veränderungen der renalen Hämodynamik verantwortlich zu sein.

Für die Klinik ist es wichtig zu wissen, ob und in welchem Ausmaß die pathologischen Ödeme Einfluß haben auf die perinatale Mortalität. Untersuchungen in den vergangenen Jahren haben gezeigt, daß bei Schwangeren mit monosymptomatischen Ödemen, die bisher ebenfalls der Gruppe der Präeklampsien zugerechnet wurden, die perinatale Mortalität nicht erhöht, sondern eher vermindert ist (Vossburgh). Die Neugeborenengewichte von Kindern ödematöser Schwangerer sind höher als bei nichtödematösen Schwangeren. Dieses erhöhte Neugeborenengewicht bei ödematösen Schwangeren ist nicht bedingt durch eine vermehrte Wassereinlagerung im Gewebe des Fetus.

Aufgrund der vorliegenden Daten wird heute von den meisten Autoren bezweifelt, ob es überhaupt noch gerechtfertigt ist, bei monosymptomatischen Ödemen leichteren bis mittelschweren Grades (ohne weitere Gestosesymptome) schon von einer Spätgestose zu sprechen und eine diuretische Therapie einzuleiten (HYTTEN). Einzelne Studien haben weiterhin gezeigt, daß bei hypertonen Schwangeren mit Ödemen, die Ödeme sogar eine „protektive" Wirkung auf die perinatale Mortalität besitzen. So fand z. B. CHESLEY (78) bei gesunden Frauen eine perinatale Mortalität von 26‰, bei leichten Hypertonien (diastolischer Grenzwert: 85 mmHg) bei 38‰, bei ödematösen Schwangeren (ohne weitere Gestosesymptome) nur 10‰ und bei Ödemfällen mit einer leichten Hypertonie nur einen geringen Anstieg der perinatalen Mortalität auf 17‰. Diese Befunde von CHESLEY über eine mögliche „protektive" Wirkung der Schwangerschaftsödeme bei hypertonen Patientinnen auf die perinatale Mortalität wurde auch von anderen Autoren bestätigt (78, 134). Nur bei einer exzessiven Wasserretention nimmt die Präeklampsiefrequenz und damit das fetale Risiko zu. So fand CHESLEY bei 23% der Schwangeren mit einer weit überdurchschnittlichen Wasserretention im 2. Trimenon, daß sich bei diesen später eine Präeklampsie entwickelte, während Frauen mit einer nur leichten bis mittelschweren Wasserretention fast immer einen normalen Schwangerschaftsverlauf hatten, da nur bei 4% eine Präeklampsie entstand.

Die bisher vorliegenden Befunde über die klinische Bedeutung der Schwangerschaftsödeme lassen sich folgendermaßen zusammenfassen:
1. Ödeme an den unteren Extremitäten haben weder für die Früherkennung einer Spätgestose noch für die perinatale Mortalität eine Bedeutung.
2. Leichtere Ödeme an den Händen und im Gesicht sind ebenfalls ohne wesentlichen Krankheitswert. Das Geburtsgewicht der Neugeborenen ist sogar größer und die perinatale Mortalität niedriger. Nur bei exzessiven Ödemen nimmt die Präeklampsiefrequenz und das fetale Risiko zu.
3. Eine kurzfristige Anwendung von Diuretika ist – wenn überhaupt – nur bei stärkeren Ödemen gerechtfertigt.
4. Der Einfluß einer kochsalzarmen Diät und eine prophylaktische Diuretikaanwendung während der Schwangerschaft auf den Blutdruck, die Gestosehäufigkeit und die perinatale Mortalität ist nur sehr gering oder ist überhaupt nicht nachweisbar (34, 41, 60, 80, 101, 151, 160, 162, 231, 269).

Früherkennung einer Spätgestose

Wir müssen davon ausgehen, daß es eine spezifische Therapie bei den Spätgestosen bis heute nicht gibt, sondern die medikamentöse Behandlung der mittelschweren und schweren Präklampsien empirisch ist. Da auch die medikamentöse Therapie zumindest bei den schweren Gestosen die fetale Morbidität und Mortalität kaum zu senken vermag, kommt der Früherkennung einer Spätgestose eine immer größere Bedeutung zu. Dabei ist es notwendig, folgende Untersuchungskriterien in der 2. Schwangerschaftshälfte anzuwenden, um frühzeitig das Krankheitsgeschehen erkennen und behandeln zu können.

Gewichtszunahme

Eine überdurchschnittliche Gewichtszunahme der Schwangeren war bis heute ein wichtiges Verdachtssymptom, das eine Gestosegefährdung anzeigen soll. Wie im Kapitel über die Ödeme ausgeführt, scheint der Krankheitswert der leichteren und mittelschweren Ödeme aber sehr gering zu sein. THOMSON u. BILLEWICZ (272) untersuchten die Gewichtszunahme in Beziehung zur Präeklampsiehäufigkeit, dem Geburtsgewicht der Neugeborenen unter 2500 g und der perinatalen Mortalität. Die durchschnittliche Gewichtszunahme betrug in ihrem Kollektiv in der 2. Schwangerschaftshälfte ca. 8 kg, bei einer gesamten Gewichtszunahme während der ganzen Gravidität von ca. 12 kg. Wenn das Gewicht überdurchschnittlich anstieg, waren die Neugeborenen schwerer und der Anteil der Früchte unter 2500 g war geringer. Ähnliche Befunde erhoben auch HYTTEN u. LEITCH (1971), SINGER u. Mitarb. (1968) sowie NISWANDER (1975). Bei einer unterdurchschnittlichen Gewichtszunahme der Schwangeren stellten SINGER u. Mitarb. (245) bei späteren Untersuchungen der Säuglinge in 11,3% ein abnormales Verhalten der motorischen Funktionen fest gegenüber einer Häufigkeit von 5,2% bei Müttern mit einer überdurchschnittlichen Gewichtszunahme. Die Untersuchungen zeigten weiterhin, daß die meisten Schwangeren mit einem überdurchschnittlichen Gewichtsanstieg während der Gravidität keine Präeklampsie entwickelten, und umgekehrt können auch Präeklampsien bei einer unterdurchschnittlichen Gewichtszunahme auftreten. Nur bei einer sehr raschen Gewichtszunahme, vor allem zwischen der 32. und 36. Schwangerschaftswoche oder bei einem exzessiven Gewichtsanstieg über 20 kg während des gesamten Schwangerschaftsverlaufs, lag die Präeklampsiehäufigkeit höher. Aus diesen Befunden kann man den Schluß ziehen, daß einer überdurchschnittlichen, aber nichtexzessiven Gewichtszu-

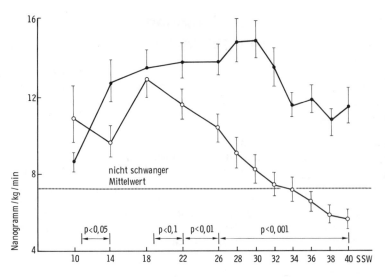

Abb. 4 Die Wirkung von Angiotensin II bei 192 Erstgebärenden, davon 120 Frauen mit normalem Schwangerschaftsverlauf (●——●) und 72 Frauen, bei denen sich später eine Präeklampsie entwickelte (○——○). Gemessen wurde die Angiotensindosis, die zu einer Erhöhung des diastolischen Blutdrucks um 20 mmHg führte. Die gestrichelte Linie entspricht der Angiotensindosis bei nichtschwangeren Personen (nach Gant u. Mitarb.)

nahme während der Schwangerschaft keine oder nur eine geringe Bedeutung für die Früherkennung einer Gestose zukommt. Nur bei einer extrem starken Gewichtszunahme der Schwangeren ist mit einer zunehmenden Gestosehäufigkeit zu rechnen.

Blutdruck

Die regelmäßige Blutdruckmessung spielt sicher für die Diagnose einer Präeklampsie eine wesentliche Rolle, vor allem wenn sie unter konstanten Meßkriterien durchgeführt wird. Dabei gilt als sicher, daß beim Anstieg des diastolischen Blutdrucks über 85 bzw. 90 mmHg die Gestosefrequenz zunimmt. Dies gilt ebenso für Fälle, bei denen der diastolische Blutdruck mehr als 20 mmHg ansteigt, unabhängig vom Ausgangswert. Dies bedeutet, daß bei einer hypotonen Schwangeren mit einem diastolischen Blutdruck im ersten Trimenon um oder unter 60 mmHg, bei einem Anstieg auf 80 mmHg, d. h. einem Wert, der noch im physiologischen Bereich liegt, ein erhöhtes kindliches Risiko besteht.

Die früher empfohlenen Blutdrucktests, um eine Gestosegefährdung bei noch normalem Blutdruck erkennen zu können, scheinen dagegen wertlos zu sein. Dazu gehört der Cold-Pressor-Test, ebenso der von Krassno u. Ivy (1950) empfohlene Lichtflacker-Test. Verschiedene Nachuntersucher konnten keine höhere Gestosegefährdung bei einem positiven Ausfall dieser Testuntersuchungen feststellen (Lit. bei 108).

Dagegen scheint bei Gestosen und auch bei gestosegefährdeten Schwangeren eine erhöhte Empfindlichkeit der Arteriolen und damit des Blutdrucks gegenüber vasopressorischen Substanzen vorzuliegen (1, 93, 264). Schon seit vielen Jahren ist bekannt, daß der Blutdruck von normalschwangeren Frauen gegenüber Angiotensin II widerstandsfähiger ist als der Blutdruck von nichtschwangeren Frauen, während bei hypertonen Schwangeren der Blutdruck auf dieselbe Angiotensin-II-Dosis sehr viel stärker reagiert. Die geringere Vasokonstriktion nach Angiotensingabe bei Normalschwangeren wird durch die erhöhte Produktion des gefäßdilatatorisch wirksamen Prostaglandin E zurückgeführt, dessen Konzentration von 251 pg/ml im Blut auf 443 pg/ml gegen Ende der Schwangerschaft ansteigt (287). Bei Präklampsie sei die Prostaglandinproduktion vermindert, so daß vasopressorische Substanzen zu höheren Blutdruckwerten führen. Aber erst durch die Untersuchungen von Gant u. Mitarb. (112) wurden die Versuchsbedingungen mit Angiotensin so standardisiert, daß systematische klinische Kontrollen hinsichtlich der Gestosegefährdung einer Schwangeren möglich sind. Diese Autoren fanden oft schon 2–3 Monate vor Auftreten der ersten Gestosesymptome, daß der Blutdruckanstieg während Angiotensininfusionen erhöht war. So trat bei 90% der zu diesem Zeitpunkt noch symptomlosen Erstgebärenden, bei denen geringere Infusionsraten als 8 ng Angiotensin kg/min erforderlich waren, um den diastolischen Blutdruck um 20 mmHg zu erhöhen, im weiteren Schwangerschaftsverlauf eine Gestose auf, und nur 10% waren falsch-positiv (s. Abb. 4). Schwangere, die später eine Präeklampsie entwickelten, weisen demnach eine stärkere Blutdruckempfindlichkeit gegenüber Angiotensin auf, so daß für diese eine geringere Angiotensindosis notwendig war, um eine entsprechende Blutdruckerhöhung zu erzielen. Dagegen stieg der Blutdruck auf dieselben Angiotensininfusionen bei der Gruppe von Schwangeren nicht an, bei denen sich im weiteren Schwangerschaftsverlauf keine Hypertonie entwickelte. Dieser Angiotensinbelastungstest scheint zur Früherkennung einer Spätgestose sehr empfindlich zu sein, er ist jedoch für die klinische Routinediagnostik zu aufwendig und daher kaum praktikabel.

Als ein für die Praxis geeigneter Blutdrucktest, mit dessen Hilfe schon vor Auftreten einer Hypertonie eine Gestosegefährdung zu erkennen ist, hat der *Lagewechseltest* heute eine größere Bedeutung. Beim Wechsel von Seitenlage in Rückenlage entsteht bei gestosegefährdeten Schwangeren ein kurzfristiger Blutdruckanstieg (112). Dabei liegt die Schwangere zuerst in Seitenlage bis der diastolische Blutdruck konstant bleibt; dann dreht sie sich in Rückenlage. Der Blutdruck wird jede Minute gemessen bis zu 10 Minuten nach dem Lagewechsel. Bei Frauen, bei denen sich später eine Präeklampsie entwickelte, stieg der diastolische Blutdruck über 20 mmHg an, dagegen war der Blutdruckanstieg bei Frauen mit normalem Schwangerschaftsverlauf geringer. Dieser „Lagewechseltest" soll nach GANT (112) bei etwa 90% der Schwangeren positiv ausfallen, bei denen sich später eine Gestose entwickelt, und nur bei 9% war das Testergebnis negativ. Der Stimulus der Vasokonstriktion bei hochdruckgefährdeten Schwangeren soll die Abnahme des Blutvolumens sein, die durch die Obstruktion der V. cava durch den schwangeren Uterus bei Rückenlage der Graviden entsteht. Es entwickelt sich demnach durch die Verminderung des Blutvolumens und des Schlagvolumens des Herzens bei den gestosegefährdeten Schwangeren eine Überkompensation des peripheren Gefäßwiderstandes und damit auch des Blutdrucks.

Mehrere Autoren berichteten bisher über ihre Erfahrung mit diesem einfachen Test, zum Teil aber mit sehr unterschiedlichen Ergebnissen (143, 181, 205, 244, 271), vor allem mit einem relativ hohen Anteil an falsch-positiven Befunden. Eine endgültige Beurteilung dieses Tests im Rahmen der Schwangerenvorsorge ist daher noch nicht möglich.

Harnsäure

Eine Erhöhung der Harnsäurewerte im Blutplasma von präeklamptischen Schwangeren gilt heute als ein wichtiges prognostisches Zeichen für die Schwere des Krankheitsbildes, obwohl diese Veränderungen der Harnsäurewerte bis heute pathophysiologisch noch nicht erklärt werden können (59, 98, 122). Der Grad der Harnsäurevermehrung im mütterlichen Plasma korreliert mit der Schwere des klinischen Bildes, mit den morphologischen Befunden bei Nierenbiopsien und mit der fetalen Prognose (98, 119, 152, 180, 221). So fanden REDMAN u. Mitarb. eine höhere kindliche Mortalität, wenn die Harnsäurewerte im Plasma im 3. Schwangerschaftsdrittel über 8 mg% anstiegen bzw. im zweiten Schwangerschaftsdrittel über 6 mg%. Schwangere mit niederen Harnsäurewerten und geringer Blutdruckerhöhung hatten die niederste perinatale Mortalität. Bei den Spätgestosen mit einer mittelschweren Hypertonie, aber ohne Harnsäurevermehrung im Blut, war die fetale Prognose ebenfalls günstig, dagegen war die kindliche Prognose ungünstig bei Fällen mit geringer Blutdruckerhöhung, aber hohen Harnsäurewerten im Blut. Diese Befunde von REDMAN konnten wir in den vergangenen Jahren bei 78 Gestosepatientinnen bestätigen.

Aus den vorliegenden Daten kann man den Schluß ziehen, daß die Harnsäurewerte im Blut für die kindliche Prognose zuverlässiger sind als die Höhe des Blutdrucks. Nach RIEDEL sei sogar die Höhe der Harnsäurewerte im mütterlichen Blut vor Auftreten der Gestosesymptome ein Indiz für eine spätere Manifestation einer Präeklampsie. Zweifellos ist aber die Harnsäure im mütterlichen Blut einer der wichtigsten Parameter für die Prognose einer Spätgestose.

Veränderungen von Gerinnungsfaktoren

Über die Veränderungen der einzelnen Gerinnungsfaktoren im Blut von Gestosepatienten gibt es zahlreiche Untersuchungen (36, 37, 88, 111, 123, 149, 150, 193, 275, 284, 288). Diese lassen sich etwa folgendermaßen zusammenfassen: Schon während der normalen Schwangerschaft ist bereits eine leichte Steigerung der Gerinnungsaktivität nachweisbar. Bei den mittelschweren und schweren Präeklampsien nimmt die Hyperkoagulabilität zu, wobei eine vermehrte Thrombozytenadhäsivität und ein erhöhter Thrombozytenturnover bestehen soll. WARDLE beschreibt schließlich eine Aufhebung der Fibrinolyse bei schweren Spätgestosen als Ausdruck der intravasalen Gerinnung. Mittels des Thrombelastogramms, mit dem die Gesamtheit der plasmatischen Gerinnungsfaktoren erfaßt werden kann, fand RIEDEL bei mittelschweren Präeklampsien ganz charakteristische Veränderungen im Kurvenablauf. Umstritten ist noch, inwieweit sich die Fibrinogenspaltprodukte, abhängig von der Schwere der Gestose, verändern, da z. B. DUNLOP u. Mitarb. sowie WARDLE keine Steigerung der Fibrinolyse fanden. Anscheinend treten aber doch bei schweren und langdauernden Präeklampsien und bei Eklampsien stärkere Abweichungen im Gerinnungsstatus ein, vor allem ist eine Senkung des Plasmafibrinogens und der Thrombozytenzahlen nachweisbar und eine Zunahme der Fibrinspaltprodukte (Tab. 7). Es ist daher vor allem bei den schweren Spätgestosen notwendig, die einzelnen Gerinnungsparameter fortlaufend zu bestimmen, um schwere Koagulopathien rechtzeitig erkennen zu können.

Möglicherweise gewinnt aber die Bestimmung des Verbrauchs des Faktor VIII für die Beurteilung der Prognose einer Präeklampsie in dem Untersuchungsspektrum eine besondere Bedeutung. REDMAN u. Mitarb. fanden, daß der Faktor-VIII-Verbrauch, der durch Bestimmung des Unterschiedes zwischen Faktor-VIII-Antigen und Faktor-

Tabelle 7 Fibrinspaltprodukte im Serum bei Normalschwangeren, präeklamptischen und eklamptischen Frauen (nach Chesley)

Autoren	Normalschwangerschaft			Präeklampsie			Eklampsie		
	Fälle	Mittelwert (µg/ml)	Abweichung	Fälle	Mittelwert (µg/ml)	Abweichung	Fälle	Mittelwert (µg/ml)	Abweichung
Henderson u. Mitarb. (1970)	15	4,8	± 0,70	10	21,4	± 2,78	5*	179,2	± 28,5
Wardle (1970)	34	?	0–30	20	?	10–60	–	–	–
Wright u. Jennison (1971)	100	9,46	2–20	33	41,5	10–160	2*	320	–
Bonnar u. Mitarb. (1971)	10	?	0–4	10	8,9	± 7,4	2	2,5,25	–
Howie u. Mitarb. (1971)	12	3,5	0–4	20	10,8	?	–	–	–
Birmingham u. Mitarb. (1971)	29	7,2	± 6,0	10 †	16,4	1–48	7	14,5	4–24
Preston u. Mitarb. (1972)	22	?	0–80	8	24	0–80	–	–	–
Hyde u. Mitarb. (1973)	206	3,3	± 0,78	35	4,2	± 0,78	–	–	–
Kitzmiller u. Mitarb. (1974)	33 ‡	7,8	± 5,1	31 ‡	8,5	± 10,0	–	–	–
Pritchard u. Mitarb. (1976)	–	–	0–8	–	–	–		59	0–716

* Erste Messung post partum; Fibrinspaltprodukte bei alten Probanten erhöht
† 10/19 präeklamptischen Frauen
‡ Erste Messung unter der Geburt (78)

VIII-Gerinnungsneigung festgestellt wird, schon relativ früh bei leichteren Präeklampsien zunimmt. Diese Autoren fanden eine Korrelation zwischen dem Schweregrad der Präeklampsie und dem Faktor-VIII-Verbrauch, vor allem wenn man von dem Anstieg der Serumharnsäure als Kriterium eines ungünstigen Krankheitsverlaufs ausgeht. Bei Verlaufskontrollen zeigte sich, daß der erhöhte Faktor-VIII-Verbrauch sogar schon vor der Hyperurikämie nachweisbar war. Es wurde daher von diesen Autoren vorgeschlagen, neben der Harnsäurekontrolle im Serum auch den Faktor-VIII-Verbrauch bei den Präeklampsien zu bestimmen.

Östriol und HCS im Blut bzw. im Urin

Die Bedeutung dieser Hormone bei der Früherkennung einer Spätgestose ist gering, jedoch kommt ihnen bei der Überwachung der Schwangeren bei einer bestehenden Gestose vor allem hinsichtlich der kindlichen Prognose eine große Bedeutung zu. Ihr Verhalten wird daher im Kapitel über die Überwachung von Risikoschwangerschaften ausführlich beschrieben.

Komplikationen während und nach Spätgestosen

Zerebrale Blutungen

Zweifellos stellen die zerebralen Blutungen mit 20–30% die häufigste mütterliche Todesursache bei Eklampsien; dagegen treten schwere zerebrale Blutungen bei Präeklampsien nur sehr selten auf. Es ist aber anzunehmen, daß diese schweren Enzephalopathien durch den Gebrauch geeigneter hypotensiver Medikamente in Zukunft abnehmen werden.

Vorzeitige Plazentalösung

Die Häufigkeit von vorzeitigen Plazentalösungen scheint bei Eklampsien nicht so hoch zu sein, wie früher vermutet wurde. LEVITT (1928) gibt noch die Häufigkeit einer vorzeitigen Lösung bei Eklampsien mit 1:18,3 an, gegenüber einer Frequenz von 1:133 bei normotensiven Schwangeren. Dagegen fand CHESLEY unter 300 Eklampsien am Margaret-Hague-Hospital in den Jahren

1931–1952 nur bei 23 Eklampsien (7,7%) eine vorzeitige Plazentalösung, davon waren 10 Fälle schwer und mit einem Absterben der Frucht verbunden, und darunter wieder nur ein mütterlicher Todesfall. Nur bei Pfropfgestosen ist etwas häufiger mit einer vorzeitigen Plazentalösung zu rechnen (178, 225).

Akutes Nierenversagen

Während einer vorzeitigen Plazentalösung entsteht nicht selten durch die Schocksymptomatik und die Gerinnungsstörungen ein akutes Nierenversagen (bei ca. 10%). Bei Eklampsien ohne vorzeitige Lösung tritt dagegen ein akutes Nierenversagen sehr viel seltener auf, nach CHESLEY nur bei 2,3% aller Eklampsien. Nach SHEEHAN u. LYNCH (239) werden morphologische Veränderungen der Niere im Sinne einer Tubulorrhexis, die das morphologische Substrat eines akuten Nierenversagens ist, etwa bei 8% aller Eklampsietodesfälle festgestellt. Anscheinend führt nicht so sehr das eklamptische Geschehen an sich zu einem akuten Nierenversagen, sondern vorwiegend die Kombination einer Eklampsie mit einer vorzeitigen Plazentalösung.

Lungenödem

Das Lungenödem ist eine sehr schwere Komplikation bei Spätgestosen. Dabei ist auffallend, daß ein Lungenödem nicht selten auch bei Präeklampsien auftritt. TEEL u. Mitarb. (267) beschrieben 7 Präeklampsiefälle mit Lungenödem, von denen 2 Frauen starben. SHEEHAN u. LYNCH (239) stellten in ihrem Autopsiematerial eine Häufigkeit von Lungenödemen von ca. 30% fest, jedoch glauben sie, daß es sich dabei vorwiegend um postmortale Veränderungen handelt, da sie bei frühen Autopsien (bis zu 16 Stunden post mortem) nur selten ausgeprägte Lungenödeme fanden. Trotzdem wird man davon ausgehen müssen, daß diese Lungenkomplikation nach den zerebralen Blutungen die häufigste Todesursache bei Spätgestosen ist. Dabei ist aber noch umstritten, inwieweit zusätzlich noch kardiale Störungen diese Lungenkomplikation begünstigen. SZEKELY u. SNAITH (1974) glauben, daß sowohl die pathologische Wasserretention wie auch fokale Nekrosen im Myokard die Ursache der Lungenödeme bei Präeklampsien und Eklampsien seien.

Augenphänomene

Sehstörungen bei schweren Präeklampsien und Eklampsien sind nicht selten, und ihr Auftreten gilt als ein ungünstiges prognostisches Zeichen. Die Symptome bestehen in Flimmerskotomen, Störungen des Farbsehens, Doppelsehen, Gesichtsfeldeinschränkung und schließlich Amaurose. Diese Symptome sind oft Zeichen eines bevorstehenden eklamptischen Anfalls. Die Häufigkeit dieser Symptome wird bei der schweren Präeklampsie mit 20–30% angegeben. Die schwerste Form stellt die Amaurose dar (in 1% der Fälle von schwerer Präeklampsie und Eklampsie), die meistens durch ein Netzhautödem mit Blutextravasaten entsteht, extrem selten durch eine Netzhautablösung.

HALLUM (1936) fand bei leichteren Fällen von reiner Präeklampsie mit einem Blutdruck unter 150/100 mmHg nur selten ausgeprägte Augenhintergrundveränderungen, bei einem Blutdruck zwischen 150/100 und 175/125 mmHg stellte er ausgeprägte Arteriolenspasmen, Retinaödeme, aber nur selten eine Retinitis fest, bei noch höheren Blutdruckwerten jedoch bei 84% der Fälle schwere Veränderungen, oft mit einer ausgeprägten Retinitis. Durch Bestimmung des Arteriolendurchmessers lassen sich diese Befunde objektivieren (normaler Venenarteriendurchmesser 2:3, bei pathologischem Befund 2:1 oder 3:1 oder darüber). Zu ähnlichen Ergebnissen kamen auch NEUBAUER u. LIETZ (195) sowie MITTELSTRASS u. WOLFHAGEN (184), die 327 präeklamptische Schwangere untersuchten; davon wiesen 27% keine Augenhintergrundveränderungen auf, 41% hatten leichtere funktionelle Veränderungen, bei 32%, vor allem bei schweren Präeklampsien und Eklampsien, zeigten sich zusätzlich organische Veränderungen. Der Grad der Augenhintergrundveränderungen, vor allem bei Arteriolenkonstriktion, stehen demnach in direkter Beziehung zur klinischen Symptomatik. Die Beobachtung des Augenhintergrundes hat anscheinend eine Bedeutung für die oft sehr schwierige Differentialdiagnose zwischen einer „reinen Spätgestose" und einer „Pfropfgestose". Dabei sind bei mittelschweren Spätgestosen verstärkte und unregelmäßige Reflexstreifen auf den eingeengten Netzhautarteriolen erkennbar, häufig mit Einschnürungen, Papillenödem, Hämorrhagien und Exsudaten. Von FINNERTY (101) wurde als spezifischer Augenhintergrundbefund bei reinen Spätgestosen der sog. „retinal sheen" angesehen, der bedingt sei durch ein oberflächliches Netzhautödem; dieser Befund wird bei einem präexistenten hypertensiven Leiden (Pfropfgestosen) dagegen nur selten beobachtet. Bei Pfropfgestosen sind die Augenhintergrundveränderungen stärker ausgeprägt, vor allem handelt es sich dabei weniger um funktionelle Veränderungen, die sich post partum sehr rasch wieder zurückbilden, sondern um manifeste organische Schäden, die bei Pfropfgestosen – unabhängig von der Schwere der Hypertonie – in 82% der Fälle nachweisbar sind. Man wird davon ausgehen können, daß z. B. bei leichteren Schwangerschaftshypertonien mit einem bereits krankhaften Netzhautgefäßbefund es sich mit hoher Wahrscheinlichkeit um eine Pfropfgestose handelt, da bei leichteren essentiellen Spätgestosen diese Veränderungen relativ selten auftreten.

Koagulopathien (disseminierte intravasale Gerinnung)

Bei schweren Präeklampsien und Eklampsien tritt nicht selten eine disseminierte intravasale Gerinnung auf. Schon SCHMORL (1901) beschrieb, daß bei 73 autoptisch untersuchten Eklampsien Fibrinthromben in den Kapillaren und kleinen Venen nachweisbar waren, die z. T. zu lokalen Gewebsnekrosen in einzelnen Organen geführt hatten (Niere, Leber, Herzmuskel, Gehirn). McKAY u. Mitarb. berichteten 1953 über Fibrinniederschläge an den Glomerula von verstorbenen Eklampsiepatienten, und diese Beobachtung wurde von verschiedenen Untersuchern bestätigt (97, 111, 143). Gewebe der präklamptischen Nieren, das intravital durch eine gezielte Nadelbiopsie gewonnen wurde, färbt sich mittels der Immunfluoreszenzmethode gegenüber Immunglobulin und gelegentlich auch gegen menschliches Fibrinogen an. Diese Fibrinogen-Fluoreszenzreaktion scheint aber nicht spezifisch für die Spätgestose zu sein, da sie auch bei anderen Nephropathien nachweisbar ist. Auch in den terminalen Gefäßen anderer Organe findet man bei schweren Präeklampsien und vor allem bei Eklampsien reichlich Mikrothromben, die wahrscheinlich durch das Freiwerden von Thromboplastin aus der geschädigten Plazenta oder Dezidua gebildet werden. Der dadurch entstehende Fibrinogenmangel im mütterlichen Blut führt schließlich zu einer schweren Koagulopathie. Von JANISCH (136) wurde im Tierexperiment dieser Ablauf demonstriert. Er fand bei schwangeren Tieren mit einem experimentell bedingten Hochdruck eine zunehmende Thrombozytopenie (Thrombozytensturz) und eine erhöhte Plättchenagglutination. Die Ursache ist unklar, und die Vermutung, daß bei Gestosen dieser Veränderungen des Gerinnungssystems durch eine Schädigung der Plazenta hervorgerufen wird, konnte bisher nicht bewiesen werden. Wahrscheinlich spielen auch Störungen der Mikrozirkulation in der Peripherie bei Spätgestosen eine Rolle, die eine Schädigung der Gefäßendothelien begünstigen und damit zu einer Thrombozytenaggregation führen.

Bei Spätgestosen sind demnach im Gerinnungssystem Befunde erkennbar, die auf eine lokale oder disseminiert ablaufende Gerinnung hinweisen, wobei eine Zunahme des antifibrinolytisch wirksamen Potentials und pathologische Veränderungen der Thrombozytenfunktion nachweisbar sind. Eindeutig besteht eine Tendenz zur verstärkten Hemmung der Fibrinolyse und ein signifikanter Anstieg von frühen und späten Fibrinspaltprodukten (über die Parameter des Gerinnungssystems bei Gestosen). Diese Veränderungen können im Verlauf einer schweren Gestose schließlich zu einer massiven disseminierten intravasalen Gerinnung führen mit den bekannten klinischen Folgeerscheinungen. Dabei wird u. a. von McKAY diskutiert, ob möglicherweise der eklamptische Anfall durch Fibrinablagerungen in den Zerebralgefäßen eintritt mit der nachfolgenden Ausbildung von kleinen und größeren Blutungsherden. Jedoch fand man nur bei 14% von 59 Eklamptischen eine stärkere Verminderung des Plasmafibrinogens oder eine stärkere Vermehrung der Fibrinomonomere, und nur in 6% der Eklampsien war das Vollbild einer ausgeprägten allgemeinen disseminierten intravasalen Gerinnung nachweisbar. Um aber schwere Koagulopathien rechtzeitig erkennen und behandeln zu können, sollte vor allem bei mittelschweren bis schweren Präeklampsien und bei Eklampsien eine fortlaufende Kontrolle einzelner Gerinnungsparameter durchgeführt werden, zumindest der Thrombozyten, des Fibrinogens und der Gerinnungszeit.

Manifeste Hypertonie und rezidivierende Spätgestose

In den früheren Jahrzehnten gab es kontroverse Meinungen darüber, ob und wie häufig sich nach einer Spätgestose eine chronische Hypertonie manifestiert. Die unterschiedlichen Auffassungen über die Häufigkeit eines manifesten Hochdrucks nach einer Spätgestose sind dadurch zu erklären, daß die Spätgestosen kein einheitliches Krankheitsbild sind, sondern durch den unterschiedlichen Anteil an präexistenten Hypertonien muß zumindest mit einem ebenso hohen Anteil von postpartalen manifesten Hochdruckfällen gerechnet werden.

CHESLEY, ANNITTO und COSGROVE berichteten über eine Eklampsiestatistik aus 12 Publikationen mit insgesamt 1183 Fällen. Dabei wurde im Durchschnitt bei 23,8% (Schwankungsbreite zwischen 0–28%) eine posteklamptische Hypertonie festgestellt, ohne daß hier eine Differenzierung in Erst- und Mehrgebärenden getroffen wurde bzw. in reine bzw. präexistente Spätgestosen. BRYANS u. TORPIN (54) untersuchten 243 Frauen im Durchschnitt 12,3 Jahre nach einer Eklampsie (zwischen 1–28 Jahren) und fanden eine Häufigkeit von 17,7% manifester Hypertonien. Dieser Anteil lag nicht wesentlich über den erwarteten Hochdruckzahlen von Frauen desselben Alters, die keine Eklampsie durchgemacht haben. Bei einer Trennung in Erst- und Mehrgebärende stellten sie jedoch fest, daß bei Mehrgebärenden der Anteil an posteklamptischen Hochdruckfällen signifikant höher lag als bei eklamptischen Erstgebärenden, was dadurch verständlich wird, da bei Mehrgebärenden die präexistenten und chronischen Hochdruckfälle wesentlich häufiger sind.

FRIEDBERG untersuchte 288 Frauen 6 Monate bzw. 3 Jahre nach einer Spätgestose, wobei die Blutdruckwerte bei diesen Frauen vor der Schwangerschaft bzw. im ersten Schwangerschaftsdrittel bekannt waren. Die Häufigkeit von Hypertonien nach einer Spätgestose betrug 25,7%, von diesen hatten aber schon 85,2% vor bzw. zu Beginn der Gravidität einen erhöhten Blutdruck, d. h. es handelte sich bei den Hochdruckfällen nach einer Gestose überwiegend um chronisch essentielle Hypertonien oder chronische Nephropathien.

Um sicher feststellen zu können, inwieweit eine reine Spätgestose einen manifesten Hochdruck verursacht, ging CHESLEY von der wahrscheinlich richtigen Voraussetzung aus, daß bei Eklampsien bei Erstgebärenden präexistente Hochdruckformen sehr selten sind. Er unterteilte daher das Patientengut von 270 überlebenden Eklampsiefällen aus den Jahren 1935-1971 in Erst- und Mehrgebärende. Von 206 eklamptischen Erstgebärenden konnten 1974 noch 197 Frauen nachuntersucht werden. Bei diesen konnte er durchschnittlich 33 Jahre nach der Eklampsie keinen höheren Anteil an Hypertonikerinnen feststellen als in einem Vergleichskollektiv derselben Altersgruppe, das von HAMILTON u. Mitarb. (121) – unabhängig vom Schwangerschaftsverlauf – zusammengestellt wurde. Er kommt daher zu dem Schluß, daß bei Erstgebärenden eine Eklampsie nur selten auf dem Boden einer chronischen Hypertonie entsteht und ebenso selten eine chronische Hypertonie verursacht. Bei eklamptischen Mehrgebärenden lag dagegen der Anteil von posteklamptischen Hochdruckfällen weit über dem Normalkollektiv, so daß er annimmt, daß es sich bei den Eklampsien bei Mehrgebärenden überwiegend um präexistente Hochdruckfälle handelt. Nach diesen Untersuchungen entsteht nach einem reinen Schwangerschaftshochdruck nur sehr selten eine chronisch-manifeste Hypertonie. CHESLEY konnte weiterhin feststellen, daß nach einer in der ersten Schwangerschaft durchgemachten Spätgestose bei den weiteren Schwangerschaften nicht in einem wesentlichen höheren Prozentsatz rezidivierende Präeklampsien auftreten. Bei einer Erhöhung des diastolischen Blutdrucks über 100 mmHg während der ersten Gravidität, fand er bei 28,3% der weiteren Schwangerschaften eine rezidivierende Präeklampsie und in 21,8% eine Präeklampsie, wenn die Frauen in der ersten Schwangerschaft normoton waren.

Sehr aufschlußreich sind in diesem Zusammenhang auch die Untersuchungen von CHESLEY über die Anzahl von kardiovaskulären Todesfällen in den folgenden Jahren nach einer Eklampsie, die weitgehend die Folge einer chronischen Hypertonie sind. Bei seinen Erhebungen mit einer durchschnittlichen Beobachtungsdauer von 33 Jahren stellt er bei Erstgebärenden nach einer Eklampsie eine Häufigkeit von kardiovaskulären Todesfällen von 5,1% fest, jedoch bei den Mehrgebärenden eine Häufigkeit von 21,3%, d. h. eine 4,2mal höhere Mortalität bei den Mehrgebärenden gegenüber den Erstgebärenden. Auch diese Erhebungen zeigen, daß nach einer reinen Präeklampsie oder Eklampsie sich nur selten ein chronisches Hochdruckleiden entwickelt. Trotzdem sollte man nach jeder Präeklampsie und Eklampsie post partum den Blutdruck über einen längeren Zeitraum kontrollieren, um ein chronisches Hochdruckleiden rechtzeitig zu erkennen, was für die Lebenserwartung der Patientin wie auch für den Verlauf weiterer Schwangerschaften wichtig ist.

Aus den vorliegenden Untersuchungen können zum Problem des chronischen Hochdrucks nach einer Eklampsie folgende Schlußfolgerungen gezogen werden:

1. Eine reine Schwangerschaftshypertonie (Präeklampsie oder Eklampsie) führt wahrscheinlich nur selten zu einem chronischen Hochdruck.
2. Schwere Präeklampsien und Eklampsien bei Erstgebärenden entstehen selten auf dem Boden einer chronischen Hypertonie, d. h. es sind überwiegend reine Gestosen.
3. Präeklampsien und Eklampsien bei Mehrgebärenden entwickeln sich häufig bei Frauen mit einem präexistenten Hochdruckleiden.
4. Frauen mit einem chronisch-manifesten Hochdruck nach einer Spätgestose und Frauen mit rezidivierenden Präeklampsien sind überwiegend chronische Hypertonikerinnen. Bei diesen ist der Hochdruck vor der Schwangerschaft häufig nicht sehr ausgeprägt, sondern es sind oft „latente Hypertonikerinnen", bei denen die Schwangerschaft vor allem im letzten Trimenon, zumindest vorübergehend, zu einem manifesten Hochdruck führt („Pfropfgestose"). Die Schwangerschaft übt demnach eine Streßsituation aus, so daß ein latenter Hochdruck vorübergehend während der Schwangerschaft manifest wird, um post partum häufig sich wieder zu normalisieren. Bei dieser Gruppe von Frauen stellt sich dann in einem höheren Alter schließlich sehr häufig ein Altershochdruck ein.

Seltene Komplikationen nach einer Spätgestose

Selten auftretende Komplikationen bei einer Spätgestose sind schwere Leberkapselblutungen oder eine Leberruptur (unter 500 Eklampsietodesfällen 4 Fälle mit Leberruptur und Hämatoperitoneum). Ebenfalls dürfte heute wohl nur noch selten ein schwerer Kreislaufschock in Zusammenhang mit einer Spätgestose auftreten. Auf dieses mögliche Kreislaufversagen ist vor allem kurz nach der Entbindung zu achten. TATUM u. MULE (266) nehmen an, daß die Ursache eines Kreislaufschocks bei einer Spätgestose eine akute Nebennierenrindeninsuffizienz sei und empfehlen daher zusätzlich zu der üblichen Schockbehandlung Kochsalzinfusionen.

Therapie der Präeklampsie und Eklampsie

Bis zum zweiten Weltkrieg war es im mitteleuropäischen Raum für größere Kliniken noch möglich, die Effizienz neuer Behandlungsmethoden bei der schweren Präeklampsie und Eklampsie zu untersuchen, da damals der Anteil schwerer Präeklampsien am Gesamtgeburtenmaterial noch 1–3% und der Anteil der Eklampsien zwischen 2–5‰ betrug. Da durch die verbesserte Schwangerenvorsorge die Zahl der schweren Gestosen heute sehr viel niedriger liegt, ist es für eine einzelne Klinik kaum noch möglich, die Wirkung neuer Therapien mit einer ausreichenden statistischen Signifikanz zu untersuchen. Wir sind daher heute darauf angewiesen, die Behandlungsmaßnahmen und Erfolgsstatistiken aus Ländern zu verfolgen, in denen noch immer verhältnismäßig viele schwere Präeklampsien und Eklampsien vorkommen. Eine ausgezeichnete Literaturübersicht über die Therapie bei schweren Präeklampsien und Eklampsien hat kürzlich CHESLEY publiziert, und im folgenden sollen seine Behandlungsvorschläge als Richtlinien unseres therapeutischen Vorgehens beschrieben werden:

1. Bei schweren Präeklampsien muß das Auftreten von eklamptischen Anfällen verhütet werden oder diese – wenn sie eingetreten sind (Eklampsien) – möglichst rasch gestoppt werden.
2. Es muß Komplikationen vorgebeugt werden, die im Zusammenhang mit einer schweren Präeklampsie und Eklampsie auftreten können, wie z. B. zerebrale Blutungen, Hyperhydratation bzw. Natriumverluste (hypoosmorale Hyperhydration), Koagulopathie, Kreislaufkollaps, Lungenödem, akutes Nierenversagen und intrauteriner bzw. postpartaler Fruchttod.
3. Schonende Entbindung, um mechanische Traumen des meist frühgeborenen bzw. mangelhaft entwickelten Kindes zu vermeiden. Hierzu zählt zweifellos die Sectio, die jedoch innerhalb des Krankheitsgeschehens nur zu einem Zeitpunkt ausgeführt werden sollte, an dem durch den operativen Eingriff keine zusätzliche Gefährdung der Mutter eintreten kann.

Leichte Präeklampsien

In diesem Gestosestadium sollte zuerst mit einer nichtmedikamentösen Therapie begonnen werden. Hierzu gehört als wichtigste Behandlungsmaßnahme eine *konsequente Bettruhe in Seitenlagerung,* da hierdurch die uteroplazentare Durchblutung verbessert wird. Ein Aufstehen führt schon bei gesunden Schwangeren zur Reduktion der Uterus- und Nierendurchblutung um ca. 30%.
Diät und Gewichtsreduktion sollen ebenfalls verhindern, daß eine leichte Gestose in eine schwere Form übergeht. Beweise, inwieweit eine spezifische Diät oder eine kalorienarme Kost das Entstehen einer Gestose verhindern, liegen jedoch nicht vor. Sicher ist nur, daß bei übergewichtigen Frauen die Gestose häufiger auftritt, jedoch spielen hierbei auch noch andere Faktoren eine Rolle, da diese Gruppe von Frauen prinzipiell häufiger auch zu einer essentiellen Hypertonie neigt. Sicher ist aber eine strenge Kalorienbegrenzung nicht günstig, da schon eine gesunde Schwangere im Hungerzustand zu Ketonämie neigt, die wiederum vom Feten schlecht toleriert wird. Die Kalorienzufuhr sollte daher bei übergewichtigen Schwangeren nur insoweit reduziert werden, daß die Kalorienmenge den Ernährungsbedingungen von normalgewichtigen Schwangeren angeglichen wird. Wünschenswert dürfte dabei eine eiweißreiche und kohlenhydratarme Kost sein, zumal schon bei den leichten Gestosen sehr häufig eine Hypoproteinämie festzustellen ist (unter 6 g%), die als Sekundärsymptom einer Gestose nicht günstig ist.

Sehr problematisch ist die Frage einer *Kochsalzrestriktion*. Als prophylaktische Maßnahme zur Verhinderung einer Gestose ist sie nach verschiedenen prospektiven Untersuchungen ohne Bedeutung (34, 60, 151, 160, 162, 231). Ebenso dürfte sie ziemlich ineffektiv sein, um stärkere Schwangerschaftsödeme auszuschwemmen, da der Renin-Aldosteron-Mechanismus, der den Salzhaushalt auf humoralem Weg steuert, wie auch die intrarenalen Regulationsmechanismen (glomerulotubuläre Elektrolytbilanz) in der Schwangerschaft eine starke Kompensationsfähigkeit aufweisen, so daß eine Kochsalzreduktion allein wenig nützen dürfte. Dagegen wird aber von den Internisten angeführt, daß eine Hochdrucktherapie mit antihypertensiven Medikamenten möglichst zusammen mit einer natriumarmen Kost erfolgen sollte (etwa 3 g/die), da man sich hierdurch sowohl eine Steigerung der antihypertensiven Wirkung dieser Medikamente erhofft wie auch eine Vermeidung ihres Wirkungsverlustes bei längerer Anwendung.

Wenn es aber nicht gelingt, bei den leichten Gestosen durch diese allgemeinen Maßnahmen die Blutdruckwerte zu normalisieren, ist eine medikamentöse Therapie notwendig (s. u.). Diese Patienten sollten, zumindest vorübergehend, unter allen Umständen stationär aufgenommen werden.

Diese konservative Therapie wird man – vor allem, wenn sich die Symptome bessern, bis zur 38. Schwangerschaftswoche fortsetzen, um dann evtl. die Geburt vorzeitig einzuleiten. Bleiben jedoch die pathologischen Befunde trotz konsequenter Bettruhe konstant oder verschlechtern sich einzelne Werte, so ist dies als ein ungünstiges Zeichen aufzufassen, da dann eine „manifeste" oder „irreversible" Spätgestose vorliegt. Der Zeitpunkt der Geburtsbeendigung und die Art der Entbindung (Spontangeburt oder Sectio) hängen von dem Schwangerschaftsalter, dem zu erwartenden Geburtsgewicht des Fetus, von dem Nachweis einer Plazentainsuffizienz und der Geburtsreife der Zervix ab. Bei den leichten Formen der Spätgestose, vor allem bei normalem CTG und fehlenden Zeichen einer Plazentainsuffizienz, wird man bei Geburtsreife der Zervix die Geburt mittels Oxytocintropf und bei einsetzender Wehentätigkeit durch Blasensprengung einleiten. Bei pathologischem CTG wird man in jedem Fall die Sectio durchführen.

Man darf aber nicht vergessen, daß die Diagnose „milde Präeklampsie" fragwürdig ist. Immerhin hatten in der Sammelstatistik von DICKMANN 22% der eklamptischen Frauen vor Einsetzen des konvulsiven Stadiums einen systolischen Blutdruckwert unter 140 mmHg, die mütterliche Mortalität betrug in dieser Gruppe 12%. Auch CHESLEY beobachtete, daß ein Viertel der eklamptischen Frauen vor ihren Anfällen nur Symptome einer „milden Präeklampsie" aufwiesen. Nach SELIGMAN (1971) liegt die Diskrepanz zwischen den verhältnismäßig geringfügigen pathologischen Symptomen im präeklamptischen Stadium und der trotzdem bestehenden Schwere des Krankheitsbildes darin, daß die externe Blutdruckmessung bei einer Erhöhung der peripheren Gefäßwiderstände nicht immer exakte Werte ergibt. So stellte er bei einigen Fällen mit einem Blutdruck von 125/80 mmHg, gemessen in der üblichen Weise, mittels intraarterieller Meßmethoden eine Hypertonie von 170/136 mmHg fest.

Es soll hier nur schon erwähnt werden, daß einige Autoren (s. u.) auch bei leichten Hypertonien im 2. Trimenon eine fortlaufende Therapie mit Hypotensiva bis zur Geburtsbeendigung empfehlen.

Bei leichten Gestosen sollten während der Behandlung folgende Untersuchungen in mehr oder weniger größeren Abständen durchgeführt werden:
1. täglich mehrmals Blutdruckkontrollen,
2. Bestimmung des Harnzeitvolumens,
3. Eiweißausscheidung im Urin,
4. Hämatokritbestimmung,
5. Harnsäurewerte im Blut,
6. Augenhintergrunduntersuchung,
7. Zustandskontrollen der Plazenta bzw. des Fetus (Östriol-HPL-Bestimmungen und Ultraschallkontrollen des biparietalen Schädeldurchmessers, CTG-Kontrollen),
9. Geburtsreife der Zervix.

Schwere Präeklampsien

Das von CHESLEY vorgeschlagene Behandlungsschema trifft z. T. auch für die Eklampsien zu. Als Kriterien einer schweren Präeklampsie gelten folgende Symptome:
a) Systolischer Blutdruck über 160 mmHg und/oder ein diastolischer Druck über 110 mmHg, gemessen in Bettruhe mit mindestens 2–3 konstanten Blutdruckwerten,
b) Proteinurie über 5 g/24-Std.-Urin (3–4+),
c) Oligurie mit einem Harnzeitvolumen von weniger als 400 ml/24 Std.,
d) Kopfschmerzen und Sehstörungen,
e) Verdacht auf Lungenödem oder Zyanose.

Bei schweren Präeklampsien müssen diese Überwachungskriterien engmaschig durchgeführt werden, so daß z. B. SELIGMANN empfiehlt, auch nachts den Blutdruck zu messen, da bei reinen Präklampsien – im Gegensatz zu den essentiellen Hypertonien – die Blutdruckwerte nachts höher seien als während des Tages.

Ebenso gehört zur Intensivüberwachung bei schweren Präeklampsien und vor allem bei Eklampsien neben den oben genannten Untersuchungen die fortlaufende Kontrolle des zentralen Venendrucks (ZVD) nach Einlegen eines zentralen Venenkatheters. Dabei findet man den zentralen Venendruck häufig bei null oder sogar tiefer, so daß eine genau dosierte Volumensubstitution mit Macrodex, Humanalbumin und Elektrolytlösungen notwendig ist, bis der zentrale Venendruck wieder auf +10 ansteigt.

Bei der Therapie der mittelschweren und schweren Präeklampsie müssen wir davon ausgehen, daß die heute übliche medikamentöse Behandlung völlig empirisch ist und dadurch höchstens einzelne Krankheitssymptome gebessert werden können. Die zumeist irreversiblen Veränderungen an der Plazenta werden hierdurch jedoch kaum beeinflußt, so daß die kindliche Mortalität und Morbidität wahrscheinlich nur durch eine rechtzeitige Terminierung der Geburt und durch einen für das Kind möglichst schonenden Geburtsverlauf günstiger wird.

Nach CHESLEY sind bei schweren Präeklampsien 3 Behandlungsmaßnahmen erforderlich:
a) eine prophylaktische antikonvulsive Behandlung,
b) eine medikamentöse Blutdrucksenkung auf diastolische Werte unter 110 mmHg und
c) die Terminierung der Geburt.

Zu a): CHESLEY, PRICHARD, ZUSPAN u. a. empfehlen schon bei schweren Präeklampsien eine prophylaktische antikonvulsive Therapie mit Magnesiumsulfat.

Magnesiumsulfat

Nach SCHWARZ und Mitarb. ist die antikonvulsive Wirksamkeit von Magnesium auf dessen Calciumantagonismus und die bei präklamptischen Patienten erniedrigten Magnesium-Blutplasma-Werte zurückzuführen. Magnesiumionen greifen an der Grenzfläche zwischen Nervenendigungen und motorischer Endplatte an und hemmen auf diese Weise die neuromuskuläre Übertragung. Dadurch resultieren Relaxation der quergestreiften Muskulatur sowie verringerter Tonus und herabgesetzte Kontraktionsfähigkeit der glatten Muskulatur. Zentral bewirkt Magnesium zunächst Dämpfung und Entspannung, und bei höherem Magnesiumspiegel entstehen Somnolenz sowie Reflexlosigkeit. Der normale Magnesiumblutspiegel beträgt

2,7 mg/100 ml; bei 10 mg/100 ml besteht eine leichte Narkose und ab 15 mg/100 ml völlige Analgesie und schließlich treten Atemstörungen auf, die zur letalen Atemlähmung führen können. Da die Ausscheidung von Magnesiumionen überwiegend durch die Niere erfolgt, muß diese Tatsache bei der eklamptischen Oligurie berücksichtigt werden. CHESLEY (1978) untersuchte den Magnesiumblutspiegel nach i. v.-Applikation einer Einzeldosis von 3 g i. v. und 10 g i. m. Aus den beobachteten Konzentrationsverläufen konnte er feststellen, daß diese Magnesiumdosis selbst bei starker Oligurie wegen des großen Verteilungsvolumens von Magnesium in den Flüssigkeitskompartements des Körpers die toxische Grenze von 15 mg/100 ml nicht überschreitet. Bei wiederholten Magnesiumapplikationen muß man aber bei eingeschränkter Nierenfunktion mit toxischen Nebenwirkungen rechnen. Zeichen einer Magnesiumintoxikation sind negativer Kniesehnenreflex sowie eine abnehmende Atemfrequenz unter 16/min. In diesem Fall muß sofort das Magnesiumsulfat abgesetzt werden, und als Antidot wird 10%iges Calciumgluconat intravenös appliziert. Calcium neutralisiert den durch Magnesium ausgelösten neuromuskulären Block. Es ist daher bei dieser Therapie wichtig, immer eine Spritze Calciumgluconat bereitzuhalten.

Aufgrund der langjährigen Erfahrungen mit diesem außerordentlich wirksamen Medikament, das zusätzlich noch den Blutdruck geringfügig senkt, das Herzminutenvolumen vermehrt und die periphere Gewebsperfusion begünstigt, geben wir diesem Präparat bei Eklampsie auch weiterhin den Vorzug. Dabei verwenden wir heute das Magnesiumaskorbinat, das in folgender Weise appliziert wird (Tab. 8).

Diazepam

LEAN, RATNAM u. SIVASAHOO (156) empfehlen bei schweren Präeklampsien anstelle von Magnesiumsulfat das Diazepam (Valium). 40 mg Diazepam werden bei dieser Therapie i. v. injiziert und anschließend werden entweder weitere 40 mg in 500 ml 5%iger Glucoselösung langsam infundiert oder als Injektion oder oral bis zu einer Gesamtdosis von 100 mg pro Tag gegeben. Obwohl Diazepam diaplazentar vollständig auf die Frucht übergeht, fanden die Autoren post partum keine Verschlechterung des Apgar-Scores bei den Neugeborenen. CREE, MEYER u. HARLEY (1973) stellten dagegen fest, daß das Neugeborene Diazepam nur schlecht metabolisiert, so daß noch Wochen post partum Diazepam im Blut von Neugeborenen nachweisbar ist. Diese Autoren fanden den Apgar-Score der Neugeborenen meist ungünstig, die Kinder seien häufig atonisch und asphyktisch, und ebenso wäre der neurologische Status zumindest in den ersten 24 Stunden post partum relativ schlecht.

Tabelle 8 Magnesiumtherapie bei Eklampsie (nach *Kaulhausen*)

1. Zur Unterbrechung eines Krampfanfalls
   3–5 g Magnorbin langsam i. v., danach Dauertropfinfusion (vgl. Punkt 2)
2. Zur Prophylaxe weiterer Krampfanfälle
   12 g (20%) Magnorbin/500 ml 5% Glucose oder Laevulose über 12 h (1 g Magnorbin = 5,34 mval Mg^{2+}
3. Wirkungsmechanismus des Magnorbins
   a) Blockierung der neuromuskulären Übertragung
      Therapeutische Konzentration: 6–8 mval/l im Serum
   b) Zentrale Sedierung
   c) Blutdrucksenkende Wirkung (?)
   d) Steigerung der Diurese (?)
4. Nebenwirkungen der Magnesiumtherapie
   a) Atemdepression (respiratorisches Versagen) bei 12–15 mval Mg^{2+}/l Serum (Patellarsehnenreflex verschwindet bei ca. 10 mval/l)
   b) Herzstillstand ab 15 mval/l
5. Überwachungsmaßnahmen bei Magnesiumtherapie
   – Konstante Überwachung (Sitzwache)
   – „Titrieren" der Magnorbininfusionsrate gegen Reflexverhalten (Patellarsehnenreflex gerade noch auslösbar)
   – Atemfrequenz sollte 16/min nicht unterschreiten
   – Urinausscheidung sollte 20–25 ml/h nicht unterschreiten (Anurie ist Kontraindikation der Magnesiumtherapie)
   – Als Antidot bereitliegend:
     10–20 ml 10% Calciumgluconat i. v.

Distraneurin

In letzter Zeit wird vor allem im deutschsprachigen Raum zur Sedierung bzw. als Antikonvulsivum das Distraneurin empfohlen, das sich besonders zur Coupierung epileptischer Anfälle bewährt hat. Es handelt sich dabei um einen Abkömmling des Thiazolanteils des Vitamin B_1, mit welchem eine Verminderung der Reizbarkeit der kortikalen Zentren erzielt wird, ohne die Hirnstammzentren negativ zu beeinflussen. DUFFUS u. Mitarb. (92) berichteten 1968 erstmalig über gute Erfolge bei schweren Spätgestosen mit Distraneurin und im deutschsprachigen Schrifttum sind in letzter Zeit gute Erfahrungen in Einzelfällen von schweren Spätgestosen und Eklampsien beschrieben worden (196). Darin wird eine Behandlung nach folgendem Schema vorgeschlagen: Durch die i. v.-Infusion im Strahl (100 ml einer 0,8%igen Lösung) wird innerhalb weniger Minuten ein Schlafzustand erreicht, der anfangs sehr tief ist und mit Muskelerschlaffung und abgeschwächten Reflexen einhergeht. Verhältnismäßig rasch (10–30 Min.) geht dieses Stadium nach Reduktion über 40 auf 20–10 Trpf./min in einen oberflächlichen Schlaf über, der dem physiologischen Schlaf äußerst ähn-

Tabelle 9 Anwendbare Antihypertonika bei Spätgestosen

Medikament	Dosierung	Tagesdosis	Wirkungseintritt	Wirkungsdauer
Reserpin (Serpasil, Seda-Raupin)	0,5–2,5 mg	5,0–7,5 mg	45 min	3–6 h
α-Methyl-Dopa (Presinol)	3 × 250 mg	1000 mg	2–4 h	8–15 h
Hydralazin (Nepresol)	12,5–25 mg i. v., i. m.	100 mg	5 min	20 min–3 h
Diazoxid (Hypertonalum)	300 mg i. v.	900 mg	30 s	4–6 h

lich erscheint. Dieser Zustand kann mit Hilfe der Infusion beliebig lang ausgedehnt werden. Die Patientin reagiert während der Schlafdauer auf äußere Schmerzreize und bleibt akustisch weckbar. Nach dem Erwachen zeigen die Patientinnen eine weitgehende Amnesie. Umfangreiche Erfahrungen mit Distraneurin, besonders im konvulsiven Stadium der Eklampsie, fehlen aber bisher.
Gegenüber diesen Medikamenten sind in den letzten Jahren alle anderen antikonvulsiven Präparate bzw. Medikamentenkombinationen in den Hintergrund getreten bzw. haben nur noch historisches Interesse. Hierzu gehören die Opiate, Chloralhydrat, Paraldehyd, Barbiturate oder der „lytische Cocktail" mit Chlorpromazin (Largactil), Pethidin (Dolantin) und Promethazin (Atosil).

Zu b): Da im Mittelpunkt des Gestosegeschehens die Hypertonie steht, ist im allgemeinen bei den manifesten Hochdruckformen während der Schwangerschaft eine Behandlung mit antihypertensiven Medikamenten notwendig. Dabei sind aber die Meinungen der einzelnen Autoren noch kontrovers, nämlich bei welchen Blutdruckwerten mit einer medikamentösen Hochdrucktherapie begonnen werden sollte und welche Medikamente hierfür geeignet sind. In jedem Fall ist eine antihypertensive Therapie indiziert, wenn der Blutdruck die Werte von 150/95 mmHg überschreitet. Von den zahlreichen hypotensiven Medikamenten, die in der Inneren Medizin bei den verschiedenen Hochdruckformen angewandt werden, haben sich bei der Therapie des Schwangerschaftshochdrucks vorwiegend nur 4 Substanzen durchsetzen können:
– Reserpin (z. B. Serpasil),
– α-Metyl-Dopa (z. B. Presinol),
– Hydralazin (z. B. Nepresol),
– Diazoxide (z. B. Hypertonalum)
  (Dosierung s. Tab. 2).
Für eine Behandlung des Schwangerschaftshochdrucks eignen sich diejenigen Hypotensiva nicht, die entweder ausschließlich oder zusätzlich neben der wünschenswerten Senkung des peripheren Gefäßwiderstandes (s. o.) auch das Herzminutenvolumen vermindern, wie z. B. das Clonidin, die Ganglienblocker und wahrscheinlich auch die Betablocker.

Raupina-Alkaloide
Die Raupina-Alkaloide, insbesondere das Reserpin, werden zumindest im deutschsprachigen Raum schon seit vielen Jahren beim Schwangerschaftshochdruck angewandt. Dabei hat aber die Erfahrung gezeigt, daß diese Substanzen nur bei den leichteren Formen des Schwangerschaftshochdrucks effektiv wirken, bei den schweren Präeklampsien und insbesondere bei den Eklampsien ist ihre Wirkung unzureichend. Es muß weiterhin beachtet werden, daß die blutdrucksenkende Wirkung des Reserpins langsam beginnt und bei einer oralen Behandlung die volle Wirksamkeit im allgemeinen erst nach 1 Woche einsetzt, so daß dieses Präparat sich nur für eine länger dauernde Behandlung des Schwangerschaftshochdrucks eignet. Vorteile einer Therapie mit Raupine-Alkaloiden sind, daß sie gleichzeitig eine sedierende Wirkung besitzen und ihre Nebenwirkungen, auch bei längerdauernder Anwendung, gering sind.

α-Methyl-Dopa
Ein wesentlicher Teil des Wirkungsmechanismus von α-Methyl-Dopa beruht wahrscheinlich auf seiner Umwandlung in eine „falsche" Überträgersubstanz. Die normale Überträgersubstanz Noradrenalin entsteht im Organismus aus Dopa durch Dekarboxylierung. Bietet man dem Organismus statt des Dopa die körperfremde Substanz α-Methyl-Dopa an, so wird analogerweise anstatt Noradrenalin das α-Methyl-Noradrenalin gebildet. Im Endeffekt resultiert somit ein verminderter Sympathikotonus, der zu einem niedrigeren Blutdruck führt. Über die Anwendung von α-Methyl-Dopa beim Schwangerschaftshochdruck berichten vor allem BRINKMANN, CHESLEY und REDMAN, während im deutschsprachigen Schrifttum bisher nur wenige Erfahrungsberichte mit diesem Antihypertonikum vorliegen. Anscheinend eignet sich diese Substanz vor allem in Form einer Monotherapie nur bei den leichten Formen des Schwangerschaftshochdrucks oder bei den schweren Präeklampsien in Kombination mit Hydralazin.

Hydralazin
Bei den mittelschweren Gestosen, insbesondere bei den schweren Präeklampsien und den Eklampsien, haben sicher die Hydralazine den stärksten blut-

drucksenkenden Effekt. Charakteristisch ist für diese Substanz neben der Senkung des peripheren Widerstandes eine Zunahme des Herzminutenvolumens, wodurch auch die Durchblutung der Nieren und wahrscheinlich auch des Uterus gesteigert wird. Therapeutisch vorteilhaft ist sicher auch der rasche Wirkungseintritt, so daß man abhängig vom diastolischen Blutdruck Nepresol z. B. in die Infusionslösung als Einzeldosis applizieren kann, ohne das Risiko einer Kumulation befürchten zu müssen. Von Nachteil ist jedoch, daß bei einer Überdosierung der Blutdruck sehr rasch auf subnormale Werte absinkt, wodurch das fetale Risiko zunimmt. Man sollte daher darauf achten, daß bei der Eklampsie die Blutdruckwerte nur langsam gesenkt werden.

Diazoxid

Diazoxid ist eine sehr starke antihypertensive Substanz, die sich in der Inneren Medizin besonders bei akuten Hochdruckkrisen bewährt hat (206). In der Geburtshilfe berichtete FINNERTY (1975) über erste Erfahrungen mit Diazoxid bei Eklampsie, es folgten in den letzten Jahren mehrere Publikationen, in welchen vor allem die sehr intensive und rasche Blutdrucksenkung durch dieses Medikament beschrieben wurde (25, 41, 182, 183, 187). Chemisch hat Diazoxid Ähnlichkeit mit den Thiazid-Diuretika, im Gegensatz zu diesen bewirkt es jedoch eine leichte Wasser- und Natriumretention, wodurch das Plasmavolumen und die extrazelluläre Flüssigkeit zunehmen. Bei Hochdruckratten wurde neben der Blutdrucksenkung eine Zunahme der Pulsfrequenz und des Herzminutenvolumens festgestellt, wodurch eine Zunahme der Durchblutung der Skelettmuskulatur, der Niere und der Herzkranzgefäße erfolgt. Nach einer raschen Injektion von 300 mg Diazoxid fanden RETZKE u. Mitarb., daß bei Schwangerschaftshypertonien eine rasche Blutdrucksenkung eintritt, wobei der diastolische Blutdruck stärker abfällt als der systolische Druck, was eine hämodynamisch günstige Verbreiterung der Blutdruckamplitude zur Folge hat. Die sehr wichtige Zunahme des Herzminutenvolumens zur Behandlung des Schwangerschaftshochdrucks ist verbunden mit einer signifikanten Abnahme des peripheren Gesamtwiderstandes, die prozentual stärker ist als die Blutdrucksenkung. Aufgrund dieser Kreislaufanalysen von RETZKE scheint die hämodynamische Wirkungsweise von Diazoxid aus geburtshilflicher Sicht besonders günstig zu sein. Andererseits fanden BRINKMANN u. ASSALY (42) bei schwangeren Schafen nach Diazoxid eine Zunahme des uterinen Gefäßwiderstandes mit einem verminderten Perfusionsdruck, während durch Hydralazin diese Parameter sich eher verbessern. Im deutschsprachigen Schrifttum liegen über die Anwendung von Diazoxide beim Schwangerschaftshochdruck noch keine Publikationen vor.

Diuretika

Mit der Anwendung von Diuretika ist man in den letzten Jahren sehr viel zurückhaltender geworden. Dies beruht z. T. auf der Erkenntnis, daß den Ödemen bei den Spätgestosen anscheinend kein erheblicher Krankheitswert zukommt (s. o.) und somit eine Ausschwemmung der retinierten Flüssigkeit keine Vorteile bietet. Auch bei schweren Präeklampsien und Eklampsien ist eine Monotherapie mit Diuretika, besonders mit dem stark wirksamen Furosemid (Lasix) wenig sinnvoll, da bei den schweren Gestosen immer eine Hypovolämie und Hämokonzentration vorliegt, wodurch der diuretische Effekt der Thiazide gering ist. Einige Autoren (41, 162, 269) warnen sogar vor der Anwendung von Diuretika bei Präeklampsie, da angeblich die Plazentafunktion sich verschlechtern würde, und vor allem könnte die bestehende Hypovolämie und Hämokonzentration hierdurch ungünstig beeinflußt werden. Auch müssen bei einer länger dauernden Behandlung mit Diuretika die Kaliumverluste berücksichtigt werden und das Risiko einer akuten Pankreatitis.

Eine kurzfristige Furosemidbehandlung einer Oligurie bei schweren Spätgestosen und Eklampsie sollte man daher erst dann beginnen, wenn durch Plasmavolumenexpander (s. u.) die Hämokonzentration beseitigt wurde, d. h. wenn die Hämatokritwerte um oder unterhalb des Normalbereiches liegen. In diesen Fällen ist zur Anregung der Diurese die Kombination von Furosemid mit 300 ml einer 20%igen oder 500 ml einer 10%igen Mannitollösung empfehlenswert.

Plasmavolumenexpander

ROBBY u. Mitarb. unternahmen erstmalig mittels Albuminfusionen den Versuch, die bei schweren Präeklampsien und Eklampsien bestehende Hypovolämie, Hämokontration und Hypalbuminämie zu beseitigen. Die Behandlungserfolge mit Albumininfusionen waren jedoch gering, da bei Spätgestosen mit einer Proteinurie das niedermolekulare Albumin relativ rasch im Urin wieder ausgeschieden wird bzw. in den extravasalen Raum abwandert, so daß der Hämatokrit sich nur kurzfristig vermindert bzw. die Diurese zunimmt. Erfolgreicher ist dagegen die Anwendung von Dextran, besonders des niedermolekularen Rheo-Macrodex (108, 233). Man erreicht hierdurch eine effektive und länger anhaltende Hämodilutation, so daß diese Therapie besonders bei höheren Hämatokritwerten und bei Oligurien zu empfehlen ist. Auch wird durch niedermolekulares Dextran die Mikrozirkulation und damit auch die Organdurchblutung verbessert.

Obwohl CHESLEY keine Notwendigkeit für die Anwendung von Plasmavolumenexpandern bei der Behandlung von Spätgestosen sieht, führen wir diese Therapie bei schweren Gestosen mit hohen Hämatokritwerten unter fortlaufender Kontrolle des zentralen Venendrucks durch. Wir gehen bei dieser Therapie mit Volumenexpandern u. a. auch davon aus, daß unter der Behandlung mit Hydralazin (Nepresol) eine Verminderung des peripheren Gefäßwiderstandes eintritt, so daß zur Erhaltung einer Volumenkonstanz eine Zunahme des Plasmavolumens erforderlich ist. Dabei geben wir im allgemeinen 500 ml Macrodex bzw. Rheo-Macrodex und anschließend zur Anregung der Diurese 300 ml 20%iges Mannitol. Die Gesamtmenge von 500 ml Macrodex sollte nicht überschritten werden, da in größeren Dosen die Gerinnbarkeit des Blutes herabgesetzt wird. Erst wenn die Hämatokritwerte abnehmen, d. h. die Hämodilution einsetzt, injizieren wir bei konstanten Oligurien 40 mg Furosemid i. v.

Über eine Behandlung mit Heparin zur Verhinderung der Tendenz einer erhöhten Gerinnbarkeit des Blutes oder zur Vermeidung von Fibrinthromben in der Plazenta oder zur Verbesserung der Mikrozirkulation liegen bisher erst wenige objektive Ergebnisse vor.

Zu c): Geburtsterminierung und Geburtsleitung.

Präeklampsie

Geht man von der Tatsache aus, daß es sich bei fast allen schweren Präeklampsien um ein irreversibles Geschehen handelt, dessen Symptome durch eine medikamentöse Behandlung nur vorübergehend gebessert, aber nicht normalisiert werden können, berücksichtigt man weiterhin, daß fast immer eine Plazentainsuffizienz vorliegt, so ist die Ansicht der meisten Autoren gerechtfertigt, bei diesem schweren Krankheitsbild zu jedem Zeitpunkt der Schwangerschaft die Geburt einzuleiten. Obwohl bei dem Kollektiv von CHESLEY der Anteil der Früh- und Mangelgeburten unter 2500 g bei schweren Präeklampsien mit 62% sehr hoch lag, betrug trotzdem bei 215 Fällen die perinatale Mortalität nur 6,5% (davon wogen 6 von den 14 kindlichen Todesfällen unter 1000 g). Wegen der bei schwerer Gestose bestehenden Plazentainsuffizienz sistiert die Kindesreifung. Da Unreife des Fetus bereits ein Risiko ist, stellt die Unreife und schlechte intrauterine Verhältnisse eine Potenzierung dieser Gefahr dar. Daher ist ein Zuwarten, d. h. ein konservatives Vorgehen bei schwerer Präeklampsie meist nicht mehr gerechtfertigt. Die Überlebenschancen für das Kind sind daher außerhalb des Uterus auf einer gut geleiteten pädiatrischen Intensivstation meist größer.

An der Universitäts-Frauenklinik Mainz leiten wir bei einer schweren Präeklampsie prinzipiell nach der 36. Schwangerschaftswoche die Geburt ein, wobei wir in diesen Fällen die Sectio bevorzugen. Vor der 36. Schwangerschaftswoche stellen wir die Indikation zur Schwangerschaftsbeendigung abhängig von der Zustandsdiagnostik des Fetus (Östriol- und HPL-Werte im Blut, fetales CTG, biparietaler Kopfdurchmesser des Fetus, LS-Ratio im Fruchtwasser) und abhängig von den mütterlichen Befunden, insbesondere, inwieweit die pathologischen Werte unter der medikamentösen Therapie sich verbessern (Blutdruck, Proteinurie, Diurese usw.). Wir bevorzugen bei den schweren Präeklampsien als Entbindungsart die Sectio nicht nur aus fetaler Indikation, sondern auch aufgrund der Tatsache, daß ca. 10% der schweren Präeklampsien bei Einsetzen der Wehentätigkeit in eine Eklampsie übergehen.

Eklampsie

Der alte Streit, ob sofort, d. h. auch im konvulsiven Stadium, „aktiv" mittels Sectio entbunden werden soll, oder ob „konservativ", d. h. medikamentös das Anfallstadium beseitigt und erst später nach Sistieren der Anfälle bzw. nach Beseitigung des eklamptischen komatösen Zustandes mittels Blasensprengung und Wehentropf vaginal entbunden werden soll, ist vor allem aufgrund der ausgezeichneten Therapieergebnisse von PRITCHARD zugunsten einer eher konservativen Geburtsleitung entschieden. Bei 61 Ante-partum-Eklampsien (ohne Wehentätigkeit) führte PRITCHARD die medikamentöse Therapie des konvulsiven Stadiums fast ausschließlich mit Magnesiumsulfat durch, um dann nach Abklingen des eklamptischen Zustandes die Geburt durch Blasensprengung und Oxytocintropf einzuleiten. Unter der Geburt wurde die Gebärende nur noch mit geringen Magnesiumsulfatdosen sediert, möglichst wurden 2 Stunden vor der Sectio keine Sedative oder Hypotensiva mehr gegeben. Wenn die Geburtseinleitung wegen Unreife der Zervix nicht gelang oder ein pathologisches CTG vorlag bzw. bei Lageanomalien der Frucht, wurde die Sectio durchgeführt (23% aller Ante-partum-Eklampsien).

PRITCHARD begründet sein eher konservatives Vorgehen bei der Eklampsie damit, daß die Sectio im konvulsiven Stadium als eine „Notfalloperation" zu betrachten sei, die fast ebenso risikoreich sei wie eine Operation im Schockzustand. Daher sei im Prinzip die vaginale Entbindung für die Mutter sicher risikoärmer, da das Operationstrauma den mütterlichen Kreislauf und die Organfunktionen zusätzlich belastet. Wenn aber aus den oben genannten Gründen eine Sectio erforderlich ist, sollte durch die sedativ-hypotensive Therapie zuerst der aklamptische Status unterbrochen sein und erst nach Erreichen eines homöostatischen Gleichgewichtes die Operation ausgeführt werden. Hierzu gehört vor allem die Beseitigung der Hämokonzentration, ein zentraler Venendruck zwischen +5 und +10, eine Zunahme der Diurese und annähernd normale Elektrolytbilanzen. Anscheinend treten nur extrem selten trotz konsequenter medikamentöser Therapie mit Magnesiumsulfat weitere eklamptische Anfälle auf (bei PRITCHARD 2 Fälle), die von ihm zusätzlich mit 200 mg Pentobarbital (Nembutal) als Infusion behandelt wurden.

PRITCHARD hatte mit dieser Therapie bisher außerordentlich günstige Ergebnisse: Die perinatale Mortalität betrug bei Neugeborenen mit einem Geburtsgewicht über 1800 g „null" (!). Bei einem Geburtsgewicht zwischen 1000–2499 g (20 Fälle) hatte er nur 3 kindliche Todesfälle (Geburtsgewicht 1090, 1560, 1790 g). Ebenso günstig waren die Ergebnisse für die Mutter: Bei 162 Eklampsien hatte PRITCHARD keinen mütterlichen Todesfall. Aufgrund seines umfangreichen Literaturstudiums schließt sich CHESLEY (1977) diesem Therapievorgehen von PRITCHARD an mit dem Hinweis, daß nur dann eine Änderung dieser vorgeschlagenen therapeutischen Maßnahmen akzeptabel sei, wenn ähnlich günstige Ergebnisse der Eklampsiebehandlung vorgelegt werden könnten.

Es sei schließlich noch erwähnt, daß auch post partum die Intensivüberwachung der Mutter fortgesetzt werden muß, so daß man eine abgeschwächte antikonvulsive Therapie bis zu 48 Stunden nach der Geburt weiterführen sollte. Ebenso ist prinzipiell 2–3 Monate später eine intensive internistische Nachkontrolle notwendig, um manifeste Restschäden feststellen und behandeln zu können. Solange die Ätiologie der Gestose unklar bleibt, ist eine weitere Senkung der perinatalen Mortalität wahrscheinlich nicht mehr durch Fortschritte mit den genannten medikamentösen Behandlungsmaßnahmen möglich, sondern nur durch eine konsequente Früherkennung, um somit durch eine Prävention die Entwicklung zu den schweren Formen der Gestose zu verhindern.

Literatur

1 Abdul-Karim, R., NS. Assali: Pressor response to angiotonin in pregnant and nonpregnant women. Amer. J. Obstet. Gynec. 82 (1961) 246
2 Abitbol, M. M.: Experimental toxaemia in the dog and the aetology of toxaemia. In: Pregnancy Hypertension, hrsg. von Bonnar, J. Mc. Gillivray, E. M. Symonds. Internat. Med. Publ. 1980
3 Abitbol, M. M., G. R. Gallo, C. L. Pirani, W. B. Ober: Production of experimental toxemia in the pregnant rabbit. Amer. J. Obstet. Gynec. 124 (1976) 460–470
4 Adams, E. M., A. Finlayson: Familial aspects of preeclampsia and hypertension in pregnancy. Lancet 1961/II, 1375–1378
5 Aherne, W.: Morphometry. In: The Placenta, hrsg. von Gruenwald, P. MTP Lancaster 1975
6 Alam, N. A., P. Clary, P. T. Russel: Depressed placental prostaglandin E_1 metabolism in toxemia of pregnancy. Prostaglandins 4 (1973) 363–70
7 Altchek, A.: Electron microscopy of renal biopsies in toxemia of pregnancy. J. Amer. med. Ass. 175 (1961) 791–795
8 Altchek, A., N. L. Albright, S. C. Sommers: The renal pathology of toxemia of pregnancy. Obstet. and Gynec. 31 (1968) 595–607
9 Alvarez, H., W. L. Benedetti, V. K. De Leonis: Syncytial proliferation in normal and toxemic pregnancies. Obstet. and Gynec. 29 (1967) 637–643
10 Angeli, G.: Concentrazione proteica e comportamento elletroforetico del liquido di edema in corso di gestosi. Minerva Ginec. 10 (1958) 444–447
11 Antia, F. P., T. P. Bharadway, M. C. Watsa, J. Master: Liver in normal pregnancy, pre-eclampsia, and eclampsia. Lancet 1958/II, 776–778
12 Arias, F.: Expansion of intravascular volume and fetal outcome in patients with chronic hypertension and pregnancy. Amer. J. Obstet. Gynec. 123 (1975) 610
13 Arias, F., R. Mancilla-Jimenez: Hepatic fibrinogen deposits in preeclampsia: Immunofluorescent evidence. New. Engl. J. Med. 295 (1976) 578–582
14 Arias, F.: Whole-blood fibrinolytic activity in normal and hypertensive pregnancies and its relation to the placental concentration of urokinase inhibitor. Amer. J. Obstet. Gynec. 133 (1979) 824
15 Assali, N. S., R. A. Douglass, W. W. Baird, D. B. Nicholson: Measurements of uterine blood flow and uterine metabolism with the N_2O method in normotensive and toxemic pregnancies. Clin. Res. Proc. 2 (1954) 102
16 Assali, N. S.: Hemodynamic effects of hypotensive drugs used in obstetrics. Obstet. Gynec. Surv. 9 (1954) 776–794
17 Assali, N. S., W. J. Dignam, K. Dasgupta: Renal function in human pregnancy. II. Effects of venous pooling on renal hemodynamics and water, electrolyte, and aldosterone excretion during normal gestation. J. Lab. Clin. Med. 54 (1959) 394–408
18 Assali, N. S., L. W. Holm, H. R. Parker: Systemic and regional hemodynamic alterations in toxemia. Circulation 30, Suppl 2 (1964) 53–57
19 Bach, H.: Zwillingsgeburten und Schwangerschaftstoxikosehäufigkeit. Arch. Gynäk. 196 (1962) 618
20 Barnes, J., F. J. Browne: Blood pressure and the incidence of hypertensions in nulliparous and parous women in relation to the remote prognosis of the toxemias of pregnancy. J. Obstet. Gynaec. Brit. Emp. 52 (1945) 1–12
21 Barnes, C. G.: Medical Disorders in Obstetric Practice, 3. Aufl. Blackwell, Oxford 1970 (S. 71)
22 Bartholomew, R. A., R. R. Kracke: The relation of placental infarction to eclamptic toxemia. Amer. J. Obstet. Gynec. 24 (1932) 797–819
23 Bastiaanse MA van B., J. L. Mastboom: Ischaemia of the gravid uterus as a probable factor in the causation of toxaemia. In: Toxaemias of pregnancy Human and Veterinary, hrsg. von J. Hammond, F. J. Browne, G. E. W. Wolstenholm. Blakiston, New York 1950 (S. 182–201)
24 Beck, L.: Untersuchungen über die Durchblutung der Gebärmutter mit Hilfe von Natrium 24. Geburtsh. u. Frauenheilk. 19 (1959) 54–63
25 Beilin, L. J., C. W. G. Redman: The Use of antihypertensive drugs in pregnancy. In: Therapeutic Problems in Pregnancy. MTP Lancaster 1977
26 Beker, J. C.: Aetiology of eclampsia. J. Obstet. Gynaec. Brit. Emp. 55 (1948) 756–765
27 Bell, M. E., L. Wills: Radial differences in incidence of preeclampsia and eclampsia in Fiji. J. Obstet. Gynaec. Brit. Emp. 62 (1955) 917–921
28 Beller, F. K.: Morphologische Nierenveränderungen beim Schwangerschaftshochdruck. Vortrag auf Tagung: Niere und Schwangerschaft. Hannover 1980
29 Beller, F. R., W. R. Darne, H. W. Intorp, H. Loew, H. P. Schiffer: Renal disease in pregnancy. Meeting of the American Gynec. Soc., Hot Springs 1976
30 Berger, M., D. Cavanagh: Toxemia of pregnancy: The hypertensive effect of acute experimental placental ischemia. Amer. J. Obstet. Gynec. 87 (1963) 293–305
31 Berger, M., W. Neuweiler, R. H. H. Richter u. a.: Über das toxische Prinzip in der Placenta bei Eklampsie. Gynaecologia (Basel) 154 (1962) 14–28
32 Berwind, T.: Electroencephalographische Beobachtungen bei toxischen Schwangeren. Geburtsh. u. Frauenheilk. 11 (1951) 216
33 Birmingham Eclampsia Study Group: Intravascular coagulation and abnormal lungscans in preeclampsia and eclampsia. Lancet 1971/II, 889–891

34 Blumenthal, I.: Diet and diuretics in pregnancy and subsequent growth of offspring. Brit. med. J. 1976/III, 733
35 Boekta, M., V. Hlavaty, M. Trukova: Volume of whole blood and absolute amount of serum proteins in the early stage of toxemia of pregnancy. Amer. J. Obstet. Gynec. 106 (1970) 10–13
36 Bonnar, J.: Blood coagulation and fibrinolysis in obstetrics. In: Clinics in Haematology. Saunders Comp., London (S. 227)
37 Bonnar, J., G. P. McNichol, A. S. Douglas: Coagulation and fibrinolytic systems in preeclampsia and eclampsia. Brit. med. J. 1971/II, 12–16
38 Brandstetter, F., E. Schüller: Die Clearanceuntersuchung in der Gravidität. Ein Beitrag zur Physio-Pathologie der Niere und Leber in der Schwangerschaft. Fortschritte der Geburtshilfe und Gynäkologie. Bibl. Gynaec. (Basel) 14 (1956) 1–99
39 Brewer, T. H.: Administration of human serum albumin in severe acute toxaemia of pregnancy. J. Obstet. Gynaec. Brit. Cwlth 70 (1963) 1001–1004
40 Brill, H. M., J. S. Long, A. H. Klawans, M. J. Golden, I. Seaman: The nitroglycerine flicker fusion test in toxemia of pregnancy. Amer. J. Obstet. Gynec. 64 (1952) 1201–1207
41 Brinkman, C. R.: The treatment of gestational hypertension. J. Reprof. Med. 15 (1975) 195
42 Brinkman, C. R. III, N. S. Assali: Uteroplacental hemodynamic response to antihypertensive drugs in hypertensive pregnant sheep. In: Hypertension in Pregnancy, hrsg. von M. D. Lindheimer, A. J. Katz, F. P. Zuspan. Wiley, New York 1976 (S. 363-373)
43 Brinzinski, A.: Compactive studies on preeclampsia and eclampsia in Israel immigrant populations. In: Eclampsia and Preeclampsia in Pregnancy, hrsg. von F. C. Roulet. Karger, Basel 1961
44 Brocklehurst, J. C., R. Ross: Familial eclampsia. J. Obstet. Gynaec. Brit. Emp. 67 (1960) 971–974
45 Brod, J., G. M. Eisenbach: Nephrologist's thoughts on toxaemia of pregnancy. Panminerva Medica 19 (1977) 391–400
46 Brody, S., S. Spetz: Plasma, extracellular, and interstitial fluid volumes in pregnancy complicated by toxaemia. Acta Obstet. Gynec. scand. 46 (1967) 138–150
47 Brosens, I. A.: Maternal uterine vascular lesious in the hypertensive complications of pregnancy. In: Hypertension in Pregnancy, hrsg. von M. D. Lindheimer, A. J. Katz, F. P. Zuspan. Wiley, New York 1976
48 Brosens, J. A., W. B. Robertson, H. G. Dixon: The role of the spiral arteries in the pathogenesis of preeclampsia. In: Obstetrics Gynecology Annual. hrsg. von R. Wynn. Appleton, New York 1972
49 Brown, J. J., D. L. Davies, P. B. Doak, u. a.: Plasma renin concentration in the hypertensive diseases of pregnancy. J. Obstet. Gynaec. Brit. Cwlth 73 (1966) 410–417
50 Browne, F. J.: High blood pressure as an early sign of toxaemia of pregnancy. Brit. med. J. 1932/I, 320–322
51 Browne, F. J., D. R. Sheumack: Chronic hypertension following preeclampsic toxaemia: The influence of familial hypertension on its causation. J. Obstet. Gynaec. Brit. Emp. 63 (1956) 677–679
52 Browne, J. C. M., N. Veall: The maternal placental blood flow in normotensive and hypertensive women. J. Obstet. Gynaec. Brit. Emp. 60 (1953) 141–147
53 Bryans jr., C. I.,: The remote prognosis in toxemia of pregnancy. Clin. Obstet. Gynec. 9 (1966) 973–990
54 Bryans jr., C. J., R. Torpin: A follow-up study of two hundred forty-three cases of eclampsia for an average of twelve years. Amer. J. Obstet. Gynec. 58 (1949) 1054–1065
55 Bucht, H., L. Werkö: Glomerular filtration rate and renal blood flow in hypertensive toxaemia of pregnancy. J. Obstet. Gynaec. Brit. Emp. 60 (1953) 157–164
56 Bumm, E.: Zur Frage der Bluttransfusion. Zbl. Gynäk. 44 (1920) 286–292
57 Burt, C. C.: Symposium on haemodynamics in pregnancy. IV. The peripheral circulation in pregnancy. Edinb. Med. J. 57 (1950) 18–26
58 Buttermann, K.: Clearance-Untersuchungen in der normalen und pathologischen Schwangerschaft; zugleich eine kritische Beurteilung des Verfahrens. Arch. Gynäk. 190 (1958) 448–492
59 Cadden, J. F., H. J. Stauder: Uric acid metabolism in eclampsia. Amer. J. Obstet. Gynec. 37 (1939) 37–42
60 Campbell, D. M., I. MacGillivray: The effect of a low calorie diet or a thiazide diuretic on the incidence of preeclampsia and on birth weight. J. Obstet. Gynaec. Brit. Cwlth 82 (1975) 572–577
61 Caritis, S., H. O. Morishima, R. I. Stark, L. S. James: The effect of diazoxide on uterine blood flow in pregnant sheep. Obstet. and Gynec. 48 (1976) 464–468
62 Carretero, O. A., B. Bujak, A. A. Hodari, C. P. Hodgkinson, F. M. Bumpus: Identification of a pressor polypeptide in human amniotic fluid. Amer. J. Obstet. Gynec. 111 (1971) 1075–1082
63 Cavanagh, D., P. S. Rao, K. S. K. Tung, L. Gaston: Eclamptogenic toxemia: The development of an experimental model in the subhuman primate. Amer. J. Obstet. Gynec. 120 (1974) 183–196
64 Cavanagh, D., P. S. Rao, T. C. F. O'Connor, C. C. Tsai: Experimental hypertension in the pregnant primate. Amer. J. Obstet. Gynec. 128 (1977) 75–83
65 Charvet, F., Y. Manuel, B. Pellissier: Proteinuria of pregnancy. In: Proteins in Normal and Pathological Urine, hrsg. von Y. Manuel, J. P. Revillard, H. Betuel. University Park Press, Baltimore 1970 (S. 220–223)
66 Chaudhuri, S. K.: Relationship of protein-calorie malnutrition with toxemia of pregnancy. Amer. J. Obstet. Gynec. 107 (1970 (33–37
67 Chesley, L. C.: The variability of proteinuria in the hypertensive complications of pregnancy. J. Clin. Invest. 18 (1939) 617–620
68 Chesley, L. C.: Weight changes and water balance in normal and toxic pregnancy. Amer. J. Obstet. Gynec. 48 (1944) 565–593
69 Chesley, L. C., L. O. Williams: Renal glomerular and tubular functions in relation to the hyperuricemia of preeclampsia and eclampsia. Amer. J. Obstet. Gynec. 50 (1945) 367–375
70 Chesley, L. C., S. A. Cosgrove, J. Preece: Hydatidiform mole, with special reference to recurrence and associated eclampsia. Amer. J. Obstet. Gynec. 52 (1946) 311–320
71 Chesley, L. C., C. Valenti, H. Rein: The excretion of sodium loads by nonpregnant and pregnant normal, hypertensive, and preeclamptic women. Metabolism 7 (1958) 575–588
72 Chesley, L. C., R. A. Cosgrove, J. E. Annitto: Pregnancy in the sisters and daughters of eclamptic women. Path. et Microbiol. (Basel) 24 (1961) 662–666
73 Chesley, L. C.: Renal responses of pregnant and nonpregnant women to isopressor doses of angiotensin II. Amer. J. Obstet. Gynec. 87 (1963) 410–412
74 Chesley, L. C., J. E. Annitto, R. A. Cosgrove: Prognostic significance of recurrent toxemia of pregnancy. Obstet. and Gynec. 23 (1964) 874–881
75 Chesley, L. C., E. Talledo, C. S. Bohler, F. P. Zuspan: Vascular reactivity to angiotensin II and norepinephrine in pregnant and nonpregnant women. Amer. J. Obstet. Gynec. 91 (1965) 837–842
76 Chesley, L. C., J. E. Annitto, R. A. Cosgrove: The familial factor in toxemia of pregnancy. Obstet. and Gynec. 32 (1968) 303–311
77 Chesley, L. C., G. M. Duffus: Preeclampsia, posture, and renal function. Obstet and Gynec. 38 (1971) 1–5
78 Chesley, L. C.: Hypertensive disorders in pregnancy. Appleton-Century-Crofts, New-York 1978

79 Chesley, L. C.: Parenteral magnesiumsulfate and the distribution plasma levels and excretion of magnesium, Am. J. Obstet. Gynec. 133, 1979, 1
80 Christianson, R., E. W. Page: Diuretic drugs and pregnancy. Obstet and Gynec. 48 (1976) 647–652
81 Claman, A. D., H. M. Bele: Age and preeclampsia. Amer. J. Obstet. Gynec. 90 (1964) 350
82 Clemetson, C. A. B.: Aortic hypoplasia and its significance in the aetiology of preeclamptic toxaemia. J. Obstet. Gynaec. Brit. Emp. 67 (1960) 90–101
83 Cloeren, S. E., T. H. Lippert: Effect of plasma expanders in toxemia of pregnancy. New Engl. J. Med. 287 (1972) 1356
84 Coopland, A. T.: Blood clotting Abnormalities in Relation to Pre-Eclampsia. Canad. Med. Ass. 18. 1. 1969
85 Danforth, D. N.: Obstetrics and Gynecology. Harper & Row, Hagerstown 1977
86 Dass, A., S. Bhagwanini: Study of liver biopsies in toxaemias of pregnancy. J. Obstet. Gynaec. India 14 (1964) 655–660
87 Davidson jr., E. C., L. L. Phillips: Coagulation studies in the hypertensive toxemias of pregnancy. Amer. J. Obstet. Gynec. 113 (1972) 905–910
88 Davidson, L. L. Ph.: Coagulation studies in the hypertensive toxemias of pregnancy. Amer. J. Obstet. Gynec. August 1 (1977)
89 Davies, A. M.: Geographical Epidemiology of the Toxemias of Pregnancy, in Blood pressure edema and proteinuria in pregnancy, ed. E. A. Friedman. A. R. Liss Inc., New York 1976
90 Demers, L. M., S. G. Gabbe: Placental prostaglandin levels in pre-eclampsia Amer. J. Obstet. Gynec. 126 (1976) 137–139
91 Dhawan, K., S. R. Dhall: Studies in toxaemia of pregnancy: Liver biopsy studies in normal and toxaemic pregnancy. J. Obstet. Gynaec. India 14 (1964) 433–442
92 Duffus, G. M., M. E. Tunstall, R. G. Condie, I. MacGillivray: Chlormethiazole in the prevention of eclampsia and the reduction of perinatal mortality. J. Obstet. Gynaec. Brit. Cwlth 76 (1969) 645–651
93 Duncan, S. L. B., J. Ginsburg: Arteriolar distensibility in hypertensive pregnancy. Amer. J. Obstet. Gynec. 100 (1968) 222–229
94 Dunlop, W.: Chronic hypertension and perinatal mortality Proc. roy. Soc. Med. 59 (1966) 838–845
95 Dunlop, W.: The value of laboratory assessment of the severity of pre-eclampsie. In: Pregnancy Hypertension, hrsg. von J. Bonnar, J. MacGillivray and E. M. Symonds. MTP-Press, Internat. Med. Publ., Lancaster, England 1980
96 Dunlop, W., J. M. Davison: The effect of normal pregnancy upon the renal handling of uricacid. J. Obstet. Gynaec. Brit. Cwlth 84 (1977) 13
97 Dunlop, W., M. J. Landon, L. M. Hill, A. Oxley, P. Jones: Clinical relevance of coagulation and renal changes in pre-eclampsia. Lancet 1978/Bd.-Nr. (346–349)
98 Fadel, H. E., G. Northrop, R. Misenhimer: Hyperuricaemia in pre-eclampsia. Amer. J. Obst. Gynec. 5 (1976) 640–647
99 Feeney, J. G.: Pre-eclampsia and changed paternity. In: Pregnancy Hypertension, hrsg. von J. Bonnar, J. MacGillivray, E. M. Symonds. MTP-Press, Internat. Med. Publ., Lancaster, England 1980
100 Ferris, T. F.: Renal disease. In: Medical Complications During Pregnancy, hrsg. von G. N. Burrow, T. F. Ferris. Saunders, Philadelphia 1975 (S. 20)
101 Finnerty jr., F. A., J. H. Buchholz, J. Tuckman: Evaluation of chlorothiazide (Diuril) in the toxemias of pregnancy. J. Amer. med. Ass. 166 C119 (1958) 141–144
102 Fisher, K. A., A. Luger, B. H. Spargo, M. D. Lindheimer: A biopsy study of hypertension in pregnancy. In: Pregnancy Hypertension, hrsg. von J. Bonnar, J. Mc.Gillivray, E. M. Symonds. MTP-Press Internat. Med. Publ., Lancaster, England 1980
103 Fox, H. und C. J. P. Jones: The Ultrastructure of the placenta in maternal pre-eclampsia. In: Pregnancy Hypertension, hrsg. von J. Bonnar, J. MacGillivray, E. M. Symonds. MTP-Press, Int. Med. Publ. Lancaster, England, 1980
104 Franke, H., Gerl, D. und Stoessner: Die Feinstruktur der Chorionzotten bei Spätgestosen unterschiedlicher Schweregrade. Z. Geburtsh. Gynäk. 175 (1971) 226
105 Friedberg, V.: Über die Behandlung der Schwangerschaftsödeme mit Albuminlösungen. Gynaecologia (Basel) 135 (1953) 185–196
106 Friedberg, V.: Zur Frage des Eiweiß- und Elektrolytgehaltes der Ödemflüssigkeit bei Gestosen. Klin. Wschr. 34 (1956) 37–39
107 Friedberg, V., J. Lutz: Untersuchungen über die Capillarpermeabilität in der Schwangerschaft (Ein Beitrag zur Ursache der Proteinurie bei Gestosen). Arch. Gynäk. 199 (1963) 96–106
108 Friedberg, V., E. Hochuli: Die schwangerschaftsspezifischen Erkrankungen. Gynäk. und Geburtsh. Bd. II, Hrsg.: Käser, O., V. Friedberg, K. G. Ober, K. Thomsen, J. Zander, Thieme, Stuttgart 1967
109 Friedman, E. A.: Blood pressure relationships. In: Blood Pressure, Edema and Proteinuria in Pregnancy, hrsg. von E. A. Friedmann. Liss, New York 1976 (S. 123–151)
110 Friedman, E. A., R. K. Neff: Pregnancy autcome as related to hypertension, edema, and proteinuria. In: Hypertension in Pregnancy, hrsg. von M. D. Lindheimer, A. J. Katz, F. P. Zuspan. Wiley, New York 1976 (S. 13–22)
111 Galton, M., K. Merritt, F. K. Beller: Coagulation studies on the peripheral circulation of patients with toxemia of pregnancy: A study for the evaluation of disseminates intravascular coagulation in toxemia. J. Reprod. Med. 6 (1971) 78–89
112 Gant, N. F., D. Chand, R. J. Worley u. a.: A clinical test useful for predicting the development of acute hypertension in pregnancy. Amer. J. Obstet. Gynec. 120 (1974) 1–7
113 Gant, N. F., G. L. Daley, S. Chand, P. J. Whalley, P. C. MacDonald: A study of angiotensin II pressor response throughout primigravid pregnancy. J. Clin. Invest. 52 (1973) 2682–2689
114 Gant, N. F., J. D. Madden, P. K. Siiteri: The metabolic clearance rate of DHEA-sulfate. III. The effect of thiazide diuretics in normal and future preeclamptic pregnancies. Amer. J. Obstet. Gynec. 123 (1975) 159–163
115 Gordon, G., R. T. McKay: Preeclampsia associated with hypoplasia of the aorta. J. Obstet. Gynaec. Brit. Cwlth 5 (1964) 785
116 Gordon, R. D., S. Parsons, E. M. Symonds: A prospective study of plasma-renin activity in normal and toxemic pregnancy. Lancet 1969/I, 347–349
117 Gordon, R. D., E. M. Symonds, E. G. Wilmshurst, C. G. K. Pawsey: Plasma renin activity, plasma angiotensin and plasma and urinary electrolytes in normal and toxemic pregnancy, including a prospective study. Clin. Sci. Molec. Med. 45 (1973) 115–127
118 Govan, A. D. T.: The pathogenesis of eclamptic lesions. Path. Microbiol. 24 (1961) 561–575
119 Grünberger, W., E. Reinold: Uricemia as a Parameter in Gestosis and Intrauterine Fetal Death. 10th Intern. Meeting Organization Gestosis, Cairo 1978
120 Gyöngyössy, A., B. Kelentey: An experimental study of the effect of ischemia of the pregnant uterus on the blood pressure. J. Obstet. Gynaec. Brit. Emp. 65 (1958) 617–624
121 Hamilton, M., G. W. Pickering, J. A. F. Roberts, G. S. C. Sowry: The aetiology of essential hypertension. The arterial blood pressure in the general population. Clin. Sci. 13 (1954) 11–35

122 Hayashi, T.: Uric acid and endogenous creatinine clearance studies in normal pregnancy and toxemias of pregnancy. Amer. J. Obstet. Gynec. 71 (1956) 859–870
123 Henderson, A. H., D. J. Pugsley, D. P. Thomas: Fibrin degradation products in pre-eclampsia toxemia and eclampsia. Brit. Med. J. 3 (1970) 545–547
124 Hodari, A. A.: Chronic uterine ischemia and reversible experimental „toxemia of pregnancy". Amer. J. Obstet. Gynec. 97 (1967) 597–607
125 Hoelzl, M., D. Lüthje, K. Seck-Ebersbach: Placentaveränderungen bei EPH-Gestose, morphol. Befund und Schweregrad der Erkrankung. Arch. Gynäk. 217 (1974) 315–334
126 Hollwich, F.: Die Bedeutung der Augenhintergrundsveränderungen in der Schwangerenvor- und -fürsorge. Arch. Gynäk. 195 (1961) 367
127 Horrobin, D. F.: Actions of prolactin on human renal funcction, Lancet 1971/I, 352
128 Horrobin, D. F.: The possible role of prolactin in pre-eclampsia. Med. Hypothesis 1 (1975) 159–164
129 Hoshino, H.: Hemodynamic studies on liver in toxemias of late pregnancy. J. Jap. obstet gynaec. Soc. 6 (1959) 42–44
130 Ho Yuen, B.: Maternal plasma and amniotic fluid prolactin levels in normal and hypertensive pregnancy. Brit. J. Obstet. Gynaec. 85 (1978) 293
131 Humphries, J. O.: Occurrence of hypertensive toxemia of pregnancy in mother-daughter pairs. Bull. Johns Hopk. Hosp. 107 (1960) 271–277
132 Hunter jr., C. A., W. F. Howard: A pressor substance (hysterotonin) occuring in toxemia. Amer. J. Obstet. Gynec. 79 (1960) 838–846
133 Hutchinson, H. T., M. M. Nichols, C. R. Kuhn, A. Vasicka: Effects of magnesium sulfate on uterine contractility, intrauterine fetus, and infant. Amer. J. Obstet. Gynec. 88 (1964) 747–758
134 Hytten, F. E., A. M. Thomson: Weight gain in pregnancy. In: Hypertension in Pregnancy, hrsg. von M. D. Lindheimer, A. J. Katz, F. P. Zuspan. Wiley, New York 1976
135 Ingerslev, M., G. Teilum: Biopsy studies of the liver in pregnancy. III. Liver biopsy in albuminuria of pregnancy, eclampsism and eclampsia. Acta obstet. gynec. scand. 25 (1946) 361–376
136 Janisch, H.: Morphogenetische u. funktionelle Veränderungen bei EPH-Gestose. Z. Geburtsh. Gynäk. 174 (1971) 107
137 Jann, R.: Spätgestosen bei Hydrops fetus et placentae infolge Rhesus-Inkompatibilität. Arch. Gynäk. 184 (1954) 731–748
138 Jenkins, D. M., L. A. Perry: Plasma prolactin in pregnancy-induced hypertension. In: Pregnancy Hypertension, hrsg. von J. Bonnar, J. MacGillivray, E. M. Symonds. MTP-Press, Internat. Med. Publ., Lancaster, England, 1980
139 Jones, W. S.: Essential hypertension with superimposed preeclampsia. Amer. J. Obstet. Gynec. 62 (1951) 387–395
140 Kaltenbach, F. J.: Stereologic and autoradiographic studies on the human placenta, relationship to hormonal status and hypertension in pregnancy. In: Pregnancy Hypertension, hrsg. von J. Bonnar, J. MacGillivray, E. M. Symonds. MTP-Press, Internat. Med. Publ. Lancaster, England, 1980
141 Kaulhausen, H., T. Öney: Neue Aspekte zur Pathophysiologie und Früherkennung der Gestose. Habil.-Schr. Bonn 1978
142 Kaulhausen, H., T. Öncy: Methoden zur Früherkennung der Gestose. Fortschr. Med. 97 (1979) 995–1000
143 Kennan, A. L., W. N. Bell, A. Creskoff, C. Bachman: The pathologic physiology of the clotting mechanism in eclampsia. Amer. J. Obstet. Gynec. 74 (1957) 1029–1042
144 Kidess, E., H. Heidecker, M. Mabrouk: Zur Häufigkeit der EPH-Gestose. Geburtsh. u. Frauenheilk. 34 (1974) 467–472
145 Kincaid-Smith, P., M. Bullen: Prolonged use of methyldopa in severe hypertension in pregnancy. Med. J. Aust. 1 (274) 166
146 Kincaid-Smith, P., K. F. Fairley: The differential diagnosis between preeclamptic toxemia and glomerulonephritis in patients with proteinuria during pregnancy. In: Hypertension in Pregnancy, hrsg. von M. D. Lindheimer, A. J. Katz, F. P. Zuspan. Wiley, New York 1976 (S. 157–166
147 Kincaid-Smith, P., K. F. Fairley, M. Bullen: Kidney disease and pregnancy. Med. J. Aust. 2 (1967) 1155–1159
148 Kitzmiller, J. L., K. Benirschke: Immunofluorescent study of placental bed vessels in preeclampsia of pregnancy. Amer. J. Obstet. Gynec. 115 (1973) 248–251
149 Kunz, S.: Beziehungen zwischen den Kardialsymptomen der EPH-Gestose und Veränderungen von Blutgerinnung und Fibrinolyse. 9th Meeting Organization Gestosis, Davos-Platz 30. 11.–2. 12. 1977
150 Kunz, S. E.: Gerinnung und Fibrinolyse bei ungestörter Gravidität und EPH-Gestose. Organisation Gestosis-Press, Basel 1978
151 Kyank, H.: pers. Mitteilung
152 Lancet, M., I. L. Fisher: The Value of Blood Uric Acid Levels in Toxaemia of Pregnancy. J. Obstet. and Gynaec. 63, 1956, 116–119
153 Landesman, R., R. C. Knapp: Na^{24} uterine muscle clearance in late pregnancy. Amer. J. Obstet. Gynec. 80 (1960) 92–103
154 Landesman, R., R. G. Douglas, E. Holze: The bulbar conjunctival vascular bed in the toxemias of pregnancy. Amer. J. Obstet. Gynec. 68 (1954) 170–183
155 Landesman, R., E. Holze, L. Scherr: Fetal mortality in essential hypertension. Obstet. Gynec. 6 (354) 1955
155a Lanz, R., E. Hochuli: Über die Nierenclearance in der normalen Schwangerschaft und bei hypertensiven Spättoxikosen, ihre Beeinflussung durch hypotensive Medikamente. Schweiz. Med. Wschr. 85 (1955) 395–400
155b Lawson, J. B.: Pre-eclampsia and eclampsia in Nigeria. In: Eclampsia and Pre-Eclampsia in Pregnancy, hrsg. von F. C. Roulet. Karger, Basel 1961
156 Lean, T. H., S. S. Ratnam, R. Sivasamboo: Use of benzodiazepines in the management of eclampsia. J. Obstet. Gynaec. Brit. Cwlth 75 (1968) 856–862
157 Leather, H. M., D. M. Humphreys, P. Baker, M. A. Chadd: A controlled trial of hypotensive agents in pregnancy. Lancet 1968/II, 488
158 Lindheimer, M. D.: Further characterization of the influence of supine posture on renal function in late pregnancy. Effect of rapid saline infusions on renal sodium, water, and uric acid metabolism. Gynec. Invest. 1 (1970) 69–81
159 Lindheimer, M. D., A. J. Katz: Effects of hypotonic expansion on sodium and water excretion in hypertensive nonpreeclamptic gravidas. Amer. J. Obstet. Gynec. 111 (1971) 1053–1058
160 Lindheimer, M. D., A. I. Katz: Sodium and diuretics in pregnancy. New Engl. J. Med. 288 (891) 1973
161 Lindheimer, M. D., A. J. Katz: Kidney Function and Disease in Pregnancy. Lea & Febiger, Philadelphia 1977
162 Lippert, T. H.: Derzeitiger Stand der Gestosetherapie. Geburtsh. u. Frauenheilk. 39 (1979) 470
163 Lipsitz, P. J., I. C. English: Hypermagnesemia in the newborn infant. Pediatrics 40 (1967) 856–862
164 Lorincz, A. B., C. P. McCartney, R. E. Pottinger, K. H. Li: Protein excretion patterns in pregnancy. Amer. J. Obstet. Gynec. 82 (1961) 252–257
165 McCall, M. L.,: Cerebral blood flow and metabolism in toxemias of pregnancy. Surg. Gynec. Obstet. 89 (1949) 715–721
166 M. L. McCall: Continuing vasodilator infusion thera-

py. Utilization of a blend of 1-hydrazino-phthalazine (Apresoline) and cryptenamine (Unitensin) in toxemia of pregnancy. Obstet. and Gynec. 4 (1954) 403–410

167 McCall, M. L., D. Sass: The action of magnesium sulfate on cerebral circulation and metabolism in toxemia of pregnancy. Amer. J. Obstet. Gynec. 71 (1956) 1089–1096

168 McCartney, C. P., B. H. Spargo, A. B. Lorincz, I. Lefebvre, R. E. Newton: Renal structure and function in pregnant patients with acute hypertension: Osmolar concentration. Amer. J. Obstet. Gynec. 90 (1964) 579–592

169 McEwan, H. P.: Investigation of proteinuria associated with hypertension in pregnancy. J. Obstet. Gynaec. Brit. Cwlth 76 (1969) 809–812

170 McGillivray, I.: Some observations on the incidence of pre-eclampsia. J. Obstet. Gynaec. Brit. Emp. 65 (1958) 536–539

171 McGillivray, I.: Hypertension in pregnancy and its consequences. J. Obstet. Gynaec. Brit. Cwlth 68 (1961) 557–564

172 McGillivray, I.: The significance of blood pressure and body water changes in pregnancy. Scot. med. J. 12 (1967) 237–245

173 McGillivray, I., D. M. Campbell: The effect of hypertension and oedema on birth-weight. In: Pregnancy Hypertension, hrsg. von J. Bonnar, J. McGillivray, E. M. Symonds. MTP-Press, Internat. Med. Publ., Lancaster, England 1980

174 McGillivray, I., F. E. Hütten, N. Taggart, T. J. Buchanan: The effect of a sodium diuretic on total exchangeable sodium and total body water in preeclamptic toxaemia. J. Obstet. Gynaec. Brit. 69 (1962) 458–462

175 McKay, D. G., E. B. de Bacalao, A. Sedlis: Platelet adhaesiveness in Toemia of Pregnancy. Amer. J. Obstet. Gynec. 90, 1964, 1315

176 McKay, D. G., S. J. Merrill, A. E. Weiner, A. T. Hertig, D. E. Reid: The pathologic anatomy of eclampsia, bilateral, renal cortical necrosis, pituitary necrosis, and other acute fatal complications of pregnancy, and its possible relationship to the generalized Shwartzman phenomenon. Amer. J. Obstet. Gynec. 66 (1953) 507–539

177 MacLean, P. R., W. G. Paterson, G. E. Smart u. a.: Proteinuria in toxemia and abruptio placentae. J. Obstet. Gynaec. Brit. Cwlth 79 (1972) 321–326

178 MacLean, P. R., J. J. B. Petrie, J. S. Robson: Glomerular permeability to high molecular weight dextrans in acute ischaemic renal failure and postural proteinuria. Clin. Sci. 38 (1970) 93–99

178a Magee, T. P.: Socio-economic aspects of preeclampsia and eclampsia in the obstetric unit of the Colonial Hospital Port of Spain. Trinidad, West Indies. Path. et Microbiol. (Basel) 24 (1961) 504–506

179 Mahran, M., H. E. Fadel, M. S. Sabour, A. Saleh: Renal pathologic findings in patients with the clinical diagnosis of preeclampsia. Arch. Gynäk. 209 (1970) 149–161

180 Mahran, M., S. K. Abulouz: The Correlation between Uric Acid Level and Placental Score and their Prognostic Value for the Fetal Outcome. 10th Intern. Meeting Organization Gestosis, Cairo 1978

181 Marshall, G. W., R. L. Newman: Roll-over test. Amer. J. Obstet. Gynec. 127 (1977) 623–625

182 Martin, J. D.: A critical study of drugs used in the treatment of hypertensive crisis of pregnancy. Med. J. Austr. 2 (1974) 252

183 Michael, C. A.: Intravenous diazoxide in the treatment of severe preeclamptic toxemia and eclampsia. Austr. J. Obstet. Gynec. 13 (1973) 143

184 Mittelstrass, H., O. Wjlfhagen: Die Bedeutung der Augenhinteruntersuchung für die Klinik der eklamptischen Schwangerschaftserkrankungen: Bericht über die Erfahrungen der Klinik seit 1920. Geburtsh. u. Frauenheilk. 8 (1948) 671–687

185 Moll, W., W. Künzel, I. Herberger: Hemodynamic implications of hemochorial placentation. Europ. J. Obstet. Gynec. Reprod. Biol. 5 (1975) 67

186 Morishima, H. O., H. Cohen, W. U. Brown u. a.: The inhibitory action of diazoxide on uterine activity in the subhuman primate: Placental transfer and effect on the fetus. J. perinat. Med. 1 (1973) 13–23

187 Morris, J. A.: The management of severe preeclampsia and eclampsia with intravenous diazoxide. Obstet. Gynecol. 49 (1977) S. 675

188 Morris, N., S. B. Osborn, H. P. Wright, A. Hart: Effective uterine blood-flow during exercise in normal and preeclamptic pregnancies. Lancet 1956/II, 481–484

189 Morris, R. H., P. Vassalli, F. K. Beller, R. T. McCluskey: Immunofluorescent studies of renal biopsies in the diagnosis of toxemia of pregnancy. Obstet. and Gynec. 24 (1964) 32–46

190 Mortensen, J. D., H. S. Ellsworth: Coarctation of the aorta and pregnancy. J. Amer. med. Ass. 191 (1965) 156–158

191 Müller-Berghaus, G., B. Schmidt-Ehry: The role of pregnancy in the induction of the generalized Shwartzman reaction. Amer. J. Obstet. Gynec. 114 (1972) 847–849

192 Munnell, E. W., H. C. Taylor jr.: Liver blood flow in pregnancy-hepatic vein catheterization. J. Clin. Invest. 26 (1947) 952–956

193 Naish, P., A. D. Clark, R. M. L. Winston, D. K. Peters: Serum and Urine Fibrinogen Derivaties in Normal Pregnancy and Pre-eclampsia. Obstet. and Gynec. 42 (1973) 861–867

194 Nesbitt, R. E. L.: Pathology of the placenta in toxemia. In: Clinical Obstetrics and Gynecology, Bd. I/2, hrsg. von H. M. Carey 2, Hoeber, New York 1958

195 Neubauer, H., I. Lietz: Retinopathia hypertensiva gravidarum. Ein Beitrag zur Differenzierung der Pfropfgestosen. Geburtsh. u. Frauenheilk. 22 (1962) 313

196 Neubüser, D., V. Heckeroth: Distraneurin – eine wesentliche Bereicherung der Therapie bei Präklampsie und Eklampsie. Geburtsh. u. Frauenheilk. 34 (1974) 558–562

197 Ober, W. E., D. E. Reid, S. L. Romney, J. P. Merrill: Renal lesions and acute renal failure in pregnancy. Amer. J. Med. 21 (1956) 781–810

198 Ogden, E., G. J. Hildebrand, E. W. Page: Rise of blood pressure during ischemia of the gravid uterus. Proc. Soc. Exp. Biol. Med. 43 (1940) 49–51

199 Oliver, J., M. MacDowell, A. Tracy: The pathogenesis of acute renal failure associated with traumatic or toxic injury. Renal ischemia, nephrotoxic damage and the ischemuric episode. J. Clin. Invest. 30 (1951) 1307–1439

199a Ounsted, M. K., V. A. Moar, F. I. Good, C. W. G. Redman: Hypertension during pregnancy with an without specific treatment. Brit. J. Obst. a. Gynaec. 87, 1980, 19–24

200 Page, E. W.: The relation between hydatid moles, relative ischemia of the gravid uterus, and the placental origin of eclampsia. Amer. J. Obstet. Gynec. 37 (1939) 291–293

201 Page, E. W.: The Hypertensive Disorders of Pregnancy. Thomas, Springfield/Ill. 1953

202 Page, E. W.: On the pathogenesis of preeclampsia and eclampsia. J. Obstet. Gynaec. Brit. Cwlth 79 (1972) 883–894

203 Page, E. W., R. Christianson: Influence of blood pressure changes with and without proteinuria upon outcome of pregnancy. Amer. J. Obstet. Gynec. 126 (1976) 82

204 Page, E. W., R. Christianson: The impact of mean arterial blood pressure in the middle trimester upon the outcome of pregnancy. Amer. J. Obstet. Gynec. 125 (1976) 740–745

204a Petri, E.: The Management of Hypertension in preg-

nancy with special regard to α-Methyldopa. Vortrag in Wien 1980: Hochdruckbehandlung mit α-Methyldopa (Lit. Petri, E., Mainz, Univ.-Frauenklinik).
204b Petrucco, O. M., N. M. Thomson, J. R. Lawrence, M. W. Weldon: Immunofluorescent studies in renal biopsies in preeclampsia. Brit. med. J. 1974/I, 473–476
205 Phelan, J. P.: Enhanced Prediction of pregnancy-induced hypertension by combining supine pressor test mean arterial pressure of middle trimester. Amer. J. Obstet. Gynecol. 129 (1977) 129
206 Philipp, Th., H. P. Nast: Hypertensive Notfälle. Internist 15 (1974) 165
207 Pirani, B. B. K., I. MacGillivray: The effect of plasma retransfusion on the blood pressure in the puerperium. Amer. J. Obstet. Gynec. 121 (1975) 221–226
208 Pollak, V. E., J. B. Nettles: The kidney in toxemia of pregnancy: A clinical and pathologic study based on renal biopsies. Medicine (Baltimore) 39 (1960) 469–526
209 Preston, F. E., R. G. Malia, R. H. Tipton, A. J. Smith: Intravascular coagulation and preeclamptic toxemia. Lancet 1972/I, 34–35
210 Pritchard, J. A.: Standardized treatment of 154 consecutive cases of eclampsia. Amer. J. Obstet. Gynec. 123 (1975) 543–549
211 Pritchard, J. A., F. G. Cunningham, R. A. Mason: Coagulation changes in eclampsia: Their frequency and pathogenesis. Amer. J. Obstet. Gynec. 124 (1976) 855–859
212 Pritchard, J. A.: Standardisierte Therapie bei Eklampsien. Vortrag in Münster, 1978
213 Quigley, J. K.: Hydatidiform mole and toxemia of pregnancy. Amer. J. Obstet. Gynec. 74 (1957) 1059
214 Redd, J., L. M. Mosey, H. G. Langford: Effect of posture upon sodium excretion in preeclampsia. Amer. J. Obstet. Gynec. 100 (1968) 343–347
215 Redman, C. W. G.: Fetal outcome in trial of antihypertensive treatment in pregnancy. Lancet 1976/II, 753–761
216 Redman, C. W. G.: Vortrag auf der Tagung: Niere und Schwangerschaft, Hannover 1980
216a Redman, C. W. G, L. J. Beilin, J. Bonnar: Prolactin u. hypertensive pregnancy. Brit. med. J. 1 (1975/I, 304–306
216b Redman, C. W. G., L. J. Beilin, J. Bonnar: Variability of blood pressure in normal and abnormal pregnancy. In: Hypertension in Pregnancy, hrsg. von M. D. Lindheimer, A. J. Katz, F. P. Zuspan. Wiley, New York 1976 (S. 53–59)
217 Redman, C. W. G, L. J. Beilin, J. Bonnar, R. H. Wilkonson: Plasma-urate measurements in predicting fetal death in hypertensive pregnancy. Lancet 1976/I, 1370–1373
218 Redman, C. W. G., K. W. E. Denson, L. J. Beilin, F. G. Bolton: Factor-VIII Consumption in pre-eclampsia. Lancet 1977/II, 1249–1252
219 Riedel, H., M. Barthels: Vergleiche von Gerinnungsuntersuchungen während der normalen Schwangerschaft, unter der Geburt und im Wochenbett mit den Befunden bei Gestosen. 77. Tagung der Nordwestdtsch. Ges. f. Gynäk., Hannover, Juni 1973
220 Riedel, H., G. M. Eisenbach, R. Haeckel, B. Witzel: Verlaufskontrolle der Harnsäure im Serum bei Schwangeren mit EPH-Gestose und bei normalen Schwangeren. Konferenz der Dtsch. Ges. f. klin. Chemie, Hannover, Nov. 1977
221 Riedel, H.: Habil. Schrift, Hannover 1980
222 Rippmann, E. T.: Die Spätgestose (EPH-Gestose) Internationales Symposium, Basel. Schwabe, Basel 1970
223 Robertson, E. G.: The natural history of edema during pregnancy. J. Obstet. Gynaec. Brit. Cwlth 78 (1971) 520
224 Robertson, W. B., I. Brosens, G. Dixon: Maternal uterine vascular lesions in the hypertensive complications of pregnancy. In: Hypertension in Pregnancy, hrsg. von M. D. Lindheimer, A. J. Katz, F. P. Zuspan. Wiley, New York 1976
225 Robson, J. S.: Proteinuria and the renal lesion in preeclampsia and abruptio placentae. In: Hypertension in Pregnancy, hrsg. von M. D. Lindheimer, A. J. Katz, F. P. Zuspan. Wiley, New York 1976 (S. 61–72)
226 Roby, C. C., C. H. Hinman, D. E. Reid: Human serum albumin in treatment of eclamptogenic toxemia. Amer. J. Obstet. Gynec. 60 (1950) 196–199
227 Ryan, W. L., D. M. Coronel, R. J. Johnson: A vasodepressor substance of the human placenta. Amer. J. Obstet. Gynec. 105 (1969) 1201–1206
228 Sadowsky, A., D. M. Serr, J. Landau: Retinal changes and fetal prognosis in the toxemias of pregnancy. Obstet. and Gynec. 8 (1956) 426
229 Salvatore, C. A.: The placenta in toxemia. Amer. J. Obstet. Gynec. 102 (1968) 347
230 Sarles, H. E., S. S. Hill, A. L. LeBlanc u. a.: Sodium excretion patterns during and following intravenous sodium chloride loads in normal and hypertensive pregnancies. Amer. J. Obstet. Gynec. 102 (1968) 1–7
231 Schewitz, J. L.: Dietary sodium chlorid in pregnant hypertensive patients. In: Hypertension in Pregnancy, hrsg. von M. D. Lindheimer, A. J. Katz, F. P. Zuspan. Wiley, New York 1976
232 Schmidt-Tannwald, R. L., G. A. Hauser: Incidence und Forms of EPH-Gestosis in Twin Pregnancy. Israel. med. J. 13 (1976) 231–233
233 Schwarz, R., U. Retzke: Kardiovasculäre Wirkung von niedermolekularem Dextran mit Mannitol bei hypertensiven Spätschwangeren. Zbl. Gynäk. 93 (1971) 657–662
234 Schwarz, R., N. Reitzke: Das hämodynamische Wirkungsprinzip von Diazoxid (Hypertonalum) bei der Behandlung akuter Hochdruckkrisen in graviditate. Geburtsh. u. Frauenheilk. 39 (1979) 604
235 Scott, J. S.: Pregnancy toxemia associated with hydrops foetalis, hydatidiform mole and hydramnios. J. Obstet. Gynaec. Brit. Emp. 65 (1958) 689–701
236 Scott, J. S., D. M. Jenkins, J. A. Need: Immunological studios in severe gestosis. In: Pregnancy Hypertension, hrsg. von J. Bonnar, J. McGillivray, E. M. Symonds. MTP-Press, Internat. Med. Publ., Lancaster, England 1980
237 Seitchik, J.: Renal tubular reabsorption of uric acid. I. Normal pregnancy and abnormal pregnancy. Amer. J. Obstet. Gynec. 65 (1953) 981–985
238 Seymour, A. E., O. M. Petrucco, A. R. Clarkson u. a.: Morphological and immunological evidence of coagulopathy in renal complications of pregnancy. In: Hypertension in Pregnancy, hrsg. von M. D. Lindheimer, A. J. Katz, F. P. Zuspan. Wiley, New York 1976 (S. 139–152)
239 Sheehan, H. L., J. B. Lynch: Pathology of Toxemia of Pregnancy. Churchill-Livingstone, London, Edinburgh 1973
240 Sheppard, B. L., J. Bonnar: Uteroplacentae arteries and hypertensive pregnancy. In: Pregnancy Hypertension, hrsg. von J. Bonnar, J. MacGillivray, E. M. Symonds. MTP-Press, Internat. Med. Publ., Lancaster, England 1980
241 Shukla, P. J., D. Sharma, R. K. Mandal: Serum lactate Dehydrogenase in Detecting Liver Damage associated with Preeclampsia. Brit. J. Obstet. Gynaec. 85 (1978) 40
242 Siegel, P.: Untersuchungen bei Schwangerschaftstoxikosen. Fischer, Stuttgart 1962
243 Simanowitz, M. D., W. G. MacGregor, J. R. Hobbs: Proteinuria in preeclampsia. J. Obstet. Gynaec. Brit. Cwlth 80 (1973) 103–108
244 Simon, N., S. K. Markle: Clinical evaluation of a „short" supine test for pregnancy-induced hypertension. Obstet. and Gynec. 55 (1980) 72

245 Singer, J. E., M. Westphal, K. Niswander: Relationship of weight gain during pregnancy to birth and infant growth and development in the first year of life: A report from the collaborative study of cerebral palsy. Obstet. and Gynec. 31 (1968) 417–423
246 Sioli, F.: Pathologisch-anatomische Befunde am Zentralnervensystem. In: Die Eklampsie, hrsg. von H. Hinselmann. Cohen, Bonn 1924 (S. 559–582)
247 Skinner, S. L., E. R. Lumbers, E. M. Symonds: Analysis of changes in the renin-angiotensin system during pregnancy. Clin. Sci. 42 (1972) 479–488
248 Smith, K., J. C. M. Browne, R. Shackman, O. M. Wrong: Acute renal failure of obstetric origin: An analysis of 70 patients. Lancet 1965/II, 351–354
249 Smith, R. W.: Cardiovascular alterations in toxemia. Amer. J. Obstet. Gynec. 107 (1970) 979–983
250 Smith, R. W., A. G. Taniguchi: Angiotensin sensitivity in experimental uteroplacental ischemia. Amer. J. Ob Obstet. Gynec. 94 (1966) 303–307
251 Soffronoff, E. C., B. M. Kaufmann, J. F. Connaughton: Intravascular volume determinations and fetal outcome in hypertensive disease of pregnancy. Amer. J. Obstet. Gynec. 127 (1977) 4
252 Sophian, J.: Pregnancy Nephropathy. Butterworth, London 1972
253 Spanio, P.: Leberbiopsie bei Gestosen. Riv. Obstet. Ginec. prat. 37 (1954) 257
254 Spargo, B. H., C. P. McCartney, R. Winemiller: Glomerular capillary endotheliosis in toxemia of pregnancy. Arch. Path. 68 (1959) 593–599
255 Spargo, B. H., C. Lichtig, A. M. Luger, A. I. Katz, M. D. Lindheimer: The renal lesion in preeclampsia: Examination by light- electron- and immunofluorescence-microscopy. In: Hypertension in Pregnancy, hrsg. von M. D. Lindheimer, A. I. Katz, F. P. Zuspan. Wiley, New York 1976 (S. 129–137)
256 Speroff, L., G. S. Dorman: Prostaglandins and pregnancy hypertension. In: Clinics in Obstetrics and Gynaecology, hrsg. von E. M. Symonds. Saunders, London 1977 (S. 635)
257 Steigrad, K.: Über die Beziehung von Plazentainfarkten zur Schwangerschaftsnephropathia. Gynaecologia (Basel) 134 (1952) 273
258 Stirrat, G. M., C. W. G. Redman, R. J. Levinsky: Immune complexes in preeclampsia. In: Pregnancy Hypertension, hrsg. von J. Bonnar, J. MacGillivray, E. M. Symonds, MTP-Press, Internat. Med. Publ., Lancaster, England 1980
259 Studd, J. W. W.: The origin and effects of proteinuria in pregnancy. J. Obstet. Gynaec. Brit. Cwlth 80 (1973) 872–883
260 Studd, J. W. W., J. D. Blainey, D. E. Bailey: Serum protein changes in the preeclampsia-eclampsia syndrome. J. Obstet. Gynaec. Brit. Cwlth 77 (1970) 796–801
261 Studd, J. W. W., R. W. Shaw, D. E. Bailey: Maternal and fetal serum protein concentration in normal pregnancy and pregnancy complicated by proteinuric preeclampsia. Amer. J. Obstet. Gynec. 114 (1972) 582–588
262 Symonds, E. M., F. P. Pipkin, D. J. Craven: Changes in the renin-angiotensin system in primigravidae with hypertensive disease of pregnancy. J. Obstet. Gynaec. Brit. Cwlth 83 (1975) 643–650
263 Takahashi, N.: On the influence of placental chorionic substance and eclamptic serum on blood pressure. J. Jap. Obstet. Gynaec. Soc. 8 (1956) 1271–1279
264 Talledo, O. E., L. C. Chesley, F. P. Zuspan: Renin-angiotensin system in normal and toxemic pregnancies. III. Differential sensitivity to angiotensin II and norepinephrine in toxemia of pregnancy. Amer. J. Obstet. Gynec. 100 (1968) 218–221
265 Tapia, H. R., C. E. Johnson, C. G. Strong: Renin-angiotensin system in normal and in hypertensive disease of pregnancy. Lancet 1972/II, 847–850
266 Tatum, H. J., J. G. Mule: The hypertensive action of blood from patients with preeclampsia. Amer. J. Obstet. Gynec. 83 (1962) 1028–1034
267 Teel, H. M., D. E. Reid, A. T. Hertig: Cardiac asthma and acute pulmonary edema, complications of nonconvulsive toxemia of pregnancy. Surg. Gynec. Obstet. 64 (1937) 39–50
268 Terragno, N. A., D. A. Terragno, D. Pacholczyk, J. C. McGiff: Prostaglandins and the regulation of uterine blood flow in pregnancy. Nature (London) 249 (1974) 57–58
269 Tervilä, L., E. Vartiainen: The effects and side effects of diuretics in the prophylaxis of toxaemia of pregnancy. Acta obstet. gynec. scand. 50 (1971) 351–356
270 Theobald, G. W.: The importance of placentation evidenced by denervation of the internal iliac vessels. J. Obstet. Gynaec. Brit. Cwlth 68 (1961) 197
271 Thompson, D. S., E. Mueller-Heubach: Use of supine pressor test to prevent gestational hypertension in primigravid women. Amer. J. Obstet. Gynec. 131 (1978) 661
272 Thomson, A. M., W. Z. Billewicz: Clinical significance of weight trends during pregnancy. Brit. Med. J. 1957/I, 243–247
273 Thomson, A. M., F. E. Hytten, W. Z. Billewicz: The epidemiology of edema during pregnancy. J. Obstet. Gynaec. Brit. Cwlth 74 (1967) 1–10
274 Thomson, D., W. G. Paterson, G. E. Smart, M. K. MacDonald, J. S. Robson: The renal lesions of toxaemia and abruptio placentae studied by light and electron microscopy. J. Obstet. Gynaec. Brit. Cwlth 79 (1972) 311–320
275 Thornton, C. A., J. Bonnar: Coagulant factors and pre-eclampsia. Brit. J. Obst. Gynaec. 84 (1977) 919–923
276 Tompkins, W. T., D. G. Wiehl, R. M. C. N. Mitchell: The underweight patients as an increased obstetric hazard. Amer. J. Obstet. Gynec. 69 (1955) 114–123
277 Vassalli, P., R. H. Morris, R. T. McCluskey: The pathogenic role of fibrin deposition in the glomerular lesions of toxemia of pregnancy. J. exp. Med. 118 (1963) 467–478
278 Venuto, R. C., T. O'Dorisio, J. H. Stein, T. F. Ferris: Uterine prostaglandin E secretion and uterine blood flow in the pregnant rabbit. J. clin. Invest. 55 (1975) 193–197
279 Vollman, R. F.: Study design, population and data characteristics, in Blood pressure, edema and proteinuria in pregnancy, ed. E. A. Friedman. A. R. Liss Inc., New York 1976
280 Vosburgh, G. J.: Edema relationsship, in Blood pressure, edema and proteinuria in pregnancy, ed. E. A. Friedman, A. R. Liss Inc., New York 1976
281 Way, G. T. C.: Fatal eclampsia: A clinical and anatomic correlative study. Amer. J. Obstet. Gynec. 54 (1947) 928–947
282 Wallenburg, H. C. S.: Über den Zusammenhang zwischen Spätgestose und Placentarinfarkt. Arch. Gynäk. 208 (1969) 80–90
283 Wallenburg, H. C. S., B. K. van Kreel: Uric Acid and Hypertension in Pregnancy, Fetal and Maternal Concentrations during Labor. 10th Intern. Meeting Organization Gestosis, Cairo 1978
284 Wardle, E. N.: The Relevance of Intravascular Coagulation to Pre-eclampsia. 7th Europ. Conf. Microcirculation, Aberdeen 1972, Part. II Bibl. anat. 12 (1973) 64–69
285 Weis jr., E. B., P. D. Bruns, E. S. Taylor: A comparative study of the disappearance of radioactive sodium from human uterine muscle in normal and abnormal pregnancy. Amer. J. Obstet. Gynec. 76 (1958) 340–346
286 Welt, S. J., M. C. Crenshaw: Concurrent hypertension and pregnancy in: Clin. Obstet. a Gynec. 21 (1978) 3
287 Whalen, J. B., C. J. Clancey, D. B. Farley, D. E. van Orden: Plasma Prostaglandins in Pregnancy. Obstet. Gynaec. 55 (1978) 51

288 Whigham, K. A.: Abnormal platelet function in pre-eclampsia. In: Pregnancy Hypertension, hrsg. von J. Bonnar, J. McGillivray, E. M. Symonds, MTP-Press, Internat. Med. Publ., Lancaster, England 1980
289 Wilke, G.: Hirnbefunde bei Schwangerschaftstoxikosen einschließlich der Eklampsie. Arch. Gynäk. 186 (1945) 163
290 Wolf, F., W. B. Robertson, I. Brosens: The ultrastructure of acute arthrosis of the spiral arteries in hypertensive pregnancy. Amer. J. Obstet. Gynec. 123 (1975) 164–172
291 Wood, S. M., D. Burnett, J. Stutt: Selectivity of Proteinuria during pregnancy assessed by different methods. In: Hypertension in Pregnancy, hrsg. von M. D. Lindheimer, A. I. Katz, F. P. Zuspan. Wiley, New York 1976
292 Young, B. K. und H. M. Weinstein: Effects of magnesiumsulfate on toxic patients in labor: Obstet. and Gynec. 49 (1977) 681
293 Zuspan, F. P.: Problems encountered in the treatment of pregnancy-induced hypertension. Amer. J. Obstet. Gynecol. 131 (1978) 591
294 Zuspan, F. P., R. O'Shaughwessy: Chronic Hypertension in Pregnancy. In: Year Book Med. Publ. Chicago 1979

9. Die normale und abnorme Tragzeit

Einleitung

H. Jung

Das Risiko des Kindes in der Schwangerschaft und in der Perinatalphase, seine Erkennung und die Behandlung haben durch die Fortschritte der Geburtshilfe und Perinatologie in den letzten 10 Jahren eine erhebliche Schwerpunktsverschiebung erfahren. Davon ist auch das kindliche Risiko aus der Verkürzung oder Verlängerung der Tragzeit wesentlich betroffen.

Aus der Tatsache, daß allein der Anteil der Frühgeburten an der Gesamtmortalität aller Neugeborenen mit 50 bis 75% angegeben wird (1) geht die Bedeutung der letalen Gefahr für das Kind aus der verkürzten Tragzeit hervor. Auch die verlängerte Tragzeit hat eine ursächliche Bedeutung für die erhöhte perinatale Mortalität. Bei Tragzeiten von 294 Tagen und mehr nimmt die Sterblichkeit auf 5,62% im Vergleich zu 2,06% zu, während sie bei Überschreiten von 297 Tagen und mehr mit 7% gegenüber 2% von anderen Autoren angegeben wird (2). Die abnorme Tragzeit steht daher an erster Stelle unter den Hauptursachen der kindlichen Neugeborenenmortalität (Tab. 1). Unsere ärztlichen Bemühungen müssen sich daher in erster Linie auf die Erkennung des Risikos zur Frühgeburt und die Vermeidung einer echten Übertragung konzentrieren und rechtzeitig adäquate therapeutische Maßnahmen veranlassen.

Eine ähnliche Bedeutung hat die Frühgeburtlichkeit ursächlich für die perinatale Morbidität. Während kindliche Residualschäden als direkte Folge des Geburtsverlaufes oder von geburtshilflichen Operationen stark in den Hintergrund getreten sind, stellt sich die Ursache kindlicher Spätschäden und insbesondere perinataler Hirnschäden heute im allgemeinen oft als komplexe Ursachenhäufung dar.

„Das Problem der sogenannten perinatalen Hirnschäden ist nur durch eine statistisch-epidemiologische Analyse der ineinander verwobenen prä- und perinatalen Risikofaktoren" zu lösen (3). Der Anteil der Frühgeburten und der hypotrophen Neugeborenen am Kollektiv der zerebralgeschädigten Kinder ist besonders hoch. Der Schaden aus der Kombination einer geburtshilflichen Operationsbelastung und der begleitenden Disposition, die zu dieser geburtshilflichen Operation führt, ist um so häufiger, je unreifer das Kind ist und je ausgeprägter die aus der Risikosituation entstandene Hypoxie verläuft. Es sei an dieser Stelle aber auch auf die neuere Erkenntnis von pädiatrischer Seite hingewiesen, daß die früher überwiegend als Folge geburtshilflicher Operationsmethoden aufgefaßten kindlichen Residualschäden in hohem Maße auch postnatalen Einflüssen zuzuschreiben sind, die in Form von „ärztlicher Behandlung und psychosozialer Betreuung" das Endergebnis in erstaunlicher Weise zu modifizieren vermögen (3).

Als Hauptursache kindlicher Morbidität sind daher heute ebenfalls die verkürzte oder verlängerte Tragzeit, die kindliche Dystrophie, infektiöse Embryopathien und Fetopathien mit den prä- und intrapartalen Fruchtrauminfektionen, die Blut- und Untergruppeninkompatibilität, die Geburtstrau-

Tabelle 1 Übersicht über die Hauptursachen der Neugeborenenmortalität

Frühgeburt und Übertragung
Plazentainsuffizienz
Perinatale Infektionen

Tabelle 2 Übersicht über die Hauptursachen kindlicher Neugeborenmorbidität

Terminabnorme Geburt
Kindliche Hypotrophie bzw. Dystrophie
Infektiöse Embryopathie bzw. Fetopathie
Geburtstraumen
Blutgruppeninkompatibilitäten
Genetische Faktoren

9.2 Die normale und abnorme Tragzeit

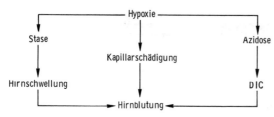

Abb. 1 Ursachen kindlicher Morbidität

men und eine noch schwer überschaubare Gruppe von genetischen Faktoren anzusehen (Tab. 2). Deren Direktkausalitäten wie Hypoxie, Azidose, Hypoglykämie, Hyperbilirubinämie, Hyponatriämie und Hypokalorämie können sehr komplex ineinander übergehen und sich potenzieren (Abb. 1). Sowohl bei der kindlichen Mortalität als auch bei der Morbidität kommt der terminabnormen Geburt in Form verkürzter oder verlängerter Tragzeit ursächlich das prozentual stärkste Gewicht zu. Unsere geburtshilflich-perinatologischen Bemühungen zur Verbesserung der kindlichen vitalen und qualitativen Chance müssen sich daher in besonderem Maße auf die Gefahr und ihre Abwendung des kindlichen Risikos aus der verkürzten und verlängerten Tragzeit orientieren.

Literatur

1 Jung, H.: Die Frühgeburt. Gynäkologe 8 (1975) 176
2 Lau, H.: Spätgeburt, Spätreife, Überreife. In: Klinik der Frauenheilkunde und Geburtshilfe, Bd. II, hrsg. von A. Schwalm, G. Döderlein, Urban & Schwarzenberg, München 1964 (S. 93)
3 Schulte, F.-J.: Die Auswirkungen der operativen Entbindung auf die Kindesentwicklung. In: Verhandlungen der Deutschen Gesellschaft f. Gynäkologie u. Geburtshilfe zur Tagung in Hamburg 1976. Bergmann, München 1977 (S. 230)

Normale Tragzeit

G. Lamberti

Definitorisches und Historisches

Schwangerschaft ist der Zustand der Frau während der Entwicklung der Leibesfrucht. Im Gegensatz zu ihrem durch die Geburt präzise definierten und erkennbaren Ende ist der Beginn der Schwangerschaft nicht direkt erfaßbar oder zeitlich exakt festlegbar, weder die Imprägnation der Eizelle und nachfolgende Konjugation der Kerne, womit vom biologischen Standpunkt aus gesehen die Entstehung eines neuen Individuums gekennzeichnet ist, noch die Nidation der Blastozyste, womit vom mütterlichen Organismus aus betrachtet der Zustand der Trächtigkeit beginnt. Insofern sind wir bisher auch noch nicht in der Lage, im Einzelfall die *wahre Schwangerschaftsdauer* oder *wahre Tragzeit* anzugeben. In der Tat beziehen sich die in der Alltagsroutine synonym angewandten Begriffe Tragzeit bzw. Gestations- oder Schwangerschaftsdauer weder auf den Zeitpunkt der Nidation noch auf den der Konjugation, sondern auf andere, leichter faßbare Vorgänge. Als ein derartiges Ereignis ist die Konzeption, die zur Befruchtung und Schwangerschaft führende Kohabitation anzusehen. Wegen der begrenzten Überlebenszeit der Spermien im mütterlichen Organismus weicht die *Tragzeit post conceptionem* auch nur wenig von der „wahren" Schwangerschaftsdauer post impraegnationem ab. Im Gegensatz zur Veterinärmedizin, wo die Tragzeit üblicherweise von der Belegung an gerechnet wird, lassen es in der Humanmedizin Besonderheiten der menschlichen Reproduktionsphysiologie und Sexualverhalten mit Ausnahme forensischer Belange günstiger erscheinen, die Tragzeit von der Ovulation an zu rechnen – *Tragzeit post ovulationem.* Da aber beim Menschen der Konzeptions- bzw. Ovulationstermin nur ausnahmsweise bekannt ist, kommt einem anderen Ereignis im Zusammenhang mit dem Entstehen einer Schwangerschaft als Ausgangspunkt zur Berechnung ihrer Dauer eine größere Bedeutung zu, nämlich der letzten Menstruationsblutung. Vom Tag ihres Beginnes an wird die *Tragzeit post menstruationem* berechnet. Die Zyklizität der generativen Vorgänge bei der Frau erlaubte eine lange Zeit für praktische Belange hinreichend genaue Schätzung der tatsächlichen Schwangerschaftsdauer aus der Tragzeit p. m.

Es spricht vieles dafür, daß die Kenntnis der Gesetzmäßigkeit der Schwangerschaftsdauer sehr alt ist, obwohl in der Antike einige Autoren diese nur für die Tierwelt, nicht aber für den Menschen gelten lassen wollten; man wußte damals schon, daß ein Kind nach durchschnittlich 40 wöchiger Tragzeit geboren wird. Hippokrates (22) spricht in diesem Zusammenhang von Zehnmonatskindern. Es bleibt allerdings unklar, nach welchem Kriterium der Beginn der Schwangerschaft festgelegt wurde. Erstaunlicherweise hat man diesem Punkt bis ins 19. Jahrhundert nur wenig Beachtung geschenkt. Erst Carus (9) empfahl, bei der Vorausberechnung des mutmaßlichen Geburtstermines vom Zeitpunkt des Beginns der letzten Menstruationsblutung und einer durchschnittlichen Schwangerschaftsdauer von 280 Tagen auszugehen. Und selbst Naegele (37) ging bei der Vorausberechnung des Geburtstermins anfänglich noch von der Konzeption aus und legte eine Schwangerschaftsdauer von 280 Tagen von diesem Zeitpunkt aus zugrunde; er rechnete nur bei Unkenntnis des Konzeptionstermines ersatzweise von der letzten Periode an. Nach 1850 war die Schwangerschaftsdauer des Menschen Gegenstand intensiver wissenschaftlicher Untersuchungen, welche weitgehend übereinstimmende Ergebnisse erbrachten (Tab. 1).

Die durchschnittliche Tragzeit des Menschen post menstruationem beträgt etwas mehr als 280 Tage. Das Wissen um den Zusammenhang von Kohabitation und Schwangerschaft und die sich häufig daraus ergebenden forensischen Fragestellungen initiierten und intensivierten wissenschaftlich-statistische Untersuchungen zur *postkonzeptionellen*

Tabelle 1 Mittlere Schwangerschaftsdauer post menstruationem in Tagen bei „reifem" Kind

Autor	Jahr	Zahl der Fälle	Tage
Issmer (27)	1889	1220	278,5
Zangemeister (59)	1917	2300	279,5
Wahl (56)	1938	24754	283
Hauptstein u. Stöckert (20)	1939	7000	281,15
Hosemann (25)	1952	8000	281,1
Döring (11)	1962	393	282,8

9.4 Die normale und abnorme Tragzeit

Tragzeit beim Menschen, welche im Mittel 268–272 Tage (Tab. 2) beträgt. Sie ist damit um einige Tage länger als die postovulatorische Tragzeit. Entsprechend der unterschiedlichen Überlebenszeiten von Spermien und Eizelle liegt das Konzeptionsoptimum bei regelhaftem Zyklusgeschehen zwischen dem 7. und 10. Zyklustag mit einem deutlichen Maximum um den 8. Tag (13, 24, 39). Zum ersten Mal wurden 1952 von STEWART (48) Daten zu Schwangerschaften veröffentlicht, bei welchen der Ovulationstermin im Konzeptionszyklus aus der Basaltemperaturkurve bekannt war. In diesem Kollektiv betrug die durchschnittliche *Tragzeitdauer post ovulationem* 267,7 Tage. Übereinstimmende Ergebnisse erhielt DÖRING (11) (s. Tab. 2). In neueren Veröffentlichungen (7, 42) werden etwas kürzere postovulatorische Tragzeiten angegeben, was auf eine gering unterschiedliche Festlegung des Ovulationszeitpunktes nach der Basaltemperaturkurve zurückzuführen ist.

Die Variationsbreite der Schwangerschaftsdauer und das Problem der „normalen" Tragzeit

Wie die tägliche Erfahrung zeigt, enden Schwangerschaften nach sehr unterschiedlicher Dauer. Wie bei einem derartigen multifaktoriell beeinflußten biologischen Geschehen zu erwarten, entspricht die Häufigkeitsverteilung der beobachteten Tragzeiten in etwa einer Normalverteilung.
Eine solche Kurve weist keinerlei natürliche Kriterien auf, welche die Abgrenzung eines Normalbereiches innerhalb dieser Verteilung zwingend nahelegten. Auf die zentrale Problematik der Definition von Normalwerten aus derartigen Kollektiven wird von biometrischer Seite um so mehr hingewiesen (14, 31), als es in vielen Bereichen üblich geworden ist, nach Wahrscheinlichkeits- oder Perzentilengrenzwerten „pathologische" Extrembereiche zu definieren. Der Anwendung derartiger rein statistischer Verfahren auf die Tragzeit zur Definition ihres Normalbereiches stehen weitere Punkte entgegen. Wir müssen uns stets der Tatsache bewußt sein, daß die wahre Tragzeit und ihre Variabilität unbekannt sind, und daß ihre Schätzung nach anderen Ereignissen mit mehr oder weniger großen Fehlern behaftet ist. Die Variabilität aller dieser Fehler, also der Differenzen zwischen tatsächlicher und berechneter Schwangerschaftsdauer, überlagert die der wahren Tragzeit, welche wohl am besten in der Häufigkeitsverteilung der postovulatorischen Tragzeit (Abb. 1) repräsentiert ist. Deren Variationsbreite, für welche die Standardabweichung von 7 bis 8 Tagen (s. Tab. 2) ein brauchbares Maß darstellt, kann nur geringfügig größer sein als die der wahren Tragzeit. Die möglichen kleinen Differenzen sind meßtechnisch bedingt durch die Fixierung der Zeitpunkte zur Messung der Basaltemperatur in 24stündigen Intervallen. Eine unterschiedliche zeitliche Festlegung des Ovulationszeitpunktes nach der Basaltemperaturkurve (7, 11, 42, 48) hat keinen Einfluß auf die Variationsbreite der postovulatorischen Tragzeit, sondern führt nur zu einer Verschiebung der gesamten Verteilung auf der Zeitachse, so daß sich

Tabelle 2 Mittlere Tragzeit in Tagen post conceptionem (p. c.) bzw. post ovulationem (p. o.) bei „reifem" Kind

Autor	Jahr	Zahl d. Fälle	Tage	Standardabweichung	
Schlichting (45)	1880	453	269,8	–	p.c.
Issmer (27)	1889	628	268,2	–	p.c.
Hollenweger-Mayr (24)	1950	903	272,5	± 9,5	p.c.
Stewart (48)	1952	135	267,7	± 7,3	p.o.
Döring (11)	1962	393	267,4	± 7,6	p.o.
Saito u. Mitarb. (42)	1972	110	264,2	± 9,9	p.o.
Boyce u. Mitarb. (7)	1976	317	265,3	±10,7	p.o.

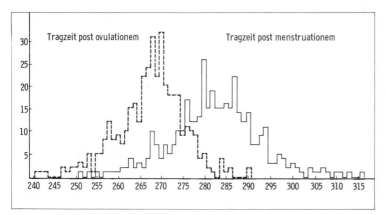

Abb. 1 Häufigkeitsverteilung der Tragzeit post ovulationem in dem Material von *Döring* u. *Knörr*. Die Kurve für die Tragzeit post ovulationem (gepunktete Linie) verläuft höher und steiler als die Kurve für die Tragzeit post menstruationem (ausgezogene Linie) (aus G. K. *Döring*: Geburtsh. u. Frauenheilk. 22 [1962] 1191)

nur die Lage der Kennzahlen, beispielsweise des Mittelwertes (s. Tab. 2), nicht aber deren Abstand voneinander ändert.
Die von der Konzeption an gerechnete Tragzeit ist nicht nur durchschnittlich etwas länger, sondern weist auch gegenüber der Tragzeit post ovulationem eine deutlich größere Spannweite und Standardabweichung (s. Tab. 2. und Abb. 2) auf. Zur biologischen Variabilität der wahren Tragzeit addiert sich die Streuung der zeitlichen Differenz von Konzeption als der zur Schwangerschaft führenden Kohabitation und Ovulation. Die relativ lange Überlebenszeit von Spermien im Genitaltrakt der Frau – im Zervixschleim wurden vitale Spermien bis zum 9. Tag nach der Kohabitation nachgewiesen (46, 47) – ist die Ursache der relativ großen Variationsbreite des Konzeptionstermines sowohl bezogen auf den Zeitpunkt der Ovulation als auch im Hinblick auf seine Lage im Zyklus.
Für die vergleichsweise noch größere Variationsbreite der postmenstruellen Tragzeit (s. Abb. 1 und 3) sind wieder andere Faktoren verantwortlich. Schon vor rund 100 Jahren hat CEDERSCHJÖLD (10), wohl als erster, aufgrund von Einzelfallanalysen darauf hingewiesen, daß die postmenstruelle Schwangerschaftsdauer von der Zykluslänge abhängig ist. Auf die Bedeutung dieser richtigen Beobachtung für die Berechnung des Geburtstermines wird später einzugehen sein. Ihre Erklärung fand sie erst sehr viel später durch OGINO (38) bzw. KNAUS (28, 29), die unabhängig voneinander nachwiesen, daß die Lage des Ovulationszeitpunktes relativ konstant ist, bezogen auf die nächste Menstruation. Die geringen Schwankungen in der noch mit einer Konzeption vereinbaren Länge der Corpus-luteum-Phase bedingen die gering größere Streuung der postmenstruellen Tragzeiten bei regelmäßigem 28tägigen Zyklusgeschehen mit einer Standardabweichung von ± 11 Tagen (25) gegenüber der der wahren Tragzeit. Viel stärker macht sich allerdings die unterschiedliche Länge der präovulatorischen Zyklusphase für die Variabilität der postmenstruellen Tragzeit in der Addition zur Variabilität der wahren Tragzeit bemerkbar. Von diesen offenkundigen Schwierigkeiten der Festlegung eines Bereiches normaler Tragzeit mit statistisch-rechnerischen Mitteln abgesehen, kann dieser auch nicht allein häufigkeitsmäßig definiert werden, sondern bedarf einer Entsprechung auch in einem normalen perinatalen Ergebnis. In der Tat haben sich schon früher die meisten Autoren in der Auswahl der von ihnen untersuchten Stichprobenpopulation möglichst auf „Normalfälle" beschränkt. Das maßgebliche Auswahlkriterium war dabei die Reifgeburt; ein reifes Kind mußte Mindestbedingungen der Länge – meist 48 cm – und/oder des Gewichtes – meist 2800 g – erfüllen. Einige Untersucher schlossen sogar besonders große Neugeborene ebenfalls aus ihrer Stichprobe aus. Bei Beachtung dieser Auswahlkriterien werden na-

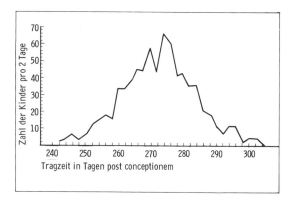

Abb. 2 Häufigkeitsverteilung der Tragzeit post conceptionem. Auf der Ordinate wurde jeweils die Zahl der an 2 aufeinanderfolgenden Schwangerschaftstagen geborenen Kinder zusammengefaßt, um die Kurve zu glätten (nach Hollenweger-Mayr)

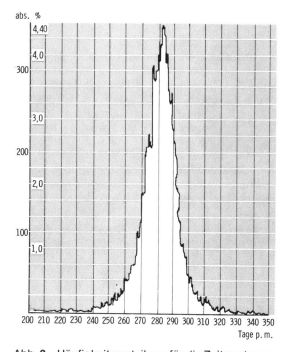

Abb. 3 Häufigkeitsverteilung für die Zeit post menstruationem bei 8000 ausgesucht zuverlässigen Fällen mit reifen Neugeborenen. Die Streuung der Tragzeit p. m. ist beträchtlich (aus L. Seitz, A. I. Amreich: Biologie und Pathologie des Weibes, 2. Aufl., Bd. VII. Urban & Schwarzenberg, München 1951)

türlich vor allem Schwangerschaften mit kurzer Dauer ausgeschlossen und die Ergebnisse der statistischen Analyse der beobachteten Tragzeiten können selbstverständlich keineswegs auf die Gesamtpopulation aller Schwangerer übertragen werden. Selbst in der von DÖRING (11) durchgeführten prospektiven Studie von Schwangerschaften bei bekanntem Ovulationstermin erfüllten nur 70% aller Fälle die geforderten Bedingungen kindlicher Reife. Sind, wie im Fall der postmenstruellen Tragzeit, auch noch Kriterien der Zyklusstabilität u. ä. zu beachten, so umfassen die untersuchten Stichproben meist einen noch kleineren Anteil an der Gesamtpopulation, z. B. bei WAHL (56) 69%, HOSEMANN (25) 40% und bei HAUPTSTEIN u. STÖCKERT (20) sogar nur 24% aller Geburten.

Wichtiger wohl als eine Stichprobenauswahl nach bestimmten Kriterien ist eine kritische Bewertung der Ergebnisse der Tragzeitanalyse, beispielsweise in ihrer Bedeutung für die kindliche Prognose. *Erst aus einer tragzeitabhängigen Zunahme des kindlichen Risikos leitet sich – wie schon* HOSEMANN *(25) zutreffend formuliert hat – die klinische Notwendigkeit ab, einen Bereich normaler Tragzeit mit normalem Risiko von Bereichen abnormer Tragzeit mit erhöhtem Risiko abzugrenzen.*

Eine überhöhte kindliche perinatale Mortalität, früher das einzige meßbare Kriterium kindlichen Risikos, bei sehr kurzer oder sehr langer Tragzeit war lange bekannt, aber erstmals die Untersuchungen von BICKENBACH (4) und HOSEMANN (25) deckten die statistisch faßbaren, wahrscheinlichkeitsmathematisch formulierbaren Zusammenhänge auf zwischen dem Anstieg der perinatalen kindlichen Mortalität und der nach dem Endtermin noch andauernden Tragzeit, worauf im Abschnitt über die verlängerte Tragzeit in diesem Band noch weiter eingegangen wird. Es ist wohl eher als Laune des Zufalls anzusehen, daß in HOSEMANNs Material klinisch relevante Maßzahlen der perinatalen Mortalität zusammenfallen mit relevanten Parametern der statistischen Tragzeitanalyse, daß beispielsweise die Kurve der perinatalen Mortalität ihren Tiefpunkt aufweist in exakter Übereinstimmung mit dem Mittelwert der Tragzeit und daß sie bei einer Überschreitung des Endtermines um 2 Wochen auf das ungefähr Doppelte dieses Minimalwertes angestiegen ist – dieser Punkt liegt übrigens auf der 90%-Perzentile der Stichprobe. HOSEMANN (25) leitete aus diesen Ergebnissen seine Empfehlung ab, den Vierwochenbereich um die durchschnittliche Amenorrhoe – 281,5 ± 14 Tage – als den Normalbereich der Schwangerschaft anzusehen.

Die 1979 veröffentlichten „Vorschläge der Deutschen Gesellschaft für Perinatale Medizin zur Vereinheitlichung und zur Verbesserung der perinatalmedizinischen Dokumentation" (54) setzen einen vorläufigen Schlußpunkt hinter die Diskussion über den Bereich „normaler Tragzeit". Den Empfehlungen der „internationalen Konferenz zur 9. Revision der Internationalen Klassifikation von Krankheiten" der WHO, Genf, 30. 9.–6. 10. 1975, folgend, gilt *per definitionem* eine Geburt nach einer Tragzeit von 36 Wochen und weniger (weniger als 259 Tage) als Frühgeburt, eine Geburt nach einer Tragzeit von 42 Wochen und mehr (über 293 Tage) als Geburt nach dem Termin. Eine Tragzeit von 259–293 Tagen (37–41 Wochen) bedeutet Geburt zum Termin. Mit dieser Empfehlung wird auch die bisher im deutschen Sprachgebiet übliche Zählweise der Schwangerschaftswochen aufgegeben werden müssen in Anpassung an die im angloamerikanischen Bereich schon länger übliche Nomenklatur, die Schwangerschaftswochen erst nach ihrer Vollendung zu zählen und nicht die laufende Schwangerschaftswoche anzugeben.

Zur Berechnung und Bedeutung des „Endtermines"

Der voraussichtliche Geburtstermin stellte für Schwangere und Geburtshelfer in früheren Zeiten einen Zeitpunkt von eher magisch-mystischer Bedeutung dar. Moderne Sozialgesetzgebung und die Kenntnis einer Abhängigkeit perinataler Risiken vom Schwangerschaftsalter führten zu einer nüchterneren Betrachtungsweise. So beinhaltet die Festlegung des voraussichtlichen Entbindungstermines für die berufstätige Schwangere gleichzeitig die zeitliche Fixierung des vorgeburtlichen Beschäftigungsverbotes, und für den Arzt ist die Möglichkeit der Angabe des voraussichtlichen Geburtstermines gleichbedeutend mit der exakten Kenntnis der Tragzeit zu jedem Zeitpunkt der Schwangerschaft und damit u. a. die Voraussetzung der Abschätzung des tragzeitabhängigen perinatalen Risikos.

Es hat sich, da praktikabler, durchgesetzt, als Endtermin nicht den wahrscheinlichsten Geburtstermin nach der durchschnittlichen Schwangerschaftsdauer anzugeben, sondern den 280. Tag der postmenstruellen Tragzeit, also den letzten Tag der 40. SSW bzw. des 10. Lunarmonats. Das Schwangerschaftsalter in Tagen bzw. Wochen ist stets bezogen auf den Beginn der letzten Menstruationsblutung anzugeben (59). Am einfachsten läßt sich die Berechnung des jeweiligen aktuellen Schwangerschaftsalters bzw. des Endtermines mit Hilfe eines geburtshilflichen Rechenschiebers oder -scheibe durchführen. Bei ihrer Anwendung sind allenfalls zusätzliche Schalttage zu berücksichtigen, wogegen Rechenregeln, wie die bekannte Naegelesche Regel, mit einem unvermeidbaren Rechenfehler als Folge ungleicher Monatslängen behaftet sind.

Die Berechnung des Schwangerschaftsalters p. m. auf den Tag genau setzt einen stabilen Zyklus mit absolut gleichbleibenden Periodenabständen voraus. Stets gleiche Abweichungen vom 28-Tage-Rhythmus lassen sich leicht korrigieren, beispielsweise durch Anwendung der sogenannten erweiterten Naegeleschen Regel:

Endtermin = 1. Tag der letzten Periode + 1 Jahr
  − 3 Monate + 7 Tage ± X Tage,

wobei x die Abweichung nach oben bzw. nach unten vom 28tägigen Zyklus bedeutet. Auch bei Anwendung eines Gravidariums ist die Zykluslänge

entsprechend leicht zu berücksichtigen. Selbstverständlich kann auch ein bekannter Ovulationstermin als 14. Tag des Konzeptionszyklus den Ausgangspunkt der Berechnung des postmenstruellen Schwangerschaftsalters bilden.
Bei wechselnder Zykluslänge ist es streng genommen nicht zulässig, die Tragzeit auf den Tag festzulegen. Nicht „der Endtermin", sondern allenfalls ein Bereich mit frühest- bzw. spätestmöglichem Endtermin kann und darf dann angegeben werden. Wegen der bekannten Streubreite möglicher Konzeptionstermine zur Ovulation bzw. zur Menstruationsblutung gilt dies auch für die Berechnung der Tragzeit nach dem Empfängniszeitpunkt. Eine besondere Schwierigkeit bei der Berechnung des Schwangerschaftsalters resultiert aus der Tatsache, daß nur verhältnismäßig selten die zur Berechnung vorliegenden Daten, der Zeitpunkt der letzten Menstruation und Angaben zum Rhythmus exakt bekannt sind. Selbst wenn man von der Möglichkeit bewußter Täuschung absieht, ist zu bedenken, daß nur selten schriftliche Fixierungen über die letzte Periode oder gar ein Menstruationskalender vorliegen, und daß die interessierenden Ereignisse bei der Erhebung der Anamnese häufiger schon länger zurückliegen. TIETZE (51) hat das Ausmaß derartiger Erinnerungsfehler überzeugend nachgewiesen (Abb. 4); bestimmte Daten, so der 15. oder 20. Tag eines Monats werden bevorzugt „erinnert". Darüberhinaus weiß jeder Geburtshelfer, wie häufig der letzte Tag der Blutung oder das Datum der erwarteten, aber nicht mehr eingetretenen Menstruation als letzte Periode genannt werden. Schließlich sei daran erinnert, daß eine Frau nach der Konzeption noch eine oder mehrere menstruationsähnliche Blutungen haben kann zum Zeitpunkt, wo sie normalerweise die Periode erwartet. Es hat sich gezeigt, daß in rund einem Fünftel der Fälle anamnestische Angaben nicht verwertbar sind (18).
Diese Schwierigkeiten und Fehlermöglichkeiten bei der Berechnung des Endtermines dürfen aber nun keineswegs, und das nicht nur wegen des Mutterschutzes, dazu führen, auf die Berechnung des Schwangerschaftsalters bzw. des Endtermines überhaupt verzichten zu wollen, auch wenn er zur Vorhersage des tatsächlichen Geburtstermines wenig geeignet ist: Nur maximal 4,5% der Geburten fallen auf einen vorher berechneten Schwangerschaftstag (s. Abb. 3). Ohne Kenntnis der Gestationsdauer ist eine effektive Betreuung der Schwangerschaft nicht möglich, denn sie ist die Grundvoraussetzung der präzisen Beurteilung der fetalen Entwicklung und der Abschätzung des kindlichen perinatalen Risikos. Eine wesentliche Aufgabe der Schwangerschaftsbetreuung liegt in der steten kritischen Überprüfung der anamnestischen Tragzeit anhand von Referenzgrößen aus der frühen embryonalen bzw. späteren fetalen Entwicklung. Bei fehlenden anamnestischen Angaben

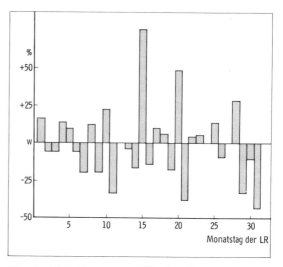

Abb. 4 Verteilung von 9583 Angaben der letzten Regel (LR) auf die 31 Tage des Monats (nach *Tietze*)

stellen derartige Kontrollverfahren sogar die einzige Möglichkeit dar, das Schwangerschaftsalter festzulegen bzw. den sog. Erinnerungsfehler zu erkennen.
Früher konnte die zeitgerechte Entwicklung der Schwangerschaft nur anhand der Uterusgröße verfolgt und beurteilt werden. Diese klinische Methode besitzt heute allenfalls noch Screening-Charakter, denn sowohl die Beurteilung des kindlichen Entwicklungsstandes als auch die Schätzung der Schwangerschaftsdauer aus der Größe des Uterus sind mit großen Fehlern behaftet (3). Allenfalls während der ersten 9 Schwangerschaftswochen kommt der palpatorischen Bestimmung der Uterusgröße eine Bedeutung zu (50), da dann Diskrepanzen zwischen Befund und anamnestischem Schwangerschaftsalter häufig noch durch gezielte Fragen geklärt werden können. Es kann im Einzelfall jedoch sehr schwierig sein, eine Ovulationsverschiebung zu erkennen bzw. zwischen Menstruation und atypischen Blutungen zu differenzieren. Kürzere und schwächere Blutungen, auch solche zum erwarteten Menstruationszeitpunkt werden häufig nicht als Menstruation sondern als „menstruationsähnliche Blutungen in der Schwangerschaft" angesehen, über deren Wesen und Häufigkeit trotz zahlreicher Literaturzitate kaum etwas bekannt ist. In einem anderen Teil dieser schwachen und kurzen Blutungen handelt es sich tatsächlich um Menstruationen, welche der Berechnung des Schwangerschaftsalters zugrunde gelegt werden müssen (36). Die Übereinstimmung von Amenorrhoe und Uterusgröße erleichtert dann in der Frühschwangerschaft die Zuordnung einer Blutung als Menstruation.
Eine andere, früher wichtige Referenzgröße zur Überprüfung des berechneten Schwangerschaftsalters war der Zeitpunkt der erstmaligen Wahrnehmung von Kindsbewegungen durch die Mutter.

9.8 Die normale und abnorme Tragzeit

Tabelle 3 Das Schwangerschaftsalter in Tagen bei der erstmaligen Wahrnehmung von Kindsbewegungen durch die Schwangere (nach *Thiery* u. Mitarb. [50])

Tag p.m.	frühester Zeitpunkt	spätester	arithmetischer Mittelwert	Standardabweichung
Erstgebärende	110	165	138	±11,2
Mehrgebärende	95	163	127	±10,7

Tabelle 4 Perinatale Mortalität bei unklarem Geburtstermin (nach *Hinselmann* [21])

6,1%	10/165	London	ohne Abklärung
4,2%	6/142	Basel	ohne Abklärung
2,8%	5/179	London	mit Abklärung
2,0%	6/304	Basel	mit Abklärung

Zwar werden tatsächlich, wie in Lehrbüchern und Gravidarien dargestellt, von Erstgebärenden Kindsbewegungen erstmals durchschnittlich in der 20. Woche und von Mehrgebärenden zu Beginn der 19. SSW wahrgenommen, jedoch ist die Streuung um diesen Mittelwert so groß (50), daß die klinische Wertigkeit dieses Symptoms stark eingeschränkt ist (Tab. 3).

Heute kommt besser objektivierbaren und meßbaren Größen mit geringer Variabilität und straffer Korrelation zum Schwangerschaftsalter eine größere Bedeutung zu. Nicht nur bei Konzeption aus einer Amenorrhoe heraus kann der HCG-Nachweis über die Diagnose der Schwangerschaft hinaus auch für die Festlegung des Gestationsalters Bedeutung gewinnen, dann nämlich, wenn bei kurzfristigen Kontrollen in Serie die Übergangsphase vom negativen zum positiven HCG-Nachweis erfaßt wird. Mit den zur Zeit gebräuchlichen Test-Sets wird HCG im allgemeinen zu Beginn der 6. SSW im Urin nachweisbar. Die HCG-Konzentration im Serum erlaubt einen Schluß auf das Schwangerschaftsalter, der mit einem Fehler von nur 5–7 Tagen behaftet sein soll (50), sofern die Bestimmung zwischen der 5. und 8. Woche p.m. durchgeführt wird.

Der Nachweis der fetalen Herzaktivität mit einem Ultraschall-Doppler-Verfahren läßt den Schluß auf ein Schwangerschaftsalter von mindestens 9 Wochen zu (49). Gerätetyp und die zu dieser Untersuchung aufgewendete Zeit beeinflussen jedoch das Ergebnis der Untersuchung so sehr, daß in der Routine weniger die Optimalergebnisse (34, 49) – Nachweis der fetalen Herzaktivität in der 10. SSW in 70% der Fälle und ab der 12. SSW in 100% der Fälle – als Bewertungsmaßstab herangezogen werden sollten. Hier ist ein frühester Nachweis in der 10. SSW und ein 100%ig reproduzierbarer Nachweis erst nach der 15. SSW (23) als realistischer anzusehen. Mit einem sehr aufwendigen Ultraschalluntersuchungsverfahren, der Kombination von B-Scan, Amplitudenbild und „Time position display" läßt sich in allen Fällen nach der 7. SSW die fetale Herzaktivität zuverlässig nachweisen (17, 19, 40).

Die größte Bedeutung bei der Objektivierung des Schwangerschaftsalters und darüber hinaus bei der Beurteilung der antenatalen Kindesentwicklung kommt heute der biometrischen Auswertung biophysikalischer Methoden (s. Kap. Physikalische Diagnostik in der Geburtshilfe und Kap. Gefahrenzustände des Fetus, Bd. II/1) zu. Aus der Größe der mit Ultraschallverfahren dargestellten Fruchtblase läßt sich im ersten Trimester das Schwangerschaftsalter sehr genau festlegen. Bei einer Zuverlässigkeit von 68% im Einzelfall beträgt bei diesem Verfahren der mögliche Fehler der Tragzeitschätzung rund 1 Woche (18, 23). Noch genauer ist die Schätzung des Gestationsalters aus der fetalen Scheitel-Steiß-Länge (41). Bei einer Einzelmessung beträgt der Fehler der Schätzung ± 4,7 Tage. Bei 3 unabhängigen Messungen an verschiedenen Tagen wird der Fehler bei einer Zuverlässigkeit von 95% auf ± 2,7 Tage reduziert. Diese Angaben sind von anderen Untersuchern (17, 19, 32) bestätigt worden. Jedoch setzt die Präzision und Reproduzierbarkeit derartiger Ergebnisse einen so großen apparativen, zeitlichen und damit auch personellen Aufwand voraus, daß sich dieses Verfahren nicht für die routinemäßige Überprüfung des anamnestischen Schwangerschaftsalters wird einsetzen lassen. In der Praxis der Schwangerenbetreuung haben sich darum etwas einfachere Verfahren durchgesetzt, insbesondere die Ultraschallkephalometrie (17, 21, 23, 44). Bei strenger Beachtung der methodischen Vorschriften (19) läßt sich aus Messungen vor der 20. SSW eine hinreichend genaue Schätzung der Tragzeit durchführen. Bei einem biparietalen Schädeldurchmesser von weniger als 75 mm beträgt die Standardabweichung des zugehörigen mittleren Gestationsalters 5–7 Tage (19). Die mittlere lineare Abweichung wird mit 12 Tagen angegeben (55).

In der Spätschwangerschaft ist die Ultraschallbiometrie des Fetus zur Tragzeitbestimmung weniger nützlich, da die Streuung der Kindsmaße mit deren zunehmender Länge stark zunimmt. Bei Fehlen von Tragzeitdaten bedarf es zur richtigen Interpretation der Kindsmaße einer möglichst zutreffenden Kenntnis des fetalen Reifegrades. Welche Bedeutung einer Abklärung des Schwangerschaftsalters und dann auch des Reifegrades des Kindes zukommt, wird aus den in Tab. 4 zusammengestellten Zahlen ersichtlich. Bei Kenntnis dieser Punkte sind geeignete Maßnahmen in der Lage, das kindliche perinatale Risiko deutlich zu verringern.

Tragzeit und das Problem der „Reife"

Nach Abschluß der Organogenese ist die kindliche Entwicklung während der Fetalperiode im wesentlichen durch Wachstum gekennzeichnet und durch Vorgänge, welche man unter dem Begriff der Reifung zusammenfaßt. Als reif in diesem speziellen Sinne wird ein Neugeborenes bezeichnet, dessen Gesamtorganismus oder einzelne wichtige Organsysteme einen morphologischen und/oder funktionellen Zustand erreicht haben, der den Erfordernissen des extrauterinen Lebens auch im Hinblick auf eine optimale Weiterentwicklung entspricht. Beides, Reifegrad der Frucht und Kindsmaße, weisen eine enge Abhängigkeit vom postkonzeptionellen Alter auf und sind auch untereinander so straff korreliert, daß früher der Reifegrad des Neugeborenen im wesentlichen nach seinen Geburtsmaßen beurteilt wurde. Dieser vor allem von ZANGEMEISTER (59) klar dargestellte, statistisch und wahrscheinlichkeitsmathematisch belegte Zusammenhang zwischen Tragzeit und dem durch die Geburtsmaße repräsentierten Reifegrad des Neugeborenen bot früher, vor der Entwicklung genetischer, auf der Vererbung von Blutgruppenmerkmalen und somatischen Kriterien basierenden Verfahren, erst die Grundlage zur Erstellung von Tragzeitgutachten. In den letzten Jahren sind vor allem von pädiatrischer Seite eine Reihe anderer Verfahren zur Beurteilung des Reifegrades von Neugeborenen angegeben worden, welche sich nicht auf Kindsmaße oder radiologische Kriterien (s. Kap. Röntgendiagnostik in der Geburtshilfe, Bd. II/1), sondern auf somatische (15) und neurologische (2) Kriterien oder auf beides (12) stützen. Im Einzelfall können tatsächliches Schwangerschaftsalter und die aus dem Reifegrad des Neugeborenen geschätzte Tragzeit deutlich differieren. In solchen Fällen ist das individuelle perinatale Risiko erfahrungsgemäß deutlich höher als das allein nach der Tragzeit anzunehmende Risiko, so beispielsweise für das im Verhältnis zu seinem Alter zu große, aber zu unreife Kind einer diabetischen Mutter oder für das untergewichtige, aber vorzeitig gereifte Kind im Falle einer chronisch-nutritiven Plazentainsuffizienz. Unter diesem Gesichtspunkt haben neben den Verfahren der exakten Tragzeitbestimmung die Möglichkeiten zur präpartalen Reifediagnostik des Fetus für den Geburtshelfer größere Bedeutung erlangt. Die Bestätigung einer orthologischen bzw. das Erkennen einer pathologischen fetalen Entwicklung und Reifung als Abweichung von der tragzeitbezogenen Norm ist nicht möglich ohne exakte Kenntnis der aktuellen Schwangerschaftsdauer. Diese ist Voraussetzung der Erkennung einer chronisch-nutritiven Plazentainsuffizienz mit intrauteriner Mangelernährung des Fetus. Die Diagnose einer Spätgeburt ist ebenfalls nur bei Kenntnis der Tragzeit zu stellen; ähnliches gilt – wenn auch mit Einschränkung – auch für die Frühgeburt.

Eine antepartale Diagnostik kindlicher Reife basiert auf der Möglichkeit, den funktionellen und/oder morphologischen Zustand einzelner Organe beurteilen und daraus u. U. auch auf das postkonzeptionelle Alter schließen zu können. Eine direkte Erfassung derartiger Parameter ist bisher nicht möglich. Die meisten Verfahren basieren auf einer Änderung der Zusammensetzung des Fruchtwassers infolge der Funktionsänderung („Reifung") fetaler Organe. Der Gehalt des Fruchtwassers an Bilirubinkörpern, beispielsweise spektrophotometrisch zu messen, nimmt abhängig von Tragzeit und Reife der Leber ab. Fehlende Nachweisbarkeit läßt den Ausschluß erheblicher Unreife zu. Präzisere Aussagen zur Tragzeit sind jedoch nicht möglich. Die Kreatininkonzentration nimmt mit der Tragzeit zu und ist ein Indikator des Funktions- und Reifezustandes der kindlichen Nieren. Auch der Gehalt anderer Substanzen, meist Enzymen, wie Amylasen, Phosphatasen oder der α-Galactosidase, im Fruchtwasser steigt am Ende der Tragzeit stark an. Das Erreichen bestimmter Konzentrationen kann im Sinne einer Mindestreife des Fetus gedeutet und so eine lebensbedrohliche Unreife der Organe ausgeschlossen werden. Alle diese Parameter sind jedoch insofern von geringerer Bedeutung, als sie keine Aussage über den funktionellen Reifezustand der kindlichen Lunge, des bei Frühgeburtlichkeit für die Prognose entscheidenden Organs, zulassen. Die Beurteilung der Lungenreife ist nur durch Bestimmung des Surfactantgehaltes im Fruchtwasser möglich, wozu verschiedene Verfahren angewandt werden können. Alle bisher aufgeführten Verfahren sind nur in der Lage, eine mehr oder weniger ausgeprägte Unreife des Fetus auszuschließen, aber keines gibt dem Geburtshelfer die Möglichkeit, das Erreichen des Endtermines bzw. eines entsprechenden fetalen Reifegrades zu erkennen. Wie später (s. Kap. Verlängerte Tragzeit, S. 9.28) weiter ausgeführt wird, ist es in der Spätschwangerschaft, vor allem bei Überschreiten des Endtermines wichtig, eine plazentare Dysfunktion mit Dysmaturität des Kindes zu erkennen, also den Zustand, welchen man früher als Überreife bezeichnete. Da wesentliche Symptome sich an der kindlichen Haut manifestieren, war der Versuch naheliegend, diese Veränderungen pränatal erfassen zu wollen. Die fetale Haut läßt typische, tragzeitabhängige Entwicklungsabläufe erkennen (Übersicht bei 1, 33). Dem Geburtshelfer fällt vor allem der Vernixstatus eines Neugeborenen ins Auge. Abgesehen von hochgradiger Unreife bei sehr kurzer Tragzeit weisen nicht ganz reife Neugeborene eine dichte und dicke Vernixbedeckung auf. Zum Endtermin hin geht die Vernixbedeckung zunehmend verloren (58). Dadurch nimmt die elektrische Isolation der kindlichen Oberfläche ab und infolgedessen die R-Zackenamplitude des von der mütterlichen Bauchdecke abgeleiteten fetalen EKGs zu (6). Werden bestimmte Grenzwerte überschritten, ist ein völliger Vernixverlust anzunehmen. Da der Vernixverlust nicht durch Resorption, sondern durch Abstoßung der Vernix von der Haut zustandekommt, ändert sich die Beschaffenheit des Fruchtwassers. Es enthält zunehmend kleine und große Vernixflocken; durch zunehmende Desaggregation der die Vernix bildenden Zellen nimmt auch die feiner-homogene Trübung des Fruchtwassers (57, 58) und entsprechend auch der Anteil sedimentierbarer Bestandteile (52) zu, und so erlaubt die Bestimmung des Amniokrits ebenso eine antepartale Reifebeurteilung des Kindes wie die der Fruchtwassertrübe, welche anhand eines Punkte-Scores (53) oder in einem Fotometer (33) durchgeführt werden kann. Auch amnioskopisch kann, wenn auch weniger genau, die Fruchtwassertrübe beurteilt werden (58). Eine weitere Methode der antepartalen fetalen Reifediagnostik beruht auf der zytologischen Beurteilung der von der fetalen Haut abgeschilferten Zellen im Fruchtwasser. Am Ende der Tragzeit enthält das Fruchtwasser sehr viele von der kindlichen Haut stammende Zellen – die zunehmend ins Fruchtwasser abgestoßene Vernix caseosa besteht im wesentlichen aus polygonalen Hautschuppenzellen (5). Mit verschiedenen Färbeverfahren lassen sich diese polygonalen kernlosen Epidermisschuppen identifizieren (8, 16, 26, 35), deren Anteil in den letzten Wochen der Tragzeit stark zunimmt. Relative Häufigkeit dieser Zellen im Fruchtwassersediment, ihr färberisches Verhalten und die Berücksichtigung vom Vorhandensein oder Fehlen von Aggregaten derartiger Zellen erlauben einen verläßlichen Schluß auf die somatische Reife des Kindes (1). Da die tragzeitkorrelierten Reifungsvorgänge der kindlichen Haut ebenso wie die anderer Organe eine biologischen Vorgängen allgemein inhärente Variabilität aufweisen und zudem von der plazentaren Situation modifiziert werden können – abnorme Reifegradvarianten, Unreife oder Überreife, sind nicht gleichbedeutend mit zu kurzer oder zu langer Tragzeit –, erlauben die angeführten Methoden mehr die Beurteilung der kindlichen Reife als den Schluß auf das Schwangerschaftsalter. Umgekehrt garantiert eine statistisch normale Tragzeit keinen normalen kindlichen Reifegrad. Die außer vom Gestationsalter auch von zahlreichen anderen Faktoren abhängige Entwicklungsdynamik und Risiken des Kindes werden unter Berücksichtigung nur der Tragzeit nur gruppenstatistisch und nicht individuell erfaßt. *Für das einzelne Kind gibt es nicht die „normale", sondern nur eine optimale Tragzeit mit geringstem Risiko,* und es ist die Aufgabe des Geburtshelfers, nach der heute möglichen exakten Beurteilung der intrauterinen Entwicklung und des Befindens des Ungeborenen und unter Berücksichtigung geburtshilflicher Kriterien die Geburt unter optimalen Bedingungen mit dem Ziel eines minimalen Individualrisikos für Mutter und Kind im Sinne einer „terminoptimierten Geburt" (28) anzustreben.

Literatur

1 Agorastos, Th.: Präpartale Beurteilung der fetalen Reife durch zytologische Fruchtwasseruntersuchungen. Z. Geburtsh. Perinat 183 (1979) 118
2 Amiel-Tison, C.: Neurological evaluation of the maturity of newborn infants. Arch. Dis. Childh. 43 (1968) 89
3 Beazley, J. M., R. A. Underhill: Fallacy of the fundal height. Brit. med. J. 1970/IV, 404
4 Bickenbach, W.: Die Übersterblichkeit der Kinder bei übertragenen Schwangerschaften. Geburtsh. u. Frauenheilk. 7 (1947) 3
5 Blysted, W., B. H. Landing, C. A. Smith: Pulmonary hyaline membranes in newborn infants. Pediatrics 8 (1951) 5
6 Bolte, A., K. D. Bachmann, G. Kühn: Die fetalen Herzaktionspotentiale und ihre diagnostische Bedeutung. Ein Beitrag zur pränatalen Reifebestimmung mit Hilfe der fetalen Elektrokardiographie. Arch. Gynäk. 203 (1966) 133
7 Boyce, A., M. J. Mayaux, D. Schwartz: Classical and „true" gestational postmaturity. Amer. J. Obstet. Gynec. 125 (1976) 911
8 Brosens, I., H. Gordon: The estimation of maturity by cytological examination of liquor amnii. J. Obstet. Gynaec. Brit. Cwlth. 73 (1966) 88
9 Carus, C. C.: Lehrbuch der Gynäkologie. Fleischer, Leipzig 1828
10 Cederschjöld: zit. nach Issmer (27)
11 Döring, G. K.: Über die Tragzeit post ovulationem. Geburtsh. u. Frauenheilk. 22 (1962) 1191
12 Dubowitz, L. M. S., V. Dubowitz, C. Goldberg: Clinical assessment of gestational age in the newborn infant. J. Perinat. 17 (1970) 1
13 Dyroff, R.: Beiträge zur Frage der physiologischen Sterilität. Zbl. Gynäk. 63 (1939) 1717
14 Elveback, L. R., C. L. Guillier, F. R. Keating: Health, normality, and the ghost of Gauss. J. Amer. med. Ass. 211 (1970) 69
15 Farr, V., R. G. Mitchell, G. A. Nelligan, J. M. Parkin: The definition of some external characterisistics used in the assessment of gestational age in the newborn infant. Develop. Med. Child Neurol. 8 (1966) 507
16 Fennefrohn, B.: Bedeutung zytologischer und spektrophotometrischer Fruchtwasseranalysen für die Feststellung des kindlichen Reifegrades. Zbl. Gynäk. 39 (1970) 1257
17 Hackelöer, H. J., M. Hansmann: Ultraschalldiagnostik in der Frühschwangerschaft. Gynäkologe 9 (1976) 108
18 Haller, U., C. Liebchen, H. Henner, H. Wesch, F. Kubli: Assessment of gestational age by means of sonar biometry of amniotic sac during early pregnancy. 5. Europäischer Kongreß für Perinatale Medizin, Uppsala 1976
19 Hansmann, M.: Ultraschallbiometrie im II. und III. Trimester der Schwangerschaft. Gynäkologe 9 (1976) 133
20 Hauptstein, P., M. Stöckert: Zur Frage der Tragzeitlänge beim Menschen. Dtsch. med. Wschr. 65 (1939) 630
21 Hinselmann, M.: Die ultraschalldiagnostische Bestimmung des Gestationsalters. Z. Geburtsh. Perinat. 180 (1976) 303
22 Hippokrates: zit. nach Hosemann (25)
23 Holländer, H. J.: Die Ultraschalldiagnostik in der Schwangerschaft, 2. Aufl. Urban & Schwarzenberg, München 1975
24 Hollenweger-Mayr, B.: Die menschliche Schwangerschaftsdauer. Z. Geburtsh. Gynäk. 132 (1950) 297
25 Hosemann, H.: Normale und abnorme Schwangerschaftsdauer. In: Biologie und Pathologie des Weibes,

2. Aufl., Bd. VII, hrsg. von L. Seitz, I. Amreich. Urban & Schwarzenberg, München 1952
26 Huisjes, H. J.: Cytologic features of liquor Amnii. Acta Cytol. (Balt.) 12 (1968) 42
27 Issmer, E.: Über die Zeitdauer der menschlichen Schwangerschaft. Arch. Gynäk. 35 (1889) 310
28 Jung, H.: Die programmierte Geburt – Die individuelle terminoptimierte Entbindung. VII. Kongreß der Gesellschaft für Gynäkologie und Geburtshilfe der DDR, Dresden, 9.–12. 5. 1978
29 Knaus, H.: Die periodische Frucht- und Unfruchtbarkeit des Weibes. Zbl. Gynäk. 57 (1933) 1393
30 Knaus, H.: Über die Berechnung des Geburtstermines. Zbl. Gynäk. 63 (1939) 194
31 Koller, S.: Problems in defining normal values. Bibl. haemat. (Basel) 21 (1965) 125
32 Kurjak, A., S. Cecuk, B. Breyer: The prediction of maturity in the first trimester of pregnancy by ultrasonic measurement of fetal crown-rump length. J. C. U. 4 (1976) 83
33 Lamberti, G.: Die Trübungsmessung des Fruchtwassers, eine Möglichkeit zur antepartalen Beurteilung der fetalen Reife. Z. Geburtsh. Perinat. 182 (1978) 269
34 Levi, S.: Diagnostic use of ultrasonics in abortion. A study of 250 patients. Int. J. Gynec. Obstet. 11 (1973) 195
35 Lind, T., W. Z. Billewicz: A point scoring system for estimating gestational age from examination of amniotic fluid. Brit. Hosp. Med. 4 (1971) 681
36 Mc. Carthy, T. G.: Relationship of a short period to conception. Brit. J. Obstet. Gynaec. 82 (1975) 158
37 Naegele, H. Fr.: Lehrbuch der Geburtshilfe. von Zabern, Mainz 1869
38 Ogino, K.: Ovulationstermin und Konzeptionstermin. Zbl. Gynäk. 54 (1930) 464
39 Pryll, W.: Kohabitationstermin und Kindsgeschlecht. Münch. med. Wschr. (1916) 1579
40 Robinson, H. P.: Detection of fetal heart movement in first trimester of pregnancy using pulsed ultrasound. Brit. med. J. 1972/IV, 466
41 Robinson, H. P., J. E. E. Fleming: A critical evaluation of sonar „crown-rump-length" measurements. Brit. J. Obstet. Gynaec. 82 (1975) 702
42 Saito, M., K. Yazawa, A. Hashigushi, T. Kumasaka, N. Nishi, K. Kato: Time of ovulation and prolonged pregnancy. Amer. J. Obstet. Gynec. 112 (1972) 31
43 Schildbach, H. R.: Neue Erkenntnisse über die Dauer der Schwangerschaft beim Menschen mit Hilfe der Basaltemperaturkurve. Klin. Wschr. 31 (1953) 654
44 Schlensker, K. H.: Reifegradvorhersage und Terminisierung der Geburt mit Ultraschall. In: Perinatale Medizin, Bd. VI, hrsg. von J. W. Dudenhausen, E. Saling, E. Schmidt. Thieme, Stuttgart 1975
45 Schlichting, F.: Statistisches über den Eintritt der ersten Menstruation und über Schwangerschaftsdauer. Arch. Gynäk. 16 (1880) 203
46 Silvermann, E. M, A. G. Silverman: Persistence of spermatozoa in the lower genital tracts of women. J. Amer. med. Ass. 240 (1978) 1875
47 Sobrero, A. J.: Sperm migration in the human female. In: Human Reproduction, hrsg. von A. Campos da Paz, T. Hasegawa, Y. Notake, M. Hahashi. Igaku Shoin, Tokio 1974
48 Stewart, L.: Duration of pregnancy and postmaturity. J. Amer. med. Ass. 148 (1952) 1079
49 Thiery, M.: Het Dopplereffect in de verlooskunde. T. Geneesk. 24 (1967) 354
50 Thiery, M., H. de Gezelle, M. Dhont, R. Defort: Hoe bepaalt men de duur van de zwangerschap? T. Geneesk. 10 (1978) 651
51 Tietze, K. W.: „Materialselektion" bei der Angabe der letzten Regel Schwangerer. Ein Beitrag zur Tragzeitbestimmung. Geburtsh. u. Frauenheilk. 28 (1968) 498
52 Vera-Medrano, C., J. Ramirez, G. Canouas, G. Aguad, S. Zuleta, S. Pescio, C. Weber, R. Gonzalez, Fa. Zapata: Determination of fetal maturity from the measurement of sedimentary fraction of the amniotic fluid (Amniocrit). J. perinat. Med. 6 (1978) 28
53 Verpoest, J. M., J. C. Seelen, C. F. Westermann: Changes in appearance of amniotic fluid during pregnancy – the macroscore. J. perinat. Med. 4 (1976) 12
54 Vorschläge der Deutschen Gesellschaft für Perinatale Medizin zur Vereinheitlichung und Verbesserung der perinatalmedizinischen Dokumentation. Z. Geburtsh. Perinat. 183 (1979) 389
55 Vrijens, M., P. Defoort, M. Thiery, G. Lagratin, A. Raick: The fetal biparietal diameter Europ. J. Obstet. Gynaec. Reprod. Biol. 6 (1976) 257
56 Wahl, F. A.: Die Schwangerschaftsdauer beim Menschen und ihre Berechnung. Med. Welt (Stuttg.) 12 (1938) 1629
57 Wladimiroff, J. W., J. M. Verpoest, J. C. Seelen: Het vruchtwater in het verloop van de zwangerschap. Ned. T. Geneesk. 116 (1972) 1965
58 Zabkar, J. H.: Evaluation of fetal maturity by amnioscopy. J. perinat. Med. 3 (1975) 145
59 Zangemeister, W.: Studien über die Schwangerschaftsdauer und die Fruchtentwicklung. Arch. Gynäk. 107 (1917) 405

Verkürzte und verlängerte Tragzeit

Die Frühgeburt

H. JUNG

Definition und Häufigkeit

Der Begriff „Frühgeburt" ist in den letzten Jahren rascher Fortschritte in der Geburtshilfe und Pädiatrie einem erheblichen Wandel der Auffassung unterworfen worden. In der Geburtshilfe versteht man allgemein unter einer „Frühgeburt" die vorzeitige Ausstoßung der Frucht nach der 28. SSW post menstruationem. Während in der Geburtshilfe in der Vergangenheit das Problem der Frühgeburt oder der Frühgeburtlichkeit vorwiegend von der Seite der vorzeitigen Wehentätigkeit des Uterus und der Ausstoßung der Frucht gesehen wurde, müssen wir aufgrund der Erfahrungen der letzten Jahre den Begriff „Frühgeburt" wesentlich komplexer sehen.

Nachdem heute mehr über die Ursachen der Frühgeburt bekannt ist, muß sich die Diagnostik und auch die Therapie an der Verschiedenheit der Ursachen orientieren. *Wir müssen die Frühgeburt heute mehr als „Syndrom" interpretieren, hinter dem sich häufig eine schwere Störung der fetoplazentaren Einheit, eine Störung der psychosozialen Situation der Schwangeren oder eine organische Erkrankung verbirgt und sich nur vordergründig in der vorzeitigen Wehentätigkeit äußert.*

Wesentlich schwieriger ist die Situation um die rechtliche Definition des Begriffes „Frühgeburt". Aufgrund des Personenstandsgesetzes vom 1. 1. 1958 ist in der Bundesrepublik Deutschland jede lebende Frucht unter einer Länge von 35 cm als Frühgeburt anzusehen. Das Pulsieren der Nabelschnur, der Herzschlag, die natürliche Lungenatmung und aktive Bewegung des Kindes gelten als Kriterium des Lebens eines Kindes. Eine totgeborene Frucht unter 35 cm wird als Fehlgeburt betrachtet, wenn sie vor der Tragzeit bis zur vollendeten 38. SSW ausgestoßen wurde. Die Empfehlungen der WHO über die Definition der Frühgeburt von 1961, wonach lebendgeborene Kinder bis zu einem Gewicht von 2500 g als „Infants of low birthweight" bezeichnet werden, stimmt nicht ganz mit der Meldepflicht für Frühgeborene in der Bundesrepublik überein. Es ist jedoch nicht nur von hoher klinischer, sondern auch von versicherungsrechtlicher Bedeutung, die Frühgeburt exakt zu definieren. In der Pädiatrie werden Kinder mit einem Geburtsgewicht von 2501 g als „untergewichtige Kinder" bezeichnet. Dabei wird streng unterschieden zwischen „pränatal-dystropen untergewichtigen Kindern" und „frühgeborenen untergewichtigen Kindern". In einer international gültigen Übereinkunft der Pädiatrie handelt es sich um eine Frühgeburt, wenn das Kind vor der 37. SSW p. m. oder nach der WHO-Empfehlung vor dem 260. SST p. m. geboren wird. Zwischen dieser von der Pädiatrie vereinbarten Definition und der Empfehlung der WHO mit der Begrenzung des 260. Tags p. m. besteht eine sehr gute Übereinstimmung mit den Ergebnissen einer von uns angestellten statistischen Studie aus der prospektiven Untersuchung der Deutschen Forschungsgemeinschaft (19, 20, 25).

Danach nimmt die Frequenz der perinatalen Sterblichkeit in Beziehung zum Geburtsgewicht nach dem 260. Tag p. m. rasch ab (s. Schicksal der Frühgeburt, S. 9.13).

Die verschiedenen Definitionen für den Begriff „Frühgeburt", die sich nach Gewicht oder Tragzeit orientieren, können aufgrund der modernen Kenntnisse aus der Perinatologie und Pädiatrie im Hinblick auf die Notwendigkeit therapeutischer und und prophylaktischer Maßnahmen zur Reduzierung eines Risikos einer Frühgeburt heute nicht mehr genügen. So kann ein Kind, das 2 Wochen vor dem rechnerischen Endtermin mit einem Gewicht von gerade über 2500 g geboren wurde, in den ersten Lebenstagen aufgrund mangelnder Lungenreife durch erhebliche Adaptationsschwierigkeiten die Aufmerksamkeit der Geburtshelfer und Pädiater erfordern, die einer Frühgeburt zukommt. *Wir müssen daher die Versicherungsträger davon überzeugen, daß eine „Frühgeburt" eine „Geburt vor dem Termin" ist, oder eine „Geburt vor der optimalen Reife des Neugeborenen", unabhängig von seinem Gewicht.*

Die Tab. 1 gibt eine Übersicht über die Häufigkeit der Frühgeburten in dem heutigen Geburtengut einer Klinik. Die Zahlen stimmen mit den aus der Literatur bekannten Ergebnissen überein. Danach beträgt die Frühgeburtenhäufigkeit für alle Gewichtsklassen bis zu 2500 g 6,0–9,6%. Im Schrifttum findet man allgemein eine Frequenz der Frühgeburtlichkeit zwischen 5 und 10%. Eine weitere Reduzierung der Frühgeburtenhäufigkeit scheint jedoch in den nächsten Jahren schwer erreichbar zu sein, obwohl in Tab. 1 im eigenen Patientengut wie auch nach Erfahrungen anderer Kliniken in den letzten Jahren eine leichte Reduzierung des Frühgeburten-Anteils zu beobachten ist. Langfristig müssen wir „befürchten", daß durch die besseren Behandlungsmöglichkeiten einer „drohenden Fehlgeburt" diese Schwangerschaften in den Bereich der Frühgeburten nach der 28. SSW herübergeschoben werden. Somit kann das bessere Behandlungsergebnis der drohenden Fehlgeburt zu Lasten der Frühgeburtenhäufigkeit erwartet werden.

Ein weiteres Problem bei der Beurteilung des Begriffes „Frühgeburtlichkeit" eines Kindes ist die sog. dystrophe Mangelgeburt (SGA-Kinder = small for gestational age). Eine Übersicht über den Anteil von Frühgeburten unter 2500 g aus der prospektiven Studie der Deutschen Forschungsgemeinschaft unter der Leitung von Herrn Prof. Dr. KOLLER aus Mainz, dem ich dieses Zahlenmaterial verdanke, zeigt, daß die verschiedenen Gewichtsklassen der Kinder unter 2500 g erheblich über verschiedene Schwangerschaftszeiträume verteilt sind (Tab. 2). Die hierin aufgeführten 5226 Kinder haben eine Gesamtfrühgeburtenhäufigkeit bei einem Gewicht von unter 2500 g von 5,7%. Bei einer näheren Analyse der einzelnen Gewichtsgruppen unter Bezug auf die Tragzeit, findet man jedoch eine relativ große Zahl von 3,5% der Kinder unter 1500 g, die in der 37.–38. SSW geboren wurden. In der Gruppe zwischen 1500 und 2000 g wurden 9,2% in der 37.–38. Woche geboren. Dabei handelt es sich nicht nur um eigentliche Frühgeburten, sondern z. T. um sog. dystrophe Mangelgeburten, die überwiegend auf Plazentainsuffizienz und Plazentaanomalien zurückgehen. Eine Unterscheidung zwischen „normotropher Frühgeburt" und „dystropher Mangelgeburt" erfolgt nach der 10. Perzentile nach LUBSCHENKO. Von den 5226 Kindern unter 2500 g waren letztlich nur 4602 normotrophe Frühgeburten oberhalb der 10. Perzentile nach LUBSCHENKO. 624 Kinder = 11,9% fielen aus dieser Gruppe unter 2500 g als dystrophe Mangelgeburten heraus. Man muß daher in jedem sog. ungereinigten „Frühgeburtenkollektiv" aus dem Kriterium des Gewichts unter 2500 g mit einer Frequenz von ca. 12% SGA-Kindern rechnen.

Das Schicksal der Frühgeburt

Die perinatale Mortalität von frühgeborenen Kindern ist statistisch vom Geburtsgewicht abhängig, wie Abb. 1 zeigt. Wir wissen aber, daß das Risiko der Frühgeburt keinesfalls allein an das Geburtsgewicht gebunden ist. Die Verhinderung einer Frühgeburt und die intensive Bemühung um ein frühgeborenes Kind gehören zu den wichtigsten Aufgaben der modernen Geburtshilfe, da der Anteil der Frühgeborenen an der perinatalen Gesamtmortalität 60–70% beträgt (16, 17, 34).

BOLTE (1) gibt sogar eine Zahl von 86% an. Eine Senkung der perinatalen Kindersterblichkeit ist daher in erster Linie über eine Reduzierung der Frühgeburtlichkeit und eine Verbesserung der Lebenserwartung der frühgeborenen Kinder zu erreichen.

Tabelle 1 Die Frühgeburtenhäufigkeit in den letzten 10 Jahren an der Abteilung Gynäkologie und Geburtshilfe der RWTH Aachen (in %)

	0–1000 g	1001–1500 g	1501–2000 g	2001–2500 g	Σ
1968	1,2	1,0	1,8	5,4	9,3
1969	0,7	1,6	2,2	3,9	8,3
1970	0,6	1,8	2,0	5,2	9,6
1971	0,4	1,0	1,0	4,8	7,3
1972	0,3	0,9	1,8	4,5	8,0
1973	0,6	0,3	1,1	4,0	6,0
1974	0,6	0,9	1,8	5,3	8,7
1975	0,4	0,4	1,6	5,1	7,5
1976	0,2	0,5	1,5	4,4	6,7
1977	0,7	0,7	1,2	3,8	6,4

Tabelle 2 Die Tragzeit (in Wochen p. m.) für verschiedene Geburtsgewichtsklassen; aus der prospektiven Studie der Deutschen Forschungsgemeinschaft für 5226 Kinder

Schwangerschafts-Wochen	Geburtsgewicht in g ≤1500	1500–<2000	2000–<2500	≥2500
≤24	16 (17,6%)	0 (0%)	0 (0%)	0 (0%)
25–28	30 (32,9%)	1 (1,3%)	1 (0,6%)	1 (0%)
29–32	30 (32,9%)	1 (40,8%)	5 (3,1%)	4 (0,1%)
33–36	12 (13,2%)	32 (42,1%)	65 (40,1%)	101 (2,1%)
37–38	3 (3,3%)	7 (9,2%)	38 (23,5%)	424 (8,6%)
≥39	0 (0%)	5 (6,6%)	53 (32,7%)	4397 (89,2%)
zusammen	91 (100%)	46 (100%)	162 (100%)	4927 (100%)

SALING (45) hat daher aus dieser allgemeinen Erfahrung und der Erkenntnis, daß es optimal wäre, zur Vermeidung des Frühgeburtsrisikos bereits vor der geplanten Schwangerschaft entsprechende Untersuchungen einzuleiten und adäquate Maßnahmen zu treffen, sein sog. PDP-Programm eingeführt. Darin wird aus den verschiedenen anamnestischen Daten und den aktuellen Untersuchungsbefunden ein Risikokatalog erstellt, der den Gefährdungsgrad bei einer neuen Schwangerschaft prospektiv erkennen läßt, um geeignete Vorsichts- und Gegenmaßnahmen zur Vermeidung einer erneuten Frühgeburt frühzeitig zu ergreifen. Unter Verwendung des PDP-Katalogs konnte SALING die Frühgeburtenrate zwischen 1970 und 1973 um bis zu 43% senken (44, 45).

Zur Frage der Mortalität und Morbidität der Frühgeburt haben wir heute verbindliche Vorstellungen. 4602 normotrophe Frühgeburten aus verschiedenen Kliniken in Deutschland wurden aus der prospektiven Studie der Deutschen Forschungsgemeinschaft auf ihre perinatale Mortalität bis zum 7. Tag post partum nach der WHO-Definition in bezug auf ihre Tragzeit untersucht (Tab. 3; 19, 20). Bei einer Tragzeit unter 260 Tagen sind 94,2% der Kinder unter einem Gewicht von 1500 g verstorben. In der Gruppe zwischen 1500 und 2000 g war immerhin noch ein Verlust von 35,6% und in der Gruppe von 2000 bis 2500 g ein Verlust von 15,4% in dem 7-Tages-Zeitraum post partum zu verzeichnen. Von den Kindern über 2500 g sind dagegen bei einer Tragzeit unter 260 Tagen nur 0,3% perinatal verstorben.

Dagegen ist die perinatale Mortalität der gleichen Gewichtsgruppen bei einer Tragzeit von mehr als 260 Tagen bei allen Frühgeburten bis zu 2500 g wesentlich geringer. Diese Ergebnisse zeigen, daß die Tragzeit selbst in der Gruppe der normotrophen Frühgeburten (oberhalb der 10. Perzentile) für das Schicksal des Kindes post partum von erheblicher Bedeutung ist.

Auch bei der Beurteilung der weiteren Entwicklung post partum ist zwischen der Gruppe der Normotrophen und Dystrophen zu unterscheiden (2, 50). Die Zahl postnataler, allgemein körperlicher und geistiger Retardierung ist dabei auffallend hoch. Hypotrophe Frühgeborene haben noch mehr als eutrophe Frühgeborene postpartale Störungen der Hirnentwicklung und des IQ zu erwarten. Nach MAIER besteht eine enge Korrelation zwischen Geburtsgewicht und späterer geistiger Leistungsfähigkeit. Dabei soll der prä- und postnatale Protein-Kalorien-Mangel die Gehirnentwicklung in entscheidendem Maße beeinflussen. Offensichtlich hängt das weitere Schicksal solcher Früh- und Mangelgeborener in hohem Maße von der Qualität der postnatalen Ernährung ab. Bei Kindern mit pränatalem Mangel ist eine postnatale Hungerperiode von mehr als additiver Wirkung. Eine solche doppelte „Deprivation" kann besonders für die geistige Entwicklung schwere irreversible Folgen haben (2). Es ist daher wichtig, Frühgeborene und Mangelgeborene post partum sofort

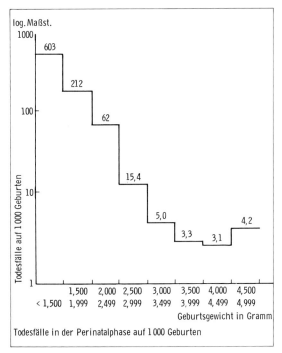

Todesfälle in der Perinatalphase auf 1000 Geburten

Abb. 1 Frühgeburtenmortalität und Gewichtsklassen in Schweden 1973 für 109279 Geburten

Tabelle 3 Perinatale Mortalität für 4602 normotrophe Kinder nach Gewichtsklassen aus der prospektiven Studie der Deutschen Forschungsgemeinschaft (19)

Geburtsgewicht in g		<1500	1500 – <2000	2000 – <2500	≧2500
	Tragzeit in Tagen				
perinatal bis zum 7. Tag verstorben	≦260	49 (94,2%)	16 (35,6%)	12 (15,4%)	15 (0,3%)
	>260	0 (0%)	1 (2,2%)	2 (2,6%)	18 (0,4%)

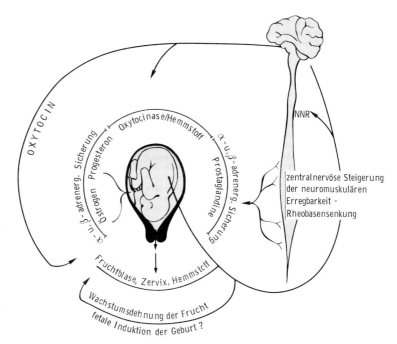

Abb. 2 Übersicht über die einzelnen Glieder des Sicherungssystems des schwangeren Uterus und der antagonistischen geburtsauslösenden Faktoren in ihrer Wechselbeziehung zwischen fetoplazentarer Einheit, Uterus und übergeordneten zentralnervösen Steuerungszentren der Mutter (nach *Jung*)

hochkalorisch zu ernähren und ein möglichst rasches Aufholen des Gewichtsdefizites anzustreben.

Ursachen und Diagnostik der Frühgeburt

Die Aufklärung der Ursache einer Frühgeburt ist im Sinne einer erfolgreichen Behandlung in den Mittelpunkt der Diagnostik und Therapie zu stellen. Während wir noch vor einigen Jahren nur etwa 40–50% aller Ursachen einer Frühgeburt aufgrund des komplizierten und komplexen Sicherungssystems des schwangeren Uterus und der vielfältigen Auslösungsmöglichkeiten vorzeitiger Wehentätigkeit aufklären konnten (19, 20), ist heute beim konsequenten Einsatz aller zur Verfügung stehenden diagnostischen Methoden eine Aufklärung der auslösenden Ursache in etwa 90% der Fälle zu erwarten. Die Komplexität der Sicherung des Fruchtalters und der induktiven Kräfte, die eine vorzeitige Fruchtausstoßung oder am Ende der Tragzeit die Geburt in Gang bringt, ist in Abb. 2 dargestellt. Wehenauslösende und geburtsinduzierende Faktoren sind jeweils in einer Gruppe mit dem entsprechenden spezifischen Sicherungssystem konfrontiert. Als wichtigster uterusaktivierender Faktor gilt das Oxytocin. Als direkte Oxytocinantagonisten sind außer den von Östrogenen und Progesteron beeinflußten alpha- und betaadrenergischen Sicherungen speziell die Oxytocinase und der von uns isolierte „myogene Uterushemmstoff" anzusehen (18, 22, 29, 49).
Wir wissen, daß Oxytocin allein weder in der Schwangerschaft noch am Schwangerschaftsende in der Lage ist, die Geburt in Gang zu bringen, wenn es auch Uteruskontraktionen auslösen kann. Auch diese Tatsache ist aus der Komplexität von weheninduktiven und wehenverhindernden Systemteilen zu erklären. Es ist unwahrscheinlich und bisher nicht erwiesen, daß eine vorzeitige Oxytocinausschüttung Ursache einer drohenden Frühgeburt sein mag. Die im allgemeinen erst bei der Geburt in Gang kommende, mehr schwallartige Ausschüttung von Oxytocin in die Blutbahn aus dem Hypophysenhinterlappen, löst Uteruskontraktionen aus, die erst bei einer bestimmten Muttermundweite und nach regelmäßiger Wehentätigkeit die Automatie der myogenen Erregungsbildungszentren im Uterusmuskel in Gang setzen (17). Es ist wahrscheinlicher, daß die vorzeitige Wehentätigkeit bei einer drohenden Frühgeburt im allgemeinen ausschließlich durch eine Steigerung der neurovegetativen Erregbarkeit und einer neurogenen Induktion der Uteruskontraktilität ausgelöst wird.
Als weiterer weheninduktiver Faktor ist die Wachstumsdehnung der Frucht anzusehen (40), der als antagonistische Sperre die Fruchtblase, die Zervixfestigkeit und schließlich der durch passive Dehnung des Myometriums freigesetzte Uterushemmstoff gegenüberstehen.
Ein dritter Regelkreis zwischen weheninduktiven und wehenverhindernden Kräften ist in der zentralnervösen Steuerung im Sinne einer Änderung der neuromuskulären Erregbarkeit zu sehen (23, 24; s. auch Neurovegetative Übererregbarkeit und Rheobasemessung, S. 9.18).
Die zentralnervöse Weheninduktion wird ebenfalls durch das alpha- und betaadrenergische Siche-

9.16 Die normale und abnorme Tragzeit

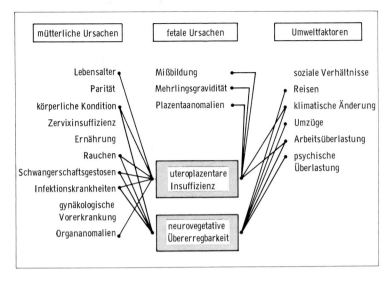

Abb. 3 Die Ursachen der Frühgeburt

rungssystem verhindert. Die Prostaglandine beeinflussen in Wechselbeziehung mit dem alpha- und betaadrenergen System ebenfalls die Wehenbereitschaft. Der Befund, daß Prostaglandine während der Wehentätigkeit vermehrt im Blutplasma nachzuweisen sind, hat die Forschung nach der Ursache des Wehenbeginns auch von dieser Seite beeinflußt. Als Ort der Synthese und Freisetzung von Prostaglandinen wird die Decidua basalis des Uterus angesehen. Ein vorzeitiger Wehenbeginn könnte auf einer Überproduktion von Prostaglandinen aus der Dezidua beruhen (3).

Untersuchungen bei einer Geburtseinleitung nach intrauterinem Fruchttod durch transabdominale, intraamniale Infusionen von Kochsalzlösungen zeigen eine deutliche Aktivitätszunahme des Uterus, die schließlich zur Ausstoßung der Frucht führt. Dieser Effekt kann durch intraamnial gegebenes Prostaglandin der Fraktion F_{2a} verstärkt werden (3). Es liegen außerdem genügend Untersuchungen über die Wirksamkeit einer intraamnialen oder auch extraamnialen Prostaglandingabe zur Auslösung sehr spontaner, vorzeitiger Wehen mit dem Effekt der Fruchtausstoßung vor. Die Wehenqualität im Hinblick auf Frequenz, Tonus- oder Amplitudenreaktion scheint nach der Art der Applikation (der intraamnialen oder extraamnialen und der heute nicht mehr gebräuchlichen intravenösen Prostaglandingabe) verschieden zu sein (14). Obwohl unser Wissen über die Bedeutung der Prostaglandine bei der Auslösung vorzeitiger Kontraktionen oder Geburtswehen nicht vollständig ist, können wir aus experimentellen und klinischen Befunden beim Schwangerschaftsabbruch oder bei Geburtseinleitungen mit Prostaglandin annehmen, daß der Prostaglandinmechanismus bei der Auslösung der drohenden Frühgeburt zumindest prozentual eine geringe Rolle spielt. Dagegen ist nachgewiesen, daß die Dehnung der Uteruswand oder eine andere mechanische Reizung zusammen mit einer erhöhten Oxytocinempfindlichkeit des Myometriums die Uterusaktivität erhöht.

Die mechanische Stimulation führt außerdem zu einer vermehrten Prostaglandinsynthese und -freisetzung (38). Es ist daher zumindest dieser Mechanismus einer vorzeitigen Wehentätigkeit bei Fällen mit passiver Überdehnung der Uteruswand, z. B. bei Mehrlingsgraviditäten und beim Hydramnion, zu diskutieren.

Als 4. Regelkreis der Wehenindukion und Schwangerschaftssicherung müssen wir die vom Feten ausgehenden Einflüsse ansehen. Über diesen Regelkreis wissen wir bisher noch am wenigsten Gesichertes. Es wird angenommen, daß der Fetus die Wehenauslösung und den Geburtsbeginn durch eine Änderung der fetalen Hypophysen-Nebennieren-Achse beeinflußt. Eine solche Regelung würde letztlich vom Uterus über das zentralnervöse System und über die Oxytocinausschüttung laufen. Andererseits ist aber auch mit spezifischen fetoplazentaren Abwehrmechanismen gegenüber dieser geburtsinduktiven Kraft zu rechnen. Die Komplexität des Wechselspiels zwischen geburts- und wehenauslösenden Momenten einerseits und den Sicherungskräften des schwangeren Uterus andererseits erklärt, daß eine Kontraktion des Uterus nicht gleichbedeutend ist mit Auslösung der Geburt oder Frühgeburt. Es erklärt aber auch, daß durch die Umschaltung eines Regelkreises auf Uterusaktivität und Expulsion der Frucht die übrigen Stellglieder nach einiger Zeit ebenfalls auf Aktivität des Gesamtsystems geschaltet werden können.

So komplex und vielseitig wie die Sicherungssysteme des Fruchthalters und die induktiven Kräfte des Uterus sind die heute allgemein anerkannten klinischen Ursachen einer Frühgeburt (Abb. 3).

Man muß heute zwei, meines Erachtens sehr wesentliche, komplexe Ursachen herausstellen:

1. die Einbeziehung der schwangeren Frau in einen streßbeladenen Alltag unserer modernen Industriegesellschaft und
2. die Zunahme der wehenauslöenden Umweltreize.

Psychosomatische Ursachen der vorzeitigen Wehenauslösung sind heute in unserem Patientengut in einem sehr großen Prozentsatz zu erwarten (13, 26). Wir müssen davon ausgehen, daß bei einer konsequenten Forschung nach psychogenen Ursachen bei den Patienten mit vorzeitiger Wehentätigkeit die Aufklärungsrate der Ursache der drohenden Frühgeburt, die noch vor einigen Jahren mit 40 bis 50% angenommen wurde, heute in 90% aller Fälle eruiert werden kann. Es ist wichtig, die Ambivalenz in der Einstellung zum Kind als Ursache einer drohenden Frühgeburt aufzuklären und „diese Patientinnen in ihrer Ambivalenz ernstzunehmen" (13). Tägliche Entspannungsübungen im Sinne des autogenen Trainings werden mit Erfolg empfohlen, wie überhaupt eine psychotherapeutische Betreuung bei Fällen drohender Frühgeburt ohne organische Ursache frühzeitig erwogen werden muß. HERMS u. KUBLI (13) haben in diesem Zusammenhang über erste positive Erfahrungen mit dem „respiratorischen Biofeedback" bei der Behandlung der drohenden Frühgeburt berichtet. So müssen wir heute in der „neurovegetativen Übererregbarkeit" der Schwangeren und in der „uteroplazentaren Insuffizienz" zwei der wesentlichsten Ursachenkomplexe der drohenden Frühgeburt sehen (s. Abb. 3). Daneben wird unter den mütterlichen Ursachen dem Lebensalter und der Parität der Mutter eine Bedeutung beigemessen. Es ist bekannt, daß junge Mütter unter 20 Jahren und ältere Mehrgebärende eine höhere Frühgeburtenrate haben. Unter den Erstgebärenden sind mehr die jüngeren Frauen von der Frühgeburt bedroht. Wir wissen außerdem, daß sozialökonomische Bedingungen für die Auslösung einer Frühgeburt eine Rolle spielen. Kurze Geburtenabstände, mangelhafte Ernährung, mütterliche Infektionskrankheiten, Plazentaanomalien, Umwelteinflüsse und wirtschaftl. Verhältnisse sind disponierend. Die Zervixinsuffizienz, Schwangerschaftstoxikosen, vorgeburtliche Blutungen, starkes Rauchen und Mehrlingsschwangerschaften werden ebenfalls hervorgehoben. Allgemein wird eine erhöhte Frühgeburtenrate erwartet, wenn Frauen in „höherem Alter" neben der Versorgung einer bereits großen Familie noch voll arbeiten. Besonders die gehetzte Lebensweise, unvermeidbare körperliche und seelische Belastungen aber auch größere Reisen mit Klimawechsel führen zur Frühgeburt.

Aus dem Untersuchungsgut der Deutschen Forschungsgemeinschaft ist nach verschiedenen Gewichtsklassen die Gefahr einer Frühgeburt mit bestimmten Risikomerkmalen besonders häufig korreliert (Tab. 4). Neben der Zervixinsuffizienz sind frühere Aborte oder frühere Totgeburten, Alter

Tabelle 4 Häufigkeit der wichtigsten Risikomerkmale für die verschiedenen Gewichtsklassen bei der Geburt (für Kinder oberhalb der 10. Perzentile)

Variable	Geburtsgewicht <2500 g	2500–<3000 g	≧3000 g
Frühere Aborte	47%	27%	28%
Frühere Totgeburten	11%	6%	4%
Erstgebärende	44%	52%	46%
Zweit- und Mehrgebärende	56%	48%	54%
Alter ≧ 35 Jahre	11%	8%	6%
Schwere Mißbildungen	3%	3%	1%
Leichte Anomalien	14%	19%	18%
Cerclage	19%	5%	3%
Nierenkrankheit-Hypertonie	8%	5%	5%
EPH-Gestose	7%	3%	3%
Nierenkrankheit vor d. Gravidität	19%	18%	15%
Positiver Harnbefund	46%	57%	60%
Diabetes	0,6%	1,6%	0,9%
Frühere Sterilitätsbehandlung	15%	9%	9%
Berufstätigkeit	64%	64%	61%

über 35 Jahre, die vorausgegangene Sterilitätsbehandlung im Verhältnis zu zeitgerecht geborenen Kindern am häufigsten korreliert.

Plazentainsuffizienz und Frühgeburt

Wie in der Einführung dieses Kapitels bereits unterstrichen wurde, kann sich hinter einer „Frühgeburt" auch eine nutritive Insuffizienz der Plazenta oder eine kombinierte uteroplazentare Insuffizienz verbergen. KOENIG (30) berichtet anhand einer Studie von 107 Plazenten, die zu Schwangerschaften mit sog. Risikokindern oder Frühgeburten gehörten, über eine auffallende Zuordnung bestimmter plazentamorphologischer Befunde. An 38 der 107 Plazenten fanden sich erhebliche Gefäßveränderungen, die in 4 verschiedenen Kategorien der morphologischen Störung unterteilt werden konnten. Auffallend war, daß Störungen der Arterien in der Choriondeckplatte mit unscharfer, ausgefranster Endothelquellung, mit Intimaverbreitung und Ödem der Media überwiegend bei normotrophen Frühgeburten gefunden wurden (Abb. 4). Ein zweiter Typ der Gefäßstörung aus einer Arterie der Choriondeckplatte zeigte eine hochgradige Lumeneinengung durch allgemeine Proliferation des intimalen und subintimalen Bindegewebes mit einer sog. bindegewebigen Proliferationsknospe und war überwiegend dystrophen Frühgeborenen, also der Frühgeborenenmangelgeburt, zuzuordnen

9.18 Die normale und abnorme Tragzeit

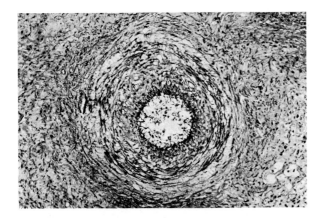

Abb. 4 Arterie der Choriondeckplatte aus einer Frühgeburtenplazenta. Die Lumenauskleidung ist nicht glatt, die Endothelquellung der Intima erscheint unscharf und ausgefranst. Das Arterienlumen wird verengt (aus U. D. Koenig: Z. Geburtsh. Perinat. 176 [1972] 356)

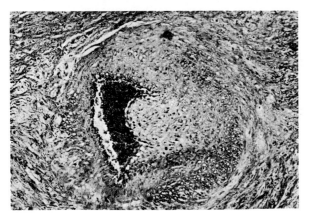

Abb. 5 Arterie der Choriondeckplatte einer Frühgeburtenplazenta mit hochgradiger Lumeneinengung durch Proliferation des intimalen und subintimalen Bindegewebes mit Ausbildung einer Proliferationsknospe (aus U. D. Koenig: Z. Geburtsh. Perinat. 176 [1972] 356)

(Abb. 5). KOENIG (30) schloß aus diesen Befunden, die mit einem Überleben des Kindes in utero unvereinbar sind und nach einiger Zeit zum intrauterinen Fruchttod führen müssen, daß diese Schwangerschaften durch eine vorzeitige Beendigung, also durch Frühgeburtlichkeit, eine Überlebenschance haben. REICHWEIN u. VOGEL (42) berichten in ähnlichen Untersuchungen von vergleichbaren Ergebnissen.

Aus diesen Beobachtungen der Histopathologie der Plazenta bei Frühgeburten müssen wir eine von uns bereits an anderer Stelle empfohlene Konsequenz ziehen.

Es ist nicht sinnvoll, bei jeder in die Klinik aufgenommenen drohenden Frühgeburt grundsätzlich mit allen zur Verfügung stehenden Mitteln eine Verlängerung der Schwangerschaft zu erzwingen. Es ist dringend erforderlich, zunächst die Situation der fetoplazentaren Einheit exakt abzuklären, um eine Bedrohung des Kindes durch intrauterinen Fruchttod bei nutritiver chronischer Plazentainsuffizienz rechtzeitig zu erkennen. In diesem Falle wäre die vorzeitige Wehentätigkeit und Fruchtausstoßung ein Weg des Fetus zum „Überleben durch Frühgeburtlichkeit". Als Methode der Wahl empfehlen sich heute an erster Stelle zur Diagnostik der fetoplazentaren Situation die Kardiotokographie, die Östrogen- und HPL-Bestimmung im Urin und Plasma, verbunden mit einer Ultraschallwachstumskontrolle der kindlichen Parameter. Eine entsprechende Reifegradbestimmung der kindlichen Lunge über eine Lipiduntersuchung aus dem Fruchtwasser ist dabei ebenfalls unerläßlich, um evtl. noch eine rechtzeitige Reifungsbehandlung der Lunge durchführen zu können.

Neurovegetative Übererregbarkeit und Rheobasemessung

Zur Erfassung einer neurovegetativen Ursache der vorzeitigen Wehentätigkeit bei der Frühgeburt haben wir die Rheobasemessung entwickelt (23, 24). Sie basiert auf der Erfahrung, daß einige Stunden vor dem Einsetzen normaler Geburtswehen am Endtermin die sog. Rheobase als Maß für die neuromuskuläre Erregbarkeit der quergestreiften Muskulatur und des vegetativen Nervensystems absinkt. Die ursprünglich von uns am M. tibialis anterior durchgeführte Messung wurde in neuerer Zeit zur exakteren und objektiveren Meßbarkeit modifiziert und jetzt am N. fibularis empfohlen (6; Abb. 6). In den vergangenen Jahren wurde die Frage nach einer Änderung der neurovegetativen Erregbarkeit bei Fällen mit drohender Frühgeburt und drohender Fehlgeburt in einem ursächlichen Zusammenhang untersucht. In eigenen Untersuchungen, die durch die Arbeiten von SCHENK u. Mitarb. (46) bestätigt werden konnten, ließ sich nachweisen, daß bei Fällen mit drohender Frühgeburt oder Fehlgeburt die Rheobasewerte ebenfalls unter die Norm absinken. In Abb. 7 wird der Verlauf der Rheobase in Korrelation zu dem weiteren Ergebnis der klinischen Behandlung in einem Kollektiv von 33 Fällen mit drohender Frühgeburt demonstriert.

In den erfolgreich behandelten Fällen der drohenden Frühgeburt, die mit intakter Schwangerschaft entlassen werden konnten, stieg die Rheobase zwischen der Aufnahme und der Entlassung – durch Anfangs- und Endpunkt der ausgezogenen Linien markiert – mit Ausnahme eines einzigen Falles an. Während in einem normalen Vergleichskollektiv unauffälliger Schwangerer der mittlere Rheobasewert $\bar{x} = 6{,}24 \pm 1{,}76$ mAmp betrug, haben wir in dem Frühgeburtenkollektiv eine mittlere Rheobase von $\bar{x} = 3{,}88 \pm 1{,}03$ mAmp gemessen. Die Differenz war statistisch signifikant. Wie im Beispiel eines Einzelfalles auf Abb. 8 dargestellt wird, kann die Rheobase trotz einer erfolgreichen Hemmung der vorzeitigen Wehentätigkeit unmittelbar nach der Aufnahme durch Partusisten zunächst noch mehrere Tage unverändert niedrig bleiben, manchmal sogar noch weiter abfallen. Erst im Verlauf der weiteren Therapie, oft erst nach Wochen, beginnt die Rheobase langsam anzusteigen. Im allgemeinen konnte bei allen behandelten Fällen mit drohender Frühgeburt oft erst nach längerer klinischer Therapie und nach völligem Sistieren der Wehentätigkeit unter zusätzlicher Sedierung ein Anstieg der Rheobase beobachtet werden. Man kann nach den bisherigen Untersuchungen sagen, daß in der Gruppe der drohenden Frühgeburt eine allgemeine Zunahme der neurovegetativen Erregbarkeit auf der Basis eines zentralnervösen Störungsfaktors als Ursache einer drohenden Frühgeburt anzusehen ist und dadurch eine niedrige Rheobase erfaßt wird. Es ist zu erwarten, daß speziell in jenen Fällen einer psychosozialen Konfliktsituation oder bei allgemeiner physischer und psychischer Überlastung, als Folge der neurovegetativen Balancestörung, die Wehentätigkeit im Zusammenhang mit der Rheobaseänderung eintritt.

Es ist bisher kein Medikament bekannt, mit dem man bei einer vorzeitigen Wehentätigkeit (drohende Frühgeburt) einen Anstieg der Rheobase unmit-

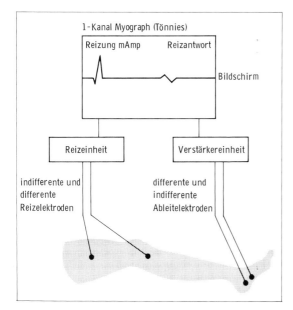

Abb. 6 Methodik und Versuchsanordnung zur Rheobasemessung (nach *Jung* u. Mitarb.)

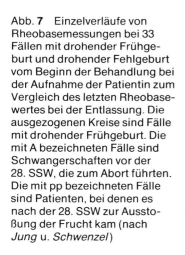

Abb. 7 Einzelverläufe von Rheobasemessungen bei 33 Fällen mit drohender Frühgeburt und drohender Fehlgeburt vom Beginn der Behandlung bei der Aufnahme der Patientin zum Vergleich des letzten Rheobasewertes bei der Entlassung. Die ausgezogenen Kreise sind Fälle mit drohender Frühgeburt. Die mit A bezeichneten Fälle sind Schwangerschaften vor der 28. SSW, die zum Abort führten. Die mit pp bezeichneten Fälle sind Patienten, bei denen es nach der 28. SSW zur Ausstoßung der Frucht kam (nach *Jung* u. *Schwenzel*)

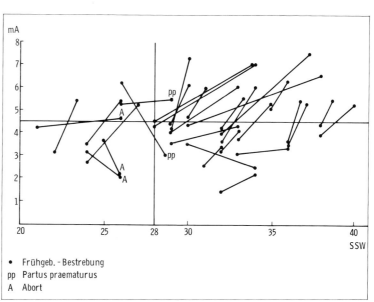

telbar erreichen kann. Unsere bisherigen Erfahrungen gehen dahin, daß die Rheobase immer im Zusammenhang mit der allgemeinen Sedierung der Patientin und der sich beruhigenden Gesamtsituation der drohenden Frühgeburt wieder ansteigt.
Es besteht jedoch kein Zweifel, daß die Rheobasemessung eine Meßmethode darstellt, um nach eingetretener vorzeitiger Wehentätigkeit das weitere Gefahrenrisiko eines Wiederauftretens der Frühgeburtswehen zu objektivieren. Wir entlassen daher heute grundsätzlich eine Patientin erst nach völligem Sistieren der vorzeitigen Wehen unter einer Behandlung mit Betamimetika, wenn sich die Rheobase normalisiert hat. Der Wert der Rheobasemessung stellt sich unter anderem aus den Untersuchungen von SCHENK, RUNNEBAUM, MÜLLER, WERNER u. KUBLI (46) dar, die gefunden haben, daß diese Methode bessere Korrelationen zur Risikoerkennung einer drohenden Frühgeburt als die Plasmaprogesteronspiegel oder das CTG erbringen.

Lungenreife, Reifediagnostik und Reifebehandlung

Lange stand unter den Todesursachen der frühgeborenen Kinder nach allgemeiner Übereinstimmung der Literatur das Atemnotsyndrom (RDS) an erster Stelle. Die Neugeborenen fallen durch Tachypnoe, Zyanose, exspiratorisches Stöhnen, Nasenflügeln, Einziehen im Bereich der Interkostalräume und des unteren Thorax auf. Ursache dieser schweren Atemstörung ist die mangelhafte Stabilität der Lungenalveolen, die bei einer „reifen Lunge" durch phospholipidartige oberflächenaktive Substanzen (Surfactens) bei der postpartalen Lungenentfaltung stabilisiert werden. Als Produktionsstätten dieser Phospholipide werden die Pneumozyten vom Typ II angesehen (Übersicht bei 48). In diesen Zellen entwickeln sich typische zytoplasmatische Einschlüsse, die sog. Lamellenkörper oder auch osmophile Granula genannt (Abb. 9). Die Lamellenkörper werden in den Alveolarraum sezerniert. Mit zunehmender Gestationsdauer kommt es von der 35. SSW an in der fetalen Lunge zu einer verstärkten Synthese von Phospholipiden. Dabei fällt besonders Dipalmitiollecithin und Sphingomyelin eine entscheidende Rolle zu. Die genannten Lipide gelangen von der fetalen Lunge ins Fruchtwasser. Der entscheidende Anstoß zur Untersuchung und Bedeutung der Phospholipide im Fruchtwasser im Zusammenhang mit der fetalen Lungenreife geht auf GLUCK u. Mitarb. (11) zurück. Er führte den Lecithin-Sphingomyelin-Quotienten oder die L/S-Ratio in die Diagnostik ein.

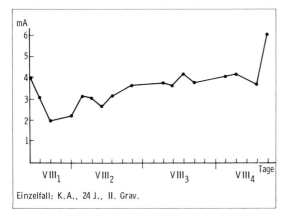

Abb. 8 Verlauf der Rheobase in einem Einzelfall einer Patientin, die mit drohender Frühgeburt zur Aufnahme kam. Die Wehentätigkeit wurde sofort nach Objektivierung bei der Aufnahme durch Kardiotokographie mittels einer Dauertropfinfusion von Partusisten zum Stillstand gebracht. Trotzdem benötigte die Patientin mehrere Wochen bis zur Normalisierung der Rheobase auf Normalwerte (aus *Jung:* Gynäkologe 8 [1975] 176)

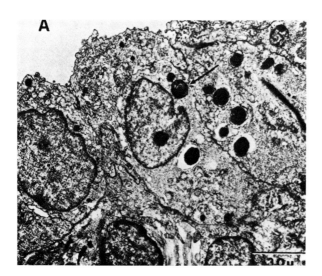

Abb. 9 Elektronenmikroskopische Aufnahme der fetalen Lunge eines Rhesusaffen. In den Pneumozyten vom Typ II sind zahlreiche Lamellenkörper (Pfeil) zu erkennen. A = Alveolarraum (aus *Schwenzel* u. *Jung:* Gynäkologe 8 [1975] 198)

Heute gilt allgemein als gesichert, daß eine L/S-Ratio aus einer Fruchtwasseranalyse von > 2,0 oder eine Lecithinkonzentration von > 3,5 mg% eine ausreichende Lungenreife des Fetus erwarten lassen. Bei einem solchen Kind sind postpartal keine Atemstörungen zu befürchten. Schließlich erhielt die Bestimmung der Phospholipide im Fruchtwasser auch eine Bedeutung für die Reifediagnostik eines Fetus am Endtermin bei unklarer Periodenanamnese zur Vorausbestimmung des optimalen Geburts- oder Einleitungstermins bei Risikoschwangerschaften mit Diabetes mellitus, schwerer EPH-Gestose, Placenta praevia, Rh-Inkompatibilität oder bei drohender Frühgeburt mit rezidivierender Wehentätigkeit.

LIGGINS u. Mitarb. (36) ist die Erkenntnis des Zusammenhanges der alveolären Phospholipidbildung und einer Cortisoninduktion zu danken. LIGGINS fand in ersten tierexperimentellen Untersuchungen, daß frühgeborene Lämmer nach Vorbehandlung der Mütter mit ACTH, Cortisol oder Dexamethason bei einer sonst normalen Schwangerschaftsdauer von 147 Tagen schon nach 118 Tagen überlebten. Damit war der entscheidende Durchbruch zur Behandlung einer unreifen fetalen Lunge bei Risikograviditäten oder Frühgeburten geschaffen. Die Untersuchungen von GLUCK (11) und FARRELL (5) sicherten die Zusammenhänge der Wirkungsweise von Steroiden auf die pulmonale Phospholipidsynthese. Wir wissen heute, daß Lecithin in der fetalen Lunge von Säugern und wahrscheinlich auch beim Menschen auf zwei verschiedenen Synthesewegen entstehen kann (Abb. 10).

Die Wirksamkeit einer Glucocorticoidbehandlung der Schwangeren bei drohender Frühgeburt zur Vermeidung eines RDS konnte in zahlreichen Untersuchungen inzwischen bestätigt werden. Am eigenen Patientengut meiner Klinik konnten wir 1975 (48) durch eine zweimalige Injektion von 1,5 ml Celestan-Depot i. m. im Abstand von 24 h bei 106 Kindern mit drohender Frühgeburt eine statistisch signifikante Reduzierung der RDS-Erkrankungen nachweisen (Tab. 5). Verglichen mit einem Kontrollkollektiv ohne Corticoidbehandlung konnte in der Gruppe von 102 Schwangeren mit 106 Kindern (4mal Gemini) nur noch 2 Neonaten mit einem RDS und einem Todesfall infolge eines schweren Hydrops bei Rh-Erythroblastose beobachtet werden. Dagegen erkrankten im Kontrollkollektiv von 109 Schwangeren mit 116 Kindern (7mal Gemini) 14 Kinder an einem RDS, wovon 11 Neugeborene infolge des Atemnotsyndroms noch verstorben waren.

Die von uns wie von anderen Autoren anfänglich durchgeführte prophylaktische Behandlung mit Celestan-Depot (4,5 mg Betametasonacetat und 6 mg Betametason-Dinatriumphosphat) wird inzwischen aufgrund einer Empfehlung von HALBERSTADT u. Mitarb. (12) besser durch kurzwirk-

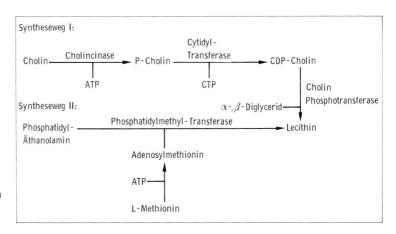

Abb. 10 Zwei verschiedene Wege zur Synthese von Lecithin (aus *Schwenzel* u. *Jung:* Gynäkologe 8 [1975] 198)

Tabelle 5 Die Häufigkeit des RDS im Betamethason-und Kontrollkollektiv bei unterschiedlichem Gestationsalter zum Zeitpunkt der Entbindung (nach *Schwenzel* u. *Jung*)

Gestationsalter zum Zeitpunkt der Geburt	Betamethasonkollektiv			Kontrollkollektiv		
	Anzahl der Kinder	RDS-Anzahl	%	Anzahl der Kinder	RDS-Anzahl	%
26.–32. SSW	2	1	50,0	7	7	100,0
33.–37. SSW	21	1	4,8	17	7	41,2
38. SSW und darüber	83	–	–	92	–	–
insgesamt	106	2	1,9	116	14	12,1

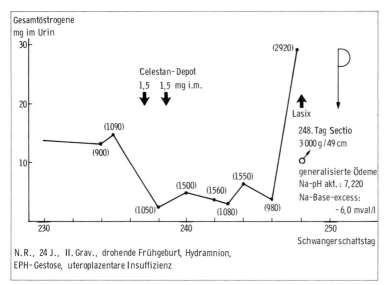

Abb. 11 Abfall der Gesamtöstrogene nach Injektion von 2 × 1,5 ml Celestan-Depot (nach *Jung:* Tagung der Deutschen Gesellschaft f. Gynäkologie u. Geburtshilfe, Wiesbaden 1974)

same Corticoide wie Decortilen ersetzt, um die gelegentlich durch Celestan-Depot beobachteten starken Wassereinlagerungen, besonders in der Kombination mit Betamimetika mit Einzelfällen von Lungenödemen, zu vermeiden. In Anlehnung an die Empfehlung von HALBERSTADT u. Mitarb. verwenden wir zur Zeit zur präpartalen Reifebehandlung der Lunge an 3 aufeinanderfolgenden Tagen 60 mg Decortilen i. v. Die Dauer der Wirksamkeit einer solchen prophylaktischen Corticoidbehandlung wird zur Zeit in der Literatur auf 10 bis 14 Tage angegeben. Aus Sicherheitsgründen empfiehlt sich nach 10 Tagen ab der 3. Corticoidinjektion die Wiederholung des Behandlungszyklus.

Unter den Nebenwirkungen ist besonders der Abfall der Gesamtöstrogene im 24-h-Urin hervorzuheben. Nach eigenen Erfahrungen (Abb. 11) liegt der Tiefpunkt der Östrogenabfälle durchschnittlich bei 46% des Ausgangswertes vor der Glucocorticoidbehandlung. Nachher stiegen die Östrogene wieder an, erreichten im allgemeinen 5 Tage später das Ausgangsniveau und sind für die Beurteilung der fetoplazentaren Einheit wieder zu verwerten. Erste Studien mit dem Bromhexine-Derivat-Metabolit VIII zur Verbesserung der kindlichen Lungenreife bei drohender Frühgeburt, haben bisher zu keinem positiven Ergebnis geführt.

Zur Diagnostik und Beurteilung der fetalen Lungenreife aus dem Fruchtwasser dienen im Augenblick verschiedene Methoden, wie die Bestimmung von Lecithin allein oder die Bestimmung des Lecithin-Sphingomyelin-Quotienten (L/S-Ratio) sowie die Messung ausreichender Surfactant-Bildung mit dem Schütteltest nach CLEMENTS.

Für die klinische Routine ist heute eine ausreichende Lungenreifung anzunehmen, wenn der Clements-Test sicher positiv ausfällt. Ein Verdacht auf Unreife der fetalen Lunge ist dann gegeben, wenn der Clements-Schaumtest noch negativ oder wenn die L/S-Ratio > 2 ist. Die quantitative Lecithinbestimmung scheint keinen Vorteil gegenüber der Bestimmung der L/S-Ratio zu besitzen.

Die Behandlung der drohenden Frühgeburt durch Wehenhemmung

Die Entwicklung moderner betaadrenergischer Substanzen gibt uns eine noch vor 10 Jahren kaum denkbare Möglichkeit, die vorzeitige Wehentätigkeit des Uterus bei der drohenden Frühgeburt zuverlässig zu hemmen. Betamimetika sind daher heute in der Therapie zur Wehenhemmung in der Geburtshilfe unentbehrlich geworden. Über ihren Wirkungsmechanismus ist vieles, wenn auch noch nicht alles, bekannt. Die glatte Muskelzelle des Uterus regelt ihre Funktion durch Übertragersubstanzen, die an den sog. Alpha- und Betarezeptoren angreifen (Abb. 12). Eine Stimulation der Alpharezeptoren durch Substanzen wie Noradrenalin führt zur Kontraktion der Muskelfaser. Alphablocker können diesen Vorgang aufheben. Sie sind jedoch in der praktischen Therapie bisher beim Menschen kaum anwendbar. Dagegen vermag eine betastimulierende Substanz über die Betarezeptoren die Muskelfaser ruhigzustellen. Die Alpha- und Betarezeptoren sind grundsätzlich heute noch theoretische Modellvorstellungen. Die den „Rezeptoren" zugeordneten Übertragersubstanzen sind jedoch bekannt.

Das Noradrenalin greift als vegetativer Transmitter der sympathischen Nervenendungen am Alpharezeptor der glatten Muskelfaser an und führt durch eine Stimulation zur Kontraktion der Faser. Adrenalin hat dagegen eine überwiegende Affinität zu den Betarezeptoren und vermag durch ihre Stimulation eine Hemmung der glatten Muskulatur zu erreichen.

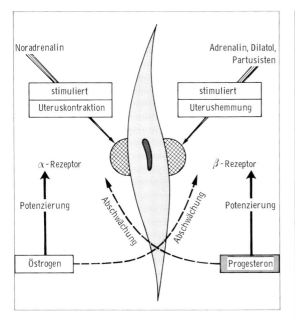

Abb. 12 Modell der Alpha- u. Betarezeptoren unter spezifischen Überträgersubstanzen für die Rezeptoren unter Berücksichtigung der Modifizierung der β-Stimulatorenwirkung durch Östrogen und Progesteron (aus *Jung:* Gynäkologe 8 [1975] 176

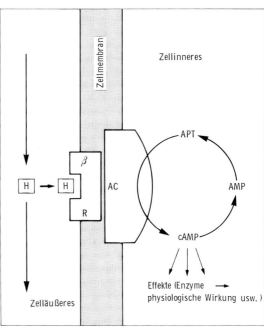

Abb. 13 Schematische Darstellung der Wirkungskette bei betaadrenerger Stimulierung (aus *Weidinger* u. *Wiest:* Z. Geburtsh. Perinat. 177 [1973] 238)

Andererseits vermögen Betarezeptorenblocker rein theoretisch wieder eine Aktivierung der glatten Muskelfaser auszulösen. Neuere Untersuchungen haben ergeben (25, 26, 28), daß dies grundsätzlich auch für den Uterus anwendbare Überträgersystem variiert werden muß, da eine Veränderung der Stellwirkung der Rezeptoren durch Östrogene und Progesteron erfolgt (s. Abb. 12). Es ist gesichert, daß die Wirkung der Alpharezeptorenüberträger und die Empfindlichkeit der Alpharezeptoren durch Östrogendominanz am Uterus gesteigert wird. Dagegen wird die Empfindlichkeit der Betastimulatoren und der Betarezeptoren durch Progesteron erhöht. Beide Hormone führen gleichzeitig zu einer Abschwächung der entgegengesetzten Rezeptorenwirkung.

Am Uterus überwiegen β_2-Rezeptoren. Wie die einzelnen Effekte zustande kommen, ist noch weitgehend ungeklärt. Es gilt jedoch als sicher, daß die betaadrenergischen Rezeptoren in enger Beziehung zur Adenylcyclase stehen (51, 52). Nur eine bestimmte Substanz kann mit einem bestimmten Rezeptor in Wechselwirkung treten. Die Stimulierung der Betarezeptoren führt zu einem Anstieg von Cyclic-Adenosin-3,5-Monophosphat (cAMP), das die weiteren hormonspezifischen intrazellulären Reaktionen auslöst (Abb. 13). Die durch betamimetische Substanzen ausgelöste Relaxation des Myometriums scheint durch cAMP zustande zu kommen (52). Isoproprerenol ruft am isolierten Rattenuterus eine Erhöhung des intrazellulären cAMP-Spiegels hervor. Dieser Anstieg erfolgt mindestens so schnell wie die Relaxation. Die relaxierende Wirkung verschiedener Sympathikomimetika entspricht demnach dem jeweiligen Anstieg von cAMP.

Betamimetika haben neben dem Einfluß über die Adenylcyclase eine Wirkung auf die elektrische Aktivität des Uterus über die Zellmembran (40). Sie bewirken außerdem eine Wassereinlagerung und Stickstoffanreicherung in der Lunge im Tierexperiment. Diese Effekte werden durch Cortisonderivate vermehrt und sind bei der Kombinationstherapie von Betamimetika und Cortisonderivaten zur Behandlung der kindlichen Lungenreife zu beachten. Ein wichtiger Immunprozeß, der bei Frühgeburten früher durchlaufen wird als in der Normalschwangerschaft, wird durch Betamimetika nicht ungünstig beeinflußt (53). Für die Therapie mit Betamimetika bei der drohenden Frühgeburt, auch in Kombination mit einer Plazentainsuffizienz, ist es wichtig zu wissen, daß betaadrenergische Substanzen die Plazentadurchblutung verbessern. Gleichzeitig wird neben dem mütterlichen Minutenvolumen der periphere Widerstand und der arteriale Mitteldruck beeinflußt (33). Die Veränderungen sind in unteren und mittleren Konzentrationen dosisabhängig. Die unter der Behandlung mit Betamimetika bekannte Abnahme der Östrogenausscheidung im 24-h-Urin ist in ihrem Mechanismus noch nicht befriedigend geklärt. Wir wissen aber, daß die endokrinen Parameter sich

nach wenigen Tagen wieder normalisieren und 4 Tage nach Beginn der betamemetischen Behandlung wieder zu verwerten sind (8).
Betaadrenergika wirken jedoch nicht nur an der glatten Muskulatur des Uterus, sondern allgemein an glattmuskulären Organen wie Herz, Darm, Blase und andere. Diese Kenntnis macht es notwendig, Substanzen zu suchen, die eine gute tokolytische Wirkung besitzen und gleichzeitig möglichst wenige uterusunspezifische Nebenwirkungen erwarten lassen. Verbindungen wie Isoxuprine, Dilatol oder Duvadilan waren neben einer mäßig tokolytischen Wirksamkeit stark herz- und kreislaufaktiv, so daß sie für eine breite klinische Anwendung und Dauertherapie weniger empfohlen werden konnten. Die inzwischen im deutschsprachigen Raum stark verbreiteten Verbindungen wie Fenoterol (Partusisten) und Ritodrine (Pre-par) erfüllen die Forderungen einer genügenden therapeutischen Breite besser. Unsere besonders zahlreichen und guten Erfahrungen mit Partusisten in Deutschland verschaffen uns heute eine bessere Übersicht beim Abwägen des therapeutischen Nutzens gegenüber den Gefahrenmomenten aus Nebenwirkungen.
In den letzten Jahren haben die Beobachtungen von Einzelfällen eines Lungenödems unter der Behandlung mit Betamimetika – besonders in der Kombination mit Cortisonderivaten – und tierexperimentelle Erfahrungen besonders der Arbeitsgruppe um JANKE (27) unsere Aufmerksamkeit auf die Nebenwirkungen bei der klinischen Anwendung und Dauertherapie gelenkt. Dazu kommen Hinweise aus der Arbeitsgruppe von SCHUHMANN u. HALBERSTADT (47) sowie HILTMANN u. Mitarb. (15), die mittels der Impedance-Kardiotokographie klinisch objektivierbare Veränderungen unter einer betamimetischen Dauerbehandlung befürchten ließen. Es ist aber wichtig, bei der klinischen Anwendung der Betamimetika die zellulären Wirkungen und die kardiotoxischen Effekte bei Überdosierungen zu kennen (Tab. 6 u. 7). Diese Nebenwirkungen sollen durch Corticoide, Calciumsalze, Kalium- oder Magnesiummangel und Vitamin D_3 potenziert werden. Eine Verminderung des kardiotoxischen Risikos wird durch Calciumantagonisten und Kaliumsubstitution erwartet (27; Tab. 8). Eine Untersuchung möglicher Nebeneffekte und Gefahren der Betamimetikabehandlung für das Kind ist nicht ohne die Berücksichtigung der allgemein kardiotoxischen und anderer Kreislaufwirkungen möglich. Es ist heute gesichert, daß die Betamimetika diaplazentar auf das Kind übergehen. Es ist daher natürlich, daß die Wirkung auf das Kind und eine mögliche Gefahr, insbesondere bei Langzeitbehandlung, aus der indirekten Abhängigkeit der fetoplazentaren Einheit des Kindes von mütterlichen Nebeneffekten, und von direkten Effekten auf den Fetus erwartet werden müssen. Was an kardiotoxischen Nebenwirkungen für die

Tabelle 6 Zelluläre Wirkung der Betamimetika bei Überdosierung (nach *Jung*)

1. Steigerung des transmembranären Ca^{++}-Einstroms
2. Ca^{++}-Überlagerung des Faserinnern
3. Exzessive Aktivierung Ca^{++}-abhängiger ATP-ase
4. Schädigung der Mitochondrien
5. Defizit an energiereichem Phosphat
6. Myokardnekrose

Tabelle 7 Kardiotoxische Effekte der Betamimetika (nach *Jung*)

Tachykardie
Dysrhythmien
Stenokardie
Morphologisch: Kardiomegalie
　　　　　　　　Myokardnekrose

Tabelle 8 Potenzierung und Verminderung der kardiotoxischen Effekte von Betaadrenergika (nach *Jung*)

Potenzierung durch:	Corticoide
	Ca^{++}-Salze
	K^+- oder Mg^{++}-Mangel
	Vitamin D_3
Verminderung durch:	Ca^{++}-Antagonisten
	K^+-Substitution

Tabelle 9 Wirkung der Betamimetika am Feten

1. Indirekte Wirkung über mütterliche Herz-Kreislauf- und Stoffwechselparameter
2. Direkte Einwirkung auf fetale Betarezeptoren
   Mäßige Tachykardie
   Erhöhtes HZV
   Stenokardie am hypoxisch vorgeschädigten Herzen?
3. Keine Änderung der Oszillation
4. Keine Änderung am fetalen EKG

Tabelle 10 Übersicht der internistischen kardialen Grunderkrankungen, die besondere Vorsicht bei der Anwendung von Betaadrenergika erfordern (nach *Meyer*)

Thyreotoxikose	Paroxysmale Tachykardie
Hypokaliämie	Wolff-Parkinson-White-(WPW-)
	Syndrom
Myokarditis	Lown-Ganong-Levine-(LGL-)
	Syndrom
Miltralvitien	
Schwere	Vorhofflattern
Aortenstenose	Ventrikuläre Extrasystolie
Obstruktive	
Myokardiopathie	Ventrikuläre Tachykardie
	(AV-Blockierungen)

mütterlichen Herz-Kreislauf-Parameter bekannt ist, sollte zumindest theoretisch auch beim Kind berücksichtigt werden (Tab. 9). Wir müssen jedoch bei der Abwägung aller Risiken, die tierexperimentelle Ergebnisse aufgezeigt haben, berücksichtigen, daß die von FLECKENSTEIN u. Mitarb. (7a) gefundenen kardiotoxischen Effekte in vitro am Rattenherzen bei Dosierungen von Betamimetika beobachtet wurden, die bis zum Tausendfachen über der Konzentration liegen, die wir in der tokolytischen Behandlung als klinisch vertretbar ansehen. Die zu diesem Thema 1977 in Wiesbaden geführte sehr eingehende Diskussion auf dem II. Symposion über Partusisten (JUNG u. FRIEDRICH [27]) führte besonders unter dem Hinweis internistischer Fachreferenten zu der Erkenntnis, daß die vom Fleckensteinschen Arbeitskreis unter pharmakologischer Überdosierung provozierten tierexperimentellen Ergebnisse in der klinischen Praxis unter dem Gesichtspunkt einer kritischen Analyse betrachtet werden müssen (38). Die von verschiedenen Arbeitsgruppen durchgeführten Untersuchungen an EKG-Veränderungen unter einer Langzeittokolyse führten zu den übereinstimmenden Ergebnissen, daß leichte passagere EKG-Veränderungen bei der Einleitung einer tokolytischen Therapie mit Betamimetika an Herzgesunden dosisabhängig sind und spontan selbst bei Fortsetzung der Therapie nach 48 Stunden rückbildungsfähig sind (7). Im Bereich einer Normaldosierung, deren obere Grenze 3,0 µg/min nicht überschreiten soll, sind daher Betamimetika für die Akut- u. Dauerbehandlungen beim Herzgesunden ungefährlich.

MEYER (38) empfiehlt jedoch grundsätzliche Vorsicht bei der tokolytischen Therapie mit Betamimetika bei verschiedenen internistischen Grunderkrankungen (Tab. 10). Die Gesamtheit des aktuellen Wissensstandes über Nebenwirkungen bei der Dauertherapie mit Betamimetika bei der drohenden Frühgeburt und anderer Indikationen führen jedoch zu der allgemeinen Forderung, daß vor dem Beginn einer solchen Therapie grundsätzlich eine EKG-Untersuchung erforderlich ist (JUNG [21], MEYER [38]). Die Frage, ob durch die von FLECKENSTEIN u. JANKE sowie aus dem Arbeitskreis um WEIDINGER (52) geforderte Zusatzbehandlung mit dem Calciumantagonisten Verapamil (Isoptin) eine kardioprotektive Wirkung gegenüber den unerwünschten Nebeneffekten an Herz-Kreislauf-Parametern sinnvoll ist, kann z. Zt. noch nicht entschieden werden. Die Teilnehmer am II. Symposion über Partusisten 1977 in Wiesbaden, die über dieses Problem intensiv und eingehend diskutiert haben, kamen zu dem Ergebnis: Es gibt im Augenblick keinen verbindlichen Hinweis, daß die Zusatztherapie mit Verapamil bei der Behandlung mit Betamimetika schädlich sei, aber auch keinen eindeutigen und uneingeschränkten Beweis, daß sie als vorteilhaft zu empfehlen ist. Der Vorteil einer tokolytischen wehenhemmenden Therapie mit Betamimetika bei der drohenden Frühgeburt ist heute unbestritten, wenn auch Erfolgs- und Vergleichsstatistiken unter den gegebenen Schwierigkeiten problematisch sind, da es sich im allgemeinen um retrospektive Studien handelt. Ein weiterer Faktor, der die Erfolgsstatistik in der Beurteilung schwierig macht, ist in der Verschiebung der kindlichen Gewichtsgruppe nach oben zu sehen, wodurch die Überlebenschance der Kinder verbessert wird (28). Beachtenswert ist eine Mitteilung von KOEPCKE u. SEIDENSCHNUR (31), wonach unter einer tokolytischen Therapie in einem 5-Jahreszeitraum der Anteil der pränatal-dystrophen Frühgeborenen von 22,5 auf 37,6% zugenommen habe. KLÖCK u. CHANTRAINE (28) konnten in einer Studie von 260 Patientinnen mit drohender Frühgeburt unter der Behandlung mit Partusisten 60,4% der Fälle an den Endtermin bringen. Bei intaktem Amnion konnten sogar 73,4% aller Patientinnen den Endtermin erreichen. 77% der Kinder erreichten ein Gewicht von über 2500 g. Die Mißbildungsfrequenz betrug in diesem Kollektiv 2,6% (28).

Besonders aufschlußreich ist eine Analyse der überlebenden Kinder hinsichtlich des SGA-Anteils. Bei den am Endtermin geborenen Kindern nach Behandlung einer drohenden Frühgeburt betrug der Anteil der SGA-Kinder 5,8%. Die Gruppe der Kinder, die vor dem Endtermin zur Welt kamen und überlebten, enthielt 18,4% mit einem Gewicht unter der 10. Perzentile nach Lubschenko. Dieser signifikant höhere Anteil der vor dem Endtermin geborenen untergewichtigen Kinder unterstreicht noch einmal den eingangs erwähnten Hinweis, daß die drohende Frühgeburt in einem relativ hohen Prozentsatz mit einer uterofetoplazentaren Insuffizienz, also mit einer nutritiven plazentaren Mangelversorgung einhergeht. Neben der rein wehenhemmenden Wirksamkeit einer betamimetischen Behandlung bei der drohenden Frühgeburt ist daher eine positive Nebenwirkung der Betamimetika bei der Behandlung der Frühgeburt zu berücksichtigen. Aus einer ganzen Reihe von Untersuchungen, aus denen ich die Ergebnisse der Arbeitsgruppe von KÜNZEL (33) und der Arbeitsgruppe um WEIDINGER u. WIEST (52) hervorheben möchte, ist bekannt, daß die Betamimetika die uterine Durchblutung und dadurch die Versorgung der fetoplazentaren Einheit verbessern. Dieser Gesichtspunkt wird heute im Hinblick auf die Kombination eines hohen Prozentsatzes mit Plazentainsuffizienz bei vorzeitiger Wehentätigkeit noch zu wenig berücksichtigt. Obwohl auf der einen Seite durch den diaplazentaren Übergang der Betamimetika auf den Feten auch Stoffwechselnebenreaktionen wie fetale Glykogenolyse, Übergang von Glucose, Lactat und Pyruvat, fetale Lypolyse, erhöhte Insulinsekretion zu berücksichtigen sind, gehört die Erwartung einer verbesserten Sauerstoffversorgung gerade bei der Plazentainsuffizienz mit zu den wichtigen Nebenwirkungen dieser Therapie. LIEDTKE u. Mitarb. (35) ist es gelungen, durch eine kontinuierliche Langzeitmessung der Sauerstoffspannung beim Kind transkutan unter der Geburt zu beweisen, daß eine durch die Wehentätigkeit reduzierte pO_2-Spannung bei Gabe von Partusisten spontan verbessert wird. Die passagere betamimetische Ruhigstellung des Uterus gehört daher auch heute unter der Geburt beim Auftreten akuter Gefahrenmomente für den Feten zu den wichtigsten Maßnahmen der „intrauterinen Reanimation".

Geburtsleitung und postnatale Versorgung des frühgeborenen Kindes

Das frühgeborene Kind ist aufgrund seiner erhöhten Anfälligkeit und geringeren Belastbarkeit unter der Geburt besonders gefährdet. Man wird daher grundsätzlich die Überlebenschance einer Frühgeburt im Hinblick auf seine Reife bei der Wahl der einzuschlagenden Entbindungsmethode von Fall zu Fall abwägen müssen. Bei der Beckenendlage wird die Frühgeburtlichkeit bei der Entscheidung zum Entbindungsverfahren grundsätzlich stark in Richtung einer Sectioentbindung führen (32). In unserem eigenen Patientengut ist die Sectiofrequenz an meiner Klinik seit 1968 von 6 auf 10% angestiegen. Im Kollektiv der mit Partusisten behandelten Frühgeburten betrug die Sectiofrequenz 12,7% bei den am Endtermin geborenen Kindern, und 16,5% bei den vor der 39. SSW geborenen Kindern. Entsprechend war der Anteil der vaginaloperativen Geburten deutlich geringer (28).

Bei der Entscheidung, ob vaginale oder Sectioentbindung sind die Erfahrungen zu berücksichtigen, die aus einer englischen Studie besonders eindrucksvoll hervorgehen (4). Danach erkranken frühgeborene Kinder 2mal häufiger an einem RDS nach einer Sectioentbindung als Frühgeborene nach einer vaginalen Entbindung. Die Mortalitätsrate ist sogar 3mal so hoch. Man wird daher grundsätzlich eine schonende Vaginalentbindung nach Möglichkeit einer Sectioentbindung vorziehen, soweit der Entbindungszeitpunkt noch in dem Zeitraum einer drohenden fetalen Atemnotstörung postpartal zu erwarten ist. Die Entscheidung wird selbstverständlich bei einer optimalen kardiotokographischen Überwachung sub partu jederzeit revidiert werden müssen. Beim Auftreten der geringsten Zeichen einer intrapartalen Belastung des Kindes sollte man sich zur Sectio entscheiden. Bei vaginal-operativen Entbindungen ist heute die Zangenextraktion der Vakuumextraktion bei der Frühgeburt aufgrund der erhöhten Vulnerabilität des kindlichen Kopfes eines Frühgeborenen vorzuziehen.

Die Abnabelung soll möglichst spät erfolgen. Die Kinder werden in Höhe der Mütter gelagert und sofort gründlich zuerst aus dem Mund-Rachen-Raum, dann aus dem Nasenraum abgesaugt. Die späte Abnabelung dient einer ausreichenden plazentaren Transfusion, die für das frühgeborene Kind durch Verbesserung des intravasalen Volumens die Eröffnung der Lungenstrombahn und die pulmonale Perfusion begünstigt.

Eine sehr kritische Situation für das frühgeborene Kind ist unmittelbar post partum zu überstehen. Die Frühgeburt benötigt aufgrund ihrer besonderen Empfindlichkeit aus Gründen der Unreife gegenüber der extrauterinen Umwelt besonders intensive Betreuung (43). Strukturelle und funktionelle Besonderheiten der Frühgeborenenlunge haben folgende Konsequenzen: Aus anatomischen Gründen kann sowohl vom Kind als auch von seiten des für die Beatmung oft notwendigen Reanimators ein höherer Entfaltungsdruck bei Atmungsbeginn benötigt werden, aber auch die Gefahr einer Ruptur der Lunge beinhalten.

Wegen der Kollapsneigung der Alveolen ist Sog zu vermeiden; vielmehr kann zur Erhaltung entfalteter Alveolen vorübergehend konstanter Blähdruck in den Atemwegen erforderlich sein, umso früher, je unreifer das Kind (43). Außerdem neigen Frühgeborene bekanntlich zu Unterkühlung, wogegen durch entsprechende organisatorische prophylaktische Maßnahmen zu sorgen ist. Bei dem Substratmangel eines frühgeborenen SGA-Kindes stehen die geringen Glykogen- und Fettvorräte im Vordergrund. Sauerstoffmangel kann jedoch gravierend hinzukommen. Die nutritiven Reserven sind vor der 30. Woche so gering, daß der Bedarf nur für 3 Tage gedeckt ist. Ohne sofortige Zufuhr von wenigstens 30 kcal/kg/die wird der Sauerstoffmangel so katabol, daß er den Anforderungen extrauteriner Anpassung nicht gewachsen ist. Die hochkalorische Ernährung des Frühgeborenen ist daher ein wichtiges Anliegen der modernen Pädiatrie. Geburtshelfer und Pädiater müssen in Zukunft zur Bewältigung der speziellen postpartalen Probleme der Frühgeburt besonders eng zusammenarbeiten. Schon die Spontangeburt eines reifen, unauffälligen Kindes am Ende der Tragzeit stellt eine Geburtsbelastung, wenn nicht sogar ein „Trauma" dar, das eigentlich im gleichen Maße wie eine Operation bei Erwachsenen eine nachgehende Intensivbetreuung prophylaktisch schon beim gesunden Kind erforderlich machen müßte. Umso mehr ist die Frühgeburt im besonderen Maße geburtstraumatischen Einflüssen ausgesetzt und postpartal zu versorgen. Jedes frühgeborene Kind (auch jedes Kind über 2500 g Geburtsgewicht mit funktionellen Zeichen der Unreife) soll daher in eine postnatale Intensivbetreuung gebracht werden. Es ist von Vorteil, wenn solche Risikokinder nicht zu weit transportiert, sondern in unmittelbarer Nähe des Entbindungsortes einer Erstversorgung zugeführt werden könnten. Wir müssen daher in Zukunft bei der Planung von neuen Entbindungsabteilungen in Zusammenarbeit mit der Pädiatrie die Errichtung von gemeinsamen Neugeborenenintensiv- und -überwachungseinheiten in unmittelbarem Anschluß an den Kreißsaal anstreben. Der Vorteil einer solchen paranatalen Intensivbetreuung einer Frühgeburt wurde durch die Ergebnisse von PRODHOM u. Mitarb. (41) bewiesen. Die Autoren haben in den Vergleichsjahren 1961–1963 gegenüber den Jahren 1969–1971 bei Frühgeborenen unter einem Gewicht von 1500 g eine Steigerung der Überlebensrate von 36 auf 54% erreicht. Gleichzeitig konnte die Frequenz neurologischer Störungen im ersten Lebensjahr signifikant reduziert werden.

Nach unserer heutigen Vorstellung müßte eine solche Neugeborenen- und Frühgeboreneniintensivabteilung das Angebot folgender Funktionen und Ausstattung beinhalten:
1. Überwachungs- und Alarmgeräte für Puls, Blutdruck, Atmung, Temperatur, Sauerstoff, EKG,
2. Neugeborenenrespiratoren und Wiederbelebungsgeräte,
3. Couveusen und Wärmebetten,
4. Röntgendiagnostik der Lunge,
5. 24-h-Labordienst,
6. Infusions- und Absaugpumpen,
7. gemeinsames geburtshilflich-pädiatrisches Personal.

Es ist zu erwarten, daß auf diese Weise die Ergebnisse bei der Prophylaxe, Verhinderung und Behandlung der Frühgeburt in den nächsten Jahren wesentlich verbessert werden können. In einem optimal organisierten geburtshilflich-perinatalen Zentrum ist heute die perinatale Mortalität reifer Kinder praktisch gleich Null. Das Ziel unserer besonderen klinischen, wissenschaftlichen und organisatorischen Bemühungen muß daher in Zukunft auf die Überlebensqualität des Kindes gerichtet sein. Der Frühgeburt muß dabei besonders hohe Aufmerksamkeit geschenkt werden.

Literatur
1. Bolte, A.: Die perinatale Mortalität. Arch. Gynäk. 213 (1973) 307
2. Brand, I.: Postnatale Entwicklung von Früh-Mangelgeborenen. Gynäkologe 8 (1975) 219
3. Dornhöfer, W., K. H. Mosler: Prostaglandine und Beta-Stimulatoren. In: Th 1165a (Partusisten) bei der Behandlung in der Geburtshilfe und Perinatologie, hrsg. von H. Jung, F.-K. Klöck. Thieme, Stuttgart 1975
4. Dunn, P. M.: Der Kaiserschnitt und die Vermeidung des Respiratory Distress Syndrome. Z. Geburtsh. Perinat. 176 (1972) 421
5. Farrell, P. M.: Regulation of pulmonary lecithin synthesis. In: Respiratory Distress Syndrome. Academic Press, New York 1973
6. Fendel, H., H. Jung, A. Renoldi: Ergebnisse mit einer neuen Methode zur Objektivierung der Rheobase-Messung bei normaler Schwangerschaft und bedrohter Frühgeburt. Z. Geburtsh. Perinat. 181 (1977) 396
7. Fendel, H., H. P. Closs, J. Meyer, H. Jung: Einflüsse einer Akutbehandlung mit Fenoterol auf das mütterl. EKG u. ihre klinische Bewertung. In: Fenoterol (Partusisten®) bei der Behandlung in der Geburtshilfe u. Perinatologie, hrsg. von H. Jung, E. Friedrich. Thieme, Stuttgart 1978
8. Friedrich, E., A. Etzrodt: Veränderungen endokrinologischer Parameter unter Lungenreifebehandlung und Tokolyse. In: Fenoterol (Partusisten®) bei der Behandlung in der Geburtshilfe u. Perinatologie, hrsg. von H. Jung, E. Friedrich. Thieme, Stuttgart 1978
9. Fuchs, F.: Hormonbehandlung bei drohendem Abort u. drohender Frühgeburt. Ugeskr Laeg. 125 (1963) 1383
10. Fuchs, F., A. R. Fuchs, V. F. Poblet, A. Risk: Effect of alcohol on threatened premature labor. Amer. J. Obstet. Gynec. 99 (1967) 627
11. Gluck, L., M. Sribney, M. V. Kulovich: The biochemical development of surface actifity in mammalian lung. Pediat. Res. 1 (1967) 247
12. Halberstadt, E., R. Gerner, R. Schuhmann: Der Einfluß von Fenoterol auf die Lecithin-Synthese der fetalen Lunge. In: Fenoterol (Partusisten®) bei der Behandlung in der Geburtshilfe u. Perinatologie, hrsg. von H. Jung, E. Friedrich. Thieme, Stuttgart 1978
13. Herms, V., F. Kubli: Psychosomatische Aspekte von Schwangerschaft, Geburt und Wochenbett. Z. Geburtsh. Perinat. 182 (1978) 1
14. Hickl, E. J., F. J. Brunnberg: Hamburger Prostaglandin-Gespräche November 1973
15. Hiltmann, W. D., W. Wiest, C. Gumbrecht, H. Weidinger, R. Pohl, R. Ruffmann: Das Verhalten des maternalen kardiovaskulären Systems unter Tokolyse. In: Fenoterol (Partusisten®) bei der Behandlung in der Geburtshilfe u. Perinatologie, hrsg. von H. Jung, E. Friedrich. Thieme, Stuttgart 1978
16. Hohlweg-Majert, P., S. Kauert: Die Frühgeburt nach der Entbindung, Morbidität u. Mortalität. Z. Geburtsh. Perinat. 179 (1975) 267
17. Jung, H.: Zur Physiologie und Klinik der hormonalen Uterusregulation. Karger, Basel 1965
18. Jung, H.: Ein myogener Hemmstoff des menschlichen Uterus. Arch. Gynäk. 203 (1966) 297
19. Jung, H.: Die Frühgeburt. Referat anläßlich der Sitzung der Deutschen Gesellschaft f. Gynäkologie u. Geburtshilfe 1974 in Wiesbaden. Arch. Gynäk. 219 (1975) 299
20. Jung, H.: Die Frühgeburt. Gynäkologe 8 (1975) 176
21. Jung, H., E. Friedrich: Fenoterol (Partusisten®) bei der Behandlung in der Geburtshilfe u. Perinatologie. Thieme, Stuttgart 1978
22. Jung, H., F. K. Klöck: Weitere Ergebnisse über einen myogenen Hemmstoff des menschlichen Uterus. Gynaecologia (Basel) 167 (1969) 28
23. Jung, H., S. Mülbert: Neuromuskuläre Erregbarkeit, Wehentätigkeit und Geburtsbeginn. Geburtsh. u. Frauenheilk. 29 (1969) 231
24. Jung, H., W. Schwenzel: Untersuchungen zur Genese der Frühgeburt durch Rheobase-Messungen. In: Perinate Medizin, Bd. IV, hrsg. von J. W. Dudenhausen, E. Saling. Thieme, Stuttgart 1973 (S. 355)
25. Jung, H., F. K. Klöck, H. Chantraine: Die Behandlung der drohenden Fehlgeburt mit Th 1165a (Partusisten). In: Th 1165a (Partusisten) bei der Behandlung in der Geburtshilfe und Perinatologie, hrsg. von H. Jung, F. K. Klöck. Thieme, Stuttgart 1975
26. Jung, H., P. Abramowski, F. K. Klöck, W. Schwenzel: Zur Wirkung α- u. β-adrenergischer Substanzen am menschlichen Uterus u. Nebenwirkungen auf Mutter u. Kind. Geburtsh. u. Frauenheilk. 31 (1971) 11
27. Janke, J.: Zur Physiologie u. Pharmakologie der Herz-Kreislauf-Wirkung durch Beta-Mimetika. In: Fenoterol (Partusisten®) bei der Behandlung in der Geburtshilfe u. Perinatologie, hrsg. von H. Jung, E. Friedrich. Thieme, Stuttgart 1978
28. Klöck, F. K., H. Chantraine: Möglichkeiten der Behandlung einer drohenden Frühgeburt. Gynäkologe 8 (1975) 206
29. Klöck, F. K., H. Jung: In vitro release of prostaglandins from the human myometrium under the influence of stretching. Amer. J. Obstet. Gynec. 115 (1973) 1066

30 Koenig, U. D.: Proliferative Gefäßveränderungen der kindlichen Placentargefäße und ihre Bedeutung zur Placenta-Insuffizienz und Frühgeburt. Z. Geburtsh. Perinat. 176 (1972) 356
31 Koepcke, E., G. Seidenschnur: Die Beeinflußbarkeit der Frühgeburtenrate durch Wehenhemmer. Geburtsh. u. Frauenheilk. 34 (1974) 257
32 Kubli, F., H. Rüttgers, M. Meyer-Menk: Die fetale Acidosegefährdung bei vaginaler Geburt aus Beckenendlage. Z. Geburtsh. Perinat. 179 (1950) 1
33 Künzel, W.: Der Einfluß von Partusisten® (Th 1165a) auf fetale u. placentare Parameter. In: Th 1165a (Partusisten®) bei der Behandlung in der Geburtshilfe u. Perinatologie, hrsg. von H. Jung, F.-K. Klöck. Thieme, Stuttgart 1975
34 Lau, H.: Frühgeburt, Frühreife, Unreife. In: Klinik der Frauenheilkunde u. Geburtshilfe, Bd. I, hrsg. von A. Schwalm, G. Döderlein. Urban & Schwarzenberg, München 1973 (S. 415)
35 Liedtke, B., H. Fendel, J. Janik: Kontinuierliche Sauerstoffmessung beim Feten sub partu unter der tokolytischen Behandlung mit Fenoterol. In: Fenoterol (Partusisten®) bei der Behandlung in der Geburtshilfe u. Perinatologie, hrsg. von H. Jung, E. Friedrich. Thieme, Stuttgart 1978
36 Liggins, G. C.: Premature delivery of foetal lambs infused with glucocorticoids. J. Endocr. 45 (1969) 515
37 Meyer, J.: Kardiale Nebenwirkungen der Beta-Adrenergika. In: Fenoterol (Partusisten®) bei der Behandlung in der Geburtshilfe u. Perinatologie, hrsg. von H. Jung, E. Friedrich. Thieme, Stuttgart 1978
38 Mosler, K. H.: The dynamics of uterine muscle. Bibl. Gynaec. (Basel) 48 (1968)
39 Mosler, K. H.: Die klinische Anwendung des Tokolytikums Th 1165a. In: Th 1165a (Partusisten) bei der Behandlung in der Geburtshilfe u. Perinatologie, hrsg. von H. Jung, F.-K. Klöck. Thieme, Stuttgart 1975
40 Mosler, K. H.: Angriffspunkte u. Wirkungsmechanismus der Beta-Mimetika im Vergleich mit Kalzium-Antagonisten. In: Fenoterol (Partusisten®) bei der Behandlung in der Geburtshilfe u. Perinatologie, hrsg. von H. Jung, E. Friedrich. Thieme, Stuttgart 1978
41 Prodhom, L. S., A. Callame, M. Steinhauer: Die Entwicklung von Kindern mit sehr niedrigem Geburtsgewicht. Z. Geburtsh. Perinat. 176 (1972) 474
42 Reichwein, D., M. Vogel: Formen und Häufigkeiten materno-placentarer Durchblutungsstörungen beim Neugeborenen unterschiedlicher Gewichts- und Reifeklassen. Z. Geburtsh. Perinat. 364 (1972) 176
43 Riegel, K.: Die Akutversorgung des Frühgeborenen. Gynäkologe 8 (1975) 215
44 Rudelstorfer, B., H. Kucera, R. Pavelka, E. Reinold: Erste Erfahrungen und Ergebnisse mit dem PDP-Programm nach Saling. Z. Geburtsh. Perinat. 180 (1976) 251
45 Saling, E.: Prämaturitäts- u. Dysmaturitäts-Präventionsprogramm (PDP-Programm). Z. Geburtsh. Perinat. 176 (1972) 70
46 Schenk, D. H. Rüttgers, B. Runnebaum, G. Müller, W. Werner, F. Kubli: Differentialdiagnose der Frühgeburt. Dtsch. Ärztebl. 37 (1975) 2535
47 Schuhmann, R., H. Halberstadt, R. Gerner: Änderungen von Kreislaufparametern unter tokolytischer Behandlung. In: Fenoterol (Partusisten®) bei der Behandlung in der Geburtshilfe u. Perinatologie, hrsg. von H. Jung, E. Friedrich. Thieme, Stuttgart 1978
48 Schwenzel, W., H. Jung: Pränatale Behandlungsmethoden zur Vermeidung eines Atemnotsyndroms bei frühgeborenen Kindern. Gynäkologe 8 (1975) 198
49 Semm, K.: The significance of oxytocinase in pregnancy and labour. In: Oxytocin, hrsg. von R. Caldeyro-Barcia, H. Heller. Pergamon Press, New York 1961
50 Usher, R. H., McLean, F. H.: zit. nach Brand (2)
51 Weidinger, H.: Neuere Modellvorstellungen zur Wirkung der Beta-Adrenergica am Uterus. In: Th 1165a (Partusisten®) bei der Behandlung in der Geburtshilfe und Perinatologie, hrsg. von H. Jung, F.-K. Klöck. Thieme, Stuttgart 1975
52 Weidinger, H., W. Wiest: Die Auswirkungen langdauernder Wehenhemmung mit Th 1165a u. Isoptin auf Herz-, Kreislauf-, Organ- u. Stoffwechselparameter der Mutter. Z. Geburtsh. Perinat. 177 (1973) 238
53 Wernicke, K., K. Schophow: Untersuchungen zur immunsupressiven Wirkung von Fenoterol unter Langzeittokolyse. In: Fenoterol (Partusisten®) bei der Behandlung in der Geburtshilfe und Perinatologie, hrsg. von H. Jung, F.-K. Klöck. Thieme, Stuttgart 1978

Die verlängerte Tragzeit

G. LAMBERTI

Kaum ein anderes geburtshilfliches Problem ist Gegenstand derart heftiger und kontroverser Diskussionen gewesen wie das „Übertragungsproblem", seit BALLANTYNE (12) an einigen exemplarischen Fällen den Zusammenhang zwischen langdauernder Schwangerschaft, typischem kindlichem Erscheinungsbild und erhöhtem perinatalem Risiko aufgewiesen hat. BALLANTYNE ist sich schon damals der sich aus seiner Entdeckung entwickelnden Schwierigkeiten bewußt gewesen, als er schrieb: „Das Übertragungsproblem (problem of postmaturity) hat viele Aspekte – einige wissenschaftliche und andere unwissenschaftliche, einige theoretischer Natur, andere von immenser praktischer Bedeutung: allen aber ist gemeinsam, daß vom Geburtshelfer ihre Lösung erwartet wird." Da zum jetzigen Zeitpunkt noch keineswegs alle mit der „Übertragung" verbundenen Fragen eine befriedigende Lösung gefunden haben und in der Vergangenheit vor allem die Unschärfe der Begriffe die Diskussion unnötig belastet hat, scheint eine definitorische Klarstellung zu Beginn dieser Darstellung nützlich und notwendig zu sein.

BALLANTYNE hatte noch sehr wohl zwischen dem Begriff „overripe" im Hinblick auf das Kind und „postmature" im Hinblick auf die Tragzeit unterschieden. Danach aber diente der Begriff der „Übertragung" (postmaturity) zur Beschreibung sowohl einer besonderen Länge der Tragzeit als auch der Überreife des Kindes oder der Kombination von beidem. Um in Zukunft weitere Irrtümer zu vermeiden, sollte daher der Ausdruck Übertragung nicht mehr angewendet werden.

Was das *Kind* anbelangt, so wird dessen auffälliges äußeres Erscheinungsbild am besten durch den Begriff *Überreife* (12, 205) bzw. *Dysmaturität* (220) bezeichnet.

Die Ursache für die Entwicklung eines Überreifesyndroms ist in einer Störung der Funktion der *Plazenta* zu sehen. Diese wird unter Berücksichtigung der kindlichen Symptomatik am besten mit dem Begriff *Plazentadysfunktionssyndrom* (55) belegt.

Das *Gestationsalter* stellt ein ätiologisches Moment dar für die Ausbildung der kindlichen Überreifesymptomatik infolge der „Überalterung" der Plazenta. Ausschließlich zur Beschreibung dieses zeitlichen Aspektes empfiehlt sich die Anwendung des Begriffes: *verlängerte Tragzeit* (Synonyma: Tragzeitüberschreitung, prolonged pregnancy, postterm pregnancy, postdatism) bzw. unter Bezug auf die Geburt der Begriff Geburt nach dem Termin (1) (Synonyma: Spätgeburt, Partus serotinus, postdate labor).

Die Interdependenz von kindlicher Überreife, Plazentadysfunktion und verlängerter Tragzeit ist aus klinischen, experimentellen und statistischen Beobachtungen zweifelsfrei erwiesen. Jedoch modulieren eine Vielzahl zusätzlicher Faktoren diese Interaktionen und haben dadurch einen beachtlichen und klinisch bedeutsamen Einfluß, vor allem im Hinblick auf eine Zunahme des perinatalen Risikos besonders für das Kind.

Definition und Häufigkeit der verlängerten Tragzeit

Aus der Glockenkurve der Häufigkeitsverteilung der Gestationsdauer ergibt sich keinerlei Hinweis darauf, daß es sich bei den Geburten nach dem Termin um eine eigene Population spezifischer Schwangerschaften von besonderer Länge handelt, vielmehr repräsentieren sie nur den oberen Extrembereich der Gesamtpopulation aller Schwangerschaften. Darum kann die Abgrenzung eines Bereiches normaler Tragzeit von dem der „verlängerten Tragzeit" nicht ausschließlich nach statistischen Parametern wie Wahrscheinlichkeits- oder Quantilengrenzwerten, sondern sinnvollerweise nur unter Berücksichtigung klinisch relevanter Kriterien erfolgen. Als ein solches hat sich der statistische Parameter der perinatalen Mortalität erwiesen, die bis vor kurzem einzige einigermaßen exakt faßbare Maßzahl zur Beschreibung des kindlichen Risikos. Die kindliche perinatale Mortalität erreicht am Endtermin ihren niedrigsten Wert und nimmt danach immer rascher zu (8, 11, 20, 26, 42, 48, 55, 56, 111, 115, 117, 163, 182, 219, 244; Abb. 1). Zwei Wochen nach dem Endtermin ist sie gegenüber ihrem Minimum bereits verdoppelt (Abb. 2). In gleicher Weise, wenn auch weniger präzise zahlenmäßig belegbar, läßt sich die Zunahme des kindlichen Risikos nach Überschreitung des Endtermins auch anhand von Daten zur Inzidenz eines Fetal Distress sub partu, der neonatalen Morbidität oder der Häufigkeit von Entwicklungsstörungen nachweisen. Vor allem die Zahlen zur perinatalen Mortalität hatten HOSEMANN (117, 118) zu seiner Empfehlung veranlaßt, „die Spanne zwischen dem 267. und dem 296. Tag post menstruationem, also die 4 Wochen um die durchschnittliche Amenorrhoe – 281,5 ± 14 Tage – als normale Schwangerschaftsdauer" zu bezeichnen. Da in der geburtshilflichen Alltagroutine die Tragzeit

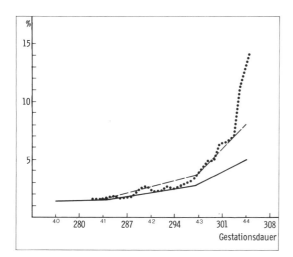

Abb. 1 Die perinatale Mortalität nach Überschreitung des Endtermins nach den Ergebnissen von *Bach* (– – –), *Bickenbach* (·····) sowie von *Butler* u. *Bonham* (———)

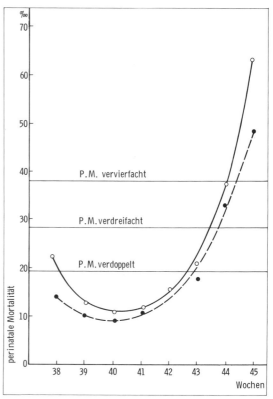

Abb. 2 Die Zunahme der perinatalen Mortalität (P.M.) mit dem Abstand zum Endtermin als Vielfaches des Minimalwertes bei weitgehend unbelasteter Schwangerschaft nach Ausschluß von Gestosen, Mißbildungen und geburtshilflichen Blutungen (———) bzw. nach Ausschluß nur der Gestosen (– – –) (nach *Browne* [42])

häufiger nach Wochen als nach Tagen angegeben wird, hat sich aus naheliegenden Gründen die Definition des Endtermins als des 280. Tages p. m. durchgesetzt. Entsprechend verschob sich die obere Grenze des Normalbereiches auf das Ende der laufenden 42. Woche, den 294. Tag p. m. Auf Empfehlung der WHO gilt seit neuestem folgende Definition der verlängerten Tragzeit als verbindlich: *Tragzeit 42 Wochen und mehr (über 293 Tage) heißt Geburt nach dem Termin* (1).

Die Angaben in der Literatur über die *Häufigkeit von Geburten nach dem Termin* weichen nur gering voneinander ab, sofern vergleichbare Kriterien der Definition zugrundegelegt werden. Eine verlängerte Tragzeit wird in 9–12% aller Schwangerschaften beobachtet (31, 55, 56, 71, 89, 113, 117, 168, 184, 195, 227). Dies entspricht der Erwartungswahrscheinlichkeit bei Normalverteilung der postmenstruellen Tragzeit mit einer Standardabweichung von 9 Tagen bei 28tägigem Zyklus. Aus zahlreichen Untersuchungen ist zu schließen, daß die wahre Tragzeit nur sehr viel seltener den 14-Tage-Bereich über ihren Mittelwert hinaus überschreitet. Unter Berücksichtigung möglicher Differenzen von ± 2 Tagen zwischen den aus der Basaltemperaturkurve ablesbaren Ovulationszeichen und dem tatsächlichen Ovulationszeitpunkt (49, 190) ist eine tatsächliche Tragzeitüberschreitung in weniger als 2,5–5% aller Schwangerschaften zu erwarten (40, 64, 113, 206), d. h., in mehr als der Hälfte rechnerischer Übertragungen nach letzter Periode liegt in Wirklichkeit eine normale Tragzeit vor.

Was die Tragzeit und ihre Verteilung und speziell die Inzidenz und Ätiologie von Schwangerschaften langer Dauer anbetrifft, so wird der Einfluß einer Reihe zusätzlicher Faktoren diskutiert, deren kausale Bedeutung jedoch im Gegensatz zu den mit der Früh- und Mangelgeburt assoziierten Risikofaktoren sehr in Frage gestellt bleibt, da die bisher vorliegenden Daten sehr widersprüchlich sind.

Es gibt Hinweise darauf, daß *genetische Faktoren* auch beim Menschen die Schwangerschaftsdauer beeinflussen, wenn auch nicht in gleichem Maße, wie es aus der Tierzucht bekannt ist (eine umfangreiche Darstellung des Übertragungsproblems für die Veterinärmedizin gab HOLM [112]). Zum Beispiel ist, unabhängig von anderen interferierenden Faktoren, die Tragzeit bei der weißen Bevölkerung in den USA durchschnittlich 3–4 Tage länger als die der schwarzen (111). Nach einigen Autoren (71, 120) spielen *konstitutionelle Faktoren* in der Ätiologie der verlängerten Schwangerschaft ebenfalls eine Rolle. Das Wiederholungsrisiko einer Spätgeburt ist beträchtlich (45, 117). Ein Einfluß des *Kindsgeschlechtes* auf die Tragzeit, wie ebenfalls aus der Veterinärmedizin bekannt – männliche Kälber weisen eine längere Tragzeit auf (112) – läßt sich für die Species Mensch nicht in gleicher Weise nachweisen. Während einige Autoren (158, 230) einen Effekt des Kindsgeschlechtes verneinen, andere (129) in Übertragungsfällen 5% mehr Knabengeburten fanden, ist aus theoretischen Überlegungen zu

den geburtsauslösenden Mechanismen eher ein früherer Geburtsbeginn für die durchschnittlich schwereren Knaben zu erwarten (78, 90, 111, 162, 169, 236). Nach einer neueren Studie (193) ist die mittlere Tragzeitlänge bei Knabenschwangerschaften auch tatsächlich etwas kürzer, die Streubreite der Werte aber größer als bei Mädchenschwangerschaften, so daß eine höhere Inzidenz von Spätgeburten bei Knaben mit der bei ihnen nachweislich kürzeren mittleren Tragzeit vereinbar ist. *Mütterliches Alter und Parität* werden immer wieder als Einflußfaktoren diskutiert, jedoch lassen die hier besonders widersprüchlichen Untersuchungsergebnisse (22, 57, 71, 113, 158, 170, 171, 174, 230, 252) zur Zeit keine eindeutige Stellungnahme zu; dies gilt in gleicher Weise auch für die Bedeutung des *sozioökonomischen Status* der Schwangeren (56, 252).

Eine eigentliche *Ursache* der verlängerten Tragzeit ist nicht bekannt. Es ist auch müßig danach zu fahnden, da es sich, wie schon erwähnt, nicht um ein eigenes Sonderkollektiv, sondern um den oberen Extrembereich einer Gesamtpopulation handelt. Allenfalls bei genetischen und anderen Entwicklungsanomalien werden begleitende endokrinologische Störungen des Fetus als mögliche bzw. wahrscheinliche Ursachen des verspäteten Geburtsbeginns erkennbar (45, 56, 106).

Die kindliche Gefährdung bei verlängerter Tragzeit

Es war lange Zeit unklar, worauf die bei verlängerter Tragzeit nachweislich zunehmende Gefährdung des Kindes zurückzuführen sei. Anfänglich wurde in der *Übermäßigkeit des Kindes* das wesentliche Risikomoment gesehen. In der Tat nehmen Gewicht und Länge des Kindes auch nach der 40. Schwangerschaftswoche zu (7, 14, 135, 162, 220, 229), sofern die intrauterine Versorgungslage dies zuläßt (7, 135). Diese und nicht ein etwaiges Nachlassen der Wachstumspotenz mit fortschreitender Gestationsdauer limitiert die weitere fetale Gewichtszunahme (169). Besonders schwere Kinder werden 2–3mal so häufig nach verlängerter Tragzeit geboren wie bei Geburten zum Termin (22, 31, 56, 95, 98, 102, 112, 113, 116, 163, 168, 196, 230, 246, 252). Durch kindliche Übermäßigkeit bedingte geburtsmechanische Schwierigkeiten (10, 248) können tatsächlich durch einen häufiger protrahierten (234, 247, 248) und traumatisierenden Geburtsverlauf zu einer Erhöhung des perinatalen Risikos beitragen, jedoch erklärt sich daraus allein nicht die gesamte Übersterblichkeit der nach verlängerter Tragzeit geborenen Kinder, und so wurde schon früh nach anderen ätiologischen Faktoren (83, 84, 138) gesucht.

Das Überreife-Dysmaturitäts-Syndrom
Symptomatik

Schon in der Erstveröffentlichung von BALLANTYNE (12) waren einige Besonderheiten im Aussehen des bei verlängerter Tragzeit gefährdeten Neugeborenen beschrieben worden: trockene, pergamentartige Haut, Fehlen der Vernix caseosa, Fehlen einer Lanugobehaarung, auffällig lange Fingernägel und eine meist fortgeschrittene Verknöcherung des Schädels. Während es sich bei seinen Fällen um besonders große und kräftige Kinder gehandelt hatte, wiesen etwa zur gleichen Zeit BOSSI (37) und BÄCKER (9) darauf hin, daß bei überreifen Kindern das subkutane Fettgewebe eher reduziert und das Geburtsgewicht eher niedriger sei als erwartet, im Gegensatz zu den meist übergewichtigen, nach verlängerter Tragzeit geborenen Kindern, welche keine Überreifezeichen entwickelt hatten. Diese wichtige klinische Beobachtung blieb weitgehend unbeachtet. Erst nach den jüngeren Veröffentlichungen von RUNGE (204, 205) und später von CLIFFORD (54, 55) wurde der klinischen Symptomatik der kindlichen Überreife die ihrer Bedeutung angemessene Beachtung zuteil, insbesondere begann man von da ab zwischen verlängerter Tragzeit und kindlicher Überreife zu unterscheiden. Aber erst 1957 haben SJÖSTEDT, ENGLESON u. ROOTH (220) vorgeschlagen, den Begriff *Dysmaturität* zur Beschreibung des Syndroms anzuwenden, welches durch *charakteristische, beim Neugeborenen äußerlich erkennbare Symptome* (Exsikkose, Reduktion der Körpermasse und besonders des subkutanen Fettes, Hautsymptome) gekennzeichnet ist, und bei Stellung der Diagnose die Tragzeit völlig außer Betracht zu lassen und auch ausschließlich oder ganz überwiegend tragzeitabhängige Kriterien nicht zu berücksichtigen, zu denen vor allen Dingen der Haar- und Nagelstatus des Neugeborenen (152) zu zählen sind. Ebenso wie für die Hautschilferung (96) läßt sich für die Ausbildung der Waschfrauenhände und -füße (150) sowie die Ausprägung des Fußsohlenreliefs (152) nicht nur die erwartete Abhängigkeit vom Gestationsalter, sondern daneben eine Assoziation zum Überreife-Dysmaturitäts-Syndrom nachweisen.

Häufigkeit und Auftreten

Obwohl seit 25 Jahren Gegenstand intensiver Beobachtung sind die Angaben über die Häufigkeit des Dysmaturitätssyndroms sehr uneinheitlich. Die Differenz zwischen der niedrigsten mitgeteilten Beobachtungsfrequenz von 0,8% aller Geburten und der mit 17% höchsten beträgt mehr als das 20fache des Minimums, wobei sich die Angaben der übrigen zahlreichen verschiedenen Autoren ziemlich gleichmäßig über diesen weiten Streubereich verteilen (8, 31, 55, 56, 105, 109, 153, 174, 176, 205, 207, 209, 215, 218, 220, 225, 230). Nun weisen die untersuchten Populationen nicht so große Unterschiede auf, daß dadurch derartig unterschiedliche Inzidenzen kindlicher Dysmaturität erklärt werden könnten, vielmehr ist das Fehlen einer einheitlichen Definition als Ursache anzusehen. Wie bei den meisten anderen klinischen Syndromen sind auch beim Überreife-Dysmaturitäts-Syndrom nicht immer alle Teilsymptome gleich deutlich ausgeprägt; dies hängt im wesentlichen vom Beginn und vom Ausmaß der Störung ab, und man kann neben dem klinischen Vollbild, und zwar häufiger, abortive Formen beobachten, bei welchen einzelne Teilsymptome überhaupt fehlen. Die Symptome der Dysmaturität und Überreife entwickeln sich allmählich, der Übergang zum „normalen Reifegrad" ist fließend, und da es sich bei den Symptomen der Dysmaturität um qualitativ zu beurteilende und nicht um meßbare Parameter wie Länge und Gewicht handelt, ist die Abgrenzung eines pathologischen Kollektivs um so schwieriger. In den Kollektiven der mit 16,7% bzw. 17% höchsten Inzidenz dysmaturer Kinder (144, 153, 220) wurden auch die Fälle berücksichtigt, welche nicht dem von CLIFFORD (55) eindrucksvoll dargestellten Vollbild entsprechen. Schließlich ist ein Einfluß der Untersuchungsplanung selbst zu berücksichtigen. Die Ergebnisse retrospektiver Untersuchungen sind wesentlich und unkontrollierbar abhängig von der primären Dokumentation und damit vom Interesse am Gegenstand zum Zeitpunkt der Erhebung der Daten. Bei prospektiv angelegten Untersuchungen werden mehr überreife Kinder erfaßt (144, 220).

Das Überreifesyndrom des Neugeborenen ist keineswegs an eine besonders lange Tragzeit gebunden, wohl aber scheint eine bestimmte Mindestreife, insbesondere der Haut, Voraussetzung für die Ausbildung der spezifischen Symptomatik zu sein. Symptome der Dysmaturität können, allerdings sehr selten, ab der 36.–38. SSW beobachtet werden (144, 232). Von da ab steigt die Häufigkeitskurve parabelförmig an. Bei Geburten nach dem Termin beträgt die Inzidenz des Überreifesyndroms das 5–7fache im Vergleich zu den Geburten zum Termin (144, 153, 210, 220, 225, 230). Umgekehrt aber wird ein bedeutender Anteil dysmaturer Kinder vor oder zum Termin geboren – rund je $^1/_3$ vor dem 280. SST, zwischen dem 281. und 294. SST bzw. nach dem 294. SST (144, 153). Bei chronischer Plazentainsuffizienz mit intrauteriner fetaler Wachstumsretardierung weisen die Neugeborenen früher, häufiger und ausgeprägter die typischen Hautsymptome der Dysmaturität auf (145, 153). Diese Abhängigkeit der Entwicklung der Hautsymptome von der allgemeinen intrauterinen Versorgungslage wird auch durch die Befunde von GRIFFITHS (96) bestätigt. Der Einfluß anderer Faktoren auf die Entwicklung des Überreifesyndroms ist gering. Diskutiert werden besonders Einflüsse der Parität und des Kindsgeschlechts, jedoch sind die Befunde insgesamt uneinheitlich und widersprüchlich. Weder der Befund, daß Knaben in der Gruppe dysmaturer Kinder überrepräsentiert seien (144, 230), blieb unwidersprochen (158) noch die Feststellung einer Überrepräsentation erstgeborener Kinder (145, 230).

Das Plazentaproblem

Morphologie

Bereits RUNGE (205) hatte als Ursache des kindlichen Überreife-Dysmaturitäts-Syndroms eine plazentare Insuffizienz vermutet. Einige Jahre später hat der Pädiater CLIFFORD (54, 55) die zentrale Bedeutung der Plazenta bzw. ihrer Minderleistung für die Entwicklung dieses Syndroms klar herausgestellt. Die in der Folgezeit zahlreichen Untersuchungen mit dem Ziel, ein spezifisches morphologisches Substrat dieser plazentaren Dysfunktion zu finden, sind bisher wenig ergiebig gewesen. Die makroskopischen Befunde der Plazenta sind in ihrer Wertigkeit schwer einzuordnen. So ist zwar eine kleine Plazenta statistisch signifikant assoziiert mit einem niedrigen Geburtsgewicht (15, 234) und infolgedessen auch mit fetaler Dysmaturität, aber sie verdrängt in dieser Kombination auch den Tragzeiteffekt auf das Kindsgewicht. Die oft schon makroskopisch erkennbar zunehmende Verkalkung der Plazenta bei verlängerter Tragzeit (68, 116) ist eher als Sekundärfolge degenerativer Veränderungen (230) anzusehen. Sie interferiert nicht mit dem kindlichen Wohlbefinden. Auch die nach dem Endtermin vermehrt nachzuweisenden Infarkte (218) sind weder für die verlängerte Tragzeit typisch, noch ist eine eindeutige Beziehung zwischen ihrem Vorkommen und dem fetalen Überreife-Dysmaturitäts-Syndrom nachweisbar (24).

Bei der histologischen Untersuchung von Plazenten werden nach verlängerter Tragzeit vermehrt sog. regressive Veränderungen gesehen: Neben engen und schlecht vaskularisierten, fibrotisch veränderten Zotten sowie Fibrinoid- und Fibrinablagerungen und Nekrosen (77, 167, 181, 228, 232, 234, 242) sieht man besonders ausgereifte Zotten. Man findet also insgesamt meist das Bild der sog. dissoziierten Reifungsstörung (19, 128, 133), welches jedoch nicht für die verlängerte Tragzeit charakteristisch ist, und keinesfalls ist aufgrund des histologischen Plazentabefundes die Diagnose einer „Übertragung" zu stellen (70). Auch bei den vermehrt zu beobachtenden Syncytial-Nots handelt es sich eher um sekundäre Proliferationen als Folge einer Hypoxie als um spezifisch tragzeitabhängige Formationen. Inwieweit die bei verlängerter Tragzeit bzw. bei fetalem Überreife-Dysmaturitäts-Syndrom histochemisch nachweisbare Abnahme enzymatischer Aktivitäten (51, 76, 131, 167) mit einer verminderten plazentaren Transferleistung assoziiert ist, kann derzeit nicht beurteilt werden.

Insgesamt scheint das Wesen der Plazentadysfunktion, soweit es die Morphologie der Plazenta betrifft, eher morphometrisch faßbar zu sein. Jedoch auch hier sind die Ergebnisse der bisher durchgeführten Untersuchungen nicht nur nicht einheitlich, sondern zum Teil sehr widersprüchlich und dadurch schwer zu interpretieren. Während einige Untersucher keine Veränderung, allenfalls eine Abnahme der Gesamtzottenoberfläche fanden (3, 52, 53), beschreiben andere (87, 250) eine insgesamt eher größere Gesamtzottenoberfläche, diskutieren jedoch eine funktionelle Unterwertigkeit dieser Zotten mit global verringerter Diffusionskapazität. Nach neueren Untersuchungen (38, 39) läßt sich nach dem 267.–288. SST in der Plazenta nur für die Trophoblastmasse eine weitere Zunahme nachweisen, alle anderen Parameter nehmen volumenbezogen eher ab: Während die relativen, auf das Geburtsgewicht bezogenen Volumina der Zotten bzw. des intervillösen Raumes gleich bleiben, läßt sich nach dem 267. SST eine Abnahme der relativen Zottenoberfläche sowie der Oberfläche, der Länge und des Volumens der Zottenkapillaren nachweisen, woraus auf eine verminderte Diffusionsleistung und eine relative fetale Unterversorgung zu schließen ist. Alles in allem will es scheinen, daß die in der Plazenta nach verlängerter Tragzeit und/oder bei Überreife-Dysmaturitäts-Syndrom faßbaren morphologischen Befunde die Folge sind von Veränderungen im plazentaren Gefäßapparat und speziell der fetalen Zottenzirkulation. Inwieweit diese „Alterungsvorgänge" der Plazenta durch lokale immunologische Vorgänge bedingt sind, wie BURSTEIN (46) annimmt, ist derzeit nicht zu entscheiden.

Aus dem klinischen Gesamtbild und den morphologischen Befunden ist eindeutig abzuleiten, daß es sich insgesamt um ein quantitativ-funktionelles Problem der gesamten uteroplazentofetalen Einheit handelt. Dabei spielt die Tragzeit die Rolle eines Modulators insbesondere hinsichtlich der Ausbildung der Hautsymptome, welche eine Mindestreife dieses Organes voraussetzen, und bezüglich der relativen Abnahme der Diffusionsfläche nach dem Endtermin. Entscheidend für das resultierende klinische Gesamtbild sind Beginn und Ausmaß der plazentaren Funktionsstörung. Mit dem Abschluß der Phase hyperplastischen Wachstums spätestens in der 34. SSW (243) ist eine Steigerung der aktiven und passiven Transportkapazität der Plazenta nur noch durch eine weitere Zottenausreifung, insbesondere durch die Ausbildung der Synzytiokapillarmembran zu erreichen. Je früher die Zottenreifung im Sinne einer Maturitas praecox placentae einsetzt, etwa kompensatorisch bei kleiner Austauschfläche, desto eher ist die limitierende Grenze erreicht, und der Bedarf des Fetus wird nicht mehr ganz gedeckt. „Es ist klar, daß verschiedene Kombinationen von Plazentagröße (als Indikator der Basisreserve) und pathologischen Bedingungen nach unterschiedlicher Tragzeit zur Insuffizienz führen" (97). Dies gilt auch für die Plazentadysfunktion bei fetaler Dysmaturität: Bei chronischer Plazentainsuffizienz mit intrauteriner Wachstumsretardierung weisen die Neugeborenen früher, bis zu 5 Wochen vor dem

Endtermin, häufiger und ausgeprägter die typischen Hautveränderungen auf (145, 153). Die Überreifezeichen sind assoziiert mit einer relativen Untergewichtigkeit (10, 37, 56, 220) und Zeichen allgemeiner Exsikkose (96).

Klinik der plazentaren Störung

Im Gegensatz zur Frühgeburtlichkeit geht die im Rahmen der verlängerten Tragzeit beobachtete Übersterblichkeit der Kinder vor allem zu Lasten einer erhöhten intrauterinen Absterberate ante und intra partum. In den 50er Jahren deckten sorgfältige pathologisch-anatomische Studien die bis dahin unerkannte Ursache auf, die *respiratorische Plazentainsuffizienz*. Spätere Versuche, den kindlichen *Sauerstoffmangel* direkt nachzuweisen, führten zu widersprüchlichen Ergebnissen. Nur einige Untersucher (28, 165, 180, 240) fanden bei „Übertragung" erniedrigte Sauerstoffparameter, während die Mehrzahl der Autoren (13, 71, 166, 194, 198, 199, 201) keine Abweichungen feststellen konnten, zumindest nicht zu Geburtsbeginn (173) bzw. nicht bei Fehlen zusätzlicher Komplikationen, insbesondere fetaler Dysmaturität (28, 201, 220). In diesem Zusammenhang ist jedoch zu bedenken, daß Einzelbestimmungen der sich bekanntermaßen rasch ändernden Sauerstoffparameter keine Aussage über die globalen fetalen Oxygenierungsverhältnisse zulassen. Größere Bedeutung kommt den *indirekten Hypoxiezeichen* zu: vorzeitiger intrauteriner Mekoniumabgang, charakteristische fetale Herzfrequenzmuster und Veränderungen des fetalen Säure-Basen-Status.

Grünes Fruchtwasser, als Leitsymptom des Fetal Distress wichtiger Hinweis auf eine abgelaufene Sauerstoffmangelsituation (207), wird am Ende der Gestation zunehmend häufig beobachtet. Es findet sich eine Assoziation zur verlängerten Tragzeit (154, 174), vor allem aber zur Plazentadysfunktion mit Überreifesymptomatik des Kindes (54, 55, 105) mit aufs Zweifache erhöhter Inzidenz gegenüber unbelasteten Kindern bzw. bei Nabelschnurkomplikationen (154). In einer Reihe von Fällen erfolgt der vorzeitige Mekoniumabgang erst im Verlauf der Geburt, wenn die vorher noch kompensierte respiratorische Plazentainsuffizienz unter der kontraktionsbedingten Einschränkung der uteroplazentaren Perfusion manifest wird. Ganz besonders empfindlich reagiert vor allem die fetale Herzaktivität auf Sauerstoffmangelzustände. Entsprechend sieht man bei plazentarer Dysfunktion in Abhängigkeit vom Schweregrad *typische Hypoxiezeichen im Kardiotokogramm*. Ganz besonders typische kardiotokographische Muster sieht man in den besonders schweren Fällen mit nachfolgendem intrauterinen Fruchttod. Bei leichteren Formen der respiratorischen Plazentainsuffizienz sind die Veränderungen des Kardiotokogramms oft sehr diskret und werden erst bei Auftreten uteriner Kontraktionen deutlicher erkennbar, vor allem bei der beginnenden Geburtswehentätigkeit, und indizieren dann gelegentlich eine Kaiserschnittentbindung (154, 249). Ein für die verlängerte Tragzeit bzw. das Überreife-Dysmaturitäts-Syndrom typisches Herzfrequenzmuster existiert nicht. Die intrapartalen Fetalblutanalysen decken bei Übertragungsfällen, besonders in Verbindung mit grünem Fruchtwasser, häufig Veränderungen im Sinne einer *Azidose* auf (104). Der Säure-Basen-Status im Nabelarterienblut der Neugeborenen ist bei Geburt nach verlängerter Tragzeit (50, 148, 212), vor allem bei bestehender Überreife und dann auch unabhängig von der Tragzeit (148), durchschnittlich schlechter, und die Azidosemorbidität ist trotz der Möglichkeiten intrauteriner Reanimationen und großzügiger Operationsindikation erhöht (145, 148, 149).

Vorzeitiger Mekoniumabgang, pathologische fetale Herzfrequenzmuster und die Entwicklung einer Azidose lassen keinen anderen Schluß zu als den, daß die betroffenen Kinder an einem Sauerstoffmangel leiden (18, 177, 209, 240).

Störungen der Entwicklung des Neugeborenen

Der bei verlängerter Tragzeit und/oder kindlicher Überreife erhöhten Asphyxierate ante und intra partum entspricht die ebenfalls erhöhte neonatale Asphyxieinzidenz. Für die Entwicklungsprognose besonders ungünstig sind persistierende Asphyxien, mit denen gerade bei kindlicher Überreife gerechnet werden muß. Beim Plazentadysfunktionssyndrom findet sich stets neben der Einschränkung der respiratorischen Partialfunktion auch eine begleitende chronisch-nutritive Plazentainsuffizienz, welche die Ursache einer ohne Pufferbehandlung lange persistierenden Azidose (212) werden kann. Die konnatale Exsikkose kommt als Ursache peripherer Perfusionsstörungen mit vermehrter Einschwemmung saurer Metabolite in Frage. Auch sind Stoffwechselstörungen des Neugeborenen zu erwarten, dessen Energievorräte im subkutanen Fettreservoir und im Leberglykogen als Folge der nutritiven Plazentainsuffizienz niedrig oder erschöpft sind (44, 103, 202, 217, 232). Die Neugeborenen entwickeln dann, besonders bei gleichzeitiger Hypoxie, häufig schwere Hypoglykämiezustände. In diesem Zusammenhang ist auch eine Insuffizienz der fetalen Nebennierenrinde möglich (187, 188, 221, 222), deren Bedeutung zur Zeit noch diskutiert wird. Schließlich ist die nicht seltene Mekoniumaspiration eine mögliche weitere Ursache protrahierter neonataler Asphyxie (91, 213, 235). Das tatsächliche Ausmaß der Morbidität im Zusammenhang mit verlängerter Tragzeit und/oder Dysmaturität ist noch wenig erforscht. Nachgewiesen sind eine höhere Frequenz von Azidosen und an niedrigen Apgar-Werten erkennbaren perinatalen Asphyxien (31, 145, 150). Die Häufigkeitszunahme von Spätasphyxien (31) und eine höhere Verlegungsquote der Neugeborenen in die Kinderklinik aus Gründen perinataler Anpassungsstörungen bei überreifen Kindern (145) ist ebenfalls im Sinne einer höheren Morbidität zu deuten.

Von mindestens ebenso großer Bedeutung wie die aktuelle Gefährdung in der Neonatalperiode ist die ungünstige Beeinflussung der gesamten weiteren Entwicklungsprognose, was sich im ungünstigen Fall nicht nur in einer erhöhten perinatalen Mortalität, sondern in einer auch noch während der ersten beiden Lebensjahre um bis zu 100% höheren Sterblichkeitsrate nach verlängerter Tragzeit geborener Kinder im Vergleich zu Termingeburten äußert (252). Man darf annehmen, daß in diesem Zeitraum die Morbidität mit schlechter Entwicklungsprognose noch um ein Vielfaches höher liegt, ohne daß exaktes Zahlenmaterial vorliegt. Berichtet wurde bisher im Wesentlichen von Störungen der psychomotorischen Entwicklung aller Schweregrade, von Schlafstörungen über sog. „minor handicaps" bis hin zu schweren neurologischen Krankheitsbildern wie Zerebralparesen und ähnlichem (66, 160, 161, 239, 252). Auch über Verzögerungen und Störungen der intellektuellen und sozialen Entwicklung wurde berichtet (47, 73). Die Ursache dieser Störungen ist nicht in der verlängerten Tragzeit per se zu sehen. Vielmehr handelt es sich um die resultierenden Folgeschäden (99, 141) verschiedener Formen der Plazentainsuffizienz in unterschiedlicher Kombination mit fetaler Hypoxie und perinataler Asphyxie und Azidose.

Geburtshilfliches Management bei verlängerter Tragzeit

Die nie ernstlich bestrittene erhöhte Gefährdung des Kindes im Zusammenhang mit der langdauernden Schwangerschaft macht geburtshilfliche Maßnahmen erforderlich. Die bei einem Rückblick auf die in den vergangenen 80 Jahren kontroverse Diskussion über das optimale Vorgehen bei „Übertragung" nicht selten zu beobachtende Ablehnung der einzig möglichen Therapie, der Beendigung der Schwangerschaft durch Geburtseinleitung oder, seltener, primären Kaiserschnitt, erweist sich nur vordergründig als Widerspruch. Sie kann und darf nicht im Sinne einer grundsätzlichen Negierung der Existenz der geburtshilflichen Problematik der langdauernden Schwangerschaft gedeutet werden, vielmehr resultiert sie aus Beobachtungen, daß vor allem das Kind durch aktive Maßnahmen unter Umständen ebenso sehr oder gar mehr gefährdet wird als bei expektativer Haltung (42, 61, 88, 121, 130, 139, 226). Solche Erfahrungen kennzeichnen ein grundsätzliches Problem aller aktiver Präventivmaßnahmen bei prospektiver Gefährdung entsprechend einem statistischen Gruppenrisiko, wie es sich auch im Falle der verlängerten Tragzeit stellt: Alle Kinder sind potentiell gefährdet, aber nur bei einzelnen entwickelt sich tatsächlich eine Gefahrensituation. Die Apriori-Abwägung des statistischen Risikos bei präventiver Therapie gegen die potentielle, also ebenfalls nur statistisch beurteilbare Gefährdung bei fortdauernder Schwangerschaft führt zu einer ausschließlich statistischen Entscheidung, welche für den Einzelfall unzutreffend sein kann. Anderer Art ist die Grundproblematik der Therapie aus quasi vitaler Indikation, welche den Nachweis eines tatsächlichen Gefahrenzustandes im Einzelfall voraussetzt; hier nämlich kann die Therapie zu spät kommen und deswegen ein fataler Ausgang unvermeidbar sein.

Daß seit 80 Jahren und zum Teil sehr heftig darüber gestritten wird, ob mit präventiv oder therapeutisch ausgerichtetem Management die besseren Ergebnisse zu erzielen sind, liegt an den Schwierigkeiten der Beweisführung, die sich fast ausschließlich auf Erfolgsstatistiken stützt und, da bei den miteinander zu vergleichenden Stichproben fast nie die gleichen Randbedingungen gelten, höchst problematisch, wenn nicht gar unzulässig ist. Unabhängig vom therapeutischen Prinzip nämlich weist eigentlich immer das zeitlich jüngere und „modernere" Kollektiv die günstigeren Ergebnisse auf (117). Deshalb erscheint ein Versuch gerechtfertigt, aus der Problemanalyse und der kritischen Beurteilung der Erfahrungen mit den verschiedenen Verfahrensmöglichkeiten allgemein akzeptable Vorschläge zu einem empfehlenswerten geburtshilflichen Management bei verlängerter Tragzeit auf der Basis der heutigen diagnostischen und therapeutischen Möglichkeiten abzuleiten. Dabei sollte weiter, und zwar nicht nur aus semantischen Gründen, zwischen präventivem und therapeutischem Management unterschieden werden.

Die präventive Geburtseinleitung

Zu einer Zeit, als eine regelmäßige Kontrolle der Schwangerschaft noch nicht üblich war, die Auskultation der fetalen Herztöne mit dem geburtshilflichen Stethoskop das einzige Verfahren zur fetalen Zustandsdiagnostik darstellte und sich die Diagnose des „Übertragungssyndroms" außer auf die Periodenanamnese nur auf klinische Symptome wie das Dolffsche oder Rungesche Zeichen stützte, war eine frühe Diagnose selbst schwerwiegender fetaler Gefahrenzustände vor dem Geburtsbeginn so gut wie unmöglich; die Statistiken zur perinatalen Mortalität (s. Abb. 1 u. 2) aber wiesen unwiderlegbar die Tragzeitabhängigkeit der fetalen Gefährdung nach (26, 42, 43, 56, 115, 184, 185, 244).

Eine Verbesserung des geburtshilflichen Ergebnisses war nur von einer rechtzeitigen, präventiven Beendigung der Schwangerschaft zu erwarten. Die

Ergebnisse der Studien HOSEMANNS (115) und BICKENBACHS (26), etwas später von weiteren Autoren ebenfalls bestätigt (16, 42, 80, 176), entsprachen der Erwartung, daß durch die generelle, zum „rechten Zeitpunkt" sorgfältig durchgeführte und überwachte Geburtseinleitung die im Rahmen der verlängerten Tragzeit erhöhte kindliche perinatale Mortalität gesenkt werden kann. Andere Autoren (61, 121, 130, 139, 226) glaubten vor einer präventiven Geburtseinleitung warnen zu müssen, da sie in ihren Kollektiven bei aktivem Vorgehen ein eher höheres kindliches Risiko glaubten nachweisen zu können. Ihre Warnung war insofern nicht unbegründet, als einmal bei fehlender Überwachungsmöglichkeit durch die bei mangelhafter Steuerbarkeit häufig überstimulierte Wehentätigkeit bei den durch Plazentadysfunktion gefährdeten Kindern besonders rasch und dazu unbemerkt eine akute respiratorische Plazentainsuffizienz mit fatalen Folgen provoziert werden kann. Zum anderen ist bei genereller Geburtseinleitung zu einem bestimmten Zeitpunkt der Schwangerschaft und ohne Berücksichtigung zusätzlicher Kriterien häufiger mit gestörten Geburtsverläufen, insbesondere bei nicht geburtsreifer Cervix uteri, zu rechnen und damit mit einer höheren Gefährdung des Kindes.

Die präventive Geburtseinleitung zur Vermeidung der mit einer Spätgeburt verbundenen Komplikationen ist an die Erfüllung zahlreicher Voraussetzungen gebunden, will sie ihrem Anspruch der Risikominimierung genügen. Es ist nur natürlich, daß davon die „Wahl des richtigen Zeitpunktes" zur präventiven Beendigung der Schwangerschaft nicht unwesentlich beeinflußt wird. Je geringer die technische Sicherheit der Geburtsinduktion und je größer das damit verbundene Risiko, desto später liegt der empfohlene Zeitpunkt der Geburtseinleitung, der sich wesentlich aus der gegenseitigen Aufrechnung statistischer Erfahrungsrisiken so ableitet, daß das Gesamtrisiko bei aktivem Vorgehen stets niedriger zu sein hat als bei abwartender Haltung.

Auf die Wichtigkeit der Beherrschung der rein technischen Probleme der Geburtseinleitung, vor allem die Kontroll- und Steuerungsmöglichkeit der Wehentätigkeit, wurde schon hingewiesen (s. auch Kap. Die Geburtseinleitung, Bd. II). Angedeutet wurde auch schon die Notwendigkeit, die Geburtsreife des Uterus, insbesondere der Cervix uteri, zur Vermeidung protrahierter Geburten zutreffend beurteilen zu können. Von Bedeutung ist selbstverständlich auch die Möglichkeit der intrapartalen Zustandsdiagnostik des Kindes. Erwartungsgemäß haben sich nach der technischen Realisierung derartiger Voraussetzungen die Ergebnisse der, wenn auch jetzt durch Fallselektion eingeschränkten, präventiven Geburtseinleitung zur Vermeidung der Spätgeburt verbessert (45, 123, 186).

Die Problematik der exakten oder zumindest einigermaßen zutreffenden Kenntnis der Gestationsdauer dürfte vorrangig dafür verantwortlich sein, daß der Zeitpunkt der präventiven Geburtseinleitung anfänglich relativ spät gewählt wurde. Nur so ließ sich die Rate von Geburten vor dem biologischen Reifeoptimum bei nach Berechnung der postmenstruellen Gestationsdauer anzunehmender Tragzeitüberschreitung niedrig halten. Die Diagnose der verlängerten Tragzeit kann im Grunde nur bei bekanntem Ovulationstermin bzw. bei absolut stabilem Zyklus gestellt werden, wobei in der geburtshilflichen Praxis eine Variationsbreite der Zykluslänge von ± 2 Tagen noch zu tolerieren sein dürfte; bei größerer Schwankungsbreite der Zyklen ist allenfalls eine gröbere Schätzung des Gestationsalters nach den Menstruationsdaten und die Angabe eines Endbereiches, aber nicht des Endtermines erlaubt. Bei Beachtung dieser Kriterien wird die Diagnose der verlängerten Tragzeit ganz unabhängig von der jeweiligen Definition wesentlich seltener zu stellen sein als bei alleiniger Zugrundelegung des Datums der letzten Menstruation; statistische Untersuchungen haben gezeigt, daß in einem beachtlich hohen Prozentsatz anamnestisch verlängerter Tragzeiten die tatsächliche Gestationsdauer den Normalbereich nicht überschreitet (40, 64, 206). Durch zunehmende Intensivierung der Schwangerenvorsorge und nach Entwicklung technischer Verfahren zur intrauterinen Biometrie des Fetus wurden eine Reihe von Parametern aus der klinischen Beobachtung und der objektiven fetalen Entwicklung verfügbar, anhand derer die Richtigkeit der anamnestischen Tragzeit zunehmend präzise überprüft werden kann. Eine derartige Entwicklung mußte folgerichtig zu dem Versuch der präventiven Geburtseinleitung am Endtermin führen, dem Zeitpunkt des fetalen Risikominimus, welches, zumindest was das Mortalitätsrisiko betrifft, bei einer mittleren Tragzeitlänge von rund 282 Tagen erreicht ist (117): Diese Überlegung führte zu den in wesentlichen Punkten übereinstimmenden Konzepten der programmierten (124, 127) bzw. terminierten Geburt (34, 172). Daß mit der präventiven Geburtseinleitung am Endtermin günstige Ergebnisse zu erzielen sind, läßt sich anhand der Zahlen zur Azidose- und sonstigen Frühmorbidität der Kinder nachweisen (34, 101, 127, 151, 172). Dabei spielt sicher die Verminderung der Inzidenz vor allem der schweren Plazentadysfunktion mit Dysmaturität durch die frühzeitige Geburtseinleitung eine Rolle (144), zum anderen Teil sind die günstigen Ergebnisse auch auf organisatorische, familiär-soziologische und psychologische Vorteile zurückzuführen (16, 107, 124, 125, 147, 200), Aspekte, welche in ähnlicher Weise auch schon einige Jahre zuvor im Zusammenhang mit der „elective induction of labor" diskutiert worden waren (s. auch 74). Es darf aber nicht übersehen werden, daß die präventive Geburtseinleitung selbst risikobehaftet ist, vor allem durch Nichtbeachtung bzw. Fehleinschätzung der Reifeoptima von Kind und Uterus.

Therapeutische Geburtseinleitung
Wegen der grundsätzlichen Schwierigkeiten der Risikoabwägung bei präventivem Management hat es von Anfang an Geburtshelfer gegeben, die andere Verfahrensweisen bei der langdauernden Tragzeit bevorzugten. Echte Alternativen konnten jedoch erst relativ spät realisiert werden, da sie die Entwicklung geeigneter diagnostischer Verfahren zur Erkennung kindlicher Risikosituationen voraussetzen.

Der früher die Entscheidung maßgeblich beeinflussenden klinischen Symptomatik (69), die sich im wesentlichen auf die Zeichen nach RUNGE und DOLFF beschränkt, kommt in dieser Hinsicht heute keine Bedeutung mehr zu. Ein erster Ansatz zu erweiterter Diagnostik ergab sich aus den Änderungen des *Vaginalzytogramms* am Ende der Tragzeit in Beziehung zum Zeitpunkt des Geburtsbeginnes (36, 156, 157). Es wurden typische Abstrichbilder beschrieben für die Schwangerschaft vor, am und nach dem Termin. Letztlich aber hat sich der beschriebene Zusammenhang zwischen Vaginalzellbild und „übertragener Schwangerschaft" (45) bzw. dem damit verbundenen kindlichen Risiko (63, 95, 189) im Hinblick auf die klinische Anwendbarkeit als problematisch erwiesen (17, 142, 191, 238, 251); allenfalls scheint eine Abschätzung des bis zum spontanen Geburtsbeginn noch verbleibenden Zeitraums aus dem Zytogramm möglich zu sein.

Als erstes aussagekräftiges und darum klinisch effektives Verfahren zur Erkennung fetaler Gefahrenzustände am Ende der Schwangerschaft hat sich die von SALING (207) inaugurierte *Amnioskopie* erwiesen. Ihrem Einsatz ist es zu verdanken, daß auch bei Verzicht auf eine termingebundene präventive Geburtseinleitung die kindliche Übersterblichkeit bei verlängerter Tragzeit gesenkt werden konnte. Bei regelmäßiger amnioskopischer Kontrolle in kurzen Abständen war vor allem der intrauterine Fruchttod vor Wehenbeginn vermeidbar geworden (137, 203, 208).

Die Möglichkeiten der antepartalen fetalen Zustandsdiagnostik, anfänglich also vor allem die Vaginalzytologie und die Amnioskopie, waren die Voraussetzung für eine gezielte oder selektive Geburtseinleitung (35, 69, 155) nach individuellen Gesichtspunkten als Alternative zur präventiven Geburtseinleitung mit dem Ziel der Risikominimierung bei verlängerter Tragzeit. Die Ergebnisse bei abwartender Haltung und gezielter therapeutischer Geburtseinleitung konnten, wie zu erwarten, nach Einbeziehung weiterer diagnostischer Verfahren in die Überwachung der Schwangerschaft nach dem Endtermin weiter verbessert werden (22, 27, 41, 71, 93, 171, 198, 219).

Die Aussagekraft *hormonaler Parameter* bei der Beurteilung des Zustandes der fetoplazentaren Einheit ist bekannt. Die Bestimmung der *Östrogen-* bzw. *Östriolausscheidung* im 24-h-Urin der Schwangeren oder neuerdings die Messung der Östriolkonzentration im mütterlichen Serum wurden schon bald zur Überwachung der Schwangerschaft nach dem Termin eingesetzt (23, 58, 59, 67, 79, 80, 81, 86, 93, 94, 132, 164, 192, 233), obwohl entgegen früherer Annahmen (75, 122) keine statistisch signifikante Assoziation niedriger Östrogenparameter zur Tragzeitlänge besteht (21, 119). Dagegen findet sich infolge der bei Plazentadysfunktion meist begleitenden Einschränkung der nutritiven Plazentafunktion ein eindeutiger Zusammenhang zwischen erniedrigten Östrogenwerten und der klinischen Symptomatik fetaler Dysmaturität, dem eigentlichen Risikomoment bei verlängerter Tragzeit (23). Die Bestimmung des *plazentaren Lactogens (HPL)* mag nützliche zusätzliche Informationen über die plazentare Funktionstüchtigkeit erbringen, obwohl weder für die verlängerte Tragzeit noch für das Dysmaturitätssyndrom statistisch gesicherte Korrelationen zu den HPL-Werten nachgewiesen werden konnten (216, 241).

Heute kommt der *Kardiotokographie* in der Diagnostik fetaler Gefahrenzustände überragende Bedeutung zu. Sie stellt die bisher einzige Methode zur Frühdiagnostik fetaler Hypoxiegefährdung dar. Ein pathologisches Ruhekardiotokogramm ist beweisend für einen hohen kindlichen Gefährdungsgrad. Geringere Einschränkungen der respiratorischen Plazentafunktion werden erst an der Reaktion der fetalen Herzfrequenz auf die mit uterinen Kontraktionen einhergehende Verminderung der uteroplazentaren Perfusion erkennbar. Daher werden im Rahmen der engmaschigen kardiotokographischen Überwachung der Schwangerschaft nach dem Endtermin bei Fehlen spontaner Uteruskontraktionen diese sinnvollerweise im Sinne des *Oxytocinbelastungstestes* ausgelöst. Dadurch ergibt sich gleichzeitig die Möglichkeit, die Ansprechbarkeit des Uterus auf geburtseinleitende Maßnahmen im Sinne eines *Oxytocinsensibilitätstestes* zu beurteilen. Zur Zeit herrscht noch keine völlige Einigkeit über die klinische Wertigkeit des Oxytocinbelastungstestes in der Überwachung der langdauernden Schwangerschaft (13, 213) bzw. werden zum Teil andere Formen der Belastung zur Einschränkung der uteroplazentaren Perfusion vorgezogen, insbesondere eine Arbeitsbelastung des mütterlichen Organismus, beispielsweise mittels eines modifizierten Steptestes (114), den Einsatz eines Fahrradergometers, auch bei Bettruhe (197), oder mittels Kniebeugen (211). Der Einsatz solcher Verfahren zur Testung der plazentaren respiratorischen Leistungsreserve und zur Früherkennung einer fetalen Hypoxiegefährdung erscheint um so notwendiger, als bei schon im Ruhekardiotokogramm erkennbaren Hypoxiezeichen ein schlechteres Perinatal-Outcome durch die gezielte therapeutische Geburtseinleitung nicht immer vermieden werden kann (4, 142).

Auf diese grundsätzliche Problematik, daß nämlich eine Therapie bei nachgewiesener Gefährdung nicht in jedem Fall zeitlich noch früh genug erfolgt, um negative Folgen abzuwenden, wurde bereits hingewiesen. Dieser Punkt hat in der Diskussion über das Management der langdauernden Schwangerschaft wieder mehr Beachtung gefunden, seitdem die geburtshilfliche Leistung nicht mehr ausschließlich nach der perinatalen Mortalität beurteilt wird (137, 203, 213) und die Bedeutung der perinatalen Morbidität – Asphyxieindizes, Säure-Basen-Parameter – für die postpartale weitere Entwicklungsprognose des Kindes herausgestellt worden ist (25, 72, 99–101, 102, 140). Derartige Morbiditätsstatistiken weisen aus, daß nach gezielter therapeutischer Geburtseinleitung bei im Rahmen der verlängerten Tragzeit nachgewiesener fetaler Gefährdung (grünes Fruchtwasser, pathologisches Kardiotokogramm, erniedrigte hormonale Parameter) trotz der Möglichkeiten einer optimalen Geburtsleitung und -überwachung und trotz der im allgemeinen höheren Operationsfrequenz im Zusammenhang mit der verlängerten Tragzeit (31, 42, 43, 44, 159, 163, 171) die Azidose-, Asphyxie- und erweiterte Frühmorbidität der Neugeborenen erhöht ist (4, 142, 144, 145, 148, 149, 154, 178, 203, 213).

Individuell angepaßtes, differenziertes Management

Im Vergleich ergibt sich für die frühterminierte präventive Geburtseinleitung eine zunehmende Effektivität im Hinblick auf die Vermeidung einer Plazentadysfunktion mit ihren Folgen, aber auch eine höhere statistische Risikobelastung. Dieses Risiko aus ungenügender fetaler oder uteriner Geburtsreife ist zweifellos bei abwartend ausgerichtetem Management mit therapeutisch indizierter Geburtseinleitung geringer bei jedoch gleichzeitig höherer Gefährdung durch Dysmaturität. Infolge der zunehmenden Präzision der Diagnostik und steigenden Sicherheit der Therapie läßt sich das bisher übliche strenge Festhalten an nur einem Prinzip des Managements nicht mehr rechtfertigen, vielmehr müssen in dem Bemühen um Risikominimierung in jedem Einzelfall Aspekte der Prävention und der indizierten Therapie gleichermaßen und gleichrangig Berücksichtigung finden, wobei der Gesamtaspekt vom Gestationsalter, individueller Geburtsreife und spezieller Risikobelastung bestimmt wird. Dies erfordert einen fortdauernden Entscheidungsprozeß, welcher bereits sehr früh in der Schwangerschaft mit der Sicherung des Gestationsalters, eines entscheidenden Kriteriums fetaler biologischer Reife, beginnt. Bei fehlenden oder fehlerhaften anamnestischen Daten stellen die bei der fetalen Biometrie erhaltenen Daten die einzig zuverlässige Grundlage zur Tragzeitschätzung dar. Darüberhinaus erlaubt ihre Kontrolle im weiteren Verlauf der Schwangerschaft die Beurteilung der fetalen Entwicklung und damit der nutritiven Plazentaleistung. Eine intrauterine fetale Wachstumsretardierung verschiebt den für diesen Einzelfall gültigen „Normalbereich der Tragzeit" nach vorne, da sich bei chronischer Plazentainsuffizienz bekanntermaßen eine Dysmaturitätssymptomatik mit den typischen Überreifezeichen der fetalen Haut nicht selten schon einige Zeit vor dem rechnerischen Endtermin (145, 153, 232) entwickelt und diese mangelentwickelten Kinder bei verlängerter Tragzeit ganz besonders stark gefährdet sind (62, 134, 163, 183). Für das geburtshilfliche Management ergibt sich in diesem Fall das Problem, daß nicht immer im für eine Geburt mit minimalem Risiko optimalen Tragzeitbereich auch schon eine optimale Geburtsreife der Zervix als Voraussetzung für eine risikoarme Geburt gegeben ist, wenn auch Zusammenhänge zwischen fetaler Mangelentwicklung und vorzeitiger Geburt statistisch erwiesen sind. Insgesamt aber wird die Zervixreife in diesem frühen Tragzeitbereich die Möglichkeiten präventiver geburtsinduzierender Maßnahmen stärker einschränken als am Termin oder gar im Rahmen der verlängerten Tragzeit. Je präziser der zeitliche Minimalrisikobereich festgelegt werden kann, desto geringer ist die Unsicherheit hinsichtlich der Berechtigung präventiven Managements, also der Geburtseinleitung vor Nachweis einer fetalen Notsituation.

Bei unbelastet verlaufener Schwangerschaft und exakter Kenntnis ihrer Dauer ist der parabelförmigen Verlaufskurve kindlicher Bedrohung entsprechend der zeitliche Minimalrisikobereich symmetrisch zum Zeitpunkt der mittleren Tragzeitlänge anzunehmen. Eine präventive Geburtseinleitung am Endtermin, dem Zeitpunkt statistisch minimalen Risikos, erscheint gerechtfertigt, sofern keine Einschränkung von seiten der Geburtsreife der Cervix uteri oder durch Zweifel an einem der Tragzeit entsprechendem Reifegrad des Kindes bestehen. Als weitere unabdingbare Voraussetzung zur präventiven Geburtseinleitung am Endtermin ist deren völlige Akzeptanz durch die werdende Mutter – und den Vater – anzusehen, da ihre zum Teil organisatorischen Vorteile nur unter Vermeidung auch geringer psychologischer Nachteile voll zum Tragen kommen können (200). Nur eine kritische und umfassende Aufklärung während der Betreuung der Schwangerschaft führt zu dieser Akzeptanz durch eine entsprechende Vertrautheit mit der Problematik und schafft das nötige Vertrauensverhältnis zwischen der Schwangeren und dem Geburtshelfer. Die günstigsten Voraussetzungen sind zweifellos gegeben, wenn die Betreuung der

Schwangerschaft und Leitung der Entbindung in den Händen desselben Geburtshelfers liegen.

Die Variationsbreite der biologischen Reife des Kindes zur Tragzeit läßt, solange sie nicht absolut präzise ante partum feststellbar ist, aus Gründen der statistischen Stochastik Spielraum für die Zeitwahl der präventiven Geburtseinleitung in einem Bereich einiger Tage um den Endtermin. Dieser Spielraum sollte vor allem dann ausgenutzt werden, wenn nicht alle Voraussetzungen für eine präventive terminierte Geburtseinleitung erfüllt sind: psychologische Momente der Schwangeren wie des Arztes oder exakte Kenntnis der wahren Tragzeit. Keinesfalls sollte der Terminkalender, weder des Arztes noch der Schwangeren, bei der Verfügung über diesen Spielraum die entscheidende Rolle spielen. Bei nicht ausreichender Geburtsreife des Uterus sollte eine rein zeitlich orientierte präventive Geburtseinleitung unterbleiben und, solange aus der Überwachung keine Risikomomente erkennbar werden, die Zervixreifung abgewartet werden. Die Intensität der Überwachung richtet sich dabei nach der rein statistischen Gefährdungserwartung. Da bekanntermaßen mit den zur Zeit verfügbaren Verfahren zur antepartalen fetalen Zustandsdiagnostik, selbst mit der Kardiotokographie, nur bereits existente fetale Gefahrensituationen erkennbar sind, nicht aber deren Entwicklung vorhersehbar ist, sollte der breitere Einsatz diagnostischer Maßnahmen erwogen werden, mit deren Hilfe die antepartale Erkennung eines Dysmaturitäts-Überreife-Syndroms und damit der mit ihm vorhersehbar einhergehenden kindlichen Gefährdung möglich erscheint.

Ausgangspunkt des diagnostischen Ansatzes ist die Erfahrungstatsache, daß erst nach Verlust der Vernix caseosa die reife kindliche Haut der mazerierenden Wirkung des Fruchtwassers ausgesetzt ist und sich die typischen Schilferungssymptome der Dysmaturität entwickeln können. Durch Abstoßung der elektrisch schlecht leitenden Vernix caseosa in die Amnionflüssigkeit ändert sich deren Beschaffenheit und verbessert sich die Übertragung fetaler Potentiale auf den mütterlichen Organismus.

Die bei Ableitung von der mütterlichen Haut meßbare Spannung vom Feten ausgehender elektrischer Impulse läßt einen Rückschluß auf die Vernixbedeckung zu. Von der Arbeitsgruppe um BOLTE wurden die korrelativen Zusammenhänge zwischen der *Voltage* der R-Zacke des von der mütterlichen Bauchdecke abgeleiteten *externen fetalen EKGs* und. dem fetalen Reifegrad, speziell der Hautreife, als Grundlage zu einem effektiven diagnostischen Verfahren erarbeitet (29, 30, 32, 33). Eine hohe Spannung der externen fetalen R-Zacke von mehr als 40 µV spricht für einen weitgehenden Vernixverlust und mit entsprechend hoher Wahrscheinlichkeit für das Vorliegen eines Dysmaturitäts-Überreife-Syndroms.

Fruchtwasseruntersuchungen bieten weitere Möglichkeiten für eine antepartale Reifediagnostik. Anhand der Änderungen des zytologischen Befundes des Fruchtwassersediments kann die Reife der fetalen Haut verfolgt werden. Bestimmte Muster des Fruchtwasserzytogramms (2), aber auch niedrige Trübungswerte des Fruchtwassers (146), entkräften den Verdacht auf fetale Überreife. Erste Ergebnisse kombinierter Fruchtwasseruntersuchungen lassen erwarten, daß neben dem sicheren Ausschluß auch eine zuverlässige antepartale Positivdiagnose fetaler Dysmaturität bzw. Überreife möglich sein wird (147, 150). Ob auch die amnioskopische Fruchtwasserbeurteilung (245) eine so präzise Aussage zulassen wird, ist zweifelhaft. Ein Vorteil direkter Fruchtwasseruntersuchungen liegt zudem darin, daß Informationen über den Reifegrad nicht nur der kindlichen Haut sondern auch anderer Organe wie Leber, Niere und Lunge gewonnen werden können (Literatur bei 110, 195), welche für geburtshilfliche Entscheidungen unter Umständen, seltener allerdings am ET, von großer Bedeutung sind.

In Kombination mit ultrasonographisch ermittelten fetalen Größenmaßen stellen sowohl die Voltage der R-Zacke des externen fetalen EKGs als auch Parameter der Vernixanalyse des Fruchtwassers sehr effektive Diskriminatoren zur Abgrenzung unterschiedlicher fetaler Reifegradvarianten dar (29, 33, 146). Die Indikation zur erweiterten Reifediagnostik, die wegen der bei invasiven Verfahren grundsätzlich nie absolut auszuschließenden Risiken für die Fruchtwasseruntersuchungen restriktiv zu handhaben ist, richtet sich nach der unterschiedlichen klinischen Problemstellung:

Bei unbelasteter Schwangerschaft, sicherem Erreichen des Endtermins und reifer Cervix uteri erübrigt sich eine erweiterte Reifediagnostik. Eine präventive Geburtseinleitung ist dann ohne Risiken möglich. Erreicht die Cervix uteri nicht innerhalb eines vertretbaren Zeitraumes von etwa 6–8 Tagen nach dem Endtermin ihre Geburtsreife, so ergibt sich die Verpflichtung zu einer sehr engmaschigen fetalen Zustanddiagnostik, und eine erweiterte fetale Reifediagnostik erscheint sinnvoll, da der Ausschluß oder der Nachweis eines Dysmaturitätssyndroms die Entscheidung zur Beendigung der Schwangerschaft erleichtert, um der Entwicklung einer ausgeprägteren respiratorischen plazentaren Insuffizienz mit geringerer Belastbarkeit durch Wehentätigkeit vorzukommen.

Bei nachgewiesener intrauteriner Wachstumsretardierung und eventuell auch bei einer mit einer Plazentainsuffizienz assoziierten klinischen Störung kann die antepartale Diagnose fetaler Dysmaturität schon vor dem Endtermin eine entsprechend frühe Geburtseinleitung bzw. in Abhängigkeit vom geburtshilflichen Ausgangsbefund eine intensivere fetale Zustandsdiagnostik indizieren.

Bei Schwierigkeiten der Angabe einer anamnestischen Gestationsdauer sollte eine erste erweiterte Reifeuntersuchung zum frühstmöglichen „Endtermin" durchgeführt werden, bei nach den fetalen Entwicklungsparametern anzunehmender chronischer Plazentainsuffizienz u. U. noch 2–3 Wochen früher und je nach Befund in

Abständen von 1–2 Wochen wiederholt werden. Insgesamt ergeben sich schon heute aus der erweiterten antepartalen Reifediagnostik für den Geburtshelfer wertvolle Entscheidungshilfen, welche eine zuverlässige Abwägung der mit unterschiedlichem Management der Schwangerschaft zum Ende der Tragzeit verbundenen Risiken erlauben. Die weitere Entwicklung sollte es in nicht allzu ferner Zukunft dem Geburtshelfer ermöglichen, im Verlauf der von ihm betreuten Schwangerschaft nach den Kriterien der Tragzeit, der Plazentafunktion, der fetalen Entwicklung und Reifung, der präpartalen Reifung der Cervix uteri und eventuell weiteren Kriterien den hinsichtlich eines Minimalrisikos günstigsten Zeitpunkt zur Beendigung der Schwangerschaft in jedem Einzelfall im Sinne einer individuell terminoptimierten Geburt (126) zu ermitteln.

Literatur
1. Vorschläge der Deutschen Gesellschaft für Perinatale Medizin zur Vereinheitlichung und Verbesserung der perinatal-medizinischen Dokumentation. Z. Geburtsh. Perinat. 183 (1979) 389
2. Agorastos, Th.: Präpartale Beurteilung der fetalen Reife durch zytologische Fruchtwasseruntersuchungen. Z. Geburtsh. Perinat. 183 (1979) 118
3. Aherne, W., M. S. Dunhill: Morphometry of the placenta. Brit. med. Bull. 22 (1966) 5
4. Albrecht, H., E. A. Stemmann, A. J. Waltke, U. Seidemann: Die Bewertung perinataler Belastungsfaktoren für die Weiterentwicklung Neugeborener mit einer schweren Anpassungsstörung. Geburtsh. u. Frauenheilk. 32 (1972) 650
5. Anderson, G. G.: Postmaturity; a review. Obstet. Gynec. Surv. 27 (1972) 65
6. Babson, S. G., N. B. Henderson: Fetal undergrowth, relation of head growth to later intellectual performances. Pediatrics 53 (1974) 890
7. Babson, S. G., R. E. Behrmann, R. Lessel: Fetal growth. Liveborn birth weights for gestational age of white middle class infants. Pediatrics 45 (1970) 937
8. Bach, H. G.: Überreife-Syndrom, verlängerte Schwangerschaft und perinatale Mortalität. Gynaecologia (Basel) 150 (1960) 197
9. Bäcker, J.: Die Dauer der Schwangerschaft. Gynäk. Rdsch. 9 (1915) 29
10. Baer, R.: Über die Einleitung der Geburt bei Übergröße und normalem Becken. Zbl. Gynäk. 48 (1924) 2221
11. Baird, D., J. Walker, A. M. Thomson: The causes and prevention of stillbirths and first week deaths. J. Obstet. Gynaec. Brit. Emp. 61 (1954) 433
12. Ballantyne, J. W.: The problem of the postmature infant. J. Obstet. Gynaec. Brit. Emp. 2 (1902) 521
13. Bancroft-Livingston, G., D. W. Neill: Studies in prolonged pregnancy. J. Obstet. Gynaec. Brit. Cwlth 64 (1957) 498
14. Baszo, J., J. Vachter, I. Lanyi: Die Schätzung der fetalen Gewichtszunahme und ihrer Variationen aus dem Geburtsgewicht bei ungarischen Neugeborenen. Geburtsh. u. Frauenheilk. 29 (1969) 845
15. Battaglia, F. C.: Intrauterine growth retardation. Amer. J. Obstet. Gynec. 106 (1970) 1103
16. Baumgarten, K.: Die programmierte Geburt als Beitrag zur Vermeidung des mütterlichen Risikos. In: Die programmierte Geburt, hrsg. von H. G. Hillemanns, H. Steiner. Thieme, Stuttgart 1978
17. Baur, S.: Hormonale Zytologie. In: Referateband zur 5. Fortbildungsveranstaltung für klin. Zytologie, München, 4.–10. November, hrsg. von H.-J. Soost, C. Peters. 1979 (S. 75)
18. Beard, R. W.: The detection of fetal asphyxia in labor. Pediatrics 53 (1974) 157
19. Becker, V.: Pathologisch anatomische Aspekte zur Plazentainsuffizienz. Z. Geburtsh. Perinat. 176 (1972) 349
20. Behrmann, R. E., S. G. Babson, R. Lessel: Fetal and neonatal mortality in white middle class infants. Mortality risks by gestational age and weight. Amer. J. Dis. Child. 121 (1971) 486
21. Beischer, N. A., J. B. Brown: Current status of estrogen assays in obstetrics and gynecology. Obstet. Gynec. Rev. 27 (1972) 303
22. Beischer, N. A., J. H. Evans, L. Townsend: Studies in prolonged pregnancy. I. The incidence of prolonged pregnancy. Amer. J. Obstet. Gynec. 103 (1969) 476
23. Beischer, N. A., T. B. Brown, M. A. Smith, L. Townsend: Studies in prolonged pregnancy. II. Clinical results and urinary estriol excretion in prolonged pregnancy. Amer. J. Obstet. Gynec. 103 (1969) 483
24. Benirschke, K., S. G. Driscoll: The Pathology of the Human Placenta. Springer, Berlin 1967 (S. 216; 470)
25. Berendes, H. W.: Cerebrale Spätschäden nach perinataler Asphyxie. Gynäkologe 1 (1968) 94
26. Bickenbach, W.: Die Übersterblichkeit der Kinder bei übertragenen Schwangerschaften. Geburtsh. u. Frauenheilk. 7 (1947) 3
27. Bierman, J. M., E. Siegel, F. E. French, K. Simonian: Analysis of the outcome of all pregnancies in a community. Amer. J. Obstet. Gynec. 91 (1965) 37
28. Blach, K.: Sauerstoffwerte im Umbilikalblut bei normalen und übertragenen Neugeborenen. Ginek. pol. 35 (1964) 205
29. Bolte, A.: Fetale und plazentare Reifungsvorgänge am Ende der Schwangerschaft und ihre Diagnostik. Z. Geburtsh. Perinat. 182 (1978) 393
30. Bolte, A., H. Bauerschmitz: Amnioskopie, Cervixbefund und Geburtseinleitung bei Verdacht auf Plazentadysfunktion nach Selektion durch fetale Elektrokardiographie. Geburtsh. u. Frauenheilk. 29 (1969) 578
31. Bolte, A., K. D. Bachmann, G. Strohmann: Verlängerte Schwangerschaftsdauer und Placentadysfunktion. Erörterung der Problematik an den Geburtsjahrgängen 1955–1966 der Universitäts-Frauenklinik Köln. Arch. Gynäk. 209 (1970) 339
32. Bolte, A., E. Hofmann, J. Röhricht: Diagnostik und Therapie bei Plazentadysfunktion. Münch. med. Wschr. 110 (1968) 2136
33. Bolte, A., F. H. Ch. Salzmann, K.-H. Schlensker: Zur pränatalen Bestimmung des fetalen Reifegrades. Fortschr. Med. 91 (1973) 67
34. Bolte, A., K. H. Breuker, W. Haase, J. Stille: Vor- und Nachteile der terminierten Geburt. Geburtsh. u. Frauenheilk. 36 (1976) 220
35. Börner, P.: Elektive Geburtseinleitung bei Überschreitung des Geburtstermins. Geburtsh. u. Frauenheilk. 27 (1967) 241
36. Boosma, P.: Vaginal uitstryke in normale en verlengde swangerskap. S. Afr. Med. J. 32 (1958) 610
37. Bossi, L. M.: Die verzögerte Schwangerschaft und ihre Indikation. Gynäk. Rdsch. 1 (1907) 30
38. Bouw, G. M., L. A. M. Stolte, J. P. A. Baak, J. Oort: Quantitative morphology of the placenta. II. The growth of the placenta and the problem of postmaturity. Europ. J. Obstet. Gynec. Reprod. Biol. 8 (1978) 31
39. Bouw, G. M., L. A. M. Stolte, J. P. A. Baak, J. Oort: Quantitative morphology of the placenta. III. The growth of the placenta and its relationship to birth weight. Europ. J. Obstet. Gynec. Reprod. Biol. 8 (1978) 73
40. Boyce, A., M. J. Mayaux, D. Schwartz: Classical and

„true" gestational postmaturity. Amer. J. Obstet. Gynec. 125 (1976) 911
41 Brown, F. J.: Foetal postmaturity and prolongation of pregnancy. Brit. med. J. 1957/I, 851
42 Browne, J. C. M. C.: Postmaturity. Amer. J. Obstet. Gynec. 85 (1963) 573
43 Browne, J. C. M. C.: Dysmaturity – postmaturity. In: Controversy in Obstetrics and Gynecology, hrsg. von D. E. Reid, T. C. Barton. Saunders, Philadelphia 1969
44 Bührdel, P., H. Willgeront, E. Keller, H. Theile, P. Emmrich: Intrauterine dystrophy in rats due to placental insufficiency caused by hormonally induced prolonged gestation. Biol. Neonat. (Basel) 24 (1974) 57
45 Burger, P.: Schwangerschaftsübertragung. Zbl. Gynäk. 88 (1966) 81
46 Burstein, R., S. Frankel, S. D. Soule, H. T. Blumenthal: Aging of the placenta: autoimmuno theory of senescence. Amer. J. Obstet. Gynec. 116 (1973) 271
47 Butler, N. R., E. D. Alderman: Perinatal Problems. The Second Report of the 1958 British Perinatal Mortality Survey. Livingstone, Edinburgh 1969
48 Butler, N. R., D. G. Bonham: Perinatal Mortality. Livingstone, Edinburgh 1963
49 Buxton, C. L., E. T. Engle: Time of ovulation. Amer. J. Obstet. Gynec. 60 (1950) 539
50 Chernukha, E. A., V. M. Sidelnikowa, B. Nassif: Cardiac activity and blood respiratory function in the fetus in prolonged pregnancy. Vop. Okhrany Materin. Dets. 15 (1970) 52
51 Christie, G.: Comparative histochemical studies on carbohydrate, lipid and RNA metabolism in the placenta and fetal membranes. J. Anat. (Lond.) 103 (1968) 91
52 Clavero-Nunez, J. A., J. Botella-Llusia: Ergebnisse von Messungen der Gesamtoberfläche normaler und krankhafter Placenten. Arch. Gynäk. 198 (1963) 56
53 Clavero-Nunez, J. A., J. Botella-Llusia: Measurement of the villous surface in the normal and pathologic placentas. Amer. J. Obstet. Gynec. 86 (1963) 234
54 Clifford, S. H.: Clinical significance of yellow staining of the vernix caseosa, skin, nails and umbilical cord. Amer. J. Dis. Child. 69 (1945) 327
55 Clifford, S. H.: Postmaturity – with placental dysfunction. J. Pediat. 44 (1954) 1
56 Clifford, S. H.: Postmaturity. Arch. Pediat. 9 (1957) 13
57 Cope, I.: Prolonged pregnancy – Its hazards and management. Med. J. Aust. 1 (1959) 196
58 Corson, S. L., R. J. Bolognese: Urinary estriol in the management of obstetric problems. Amer. J. Obstet. Gynec. 101 (1968) 633
59 Courney, N. G., R. L. Stull, B. Fisher, C. Stull, P. Lundstrom: Urinary estriol excretion in high risk pregnancy. Obstet. and Gynec. 34 (1969) 523
60 Daichman, I., E. M. Gold: Postdate labor: effects on mother and fetus. Amer. J. Obstet. Gynec. 68 (1954) 1129
61 Darup, E.: Bringt die medikamentöse Geburtseinleitung bei Übertragungen Gefahren für Mutter und Kind? Arch. Gynäk. 179 (1951) 198
62 Dawkins, M. J. R.: Gestational Age, Size and Maturity. Heinemann, London 1965 (S. 33)
63 Denhard, F., W. Ardelt, H. Breinl, E. Weiger: Zytodiagnostik bei übertragener Schwangerschaft. Geburtsh. u. Frauenheilk. 33 (1973) 111
64 Döring, G. K.: Über die Tragzeit post ovulationem. Geburtsh. u. Frauenheilk. 22 (1962) 1191
65 Dolff, C.: Ein neues Zeichen zum Nachweis des intrauterinen Fruchttodes, zugleich ein Beitrag zur pränatalen Diagnose der Übertragung. Geburtsh. u. Frauenheilk. 12 (1952) 244
66 Drillien, C. M.: Studies in mental handicap. II. Some obstetric factors of possible aetiological significance. Arch. Dis. Childh. 43 (1968) 283
67 Echt, C. R., L. Cohen: The management of high risk pregnancies. An evaluation of estriol determinations. Amer. J. Obstet. Gynec. 106 (1970) 1131
68 Einbrodt, H. J., H. F. Geller, J. Born: Der „dystrophische" Kalkgehalt der normalen menschlichen Placenta. Arch. Gynäk. 197 (1962) 149
69 Elert, R.: Zur elektiven Geburtseinleitung wegen intrauteriner Gefährdung des Kindes. Geburtsh. u. Frauenheilk. 26 (1966) 97
70 Emmrich, P., G. Mälzer: Zur Morphologie der Plazenta bei Übertragung. Path. et Microbiol. (Basel) 32 (1968) 285
71 Evans, T. N., St. T. Koeff, G. W. Morley: Fetal effects of prolonged pregnancy. Amer. J. Obstet. Gynec. 85 (1963) 701
72 Ewerbeck, H.: Zerebrale Spätschäden nach Risikogeburten. Geburtsh. u. Frauenheilk. 31 (1971) 901
73 Fields, H., J. W. Greene jr., K. Smith: Induction of Labor. Macmillan, New York 1965
74 Field, T. M., C. Tasiri, N. Hallak, H. H. Shumann: Developmental effects of prolonged pregnancy and postmaturity syndrome. J. Pediat. 90 (1977) 836
75 Fischer-Rasmussen, W., J. Aegidius: Plasma oestriol in prolonged pregnancy. Acta. obstet. gynec. scand. 51 (1972) 25
76 Flexner, L. B., A. Gellhorn: Comparative physiology of placental transfer. Amer. J. Obstet. Gynec. 43 (1942) 965
77 Fox, H.: Senescence of placental villi. J. Obstet. Gynaec. Brit. Cwlth 74 (1967) 881
78 Fraccaro, M.: Contribution to study of birthweight based on Italian sample. Ann. hum. Genet. 20 (1955) 282
79 Frampton, J., S. G. Clayton: Clinical and laboratory tests in cases of post-maturity. J. Obstet. Gynaec. Brit. Cwlth 75 (1968) 42
80 Frandsen, V. A., G. Stakemann: Urinary excretion of estriol in pathological pregnancies. Dan. med. Bull. 7 (1960) 98
81 Franke, P. R.: Erfolge intensiver Überwachung bei verlängerter Tragzeit. Zbl. Gynäk. 95 (1973) 78
82 Friesen, W. J.: The effect of prolonged pregnancy. Amer. J. Obstet. Gynec. 71 (1956) 754
83 Frigyesi, J.: Über die klinische Bedeutung der verlängerten Schwangerschaft. Tagung der Oberrheinischen Ges. f. Gebh. u. Gynäkologie, 15. 11. 1925. Zbl. Gynäk. 35 (1926) 2038
84 Frigyesi, J., H. Sellheim: Das Übertragungsproblem und Zangemeister. Zbl. Gynäk. 53 (1929) 269
85 Fujikura, T., B. Klionsky: The significance of meconium staining. Amer. J. Obstet. Gynec. 121 (1975) 45
86 Furuhjelm, M.: The excretion of oestriol and pregnandiol in toxemia of pregnancy and postmaturity. Acta obstet. gynec. scand. 41 (1962) 370
87 Geißler, U., J. Holtorff: Morphometrische Studien an der Plazenta. II. Größe der Resorptionszotten nach Risikoschwangerschaften. Zbl. Gynäk. 94 (1972) 888
88 Gibberd, G. F.: The choice between death from postmaturity and death from induction of labour. Lancet 1958/I, 64
89 Gibson, G. B.: Prolonged pregnancy. Brit. med. J. 1955/II, 715
90 Gibson, J. R., T. McKeown: Observations on all births (23.970) Birmingham 1947. Brit. J. soc. Med. (1952) 152
91 Gregory, G. A., C. A. Gooding, R. H. Phibbs, W. H. Tooley: Meconiumaspiration in infants. A prospective study. J. Pediat. 85 (1974) 848
92 Green, J. N., R. H. Paul: The value of amniocentesis in prolonged pregnancy. Obstet. and Gynec. 51 (1978) 293
93 Greene jr., J. W.: Dysmaturity – postmaturity. In: Controversy in Obstetrics and Gynecology, hrsg. von D. E. Reid, T. C. Barton. Saunders, Philadelphia 1969
94 Greene jr., J. W., J. C. Touchstone: Urinary estriol as an index of placental function. Amer. J. Obstet. Gynec. 85 (1963) 1

95 Greenhill, J. P., E. A. Friedman: In: Biological Principles and Modern Practice of Obstetrics. Saunders, Philadelphia 1974 (S. 567)
96 Griffiths, A. D.: Skin desquamation in the newborn. Biol. Neonat. (Basel) 10 (1966) 127
97 Gruenwald, P.: Chronic fetal distress and placental insufficiency. Biol. Neonat. (Basel) 5 (1963) 215
98 Gruenwald, P.: The fetus in prolonged pregnancy. Amer. J. Obstet. Gynec. 89 (1964) 503
99 Hagberg, B.: Pre-, peri- and postnatal prevention for major neuropediatric handicaps. Neuropediatrics 6 (1975) 331
100 Hagberg, B., G. Hagberg, I. Olow: The changing panorama of cerebral palsy in Sweden, 1954–1970. I. Analysis of the general changes. Acta paediat. scand. 64 (1975) 187
101 Hagberg, B., G. Hagberg, I. Olow: The changing panorama of cerebral palsy in Sweden, 1954–1970. II. Analysis of the various syndromes. Acta paediat. scand. 64 (1975) 193
102 Harbert jr., G. M.: Evaluation of fetal maturity. Clin. Obstet. Gynec. 16 (1973) 171
103 Harding, P. G. R.: Chronic placental insufficiency. An experimental model. Amer. J. Obstet. Gynec. 106 (1970) 857
104 Hickl, E.-J.: Vergleichende Blutgasanalysen beim Feten sub partu. Bibl. gynaec. (Basel) 50 (1968)
105 Hickl, E.-J., F. Brunswicker: Östrogenbestimmung, fetales EKG, Amnioskopie, Vaginalabstrich und Ultraschallschädelmessung im Routineeinsatz bei der Erkennung einer „Plazentadysfunktion" am Ende der Tragzeit. In: Perinatale Medizin, Bd. II, hrsg. von E. Saling, F. J. Schulte. Thieme, Stuttgart 1972
106 Higgins, L. G.: Prolonged pregnancy (partus serotinus). Lancet 1954/II, 1154
107 Hillemanns, H. G.: Auswahlkriterien: Organisation der Geburtshilfe als Indikation. In: Die programmierte Geburt, hrsg. von H. G. Hillemanns, H. Steiner. Thieme, Stuttgart 1978
108 Hillemanns, H. G., F. Mross, H. Schneller: Die programmierte Geburt. In: Perinatale Medizin, Bd. VI, hrsg. von J. W. Dudenhausen, E. Saling, E. Schmidt. Thieme, Stuttgart 1975
109 Hinselmann, H.: Zur Frage der klinischen Bedeutung und Behandlung der Übertragung. Zbl. Gynäk. 79 (1957) 597
110 Hobbins, J. C.: A technical approach to uncertain dates. In: Perinatal Intensive Care, hrsg. von S. Aladjem, S. K. Brown. Mosby, St. Louis 1977
111 Hoffmann, H. J., Ch. R. Stark, F. E. Lundin jr., J. D. Ashbrook: Analysis of birth weight, gestational age, and fetal viability, U. S. Births 1968. Obstet. Gynec. Surv. 29 (1974) 651
112 Holm, L. W.: Prolonged pregnancy. Arch. Vet. Sci. Comp. Med. 11 (1967) 159
113 Holtorff, J., H. Schmidt: Die verlängerte Schwangerschaft und ihr Einfluß auf das Schicksal des Kindes. Zbl. Gynäk. 88 (1966) 441
114 Hon, E. H., R. Wohlgemuth: The electronic evaluation of fetal heart rate. IV. The effect of maternal exercise. Amer. J. Obstet. Gynec. 81 (1961) 361
115 Hosemann, H.: Schwangerschaftsdauer und kindliche Sterblichkeit. Klin. Wschr. 26 (1948) 118
116 Hosemann, H.: Schwangerschaftsdauer und Reifemerkmale des Neugeborenen. Arch. Gynäk. 176 (1949) 636
117 Hosemann, H.: Normale und abnormale Schwangerschaftsdauer. In: Biologie und Pathologie des Weibes, 2. Aufl., Bd. VII, hrsg. von J. Seitz, I. Amreich. Urban & Schwarzenberg, München 1952
118 Hosemann, H., W. von Massenbach: Die Geburtseinleitung bei übertragener Schwangerschaft. Geburtsh. u. Frauenheilk. 8 (1948) 357
119 Hull, M. G. R.: The basis and application of estrogen assays on urine and blood to assess fetoplacental function in late pregnancy. J. perinat. Med. 4 (1976) 137
120 Issmer, E.: Über die Zeitdauer der menschlichen Schwangerschaft. Arch. Gynäk. 35 (1889) 310
121 Jäger, J.: Künstliche Geburtseinleitung bei verlängerter Tragzeit. Ther. Umsch. 18 (1961) 256
122 Jenkins, D. M., J. B. Farquhar, R. E. Oakey: Urinary estrogen excretion in prolonged pregnancy. Obstet. and Gynec. 37 (1971) 442
123 Jung, G.: Übertragung und Geburtseinleitung in den Jahren 1960–64. Med. Welt (Stuttg.) (1967) 1940
124 Jung, H.: Für den Kreißsaal wichtige Fragen der Wehenphysiologie und -pathologie. In: Perinatale Medizin, Bd. III, hrsg. von E. Saling, J. W. Dudenhausen. Thieme, Stuttgart 1972
125 Jung, H.: Definition, Motivation, Entwicklung. In: Die programmierte Geburt, hrsg. von H. G. Hillemanns, H. Steiner. Thieme, Stuttgart 1978
126 Jung, H.: Die „Programmierte Geburt" – Die individuelle terminoptimierte Entbindung. 9.–12. 5. 1978, Dresden
127 Jung, H., G. Lamberti, R. Austermann, H. P. Closs: Die programmierte Geburt. Z. Geburtsh. Perinat. 178 (1974) 265
128 Justus, B., J. Justus, J. Holtorff: Übertragene dystrophische Neugeborene und dazugehörige morphologische Placentabefunde. Z. Geburtsh. Gynäk. 175 (1971) 44
129 Karn, M. N., L. S. Penrose: Birth weight and gestation time in relation to maternal age, parity and infant survival. Ann. Eugen. (Lond.) 16 (1951) 147
130 Käsemann, W.: Ein Beitrag zur Frage: Geburtseinleitung oder konservatives Verhalten bei übertragener Schwangerschaft. Geburtsh. u. Frauenheilk. 13 (1953) 409
131 Kaufmann, P., J. Stark: Enzymhistochemische Untersuchungen an reifen menschlichen Placentazotten. I. Reifungs- und Alterungsvorgänge am Trophoblasten. Histochemie 29 (1972) 65
132 Kellar, R. J., G. D. Matthew, R. Mc Kay, J. B. Brown, J. Roy: Some clinical applications of estrogen assay. J. Obstet. Gynaec. Brit. Emp. 66 (1959) 804
133 Kemnitz, P., F. Theuring: Makroskopische, licht- und elektronenmikroskopische Plazentabefunde bei Übertragung. Zbl. allg. Path. path. Anat. 118 (1974) 43
134 Kloostermann, G. J.: Overdragen zwangerschaap. Ned. T. Verlosk. 55 (1955) 232
135 Kloostermann, G. J.: Over intra-uteriene groei en de intra-uteriene groiecurve. Maandschr. Kindergeneesk. 37 (1969) 209
136 Knaus, H.: Über die Berechnung des Geburtstermines. Zbl. Gynäk. 63 (1939) 194
137 Knox, G. E., J. F. Huddleston, Ch. E. Flowers: Management of prolonged pregnancy: results of a prospective randomized trial. Amer. J. Obstet. Gynec. 134 (1979) 376
138 Köhler, R.: Zur Frage der Geburtseinleitung bei verlängerter Schwangerschaftsdauer. Arch. Gynäk. 124 (1925) 575
139 Kolonja, S.: Die Kindsübertragung: Literaturübersicht und eigener Standpunkt. Gynaecologia (Basel) 45 (1967) 40
140 Krynski, St., A. J. Diamenr, D. L. Levisky, W. M. Domingues: Perinatal anoxia and mental retardation. Acta paedopsychiat. 39 (1973) 347
141 Kubli, F.: Intrauterine Asphyxie infolge utero-placentarer Insuffizienz sub partu. Gynäkologe 1 (1968) 77
142 Kubli, F., H. Ruettgers: Kontinuierliche Registrierung der fetalen Herzfrequenz. I. Nomenklatur, Interpretation und klinische Anwendung. Gynäkologe 2 (1969) 73
143 Kümmel, J., G. Menkhaus: Zur zytologischen Diagnostik der übertragenen Schwangerschaft. Zbl. Gynäk. 87 (1965) 180
144 Lamberti, G.: Präventive Geburtseinleitung am Endter-

min. Die Programmierte Geburt. Habil.-Schr., Aachen 1978
145 Lamberti, G.: Dysmaturität. Ihre Bedeutung für die subpartale Belastbarkeit und postpartale Frühentwicklung des Kindes. In: Perinatale Medizin, Bd. VII, hrsg. von E. Schmidt, J. W. Dudenhausen, E. Saling. Thieme, Stuttgart 1978
146 Lamberti, G.: Die Trübungsmessung des Fruchtwassers, eine Möglichkeit zur antepartalen Beurteilung der fetalen Reife. Z. Geburtsh. Perinat. 182 (1978) 269
147 Lamberti, G.: Die programmierte Geburt als Beitrag zur Verminderung des fetalen Risikos. In: Die programmierte Geburt, hrsg. von H. G. Hillemanns, H. Steiner. Thieme, Stuttgart 1978
148 Lamberti, G., H. P. Closs: Säurebasenstatus und Blutbild bei überreifen Neugeborenen. Arch. Gynäk. 219 (1975) 459
149 Lamberti, G., R. Austermann, H. P. Closs: Grünes Fruchtwasser — Ist der ante- und intrapartuale Mekoniumabgang ein Alarmsignal, welches bei der Leitung der Geburt zu beachten ist? In: Perinatale Medizin, Bd. VI, hrsg. von J. W. Dudenhausen, E. Saling, E. Schmidt. Thieme, Stuttgart 1975
150 Lamberti, G., Th. Agorastos, H. Schleuter: Prävention von fetal-distress bei Dysmaturität durch antepartuale Früherkennung einer Plazentadysfunktion. In: Perinatale Medizin, Bd. VIII. Thieme, Stuttgart (im Druck)
151 Lamberti, G., H. Jung, H. Küch: Der Zustand des Kindes (fetal outcome) nach programmierter Geburt. In: Die programmierte Geburt, hrsg. von H. G. Hillemanns, H. Steiner. Thieme, Stuttgart 1978
152 Lamberti, G., G. Körner, Th. Agorastos: The role of skin and its appendages in the assesment of the newborns maturity. In: Perinatale Medizin, Bd. VIII. Thieme, Stuttgart (im Druck)
153 Lamberti, G., R. Austermann, H. P. Closs, W. Schwenzel: Statistische Untersuchungen über das fetale Risiko bei Placentainsuffizienz und Nabelschnurkomplikation. 1. Definition der Krankheitsbilder und ihre Häufigkeit. Geburtsh. u. Frauenheilk. 33 (1973) 254
154 Lamberti, G., R. Austermann, H. P. Closs, W. Schwenzel: Statistische Untersuchungen über das fetale Risiko bei Placentainsuffizienz und Nabelschnurkomplikation. 2. Mekoniumhaltiges Fruchtwasser und pathologische Muster der fetalen Herzfrequenz. Geburtsh. u. Frauenheilk. 34 (1974) 724
155 Lau, H.: Spätgeburt (abnorm lange Tragzeit), Spätreife, Überreife. In: Klinik der Frauenheilkunde und Geburtshilfe, Bd. II, hrsg. von H. Schwalm, G. Döderlein. Urban & Schwarzenberg, München 1964
156 Lemberg-Siegfried, S., O. Stamm: Der Vaginalabstrich am Schwangerschaftsende und seine diagnostische Bedeutung zur Bestimmung des Geburtstermines. Geburtsh. u. Frauenheilk. 15 (1955) 885
157 Lichtfus, C., J. P. Pundel, R. Gandar: Le frottis à la fin de la grossesse. Gynéc. et Obstét. 57 (1958) 380
158 Lindell, A.: Prolonged pregnancy. Acta obstet. gynec. scand. 35 (1956) 136
159 Lindgren, L., P. Normann, L. Viberg: Prolonged pregnancy. Acta obstet. gynec. scand. 37 (1958) 482
160 Lovell, K. E.: The effect of postmaturity on the developing child. Med. J. Aust. 1 (1973) 13
161 Lovell, K. E.: Wasted babies of Clifford's syndrome? The effect on the developing child. Med. J. Aust. 1 (1974) 513
162 Lubchenco, L. O., C. Hansmann, M. Dressler, E. Boyd: Intrauterine growth as estimated from liveborn birth-weight data at 24 to 42 weeks of gestation. Pediatrics 32 (1963) 793
163 Lucas, W. E., A. O. Ancil, D. A. Callagan: The problem of postterm pregnancy. Amer. J. Obstet. Gynec. 91 (1965) 241
164 Lundwall, F., G. Stakemann: The urinary excretion of estriol in postmaturity. Acta obstet. gynec. scand. 45 (1966) 301
165 MacKay, R. B.: Observations on the oxygenation of the foetus in normal and abnormal pregnancy. J. Obstet. Gynaec. Brit. Cwlth. 64 (1957) 185
166 MacKinney, L. G., F. Ehrlich, I. D. Goldberg, K. T. Cantwell: Cord blood gasanalyses with special reference to fetal maturity and placental function. Amer. J. Dis. Child. 90 (1955) 520
167 McKay, D. G., A. T. Hertig, E. C. Adams, M. V. Richardson: Histochemical observations on the human placenta. Obstet. and Gynec. 12 (1958) 1
168 McKay jr., R. J., C. A. Smith: In: Textbook of Pediatrics, 8. Aufl., hrsg. von W. E. Nelson. Saunders, Philadelphia 1964 (S. 358)
169 McKeown, T., R. G. Record: The influence of placental size on foetal growth in man, with special reference to multiple pregnancy. J. Endocr. 9 (1953) 418
170 McKiddie, J. M.: Foetal mortality in postmaturity. J. Obstet. Gynaec. Brit. Cwlth 56 (1949) 386
171 Magram, H. M., W. V. Cavanagh: The problem of postmaturity. Amer. J. Obstet. Gynec. 79 (1960) 216
172 Martius, G.: Terminisierung der Entbindung und perinatale Sterblichkeit. Erfahrungen mit 1875 programmierte Geburten. Dtsch. med. Wschr. 101 (1976) 489
173 Matthews, D. D.: The oxygen supply of the postmature foetus before the onset of labour. J. Obstet. Gynaec. Brit. Cwlth 74 (1967) 523
174 Mead, P. B., S. L. Marcus: Prolonged pregnancy. Amer. J. Obstet. Gynec. 89 (1964) 495
175 Meis, P. J., M. Hall III, J. R. Marshall, C. J. Hobel: Meconium passage: A new classification for risk assessment during labor. Amer. J. Obstet. Gynec. 131 (1978) 509
176 Menkhaus, G.: Über die erhöhte Gefährdung übertragener Kinder. Zbl. Gynäk. 92 (1967) 150
177 Merger, R., J. Santarelli, Cl. Duval, J.-P. Lemoire: Fréquence cardiaque fetale, pH capillaire foetal et vitalite de l'enfant nouveau né. Gynéc. et Obstet. 69 (1970) 239
178 Miller, F. C., D. A. Sacks, Sze-Ya Yeh, R. H. Paul, B. S. Schiffrin, Ch. B. Martin jr, E. H. Hon: Significance of meconium during labor. Amer. J. Obstet. Gynec. 122 (1975) 573
179 Milner, R. D. G.: Neonatal hypoglycemia, 1979. J. perinat. Med. 7 (1979) 185
180 Minkowski, A., M. Caillebotte, M. Saint Anne-Oargassis, S. Larroche, J. C. Barab, G. Maille: La saturation oxygène du sang artériel foetal à la naissance dans 158 cas. Étud. néo-natal. 2 (1953) 197
181 Moe, N., L. Jorgensen: Fibrin deposits on the syncytium of the normal human placenta. Evidence of their thrombogenic origin. Acta path. microbiol. scand. 72 (1968) 519
182 Nakano, R.: Post-term pregnancy. Acta obstet. gynec. scand. 51 (1972) 217
183 Naeye, R. L.: Infants of prolonged gestation, a necropsy study. Arch. Path. 84 (1967) 37
184 Nesbitt jr., R. E.: Postmature pregnancy. A clinical and pathologic appraisal. Obstet. and Gynec. 8 (1956) 157
185 Nesbitt jr., R. E.: Perinatal Loss in Modern Obstetrics. Philadelphia 1957
186 Noack, H.: Zur Frage der Geburtseinleitung wegen Übertragung. Geburtsh. u. Frauenheilk. 26 (1966) 1024
187 Nwosu, U., E. E. Wallach, T. R. Boggs, A. M. Bongiovanni: Possible adrenocortical insufficiency in postmature neonates. Amer. J. Obstet. Gynec. 122 (1975) 969
188 Nwosu, U., E. E. Wallach, T. R. Boggs, R. L. Nemiroff, A. M. Bongiovanni: Possible role of the fetal adrenal glands in the etiology of postmaturity. Amer. J. Obstet. Gynec. 121 (1975) 366
189 Nyklicek, O.: Vaginal cytology as a test of placental activity. Acta cytol. (Philad.) 12 (1968) 140
190 Ober, K. G.: Aufwachtemperatur und Ovarialfunktion. Klin. Wschr. 30 (1952) 357

191 Ohlenroth, G., G. Sewerin: Unsere Erfahrungen mit der Zytodiagnostik bei der Übertragung. Geburtsh. u. Frauenheilk. 27 (1967) 869
192 Ostergard, D. R.: Estriol in pregnancy. Obstet. gynec. Surv. 28 (1973) 215
193 Pahnke, U., G. Göretzlehner, R. Hofmann: Tragzeitberechnung anhand von Basaltemperaturmessungen. Zbl. Gynäk. 101 (1979) 789
194 Paterson, P. J., M. K. Dunstan, N. R. A. Trickey, R. W. Beard: A biochemical comparision of the mature and post-mature fetus and newborn infant. J. Obstet. Gynaec. Brit. Cwlth 77 (1970) 390
195 Perkins, R. P.: Antenatal assessment of fetal maturity. Obstet. gynec. Surv. 29 (1974) 369
196 Perlin, I. A.: Postmaturity. Amer. J. Obstet. Gynec. 80 (1960) 1
197 Pomerance, J., J. Gluck, V. A. Lynch: Maternal exercise as a screening for utero-placental insufficiency. Obstet. and Gynec. 44 (1974) 383
198 Prystowsky, H.: Postmaturity. Northw. Med. (Seattle) 64 (1965) 64
199 Raivio, K. O., K. Teramo: Blood glucose of the human fetus prior to and during labor. Acta paediat. scand. 57 (1968) 512
200 Richter, D.: Psychohygienische Aspekte bei programmierter Geburt. In: Die programmierte Geburt, hrsg. von H. G. Hillemanns, H. Steiner. Thieme, Stuttgart 1978
201 Rooth, G., S. Sjöstedt: Oxygen saturation in the umbilical vessels of the human foetus in normal and prolonged pregnancy. Acta obstet. gynec. scand. 36 (1957) 374
202 Roux, J. F., S. L. Romney, A. Dinnerstein: Environmental and ageing effects of postmaturity on fetal development and carbohydrate metabolism. Amer. J. Obstet. Gynec. 90 (1964) 546
203 Roversi, G. D., V. Canussio, F. Gorini, F. Jurlado, G. Tronconi: Die Amnioskopie in der Frühdiagnose der fetalen Hypoxie. Anwendung und Auswertung der Methode (1000 Fälle). Geburtsh. u. Frauenheilk. 29 (1969) 1005
204 Runge, H.: Die langdauernde Schwangerschaft. Dtsch. med. Wschr. 65 (1939) 541
205 Runge, H.: Über einige besondere Merkmale der übertragenen Frucht. Zbl. Gynäk. 66 (1942) 1202
206 Saito, M., K. Yazawa, H. Hashigushi, T. Kumasaka, N. Nishi, K. Kato: Time of ovulation and prolonged pregnancy. Amer. J. Obstet. Gynec. 112 (1972) 31
207 Saling, E.: Die Amnioskopie, ein neues Verfahren zum Erkennen von Gefahrenzuständen des Feten bei noch stehender Fruchtblase. Geburtsh. u. Frauenheilk. 22 (1962) 830
208 Saling, E.: Das Kind im Bereich der Geburtshilfe. Thieme, Stuttgart 1966
209 Saling, E.: Amnioscopy and foetal blood sampling: observations on foetal acidosis. Arch. Dis. Childh. 41 (1966) 472
210 Saling, E.: Prämaturitäts- und Dysmaturitäts-Präventionsprogramm (PDP-Programm). Z. Geburtsh. Perinat. 176 (1972) 70
211 Saling, E.: Diskussionsbemerkung zum II. Podiumsgespräch: Kardiotokografie in der Arztpraxis – Aussagekraft und Grenzen der Methode. 9. Deutscher Kongreß für Perinatale Medizin, Berlin 11.–14. Juni 1979. In: Perinate Medizin, Bd. VIII. Thieme, Stuttgart (im Druck)
212 Savelieva, G. M., G. D. Dzhivelegova: The status of acidbase equilibrium of the blood in the fetus and the newborn in prolonged pregnancy. Pediatriya 48 (1969) 13
213 Schneider, J. M., R. W. Olson, L. B. Curet: Screening for fetal and neonatal risk in the post date pregnancy. Amer. J. Obstet. Gynec. 131 (1978) 473
214 Schüßling, G., H. Radzuweit: Zur Übertragung in der Schwangerschaft. Zbl. Gynäk. 90 (1968) 1705
215 Selander, P.: Postmature infants. Acta paediat. (Uppsala) 43 (1954) 582
216 Seppälä, M., E. Ruoslahti: Serum concentration of human placental lactogenic hormone (HPL) in pregnancy complications. Acta obstet. gynec. scand. 49 (1970) 143
217 Shelley, H. J., G. A. Nelligan: Neonatal hypoglycemia. Brit. med. Bull. 22 (1966) 34
218 Siegel, P., W. Rabanus: Die Häufigkeit der sogenannten Plazentainfarkte bei Übertragungen, Frühgeburten und schwangerschaftsspezifischen Erkrankungen. Zbl. Gynäk. 88 (1966) 345
219 Sinnathuray, T. A.: A study of uncomplicated prolongation of pregnancy. Aust. N. Z. J. Obstet. Gynaec. 12 (1972) 225
220 Sjöstedt, S., G. Engleson, G. Rooth: Dysmaturity. Arch. Dis. Childh. 33 (1958) 123
221 Smith, I. D., R. P. Shearman: Fetal plasma steroids in relation to parturition. I. The effect of gestational age upon umbilical plasma corticosteroid levels following vaginal delivery. J. Obstet. Gynaec. Brit. Cwlth 81 (1974) 11
222 Smith, I. D., R. P. Shearman: Fetal plasma steroids in relation to parturition. II. The effect of gestational age upon umbilical plasma corticosteroids following hysterotomy and caesarean section. J. Obstet. Gynaec. Brit. Cwlth 81 (1974) 16
223 Smith, K., J. W. Greene jr., J. C. Touchstone: Urinary estriol determination in the management of prolonged pregnancy. Amer. J. Obstet. Gynec. 96 (1966) 1901
224 Solth, K.: Fruchttod bei verlängerter Tragzeit. Geburtsh. u. Frauenheilk. 8 (1948) 188
225 Solth, K.: Der Einfluß der Tragzeit und Geburtsdauer auf das Entstehen von „Übertragungszeichen". Geburtsh. u. Frauenheilk. 15 (1955) 928
226 Solth, K., H. A. Mueller: Die Gefahren der Geburtseinleitung bei verlängerter Tragzeit. Arch. Gynäk. 176 (1949) 503
227 Stander, R. W.: In: Textbook of Obstetrics and Gynecology, 2. Aufl., hrsg. von D. N. Danforth. Harper & Row, New York 1971 (S. 310)
228 Stark, J., P. Kaufmann: Infarktgenese in der Placenta. Arch. Gynäk. 217 (1974) 189
229 Sterky, G.: Swedish standard curves for intrauterine growth. Pediatrics 46 (1970) 7
230 Strand, A.: Prolonged pregnancy. Acta obstet. gynec. scand. 35 (1956) 76
231 Taussig, F. J.: zit. nach J. W. Ballantyne (12)
232 Thliveris, J. A.: Ultrastructure of fetal liver at term and during prolonged gestation in the rat. Amer. J. Obstet. Gynec. 118 (1974) 864
233 Thliveris, J. A., Th. F. Baskett: Finestructure of the human placenta in prolonged pregnancy. Gynaec. Obstet. Invest. 9 (1978) 40
234 Vanrell-Cruells, J.: Pathologische Veränderungen bei der übertragenen Placenta. Arch. Gynäk. 198 (1963) 71
235 Vidyasagar, D., T. F. Yeh, V. Harris, R. S. Pildes: Assisted ventilation in infants with meconium aspiration syndrome. Pediatrics 56 (1975) 208
236 Vorherr, H.: Disorders of uterine functions during pregnancy, labor, and puerperium. In: Pathophysiology of Gestation, Bd. I, hrsg. von N. S. Assali. Academic Press, New York 1972
237 Vorherr, H.: Placental insufficiency in relation to post term pregnancy and fetal postmaturity. Amer. J. Obstet. Gynec. 123 (1975) 67
238 Wacek, A.: Erfahrungen mit der zytologischen Bestimmung des Geburtstermines. Gynaecologia (Basel) 157 (1964) 371
239 Wagner, M. G., R. Arndt: Postmaturity as an aetiological factor in 124 cases of neurologically handicapped children, Clinics in Developmental Medicine No 27, Studies in Infancy. Heinemann, London 1968

240 Walker, J.: Foetal anoxia. J. Obstet. Gynaec. Brit. Emp. 61 (1954) 162
241 Ward, H., H. Rochman, L. A. Varnavides, G. A. Whyley: Hormone and enzyme levels in normal and complicated pregnancy. Amer. J. Obstet. Gynec. 116 (1973) 1105
242 Wilkin, P.: Pathologie du Placenta. Masson, Paris 1965 (S. 132)
243 Winnick, M.: Cellular growth in intrauterine malnutrition. Pediat. Clin. N. Amer. 17 (1970) 69
244 Yerushalmy, J.: Relation of birth weight, gestational age, and the rate of intrauterine growth to perinatal mortality. J. clin. Obstet. Gynec. 13 (1970) 107
245 Zabkar, J. H.: Evaluation of fetal maturity by amnioscopy. J. perinat. Med. 3 (1975) 145
246 Zangemeister, W.: Schwangerschaftsdauer und Fruchtentwicklung. Arch. Gynäk. 107 (1917) 405
247 Zangemeister, W.: Das Übertragungsproblem. Zbl. Gynäk. 53 (1929) 2642
248 Zangemeister, W., Ch. Lehnen: Die geburtshilfliche Bedeutung übergroßer Fruchtentwicklung. Arch. Gynäk. 109 (1918) 500
249 Zenner, I., H. Nöschel, D. Stech, H. Hoppe, P. Stech: Korrelation von antenatalem Kardiotokogramm und Amnioskopie bei der Überwachung von Schwangeren nach Überschreiten des errechneten Geburtstermines. Zbl. Gynäk. 97 (1975) 583
250 Zhemkova, Z. P., O. T. Topchieva: Compensatory growth of villi in postmature human placentae. Nature (Lond.) 204 (1964) 703
251 Zidovsky, J.: Ein Vergleich röntgenologischer und zytodiagnostischer Bestimmungsmöglichkeiten des Geburtstermines und der Fruchtschädigung. Zbl. Gynäk. 86 (1964) 588
252 Zwerdling, M. A.: Factors pertaining to prolonged pregnancy and its outcome. Pediatrics 40 (1967) 202

10. Die Geburt

Ursachen des Geburtseintritts

H. Jung

Die Ursache des Geburtsbeginns ist eines der interessantesten und bisher von der Natur am bestgehüteten Geheimnisse, gemessen an der Bedeutung für die Alltagspraxis des Geburtshelfers.
280 Tage gibt der menschliche Uterus der heranwachsenden Frucht ein optimales Entwicklungsmilieu. Dann wird innerhalb von Stunden der unter großem Aufwand und mit vielen Sicherungsgliedern geschaffene Schutzmechanismus des Uterus überspielt, und der bis dahin als Brutraum dienende inaktive Hohlmuskel verwandelt sich in ein sehr leistungsfähiges und hohe Energien entwickelndes motorisches Organ. Zur Klärung dieses Geheimnisses wurden in den vergangenen Jahrhunderten unzählige Spekulationen angestellt, die von mystisch-religiösen Erklärungen bis zu medizinischen Hypothesen reichen. Die Vorstellung von HIPPOKRATES, daß der Fetus vom Hunger getrieben sein Gefängnis sprenge, scheint durch die modernsten Erkenntnisse der Geburtshilfe aktuelle Stützung zu erfahren.
Dazwischen liegt ein weites Feld von Hypothesen auf der Basis gesicherter Einzelbeobachtungen und Vermutungen. MORICEAU glaubte, daß die mit dem Wachstum des Fetus zunehmende Dehnung der Uteruswand den Geburtseintritt veranlasse. Diese Vorstellungen sind durch Untersuchungsergebnisse von CSAPO (4, 5) und MOSLER (21) in den vergangenen Jahren aktualisiert worden, da von den Autoren auf die schon in der Schwangerschaftsmitte unter dem Einfluß zunehmender Wandspannung am Uterus registrierbaren Wehen hingewiesen wurde. Sie sollen durch den fortschreitenden Dehnungsreiz der wachsenden Frucht an Intensität zunehmen und nach Ablauf der normalen Schwangerschaftsdauer entscheidend für die Auslösung der Geburt verantwortlich sein.
Gegen diese Vorstellung spricht jedoch die tokographisch nachweisbare klinische Erfahrung, daß sich der entscheidende Qualitäts- und Quantitätssprung der Schwangerschaftswehen zu wirksamen Eröffnungswehen innerhalb von Stunden vor dem Beginn der Eröffnung ereignet.
In zahlreichen Untersuchungen wurde in der Vergangenheit nach wehenhemmenden und wehenfördernden Stoffen und Gewebshormonen im Uterus gesucht, die für die Sicherung der Schwangerschaft und die Geburtsauslösung in Wechselwirkung verantwortlich gemacht wurden. So wurde einer Anreicherung des Blutes an Adrenalin im Zusammenhang mit einer Vermehrung chromaffiner Zellen im Ganglion cervicale während der Schwangerschaft eine Bedeutung zugemessen, die zumindest für den zervikalen Faktor der Geburtsreife des Uterus auch heute noch Bedeutung haben könnte.
Untersuchungen über die Bedeutung des Acetylcholins, des Cholinesterase-Stoffwechsels, des Histamins und des Serotonins (5-Hydroxytryptamin) sind in ihrer Wertung heute in den Hintergrund getreten.
Parabioseversuche von SAUERBRUCH u. HEYDE (24) haben schon 1910 auf die Bedeutung anaphylaktischer Vorgänge bzw. immunologischer Prozesse für die Wehenauslösung und die Fruchtausstoßung hingewiesen. Man nimmt heute an, daß die unspezifische suppressive Wirkung der Steroidhormone (Östrogene, Progesteron, Cortisol) zusammen mit der Dezidua die mütterliche Abstoßungsreaktion der Schwangerschaft bremsen (25). Auch die jahrelang einseitige Betrachtung der Zervix für die Geburtsauslösung vermochte das komplexe Geschehen des Wehenbeginns am Endtermin nicht befriedigend zu klären. Die von HOFF u. BAYER (13) beschriebene „Zervixdominanz" als Sicherungsmoment des Uterus in der Schwangerschaft sollte am Ende der Tragezeit in eine „Korpusdominanz" umgeschaltet werden, ohne daß das physiologische Geschehen hinter dieser sehr summarisch gegebenen Definition beschrieben werden konnte. Mit dem Bekanntwerden der Sexualhormone und ihren Detailwirkungen wurde dem Pro-

gesteron, dem Östrogen und Cortisol eine bedeutsame Rolle zur Sicherung und Auslösung von Schwangerschaft und Geburt eingeräumt (1, 19). Während man in den zurückliegenden Jahrhunderten und Jahrzehnten das Problem der geburtsauslösenden Ursache meistens durch die Suche nach uterusaktivierenden Stoffen zu klären versuchte, strebte man in den letzten Jahren umgekehrt und folgerichtiger zuerst die Aufklärung der Funktion und der Glieder des Schutzmechanismus am schwangeren Uterus an, dessen Wirksamkeit mit dem Einsetzen der Geburt überwunden werden muß. So stehen im Mittelpunkt neuerer Untersuchungen allgemein die Bemühung um folgende Detailfragen:

1. Was geschieht physiologisch während der Schwangerschaft im Uterusmuskel, wie ist der Schutzmechanismus im Uterus aufgebaut?
2. Wie verhält sich der Schutzmechanismus am Geburtstermin, d. h. welche erregungsphysiologischen Vorgänge gehen im Uterus und im Organismus der Mutter oder des Fetus der Geburt voraus?
3. Welche quantitativen und qualitativen Situationsveränderungen im Stoffwechsel der verschiedenen am Uterus wirksamen Hormone und vegetativen Gleichgewichtsänderungen begleiten diese Vorgänge?

Der Uterusmuskel erfährt in der Schwangerschaft vorwiegend eine Größenzunahme durch Hypertrophie und Hyperplasie seiner Muskelfasern unter dem Einfluß der Östrogene. Im Zusammenhang mit Progesteron wird schon sehr früh eine gleichzeitige Auflockerung, eine vermehrte Nachgiebigkeit und Verformbarkeit des kompakten Muskelgewebes erreicht. Daneben kommt es unter dem Einfluß der Östrogene zu einer Zunahme der kontraktilen Proteine, zur Anreicherung und Verschiebung der Elektrolyte, zu Membranveränderungen der Muskelfasern, und zu einer Steigerung des Gehaltes an energiereichen Phosphaten (16). Aufgrund eines Anstiegs der intrazellulären Elektrolyte, besonders des Kaliums, und einer Membranstabilisierung, steigt das Membranpotential an. Somit sind die Östrogene vorwiegend für den Aufbau der sog. „energetischen Potenz" des Uterusmuskels verantwortlich.

Das Progesteron hat vor allem aufgrund von tierexperimentellen Untersuchungen eine hemmende bzw. ruhigstellende Wirkung des Myometriums. Es konnte in Tierversuchen gesichert werden, daß die Erregungsbildung und Erregungsfortleitung im schwangeren Uterusmuskel über dem Sitz der Plazenta unterbrochen wird (4, 15).

Die Bedeutung des plazentaren Progesterons für den Uterusmuskel geht allein schon aus der Tatsache hervor, daß die Tagesproduktion bis zu 800 mg beträgt. Es ist andererseits gesichert, daß das unter dem Einfluß von Progesteron besonders hohe und stabilisierte Membranpotential im Zusammenhang mit dem Geburtsbeginn in den Uterusmuskelfasern absinkt (5, 16). Ebenso wurde gesichert, daß Oxytocin als das aktivste wehenstimulierende Hormon des menschlichen Organismus ebenfalls an der Membran der Muskelfaser membranpotentialreduzierend wirkt.

Mit der Vielzahl dieser Erkenntnisse entstanden in der Vergangenheit zur Erklärung des Geburtseintrittes einige auch heute noch diskutierte Theorien.

Davon sind die wichtigsten:
1. die Oxytocintheorie,
2. die Östrogenentzugstheorie,
3. die Theorie der Änderung des Östrogen-Progesteron-Quotienten,
4. die Progesteronentzugstheorie,
5. die Theorie der Änderung des Hormonstoffwechsels,
6. die Geburtsauslösung durch den Feten.

Inzwischen wissen wir, daß keine dieser Theorien allein in der Lage ist, das sehr komplexe Geschehen des Geburtsbeginns zu erklären. Weder Oxytocin vermag allein die Geburt in Gang zu setzen, wenn die Zervix geburtsunreif ist und andere Sicherungsglieder intakt sind, noch ein Östrogenabfall — wie er heute bei der perinatalen Überwachung der Plazentafunktion oft beobachtet wird — ist in der Lage, die Geburt auszulösen.

Besondere Aufmerksamkeit wird dem fetalen Anteil einer Geburtsinduktion im internationalen Schrifttum zugeschrieben und damit die alte Hippokrates-Theorie belebt. So lassen vor allem tierexperimentelle, aber auch klinische Beobachtungen mehr und mehr als gesichert erscheinen, daß das fetale zentrale Nervensystem Ursprung eines entscheidenden Geburtssignales sei. Klinische Hinweise auf die Bedeutung des fetalen hypothalamischen-hypophysären Nebennierenrindenanteils beim Geburtsbeginn sind aus der Beobachtung gelegentlicher Schwangerschaftsverlängerung beim Anenzephalus zu sehen, wobei gleichzeitig eine auffallende Hypoplasie der fetalen Hypophyse und Nebennierenrinde beschrieben wird. Im Tierexperiment konnte auch durch Elektrokoagulation der fetalen Hypophyse beim Schaf ebenfalls eine Schwangerschaftsverlängerung erreicht werden. Speziell im angloamerikanischen Schrifttum gibt es zahlreiche Untersuchungen, die beim Säugetier einen Zusammenhang zwischen dem Geburtseintritt, der Aktivität der fetalen Nebenniere über das Cortisol, die Plazentahormone und die Prostaglandinaktivierung des Uterus sehen. So soll beim Schaf (20) die Geburt ausgelöst werden durch einen steilen Anstieg der Cortisolsynthese über die fetale Nebenniere. Das Cortisol soll die Plazentaenzyme aktivieren, die in der Biosynthese der Östrogene und Progesterone wirksam sind. Eine Steigerung der Östrogensekretion mit einem gleichzeitigen Abfall des Progesterons soll die Freisetzung von PGF 2α (Prostaglandin F 2α) der Plazenta stimulieren. PGF 2α induziert uterine Kontraktionen über eine Steigerung der myometralen Ansprechbarkeit von Oxytocin. In gleichen Untersuchungen bei der Ziege (7) sei die Fruchtausstoßung zu jeder Zeit der Schwangerschaft Folge eines Zusammenbruchs der lutealen Progesteronsekretion, da in Untersuchungen mit ACTH-Infusionen in den Ziegenfeten über eine Luteolyse die vorzeitige Geburt beim Muttertier provoziert werden kann. Ein fetaler Cortisolanstieg und eine vermehrte plazentare Östrogensekretion gehen mit akuten Konzentrationssteigerungen von PGF im uterinen Venenblut einher. Damit ist die maternale Luteolyse korreliert. Die Bedeutung von Prostaglandinen für die Geburtsauslösung scheint den Autoren gesichert, da PGF 2α-Infusionen ins uterine Venenblut jederzeit in der Schwangerschaft einen Abbruch der Gravidität bei der Ziege verursachen. Östradiol-17-β, aber nicht das 17-α-Epimer, verursacht eine PGF-Freisetzung bei der Ziege mit gleichzeitigem Abort. In einem Gegenversuch wurde (22) die Geburt in Gang gesetzt durch Infusion von ACTH in hypophysektomierte Schaffeten und damit die Bedeutung der hypothalamischen-hypophysären-adrenalen Achse für die Geburt beim Schaf bewiesen. Gleiche Zusammenhänge wurden im Tierexperiment von mehreren anderen Untersuchergruppen gesehen (3, 12, 26). Dabei spielt mehr und mehr das Prostaglandin als Endglied der fetomaternalen Geburtsinduktion eine bedeutende Rolle. Der schwangere Uterus kann Prostaglandine synthetisieren und metabolisieren. So soll z. B. die biosynthetische Kapazität des Rattenuterus während der Schwangerschaft stark ansteigen (8). Dieser Anstieg wird speziell in den letzten Wochen der Schwangerschaft beobachtet und soll durch Östrogene kontrolliert werden. Während der ganzen Gravidität steigt die Gewebskonzentration des wichtigsten prostaglandinmetabolisierenden Enzyms 15-Hydroxyprostaglandin-Dehydrogenase an. Dieser fermentative Prozeß vermag wohl die vorzeitige Geburt und Fruchtausstoßung zu verhindern. Die Aktivität des prostaglandinmetabolisierenden, also abbauenden Ferments, soll unter hormonaler Kontrolle zum Zeitpunkt des Endtermines abfallen. Dieser gleichzeitig mit einer vermehrten Prostaglandinsynthese einhergehende Vorgang soll wieder mit einer Progesteronkonzentrationsabnahme verbunden sein. Substanzen, die entweder die Prostaglandinsynthese oder die Abnahme der Prostaglandinmetabolisierung blockieren, beeinflussen den Geburtseintritt. Nach CSAPO (6) aktivieren Prostaglandine wie PGF 2α den Influx von „Aktivator-Calcium" von und durch die myometrale Zellmembran zu den Myofilamenten. Progesteron hemmt diesen Mechanismus. Die PGF-Aktivierung bei der Geburt soll nicht möglich sein, so lange nicht ein Progesteronentzug hinzukomme. Der „Schlüssel zur Geburt" sei daher nach wie vor nicht die ansteigende PGF 2α-Synthese, sondern der Progesteronentzug. Diesen überwiegend aus Tierexperimenten stammenden theoretischen Diskussionsansätzen stehen durchaus auch kritische Einwände gegenüber. So konnten HOFFMANN u. Mitarb. (14) die angeblich durch die fetale Nebenniere induzierte Luteolyse als Ursache der erhöhten Prostaglandinaktivität in Inkubatorversuchen von Corpora lutea nicht bestätigen. Nach diesen Autoren soll der physiologisch die Geburt beim Säugetier begleitende Progesteronabfall als paralleler Begleitmechanismus von Progesteronmobilisierungen aus Progesteron-Fettdepots beim Zusammenbruch des Corpus luteum erklärt werden. Während NOVY (23) durch eine Dauerbehandlung mit Indomethacin beim Rhesusaffen eine Abnahme der urinären Prostaglandinmetabolite und eine gleichzeitige Verlängerung der Gestation – also auch beim Primaten – nachweisen und gleichzeitig durch ACTH-Infusion in den Rhesusaffenfeten einen Anstieg des fetalen und maternalen Cortisols, Progesterons und des Östrogens in Verbindung mit einer Geburtsprovokation demonstrieren konnte, hat die Arbeitsgruppe um CHALLIS (2), ebenfalls beim Rhesusaffen, diese Zusammenhänge nicht bestätigt. Vielmehr fanden die Autoren bei normaler Geburt des Rhesusaffen das mütterliche periphere Progesteron unmittelbar vor dem Geburtseintritt unverändert oder angestiegen. Die Applikation von Progesteron, Östradiol oder Dexamethason auf die Mutter oder den Feten oder die Gabe von ACTH auf den Feten hatten keinen Einfluß auf die Dauer der Gestation. Vielmehr verursachte die Dexamethasongabe eine Atrophie der fetalen Nebenniere und unterdrückte die maternalen C-19-Steroide mit einem erniedrigten maternalen Östrogengehalt. Das Progesteron wurde durch diese Behandlung nicht beeinflußt. Exogen zugeführtes PGF 2α induzierte zwar die Geburt, die assoziierten Hormone blieben jedoch ebenfalls unbeeinflußt. Obwohl TURNBULL u. Mitarb. (27) gleiche Zusammenhänge zwischen der Aktivierung der hypothalamischen-hypophysären-adrenalen Achse zwischen Fetus und Mutter für die Geburt aus Untersuchungen des Verhaltens der Östrogen-, Progesteron- und Prostaglandinspiegel auch beim Menschen nachweisen konnten, müssen wir die hauptsächlich bei Säugetieren gefundenen neueren Beobachtungen und Interpretationen z. T. noch unter dem Gesichtspunkt einer sehr regen Spekulation betrachten. So konnten auch TURNBULL u. Mitarb. im Gegensatz zu den Untersuchungen beim Säugetier unmittelbar vor dem Geburtseintritt keine Konzentrationsänderung der Prostaglandine im Fruchtwasser feststellen, jedoch einen Anstieg der Prostaglandine in der Eröffnungsperiode nachweisen.

In Übereinstimmung mit den zitierten Ergebnissen steht die Beobachtung aller Kliniker in der neueren Zeit, daß in Fällen einer drohenden Frühgeburt im Zusammenhang mit einer Reifungsbehandlung der

fetalen Lunge mit Glucocorticoiden während der Behandlungszeit die Wehentätigkeit zunimmt.
Nach FUCHS (9, 10) soll die Geburt über Impulse des fetalen zentralen Nervensystems weniger über eine Aktivierung der Prostaglandine, sondern durch eine vermehrte Ausschüttung von Oxytocin zur Geburtsauslösung führen. Neuere Untersuchungen von GIBBENS u. CHARD (11) berechtigen jedoch ebenso zu zweifeln, daß dies der ausschließliche Vorgang der Geburtsauslösung beim Menschen darstellen könnte. Die genannten Autoren bestätigten zwar, daß Oxytocin im Geburtsbeginn stoßweise ins Blut der Mutter abgegeben wird. Die Spitzen der Oxytocinstöße erreichen jedoch nur Konzentrationen von 2 bis 5 µE/ml und überschritten einen Wert von 12,5 µE/ml nie. Es wurde zwar gleichzeitig experimentell in diesen Untersuchungen die Erfahrung von FUCHS u. FUCHS (9) bestätigt, daß Alkohol die hypophysären Oxytocinausschüttungen bremst. Andererseits fanden sich jedoch keine direkten Zusammenhänge zwischen dem Auftreten uteriner Kontraktionen und der Frequenz der stoßweisen Oxytocinausschüttung aus der Hypophyse. Die Theorie der alleinigen Geburtsauslösung durch den fetalen hypothalamischen-hypophysären-adrenalen Impuls über eine vermehrte Oxytocinausschüttung oder Oxytocinsensibilisierung durch Prostaglandine erscheint auch zu einseitig. Sie läßt die gesicherte Veränderung der neurovegetativen Erregbarkeit der Mutter außer acht, die aufgrund der Rheobasemessungen mit dem Geburtsbeginn bestätigt ist, auch im Zusammenhang mit vorzeitiger Wehentä-

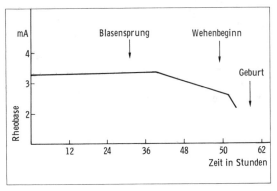

Abb. 1 Rheobaseverlauf beim Geburtsbeginn (nach *Jung* u. *Mülbert*)

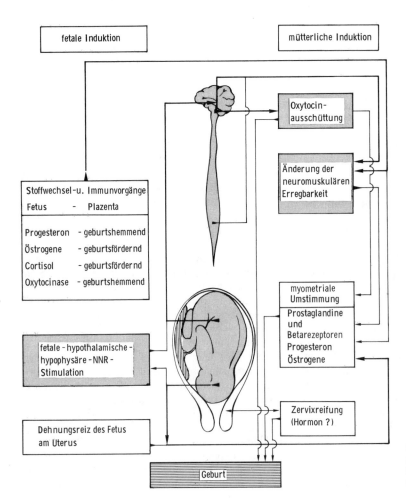

Abb. 2 Fetale und mütterliche geburtsauslösende Faktoren und ihre Antagonisten in der fetoplazentaren Einheit

tigkeit und drohender Frühgeburt auftritt, und durch Oxytocin- oder Prostaglandininaktivierungen nicht erklärt werden kann (17, 18; Abb. 1).
Wir können heute vielmehr annehmen, daß die Gesamtheit des komplexen Systems der Schwangerschaftssicherung und der vielfachen möglichen Faktoren einer Geburtsauslösung für das Zustandekommen der Geburtswehen verantwortlich ist. Allein die Erfahrungen bei der Fehlgeburt und Frühgeburt zeigen, daß durch verschiedene exogene oder endogene Teilursachen der Vorgang der Fruchtausstoßung schrittweise durch einen Triggermechanismus in Gang gebracht werden kann. Dabei ist es für das Schicksal einer Frucht bei der Fehl- und Frühgeburt entscheidend, ob eine Vielzahl von Sicherungsfaktoren von der Mehrzahl der geburtsinduzierenden Faktoren überspielt wird oder standhält. Bei dem physiologischen Geburtseintritt am Ende der Tragzeit ist es wahrscheinlich, daß parallellaufende Alterungsvorgänge des Sicherungssystems (Plazentareife, fetale Reife, Uterusüberdehnung, Zervixverkürzung) mit den Übergewicht gewinnenden induktiven Faktoren der Geburtsauslösung (Zunahme der fetalen Wachstumsdehnung, Aufbau des energetischen Potentials im Myometrium, Änderung der neuromuskulären Erregbarkeit der Mutter, zunehmende Oxytocinempfindlichkeit und -sekretion) den Regelkreis „Schwangerschaft" mit seinen Stellgliedern von dem Regelziel „Fruchtraumsicherung" auf „Geburt" umschaltet (Abb. 2). Ob dabei ein übergeordnetes „Hauptsignal" vom Feten in Form einer zentralnervösen-hypothalamisch induzierten Oxytocinausschüttung oder Prostaglandinaktivität, von einem plazentaren Stoffwechselfaktor oder von einem fetal-mütterlichen zentralen Impuls gesteuert wird, kann heute nicht entschieden werden.

Literatur

1 Ancel, P., P. Bouin: Sur le déterminisme de l'accouchement. Compt. Rend. s. Acad. Soc. 1 (1912) 1633
2 Challis, J. R. G., J. S. Robinson, G. D. Thornburn: Fetal and maternal endocrine changes during pregnancy and parturition in the rhesus monkey. CIBA Symp. 47 (1977) 228
3 Chard, T., R. E. Silman, L. H. Rees: The fetal hypothalamus and pituitary in the initiation of labour. CIBA Symp. 47 (1977) 359
4 Csapo, A.: Progesterone-block. Amer. J. Anat. 98 (1956) 273
5 Csapo, A., M. A. Lloyd-Jacob: Placenta uterine volume and the control of the pregnant uterus in rabbits. Amer. J. Obstet. Gynec. 83 (1962) 1073
6 Csapo, A. I.: The „see-saw" theory of parturition. CIBA Symp. 47 (1977) 159
7 Currie, W. B., G. D. Thorburn: The fetal role in timing the initiation of parturition in the goat. CIBA Symp. 47 (1977) 49
8 Flower, R. J.: The role of prostaglandins in parturition, with special reference to the rat. CIBA Symp. 47 (1977) 297
9 Fuchs, F.: Prevention of prematurity. Amer. J. Obstet. Gynec. 126 (1976) 809
10 Fuchs, F., A. R. Fuchs: Effect of neurohypophysial inhibition on uterine activity. In: Methoden der pharmakologischen Geburtserleichterung und Uterusrelaxation, hrsg. von H. Jung. Thieme, Stuttgart 1972
11 Gibbens, G. L. D., T. Chard: Observations on maternal oxytocin release touring human labour and the effect of intravenous alcohol administration. Amer. J. Obstet. Gynec. 126 (1976) 243
12 Heap, R. B., A. K. A. Galil, F. A. Harrison, G. Jenkin, J. S. Perry: Progesterone and oestrogen in pregnancy and parturition: comparative aspects and hierarchical control. CIBA Symp. 47 (1977) 127
13 Hoff, F., R. Bayer: Ovarialhormone und Uterusmotilität. Enke, Stuttgart 1956
14 Hoffmann, B., W. C. Wagner, E. Rattenberger, J. Schmidt: Endocrine relationships during late gestation and parturition in the cow. CIBA Symp. 47 (1977) 107
15 Jung, H.: Über den Einfluß der Östrogene und Gestagene auf die Aktionspotentiale und Erregungsbildung des Uterus. Pflügers Arch. Ges. Physiol. 263 (1956) 427
16 Jung, H.: Zur Physiologie und Klinik der hormonalen Uterusregulation. Karger, Basel 1965
17 Jung, H., S. Mülbert: Neuromuskuläre Erregbarkeit, Wehentätigkeit und Geburtsbeginn. Geburtsh. u. Frauenheilk. 29 (1969) 231
18 Jung, H., W. Schwenzel: Untersuchungen zur Genese der Frühgeburt durch Rheobase-Messungen. In: Perinatale Medizin, Bd. IV, hrsg. von J. W. Dudenhausen, E. Saling. Thieme, Stuttgart 1973 (S. 355)
19 Knaus, H.: Zur Ursache des Geburtseintrittes. Münch. med. Wschr. 75 (1928) 553
20 Liggins, G. C., R. J. Fairclough, S. A. Grieves, C. S. Forster, B. S. Knox: Parturition in the sheep. CIBA Symp. 47 (1977) 5
21 Mosler, K. H.: The dynamics of uterine muscle. Bibl. gynaec. (Basel) 1968
22 Nathanielsz, P. W., P. M. B. Jack, E. Krane, A. L. Thomas, S. Ratter, L. H. Rees: The role and regulation of corticotropin in the fetal sheep. CIBA Symp. 47 (1977) 73
23 Novy, M. J.: Endocrine and pharmacological factors which influence the onset of labour in rhesus monkeys. CIBA Symp. 47 (1977) 259
24 Sauerbruch, F., M. Heyde: Untersuchungen über die Ursache des Geburtseintrittes. Münch. med. Wschr. 57 (1910) 2616
25 Schneider, J., H. K. Weitzel, R. Hartge: Immunologische Beziehungen zwischen Mutter und Kind während der Schwangerschaft. Z. Geburtsh. Perinat. 182 (1978) 161
26 Swaab, D. F., K. Boer, W. J. Honnebier: The influence of the fetal hypothalamus and pituitary on the onset and course of parturition. CIBA Symp. 47 (1977) 379
27 Turnbull, A. C., A. B. M. Anderson, A. P. F. Flint, J. Y. Jeremy, M. J. N. C. Keirse, M. D. Keirse: Human parturition. CIBA Symp. 47 (1977) 427

Physiologie und Pathologie der Wehentätigkeit

H. Jung

Wesentliche Erkenntnisse zum Verständnis der normalen und pathologischen Wehentätigkeit sind mit dem Fortschritt der allgemeinen Muskelphysiologie zwischen den Jahren 1955 und 1970 gewonnen worden. In den letzten fünf bis acht Jahren ist auf diesem Gebiet der Geburtshilfe der Zuwachs an Neuinformationen im Vergleich zu den allgemeinen Fortschritten in der Perinatologie eher spärlich. Die in den letzten 20 Jahren gewonnenen neuen Erfahrungen versetzen uns jedoch in die Lage, die normalen und pathologischen Vorgänge am Uterus bei der Geburt in ihrer Abhängigkeit von der Funktion und Physiologie der Muskelzelle besser zu verstehen und dadurch pathologische Wehenformen durch gezielten Einsatz wehinduzierender und wehenregulierender Substanzen erfolgreich zu beeinflussen.

Zum Verständnis der Pathologie der Wehentätigkeit und ihrer Behandlung ist jedoch die Kenntnis der Physiologie der Uteruskontraktion Voraussetzung. Um die vielfältigen Störungen des Geburtsvorganges umfassend zu begreifen, müssen wir uns immer wieder vergegenwärtigen, daß der Uterus über einen Zeitraum von etwa 280 Tagen, gesteuert durch ein sehr komplexes Sicherungssystem die Aufgabe zu erfüllen hat, der sich entwickelnden Frucht in erster Linie ein sicheres Entwicklungsmilieu zu bieten. Nach Beendigung der normalen Tragzeit muß sich dieser bis dahin möglichst jeder zervixwirksamen mechanischen Kontraktion enthaltende Uterusmuskel innerhalb von wenigen Stunden in ein motorisches Organ verwandeln, das einen außerordentlich komplizierten Erregungs- und Kontraktionsprozeß mit gleichzeitig hohem energetischen Aufwand entwickeln muß. Die Aufklärung aller damit verbundenen physiologischen und pathologischen Abläufe hat in den vergangenen 20 Jahren gleichzeitig die Fachgebiete der Anatomie, Physiologie, Biochemie, Pharmakologie und Chemie mobilisieren müssen. Für das Verständnis der Klinik der uterinen Störungen unter der Geburt oder auch bei der vorzeitigen Wehentätigkeit ist es ausreichend, die Gesamtvorgänge bei der Uteruskontraktion unter drei großen Funktionskreisen zu betrachten, die untereinander jedoch in enger Wechselbeziehung stehen (22):
1. das Arbeitssystem,
2. das Erregungssystem,
3. das Energiesystem.

Störungen der Uteruskontraktion unter der Geburt, sind nach unserem heutigen Wissen in erster Linie aus dem Bereich des Erregungssystems und Arbeitssystems zu erklären. Störungen der Kontraktilität des Schwangerenuterus sind dagegen kaum oder nur zu einem geringen Teil aus dem Versagen des Energiesystems bedingt. Daher soll sich die Einführung zur Physiologie der Uteruskontraktion überwiegend auf die Erfahrungen aus dem Erregungs- und Arbeitssystem stützen. Die Aufklärung der Vorgänge des uterinen Energiesystems ist den Übersichten von Csapo (1959) und Jung (1965) zu entnehmen.

Die Erregungsvorgänge an der Uterusmuskelzelle

Für die Uterusmuskelzelle gelten grundsätzlich die gleichen elementaren Bedingungen bioelektrischer Erregungsabläufe wie an anderen erregbaren und kontraktilen Muskelfasern. Für die Entstehung bioelektrischer Aktivität sind nach unserem heutigen Wissen folgende Elementarstrukturen verantwortlich:

Die Zelle mit ihrer Membran, die Elektrolyte, als deren entscheidender Vertreter die Kationen Kalium und Natrium anzusehen sind, schließlich die intrazelluläre und extrazelluläre Flüssigkeit.

Aus den klassischen Untersuchungen von Bernstein wissen wir, daß jede Zelle eine bioelektrisch aktive Membran besitzt. Ihre Teildurchlässigkeit erlaubt in Ruhe den Kaliumionen eine hohe Bewegungsfreiheit in beiden Richtungen, während das Natrium praktisch zurückgehalten wird. An der Außenfläche der Zelle kommt es zu einem Überschuß an positiven Ladungen, da eine stoffwechselabhängige Kaliumpumpe, die nach außen diffundierenden Kaliumionen laufend in die Zelle zurückholt, und eine hohe Kaliumkonzentration im Zellinnern im Verhältnis zur Zellaußenflüssigkeit unterhalten wird (Abb. 1).

Umgekehrt sorgt eine entsprechende „Natriumpumpe" für ein Konzentrationsgefälle zwischen dem Natrium der Zellaußenflüssigkeit und dem im Zellinnern gelagerten Natrium. Die Gültigkeit dieses Prinzips ist für die glatte Muskelzelle des Uterus bestätigt worden (22).

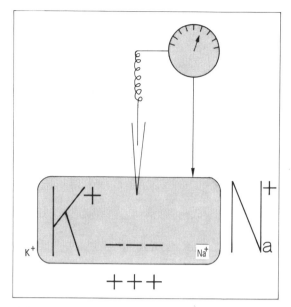

Abb. 1 Elektrolytgefälle an der Zellmembran. Durch die Semipermeabilität vermögen die kleinen Kaliumionen die Membran stets in beiden Richtungen zu passieren. Die größeren Natriumionen werden zurückgehalten. Daraus resultiert eine außen positive, innen negative Ladung der Membran (aus *H. Jung:* Zur Physiologie und Klinik der hormonalen Uterusregulation. Karger, Basel 1965)

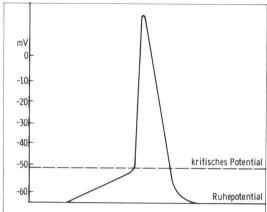

Abb. 3 Schematische Darstellung des Ruhepotentials, das bei einer „Depolarisation" von −60 auf −50 mV in den Bereich des „kritischen Potentials" gerät und dort in ein Spitzenpotential übergeht (aus *H. Jung:* Zur Physiologie und Klinik der hormonalen Uterusregulation. Karger, Basel 1965)

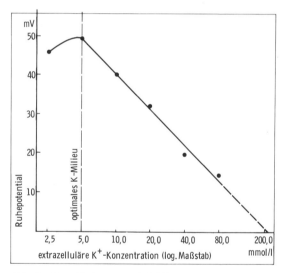

Abb. 2 Das Ruhepotential (Membranpotential) ist eine Funktion des log. der extrazellulären K-Konzentration (K_e). Diese Funktion ist im Bereich über 5 mmol/l/K linear. Die lineare Regression unter 5 mmol/l/K beträgt y = 69,7−29,9 log x (aus *H. Jung:* Pflügers Arch. ges. Physiol. 269 [1959] 197)

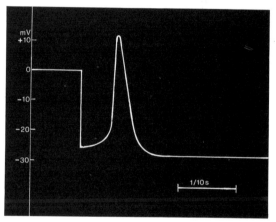

Abb. 4 Einzelnes Spitzenpotential und Membranpotential (Grundlinie) einer Uterusmuskelfaser (aus *H. Jung:* Zur Physiologie und Klinik der hormonalen Uterusregulation. Karger, Basel 1965)

Die Diffusion der K^+-Ionen in Ruhe in Richtung des Konzentrationsgefälles erzeugt ein sog. Diffusionspotential, das man allgemein auch als „Membranpotential" oder „Ruhepotential" bezeichnet. Nach FLECKENSTEIN fällt dem Muskelstoffwechsel als Hauptaufgabe zu, dieses Konzentrationsgefälle über die „Ionenpumpe" zu unterhalten und nach einer Muskelerregung wieder herzustellen bzw. neu aufzuladen.

Es gilt auch für den Uterusmuskel, daß das Membranpotential von der intrazellulären und extrazellulären Konzentration verschiedener Ionen abhängig ist. Nach erstmals 1959 am Uterus beschriebenen Untersuchungen wird das Membranpotential des Uterusmuskels mit einer linearen Regression durch die extrazelluläre Kaliumkonzentration gesteuert (20; Abb. 2).

In gleichen Untersuchungen wurde die vom Membranpotential abhängige Ruheverkürzung bzw. die Änderung des Ruhetonus des Uterusmuskels nachgewiesen. Die Höhe des Membranpotentials hängt

Abb. 5 Tetanische Erregungsserie von Spitzenpotentialen durch Massenableitung am Uterusmuskel in vivo mit dem dazugehörenden Mechanogramm der Uteruskontraktion (aus *H. Jung:* Zur Physiologie und Klinik der hormonalen Uterusregulation. Karger, Basel 1965)

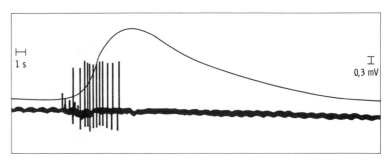

am Uterusmuskel stark von der Konzentration von Östrogenen und Progesteron ab (9, 22). Bei der Erregung einer Muskelzelle muß das Membranpotential unter einen kritischen Wert absinken, um selbständig ganz zusammenzubrechen. In diesem Augenblick erfährt die Membran eine Durchlässigkeitszunahme für Natrium um das 500fache (Abb. 3). Das außen gestapelte Natrium strömt jetzt in die Zelle und erzeugt ein der Ruheladung der Membran entgegengerichtetes Potential, während Kalium vermehrt nach außen gelangt. Das Membranpotential wird dadurch für kurze Zeit aufgehoben, die Zelle wird „depolarisiert", das Meßinstrument geht für kurze Zeit auf 0 zurück oder schlägt sogar vorübergehend in den positiven Bereich um (Abb. 4). Durch diesen Vorgang entsteht das sog. Aktionspotential. Man kann in Massenableitungen wie in Einzelfaserableitungen mit Mikroelektroden das Erregungsbild einer gesamten Uteruskontraktion erfassen. Die normale Erregungsform des Uterus während einer Kontraktion ist ein echter Tetanus, d. h., eine einzelne Kontraktion der Wehe erfolgt auf eine Salve rasch entladener repetitiver Einzelpotentiale (17; Abb. 5). Auch am Uterus der schwangeren Frau und unter der Geburt konnte – wenn auch unter technisch schwierigeren Bedingungen – das tetanische Erregungsbild der normalen Uteruskontraktion nachgewiesen werden (22, 41). Nach den Untersuchungen von WOLFS (41) besteht eine Korrelation zwischen der Amplitude und Frequenz der tetanischen Entladungen und der Koordination der Wehentätigkeit in bezug zum Geburtsfortschritt in der Eröffnungsperiode (Abb. 6).

Durch erste Untersuchungen mittels Mikroableitungen an einzelnen Muskelfasern wurden Hinweise gefunden, daß ein Teil der Uterusmuskelfasern, ähnlich wie der Sinusknoten am Herzen, selbst Erregungen bilden kann (18, 22). Die dafür typischen „Schrittmacherpotentiale" sind an beliebigen Stellen des Uterus anzutreffen und nicht auf bestimmte Bezirke lokalisiert. Diese Beobachtungen entsprechen den Ergebnissen von CALDEYRO-BARCIA (6), daß ein Übergewicht der Erregungsbildung im Sinne eines prävalierenden Zentrums im Bereich der linken Fundusecke des menschlichen Uterus zu beobachten ist, aber auch von anderen Uterusmuskelstellen Kontraktionen ausgehen.

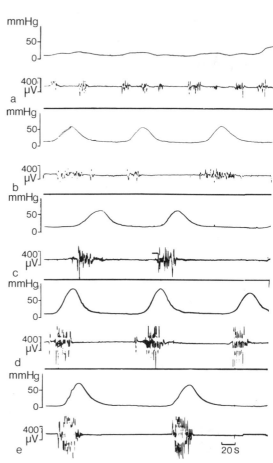

Abb. 6 Registrierung der Wehentätigkeit und der Aktionspotentiale am menschlichen Uterus unter der Geburt (**a** = 10 Min., **b** = 90 Min., **c** = 4 Std., **d** = 6 Std. und **e** = 10 Std. nach der Geburtseinleitung) (aus *G. Wolfs:* Physiologie of uterine contractions. In: Methoden der pharmakologischen Geburtserleichterung und Uterus-Relaxation, hrsg. von *H. Jung.* Thieme, Stuttgart 1972)

MOSLER u. CZEKANOWSKI (32) haben gefunden, daß im Fundus des nicht schwangeren Uterus die Aktivität stärker ist, im Isthmus jedoch die Kontraktionen frequenter auftreten. Die Führung der Kontraktionen soll einmal vom Fundus, einmal vom Isthmus ausgehen (32). Die Kontraktionen des nicht graviden Uterus sind zwischen Isthmus und Uterus nicht koordiniert, sie sind zeitlich versetzt und unterschiedlich stark. Koordinierte Kontraktionen am nichtschwangeren Uterus finden sich eher in der zweiten Zyklusphase und während der Menstruation. Am graviden Uterus sollen die Isthmus- und Korpuskontraktionen vor und während der Geburt bereits koordiniert werden.

Es besteht heute kein Zweifel mehr, daß die Uterusmuskulatur zur autonomen Bildung von Erregungen befähigt ist, wobei lokale Erregungen wechselweise von beliebigen Muskelstellen in Abhängigkeit von der Gesamterregbarkeit des Organs ausgehen. Zahl und Ort der sog. „pace maker" können über den ganzen Uterus hinweg wechseln. Diese Kenntnis erklärt zahlreiche pathologische Wehenformen unter der Geburt.

Auch am Myometrium gibt es ein sog. „kritisches Potential" (s. Abb. 3). Dies ist der Wert, auf den man das jeweilige Membranpotential durch eine Erregung oder eine Erregungssubstanz vermindern muß, um eine fortgeleitete Erregung über den ganzen Uterus auszulösen. Ist die Differenz zwischen dem wirklichen Membranpotential und dem sog. „kritischen Potential" sehr groß, so muß man umso größere Reizenergien aufwenden, um eine Depolarisation, also eine Erregung und Kontraktion des Uterus auszulösen. Diese Differenz zwischen wirklichem Ruhepotential und kritischem Potential entspricht der Reizschwelle. Die Erregbarkeit des Uterus ist folglich umso kleiner, je höher diese Reizschwelle. Schwellensteigernd bzw. erregbarkeitsmindernd wirken Substanzen wie Östrogene und Progesteron in hohen Dosen, die das Membranpotential steigern. Sie vergrößern somit die Sicherheitszone zwischen dem reellen Potential und dem kritischen Potential. Substanzen, die das Membranpotential senken wie Oxytocin, bringen das Membranpotential in die Nähe des Kritischen-Punkt-Potentials und erhöhen damit die Erregbarkeit des Uterus.

Erregungsbildung und Erregungsleitung

Obwohl die Erregungsbildung im Uterusmuskel myogen in den einzelnen Fasern erfolgt, ist der Vorgang der Erregungsauslösung nicht an lokale myometrale Bedingungen gebunden und kann auch von außen sowohl auf vegetativ-nervösem Wege als auch humoral erfolgen. Wir wissen, daß Oxytocin durch direkten Kontakt mit der Zellmembran teils durch völlige Depolarisation in hohen Dosen mit der Folge einer Tonussteigerung bzw. Kontraktur, teils im physiologischen Bereich durch eine Senkung der Natriumleitfähigkeit der Zellmembran Erregungen am Myometrium auslöst (9, 19, 22, 30). Wir wissen jedoch ebenso, daß Oxytocin allein nicht in der Lage ist, einen Geburtsvorgang auszulösen, wenn nicht gleichzeitig andere „Sperrvorrichtungen" des „uterinen Sicherungssystems" in der Schwangerschaft beseitigt werden. Es wurde bereits in vorausgegangenen Kapiteln dargestellt, daß neurovegetative Einflüsse des mütterlichen Organismus zusammen mit fetalen induktiven Prozessen für die Geburtsauslösung ausschlaggebend sind. So konnte die Änderung der mütterlichen neurovegetativen Erregbarkeit im Zusammenhang mit Geburten und Frühgeburten durch Rheobasenmessung nachgewiesen werden (25). Eine besondere Stellung bei der Erregungsübertragung von zentralnervösen übergeordneten Zentren auf den Uterus kommt dem System der alpha- und betaadrenergischen Erregungsüberträger und Erregungsblocker zu. Nach der Rezeptorentheorie (1, 11) erfolgt die Erregungsübertragung von den sympathischen Nervenenden des vegetativen Nervensystems durch Erregungsüberträger auf die sog. Alpha- und Betarezeptoren, die bis heute noch theoretische Modellvorstellungen sind. Die den Rezeptoren zugeordneten Überträgersubstanzen sind jedoch bekannt. Nach ALQUIST (1) greift das Noradrenalin als vegetativer Transmitter der sympathischen Nervenenden am Alpharezeptor der glatten Muskelfaser an und führt durch eine Stimulation zur Kontraktion der Faser. Adrenalin hat dagegen eine überwiegende Affinität zu den Betarezeptoren und vermag durch ihre Stimulation eine Hemmung der glatten Muskelfasern zu erreichen. Daneben sind andere Substanzen bekannt, die durch eine Blockierungswirkung der Alpharezeptoren bereits eine Hemmung der Kontraktilität erwarten lassen. Andererseits vermögen Betarezeptorenblocker rein theoretisch wieder eine Aktivierung der glatten Muskelfaser auszulösen. Wie neuere Untersuchungen ergaben (24, 26, 27), muß dieses grundsätzlich auch für den Uterus anwendbare Überträgersystem variiert werden, da eine Veränderung der Stellwirkung der Rezeptoren durch Östrogene und Progesteron gesichert ist (s. Abb. **12**, Kap. Frühgeburt, S. 9.23). So ist heute gesichert, daß die Wirkung der Alpharezeptorenüberträger und die Empfindlichkeit der Alpharezeptoren selbst durch Östrogendominanz gesteigert wird, während die Empfindlichkeit der Betastimulatoren und die Empfindlichkeit der Betarezeptoren durch Progesteron gesteigert wird. Beide Hormone führen gleichzeitig zu einer Abschwächung der entgegengesetzten Rezeptorenwirkung. Wie die Rezeptoren beschaffen sind und wie die einzelnen Effekte zustande kommen, ist noch weitgehend ungeklärt. Es gilt jedoch als sicher, daß die betaadrenergischen Rezeptoren in enger Beziehung zur Adenylcyclase stehen. Nur eine bestimmte Substanz kann mit einem bestimmten Rezeptor in Wechselwirkung treten (38).

Die Stimulierung der Betarezeptoren führt zu einem Anstieg von Cyclic-Adenosin-3, 5-Monophosphat (cAMP), das die weiteren hormonspezifischen intrazellulären Reaktionen auslöst. Die Frage, wie betasympathikomimetische Substanzen

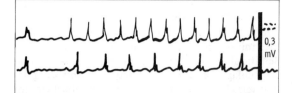

Abb. 7 Erregungsableitung einer Uteruskontraktion der schwangeren Katze von verschiedenen Uterusstellen im Abstand von 1 cm mit 2 gesonderten Elektroden. Nach einem initialen, koordinierten, induzierenden Spitzenpotential in beiden Ableitungen erfolgt auf eine verschieden lange Latenzphase ein völlig verschiedener lokaler Erregungsrhythmus der Muskelfasern (nach Jung [18])

die cAMP-Bildung in Organen und Zellen stimulieren und gleichzeitig organverschiedene Wirkungen wie Permeabilitätsänderungen, Glykogenolyse und Proteinsynthese zustande bringen, ist noch ungeklärt. Die verschiedenen Zellen besitzen unterschiedliche Enzymausstattungen, so daß die Stimulierung des Rezeptors je nach Zelle durch bestimmte Reaktionen ausgelöst wird (s. Abb. 12, Kap. Frühgeburt, S. 9.23).

Die durch betasympathikomimetische Substanzen ausgelöste Relaxation des Myometriums scheint durch cAMP zustande zu kommen. Isoproterenol ruft am isolierten Rattenuterus eine Erhöhung des intrazellulären cAMP-Spiegels hervor. Dieser Anstieg erfolgt mindestens so schnell wie die Relaxation. Die relaxierende Wirkung verschiedener Sympathikomimetika entspricht demnach dem jeweiligen Anstieg von cAMP. Das Dibutyrylderivat des cAMP ruft eine wesentliche Reduktion des Muskeltonus und der Motilität hervor, während Adeninderivate wie Adenosin, ADP und ATP diesen Effekt nicht bei vielfach höheren Konzentrationen auszulösen vermögen. Die Erregbarkeit der Zellmembran soll durch die Anwesenheit der verschiedenen Sympathikomimetika stark beeinflußt werden. Da unter anderem membranaktive Substanzen wie Oxytocin, Östrogen und Progesteron ebenfalls einen Einfluß auf das Verhalten der Zellmembran der Uterusmuskelzelle haben, ist ersichtlich, wie kompliziert und komplex der Vorgang der Erregungsauslösung am schwangeren und geburtsreifen Uterus im Gesamtsystem der mütterlichen humoralen und vegetativ-nervösen Einflüsse und der fetalen und plazentaren Steuerungsvorgänge geregelt wird. Mangelnde Abstimmung oder fehlgesteuertes Konkurieren zwischen erregungsauslösenden und erregungshemmenden Regulativen lassen daher immer pathologische Kontraktionsvorgänge unter der Geburt erwarten. Die glatte Muskelzelle hat gegenüber dem quergestreiften Skelettmuskel zwar eine weniger differenzierte Gesamtorganisation, sie besitzt dafür aber mehr Elementarfunktionen. Die Uterusmuskelzelle ist nicht nur in der Lage, Erregungen zu bilden, sondern ist gleichzeitig Rezeptor für regulative Einflüsse dieser myometralen Erregung. Schon aus ersten Veröffentlichungen durch BOZLER (4) und JUNG (17) ließ sich erkennen, daß die Erregungsphänomene am Uterus nicht nur an nervöse Bahnen gebunden sind. In späteren Untersuchungen fand man durch mehrfache Ableitungen der Erregungsvorgänge am isolierten Uterus und am Uterus in situ eine Koordination räumlich benachbarter Spitzenpotentiale (17; Abb. 7). Es zeigte sich, daß die Vollständigkeit einer Koordination von Spitzenpotentialen an die Richtung der Faserverläufe des Myometriums gebunden ist. Heute steht fest, daß die Erregungsausbreitung und Erregungsleitung am Uterusmuskel in Teilbereichen myogen verläuft. Größere Muskelbereiche oder benachbarte Muskelbereiche über den ganzen Uterus werden offensichtlich neurogen koordiniert.

Der myogenen Erregungsausbreitung im Uterusmuskel entspricht auch die Geschwindigkeit der Erregungsfortleitung. So wurde als Mittelwert von ca. 2000 Messungen am schwangeren Uterus der Ratte eine Leitungsgeschwindigkeit von 6,7 cm/s gemessen (19). Oxytocin vermag über seinen depolarisierenden Einfluß die Geschwindigkeit der Erregungsausbreitung in höheren Dosen zu vermindern. Eine Beeinflussung der myogenen Leitungsgeschwindigkeit am Uterus ist auch von alpha- und betaadrenergen Substanzen zu erwarten.

Zusammenfassend kann zur Erklärung für die Entstehung pathologischer Wehenformen unter der Geburt sowie für bestimmte Störungen in der Schwangerschaft aus der Physiologie der Erregungsabläufe am Uterus folgende Gesetzmäßigkeit als gesichert angesehen werden:

Der Uterusmuskel hat für die einzelnen Muskelfasern wie auch für den organisierten Gesamtkomplex eine Omnipotenz der myogenen Erregungsbildung und Erregungsleitung.

Die durchaus autonom mögliche lokale Erregungsauslösung wird durch übergeordnete Einflüsse gesteuert und eingebettet in ein sehr komplexes System einer mütterlichen humoralen und neurovegetativen Induktion sowie einer quantitativ und qualitativ noch wenig abgeklärten Einflußnahme der fetoplazentaren Einheit.

Die Kontraktion des menschlichen Uterus unter der Geburt

Die rhythmischen Kontraktionen am schwangeren menschlichen Uterus unter der Geburt sind unter der Gesetzmäßigkeit der im vorausgegangenen Kapitel dargestellten erregungsphysiologischen Abläufe zu verstehen. Die Uteruskontraktion unter der Geburt stellt ebenfalls eine tetanische, also durch repetitive Erregungen ausgelöste Muskelverkürzung dar. Es ist unter normalen Bedingungen weitgehend die gesamte Muskelmasse des Uterus daran beteiligt. Die Steuerung der Kontraktionsstärke erfolgte durch die Frequenz der tetanischen Erregungen und durch eine „räumliche Summation" mehr oder weniger beteiligter Muskelfasern (17). Die durch äußere Tokographie oder intraamniale Druckmessung objektivierbare Einzelkontraktion hat unter der Geburt einen steilen Amplitudenanstieg (Kreszente) von ca. 50 s Dauer, einen kurzen Wehengipfel (Akme) und eine längere Erschlaffungsphase (Dekreszente) von ca. 150 s (Abb. 8). Typisch für die Schwangerschaftswehen sind eine langsame Kreszente und eine wesentlich längere Dekreszente als in der Eröffnungsperiode. In der Literatur besteht Übereinstimmung über die Dauer und Definition des Amplitudenanstiegs. Die Erschlaffungsphase hat einen ersten kurzen Anteil von ca. 50 s. Ihre Dauer ist durch die Kontraktionsfrequenz kaum beeinflußbar. Der zweite, langsame Erschlaffungsanteil von ca. 100 s Dauer ist weder klinisch durch Palpation, noch subjektiv von der Gebärdenden festzustellen. Die gesamte Erschlaffungsphase verläuft bei erregungsphysiologischer Ruhe. Sie ist also nicht aktiv gesteuert (41). Nur jene Kontraktionen sind äußerlich durch die Untersuchung der Hand palpabel, die mindestens 20 mm intrauterinen Druck erreichen. Als schmerzhaft werden von der Kreißenden nur jene Kontraktionen empfunden, die zervixwirksam sind, also mindestens einem Druckanstieg von über 25 mmHg entsprechen. Die mehr horizontale Erschlaffungsphase wird unter Umständen abgekürzt und durch die Wehenfrequenz beeinflußt, da sie bereits bei mehr als 3 Kontraktionen pro 10 Min. durch eine nachfolgende Uteruskontraktion abgeschnitten werden kann.

Während die Dauer einer Kontraktion und ihre einzelnen Phasen durch äußere Tokographie wohl erfaßt, aber nicht quantitativ objektiviert werden können, sind Kontraktionsamplituden und Ruhetonus lediglich durch intraabdominale Druckmessung meßbar. Heute bedient man sich dazu der einfachen und bei jeder Geburt anwendbaren transzervikalen Kathetermethode.

Es ist besonders das Verdienst von CALDEYRO-BARCIA (6), HENDRICKS u. Mitarb. (14) und BAUMGARTEN (2), eine Beschreibung verschiedener Wehenformen versucht zu haben. Bei einer physiologischen Betrachtungsweise muß man jedoch von einer tetanischen, also völlig glatten Idealwehe ausgehen. Verformungen und Abweichungen von dieser klassischen Kontraktionsform sind durch erregungsphysiologische Störungen wie multifokale Erregungsbildung, Desynchronisation verschiedener Muskelabschnitte oder Verschiedenheit der Refraktärphase einzelner Muskelfasern oder Faserbündel zu erklären und gehören daher in das Kapital der Pathologie der Wehentätigkeit.

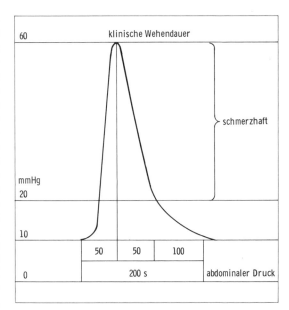

Abb. 8 Einzelkontraktion bzw. klinische Wehendauer am menschlichen Uterus unter der Geburt

Als Maß für die Wehenfrequenz hat sich heute nach dem Vorschlag von CALDEYRO-BARCIA (6) international sowohl für die klinische Beurteilung als auch für wissenschaftliche Untersuchungen die Zahl der Kontraktionen pro 10 Min. bewährt. Darüber hinaus wird als Maßstab für die gesamte Wehentätigkeit besonders bei wissenschaftlichen Untersuchungen der Begriff der Montevideo-Einheit empfohlen. Sie setzt sich aus dem Produkt der Wehenfrequenz pro 10 Min. und der intrauterin gemessenen Druckamplitude einer einzelnen Wehe in der Wehenakme zusammen. Die normale Druckamplitude beträgt intrauterin gemessen in der ersten Geburtsphase etwa 20 mmHg (2, 6, 34, 36). Die erste und letzte Phase der Kontraktion ist durch äußere Palpation unter subjektiver Empfindung der Kreißenden meist nicht feststellbar, so daß die Dauer der klinischen Kontraktion (ca. 70 s) kürzer erscheint als die tatsächlich durch intraamniale Druckmessung registrierte Wehe. Eine normale, ausschließlich auf den Uterus beschränkte Kontraktion in der Schwangerschaft oder im Geburtsbeginn ohne Zervixwirksamkeit ist grundsätzlich schmerzlos. Dies ist besonders typisch bei der sog. Zervixinsuffizienz, da hier der zervikale Widerstand praktisch fehlt. Auch in der Eröffnungsphase werden die Uteruskontraktionen für die Kreißende erst schmerzhaft empfunden, wenn sie im Sinne einer Dystraktion bzw. Zervixerweiterung wirken. Auch die Kontraktionen der dritten Geburtsphase (Plazentaphase) und des Wochenbettes sind im allgemeinen schmerzlos. Dem Kliniker ist jedoch bekannt, daß dies grundsätzlich nur für Erstgebärende gilt, während Zweit- und Drittgebärende, aus bisher ungeklärten Gründen, über schmerzhafte Nachwehen in den ersten Wochenbettstagen klagen.

Man hielt lange die schmerzlosen Schwangerschaftswehen für quantitativ leichte Zusammenziehungen des Uterus. Erst die objektive Messung der in der Schwangerschaft erzielten Druckamplituden durch Kombination der äußeren und inneren Wehenmessung erklärte diesen Irrtum. So hatte bereits WOLF (40) in den 40er Jahren nachgewiesen, daß die Schwangerschaftswehen sich weder in ihrer Amplitudengröße noch in der Frequenz von den wenige Tage später bei gleichen Versuchspersonen registrierten Eröffnungswehen unterscheiden. Selbst die von ihm gemachte Feststellung, daß zwischen Schwangerschafts- und Eröffnungswehen als Unterschied lediglich eine raschere, also steilere Tonuszunahme und schnellere Erschlaffung gegenüber der Schwangerschaftskontraktion hervorzuheben ist, wurde bis heute nicht widerlegt. Umgekehrt besitzen Eröffnungswehen in der Wehenpause einen höheren Ruhetonus als die Schwangerschaftswehen zwischen den Kontraktionen. Folglich dürfte für den Geburtsfortschritt, für die Muttermunderöffnung und für den Grad des Wehenschmerzes außer der absoluten Wehenamplitude auch die Höhe des Ruhetonus mitentscheidend sein. Für den intraamnialen Ruhetonus werden in der Eröffnungsphase der Geburt und in der Austreibungsperiode Werte zwischen 8 und 12 mmHg angegeben. Durch die Bauchpresse erhält der intraamniale Druck in der Austreibungsperiode einen Zuwachs, der bei der Erstgebärenden durch die bessere Aktivität der Bauchdecken größer ist als bei der Mehrgebärenden. Der für die Wehentätigkeit unter der Geburt erforderliche materne Energieumsatz ist erheblich. Nach Untersuchungen von LEHMANN u. WETTENGEL (28) beträgt das Atemminutenvolumen in der frühen Eröffnungsphase 11,8 Liter, bei 3 cm Muttermund 20,8 Liter und am Ende der Austreibungsperiode 23,4 Liter. Die Sauerstoffaufnahme steigt von 132 ml/m^2 Körperoberfläche/Min. vom Beginn der Eröffnungsperiode auf 151 ml/m^2 Körperoberfläche/Min. am Ende der Austreibungsperiode an. Die Berechnung des Kalorienverbrauches ergab dabei einen Anstieg von 0,66 auf 1,17 cal/m^2 Körperoberfläche in der Eröffnungsperiode. Während der Austreibungsperiode wurde ein weiterer Anstieg auf 1,3 cal/m^2 Körperoberfläche gemessen. Die Sauerstoffaufnahme und der Kalorienverbrauch waren am 5. Tag post partum nicht mehr erhöht. Der Energieumsatz unter der Geburt lag bei Erstgebärenden um 14% höher als bei Mehrgebärenden.

Die Gesamtmotilität des Uterus unter dem Gesichtspunkt des Ursprungs der Uteruskontraktion, ihrer Ausbreitung und Koordination

Die Stärke, also die Amplitude einer Uteruskontraktion wird durch die Frequenz der tetanischen Erregungen und durch eine sog. räumliche Summation geregelt (17). Unter räumlicher Summation verstehen wir die Quantität der an einer Erregung und Kontraktion beteiligten Muskelmasse des Gesamtmyometriums. Es ist von klinischer Bedeutung, daß die Kontraktionsamplitude einer Kreißenden und auch die Wehenfrequenz durch die Lage beeinflußt werden kann. So ist in Rückenlage die Wehenamplitude niedriger unter Zunahme der Kontraktionsfrequenz. Liegt eine Gebärende auf der linken oder rechten Seite, so haben die Kontraktionen eine größere Amplitude und niedrigere Frequenz. Außerdem ist die Stärke der Uteruskontraktion von reflektorischen Steuerungsvorgängen abhängig. So fanden LINDGREN u. SMYTH (29), daß die zervikale Dehnung durch den vorausgehenden Teil („Kopf-Zervix-Spannung") über einen reflektorischen Vorgang die Wehenintensität steigern kann. Diese Beziehung wird auch durch die Blasensprengung nicht aufgehoben. Die Erkenntnis ist von einer gewissen Bedeutung zur Erklärung verschiedener pathologischer Geburtsverläufe mit zervikaler Dystokie.

Eine normale Uteruskontraktion beginnt im allgemeinen in der Nähe einer Tubenecke, wobei die linke Seite prävaliert, und breitet sich von hier über den ganzen Uterus aus. Obwohl durch die multifokale Erregungsbefähigung des Myometriums überall Uteruserregungen und -kontraktionen entstehen können, besteht kein Zweifel, daß während einer normalen Eröffnungswehentätigkeit eine Dominanz der Erregungsbildung in einem Tubenabschnitt des Uterus führend ist. Von dort breiten sich die mechanischen Kontraktionen mit einer Geschwindigkeit von etwa 2 cm pro Sekunde aus und erfassen den ganzen Uterus innerhalb von 15 s.

Dies gilt jedoch nur für eine normale und optimale Erregbarkeit des gesamten Uterus in der Eröffnungsperiode. Unter abweichenden Erregungsbedingungen, wie z. B. in der Schwangerschaft, bei drohender Frühgeburt, vor dem eigentlichen Geburtsbeginn am Endtermin, können unter dem Einfluß veränderter oder abweichender Erregungsbedingungen von dem Optimum andere Wehenformen auftreten.

Zwei Hauptformen einer solchen „physiologischen Übergangsstörung" sind vor dem eigentlichen Geburtsbeginn am Ende der Schwangerschaft bekannt: Die sog. „Alvarez-Wellen" und die „Braxton-Hicks-Kontraktionen". Erregungs- und wehenphysiologisch sind diese beiden Kontraktionsformen folgendermaßen zu erklären:

Physiologie und Pathologie der Wehentätigkeit

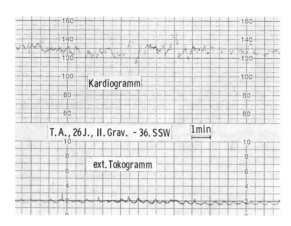

Abb. 9 Sog. Alvarez-Wellen am menschlichen schwangeren Uterus in Geburtsnähe

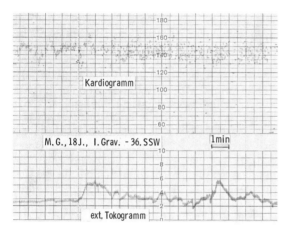

Abb. 10 Sog. Braxton-Hicks-Kontraktionen am menschlichen schwangeren Uterus im Geburtsbeginn

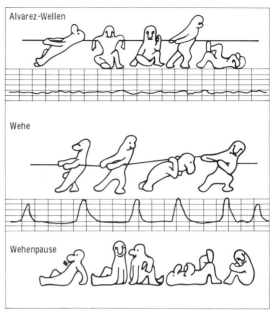

Abb. 11 Als „kleine Männchen" dargestellte Muskelfasern des menschlichen Uterus, die während der Alvarez-Wellen unkoordiniert arbeiten. Die zeitliche Koordination von Kontraktion (Mitte) u. Ruhepause (unten) ermöglichen eine Geburtsarbeit im Sinne des Geburtsfortschrittes (aus B. Warkentin: Z. Geburtsh. Perinat. 180 [1976] 225)

Alvarez-Wellen sind Lokalkontraktionen bei hoher Erregungsschwelle des gesamten Myometriums. Dadurch kommt es zur Behinderung der fortgeleiteten Erregung und der Gesamtkontraktion des Uterus (Abb. 9).

Braxton-Hicks-Kontraktionen entstehen bei unkoordinierter Teilkontraktion des Uterus, bei abschnittsweise hoher Erregungsschwelle und abschnittsweise schon steigender Erregbarkeit des Gesamtmyometriums. Es handelt sich um typische „Vorwehen" vor der eigentlichen Eröffnungsperiode (Abb. 10).

Erst bei gleichmäßig optimierter Gesamterregbarkeit des Uterusmuskels und niedriger Erregungsschwelle führen lokale Erregungen aus einer Fundusecke zu einer raschen myometralen und neurogenen Ausbreitung über das gesamte Myometrium des Uterus und dadurch zu einer einheitlichen, einzigen Kontraktion. Dadurch geraten auch alle Muskelfasern des Uterus in eine einheitliche Refraktärphase, so daß gleichmäßige glatte Uteruskontraktionen mit ebenso gleichmäßigen, glatten, ruhigen Wehenintervallen aufeinanderfolgen. WARKENTIN (37) hat die Bedeutung dieser Übergangsformen der Wehentätigkeit für die Klinik der Eröffnungsperiode in einer sehr schönen Arbeit dargestellt und gleichzeitig eine originelle Interpretation des Unterschiedes zwischen Alvarez-Wellen und normalen Wehen zum besseren Verständnis der erregungsphysiologischen Vorgänge gegeben (Abb. 11). Wir wissen aus diesen und anderen Untersuchungen, daß im Laufe der Spätschwangerschaft die unkoordinierte Alvarez-Wellen-Aktivität immer mehr abnimmt, während der zeitliche Anteil der Inaktivitätsphasen und glatten Kontraktionen entsprechend zunimmt (37). Diese Entwicklung wird durch die typischen Eröffnungswehen unter der Geburt abgeschlossen, worin sich im Idealfall glatte Uteruskontraktionen = Wehen und Wehenpause abwechseln. Man sollte sich jedoch darüber im klaren sein, daß etwa 40% aller Kreißenden unter ihrer Geburt eine solche ideale Wehentätigkeit nie ganz erreichen und trotzdem nach normal langem Geburtsverlauf ein gesundes Kind gebären. Alvarez-Wellen findet man übrigens häufig in der Schwangerschaft und besonders im Zusammenhang mit drohender Frühgeburt. Nach Behandlung drohender Frühgeburten mit Betamimetika kommen meist sehr schnell die vorher tokographisch nachgewiesenen typischen Uteruskontraktionen oder Braxton-Hicks-Kontraktionen zum Stillstand. Bei mehrtägiger Nachkontrolle findet man jedoch in wechselnden tageszeitlichen Beziehungen immer wieder das Auftreten von Alvarez-Wellen. Diese sind auf die Kontraktionen einzelner Muskelfasern durch einzelne Aktionspotentiale der Zellmembran zurückzuführen. Selbst am Kastratenuterus ist eine Elementarfunktion in Form einer Fähigkeit zur Erregungsbildung erhalten. Infolge der Starre und des Bindegewebsreichtums des Myometriums am Kastratenuterus reagiert dieser jedoch nicht mehr mit einer mechanischen Verkürzung. Unter Östrogeneinfluß nimmt die hohe Scheinfrequenz der Lokalverkürzungen am Kastratenuterus ab, die Kontraktionsleistung erfährt aber gleichzeitig eine beträchtliche Zunahme. Durch Progesteron werden die Erregungsprozesse, die durch Östrogen potenziert werden, in der Schwangerschaft ruhiggestellt. Dabei spielen auch noch andere neurovegetative und humorale Hemmungsvorgänge eine Rolle. Bei drohenden Frühgeburten wird diese humorale und neurovegetative Hemmung des Myometriums meist so weit abgebaut, daß zumindest Alvarez-Wellen als Folge einer lokalen myometralen Erregbarkeit sichtbar werden, die selbstverständlich bei steigenden Erregungsbedingungen über Braxton-Hicks-Kontraktionen zu normalen Uteruskontraktionen weiterentwickelt werden können und die Gefahr einer vorzeitigen Fruchtausstoßung beinhalten. Zur Eröffnung des Muttermundes durch die Wehentätigkeit kommen jedoch zu den oben geschilderten physiologischen Kontraktionsabläufen andere Faktoren hinzu, deren Aufklärung wir CALDEYRO-BARCIA (6) u. Mitarb. verdanken. Sie kamen zu dem Ergebnis, daß zwischen Corpus uteri, Isthmus und Zervix ein Intensitätsunterschied an Kontraktionsstärke besteht. Da die korporalen Uterusabschnitte eine stärkere Druckamplitude als die kausalen Abschnitte haben, spricht man auch von einer sog. Korpusdominanz (34).

CALDEYRO-BARCIA (6) fand während der normalen Eröffnungswehentätigkeit außerdem einen sog. „dreifach absteigenden Gradienten" (DAG). Der DAG hat die drei Komponenten einer

1. absteigenden Ausbreitung der Kontraktionswellen,
2. eine längere Dauer der Kontraktion im fundalen Bereich und
3. die größere Kontraktionsstärke in den korporalen-fundalen Uterusabschnitten mit Abnahme zur Zervix hin.

Diese Arbeitshypothese trägt zum Verständnis bei, daß die Muttermundseröffnung in der Frühphase durch eine Retraktion ermöglicht wird und außerdem erklärt sie die verschiedenen Wehenatypien und Koordinationsstörungen unter der Geburt.
Eine Uteruskontraktilität ist schon in den ersten 30 Wochen der Schwangerschaft zu beobachten. Die Intensität dieser Kontraktionen bleibt jedoch im allgemeinen unter 120 ME (Montevideo-Einheiten). Häufig bleiben die Kontraktionen auf kleinere Areale begrenzt. Die Summe aller Druckamplituden, die für die Muttermundseröffnung von 2 cm bis auf Vollständigkeit erforderlich ist, beträgt 4000 bis 8000 mmHg bei ca. 80 bis 160 Einzelkontraktionen (5, 6). Die in der Schwangerschaft und kurz vor Beginn der Eröffnungsperiode auftretenden Braxton-Hicks-Kontraktionen oder Alvarez-Wellen nehmen schrittweise an Frequenz und Druckintensität zu. Der Geburtsbeginn wird dann etwa angezeigt, wenn die Wehen eine Aktivität von 80 bis 120 Montevideo-Einheiten erreichen. Es besteht also kein plötzlicher Übergang von sog. „Vorgeburtswehen" zu „Geburtswehen".
In der Eröffnungs- und Austreibungsperiode gehen Qualität und Quantität der Wehen unmerklich ineinander über. Vom Eröffnungsbeginn bis zum Geburtsende steigert sich die Druckamplitude im allgemeinen von etwa 25 mmHg auf 40–80 mmHg. In der gleichen Zeit nimmt die Frequenz von 3 bis 4 Kontraktionen/10 Min. auf 4 bis 5 Kontraktionen in der Austreibungsperiode zu. Der Ruhetonus steigt in der gleichen Zeit von 8 auf 15 mm an. Somit kann eine Gesamtaktivität des Uterus von 75 ME im Geburtsbeginn auf 250 ME in der Austreibungsperiode zunehmen.
In neueren Untersuchungen konnten HENZGEN, SEEWALD, KUNATH u. BOHNE (15) in statistisch gesicherten Untersuchungen zeigen, daß die Dauer der 2. Eröffnungsphase mit größerwerdenden Amplituden verkürzt wird. Ähnliches gilt für die Uterusaktivitäten in Montevideo-Einheiten. Bei höheren ME-Werten ist seltener mit einer langen als mit einer kurzen Eröffnungsperiode zu rechnen. Weniger deutlich waren bei einer Analyse der Einzelelemente der Uteruskontraktion zu dem Geburtsfortschritt die Zusammenhänge zwischen der Eröffnungsdauer einerseits und der Wehendauer, der Anstiegszeit und der Wehenfläche. Der Ruhetonus soll nach diesen Untersuchungen keine abhängige Beziehung zur Dauer der Eröffnungsperiode haben. In einer anschließenden Studie haben SEEWALD, FRITZSCHE u. KUNATH (35) durch die Einführung einer die Wehenrhythmik oder das Wehentiming repräsentierenden Größe TD zeigen können, daß eine solche, die Wehenrhythmik und die Wehenregularität repräsentierende Größe geeignet ist, qualitativ und quantitativ verbindliche Aussagen über die prognostische Einschätzung der Wehentätigkeit für die Geburtsdauer und das Geburtsergebnis zu machen.
In der Plazentarperiode (III. Geburtsphase) kontrahiert sich der Uterus ohne Pause rhythmisch weiter. Er verliert jedoch rasch an Frequenz der Kontraktionen. Die ersten Kontraktionen lösen die Plazenta ab und stoßen sie in die Vagina aus. Diese Wehen haben etwa noch gleiche Amplituden wie in der II. Geburtsphase. Bei intraamnialer Druckmessung kann man sogar vorübergehend nach der Geburt noch eine Zunahme der Amplituden beobachten. Mit dem Beginn des Puerperiums nach

Ausstoßung der Plazenta nimmt die Gesamtaktivität rasch ab, so daß man 12 Stunden nach der Geburt nur noch eine Frequenz von etwa einer Kontraktion pro 10 Min. beobachten kann. Die Amplitudenabnahme hinkt etwas nach. Ebenso gehen die optimalen Erregungsbedingungen zur Ausbreitung der Erregungen über den Gesamtuterus nach der Geburt rasch verloren. Vermutlich sind die zeitweise zu beobachtenden schmerzhaften Nachgeburtswehen als unkoordinierte, lokale Muskelverkürzungen unter rückläufigen Erregungsbedingungen und Verschlechterung der Stoffwechselentschlackung mit Milchsäureanstauungen zu erklären.

Pathologie der Wehentätigkeit

Pathologische Wehenformen bzw. Dystokien erklären sich aus dem vorne dargestellten System der komplexen Schwangerschaftssicherung und einer besonders im Geburtsbeginn, z. T. aber auch während einer gesamten Eröffnungsperiode, unzureichenden quantitativen und qualitativen Gleichschaltung der Erregbarkeit, Erregungsschwelle und der Refraktärphase aller Muskelfasern des Uterus. Für eine Idealkontraktion des Uterus, wie sie in dem vorausgegangenen Kapitel beschrieben wurde, wäre eine optimale Erregungsbedingung aller Muskelzellen mit maximaler Leitungsgeschwindigkeit, bei gleich hoher Erregungsschwelle und gleichzuschaltender Refraktärzeit erforderlich. Die Bedingungen sind jedoch zu Beginn der Geburt praktisch nie und ohne medikamentöse Regulierung durch Oxytocin unter der Geburt, nach eigenen Beobachtungen maximal in 30 bis 40% der Fälle, gegeben. Das Erscheinungsbild der Wehentätigkeit unter der Geburt ist von Einzelfall zu Einzelfall aus der Komplexität der verschiedenen Regelglieder sehr vielfältig. Die Erfassung ist teilweise sehr schwierig, da eine intrauterine Wehendruckschreibung unter Umständen (besonders bei Koordinationsstörungen) ganz andere Bilder registrieren kann als eine extrauterine „Tokographie". Entsprechend sind in der Literatur je nach Betrachtungsweise und Bezugsparameter der Wehenkontrolle abweichende Einteilungen der Dystokien zu finden.

Für die Therapie wäre eine Einteilung der Wehenanomalien nach ätiologischen Gesichtspunkten vorzuziehen und anzustreben. Dieser Versuch wurde in einer früheren Veröffentlichung für die Einteilung der Dystokien bereits unternommen (23) und entspricht weitgehend der Auffassung und Einteilung von CALDEYRO-BARCIA (6) und CRETIUS (8).

In Tab. 1 wird eine Einteilung der pathologischen Wehenformen gegeben, bei der die ätiologisch erklärten verschiedenen Formen auf erregungsphysiologische Interpretationen zurückgehen, die gleichzeitig auch Ausgangspunkt für eine möglichst erfolgreiche Therapie darstellen. Obwohl eine strenge Abgrenzung der verschiedenen Dystokien im Hinblick auf wissenschaftliche Ansprüche sehr schwierig ist, wird ein Einteilungsschema vorgezogen, das einer klinisch-praktischen Zielsetzung weitgehend gerecht wird.

Die Wehenschwäche

Eine der häufigsten Abnormitäten der pathologischen Wehenform stellt die Wehenschwäche dar. Sie ist als ausschließlich quantitative Abnormität der normalen Wehe aufzufassen. Auf eine früher in der Geburtshilfe versuchte Unterscheidung in primäre und sekundäre Wehenschwäche kann heute in der klinischen Praxis weitgehend verzichtet werden, da überwiegend nur noch die primäre Form der Wehenschwäche für den Geburtshelfer von Bedeutung ist. Die in der älteren Literatur beschriebene sekundäre Wehenschwäche geht auf die Erschöpfung der Uterusmotilität oder auf Anomalien des Geburtsobjektes oder der Geburtswege zurück und ist daher in der modernen Geburtshilfe therapeutisch weniger problematisch. Bei protrahierter Geburt muß man ein Ermüden des Organs auf dem Boden der Erschöpfung der intrazellulären Energiezufuhr oder durch die Störung der Elektrolyttransportfunktion in der Zellmembran mit extrazellulärer Kaliumverarmung annehmen. In solchen Fällen wird der Geburtshelfer heute ohnedies schon aus Gründen der fetalen Gefährdung eine Entbindung durch Sectio anstreben. Die Wehenschwäche, die im angelsächsischen Schrifttum auch als „uterine hypoactivity" oder als „inertia uteri" bekannt ist, muß von einem meist im Geburtsbeginn auftretenden Kontraktionstyp unterschieden werden, der auch unter der Bezeichnung „false labour" läuft (8). Es handelt sich bei dieser im allgemeinen vorübergehenden pathologischen Variante der Wehenstörung im Geburtsbeginn vorwiegend um Koordinationsstörungen.

Aufgrund intraamnialer Druckmessung kann man heute die Wehenschwäche durch Kontraktionsamplituden von nur 25–30 mm oder durch eine ab-

Tabelle 1 Einteilung der pathologischen Wehenformen

1. Wehenschwäche
2. Hyperaktive Wehentätigkeit
   (Tachysystolie + Hypertokie)
3. Hypertone Wehentätigkeit
   a) Passive Überdehnung
   b) Essentielle hypertone Wehentätigkeit
   c) Sekundär hypertone Wehentätigkeit durch Tachysystolie
4. Koordinationsstörungen
   a) Umkehr des Erregungsgradienten
   b) Inkoordination

10.16 Die Geburt

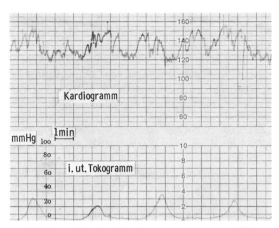

Abb. 12 Die „Wehenschwäche" am menschlichen Uterus unter der Geburt. Es handelt sich hierbei um eine hypotone Form der Wehenschwäche bei relativ hoher Wehenfrequenz

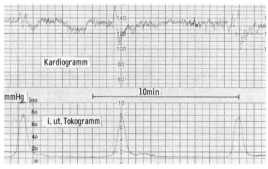

Abb. 13 Die „Wehenschwäche" am menschlichen Uterus unter der Geburt. Es handelt sich hier um eine „normotone", aber niederfrequente Wehentätigkeit von etwa einer Kontraktion pro 10 Min

norm niedrige Wehenfrequenz von weniger als 3 Kontraktionen pro 10 Min. charakterisieren (Abb. 12 und 13). Die Uterusaktivität kann daher in den beiden ersten Geburtsphasen unter 100 ME bleiben. Teilweise ist dabei auch der Ruhetonus zu niedrig. Der Geburtsfortschritt ist bei der Wehenschwäche im allgemeinen verzögert. Die Abnormität ist relativ harmlos, weil sie therapeutisch durch Oxytocindauertropfinfusion leicht zu beheben ist. Kausal wird auch eine verminderte Oxytocinsekretion im allgemeinen verantwortlich gemacht werden können. Auch unter Einflüssen einer gelegentlich spontanen Adrenalinausschüttung ist eine Wehenschwäche möglich. Im Geburtsbeginn ist mehr oder weniger bei jeder Kreißenden eine passagere Form der Wehenschwäche zu finden. Länger anhaltende und über die ganze Eröffnungsperiode zu beobachtende Formen der Wehenschwäche sind oft auf Störungen der Elektrolyttransportfunktion in der Zellmembran oder auf Störungen des Zellstoffwechsels zurückzuführen. In der Literatur wurden daher auch ätiologische Überlegungen zur Behandlung der Wehenschwäche durch Kaliuminfusionen (39) an anderer Stelle auch über Therapieerfolge mit Spartein berichtet. Trotzdem ist die Therapie der Wahl heute die intravenöse Dauertropfinfusion mit Oxytocin bei einer Dosierung zwischen 1 und 10 mE/Min. Selten sind höhere Dosen von 20 mE/Min. erforderlich. Die Therapie einer solchen Störung durch Oxytocin sollte heute grundsätzlich eine intraamniale Druckmessung mit kontinuierlicher kardiotokographischer Überwachung und eine Behandlung durch Oxytocin mittels einer Infusionspumpe voraussetzen. Eine intramuskuläre oder subkutane Oxytocingabe ist heute nicht mehr vertretbar. Aus gleichen Gründen ist auch eine orale Steuerung der Wehentätigkeit zu ungenau und träge in der Steuerbarkeit.

Bei einer Oxytocinbehandlung der Wehenschwäche wird aufgrund des Wirkungsmechanismus (22) grundsätzlich immer die Frequenz und die Kontraktionsamplitude gemeinsam beeinflußt.

In ganz niedrigen Dosen kann normalerweise zuerst immer eine Steigerung der Frequenz und bei weiterer Dosissteigerung auch eine Zunahme der Kontraktionsamplitude beobachtet werden. Erst bei höheren Dosen kommt es aufgrund der völligen Depolarisation der Zellmembran der Myometriumfasern zu einer sog. „Kontraktur", die sich in einem Dauertonus des Uterusmuskels äußert und verständlicherweise als besonderes Gefahrenmoment für den Feten vermieden werden muß. Bei der Regulierung der Wehenschwäche durch intravenöse Oxyticindauertropfinfusion soll eine Wehentätigkeit mit einer Amplitude von etwa 50 bis 70 mmHg und eine Wehenfrequenz von 3 Kontraktionen/10 Min. in der Öffnungsperiode angestrebt werden.

Die hyperaktive Wehentätigkeit

Wir können von einer hyperaktiven Wehentätigkeit sprechen, wenn die einzelnen Uteruskontraktionen unter der Geburt eine abnorm hohe Amplitude mit über 80–90 mmHg bei intraamnialer Druckmessung aufweisen (Hypertokie) oder wenn die Frequenz in der Eröffnungsperiode 4 und mehr Kontraktionen pro 10 Min. beträgt (Tachysystolie). Dabei kann es zu einer Uterusmotilität von über 200 ME kommen. Meistens treten die Steigerung der Wehenfrequenz und eine abnorm hohe Amplitude gemeinsam auf, was durch die Abhängigkeit beider Parameter vom Membranpotential der Muskelzelle zu erklären ist. Eine isolierte Tachysystolie ohne gleichzeitige Amplitudensteigerung wird seltener beobachtet, kommt aber ebenfalls vor. Eine hyperaktive Wehentätigkeit wurde früher in der älteren Literatur auch als „Wehensturm" bei drohender Uterusruptur bezeichnet. Der im alten Sprachgebrauch bekannte Begriff des „Tetanus uteri" sollte nicht verwendet werden, da

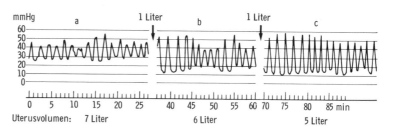

Abb. 14 Hypertone Wehentätigkeit bei Hydramnion in der 34. SSW; Messung der Uterusmotilität durch intraamniale Druckmessung; **a** = vor, **b** und **c** = nach Entfernung von jeweils 1 Liter Fruchtwasser (nach *Caldeyro-Barcia* [6])

schon die normale Uteruskontraktion eine „tetanische Kontraktion" darstellt. Was man heute gelegentlich noch unter Wehensturm oder unter Tetanus uteri versteht, ist letztlich erregungsphysiologisch eine „Uteruskontraktur".

Auch eine zervikale Dystokie mit mangelnder Nachgiebigkeit des Muttermundes vermag reflektorisch zu einer hyperaktiven Wehentätigkeit zu führen. Zur Erklärung kann auf die von LINDGREN u. SMYTH (29) gefundenen kausalen Zusammenhänge zwischen der Kopf-Zervix-Spannung und der Wehenintensität verwiesen werden.

Der Geburtsfortschritt wird bei einer hyperaktiven Wehentätigkeit eher beschleunigt als verzögert.

Zur Therapie der hyperaktiven Wehentätigkeit werden heute betaadrenergische Substanzen wie Partusisten empfohlen (7, 16, 26, 33).

Die hypertone Wehentätigkeit

Unter einer „hypertonen Wehentätigkeit" versteht man eine Wehenanomalie mit überwiegend hohem Ruhetonus. Diese Anomalie wirkt sich nicht nur verzögernd auf den Geburtsverlauf, sondern auch äußerst gefährlich für das Leben des Fetus aus. Die alte Bezeichnung „hypertone Wehenschwäche" sollte man aus pathophysiologischen Gründen, aber auch aus Gründen der sprachlichen Logik heute vermeiden. Über die Ursache der hypertonen Wehentätigkeit haben wir heute genaue pathophysiologische Vorstellungen. Nach CALDEYRO-BARCIA (5, 6) beginnt die hypertone Wehentätigkeit bei einem Ruhetonus von über 12 mmHg; teilweise werden auch Werte bis zu 60 mmHg angegeben. Pathophysiologisch kann man verschiedene Formen unterscheiden:

a) Die *passive Überdehnung* der Uteruswand ist durch vermehrten Volumeninhalt bei Mehrlingsschwangerschaften oder durch ein Hydramnion bedingt. Die Muskelfasern verlieren durch die starke Überdehnung ihre normale Kontraktilität. Erregungsphysiologisch ist bekannt, daß eine Überdehnung der Fasern zu einer Abnahme des Membranpotentials und dadurch zu einer Störung der ionalen Austauschprozesse führt. So findet man auf der Basis eines hohen Ruhetonus rhythmische Kontraktionen kleinerer Amplituden, die z. T. mit Rhythmusstörungen der Kontraktionsfolge verbunden sind (Abb. 14a). Die dauernde Überdehnung des Myometriums wirkt schwellensenkend und erregbarkeitssteigernd, so daß bereits in früheren Schwangerschaftsmonaten zunächst lokale, später generalisierte Erregungen auftreten, die schließlich zur Frühgeburt führen können. Als therapeutische Konsequenz wird bei drohender Frühgeburt beim Hydramnion die Verminderung der vermehrten Fruchtwassermenge durch Amniozentese empfohlen. Man muß dabei mindestens 1–2 Liter in einem Zeitraum von einigen Stunden ablassen. Gleichzeitig empfiehlt sich die Infusion von Betamimetika, um eine reaktive Kontraktion evtl. mit der Folge einer vorzeitigen Lösung zu vermeiden (Abb. 14b). Eine Wiederholung der Fruchtwasserentnahme zur Entlastung ist meist unumgänglich. Die Intervalle sollten sich dabei nach dem Wiederanstieg des Tonus richten. Die Behandlung bei Zwillingsschwangerschaften ist unter Umständen problematisch, da häufig bei zwei Amnien die Fruchtwasserzunahme nur bei einem Zwilling auftritt. Dabei empfiehlt sich die vorherige exakte Abklärung durch die Ultraschalldiagnostik. Unter Umständen kann durch eine zu späte Amniozentese zur Entlastung des Fruchtraumes der Geburtsfortschritt nicht mehr aufgehalten und nur noch eine Normalisierung des Wehenbildes erreicht werden (Abb. 14c).

b) Die *essentielle hypertone Wehentätigkeit* stellt im Gegensatz dazu eine aktive Form des muskulären uterinen Hypertonus dar. Da solche Anomalien früher oder später mit einer Verminderung der Durchblutung des Uterusmuskels verbunden sind, sind sie eine für den Feten gefährliche Form der Dystokie. Durch langanhaltende Uterustonisierungen kommt es außerdem zu myogenen Stoffwechselstörungen, die schmerzhafte Kontraktionen für die Schwangere oder auch für die Kreißende zur Folge haben können. Als besonders dramatische Sonderform ist der harte „Uterus du bois" bei der vorzeitigen Plazentalösung zu nennen. Daneben gibt es aber auch Formen von essentieller hypertoner Wehentätigkeit, die auf eine vegetative Fehlsteuerung zurückzuführen sind. Auch reflektorisch erhöhte Oxytocinausschüttungen oder pathologische reflektorische Tonisierungen auf der Basis des abnormen Kopf-Zervix-Reflexes (29) können Ursache dieser Wehenanomalie sein. Nach dem von

FERGUSON (12) beschriebenen Reflex soll ein verstärkter Dehnungsreiz der Zervix über neurogene Afferenzen, die paraventrikulären Kerne und die Neurohypophyse zu einer erhöhten Oxytocinausschüttung führen.

Therapeutisch waren wir bis vor wenigen Jahren bei solchen Dystokieformen auf Gasnarkotika angewiesen, die eine relativ geringe therapeutische Breite – besonders für den Feten – darstellen. Heute bietet sich als Therapie der Wahl auch bei der „essentiellen hypertonen Wehentätigkeit" die intravenöse Gabe von betaadrenergischen Wehenhemmern an, mit Ausnahme der vorzeitigen Plazentalösung.

c) Die *sekundär hypertone Wehentätigkeit* ist durch eine Tachysystolie bedingt. Dabei hat der Uterus infolge des frühen Einsetzens einer neuen Kontraktion bei hoher Wehenfrequenz keine Zeit zur völligen Erschlaffung auf den normalen Ruhetonus. Gleiches kommt auch bei der unkoordinierten Wehentätigkeit mit hoher Frequenz vor. Je früher die Erschlaffungsphase einer vorausgegangenen Einzelkontraktion von der nachfolgenden Wehe unterbrochen wird, um so höher ist das sekundär erzwungene Tonusniveau. Somit wird die Tonushöhe von der Wehenfrequenz bestimmt. Der intraamniale Druck steigt dabei nach Untersuchungen von CALDEYRO-BARCIA bei 5 Kontraktionen pro 10 Min. über die normale Grenze von 12 mmHg hinaus an. Bei 7 Kontraktionen pro 10 Min. geht er sogar auf 17 mmHg.

Erregungsphysiologische Überlegungen sprechen jedoch gegen eine ausschließliche Erklärung der sekundären hypertonen Wehentätigkeit durch die Frequenzabhängigkeit. Wir wissen, daß das sog. „phasische (rhythmische) und tonische Verkürzungssystem" (21) funktionell voneinander getrennt arbeiten kann, obwohl auch in normalen und mittleren Bereichen der Membranpotentialhöhe eine enge funktionelle Korrelation zu finden ist. Es ist aber durchaus möglich, der Motilität eine mehr tonische Dominanz zu geben, ohne daß die gleichzeitig weniger stark ansteigende Frequenz kausal für die Tonuszunahme verantwortlich wäre. Eine Tonussteigerung muß also nicht ausschließlich sekundär durch eine hohe Wehenfrequenz verursacht sein. Dies beweisen bei genauerer Betrachtung zahlreicher Tokogramme mit hohem Tonus und hoher Frequenz die Beobachtung einzelner längerer Wehenpausen, ohne daß der Tonus weiter absinkt. Zur Therapie der sekundär hypertonen Wehentätigkeit durch Tachysystolie ist die intravenöse Infusion von betaadrenergischen Wehenhemmern zu empfehlen.

Koordinationsstörungen

Eine wirksame Eröffnung der Zervix und eine rasche Austreibung der Frucht setzt im Idealfall eine Kontraktionswelle mit vollständiger Koordination der verschiedenen Uterusbereiche voraus. Insbesondere durch die überwiegend absteigende Ausbreitung der Kontraktionswelle und durch die größere Wehenintensität und längere Wehendauer im fundalen Uterusbereich wird die maximale Wirksamkeit der Wehentätigkeit garantiert – „Dreifach absteigender Gradient" (DAG) nach CALDEYRO-BARCIA (5, 6).

Manchmal kommt es durch Störung der Gesamtkoordination oder einzelner Elemente des DAG zu vielfältigen pathologischen Formvarianten der Wehe, die die Geburt mehr oder weniger verzögern. Durch erregungsphysiologische Erklärungen und durch das Wiederkehren bestimmter Grundformen in solchen Wehenatypien lassen sie sich weitgehend in ein für alle Varianten gültiges System einordnen.

a) Unter der *Umkehr des Erregungsgradienten* werden im allgemeinen zwei Formen der Abweichung vom physiologischen Kontraktionsablauf am Uterus verstanden. In einem Fall sind die Kontraktionen im unteren Uterinsegment stärker als im Fundus und halten dort etwas länger an. Im anderen können die Kontraktionswellen eine aufsteigende Ausbreitung haben. Es besteht in der Literatur Einstimmigkeit darüber, daß beide Abnormitäten die Eröffnung der Zervix verlangsamen, da die normale Reaktion der Muskulatur zum fundalen Bereich hin gestört wird (3, 8).

Häufig beobachtet man dabei auch einen blendenartigen Verschluß des Muttermundes, der bis zu einer Muttermundsweite von 6–8 cm anhalten kann. LINDGREN u. SMYTH (29) finden bei 1 bis 2% ihrer Geburten eine solche Störung. Bei einer bereits weiteren Muttermundseröffnung bis zu 8 cm empfiehlt sich (heute am besten bei einer Peridural- oder Sakralanästhesie) eine digitale Dehnung des Muttermundes auf Vollständigkeit und anschließende Entwicklung des Kindes. Nicht nur für die klinischen Ansprüche ist eine exakte Diagnose einer Umkehr des Erregungsgradienten außerordentlich schwierig.

b) Die *Inkoordinationen* haben unter den pathologischen Wehenformen besondere Bedeutung und treten meist im Beginn der Eröffnungsperiode auf. Bei der normalen Wehentätigkeit läuft eine Kontraktionswelle unter Erfassung aller Muskelabschnitte von einem überwiegend in der linken Fundusecke lokalisierten pace-maker abwärts über den ganzen Uterus. Es gibt aber typische Störungen der Erregungsbedingungen und der lokalen Erregbarkeitsunterschiede, die zeitlich und örtlich voneinander unabhängige Kontraktionen in verschiedenen Uterusabschnitten zur Folge haben können. Dabei gehen einzelne Kontraktionen vom pace-maker mit Prävalenz von der linken Tubenecke aus.

Sie können aber auch infolge der multifokalen Erregungspotenz des Myometriums von beliebigen anderen Uterusabschnitten ihren Ausgang nehmen. Das intraamnial gemessene Wehenbild gibt immer eine Summenkurve zahlenmäßig und in der Lokalisation wechselnder Kontraktionsareale wieder. Zur Klärung der oft vielfältigen tokographischen Bilder genügt es zu wissen, daß eine Inkoordination bereits entstehen kann, wenn zwei verschiedene Erregungszentren tätig sind (Abb. 15). Alle anderen Varianten der Inkoordination sind zwischen diesem einfachen Bild und solchen Bildern mit mehreren Erregungs- und Kontraktionszentren zu verstehen (Abb. 16). Die sehr frequente Wehentätigkeit mit kleinen Lokalamplituden bei mehreren unkoordinierten Wehenzentren wird gelegentlich auch als „Muskelflimmern" bezeichnet. Diese Benennung in Anlehnung an pathologische Kontraktionsformen des Herzens dürften jedoch wegen der reichlich unterschiedlichen erregungsphysiologischen Situation am Uterus nicht berechtigt sein und wird außerdem heute unter dem Begriff der „Alvarez-Wellen" beschrieben (s. Physiologie der Wehentätigkeit).

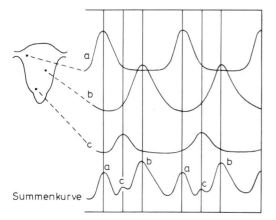

Abb. 15 Unkoordinierte Wehentätigkeit „niedrigen Grades" mit 2 Erregungszentren (aus *H. Jung:* Gynäkologe 7 [1974] 59)

Der normale Geburtsfortschritt wird verständlicherweise bei Koordinationsstörungen erheblich beeinträchtigt. Es ist aber nicht selten, daß Kreißende selbst bei einer solchen Wehentätigkeit ohne regulative Therapie die Eröffnungs- und Austrittsperiode in wenigen Stunden bewältigen und ein Kind spontan gebären. Abb. 17 zeigt die Kurve einer solchen Kreißenden, bei der normal hohe Wehenamplituden in genügender Frequenz eine rasche Eröffnung des Muttermundes und eine zügige Propulsion des Kopfes garantiert haben. Bei genauer Beobachtung der einzelnen Kontraktionen erkennt man jedoch, daß ein Hauptrhythmus (H) in den Kontraktionsintervallen mit einem Nebenrhythmus (N) parallel läuft, der schließlich durch Hineinfallen in die normale Latenzphase des Hauptrhythmus den überwiegenden Teil der Uterusmuskulatur erfaßt und schließlich zum Hauptrhythmus wird. Es ist verständlich, daß solche Bilder aufgrund einer optimalen Wehenfrequenz und Amplitude unabhängig von kleineren Rhythmusstörungen eine „normale Eröffnungsperiode" erlauben können.

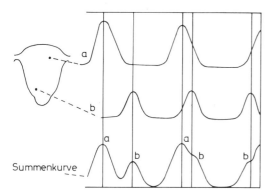

Abb. 16 Unkoordinierte Wehentätigkeit „höheren Grades" mit 3 verschiedenen Erregungszentren (aus *H. Jung:* Gynäkologe 7 [1974] 59)

Therapeutisch werden zur Behandlung von Koordinationsstörungen Maßnahmen empfohlen, die

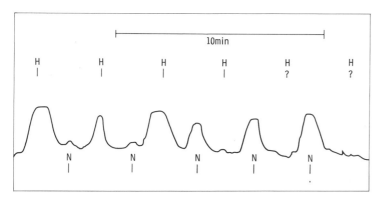

Abb. 17 Wechsel zwischen verschiedenen Wehenrhythmen. Ein Hauptrhythmus (H) eines Wehenbildes und ein untergeordneter Nebenrhythmus (N) aus einem 2. Erregungszentrum. Im Verlauf der Wehentätigkeit über etwa 10 bis 15 Min. wird die Hauptmuskelmasse des Uterus durch das 2. Erregungszentrum in der Führung übernommen, so daß die Erregung des pace-makers aus dem primären Hauptrhythmus in die Refraktärphase des Nebenrhythmus fällt (nach *Jung*)

die im Hintergrund stehende mangelnde Erregbarkeit des gesamten Myometriums korrigieren.
Während MOSLER u. ROSENBOOM (33) dazu außer Tokolytika (Betamimetika) auch noch Spasmolytika vom Papaverintyp empfehlen, hat sich heute mehr die Kombination einer intravenösen, niedrigdosierten Oxytocininfusion mit Oxytocindosen zwischen 2 und 8 mE/min in der Kombination mit Betamimetika wie Partusisten durchgesetzt. Eine artefizielle Blasensprengung vermag häufig den gleichen Effekt zu erzielen.

Literatur

1 Alquist, R. P.: Amer. J. Physiol. 153 (1948) 586
2 Baumgarten, K.: Die Beeinflussung der Uterusmotilität. Hollineck, Wien 1966
3 Baumgarten, K., H. Fröhlich, A. Seidel, W. Gruber: Die Hemmung der Uteruskontraktion unter der Geburt durch Ritodrine und andere β-Sympatico-Mimetica. In: Methoden der pharmakologischen Geburtserleichterung und Uterus-Relaxation, hrsg. von H. Jung. Thieme, Stuttgart 1972
4 Bozler, E.: The relation of the action potentials to mechanical activity in intestinal muscle. Amer. J. Physiol. 146 (1946) 496
5 Caldeyro-Barcia, R.: 2. Congrès international de Gynécologie et Obstetrique de Montreal, Bd. I. 1958 (S. 65)
6 Caldeyro-Barcia, R.: Physiology of the uterine contractions. Clin. Obstet. Gynec. 3 (1960) 386
7 v. d. Crabben, H., W. Boden, S. Potthoff: Wehenhemmung mit Th 1165 a. In: Methoden der pharmakologischen Geburtserleichterung und Uterus-Relaxation, hrsg. von H. Jung. Thieme, Stuttgart 1972
8 Cretius, K.: Pathologie der Wehentätigkeit. In: Perinatale Medizin, Bd. III, hrsg. von E. Saling, J. W. Dudenhausen. Thieme, Stuttgart 1972 (S. 251)
9 Csapo, A.: Funktion and regulation of myometrium. Ann. N. Y. Acad. Sci. 75 (1959) 790
10 Csapo, A.: The asymetrical uterus and the mechanisme of parturition. Physiology of prematurity Madison Printing, Madison 1961
11 Dale, H. H.: zit. nach Alquist (1)
12 Ferguson, J. K. W.: Surg. Gynec. Obstet. 73 (1941) 359
13 Fleckenstein, A.: Der Kalium-Natrium-Austausch als Energie-Prinzip in Muskel und Nerv. Springer, Berlin 1955
14 Hendricks, Ch. u. a.: Uterine contractility et delivery and in the puerperium. Amer. J. Obstet. Gynec. 83 (1972) 890
15 Henzgen, M., H. J. Seewald, H. Kunath, H. Bohne: Beziehungen zwischen klinischen Parametern und Wehentätigkeit. Z. Geburtsh. Perinat. 181 (1977) 91
16 Hüter, J., F. Kubli, H. Rüttgers: Haupt- u. Nebenwirkungen der Wehenhemmer Nylidrin (Dilatol), Du 21 220 (Ritodrine), Th 1165 a, TV 399 und D 600 unter Berücksichtigung des maternen u. fetalen Säure-Basen-Haushaltes. In: Methoden der pharmakologischen Geburtserleichterung und Uterus-Relaxation, hrsg. von H. Jung. Thieme, Stuttgart 1972
17 Jung, H.: Über die Beziehung der Aktionspotentiale des Uterus zur mechanischen Leistung. Pflügers. Arch. ges. Physiol. 263 (1956) 419
18 Jung, H.: Erregungsleitung und Erregungsbildung am Uterus. Z. Geburtsh. Gynäk. 147 (1956) 51
19 Jung, H.: Über die elementaren Größen der Erregungswelle am Uterus und ihre Änderung unter Oxytocineinfluß. Pflügers Arch. ges. Physiol. 265 (1957) 342
20 Jung, H.: Über Ruhepotentiale, Aktionspotentiale und Erregungsbedingungen der Uteruseinzelfaser zur Zeit des Geburtsbeginns. Pflügers Arch. ges. Physiol. 269 (1959) 197
21 Jung, H.: Das phasische und tonische Doppelprinzip der Uteruskontraktion. Klin. Wschr. 38 (1960) 868
22 Jung, H.: Zur Physiologie und Klinik der hormonalen Uterusregulation. Karger, Basel 1965
23 Jung, H.: Pathologie der Wehentätigkeit. Gynäkologe 7 (1974) 59
24 Jung, H.: Einleitung zu „Th 1165 a" (Partusisten) bei der Behandlung in der Geburtshilfe und Perinatologie, hrsg. von H. Jung, F.-K. Klöck. Thieme, Stuttgart 1975
25 Jung, H., S. Mülbert: Neuromuskuläre Erregbarkeit, Wehentätigkeit und Geburtsbeginn. Geburtsh. u. Frauenheilk. 29 (1969) 231
26 Jung, H., P. Abramowski, F. K. Klöck, W. Schwenzel: Zur Wirkung alpha- und beta-adrenergischer Substanzen am menschlichen Uterus und Nebenwirkungen auf Mutter und Kind. Geburtsh. u. Frauenheilk. 31 (1971) 11
27 Klöck, F. K.: Die uterine Reaktion auf Beta-Adrenergica unter dem Einfluß der hormonalen Situation des Uterus. In: Th 1165 a (Partusisten®) bei der Behandlung in der Geburtshilfe und Perinatologie, hrsg. von H. Jung, F.-K. Klöck. Thieme, Stuttgart 1975
28 Lehmann, V., R. Wettengel: Materner Energieumsatz unter der Geburt. Z. Geburtsh. Perinat. 176 (1972) 44
29 Lindgren, C. L., C. N. Smyth: Measurement and interpretation of the pressures upon the cervix douring normal labour. J. Obstet. Gynaec. Brit. Cwlth 68 (1961) 901
30 Marshall, J. M.: Effects of estrogen and progesteron on single uterine muscle fibers in the rat. Amer. J. Physiol. 197 (1959) 935
31 Mosler, K. H.: Potenzierung der Uterushemmung β-adrenerger Sympatico-Mimetica durch neue kardioprotektive Substanzen. In: Methoden der pharmakolog. Geburtserleichterung und Uterus-Relaxation, hrsg. von H. Jung. Thieme, Stuttgart 1972
32 Mosler, K. H., R. Czekanowski: Die intramurale Druckmessung am nichtschwangeren Uterus des Menschen in vitro. Z. Geburtsh. Perinat. 177 (1973) 142
33 Mosler, K. H., G. Rosenboom: Neuere Möglichkeiten einer tokolytischen Behandlung in der Geburtshilfe. Z. Geburtsh. Perinat. 176 (1972) 85
34 Reynolds, S. R. M., J. S. Harris, I. H. Kaiser: Clinical measurement of uterine contraction in pregnancy and labor. Thomas, Springfield/Ill. 1954
35 Seewald, H. J., H. Fritzsche, H. Kunath: Zur klinischen Bedeutung des Wehentiming. Z. Geburtsh. Perinat. 181 (1977) 97
36 Turnbull, A. C.: J. Obstet. Gynec. Brit. Emp. 64 (1957) 321
37 Warkentin, B.: Die uterine Aktivität in der Spätschwangerschaft. Z. Geburtsh. Perinat. 180 (1976) 225
38 Weidinger, H.: Neuere Modellvorstellungen zur Wirkung der Beta-Adrenergica am Uterus. In: Th 1165 a (Partusisten®) bei der Behandlung in der Geburtshilfe und Perinatologie, hrsg. von H. Jung, F.-K. Klöck. Thieme, Stuttgart 1975
39 Wierstakow, B., A. Wisniowska: Einfluß der Kaliumionen auf die Uterusmotilität der menschlichen Gebärmutter während der Geburt. Zbl. Gynäk. 91 (1969) 1181
40 Wolf, W.: Bedeutung von Gebärmutterinnendruck und Gebärmutterwandhärte für die Wehenmessung und künstliche Wehenerregung. Arch. Gynäk. 171 (1941) 603
41 Wolfs, G.: Physiology of uterine contractions. In: Methoden der pharmakologischen Geburtserleichterung und Uterus-Relaxation, hrsg. von H. Jung. Thieme, Stuttgart 1972

Pharmakologische Beeinflussung der Uterusaktivität

F.-K. Klöck

Unter modernen Gesichtspunkten erfordert die Geburtshilfe nicht nur das Wissen um die Physiologie und Pathologie der Wehentätigkeit, sondern auch Kenntnisse über die Beeinflussung der Uterusaktivität. In mancher Hinsicht müssen wir uns mit Hypothesen begnügen, zumal tierexperimentelle Ergebnisse innerhalb verschiedener Species stark variieren und auf den menschlichen Uterus nur sehr bedingt übertragen werden können (75, 76).
Die pharmakologische Beeinflussung der Uterusaktivität umfaßt im wesentlichen die Stimulation und Inhibition der Uterusaktivität.
Stimulation bedeutet das Erwirken einer Zunahme von Frequenzintensität und Dauer der Kontraktionen sowie eine Zunahme des Uterustonus, d. h. des Uterusinnendrucks in der Wehenpause. Da der Tonus und die Wehendauer unter physiologischen Bedingungen nur geringen Schwankungen unterworfen sind, hat es sich als vorteilhaft erwiesen, als Maßstab für die Uterusaktivität lediglich die Wehenfrequenz und die Intensität heranzuziehen. Das heutige gebräuchliche Maß ist die Montevideo-Einheit nach Caldeyro-Barcia, die als Produkt aus Intensität (Anstieg des Uterusinnendrucks während einer Wehe in mmHg) multipliziert mit der Frequenz (Anzahl der Wehen in 10 Minuten) definiert ist (31).
Die Hemmung der Uterusaktivität bedeutet eine Abnahme der Uterusaktivität, wobei Wehenfrequenz, Intensität, Dauer und Tonus selektiv oder insgesamt beteiligt sein können. Die Koordination der Wehentätigkeit bedeutet das Erreichen einer sinnvollen Aneinanderreihung von normalen Uteruskontraktionen pro Zeiteinheit, d. h. das Heranziehen sämtlicher Muskelfasern des Uterus für die jeweilige Kontraktion entsprechend einer Gesamtdepolarisation des Uterusmuskels. Gerade hier sind durch verschiedene pharmakologische Substanzen in den letzten Jahren erhebliche Fortschritte gemacht worden (Tab. 1).
Substanzen, die geeignet sind, die Uterusaktivität zu steigern, werden als Oxytocika bezeichnet; sie sollen im folgenden einzeln besprochen werden.

Oxytocin

Oxytocin ist ein Octapeptid und setzt sich zusammen aus einem zyklischen Pentapeptid mit Aminosäuren, Cystin, Tyrosin, Isoleucin, Glutamin und Asparagin und einem von Cystin abgehenden linearen Tripeptid, bestehend aus Prolin, leucyn und Glycinamid. Das Molekulargewicht beträgt 1007. Zwischen Oxytocin und Vasopressin, dem vasopressorisch antidiuretischen Hormon des Hypophysenhinterlappens besteht chemisch eine nahe Verwandtschaft. Vasopressin unterscheidet sich von Oxytocin lediglich in zwei der acht Aminosäuren, es besitzt anstelle von Isoleucin in der Ringstruktur Phenylalanin und anstelle von Leucin in der Seitenkette Arginin.

Bildung, Speicherung und Freisetzung von Oxytocin

Oxytocin wird in den Zellen des Nucleus supraopticus und des Nucleus paraventricularis gebildet. Es gelangt von dort als Neurosekret durch die Axone der neurosekretorischen Zellen in die Neurohypophyse, die neben dem Hypophysenhinterlappen auch den Trichterstiel, das Infundibulum und die Eminentia medialis des Tuber cinereum umfaßt. In diesen Strukturen wird es gespeichert und an den Kreislauf abgegeben. Im Hinblick auf diese Erkenntnisse bezeichnet man heute Oxytocin besser nicht mehr als Hypophysenhinterlappenhormon, sondern als ein Hormon der Neurohypophyse (Abb. 1).

Tabelle 1 Stimulation der Uterusaktivität

1. Frühschwangerschaft
    a) Abortus incipiens, progrediens
    b) Missed Abortion
    c) Molengravidität
    d) Interruptio graviditatis
2. Während der Geburt
    a) Geburtseinleitung
    b) Wehenschwäche
3. Post partum
    a) Plazentar- und Postplazentarperiode
    b) Atonische Blutungen
    c) Lochialstauung und Subinvolutio uteri

10.22 Die Geburt

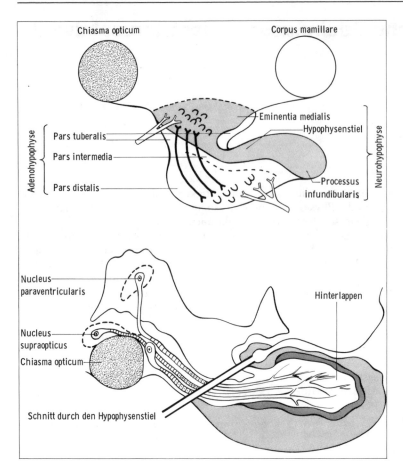

Abb. 1 Anatomische Struktur des neurohypophysären Systems (nach *Harris* u. *Bargmann*)

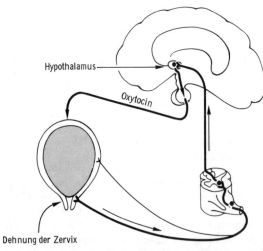

Abb. 2 Der Ferguson-Reflex. Die Dehnung des Corpus uteri und der Zervix führen zu einer reflektorischen Oxytocinfreisetzung und damit zu einer Steigerung der Uterusmotilität (nach *Ferguson*)

Tabelle 2 Faktoren der physiologischen und experimentellen Freisetzung von Oxytocin

1. Dehnung des Uterus im Zervix- und Korpusbereich
2. Mechanische Stimulation von Uterus und Vagina, Prostata und Samenblase
3. Koitus (Orgasmus)
4. Mechanische Mamillenreizung (Saugreiz bei der Laktation)
5. Emotionale Reize
6. Osmotische und chemische Reize (hypertonische NaCl-Lösung, Nicotin, Acetylcholin)
7. Elektrische Stimulation des Hypotalamus oder des Cortex cerebri

Für den Geburtshelfer hat Oxytocin im Hinblick auf die Stimulation des Uterus heute eine zentrale Bedeutung (Tab. 2). Bei der spontanen Wehentätigkeit bestehen Anhaltspunkte dafür, daß sich Uterusaktivität und Oxytocinfreisetzung gegenseitig beeinflussen (Ferguson-Reflex) (Abb. 2).
Ob jedoch Oxytocin bei der spontanen Wehentätigkeit die wesentliche Rolle spielt, ist in Hinblick auf die Prostaglandinforschung fraglich geworden.

Sekretion und Elimination

Das von der Neurohypophyse an den Kreislauf abgegebene Oxytocin soll eine reversible Bindung mit Plasmaprotein eingehen und so an die Erfolgsorgane transportiert werden. Nach neueren Untersuchungen dürfte der Oxytocingehalt des Blutes unter normalen Bedingungen einige Mikroeinheiten pro ml nicht überschreiten. In der Literatur hingegen werden unter der Geburt – und hier besonders in der Austreibungsperiode – weit höhere Blutspiegel gefunden (57), in der Schwangerschaft unter 10 uE/ml Oxytocin, in der E. P. 20–40 uE/ml, gegen Ende der E. P. Spitzenwerte von 2000–4000 uE/ml Oxytocin.

Oxytocin wird entsprechend aller anderen biologischen aktiven kleinmolekularen Peptide vom Organismus schnell abgebaut und ausgeschieden. Seine Halbwertzeit beträgt wenige Minuten. Unter den verschiedenen Faktoren, die bei der Elimination von Oxytocin eine entscheidende Rolle während der Schwangerschaft und der Geburt spielen, hat die Serumoxytocinase, ein oxytocininaktivierendes Enzym aus der Plazenta, besonderes Interesse erlangt (140).

Die pharmakologische Eigenschaft von Oxytocin am Uterus

Oxytocin kontrahiert die glatte Muskulatur des graviden und nichtgraviden Uterus in vivo und in vitro dosisabhängig. Nach heutiger Auffassung entfaltet Oxytocin seine hauptsächliche Wirkung an der Membran der glatten Muskelzelle durch eine Senkung des Ruhepotentials, an die sich eine Serie tetanischer Aktionspotentiale anschließt. Oxytocin fördert die phasischen Uteruskontraktionen, jedoch kommt es dosisabhängig auch zu einer Tonuszunahme. Die Angaben der Literatur bezüglich der Blutdruckbeeinflussung sind unterschiedlich. Es kommt sowohl zu kurzzeitigen vasodilatatorischen Effekten mit geringem Blutdruckabfall als auch zum Blutdruckanstieg, der wahrscheinlich durch die Uteruskontraktionen und die Schmerzreaktion hervorgerufen wird.

Oxytocin in der Geburtshilfe

Oxytocin ist sicherlich nicht die einzige Substanz, die an der physiologischen Geburt beteiligt ist. Da jedoch der weibliche Organismus eine Substanz produziert, die Uteruskontraktionen hervorruft, und da mit Oxytocingaben eine normale Geburt auslösbar ist, ist anzunehmen, daß Oxytocin bei der Geburt von entscheidender Bedeutung ist (Tab. 3).

Exogene Oxytocinzufuhr kann Wehen auslösen, die sich von einer spontanen Wehentätigkeit nicht wesentlich unterscheiden. Die Empfindlichkeit des Uterus auf Oxytocin nimmt im Verlauf der Schwangerschaft zu, der Oxytocinspiegel ist während der Wehentätigkeit erhöht.

Tabelle 3   Indikationen der Oxytocintherapie

1. Programmierte bzw. terminierte Geburt
2. Intrapartale Wehenschwäche (hier sollte zwischen primärer und sekundärer Wehenschwäche nicht mehr unterschieden werden)
3. Geburtseinleitung bei intrauteriner Infektion, fetoplazentarer Insuffizienz, Übertragung, EPH-Gestose, intrauterinem Fruchttod
4. Plazentarperiode
5. Aktonische Nachblutung
6. Subinvolutio uteri und Lochialstauung

Tabelle 4   Applikationsformen von Oxytocin

1. Intravenöse Dauerinfusion
2. Intravenöse Einzelinjektion
3. Intramuskuläre Injektion
4. Nasale, sublinguale, bukkale Applikation

Applikationsform und Dosierung

Wie alle Peptide wird Oxytocin im Gastrointestinaltrakt enzymatisch inaktiviert, seine therapeutische Anwendung ist deshalb auf parenterale Wege beschränkt (Tab. 4).

Die Wahl der Applikationsweise richtet sich in erster Linie nach der Indikation der Oxytocintherapie.

Die intravenöse Dauerinfusion von Oxytocin wurde erstmals 1943 von KAGE vorgeschlagen und 1948 von THEOBALD u. Mitarb. (151) in die Geburtshilfe eingeführt. Intravenöse Dauerinfusion von Oxytocin ist die Methode der Wahl bei der Geburtseinleitung und Geburtsleitung. Im Hinblick auf die Differenziertheit der Medikation und der Reaktionsbereitschaft des Uterus unter der Geburt sollte die Oxytocindauertropfinfusion (3 IE Oxytocin in 500 ml 5%iger Glucose oder physiologischer Kochsalzlösung) heute über eine elektronisch gesteuerte Infusionspumpe oder einen Tropfenzähler dosiert werden. Die Dosierung wird in Millieinheiten pro Minute (mE/min) angegeben, die Infusion sollte stufenweise bis zum Erreichen der gewünschten Uterusaktivität gesteigert werden. Die Uterusaktivität muß durch eine Tokographie registriert werden, um Überdosierungen mit der Folge der Tonussteigerung und Tachysystolie zu vermeiden. Für die Geburtseinleitung und die Geburtsleitung ist die intramuskuläre Einzelinjektion kontraindiziert.

Über die Dosierung der intravenösen Dauerinfusion lassen sich keine starren Regeln aufstellen. CALDEYRO-BARCIA hat als obere Dosis 8 mE/min angegeben. Diese Dosis muß jedoch in Einzelfällen bei erheblicher Wehenschwäche, z. B. bei Zwillingsgeburten oder bei Hydramnion, überschritten werden. Bei externer Tokographie kann auf diese Weise lediglich eine Tachysystolie vermieden werden, da über den Basaltonus keine Aussagen gemacht werden können. Im Falle einer intrauterinen Druckregistrierung ist eine Oxytocinüberdosierung wesentlich besser zu erkennen und so eine Optimierung der Wehentätigkeit zu erreichen.

Bei abgestorbener oder nicht lebensfähiger Frucht, in der Plazentarperiode, bei der Abortblutung und im Wochenbett kann die Uterusaktivität durch Oxytocindauerinfusion weit über das Maß einer physiologischen spontanen Wehentätigkeit hinaus stimuliert werden. Die dazu geeigneten Dosen können ein Mehrfaches der „physiologischen" Menge betragen.

Die intravenöse Einzelinjektion von Oxytocin ist durch einen drastischen, innerhalb von 20–30 s einsetzenden, jedoch relativ kurzdauernden Tonus steigernden Effekt charakterisiert, der geeignet ist, in der Plazentarperiode die Lösung und Ausstoßung der Plazenta herbeizuführen. Weitere Indikationen für die intravenöse Einzelinjektion sind die atonische Nachblutung, die Tonisierung des Uterus nach manueller Plazentalösung bzw. Kavumrevision, die Tonisierung des Uterus bei der Schnittentbindung unmittelbar nach der Entwicklung des Kindes und die Aufhebung einer Tokolyse (Betastimulatoren) bei der Schnittentbindung oder nach innerer Wendung und Extraktion.

Die intravenöse Einzeldosis sollte im Hinblick auf mögliche Kreislaufeffekte, wie Hypertonie, 3 internationale Einheiten (IE) nicht überschreiten. Die intramuskuläre Injektion von Oxytocin hat bei der Geburtseinleitung, der Geburtsleitung, der Abortblutung und in der Postpartalperiode ihre Bedeutung verloren, da bei all diesen Indikationen für eine Oxytocingabe ein venöser Zugang gefordert werden muß und der intravenösen Gabe wegen des schnelleren Wirkungseintritts der Vorzug in jedem Fall gegeben werden sollte.

Die einzige Indikation für die intramuskuläre Oxytocininjektion besteht heute im Wochenbett bei Subinvolutio uteri oder Lochialstauung meist in Verbindung mit einem Mutterkornalkaloid, da hier ein akuter Wirkungseintritt nicht gefordert werden muß und eine exakte Dosierung nicht notwendig ist.

Die nasale, sublinguale und bukkale Oxytocinapplikation hat ihren Indikationsbereich lediglich im Wochenbett für die Uterusrückbildung und die Förderung des Stillens.

Beeinflussung der Uterusaktivität durch Oxytocin

Die exogene Zufuhr von Oxytocin führt bei der schwangeren Frau während der ganzen Schwangerschaft zu einer Steigerung der Uterusmotilität. Die Oxytocinempfindlichkeit des Uterus ist schon in der Frühschwangerschaft größer als im nichtgraviden Zustand; sie nimmt im Verlauf der Schwangerschaft um ein Vielfaches zu. Über den Zeitpunkt, zu welchem die maximale Empfindlichkeit erreicht wird, bestehen divergente Meinungen. Untersuchungen von CALDEYRO-BARCIA u. Mitarb., in welchen bei mehr als 100 Frauen zu verschiedenen Zeitpunkten der Schwangerschaft mehrstündige Oxytocininfusionen durchgeführt worden sind, haben ergeben, daß die Uteruswirkung einer bestimmten Oxytocininfusionsdosis innerhalb der letzten 4 Schwangerschaftswochen und selbst während der Geburt nicht mehr zunimmt. Demgegenüber vertreten THEOBALD und andere Autoren aufgrund einer Versuchsanordnung, welche die wirksame Schwellendosis bei Einzelinjektionen ermittelt, die Auffassung, daß die maximale Ansprechbarkeit des Uterus auf Oxytocin erst am Termin respektive unter der Geburt erreicht wird. Eigene klinische und tokographische Erfahrungen bei Geburtseinleitungen sprechen zugunsten der letztgenannten Ansicht.

Die Art und das Ausmaß, in welchem die verschiedenen Parameter der Uterusmotilität (Frequenz, Intensität, Tonus) durch eine am Termin durchgeführte intravenöse Oxytocininfusion beeinflußt werden, hängt von zahlreichen, teils noch wenig erforschten Faktoren ab:

1. Parität,
2. Alter,
3. Funktionszustand der Plazenta,
4. Größe des Uterus,
5. Größe des Kindes,
6. Fruchtwassermenge,
7. Wasser- und Elektrolythaushalt,
8. Reifezustand der Zervix,
9. Grad der Muttermunddilatation,
10. Lage des Kindes,
11. Stand des vorangehenden Teils,
12. Zustand der Fruchtblase (erhalten oder gesprungen),
13. Lage der Gebärenden (Rückenlage oder Seitenlage),
14. psychisches und motorisches Verhalten der Gebärenden.

Der wichtigste Faktor ist jedoch die Dosis.

Als „physiologische Dosis" wird die in mE/min angegebene Oxytocinmenge erachtet, die bei intravenöser Infusion eine Uterusmotilität erzeugt, welche sich von einer normalen, spontanen Wehentätigkeit im betreffenden Stadium der Geburt nicht unterscheidet. Dabei ist zu berücksichtigen, daß die spontane Uterusmotilität im Verlauf der Geburt erheblich zunimmt (Abb. 3). Der vom Arbeitskreis um CALDEYRO-BARCIA angegebene obere Grenzwert für „physiologische Dosen" liegt bei 16 mE/min. Damit kann am wehenbereiten, aber noch nicht unter der Geburt stehenden Uterus eine Wehentätigkeit ausgelöst werden, wie sie bei einer spontanen Geburt normalerweise am Ende der

Pharmakologische Beeinflussung der Uterusaktivität 10.25

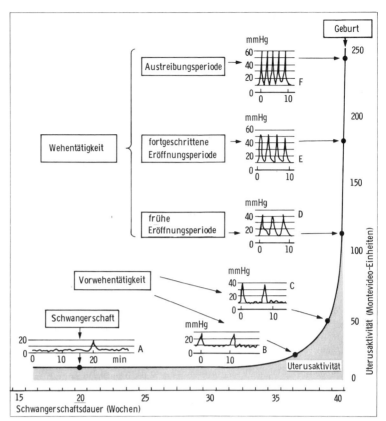

Abb. 3 Die Zunahme der spontanen Uterusaktivität in der Schwangerschaft und unter der Geburt. Typische Wehenkurvenabschnitte (schematisiert) aus der Schwangerschaft (A), der Vorwehentätigkeit (B, C), der frühen Eröffnungsperiode (D), der fortgeschrittenen Eröffnungsperiode (E) und der Austreibungsperiode (F) (nach *Caldeyro-Barcia* u. *Poseiro*)

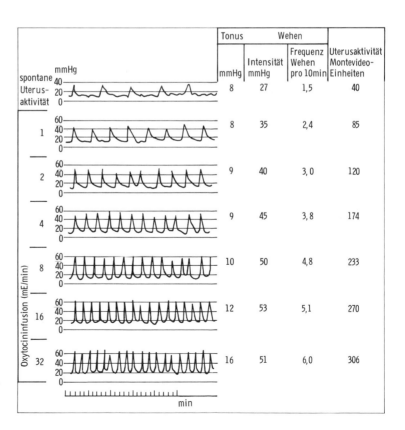

Abb. 4 Die Uterusmotilität bei verschiedenen Oxytocininfusionsdosen; Schwangerschaft am Termin; intrauterine Druckmessung (nach *Caldeyro-Barcia*)

Austreibungsperiode, also zum Zeitpunkt der maximalen Aktivität besteht. 8 mE/min lassen unter den gleichen Bedingungen eine spontane Uterusmotilität in der fortgeschrittenen Eröffnungsperiode, 1 bis 2 mE/min eine solche in der frühen Eröffnungsperiode imitieren (Abb. 4). „Physiologische" Oxytocindosen führen in der Mehrzahl der Fälle zu einer kombinierten Zunahme von Wehenfrequenz und Intensität (70%); seltener wird allein die Intensität gesteigert (24%), und nur gelegentlich kommt es zu einem isolierten Frequenzanstieg (6%). Der Uterustonus wird wenig beeinflußt und bleibt innerhalb des mit 8 bis 12 mmHg angegebenen Normalbereichs.

Im Gegensatz dazu verursachen höhere, die „physiologische" Grenze überschreitende Infusionsdosen (z. B. 32 mE/min in Abb. 6) in der Regel eine Steigerung des Tonus über 12 mmHg sowie eine Zunahme der Frequenz auf Werte, wie sie bei spontanen Geburten nicht beobachtet werden. Bemerkenswerterweise läßt sich die Intensität der Wehen mit solchen Dosen nicht mehr weiter steigern, ist bei erhöhtem Tonus und abnorm hoher Wehenfrequenz sogar oft vermindert. Ausgehend von der Vorstellung, daß die Intensität einer Uteruskontraktion unter anderen Faktoren (z. B. Größe des Uterus) von der Anzahl der gleichzeitig erregten, dem Alles- oder-Nichts-Prinzip unterliegenden kontraktilen Elementen abhängig ist, liegt der Schluß nahe, daß dem Uterus bei abnorm hoher Tonuslage und abnorm gesteigerter Wehenfrequenz zu einer Kontraktion weniger erregbare kontraktile Elemente zur Verfügung stehen als bei einer normalen Wehentätigkeit (30, 32, 35).

Zwischen der Infusionsdosis und der daraus resultierenden, in Montevideo-Einheiten erfaßten Uterusaktivität besteht eine eindeutige Dosis-Wirkungs-Beziehung: Die Wirkung nimmt innerhalb eines relativ weiten, aber individuell verschiedenen Dosisbereiches proportional zum Logarithmus der Dosis zu; oder mit anderen Worten: Die Dosiswirkungskurve verläuft im linearen Koordinatensystem exponentiell gekrümmt und im halblogarithmischen System geradlinig. Dieses gesetzmäßige Verhalten ist nicht nur für den gebärenden Uterus charakteristisch, sondern kann auch in früheren Stadien der Schwangerschaft sowie am postpartalen Uterus beobachtet werden. Der Steigerung der Uterusaktivität durch Oxytocin ist eine Grenze gesetzt, die am hochgraviden Uterus bei etwa 350 Montevideo-Einheiten liegt; die Dosiswirkungskurve neigt sich in diesem Bereich einer Horizontalen zu.

Zusätzlich zu den oben erwähnten Wirkungen auf Frequenz, Intensität und Tonus kommt dem Oxytocin, besonders in Form einer intravenösen Infusion, noch eine weitere, therapeutisch zweifellos bedeutsame Wirkung zu: die Koordinierung der Wehentätigkeit. Man versteht darunter einerseits die Regulierung eines unregelmäßigen Wehenrhythmus, welcher durch große Frequenz- und Intensitätsunterschiede der einzelnen Wehen gekennzeichnet ist und andererseits die Normalisierung atypischer, im Tokogramm an ihrer Mehrgipfligkeit oder ihrer unregelmäßigen, zackigen Kontur erkennbaren Kontraktionen (Mutter-Kind-Wehen, Kamelwehen). Beide Vorgänge verlaufen meistens Hand in Hand und sind an die dosisabhängige Steigerung der Uterusaktivität gekoppelt. Ihre elektrophysiologischen Grundlagen wurden an anderer Stelle besprochen.

Mutterkornalkaloide (= Ergotalkaloide)

Geschichtliche und chemische Daten

Die neuere Geschichte der therapeutisch verwendbaren Mutterkornalkaloide beginnt mit der 1918 gelungenen Isolierung des kristallisierten Alkaloids Ergotamin aus Secale cornutum durch STOLL. Die Substanz wurde 1920 in Form ihres Tartrats unter der Bezeichnung „Gynergen" als Oxytocikum in die geburtshilfliche Therapie eingeführt. In der Folge wurden weitere, bis heute mehr als 20 Alkaloide isoliert und in ihrer Konstitution abgeklärt. Die praktisch wichtigeren unter ihnen treten in zwei stereoisomeren Formen auf, die sich durch die Konfiguration am Kohlenstoffatom 8 unterscheiden, nämlich in einer biologisch aktiven, linksdrehenden und einer praktisch unwirksamen, rechtsdrehenden Form (z. B. Ergotamin = linksdrehende Form, Ergotaminin = rechtsdrehende Form). Als Grundbaustein ist ihnen die Lysergsäure gemeinsam, deren endgültige Strukturformel erst 1949 durch STOLL u. Mitarb. angegeben worden ist.

Gemäß der chemischen Struktur des mit der Lysergsäure verbundenen basischen Restes unterscheidet man zwischen Mutterkornalkaloiden vom Peptidtypus und solchen vom Alkanolamidtypus. Der wichtigste Vertreter der ersten Gruppe ist Ergotamin; der einzige in der Natur bisher nachgewiesene Vertreter der zweiten Gruppe ist Ergobasin. Angehörige beider Gruppen können heute total synthetisch hergestellt werden. Ergobasin (Synonyma: Ergometrin, Ergonovin) wurde 1935 isoliert, drei Jahre nachdem MOIR darüber berichtet hatte, daß peptidalkaloidfreie wässerige Sekaleextrakte eine spezifische oxytozische Wirkung haben. Seine Synthese (die erste Partialsynthese eines Mutterkornalkaloids) gelang 1937 (STOLL u. HOFMANN) und machte die Herstellung homologer Verbindungen möglich, von denen das um eine CH_2-Gruppe reichere Methylergobasin (= Lysergsäurebutanolamid) in Form eines Maleinates unter der Handelsbezeichnung „Methergin" eine große Bedeutung in der Geburtshilfe erlangt hat.

Die allgemeinen pharmakologischen Eigenschaften

Tabelle 5 Pharmakologische Eigenschaften der Mutterkornalkaloide

	Alkaloide vom Peptidtypus (Ergotamin)	Dihydrogenierte Alkaloide (Dihydroergotamin)	Alkaloide vom Alkanolamidtypus (Ergobasin bzw. „Methergin")
Oxytozische Wirkung	++	+	+++
Adrenosympathikolytische Wirkung	+	++	−
Zentralsedative Wirkung	+	+	−
Gefäßwirkung	starke Konstriktion	mäßige Konstriktion oder Dilatation	schwache Konstriktion

der Mutterkornalkaloide sind in Tab. 5 dargestellt. Die uteruskontrahierende Wirkung ist Eigenschaft aller Mutterkornalkaloide, sie ist beim Ergobasin bzw. Methylergobasin (Methergin) am stärksten und relativ spezifisch ausgeprägt. Somit kommt dieser Substanz unter den Ergotpräparaten in der heutigen geburtshilflichen Therapie bei weitem die größte Bedeutung zu.

Anwendung der Mutterkornalkaloide in der Geburtshilfe

Beeinflussung der Uterusmotilität

Ergotalkaloide steigern die Uterusmotilität sowohl am isolierten Muskelstreifen als auch am intakten Organ in situ. Die Ansprechbarkeit des menschlichen Uterus auf Ergot ist schon im nichtgraviden Zustand vorhanden, sie nimmt im Verlauf der Schwangerschaft etwa parallel zu derjenigen von Oxytocin erheblich zu. Wenige Stunden post partum bewirkt die intravenöse Injektion von 0,005 mg Methergin eine tokographisch eben erkennbare Steigerung der Uterusmotilität.
Aus Untersuchungen am menschlichen Uterusstreifen, die aus verschiedenen Entnahmestellen entstammen, geht hervor, daß die Muskulatur des Isthmusbereiches empfindlicher ist als diejenige des Korpus. Ein analoges Verhalten wurde von klinischer Seite auch für den intakten Uterus in situ beschrieben (137). Diese spezifische Ansprechbarkeit des Uterusisthmus findet Beachtung in der Kontraindikation einer Metherginabe vor einer manuellen Plazentalösung. Die heutigen Kenntnisse über die Wirkungsweise der Mutterkornalkaloide lassen sich in den folgenden Punkten zusammenfassen.

1. Mutterkornalkaloide entfalten ihren oxytozischen Effekt durch direkte Einwirkung auf die glatte Muskelzelle des Myometriums (9). Es bestehen Anhaltspunkte dafür, daß die Angriffspunkte (Rezeptoren) von denjenigen für Oxytocin verschieden sind.
2. Die oxytozische Wirkung einer einmaligen Ergotverabreichung in therapeutischer Dosierung ist von langer Dauer (mehrere Stunden). Dieser Umstand deutet auf einen ausgesprochen langsamen Eliminationsvorgang im Organismus oder auf eine große Haftfestigkeit am Erfolgsorgan und bildet einen betonten Gegensatz zur schnellen Elimination von Oxytocin. Als Folge davon besteht eine Tendenz zur Kumulation der Wirkungen bei wiederholten Einzelgaben.
3. Die oxytozische Wirkung der Mutterkornalkaloide ist dosisabhängig. Gebräuchliche therapeutische Dosen (z. B. „Methergin" 0,2 mg intramuskulär) führen zu einer uterinen Hyperaktivität mit erheblichem Tonusanstieg und stark gesteigerter Frequenz bei verminderter Amplitude. Bei kleineren Dosen (z. B. 0,05 mg intravenös oder intramuskulär) kann die Tonuszunahme unbedeutend sein, doch bewirken auch sie in der Regel ein durch hohe Frequenz und kleine Amplitude charakteristisches Wehenbild.
4. Die für Oxytocin charakteristische koordinierende Funktion auf den Wehenablauf fehlt den Mutterkornalkaloiden weitgehend (144). Es bestehen sogar Anzeichen dafür, daß eine schon vorhandene Weheninkoordination durch Ergot akzentuiert wird.

Indikationen, Applikationsweise und Dosierung

Die oben beschriebenen Eigenheiten der Mutterkornalkaloide hinsichtlich der uterusstimulierenden Wirkung führen zwangsläufig zu einer Beschränkung der geburtshilflichen Indikationen auf die Plazentar- und Postplazentarperiode. Ihre früher ziemlich verbreitete Verwendung als Tropfen zur Geburtseinleitung und Wehenverstärkung ist wegen der damit verbundenen Nachteile (schlechte Steuerbarkeit, Erzeugung einer „unphysiologischen" Wehentätigkeit) und der daraus resultierenden häufigen geburtshilflichen Komplikationen (Fetal distress) praktisch überall verlassen worden und gilt heute als kontraindiziert. Für die medikamentöse Leitung der 3. und 4. Geburtsphase im Sinne einer Prophylaxe oder Therapie atonischer Blutungen (102, 139) sowie zur Förderung der Uterusinvolution im Wochenbett stellt Ergot jedoch immer noch das souveräne Mittel dar, indem unter diesen Umständen die ihm eigene langdauernde Tonus- und Frequenzsteigerung erwünscht ist.

Wiederholt wurde darauf hingewiesen, daß die nicht dihydrogenierten Mutterkornalkaloide infolge ihrer vasokonstriktorischen Wirkung zu einem Blutdruckanstieg führen und deshalb bei Frauen mit Hypertonie (Toxikose) nicht verwendet werden sollten. Das trifft für das stark gefäßwirksame Ergotamin sicher zu, hat aber für Ergobasin, besonders in seiner methylierten Form viel weniger Bedeutung, indem seine Gefäßwirksamkeit so klein ist, daß es nur ganz selten einen klinischen bedeutsamen Blutdruckanstieg verursacht.

Als Applikationswege kommen sowohl die orale als auch die intramuskuläre oder intravenöse Verabreichung in Frage.

Die orale Medikation (Tropfen oder Dragees) ist mit einer protrahierten Wirkung bei relativ langsamer Resorption verbunden und wird deshalb und wegen ihrer Einfachheit zur Förderung der Uterusinvolution im Wochenbett bevorzugt. Gebräuchlich orale Tagesdosen für Ergobasin oder Methylergobasin liegen bei 0,25 bis 0,75 mg und werden auf 2 bis 3 Einzeldosen verteilt. Zur Prophylaxe und Therapie atonischer Blutungen innerhalb der ersten Stunde post partum ist ein rascher Wirkungseintritt erforderlich. Dieser kann nur durch die parenterale Applikation erreicht werden. Während die intravenöse Injektion von 0,1 mg Methylergobasin ihre volle Uteruswirkung innerhalb von 30 bis 60 Sekunden entfaltet, kann das Intervall bei intramuskulärer Applikation derselben oder höherer Dosen je nach den Resorptionsbedingungen mehrere Minuten betragen. Daraus leitet sich ab, daß die Behandlung der akuten Blutung intravenös zu erfolgen hat – wenn nicht überhaupt in solchen Fällen einer hochdosierten Oxytocininfusion (z. B. 20 IE/500 ml) der Vorzug zu geben ist. Auch für die Verkürzung der Plazentarperiode, d. h. für die Beschleunigung der Plazentalösung und -ausstoßung ist eine unmittelbar nach der Geburt des Kindes eintretende kräftige und anhaltende Uteruskontraktion erwünscht. Diese läßt sich dadurch herbeiführen, daß z. B. 0,1 mg Methylergobasin bei Durchtritt der vorderen Schulter oder sofort nach der Geburt des Kindes intravenös injiziert werden. Demgegenüber sind viele Geburtshelfer der Ansicht, daß Ergot nicht vor der Ausstoßung der Plazenta gegeben werden soll, da es zu einem Spasmus des unteren Uterinsegmentes führe und damit die Ausstoßung der Plazenta bzw. ihre eventuell notwendig werdende manuelle Entfernung behindere. Gemäß dieser konservativeren Einstellung fällt der günstigste Zeitpunkt der Ergotverabreichung in die ersten Minuten der Postplazentarperiode; die Injektion kann erfolgen, sobald aufgrund der Plazentainspektion feststeht, daß eine manuelle Revision des Uteruskavums nicht notwendig ist. Da der sofortige Wirkungseintritt unter diesen Umständen weniger wichtig ist, kann man die intravenöse Applikationsweise durch die intramuskuläre ersetzen; für Methylergobasin (Methergin) bilden dann 0,2 mg eine geeignete Dosis.

Andere Substanzen mit oxytozischer Wirkung

Von Oxytocin und den Mutterkornalkaloiden abgesehen haben nur wenige der heute bekannten Stoffe die Eigenschaft, den Uterus in vivo zu stimulieren. Dazu gehören:

Spartein

ein Besenginster (Spartium scoparium L) und im Samen der gelben Lupine vorhandenes Alkaloid. Spartein war in Europa schon vor längerer Zeit als klinisch verwendbares Oxytocikum bekannt, hat jedoch keine weite und bleibende Verbreitung gefunden. Erst in den letzten Jahren hat es auch das Interesse amerikanischer Geburtshelfer auf sich gezogen und steht seither erneut als Mittel zur Geburtseinleitung und Wehenverstärkung zur Diskussion (49, 69, 120).

Chinin

Es spielt wegen seiner möglichen toxischen Wirkungen auf den Fetus in der modernen Geburtshilfe praktisch keine Rolle mehr, wurde früher aber in oralen Dosen von 0,1 bis 0,25 g, oft in Kombination mit einem Hypophysenhinterlappenpräparat, gerne zur Geburtseinleitung verwendet (62).

Noradrenalin

Noradrenalin hat sich bei intravenöser Infusion von wenigen µg/min als äußerst wirksamer Wehenstimulator erwiesen. Es führt in erster Linie zu einer Zunahme der Wehenfrequenz, bei höheren Dosen (z. B. 10 µg/min) jedoch sehr rasch auch zu einer pathologisch erhöhten Tonuslage (59). Seiner praktischen Verwendung als Wehenmittel stehen hauptsächlich die mit uteruswirksamen Dosen einhergehenden ausgeprägten kardiovaskulären Effekte vor allem mit Verminderung der Uterusdurchblutung im Wege.

Vasopressin

Vasopressin besitzt durch ein dem Oxytocin nahe verwandtes Peptid der Neurohypophyse nicht nur am isolierten Uterusstreifen, sondern auch am graviden menschlichen Uterus in situ eine bedeutende oxytozische Aktivität. Die Empfindlichkeit des Uterus auf Vasopressin ist am Termin allerdings 30mal kleiner als diejenige für Oxytocin (37).

Eine therapeutische Verwendung als Wehenmittel kommt im Hinblick auf die stark überwiegende vasopressorische und antidiuretische Wirkungskomponente nicht in Frage.

Prostaglandine

Die Prostaglandine sind biologisch hochwirksame Mediatoren im tierischen und menschlichen Organsystem. Sie werden im Organismus aus mehrfach ungesättigten Fettsäuren in einem multienzymatischen Prozeß synthetisiert und stellen C_{20}-Carbonsäuren dar, die einen fünfgliedrigen Ring, zwei Seitenketten, mehrere Sauerstoffunktionen und eine oder mehrere Doppelbindungen enthalten.

Einführung

Die Geschichte der Prostaglandine begann im Jahre 1930 mit der Entdeckung von KURZROK u. LIEB, daß menschliche Samenflüssigkeit isolierte Uterusmuskelfasern zur Kontraktion oder Erschlaffung bringen kann. Ähnliche Ergebnisse erzielten in den Jahren 1933 bis 1934 GOLDBALTT in England und V. EULER in Schweden, der 1935 auch den Namen Prostaglandin prägte.
Mitte der fünfziger Jahre sammelten BERGSTRÖM u. Mitarb. zur Gewinnung von Prostaglandinen mehrere Tonnen Schafsamenbläschen in Norwegen und Island. So konnten durch diese Arbeitsgruppe die ersten Prostaglandine in kristaller Form als PGE_1 isoliert werden (18, 25).

Chemie und Pharmakologie

Die Prostaglandine stellen C_{20} – ungesättigte Carbonsäuren dar, die besonders durch einen zwischen zwei Seitenketten eingeschobenen Fünfring charakterisiert sind. Außer einer Carboxylgruppe in einer Seitenkette besitzen die Prostaglandine weitere funktionelle Gruppen und Doppelbindungen in ihrer Struktur. Die verschiedenen Prostaglandine lassen sich in Hauptklassen E, F, A, B, C und D einteilen (61). Die E-Prostaglandine sind gekennzeichnet durch eine Ketogruppe am C-Atom 9 des gesättigten fünfgliedrigen Ringes, während für die F-Prostaglandine die Hydroxylgruppe in dieser Stellung typisch ist. Allen E- und F-Prostaglandinen gemeinsam ist eine Hydroxylgruppe am A-Atom 11.
Von den „primären" Prostaglandinen E_1, E_2 und E_3 sowie den korrespondierenden $F\alpha$-Verbindungen lassen sich die Prostaglandine der A- und B-Reihe ableiten, die jeweils eine Doppelbindung im Fünfring haben (6, 18, 96, 169).
In nahezu allen tierischen Geweben wurden Prostaglandine nachgewiesen. In Säugetiergeweben kommen Prostaglandine in Konzentrationen von weniger als 1 µg/g Naßgewebe vor (164). Außer im Drüsenmaterial von Schafen wurden Prostaglandine auch in größeren Konzentrationen bis zu 1,5 Naßgewicht% in der Rinde von Hornkorallen (Plexaura homomalla) als Gemisch gefunden (6). Die hieraus gewonnenen A-Prostaglandine werden als industrielle Ausgangsbasis für andere natürliche und synthetische Prostaglandine genutzt. Zunehmend wird die Totalsynthese von Prostaglandinen heute in den Laboratorien der pharmazeutischen Industrie betrieben (6, 96, 169).
Die Prostaglandine werden in den Geweben durch einen Multienzymkomplex, die Prostaglandinsynthetase, aus mehrfach ungesättigten C_{20}-Fettsäuren, besonders der Arachidonsäure und der Dihydro-Arachidonsäure, synthetisiert. Die zur Synthese benötigten Fettsäuren werden aus Gewebsphospholipiden durch Phospholipase aus ihren esterartigen Bindungen erst freigesetzt (72, 163).
Die Synthetase wurde in Geweben niederer und höherer Tierspezies gefunden, was die zentrale regulatorische Bedeutung der Prostaglandine um so mehr unter Beweis stellt. Die Prostaglandine E_1, E_2 und $F_{2\alpha}$ werden bei einer einmaligen Passage durch stoffwechselaktive Organe (Leber, Lunge) bei Versuchstieren zu etwa 80 bis 95% metabolisiert (8, 28). Wichtige Schritte bei der Metabolisierung der Prostaglandine sind die Dehydrogenierung bei C_{15}-Hydroxylgruppe, Hydrierung der C_{13}-Doppelbindung durch eine Reduktase und β-oxydativer Abbau der Carboxylseitenkette (72).
Der Abbau der Prostaglandine, besonders die Umwandlung der Hydroxylgruppe am C_{15} in eine Ketogruppe, erfolgt so rasch, daß die Halbwertzeiten der Prostaglandine zwischen einigen Sekunden und wenigen Minuten liegen (8, 96). Deshalb ist zur Erreichung therapeutischer Spiegel eine ständige Prostaglandinzufuhr erforderlich, die durch Infusion oder lokale Applikation (z. B. extra- oder intraamniale Prostaglandingaben zur Wehenerzeugung) erzielt werden können.
Das bisherige Wissen um den Wirkungsmechanismus der Prostaglandine weist darauf hin, daß sie als Mediatoren von Hormonbefehlen wirken und in zellspezifische Reaktionen eingeschaltet sind. Es scheint erwiesen, daß die Prostaglandine über Rezeptoren in der Zellmembran auf das cAMP (zyklisches Adenosin-3,5-Monophosphat), den „second messenger" des Adenylcyclasesystems, einwirken (163).
Vieles deutet darauf hin, daß in einigen Organen wie Hypophyse, Nebennierenrinde und Schilddrüse, exogen zugeführte Prostaglandine über eine Stimulierung des Adenylcyclasesystems und durch cAMP vermittelte Mehrbildung von endogenem Prostaglandin die effektauslösenden Hormone nachahmen können (Abb. 5). Deshalb könnte in manchen Fällen eine Hormontherapie durch Prostaglandingaben ersetzt werden.
Durch Herstellung von künstlichen Analogen wird versucht, einmal das pharmakologische Wirkungs-

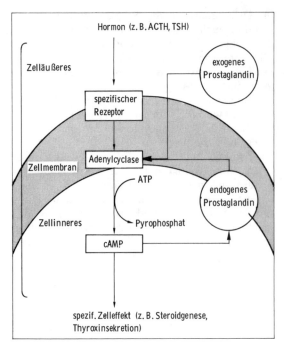

Abb. 5 Stimulation der hormoninduzierten Adenylcyclaseaktivität durch exo- und endogene Prostaglandine am Beispiel der Nebennierenrinde und Schilddrüse

spektrum zu erweitern und zum anderen die relativ kurze Wirkdauer zu prolongieren. Durch Konfigurationsumkehr der Hydroxylgruppe C_9 z. B. wird aus dem PGF_2 das $PGF_{2\alpha}$, das nunmehr nicht mehr bronchokonstriktorisch, sondern bronchodilatatorisch im Tierversuch wirkt (128).

Wirkung auf die Fortpflanzungsorgane

Die Wirkungen der Prostaglandine auf die Fortpflanzungsorgane sind heute am weitesten untersucht, weil Prostaglandine u. a. in der Seminalflüssigkeit, im Endometrium, in Menstruationssekreten, im Fruchtwasser und im Nabelstrang gefunden und ihnen deshalb spezifische Funktionen im reproduktiven System zugesprochen werden.

Die Prostaglandine der Seminalflüssigkeit scheinen den Spermatransport in Richtung Tuben in der Weise zu beeinflussen, daß nach vorübergehender Stimulation eine Relaxierung des Myometriums erfolgt. Einige Prostaglandine (PGE_1, PGE_2, $PGF_{2\alpha}$) verändern die Tubenmotilität so, daß es – ganz im Sinne einer Aufnahme und Befruchtung des Eies – im proximalen Tuberviertel zu einer Kontraktion und in den distalen Anteilen zur Erweiterung und Ruhigstellung kommt (8). Nach neueren Untersuchungen wurden bei infertilen Männern sehr niedrige PGE-Konzentrationen (30 bis 48 µg/ml) in der Seminalflüssigkeit gemessen (39). Im Vergleich dazu liegen die von einer anderen Arbeitsgruppe (42) bei fertilen Probanden bestimmten Normalwerte der Hauptseminalprostaglandine für PGE_1, PGE_2 bei 30 bis 200 µg/ml und für 19-OH-PGE_1, 19-OH-PGE_2 bei 90 bis 260 µg/ml. Die Prostaglandine spielen offenbar auch bei der menstruellen Regulation eine Rolle, denn vor allem PGF_2 wird zyklusabhängig kurz vor der Menstruation vom Endometrium verstärkt gebildet (8). Bei Dysmenorrhoe wird eine gesteigerte Prostaglandinsynthese im Uterus vermutet, die zu erhöhtem Tonus und unliebsamen Begleitsymptomen führt. Nach neueren Untersuchungen an dysmenorrhoischen Patientinnen wurden erhöhte Plasmakonzentrationen von 15-keto-13, 14-dihydro-$PGF_{2\alpha}$ gemessen, die erst nach Behandlung mit Indometacin absanken (106).

Die Prostaglandine werden abhängig vom zeitlichen Fortschritt der Schwangerschaft in unterschiedlichen Konzentrationen im Plasma nachgewiesen (82) und werden zum Geburtstermin verstärkt gebildet. Zu diesem Zeitpunkt durchgeführte Messungen mit dem Radioimmunoassay haben ergeben, daß die höchste $PGF_{2\alpha}$-Konzentrationen 15 bis 45 Sekunden nach einem Wehengipfel (142) im peripheren Plasma gefunden werden. Die Autoren kommen zu dem Schluß, daß – allerdings unter Berücksichtigung von anästhesierten Kaiserschnittpatientinnen gemessenen Kreislaufzeiten – Prostaglandine erst nach Einsetzen der Wehentätigkeit ins Blut abgegeben werden. Dagegen haben andere Untersuchungen ergeben, daß unter der spontanen Geburt bereits 30 Sekunden vor dem Uteruswehengipfel erhöhte PGF-Konzentrationen radioimmunologisch im Plasma nachweisbar sind (177, 178).

Es ist heute grundsätzlich möglich, durch Einsatz von Prostaglandinantagonisten, wie Acetylsalicylsäure und Indometacin, die Schwangerschaftsdauer zu beeinflussen bzw. drohende Frühgeburten zu verhindern. So hat eine schwedische Arbeitsgruppe zur Behandlung von Frühgeburten (29. bis 32. SSW) erfolgreich den Prostaglandinsynthetasehemmer Indometacin (oral 25 mg, alle 6 Stunden, 5 Tage lang) eingesetzt. Die Plasmakonzentrationen des Hauptmetaboliten von $PGF_{2\alpha}$, nämlich 13-, 14-dihydro-15-keto-$PGF_{2\alpha}$ waren unter Einwirkung der Prostaglandinantagonisten deutlich erniedrigt (174). Bemerkenswerterweise ist es einer italienischen Arbeitsgruppe kürzlich gelungen, nach Verabfolgung eines Isiondol- bzw. Isochinolinderivats den Prostaglandinmetabolismus bei trächtigen Ratten und Hamstern in der Weise zu hemmen, daß erfolgreich Frühaborte ausgelöst werden konnten. Als optimaler Termin für die Applikation stellte sich jeweils der Zeitpunkt der Implantation der Blastozyste in die Uterusschleimhaut heraus (103). Diese Untersuchungen geben interessante Hinweise auf Möglichkeiten zur Terminierung einer Frühschwangerschaft.

Schon frühzeitig haben sich die Forschungen auf die Rolle der Prostaglandine bei der Beendigung der Schwangerschaft ausgerichtet, weil man herausfand, daß bei einigen Tierarten neben dem uterusanregenden zusätzlich ein luteolytischer Effekt im Sinne einer Rückbildung des Corpus luteum zum Tragen kommt. Bei Schafen, Schweinen, Rindern und einigen anderen Tieren hat das am meisten untersuchte $PGF_{2\alpha}$ eine luteolytische Wirkung (60).

Neuere Untersuchungen an pseudograviden Ratten lassen den Schluß zu, daß $PGF_{2\alpha}$ in einer frühen Phase die Progesteronproduktion des Corpus luteum durch direkten Antagonismus mit dem LH, in späteren Phasen durch Verringerung der Zahl der LH-Rezeptorenstellen am Corpus luteum, hemmt (10, 11).

Das Wirksamwerden des luteolytischen Prinzips, auch für den Primaten und Menschen, scheint nicht zuzutreffen. Nach neuesten Untersuchungen kann für das Zustandekommen eines durch $PGF_{2\alpha}$ ausgelösten Aborts im ersten Schwangerschaftsdrittel (5. bis 6. SSW) eine direkte luteolytische Wirkung ebenfalls nicht nachgewiesen werden (137).

Als Faktoren des Abortmechanismus diskutieren die Autoren, daß die durch $PGF_{2\alpha}$ bedingte Uteruskontraktion zur Ablösung und zum Absterben der Frucht führt, wodurch eine Unterbrechung der HCG-Abgabe mit Abfall seiner luteotropen Aktivität am Corpus luteum und Abnahme der Steroidgenese zustande kommt, die zum Wegfall des Schutzes von Progesteron am Myometrium und über verstärkte Bildung von endogenem Prostaglandin zum Abort führt.

Der uterusanregende Effekt der Prostaglandine führte dazu, daß in den letzten Jahren vor allem PGE_2 und $PGF_{2\alpha}$ zur Geburtseinleitung am Termin und besonders zur Aborteinleitung im zweiten Schwangerschaftstrimenon eingesetzt wird, da gerade in dieser Zeit die Anwendung von Prostaglandinen anderen Verfahren überlegen ist. Verschiedene Applikationsformen sind erprobt worden, wobei die intravenöse und extraamniale Anwendung der Prostaglandine inzwischen weitgehend zur klinischen Routine geworden ist. Im Vergleich zu Oxytocin erregen die Prostaglandine auch in minimaler Dosierung den oxytocinunempfindlichen Uterus, wenn sie ins Fruchtwasser (intraamnial) oder zwischen Myometrium und Fruchtblase (extraamnial) gegeben werden (113).

Die intensiven Forschungen der letzten zwei Jahrzehnte haben es ermöglicht, daß die Prostaglandine auf dem Gebiet der Gynäkologie und Geburtshilfe Eingang in die klinische Anwendung gefunden haben.

Die größte Rolle für die Prostaglandine spielt in der Gynäkologie zweifellos die Schwangerschaftsbeendigung, d. h. für den induzierten Abort, den therapeutischen Abort und die Geburtseinleitung

Tabelle 6 Indikationen

1. Abortinduktion ab 12. SSW
2. Missed Abortion bis zur 27. SSW
3. Intrauteriner Fruchttod ab 28. SSW
4. Blasenmole
5. Geburtseinleitung

(Tab. 6). Die Wirkung der Prostaglandine beruht auf der Auslösung von Uteruskontraktionen, die schließlich zur Ausstoßung der Frucht führen. Zur Zeit finden die beiden Prostaglandine E_2 und $F_{2\alpha}$ (PGE_2, $PGF_{2\alpha}$) Anwendung in der Gynäkologie und Geburtshilfe.

Möglichkeiten der Applikation

Für den Schwangerschaftsabbruch kommen folgende Möglichkeiten der Applikation in Frage:
1. intraamnial
2. extraamnial,
3. intravenös,
4. bukkal, oral,
5. intravaginal,
6. intramuskulär,
7. intrazervikal.

Für die Geburtseinleitung mit Prostaglandinen sind bisher die Formen bukkal, oral und intravenös beschrieben worden.

Intraamniale Prostaglandinapplikation

Bei der intraamnialen Anwendung muß beachtet werden, daß das Prostaglandin nicht in das mütterliche Blut gelangt, da hierbei stärkere Systemwirkungen zu befürchten sind. Die Plazenta muß geschont werden, dadurch wird auch der Übertritt fetaler Erythrozyten in das mütterliche Blut vermieden. Die Punktion der Amnionhöhle darf niemals blind erfolgen; sie sollte entweder nach vorheriger Ultraschallkontrolle oder aber unter Ultraschallkontrolle durchgeführt werden. Zunächst sollte etwa 1 ml Fruchtwasser aufgezogen werden. Dabei sollte darauf geachtet werden, daß das Fruchtwasser klar ist. Bei der Gewinnung von blutigem Fruchtwasser muß wiederum bei Injektion von Prostaglandin intraamnial damit gerechnet werden, daß das Prostaglandin in den mütterlichen Kreislauf gelangt. Bei der Instillation von Prostaglandin intraamnial sollten 40 mg $PGF_{2\alpha}$ oder 10 mg PGE_2 intraamnial verabreicht werden. Einige Autoren verabfolgen Prostaglandine in 100 ml physiologischer Kochsalzlösung, um die Uterusaktivität durch den zusätzlichen Volumeneffekt zu verstärken. Dieses Vorgehen scheint jedoch nach den verschiedenen Literaturangaben nicht notwendig zu sein. Die Wehentätigkeit beginnt in den meisten Fällen 10 Minuten bis eine Stunde nach der Prostaglandinapplikation. Sollte bei der Patientin keine spürbare Wehentätigkeit in Gang kommen, so ist eine zusätzliche Oxytocindauertropfinfusion indiziert. Die Ausstoßung der Frucht erfolgt meistens nach etwa 15 Stunden. Ein Indikationsbereich für die intraamniale Prostaglandininjektion ist die Abortinduktion ab der 16. SSW sowie der Missed Abortion und intrauterine Fruchttod. Bei der Blasenmole ist eine intraamniale Prostaglandininjektion kontraindiziert, da bei fehlendem Fruchtwasser der Injektionsort nicht genau determiniert werden kann. Insgesamt sollte der Indikationsbereich für die intraamniale Injektion von Prostaglandinen heute sehr kritisch gestellt werden, da zunehmend von schweren Zwischenfällen wie Anaphylaxie und Schock berichtet wird.

Extraamniale Prostaglandininjektion

Während bis zur 12. SSW der Schwangerschaftsabbruch eine Domäne der Saugkürettage zu sein scheint, und die unblutige Amnionpunktion zwischen der 12. und 16. SSW sehr häufig sich als schwierig erweist, gehen die Empfehlungen in der Literatur dahin, daß zwischen der 12. und 16. SSW die Abortinduktion durch die extraamniale Prostaglandinapplikation mit großem Erfolg durchgeführt werden kann (55, 85, 176).

Nach Desinfektion der Vulva und Vagina, eventuell durch Einlegen einer desinfizierenden Substanz am Vorabend der Abortinduktion, wird ein Folley-Katheter, dessen Ballon nach Applikation des Katheters mit sterilem Wasser aufgefüllt wird, transzervikal in das Uteruskavum eingeführt. Im allgemeinen wird heute das synthetische Prostaglandin E_2 (Sulproston) verwendet. Unmittelbar nach Injektion kommt es zu einer starken tonischen Reaktion des Uterus mit anschließenden phasischen Kontraktionen und später zu einer regelmäßigen Wehentätigkeit (104). Der primäre tonische Druckanstieg intrauterin ist zur Schwangerschaftsdauer positiv korreliert (94). Die weitere Instillation von Prostaglandin E_2-Lösung erfolgt je nach Wehentätigkeit oder Auftreten von Nebenwirkungen nach jeweils 2-3 Stunden. Die Erfolgsrate bei der extraamnialen Prostaglandinapplikation beträgt 60-90%. Die durchschnittlichen Induktionsausstoßungsintervalle betragen 13-24 Stunden. Im allgemeinen ist eine bessere Ansprechbarkeit des schwangeren Uterus auf Prostaglandine bei Multiparae gegenüber dem Primiparae zu verzeichnen.

Die intravenöse Prostaglandinapplikation

Bei der abgestorbenen Schwangerschaft und bei klinischer bzw. ultraschallechographischer Diagnose einer Blasenmole erscheint nach den Berichten der Literatur (160) die intravenöse Prostaglandin F_2 – oder E_2-Applikation als intravenöse Dauertropfinfusion als die Methode der Wahl. Der Uterus spricht im allgemeinen auf das Prostaglandin bei intravenöser Gabe wesentlich besser an als auf eine Oxytocindauertropfinfusion. Es kommt zu einer ausreichend guten Tonisierung des Uterus und zur Eröffnung des Muttermundes mit teilweise vollständiger Ausstoßung der Frucht bzw. der Mole, im Falle der nicht vollständigen Ausstoßung besteht jedoch eine wesentlich günstigere Ausgangssituation für eine instrumentelle Ausräumung des Uterus.

Die bukkale, orale und intravaginale Applikation

Zur Aborteinleitung ist sie wegen der schlechten Steuerbarkeit des sehr differenzierten Medikamentes mit Sicherheit der intravenösen und extraamnialen Applikation unterlegen.

Geburtseinleitung mit Prostaglandin

Sowohl für die programmierte Geburt als auch bei der Geburtseinleitung im Falle einer Übertragung oder bei abgestorbenem Kind ist eine Wehenindukion mit Prostaglandinen mit großem Erfolg möglich. Dabei stehen die bukkale, orale und die intravenöse Applikationsform zur Verfügung. Mit Sicherheit sind die bukkale und orale Applikationsform der intravenösen Applikationsform unterlegen aufgrund ihrer schlechteren Steuerbarkeit und damit der Möglichkeit hypertoner Wehentätigkeit mit der Gefahr einer Bedrohung des Kindes (153, 155, 156).

Der Vergleich mit Oxytocin hat gezeigt, daß mit Prostaglandinen in jedem Fall eine Wehentätigkeit und damit Ausstoßung der Schwangerschaft zu erreichen ist, daß jedoch auch die Nebenwirkungen stärker ausgeprägt sein können. Die Frage, inwieweit das Oxytocin durch Prostaglandin ersetzt werden kann oder aber die Kombination beider Substanzen eine Zukunftsperspektive ist, kann zur Zeit nicht eindeutig beantwortet werden. Im Gegensatz zur Aborteinleitung, bei der das Schicksal der Frucht keine Rolle spielt, ist bei der Geburtseinleitung immer der Zustand von Mutter und Kind zu berücksichtigen. Es gibt durchaus Untersuchungen, die für den Einsatz von Prostaglandinen bei der Geburtseinleitung vor allem bei Nichtansprechen oder ungenügendem Ansprechen des Uterus auf Oxytocin sprechen. Günstige Veränderungen im Glucosestoffwechsel wie Anheben des Blutzuckerspiegels unter einer intravenösen Prostaglandin E_2-Infusion zur Geburtseinleitung sprechen sogar für den Einsatz der Prostaglandine in der Geburtshilfe (117). In jedem Fall sollte beim Einsatz von Prostaglandin zur Geburtseinleitung eine moderne Überwachung der fetalen Herzaktion sowie der Uterusaktivität möglichst durch intrauterine Druckregistrierung gefordert werden, damit hypertone und unkoordinierte Wehenformen und damit eine Bedrohung des Kindes frühzeitig erkannt werden können.

Beeinflussung der Zervixreife durch Prostaglandine

Die intrazervikale Applikation eines prostaglandinhaltigen Gels scheint nach neueren Berichten zu einer Reifung der Zervix zu führen. Diese Applikationsform bekommt offenbar zunehmende Bedeutung vor der Geburtseinleitung bei unreifer Zervix.

Kontraindikationen für den Einsatz von Prostaglandin $F_{2\alpha}$

- Prostaglandinallergie,
- akute Entzündungen, vor allen Dingen im Beckenbereich,
- Epilepsie. In der Literatur wird berichtet, daß bei 30% aller Epileptikerinnen neue Anfälle durch Prostaglandin ausgelöst werden können,
- Zustand nach Sectio caesarea. Durch die zum Teil sehr hohen intrauterinen Drucke, vor allem bei der Aborteinleitung kann es zu einer Uterusruptur im Narbenbereich bei Zustand nach Sectio kommen. Wir selbst haben einen Fall von Uterusruptur bei einer intraamnialen Aborteinleitung mit Prostaglandin $F_{2\alpha}$ gesehen.

Kontraindikationen für den Einsatz von Prostaglandin E_2 (Sulproston)

- Bronchialasthma,
- spastische Bronchitis,
- dekompensierter Herzfehler,
- schwerer Hypertonus,
- schwere Nierenerkrankung,
- schwere Lebererkrankung,
- dekompensierter Diabetes,
- zerebrale Anfälle,
- Glaukom,
- schwere Thyreotoxikose,
- akute gynäkologische Infektion,
- Patientin mit bereits eingeleitetem Abort,
- Alter über 40 Jahre,
- Colitis ulcerosa,
- akutes Magengeschwür,
- Sichelzellanämie,
- Thalassämie,
- jedwede schwere systemische Erkrankung,
- Operationen des Corpus uteri in der Anamnese.

Systemwirkungen

Alle Anwendungsformen der Prostaglandine können zu Blutdruckveränderungen, Übelkeit, Erbrechen und Diarrhoe führen. Die bei den zur intravenösen Geburtseinleitung und extraamnialen Aborteinleitung benötigten Dosen führen in sehr geringerem und schwächerem Maße zu den Systemwirkungen als bei der Aborteinleitung durch intravenöse und intraamniale Applikation. Die auftretenden Systemwirkungen sind dosisabhängig, vorübergehend und bei Unterbrechung der Therapie reversibel.
Sind die beschriebenen Nebenwirkungen besonders störend und durch eine Reduzierung der applizierten Dosis nicht zu steuern, so sollte die Therapie abgebrochen werden.
Bei der intravenösen Applikation von Prostaglandinen wurden lokale Gewebsentzündungen und ein Erythem an der Infusionsstelle beobachtet, vorübergehend wurden auch Hitzewellen, Schüttelfrost, Kopfschmerzen und Schwindelgefühl festgestellt. Gegen Ende der Infusion können zeitweilig Temperaturen und eine Leukozytose auftreten, die jedoch nach Beendigung der Therapie wieder zur Norm zurückgehen.

Tabelle 7 Indikation für die Wehenhemmung

1. Drohender Abort
2. Drohende Frühgeburt
3. Blutung bei Placenta praevia
4. Uterine Hyperaktivität bei vorzeitiger Plazentalösung
5. Uterine Hyperaktivität sub partu
6. Wendungsoperationen
7. Intrauterine Reanimation

Hemmung der Uterusaktivität

Während es seit Jahrzehnten durchaus möglich war, die Motilität des graviden Uterus zu stimulieren, stellte die Wehenhemmung bis in dieses Jahrzehnt hinein immer noch ein wesentliches ungelöstes Problem dar. Die Entwicklung der Betastimulatoren mit verantwortbaren Systemwirkungen hat in den 70er Jahren eine entscheidende Wende herbeigebracht (Tab. 7). Alle vor der Betastimulatorenära für die Wehenhemmung empfohlenen Substanzen hatten den Nachteil, daß sie in therapeutisch möglichen Dosen zu wenig wirksam waren oder daß ihre Wirkung auf den Uterus zu unspezifisch war und sie damit unerwünschte Nebenwirkungen zur Folge hatten.

Progesteron und seine synthetischen Derivate

Die motilitätshemmende Wirkung von Progesteron und anderen Gestagenen auf den isolierten Uterusstreifen verschiedener Species einschließlich des Menschen steht außer Zweifel. Ebenso gilt es als gesichert, daß die Gestagene bei einzelnen Tierarten (z. B. Kaninchen) die spontane und die durch Oxytocin stimulierte Wehentätigkeit hemmen und die Gravidität über den Termin hinaus verlängern (134). Eine entsprechende Wirkung konnte bei der schwangeren Frau nach oraler, intramuskulärer oder intravenöser Applikation bisher jedoch nie in überzeugender Weise nachgewiesen werden. Da Progesteron und seine bis heute zugänglichen Derivate im Organismus sehr schnell abgebaut und in unwirksame Metabolite umgewandelt werden, ist es mit den genannten konventionellen Applikationsweisen auch bei hoher Dosierung nicht möglich, eine am Erfolgsorgan wirksame Kontraktion zu erreichen. Beachtung verdienen jedoch die Untersuchungen von BENGTSSON (13), der bei Fällen von Abortus und drohender Frühgeburt ein hochwirksames Gestagen an verschiedenen Stellen des Uterus direkt in das Myometrium injiziert hat. Sofern der kindliche Kopf noch nicht ins Becken eingetreten und der Muttermund noch geschlossen war, konnten mit dieser Methode eindeutige, tokographisch verifizierte Erfolge erzielt werden, doch liegt ihre Bedeutung wohl eher auf theoretischem als auf praktischem Gebiet.

Inhalationsnarkotika

Die hemmende Wirkung von Inhalationsnarkotika, wie z. B. Chloroform oder Äther, auf die Wehentätigkeit ist seit langem bekannt. In besonderem Maße ist sie dem neueren Narkotikum Halothan eigen (51). Die Halothannarkose führt innerhalb weniger Minuten zu einer weitgehenden Ruhigstellung des Uterus, die mit einer erheblichen Tonussenkung verbunden ist. Nach Absetzen der Halothanzufuhr verschwindet der Effekt fast ebenso schnell, wie er aufgetreten ist. Diese Umstände im Verein mit der anerkannt geringen Toxizität haben die Halothannarkose in früheren Jahren zu einem wertvollen Hilfsmittel besonders bei Wendungsoperationen gemacht. Die Wirkung sollte jedoch auch in der heutigen Zeit nicht vergessen werden, zumal unerwünschte Tokolysen durch Inhalationsnarkotika bei Operationen am schwangeren Uterus auftreten können. Für eine Hemmung der Wehentätigkeit bei drohender Frühgeburt kommt eine solche Inhalationsnarkose natürlich nicht in Frage.

Magnesium

Die bei der Therapie der schweren Präeklampsie intravenösen Injektionen von Magnesiumsalzen bewirken in Dosen von mehreren Gramm eine kurzdauernde, sehr deutliche Hemmung der Wehentätigkeit, die mit ausgeprägten kardiovaskulären Erscheinungen einhergehen.

Betastimulatoren

Die klinische Pharmakologie hat neue Indikationen für die Anwendung von Arzneimitteln in der Geburtshilfe erschlossen. Als besonders wirksam zur Hemmung der Uterusaktivität haben sich einige beta-adrenerge Sympathikomimetika erwiesen. Die klassische Substanz dieser Gruppe mit praktisch reiner β-adrenerger Wirkung ist das Isoproterenol (Aludrin). Es wirkt vorwiegend erschlaffend auf die Gefäß-, Bronchial- und Uterusmuskulatur. Die Wirkung ist wegen einer raschen oxydativen Zerstörung flüchtig, die Weiterentwicklung brachte stabilere, länger wirkende Derivate, z. B. Oxyprenalin (Alupent). Zu klinischer Bedeutung gelangten in den ersten Jahren der medikamentösen Wehenhemmung das Isoxuprin (Vasodilan, Duvadilan) und das Buphenin (Dilatol).

Über die erste klinische Anwendung von β-adrenergen Substanzen zur Wehenhemmung berichteten fast gleichzeitig BISHOP u. WOUTERSZ (20, 21) sowie HENDRICKS, CIBILS, POSE u. ESKES (68). Sie verwendeten Isoxuprin, eine Substanz, die zur weiteren Anwendung nicht nach Deutschland gelangte, da nach übereinstimmender Ansicht mehrerer Autoren die kardiovaskulären Nebenwirkungen den Einsatz einer tokolytischen Therapie beeinträchtigen. In den Jahren 1961 bis 1963 unternahmen dann SCHWALM u. MOSLER erste Untersuchungen über die inhibitorische Wirkung von Buphenin am Uterus und berichteten über die ersten Ergebnisse. CRETIUS bestätigte 1968, daß Dilatol eine wehenhemmende und geburtsverzögernde Wirkung besitzt. HÜTER empfahl dann 1968 Buphenin zur therapeutischen Langzeitmedikation bei vorzeitiger Wehentätigkeit prophylaktisch nach Operationen in graviditate. JUNG fand unter den getesteten Tokolytika, daß die Substanz Fenoterol (Partusisten) die beste Wirkung in der kleinsten vertretbaren Dosierung hat.

Die Wirkung besteht wie bei den anderen β-adrenergen Sympathikomimetika in einer ausgeprägten Tokolyse (Abb. 6).

Wirkungsmechanismus der betaadrenergen Substanzen (Tokolytika)

Die Wirkung der betasympathikomimetischen Substanzen wird über sog. β-Rezeptoren an der Zellmembran vermittelt. Diese Rezeptoren befinden sich aber nicht nur an der Membran des Uterusmuskels, sondern an der gesamten glatten Muskulatur, auch am Herzen, im Fettgewebe in der Leber usw. (1). Anfang dieses Jahrhunderts fand DALE (44), daß die Sympathikomimetika zumindest an zwei verschiedenen Arten von Rezeptoren wirken können. CLARK (38) wies darauf hin, daß die Eigenschaften von diesen Rezeptoren in verschiedenen Geweben variieren. Diese zwei „Rezeptorentheorien" wurden später wieder aufgegriffen und durch AHLQUIST (1) auf eine breite Basis gestellt. Er untersuchte eine Vielzahl von adrenergen Wirkungen in verschiedenen Species und zeigte, daß sie sich in zwei getrennte Gruppen unterteilen lassen. So stellte er fest, daß die Wirkung von der einen Gruppe durch Noradrenalin besser als durch Adrenalin, und von diesem wiederum besser als durch Isoproterenol, zustande gebracht werden. Rezeptoren mit einem solchen Wirkungsprofil

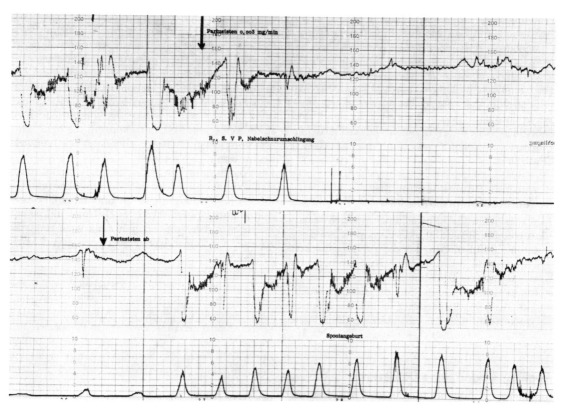

Abb. 6 Beispiel einer intrapartalen Tokolyse zur intrauterinen Reanimation. Unter der Infusion von 0,003 mg Partusisten/min kommt es zu einem völligen Sistieren der Wehentätigkeit. Nach Absetzen der Partusisteninfusion kommt es nach 5 Minuten erneut zu einer spontanen Wehentätigkeit

nannte er Alpharezeptoren, die andere Gruppe, bei der Isoproterenol stärker als Adrenalin, und dieses wieder stärker als Noradrenalin wirkt, nannte AHLQUIST Betarezeptoren. Wie die Betarezeptoren beschaffen sind und wie die einzelnen Effekte an diesen Rezeptoren zustande kommen, ist noch weitgehend ungeklärt. Es gilt jedoch als gesichert, daß es zwei Typen von Betarezeptoren gibt, die β_1- und β_2-Rezeptoren. Bei der Tokolyse werden die β_2-Rezeptoren stimuliert.

Es gilt als sicher, daß die β-adrenergen Rezeptoren in enger Beziehung zur Adenylcyclase stehen. Die Spezifität der Wirkung ist eine Eigenschaft des Rezeptors, der an die Adenylcyclase gekoppelt ist (168). Nur eine bestimmte Substanz kann mit einem bestimmten Rezeptor in Wechselwirkung treten. Die Stimulierung der Betarezeptoren führt zu einem Anstieg von zyklischem Adenosin 3,5 Monophosphat (cAMP), das die weiteren hormonspezifischen intrazellulären Reaktionen auslöst (s. Kap. Die Frühgeburt, Abb. 13, S. 9.23). Es ist noch weitgehend unbekannt, wie β-sympathikomimetische Substanzen die cAMP-Bildung in Organen und Zellen stimulieren und gleichzeitig so unterschiedliche Wirkungen wie Motilitätsänderungen, Glykogenolyse, Lipolyse und Proteinsynthese zustande bringen.

Reaktion an der glatten Muskulatur

Die durch betasympathikomimetische Substanzen induzierte Relaxation an der glatten Muskulatur kommt durch das zyklische AMP zustande. Isoproterenol ruft am isolierten Rattenuterus eine Erhöhung des intrazellulären cAMP-Spiegels hervor. Dieser Anstieg erfolgt mindestens so schnell wie die Relaxation der glatten Muskulatur. Die relaxierende Wirkung der verschiedenen Sympathikomimetika entspricht also dem jeweiligen Anstieg des cAMP-Spiegels. Sowohl die Auswirkung auf den cAMP-Spiegel als auch den Muskeltonus kann durch Betablocker verhindert werden.

Der genaue Mechanismus, durch den cAMP eine Relaxation auslöst, ist noch weitgehend unbekannt. Einige Befunde weisen jedoch darauf hin, daß eine Änderung der Membranreizbarkeit unter Sympathikomimetika auftritt. Der relaxierende Effekt kann jedoch nicht nur auf einer Änderung der Reizbarkeit beruhen, denn sogar in einem vollständig depolarisierten Muskel tritt eine Relaxation in Anwesenheit dieser Hormone ein (167). SCHILD u. RASMUSSEN postulierten Calcium als Hauptfaktor für die kontrahierende und auch erschlaffende Wirkung der Sympathikomimetika. ANDERSSEN u. Mitarb. (3) fanden eine Calciumakkumulierende

Proteinfraktion im Ratteneingeweidemuskel. Die Anhäufung von Calcium durch diese Aktion wurde signifikant durch Isoprenalin und cAMP gesteigert. Es wird deshalb vermutet, daß der erschlaffende Effekt einer Betarezeptorenstimulation auf einer erhöhten Bildung von cAMP beruht; cAMP soll dabei die Calciumspeicherung der mikrosomalen Fraktion im glatten Muskel stimulieren und dabei den Anteil des freien mykoplasmatischen Calcium vermindern, was dann zur Relaxation führt (167).

Hormonale Beeinflussung der Rezeptorenansprechbarkeit

Tierexperimentelle Untersuchungen und In-vitro-Versuche sprechen dafür, daß Östrogene und Progesteron Einfluß haben auf die Ansprechbarkeit der Alpha- und Betarezeptoren am Myometrium. Die Wirkung von Betastimulatoren ist bei Progesterondominanz, zumindest im Tierexperiment und im In-vitro-Versuch gegenüber einem geringen Progesteroneinfluß bzw. einer Östrogendominanz verstärkt (88, 91; s. Kap. Die Frühgeburt, Abb. 12, S. 9.23).

Applikationsform und Dosierung

In den letzten Jahren kann ein großer Fortschritt bei der Behandlung der drohenden Frühgeburt durch die Ruhigstellung des Uterus verzeichnet werden. Die Entwicklung moderner betaadrenergischer Substanzen ermöglicht es heute, die vorzeitige Wehentätigkeit des Uterus zu hemmen. Die heute am häufigsten verwendete Substanz im deutschsprachigen Raum ist Fenoterol (Partusisten). Partusisten wird in der Dosierung von 1–3 µg/min als intravenöse Dauertropfinfusion möglichst über eine Infusionspumpe verabreicht. Eine Fortsetzung der Therapie über längere Zeit kann im Anschluß an die intravenöse Initialbehandlung durch Partusistentabletten (5 mg) gesichert werden. Im allgemeinen werden heute Partusistentabletten im Abstand von 4 Stunden verabreicht. Eine günstigere Applikationsform scheint $^{1}/_{2}$ Tabletten im 2stündigen Abstand zu sein, da hiermit offenbar gleichmäßigere Wirkspiegel erreicht werden.

Systemwirkungen bei der Tokolyse mit Betastimulatoren

Neben der Ruhigstellung der Uterusmuskulatur haben die Betastimulatoren eine positive Wirkung auf die Inotropie und Chronotropie des maternen Herzens. Obwohl inzwischen gesichert erscheint, daß der Betastimulator Partusisten über die Plazenta auf den Feten übergeht (172), ist die Frage nach der Veränderung der Herzfrequenz durch den Betastimulator beim Feten bisher nicht eindeutig beantwortet (170). Bei Verbesserung der uteroplazentaren Durchblutung unter der Geburt mit Anstieg des Sauerstoffpartialdruckes kommt es sogar zu einer Herzfrequenzabnahme beim Feten (89, 98). Inwieweit bei einer Langzeittokolyse bei der drohenden Frühgeburt Herzfrequenzsteigerungen beim Feten durch direkte Einwirkung des Betastimulators auf das Herzkreislaufsystem auftreten, erscheint zum augenblicklichen Zeitpunkt nicht ausreichend bewiesen. Es kommt jedoch zu einer Reihe von Systemwirkungen, die beim Einsatz von Betastimulatoren unbedingt beachtet werden müssen.

Über die Bildung von zyklischem 3,5-Adenosinmonophosphat induzieren die Betastimulatoren metabolische Veränderungen im Sinne einer Glykogenolyse und Lipolyse (159, 162). Unter akuter tokolytischer Infusionstherapie kommt es zunächst zu einer Glykogenolyse, wobei vorwiegend Muskelglykogen gespalten wird. Man findet einen deutlichen Anstieg der Konzentration von Lactat, Pyruvat und Glucose im mütterlichen Blut, die eine deutliche Insulinsekretion zur Folge hat (166). Daneben setzt eine Lipolyse ein, es kommt zu ansteigenden Konzentrationen von freien Fettsäuren und freiem Glycerin sowie Ketokörper im maternen Blut (159). Nach 2–3 Stunden beginnen sich diese metabolischen Veränderungen im mütterlichen Organismus unter der Tokolyse auszugleichen. Die primären Veränderungen führen sowohl bei der Mutter als auch beim Feten zu einer metablischen Azidose (95). Neben diesen Veränderungen kommt es zu einem signifikanten Abfall des Serumkaliums aufgrund einer Balancestörung zwischen intra- und extrazellulären Kalium. Serumkaliumwerte unter 3 mval/l sind unter der intravenösen Tokolytikainfusion keine Seltenheit. Eine Stunde nach Ende der Infusion sind die Kaliumkonzentrationen im Serum weitgehend wieder im Normbereich (159; Abb. 7).

Reaktionen am Herzen

Die meisten Effekte der Sympathikomimetika am Herzen werden durch Betarezeptoren vermittelt (166), obwohl auch Alpharezeptoren vorkommen. Die Betarezeptoren am Herzen unterscheiden sich gegenüber solchen anderer Gewebe dadurch, daß sie eine relativ größere Empfindlichkeit gegenüber Noradrenalin aufweisen. Aufgrund der vorliegenden Befunde ist auch hier der Betarezeptor und die Adenylcyclase Teil desselben Systems. Damit beruhen die Stoffwechselvorgänge, die durch Sympathikomimetika am Herzen hervorgerufen werden, auf einem Anstieg von cAMP.

Zu den bekanntesten Herzeffekten der Sympathikomimetika gehören die positive Inotropie und die positive Chronotropie. Der Mechanismus, über den cAMP die kardiale Kontraktionskraft steigert, ist nicht völlig geklärt. Bei der durch Sympathikomimetika induzierten Inotropie handelt es sich um einen Grundprozeß, wobei Kalium eine entscheidende Rolle spielt, während cAMP als Regulator

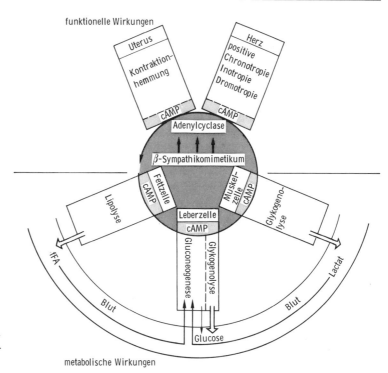

Abb. 7 Funktionelle und metabolische Wirkungen einer Betastimulation (159)

dieses Prozesses mitwirkt. Allein um einen Anstieg des Calciumfluxes während der Depolarisation kann es sich nicht handeln, da sonst die Inotropie auch bei niedrigen Frequenzen zunehmen müßte (167).

Alkohol als Tokolytikum

Die Äthylalkoholinfusion (58) hat mit Sicherheit einen tokolytischen Effekt, therapeutische Hemmkonzentrationen liegen jedoch bei über 1‰ Blutalkohol; insofern sind auch dieser Therapie wegen der erheblichen Nebenwirkungen Grenzen gesetzt.

Prostaglandinantagonisten

Nach den Erkenntnissen über Zusammenhänge zwischen Wehentätigkeit und Prostaglandinsekretion sind bereits die ersten Versuche mit Prostaglandinantagonisten erfolgreich gewesen (114). Es handelt sich hier vorwiegend um die Substanzen Indometacin und Aspirin, die in relativ hoher Dosierung gegeben werden müssen, um einen additiven tokolytischen Effekt zu erzielen. Nach Einführung der parenteral zu verabreichenden Form des Aspirins scheint über den Wirkungsmechanismus des Prostaglandinsynthetasehemmers ein weiterer additiver Weg einer Tokolyseform aufgezeigt.

Substanzen mit unsicherer oder fehlender Hemmwirkung am Uterus

Benzodiacepinderivate

Die Substanzen Librium und Valium zeichnen sich in erster Linie durch ihre interessanten psychopharmakologischen Eigenschaften aus. Ihre zentrale Wirkung scheint vorwiegend in einer Dämpfung des limbischen Systems zu bestehen und führt zu einer Hemmung psychomotorischer Funktion. Daneben wurde für beide Stoffe eine Relaxierung der quergestreiften Muskulatur durch Hemmung der spinalen Reflexe nachgewiesen. Die Untersuchungen am isolierten tierischen und menschlichen Uterus ergaben zwar eine deutliche Motilitätshemmung, diese Hemmung konnte jedoch inzwischen als eine Wirkung der Lösungsvermittler dargestellt werden. Die bis heute vorliegenden Resultate zeigen, daß die Benzodiacepinderivate keine Tokolytika darstellen. Es muß demgegenüber angenommen werden, daß ein möglicher uterusrelaxierender Effekt über eine Sedierung des vegetativen Nervensystems bestehen kann. (74).

Morphin, Dolantin

Beide Substanzen nehmen in der heutigen geburtshilflichen Medikation als Analgetikum immer noch einen wichtigen Platz ein. Für eine Tokolyse kommen beide Substanzen nicht in Frage (52).

Spasmolytika

Man unterscheidet bei den Spasmolytika zwischen einer peripheren muskulotropen und einer zentralen neurotrop analgetischen Wirkung (115). Beide Wirkungskomponenten können theoretisch die Wehentätigkeit beeinflussen, sei es, daß die neurotrop-analgetische Wirkung koordinierend in den Wehenablauf eingreift, oder daß die muskulotrope Wirkung eine Hemmung der Uterusmotilität verursacht. In hoher Konzentration sollen die Spasmolytika den Tonus der Gebärmutter senken und in einigen Fällen eine erhöhte Uterusmotilität dämpfen. Die Relation von Wirkung und Nebenwirkung ist ungünstig. Als klassisches muskulotropes Spasmolytikum gilt das Papaverin. Der Wirkungsmechanismus wird durch einen calciumantagonistischen Effekt zu erklären versucht. Besonders ausgeprägt ist die Papaverinwirkung, wenn ein Spasmus vorliegt. Die klinische Anwendung von Papavarin zur Wehenhemmung scheiterte an den Nebenwirkungen der benötigten hohen Konzentration.

Literatur

1 Ahlquist, R. P.: A study of the adrenergic receptors. Amer. J. Physiol. 153 (1948) 586
2 Anderson, G. G., J. C. Hobbins, L. Speroff: Intravenous prostaglandins E_2 und $F_{2\alpha}$ for the induction of term labor. Amer. J. Obstet. Gynec. 112 (1972) 3
3 Anderson, R., L. Lundholm, E. Mohme-Lundholm: Role of Cyclic AMP and Ca in mechanical and metabolic events of smooth muscle. In: Vacular Smooth Muscle, hrsg. von E. Betz. Springer, Berlin 1972
4 Bär, P. H.: Cyclisches AMP und die Wirkung der Hormone. Chem. unser. Zeit 6 (1972) 87
5 Bargmann, W.: Struktur und Funktion neurosekretorischer Systeme. Triangel (De.) 3 (1958) 207
6 Bartmann, W.: Prostaglandine. Angew. Chem. 5 (1975) 143
7 Baumgarten, K.: Symposion über uterushemmende Pharmaka und deren Wirkung auf die Mutter, den Fetus und das Neugeborene. Gynäk. Rdsch. 9 (1970) 19
8 Beazley, J. M.: Prostaglandins in human reproduction. Brit. J. Hosp. Med. (1971)
9 Beckmann, H.: Pharmacology. The Nature, Action and Use of Drugs, 2. Aufl. Saunders, Philadelphia 1961
10 Behrmann, H. R.: zit. in Population Reports. Prostaglandins 6 (1975) 60
11 Behrmann, H. R. u. a.: Control of LH action by prostaglandin $F_{2\alpha}$. Internat. Conference on Prostaglandins, Florenz, Mai 1975. Abstracts. (S. 167)
12 Bellmann, O., N. Lang, H. Hinckels, H. Schlebusch: Zum Einfluß des Th 1165 a auf den Kohlehydratstoffwechsel. In: Th 1165a (Partusisten) bei der Behandlung in der Geburtshilfe u. Perinatologie, hrsg. von H. Jung, F. K. Klöck, Thieme, Stuttgart 1975 (S. 183–191)
13 Bengtsson, I. Ph.: Experiments on the suppressive effect of a synthetic gestagen on the ectivity of the pregnant human uterus. Acta obstet. gynec. scand. 41 (1962) 124
14 Berde, B.: Recent Progress in Oxtocin Research. Thomas, Springfield Ill. 1959
15 Berde, B.: Pharmacologie des hormones neurohypophysaires et de leurs analogues synthétiques. Masson, Paris 1963
16 Berde, B.: A. Cerletti: Démonstration expérimentale de l'action de l'ocytocine sur la glande mammaire. Gynaecologia (Basel) 144 (1957) 275
17 Berger, M.: Relaxation und Sedation des menschlichen Uterus. Fortschr. Geburtsh. Gynäk. 16 (1963) 3
18 Bergström, S. u. a.: The prostaglandins: a family of biologically active lipids. Pharmacol. Rev. 20 (1968) 1
19 Bichler, A., A. Dorfmann: Aussagekraft verschiedener Oxytocin-Belastungstests bei der Überwachung von Risikoschwangeren. Z. Geburtsh. Perinat. (1975) 292–300
20 Bishop, E. H., T. B. Woutersz: Isoxsuprine, a myometrial relaxant. A preliminary report. Amer. J. Obstet. Gynec. 17 (1961) 442
21 Bishop, E. H., T. B. Woutersz: Arrest of premature labor. J. Amer. med. Ass. 178 (1961) 812
22 Böckler, H.: Die bukkale Anwendung von Desamino-Oxytocin in der Geburtshilfe. Geburtsh. u. Frauenheilk. 28 (1968) 934, 941
23 Bärtschi, R., J. Hüter, V. M. Römer: Der Einfluß von intravenösem Oxytocin, Methyloxytocin und Desaminooxytocin auf die Wehentätigkeit, die fetale Herzfrequenz und das fetale aktuelle pH, Geburtsh. u. Frauenheilk. 32 (1972) 826–831
24 Bösch, K., O. Käser: Die Anwendung von Oxytocin in der Geburtseinleitung. Unter besonderer Berücksichtigung des synthetisch gewonnenen Syntociton. Schweiz. med. Wschr. 86 (1956) 229
25 Brunnberg, F. J.: Prostaglandine. Sonderdruck Dtsch. Apoth. 25 (1973) 6
26 Bueding, E., E. Bülbring, G. Gercken, J. T. Hawkins, H. Kuriyama: The effect of adrenalin on the adenosinetriphosphate and creatine phosphate content of intestinal smooth muscle. J. Physiol. (Lond.) 193 (1967) 1272
27 Bülbring, E., P. J. Goodford, J. Setekleiv: The action of adrenaline on the ionic content and on sodium and potassium movements in the smooth muscle of the guineapig taenia coli. Brit. J. Pharmacol. 28 (1966) 296
28 Bukhave, K., H. S. Hansen: The metabolism of ^{3}H-PGE_1 in the pulmonal and peripheral circulations of the rat, and the putative inhibition by indomethacin. Internat. Conference on Prostaglandins, Florenz, Mai 1975. Abstracts (S. 55)
29 Caldeyro-Barcia, R.: Symposion über uterushemmende Pharmaka und deren Wirkung auf die Mutter, den Fetus und das Neugeborene. Gynäk. Rdsch. 9 (1970) 19
30 Caldeyro-Barcia, R., J. J. Poseiro: Oxytocin and contractility of the pregnant human uterus. Ann. N. Y. Acad Sci. 75 (1959) 813
31 Caldeyro-Barcia, R., J. J. Poseiro: Physiology of the uterine contraction. Clin. Obstet. Gynec. 3 (1960) 386
32 Caldeyro-Barcia, R., J. A. Sereno: The response of the human uterus to oxytocin throughout pregnancy. In: Oxytocin, hrsg. von R. Caldeyro-Barcia, H. Heller. Pergamon Press, Oxfort 1961
33 Caldeyro-Barcia, R., H. Alvarez, J. J. Poseiro: Action of morphine on the contractility of the human uterus. Arch. int. Pharmacodyn. 101 (1955) 171
34 Caldeyro-Barcia, R., J. J. Poseiro, H. Alvarez, O. Tost: The action of chlorpromazine on uterine contractility and arterial pressure in normal and toxemic women. Amer. J. Obstet. Gynec. 75 (1958) 1088
35 Caldeyro-Barcia, R., Y. Sica-Blanco, J. J. Poseiro, V. Gonzalez-Panizza, C. Mendez-Bauer, C. Fielitz, H. Alvarez, S. V. Pose, C. H. Hendricks: A quantitative study of the action of synthetik oxytocin on the pregnant human uterus. J. Pharmacol. exp. Ther. 121 (1957) 18
36 Chelius, H. H.: Zur Frage der aktiven Leitung der Nachgeburtsperiode. Geburtsh. u. Frauenheilk. 28 (1968) 1157–1164
37 Cibils, L. A., J. J. Poseiro, L. Noriega-Guerra: Comparison of the effects on the pregnant human uterus of

highly pruified natural oxytocin, pitocin, synthetic oxytocin (Syntocinon), valyl³-oxytocin and arginine-vasopressin. In: Oxytocin, hrsg. von R. Caldeyro-Barcia, H. Heller, Pergamon Press, Oxford 1961
38 Clark, A. J.: In: Heffters Handbuch der Experimentellen Pharmakologie, Bd. IV, hrsg. von W. Heubner, J. Schuller. Springer, Berlin 1937
39 Collier, J. G. u. a.: Seminal prostaglandins in infertile men. Fertil. and Steril. 26 (1975) 868
40 Conradt, A., V. Unbehaun: Lipolyse u. Ketonämie während Infusion von Th 1165a. In: Perinatale Medizin Bd. IV, hrsg. von J. W. Dudenhausen, E. Saling. Thieme, Stuttgart 1973
41 Conradt, A., C. M. Schlütter, V. Unbehaun: Lipolysis, ketonaemia, etrogen- and gestagen concentrations during short time infusion therapy with betamimetics. Arch. Gynäk. 219 (1975) 334–336
42 Cooper, I., R. W. Kelly: The measurement of E and 19-Hydroxy E prostaglandins in human seminal plasma. Prostaglandins 10 (1975) 507
43 Cretius, E., K. Zimmermann, K. Stanienda: Zur uterusruhigstellenden Wirkung der Oxyd-Ephedrin-Abkömmlinge Nylidrin und Isoxsuprin. Geburtsh. u. Frauenheilk. 27 (1967) 800–813
44 Dale, H. H.: On some physiological actions of Ergot. J. Physiol. (Lond.) 34 (1906) 163
45 Dillon, T. F., R. G. Douglas, V. Du Vigneaud, M. L. Barber: Transbuccal administration of pitocin for induction and stimulation of labor. Obstet. and Gynec. 15 (1960) 587
46 Dobbs, J. W., G. A. Robinson: Functional biochemistry of beta receptors in the uterus. Fed. Proc. 27 (1968) 352
47 Embrey, M. P.: Tocographic studies of the effect of relaxin in pregnancy and labour. J. Endocr. 22 (1961) 23
48 Embrey, M. P.: Induction of labour with prostaglandins E_1 and E_2. Brit. med. J. 1970 II, 256
49 Embrey, M. P., M. J. Yates: A tocographic study of the effects of sparteine sulphate on uterine contractility. J. Obstet. Gynec. Brit. Cwlth 71 (1964) 33
50 Embrey, M. P., D. T. C. Barber, J. H. Scudamore: Use of „Syntometrine" in prevention of post-partum haemorrhage. Brit. med. J. 1963/I, 1387
51 Embrey, M. P., W. J. Garrett, D. L. Pryer: Inhibitory action of halothane on contractility of human pregnant uterus. Lancet 1958/II, 1093
52 Eskes, T. K. A. B.: Effect of morphine upon uterine contractility in late pregnancy. Amer. J. Obstet. Gynec. 84 (1962) 281
53 Eskes, T. K. A. B., J. de Haan: The influence of β-mimetic Catecholamines upon the fetal circulation. Z. Geburtsh. Perinat. 176 (1972) 97
54 Eskes, T. K. A. B., J. de Haan: The fetal heart frequency during treatment with betamimetic drugs. In: Labor Inhibition Betamimetic Drugs in Obstetrics, hrsg. von H. Weidinger. Fischer Stuttgart 1977
55 Felshart, K.-J., J. Hammerstein: Schwangerschaftsabbruch durch extraamniale Prostaglandin $F_{2\alpha}$ Applikationsmodus. Geburtsh. u. Frauenheilk. 34 (1974) 262–268
56 Ferguson, J. K. W.: A study of the motility of the intact uterus at term. Surg. Gynec. Obstet. 73 (1941) 359
57 Fitzpatrik, R. J.: The estimation of small amounts of oxytocin in blood. In: Oxytocin, hrsg. von R. Caldeyro-Barcia, H. Heller. Pergamon Press, Oxford 1961
58 Fuchs, F., A. R. Fuchs, V. A. Poblete, A. Riska: Effect of alcohol on theytened premature labour. Amer. J. Obstet. Gynec. 99 (1967) 627
59 Garrett, W. J.: The effects of adrenaline and noradrenaline on the intact human uterus in late pregnancy and labour. J. Obstet. Gynaec. Brit. Emp. 61 (1965) 586
60 Goding, J. R. u. a.: Prostaglandin $F_{2\alpha}$ „the" luteolysin in the mamma. Gynec. Invest. 2 (1971/72) 73
61 Goodman, L. S., A. Gilman: The Pharmacological Basis of Therapeuties, 3. Aufl. Macmillan, New York 1965
62 Goodman, L. S., A. A. Gilman: The Pharmacological Basis of Therapeutics, 5. Aufl. New York 1975 (S. 640)
63 Hawker, R. W., P. A. Robertson: Oxytocin in human female blood. Endocrinology 60 (1957) 652
64 De Hemptinne, D., M. Thiery, S. Vroman, G. Martens: Uterine contractility in spontaneous and induced labour. Z. Geburtsh. Perinat. 180 (1976) 275–278
65 Hendricks, C. H.: The hemodynamics of a uterine contraction. Amer. J. Obstet. Gynec. 76 (1958) 969
66 Hendricks, C. H.: Use of intranasal oxytocin in obstetrics. Amer. J. Obstet. Gynec. 79 (1960) 789
67 Hendricks, C. H., T. K. A. B. Eskes, K. Saameli: Uterine contractility at delivery and in the puerperium. Amer. J. Obstet. Gynec. 83 (1962) 890
68 Hendricks, C. H., L. A. Cibils, S. V. Pose, T. K. A. B. Eskes: The pharmacological control of excessive uterine activity with isoxsuprine. Amer. J. Obstet. Gynec. 82 (1961) 1064
69 Hendricks, C. H., D. W. Reid, I. van Praagh, L. A. Cibils: Effect of sparteine sulfate upon uterine activity in human pregnancy. Amer. J. Obstet. Gynec. 91 (1965) 1
70 Hickl, E.-J., P. Bandilla, M. Kaether: Therapie mit Prostaglandinen in der Gynäkologie. Dtsch. med. Wschr. 30 (1904) 1566–1568
71 Hild, W., G. Zetler: Experimenteller Beweis für die Entstehung der sogenannten Hypophysenhinterlappenwirkstoffe im Hypothalamus. Pflügers Arch. ges. Physiol. 257 (1953) 169
72 Hinman, J. W., J. R. Wecks: The Prostaglandins: Biology and Biochemistry. Brook Lodge Symposium, Augusta, Michigan Juni 1972. Futura, New York 1972 (S. 31)
73 Hüter, J.: Situationsgerechte Toko- und Tonolyse in der Geburtshilfe. Das ärztliche Gespräch. Geburtsh. u. Frauenheilk. 10 (1968) 52
74 Hüter, J., H. Vorherr: Die Beeinflussung der Spontanwehentätigkeit der schwangeren Ratte durch Valium (Diazepan) und seine Lösungsvermittler (in vivo-Messungen mittels interner Tokometrie). Geburtsh. u. Frauenheilk. 27 (1967) 609–615
75 Jung, H.: Über den Wirkungsmechanismus des Oxytocins. Arch. Gynäk. 190 (1957) 194
76 Jung, H.: Wirkungsweise und Anwendung spasmolytischer Substanzen. Geburtsh. u. Frauenheilk. 22 (1962) 635
77 Jung, H., F. K. Klöck, H. Chantraine: Die Behandlung der drohenden Fehlgeburt mit Th 1165a (Partusisten) In: Th 1165a (Partusisten) bei der Behandlung in der Geburtshilfe und Perinatologie, hrsg. von H. Jung, F. K. Klöck. Thieme, Stuttgart 1975 (S. 50–56)
78 Jung, H., P. Abramowski, F. K. Klöck, W. Schwenzel: Zur Wirkung α- und β-adrenergischer Substanzen am menschlichen Uterus und Nebenwirkungen auf Mutter und Kind. Geburtsh. u. Frauenheilk. 31 (1971) 11–27
79 Jung, H., P. Abramowski, F. K. Klöck, W. Schwenzel: Zur Wirkung α- und β-adrenergischer Substanzen am menschlichen Uterus und Nebenwirkungen auf Mutter und Kind. In: Methoden der pharmakologischen Geburtserleichterung und Uterus-Relaxation, hrsg. von H. Jung. Thieme, Stuttgart 1972 (S. 130–140)
80 Jung, H., G. Lamberti, R. Austermann, H. P. Closs: Die programmierte Geburt. Z. Geburtsh. Perinat. 178 (1974) 265–272
81 Karim, S. M., K. Hillier, R. R. Trusell, R. C. Patel, S. Tamusange: Induction of labour with prostaglandin E_2 J. Obstet. Gynaec. Brit. Cwlth 77 (1970) 200
82 Karkut, G., S. Exner: $PGF_{2\alpha}$ und 13, 14-Dihydro-15-keto-$PGF_{2\alpha}$ – Werte während der Schwangerschaft und unter der Entbindung gemessen am Radioimmunassay. Vortrag. Heidelberger Prostaglandin-Gespräch, November 1975

83 Karlson, P., C. E. Sekeris: Biochemical mechanism of hormon action. Acta endocr. (Kbh) 53 (1966) 505
84 Kastendieck, E., W. Künzel, J. Kirchhoff: Der Einfluß von Th 1165 a auf die metabolische Azidose des Feten während der Austreibungsperiode. Z. Geburtsh. Perinat. 178 (1974) 439–443
85 Kepp, R.: Methoden des künstlichen Schwangerschaftsabbruchs unter besonderer Berücksichtigung der Anwendung von Prostaglandinen. Geburtsh. u. Frauenheilk. 36 (1976) 700–705
86 Kleinhout, J., L. A. M. Stolte: Plazentadurchlässigkeit für Betamimetika, im besonderen für Ritodrine. In: Th 1165 a (Partusisten) bei der Behandlung in der Geburtshilfe und Perinatologie, hrsg. von H. Jung, F. K. Klöck. Thieme, Stuttgart 1975 (S. 142–147)
87 Klöck, F. K.: Wehenhemmung ante partum. Therapiewoche 24 (1974) 2181
88 Klöck, F. K.: The action of sympathicomometic drugs on uterine muscle. In: Labor Inhibition Betamimetic Drugs in Obstetrics, hrsg. von Weidinger. Fischer, Stuttgart 1977
89 Klöck, F. K., H. Chantraine: Möglichkeiten und Grenzen der intrauterinen Reanimation. Z. Geburtsh. Perinat. 179 (1975) 401–419
90 Klöck, F. K., H. Chantraine: Möglichkeiten der Behandlung einer drohenden Frühgeburt. Gynäkologe 8 (1975) 206–214
91 Klöck, F. K., H. Jung: Die Reaktion der Alpha- und Beta-Rezeptoren unter hormonalem Einfluß im menschlichen Myometrium. In: Perinatale Medizin, Bd. III, hrsg. von E. Saling, J. W. Dudenhausen. Thieme, Stuttgart 1972 (S. 271)
92 Klöck, F. K., H. Jung, H. Chantraine: Die Behandlung der drohenden Frühgeburt mit Partusisten. In: Th 1165 a (Partusisten) bei der Behandlung in der Geburtshilfe und Perinatologie, hrsg. von H. Jung, F. K. Klöck. Thieme, Stuttgart 1975 (S. 69–74)
93 Klöck, F. K., D. Junge, W. Künzel, W. Moll: Die Uterusdurchblutung unter dem Einfluß von Beta-Adrenergika bei narkotisiertem Schaf. In: Th 1165 a (Partusisten) bei der Behandlung in der Geburtsh. und Perinatologie, hrsg. von H. Jung, F.-K. Klöck, Thieme, Stuttgart 1975 (S. 116–124)
94 Klöck, F. K., W. Schwenzel, H. Lahmann, H. Jung: Klinische Ergebnisse der extraamnialen Aborteinleitung. Prostaglandine in Geburtshilfe und Gynäkologie. Hamburger Prostaglandin-Gespräch 16./17. November 1973. in: Prostaglandine, hrsg. von Hickl, Brumberg. Upjohn, Heppenheim (S. 165–170)
95 Klöck, F. K., H. Chantraine, A. Etzrodt, B. Liedtke, H. J. Schulte: Der Einfluß des Beta-Stimulators Th 1165 a auf mütterliche und fetale Stoffwechselparameter. In: Perinatale Medizin, Bd. IV, hrsg. von J. W. Dudenhausen, E. Saling. Thieme, Stuttgart 1973 (S. 384–386)
96 König, H.: Zur Chemie der Prostaglandine – Biogenese, Stoffwechsel, Totalsynthese. Klin. Wschr. 53 (1975)
97 Künzel, W., E. Kastendieck: Uterine blood flow, fetal oxygenation and betamimetic drugs (Partusisten). In: Labor Inhibition Betamimetic Drugs in Obstetrics, hrsg. von H. Weidinger. Fischer, Stuttgart 1977
98 Künzel, W., J. Reinecke: Der Einfluß von Th 1165 a auf die Gaspartialdrucke und auf kardiovaskuläre Parameter von Mutter und Fetus, zugleich eine quantitative Analyse der Wehentätigkeit. Z. Geburtsh. Perinat. 177 (1973) 81
99 Lahmann, H., W. Schwenzel, F. K. Klöck, A. Eberhard: Klinische Ergebnisse bei der therapeutischen Aborteinleitung durch extraamniale Prostaglandin $F_{2\alpha}$-Applikation. Z. Geburtsh. Perinat. 178 (1974) 423–428
100 Lang, N., O. Bellmann, H. Hinckers, M. Hausmann, H. Schlebusch: Einfluß der Tokolytika auf den Kohlehydratfettstoffwechsel. In: Perinatale Medizin, Bd. IV, hrsg. von J. W. Dudenhausen, E. Saling. Thieme, Stuttgart 1973
101 Lang, N., M. Hansmann, O. Bellmann, W. Nocke, H. Weitzel: Langzeitbeobachtungen bei Th 1165 a-Behandlung unter Einbeziehung von Ultraschall und endokrinologischen Parametern. In: Th 1165 a (Partusisten) bei der Behandlung in der Geburtshilfe und Perinatologie, hrsg. von H. Jung, F. K. Klöck. Thieme, Stuttgart 1975 (S. 155–161)
102 Leinzinger, E., F. Ribitsch: Die aktive Leitung der 3. Geburtsphase mit Methergin (Erfahrungen an 3836 Gebärenden). Geburtsh. u. Frauenheilk. 15 (1955) 258
103 Lerner, L. J.: Anti-fertility drugs: novel non-hormonal compounds that inhibit prostaglandin metabolism. Nature (Lond.) 256 (1975) 130
104 Lippert, T. H.: Abortinduktion im zweiten Schwangerschaftstrimester mit verschiedenen Applikationsarten von Prostaglandin. Prostaglandine in Geburtshilfe und Gynäkologie. Hamburger Prostaglandin-Gespräche 16./17. November 1973. In: Prostaglandine, hrsg. von Hickl, Brumberg. Upjohn, Heppenheim (S. 92–94)
105 Lippert, T. H.: Die Prostaglandine in der reproduktiven Physiologie. Klin. Wschr. 55 (1977) 515–524
106 Lundström, V. u. a.: Prostaglandins and dysmenorrhea. Internat. Conference on Prostaglandins, Florenz, Mai 1975, Abstracts (S. 222)
107 Marshall, J. M.: Adrenergic influence on uterine smooth muscle. Vortrag: Recent Developments in Vertebrate Smooth Muscle Physiology, Juni 1972, London. Phil. Trans. B 265 (1973) 135–148
108 Mayer, S. E., V. M. de Cotten, N. C. Moran: Dissociation of the augmentation of cardiac contractile force from the activation of myocardial phosphorylase by catecholamines, J. Pharmacol. exp. Ther. 139 (1963) 275
109 Mayer, S. E., B. J. Williams, J. M. Smith: Adrenergic mechanism in cardiac glycogen metabolism. Ann. N. Y. Acad. Sci. 139 (1967) 686
110 Moir, J. C.: The history and present-day use of ergot. Canad. med. Ass. J. 72 (1955) 727
111 Mosler, K. H.: Tocolysis. Bibl. Gynaec. (Basel) 42 (1966) 198
112 Mosler, K. H.: Alternatives to the treatment of treatened premature labor by beta-stimulators. In: Labor Inhibition Betamimetic Drugs in Obstetrics, hrsg. von H. Weidinger. Fischer, Stuttgart 1977
113 Mosler, K. H., F. Linka: Klinische Pharmakologie in der Geburtshilfe: Uterusregulation. Med. Klin. 70 (1975) 798
114 Mosler, K. H., H. G. Rosenboom: Neuere Möglichkeiten einer tokolytischen Behandlung in der Geburtshilfe. Z. Geburtsh. Perinat. 176 (1972) 85–96
115 Mosler, K. H., H. Schwalm: Vergleichende Untersuchungen tokolytisch und relaxierend wirkender Substanzen am isolierten Uterus. Zbl. Gynäk. 87 (1965) 603
116 Müller-Holve, W., E. Saling: Die Anwendung der Tokolyse bei der äußeren Wendung der Beckenendlage in Terminnähe. Z. Geburtsh. Perinat. 179 (1975) 24–29
117 Neumayer, E., K.-H. Stark, B. Klausch, W. D. Junge, J. Töwe: Die Einwirkung von Prostaglandin E_2-indizierten Wehen auf das Stoffwechsel- und Gerinnungssystem von Mutter und Kind intra partum. Z. Geburtsh. Perinat. 179 (1975) 125–131
118 Nickerson, K., R. W. Bonsnes, R. G. Douglas, P. Condliffe, V. du Vigneaud: Oxytocin and milk ejection. Amer. J. Obstet. Gynec. 67 (1954) 1028
119 Page, E. W.: Response of human pregnant uterus to pitocin tannate in oil. Proc. Soc. exp. Biol. (N. Y.) 52 (1943) 195
120 Plentl, A. A., E. A. Friedman, M. J. Gray: Sparteine sulfate. Amer. J. Obstet. Gynec. 82 (1961) 1332
121 Pose, S. V., C. A. Fielitz: The effects of progesterone on the response of the pregnant human uterus to oxyto-

cin. In: Oxytocin, hrsg. von R. Caldeyro-Barcia, H. Heller. Pergamon Press, Oxford 1961
122 Poseiro, J. J., L. Noriega-Guerra: Dose-Reponse relationships in uterine effects of oxytocin infusions. In: Oxytocin, hrsg. von R. Caldeyro-Barcia, H. Heller. Pergamon Press, Oxford 1961
123 Rasmussen, H., A. Tenenhouse: Cycle adenosine monophosphate C^{++} and membranes. Proc. nat. Acad. Sci. (Wash.) 59 (1968) 1364
124 Rippert, Ch., J. Hüter, F. Kubli, C. Meyer: Medikamentöse Therapie der hyperaktiven, hypertonen und diskoordinierten Wehentätigkeit sub partu. Geburtsh. u. Frauenheilk. 32 (1972) 393–406
125 Roberts, G., A. C. Turnbull: Uterine hypertonus during labour induced by prostaglandins. Brit. med. J. 1971/I, 702
126 Robison, G. A., R. W. Butcher, E. W. Sutherland: Cyclic Amp. Academic Press, New York 1971
127 Robison, G. A., R. W. Butcher, I. ØYe, H. E. Morgan, E. W. Sutherland: The effect of epinephrine on adenosine 3,5-phosphate levels in the isolated perfused rat heart. Molec. Pharmacol. 1 (1965) 168
128 Rosenthale, M. E. u. a.: Bronchodilating properties of the prostaglandin F_2 in the guinea pig and cat. Prostaglandins 3 (1973) 767
129 Rothlin, E.: The pharmacology of the natural and dihydrogenated alkaloids of ergot. Bull. schweiz. Akad. med. Wiss. 2 (1946/47) 4
130 Saameli, K.: Die intravenöse Oxytocin-Infusion. Dtsch. med. Wschr. 85 (1960) 1791
131 Saling, E., W. Müller-Holve: External cephalic version under tocolysis. In: Labor Inhibition Betamimetic Drugs in Obstetrics, hrsg. von H. Weidinger. Fischer, Stuttgart 1977
132 Samuelsson, B. u. a.: Role of the endoperoxide system in platelet functions. Internat. Conference on Prostaglandins, Florenz, Mai 1975. Abstracts (S. 61)
133 Sanchez-Ramos, J. E., C. Sandoval, J. Botella Llusiá: The oxytocin challenge test in the prognosis of high-risk labor. Z. Geburtsh. Perinat. 180 (1976) 220–224
134 Scapo, A. I.: Function and regulation of the myometrium. Ann. N. Y. Acad. Sci 75 (1959) 790
135 Schaefer, H.: The specificity of receptors. In: Labor Inhibition Betamimetic Drugs in Obstetrics, hrsg. von H. Weidinger. Fischer, Stuttgart 1977
136 Schild, H. O.: The action of isoprenaline in the depolarized rat uterus. Bit. J. Pharmacol. 31 (1967) 578
137 Schild, H. O., R. J. Fitzpatrick, W. C. W. Nixon: Activity of the human cervix and corpus uteri. Their response to drugs in early pregnancy. Lancet 1951/I, 250
138 Schmidt-Gollwitzer, M. u. a.: Serumkonzentrationen der Steroide und HCG bei mit PFG_2 induzierten Aborten in der 5. bis 6. Schwangerschaftswoche. Vortrag. Heidelberger Prostaglandin-Gespräche. November 1975. Arch. Gynäk. 222 (1977) 149–157
139 Schmitz-Herzberg, D.: Erfahrungen mit Methergin bei der generellen aktiven Leitung der Plazentarperiode. Zbl. Gynäk. 82 (1960) 134
140 Semm, K.: Das Wehenproblem mit besonderer Berücksichtigung des Oxytocin-Oxytocinase-Haushaltes. Enke, Stuttgart 1960
141 Semm, K.: Desamino-Oxytocin, ein von Schwangerenblut nicht inaktivierbares Wehenhormon. Geburtsh. u. Frauenheilk. 27 (1967) 36–42
142 Sharma, S. C. u. a.: Prostaglandin F_2 concentrations in peripheral blood during the first stage of normal labour. Brit. med. J. 1 (1973) 709
143 Smyth, C. N.: Uterine irritybility. The concept and its cilical applications exemplified by the oxytocin-sensitivity test. Lancet 1958/I, 237
144 Smyth, C. N.: A comparison of the effects of oxytocin and ergometrine on the human uterus. In: Oxytocin, hrsg. von R. Caldeyro-Barcia, H. Heller. Pergamon Press, Oxford 1961
145 Spellacy, W. N., W. C. Buhi, K. K. Holsinger: The effect of prostaglandin $F_{2\alpha}$ and E_2 on blood glucose and plasma insulin levels during pregnancy. Amer. J. Obstet. Gynec. 111 (1971) 239
146 Steiner, H., R. Weitzel, H. P. Zahradnik: Vergleichende Untersuchungen zwischen Geburtseinleitungen mit Prostaglandin und Orasthin. Geburtsh. u. Frauenheilk. 36 (1976) 773–777
147 Stockhausen, H., J. Schnell, K. Rüther: Tokolyse unter der Geburt eine tokographische Vergleichsuntersuchung bei Anwendung verschiedener tokolytischer Substanzen. Geburtsh. u. Frauenheilk. 32 (1972) 51–56
148 Stoll, A.: Les alcaloides de l'ergot. Experientia (Basel) 1 (1945) 250
149 Surányi, S., I. Endröli, I. Nagy, K. Zsigmond, Debrecen (Hungaria): Uterine relaxation with betamimetics and alcohol. In: Labor Inhibition Betamimetic Drugs in Obstet., hrsg. von Weidinger. Fischer, Stuttgart 1977
150 Theobald, G. W.: The synthesis of divergent observations concerning oxytocin. In: Oxytocin, hrsg. von R. Caldeyro-Barcia, H. Heller, Pergamon Press Oxford 1961
151 Theobald, G. W., H. W. Kelsey, J. M. B. Muirhead: The pitocin drip. J. Obstet. Gynaec. Brit. Emp. 63 (1956) 641
152 Theobald, G. W., A. Graham, J. Campbell, P. D. Gange, W. J. Driscoll: The use of post-pituitary extract in physiological amounts in obstetrics. Brit. med. J. 1948/II, 123
153 Thiery, M., A. Yo le Sian, D. de Hemptinne, R. Derom, H. van Kets, G. Markus: Weheneinleitung durch die orale Gabe von Prostaglandin E_2. Prostaglandine in Geburtshilfe und Gynäkologie, Hamburger Prostaglandin-Gespräch 16./17. Nov. 1973. In: Prostaglandine, hrsg. von Hickl, Brumberg. Upjohn, Heppenheim (S. 218–231)
154 Thiery, M., G. Benijts, R. Derom, G. Martens, J. J. Amy, H. van Kets, D. E. Schryver: Induction and augmentation of labor in hypertensive patients with intravenous prostaglandin E_2. Z. Geburtsh. Perinat. 181 (1977) 345–351
155 Thiery, M., D. de Hemptinne, K. Vanderheyden, S. Vroman, R. Derom, H. van Kets, G. Martens: Intravenous prostaglandin $F_{2\alpha}$ and amniotomy for the elective induction of labor at term. J. perinat. Med. 1 (1973) 268
156 Thiery, M., S. Vroman, K. Vanderheyden, D. de Hemptinne, R. Derom, H. van Kets, G. Martens: The fetal effect of prostaglandin $F_{2\alpha}$ applied in the elective induction of labor at term. In: The Prostaglandins, hrsg. von E. M. Southern. Futura. Mount Kisko 1972 (S. 135)
157 Timms, A. R., E. Bueding, J. T. Hawkins, J. Fisher: The effect of adrenaline on phosphorylase activity, glycogen content and isotonic tension of intestinal smooth muscle (teania coli) of the guinea pog. Biochem. J. 84 (1962) 80
158 Triner, L., Y. Vulliemoz, M. Verosky, D. v. Habif, G. G. Nahas: Cyclic AMP and vascular smooth muscle function. In: Vascular Smooth Muscle, hrsg. von E. Betz. Springer, Berlin 1972
159 Unbehaun, V.: Effects of sympathomimetic tocolytic agents on the fetus. J. perinat. Med. 2 (1974) 17
160 Unbehaun, V., A. Conradt, J. Günther: Behandlung der Blasenmole durch Weheneinleitung mit Prostaglandin $F_{2\alpha}$; Geburtsh. u. Frauenheilk. 33 (1973) 436–439
161 Unbehaun, V., A. Conradt, C. M. Schlotter: Untersuchungen über das Verhalten von Parametern des Kohlehydrat- und Fettstoffwechsels sowie von humanem, placentalem Laktogen (HPL) und Serum Kalium während oraler Langzeitmedikation von Th 1165 a. In: Th 1165 a (Partusisten) bei der Behandlung in der Geburtshilfe und Perinatologie, hrsg. von H. Jung, F. K. Klöck. Thieme, Stuttgart 1973

162 Unbehaun, V., A. Conradt, C. M. Schlotter, V. Schneider: Stoffwechselveränderungen während Infusion von Th 1165 a Z. Geburtsh. Perinat. 178 (1974) 118–127
163 Upjohn Co.: On the Biological Significance of Prostaglandins (1973)
164 Vorträge von der 140. Jahrestagung der British Medical Association, Southampton, Juli 1972. Selecta 11 (1973) 1006
165 Weeks, J. R., D. W. du Charme: The cardiovascular pharmacology of 16, 16-dimethyl prostaglandin E_2 in the rat and dog. Internat. Conference on Prostaglandins, Florence, May 1975. Abstracts (S. 133)
166 Weidinger, H., D. Mohr: Blutglukose und Immunreaktives Insulin unter dem Einfluß von Th 1165 a und Isoptin bei Schwangeren mit und ohne tokolytische Therapie. Z. Geburtsh. Perinat. 177 (1973) 244–251
167 Weidinger, H., W. Wiest: Modellvorstellung zur Wirkung betasympathikomimetischer Substanzen. Z. Geburtsh. Perinat. 177 (1973) 223–232
168 Wellstein, A., H. Breinl, K. Meinen, E. W. Schmidt: Zur Frage der Myocardschädigung durch Fenoterol. Z. Geburtsh. Perinat. 181 (1977) 402–406
169 Welzel, P.: Prostaglandine, Chem. unserer Zeit 7 (1973) 43
170 Wernicke, K., J. Schulz, D. Berg: The effect of the labour inhibitor partusisten on cardiovascular parameters: blood gases and pH values of lam and fetus in sheep. In: Labor Inhibition Betamimetic Drugs in Obstetrics, hrsg. von H. Weidinger. Fischer, Stuttgart 1977

171 Wiechell, H., W. v. Massenbach: Kontrollierte Weheninduktion durch Prostaglandin $F_{2\alpha}$ in der Frühschwangerschaft. Geburtsh. u. Frauenheilk. 34 (1974) 767–775
172 Wiest, W.: Die diaplazentare Passage von Partusisten beim Menschen. Internationales Symposion: Tokolyse Aktuell. Die Anwendung betamimetischer Substanzen in der Geburtshilfe, Budapest 9.–10. Mai 1975. Fortschr. Med. 93 (1975) 1262–1265
173 Wiest, W., H. Weidinger, B. Zsolnai, J. Somogyi, K. L. Rominger: Diaplacental transfer of partusisten in humans. In: Labor Inhibion Betamimetic Drugs in Obstetrics, hrsg. von H. Weidinger. Fischer, Stuttgart 1977
174 Wiqvist, N. u. a.: Premature labor and indomethacin. Prostaglandins 10 (1975) 515
175 Wolff, C.-H.: Über die Behandlung der drohenden Frühgeburt mit Duvadilan. Geburtsh. u. Frauenheilk. 27 (1967) 402–408
176 Zahn, V., J. Johannigmann: Prostaglandin $F_{2\alpha}$ als Mittel der Wahl zum Schwangerschaftsabbruch. Geburtsh. u. Frauenheilk. 35 (1975) 203–210
177 Zahradnik, H. P., F. Geisthövel: Prostaglandin levels in plasma during labour. Internat. Conference on Prostaglandina, Florenz, Mai 1975. Abstracts (S. 229)
178 Zahradnik, H. P., F. Geisthövel, R. Weitzell, M. Brockwoldt: Prostaglandin-F-Spiegel im menschlichen Plasma während der späten Schwangerschaft und während der Wehentätigkeit, Geburtsh. u. Frauenheilk. 36 (1976) 710–714

Geburtseinleitung

G. LAMBERTI

Mit dem Begriff „Geburtseinleitung" wird das künstliche Ingangbringen des Geburtsvorganges bezeichnet. Trotz der Eindeutigkeit dieser Bezeichnung gibt es definitorische Schwierigkeiten. Zum einen muß man fragen, ob der Begriff der Geburtseinleitung sich lediglich auf die zur Anwendung gelangenden Maßnahmen bezieht oder ob es gelingen muß, den Geburtsvorgang tatsächlich in Gang zu bringen. Zum anderen ist der spontane Geburtsbeginn kein akutes, exakt faßbares Ereignis und insofern seine Erkennung und Festlegung schwierig, da der Übergang von der Schwangerschaft in die aktive Geburt allmählich eintritt. Dies gilt sowohl für die uterine Kontraktionstätigkeit als auch für die Veränderungen der Zervix.

Bei fast jeder Schwangeren lassen sich ab der 25. Schwangerschaftswoche, auch bei ungestörtem Schwangerschaftsverlauf, Kontraktionen nachweisen. Nach ZAHN (191) ist eine Kontraktionsfrequenz bis zu 3/h in der 26.–28. SSW bzw. bis zu 5/h in der 30.–32. SSW und später wieder ab der 34.–35. SSW mit zunehmender Tendenz zum Endtermin hin als physiologisch anzusehen. Nicht immer läßt das Tokogramm eine Differenzierung zwischen Schwangerschafts- und Geburtskontraktionen zu. Ein entscheidendes Kriterium der beginnenden Geburtswehentätigkeit stellt wohl deren Schmerzhaftigkeit dar (50). Normalerweise beobachtet man vor dem eigentlichen Geburtsbeginn eine Auflockerung, Weitstellung sowie eine Positionsänderung der Zervix in die Führungslinie des Geburtskanals (sog. *Reifung der Zervix*). In den meisten Fällen ist der innere Muttermund in den letzten Wochen der Schwangerschaft für den untersuchenden Finger (60, 81, 120, 130, 144) oder ein Amnioskop (142) durchgängig. HENDRICKS u. Mitarb. (76) zeigten, daß die präpartale zervikale Dilatation eine konstante Akzeleration aufweist, die der weiteren Eröffnung des Muttermundes während der Geburt grundsätzlich vergleichbar ist, in die sie normalerweise auch ohne erkennbare Zäsur übergeht (Abb. 1). Gleiches gilt auch für die Verkürzung der Zervix. 3 Tage vor Geburtsbeginn beträgt die durchschnittliche Muttermundsweite 1,8 cm bei Erstgebärenden und 2,2 cm bei Mehrgebärenden (76).

Der Beginn der aktiven Geburtsphase ist nach HENDRICKS u. Mitarb. (76) durch „pains plus progress" charakterisiert. Dabei beträgt die Kontraktionsfrequenz meist 2 oder mehr Wehen pro 10 Minuten. Im allgemeinen besteht also eine Synchronisierung zwischen Zunahme der Uterusaktivität und der Zervixreifung bzw. der Muttermundseröffnung, wobei jedoch die Variabilität dieser Vorgänge groß ist und nicht selten eine völlige Asynchronie zwischen Wehentätigkeit und Zervixdilatation vorkommt.

„Geburtseinleitung" bedeutet nicht grundsätzlich, wie ELERT formulierte, „die Störung eines physio-

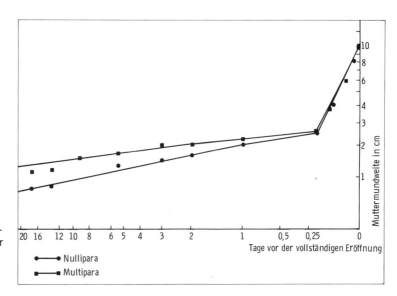

Abb. 1 Die durchschnittliche Weite des inneren Muttermundes bei Erst- und Mehrgebärenden in den letzten 3 Wochen vor der Geburt. Doppellogarithmische Darstellung nach *Hendricks* u. a. (76)

logischen Zustandes durch Provokation eines nicht zeitgerechten und damit unphysiologischen Vorganges". Nicht selten wird gerade durch die Geburtseinleitung ein unphysiologischer oder gar ausgesprochen pathologischer Zustand beendet, z. B. die unphysiologisch lange Schwangerschaft oder die Situation einer intrauterinen Gefährdung des Kindes. *Durch die Einleitung der Geburt soll ein besseres perinatales Ergebnis bei Mutter und/ oder Kind erreicht werden, als durch abwartende Haltung voraussehbar ist.* Insofern ist die Geburtseinleitung an eine Indikation gebunden. Wie in anderen Gebieten der Medizin läßt sich auch hier ein steter Wandel beobachten. Die Erweiterung diagnostischer Möglichkeiten verändert die Indikationsstellung ebenso wie die Verbesserung der therapeutisch anzuwendenden Methoden. *Entscheidend ist die jeweils erreichbare Ergebnisoptimierung durch Risikominimierung.*

Historisches

Die Geburtseinleitung hat eine sehr lange Geschichte. Auf SORANUS von Ephesus (156) soll die Überlegung zurückgehen, bei Frauen mit engem Becken die Geburt vorzeitig einzuleiten. Das enge, die Geburt nur relativ kleiner Kinder zulassende Becken blieb eine wichtige Indikation zur *vorzeitigen therapeutischen Geburtseinleitung* auch in der Ära der medizinisch-wissenschaftlichen Geburtshilfe ab der Mitte des 18. Jahrhunderts (47). Daneben spielte die therapeutische Geburtseinleitung, z. B. wegen einer starken Blutung, von AMBROISE PARÉ (129) ab der Mitte des 16. Jahrhunderts praktiziert, eine untergeordnete Rolle. Erst Anfang unseres Jahrhunderts wurde die Indikation zur therapeutischen Geburtseinleitung erweitert. Damals standen mütterliche Indikationen, denen heute so gut wie keine Bedeutung mehr zukommt, im Vordergrund (51), während heute eine Geburtseinleitung fast ausschließlich aus kindlicher Indikation durchgeführt wird. Dabei hat gleichzeitig ein Wandel stattgefunden dahingehend, daß die vitale Indikation bei manifester Gefährdung weitgehend von der präventiven Indikation bei prospektiver Gefährdung abgelöst wurde. Dies ist besonders gut am Beispiel der Übertragung zu erkennen. Das Management der Übertragung ist deutlich von den jeweiligen diagnostischen und therapeutischen Möglichkeiten abhängig. Eine Senkung der perinatalen Mortalität, die das mit der Übertragung verknüpfte Gruppenrisiko statistisch faßbar anzeigt, war zu einer Zeit, als das Pinardsche Stethoskop die einzige Möglichkeit fetaler Zustandsdiagnostik darstellte, nur von einem aktiven Vorgehen zu erwarten (3, 12, 62, 119). Jedoch war früher gelegentlich das individuelle Risiko bei einem derart aktiven Vorgehen erhöht (46, 85, 50, 97, 155); bei den damals noch sehr unzureichenden Möglichkeiten einer subpartalen Überwachung des Fetus und der Steuerung der Wehen konnte nicht immer eine intrauterine fetale Asphyxie als Folge einer Plazentadysfunktion verhindert werden. Die Entwicklung effizienter Verfahren zur Geburtsüberwachung und -steuerung sowie eine exaktere Prognose des Geburtsverlaufes erlauben heute eine bessere Abschätzung des individuellen Gesamtrisikos von Mutter und Kind unter Berücksichtigung auch weiterer wichtiger Faktoren (Tragzeit, Zervixreife, kindliche Reife, Plazentafunktion), so daß evtl. eine Geburtseinleitung im Sinne einer *individuell terminoptimierten Entbindung* (88) erreichbar erscheint als Weiterentwicklung der präventiven Geburtseinleitung am Endtermin im Rahmen der programmierten Geburt (16, 96, 116). Ein weiterer Gesichtspunkt darf in der Diskussion um die erweiterte Indikation nicht außer Betracht bleiben. Eine Vielzahl von Momenten fetaler Gefährdung stehen in unmittelbarem Zusammenhang mit dem Geburtsvorgang und der Wehentätigkeit, auch schon bei Geburtsbeginn. Die nun über 10 Jahre alte Feststellung in der 1. Auflage dieses Bandes: „Bei frühzeitigem Klinikseintritt gelingt es in einzelnen Fällen, Komplikationen rechtzeitig zu erkennen und dadurch das kindliche Leben zu retten", entspricht nicht mehr den derzeitigen Ansprüchen und Möglichkeiten. Die Intensivüberwachung der gesamten Geburt, deren Nutzen solange unbestritten ist, als keine in jedem Fall optimale Schwangerenvorsorge erreicht ist (188), setzt eigentlich auch die Kontrolle während des Geburtsbeginnes voraus und schließt damit den spontanen Geburtsbeginn aus.

Aus einer gänzlich anderen geburtshilflichen Philosophie heraus wurde vor mehr als 100 Jahren in den USA die Geburtseinleitung propagiert. Nicht primär und überwiegend medizinische Notwendigkeiten und Gesichtspunkte bestimmten die Terminierung der Geburt, vielmehr war die Übereinkunft zwischen Arzt und Patientin – „election by appointment, *as a matter of convenience*" (55) – der wesentliche Gesichtspunkt der *elective induction of labour*. Die verschiedenen Übersetzungsmöglichkeiten des Begriffes „convenience" ins Deutsche erlauben die zu pikanter Zweideutigkeit führende Auswahl zwischen den Begriffen Vernunft und Bequemlichkeit. Die erstmals von BUSEY 1878 (23) empfohlene „elective induction of labour" fand die Zustimmung zahlreicher zeitgenössischer Geburtshelfer. REED (138) empfahl 1920 im Rahmen der „Newer obstetrics" erneut die elektive Geburtseinleitung am Endtermin.

Der Wandel der Geburtshilfe in den letzten Jahren hat sowohl die früher heftige Diskussion über die Zulässigkeit der „elective induction" überflüssig gemacht, als auch einen neuerlichen, oben schon angedeuteten weitgehenden Wandel der Geburtsphilosophie veranlaßt.

Methoden der Geburtseinleitung

Seit alters her werden zur Verstärkung bzw. Auslösung der Wehentätigkeit und zur Förderung der Muttermundseröffnung eine Vielfalt von Verfahren eingesetzt, die in frühesten Zeiten sicher eher mystischen Vorstellungen entsprochen haben, als daß sie empirisch fundiert waren. Dies gilt für das im Papyrus EBERS 1550 vor Christus erwähnte Verbrennen von Terebinthenharz nahe dem Leib der Kreißenden ebenso wie für das von HIPPOKRATES empfohlene Schütteln der Kreißenden, das seine epigonale Anwendung noch in der Neuzeit im Gaussschen Schüttelstuhl fand. Ähnlich ungeklärt und unkontrolliert in ihrer Wirkung sind die früher so beliebten *allgemeinen Maßnahmen*: die Fastenkur mit Hungern und Dursten (60), die z. T. noch durch massive Entwässerungsmaßnahmen unterstützt wurde, die Empfehlung vermehrter körperlicher Betätigung, die Anregung der Darmtätigkeit durch Verabreichung von Klistieren bzw. hohen Einläufen, die heiße Scheidenspülung, das heiße Bad und vieles andere mehr. Ungeklärt und unkontrolliert ist auch der Wirkungsmechanismus mehr *technisch-physikalischer Maßnahmen*, beispielsweise der Anwendung von elektrischem Strom, erstmals 1802 von HERDER angegeben. Schwierig erscheint in diesem Zusammenhang auch die Einordnung der Akupunktur, besonders der Elektroakupunktur (179) in die verschiedenen Verfahren der Geburtseinleitung. Viele der bisher und auch nachfolgend beschriebenen Verfahren gehören keineswegs, wie man annehmen sollte, ausschließlich der Geschichte an, sondern erleben immer wieder Renaissancen, so vor allem die Elektrostimulation (71, 184).

Die mangelhafte Effektivität aller dieser Verfahren und das Fehlen geeigneter Pharmaka zur Wehenstimulation macht die einer eher mechanistischen Vorstellung entsprechenden Versuche einer *Zervixdilatation zur Geburtseinleitung* verständlich. Ein zur Muttermundsdehnung geeignetes Instrument wurde erstmals von AMBROISE PARÉ eingesetzt; später wurden zahlreiche alternative Verfahren entwickelt, u. a. die intrazervikale Einlage eines „Schwamms" (BRUNNINGHAUSEN 1820), Tampons (KERRER 1868), eines Gummibläschens (BARNER 1861) oder das Einlegen von Laminaria-Stiften (WILSON 1865). Für den geburtsauslösenden Effekt vor allem der dehnbaren Dilatatoren, vom Tarnier-Zweifelschen Bläschen bis zum Metreurynter, ist neben der rein mechanischen Zervixdilatation auch eine Separation der Fruchthüllen von der Uteruswand zu diskutieren. Schon 1810 hatte HAMILTON entdeckt, daß nicht nur die mechanische Irritation beim Dilatationsversuch sondern auch die Ablösung der Fruchthüllen von der Wand des unteren Uterinsegments wehenauslösend wirkt. Diese *Eipollösung* („stripping of membranes") ist eine weit verbreitete Maßnahme zur Förderung des Geburtsbeginnes. Sie ist um so effektiver, je ausgiebiger und höher sie durchgeführt wird. CSAPO (39) entwickelte sogar eine Gummiprothese zur Verlängerung des Fingers. Der gleiche Wirkungsmechanismus dürfte auch dem Hochschieben eines Katheters (KRAUS 1855), langen Magenschlauchs (FITZGIBBON 1924, DREW SMYTHE) und auch dem Metreurynter zugrunde liegen. Eine ausführliche Darstellung dieser älteren Verfahren der Geburtseinleitung mit den zugehörigen Literaturhinweisen findet sich bei KERR u. MOIR (94).

Als besonders effektives Verfahren der Geburtseinleitung hat sich die *Amniotomie* erwiesen. Sie ist als „englische" Methode – MACAULY empfahl 1756 die Eröffnung der Vorblase zur Geburtsinduktion – in die Medizingeschichte eingegangen. Wegen tatsächlicher und theoretischer Risiken sind verschiedene Modifikationen der Amniotomie entwickelt worden: Die Parazentese des Fruchtraumes, die sog. hohe Blasensprengung (HOPKINS 1814, MEISSNER 1840, DREW SMYTHE 1949), die amnioskopische Punktion der Vorblase (4), die Amniotomie nach vorausgegangener Sicherheitsamnioskopie (6).

Die Ära der *pharmakologisch-medikamentösen Geburtsinduktion* beginnt mit der Entdeckung der uterotropen Aktivität der Sekale-Alkoloide und des Oxytocins. Von weiteren wehenauslösenden Substanzen hat, überwiegend im französischen, später im amerikanischen Bereich, das Spartein eine gewisse Bedeutung erlangt, jedoch nie die des Oxytocins erreicht, dem neuerdings in den Prostaglandinen eine echte Konkurrenz erwachsen ist. *Als modernes Standardverfahren der Geburtseinleitung kann die primäre Amniotomie mit anschließender medikamentöser Regulierung der Uterusaktivität angesehen werden.*

Amniotomie

Seit mehr als 200 Jahren wird die „englische Methode der Geburtseinleitung" durch Amniotomie praktiziert. Die Effizienz des Verfahrens ist unbestritten (5, 55, 66, 74, 83, 84, 86, 93, 96, 110, 127, 131, 139, 166, 168). Erfolgsrate und Latenzzeit zwischen Amniotomie und Wehenbeginn sind von zahlreichen Faktoren abhängig, u. a. von Parität und Alter der Schwangeren, dem Schwangerschaftsalter, vor allem aber von der Zervixreife (181). Bei geburtsunreifer Zervix ist die Versagerquote hoch. Dennoch scheint gerade in diesen Fällen die Amniotomie die für den Erfolg der Geburtseinleitung entscheidende und unerläßliche Maßnahme zu sein (37, 187). Die Amniotomie blieb trotz ihrer erwiesenen Effizienz eine lange und generell umstrittene Maßnahme. Dabei wiesen und weisen die Gegner der Amniotomie immer wieder auf Risiken hin, deren ursächlicher Zusammenhang mit der Eröffnung der Vorblase in einem Teil der Fälle nicht bewiesen und nicht wahrscheinlich ist, und die in einem anderen Teil der Fälle durch entsprechende Diagnostik und geeignete Verfahren der Amniotomie absolut vermeidbar sind. So ist bei langsamem Abfließen des Fruchtwassers unter den besser kontrollierten Bedingungen im Rahmen der Amniotomie seltener ein Nabelschnurvorfall zu erwarten als bei spontanem und unkontrolliertem Blasensprung, und man wird gerade bei der Amniotomie eher einen fatalen Ausgang eines Nabelschnurvorfalles vermeiden können, da man, wenn schon die vorliegende Nabelschnur nicht getastet werden konnte, die vorfallende Nabelschnur kaum übersehen wird und schnell eingreifen kann. Tatsächlich ist das Risiko eines Nabelschnurvorfalles bei und nach Amniotomie mit 0–0,4% eher kleiner (13, 49, 55, 93, 99, 111, 125, 128, 139), keineswegs aber größer als bei Geburten ohne Amniotomie mit der Gefahr des unkontrollierten spontanen Blasensprunges, wobei die Frequenz des Nabelschnurvorfalles mit 0,1–0,6% angegeben wird (Übersicht bei CUSHNER, 41, desweiteren 15, 49, 56, 75, 109, 123, 126, 136). Die hohe Amniotomie oder die Amniotomie unter Sicht (4) bzw. nach vorausgegangener amnioskopischer Untersuchung bringt bzgl. des Nabelschnurvorfalles keine weiteren Vorteile, wohl aber wird das Risiko der Auslösung einer Blutung vermindert. Mütterliche Blutungen bei tiefem Plazentasitz bzw. Plazenta praevia lassen sich bei unter Sicht erfolgenden Manipulationen ebenso vermeiden wie fetale Blutungen aus rupturierten aberrierenden Plazentagefäßen oder bei Insertio velamentosa.

Von einigen Autoren wird darauf hingewiesen, daß die Amniotomie akute fetale Notsituationen provozieren könne mit entsprechenden kardiokographischen Befunden (21, 30, 48, 145, 158) und einer nachweisbaren Azidose (107), im Regelfall von allerdings nur kurzer Dauer (19). Als Ursache dieses Fetal Distress ist eine kurzdauernde Verminderung der uteroplazentaren Perfusion nach Amniotomie (20) anzunehmen. Gelegentlich entwickelt sich bei der Amniotomie, wohl als Folge der Rückenlage und der fast stets vorhandenen psychischen Belastung, ein ausgeprägtes V.-cava-Okklusionssyndrom mit entsprechenden kardiokographischen Veränderungen (99). In Einzelfällen mit Nabelschnurumschlingungen kann ein rasches Tiefertreten des Kopfes nach Amniotomie zu einer akuten Drosselung der fetoplazentaren Perfusion führen. Häufigkeit und Ausmaß der uteroplazentaren Perfusionsminderung sind nicht unwesentlich vom Zeitpunkt der Amniotomie abhängig. Bei einer Amniotomie vor Wehenbeginn, wie es bei Geburtseinleitungen der Fall ist, wird die uteroplazentare Perfusion weniger stark und langdauernd vermindert (7, 89) als nach einer Amniotomie bei schon etablierter Wehentätigkeit. Dafür sprechen insbesondere auch kardiotokographische Befunde (7, 68, 79, 99). Keinesfalls aber finden sich nach durch Amniotomie eingeleitete Geburten am Ende der Geburt (7) noch schlechtere Asphyxie-Indizes oder Säure-Basen-Parameter des Neugeborenen, wie eine südamerikanische Arbeitsgruppe (115) gesehen zu haben glaubte.

Eine der wenigen bisher sicher nachgewiesenen und in ihrer Dignität diskutablen Auswirkungen der Amniotomie auf das Neugeborene ist die stärkere Konfiguration des Schädels und die Ausbildung einer ausgeprägten Geburtsgeschwulst. Ob eine Zunahme von Einstellungs- und Haltungsanomalien, wie sie in Einleitungskollektiven beobachtet wird (99, 116), eine Folge der Amniotomie ist, bedarf noch der Klärung. Die Amniotomie als solche, sofern unter aseptischen Bedingungen durchgeführt, ist wohl kaum die Ursache einer subpartal und aszendierenden Infektion, solange die Geburtsdauer nicht verlängert ist.

Die wenigen nachgewiesenen und die Vielzahl lediglich hypothetischer Nachteile der Amniotomie wiegen die durch sie erreichbaren Vorteile in keiner Weise auf. Die Amniotomie stellt eine der effizientesten Maßnahmen zur Geburtseinleitung dar, sie beschleunigt den Geburtsverlauf und hilft, Oxytocin und andere Wehenmittel einzusparen. Schließlich ist die Amniotomie bzw. der direkte Zugang zum Fruchtraum und Fetus die Voraussetzung für eine effiziente Überwachung der Geburt und des Kindes durch direkte Kardiotokographie (Kopfschwartenelektrode und direkte intrauterine Druckmessung) und, falls erforderlich, Fetalblutanalyse. Allein von daher ergibt sich die Berechtigung, ja Notwendigkeit zur Amniotomie bei jeder Geburt, sofern nicht spezielle Kontraindikationen, beispielsweise Beckenendlagengeburt, Frühgeburtlichkeit und ähnliches bestehen. In der fehlenden Rückzugsmöglichkeit bei durch Amniotomie eingeleiteten Geburten ist nicht grundsätzlich ein Nachteil zu sehen, denn der Entscheidungsprozeß zur Minimierung des perinatalen Risikos durch Beendigung der Schwangerschaft hat vor der Geburtseinleitung abgeschlossen zu sein und damit auch das Risiko einer eventuell protrahierten Geburt bei unreifem Zervixbefund zu berücksichtigen.

Medikamentöse Wehenauslösung

Grundsätzlich wirken alle Pharmaka, welche die glatte Muskulatur beeinflussen, auch am Uterus. Dabei spielen von den Substanzen, welche über die adrenergen Alpha- und Betarezeptoren wirken, in der geburtshilflichen Praxis nur die Betamimetika als Tokolytika eine Rolle. Eine Wehenstimulation durch Betablocker oder alphaadrenerge Substanzen ist lediglich als Nebenwirkung einer entspre-

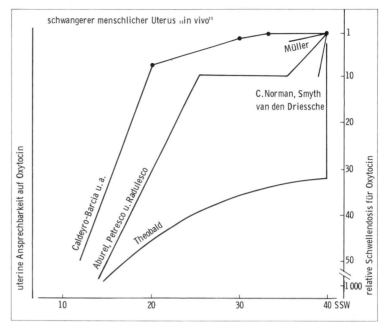

Abb. 2 Schematische Darstellung der zunehmenden Oxytocinempfindlichkeit des Uterus im Verlauf der Schwangerschaft. Die voneinander abweichenden Kurven der verschiedenen Untersucher sind nur z. T. methodisch erklärbar (nach *Caldeyro-Barcia* u. *Poseiro* [28])

chenden Therapie bei Schwangeren interessant. *Sekale-Alkaloide* bzw. deren halbsynthetische Derivate spielen heute wegen der besonderen pharmakologischen Eigenschaften dieser Substanzen (Auslösung von Dauerkontraktionen, schlechte Steuerbarkeit) für Weheninduktion und -steuerung bei der Geburt keine Rolle. In Europa hat das Besenginsteralkaloid *Spartein* (54, 77, 135) als Oxytocikum keine Bedeutung erlangt, vor allem, da es wie Sekale-Alkaloide zu hypertonen Reaktionen führt und nicht die wehenkoordinierende Wirkung des Oxytocins aufweist (54, 77).

Oxytocin

Dem körpereigenen Octapeptid *Oxytocin* kommt erwiesenermaßen eine bedeutende Rolle bei der spontanen Geburtswehentätigkeit zu. Es wurde schon bald nach seiner Entdeckung durch DALE 2) nicht nur zur Stimulation, sondern auch zur Induktion von Wehen eingesetzt (78), damals noch in Form des Hypophysenhinterlappenextraktes. Mittlerweile steht das Oxytocin als synthetisch hergestellte Reinsubstanz zur Verfügung. Mit Oxytocin läßt sich immer eine vorhandene Wehentätigkeit verstärken und fast immer auch eine Aktivität am bis dahin wehenlosen Uterus auslösen. Jedoch werden dazu sehr unterschiedliche Dosen benötigt. Im Verlauf der Schwangerschaft, vor allem gegen deren Ende, nimmt die Oxytocinempfindlichkeit des Uterus um ein Vielfaches zu (27–29); Abb. 2). Es bestehen dabei allerdings sehr große interindividuelle Unterschiede. Die Oxytocinempfindlichkeit des Uterus ist am größten bei schon etablierter Wehentätigkeit (154, 167). Diese Tatsache ist bei der Wehensteuerung zu berücksichtigen. Häufig muß bei Geburtseinleitung nach gelungener Induktion der Wehentätigkeit die Oxytocindosis reduziert werden.

Nicht zuletzt deswegen ist die intramuskuläre Einzelgabe von Oxytocin in höheren Dosen seit Jahren verlassen worden zugunsten der von der Arbeitsgruppe um THEOBALD (170) schon 1948 empfohlenen intravenösen Dauerinfusion. Nur bei dieser Applikationsform ist bei der kurzen biologischen Halbwertzeit des Oxytocins von wenigen Minuten ein relativ konstanter und kontrollierter Blutspiegel zu erreichen. Man hat dadurch auch den Vorteil, daß schon kurze Zeit nach Beendigung einer Infusion keine externe Oxytocinaktivität mehr im Blut der Mutter vorhanden ist. Eine Optimierung der Zufuhr kann durch den Einsatz von Infusionspumpen erreicht werden, die für eine konstante Infusionsrate sorgen. Zur intravenösen Infusion ist eine Lösung von 3 IE Oxytocin, der in Deutschland üblichen kleinsten konfektionierten Einzeldosis in 500 ml 5–10%iger Glukose- oder Lävuloselösung zu empfehlen. Dosen von 2–10 mE/min genügen in der Regel, um eine erwünschte Wehentätigkeit zu induzieren und zu unterhalten. Bei Geburtseinleitung sollte die Initialdosis 1–2 mE/min betragen und dann etwa alle 10–20 Minuten gesteigert werden. Wegen der exponentiellen Abhängigkeit der Uterusaktivität von der Oxytocindosis sollte die Oxytocindosis um jeweils etwa 30–50% gesteigert werden. Neuerdings nehmen gesteuerte Pumpen* diese Steuerung der Dosis selbsttätig vor, bis eine gewünschte Uterusaktivität erreicht ist. Danach wird die letzte Infusionsrate beibehalten. Eine automatische Reduktion der Dosis ist bei den bisherigen Infusionssystemen nicht möglich; bestimmte Alarme und eine uterine Hyperaktivität führen zum Abbruch der Infusion. Die Ergebnisse der Geburtseinleitung mit einem derartigen Infusionssystem werden insgesamt günstig beurteilt, jedoch ist eine gleiche Geschwindigkeit der Wehenauslösung auch bei manueller Infusionssteuerung

---

* Cardiff – Infusionssystem

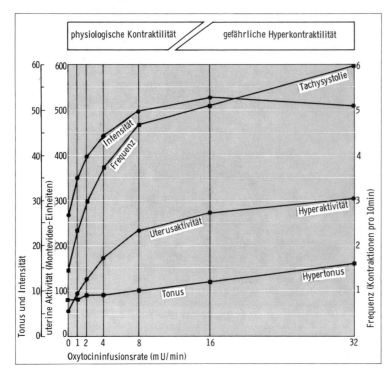

Abb. 3 Die Abhängigkeit der Uterusaktivität von der Oxytocininfusionsrate unter der Geburt. Bei einer Infusionsrate von mehr als 16 mU/min entwickelt sich eine uterine Hyperaktivität, die den Feten gefährdet (nach Caldeyro-Barcia u. Pose [27])

möglich, die gegenüber der automatischen den Vorteil der Anwesenheit des Betreuungspersonals bei der Kreißenden als psychologischen Faktor hat. Fragwürdig erscheint beim derzeitigen Stand der automatischen Kardiotokogrammauswertung die Einbringung von kardiotokographischen Parametern in die Steuerungslogik der Infusionssysteme.

Für die Dosierung der intravenösen Oxytocininfusion lassen sich keine starren Regeln aufstellen. Sie hat sich nach der Oxytocinempfindlichkeit des Uterus zu richten, d. h., die uterine Aktivität selbst regelt die Dosis. So können auch die früher heftig diskutierten fetalen Nebenwirkungen vermieden werden, denn Oxytocin selbst ist nicht toxisch für den Feten und ein Fetal Distress unter Oxytocingabe ist stets Folge einer – relativen – uterinen Hyperaktivität mit Reduktion der uteroplazentaren Perfusion und deshalb bei Kontrolle durch direkte Kardiotokographie vermeidbar (183). Unter diesen Bedingungen haben grundsätzliche Warnungen vor einem Einsatz von Oxytocin unter der Geburt (98, 106, 189, 190) keine Berechtigung.

Es erscheint wenig sinnvoll und zudem auch überflüssig, eine „physiologische" und eine „pharmakologische" Oxytocininfusion zu unterscheiden. Unter letzterer verstand man eine höher dosierte Infusion zum Zweck der Reifung einer geburtsunreifen Zervix (169). Die verabreichte Oxytocindosis muß in jedem Fall insofern physiologisch sein, als die durch sie ausgelöste und unterhaltene Uterusaktivität sich nicht von einer regelrechten spontanen Wehentätigkeit in der jeweiligen Geburtsphase unterscheiden soll. Nach den Untersuchungen der Arbeitsgruppe um CALDEYRO-BARCIA liegt der obere Grenzwert der „physiologischen Oxytocindosis" eines wehenbereiten Uterus bei 16 mE/min (Abb. 3). Vor allem im angelsächsischen Raum (106, 175) wird Oxytocin zur Geburtseinleitung und Wehenstimulation oft sehr viel höher „titriert" (181). Derart hohe Dosen sind im allgemeinen nur bei relativer Oxytocinunempfindlichkeit des nicht wehen- und geburtsbereiten Uterus erforderlich und sollten möglichst vermieden werden, da sie unabhängig von der durch sie stimulierten Wehentätigkeit offensichtlich ursächlich an der Entwicklung einer neonatalen Hyperbilirubinämie mit beteiligt sind (10, 32, 33, 36, 70, 153), wenn auch der zugrundeliegende Pathomechanismus derzeit noch nicht bekannt ist. *Grundsätzlich sollte immer die geringste effektive Dosis verabreicht werden.* Möglicherweise kann durch eine intermittierend „pulsierende" Oxytocininfusion (132) eine drastische Reduzierung der benötigten Oxytocingesamtdosis ohne Verlust an Effektivität erreicht werden.

Prostaglandine

Den Prostaglandinen, einer Gruppe biologisch hochaktiver Lipide, kommt offensichtlich physiologischerweise in der Reproduktion und auch bei der Geburt (91, 103) eine große Bedeutung zu. Wegen ihrer hohen Effektivität vor allem am Uterusmuskel ist es verständlich, daß sie trotz mancher unangenehmer und z. T. gefährlicher Nebenwirkungen (s. Kap. Pharmakologische Beeinflussung der Uterusaktivität, S. 10.21) seit der Erarbeitung der Grundlagen für ihre klinische Anwendung in den späten sechziger Jahren zunehmend zur Induktion und Steuerung der Wehen eingesetzt wurden. Im Rahmen der Geburtseinleitung werden z. Zt. Prostaglandin $F_{2\alpha}$ intravenös und Prostaglandin E_2 intravenös, per os, instramuskulär oder lokal angewandt. Grundsätzlich ist bei systemischem Einsatz von Prostaglandinen wegen der besseren Steuerbarkeit wie beim Oxytocin die intravenöse Applikation in Form einer Dauerinfusion unbedingt vorzuziehen. Dabei wird für $PGF_{2\alpha}$ (6, 174) eine Initialdosis von 2–2,5 µg/min und eine Verdopplung dieser Dosis alle 30 Minuten empfohlen bis zur Etablierung einer ausreichenden Wehentätigkeit. Bei Terminschwangerschaften reicht eine Dosis von 5 µg $PGF_{2\alpha}$ pro Minute im allgemeinen aus. Die uterotrope Wirkung des PGE_2 ist etwa 10fach höher als die des $PGF_{2\alpha}$. Entsprechend liegen die Dosisempfehlungen zu intravenösen Gaben eine 10er Potenz niedriger (173). Obwohl sich die prostaglandinstimulierte Uterusaktivität nicht grundsätzlich von der oxytocinstimulierten oder spontanen Wehentätigkeit unterscheidet (1, 104, 105, 147), ist die Weheninduktion und -steuerung mit Prostaglandinen schwieriger als mit Oxytocin. Es gelingt nicht leicht, die optimale Erhaltungsdosis festzulegen (174). Besonders problematisch ist der bei Prostaglandingabe nicht selten zu beobachtende Anstieg des Basaltonus. Diese Reaktion ist bei PGE_2-Gabe häufiger und ausgeprägter zu beobachten als nach $PGF_{2\alpha}$ und wiederum bei nulliparen Frauen ausgeprägter als bei multiparen (73, 146, 174). Der Anstieg des Basaltonus begünstigt ebenso wie die von ROUX u. Mitarb. (140) beschriebene, unter Prostaglandininfusion verlängerte Dekrementphase der Wehe durch Beeinträchtigung der uteroplazentaren Perfusion die Ausbildung eines Fetal Distress. Entsprechend finden sich im Verlauf von prostaglandinstimulierten Geburten häufiger pathologische fetale Herzfrequenzmuster (174). Das wiederum erklärt die gelegentlich berichtete höhere Kaiserschnittfrequenz (157) und die negativen Auswirkungen auf den Säure-Basen-Status des Neugeborenen (137). Eine höhere Erfolgsrate und eine deutliche kürzere Geburtsdauer als Vorteil einer Geburtseinleitung mit Prostaglandinen gegenüber Oxytocin sind nur bei ungünstigem zervikalem Ausgangsbefund zu erwarten (2, 25, 149, 159). Deswegen und da die Empfindlichkeit des Uterusmuskels für Prostaglandine nicht in gleicher Weise von der Tragzeit und der basalen Kontraktionstätigkeit des Uterus abhängig ist (9), wie dies für das Oxytocin bekannt ist, empfiehlt sich die Prostaglandingabe besonders bei Einleitungen vor dem Termin bei geburtsunreifer Zervix. Offensichtlich haben die Prostaglandine auch nicht wie Oxytocin einen direkten Einfluß auf den neonatalen Bilirubinspiegel. Die gegenüber einem Kontrollkollektiv gering erhöhte Inzidenz einer Hyperbilirubinämie nach Prostaglandingabe wird im wesentlichen durch die funktionelle Unreife der hepatischen Enzymsysteme erklärt. Nach den bisherigen Erfahrungen können die Prostaglandine noch nicht als Pharmaka erster Wahl zur Induktion oder Steuerung der Geburt bei lebendem Kind angesehen werden (174), und trotz einiger günstiger Erfahrungen (40, 160, 173, 178) erscheint eine allgemeine Empfehlung, gerade bei der Geburtseinleitung von Risikoschwangerschaften, besonders bei hypertonen Begleiterkrankungen, wegen ihrer hypotonen Kreislaufreaktionen bevorzugt Prostaglandine zu verwenden, derzeit noch verfrüht. Die Anwendung von Prostaglandinen wird empfohlen bei mangelhaftem oder fehlendem Ansprechen auf Oxytocin (5) und mangelhafter Zervixreife (172, 173).

Die Bedeutung der Cervix uteri bei der Geburtseinleitung

Die Beurteilung der Zervixreife

Für viele Geburtshelfer ist die „Geburtsreife der Zervix" die Conditio sine qua non für eine Geburtseinleitung, d. h. ein Zervixbefund, bei welchem eine erfolgreiche Einleitung und schnelle Geburt zu erwarten ist. Ein Blick in die Geschichte der Geburtseinleitung zeigt, daß derartige Kriterien zur Prognose um so wichtiger erachtet werden, je weniger effektiv das Verfahren der Geburtseinleitung und je weniger streng die Indikationsstellung dazu sind.
Das bekannteste Verfahren zur Beurteilung der Geburtsreife, der von BISHOP (14) erarbeitete Pelvic-Score, resultiert aus der breiten Anwendung der „elective induction of labour" zu einer Zeit, als die Geburtsinduktion ganz überwiegend rein medikamentös mit intramuskulären Oxytocingaben durchgeführt wurde. Im Pelvic-Score (Tab. 1) werden 4 verschiedene Kriterien der Zervix – Länge, Konsistenz, Stellung zur Achse des Geburtskanals und die Weite des inneren Muttermundes – sowie das Engagement des vorangehenden Teiles im kleinen Becken quantifiziert und gewertet.
Der Bishop-Score hat sich im Rahmen der „elective induction of labour" insofern bewährt, als bei Erreichen von 10 und mehr Punkten bei nur sehr kleiner Versagerquote ein Erfolg der Geburtseinleitung vorhergesagt werden kann. Nach den Empfehlungen des Autors ist die Anwendung dieses Scores auf Mehrgebärende beschränkt. Die hohe prognostische Sicherheit bei strikter Befolgung der Empfehlung des Autors ist nicht verwunderlich; schließlich ist schon bei einem Score von 10 Punkten die Portio weich, zentriert, mehr oder weniger völlig aufgebraucht, der Muttermund ist mindestens 3 cm weit und die Leitstelle hat schon fast die Interspinalebene erreicht. Unter Bezug auf die von

10.50 Die Geburt

Tabelle 1 Geburtshilflicher Prognose-Index (Pelvic-Score) nach *Bishop* (14)

Punkte	0	1	2	3
Muttermundsweite	geschlossen	1–2 cm	3–4 cm	5 cm oder mehr
Verkürzungsgrad der Portio	0–30%	40–50%	60–70%	80% oder mehr
Höhe der Leitstelle (in cm ∓ Interspinalebene)	−3	−2	−1,0	+1, +2
Konsistenz der Portio	derb	mittel	weich	
Stand der Portio	kreuzbeinwärts	nahe der Führungslinie	in Führungslinie	

HENDRICKS u. Mitarb. (76) erarbeiteten Kurven ist zu diskutieren, ob bei einem solchen Befund nicht die Geburt eigentlich schon begonnen hat.

In den niedrigen Punkterängen und bei der Anwendung bei Erstgebärenden weist der Bishop-Score deutliche Schwächen auf, welche zahlreiche Autoren zu Modifikationen des Original-Scores veranlaßt haben. Dabei wurde eine Änderung des Modus der Beurteilung einzelner Kriterien ebenso vorgeschlagen wie eine unterschiedliche Wichtung der Einzelkriterien, die Wahl anderer Grenzen der klassifizierten Einordnung der Einzelkritieren oder die Berücksichtigung zusätzlicher Kriterien. Stellung und Konsistenz der Zervix werden von den verschiedenen Autoren durchweg gleich bewertet und beurteilt, letztere vor allem nach den Empfehlungen von CALKINS (31). Während BISHOP (14) vorgeschlagen hatte, die Verkürzung der Zervix als prozentuale Minderung der Zervixlänge unter Bezugnahme auf eine arbiträre und in jedem Fall gleiche Ausganglänge anzugeben, ist es einsichtiger, erscheint praktikabler und führt mit Sicherheit zu reproduzierbareren Befunden, wenn man statt des Verkürzungsgrades die Länge des noch erhaltenen CK, also den Abstand zwischen innerem und äußerem Muttermund in cm angibt, wie dies von verschiedenen Autoren empfohlen wird (10, 22, 117). Unterschiedliche Bezugsebenen zur Höhenangabe der Leitstelle führten zur modifizierten Bewertung des Kriteriums. Im angloamerikanischen Sprachbereich erfolgt die Höhengabe der Leitstelle unter Bezug auf die Null-Linie in der Interspinalebene als negativer (nach oben) oder positiver (nach kaudal) Abstand in cm; im deutschen Sprachbereich bilden die parallelen Beckenebenen nach HODGE das Bezugssystem. Beide Bezugssysteme sind jedoch weitgehend kompatibel, wenn man beachtet, daß der Abstand der Parallelebenen nach HODGE voneinander jeweils 4 cm beträgt und die Interspinalebene in beiden gleich angenommen wird. Dann entspricht beispielsweise die untere Schoßfugenrandebene in der Höhe − 4 des amerikanischen Systems.

Die klinische Erfahrung lehrt, daß nicht nur die Erfolgsrate der Geburtseinleitung, sondern auch Geburtsverlauf und insbesondere Dauer der Geburt wesentlich vom jeweiligen Ausgangsbefund abhängig sind. Umso verwirrender war das Ergebnis erster korrelationsstatistischer Analysen zwischen der nach dem Pelvic-Score beurteilten Zervixreife und der Geburtsdauer (64, 65), da die errechneten Korrelationskoeffizienten allenfalls den Wert von 0,5 erreichten, was auch durch spätere Untersuchungen (100) bestätigt werden konnte. Es fehlte nicht an Versuchen, die prognostische Aussagekraft zu verbessern, beispielsweise durch die Reduktion von Bewertungsklassen (22, 117) z. T. mit Wahl anderer Grenzwerte (121, 149) und/oder unterschiedliche Wichtung der Einzelkriterien (64, 65, 149) bzw. durch Hinzunahme weiterer mehr allgemeiner Randkriterien wie Tragzeit, Parität u. a. (57, 82). Jedoch haben diese Bemühungen nicht den erwarteten Erfolg gehabt. Nach neueren retrospektiven und prospektiven Untersuchungen (88, 100) kann eine deutliche Erhöhung der Präzision in der richtigen Vorhersage durch differenziertere Bewertung und unterschiedliche Wichtung der einzelnen Zervixfaktoren unter Berücksichtigung der Parität erreicht werden. Es zeigt sich, daß weniger die Weite des Muttermundes, sondern die Konsistenz und Länge der Zervix die für die Erfolgsprognose der Geburtseinleitung entscheidenden Faktoren sind. Dies verwundert auch wenig in Anbetracht der derzeitigen Kenntnisse über Struktur und Biochemie der Zervix in der Schwangerschaft und deren Veränderungen vor und während der Geburt.

Die Reifung der Zervix

Die Cervix uteri unterliegt in der Schwangerschaft, anfangs wohl überwiegend hormonabhängig, erheblichen Veränderungen. Im Regelfall aber bleibt das Kollagenfasergefüge, das für den energie-ökonomischen, da passiven Verschluß der Gebärmutter auch in der Schwangerschaft verantwortlich ist, bis nahe an den Geburtsbeginn unbeeinflußt. Dennoch lassen sich schon vor dem klinisch durch schmerzhafte Wehen und fortschreitende Muttermunderöffnung faßbaren Geburtsbeginn eine Reihe biochemischer und ultrastruktureller Veränderungen im zervikalen Kollagenfaserapparat nachweisen, welche zweifellos die Voraussetzung für die regelrechte zervikale Dilatation unter der Geburtswehentätigkeit sind. Diese schon von RUNGE u. RIEHM (141) postulierten echten Umbauvorgänge resultieren aus einer Imbalance der Kollagensynthese- und -abbauvorgänge (17, 43, 45, 93, 112, 122, 124) als Folge einer Umstellung des Stoffwechsels der zervikalen Bindegewebszellen und dadurch ausgelöste Änderungen der bindegewebigen Grundsubstanz und ihrer Zusammensetzung (45, 59, 113, 118, 177), welche bekanntlich für die faserige Organisation des Bindegewebes wesentlich verantwortlich ist (s. auch Kap. Adaptive Vorgänge an den Genitalorganen, Bd. II/1).

Der Triggermechanismus für die „Umprogrammierung" des Stoffwechsels der zervikalen Bindegewebszellen ist bislang nicht bekannt. Möglicherweise spielt das Relaxin dabei eine wesentliche Rolle. Von diesem 1929 von HISAW entdeckten basischen Polypeptid, welches für eine Reihe von schwangerschaftsbedingten Veränderungen im mütterlichen Organismus, vor allem am Bindegewebe, verantwortlich zu sein scheint, weiß man, daß es u. a. die Löslichkeit des Kollagens erhöht (163, 164) und die bindegewebige Grundsubstanz depolymerisiert (134, 194). Die spontane Relaxinaktivität in der Cervix uteri steigt für eine kurze Zeitspanne vor Geburtsbeginn deutlich an (114). Tierexperimentelle (150, 151) und klinische (171) Befunde bei Abort- bzw. Geburtsinduktionen lassen vermuten, daß auch die Prostaglandine an der Zervixreifung wesentlich beteiligt sind, ohne daß derzeit die physiologischen Zusammenhänge oder der Wirkungsmechanismus völlig aufgeklärt wären.

Induktion der Zervixreife

Bei Geburtseinleitungen bei fehlender oder unzureichender Zervixreife ist bekanntermaßen die Versagerquote erhöht. Die Geburten verlaufen protrahiert und müssen häufiger durch Kaiserschnitt beendet werden. Zur Vermeidung derart ungünstiger Verläufe wurden zahlreiche Verfahren zur Induktion und Förderung der zervikalen Reifungsvorgänge erprobt. Dazu gehören die schon erwähnten mechanischen Verfahren, beispielsweise die intrazervikale Applikation eines Ballons oder von Laminariastiften (38, 53, 100). In diesem Zusammenhang erscheint der Versuch, eine Reifung und schnelle Eröffnung der Zervix durch Vibration zu erreichen (8, 18) besonders interessant. Neben diesen mechanischen Verfahren wurden auch verschiedene pharmakologische erprobt. Die lokale Applikation von Relaxin oder Hyaluronidase in die Zervix hat nicht den erwarteten Erweichungseffekt gebracht. Ein günstiger, aber nicht sehr ausgeprägter Effekt ist von einer lokalen Östradiolapplikation zu erwarten (69).

Die ausgeprägtesten Veränderungen der Zervix im Sinne der Gewebserweichung und Reifung wurden nach Anwendung von Prostaglandinen beobachtet. Als Wirkungsmechanismus wird vor allem eine Induktion der lokalen Relaxinaktivität mit nachfolgender Struktur- und Stoffwechseländerung im zervikalen Bindegewebe diskutiert. Für Prostaglandine ist aber auch eine direkte Wirkung auf das Bindegewebe nachgewiesen; sie stimulieren in Fibroblastenkulturen die Produktion saurer Glykosaminoglykane (34). In vitro nimmt der Dehnungsmodulus von menschlichem zervikalem Bindegewebe in Anwesenheit von Prostaglandin um annähernd 50% ab (35). Entsprechend kann man bei lokaler zervikaler Applikation von Prostaglandinen eine bedeutende Zunahme der Compliance feststellen. Auch bei systemischer Prostaglandinanwendung kann man eine entsprechende Zunahme der zervikalen Compliance erreichen, wie experimentelle Untersuchungen am Schaf gezeigt haben (165), wobei dieser Effekt unabhängig vom Ingangkommen einer uterinen Aktivität zu beobachten ist. Ähnliches beobachtete LIGGINS (103) bei intravenöser Gabe von Prostaglandinen bei schwangeren Frauen. Allerdings sind bei derartigen klinischen Erfahrungen rein lokale Prostaglandineffekte nicht von systemischen, über eine Uterusaktivität laufende Effekte zu trennen. In der praktischen Anwendung beim Menschen muß die durch Prostaglandine ausgelöste Uterusaktivität immer als eine die Zervix beeinflussende Größe beachtet werden. Dies gilt für alle verschiedenen Formen der lokalen wie der systemischen Applikation. Diese fanden zunächst zur Abort-, dann zur Geburtsauslösung Anwendung und werden zur Zeit zunehmend zur „pharmakologischen Reifung der Zervix" eingesetzt. Das Prostaglandin E_2 und seine Derivate scheinen besonders zervixwirksam zu sein, wie man aus Erfahrungen am nichtschwangeren Uterus (193) und von Schwangerschaftsabbrüchen her weiß (92). In der Geburtshilfe wurde, wohl wegen der Einfachheit der Anwendung, häufig Prostaglandin E_2 oral vor der eigentlichen Geburtseinleitung mit gutem Erfolg für „Reifung" eines ungünstigen Zervixbefundes (sog. pre-induction priming oder pre-induction ripening) verabreicht (63, 133, 182, 185). Ebenso effektiv ist die Applikation von Prostaglandin E_2, meist in Gelform, in den Extraamnialraum (25, 26, 148, 172) oder in den Zervikalkanal (161, 176, 186). Nach neueren Erkenntnissen (192) ist jedoch auch bei der Applikation von Prostaglandinen in den Zervikalkanal mit einer Resorption und damit mit systemischen Effekten, besonders also der Auslösung von Wehen, zu rechnen. Dies dürfte auch für die intravaginale Prostaglandinanwendung zum „cervical priming" gelten (67, 108) und ist für die Applikation durch Injektion in die Zervixwand (152) nachgewiesen.

Man kann zum jetzigen Zeitpunkt konstatieren,

daß die angeführten mechanischen, vor allem aber die pharmakologischen Verfahren auch in schwierigen Fällen eine Geburtseinleitung mit großer Erfolgswahrscheinlichkeit zu erlauben scheinen. Jedoch sind weitere kontrollierte Studien auf breiter Basis notwendig, dieses zu bestätigen und insbesondere die Gefahrlosigkeit eines solchen Vorgehens zu erweisen.

Literatur

1. Anderson, G. G., G. L. Schooley: Comparision of uterine contractions in spontaneous and oxytocin- or PGF2α – induced labors. Obstet. and Gynec. 45 (1975) 284
2. Anderson, G. G., J. C. Hobbins, L. Speroff, B. V. Caldwell: Intravenous prostaglandins E2 and F2α and Syntocinon for the induction of term labour. In: The Prostaglandins, Clinical Applications in Human Reproduction, hrsg. von E. M. Southern. Futura Mount Kisko 1972
3. Baird, D., J. Walker, A. M. Thomson: The causes and prevention of stillbirths and first week deaths. J. Obstet. Gynaec. Brit. Emp. 61 (1954) 433
4. Barham, K.: Amnioskopy amniotomy: a look at surgical induction of labor. Amer. J. Obstet. Gynec. 117 (1973) 35
5. Bauer, F., G. Wujanz: Ergebnisse der Geburtseinleitung am „biologischen" Geburtstermin durch tiefe Blasensprengung. Geburtsh. u. Frauenheilk. 27 (1967) 796
6. Baumgarten, K.: Voraussetzungen und Methoden. Der richtige Zeitpunkt für die Geburtseinleitung bei Gefährdung des Kindes (Plazentainsuffizienz, Diabetes, Terminüberschreitung). In: Perinatale Medizin, Bd. VI, hrsg. von J. W. Dudenhausen, E. Saling, E. Schmidt. Thieme, Stuttgart 1975
7. Baumgarten, K.: Advantages and disadvantages of low amniotomy. J. perinat. Med. 4 (1976) 3
8. Beard, R., I. Boyd, E. Holt: A study of cervical vibration in induced labour. J. Obstet. Gynaec. Brit. Cwlth 80 (1973) 966
9. Beazley, J. M.: Induction of labour with prostaglandins: Summary of present status. In: The Prostaglandins, Clinical Application in Human Reproduction, hrsg. von E. M. Southern. Futura Mount Kisko 1972
10. Beazley, J. M., B. Aldermann: The „inductograph" – a graph describing the limits of the latent phase of induced labour in low risk situations. Brit. J. Obstet. Gynaec. 83 (1976) 513
11. Berwind, Th.: Elektronenmikroskopische Untersuchungen am Fasersystem der Zervix uteri der Frau. Arch. Gynäk. 184 (1954) 459
12. Bickenbach, W.: Die Übersterblichkeit der Kinder bei übertragenen Schwangerschaften. Geburtsh. u. Frauenheilk. 7 (1947) 3
13. Bishop, E. H.: Elective induction of labor. Obstet. and Gynec. 5 (1955) 519
14. Bishop, E. H.: Pelvic scoring for elective induction. Obstet. and Gynec. 24 (1964) 266
15. Bock, J. E., J. Wiese: Prolapse of the umbilical cord. Acta obstet. gynec. scand. 51 (1972) 303
16. Bolte, A., K. H. Breuker, W. Haase, J. Stille: Vor- und Nachteile der terminierten Geburt. Geburtsh. u. Frauenheilk. 36 (1976) 220
17. Bornstein, P.: The biosynthesis of collagen. Ann. Rev. Biochem. 43 (1974) 567
18. Brant, H. A., G. C. L. Lachelin: Vibration of the cervix in labour. J. Obstet. Gynaec. Brit. Cwlth 81 (1974) 278
19. Bretscher, J.: Zur Problematik der Blasensprengung. In: Perinatale Medizin, Bd. VI, hrsg. von J. W. Dudenhausen, E. Saling, E. Schmidt. Thieme, Stuttgart 1975
20. Brotanek, V., J. Hodr: Fetal distress after artificial rupture of membranes. Amer. J. Obstet. Gynec. 101 (1968) 542
21. Brun del Re, R., O. Daubenfeld, P. de Grandi, K. Hammacher, M. Hinselmann, M. Ramzin, V. Roemer: Zur Problematik der Blasensprengung. In: Perinatale Medizin, Bd. IV, hrsg. von J. W. Dudenhausen, E. Saling. Thieme, Stuttgart 1973
22. Burnett, J. E.: Preinduction scoring: an objective approach to induction of labor. Obstet. and Gynec. 28 (1966) 479
23. Busey, S. C.: zit. nach Fields u. a. (58)
24. Calder, A. A., M. P. Embrey: Comparison of intravenous oxytocin and prostaglandin E2 for induction of labour using automatic and non-automatic infusion techniques. Brit. J. Obstet. Gynaec. 82 (1975) 728
25. Calder, A. A., M. P. Embrey, T. Tait: Ripening of the cervix with extraamniotic prostaglandin E2 in viscous gel before induction of labour. Brit J. Obstet. Gynaec. 84 (1977) 264
26. Calder, A. A., K. Hillier, M. P. Embrey: Prostaglandin therapy for cervical ripening prior to induction of labour. Intern. Conf. on Prostaglandins, Florenz, 26.–30. Mai 1975.
27. Caldeyro-Barcia, R., S. U. Pose: Measurement of uterine response to oxytocin at different gestational ages in normal and abnormal conditions. II. World Congr. Int. Fed. Gynaec. Obstet., Bd. II. Librairie Beauchemin, Montreal 1958
28. Caldeyro-Barcia, R., J. J. Poseiro: Oxytocin and contractility of the pregnant uterus. Ann. N. Y. Acad. Sci. 75 (1959) 813
29. Caldeyro-Barcia, R., J. A. Sereno: The reactivity of the human uterus to oxytocin throughout pregnancy. Symposium on Oxytocin, Mondevideo 17.–19. August 1959
30. Caldeyro-Barcia, R., R. Schwarcz, O. Althabe: Effects of rupture of membranes on fetal heart rate pattern. Int. J. Obstet. Gynec. 10 (1972) 169
31. Calkins, L. A.: On predicting the length of labor. Amer. J. Obstet. Gynec. 42 (1941) 802
32. Campbell, N., D. Harvey, A. P. Norman: Increased frequency of neonatal jaundice in a maternity hospital. Brit. med. J. 1975/II, 548
33. Chalmers, I., H. Champbell, A. C. Turnbull: Use of oxytocin and incidence of neonatal jaundice. Brit. med. J. 1975/II, 116
34. Chang, W. C., M. Abe, S. Murota: Stimulation by prostaglandin F2 of acid glycosaminoglycan production in cultured fibroblasts. Prostaglandins 13 (1977) 55
35. Conradt, J. T., K. Ueland: In vitro reduction of the stretch modulus of human cervical tissue by the prostaglandins, PGE2 and PGF2. Gynec. Invest. 8 (1977) 112
36. Conway, D. I., M. D. Read, C. Bauer, R. H. Martin: Neonatal jaundice. A comparison between intravenous oxytocin and oral prostaglandin E2. J. int. Med. Res. 4 (1976) 241
37. Craft, I.: Diskussionsbeitrag. In: Prostaglandins, Clinical Applications in Human Reproduction, hrsg. von E. M. Southern. Futura, Mount Kisko 1972
38. Cross, W. G., R. M. Pitkin: Laminaria as an adjunct in induction of labor. Obstet. and Gynec. 51 (1978) 606
39. Csapo, A. I.: In: Initiation of Labor, hrsg. von J. M. Marshall. US Dept. of Health, Education, and Welfare, Bethesda, Maryland 1965 (S. 134)
40. Cunningham, F. G., K. Cox, J. C. Hauth, J. D. Strong, P. J. Walley: Oral prostaglandin E2 for labor induction in high risk pregnancy. Amer. J. Obstet. Gynec. 125 (1976) 881
41. Cushner, I. M.: Prolapse of the umbilical cord including a late follow-up of fetal survivors. Amer. J. Obstet. Gynec. 81 (1961) 666

42 Dale, H. H.: On some physiological actions of ergot. J. Physiol. 34 (1906) 163
43 Danforth, D. N., J. C. Buckingham: The effects of pregnancy and labor on the amino acid composition of the human cervix. In: The Biology of the Cervix, hrsg. von R. Blandau, J. Moghissi. University of Chikago Press, Chikago 1973
44 Danforth, D. N., J. C. Buckingham, J. W. Roddic: Connective tissue changes incident to cervical effacement. Amer. J. Obstet. Gynec. 80 (1960) 939
45 Danforth, D. N., A. Veis, M. Breen, H. G. Weinstein, J. C. Buckingham, P. Manalo: The effect of pregnancy and labor on the human cervix: Changes in collagen, glycoproteins, and glycosaminoglycans. Amer. J. Obstet. Gynec. 120 (1974) 641
46 Darup, E.: Bringt die medikamentöse Geburtseinleitung bei Übertragung Gefahren für Mutter und Kind? Arch. Gynäk. 179 (1951) 198
47 Denman, T.: An Introduction in Midwifery. Johnson, London 1798
48 De Schrijver, D., W. Meyer-Menk, H. Ruettgers, F. Kubli: Fetale Herzfrequenzmuster vor und nach künstlicher Blasensprengung. Gynäk. Rsch. 14 (1974) 329
49 d'Esopo, D. A., D. B. Moore, E. Lenzi: Elective induction of labor. Amer. J. Obstet. Gynec. 89 (1964) 561
50 Eastman, N. J., L. M. Hellmann: Williams Obstetrics, 12. Aufl. Appleton-Century-Crofts, New York 1961
51 Eden, T. W.: Zit. nach Fields u. a. (58)
52 Eichner, E., C. Waltner, M. Goodmann, S. Post: Relaxin, the third ovarian hormone: Its experimental use in women. Amer. J. Obstet. Gynec. 71 (1956) 1035
53 Embrey, M. P., B. G. Mollison: The unfavourable cervix and induction of labour using a cervical balloon. J. Obstet. Gynaec. Brit. Cwlth 74 (1967) 44
54 Embrey, M. P., M. J. Yates: A tocografic study of the effect of sparteine sulphate on uterine contractility. J. Obstet. Gynaec. Brit. Cwlth 71 (1964) 33
55 Erving, H. W., A. N. Kenwick: Elective induction of labor. Amer. J. Obstet. Gynec. 64 (1952) 1125
56 Fenton, A. E., D. A. d'Esopo: Prolaps of the cord during labor. Amer. J. Obstet. Gynec. 62 (1951) 52
57 Fields, H.: Induction of labor. Readiness for induction. Amer. J. Obstet. Gynec. 95 (1966) 426
58 Fields, H., J. W. Greene jr., K. Smith: Induction of Labor. MacMillan, New York 1965
59 Flint, M.: Interrelationships of mucopolysaccharides and collagen in connective tissue remodelling. J. Embryol. exp. Morphol. 27 (1972) 481
60 Floyd, W. S.: Cervical dilatation in mid-trimester pregnancy. Obstet. and Gynec. 18 (1961) 380
61 Folsome, C. E., T. Harami, S. R. Lavietes, G. M. Masell: Clinical evaluation of relaxin. Obstet. and Gynec. 8 (1956) 536
62 Franke, P. R.: Erfolge intensiver Überwachung bei verlängerter Tragzeit. Zbl. Gynäk. 95 (1973) 78
63 Friedman, E. A., M. R. Sachtleben: Preinduction priming with oral prostaglandin E2. Amer. J. Obstet. Gynec. 121 (1975) 521
64 Friedman, E. A., K. R. Niswander, N. P. Bayonet-Rivera, M. R. Sachtleben: Relation of prelabor evaluation to inducibility and the course of labor. Obstet. and Gynec. 28 (1966) 495
65 Friedman, E. A., K. R. Niswander, N. P. Bayonet-Rivera, M. R. Sachtleben: Prelabor status evaluation. I. Weighted score. Obstet. and Gynec. 29 (1967) 539
66 Fröhlich, H.: Geburtseinleitung durch tiefe Blasensprengung. Wien. med. Wschr. 116 (1966) 1148
67 Fuselier, P. G., H. Wittcoff: Induction of labor with PGE2 vaginal suppositories. J. La med. Soc. 129 (1977) 175
68 Gabert, H. A., M. A. Stenchever: Effect of ruptured membranes on fetal heart rate patterns. Obstet. and Gynec. 41 (1973) 279
69 Gordon, A. J., A. A. Calder: Oestradiol applied locally to ripen the unfavourable cervix. Lancet 1977/II, 1319
70 Gould, St., D. Banardo, U. Mountrose: Oxytocin in labour and neonatal jaundice. Brit. med. J. 1974/IV, 102
71 Gouskos, A., S. Moulopoulos: Geburtseinleitung durch elektrische Reizung. Geburtsh. u. Frauenheilk. 26 (1966) 497
72 Grande, P., H. Kühnle, W. Kuhn: Erfahrungen mit der intrazervikalen Applikation eines prostaglandinhaltigen Gels beim Schwangerschaftsabbruch. In: Prostaglandine in Geburtshilfe und Gynäkologie, hrsg. von F. Kubli. Upjohn, Heppenheim 1978
73 Gruber, W.: Erfahrungen mit Prostaglandin E2 bei programmierter Geburt. In: Die programmierte Geburt, hrsg. von H.-G. Hillemanns, H. Steiner. Thieme, Stuttgart 1978
74 Guttmacher, A. F., R. G. Douglas: Induction of labor by artificial rupture of the membranes. Amer. J. Obstet. Gynec. 21 (1931) 485
75 Heinisch, H.-M.: Zur Ätiologie und Pathogenese des Nabelschnurvorfalls nach den Erfahrungen an der Universitäts-Frauenklinik Basel von 1900–1954. Gynaecologia (Basel) 141 (1956) 136
76 Hendricks, Ch. H., W. E. Brenner, G. Kraus: Normal cervical dilatation pattern in late pregnancy and labor. Amer. J. Obstet. Gynec. 106 (1970) 1065
77 Hendricks, Ch. H., D. W. J. Reid, I. van Pragh, L. A. Cibils: Effect of sparteine sulfate upon uterine activity in human pregnancy. Amer. J. Obstet. Gynec. 91 (1965) 1
78 Hofbauer, J.: Hypophysenextrakt als Wehenmittel. Zbl. ges. Gynäk. Geburtsh. 35 (1911) 137
79 Hofer, U.: Ist die künstliche Blasensprengung gefährlich? Z. Geburtsh. Perinat. 178 (1974) 273
80 Hoff, F.: Ein biologisches Verfahren der künstlichen Geburtseinleitung (Fastenkur). Wien. klin. Wschr. 58 (1946) 726
81 Hüter, V.: zit. nach von Mikulicz-Radecki (120)
82 Hughey, M. J., T. W. McElin, Ch. C. Bird: An evaluation of preinduction scoring systems. Obstet. and Gynec. 48 (1976) 635
83 Jackson, D. L.: Trans. Amer. Ass. Obstet. Gynec. 41 (1928) 329
84 Jackson, D. L.: Rupturing the membranes to induce labor. Amer. J. Obstet. Gynec. 27 (1934) 329
85 Jäger, J.: Künstliche Geburtseinleitung bei verlängerter Tragzeit? Ther. Umsch. 18 (1961) 61
86 Jubin, T., W. Soergel: Geburtseinleitung durch Blasensprengung. Geburtsh. u. Frauenheilk. 28 (1968) 266
87 Jung, H.: Die „Programmierte Geburt" – Die individuelle terminoptimierte Entbindung, Dresden 9.–12. 5. 1978
88 Jung, H., G. Lamberti, G. Wilms: Die Geburtsprognose bei der Einleitung mittels eines modifizierten „Geburtsreife-Score". In: Perinatale Medizin, Bd. VIII. Thieme, Stuttgart (im Druck)
89 Jung, H., G. Lamberti, R. Austermann, H. P. Closs: Die Programmierte Geburt. Z. Geburtsh. Perinat. 178 (1974) 265
90 Käsemann, W.: Ein Beitrag zur Frage: Geburtseinleitung oder konservatives Verhalten bei übertragener Schwangerschaft. Geburtsh. u. Frauenheilk. 13 (1953) 409
91 Karim, S. M. M.: Appearance of prostaglandin F2α in blood during labour. Brit. med. J. 1968/IV, 68
92 Karim, S. M. M., S. S. Ratnam: Newer aspects of practical applications of prostaglandins in obstetrics and gynaecology. In: Biochemical Aspects of Prostaglandins and Thromboxans. 1976 Intra-Science Foundation Symposium, hrsg. von Academic Press, 1977
93 Keettel, W. C., J. H. Randall, M. M. Donnelly: The hazards of elective induction of labor. Amer. J. Obstet. Gynec. 75 (1958) 496
94 Kerr, J. M. M., J. C. Moir: Operative Obstetrics, 6. Aufl. Baillère, Tindall & Cassell, London 1961

95 Kleissl, H. R., M. van der Rest, F. Naftolin, F. H. Glorieux, A. de Leon: Collagen changes in the human cervix at parturition. Amer. J. Obstet. Gynec. 130 (1978) 748
96 Kofler, E., P. Wagenbichler: Verlauf und Dauer der Geburt nach Einleitung. Fortschr. Med. 87 (1969) 149
97 Konlonja, S.: Die Kindsübertragung: Literaturübersicht und eigener Standpunkt. Gynaecologia (Basel) 45 (1967) 40
98 Kubli, F., H. Rüttgers: Iatrogenic fetal hypoxia. In: Physiology and Pathology in the Perinatal Period, hrsg. von H. Gervers, J. H. Ruys. University Press, Leiden 1971
99 Lamberti, G.: Präventive Geburtseinleitung am Endtermin. Die Programmierte Geburt. Habil.-Schr., Aachen 1978
100 Lamberti, G., H. Nowak, H. Jung: Zervix-Scoring zur Geburtsreife. Eine Korrelationsanalyse der Zervixfaktoren und der Geburtsdauer. 9. Deutscher Kongreß für Perinatale Medizin, Berlin, 11.–14. Juni 1979. In: Perinatale Medizin, Bd. VIII. Thieme, Stuttgart (im Druck)
101 Leiberman, J. R., B. Piura, W. Chaim, A. Cohen: The cervical balloon method for induction of labour. Acta obstet. gynec. scand. 56 (1977) 499
102 Liggins, G. C.: Ripening of the cervix. Sem. Perinat. 2 (1978) 261
103 Liggins, G. C., S. Grieves: Possible role of prostaglandin F2α in parturition in sheep. Nature (Lond.) 232 (1971) 629
104 Lindmark, G., B. A. Nilsson: A comparative study of uterine activity in labour induced with prostaglandin F2α or oxytocin and in spontaneous labour. I. Pattern of the uterine contractions. Acta obstet. gynec. scand. 55 (1976) 453
105 Lindmark, G., B. A. Nilsson: A comparative study of uterine activity in labour induced with prostaglandin F2α or oxytocin and in spontaneous labour. II. Characteristics of uterine activity and their effect on the progress of labour. Acta obstet. gynec. scand. 56 (1977) 87
106 Liston, W. A., A. J. Campbell: Dangers of oxytocin-induced labour to fetusses. Brit. med. J. 1974/III, 606
107 Lumley, J., C. Wood: Transient fetal acidosis and artificial rupture of the membranes. Aust. N. Z. J. Obstet. Gynaec. 11 (1971) 221
108 Mackenzie, I. Z., M. P. Embrey: Cervical ripening with intravaginal Prostaglandin E2 gel. Brit. med. J. 1977/II, 1381
109 MacLaverty, M. P., E. A. Scioncia: Prolaps of the umbilical cord. Amer. J. Obstet. Gynec. 83 (1962) 24
110 McDonald, A.: Children of very low birth weight. Research Monograph N° 1. London Spastic Society Medical Education and Information Unit, London 1967
111 MacVicar, J.: Failed induction of labour. J. Obstet. Gynaec. Brit. Cwlth 78 (1971) 1007
112 von Maillot K., B. K. Zimmermann: The solubility of collagen of the uterine Cervix during pregnancy and labour. Arch. Gynäk. 220 (1976) 275
113 von Maillot K.: Biochemische Untersuchungen des Cervix-Bindegewebes während der Muttermundseröffnung. VIII. Akad. Tagung deutschsprechender Hochschullehrer in der Gynäkologie und Geburtshilfe. In: Gynäkologie und Geburtshilfe, Forschungen – Erkenntnisse, hrsg. von H. Husslein. Egermann, Wien 1977
114 von Maillot K., M. Weiss, M. Nagelschmidt, H. Struck: Muttermundseröffnung und Relaxin. Arch. Gynäk. 223 (1977) 323
115 Martell, M., J. M. Beliz'an, F. Nieto, R. Schwarcz: Blood acid-base balance at birth in neonates from labors with early and late rupture of membranes. J. Pediat. 89 (1976) 963
116 Martius, G.: Terminierung der Entbindung und perinatale Sterblichkeit. Erfahrungen mit 1875 programmierten Geburten. Dtsch. med. Wschr. 101 (1976) 489
117 Martius, G.: Physiologie der Geburt. In: Lehrbuch der Geburtshilfe, hrsg. von G. Martius, 9. Aufl. Thieme, Stuttgart 1977 (S. 259)
118 Mathews, M. B.: Macromolecular evalution of connective tissue. Biol. Rev. 42 (1967) 499
119 Menkhaus, G.: Über die erhöhte Gefährdung übertragener Kinder. Zbl. Gynäk. 92 (1970) 150
120 von Mikulicz-Radecki, F.: Über die Eröffnung des Zervikalkanals bereits am Ende der Schwangerschaft. Zbl. Gynäk. 73 (1951) 567
121 Moghissi, K. S., N. S. Rangarajan, G. E. Lacroix: Induction of labor with Prostaglandin F2α and oxytocin: a matched study. In: The Prostaglandins, Clinical Applications in Human Reproduction, hrsg. von E. M. Southern. Futura, Mount Kisko 1972
122 Montfort, I., R. Perez-Temayo: The distribution of collagenase in the rat uterus during post partum involution. Connect. Tissue Res. 3 (1975) 245
123 Myles, T. J. M.: Prolaps of the umbilical cord. J. Obstet. Gynaec. Brit. Emp. 66 (1959) 301
124 Needham, D. M., J. M. Williams: Protein of uterine contractile mechanism. Biochem. J. 89 (1963) 552
125 Niswander, K. R., R. J. Patterson: Hazards of elective induction of labor. Obstet. and Gynec. 22 (1965) 228
126 Niswander, K. R., E. A. Friedman, D. B. Hoover, H. Pietrowski, M. Westphal: Fetal morbidity following potentially anoxigenic obstetric conditions. III. Prolaps of the umbilical cord. Amer. J. Obstet. Gynec. 95 (1966) 853
127 Odenthal, G.: Diskussionsbemerkung zu Pauwen (131)
128 O'Leary, J. L., J. A. O'Leary: Liberal use of oxytocin in induction and augmentation of labor. Obstet. and Gynec. 25 (1965) 531
129 Paré, A.: Zit. nach Fields, u. a. (58)
130 Parikh, M. N., A. C. Metha: Internal cervical os during the second half of pregnancy. J. Obstet. Gynaec. Brit. Cwlth 68 (1961) 818
131 Pauwen, J.: Vortrag auf der 114. Tagung der niederrheinisch-westfälischen Ges. für Gynäk. u. Geburtsh. Geburtsh. u. Frauenheilk. 718 (1948) 292
132 Pavlou, C., G. H. Barker, A. Roberts, G. V. Chamberlain: Pulsed oxytocin infusion in the induction of labour. Brit. J. Obstet. Gynaec. 85 (1978) 96
133 Pearce, D. J.: Pre-induction priming of the uterine cervix with oral prostaglandin E2 and a placebo. Prostaglandins 14 (1977) 571
134 Perl, E., H. R. Catchpole: Changes induced in the connective tissue of the pubic symphysis of the guinea pig with a estrogen and relaxin. Arch. Path. 50 (1950) 233
135 Plentl, A. A., E. A. Friedman: Spartein sulfate. A clinical evaluation of its use for the induction of labor. Amer. J. Obstet. Gynec. 85 (1963) 200
136 Price, J. J.: Prolapse of the umbilical cord. Amer. J. Obstet. Gynec. 83 (1962) 235
137 Rauthe, G., R. Kepp, R. Rauskolb: Geburtseinleitung mit Prostaglandin F2α und E2. In: Prostaglandine in Geburtshilfe und Gynäkologie, hrsg. von F. Kubli. Upjohn, Heppenheim 1978
138 Reed, G. B.: The induction of labor at term. Amer. J. Obstet. Gynec. 1 (1921) 24
139 Reycraft, J. L.: Induction of labor. Amer. J. Obstet. Gynec. 61 (195 1) 801
140 Roux, J. F., M. Mofid, P. L. Moss, K. C. Dmytrus: Effect of elective induction of labor with prostaglandins F2α and E2 and oxytocin on uterine contraction and relaxation. Amer. J. Obstet. Gynec. 127 (1977) 718
141 Runge, H., H. Riehm: Über die Beteiligung des Kollagenfasersystems an der Dehnung der Cervix sub partu. Arch. Gynäk. 181 (1952) 400
142 Saling, E.: Die Amnioskopie, ein neues Verfahren zum Erkennen von Gefahrenzuständen des Feten bei noch stehender Fruchtblase. Geburtsh. u. Frauenheilk. 22 (1962) 830
143 Sands, R. X., J. H. Ko: Term labor – its facilitation by relaxin. Canad. med. Ass. J. 80 (1959) 886

144 Schaffner, F., St. N. Schanzer: Cervical dilatation in the early third trimester. Obstet. and Gynec. 27 (1966) 130
145 Schwarcz, R., O. Althabe, R. Belitzky, J. L. Lanchares, R. Alvarez, P. Berdaguer, H. Cadurro, J. M. Belizan, J. H. Sabatino, C. Abusleme, R. Caldeyro-Barcia: Fetal heart rate patterns with intact and with ruptured membranes. J. perinat. Med. 1 (1973) 153
146 Seidl, A., H. Stopfer, W. Gruber, H. Froehlich, K. Baumgarten: Vergleich von Prostaglandin und Oxytocin zur Geburtseinleitung am Termin. Wien. klin. Wschr. 88 (1976) 315
147 Seitchik, J., M. L. Chatkoff, R. H. Hayashi: Intrauterine pressure waveform characteristics of spontaneous and oxytocin- or prostaglandin F2α-induced active labor. Amer. J. Obstet. Gynec. 127 (1977) 213
148 Shepherd, J., C. Sims, I. Craft: Extraamniotic prostaglandin E2 and the unfavourable cervix. Lancet 1976/II, 709
149 Sherman, A. I., V. R. Vakhariya: An evaluation of prostaglandin F2α for the induction of labor at term. In: The Prostaglandins, Clinical Applications in Human Reproduction, hrsg. von E. M. Southern. Futura, Mount Kisko 1972
150 Sherwood, O. D., C. C. Chang, G. W. Bevier, J. R. Diehl, P. J. Dziuk: Relaxin concentrations in pig plasma following the administration of prostaglandin E2 during late pregnancy. Endocrinology 98 (1976) 875
151 Sherwood, O. D., C. C. Chang, G. W. Bevier, P. J. Dziuk: Radioimmunoassay of plasma relaxin levels through pregnancy and parturition in the pig. Endocrinology 97 (1975) 834
152 Sievers, S., W. D. Hiltmann, W. Wiest, J. Liebenstein: Auswirkungen und Nebenwirkungen von intrazervikal appliziertem Prostaglandin F2α in der Frühschwangerschaft. Geburtsh. u. Frauenheilk. 38 (1978) 800
153 Sima, D. G., G. A. Nelligan: Factors affecting the increasing incidence of severe non-haemolytic neonatal jaundice. Brit. J. Obstet. Gynaec. 82 (1975) 863
154 Smyth, C. N.: Uterine irritability. The concept and its clinical applications exemplified by the oxytocin-sensivity test. Lancet 1958/I, 237
155 Solth, K., H. A. Mueller: Die Gefahren der Geburtseinleitung bei verlängerter Tragzeit. Arch. Gynäk. 176 (1949) 503
156 Soranus von Ephesus: zit. nach Fields u. a. (58)
157 Spellacy, W. N., S. A. Gall: Prostaglandin F2 and oxytocin for term labor induction. In: The Prostaglandins, Clinical Applications in Human Reproduction, hrsg. von E. M. Southern. Futura, Mount Kisko 1972
158 Steer, P. J., D. J. Little, N. L. Lewis, M. C. M. E. Kelly, R. W. Beard: The effect of membrane rupture on fetal heart rate in induced labor. Brit. J. Obstet. Gynaec. 83 (1976) 454
159 Steiner, H., R. Weitzel, H. P. Zahradnik: Vergleichende Untersuchungen zwischen Geburtseinleitungen mit Prostaglandin und Orasthin. Geburtsh. u. Frauenheilk. 36 (1976) 773
160 Steiner, H., H. P. Zahradnik, F. Mross: Die Einleitung der Risikogeburt mit Prostaglandin. In: Perinatale Medizin, Bd. VII, hrsg. von E. Schmidt, J. W. Dudenhausen, E. Saling. Thieme, Stuttgart 1978
161 Steiner, H., H. P. Zahradnik, F. J. Kaltenbach, D. Queisser, E. Schwarzmüller: Reifung der Cervix durch Prostaglandin Gel (Preinduction priming). In: Perinatale Medizin, Bd. VII, hrsg. von E. Schmidt, J. W. Dudenhausen, E. Saling. Thieme, Stuttgart 1978
162 Steiner, H., M. Breckwold, H.-G. Hillemanns, D. Robrecht, F. Kaltenbach, H. P. Zahradnik: Der rigide Muttermund und Prostaglandin-Priming im Rahmen der Programmierten Geburt. Arch. Gynäk. 228 (1979) 12
163 Stone, M. L., M. Zuchermann: Relaxin – a critical evaluation. Amer. J. Obstet. Gynec. 76 (1958) 544

164 Struck, H.: Das Relaxin. Vitamin-, Hormon- u. Fermentforsch. 14 (1967) 370
165 Stys, S. J., W. H. Clewell, G. Meschia: Changes in cervical compliance at parturition independent of uterine activity. Amer. J. Obstet. Gynec. 130 (1978) 414
166 Tennent, R. A., M. D. Black: Surgical induction of labour in modern obstetric pracice. Brit. med. J. 1954/II 833
167 Theobald, G. W.: The synthesis of divergent observations concerning oxytocin. In: Oxytocin, hrsg. von R. Caldeyro-Barcia, H. Heller. Pergamon Press, Oxford 1961
168 Theobald, G. W.: In: Modern Trends in Obstetrics, hrsg. von R. Kellar. Butterworth, London 1963
169 Theobald, G. W., H. A. Kelsey, J. M. B. Muirhead: The pitocin drip. J. Obstet. Gynaec. Brit. Emp. 63 (1956) 641
170 Theobald, G. W., A. Graham, J. Vampbell, P. D. Gange, W. J. Driscoll: The use of post-pituitary extract in physiological amounts in obstetrics. A preliminary report. Brit. med. J. 1948/II, 123
171 Theobald, G. W., R. Ulrich, P. Grande, H. Kühnle, W. Rath: Licht- und elektronenmikroskopische Untersuchungen an der Zervix nach lokaler Behandlung mit Prostaglandin Gel (PGF2α). Arch. Gynäk. 228 (1979) 417
172 Thiery, M., W. Parewyck, H. de Gezelle, H. van Kets, R. Derom, G. Martens: Extra amniotic prostaglandin F2α in gel for prelabor cervical ripening. Z. Geburtsh. Perinat. 182 (1978) 299
173 Thiery, M., G. Benijts, R. Derom, G. Martens, J. J. Amy, H. van Kets, D. E. Schryver: Induction and augmentation of labor in hypertensive patients with intravenous prostaglandin E2. Z. Geburtsh. Perinat. 181 (1977) 345
174 Thiery, M., S. Vroman, D. de Hemptinne, A. Yolesian, K. Vanderheyden, H. van Kets, G. Martens, R. Derom, G. Rolly: Elective induction of labor conducted under lumbar epiduralblock. II. Labor induction by amniotomy and intravenous prostaglandin. Europ. J. Obstet. Gynaec. Reprod. Biol. 7 (1977) 181
175 Toaff, M. E., J. Hezroni, R. Toaff: Induction of labour by pharmacological and physiological doses of intravenous oxytocin. Brit. J. Obstet. Gynaec. 85 (1978) 101
176 Tojurtschi, A.: Einfache Methode der intrazervikalen Applikation von Prostaglandin zur Geburtseinleitung. In: Prostaglandine in Geburtshilfe und Gynäkologie, hrsg. von F. Kubli. Upjohn, Heppenheim 1978
177 Toole, B. P., D. A. Lowther: The organization of hexoseamine-containing compounds in bovine skin. Biochim. biophys. Acta (Amst.) 121 (1966) 315
178 Toppozada, M., H. El-Damarawy, M. Kamel: Renal Prostaglandins for induction of labour, a dual clinical advantage in toxemia of pregnancy. Prostaglandins 10 (1976) 581
179 Tsuei, J. J., Yiu-Fun Lai: Induction of labor by acupuncture and electrical stimulation. Obstet. and Gynec. 43 (1974) 337
180 Turnbull, A. C., A. B. M. Anderson: Induction of labour. Part I: Amniotomy. J. Obstet. Gynaec. Brit. Cwlth 74 (1967) 849
181 Turnbull, A. C., A. B. M. Anderson: Induction of labour. Part II: Intravenous oxytocin infusion. J. Obstet. Gynaec. Brit. Cwlth 75 (1968) 24
182 Valentine, B. H.: Intravenous oxytocin and oral prostaglandin E2 for ripening of the unfavourable cervix. Brit. J. Obstet. Gynaec. Brit. 84 (1977) 846
183 Vasicka, A., H. T. Hutchinson: Fetal response to induction, augmentation, and correction of labor by oxytocin. Amer. J. Obstet. Gynec. 85 (1963) 1054
184 Waltman, R., M. Hassimi: Electrical current for induction or augmentation of labor. A preliminary report. Amer. J. Obstet. Gynec. 105 (1969) 220
185 Weiss, R. R., N. Teyani, I. Israeli, M. I. Evans,

A. Bhakthavathsalan, L. I. Mann: Priming of the uterine cervix with oral prostaglandin E2 in the term multigravida. Obstet. and Gynec. 46 (1975) 181
186 Wingerup, L., K.-E. Andersson, U. Ulmsten: Ripening of the uterine cervix and induction of labour at term with Prostaglandin E2 in viscous gel. Acta obstet. gynec. scand. 57 (1978) 403
187 Witting, W. C., B. A. Work jr., R. K. Laros jr.: Uterine activity response to constant infusion of prostaglandin F2α in term human pregnancy. A preliminary report. In: The Prostaglandins, Clinical Applications in Human Reproduction, hrsg. von E. M. Southern. Futura, Mount Kisko 1972
188 Wood, C.: A comparision of two controlled trials concerning the efficacy of fetal intensive care. J. perinat. Med. 6 (1978) 149
189 Wrigley, A. J.: The place of oxytocin drips before the delivery of the child. J. Obstet. Gynaec. Brit. Emp. 66 (1959) 857
190 Wulf, H.: The effect of spontaneous and induced labour on the acid-base of mother and fetus. Z. klin. Chem. (1969) 202
191 Zahn, U.: Physiologie der Uteruskontraktion. Z. Geburtsh. Perinat. 182 (1978) 263
192 Zahradnik, H. P., H. Steiner, J. Beyer, R. Schillfahrt, E. Stengele: Prostaglandinspiegel im Serum nach intrazervikaler PGE2-Gel-Instillation. Arch. Gynäk. 228 (1979) 406
193 Zahradnik, H. P., J. Beyer, R. Schillfahrt, G. Wimhöfer, E. E. Petersen, I. Offermann, M. Breckwoldt: Sind Hegarstifte entbehrlich? Geburtsh. u. Frauenheilk. 39 (1979) 43
194 Zarrow, M. X., G. M. Neher, D. Sikes, D. M. Brennan, J. F. Bullard: Dilatation of the uterine cervix of the sow following treatment with relaxin. Amer. J. Obstet. Gynec. 72 (1956) 260

Der Geburtsmechanismus

U. Borell und I. Fernström

Einleitung

Der Geburtsmechanismus hat durch viele Jahrhunderte großes Interesse auf sich gezogen. Eine vollständige Zusammenstellung aller Beobachtungen ist jedoch aus verschiedenen Gründen mit großen Schwierigkeiten verbunden. Früher war man hauptsächlich auf rektale und vaginale Untersuchungen angewiesen. Wegen der Infektionsgefahr können diese Untersuchungen im allgemeinen nur in begrenztem Umfang ausgeführt werden. Sie haben darüber hinaus den Nachteil, daß sie nur eine Beurteilung einzelner Teile des Kindes und des Geburtskanals erlauben. Die bei derartigen Untersuchungen erhaltenen Ergebnisse können nicht ein vollständiges Bild des Geburtsmechanismus geben und müssen deshalb durch Hypothesen und Annahmen ergänzt werden.

Man hat auch versucht, sich durch andere Methoden ein Bild vom Geburtsmechanismus zu machen. Da die Geburt des Kindes vorwiegend ein mechanisches Problem ist, konstruierten verschiedene Geburtshelfer Modelle, mit deren Hilfe sie verschiedene Details einer Geburt aufzuklären versuchten. Wie genial diese Modelle auch konstruiert waren, mußten doch die Schlußfolgerungen der Untersuchungsresultate hypothetisch bleiben. Es ist nämlich unmöglich, in einem Modellversuch alle die Kräfte zu reproduzieren, die während einer Geburt wirksam sind. In der folgenden Darstellung werden sogar Beispiele für einige fehlerhafte Schlüsse gegeben, zu denen solche Experimente geführt haben.

Bedeutend besser kann der Geburtsverlauf mit Hilfe von Röntgenuntersuchungen studiert werden. Nachdem diese Technik verbessert und Aufnahmen, die nur sehr kleine Röntgendosen erforderten, möglich wurden, konnten die verschiedenen Stadien der Geburt fortlaufend untersucht und eine objektive Registrierung erreicht werden. Die dabei erzielten Ergebnisse haben zu einem etwas abweichenden Bild des Geburtsmechanismus geführt. In der folgenden Darstellung bauen sich viele unserer Schlußfolgerungen vor allem auf den Ergebnissen von Röntgenuntersuchungen auf.

Drucksteigerung im Uterus und deren Einfluß auf den Durchtritt des Kindes durch den Geburtskanal

Die Kräfte, die das Kind durch den Geburtskanal treiben, sind die Kontraktionen des Myometriums sowie der intraabdominelle Druck, der durch Anspannung der Bauchwandmuskulatur und des Zwerchfells hervorgerufen wird. Es sind zwei Theorien darüber aufgestellt worden, wie diese Kraft auf das Kind übertragen wird. Nach einer Ansicht, die vor allem von Sellheim (41, 43) vertreten wurde, wird der Druck in der Uterushöhle gleichmäßig verteilt. Dieser hydrostatische Druck bewirkt, daß der Fetus in den Geburtskanal heruntergetrieben wird. Sellheim kam zu dieser Schlußfolgerung hauptsächlich aus theoretischen und spekulativen Gründen, teilweise aber auch durch Modellversuche. Die andere Theorie basiert auf der Annahme, daß bei der Uteruskontraktion ein spezieller Druck auf den Teil des Fetus ausgeübt wird, der im Fundus uteri liegt. Dieser sog. Axialdruck wird auf die Wirbelsäule des Kindes übertragen und soll die Ausstoßung durch den Geburtskanal fördern. Dieses Problem wurde sehr intensiv diskutiert, aber ein eindeutiger Beweis für die Richtigkeit der einen oder anderen Hypothese ist nicht erbracht worden.

Auch beim Versuch, diesen wichtigen Mechanismus aufzuklären, hat man die Röntgentechnik benutzt und ist zu interessanten Resultaten gelangt. Warnekros (49) führte Röntgenuntersuchungen während der Geburt aus und fand, daß sich die Wirbelsäule des Fetus während der Austreibungsphase streckt. Er vermutete deshalb, daß während dieser Phase ein Axialdruck auftreten muß, möglicherweise in Verbindung mit einem hydraulischen Druck. Andere Forscher gelangten zu ähnlichen Ergebnissen (19, 35). Sie zeigten, daß der Fundus während der Eröffnungsphase an gleicher Stelle bleibt, jedoch nach kranial ansteigt, wenn der Kopf den Beckenboden erreicht hat. Bei jeder Wehe richtet sich die Wirbelsäule aus, während sich die Extremitäten dem Körper nähern. Der im Fundus liegende Teil des Fetus ist in engem Kon-

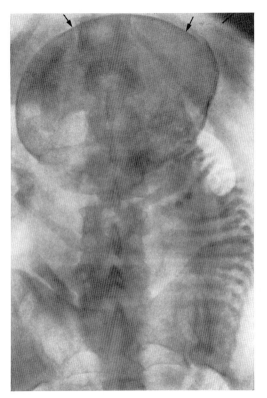

Abb. 1 Steißlage. Röntgenaufnahme vor Beginn der Geburt. Der Pfeil weist auf den eingedrückten Parietalknochen

takt mit der Uteruswand, auch wenn der Kopf im Begriff ist, durch den Introitus vaginae auszutreten.
Zu einem anderen Ergebnis kam DANELIUS (15, 16). Sowohl vor als auch nach Blasensprung wurden während der Wehen Röntgenbilder aufgenommen, ohne daß irgendwelche Veränderungen in der Haltung des Kindes aufgezeigt werden konnten. Nach DANELIUS stützt dieser Befund die Theorie SELLHEIMS, nach der nur ein hydraulischer Druck existiert.
Die Autoren, die in einem gestreckten fetalen Rückgrat einen Beweis für das Vorhandensein eines Axialdruckes sehen, sind mit dem Argument kritisiert worden, daß ein derartiger Druck eher eine stärkere Beugung der Wirbelsäule bewirken müßte als eine Streckung. Wie RYDBERG (32) aber elegant gezeigt hat, ist es nicht möglich, die Haltung des Rückgrats als Beweis für oder gegen den Axialdruck anzuführen. Dieser Druck kann sich nämlich sowohl bei gestrecktem als auch bei gebeugtem Rücken erhöhen.
Einige von uns gemachte Beobachtungen auf Röntgenfilmen zeigen jedoch, daß unter der Geburt ein Axialdruck vorkommen muß. Bei zahlreichen Fällen von Steißlage wurde die Verformung des Kopfes studiert. Dabei konnte eine Impression des gesamten Scheitelbeins beobachtet werden, oft schon bevor eine wirksame Geburtsarbeit begonnen hatte (Abb. 1).
Die Verformung des kindlichen Kopfes, die schon in anderem Zusammenhang aufschlußreich hinsichtlich der Druckverhältnisse im Uterus war, spricht also deutlich dafür, daß ein Axialdruck vorkommt, und zwar nicht nur während der Austreibungsphase. Natürlich schließt das nicht aus, daß gleichzeitig auch ein hydrostatischer Druck existiert. Bei manchen Entbindungen kann nur der letztgenannte Druck die treibende Kraft sein. Bei Querlagen und Zwillingsgeburten erscheint es ausgeschlossen, daß die Geburt mit Hilfe eines Axialdrucks vor sich geht.

Veränderungen im knöchernen Becken während der Gravidität und Geburt

Die Veränderungen des knöchernen Beckens während Schwangerschaft und Geburt haben während des letzten Jahrhunderts nur geringes Interesse gefunden. In einer Reihe moderner Lehrbücher wird z. B. die Verformung des Beckens überhaupt nicht oder nur beiläufig und in ganz allgemein gehaltenen Ausführungen berührt. Die Ursache dafür ist sicherlich die, daß man dem knöchernen Becken nur geringe Möglichkeiten zur Verformung zugeschrieben hat. Diese Auffassung hat sich jedoch als unrichtig erwiesen.
Von Bedeutung für die Verformung des Beckens sind die beiden Iliosakralgelenke und die Symphyse. Nach sorgfältigen anatomischen Studien konnte LUSCHKA (30) zeigen, daß das Sakrum mit dem Os ilium durch ein wirkliches Gelenk verbunden ist. Man findet da eine Gelenkhöhle, eine Synovialmembran sowie freie Gelenkflächen mit Knorpel samt umgebenden Bändern. Daher kann das Gelenk nicht als eine Synchondrose betrachtet werden. Die Symphyse hingegen stellt eine feste fibröse und knorpelige Verbindung zwischen den beiden Schambeinen dar. Bei Gebärenden trifft man aber in diesem Gewebe unregelmäßig geformte Spaltbildungen an und mitunter eine zentral gelegene Kavität, die von Synovialgewebe begrenzt ist. Die Symphyse wird offenbar während der Geburt starken Spannungen ausgesetzt. Auf Grund dieser Beobachtungen behauptet FOCHEM (18) zu Recht, daß die Symphyse als eine Kombination aus Synchondrose-, Syndesmose- und einem wirklichen Gelenk angesehen werden kann.
Früher herrschte die Auffassung vor, daß sich der quere Durchmesser des Beckens während einer Geburt stark vergrößere, hauptsächlich durch eine bedeutende Erweiterung der Symphyse. Diese Ansicht wurde bereits von HIPPOKRATES vertreten und „disjunctio pelvica" genannt; sie war aber einfach nicht mehr als eine Hypothese, da eine der-

artige Veränderung objektiv nicht feststellbar war. Erst nach Einführung der Röntgendiagnostik hatte man die Möglichkeit, die Breite des Symphysenspaltes während der Schwangerschaft und Geburt objektiv zu registrieren.

Er beträgt bei Nichtgraviden zwischen 3 und 5 mm. Bereits sehr früh während der Schwangerschaft kommt es zu einer Auflockerung der Symphyse, die zu einer bereits im 4. Schwangerschaftsmonat nachweisbaren Verbreiterung führt. Ungefähr 2 Monate vor Ende der Schwangerschaft findet man eine Symphysenbreite von durchschnittlich 6 bis 8 mm. Die letzten beiden Schwangerschaftsmonate führen hingegen zu keiner weiteren Verbreiterung und zu einer nur unbedeutenden während der Geburt. Nach dem Partus kommt es zu einer sukzessiven, fast vollständigen Rückbildung, die innerhalb von 4 bis 5 Monaten abgeschlossen ist (1, 22). Es ist von Interesse, daß diese Verfasser nur während der Wehenpausen Aufnahmen machten und dabei keine Verbreiterung beobachteten. THORP u. FRAY (47) studierten die Breite der Symphyse auch während einer Uteruskontraktion und wiesen in knapp der Hälfte der Fälle eine Verbreiterung nach. Auch in den Iliosakralgelenken wurde eine Verbreiterung um 2 bis 3 mm während der Wehen nachgewiesen. Wir konnten diese Beobachtungen bei unseren Röntgenuntersuchungen während der Geburt bestätigen, aber die Verbreiterung sowohl der Symphyse als auch der Iliosakralgelenke war während der Passage des Kopfes durch das Becken sehr gering (3).

Diese Untersuchungen deuten darauf hin, daß während einer Geburt eine Vergrößerung der queren Durchmesser um einige Millimeter manchmal vorkommt. Bei der überwiegenden Mehrzahl der Frauen wird jedoch das Becken während der Geburt nicht so stark verformt, daß eine wesentliche Veränderung der Quermaße zustande käme.

Von größerer Bedeutung für die Verformung des Beckens während einer Geburt ist die Beweglichkeit in den Iliosakralgelenken. Seitdem LUSCHKA (30) nachgewiesen hatte, daß der Verbindung zwischen Sakrum und Ilium alle Charakteristika eines wirklichen Gelenks eignen, sind umfassende Untersuchungen durchgeführt worden, um das Ausmaß der Beweglichkeit in diesem Gelenk festzustellen.

Die Bewegung in den Iliosakralgelenken geschieht in Form einer Rotation um eine transversal verlaufende Achse, die im oder unmittelbar hinter dem Gelenk gelegen ist, in der Höhe des 2. Sakralwirbels (Abb. 2). Diese Rotationsbewegung beeinflußt vor allem die Lage der Symphyse. Sie wird in kraniokaudaler Richtung verschoben, was zu Veränderungen der Länge der sagittalen Durchmesser führt. Zum Nachweis der Beweglichkeit im Iliosakralgelenk und ihrer Bedeutung für die Verformung des Beckens sind nun verschiedene Untersuchungsmethoden zur Anwendung gekommen.

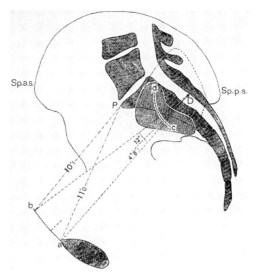

Abb. 2 Schematische Seitenansicht des Beckens. D Markiert den Drehpunkt für die Rotationsbewegung im Sakroiliakalgelenk. Die Linie zwischen a und b bezeichnet die Verschiebung der Symphyse. Die Conjugata vermindert sich um 0,9 cm, wenn die Symphyse sich von a nach b verschiebt (aus *G. Klein*: Z. Geburtsh. Gynäk. 21 [1891] 74)

Durch *Studien an der Leiche* konnte KLEIN (27) nachweisen, daß die Conjugata vera um etwa 6 mm länger wurde, wenn der Oberschenkel seine Haltung von einer starken Flexion im Hüftgelenk zu einer extremen Extension veränderte. Von KÜTTNER (28) machte eine ähnliche Studie an 3 Frauen, die während einer Geburt gestorben waren. Bei extremer Extension des Beins verlängerte sich die Conjugata vera um etwa 1 cm, während eine starke Beugung dazu führt, daß der sagittale Ausgangsdurchmesser um 1,5 bis 2 cm zunahm. Bereits diese Untersuchungen zeigen, daß die Beweglichkeit im Iliosakralgelenk eine größere Bedeutung für die Verformung des Beckenausgangs als des Beckeneingangs hat. Die Ursache dafür ist, daß die Bewegungsachse bedeutend näher am Promotorium, dem dorsalen Endpunkt der Conjugata vera liegt als an der Sakrumspitze, dem dorsalen Endpunkt des sagittalen Ausgangsdiameters.

Durch *Palpation* hat man versucht, sich ein Bild darüber zu machen, wie der sagittale Durchmesser von Lageveränderungen beeinflußt wird. WALCHER (48) bestimmte bei 6 graviden Frauen die Länge der Conjugata diagonalis bei im Hüftgelenk stark flektierten und bei überstreckten Beinen. Er fand, daß sie sich bei der letztgenannten Lage um knapp 1 cm erhöhte. THOMS (46) bestimmte bei 500 graviden Frauen den sagittalen Durchmesser des Beckenausgangs mit Hilfe eines Pelvimeters und fand bei 80% eine Erhöhung um mehr als 1 cm, wenn die Frau ihre Haltung von reiner Rückenlage zu extremer „Steinschnittlage" veränderte. Eine bedeutend bessere Möglichkeit, exakte Maße

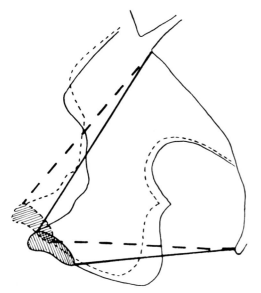

Abb. 3 Die Verschiebung der Symphyse bei der Frau in Walcherscher Hängelage und Lithotomiestellung. Die durchgezogene Linie markiert die Conjugata und den sagittalen Ausgangsdurchmesser, wenn die Frau sich in Walcherscher Hängelage befindet. Die gestrichelte Linie gibt die entsprechenden Durchmesser der Frau in Lithotomiestellung an

zu erhalten, ergeben *röntgenologische Untersuchungen.* SCHUMACHER (40) studierte die Walchersche Hängelage und fand, daß sich die Conjugata vera beim Übergang aus normaler Rückenlage in die Walchersche Hängelage nur um 1 mm vergrößerte, dagegen um 3 bis 4 mm bei Übergang in die Hängelage aus Steinschnittlage. Vom praktischen Gesichtspunkt aus hat natürlich nur der Vergleich mit der normalen Rückenlage eine Bedeutung. Dieses Ergebnis ist u. a. später von YOUNG (51) bestätigt worden. Offenbar führt die Walchersche Hängelage zu einer sehr unbedeutenden Verlängerung der Conjugata vera, weshalb es fraglich ist, ob diese für die Frau ermüdende Lage irgendeine größere praktische Bedeutung zur Erleichterung der Geburt hat.

BORELL u. FERNSTRÖM (3, 4) untersuchten röntgenologisch die Verformungsmöglichkeit des Beckens bei Nulliparae, frisch Entbundenen sowie 1 Jahr nach der Entbindung. Beim Übergang aus Walcherscher Hängelage in Steinschnittlage wurde in der Regel eine Verschiebung der Symphyse beobachtet, sowie eine gleichfalls dadurch hervorgerufene Veränderung in der Länge der sagittalen Durchmesser (Abb. 3). Bei frisch entbundenen Frauen stellte man die größten Verschiebungen fest. So fand man bei ihnen eine Verschiebung der Symphyse von mehr als 1 cm und in einigen Fällen bis zu 3 cm. Interessanterweise wurden bei einer kleinen Zahl frisch entbundener Patientinnen nur ganz unbedeutende Verschiebungen der Symphyse gemessen. Das weist darauf hin, daß es gravide Frauen gibt mit geringer oder fehlender Beweglichkeit in den Iliosakralgelenken. Bei Nulliparae sowie ein Jahr nach der Entbindung wurde dagegen nur ausnahmsweise eine Verschiebung über 1 cm und in keinem Fall über 1,5 cm gefunden.

Hinsichtlich der Conjugata vera ergab sich bei Walcherscher Hängelage nur eine relativ geringe Verlängerung gegenüber der Steinschnittlage. Zwischen den drei Gruppen bestand kein Unterschied. Im allgemeinen betrug die Verlängerung nur wenige Millimeter. Die Veränderungen am sagittalen Beckenausgangsdurchmesser waren hingegen durchaus faßbar. Bei Umlagerung der Frau aus normaler Rückenlage in Steinschnittlage verlängerte sich dieser Durchmesser bei einem Teil der Frischentbundenen um mehr als 2 cm. Der entsprechende Wert bei Nulliparae und bei Frauen, die nach Ablauf mindestens eines Jahres nach der Geburt untersucht wurden, betrug selten mehr als 0,5 cm und überstieg nie 1 cm.

Diese röntgenologischen Untersuchungen zeigen also, daß die Beweglichkeit der Iliosakralgelenke während einer Schwangerschaft bedeutend zunimmt und daß sie ferner vor allem den sagittalen Beckenausgangsdurchmesser beeinflußt. Ohne Zweifel ist die Körperhaltung der Frau in der Austreibungsphase von großer Bedeutung, insbesondere bei Fällen von leichtem Mißverhältnis. Die von vielen Eingeborenenfrauen benutzte Hockstellung ist sicherlich zweckmäßig, da der sagittale Ausgangsdurchmesser auf diese Weise am größten ist. Hat der kindliche Kopf Schwierigkeiten, den Beckenausgang zu passieren, sollte also eine extreme Steinschnittlage eingenommen werden.

Auch während des Geburtsverlaufs kommt es zu einer sukzessiven Verformung des Beckens. Das konnte in röntgenologischen Studien gezeigt werden, in denen sich der kindliche Kopf bei seitlichen Aufnahmen im Beckeneingang respektive im Beckenausgang befand (3). Bei diesen Aufnahmen hat die Frau konstant die gleiche Körperlage eingenommen. Das bedeutet, daß die beobachteten Verformungen nicht auf Lageveränderungen der Patientin, sondern auf der Wehentätigkeit und dem Eintritt des Kopfes ins Becken beruhen. In der Mehrzahl der Fälle wird die Beweglichkeit im Iliosakralgelenk so ausgenutzt, daß die Symphyse nach kaudal verschoben wird, wenn der Kopf den Beckeneingang und nach kranial, wenn er den Beckenausgang passiert (Abb. 4). Die größte Verschiebung der Symphyse betrug 2,5 cm.

Die Länge der Conjugata vera war stets am größten, wenn der Kopf den Beckeneingang passierte. Die Conjugata vera konnte eine Längenveränderung bis zu 1 cm erfahren, je nachdem, ob der Kopf den Beckeneingang oder den Beckenausgang passierte. Der sagittale Ausgangsdurchmesser vergrößerte sich beim Hindurchtreten des Kopfes ebenfalls. In einem Fall wurde eine Verlängerung

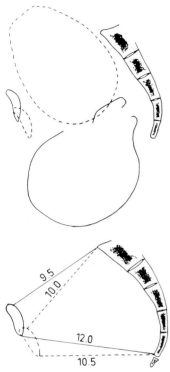

Abb. 4 Die obere Abbildung gibt die Lage der Symphyse an, wenn der Kindeskopf im Beckeneingang (gestrichelte Linie) bzw. im Beckenausgang (durchgezogene Linie) steht. Die untere Abbildung zeigt die Conjugata und den sagittalen Ausgangsdurchmesser, wenn der Kopf durch den Beckeneingang (gestrichelte Linie) und den Beckenausgang (durchgezogene Linie) tritt

um 2 cm beobachtet, verglichen mit der Länge dieses Diameters bei der Passage des Kopfes durch den Beckeneingang. Bei einigen anderen fand man einen Unterschied von mehr als 1 cm. Es ist bemerkenswert, daß bei einigen Fällen von protrahiertem Geburtsverlauf die Symphyse sich nur um wenige Millimeter und die sagittalen Durchmesser sich nur ganz unbedeutend veränderten. Dieser Hinweis auf ein steiles Becken konnte bei einer röntgenologischen Untersuchung post partum verifiziert werden. In einigen Fällen mit rascher Entbindung wurde ebenfalls nur eine geringe Verformung des Beckens beobachtet, obwohl bei einer Untersuchung einige Tage nach der Geburt eine erhebliche Beweglichkeit nachgewiesen wurde. Offenbar war in diesen Fällen bei der Passage des Kindes durch die Beckenhöhle keine nennenswerte Verformung erforderlich.

Diese Untersuchungen zeigen also, daß die Beweglichkeit in den Iliosakralgelenken auch ohne Hilfe irgendwelcher Lageveränderungen während der Geburt ausgenutzt wird. Die Ursache dafür liegt wahrscheinlich darin, daß der kindliche Kopf eine Verschiebung der Symphyse durch Druck bewirken kann. Wahrscheinlich führt jedoch vor allem das Pressen zu einer Verschiebung der Symphyse in kranialer Richtung durch eine Kontraktion der Rektusmuskulatur. Zweifellos wird die Verformung durch Lageveränderungen akzentuiert, wie man palpatorisch feststellen kann. Beugt die Frau während der Austreibungsperiode in einer Wehenpause die Schenkel kräftig gegen den Bauch, kann man fühlen, wie die Symphyse oft nach kranial verschoben wird und gleichsam über den kindlichen Kopf gestreift wird.

Unsere röntgenologischen Untersuchungen haben weiterhin gezeigt, daß vor der Drehbewegung in den Iliosakralgelenken ein vergleichsweise unbedeutenderes Gleiten in dorsoventraler Richtung auftreten kann. Dadurch wird die Symphyse nach vorne und hinten in der Sagittalebene verschoben. Diese Bewegung, die bei Beckenverengung von Bedeutung sein kann, ist früher bei Studien an der Leiche nachgewiesen worden (27, 32, 39). Diese Verschiebung erhöht natürlich vor allem die Länge der sagittalen Durchmesser; sie ist aber so gering, daß sie nur eine Veränderung von wenigen Millimetern hervorruft.

Die Fähigkeit des Beckens zur Verformung muß bei röntgenologischen Beckenmessungen ausreichend beachtet werden (4). Wird z. B. der sagittale Ausgangsdurchmesser auf einer seitlichen Aufnahme bestimmt, während der die Patientin flach auf dem Rücken oder mit leicht gebeugten Beinen liegt, erhält man einen Wert, der bis zu 2 cm kürzer sein kann als der, der während der Geburt erreicht wird. Deshalb sollte die seitliche Aufnahme am besten im Stehen gemacht werden, da hier ähnliche Beckenmaße vorliegen wie in Steinschnittlage. Diese Technik muß unbedingt angewendet werden in den Fällen, in denen eine Ausgangsverengung vermutet wird.

Vor allem durch die röntgenologischen Untersuchungen wurde gezeigt, daß vom geburtsmechanischen Gesichtspunkt aus die Verformung des Beckens eine bedeutend größere Rolle spielt als man bisher gedacht hat. Die queren Durchmesser unterliegen ganz kleinen Veränderungen, während sich die sagittalen Durchmesser, und da vor allem die des Beckenausgangs, ganz erheblich verlängern. Für die Prognose ist es wichtig zu wissen, wie stark ein Becken verformt werden kann. Es ist möglich, diese Frage durch Röntgenuntersuchung zu ermitteln. Ein steiles Becken mit kleinen Maßen und geringer Beweglichkeit in den Iliosakralgelenken ist natürlich prognostisch ungünstiger als ein ebenso großes Becken mit guter Beweglichkeit. Das geht auch aus unserem Material hervor. In einigen Fällen wurden nämlich die Patientinnen früher durch einen Kaiserschnitt entbunden, weil man den sagittalen Ausgangsdurchmesser mit 9 cm annahm. Die Messungen wurden auf seitlichen Aufnahmen vorgenommen bei Frauen, die sich in normaler Rückenlage befanden. Gegen Ende einer nachfolgenden Gravidität wurde die Beweglichkeit

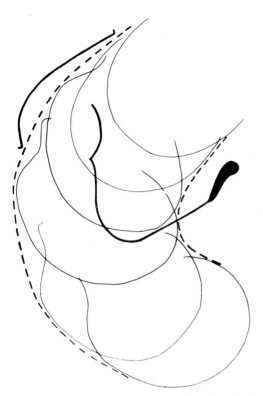

Abb. 5 Darstellung des Geburtskanals mit Hilfe von Röntgenbildern (seitliche Aufnahmen) zu verschiedenen Zeitpunkten der Entbindung. Durch Verbindung der vorderen bzw. hinteren Konturen des Kindeskopfes erhält man die Form des Geburtskanals (gestrichelte Linie)

in den Iliosakralgelenken bestimmt und erwies sich als so groß, daß der sagittale Ausgangsdurchmesser auf 10,5 bis 11 cm anstieg, wenn die Untersuchung im Stehen ausgeführt wurde. Die Ausgangsmaße wurden deshalb als ausreichend angesehen, was sich während der Geburt, die per vias naturales erfolgte, bestätigte.

Entwicklung und Topographie des Geburtskanals

Der Geburtskanal entwickelt sich sukzessive, wenn der vorangehende kindliche Teil heruntergedrängt wird und das untere Uterinsegment, Zervix und Vagina dilatiert. Während der Wehen verändert der Kanal seine Form und ist erst voll entwickelt, wenn der vorangehende Teil durch den Introitus vaginae hindurchtritt. In geburtshilflichen Lehrbüchern wird der Kanal fast immer so beschrieben und illustriert, wie er aussieht, wenn der Kopf gerade am Durchtreten ist. Allgemein hat man die Beschreibung akzeptiert, die von HODGE (23) und SELLHEIM (43) gegeben wurde. Diese Verfasser gaben an, daß der Geburtskanal in seinem oberen Teil vom Beckeneingang bis zur Höhe der Spinae ischiadicae einen geraden Verlauf hat. Danach biegt er nach vorne ab, verläuft teilweise im Schambogen, und sieht daher wie ein stark gebogenes, nach ventral konkaves Rohr aus.

Es sind vor allem zwei Methoden, die zum Studium des Geburtskanals angewendet wurden. Einmal hat man Gefrierschnitte von Becken gestorbener Frauen gemacht und zum anderen hat man den Verlauf des Geburtskanals durch Palpation zu bestimmen versucht. Diese Methoden geben jedoch kein vollständiges Bild. Viele Autoren haben sogar bedingungslos angenommen, daß der Kanal der Achse des knöchernen Beckens, der sog. Carusschen Linie, folgt. Eine objektive Methode, den Verlauf des Geburtskanals festzustellen, ist die, mit fortlaufenden Röntgenaufnahmen den Weg des kindlichen Kopfes vom Beckeneingang bis zum Austritt zu verfolgen (5). Auf ein durchsichtiges Papier zeichnet man das Sakrum, die Symphyse und die Kontur des Kopfes ein. Danach wird das Papier auf die der Reihe nach folgenden Röntgenbilder gelegt, in der Weise, daß die Kreuzbeinkonturen immer zusammenfallen. Vom jeweiligen Röntgenbild werden dann die Konturen des Kopfes auf das Papier übertragen. Dadurch erhölt man eine Abbildung des Geburtskanals. Dessen vordere und hintere Begrenzung wird dargestellt durch Tangenten, die die Konturen der abgezeichneten Köpfe zusammenfügen (Abb. 5). Des weiteren werden Bleimarkierungen so gesetzt, daß sie die vordere und hintere Begrenzung des Introitus vaginae anzeigen.

In verschiedenen Lehrbüchern wird, wie zuvor erwähnt, die Topographie des Geburtskanals durch eine von SELLHEIM (43) angefertigte Zeichnung demonstriert (Abb. 6). Die hintere Wand des Kanals folgt auf diesem Bild der Konkavität des Sakrums. Der distal von der Sakrumspitze gelegene Teil bildet eine direkte gleichmäßige Fortsetzung dieser gebogenen Linie. Die vordere Wand des Kanals verläuft zuerst hinter der Symphyse und biegt dann unmittelbar unter den unteren Symphysenrand stark nach vorne ab. Dadurch verläuft ein großer Teil des Kanals hoch oben im Schambogen. Die vordere Wand des Kanals endet unmittelbar unter und vor der unteren Kante der Symphyse, während die hintere sich weiter in kaudaler Richtung hinunterstreckt.

Unsere Untersuchungen an 20 Frauen, deren Kinder aus vorderer Hinterhauptslage entbunden wurden, ergaben ein anderes Bild von der Topographie des Geburtskanals (Abb. 7). In der Mehrzahl der Fälle verlaufen die vordere Kante des Sakrums und die hintere Wand des Kanals nicht parallel, sondern das Kreuzbein hat eine stärkere Biegung. Der Abstand zwischen Knochen und Geburtskanal wird dadurch ungefähr in Höhe der Mitte des Sakrums ziemlich groß, während der Kanal dicht am Promontorium und der Sakrumspitze

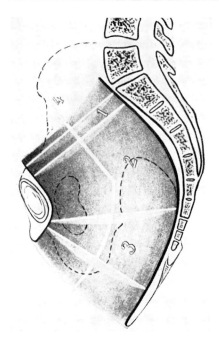
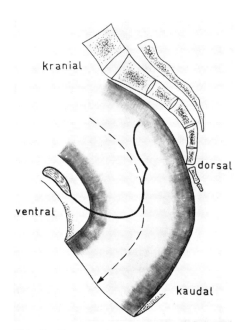

Abb. 6 Form und Achse des Geburtskanals und dessen Topographie zum knöchernen Becken (nach *Sellheim*)

Abb. 7 Form und Achse des Geburtskanals und dessen Topographie zum knöchernen Becken (nach *Borell* u. *Fernström*)

verläuft. In den Fällen, in denen das Kreuzbein eine geringere Konkavität aufweist oder gerade ist, verliefen die hintere Wand des Kanals und die vordere Begrenzung des Sakrum parallel mit geringem Abstand voneinander. Der distale Teil der hinteren Wand bildet in der Regel nicht eine direkte Fortsetzung der Konkavität des Sakrum, sondern verläuft bedeutend weiter kaudal.

Nach vorn zu ist der Abstand zwischen Geburtskanal und knöchernem Becken im allgemeinen größer als man früher dachte. Der Abstand zwischen der hinteren Begrenzung der Symphyse und der vorderen Wand des Kanals unterschreitet nie 1 cm. Die individuellen Variationen dieser Länge sind sehr gering. Zwischen der unteren Kante der Symphyse und dem Kanal ist der Abstand größer, mitunter bis zu 3 cm. Auch wenn der Schambogen bei großem Winkel geräumig ist, verläuft der Geburtskanal nie direkt am unteren Rand der Symphyse. Auch liegt keine Korrelation vor zwischen der Form des Schambogens und dem Abstand zwischen dem unteren Rand der Symphyse und der vorderen Wand des Kanals. Ist der Bogen breit, so kann der Abstand größer sein als bei spitzem Schambogen. Offenbar passiert nur ein kleiner Sektor des Geburtskanals den Arcus pubis; die Rolle des Winkels für den Geburtsmechanismus ist daher überschätzt worden.

Durch Beachten der Bleimarkierungen an der vorderen und hinteren Begrenzung des Introitus vaginae und ihrer Beziehung zum knöchernen Becken, konnte die Dehnung der Weichteile während der Austreibungsperiode beobachtet werden. Das vordere Bleistück verschob sich in der Regel um 3 bis 6 cm in ventraler Richtung. Die vordere Wand des Kanals verläuft also im distalen Anteil ein gutes Stück kaudal der Symphyse und endet nicht, wie man früher annahm, an ihrem unteren Rand. Das Bleistück, das die hintere Kommissur markiert, wird ungefähr im gleichen Maße nach ventral verschoben wie das vordere Bleistück, außerdem um 8 bis 11 cm nach kaudal. Es kommt also eine größere Dehnung zustande, insbesondere der hinteren Vaginalwand. Der Geburtskanal dehnt sich bedeutend weiter nach kaudal aus, als aus der Zeichnung SELLHEIMS hervorgeht. Eine Folge dieser starken Dehnung ist die, daß der kaudale Teil des Kanals, der distal vom sagittalen Ausgangsdurchmesser des knöchernen Beckens liegt, gut die Hälfte der Gesamtlänge ausmacht.

Der voll entwickelte Geburtskanal stellt eine Röhre dar, die in ihrem obersten Teil gerade verläuft, aber bereits wenige Zentimeter oberhalb der Spinae etwas in ventraler Richtung abbiegt. Das sog. Knie, der am meisten gebogene Teil des Kanals, reicht bis auf den Beckenboden und liegt also distaler als der sagittale Durchmesser des Ausgangs. Die röntgenologische Untersuchung hat somit SELLHEIMS Auffassung nicht bestätigen können, nach der das Knie in Höhe der Spinalebene liegt. Das ist vom geburtsmechanischen Gesichtspunkt aus sehr bedeutsam, wenn man erklären soll, warum der kindliche Kopf seine 2. Drehung macht. Die Ausweitung und Dehnung der Weichteile wird zuerst von der Fruchtblase, genauer von dem Teil der Amnionhöhle hervorgerufen, der distal vom vorangehenden Kindsteil gelegen ist. Während der Wehen dilatiert diese Vorblase sukzessive die Zervix, die zu großen Teilen aus einem fibrösen Bindegewebe besteht. Durch Anbringen von Bleimarken an der vorderen und hinteren Muttermundslippe konnte FOCHEM und NARIK (19) auf Röntgenaufnahmen zeigen, daß der Muttermund bei Beginn der Wehentätigkeit nicht nur dilatiert wurde, sondern während der Wehen auch um 1 bis 6 cm in kaudaler Richtung verschoben wurde. Nach vollständiger Eröffnung trat der kindliche Kopf durch den äußeren Muttermund, der sich dann in kranialer Richtung zurückzog unter gleichzeitiger Verminderung der Dilatation. Im Endstadium der Eröffnungsphase wird die stark erweiterte Zervix deutlich über den kindlichen Kopf gezogen, wie ein Strumpf über den Fuß.

Nach dem Blasensprung ist es der kindliche Kopf, der die Weichteile dilatiert, wobei die Vaginalwände gewöhnlich sehr nachgiebig sind. Es werden zum Teil auch die außerhalb des Kanals gelegenen Weichteile erweitert. So wird der Levatorenschlitz verbreitert, was praktisch immer zu Rupturen dieser Muskeln führt. Nach Geburten findet man dementsprechend oft narbige Bezirke im Muskelgewebe (25, 37). Der Blasenhals verändert unter der Geburt seine Lage ebenfalls und wird nach vorne gegen die Symphyse und in nur geringem Grad in kranialer Richtung verschoben (31). Der dorsal des Urethralabgangs gelegene Teil des Blasenbodens wird während einer Geburt nach vorne und aufwärts gepreßt und gegen den unteren Teil der Bauchhöhle zu verschoben. Diese Autoren, die ihre Röntgenstudien nach Kontrastfüllung von Harnblase und Urethra ausführten, fanden keine Verlängerung der Urethra. Sie untersuchten jedoch nur solange, bis der Kopf den Beckenboden erreicht hatte.

Anpassungsveränderungen bei der Frucht

Die Verformung des Kopfes

Der kindliche Kopf wird während der Geburt durch Verschiebung verschiedener Schädelknochen verformt. Unsere Kenntnisse über Art und Weise dieser Verformung waren bisher mangelhaft. In geburtshilflichen Lehrbüchern wird lediglich hervorgehoben, daß der kindliche Kopf plastisch ist und eine Verformung zuläßt. Deren Entstehung und Bedeutung wird jedoch nicht näher beschrieben. MOLOY (33) fertigte frühestens eine Stunde nach der Geburt Röntgenaufnahmen des kindlichen Schädels an und zog aus seinen Untersuchungen den Schluß, daß der Kopf bei einer normalen Geburt wenig oder gar nicht verformt wird,

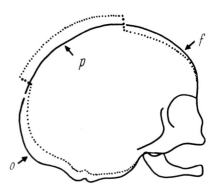

Abb. 8a Schematische Seitenansicht eines Kindeskopfes; durchgezogene Linie = nicht konfigurierter Kopf; gestrichelte Linie = konfigurierter Kopf; f = Stirnbein; p = Scheitelbein; o = Hinterhauptbein

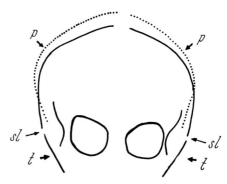

Abb. 8b Schematische Vorderansicht des Kindeskopfes; durchgezogene Linie = nicht konfigurierter Kopf; gestrichelte Linie = konfigurierter Kopf; p = Scheitelbein; t = Schläfenbein; sl = Sutura lateralis

während bei Beckenverengungen eine Verschiebung der Scheitelbeine festzustellen ist. BORELL und FERNSTRÖM (8, 9) haben in 27 Fällen die Verformung des kindlichen Kopfes während normaler und pathologischer Geburten anhand von röntgenologischen Kontrollen aufgezeigt. Aus diesen Untersuchungen resultierte ein besseres Verständnis des Geburtsmechanismus, und es wurde gezeigt, daß die Verformung des Schädels bei einer normalen Geburt verschieden ist von der, die bei einem Mißverhältnis zu beobachten ist.

Die Verformung der Schädelknochen

Die vordere Hinterhauptslage

In allen untersuchten Fällen änderte der kindliche Kopf im Verlauf der Geburt seine Form in charakteristischer Weise. Das Ausmaß der Verformung variierte jedoch erheblich. Die beiden Scheitelbeine wurden, verglichen mit dem Stirn- und dem Hinterhauptbein, herausgepreßt. Dadurch entstand eine Niveauverschiebung zwischen den Knochen, die die Kranz- und die Lambdanaht begrenzen. Da

Der Geburtsmechanismus 10.65

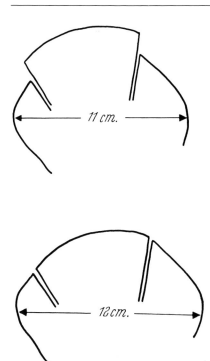

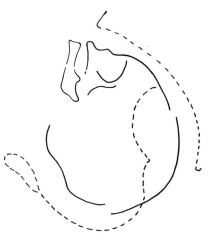

Abb. 10 Die Konfiguration des Kopfes in der oberen Hälfte des Geburtskanals; deutliches Hervorschieben des Scheitelbeins

Abb. 9 Schematische Seitenansicht des Schädels. Die untere Abb. zeigt einen nicht konfigurierten Kopf mit einem frontookzipitalen Durchmesser von 12 cm. Die obere Abb. zeigt, daß der Durchmesser sich um 1 cm vermindern kann, wenn das Scheitelbein herausgehoben wird

beide Scheitelbeine in gleichem Ausmaß „hervorgeschoben" wurden, entstand dagegen keine Niveauverschiebung im Bereich der Pfeilnaht. Bei lebendem Kind wurde in keinem Fall ein Übereinanderschieben der Schädelknochen beobachtet, nicht einmal bei extremer Verformung. Das Scheitelbein ist oben breiter als unten, so daß es Trapezform hat. Dadurch ist es möglich, daß sich Stirn- und Hinterhauptsbein bei der „Vorschiebung" der Scheitelbeine einander nähern können, ohne unter die Scheitelbeine gepreßt werden zu müssen (Abb. 8).
In einigen Fällen war es möglich, den occipitofrontalen Durchmesser sowohl beim nicht verformten als beim maximal verformten Kopf zu messen (Abb. 9); und zwar verringerte er sich bei der „Vorschiebung" der Scheitelbeine bis zu 1 cm. Der kindliche Kopf wird dadurch auf eine vom geburtsmechanischen Gesichtspunkt aus offenbar günstige Weise verformt, d. h. der führende Diameter so vermindert, daß der Durchtritt durch den Geburtskanal erleichtert wird.
Außer der eben genannten Verformung treten auch noch andere Lageveränderungen der Schädelknochen auf. Sie waren jedoch nicht so ausgesprochen wie die „Vorschiebung" der Scheitelbeine und deshalb auf den Röntgenaufnahmen schwerer zu entdecken. Wenn das Scheitelbein in kranialer

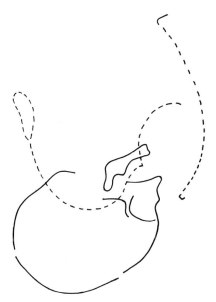

Abb. 11 Der Kopf in der unteren Hälfte des Geburtskanals gelegen; keine Konfiguration sichtbar (vgl. Abb. 10)

Richtung herausgepreßt wird, verbreitert sich gleichzeitig die Sutura lateralis. Oft beobachtet man dann auch eine Niveauverschiebung zwischen den Knochen, die diese Naht begrenzen, wobei das Scheitelbein immer unter dem Niveau des Schläfenbeins liegt (s. Abb. 8b).
Der Grad der Verformung wechselte mit dem Stand des Kopfes im Geburtskanal (Abb. 10, 11 und 12). Eine deutliche „Vorschiebung" der Scheitelbeine konnte z. T. bereits nachgewiesen werden, wenn der Kopf noch im Beckeneingang stand. Sie tritt jedoch immer auf, wenn sich die Leitstelle dicht oberhalb oder in Höhe der Spinalebene befindet. Die stärkste „Vorschiebung" beider Schei-

telbeine sieht man, wenn der führende Teil des kindlichen Kopfes durch einen Raum hindurchtritt, der oben von den Spinae und unten von den Tubera begrenzt ist (s. Abb. 10). Wenn der Kopf das knöcherne Becken passiert hat und nur noch im Weichteilkanal liegt, verringert sich die Verformung oder sie verschwindet sogar ganz (s. Abb. 11). Mitunter kommt eine erneute „Vorschiebung" zustande, wenn der Kopf soweit geboren ist, daß die Scheitelbeine ganz in der Vulva gelegen sind und die Weichteile rund um den Introitus vaginae den Kopf komprimieren (s. Abb. 12).

Diese Verformungen entstehen nicht dadurch, daß der kindliche Kopf während der Passage durch den Geburtskanal mit dem knöchernen Becken in Berührung kommt. Auch bei deutlichem Abstand zwischen knöchernem Becken und Schädelknochen wurde eine stärkere Verformung festgestellt. Diese Beobachtung wird durch Untersuchungen von LINDGREN (29) unterstützt. Er führte während der Geburt intrauterine Druckmessungen in den unteren Uterusanteilen durch und fand den höchsten Tonus innerhalb des Berührungsgürtels des kindlichen Kopfes. Bei einem Teil der Patientinnen mit besonders schmerzhaften Wehen fand LINDGREN, daß der Tonus in dieser Zone sehr hoch war. In einigen Fällen konnten wir die Verformung des Kopfes bei hypertonem Uterus studieren und fanden dabei ausgesprochene „Vorschiebungen" der Scheitelbeine (Abb. 13). Bei einigen Patientinnen mit Wehenschwäche war der Kopf dagegen nur wenig verformt. Wahrscheinlich übt der hohe Tonus im Bereich des Berührungsgürtels einen zirkulären Druck auf den Kopf aus und verursacht dadurch die oben beschriebene Verformung.

LINDGREN zeigte ferner, daß der Tonus innerhalb des Uterusteils, der den größten Umfang des fixierten kindlichen Kopfes umgibt, bei einer Kontraktion erheblich ansteigt. Es wäre deshalb naheliegend, anzunehmen, daß die Verformung während der Wehe bedeutend stärker würde, was wir aber nicht beobachten konnten. Die Erklärung hierfür ist wahrscheinlich darin zu suchen, daß der kindliche Kopf während der Wehe weiter in noch nicht gedehnte Weichteile vorgeschoben wird, die dem Hervortreten der Scheitelbeine einen Gegendruck entgegensetzen und dadurch eine weitere Verformung verhindern.

Wenn der kindliche Kopf den äußeren Mutter-

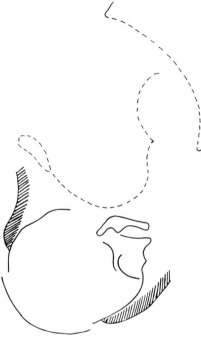

Abb. 12 Der größere Teil des Kopfes ist geboren, und das Scheitelbein hervorgeschoben (vgl. Abb. 10 u. 11)

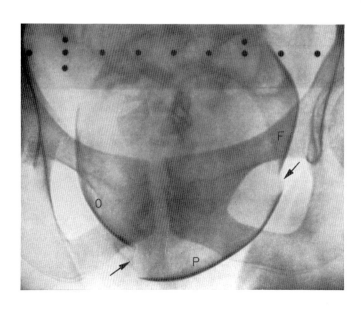

Abb. 13 Die Verformung des Kindeskopfes bei starkem Tonus im unteren Uterinsegment. Starke Vorschiebung des Scheitelbeins (P). Die Pfeile bezeichnen die Sutura coronalis und die Sutura lambdoidea. Eine ausgesprochene Niveauverschiebung beobachtet man vor allem zwischen den Knochen der letztgenannten Suturen

mund passiert hatte und nur noch von Vaginalwand umgeben war, verringerte sich die Verformung oder sie verschwand völlig. Das läßt sich zwanglos dadurch erklären, daß der Kopf die Zone mit dem hohen Tonus verlassen hat und nun dem Druck der Scheidenwand unterliegt, der gleichmäßig verteilt ist. Beim Durchtritt des kindlichen Kopfes durch den Introitus vaginae wiederholt sich die „Vorschiebung" der Scheitelbeine. Diese Verformung entsteht wahrscheinlich rasch und kann schädlich sein, wenn sie stärkere Ausmaße annimmt. Hierdurch ist vielleicht zu erklären, daß Hirnschäden öfter in den Fällen auftreten, in denen keine Episiotomie vorgenommen wurde, was u. a. von HALLER u. Mitarb. (20) nachgewiesen wurde.

Die beschriebene Verformung führt zu einer Streckung der Falx cerebri und zu einer Dehnung des Tentorium cerebelli. Schon HOLLAND (24) hat diese intrakranialen Veränderungen als mögliche Ursache für Hirnblutungen hervorgehoben. Solche Blutungen sollen insbesondere bei stärkerer „Vorschiebung" der Scheitelbeine entstehen, was dann der Fall ist, wenn der Tonus im unteren Uterinsegment hoch ist. Wahrscheinlich erklärt das die zerebralen Schäden, die bei Geburten auftreten, bei denen keinerlei Mißverhältnisse diagnostiziert wurden.

Die Deflexionslage

Der kindliche Kopf wird bei Stirn- und Gesichtslage in charakteristischer Weise verformt (Abb. 14). In sämtlichen von uns röntgenologisch untersuchten Fällen wurden die Scheitelbeine im Vergleich zum Niveau von Stirn- und Hinterhauptsbein, während der Wehentätigkeit eingeschoben (11). Diese Verformung, die man bereits zu Beginn der Geburt sieht, ist also gerade umgekehrt wie bei Flexionslage, bei der das Scheitelbein herausgepreßt wird. Durch diese Verformung wird der führende Durchmesser – bei Stirnlage der mentoparietale oder der mentobregmatische und bei Gesichtslage der trachelobregmatische oder tracheloparietale – kleiner und die Geburt in günstiger Weise beeinflußt. In diesem Zusammenhang soll hervorgehoben werden, daß der mentookzipitale Durchmesser bei Stirnlagen nie führend ist, was manchmal in der Literatur behauptet wird.

Die Weichteile des Kopfes und ihre Verformung

Kopfgeschwulst = Caput succedaneum

Die Kopfgeschwulst, durch eine Stase mit Ödem bedingt, entsteht im Geburtskanal am tiefstgelegenen Teil des Kindes. Man kann deshalb bei Schädellagen nach der Geburt anhand der Kopfgeschwulst feststellen, wie die Einstellung des Kopfes gewesen war. Eine große Kopfgeschwulst deutet

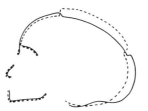

Abb. 14 Skizze, die die Konfiguration des Kopfes bei der Hinterhauptslage (gestrichelte Linie) und bei Stirn- und Gesichtslage (durchgezogene Linie) zeigt

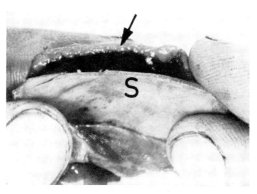

Abb. 15a Caput succedaneum und der darunterliegende Knochen (S). Ein hämorrhagisches Ödem hat sich zwischen dem subkutanen Fett (Pfeil) und dem Schädelknochen gebildet

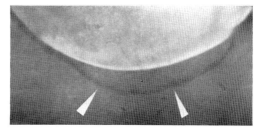

Abb. 15b Röntgenaufnahmen vom Caput succedaneum beim geborenen Kind. Die dunkle Linie bezeichnet das subkutane Fett der Geburtsgeschwulst (unbezeichnete Pfeile)

darauf hin, daß der Geburtswiderstand beträchtlich war.

In der Regel pflegt sich die Kopfgeschwulst nicht vor dem Blasensprung auszubilden. Nach dem Blasensprung kommt der kindliche Kopf in direkten Kontakt mit der erweiterten Zervix und der Wand des äußeren Muttermundes, die einen beträchtlichen Gegendruck ausüben. Dadurch werden Blut- und Lymphabfluß in dem Teil der Weichteile des kindlichen Kopfes behindert, der innerhalb des Muttermundes gelegen ist. Die Ödemflüssigkeit sammelt sich vor allem in dem Gewebsraum, der zwischen Periost und subkutanem Gewebe gelegen ist (Abb. 15). Nachdem der kindliche Kopf den

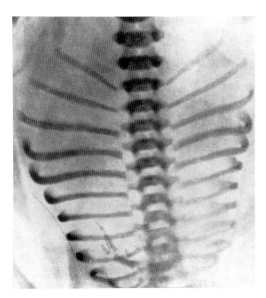

Abb. 16a Anteroposteriore Aufnahme des Thorax, der den Geburtskanal noch nicht passiert hat. Die erste bis neunte Rippe bilden mit der Brustwirbelsäule einen Winkel von 90 Grad

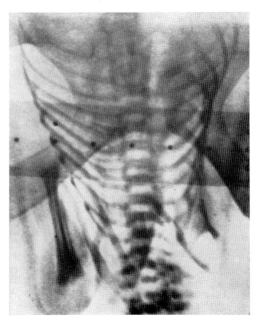

Abb. 16b Anteroposteriore Aufnahme des Thorax, der den Geburtskanal passiert. Die erste bis achte Rippe bilden nun mit der Brustwirbelsäule einen Winkel von ungefähr 60 Grad

Muttermund passiert hat, pflegt sich die Geburtsgeschwulst nicht mehr zu vergrößern. Nach der Entbindung wird das Ödem resorbiert und die Geburtsgeschwulst verschwindet in der Regel nach einigen Tagen.

Kephalhämatom

Das Kephalhämatom, das vom Caput succedaneum zu unterscheiden ist, besteht aus einer Blutung zwischen Schädelknochen und Periost. Das Hämatom ist deshalb auf einen Knochen begrenzt und schließt an der Nahtgrenze ab. Die Diagnose ist leicht zu stellen. Das Hämatom entwickelt sich gewöhnlich am 2. oder 3. Lebenstag. Es kann 1 bis 2 Monate dauern, bis es völlig resorbiert ist. Am Rande des Hämatoms wird das Blut schneller resorbiert als im Zentrum.

Die Verformung des Brustkorbes

Wenn sich der Brustkorb noch oberhalb des Beckeneingangs befindet, bilden die untersten Rippen einen Winkel von ungefähr 60 Grad, die übrigen einen von 90 Grad zur Brustwirbelsäule (Abb. 16a). Passiert der Thorax das kleine Becken, kommt es zu einer Kompression und damit zu einer Verkleinerung der genannten Winkel (Abb. 16b; (12)). Unmittelbar nach dem Durchtritt des Kopfes befindet sich der Thorax noch im kleinen Becken, und zwar entweder im queren, schrägen oder geraden Durchmesser. Die Kompression des Thorax führt dazu, daß das Sekret aus den Luft-

wegen des Kindes ausgepreßt wird. Die Brustwirbelsäule ist in diesem Augenblick in der Regel noch gerade, manchmal beobachtet man jedoch in den unteren Teilen der Hals-, und in den oberen Teilen der Brustwirbelsäule eine unbedeutende Biegung gegen die vordere Wand des Geburtskanals. Die Ursache dafür liegt darin, daß der Geburtskanal nach Austritt des Kopfes seine Form ändert. Vor diesem Zeitpunkt zeigt er eine nahezu rechtwinklige Biegung nach vorne. Die distal des „Knies" gelegenen Teile bestehen aus den stark ausgedehnten Weichteilen. Unmittelbar nach dem Austritt des Kopfes retrahieren sich diese Weichteile, wobei der Geburtskanal sich verkürzt und zugleich weniger gebogen ist (Abb. 17). Dadurch wird der Körper des Kindes in fast rein kaudaler Richtung geboren; und folgt somit nicht wie der Kopf der kaudal und ventral gerichteten Führungslinie.

Der Geburtsverlauf bei Flexionslage

Die Drehungen des kindlichen Kopfes und ihre Ursachen

Beim Durchtritt durch den Geburtskanal führt der Kopf verschiedene Drehungen aus. Auf diese Weise passiert er das kleine Becken auf die bestmögliche Weise nach dem Prinzip des geringsten Widerstandes. Diese Drehungen konnten in überzeugen-

der Weise durch Röntgenuntersuchungen objektiviert werden. Viele der alten durch Palpationstechnik und Modellexperimente gewonnenen Vorstellungen mußten dabei revidiert werden (5, 6, 10, 11, 14, 38, 45).
Mit Hilfe der stereoskopischen Technik studierten STEELE u. JAVERT (45) die Haltung des Kopfes vor der Fixierung im Beckeneingang und vor Wehenbeginn. Die Pfeilnaht stand dabei in der Regel im queren Durchmesser, der Kopf war jedoch etwas nach vorne gegen die Symphyse zu geneigt. Das hintere Scheitelbein ragt dann stärker in den Beckeneingang hinein, so daß ein hinterer Asynklitismus (Litzmannscher Asynklitismus) entsteht. Mit Einsetzen der Wehentätigkeit tritt das vordere Scheitelbein tiefer und hinter die Symphyse; die Einstellung wird synklitisch. Wenn der Kopf die Spinalebene erreicht hat, steht das vordere Scheitelbein etwas tiefer als das hintere, und es besteht also ein vorderer (Naegelescher) Asynklitismus (Abb. 18). Auch bei normalen Geburten entsteht dabei oft ein beträchtlicher Asynklitismus. Ist dieser sehr ausgeprägt, erhebt sich die Frage, ob die Einstellung nicht pathologisch ist, und ob daher nicht ein Mißverhältnis verantwortlich zu machen ist. Dieses Problem muß geklärt werden.

Die erste Rotation
(Flexion; erste Haltungsdrehung)

Die erste Drehung des Kopfes ist von RYDBERG (38) eingehend untersucht worden. Er konnte zeigen, daß die allgemein übliche Beschreibung nicht richtig ist. Man nahm früher an, daß der Kopf bei dieser Drehbewegung kräftig flektiert und das Kinn gegen den Thorax gepreßt wird. Dadurch soll der Bezirk um die kleine Fontanelle zur Leitstelle werden. RYDBERG (38) hebt mit Recht hervor, daß bei vaginaler oder rektaler Palpation zwar festgestellt werden kann, wie tief die kleine und die große Fontanelle im Becken stehen, daß jedoch diese Untersuchung keine Aufschlüsse über eine Flexion im Halsbereich gibt. Hier können nur Röntgenuntersuchungen weiterhelfen.
RYDBERG meint, daß in erster Linie die Haltung des Kopfes im Beckeneingang diskutiert werden sollte, wobei er von „positionaler Flexion" spricht. Er nimmt dabei nur Bezug auf den Winkel zwischen dem mentookzipitalen Durchmesser und dem oberen Teil der Beckenachse. Er unterscheidet zwischen schlechter, mäßiger (Winkel ca. 40 Grad), bedeutender (Winkel ca. 20 Grad) sowie vollständiger „positionaler Flexion", wenn Durchmesser und Beckenachse zusammenfallen. Bei 53 Fällen mit fixiertem kindlichen Kopf wurde vor Wehenbeginn eine Röntgenuntersuchung ausgeführt. Nur bei 7 lag eine vollständige Flexion vor. Die meisten wiesen jedoch einen Winkel von weniger als 20 Grad auf, d. h., daß die „positionale Flexion" in der Regel gut entwickelt ist. In diesen Fällen stellt sich der subokzipitobregmatische

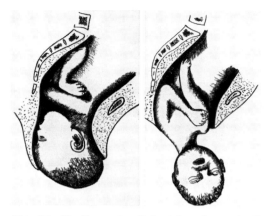

Abb. 17 Die Form des Geburtskanals unmittelbar vor und nach dem Durchtritt des Kopfes

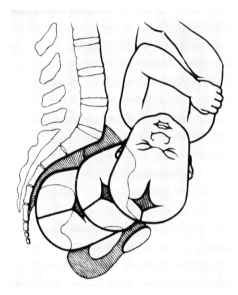

Abb. 18 Die Einstellung des Kindeskopfes in verschiedenen Teilen des Geburtskanals. Im Beckeneingang liegt oft ein hinterer Asynklitismus – und weiter unten im Geburtskanal nicht selten ein vorderer Asynklitismus vor (aus: *K. B. Steele, C. T. Javert:* Surg. Gynec. Obstet. 75 [1942] 477)

Durchmesser, also der kleinste des kindlichen Kopfes, ein.
Um die Haltung des kindlichen Kopfes zur Halswirbelsäule vor und bei Geburtsbeginn zu studieren, wurden weitere röntgenologische Untersuchungen durchgeführt. RYDBERG (38) bestimmte dabei den Winkel zwischen der Halswirbelsäule und einer Linie, die den vorderen Rand des Foramen magnum mit dem vorderen Alveolarfortsatz der Maxilla verband. Es wurden drei Gruppen unterschieden, in denen der Winkel weniger als, größer als oder genau 90 Grad betrug. Vor der Geburt betrug er bei 36 von 53 untersuchten Fällen mehr als 90 Grad. In keinem Fall war der Kopf deutlich

flektiert. Erst nach Beginn der Wehentätigkeit und Eintritt des Kopfes in die Beckenhöhle verstärkte sich die Flexion. Sie ist normalerweise dann ausgeprägt, wenn die Leitstelle tiefer steht als die Spinalebene. Man beobachtet gelegentlich eine maximale Flexion in einem Winkel von ca. 60 Grad. Interessanterweise hat das Kind in praktisch allen Fällen eine gerade oder lordotische Halswirbelsäule, bevor der Kopf die 2. Drehung durchgeführt hat.

RYDBERG schließt daraus, daß die erste Rotation (Flexion) selten auftritt, solange sich der kindliche Kopf im Beckeneingang befindet, daß er aber in der Regel unter zunehmender Flexion in das Becken eintritt. Der mentookzipitale Durchmesser folgt dann im wesentlichen parallel zu der Achse der Beckenhöhle. Erst wenn der Kopf die Spinallinie erreicht hat, ändert das Kind seine Haltung, indem sich die vor Geburtsbeginn nach dorsal konvexe Halswirbelsäule nun streckt. Nur im Ausnahmefall ist aber die Kyphose der Halswirbelsäule so stark, daß das Kinn den Thorax berührt.

Die zweite Rotation
(Erste Stellungsdrehung)

Unter zweiter Drehung versteht man die rechtwinklige Drehung des kindlichen Kopfes vor Erreichen des Beckenbodens. Dadurch kommt die Pfeilnaht in den geraden Durchmesser. Sie steht dann parallel zum geraden Durchmesser des Beckenausgangs. Wird das Hinterhaupt nach vorne gedreht, entsteht eine vordere Hinterhauptslage, während man von einer hinteren Hinterhauptslage spricht, wenn sich das Gesicht nach vorne dreht. Hinsichtlich des Entstehungsmechanismus dieser Drehung sind verschiedene Hypothesen aufgestellt worden.

Nach einer der ältesten Ansichten soll die zweite Rotation eine Folge der Drehung der Schulterbreite vom geraden in den queren Durchmesser sein (13, 17, 36). Diese Erklärung kann jedoch nicht stimmen, weil wir auf den Röntgenaufnahmen sehen, daß diese Drehung des Kopfes fast immer derjenigen der Schultern vorausgeht (7, 10).

Nach der Meinung von SELLHEIM (41, 43) und RYDBERG (38) ist die starke Biegung des Geburtskanals nach vorne von wesentlicher Bedeutung für die zweite Rotation. Ersterer erklärt sie damit, daß der Hals des Kindes nicht gleich leicht nach allen Seiten gebogen werden kann. Eine Dorsalflektion läßt sich am leichtesten ausführen, während eine Lateral- und Ventralflexion einen Spannungszustand am Hals hervorruft. Wenn kindlicher Kopf und Hals durch das Knie des Geburtskanals hindurchtreten, muß eine Beugung zustande kommen, wobei der im queren Durchmesser stehende Kopf in erster Linie nach lateral flektiert wird. Im Hals entsteht dabei eine Spannung derart, daß der Kopf Tendenz hat, mit dem Okziput nach vorne in den geraden Durchmesser zu rotieren. Der Kopf kann sich dann nach dorsal flektieren, wodurch die Spannung im Gewebe abnimmt. RYDBERG (38) dagegen meint, daß die Bohnenform des kindlichen Kopfes von ausschlaggebender Bedeutung für das Zustandekommen der zweiten Rotation sei. Bei der Passage des Kopfes durch den gebogenen Teil des Geburtskanals entsteht eine starke Spannung in der elastischen Kanalwand. Durch die Drehung des Kopfes nimmt diese Spannung ab. Die konkave Nackenpartie des kindlichen Kopfes kommt dabei gegen die konvexe vordere Wand des „Knies" zu liegen.

Gegen beide Hypothesen können verschiedene Einwände erhoben werden. Der schwerwiegendste ist, daß beide Verfasser von falschen Voraussetzungen ausgehen. Sie besprechen nämlich die Rotation, indem sie von der Form des fertig entwickelten Geburtskanals ausgehen. Diese Form bekommt der Kanal aber erst dann, wenn der kindliche Kopf im Begriff ist, durch den Introitus vaginae auszutreten. Die Rotation muß jedoch zu der Form des Kanals in Beziehung gesetzt werden, wie wir ihn im Augenblick der Drehung vorfinden. Zu diesem Zeitpunkt ist nach Untersuchungen von BORELL und FERNSTRÖM in der überwiegenden Zahl der Fälle der dilatierte gebogene Teil des Geburtskanals noch gar nicht entwickelt, sondern nur dessen obere fast gerade Hälfte (s. Abb. 5).

Da also der gebogene Teil eindeutig noch keine Bedeutung hat, ist es naheliegend, an Faktoren außerhalb der Wand des Geburtskanals als Faktoren für die zweite Rotation zu denken. Das knöcherne Becken scheint als auslösendes Moment ohne Bedeutung zu sein, obwohl sich ja auch kleine kindliche Köpfe in gleicher Weise drehen, die sich in nachweislichem Abstand vom knöchernen Becken befinden. In dem Bereich, in dem Rotation erfolgt, befindet sich die Levatormuskulatur, und es spricht viel dafür, daß diese Strukturen beim Zustandekommen der zweiten Rotation eine Rolle spielen. Diese Annahme wird durch unsere Beobachtungen gestützt, daß die Drehung bei Mehrgebärenden weiter distal stattfindet als bei Erstgebärenden. Das läßt sich dadurch erklären, daß die Levatoren, wie schon erwähnt, während der ersten Entbindung geschädigt wurden und nicht mehr das gleiche Kontraktionsvermögen besitzen, sondern schlaff und überdehnt sind.

Die Levatoren begrenzen eine Öffnung im Beckenboden, die einen größeren sagittalen als transversalen Durchmesser hat und ventral schmäler ist als dorsal. Die Rotation ist wahrscheinlich eine Anpassung des ovalen kindlichen Kopfes an die außerhalb der Wand des Geburtskanals gelegenen Strukturen. Der Kopf dreht sich in den geraden Durchmesser, wenn der Levatorenspalt passiert werden soll. Daß sich bei dieser Rotation der Nacken des Kindes in der Regel nach vorne dreht, kann darauf beruhen, daß die Nackenpartie einen geringeren Querdurchmesser als die übrigen Par-

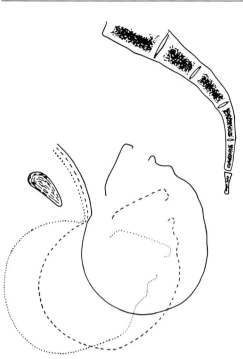

Abb. 19 Die 3. Drehung des Kindeskopfes nach früherer Auffassung. Der subokzipitale Teil des Kindeskopfes stützt sich gegen die untere Symphysenkante. Im Zusammenhang mit dem Durchtritt des Kopfes geschieht eine kräftige Deflexion

tien des Schädels hat und sich deshalb besser in den schmalen ventralen Teil der Levatoröffnung einpassen kann.

Die dritte Rotation
(Zweite Haltungsdrehung)

Die angeführten Beobachtungen über die Form des voll entwickelten Geburtskanals erlauben auch nicht, die bisherige Auffassung vom Mechanismus der dritten Drehbewegung beizubehalten. Die allgemeine Ansicht besagt, daß die Deflexion dann eintritt, wenn der biparietale Durchmesser des kindlichen Kopfes die Höhe der Tubera ischiadica erreicht hat. Der Kopf würde dann im atlantookzipitalen Gelenk und dem oberen Teil der Halswirbelsäule deflektiert (Abb. 19). Der Nacken des Kindes soll sich gegen den unteren Rand der Symphyse stemmen, und die Drehung vollzieht sich nun um eine transversal verlaufende Achse, die unter dem unteren Symphysenrand gelegen ist. Dabei wird zuerst der Scheitel, dann die Stirn und danach das Gesicht geboren.

Gegen diese allgemein akzeptierte Ansicht kann verschiedenes eingewandt werden. Schon gegen Ende des 19. Jahrhunderts hob der schottische Arzt MURRAY (34) hervor, daß der Kopf während der Dorsalflexion der Halswirbelsäule sukzessive aus dem Geburtskanal herausgeschoben wird. Durch verschiedene Modellversuche zeigte JONES

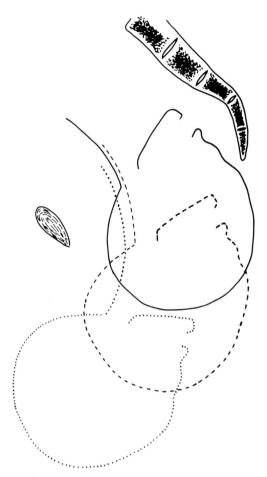

Abb. 20 Die 3. Drehung des Kopfes nach *Borell* u. *Fernström*. Der Kopf ist die ganze Zeit flektiert und gleitet sukzessive durch den distalen Teil des Geburtskanals heraus. Durchgezogene Linie = der Kopf auf dem Beckenboden; gestrichelte Linie = ein großer Teil des Kopfes ist im Introitus vaginae zu sehen; punktierte Linie = der größte Teil des Kopfes ist durchgetreten

(26), daß sich nach der zweiten, jedoch noch vor der dritten Rotation die kindliche Halswirbelsäule nach rückwärts beugt. Diese Bewegung soll eine notwendige Voraussetzung für eine spätere Dorsalflexion im atlantookzipitalen Gelenk sein.

Unsere Röntgenuntersuchungen haben gezeigt, daß die dritte Rotation auf eine bisher nicht bekannte Weise verläuft (6). Wenn der kindliche Kopf mit seiner Leitstelle den Beckenboden erreicht hat und in Höhe der Sitzbeinhöcker steht, hat er das Knie des Geburtskanals noch nicht passiert (Abb. 20). Die zweite Rotation ist aber schon ausgeführt und der Kopf stark flektiert. Lediglich in der unteren Hals- und der oberen Brustwirbelsäule ist eine unbedeutende Dorsalflexion festzustellen. Auch wenn der Kopf tiefer tritt und das Knie des Geburtskanals passiert, wird die Flexion zwischen Hals und Kopf beibehalten. Um den Durchtritt durch das Knie zu ermöglichen, kommt

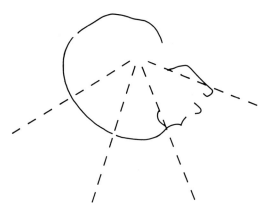

Abb. 21 Schematische Skizze des Kindeskopfes. Die Abbildung zeigt, welche Teile sich bei der Scheitel-, Stirn- bzw. Gesichtslage darstellen

es aber zu einer Dorsalflexion in der unteren Hals- und der oberen Brustwirbelsäule. Diese Haltung wird bis zur Geburt des Kopfes und der Retraktion der Weichteile beibehalten (s. Abb. 20). Indem der Kopf den ganzen distalen Teil des Geburtskanals in Flexion passiert, wird ständig der vorteilhafteste Durchmesser, nämlich der subokzipitobregmatische, ausgenutzt, und die Weichteile der Mutter der geringsten Spannung ausgesetzt. Das Kind wird kontinuierlich vorangeschoben, aber ohne daß eine Drehbewegung um eine unter der Symphyse gelegene Achse beobachtet werden konnte. Diese Beobachtung über die Passage des Kopfes durch den distalen Teil des Geburtskanals und den Introitus vaginae haben praktische Konsequenzen. So erscheint es nicht richtig, bei Zangenextraktionen den Zangengriff im Endstadium so stark anzuheben, daß er fast den Bauch der Patientin erreicht. Statt dessen sollte man in allen Phasen der Operation in der Richtung des Geburtskanals extrahieren, was in der Endphase eine Traktion in ventraler Richtung bedeutet.

Die vierte äußere Rotation
(Zweite Stellungsdrehung)

Beim Durchtritt des Kopfes steht die Pfeilnaht gewöhnlich im geraden Durchmesser. Sie dreht sich aber unmittelbar nach dem Austritt des Kopfes um 90 Grad, so daß sie wieder im queren Durchmesser steht. Das kommt daher, daß der kindliche Körper während der Beckenpassage im Prinzip die gleichen Rotationsbewegungen ausführt wie der Kopf.

Geburtsverlauf bei Deflexionslagen

Der Geburtsmechanismus bei Stirn- und Gesichtslagen ist früher hauptsächlich mittels rektaler und vaginaler Palpation und anderer Beobachtungen unter der Geburt sowie durch Studien am kindlichen Kopf nach der Geburt untersucht worden. Diese Methoden können jedoch nur begrenzte Aufschlüsse über den Geburtsmechanismus liefern, da in der Regel nur ein kleiner Teil des kindlichen Kopfes der Untersuchung zugänglich ist. Bessere Informationen erhält man durch das Studium von Röntgenaufnahmen. In 16 Fällen von Deflexionslagen wurden ein- oder mehrmals während der Geburt Röntgenaufnahmen angefertigt. Die erzielten Ergebnisse brachten hinsichtlich des Geburtsmechanismus einige neue Gesichtspunkte (11).

Wie aus Röntgenabbildungen und schematischen Zeichnungen in geburtshilflichen Lehrbüchern und anderen Publikationen hervorgeht, besteht Uneinigkeit über die Definition von Stirn- und Gesichtslage. Nach unserer Definition ist bei der Gesichtslage der Bereich zwischen Glabella und dem Kinn Leitstelle, während sich bei Stirnlage der Bereich zwischen der großen Fontanelle und der Glabella in den Geburtskanal einstellt (Abb. 21, 22, 23). Es kommen jedoch auch Kopfhaltungen vor, bei denen sowohl ein Teil der Stirn als auch der obere Teil des Gesichts führend sind. Derartige Deflexionslagen sollten zweckmäßig Stirn-Gesichtslagen genannt werden.

In der Regel stellt sich eine Deflexionslage im Beckeneingang als Stirn- oder Scheitellage ein. Erst im distalen Abschnitt des Geburtskanals verstärkt sich dann die Deflexion, wobei zuerst eine Stirn-Gesichts-Lage und später eine reine Gesichtslage entsteht. Diese Bewegung kann man als die erste Rotation bei Deflexionslage ansehen. In seltenen Fällen kann sich jedoch die Deflexionslage im Beckeneingang noch spontan in eine Flexionslage umwandeln (11, 44).

Durch die zweite Rotation des Kopfes entwickelt sich bei diesen beiden Formen aus der Deflexionslage eine dorsoposteriore Lage: das Kinn kommt dann hinter die Symphyse zu liegen. Dreht sich das Kinn jedoch nach hinten, so kann das Kind nicht tiefer treten und es entsteht in der Regel ein absolutes Geburtshindernis. Ein Kopf, der nicht die Möglichkeit zu weiterer Deflexion hat, kann den gebogenen Teil des Geburtskanals nicht passieren. In seltenen Fällen kann zwar die Geburt in dorsoanteriorer Lage erfolgen; Voraussetzung hierfür ist allerdings ein kleiner kindlicher Kopf und ein gerader Verlauf des Kanals, was durch Anlegen von bilateralen großen Perineotomien erreicht werden kann.

Die zweite Rotation vollzieht sich bei Stirn- und Gesichtslagen im gleichen Beckenniveau wie bei der Flexionslage, nämlich zwischen der Spinalebene und der Höhe der Tubera. Das spricht ebenfalls dafür, daß sie von der Muskulatur des Beckenbodens, vor allem von den Levatoren, induziert wird. Die dritte Rotation erfolgt nach unseren Beobachtungen auf andere Weise als bisher angenommen wurde. Man sieht keinerlei Flexionsbewegung zwischen Kopf und Hals, sondern die maximale Defle-

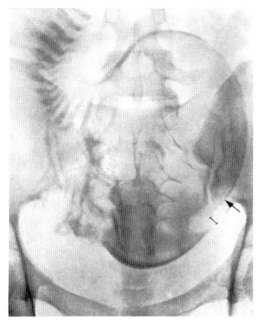

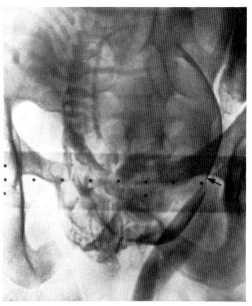

Abb. 22 Röntgenaufnahme vom Kindeskopf, der in Stirnlage durch den Beckeneingang tritt. Das Gebiet zwischen Glabella und der großen Fontanelle ist führend. Zu beachten ist die Verformung des Kopfes mit Eindrücken des Scheitelbeins gegenüber dem Stirnbein (Pfeil)

Abb. 23 Röntgenaufnahme mit dem Kindeskopf in Gesichtslage. Führend ist der Bezirk zwischen Glabella und Unterkiefer. Zu beachten ist die Verformung des Kopfes mit Eindrücken des Scheitelbeins gegenüber dem Stirnbein (Pfeil)

xion wird z. B. bei der Gesichtslage während der ganzen Passage durch den distalen Teil des Geburtskanals und den Introitus vaginae beibehalten (Abb. 24). Der vordere Teil des Halses stemmt sich also nie gegen den unteren Rand der Symphyse und kann somit auch nicht als Hypomochlion für eine Flexionsbewegung des Kopfes dienen. Hingegen beobachtet man eine Flexion im unteren Teil der Hals- und oberen Teil der Brustwirbelsäule, wenn der Kopf den gebogenen Teil des Geburtskanals passiert. Dieser Mechanismus bei der dritten Rotation ist also im Prinzip mit dem bei Hinterhauptslage vergleichbar. Wie oben gezeigt wurde, passiert nämlich der Kopf auch dabei den Geburtskanal in unveränderter Flexionshaltung. Bei der Stirnlage wird die Deflexion ebenfalls beibehalten, wenn der Kopf durch den distalen Teil des Geburtskanals und die Vaginalöffnung hindurchtritt.

Bei Gesichtslage stellt sich der vorteilhafte tracheloparietale Durchmesser ein, der nur unbedeutend länger ist als der okzipitobregmatische bei vorderer Hinterhauptslage. Infolgedessen ist der Geburtsverlauf im allgemeinen günstig.

Bei der Stirnlage soll sich nach weit verbreiteter Ansicht der mentookzipitale Durchmesser einstellen, wobei der ungünstigste Umfang des Kopfes zum funktionierenden Planum wird. Unsere Beobachtungen zeigen jedoch, daß sich bei Stirnlage immer der günstigere mentoparietale oder mentobregmatische Durchmesser einstellt (Abb. 25). Der

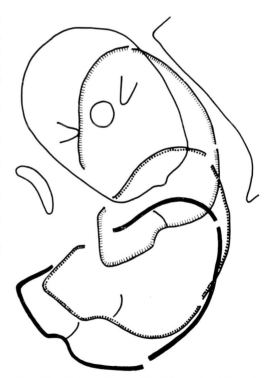

Abb. 24 Schematische Abbildung des Kindeskopfes nach Röntgenaufnahmen des kleinen Beckens in einem Falle von Gesichtslage. Der Kopf ist während der ganzen Passage durch den Geburtskanal stark deflektiert. Keine Flexionsbewegung während des Durchtritts

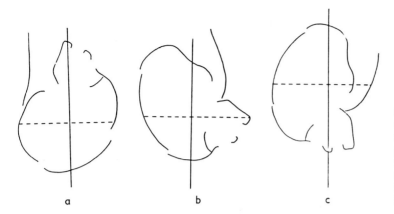

Abb. 25 Schematisches Bild über den Durchmesser des Kopfes bei den verschiedenen Lagen. **a** Hinterhauptslage: subokzipitobregmatischer Durchmesser, **b** Stirnlage: mentoparietaler Durchmesser, **c** Gesichtslage: tracheloparietaler Durchmesser

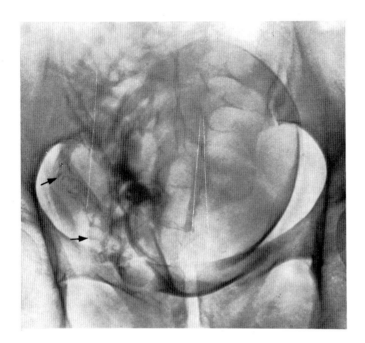

Abb. 26 Röntgenaufnahme bei einer Stirnlage. Das Kind sperrt den Mund kräftig auf. Die unbezeichneten Pfeile markieren den Ober- und Unterkiefer

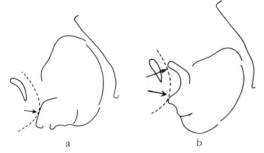

Abb. 27 Zeichnung, die illustriert, wie die Wand des Geburtskanals die Einstellung des Kindeskopfes bei Deflexionslage beeinflußt. Die unbezeichneten Pfeile zeigen, in welcher Richtung die Wand im Geburtskanal ihren Druck auf den Unterkiefer ausübt. **a** Der Mund des Kindes ist geschlossen. Der Druck bewirkt, daß die Stirnlage in eine Gesichtslage übergeht. **b** Offener Mund. Der Druck bewirkt die vorliegende Stirnlage

mentookzipitale Durchmesser ist mit etwa 2 cm deutlich länger als die beiden letztgenannten. Unsere Beobachtungen stimmen mit der von SELLHEIM (43) vertretenen Ansicht überein.

Bei einem kleinen Teil der Fälle mit Stirneinstellungen bleibt die Deflexion während der ganzen Geburt unverändert bestehen. Vom geburtsmechanischen Standpunkt aus ist es schwer verständlich, warum Stirnlagen manchmal bestehen bleiben und nicht immer entweder in Gesichts- oder in Hinterhauptslagen übergehen. Nach AHLFELD (2) soll die Ursache dafür in einem leichten Mißverhältnis zwischen kindlichem Kopf und knöchernem Becken liegen. Unsere Untersuchungen stützen diese Theorie nicht. Die Ursache scheint vielmehr darin zu liegen, daß das Kind den Mund weit geöffnet hat, wobei der Unterkiefer gegen den Hals gepreßt wird (Abb. 26 u. 27). In allen Fällen mit Stirnlage konnten wir auf Röntgenbildern diesen Befund erheben. Bei allen übrigen Fällen war der Mund geschlossen. Dadurch, daß der Mund geöffnet ist, verhindert der starke Druck der Wände des Geburtskanals eine Haltungsänderung im Sinne einer extremen Deflexion oder einer Flexion, und der kindliche Kopf wird statt dessen in einer Mittelstellung fixiert. Vom therapeutischen Gesichtspunkt aus ist es wichtig, diesen Mechanismus zu kennen. Die adäquate Korrekturoperation besteht darin, den Unterkiefer manuell gegen den Oberkiefer herunterzuziehen und den Mund dadurch zu schließen (11; Abb. 28). Nach einer solchen Korrektur geht die Stirnlage leicht in eine Gesichtslage über und die Geburt wird rasch beendet.

Ungewöhnliche Einstellungen und Drehungen des Kopfes

Hoher Geradstand und okzipitoposteriore Einstellung

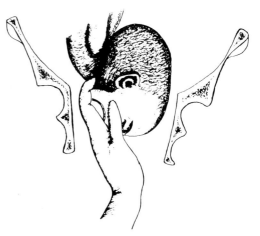

Abb. 28 Manuelle Korrektur der bestehenden Stirnlage durch Schließen des Mundes des Kindes

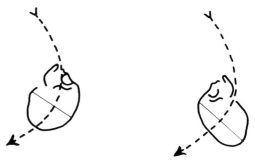

Abb. 29 Schematische Zeichnung, die zeigt, daß bei der vorderen Hinterhauptslage sich der subokzipitobregmatische Durchmesser (links) und bei flektierter dorsoposteriorer Einstellung der bedeutend größere frontookzipitale Durchmesser (rechts) einstellt

Wenn sich der Kopf nicht im queren Durchmesser in den Beckeneingang einstellt, sondern die Pfeilnaht parallel zur Sagittalebene verläuft, so handelt es sich um einen hohen Geradstand. Die Einstellung kann dabei eine dorsoanteriore oder häufiger eine dorsoposteriore sein. In etwa 20% der Fälle liegt dem hohen Geradstand ein anthropoides Becken zugrunde, d. h. ein Becken, dessen sagittaler Durchmesser im Eingang länger ist als der transversale. Es ist nicht richtig, in einem solchen Fall die Einstellung als pathologisch zu bezeichnen, denn der Kopf paßt sich beim Geradstand am besten der Form des Beckens an. Es ist also falsch, in diesem Fall die Einstellung zu korrigieren. In 9 von 10 Fällen rotiert der Kopf, wenn er unter die Spinalebene getreten ist, um ca. 135 Grad nach vorne, wobei das Okziput gegen die Symphyse zu liegen kommt. Erfolgt keine Drehung, bleibt also die dorsoposteriore Einstellung bestehen, so ist der Geburtsverlauf oft protrahiert. Der Kopf wird dann stark flektiert. Trotzdem führt der okzipitofrontale Durchmesser, wodurch das Perineum stärker gedehnt wird als bei der vorderen Hinterhauptslage mit ebenfalls flektiertem Kopf, bei der aber der bedeutend kleinere subokzipitobregmatische Durchmesser führt (Abb. 29). Die Erklärung dafür, daß sich bei dorsoposterioren oder dorsoanterioren Lagen verschiedene Schädeldurchmesser einstellen, obwohl der Kopf in beiden Fällen kräftig flektiert ist, ist wahrscheinlich folgende: Wenn das Kind das Knie des Geburtskanals passiert, muß eine Biegung des Körpers erfolgen. Nach JONES (26) und unseren Untersuchungen (6) geschieht dies im unteren Teil der Hals- und im oberen Teil der Brustwirbelsäule unter Beibehalten einer starken Flexion des Kopfes. Bei einer dorsoanterioren Lage kann die Dorsalflexion dieser Teile der Wirbelsäule so ausgesprochen sein, daß der subokzipitobregmatische Durchmesser die ganze Zeit führt. Steht der stark flektierte kindliche Kopf hingegen in dorsoposteriorer Lage, muß der untere Teil der Hals- und der obere Teil der Brustwirbelsäule statt dessen nach ventral gebogen werden. Diese Ventralflexion kann allerdings nicht sehr ausgeprägt werden, so daß der kindliche Kopf sich mit dem frontookzipitalen Durchmesser einstellt.

Bei dorsoposterioren Lagen mit sagittaler Pfeilnaht tritt oft eine Wehenschwäche auf, so daß wehenstimulierende Mittel verabreicht werden müssen. Die Geburt kann auch durch eine Episiotomie oder Perineotomie beschleunigt werden. Manchmal wird in diesen Fällen der Partus durch eine Beckenverengung erschwert, zuweilen eigentümlicherweise durch ein plattverengtes Becken. Weniger erstaunlich ist es, wenn bei einem Trichterbecken mit kleinem querem Durchmesser der Kopf in okzipitoposteriorer Lage tiefertritt.

Tiefer Querstand

In manchen Fällen kann die zweite Rotation (erste Stellungsdrehung) ausbleiben, und der Kopf erreicht den Beckenboden mit querverlaufender Pfeilnaht: man spricht dann vom tiefen Querstand. Da die zweite Rotation durch die Levatormuskulatur induziert zu sein scheint, kann man sich die Entstehung des tiefen Querstandes in den Fällen erklären, bei denen Risse im muskulären Beckenboden aufgetreten sind. Darüber hinaus kommt der tiefe Querstand mitunter auch bei engem Beckenausgang – kleiner Interspinal- und Intertuberardiameter – vor. Die Spinae können dabei den kindlichen Kopf an Stirn und Nacken in dieser Lage fixieren.

Eine weitere Ursache für den tiefen Querstand ist die Wehenschwäche. Die Uteruskontraktionen vermögen den Kopf nicht weit genug im Geburtskanal voranzutreiben, um die zweite Drehung auszulösen. Durch Stimulation der Wehentätigkeit mit Oxytocin kommt eine Drehung zustande.

Der Durchtritt der Schultern und des Thorax durch den Geburtskanal

Auch die Einstellung und die Drehung der Schultern im Geburtskanal sind mit Hilfe von Röntgenuntersuchungen ermittelt worden (7). Wenige Zentimeter oberhalb des Beckeneingangs steht die Schulterbreite im allgemeinen im sagittalen Durchmesser. Die Schultern führen dann ihre *erste Drehung* durch und passieren den Beckeneingang im schrägen oder queren Diameter, jedoch in ungefähr 20% der Fälle im geraden. Wenn die Schultern die Höhe der Spinae ischiadicae erreicht haben, beobachtet man fast nie eine Einstellung im geraden, sondern meist im schrägen oder queren Durchmesser. Die erste Drehung der Schultern wird wahrscheinlich durch die zweite Rotation des Kopfes verursacht. In 15 von 17 Fällen konnten wir nämlich auf Röntgenaufnahmen zeigen, daß die zweite Drehung des Kopfes vor der ersten der Schultern erfolgte.

Wenn die Schultern den tiefsten Teil des Geburtskanals erreicht haben und ganz außerhalb des knöchernen Beckens liegen, haben sie sich in der Regel in den geraden Durchmesser zurückgedreht; eine Bewegung, die wir *zweite Drehung* der Schultern genannt haben. Viele Autoren meinen, daß diese Bewegung durch dieselben Kräfte hervorgerufen wird, die auch die zweite Drehung des Kopfes verursachen. Wenn das der Fall wäre, müßte aber die Drehung des Kopfes bzw. der Schultern innerhalb des gleichen Abschnitts des Geburtskanals erfolgen. Das ist nicht der Fall. Die zweite Drehung des Kopfes findet in der Mehrzahl der Fälle proximal von dem am meisten gebogenen Teil des Geburtskanals statt, die zweite Drehung der Schultern jedoch distal von diesem Bereich. Die Ursachen dieser beiden Drehungen scheinen deshalb nicht die gleichen zu sein.

Wahrscheinlich wird die zweite Drehung der Schultern dadurch hervorgerufen, daß auch der Thorax sich beim Durchtritt durch den am meisten gebogenen Teil des Geburtskanals mit dem Rücken nach lateral dreht. SELLHEIM (41) hat eine Erklärung für diese Drehung des Thorax gegeben. Er zeigte nämlich, daß der Thorax ein viel größeres Biegungsvermögen in lateraler als in dorsaler Richtung besitzt. Damit der Thorax durch den oft stark gebogenen Teil des Geburtskanals hindurchtreten kann, ist es offenbar notwendig, daß er sich in eine Lage dreht, in der sein besseres Biegungsvermögen nach lateral ausgenutzt wird. Auch unsere Untersuchungen sprechen dafür, daß SELLHEIMS Annahme richtig ist. In der Mehrzahl der Fälle zeigte sich nämlich, daß die zweite Drehung der Schultern erst zustande kam, wenn der mittlere Teil des Thorax den am meisten gebogenen Teil des Geburtskanals passierte. Diese Drehung des Thorax verursacht also nicht nur die zweite Drehung der Schultern, sondern auch die äußere des Kopfes.

In seiner Beschreibung des Geburtsmechanismus hebt SELLHEIM (42) hervor, daß das Hinaufschieben der Schultern gegen den Kopf wichtig ist, weil der kindliche Körper dadurch eine Form erhält, die die Geburt des Kindes erleichtert. In einer röntgenologischen Studie über die Haltung des Kindes unter der Geburt zeigte WARNEKROS (50) jedoch, daß SELLHEIMS Auffassung nicht richtig ist, sondern daß die Schultern kaudal gepreßt dem Thorax eng anlagen. Nach unseren Untersuchungen kommt dem Schultergürtel eine große Beweglichkeit zu, die unter der Geburt ausgenützt wird. Die Schultern verändern ihre Lage zum Thorax oft, da sie sich immer an die Raumverhältnisse im Geburtskanal anzupassen suchen. Meistens liegen die Schultern in der Lage, die WARNEKROS (50) beschrieb, und nur in Ausnahmefällen – in nur 6 von 40 – so, wie es SELLHEIM vermutete.

SELLHEIM (42) gab weiterhin an, daß die Unterarme flektiert an der Vorderseite des Thorax lagen. In 12 Fällen haben wir Lage und Stellung der Arme beurteilen können. Nur in der Hälfte lagen die Arme auf die von SELLHEIM (42) angegebene Art. In den übrigen Fällen waren die Arme mehr oder weniger gestreckt.

Vom geburtsmechanischen Standpunkt aus ist es von Interesse zu wissen, wo sich die Schultern kurz vor, während und unmittelbar nach der Geburt des Kopfes befinden. Auch zur Beantwortung dieser Frage sind Röntgenuntersuchungen geeignet (7). Wenn der Kopf mit seiner Leitstelle den Beckenboden erreicht hat, eine Ebene, die die Tubera ischiadica tangential schneidet, befinden sich die Schultern unmittelbar über oder im Beckeneingang. Wenn der Kopf durch den Introitus vaginae

Der Geburtsmechanismus

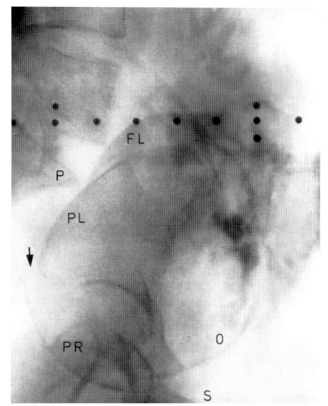

Abb. 30a u. b Unter der Geburt aufgenommene Röntgenbilder zeigen ein stark flachverengtes Becken mit dem Kindeskopf im Beckeneingang
a Seitliche Aufnahme. FL = linkes Stirnbein, PL = linkes Scheitelbein, PR = rechtes Scheitelbein, O = Hinterhauptsbein, P = Promontorium, S = Symphyse. Der unbezeichnete Pfeil zeigt die Niveauverschiebung in der Sutura sagittalis. Vorderer Asynklitismus.

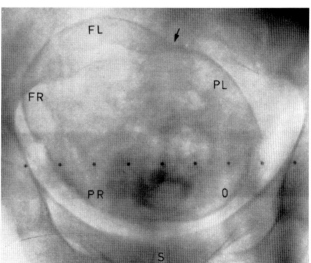

b Frontalaufnahme. FL = linkes Stirnbein, FR = rechtes Stirnbein, PL = linkes Scheitelbein, PR = rechtes Scheitelbein, O = Hinterhauptsbein.

auszutreten beginnt, liegen die Schultern gewöhnlich oberhalb oder in der Spinalebene. In manchen Fällen finden sich in diesem Stadium der Geburt die Schultern jedoch noch im Beckeneingang. Die Erklärung dafür dürfte eine ausgesprochene Strekkung des kindlichen Halses, sowie eine Senkung der Schultern sein. Unmittelbar nach der Geburt des Kopfes befinden sich die Schultern zwischen einer Ebene in Höhe der Spinae ischiadicae und einer Ebene, die 2 bis 3 Querfinger unter den Tubera ischiadica gelegen ist.

Der Geburtsverlauf bei engem Becken

Bei *mäßig plattem Becken,* bei dem das Promontorium in die Beckenhöhle hineinragt, passiert der Kopf den Beckeneingang im allgemeinen in Scheitellage. Der biparietale Durchmesser, der größte quere Durchmesser des kindlichen Schädels, der bis zu 9,5 cm erreicht, passiert dadurch seitlich der engsten Stelle zwischen Promontorium und Sym-

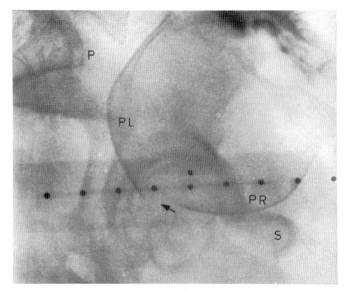

Abb. **31a u. b** Unter der Geburt aufgenommene Röntgenbilder. Mäßig flachverengtes Becken mit dem Kindeskopf im Beckeneingang
a Seitliche Aufnahme. P = Promontorium, PL = linkes Scheitelbein, PR = rechtes Scheitelbein, S = Symphyse. Niveauverschiebung in der Sutura sagittalis (unbezeichneter Pfeil).

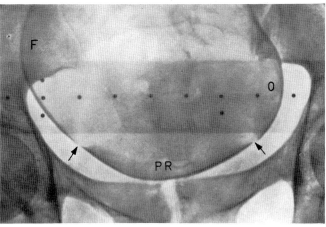

b Frontalaufnahme. F = Stirnbein, PR = rechtes Scheitelbein, O = Hinterhauptsbein. Keine Niveauverschiebung der Knochen bis zur Sutura coronalis und lambdoidea (unbezeichneter Pfeil).

physe. Die Conjugata vera wird deshalb von der schmaleren Schläfenbreite (bitemporaler Durchmesser ca. 8 cm) passiert. Bei vaginaler oder rektaler Palpation erreicht man bei dieser Einstellung die große und die kleine Fontanelle gleich leicht. Charakteristisch ist, daß der Kopf nicht selten in asynklitischer Lage eintritt und dann gewöhnlich mit einem vorderen Asynklitismus.
Bei sehr kurzer Conjugata vera reicht der Raum seitlich von ihr für den biparietalen Durchmesser nicht aus. In derartigen Fällen wird der Schädel sehr stark verformt und der biparietale Durchmesser legt sich so in den schrägen Durchmesser, daß der hintere Tuber parietale auf der einen Seite der Mittellinie und der vordere auf der anderen liegt. Die Form des Kopfes gleicht sich somit derjenigen des Beckeneingangs an. Beide haben ein nierenförmiges Aussehen. In derartigen Fällen wird der Kopf mehr flektiert als früher angenommen wurde (Abb. 30a u. b).
Bei den *trichterförmig verengten Becken* kann der kindliche Kopf die engen Stellen nur passieren, wenn er sich in maximaler Flexion einstellt. In einem Teil der Fälle kann der Kopf leichter ein im Beckenausgang überwiegend querverengtes Becken passieren, indem er in dorsoposteriorer Stellung durchtritt. Die schmale Schläfenbreite passiert dann den kurzen Abstand zwischen Spinae und Tubera ischiadica. Diese Fälle bedeuten für den Damm oft eine große Belastungsprobe. Nicht selten entstehen beträchtliche Rupturen. Mitunter verbleibt die Pfeilnaht im queren Durchmesser, wenn der Kopf auf Grund der Verengung keine Möglichkeit zu seiner zweiten Drehung hat. Das Ergebnis ist ein tiefer Querstand.
Bei Beckenverengungen wird die normale Verformung des Kopfes auf eine für die verschiedenen Typen charakteristische Weise verändert. Die pathologische Verformung entsteht, wenn der Kopf die enge Stelle des Beckens passiert. Sie ist vor allem durch eine Niveauverschiebung in der Pfeilnaht und in der intraokzipitalen Synchondrose gekennzeichnet. Erstere muß 4 mm übersteigen, um sicher als pathologisch angesehen zu werden. Die

Der Geburtsmechanismus

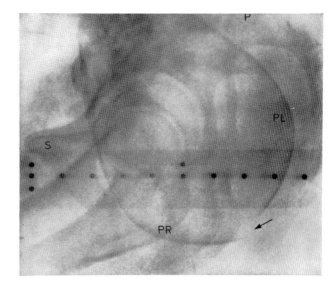

Abb. 32 Röntgenaufnahme während des Geburtsverlaufs. Trichterbecken. Der Kindeskopf steht kräftig flektiert auf dem Beckenboden
a Seitliche Aufnahme. PL = linkes Scheitelbein, PR = rechtes Scheitelbein, P = Promontorium, S = Symphyse. Bei dem unbezeichneten Pfeil Niveauverschiebung in der Sutura sagittalis.

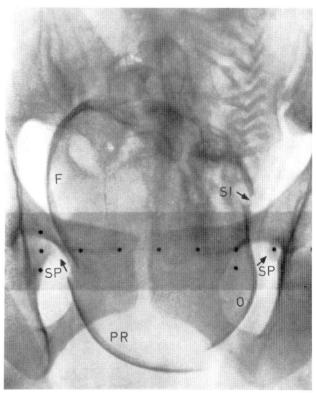

b Frontalaufnahme. F = Stirnbein, PR = rechtes Scheitelbein, O = Hinterhauptsbein, SI = intraokzipitale Synchondrose mit bedeutender Niveauverschiebung, SP = Spinae ischiadicae. Das rechte Scheitelbein ist stark herausgeschoben, was zu erheblicher Niveauverschiebung in der Sutura coronalis und der Sutura lambdoidea geführt hat

Ursachen einer normalen und einer pathologischen Verformung des Kopfes sind ganz verschieden. Die normale Verformung wird nach dem früher Gesagten vom Tonus der Wände des Geburtskanals hervorgerufen, während die pathologische dadurch entsteht, daß der kindliche Kopf gegen das knöcherne Becken gepreßt wird.

Beim *platten Becken* passiert der Kopf, wie gesagt, den Beckeneingang im queren Durchmesser. Dabei stößt entweder das vordere Scheitelbein gegen die Symphyse oder das hintere gegen das Promontorium, was eine Niveauverschiebung in der Pfeilnaht nach sich zieht. Im Zusammenhang damit trifft man oft einen vorderen oder hinteren Asynklitismus an. Wesentlich für den Geburtsmechanismus ist die Niveauverschiebung in der Pfeilnaht, die in einigen von unseren Fällen bis zu 2 cm betrug (Abb. 31a u. b). Diese Verformung ist sicher von großer Bedeutung bei der Passage des biparietalen Durchmessers durch die enge Stelle des Beckens. Wenn das eine Scheitelbein tiefer in der Beckenhöhle steht als das andere, verringert sich der

10.80 Die Geburt

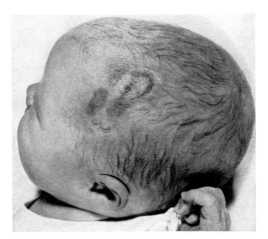

Abb. 33 Der Kopf eines Kindes nach der Geburt durch ein stark plattverengtes Becken. Auf der linken Seite sieht man Drucknekrosen bis zur Sutura coronalis

größte quere Durchmesser des Kopfes, was auch schon von SELLHEIM (41, 43) erkannt wurde. In zwei Fällen haben wir im Moment der größten Niveauverschiebung eine Verkleinerung des größten Kopfdurchmessers um nahezu 1 cm feststellen können.

Auch bei *Verengung im Beckenausgang* wird die normale Verformung des Kopfes auf charakteristische Weise verändert. Bei Hinterhauptslagen tritt zu der normalen Verformung eine Niveauverschiebung in der Pfeilnaht hinzu (Abb. 32 a). In allen von uns untersuchten Fällen mit Beckenausgangsverengung erreichte der Kopf den Beckenboden im queren Durchmesser. Das hintere Scheitelbein konnte nicht so weit tiefertreten wie das vordere, weil die Sakrumspitze es daran hinderte. Dadurch entstand die Niveauverschiebung in der Pfeilnaht. Wie schon erwähnt, tritt in diesen Fällen eine starke Flexion ein, wobei auch ein deutliches Gleiten zwischen dem hinteren Atlasbogen und dem Dornfortsatz des Epistropheus beobachtet wird. Eine andere bedeutungsvolle Verformung bei hochgradiger Beckenausgangsverengung ist das Eindrücken des Teiles des Os occipitale, das hinter der intraokzipitalen Synchondrose gelegen ist, und zwar bis zu 0,5 cm (Abb. 32b). Bei dieser Verformung können dann lebensgefährliche zerebrale Schäden entstehen. Von drei Fällen mit derartiger Niveauverschiebung starb eines der Kinder während der Geburt und ein anderes blieb hirngeschädigt. Die Schädigung im Bereich dieser Synchondrose wurde von HEMSATH (21) beschrieben, der viele an zerebralem Trauma gestorbene Kinder obduziert hatte.

Vielfach glaubt man, daß nebeneinanderliegende Schädelknochen sich bei Beckenverengung untereinander schieben könnten. Eine solche Überlagerung von Knochen haben wir nie gesehen, auch nicht in Fällen mit erheblicher Beckenverengung.

Das einzige, was eintritt, ist eine Niveauverschiebung zwischen benachbarten Schädelknochen. Nur bei abgestorbenen Kindern mit postmortaler Auflockerung der Suturen kann man mehrere Tage nach dem Tode derartige Überlagerungen von Schädelknochen nachweisen.

Es ist von großer praktischer Bedeutung, das Aussehen der pathologischen Verformungen zu kennen und sie von den normalen unterscheiden zu können. Erst wenn man auf einer während der Geburt angefertigten Röntgenaufnahme eine pathologische Verformung diagnostiziert, hat man einen sicheren Beweis für das Vorliegen eines Mißverhältnisses. Es ist deshalb wichtig, die Pfeilnaht so zur Darstellung zu bringen, daß eine Niveauverschiebung festgestellt werden kann.

Auch die Weichteile des kindlichen Kopfes können Druckveränderungen erfahren. Bei plattem Becken wird vor allem der Teil einem erhöhten Druck ausgesetzt sein, der dem Promontorium anliegt. Post partum erkennt man gelegentlich eine Hautverfärbung neben der Kranznaht, die dem Bezirk entspricht, der dem Promontorium angelegen hat. In leichten Fällen beobachtet man nur eine geringe Hautrötung, in schweren dagegen richtige Nekrosen (Abb. 33). Manchmal kann ein Knochen oder Teile eines Knochens eingedrückt sein und eine Impression bis zur Kranznaht auftreten.

Eine Niveauverschiebung in der Pfeilnaht kann zu einer Anspannung der Falx cerebri und des Tentorium cerebelli führen. In einigen Fällen sind dann Rupturen und Blutungen die Folge. In diesem Zusammenhang sei erwähnt, daß HOLLAND (24) in einem Obduktionsmaterial von während der Geburt gestorbenen Kindern oft Rupturen am Übergang der Falx cerebri zum Tentorium cerebelli fand. Die Ursache ist nach unserer Auffassung die Niveauverschiebung in der Pfeilnaht, wie man sie bei pathologischer Verformung sieht. Eine direkte Beziehung zwischen der Größe der Niveauverschiebung und dem Hirnschaden konnten wir allerdings nicht finden. Es gibt Kinder, bei denen trotz einer Niveaudifferenz von 2 cm keinerlei Zeichen eines Hirnschadens aufgetreten sind. Wahrscheinlich spielt auch der Zeitfaktor eine Rolle. Eine zwar deutliche Verformung, die aber nur langsam zustande gekommen ist, ist wahrscheinlich weniger deletär als eine plötzliche.

In diesem Kapitel über den Geburtsmechanismus ist großes Gewicht auf die Ergebnisse gelegt worden, die bei Röntgenuntersuchungen erhalten wurden. Anlaß zu diesen Untersuchungen war die Überlegung, daß Modellversuche und theoretische Berechnungen am Schreibtisch nie das vielfältige Kräftespiel wiedergeben können, das sich während einer Geburt abspielt. Die einzige Möglichkeit, unsere Kenntnisse über den Geburtsmechanismus zu vertiefen, besteht darin, objektiv zu registrieren, was während der Geburt geschieht. Nur dadurch können der Diskussion die richtigen Daten zugeführt werden.

Literatur

1 Abramson, D., S. M. Roberts, Ph. D. Wilson: Relaxation of the pelvic joints in pregnancy. Surg. Gynec. Obstet. 58 (1934) 545
2 Ahlfeld, Fr.: Die Entstehung der Stirn- und Gesichtslage. Grunow, Leipzig 1873
3 Borell, U., I. Fernström: The movements at the sacroiliac joints and their importance to changes in the pelvic dimensions during parturition. Acta obstet. gynec. scand. 36 (1957) 42
4 Borell, U., I. Fernström: A pelvimetric method for the assessment of pelvic mouldability. Acta radiol. (Stockh.) 47 (1957) 365
5 Borell, U., I. Fernström: Shape and course of the birth canal. A radiographic study in the human. Acta obstet. gynec. scand. 36 (1957) 166
6 Borell, U., I. Fernström: The movements in the mechanism of disengagement with special reference to the attitude of the foetal head. Acta obstet. gynec. scand. 36 (1957) 347
7 Borell, U., I. Fernström: Radiographic studies of the rotation of the foetal shoulders during labour. Acta obstet. gynec. scand. 37 (1958) 54
8 Borell, U., I. Fernström: Die Umformung des kindlichen Kopfes während normaler Entbindungen in regelrechter Hinterhauptlage. Geburtsh. u. Frauenheilk. 18 (1958) 1156
9 Borell, U., I. Fernström: Die Umformung des kindlichen Kopfes bei engem Becken. Geburtsh. u. Frauenheilk. 18 (1958) 1245
10 Borell, U., I. Fernström: Internal anterior rotation of the foetal head. A contribution to its explanation. Acta obstet. gynec. scand. 38 (1959) 103
11 Borell, U., I. Fernström: The mechanism of labour in face and brow presentation. A radiological study. Acta obstet. gynec. scand. 39 (1960) 625
12 Borell, U., I. Fernström: The shape of the foetal chest during its passage through the birth canal. A radiographic study. Acta obstet. gynec. scand. 41 (1962) 213
13 Bumm, E.: Grundriß zum Studium der Geburtshilfe. Bergmann, Wiesbaden 1914
14 Caldwell, W. E., H. C. Moloy, D. A. d'Esopo: Further studies on the mechanism of labor. Amer. J. Obstet. Gynec. 30 (1935) 763
15 Danelius, G.: Die Wehe im Röntgenbild. Ein Beitrag zur Lehre von Geburtsmechanismus. Arch. Gynäk. 150 (1932) 519
16 Danelius, G.: Ein unumstößlicher Beweis des hydraulischen Druckes. Der Geburtsvorgang der macerierten Frucht im Röntgenbild. Arch. Gynäk. 152 (1933) 141
17 Eichstedt, C. F.: Zeugung, Geburtsmechanismus und einige andere geburtshülfliche Gegenstände. Academische Buchhandlung, Greifswald 1859
18 Fochem, K.: Physiologie und Pathologie der Symphyse prae- und post partum. Z. Geburtsh. Gynäk. 143 (1955) 300
19 Fochem, K., G. Narik: Röntgenologische Untersuchungen des Geburtsmechanismus. Geburtsh. u. Frauenheilk. 15 (1955) 401
20 Haller, E. S., R. E. L. Nesbitt, G. W. Anderson: Clinical and pathological concepts of gross intracranial hemorrhage in perinatal mortality. Obstet. Gynec. Surv. 11 (1956) 179
21 Hemsath, F. A.: Birth injury of the occipital bone with a report of thirty-two cases. Amer. J. Obstet. Gynec. 27 (1934) 194
22 Heyman, J., A. Lundqvist: The symphysis pubis in pregnancy and parturition. Acta obstet. gynec. scand. 12 (1932) 191
23 Hodge, H. L.: The principles and practice of obstetrics. Blanchard & Lea, Philadelphia 1864
24 Holland, E.: Cranial stress in the foetus during labour and on the effects of excessive stress on the intracranial contents with an analysis of eighty-one cases of torn tentorium cerebelli and subdural cerebral haemorrhage. J. Obstet. Gynaec. Brit. Emp. 29 (1922) 549
25 Hue, R.: Einige Bemerkungen über die Dehnung des Beckenbodens während der Geburt und deren Folgen. Zbl. Gynäk. 31 (1907) 963
26 Jones, J.: Some causes of delay in labour; with special reference to the function of the cervical spine of the foetus. J. Obstet. Gynaec. Brit. Emp. 10 (1906) 407
27 Klein, G.: Zur Mechanik des Ileosacralgelenkes. Z. Geburtsh. Gynäk. 21 (1891) 74
28 v. Küttner, O.: Experimentell-anatomische Untersuchungen über die Veränderlichkeit des Beckenraumes Gebärender. Beitr. Geburtsh. Gynäk. 1 (1898) 210
29 Lindgren, L.: The lower parts of the uterus during the first stage of labour in occipito-anterior vertex presentation. Acta obstet. gynec. scand. Suppl. 2 (1955) 34
30 Luschka, H.: Die Kreuzdarmbeinfuge und die Schambeinfuge des Menschen. Virchows Arch. path. Anat. 7 (1854) 299
31 Malpas, P., T. N. A. Jeffcoate, U. M. Lister: The displacement of the bladder and urethra during labour. J. Obstet. Gynaec. Brit. Emp. 56 (1949) 947
32 Meyer, C. H.: Der Mechanismus der Symphysis sacroiliaca. Arch. Anat. Physiol. 2 (1878) 1
33 Moloy, H. C.: Studies on head molding during labor. Amer. J. Obstet. Gynec. 44 (1942) 762
34 Murray, M. E.: The axis-traction forceps: their mechanical principles, construction, and scope. Trans. Edinburgh obstet. Soc. 16 (1890) 58
35 Narik, G.: The method of transfer of labour contractions to the contents of the uterus. J. Obstet. Gynaec. Brit. Emp. 66 (1959) 58
36 Olshausen, R.: Beitrag zur Lehre vom Mechanismus der Geburt. Enke, Stuttgart 1901
37 Pankow, O.: Der Einfluß der Geburt auf den Levatorspalt. Zbl. Gynäk. 33 (1909) 1015
38 Rydberg, E.: The mechanism of labour. Thomas, Springfield 1954
39 Sashin, D.: A critical analysis of the anatomy and the pathologic changes of the sacro-iliac joints. J. Bone Jt. Surg. 12 (1930) 891
40 Schumacher, P.: Röntgenologische und klinische Untersuchungen über die Geburtsmechanik der Walcherschen Hängelage. Mschr. Geburtsh. Gynäk. 84 (1930) 224
41 Sellheim, H.: Die Beziehungen des Geburtskanales und des Geburtsobjektes zur Geburtsmechanik. Beitr. Geb. Gynäk. 11 (1906) 1
42 Sellheim, H.: Spontangeburt als Ursache von Schulterdeformitäten. Dtsch. Z. Chir. 102 (1909) 271
43 Sellheim, H.: Die Geburt des Menschen. Dtsch. Frauenheilk. 1 (1913) 1
44 Sjövall, F.: Contribution a l'étude du pronostic et du traitement de la présentation du front. Gynéc. et Obstét. 30 (1934) 326
45 Steele, K. B., C. T. Javert: The mechanism of labor for transverse positions of the vertex. Surg. Gynec. Obstet. 75 (1942) 477
46 Thoms, H. K.: A statistical study of the frequency of funnel pelves and the description of a new outlet pelvimeter. Amer. J. Obstet. Gynec. 72 (1915) 121
47 Thorp, D. J., W. E. Fray: The pelvic joints during pregnancy and labor. J. Amer. med. Ass. 111 (1938) 1162
48 Walcher, G.: Die Conjugata eines engen Beckens ist keine konstante Größe, sondern läßt sich durch die Körperhaltung der Trägerin verändern. Zbl. Gynäk. 13 (1889) 892
49 Warnekros, K.: Schwangerschaft und Geburt im Röntgenbilde. Bergmann, Wiesbaden 1918
50 Warnekros, K.: Das Röntgenbild als Dokument für die Lehre von der Geburtsmechanik. Mschr. Geburtsh. Gynäk. 59 (1922) 1
51 Young, J.: Relaxation of the pelvic joints in pregnancy: Pelvic arthropathy of pregnancy. J. Obstet. Gynaec. Brit. Emp. 47 (1940) 493

11. Methoden der Geburtserleichterung

Psychologische bzw. nichtmedikamentöse Methoden

H. J. Prill

Einführung

„Das Geheimnis der modernen Empfindsamkeit des Menschen beruht darin, daß sie einer Welt entspricht, in der der Leib mit dem Werte des Menschen selbst identisch ist. Aus dieser Feststellung erklärt sich ohne weiteres das Verhältnis dieser Welt zum Schmerze als einer vor allem zu vermeidenden Macht, denn hier trifft der Schmerz den Leib nicht als einen Vorposten, sondern er trifft ihn als die Hauptmacht und als den wesentlichen Kern des Lebens selbst." Dieses Wort E. Jüngers zeigt auch für den Geburtsschmerz einen zentralen Punkt des Verstehens auf, indem die Leibidentität als Personifizierung für die komplexen Entwicklungs- und Lebensvorgänge verstanden wird. Das Verhalten zum Schmerz und die Bewältigung ist als eine Leistung der Person zu verstehen, in der Wahrnehmung, Ausdruck und Handlung miteinander verbunden sind. Unter der Geburt fokussiert sich im Schmerz u. a. etwas von der Einstellung zum Kinde (28, 47, 61), von der sozialen Situation (1, 51), von der Leibidentität (10, 58) und Ausdrucksmöglichkeit der Frau, von ihren aktuellen Ängsten und gebliebenen Sorgen (S. 3.73). Ungeklärt bleibt noch, warum sich im Einzelfalle derartige tiefenpsychologische und soziale Faktoren im vermehrten Schmerzerleben ausdrücken und bei anderen nicht.

Der Geburtsschmerz hat durchaus eine besondere Wertigkeit, weil er von eingrenzbarer Dauer, zielhaft ausgerichtet und ein „Werdeschmerz" (10) ist, d. h., er erscheint anthropologisch sinnhaft, wenn auch nicht notwendig. Vielleicht aus diesem Grunde hat er weit mehr als jeder andere Schmerz zu sehr unterschiedlichen Erklärungsversuchen geführt (24). Dabei ist anzuerkennen, daß durch die Dehnung der Zervix und des Geburtskanals sowie durch die Oligämie unter der Wehe ein physiologischer Schmerz gegeben ist. Es kann nicht die Aufgabe dieses Kapitels sein, den Schmerz in seinem peripheren und zentralen Leitungsverlauf und den Geburtsschmerz im besonderen nach den verschiedenen wissenschaftlichen Erkenntnissen darzustellen. Der Interessierte sei dazu auf die grundlegenden neurophysiologischen (24, 31, 34, 97), psychologischen und psychotherapeutischen (8, 11, 13, 41, 52, 57, 81) sowie anthropologischen Werke (7, 47) hingewiesen. Die theoretischen Möglichkeiten der psychologischen Beeinflussung des Geburtsschmerzes beschrieb Roemer in der 1. Auflage dieses Buches durch Affektentzug, Einengung des Bewußtseins und Tonusregulierung. Nachfolgend werden zunächst die einzelnen nichtmedikamentösen Methoden der Geburtserleichterung erwähnt, und es wird kritisch dazu Stellung genommen. Aus diesen methodischen Elementen haben sich verschiedene vorgeburtliche Übungsverfahren entwickelt, die im Anschluß besprochen werden. Für die Zukunft sind weitere Kombinationen möglich, wenngleich aus den Erfahrungen der letzten Jahrzehnte anzustreben wäre, ein gemeinsames optimiertes Verfahren zu entwickeln. Im Hinblick darauf soll das Verfahren, welches seit 1953 von mir weiterentwickelt worden ist, ausführlicher besprochen werden (S. 11.8). In ihm sind die zu fordernden Methoden der vegetativen Tonusregulierung, der Logotherapie (Aufklärung, Beratung) und des gruppentherapeutischen Gespräches zur Entängstigung enthalten. Darüber hinaus gewinnt die Kurzvorbereitung und die psychologische Geburtsleitung zunehmend an Wertigkeit, weil sie nach heutigen Erkenntnissen nach entsprechender Ausbildung der Ärzte und des Pflegepersonals ähnlich gute Ergebnisse erzielen kann (15, 45).

Methoden der Geburtsvorbereitung
Schwangerschaftsgymnastik

Die Schwangerschaftsgymnastik ist in erster Linie eine Stoffwechselgymnastik und dient in angemessenem Rahmen der körperlichen Ertüchtigung. Es sollen möglichst alle Muskelgruppen trainiert werden, die entweder erfahrungsgemäß besonders für die Geburt beansprucht werden oder die einer unliebsamen Schonung während der Schwangerschaft in unserer Zivilisation unterliegen. Die Bewegungsübungen konzentrieren sich entweder auf einzelne Funktionseinheiten, wie Arm-, Schulter-, Nacken-, Rücken-, Bauch- und Beinmuskulatur oder streben durch rhythmische Bewegungsabläufe ein besseres Umgehen mit der veränderten Körperlichkeit an (23, 25, 37, 45). Durch die Schwangerschaftsgymnastik kann eine nachwirkende Lockerung, ein Erspüren von gespannter und entspannter Muskulatur und insgesamt eine bessere Körperhaltung erreicht werden. Nachteile wie erhöhte Frühgeburts- oder Blutungsneigung sind nicht bekannt, so daß eine der Schwangerschaft angepaßte Stoffwechsel- und Lockerungsgymnastik ab dem 5. Monat empfohlen werden kann. Anamnestische Risikofälle unterliegen der individuellen Einschätzung und evtl. Reduzierung auf Atemgymnastik und Entspannungsmethoden.

Geburtsvorbereitungsgymnastik

Die Geburtsvorbereitungsgymnastik ist von HEARDMAN (22, 23) entwickelt worden und hat Eingang in viele Geburtsvorbereitungsverfahren gefunden. Gegenüber der Schwangerschaftsgymnastik wird bei den Übungen

a) die lange Rückenmuskulatur (einschließlich Nacken-Schulter-Region),
b) die Bauchdeckenmuskulatur (unter Einbeziehung der sog. Bauchatmung),
c) die Beckenbodenmuskulatur (meist in Unkenntnis der geburtsbedingten Dehnungsnotwendigkeit)

besonders trainiert. Das Ziel ist, eine entspannte Gebärhaltung zu erreichen.

READ sah die Gymnastik als „nicht bedeutend" an (13, 71) und in der russisch-französischen Psychoprophylaxe (11, 41, 91, 95) wurde sie bis 1956 abgelehnt. Während von einigen Autoren (u. a. 22, 48, 75, 88) eine Schmerzreduzierung alleine durch die Gymnastik angenommen wird, ist dies generell nicht zu beweisen. Die empirische Erfahrung der Krankengymnastinnen schreibt der vorbereitenden Gymnastik einen positiven Effekt für die vegetative Umschaltung, eine Besserung der reflektorischen Abwehrspannung bei Wehenbeginn und des in den Rücken ausstrahlenden Schmerzes zu. Sie sollte ein Übungselement in der Geburtsvorbereitung bleiben, jedoch nicht mehr als alleiniges Verfahren gelten.

Entspannungsmethoden

Man neigt in der Geburtshilfe dazu, die Begriffe Spannung und Entspannung als physisch-mechanistische anzusehen, die nur körperliche Wirkungen haben. Dies ist aber wohl nur in Extremsituationen der Fall, im allgemeinen sind in Entspannung und Spannung leibseelische (7, 13, 14, 84, 86) Wechselwirkungen gegeben.

Im Schlafe kann bei einer sonst entspannten Muskulatur eine Anspannung bestimmter Muskeln erfolgen und zugleich im seelischen Bereich durch den Traum etwas Aktiv-Dynamisches, „Gespanntes" ablaufen.

Auch im therapeutischen Bereich ist nicht eine Totalentspannung erforderlich, sondern eine andere Spannungsverteilung. Es gilt, „Fehlspannungen" oder Überspannungen zu verhindern. Entspannungsübungen dürfen keine isolierten Muskelbewegungen bleiben. Die Übungen sollen zu einem Gesamterlebnis führen, in der die Übende passiv in das Erleben ihrer gelösten Körperlichkeit gleitet. Die Entspannung unter der Geburt bleibt dann nicht Selbstzweck, sondern wirkt den psychophysischen Verspannungen entgegen, die sich z. B. durch eine ängstliche Einstellung entwickelt haben. Dies gelingt nur optimal, wenn die Entspannungsübungen ganzheitlich ausgerichtet vegetative Funktionsänderungen und psychische Stabilität erreichen.

Entspannungsübungen sind in erster Linie für diejenigen angezeigt, die im Wesen oder durch die Schwangerschaft zu psychophysischen Überspannungen neigen. Wenn rational kein Abbau der Angst möglich ist, kann dies auf dem indirekten Entspannungsweg: muskuläre → ganzheitliche Entspannung → innere Ausgeglichenheit → bessere Bewältigung von psychischen Schwierigkeiten versucht werden. Damit ist ein somatopsychischer Weg der Bewältigung vegetativer Angstreaktionen aufgezeigt. Oft muß den ängstlich Verspannten erst das „Gefälle zum Abreagieren" geschaffen werden, damit sie methodisch an sich arbeiten können.

STOKVIS u. WIESENHÜTTER (86) führen 36 verschiedene Methoden aktiv sowie passiv autosuggestiver und entspannender Behandlungsmöglichkeiten an. In der Geburtshilfe werden im Prinzip nur 2 Methoden (autogenes Training und progressive Relaxation) sowie Lockerungsübungen angewandt. Bei allen Verfahren ist ein Erlernen notwendig, d. h. unter der Streßsituation einer zu erwartenden Geburt ist ein Einüben ad hoc nicht mehr möglich. Wenn die Empirie zeigt, daß es sehr wohl ohne jede Vorbereitung entspannte und relativ schmerzlos entbindende Frauen gibt, so liegt dies einmal an der individuellen Befähigung, Vorstellungen relativ schnell körperlich zu realisieren und zum anderen in einer positiv sinnhaften Einstellung zum Erleben.

Das autogene Training

Das autogene Training (A. T.) wird von J. H. SCHULTZ (78) als übende Erlernung einer Selbstumschaltung gekennzeichnet, die sich durch bewußte eigene Zuwendung auf das Endosensorische bei Außenreizverarmung, Immobilisation und Entspannung systematisch entwickelt. Nach physischer und psychischer Ruhigstellung (meist im Liegen) lernt die Versuchsperson in eigener Selbstkonzentration die Schwere und später die Wärme des Armes sowie des übrigen Körpers erfühlen. Die Entspannung senkt die Bewußtseinslage und engt sie ein. Das Denken wird punktuell und stetig. Werden die Grundübungen (Schwere-, Wärmeübung) sowie die innere Atmungseinstellung des A. T. beherrscht, so ist die dadurch erzielte Entspannung eine wesentliche Hilfe zur Abschaltung des Geburtsschmerzes (68). Diese praktisch von allen Schwangeren erlernbare Methode erfordert einen Übungswillen und ein fortlaufendes Training. Die exakte Durchführung mit 2–3mal täglichem Üben wird allerdings bis zur Geburt nur von 40–70% der Frauen geleistet (63). Nur dann ist ein Erfolg aufgrund der Tiefenentspannung zu erwarten. Eine weitere Vervollkommnung kann durch die Erlernung der sog. Oberstufe mit Vorsatzbildungen erreicht werden. Dabei wird ein autohypnoider Zustand hervorgerufen, in dem es möglich ist, die Schmerzabschaltung durch Eigensuggestionen zu vollziehen. Die Erlernung der Oberstufe ist aber an ein langfristiges Training gebunden, während die Grundübungen des A. T. in 6–8 Wochen erlernt werden können. Aus psychotherapeutischer Sicht erscheint das A. T. neben der Hypnose als das methodisch wirksamste Verfahren (13, 60, 62, 63, 66, 97).

Die Vorteile des autogenen Trainings sind:
1) Die Eigenständigkeit der Frauen unter der Geburt wird bewahrt, d. h., sie sind weniger abhängig von einer psychologischen Geburtsleitung.
2) Die vegetative Umschaltung kann besser erfolgen, da es sich um eine systematische Erlernung mit Selbstkontrolle handelt.
3) Schließlich kann das Verfahren auch bei funktionellen Beschwerden und Einschlafstörungen vor und nach der Entbindung zur Anwendung kommen (66).

Die alleinige Anwendung des A. T. zur Geburtsschmerzerleichterung empfiehlt sich nicht, vielmehr sollte es in ein System der Geburtsvorbereitung eingebaut werden, welches durch Aufklärung, willkürliche Atemübungen und nach Möglichkeit Gruppengesprächen ergänzt wird (s. S. 11.9, Tab. 1).

Progressive Relaxation

Eine systematische Methodik der Entspannung ist die 1928 von JACOBSON angegebene progressive Relaxation, bei der die Muskulatur in 6 Schritten (Arme, Beine, Atmung, Stirn, Augen, Sprechorgan) entspannt wird. Durch bewußte Muskelanspannung und Tonuskontrolle der einzelnen Muskelgruppen wird in langwierigen Einstellungen (30 Minuten und mehr) erlernt, was unterbleiben muß, um die Muskulatur zu entspannen (13, 32, 87). Im Prinzip handelt es sich um ein systematisiertes physisches Üben an isolierten Muskelgruppen, ohne auf eine gesamte oder vegetative Entspannung umzuschalten. Im Gegensatz zum A. T., bei dem primär die vegetative Selbstentspannung auf konzentrativem Wege erreicht wird, verbleibt bei der progressiven Relaxation das Entspannen im peripheren Bereich.

Das Verfahren ist in seiner ursprünglichen Form (33) praktisch nicht anwendbar, weil es zu zeitraubend und nicht auf die speziellen Ziele der Geburtsvorbereitung ausgerichtet ist. Lediglich der methodische Ansatz der fortschreitenden Entspannung wird häufig in stark abgekürzten Verfahren benutzt, um gegenüber der gymnastischen Lockerung physische Entspannung zu erfühlen und zu erleben (45, 72).

Aktive Entspannungsmethoden

Zwei Entspannungsmethoden sollten erwähnt werden, die bisher in der Geburtshilfe noch keine Anwendung gefunden haben, aber von ihrem theoretischen Ansatz gerade für die Geburtsschmerzerleichterung angezeigt wären. Dies ist die gestufte Aktivhypnose (42) und die aktive Tonusregulation (86). Bei der ersten Methode übt der Patient autosuggestiv die Grundübungen des A. T., um dann verbale Autosuggestionen (z. B. Schmerzabschaltungen) „in die Tiefe" zu schicken. Bei der aktiven Tonusregulation (84) konzentriert sich die Aufmerksamkeit auf einen umgrenzten Körperbereich oder Funktionskreis, in diesem Falle also auf den Unterleib. „Der Erfolg steht und fällt mit der richtigen Hinführung und mit den Erklärungen, die man gibt" (84). Das Ziel ist, daß die Patientin durch diese Muskelentspannungsübungen in einen autohypnoiden Zustand gerät, durch den die Suggestibilität zunimmt. Es wird stark auf die Mitarbeit der Patientin, ein individuelles Vorgehen und die Überzeugungskraft des Arztes abgestellt.

Meditationsmethoden

In der Laienliteratur werden häufig Yoga-Übungen zur Geburtserleichterung empfohlen. Schon die oberflächliche Kenntnis der Yoga-Lehre (Bestreben durch körperliche und geistige Konzentration zu höheren Bewußtseinzuständen zu gelangen, also eine mystische Psychotechnik) zeigt, daß die psychische Abschaltung nicht durch ein paar nachgemachte Meditationsübungen erfolgen kann (42). Alle Formen der asiatischen Meditation gehen über eine Veränderung der Atmung. Bei den Yoga-Formen werden u. U. excessive Atemhemmungen geübt (42). Nach Mitteilung indischer Kollegen sind die Pranajamas (Atemübungen in Selbstversenkung mit möglicher Analgesie) eigentlich nur bei Beherrschung religiös-ethischer Vorschriften möglich und von Schwangeren bisher noch nicht in größerem Ausmaß angewandt worden. Dagegen hält man die Anwendung des Hata-Yoga-Systems (Atemübungen, Diätvorschriften, Hydrotherapie, philosophische Meditation) für möglich, jedoch ist dabei nicht direkt eine Schmerzerleichterungsmethode eingeschlossen. Die S'Avasama-Übung (zu deutsch: Leichenhaltung) ist gleichsam eine Vorläuferin der progressiven Relaxation, wozu aber eine Atemtechnik kommt, in der Ein- und Ausatmung bewußt zeitlich gleichgeschaltet und damit das Atemvolumen vergrößert wird. Diese Übung könnte isoliert am ehesten in Europa zur Geburtsschmerzerleichterung angewandt werden.

Hypnose und Fremdsuggestion

Die Hypnose ist die älteste nichtmedikamentöse Geburtsschmerzerleichterungsmethode der Neuzeit. Sie wurde bereits um 1821 in Frankreich angewandt und ist seitdem in vielen Ländern von relativ wenigen Ärzten, aber stets doch mit recht gutem Erfolg weiterentwickelt worden (Lit. bei 13, 39, 53, 65). Zu keiner Zeit hat sich jedoch die Hypnose in größerem Umfange durchgesetzt, obwohl die methodischen Möglichkeiten zahlreich sind.
Eine Hypnoanalgesie kann durch vorbereitende Sitzungen wie auch noch bei Wehenbeginn oder nach Blasensprung erreicht werden. Weiterhin sind möglich: die Narkohypnose (in der Einleitung mit einem leichten medikamentösen Narkotikum), die posthypnotische Geburtsanalgie, der posthypnotische Tiefschlaf und die Wachhypnose, die im eigentlichen eine suggestive Relaxation ist (38). Die Indikation ist besonders für Frauen gegeben, bei denen eine medikamentöse oder Leitungsanästhesie kontraindiziert ist. KROGER (39) zählt für die Hypnosegeburt 21 Vorteile und Indikationen auf: u. a. keine respiratorische oder zirkulatorische Depression, Verminderung des Geburtsschocks, erhöhte (20%) muskuläre Leistung, weniger Wehenschwächen, jederzeitiger Abbruch möglich, bei Gestosen und Hypertonie keine Kontraindikation.

Das Verhalten der hypnotisierten Kreißenden richtet sich nach der Wehenintensität, dem jeweiligen Geburtsstand, dem Temperament und der vegetativen Reaktivität. Im Beginn der Geburt, wie auch später, können die Frauen wie schlafend im Kreißbett liegen. Dann sind Täuschungen über den Geburtsfortschritt möglich, so daß die geburtshilfliche Kontrolle fortlaufend genau sein muß. Bei allen Gebärenden stellt sich jedoch der Preßreflex ein. Auf der anderen Seite sind erhebliche vegetative Reaktionen (Unruhe, Herumwerfen, Stöhnen) möglich. Solange der Kontakt mit dem Hypnotiseur erhalten bleibt und nachvollziehbaren Suggestionen gefolgt wird, besteht eine retrograde Amnesie, d. h., die vegetativen Äußerungen werden hinterher nicht als schmerzhaft erinnert. Der Schmerz wird perzipiert, aber nicht als solcher erlebt. Schmerzäußerungen sind also nicht gleichbedeutend mit einer Hypnoseaufhebung. Die Hypnose endet oft spontan mit den letzten Preßwehen. Sie kann sonst nach der Entbindung oder auch erst nach Lösung der Plazenta und Naht aufgehoben werden. Das Geburtserlebnis sollte im positiven Sinne von der Amnesie ausgenommen werden, was leicht durch den Blickkontakt zum sich entwickelnden Kind und entsprechenden Suggestionen erfolgen kann.

Die Autohypnose (36) ist dem A. T. sehr ähnlich, da hier ebenso ein Selbstversenkungszustand erreicht werden muß, indem dann Suggestivformeln von Schmerzlosigkeit eingeübt werden, um unter der Geburt mit der Selbstwiederholung der Formeln eine hypnotische Analgesie zu realisieren.

Zur Atmung unter der Geburt

Physiologische Vorbemerkungen

Das Minutenvolumen der Atmung ist am Ende der Gravidität um 20–30% erhöht. Es steigt während der Geburt parallel zum Arbeitseinsatz auf 7–20 l/min. Der Atmungsumsatz ist dabei abhängig von der Frequenz und Stärke der Wehen. Die Steigerung des Atemminutenvolumens wird mehr durch Vertiefung als durch Frequenzerhöhung der Atmung erreicht (80). Ohne Geburtsvorbereitung sinkt während der Wehe oft das Atemminutenvolumen bei erhöhter Frequenz, während es bei entsprechender Atemschulung erhöht wird. Das Atembild zeigt während der Wehe eine charakteristische Verschiebung zum Inspirium, zugunsten der Reserveluft und auf Kosten der Komplementärluft (6, 77, 80).

Atemformen

Bei schmerzhafter Wehentätigkeit wird die Atmung frequenter, unregelmäßiger und häufig verspannt. Die Aufgabe der meisten Vorbereitungskurse ist es nun, mit verschiedenen Methoden der verkrampften Atmung entweder im Sinne der Einübung entspannter Atmung (READ) oder der Ablenkung (Psychoprophylaxe) entgegenzuwirken. Aber auch bei der Einübung wird die Aufmerksamkeit auf die Atmung gelenkt und damit von der Körperspannung abgelenkt und die schmerzhafte Irritation durch die Wehe in peripheres Erleben gedrängt.
Es gibt unterschiedliche Atemübungen, von denen am gebräuchlichsten sind:
a) „Bauchatmung" (überwiegend Zwerchfellatmung),
b) „Brustatmung" (überwiegend Interkostalatmung),
c) „Vollatmung" (kombinierte, natürlich verstärkte Brust-Bauch-Atmung),
d) forcierte Atmung (kurze Atmungsamplitude, mit oder ohne tiefe Atemzwischenzüge alle 8–10 Sekunden) auch als „Hechelatmung" bezeichnet.

Die Atmungsarten sind zu verschiedenen Zeitpunkten anzuwenden. Je größer die Atemexkursion am Ende der Eröffnungsperiode ist, desto erheblicher wird die Schmerzbeeinflussung.
Der physiologische Aspekt der Atmung wird am stärksten in der psychologischen Geburtsvorberei-

tung mit dem A. T. und der Methodik nach READ berücksichtigt (5). Alle anderen Methoden zeigten eine Überatmung (overbreathing) sich steigernd von: READ-Methode-Untrainierte bis psychoprophylaktische Methode (LAMAZE). Bei der letzteren wird eine forcierte Atemänderung gefordert. Durch die Zuwendung der Aufmerksamkeit auf die Atmung soll der Geburtsschmerz gemindert werden. Die Theorie, daß durch Hyperventilation die Schmerzschwelle erhöht und ein kortikales Erregungszentrum gegen den Schmerz gebildet wird (95), ist nicht erwiesen. Hyperventilation geht mit Tetarniesymptomen, psychischen Erregungszuständen, depressiven Verstimmungen und einer Änderung des subjektiven Zeiterlebens einher.

Psychologische Bedeutung der Atmung

Alle rhythmisierten Tätigkeiten des Menschen gelingen leichter und sind ökonomischer. So ist auch die willkürliche rhythmische Atmung ohne Atempause unter der Geburt eine erleichternde und zugleich das Ich festigende aktive Tätigkeit. Einerseits entspannt die Kreißende in der Ausatmung, da in ihr symbolisch ein Lösungsgefühl liegt, andererseits wird durch das Erleben der ruhigen, entspannten Atmung ein innerer Halt möglich und eine Abwehr gegen die Auflösung des Ichs im Schmerze erreicht. Wesentlich ist, daß während der Wehe der gleiche Atemrhythmus beibehalten wird, weil sonst das festigende Moment entfällt.

Eine interessante Möglichkeit der Konditionierung der Atmung ist mit dem respiratorischen Biofeedback aufgezeigt worden (21). Dabei kann die konditionierte Atmung durch eine apparative Rückkoppelung den Erfolg einer unbewußten vegetativen schmerzlindernden Funktion anzeigen, indem durch eine Bewußtseinseinschränkung durch die entspannte Atmung gleichzeitig andere autonome Systeme zur Entspannung gebracht werden.

Die psychologische Vorbereitung

Die Aufklärung

In der Aufklärung über die Geburtsvorgänge wird ein wesentliches Moment der psychologischen Geburtsvorbereitung gesehen. READ u. Mitarb. (40, 41, 45, 71, 73, 76, 87 u. a.) nehmen an, daß das Schmerzerleben wesentlich durch Verängstigung der Schwangeren bedingt ist, die durch falsche Informationen entstanden ist. Andere haben Angsthierarchien aufgestellt (35), in denen die Angst aus Nichtwissen, ebenso wie die Erinnerung an vorangegangene negative Geburtserlebnisse, Furcht vor einem mißgebildeten Kind, vorrangig sind. Während die Befürchtungen, die durch Außeneinflüsse (Erzählungen von Angehörigen und Freundinnen, falsche Verarbeitung von Geburtsdarstellungen in Presse, Film und Literatur) durch Aufklärung und ärztliche Information möglicherweise abgebaut werden können, ist dies bei den tiefenpsychologisch fundierten Ängsten (Todesangst, Ambivalenz zum Kinde, Selbstwertkrise u. a.) kaum möglich. Bei der Aufklärung ist nicht die Information über Anatomie und Physiologie der Geburt entscheidend, sondern das Eingehen auf die persönlichen Befürchtungen. Neben dem üblichen Vortrag sollte deshalb stets das Informationsgespräch, welches auf Fragen der Schwangeren basiert, stehen.

Belehrungen

Unter Belehrung soll die Unterrichtung bestimmter Lehrvorstellungen verstanden werden, ohne daß darüber im eigentlichen Sinne aufgeklärt wird. Besonders in der Psychoprophylaxe (S. 23) wird ein theoretisches System hirnphysiologischer Reflexologie indoktriniert, in der Annahme, neue bedingte Reflexe einbahnen zu können, die die assoziierte Gedankenkopplung: Geburt → übermäßiger Schmerz eliminieren sollen. Der behauptete Effekt derartiger Belehrungen (40, 73, 94, 95) erscheint hypothetisch und nur auf suggestivem Wege gegeben (67).

Andererseits erfordert die moderne Geburtsmedizin Belehrungen über Apparate und mögliche Untersuchungsmethoden, die bei Unwissenheit Ängste unter der Geburt auslösen können. Belehrungen sollen sich in dieser Hinsicht auf das für die Schwangere Wesentliche konzentrieren. Nicht die Erklärung der Maschine, sondern ein subjektives Verstehen bei der Gebärenden, daß es für ihre Sicherheit bzw. die Erkennung von Gefahrenzuständen notwendig ist, wirkt bei der Mehrzahl beruhigend. Bei dem heutigen Sicherheitsbedürfnis wird die Gefahr der Ängstigung durch die Maschine oder eine apparative Geburtsmedizin überschätzt. Die Belehrung und Aufklärung in der konkreten Geburtssituation ist allerdings wesentlicher als in den Vorbereitungskursen, weshalb in der Schwangerschaft nur über Prinzipien der apparativen Überwachung belehrt werden sollte.

Das Gruppengespräch

Die wirksamste Form der Aufklärung aus psychotherapeutischer Sicht ist das gelenkte Gruppengespräch (46, 60, 64). Mit Lenkung ist die Hinführung auf relevante Probleme durch den (die) Gruppenleiter(in) gemeint. Weiterhin obliegt ihm (ihr) die sachgerechte Information. Sonst wird das Thema frei von der Gruppe gestaltet und soll durch das Aussprechen zur Befreiung von bewußt und unbewußt gebliebenen Ängsten und Bedrängnissen führen. Die Schwangeren werden aus der Singularität ihres Erlebens in die viel leichter zu ertragenden gemeinschaftlichen Empfindungen hinübergeführt. Es bildet sich eine „Schicksalsgemeinschaft", in der sich durch die Identifikation mit anderen Schwangeren ein Reifungsprozeß eigener Selbstbewältigung entwickelt, der für ein positives Geburtserlebnis entscheidend ist. Besonders für ängstliche Erstgebärende und ältere Frauen, die an ihrer psychischen Leistungsfähigkeit zweifeln, wird durch die Gruppe das Selbstwertgefühl, die physische Leistungsfähigkeit und die psychische Verarbeitungsfähigkeit gesteigert. Auch der kritische Geburtsbericht einer Mutter hat für die vorgeburtlichen Übungsverfahren einen größeren Übungsanreiz als Fremderfahrungen und Appelle von Arzt und Hebamme. Gegenüber der Einzelvorbereitung ist in der Gruppe die Bindung an den Arzt und die Hebamme nicht so stark, so daß die Eigenverantwortlichkeit gestärkt wird. Schließlich kann die Gruppenleiterin aus dem Verhalten während der Gruppengespräche wesentliche diagnostische Hinweise für das Geburtsverhalten erkennen (45), die für jede Hebamme und den Geburtshelfer wichtig sind.

Die vorgeburtlichen Übungsverfahren

In den vorangegangenen Abschnitten haben wir die verschiedenen nichtmedikamentösen Methoden der Geburtserleichterung kritisch dargestellt. Bis auf die Hypnose ist keine dieser Methoden isoliert als Verfahren zu empfehlen. Vielmehr werden heute meist Verfahren in einer Kombination von Aufklärung bzw. Belehrung, Atemtechnik, Entspannungs- und Gymnastikübungen angegeben. Nachfolgend sollen die beiden bekanntesten Verfahren in ihren Grundzügen dargestellt werden und danach das nach heutigen Erkenntnissen optimale Kombinationsverfahren.

Die psychologische Geburtsschmerzerleichterung nach G. D. READ

Nachdem schon zu Beginn dieses Jahrhunderts über den Zusammenhang von psychischem Erleben und Geburtsschmerz berichtet worden ist und auch der Begriff der schmerzlosen Geburt durch psychische Beeinflussung (13) geprägt war, kommt doch READ mit seinem Buch „Natural childbirth" das Verdienst zu, die Zusammenhänge zwischen Angst, Spannung und Schmerz 1933 aufgezeigt und 1945 Anleitungen zur Behebung dieses schmerzsteigernden Circulus vitiosus gegeben zu haben.
In den Jahren nach 1920 hatten eingreifende Anästhesiemethoden in den USA und Europa (medikamentöser Dämmerschlaf, Lumbalanästhesie u. a.) die natürliche Gebärfähigkeit der Frauen in Frage gestellt. Dagegen wollte READ den Schwangeren ihren Glauben an sich selbst mit der Gewißheit wiedergeben, daß eine Anästhesie nicht unbedingt notwendig sei und bei körperlicher Entspannung und positiver Einstellung zum Kinde eine praktisch schmerzfreie Entbindung erreicht werden könne. Angst im Sinne von Furcht sei der Ausgangspunkt aller psychophysischen Fehlsteuerungen, die er mit dem „Fear-Tension-Pain-Syndrom" kennzeichnete (70. vgl. auch Abb. 1).

Der physiologische Vorgang der Geburt sei nur dann schmerzhaft, wenn psychologische und soziokulturelle Gründe zu einer Angst vor der Geburt führen. Die Angst bedingte natürliche Abwehrreaktionen „und diese Abwehrspannungen beschränken sich nicht auf das Gemüt. Der Mechanismus der Abwehrreaktionen des Menschen erfaßt auch die Muskelspannung. Unglücklicherweise beeinflußt die durch Angst bewirkte natürliche Spannung nun gerade jene Muskeln, welche den Mutterleib schließen" (71, S. 19).

Seine Vorstellungen über die „natürliche Geburt" hat READ hauptsächlich in Büchern für Schwangere niedergeschrieben, wobei er sich oft recht global und laienhaft ausdrückte, so daß eine methodische Darstellung schwerfällt. Zweifellos hat er aber durch die Schwangeren und die Presse induziert eine Richtung in der Geburtsvorbereitung seit 1950 eingeleitet, die die Gebärende in ihrer psychophysischen Gesamtheit in den Mittelpunkt stellt. Das von ihm beschriebene Angst-Spannung-Schmerz-Syndrom ist ätiologisch in manchen Fällen gegeben, aber von der therapeutischen Beeinflußbarkeit wäre es zutreffender, von einem Furcht-Verkrampfungs-Hyperalgesie-Syndrom zu sprechen, denn

1. nach der Meinung READ sind reaktive Befürchtungen gegenüber der tiefenpsychologisch fundierten Angst dominierend,
2. ist erst die Überspannung oder Verkrampfung das Pathodynamische,
3. bewirkt erst die Hyperalgesie (und nicht der „physiologische Schmerz") eine verzögerte Geburt und eine Angst- bzw. Furchtvermehrung (Abb. 1).

Prinzipien der praktischen Geburtsvorbereitung von READ sind:
– Aufklärung über die Geburtsvorgänge,
– Entspannungsübungen (in Anlehnung an die progressive Relaxation von JACOBSON, S. 11.3),
– eine Atemschulung.

Ebenso wichtig war ihm eine psychologische Geburtsleitung durch Hebamme und Arzt, in der sehr starke suggestive Momente deutlich werden (13, 38), wenngleich diese von ihm abgeleugnet wurden. Das Ziel seiner Methode ist, das Vertrauen der Schwangeren zu sich selbst so weit zu stärken, daß sie die Entbindung ohne Furcht und Voreingenommenheit bewältigen können.

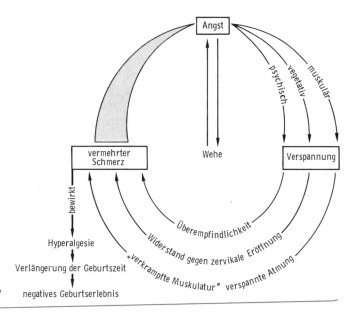

Abb. 1 Die Genese des Hyperalgesiesyndroms; modifiziert nach dem Angst-Spannung-Schmerz-Syndrom von *Read*

Erst in seiner Nachfolge (5, 13, 22, 30, 44, 62, 72, 74, 76, 88) haben sich seine Prinzipien der psychologischen Geburtsvorbereitung in unterschiedlichen Übungsanleitungen realisiert. In Deutschland hat die Tübinger Methode nach LUKAS und ROEMER Verbreitung gefunden (45). 12–8 Wochen vor dem errechneten Geburtstermin wird in 3 Stunden

1) über die Grundzüge der psychologischen Geburtserleichterung,
2) die Anatomie des nichtschwangeren und graviden Uterus sowie die Physiologie der zyklischen Genitalvorgänge,
3) über den Geburtsvorgang, einschließlich der richtigen Schmerzverarbeitung

gesprochen.
Nach den 3 Aufklärungsvorträgen im größeren Kreis, findet die weitere Vorbereitung in kleinen Gruppen mit Geburtsvorbereitungsgymnastik, Atemschulung und Entspannungsübungen (in Anlehnung an JACOBSON, vergl. S. 11.3) statt.
Weiterhin werden Gruppengespräche über Ängste untereinander und mit schon entbundenen Frauen über deren Geburtserfahrungen durchgeführt (S. 11.5). Bewährt hat sich weiterhin der Besuch des Kreißsaals sowie eine Kontaktaufnahme mit den entbindenden Ärzten und Hebammen.
Die psychologische Geburtsvorbereitung hat in der Bundesrepublik und in den englisch sprechenden Ländern weite Verbreitung gefunden (5, 13, 28, 45, 74, 76, 89). Leider ist vielerorts eine Reduzierung auf die Geburtsvorbereitungsgymnastik erfolgt, was den Absichten READs widerspricht, da er im besonderen Maße die psychologische Geburtsvorbereitung forderte. Über Ergebnisse wird, mit den anderen Verfahren zusammengefaßt, auf S. 11.10 berichtet.

Die geburtshilfliche Psychoprophylaxe des Geburtsschmerzes

(nach Velvovsky, Nikolajev, Lamaze)

Das theoretische Konzept

Der Name geburtshilfliche Psychoprophylaxe soll verdeutlichen, daß es bei dieser Methode primär nicht darum geht, den Schmerz zu lindern, sondern ihm auf psychischem Wege zuvorzukommen. In Anlehnung an die Pawlowsche Reflexlehre wurde seit dem Jahre 1949 in der UdSSR eine Erziehung zur Geburt propagiert, bei der durch direkte und indirekte Suggestionen bedingte Reflexe geschaffen werden sollen, die ein „positives zerebrales Geburtszentrum" entwickeln würden. Die Hirnrinde sei „verbal zu aktivieren", um damit negative Schmerzimpulse an der kortikalen Wahrnehmung zu hindern. Dieses Konzept beruht auf der Auffassung PAWLOWs über die Bedeutung der bedingten Reflexe und der kortikalen Schmerzwahrnehmung. Ein umfangreiches Schrifttum existiert über die daran geknüpften theoretischen Vorstellungen (11–13, 41, 53, 59, 73, 91, 94, 95), die hypothetisch geblieben sind und deren Wissen den Geburtsschmerz nicht mindert (7, 52, 67).
„Der Versuch einer Projektion des Verhaltensvollzuges in Gehirnprozesse, analog dem psychophysischen Parallelismus, bietet nur eine Übersetzung des beobachteten Tuns in eine imaginäre Symbolsprache, die gefährlich wird, weil Worte wie Erregung, Reflexhemmung ... ihre ursprüngliche vitale Bedeutung verlieren. Auch wenn man die Bescheidenheit des mechanistischen Denkens schätzt, so kann das nicht darüber hinwegtäuschen, daß sie

die Beobachtungen durch Vorurteile einschränken und ihre Deutung in eine bestimmte Richtung drängen" (7).

Vorbereitungstechnik

Der Vorbereitungskurs für die geburtshilfliche Psychoprophylaxe umfaßt 3–6 Sitzungen. In der ersten Konsultation erfolgt eine allgemein körperliche und gynäkologische Untersuchung sowie eine detaillierte psychologische Anamnese. Weiterhin soll nach den Ursachen der Geburtsangst gefragt werden, und ein Gespräch über eine positive Einstellung zur Geburt soll den Abschluß bilden. Die weiteren Sitzungen werden in Gruppen abgehalten. Die zweite ist der Beschreibung des Geburtsvorganges und der Bekämpfung des Vorurteiles gewidmet, daß die Geburt unter allen Umständen schmerzhaft sein müsse. In der dritten und vierten Sitzung werden die Eröffnungsperiode und die dabei zu erwartenden Empfindungen besprochen und ihre Abwehr im Sinne der Pawlowschen Reflextheorie erörtert. Gleichzeitig lernen die Schwangeren folgende schmerzstillende Verfahren:
a) rhythmische Atmung, die während der Wehe vertieft werden soll,
b) leichte Massage des Unterleibes im Rhythmus des Atmens am Ende der Eröffnungsperiode,
c) Druck auf die Spina iliaca anterior superior und auf die Mm. rhomboidei bei verzögerter Eröffnung des Muttermundes.

Die Verfahren b) und c) haben keine allgemeine Anwendung gefunden. In den letzten Stunden wird das Erlernte theoretisch und praktisch konditioniert.

Weiterentwicklung des Verfahrens

Eine Weiterentwicklung der ursprünglich reinen Schulung und Verbalsuggestion ist durch LAMAZE und VELLAY (l'accouchement sans douleur par psychoprophylaxie; 11, 40, 93) erfolgt. Die französische Methode stellt die aktive Mitarbeit der Schwangeren und später der Gebärenden ohne den Ballast der russischen theoretischen Hirnphysiologie weiterhin in den Vordergrund. Hinzu kommt eine neuromuskuläre Erziehung, eine forcierte Frequenz der Atmung und die nasale O_2-Zufuhr. Entscheidend ist bei dieser Methode aber wohl die straffe Organisation und methodische Ausrichtung des gesamten Kreißsaalpersonals auf die Psychoprophylaxe. Die Hinwendung der Hebamme oder des Arztes auf die Kreißende muß intensiver ein, wie etwa bei der Readschen Methode, weil die Selbstkonzentration (aktive innere Haltung) nur mit einer konsequenten Anleitung und Führung möglich ist. Dadurch wird vom Wehenschmerze abgelenkt. Während in der UdSSR schon seit einem Jahrzehnt die Anwendung des Verfahrens stark rückläufig ist, hat sich in Frankreich und in den romanisch sprechenden Ländern die Methode in verschiedenen Richtungen modifiziert (8, 11, 12, 27–29, 43, 50, 93, 98).

Einerseits versucht man in Vorträgen mit Tonband, Diaprojektion und Recorder ein besseres Verständnis bei den Schwangeren zu gewinnen, andererseits soll im Gespräch mehr das anthropologische Mutterwerden in seinen positiven Aspekten betont werden. Eine medikamentöse Schmerzerleichterung wird nicht abgelehnt, aber nur bei etwa 20% für erforderlich gehalten (93).

Weitere Verfahren

Das RAT (Respiratorio autogeno training (57, 58)) ist eine besonders in Norditalien angewandte Methode, bei der die Entspannungsübungen auf eine ganzheitliche Umschaltung des körpereigenen Ichs ausgerichtet sind. Methodisch ist es eine Mischung von Entspannungsübungen, autohypnoiden Einstellungen zur Ichfindung und Atemübungen, die zu einem Atemerlebnis wie: „Ich atme meinen Atem" oder zu suggestiven Vorstellungen wie „Alles im Körper atmet" führen sollen. Die Gymnastik wird vernachlässigt und dafür mehr die Persönlichkeit der werdenden Mutter angesprochen.

In Spanien wurde die Sophro-Relaxation (verbale Sophrologie) entwickelt. Hierbei wird Entspannung (A.T.-ähnlich) mittels Tonband und Kopfhörer in drei Sitzungen vermittelt und dies den Gebärenden in der Eröffnungsperiode nochmals vorgespielt. Weiterhin wird mit Stereoklangelementen gearbeitet, die Entspannung bei den Frauen hervorrufen sollen (8).

Schließlich sei noch auf lerntheoretische Verfahren hingewiesen (10, 18, 56), die im Sinne eines mentalen Einübens zu bestimmten Haltungen zur geistigen Schmerzbewältigung führen sollen. Größere Beobachtungsreihen liegen noch nicht vor (Tab. 1).

Zur Praxis der Geburtsvorbereitungskurse

Die in Tab. 1 gegebene Übersicht zeigt den Plan eines Geburtsvorbereitungskurses, der jeweils zur Hälfte theoretisch Aufklärung und Gruppengespräch und zur anderen Hälfte praktisch Entspannungsübungen (Grundübungen des A.T.), Gymnastik und Atemübungen umfaßt. Den ersten Teil muß eine geburtshilflich erfahrene und qualifizierte Person (z. B. Hebamme oder Ärztin), die psychologische und gruppendynamische Kenntnisse besitzt, übernehmen, während der praktische Teil auch von einer Krankengymnastin, die eine Ausbildung im A.T. absolviert hat, durchgeführt werden kann. Die Kombination der fünf verschiedenen Methoden (s. Überschrift der Tab. 1) hat sich bewährt (62, 63, 68).

In der ersten Stunde sollte die Anatomie und Physiologie der Schwangerschaft insoweit erklärt werden, wie es für das Verständnis des Geburtsvorganges wichtig ist. Z. B. die Anordnung der Uterusmuskulatur für das Verständnis des Kontraktionsablaufes oder die Lage des Kindes für die Unterschiedlichkeit der Kindsbewegung. Einzel-

Tabelle 1 Vorschlag zu einem Geburtsvorbereitungskurs

Std.	Aufklärung Gruppengespräch	Gymnastik Atemübungen	Entspannungsübungen Autogenes Training (A. T.)
1	Sinn und Zweck der psychosom. Geburtsvorbereitung, Anatomie und Physiologie der Schwangerschaft und Entwicklung des Fetus	Stoffwechselgymnastik Lockerungsübungen	Erleben von muskulärer Entspannung, Konzentration auf sich selbst, Erfühlen des Armes
2	Ergänzende Gespräche über Anatomie und Physiologie der Schwangerschaft, Möglichkeiten des Geburtsbeginns und Verhalten zu Hause	Geburtsvorbereitungsgymnastik Lockerungsübungen der Rückenmuskulatur	Konzentrationsübungen auf sich selbst, Schwereübungen des Armes (A.T.), Besprechung
3	Besprechung der Eröffnungsperiode, der Kreißsaal aus der Sicht der Gebärenden, die geburtsmedizinischen Einrichtungen	Wiederholung der Geburtsvorbereitungsgymnastik, Erlebnis des Körpergefühls aus der Entspannung	Wiederholungsschwereübung ganzer Körper, Besprechung von Übungsschwierigkeiten im A.T.
4	Aufklärung, Besprechung der Preßperiode, Geburt- und Nachgeburtsperiode	Wiederholung, Haltungsübungen zur Preßperiode, Brust- u. Bauchatmung	Wiederholung mit Verkürzung der Umschaltphase, Wärmeübung (A T), Besprechung von Übungsschwierigkeiten
5	Physiologie und Psychologie der Atmung, Gruppengespräch über Ängste und Befürchtungen	Gymn. Wiederholung der Std. 1–4, willkürliche Brust- u. Bauchatmung	Intensivierung der Gesamtentspannung, Schwere- u. Wärmeübung, innere Atmungseinstellung, „Verarbeitung" von Wehen durch die Entspannung
6	Zusammenfassung und Vertiefung der Aufklärung – „Merksätze" Erkennen des positiven Geburtserlebnisses	Wiederholung: Einübung der Atmungsformen in Beziehung zum Geburtsfortschritt	Wiederholung: innere Atmungseinstellung, Anleitung zu Vorsatzbildungen; das A.T. in Beziehung zu den Geburtsphasen

fragen über Schwangerschaftsbeschwerden gehören in die ärztliche Sprechstunde. Neben den gymnastischen Lockerungsübungen werden Vorübungen zum A.T. begonnen, in dem es auf das bewußte Erleben von Spannung und Entspannung zunächst in einzelnen Muskeln ankommt. Im Gegensatz zur ursprünglichen A.T.-Anweisung des Einstellens des Armes auf Schwere, hat sich uns gleichsam von der Peripherie her, mehr das Erfühlen des Armes bewährt.

In der zweiten Stunde schweigt zum Aufbau eines gruppendynamischen Verhaltens zunächst der Gruppenleiter, um Fragen und ein Gespräch über die erste Stunde oder andere bedrängende Fragen in Gang zu bringen. Die gefühlsmäßigen Fragen und Gedanken (Angst, Zweifel, Unzufriedenheit) haben Vorrang vor sachlichen Informationen. Geburtsschilderungen werden allgemein nicht akzeptiert, dagegen soll das gefühlsmäßige Erleben verbalisiert und so interpretiert werden, daß es für die anderen hilfreich wird. Die Geburtsvorbereitungsgymnastik wird in ihren Übungen vervollständigt und mit der Schwereübung des Armes begonnen.

In der dritten Stunde bespricht man zunächst die Aufklärung der Eröffnungsperiode, um dann intensiv das Verständnis für die Zusammenhänge zwischen entspanntem Verhalten zur Wehentätigkeit und Muttermunderöffnung zu erörtern. Das Kardiotokogramm und die Oxytocininfusion werden ebenso wie die Einrichtung eines Kreißsaales erklärt, so daß dies später annähernd vertraut ist. Die Schwangeren müssen nun schon das Erlebnis des Körpergefühls aus der Entspannung haben und die Schwereübung wird generalisiert. In der Besprechung ist es wichtig, daß über die Schwierigkeiten der Entspannung zu Hause berichtet oder Anregung zu schriftlicher Berichterstattung gegeben wird. Es gehört einige Erfahrung dazu, die unterschiedlichen Beobachtungen der Übenden instruktiv zu beantworten. In dieser Stunde entscheidet sich meist, wer dem weiteren Übungsprogramm zu folgen vermag. Zwei Drittel der Schwangeren sollen das Übungsprogramm des jeweiligen Stundenplanes bis zur nächsten Stunde erfüllt haben, sonst muß das A.T.-Programm wiederholt werden.

In der vierten Stunde wird die vegetative Umschaltung durch die Wärmeübung erläutert und geübt. In zunehmendem Maße ist die Eigeninitiative im A.T. zu fordern. Der Übungsleiter sollte nur Hilfestellungen geben. In der Gymnastik beginnt man mit der Bauch- und Brustatmung (vgl. S. 11.4). Da über die so wichtige Eröffnungsperiode meist wenig Fragen gestellt werden, empfiehlt es sich, das Wichtigste für das Verständnis nachzufragen. Die Preßperiode bedingt weniger Erklärungsschwierigkeiten, wohl aber führt sie zu unausgesprochenen Ängsten über die Weitung des Geburtskanals, eine meist unbegründete subjektive Furcht vor dem engen Becken und dem Dammschnitt. Deshalb müssen diese Punkte angesprochen werden.

Die fünfte Stunde steht unter dem Leitmotiv: Atmung. Ausführlichkeit tut Not, um den Schwangeren sowohl die physiologische Notwendigkeit wie die psychologi-

11.10 Methoden der Geburtserleichterung

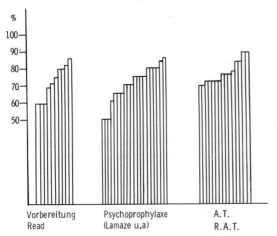

Abb. 2 Prozentuale Häufigkeit guter bis sehr guter subjektiver Geburtsschmerzerleichterung durch vorgeburtliche Übungsverfahren

Einzelsäulen	= wissenschaftliche Arbeiten
Read	= Geburtsvorbereitung nach *Read* mit Gymnastik
PPP	= Psychoprophylaxe (russ. oder franz. Methode – *Lamaze*)
A.T.	= Autogenes Training und psychologische Geburtsvorbereitung
R.A.T.	= Respiratorio Autogeno Training

sche Seite der richtigen Atmung klar zu machen. Neben dem Einüben eines möglichst ruhigen willkürlichen Rhythmus zur Gewinnung eines inneren Haltes, ist die individuelle Einstimmung entspannter Atmung für die Entbindung zu betonen. Hier besteht eine wichtige Kooperationsarbeit mit der Entbindungsklinik, da bei unterschiedlicher Atemtechnik die Frauen sich sonst unverstanden oder alleine gelassen fühlen. Die von der Hebamme dirigierte Atmung unter der Geburt sollte nur dann zum Einsatz kommen, wenn die erlernte Atmung nicht mehr beherrscht wird.

Im Gegensatz dazu steht die innere Atmungseinstellung, das Geschehenlassen der Atmung, wie es im A.T. erlernt wird. Die Beherrschung dieser Stufe geht mit autosuggestiven vegetativen Umstellungen einher, die den Geburtsschmerz beeinflussen (66, 78).

In der sechsten Stunde werden ergänzende Erläuterungen gegeben bzw. das Lehrprogramm abgeschlossen. In der Zusammenfassung kommt es dann zur Herausbildung von Merksätzen, die oft unter der Geburt bei eingeengtem Bewußtsein in Erinnerung kommen und wirksam werden. Den Abschluß bildet ein anthropologisch ausgerichtetes Gespräch, welches das Mutterwerden mit seinen positiven Aspekten in den Vordergrund stellt.

Ergebnisse mit den vorgeburtlichen Übungsverfahren

Die Beurteilung des Geburtsschmerzes ist subjektiv und objektiv bei den nichtmedikamentösen Verfahren sehr schwierig, wenn nicht unmöglich. Vor allem fehlt der bei Leitungsanästhesien vor und nach der Injektion vergleichende Beweis. Bei den psychologischen Verfahren sind die mehr oder weniger erfolgreich durchgeführten Übungen – und nicht die Kursteilnahme –, ein erreichtes Selbstvertrauen und die soziale Situation (1, 61) ebenso Voraussetzung für das Gelingen wie die Persönlichkeit des Arztes und der Hebamme, ihre Kenntnisse in der psychologischen Geburtsleitung, ihre Zuwendung und Kooperation mit der Gebärenden (2, 13). Diese Bedingungen variieren von Klinik zu Klinik erheblich (5), zumal man davon ausgehen kann, daß in der Mehrzahl der Kliniken zusätzlich Analgetika oder Leitungsanästhesien verwendet werden. Im Gegensatz zu den meisten Arbeiten (z. B. 17) wird behauptet (10), daß weder die Parität, der sozioökonomische Status noch psychologische Besonderheiten als Variablen die Schmerzerleichterung und das positive Geburtserlebnis beeinflussen.

Die Abb. 2 gibt einen annähernden Überblick über die Erfolgszahlen (Prozentangaben subjektiv empfundener guter und sehr guter Schmerzerleichterung) mit den drei häufigsten Verfahren nach READ, mit der psychoprophylaktischen Methode und dem A.T. und ähnlichen Verfahren. Während sich bei den ersteren Methoden ein relativ großer Unterschied bei den Erfolgsangaben findet, ist dies beim A.T. und R.A.T. weniger der Fall. Die Mißerfolge liegen bei allen Verfahren meist um 5% (26, 30, 54, 58, 62, 72, 92, 94). Zahlreiche Arbeiten haben sich mit den Ursachen beschäftigt, die sowohl somatisch (Erschöpfung, Dystokie) wie psychopathologisch (fehlender Wille zum Kinde, Ich-Schwäche, tiefer strukturierte Angst) und sozial (ledig, niedriger sozialer Status) und auch in Kombination vorhanden sein können (1, 4, 7, Lit. 8, 35, 47, 92). Allgemein läßt sich sagen, daß negative Lebensverläufe die Ergebnisse der psychologischen Geburtsvorbereitung verschlechtern (13). Tiefenpsychologisch fundierte Ängste können durch Aufklärung und Vorträge in den letzten Wochen der Schwangerschaft nicht mehr beseitigt werden.

Über die eigentlichen schmerzlindernden Effekte hinaus liegen zahlreiche Belege für andere Vorteile der Geburtsvorbereitungsmethoden vor. So benötigen z. B. die Patientinnen weniger Analgetika (20, 26, 30, 44, 63, 73, 89, 90, 95). Als ein objektives Kriterium der erfolgreichen Geburtsvorbereitung hat man die Verkürzung der Geburtsdauer vor allem bei den Erstgebärenden angesehen (u. a. 1, 15, 19, 26, 31, 55, 68, 79, 89, 90, 95). Dies wurde auf eine verlängerte Dauer der einzelnen Wehe zurückgeführt (8, 10, 31, 55). Andererseits ergaben sich weniger häufig sekundäre Wehenschwäche und Geburtsstillstände sowie eine geringere Operationsfrequenz (26, 31, 48, 54, 89, 91). Sehr eindrücklich sind auch die signifikanten Minderungen intrauteriner Asphyxien (15, 31) und der perinatalen Mortalität (2, 28, 30, 49, 54, 90, 94). Ausführlich und differenziert ist darüber und mit weiteren Variablen in Vergleichen zu den medikamentösen Methoden von HÜTER (31) berichtet worden. Die geringe Zahl von Frühgeburten, vorzeitigem Blasensprung und Gestosen (2, 20, 26, 31, 49, 90) dürften weniger auf die Geburtsvorbereitungsmethode als auf die primär positive Auslese der Schwangeren zur Vorbereitung zurückzuführen sein.

Der entscheidende Vorteil aller erfolgreich erlernten vorgeburtlichen Übungsverfahren ist unter der Geburt die Fähigkeit, den Schmerz in einem für die Entwicklung zur Mutter positiven Sinne zu erleben, sowie eigenregulatorisch mitzuwirken und damit ein personales Erfolgserlebnis zu haben. Dies wirkt sich nicht zuletzt darin aus, daß von den vorbereiteten Frauen hochsignifikant häufiger der Wunsch nach einem weiteren Kinde geäußert wird.

Kurzvorbereitung

Schwangere, die nicht an Geburtsvorbereitungskursen teilnehmen, können bei positiver Einstellung zur Entbindung nach Klinikaufnahme durchaus noch durch Atemschulung, Entspannung und Aufklärung eine Schmerzerleichterung erreichen (45, 68). Nach Kontaktaufnahme mit der Hebamme bzw. dem Arzt wird während der körperlichen Vorbereitung und Untersuchung in einer auf das Wesentliche konzentrierten Gesprächsform, je nach dem Geburtsfortschritt, ein weitgehend praktisches Erlernen von Atmung und Entspannung durchgeführt, wobei Wiederholungen und Fragen über das Verstandene unerläßlich sind. Die Aufnahmefähigkeit der Gebärenden ist situationsbedingt durch die Wehentätigkeit bzw. die Erwartungsspannung herabgesetzt. Daher muß eine klare Diktion in der Anleitung bestehen. Relativ unabhängig von der Intelligenz muß über 10 Minuten – ggf. mehrfach – ein praktisches Einüben mit Beginn der Wehe erfolgen, indem durch ständige Wiederholung eine Konditionierung reflektorischen Entspannungsverhaltens erreicht wird. Bewährt hat sich eine Teilung der Aufgaben zwischen Hebamme und Arzt, indem die Hebamme nach der Aufnahme zunächst die Patientin aufklärt und Grundzüge der Entspannung zeigt. Danach verstärkt der Arzt bei seiner Aufnahme mit Fragen dieses Wissen und klärt über die geburtsmedizinische Technik und mögliche Anästhesieverfahren auf. LUKAS (45) meint, in der entspannenden Situation des Vollbades wäre das praktische Erlernen von entspannender Atmung und gelöster Haltung besonders günstig (Tübinger Badegespräch).

Bei etwa 60% der Frauen läßt sich mit der Kurzvorbereitung eine gute subjektive Schmerzbeeinflussung erreichen. Die Mütter beurteilen bei schon fortgeschrittener Geburt die Atemschulung als am wirksamsten, dann folgen Entspannung und Aufklärung. Je weniger die werdende Mutter unter der Geburt steht, desto eher werden Entspannung und Entängstigung noch wirksam (68). Da in vielen Kliniken medikamentöse oder leitungsanästhetische Verfahren zur Geburtsschmerzerleichterung angewandt werden, stellt sich die Frage, ob sich damit eine psychologische Vorbereitung erübrigt. Da es sich ja bei der Vorbereitung nicht nur um eine Schmerzerleichterung, sondern auch um eine Entängstigung von einer relativ technisierten Geburtsmedizin und um eine bessere Zusammenarbeit mit dem geburtshilflichen Personal geht, erscheint dies auch bei der Anwendung von medikamentösen oder leitungsanästhetischen Verfahren angezeigt. Je mehr Technik, umso mehr Aufklärung und psychologisches Einfühlungsvermögen ist notwendig, um die moderne Geburtsmedizin in das personale Geburtserlebnis zu integrieren.

Psychologische Geburtsleitung

Mit oder ohne Geburtsvorbereitung hat die ärztliche Führung der Gebärenden einen wesentlichen Einfluß auf das Schmerzerleben. Darauf hat READ neben vielen anderen Geburtshelfern in Einzelbemerkungen hingewiesen (71). Systematische Erkenntnisse über die Wirkung des gesprochenen Wortes sind von BALINT und seiner Schule (3) zwar allgemein untersucht worden, aber wir haben noch keine fundierten Kenntnisse über die besondere Situation unter der Geburt. Lediglich die empirische Erfahrung einer ungewöhnlichen Merkfähigkeit mancher Gebärenden über die Worte des Geburtshelfers noch nach vielen Jahren läßt annehmen, daß das richtige Wort zur richtigen Zeit sehr tiefgreifende, Wirkungen haben kann. Hier aber liegt die methodische Schwierigkeit, denn das Wissen um das richtige Wort erfordert die Kenntnis der Person.

Je mehr der Arzt sich ein Bild von der Kreißenden machen kann und je mehr er ihre Vorstellung über die Geburt zu verstehen versucht, umso besser wird seine psychologische Hilfe sein. Das bedeutet nicht, Erfüllungsgehilfe von Wünschen zu sein, sondern eine angepaßte psychologisch ergänzende Haltung zu einer Frau in einer entscheidenden Situation ihres Lebens zu gewinnen. Die Grundforderung der Gesprächsführung: Ernstnehmen – Zuhören – gefühlsmäßige Zuwendung – Verstehen auf der Subjektstufe – Deutung auf der Objektstufe gelten auch für psychische Extremsituationen der Geburt (69).

Auf einem guten Kontakt basierend ist die *Suggestion*, bisher die wichtigste kurzpsychotherapeutische Einwirkung unter der Geburt. Sie wird häufig angewandt, wenngleich dies selten bewußt geschieht. Ja der Geburtshelfer scheut sich suggestiv zu wirken (71), weil dies ihm ärztlich nicht legitim erscheint, obwohl kaum eine Frau für analgesierende Suggestionen so motiviert ist wie eine Gebärende. Die wesentliche Bedingung für die Suggestion ist die zwischenmenschliche und affektive Wechselbeziehung zwischen Arzt bzw. Hebamme und Gebärender. Die Suggestionsformel braucht keine logisch rationale Grundlage zu haben. Sie muß der Mentalität angepaßt, nachvollziehbar und einprägsam sein (85). Zu der Patientin muß eine Vertrauensatmosphäre (Wir-Bildung) in ärztlicher Sachlichkeit bestehen.

Suggestionen unter der Geburt wären etwa: „Sie werden jetzt ganz ruhig" oder „Je ruhiger sie atmen, desto mehr läßt der Schmerz nach". Bedingung für den Vollzug sind weitere gleichsinnige Formulierungen über einige Zeit. Dann engt sich das Bewußtsein auf den Suggestor ein. Es entsteht eine psychologische Übertragungssituation, in der unrealistische aber erwünschte Suggestionen zur Schmerzminderung und Entängstigung gegeben werden können. Primär Schmerzlosigkeit zu suggerieren, wie es früher in der Psychoprophylaxe geschah, ist nicht möglich.

Für die Schmerzverringerung ist die Motivation entscheidend. Bei operativen Eingriffen ist z. B. suggestiv oder hypnotisch gesetzte Analgesie besser realisierbar als im Experiment, weil der Wunsch keinen Schmerz zu erleiden, stärker ist. Es ist allgemeine Erfahrung, daß der Geburtsschmerz schnell vergessen wird, ja einer Amnesie unterliegen kann. Die Konfrontation mit dem Kinde und die positiv erlebte Leistung sind wohl wesentliche psychologische Gründe dafür. Zur Unterstützung einer positiven psychischen Verarbeitung des Geburtserlebnisses hat sich das Gespräch bei der Episiotomienaht in Lokalanästhesie bewährt. Man sollte die Mutter auffordern, besonders über die negativen Eindrücke und Erlebnisse zu sprechen, damit Aggressionen und mögliche Fehlverarbeitungen über das Geburtserlebnis in einem sehr günstigen Moment abgebaut oder behoben werden können. Ist dies nicht der Fall, sollte der Arzt dieses „Naht-Gespräch" dazu verwenden, die emotionelle Bedeutung der Geburt bewußt zu machen.

Literatur

1 Alicino, R., L. Scarpellini: Deroulement de l'accouchement de la primipa altere par certains facteurs culturels, sociaux et d'ambiance. Médicine psychosomatique et maternité, hrsg. von L. Chertok. Gauthier-Villars, Paris 1962 (S. 451)
2 Arnoldova, A. M.: Influence de la preparation psychoprophylactique sur le cours de l'accouchement. Akush. i. Ginek. 6 (1957) 30
3 Balint, M.: Der Arzt, sein Patient und die Krankheit. Klett, Stuttgart 1965
4 Bergström-Walan, M. B.: Efficacy of education for childbirth. J. psychosom. Res. 7 (1963) 131
5 Buxton, C. L.: A Study of Psychophysical Methods for Relief of Childbirth Pain. Saunders, Philadelphia 1962
6 Buxton, R. St.: A comparative study of respiration in labour using antenatal training programmes. In: Psychosomatic Medicine in Obstetrics and Gynaecology, hrsg. von N. Morris, Karger, Basel 1972 (S. 217)
7 Buytendijk, F. J. J.: Über den Schmerz. Huber, Bern 1948
8 Cerutti, R. u. a.: Ginecologia psicosomatica e psicoprofilassi ostetrica. Piccin, Padua 1976
9 Chadeyron, P. A.: Hat gebh. Psychoprophylaxe 1976 noch einen Sinn? Rev. Pract. 16. X. 76 (1976) 67
10 Charles, A. G., L. Norr, L. R. Block, S. Meyering, E. Meyers: Obstetric and psychological effects of psychoprophylactie preparation of childbirth. Amer. J. Obstet. Gynec. 131 (1978) 44
11 Chertok, L.: Les méthodes psychosomatiques d'accouchement sans douleur. Expansion Scientifique Française, Paris 1957
12 Chertok, L.: Medicine psychosomatique et maternité. Gauthier-Villars, Paris 1962
13 Chertok, L., D. Langen: Psychosomatik der Geburtshilfe, Bd. XII. Zur Theorie und Praxis der medizinischen Psychologie. Hippokrates, Stuttgart 1968
14 Christian, P.: Die Atembewegung als Verhaltensweise. In: Atemschulung als Element der Psychotherapie, hrsg. von Wissenschaftl. Buchgesellschaft Darmstadt 1970
15 Conradt, A., C. M. Schlotter, V. Unbehauen, V. Frick, P. Welsch: Labour, delivery, use of analgetics and lactation after psychological preparation of birth. In: The Family, hrsg. von H. Hirsch. Karger, Basel 1975 (S. 347)
16 Davenport-Slack, B., Ch. Boylan: Psychological correlates of childbirth pain. Psychosom. Med. 36 (1974) 215
17 Davis, C. D., F. A. Marrone: An objective evaluation of a prepared childbirth program. Amer. J. Obstet. Gynec. 84 (1962) 1196
18 Earn, A. A.: Mental-concentration, a new and effective psychological fool for the abotion of suffering on childbirth. Amer. J. Obstet. Gynec. 83 (1962) 29
19 Enkin, M. W., S. L. Smith, S. W. Dermer, I. Emmett: An adequately controlled study of effectiveness of PPM Training. In: Psychosomatic Medicine in Obstetrics and Gynaecology, hrsg. von N. Morris. Karger, Basel 1972
20 Fischer, W. M. u. a.: The efficacy of the psychoprophylactic method of prepared childbirth. In: Psychosomatic Medicine in Obstetrics and Gynaecology, hrsg. von N. Morris. Karger, Basel 1972 (S. 38)
21 Gabelmann, J., V. Herms, H. Rüttgers, W. Eicher, G. Hamecher, F. Kubli: Erste klinische Erfahrungen mit dem respiratorischen Biofeedback in der Geburtshilfe. In: Gynäkologie und Geburtshilfe, hrsg. von H. Hußlein. Egermann, Wien 1977 (S. 903)
22 Heardman, H.: A Way to Natural Childbirth. Williams & Wilkins, Baltimore 1948
23 Heardman, H.: Physiotherapy in Obstetrics and Gynaecology. Livingstone, London 1959
24 Held, E.: Die Stellung des Geburtsschmerzes im Schmerzsystem. Schweiz. med. Wschr. 81 (1951) 227
25 Heyer-Grote, L.: Bewegungs- und Atemtherapie. In: Handbuch der Neurosenlehre und Psychotherapie, Band IV. Urban & Schwarzenberg, München 1959 (S. 299)
26 Holtorff, J., R. Mühlbach: Ergebnisse der psychoprophylaktischen Geburtsschmerzlinderung. Geburtsh. u. Frauenheilk. 21 (1961) 53
27 Hommel, F.: 12 Years experience in psychoprophylactic preparation for childbirth. In: Psychosomatic Medicine in Obstetrics and Gynaecology, hrsg. von N. Morris. Karger, Basel 1972 (S. 49)
28 Howells, J. G.: Modern Perspectives in Psycho-Obstetrics. Oliver & Boyd, Edinburgh 1972 (S. 314)
29 Hoyme, S.: Kritische Betrachtung nach einem Jahrzehnt psychoprophylaktischer Geburtsschmerzerleichterung. Zbl. Gynäk. 88 (1966) 525
30 Hüter, K. A.: Biometrische Untersuchungen bei psychosomatisch und medikamentös geleiteten Geburten. Z. Geburtsh. Gynäk. 163 (1965) 260

31 Hüter, K. A.: Die medikamentöse und die psychosomatische Geburtsleitung. Fortschr. Geburtsh. u. Gynäk. 29 (1966) 32
32 Jacobsen, E.: Progressive Relaxation. University of Chicago Press, Chicago 1948
33 Jacobson, E.: Relaxation methods in labor. Amer. J. Obstet. Gynec. 67 (1954) 1035
34 Janzen, R., W. D. Keidel, A. Herz, C. Steichele: Schmerz. Thieme, Stuttgart 1972
35 Klein, H. R., H. W. Potter, R. B. Dyk: Anxiety in Pregnancy and Childbirth. New York 1950
36 Kline, M., H. Guze: Self-hypnosis in childbirth. J. clin. exp. Hypnos. 3 (1955) 1389
37 Kohlrausch, W., H. Leube: Gymnastische Frauenbehandlung. Fischer, Stuttgart 1953
38 Kroger, W. S.: Natural childbirth? Is Read's method of natural childbirth waking hypnotism? Brit. J. med. Hypnot. (1953) 1
39 Kroger, W. S., S. C. Freed: Psychosomatic Gynecology. Saunders, Philadelphia 1951
40 Lamaze, F.: Qu'est-ce que l'accouchement sans douleur par la méthode psychoprophylactique? Paris 1956
41 Lamaze, F., P. Vellay: Analgésie Psychologique en obstetrique. Pergamon Press, Oxford 1956
42 Langen, D.: Archaische Ekstase und asiatische Meditation mit ihren Beziehungen zum Abendland. Hippokrates, Stuttgart 1963
43 Lim Ka Ti, zit. nach Vellay (92)
44 Lukas, K. H.: Readsche Geburtserleichterung in der Klinik. Med. Klin. 49 (1954) 1720
45 Lukas, K. H.: Die psychologische Geburtserleichterung. Schattauer, Stuttgart 1968
46 Lukas, K. H., H. Roemer: Die Bedeutung der Gruppentherapie für die psychologische Geburtsvorbereitung. In: Mehrdimensionale Diagnostik und Therapie, Thieme, Stuttgart 1958 (S. 165)
47 Mayer, A.: Die psychologische Seite des Wehenschmerzes. Gynaecologia (Basel) 144 (1957) 54
48 Merz, W. R.: Einfluß der gymnastischen und psychischen Geburtsvorbereitung auf Wehenzahl und Geburtsdauer. Gynaecologia (Basel) 142 (1956) 361
49 Milochevitch, B., M. Doder: Morbidité néonatale et initiation psychosomatique maternelle. In: Medicina psychosomatica in Obstetritis et Gynaecologia, hrsg. von Medizinische Akademie, Wien 1965 (S. 203)
50 Moggian, G.: Moderne tendenze della psico profillassi al parto nei vari Paesi del mondo. Minerva ginec. 10 (1958) 911
51 Morris, N.: Human relations in obstetric practice. Lancet 1960/I, 913
52 Müller, C.: Ist der Geburtsschmerz ein bedingter Reflex nach Pawlow? Praxis 47 (1958) 25
53 Nikolajew, A. P.: Die Grundprinzipien und Wege der Schmerzausschaltung bei der Geburt. In: Schmerzausschaltung bei der Geburt, hrsg. von A. P. Nikolajew. VEB Volk und Gesundheit, Berlin 1953
54 Notter, A.: Accouchement sans douleur par la psychophysioprophylaxie obstétricale et son extention à la puerpéralité. Simep., Lyon 1969
55 Odenthal, M., Stephan: Geburtsverlauf nach Psychoprophylaxe und bei praepartaler Hospitalisation. Inaug.-Diss., Würzburg 1963
56 Perrez, M., H. Schenkel, M. Stauber: Eine experimentelle Untersuchung zur psycholog. Geburtsvorbereitung. Z. Geburtsh. Perinat. 182 (1978) 149
57 Piscicelli, U.: The R.A.T. method in the psychosomatic analysis of pregnant women and in the preparation for childbirth. In: The Family, hrsg. von H. Hirsch. Kager, Basel 1975
58 Piscicelli, U.: Training autogeno respiratorio e psicoprofilassi ostetrica. Piccin, Padua 1977
59 Platonov, K. I.: Die psychoprophylaktische Methode zur Schmerzausschaltung. In: Schmerzausschaltung bei der Geburt, hrsg. von A. P. Nikolajew. VEB Volk und Gesundheit, Berlin 1953
60 Poettgen, H.: Die Integration des autogenen Trainings in die geburtshilfl. Psychoprophylaxe. Geburtsh. u. Frauenheilk. 31 (1971) 150
61 Prill, H. J.: Zur Genese der Geburtshyperalgesie. Med. Klin. 50 (1955) 514
62 Prill, H. J.: Methoden psychischer Geburtsschmerzerleichterung. Z. Geburtsh. Gynäk. 146 (1956) 211
63 Prill, H. J.: Erfahrungen mit dem autogenen Training zur Geburtsschmerzerleichterung. Geburtsh. u. Frauenheilk. 18 (1958) 74
64 Prill, H. J.: Gruppentherapeutische Erfahrungen in der Geburtshilfe und Gynäkologie. Prax. Psychother. 5 (1960) 216
65 Prill, H. J.: Geburt in Hypnose. Anästhesist 12 (1963) 87
66 Prill, H. J.: Das autogene Training in der Geburtshilfe und Gynäkologie. In: Autogenes Training, hrsg. von W. Luthe. Thieme, Stuttgart 1965 (S. 235)
67 Prill, H. J.: Zur Kritik der Lehre Pawlows und der aus ihr entwickelten Psychoprophylaxe. In: Medicina psychosomatica in Obstetritis et Gynaecologia, hrsg. von Medizinische Akademie, Wien 1965 (S. 73)
68 Prill, H. J.: Schmerzbeeinflussung durch A.T. in der Geburtshilfe. Psychother. Psychosom. 14 (1966) 429
69 Prill, H. J.: Fortschritte zur Psychosomatik in der Gynäkologie. In: Klinik der Frauenheilkunde u. Geburtshilfe, Band IV, hrsg. von H. Schwalm, G. Döderlein. Urban & Schwarzenberg, München 1977 (S. 584/3)
70 Read, G. D.: Natural Childbirth. Heinemann, London 1933
71 Read, G. D.: Childbirth without Fear. Heinemann, New York 1944
72 Roemer, H.: Erfahrungen mit der psychologischen Geburtsvorbereitung nach Read. Geburtsh. u. Frauenheilk. (1960) 406
73 Roth, F.: Schmerzlose Geburt durch Psychoprophylaxe. Thieme, Stuttgart 1959
74 Rimbach, E.: Geburtshilfe als psychosomatischer Auftrag. In: Klinik der Frauenheilkunde und Geburtshilfe, Bd. I, hrsg. von H. Schwalm, G. Döderlein. Urban & Schwarzenberg, München 1977 (S. 477)
75 von Rutte, U.: Der Einfluß der Schwangerschaftsgymnastik auf den Geburtsschmerz. Gynaecologia (Basel) 132 (1951) 274
76 Rust, Th.: Die natürliche Geburt. Huber, Bern 1956
77 Rust, Th.: Über die Wichtigkeit einer fundamentalen Atemschulung in der Geburtshilfen-Schmerzprophylaxe. In: Médicine psychosomatique et maternité, hrsg. von L. Chertok. Gauthier-Villars, Paris 1962 (S. 275)
78 Schultz, I. H.: Das autogene Training, 13. Aufl. Thieme, Stuttgart 1970 (S. 111, 153); 16. Aufl. 1979
79 Soldenhoff, R. D.: The assessment of relaxation in obstetrics. Practitioner 176 (1956) 410
80 Staehler, F.: Viscero-respiratorischer Wehenreflex und Psychoprophylaxe. In: Médicine psychosomatique et maternité, hrsg. von L. Chertok. Gauthier-Villars, Paris 1962 (S. 436)
81 Sternbach, R. A.: Pain. A psychophysiological analysis. Appleton-Century-Crofts, New York 1968
82 Stevens, R. J., F. Heide: Analgesie characteristics of prepared childbirth techniques; attention focusing and systematic relaxation. S. Psychosom. Res. 21 (1977) 429
83 Stevens, R. J., L. Plymesser, T. W. Langreder: Analgetic characteristics of prepared childbirth breathing and attention focusing strategies. Proc. 5. Internat. Congress Psych. Obstetr. Gynec. 1977, Rom.
84 Stokvis, B.: Aktive Tonusregulation als Entspannungstherapie. Z. Psychother. med. Psychol. 9 (1959) 134
85 Stokvis, B.: Suggestion. In: Handbuch der Neurosenlehre und Psychotherapie, Bd. IV. Urban & Schwarzenberg, München 1959 (S. 6)
86 Stokvis, B., E. Wiesenhütter: Der Mensch in der Entspannung. Hippokrates, Stuttgart 1961
87 Thoms, H., F. Goodrich: Training for childbirth. J. Amer. med. Ass. 140 (1949) 1256

88 Thoms, H.: Training for Childbirth. Mc Graw-Hill, New York 1950
89 Thoms, H., E. Karlovsky: 2000 deliveries under a training for childbirth program. Amer. J. Obstet. Gynec. 68 (1954) 279
90 Trampus, O., V. Trampus: La valeur de la preparation psychoprophylactique de la femme enceinte. In: Médicine psychosomatique et maternité, hrsg. von L. Chertok. Gauthier-Villars, Paris 1962 (S. 418)
91 Vellay, P., A. Vellay: Temoignages sur l'accouchement sand douleur par la méthode psychoprophylactique. Edition du Seuil, Paris VI 1956
92 Vellay, P.: Facteurs essentiels d'échecs en psychoprophylaxe. In: Médicine psychosomatique et maternité, hrsg. von L. Chertok. Gauthier-Villars, Paris 1962
93 Vellay, P.: Painless labour: A french method. In: Modern Perspectives in Psycho-Obstetrics, hrsg. von J. G. Howells. Oliver & Boyd, Edinburgh 1972 (S. 328)
94 Velvovsky, I. Z.: Psychoprophylaxis in Obstetrics – a soviet method. In: Modern Perspectives in Psycho-Obstetrics, hrsg. von J. G. Howells. Oliver & Boyd, Edinburgh 1972 (S. 314)
95 Velvovsky, I. Z.: Erfahrungen mit der psychoprophylaktischen Methode zur Schmerzausschaltung bei der Geburt. In: Schmerzausschaltung bei der Geburt. VEB Volk und Gesundheit, Berlin 1953
96 Waldsburger, Ch.: Zur Frage der nicht-medikamentösen Analgesie in der geburtsh. Praxis. Schweiz. med. Wschr. 88 (1958) 244
97 Wolff, H. G., S. Wolff: Pain. Thomas, Springfield/Ill.
98 Zax, M., A. J. Sameroff, J. Farnum: Childbirth education maternal attitudes and delivery. Amer. J. Obstet. Gynec. 123 (1975) 185

Die medikamentöse Analgesie und Anästhesie

redigiert von L. BECK

Einführung

Indikation und Methoden der Schmerzausschaltung bei der Geburt sind keineswegs einheitlich. Dies hängt damit zusammen, daß die Geburt, auch wenn sie ohne operative Hilfe „spontan" zu Ende geht, in ihrem Verlaufe erhebliche Unterschiede aufweisen kann, und die Angaben über Geburtsschmerzen individuell sehr verschieden sind. Die Schmerzreaktion ist von der emotionalen Verfassung der Gebärenden in starkem Maße abhängig. Die Entwicklung und Anwendung der verschiedenen Methoden der Geburtsanalgesie erfolgte in den früheren Jahren fast ausschließlich durch den Geburtshelfer, und erst in der letzten Zeit entstand an den meisten Kliniken eine echte Kooperation zwischen Anästhesiologen und den in der Geburtshilfe tätigen Ärzten. Durch diese Zusammenarbeit wurde nicht nur die Schmerzausschaltung für die Schwangere besser und risikoärmer, sondern auch die Verantwortlichkeit bei Komplikationen lastet nicht mehr ausschließlich auf dem Geburtshelfer.
Die Maßnahmen zur Geburtserleichterung im Kreißsaal hängen von den unterschiedlichen apparativen und personellen Möglichkeiten ab, die dem Geburtshelfer zur Verfügung stehen, aber auch von den unterschiedlichen Erwartungen, die die Schwangere hinsichtlich der Geburtsanalgesie besitzt. Die meisten Frauen möchten informiert werden; sie erwarten eine wirkungsvolle Geburtserleichterung und gehen gleichzeitig davon aus, daß ein Maximum an Sicherheit für Mutter und Kind gegeben ist. Komplikationen in der Schwangerschaft, unter der Geburt, einschließlich anästhesiologischer Komplikationen werden nicht mehr als schicksalhafte Ereignisse hingenommen.
Die meisten Gebärenden möchten die Geburt aktiv miterleben, ohne von Geburtsschmerzen beeinträchtigt zu werden. Aus diesem Grunde entsprechen die Methoden der psychologischen Geburtserleichterung, verbunden mit dem Verlangen nach einer natürlichen Geburt ohne Anwendung von Medikamenten den Vorstellungen zahlreicher Frauen. Die geburtshilfliche Erfahrung zeigt jedoch, daß in einer Vielzahl von Fällen zusätzlich Analgetika oder Lokal- und Leitungsanästhesien zur Schmerzminderung erforderlich sind. Bei den Überlegungen zur Indikation der verschiedenen Verfahren der Geburtsanalgesie muß berücksichtigt werden, daß es keine medikamentösen Verfahren gibt, die völlig ohne Risiken für Mutter und Kind sind. Die Auswahl der Methode muß daher der geburtshilflichen Situation entsprechend erfolgen. Experimentelle (90) und klinische Untersuchungen bestätigen die Beobachtungen in der Geburtshilfe, daß ein Übermaß an Schmerzen während der Geburt sich negativ auf den Geburtsverlauf und das Kind auswirkt; die Eröffnung der Cervix uteri ist verzögert, Nachteile und Gefahren für Mutter und Kind sind die Folge. So stellen die für den Einzelfall notwendigen Maßnahmen der Geburtsanalgesie keine Verfahren dar, die lediglich dem Komfort der Kreißenden dienen und auf die man genauso gut hätte verzichten können. Die Indikation zur medikamentösen Geburtsanalgesie erfolgt vielmehr in der gleichen Weise wie bei anderen Eingriffen, die mit Schmerzen einhergehen, wobei von Patient und Arzt eine Anästhesie als medizinisch indiziert angesehen wird. So ist auch die medikamentöse Geburtsanalgesie bzw. -anästhesie, die entsprechend der geburtshilflichen Situation erfolgt, bei der Abwägung der Vor- und Nachteile hinsichtlich ihrer juristischen Rechtfertigung genauso zu bewerten wie Anästhesieverfahren bei anderen mit Schmerzen einhergehenden Situationen bzw. operativen Eingriffen.
Über das Gebiet der Anästhesie und Analgesie in der Geburtshilfe sind in den letzten Jahren zahlreiche Darstellungen erschienen (1, 3, 15, 19, 26, 40, 88).

Medikamente zur Geburtserleichterung

L. BECK und S. POTTHOFF

Einleitung

Jeder erfahrene Geburtshelfer kennt die Verschiedenheit der Reaktion einer Gebärenden auf den Geburtsprozeß. Wir alle haben schmerzlose Geburten (ohne Medikamente) erlebt, Frauen, die ruhig und gelassen die Geburtsperiode überstehen, aber auch solche, die unter starken Geburtsschmerzen leiden, sich hemmungslos gebärden oder violent reagieren. Wenn wir nach den Ursachen dieses verschiedenen Verhaltens fragen, so finden wir, daß die Reaktion einer Frau auf ihre Sorgen und Befürchtungen während der Schwangerschaft und speziell zur Geburt auf komplexen Faktoren beruht (Erziehung, häusliches und gesellschaftliches Milieu, intellektuelles Niveau u. a.). So ist das emotionale Erleben der Frau verschieden. Es kommt vor, daß die Schwangere erfreut, mit positiver Erwartung der Geburt entgegensieht, während sie im Unterbewußtsein der Schwangerschaft abgeneigt ist und sich vor der Geburt fürchtet. Andere äußern Widerwillen gegen Schwangerschaft und Geburt, während sie im Grunde dem Kinderwunsch positiv gegenüberstehen. Die rechtzeitige Erkennung eines ambivalenten Verhaltens ermöglicht es dem Arzt, die Gebärende besser zu führen und auf diese Weise zur Geburtserleichterung und Schmerzminderung beizutragen.

Die medikamentöse Geburtsanalgesie stellt in ihrer Zielsetzung keinen Gegensatz zur psychologischen Geburtserleichterung dar, die im deutschsprachigen Raum vor allem durch die Tübinger Schule (RÖMER) vor etwa 20 Jahren einen erheblichen Aufschwung erfahren hatte und auch im englischsprachigen Raum als „natürliche Geburt" von zahlreichen Frauen bevorzugt wird (s. natural child-birth a review and analysis, 16). Aber auch nach Verabreichung von Medikamenten zur Geburtsanalgesie müssen Arzt und Hebamme die psychologische Situation der Gebärenden berücksichtigen und sich darauf einstellen, wie anderseits bei Geburten nach psychologischer Geburtsvorbereitung häufig Medikamente zur weiteren Schmerzminderung herangezogen werden.

Für die Anxyolyse und Entspannung stehen in erster Linie Sedativa, Tranquilizer und Neuroleptika zur Verfügung. Für die Linderung des somatischen Schmerzes kommen Analgetika in Frage. Zur Verstärkung der Geburtsanalgesie werden, jedoch weniger häufig, weiterhin gas- und dampfförmige Anästhetika in niedriger Dosierung in Form der Inhalationsanalgesie angewandt.

Die Anwendung dieser Medikamente unter der Geburt kann sich bei hoher Dosierung nachteilig für Mutter und Kind auswirken, insbesondere kann bei dem Kind direkt nach der Geburt eine medikamentös bedingte Apnoe eintreten. Hierdurch entsteht für das reife Kind kein wesentlicher Nachteil, insbesondere kein hypoxisch bedingter Hirnschaden, wenn das Kind bis zur Herstellung eines ausreichenden Gasaustausches beatmet wird bzw. bei ungenügender Eigenatmung sauerstoffangereicherte Luft erhält. Eine intrauterin bedingte fetale Asphyxie ist auch bei hoher Dosierung ebenfalls nicht zu befürchten, es sei denn, daß die Dosierung so hoch ist, daß bei der Mutter Herz- und Kreislaufstörungen sowie eine schwere Ateminsuffizienz unter der Geburt eintritt.

Den Vorteil von Sedativa und Analgetika unter der Geburt zeigen tierexperimentelle Untersuchungen der letzten Jahre mit Anwendung von höheren Dosierungen von Sedativa und Analgetika in Fällen von gleichfalls bestehender Asphyxie auf. Sie zeigen, daß der fetale Hirnmetabolismus durch die Medikamente reduziert und so die fetale Toleranz bezüglich eines Sauerstoffmangels vergrößert wird. Als besonders wichtig wird der dämpfende Einfluß von Sedativa auf das sympathische nervöse System angesehen, wodurch der negative Einfluß einer nervös bedingten Hyperaktivität gebremst wird und so deren nachteilige Folgen auf die Uterusdurchblutung ausbleiben. Die Medikamente verhindern gleichzeitig einen unerwünschten, starken Anstieg des mütterlichen und fetalen Serumglucosespiegels. Die von R. E. und S. S. MYERS (96) dargelegten Tierexperimente über Streß während der Schwangerschaft und Geburt mit und ohne Anwendung von Sedativa lassen den Schluß zu, daß auch eine höhere Dosierung in besonders gelagerten Fällen aus geburtshilflicher Sicht Vorteile für das Kind mit sich bringen kann, zumal deren Nachteile, nämlich eine Ateminsuffizienz des Neugeborenen direkt nach der Geburt durch Maßnahmen wie künstliche Beatmung oder durch sauerstoffangereicherte Luft u. a. behandelt werden können.

Analgetika

Die ersten Berichte über die medikamentöse Geburtserleichterung stammen von V. STEINBÜCHL u. GAUS (1902), die eine Kombination von Morphin und Scopolamin zum Dämmerschlaf während der Geburt anwandten. Zur Schmerzlinderung in der Eröffnungs- und Austreibungsperiode werden auch heute noch am häufigsten Opiate benutzt, d. h. Medikamente, die in ihrer Wirkung dem Hauptalkaloid des Opiums, dem Morphin, vergleichbar sind. Das heute in der ganzen Welt am meisten angewandte Analgetikum in der Geburtshilfe, das Venyl-Piperidin-Derivat mit dem generischen Namen Pethidin (Dolantin, Mepiridin, Demerol) wurde 1939 synthetisiert.

Pethidin (Dolantin) ist in erster Linie ein zentral wirkendes Analgetikum. Die parasympathikolytische, atropinartige Wirkung ist gering und kommt bei der in der Geburtshilfe üblichen Dosierung nicht zur Auswirkung. Der Tonus der Uterusmuskulatur wird nach intramuskulärer Applikation nicht herabgesetzt; in einer Reihe von Fällen ist eine wehenfördernde Wirkung mit Zunahme der Wehenfrequenz und der Amplitude festzustellen.

Blutspiegeluntersuchungen (111) ergaben, daß nach intramuskulärer Injektion von 100 mg Pethidin der maximale Blutspiegel bei der Mutter nach 30 Minuten erreicht wird. Die analgetische Wirkung erreicht bei intramuskulärer Injektion nach 40–60 Min. ihr Maximum und hält 2–3 Stunden an, wobei die Schmerzschwelle bereits nach einer Stunde absinkt. Da Pethidin wegen des langsamen Abbaues bei wiederholter Injektion kumuliert, sind die Einzeldosen bei Nachinjektion jeweils zu reduzieren. Pethidin passiert rasch die Plazenta. Das fetomaternale Gleichgewicht stellt sich bereits nach wenigen Minuten ein (112). Der Abbau in der Leber erfolgt verhältnismäßig langsam. Die vollständige Ausscheidung nimmt beim Neugeborenen mehrere Tage in Anspruch.

Klinische Anwendung und Dosierung

Untersuchungen über die Schmerzintensität bei der Geburt zeigen, daß diese bis gegen Ende der Eröffnungsperiode ansteigt und im Verlaufe der Austreibungsperiode wenig zunimmt. Die Verabreichung von Analgetika sollte daher mit Beginn der Eröffnungsperiode erfolgen.
Für die intramuskuläre Applikation empfiehlt sich bei Auftreten von Wehen 50 mg i. m. Nachinjektionen sollten möglichst nicht vor Ablauf von 2–3 Stunden gegeben werden (18). Wegen der manchmal unregelmäßigen und nicht sicher vorherzusehenden Resorption intramuskulär verabreichter Medikamente bevorzugen einige Kliniken die exakt steuerbare intravenöse Verabreichung des Analgetikums (3). Dabei wird eine Dosierung von 25 mg Pethidin langsam i. v. in die intravenöse Tropfinfusion in 1–2stündigen Abständen appliziert. Bei einer Gesamtdosierung für eine normale Geburt von 100–150 mg und für Frühgeburten von 50–75 mg tritt keine erkennbare Beeinträchtigung der mütterlichen und kindlichen Vitalfunktionen ein. Diese Dosierungsempfehlungen liegen bedeutend niedriger als die Richtlinien, die noch von 10 Jahren von den meisten Autoren im deutsch- und englischsprachigen Schrifttum angegeben wurden. Diese Empfehlung zur Reduktion der Dosierung gründet sich auf genauere Untersuchungen der Neugeborenen hinsichtlich Atmung und neurophysiologischem Verhalten sowie Metabolisierung und Ausscheidung des Medikamentes.
Wird mit Analgetika in der genannten Dosierung keine ausreichende Schmerzbefreiung erreicht, kann die Pethidindosierung im Verlauf einer 4–5stündigen Geburt auch über 150 mg erhöht werden, wobei jedoch mit einer Atemdepression des Kindes zu rechnen ist. Die atemdepressive Wirkung stellt für das Neugeborene eine Gefährdung dar, wenn es durch zusätzliche Risiken, wie z. B. Unreife, belastet ist. Hinzu kommt, daß bei Anwendung hoher Dosen von Analgetika die Mitarbeit der Gebärenden reduziert ist und sie sich um das positive Geburtserlebnis „betrogen" fühlt.

Antagonisierung unter der Geburt verabreichter Analgetika

Die Möglichkeit der Aufhebung der atemdepressorischen Nebenwirkungen von Morphin und Morphinderivaten wurde erstmals 1915 von POHL entdeckt, dem mit N-Allylnorcodein, eine direkte Antagonisierung der morphinbedingten Atemdepression gelang. Das 1941 (77) synthetisierte N-Allylnormorphin (Nalorphin) wurde 1951 (48) in den klinischen Gebrauch eingeführt und 1953 erstmals (22) zur Antagonisierung pethidininduzierter Atemdepressionen in der Geburtshilfe angewandt. Nalorphin zeigt jedoch ebenso wie das später entwickelte Levallorphan neben dem antagonistischen Effekt vor allem bei höherer Dosierung eine deutliche depressorische Wirkung aller Atemgrößen. Erst seit der Einführung des N-Allyldihydro-Hydroxynormorphinon, Naloxone (21) 1961 steht ein Morphinantagonist ohne jegliche atemdepressorische Wirkung zur Verfügung. Auch bei höheren Dosierungen tritt unabhängig davon, ob vorher Analgetika gegeben wurden oder nicht, keine Atemdepression auf (71). Auch bei einer Depression des Neugeborenen, die nicht durch vorausgegangene Verabreichung von Morphin oder Morphinderivaten, sondern z. B. durch Geburtstrauma, intrauterine Hypoxie oder Mißbildung bedingt wurde, ist durch Naloxon keine Verschlechterung zu erwarten (23). Der Gesamtsauerstoffverbrauch wurde durch Naloxon nicht erhöht (CRAWFORD 1977, pers. Mitt.). Im Gegensatz zu Nalorphin und Levallorphan antagonisiert Naloxon auch die atemdepressorische Wirkung des Pentazocin (Fortral). Nachteilig wirkt sich die gegenüber Nalorphin und Levallorphan verkürzte Wirkungsdauer des Naloxons aus: Schon 30 Min. nach intravenöser Injektion ist mit einem Wirkungsverlust des Naloxons und dementsprechend mit einem erneuten Auftreten einer respiratorischen Depression zu rechnen, die durch einen Überhang des länger wirkenden Morphinderivates hervorgerufen wird.

Dosierung und Applikation

In zurückliegenden Jahren wurde Naloxon der Mutter unter der Vorstellung einer raschen Plazentapassage wenige Minuten vor der Geburt intravenös injiziert empfohlen. Für die sichere Antagonisierung einer morphinderivatbedingten Atemdepression sind jedoch Dosierungen von 0,4–0,8 mg Naloxon erforderlich (71, 79), die im mütterlichen Organismus bereits zu einer Aufhebung der analgetischen Wirkung des Morphinderivates führen. Eine Beendigung der Analgesie in der letzten Phase der Austreibungsperiode, vor Durchtritt des Kindes, ist jedoch nicht sinnvoll. Auch sind vorübergehende Unruhezustände der Mutter beobachtet worden, so daß diese Applikationsart verlassen ist. Heute wird zur postpartalen Behandlung des Kindes empfohlen: Bei normalgewichtigen Neugeborenen wird 40 µg Naloxon in die Vene der noch nicht abgeklemmten Nabelschnur injiziert (10, 79, CRAWFORD 1977, pers. Mitt.). Das entspricht 2 ml Narcanti-*Neonatal* (1 Ampulle = 0,04 mg = 2 ml) oder 1 ml einer mit 9 ml 0,9%iger NaCl-Lösung auf 1:10 verdünnten Ampulle Narcan oder Narcanti (1 Ampulle = 0,4 mg = 1 ml). Ist die Injektion des Narcanti erst nach dem Abklemmen der Nabelschnur möglich, so werden 2 ml Narcanti-*Neonatal* oder 1 ml der auf 1:10 verdünnten Narcantilösung mit 5%iger Glucose- oder 0,9%iger NaCl-Lösung auf ein Volumen von 3–4 ml aufgefüllt und dann in die Umbilikalvene appliziert. Die Problematik der intravenösen Naloxoninjektion liegt in der kurzen Wirkungsdauer. So kann es bereits nach 30 Minuten, in Ausnahmefällen sogar früher, bei einem Wirkungsüberhang des Analgetikums zu einer Wiederkehr der Atemdepression kommen (32). Neugeborene, die Naloxon intravenös erhalten haben, sind daher über mehrere Stunden sorgfältig zu überwachen.

Eine länger wirkende Antagonisierung der morphinbedingten Atemdepression läßt sich durch intramuskuläre Verabreichung des Naloxon erreichen (74). Es wird eine Dosierung von 100 μg i. m. empfohlen. Die Aufhebung der respiratorischen Depression setzt bereits nach 3–5 Minuten ein (56) und überdauert in der Regel die atemdepressive Wirkung des Analgetikums. Hierbei muß jedoch die Zeit bis zum Wirkungsbeginn des Naloxon durch kontrollierte Beatmung des Neugeborenen überprüft werden. Mit einer kombinierten intravenösen und intramuskulären Naloxonapplikation kann man die Vorteile des schnellen Wirkungseintrittes bei der i. v.-Verabreichung mit der verlängerten Wirkungsdauer der i. m.-Injektion verbinden. Beim Erwachsenen wurde mit diesem Verfahren kein Wirkungsüberhang des vorher verabreichten Morphins mehr festgestellt (74).

Pentazocin (Fortral)

Seit 1967 ist das Analgetikum Pentazocin (Fortral) in klinischem Gebrauch. Es hat gute analgetische und sedative Eigenschaften und läßt bei einer Dosierung von 30 mg i. m. keine negativen Einflüsse auf die Wehentätigkeit, die fetale Herzfrequenz und den Säure-Basen-Status erkennen. Es passiert ebenso wie Pethidin in wenigen Minuten die Plazentaschranke. Blutspiegeluntersuchungen bei der Mutter und dem Neugeborenen zeigen, daß die Konzentration im Nabelschnurblut niedriger als bei Pethidin ist (16). Als Ursache wird eine im Vergleich zu Pethidin verringerte Plazentapassage und aufgrund tierexperimenteller Untersuchungen eine raschere Metabolisierung in der Neugeborenenleber diskutiert. Entgegen früherer Meinungen entspricht die atemdepressive Wirkung bei äquianalgetischer Dosierung der von Pethidin (55). Mit Ausnahme der möglicherweise geringeren Passage der Plazentaschranke und der rascheren Metabolisierung in der Neugeborenenleber scheint Pentazocin in der Geburtshilfe gegenüber Pethidin keine nennenswerten Vorteile zu besitzen. Levallorphan und Nalorphin sind als Antidot gegen Pentazocin unwirksam; als Antidot kommt nur Naloxon in Frage. 30 mg Pentazocin (Fortral) (1 Ampulle) entspricht äquianalgetisch einer Dosierung von 75–100 mg Pethidin (Dolantin) oder 10 mg Morphin.

Psychopharmaka

Eine günstige Wirkung auf den Geburtsvorgang ist bei Verabreichung von Psychopharmaka nur dann zu erwarten, wenn Angst oder auf Angst beruhende Symptome vorliegen. Wenn diese Mittel aus prophylaktischer Intention einer angstfreien Gebärenden gegeben werden, ist keine Verbesserung der normal ablaufenden Geburtsphysiologie zu erwarten. Wohl aber kann die Mitarbeit der Kreißenden durch die sedative Wirkung beeinträchtigt werden. Auch ist die Verabreichung von Psychopharmaka kein Ersatz für die psychologische Führung der Kreißenden unter der Geburt durch die Hebamme und den Arzt. Funktionell gestörtes Gebärverhalten ist keineswegs immer direktes Korrelat zur Angst, entsprechend dem Angst-Spannungs-Schmerz-Syndrom von G. DICK-READ (48). Vielmehr kann gestörtes Gebärverhalten auch ein Korrelat zu einer Vielzahl anderer Effekte sein, wie z. B. ein rentensives, perfektionistisches, kontaktarmes, inaktives oder planloses Gebärverhalten. Nur wo trotz psychoprophylaktischer Geburtsvorbereitung und psychologisch geschickter Führung durch die Hebamme und den Arzt noch Angst, affektive Spannung und gestörtes Gebärverhalten vorliegen, ist die Anwendung von Psychopharmaka unter der Geburt indiziert.

Die Tranquilizer und Neuroleptika greifen am limbischen System an. Sie wirken entspannend und angstlösend. Die Tranquilizer haben dazu noch eine schlafanbahnende Wirkung. Die Neuroleptika haben gegenüber den Tranquilizern den Vorzug, daß sie neben der anxiolytischen eine antiemetische Wirkung aufweisen. Sie beugen weiterhin dem Auftritt von Muskelzittern unter der Geburt vor. Valium besitzt keine uterusspasmolytische Wirkung.

Tranquilizer

Von den Tranquilizern kommen in der Geburtshilfe in erster Linie die Gruppe der Benzodiazepine, Diazepam (Valium), Lorazepam (Tavor), Chlordiazepoxid (Librium), Medazepam (Nobrium) und Oxazepam (Adumbran) in Frage. Genauere Untersuchungen liegen über Diazepam (Valium) vor. Diazepam durchquert rasch die Plazenta. Nach intramuskulärer Injektion von 5 mg steigt der mütterliche Blutspiegel rasch an und erreicht nach 30 Minuten sein Maximum (67). Der Abfall erfolgt langsam, so daß es bei Nachinjektion zur Kumulation im Feten kommt. Zum Zeitpunkt der Geburt liegt der Blutspiegel von Diazepam beim Feten höher als bei der Mutter. Blutspiegeluntersuchungen beim Neugeborenen ergaben, daß die Konzentration des Diazepam kontinuierlich abnimmt. Diese kontinuierliche Konzentrationsabnahme wird am 7. Tag post partum von einem Anstieg unterbrochen, der als Entspeicherung der Gewebe-Depots interpretiert wird. Wegen der langen

Halbwertzeit, der Neigung zur Kumulation im fetalen wie im mütterlichen Organismus und damit auch bei der stillenden Mutter wegen der Möglichkeit des Übergangs mit der Milch auf das Kind, ist bei der perinatalen Anwendung von Diazepam in höherer Dosierung Zurückhaltung geboten.

Die Benzodiazepine besitzen bei der ausgetragenen Schwangerschaft und unter der Geburt keinen Einfluß auf die Wehentätigkeit (72). Nach einmaliger i. v. Injektion von 10 mg Diazepam kommt es zu einer kurzfristigen respiratorischen Azidose bei Mutter und Kind, wonach sich zunächst beim Feten, später auch bei der Mutter eine geringgradige, länger anhaltende metabolische Azididitätssteigerung anschließt (26). Bei einer Ausgangslage im physiologischen Bereich ist die Veränderung harmlos, bei einer kindlichen Asphyxie wird eine bereits vorhandene Azidose verstärkt. Allgemein wird eine Dosierung von 5–10 mg i. m. zu Beginn der Geburt empfohlen. Bei dieser Dosierung ist keine Depression des Neugeborenen zu erwarten.

Neuroleptika

Für die Verabreichung in der Geburtshilfe kommen die Neuroleptika lediglich in einer Dosierung unterhalb der neuroleptischen Schwelle in Frage. Die Neuroleptika haben gegenüber Tranquilizern den Vorteil, daß sie neben der anxiolytischen eine antiemetische Wirkung besitzen, wodurch sich der bei der mit Analgetika kombinierten Verabreichung auf Pethidin bedingte (zentrale) Brechreiz unterbinden läßt. Als Neuroleptika stehen zur Verfügung Chlorpromazinderivate (Megaphen), Reserpine (Serpasil), Triflupromazin (Psyquil) sowie die Butyrophenonderivate (Haloperidol und Dehydrobenzperidol).

Heute werden in der Geburtshilfe mit Vorzug Triflurpromazine (Psyquil) und die Butyrophenone (Haloperidol und Dehydrobenzperidol) angewandt.

Das Triflupromazin wird in einer Dosierung von 10 mg i. m. verabreicht. Die Butyrophenone besitzen in der Kombination mit Analgetika den Vorzug einer starken antiemetischen Wirkung. Das Dehydrobenzperidol (DHB) ist gegenüber dem Haloperidol wegen seiner kürzeren Wirkungsdauer besser steuerbar. Die Wirkung hält bis zu 8 Std. mit einem Maximum nach 2–4 Std. an (63). Es wird in einer Dosierung von 2,5–7,5 mg i. m. in Kombination mit 50 mg Pethidin i. m. verabreicht (20, 23). Dosierung bei intravenöser Verabreichung 0,1 mg/kg Körpergewicht DHB in Kombination mit 0,4 mg/kg Körpergewicht Pethidin (CRAWFORD 1977, pers. Mitt.). Die mütterlichen und kindlichen Vitalfunktionen werden bei dieser Dosierung nicht gestört, doch reicht die Dosierung oft nicht aus (45).

Gasförmige Narkotika

Als zentral angreifende schmerzlindernde Medikamente stehen weiter gasförmige Narkotika wie Lachgas, Trifluäthylen (Trilene), Metoxifluran (Penthrane), Etrane und Halothan zur Verfügung. Alle passieren leicht die Plazenta.

Lachgas

Es führt beim Erwachsenen beim ausreichenden Sauerstoffanteil zu keiner Depression des Herz-Kreislauf-Systems und der Atmung. Es wird mit einem Sauerstoffanteil von 50 Vol% eingeatmet. Fetale Depressionen werden bei der intermittierenden Anwendung in der angegebenen Dosierung nicht beobachtet. Im mütterlichen Blut ist nach wenigen Minuten eine Lachgaskonzentration erreicht, die im Falle einer Narkose sich bis zum Ende nicht wesentlich verändert (131). Das Neugeborene atmet Lachgas wieder rasch ab, bereits nach 10 Minuten ist nur ein Viertel der Ausgangskonzentration im Neugeborenen nachweisbar.

Zu einer Analgesie ohne Bewußtseinsverlust eignet sich die intermittierende Atmung eines Lachgas-Sauerstoff-Gemisches zu Beginn der Wehe. Die Anwendung von Lachgas ist an ein Gerät mit zuverlässiger Dosierung für Lachgas und Sauerstoff gebunden. Das Lachgas-Sauerstoff-Gemisch soll mindestens 40% Sauerstoff enthalten. Ein geringerer Sauerstoffanteil könnte wegen des vergrößerten Totraumes der oberen Luftwege infolge der Maskenbeatmung zu einer ungenügenden O_2-Versorgung führen.

Trifluäthylen (Trilene)

Trifluäthylen besitzt gegenüber Lachgas den Vorteil, daß es preisgünstiger ist und mit einem einfacheren Gerät appliziert werden kann. Es wird ebenfalls intermittierend zu Beginn der Wehe von der Patientin selbst gesteuert angewandt, wobei eine Konzentration von maximal 0,5% eingeatmet wird. Um Überdosierungen zu vermeiden, ist darauf zu achten, daß die Schwangere selbst den Inhalator zu Beginn der Wehe aufsetzt und nach Abklingen der Wehe wieder abnimmt.

Methoxifluran

Methoxifluran hat eine stärkere analgetische Wirkung als Lachgas. Mit Konzentrationen von 0,35 Vol% erreicht man in den meisten Fällen eine befriedigende Linderung des Geburtsschmerzes ohne Beeinträchtigung des Säure-Basen-Haushaltes von Mutter und Kind (26, 28).

Es wird mit genau einstellbaren Verdunstern, die an ein Narkosegerät angeschlossen sind, angewandt, so daß auch bei intermittierender Applikation ein dauernder Flow im Narkosegerät notwendig ist.

Tabelle 1 Chemische Eigenschaften verschiedener Lokalanästhetika

	MW (Base)	Ionisation %	Proteinbindung Matern	Fetal	Fettlöslichkeit
Mepivacain (Scandicain)	246	61	65%	–	+
Lidocain (Xylocain)	234	75	56%	24%	+ +
Bupivacain (Carbostesin)	288	83	95%	66%	+ + +
Etidocain (Duranest)	276	61	94%	–	+ + + +

Lokalanästhetika

H. Albrecht

Lokalanästhetika lassen sich genau wie Analgetika, Narkotika, Tranquilizer schon nach wenigen Minuten unabhängig von der Applikationsart bei der Mutter im Blut des Feten und Neugeborenen nachweisen. Der Übergang auf den Fetus, die Verteilung, Ausscheidung und letztlich der Einfluß der Lokalanästhetika auf das Neugeborene hängt von mütterlichen, plazentaren und fetalen und Neugeborenenfaktoren einschließlich anatomischen, hämodynamischen und physiko-chemischen Eigenschaften ab. Die in der Geburtshilfe üblichen Lokalanästhetika passieren die Plazenta durch einfache Diffusion, die abhängt vom Molekulargewicht, Ionisationsgrad, Fettlöslichkeit, pH- und pK-Wert, Konzentrationsgradient, Plazentaaustauschfläche, Membrandicke und vom maternen uterinen und umbilikalen fetalen Blutfluß. Nichtionisierte Substanzen mit einer hohen Fettlöslichkeit und einem niedrigen Molekulargewicht unter 600 können leicht die Plazenta passieren. Von der Plasma-Protein-Bindungskapazität hängt es ab, wieviel freie ungebundene Amide für die Plazentapassage zur Verfügung stehen. Eine hohe Proteinbindungskapazität erschwert die Passage.

Sämtliche Amide passieren die Plazenta innerhalb von 1–3 Minuten nach der Applikation. Mepivacain (Scandicain) erreicht den höchsten mütterlichen Blutspiegel nach 20–40 Minuten nach z. B. einer einzelnen epiduralen Injektion (92).

Die Molekulargewichte der Lokalanästhetika liegen im Bereich zwischen 200 und 400 (34; Tab. 1), und damit deutlich unter dem Grenzwert, bis zu dem eine rasche Passage angenommen wird (87, 95). Undissoziierte und wenig ionisierte Lokalanästhetika passieren leichter, ionisierte dagegen schwerer die Plazentamembran. Der Ionisationsgrad liegt für das Bupivacain (Carbostesin) bei 83%, beim Lidocain (Xylocain) bei 75% und beim Mepivacain (Scandicain) bei 61% (s. Tab. 1). Die Plazentamembran ist als eine Lipoidschranke anzusehen, d. h., Lokalanästhetika mit einer hohen Fettlöslichkeit werden schneller passieren als Lokalanästhetika mit einer niedrigen Fettlöslichkeit, trotz eines niedrigen Ionisationsgrades (6). Die Fettlöslichkeit ist am besten für das Etidocain (Duranest) und das Bupivacain (Carbostesin), weniger für das Lidocain (Xylocain) und das Mepivacain (Scandicain). Insbesondere von der Plasma-Protein-Bindungskapazität hängt es ab, wieviel freie ungebundene Lokalanästhetika für die Plazentapassage zur Verfügung stehen. Die Proteinbindungskapazität ist mit 95% bzw. 94% am höchsten beim Bupivacain (Carbostesin) und beim Etidocain (Duranest) (128, 129). Eine Mittelstellung nimmt das Mepivacain (Scandicain) mit 65% ein, am geringsten ist sie beim Lidocain (Xylocain) mit 56% (34; s. Tab. 1).

Unabhängig, ob ein Lokalanästhetikum kaudal, epidural, parazervikal oder bei Pudendusblock der Mutter appliziert wird, ist es je nach Dosierung und Vaskularisierung des Applikationsgebietes schnell im fetalen Blut nachweisbar. Beim parazervikalen Block scheint die Resorption des Lokalanästhetikums wesentlich schneller zu erfolgen als bei der Epiduralanästhesie, wahrscheinlich weil das parazervikale Gewebe stärker vaskularisiert ist, daher treten hier gelegentlich zu hohe Blutspiegel auf. Die schnelle Passage der Lokalanästhetika in der Plazenta läuft zeitlich mit einer schnellen Verteilung der Lokalanästhetika in den gut durchbluteten Organen, insbesondere der fetalen Leber, Herz und Gehirn einher (58). Je höher die Plasma-Protein-Bindungskapazität für ein Lokalanästhetikum ausfällt, desto niedrigere Quotienten werden zwischen Nabelvenen und mütterlichem Blutspiegel (uv/m) gefunden (33). Neuere Untersuchungen haben gezeigt, daß weder die fetalen Blutspiegel den einzigen Maßstab für die Plazentapassage darstellen, noch daß die Protein-Bindungskapazität allein ein limitierender Faktor ist (98). Morishima u. Mitarb. (93) fanden am Meerschweinchen für das Etidocain niedrigere fetomaternale Quotienten als für das Lidocain. Es zeigte sich aber, daß die Aufnahmerate für das Etidocain in das fetale Gewebe, insbesondere in den Herzmuskel, das Gehirn und Leberparenchym wesentlich höher ausfiel als beim Lidocain. Beide Substanzen gehen wahrscheinlich in gleichem Maße auf den Feten über, aber mit dem Unterschied, daß das Etidocain durch eine höhere Lipoidlöslichkeit schneller im Gewebe verschwindet. Wenn ein fetomaternaler Quotient eine niedrigere Übertrittsrate beinhaltet, bedeutet dies jedoch nicht den generellen Schutz vor der Möglichkeit, daß bei entsprechend langer

Tabelle 2 Pharmakodynamische Eigenschaften von Lokalanästhetika

	Mepivacain	Lidocain	Carticain	Bupivacain	Etidocain	2-Chlorprocain
Wirkungsbeginn	+++	+++	+++	+	+++	+++
Wirkungsdauer	+	+	+	+++	+++	+
Motorische Blockade	++	++	++	+	+++	++
Fetomaternaler Serumquotient	0,64	0,58	0,32	0,26	(0,38)	–
Beeinflussung des Neugeborenen	+	+	–	./.	./.	–

Anästhesiedauer und eventuell häufiger folgenden Repititionsgaben toxische Organkonzentrationen erreicht werden. Für die Verteilung des Medikamentes im fetalen Organismus und für die Permeation durch fetale Membransysteme, z. B. Blut-Hirn-Schranke, spielen der fetale Kreislauf einerseits und die oben erwähnten pharmakologischen Eigenschaften wie Eiweißbindungskapazität, Lipoidlöslichkeit und Ionisationsgrad die entscheidende Rolle.

Die Aufnahme von Lokalanästhetika ins fetale Gewebe ist vom Blut-Gewebe-Verteilungskoeffizienten, der Substanz und der Gewebeverteilung abhängig. 70–85% des Nabelvenenblutes perfundieren das fetale Leberparenchym. So kann ein großer Teil der Lokalanästhetika nach erfolgter Plazentapassage in der Leber absorbiert, konzentriert und metabolisiert werden. Durch den Blutzufluß aus dem Darm- und dem Extremitätengebiet tritt in der V. cava inferior ein starker Verdünnungseffekt auf, der im rechten Vorhof durch den Blutzufluß der V. cava superior noch verstärkt wird. Blutspiegel der lokalen Anästhetika, die im Bereich des linken Ventrikels vorgefunden werden, repräsentieren die Konzentration im Herzmuskel und im Gehirn (26). Die Beeinflussung des Neugeborenen hängt selbstverständlich in hohem Umfang von der unterschiedlichen Metabolisierungsrate in der Leber sowie von der Ausscheidung über Niere und Fruchtwasser ab.

Die Antwort des Fetus auf die Gabe von Lokalanästhetika an die Mutter hängt in erster Linie von der Konzentration im zentralen Nervensystem und im fetalen Myokard ab, die Eindringrate im Gehirngewebe, insbesondere von der Lipoidlöslichkeit, da sich die Blut-Hirn-Schranke wie eine Lipoidmembran verhält.

Folgen der direkten Einwirkung auf das fetale Myokard können je nach Dosierung und Höhe der Blutspiegel eine Bradykardie, Abfall des systolischen Blutdruckes, eine Verminderung der kardialen Auswurfleistung und eine Erniedrigung des umbilikalen Blutzuflusses bis zu durchschnittlich 17% sein (68), Hypoxie und Abfall der pH-Werte sind die Folge. Der Blutzufluß wird dadurch weiter erniedrigt und weniger Lokalanästhetika werden auf diese Weise an die Mutter zurückgegeben. Es entwickelt sich ein Circulus vitiosus, zentrale fetale Störungen wie z. B. respiratorische Störungen und Tachykardien sind zusätzlich zu den myokardial bedingten Störungen die Folge. Klinisch entsteht das Bild der intrauterinen Asphyxie, dem „fetal distress", erkennbar an Dezelerationen und Bradykardien, pathologischen Säure-Basen-Werten des Fetus und Neugeborenen.

Wahl des Lokalanästhetikums

Keine toxischen Effekte, ein schneller Wirkungseintritt, eine lange Wirkungszeit, ein günstiger Metabolismus und keine Beeinflussung des Neugeborenen sind die idealen Voraussetzungen (Tab. 2).

Bupivacain

Bupivacain (Carbostesin) kommt mit der hohen Protein-Bindungs-Kapazität und den niedrigen fetalen Blutspiegeln bei einer geringen Halbwertzeit des Lokalanästhetikums beim Neugeborenen gegenüber dem Lidocain (Xylocain) und Mepivacain (Scandicain) bei einer relativ langen Wirkungsdauer diesen gestellten Anforderungen z. Zt. am nächsten. Die Elimination des Bupivacains aus dem kindlichen Blut erfolgt post partum innerhalb von 8 Stunden. Bupivacain wird bei allen Verfahren der Schmerzausschaltung in der Eröffnungsperiode angewandt, bei der eine mehrstündige Geburtsanalgesie notwendig ist, wie z. B. dem parazervikalen Block oder der Periduralanästhesie.

Carticain

Carticain (Ultracain) (122), ein neu entwickeltes Lokalanästhetikum, erscheint unter den mittellang wirkenden Lokalanästhetika der Amidgruppe wegen seiner hohen Eiweißbindungskapazität (90%) für den Einsatz in der Geburtshilfe ebenfalls geeigneter als Lidocain und Mepivacain zu sein. Nach Pudendusblockade wurden niedrigere Serumspiegel beim Neugeborenen gefunden als nach Mepivacain (64). Die fetomaternalen Serumspiegelquotienten nach Periduralanästhesie betrugen 0,32 im Durchschnitt (122) und entsprechen damit denen vom Bupivacain.

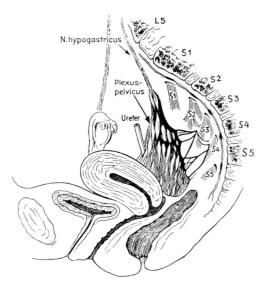

Abb. 1 Schematische Darstellung der viszeralen Innervation des Uterus

Mepivacain

Mepivacain (Scandicain, Carbocain) und Lidocain (Xylocain) können zu höheren Plasmaspiegeln bei Mutter und Feten führen als Bupivacain und Carticain.

2-Chlorprocain

Das 2-Chlorprocain (Nesacain) (26, 106) wird besonders rasch metabolisiert, da es sich hier um ein Lokalanästhetikum vom Estertyp handelt und dieses schnell durch die Plasmacholinesterase abgebaut wird. Die Halbwertzeit beträgt bei Nichtschwangeren nur 25 Sekunden. Offensichtlich erfolgt der Abbau so rasch, daß bei Neugeborenen keine meßbaren Blutspiegel mehr nachgewiesen werden konnten. Das 2-Chlorprocain (Nesacain) besitzt jedoch eine relativ kurze Wirkungsdauer, so daß langwirkende Substanzen wie das Bupivacain gegenüber dem 2-Chlorprocain den Vorteil haben, daß sie weniger oft nachinjiziert werden müssen. 2-Chlorprocain (Nesacain) ist immer dann besonders geeignet, wenn ein hohes fetales Risiko vorliegt, z. B. bei drohender intrauteriner Asphyxie mit pathologischen CTG-Veränderungen und erniedrigten pH-Werten, und die Geburt schnell, z. B. bei liegendem Epiduralkatheter, durch eine Schnittentbindung oder vaginal-operative Entbindung beendet werden muß.

Bei einer echten Überdosierung der Lokalanästhetika vom Amidtyp stehen Reaktionen des zentralen Nervensystems und des kardiovaskulären Systems im Vordergrund (Unruhe, Tachykardie, erhöhter Blutdruck, Rötung der Haut). Die Behandlung ist rein symptomatisch, da der Abbau des Lokalanästhetikums in der Regel schnell vonstatten geht. Im Vordergrund stehen Maßnahmen zur Vermeidung einer Hypoxie mit Freihaltung der Atemwege, gegebenenfalls durch intratracheale Intubation; beim Auftreten von Krämpfen kurzwirkende Barbiturate in wiederholt kleinen Dosen (50–100 mg Thiopental, Pentotal, Trapanal), bis die Krämpfe aufhören.

Bei allergischen Reaktionen durch Lokalanästhetika stehen urtikarielle Exantheme, Bronchospasmus, Laryngospasmus und Blutdruckabfall im Vordergrund. Die Behandlung erfolgt mit intravenösen Gaben von Antihistaminika (Atosil, Tavegil), Nebennierenrindenhormon (Prednison 100 mg i. v.), bei Broncho- und Laryngospasmus, Sauerstoffinhalation mittels Maske, evtl. mit Überdruck. Ein Narkosegerät ist daher bei allen Fällen, bei denen Lokal- und Leitungsanästhesien gegeben werden, in erreichbarer Nähe zu halten.

Einfluß auf das Neugeborene

Apgar-Score und Säure-Basen-Status des Neugeborenen sind von begrenztem Wert für die Beurteilung der klinischen Pharmakologie und der Einschätzung bestimmter Einwirkungen von maternal verabreichten Lokalanästhetika. Durch neurophysiologische Untersuchungstechniken kann die Aussage über das Verhalten von Neugeborenen in seiner Entwicklung gesteigert werden. Lokalanästhetika, die unter der Geburt verabreicht werden, zeigen eine meßbare Auswirkung auf das Verhalten des Neugeborenen in den ersten Stunden und Tagen post partum. In einer neurophysiologischen Studie an Neugeborenen nach Periduralanästhesie mit Lidocain oder und Mepivacain konnten trotz guter Apgar-Werte nach der Geburt signifikant schlechtere Werte bei den neurophysiologischen Testverfahren 2–4 Stunden gegenüber einem Kontrollkollektiv ohne Periduralanästhesie nachgewiesen werden (30, 105). Für das Lidocain und das Mepivacain waren die Reflextätigkeit, der allgemeine Körpertonus und Muskelspannung herabgesetzt, für das Bupivacain konnten diese Störungen bei den Neugeborenen nicht gefunden werden (106). Das Fehlen dieser Störung wird beim Bupivacain durch das sehr schnelle Verschwinden des Bupivacains im Gewebe, bedingt durch die hohe Fettlöslichkeit und dem damit fehlenden Einfluß auf die neuromuskulären Synapsen erklärt. Ob die Lokalanästhetika auch einen Einfluß auf die spätere Entwicklung des Neugeborenen haben können, ist noch fraglich und bis jetzt völlig offen.

Transvaginale Leitungsanästhesien

H. v. Matthiessen und L. Beck

Parazervikalblockade

Beim parazervikalen Block (PCB) wird das Lokalanästhetikum vom lateralen Scheidengewölbe aus in die Parametrien injiziert (etwa bei 3.00–4.00 Uhr links und bei 9.00–8.00 Uhr rechts), wodurch Teile des Plexus pelvicus mit seinen Verbindungen zum N. hypogastricus (N. praesacralis) und zum Plexus sacralis ausgeschaltet werden (Abb. 1). Hierdurch wird der Dehnungsschmerz des Gebärmutterhalsteiles und der größte Teil der Schmerzen der uterinen Kontraktion ausgeschaltet (17, 24, 53, 84). Der parazervikale Block wird häufig mit der Pudendusanästhesie in der Austreibungsperiode kombiniert. Die Injektion wird bei einer Muttermundsweite von 4–6 cm bei der Erstgebärenden und 3–5 cm bei Mehrgebärenden angelegt.

Bei guter regelmäßiger Wehentätigkeit kann auch eine frühzeitige Anlegung des PCB gerechtfertigt sein. Bei einer Muttermundsweite von über 8 cm ist auch bei regelrechter Applikation des Anästhetikums die Wirkung unzuverlässig.

Technik: Die Nadelspitze wird 2–3 mm tief in das lockere parazervikale Gewebe eingeführt (Abb. 2). Mit Hilfe von Spezialnadeln mit Führungsösen verschiedener Ausführung wird das Einführen der Nadel erleichtert und ein zu tiefes Eindringen der Nadelspitze vermieden (Abb. 3). Dabei ist darauf zu achten, daß die Nadelspitze nicht irrtümlich in einem Gefäß (Aspirieren) oder in der Uterusmuskulatur liegt.

Dosierung bei einmaliger Injektion

Lokalanästhetikum: 1%iges Lidocain (Xylocain) oder 1%iges Mepivacain (Scandicain) 5–6 ml auf jeder Seite. Anästhesiedauer: 60–90 Min. – Bupivacain (Carbostesin): 5–6 ml einer 0,25%igen Lösung führten zu einer Analgesie von 120–150 Min. Die Maximaldosis zur Anwendung des PCB beträgt etwa die Hälfte der allgemein bekannten Maximaldosis, d. h., für Lidocain und Mepivacain bis zu 2 mg/kg Körpergewicht und für Carbostesin bis zu 0,5 mg/kg Körpergewicht (34).

Man verabreicht bei einmaliger Injektion nicht mehr als 150 mg Mepivacain bzw. Lidocain oder 25–30 mg Bupivacain (Carbostesin). Der kontinuierliche parazervikale Block erfolgt mit Hilfe von Kunststoffkathetern, die in das parazervikale Gewebe eingelegt werden (7, 9, 75, 123; Abb. 4). Das Verfahren hat den Vorteil, daß bei der Erstinjektion nur eine Dosis von 4–5 ml einer 1%igen Lidocain-(Xylocain-) oder Mepivacain-(Scandicain-) Lösung injiziert wird und je nach Länge der Eröffnungsperiode bei Bedarf die Anästhesie durch Nachinjektion verlängert werden kann. Hierdurch kann mit einer Dosis von 200–300 mg Lidocain bzw. Mepivacain eine Schmerzausschaltung von 2–3 Std. erzielt werden.

Nebenwirkungen beim Kind

Es kann heute als gesichert gelten, daß abhängig von der Konzentration und dem Ort der Injektion (stark vaskularisiertes parazervikales Gewebe, Fehlinjektion des Lokalanästhetikums in das Myometrium) höhere Gewebsspiegel beim Kind als bei der Mutter erreicht werden, wodurch es zu einer negativen ino-, chrono- und dromotropen Wirkung auf das fetale Herz kommt, (62, 102, 125, 132) wie es bei experimentellen Strömungsversuchen am menschlichen Feten nach legaler Interruptio zwischen der 20. und 24. Schwangerschaftswoche festgestellt wurde (69). Die Untersuchungen lassen darauf schließen, daß es zu einer herabge-

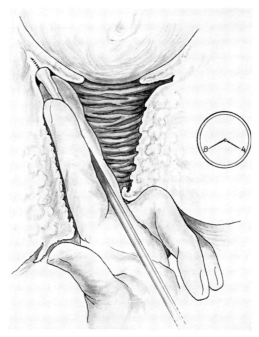

Abb. 2 Technik des parazervikalen Blocks

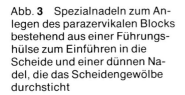

Abb. 3 Spezialnadeln zum Anlegen des parazervikalen Blocks bestehend aus einer Führungshülse zum Einführen in die Scheide und einer dünnen Nadel, die das Scheidengewölbe durchsticht

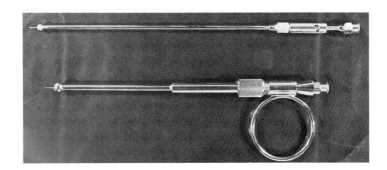

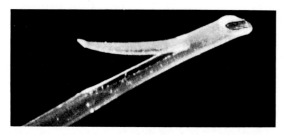

Abb. 4 Spitze eines zur kontinuierlichen Parazervikalblockade verwendeten Teflon-Katheters. Der durch Aufspleißen dicht unterhalb der Spitze gebildete Widerhaken ist ca. 3 mm lang (aus *Jung, H.:* Methoden der pharmakologischen Geburtserleichterung. Thieme, Stuttgart 1972)

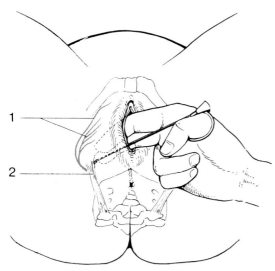

Abb. 5 Technik des Pudendusblocks nach Einstich von der Scheide. Die Nadelspitze durchdringt die Scheidenschleimhaut und das darunterliegende Lig. sacrospinale ½ cm unterhalb der Spina ischiadica. 1 = mittlerer und ventraler Ast des N. pudendus, 2 = Lig. sacro spinale (von *L. Beck* aus *Killian, H.:* Lokalanästhesie und Lokalanästhetika, 2. Aufl. Thieme, Stuttgart 1973)

setzten Kontraktionsfähigkeit des Herzens kommt, wodurch ein vermindertes Schlagvolumen, ein gesenktes Minutenvolumen, eine Erniedrigung des systolischen Druckes und damit eine Senkung der Sauerstofftransportkapazität im fetalen Kreislauf entsteht. Untersuchungen weisen darauf hin, daß die fetale Azidose nach parazervikalem Block auf einer vom Lokalanästhetikum induzierten kardiovaskulären Insuffizienz beruht (31, 124).

Weiterhin findet man im Tokogramm nach parazervikalem Block gelegentlich eine Uterusmotilitätsstörung mit Erhöhung der Wehenfrequenz und des Uterusgrundtonus, wodurch die plazentare Perfusion vermindert wird (75, 86, 127, 130). Die klinischen Erfahrungen zeigen, daß eine präexistente fetale Azidose dann für das Kind verhängnisvoll werden kann, wenn die nachteilige Wirkung des Lokalanästhetikums beim parazervikalen Block hinzukommt (84). Kindliche Todesfälle im Zusammenhang mit dem parazervikalen Block sind bekannt (54, 103). Ein bereits gefährdeter Fetus sollte nicht der zusätzlichen Belastung durch eine Parazervikalblockade ausgesetzt werden.

MEINRENKEN u. Mitarb. (84) empfehlen aufgrund negativer Erfahrungen bei Schnittentbindungen in der Bradykardiephase nach PCB eine Tokolyse, um zumindest die gesteigerte Uterusmotilität zu beseitigen. Danach zeigten sich bei den bisher beobachteten Fällen mit schweren Bradykardien, daß sich das Kind wieder erholt und später eine vaginale Entbindung eines lebensfrischen Kindes erfolgte.

Schlußfolgerung: Bei der Anwendung des parazervikalen Blockes sollte folgendes berücksichtigt werden:

1. kein parazervikaler Block bei bereits bestehendem fetalen Risiko,
2. Einhalten von Dosierungsrichtlinien bei einmaliger Injektion,
3. fortlaufende Registrierung der fetalen Herzaktion vor und nach Anlegen des PCB,
4. korrekte Injektionstechnik; die Methode gehört in die Hand des erfahrenen Geburtshelfers.

Kontinuierliche Form des parazervikalen Blocks

Durch Einlegen eines Kunststoffkatheters in das parazervikale Gewebe wird das Risiko für den Fetus im Vergleich zur Einmalinjektion erheblich vermindert, da das Lokalanästhetikum in kleineren Einzeldosen verabreicht wird. Fetale Bradykardien und Azidosen sind bei dieser Form der Injektionstechnik nur sehr selten aufgetreten (75). Die Gefahr einer parametranen Infektion erscheint jedoch größer als bei der Einmalinjektion, doch sind Zahlen mit größeren klinischen Erfahrungen nicht bekannt. Das Verfahren hat in den letzten Jahren keine weitere Verbreitung gefunden.

Pudendusanästhesie

Die Pudendusanästhesie ist das am häufigsten angewandte Verfahren zur Geburtsbeendigung; sie ist mit den geringsten Komplikationen für Mutter und Kind belastet und erfordert ein Minimum an Personal und Aufwand. Durch die Blockade des N. pudendus werden das untere Drittel der Scheide, die Vulva und das Dammgebiet schmerzunempfindlich. Der M. levator ani wird jedoch durch den Pudendusblock nicht ausgeschaltet.

Technik: Der N. pudendus wird bei seinem Verlauf lateral des Lig. sacrospinale, etwa ½ cm unterhalb der Spina ischiadica blockiert (Abb. 5). Am häufigsten wird der transvaginale Zugang benutzt,

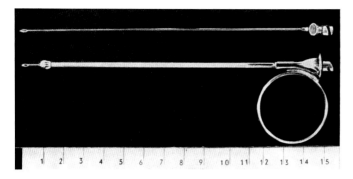

Abb. 6 Spezialnadeln zum Anlegen des Pudendusblocks. Iowa-Trumpet-Führungshülse; die 14 cm lange Kanüle ragt 1 cm über die Führungshülse hinaus

dabei wird die Vaginalhaut und das darunterliegende Lig. sacrospinale etwa 1 cm unterhalb der Spina ischiadica durchstochen; danach liegt die Nadelspitze in unmittelbarer Nähe des N. pudendus (40, 88, 115, 116). Das transvaginale Verfahren besitzt den Vorteil, daß die Nadel nur wenig Gewebe durchsticht und wegen der genaueren Lokalisation eine geringere Dosis des Lokalanästhetikums (5–8 ml) einer 1%igen Lidocain-(Xylocain-) oder Carticainlösung ausreichen. Durch die Anwendung von Führungshülsen wird die transvaginale Pudendusblockade erheblich erleichtert (53, 76; Abb. 6). Sie gestatten es, die transvaginale Blockade auch dann noch durchzuführen, wenn der vorangehende Teil des Kindes bereits auf dem Beckenboden steht, sofern noch zwei Finger zwischen dem vorangehenden Teil des Kindes und der Scheide eingeführt werden können.

Infiltrationsanästhesie zum Kaiserschnitt

Bei Notsituationen wie reduziertem Allgemeinzustand, hochgradig eingeschränkter Lungenfunktion und vor allem, wenn kein kompetenter Anästhesist bei mütterlichen Risikofällen zur Verfügung steht, kann der Kaiserschnitt auch in Lokalanästhesie durchgeführt werden (13).
Technik: Im Falle einer Infiltrationsanästhesie sollte die Laparotomie durch Längsschnitt der Bauchdecke vorgenommen werden. Die Infiltration erfolgt entlang der Linea alba von der Symphyse bis etwa 5 cm unterhalb des Nabels. Mit einer etwa 10 cm langen Kanüle wird die Bauchwand infiltriert, wobei zu beachten ist, daß bei der Hochschwangeren die Bauchdecke bei auseinandergewichener Rektummuskulatur sehr dünn sein kann. Für die Infiltration der Bauchdecken genügen in der Regel 60 ml einer 1%igen Lidocain-(Xylocain-) oder Carticain-(Ultracain-)Lösung ohne Adrenalinzusatz. Nach Durchtrennung der Haut und des subkutanen Fettgewebes wird die Faszie erneut infiltriert. Nach Eröffnen des Abdomens, Infiltration des Peritoneums im Bereich der geplanten Uterotomie; ein Zug am Peritoneum ist zu vermeiden.

Infiltration des Dammes

Mit der Infiltrationsanästhesie des Dammes ist ein schmerzfreies Anlegen einer Episiotomie möglich (13). Die Infiltration erfolgt am einfachsten durch direkten Einstich in das Gebiet der geplanten Episiotomie. Injiziert werden 20–30 ml einer 0,5%igen Lidocain-(Xylocain-) oder Carticainlösung. Die Infiltrationsanästhesie ist im Vergleich zum Pudendusblock auch dann noch möglich, wenn der vorangehende Teil bereits auf dem Beckenboden steht. Um eine Verletzung des kindlichen Kopfes zu vermeiden, muß ein Finger zwischen Kopf und Beckenboden die Führung der Nadel übernehmen. Auch zur Naht einer kleineren Episiotomie oder eines Dammrisses I. und II. Grades ist die Infiltrationsanästhesie geeignet.

Lumbale und kaudale Peridural- und Spinalanästhesie

H. ALBRECHT und K. STRASSER

Die lumbale *Periduralanästhesie* wurde im deutschsprachigen Raum vor 25 Jahren vor allem durch ANSELMINO in die Geburtshilfe eingeführt (8). Wegen der erhöhten operativen Entbindungsfrequenz und der zwar selten registrierten schweren Komplikationen bei der Mutter konnte sich das Verfahren zunächst nicht durchsetzen. Drei Faktoren haben in den letzten Jahren die Periduralanästhesie zu einem sicheren Verfahren in der Behandlung des Geburtsschmerzes werden lassen:
1. die intensivere Überwachung von Mutter und Kind,
2. die Kathetermethode mit der Möglichkeit, die Schmerzausschaltung mit möglichst niedriger Einzeldosierung dem Geburtsverlauf anzupassen (117),

11.26 Methoden der Geburtserleichterung

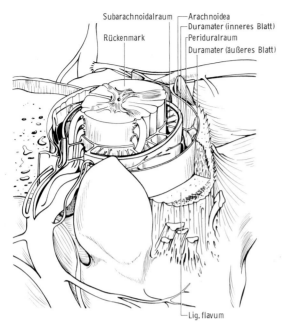

Abb. 7 Anatomie des Periduralraumes im Lumbalbereich

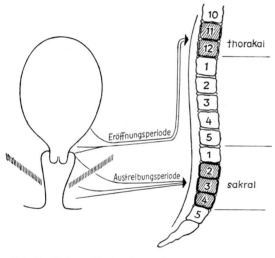

Abb. 8 Schematische Darstellung der schmerzleitenden Bahnen bei der Geburt. Während der Eröffnungsperiode münden die schmerzleitenden Bahnen hauptsächlich bei Th 11 – Th 12 und in der Austreibungsperiode bei S 2 – S 4 in das Rückenmark ein

3. die Entwicklung von Bupivacain (Carbostesin), einem Medikament mit starker und langdauernder analgetischer Wirkung bei nur geringer Beeinflussung der motorischen Funktion.

Anatomie und Wirkungsweise

Der Periduralraum befindet sich zwischen dem inneren und äußeren Blatt der Dura mater spinalis (Abb. 7). Seine kraniale Begrenzung ist das Foramen magnum, die kaudale der Hiatus sacralis. Der Periduralraum ist ausgekleidet von Binde- und Fettgewebe sowie von Venengeflechten. Nach innen wird der Durasack durch die Arachnoidea von dem mit Liquor gefüllten Subarachnoidalraum getrennt. Der Periduralraum mit dem äußeren und inneren Durablatt umhüllt nicht nur das Rückenmark, sondern auch mit seitlichen Aussackungen die beiden Wurzeln der Spinalnerven sowie das Spinalganglion. Die Ausbreitung des Lokalanästhetikums im Periduralraum hängt neben den pharmakologischen Eigenschaften des Anästhetikums von der Durchtrittsmöglichkeit in den Intervertebrallöchern, der Menge und Konsistenz des Fettgewebes und der Ausbildung und Füllung der Gefäße des Plexus venosus vertebralis internus ab. Für die Wirkung des Lokalanästhetikums werden verschiedene Mechanismen diskutiert (29): 1. Blockade der Spinalwurzeln durch Diffusion durch die Durahöhlen, 2. Blockade der Peripherie des Rückenmarks durch Diffusion durch die Dura mater und Eintritt in die Zerebrospinalflüssigkeit, 3. paravertebraler Block der Spinalnerven mit der Möglichkeit der zentripetalen subperinuralen Ausbreitung des Lokalanästhetikums mit nachfolgender subpialer Ausbreitung. Die als Hydrogenchlorid in wäseriger Phase vorliegende Base des Lokalanästhetikums spaltet im schwachalkalischen Bereich des Periduralraumes Wasserstoffionen ab und kann erst dann in Form der undissoziierten Base die Nervenmembran passieren (29). Die zur Pufferung der freiwerdenden Wasserstoffionen erforderliche Zeit spielt eine wesentliche Rolle für den Eintritt der analgetischen Wirkung. Der Wehenschmerz der uterinen Kontraktion wird hauptsächlich über die Thorakalsegmente Th 11 / Th 12 zugeleitet. Der Dehnungsschmerz des Geburtskanals, insbesondere des Beckenbodens, verläuft über die Sakralsegmente S 2/ S 4 (Abb. 8).

Verfahren, Vorteile und Nachteile

Zur Geburtsanalgesie kommen die Spinalanästhesie, speziell der Sattelblock, die kaudale und lumbale Periduralanästhesie zur Anwendung.

Bei der *lumbalen und kaudalen Periduralanästhesie* wird das Lokalanästhetikum in den Periduralraum injiziert. Die Injektion des Lokalanästhetikums erfolgt bei der lumbalen Periduralanästhesie in Höhe von L 2 / L 3 und L 3 / L 4, bei der Kaudalanästhesie durch den Hiatus sacralis, in Höhe der Kreuzbeinhörner, 5–6 cm oberhalb der Steißbeinspitze. Beide Verfahren werden als Kathetermethode und als Einmalinjektionsmethode (single shot) angewandt. Die lumbale Periduralanästhesie mit Katheter bietet die Möglichkeit, die Analgesie dem Geburtsverlauf besser anzupassen (117). In der Eröffnungsphase werden nur 2–3 Segmente im unteren Thorakal- und 2–3 Segmente im oberen Lumbalbereich blockiert, während erst im zweiten Stadium der Geburt durch Steigerung der verabfolgten Analgesiemenge und Lagerung eine Blockade der Sakralnerven erfolgt.

Bei der *Einmalinjektion* ohne Einlegen eines Kunststoffkatheters ist ebenso wie bei der Kaudalanästhesie eine getrennte Ausschaltung der Thorakal- und Sakralsegmente und eine dem Geburtsverlauf angepaßte Dosierung nicht möglich. Nach einer Testinjektion wird die volle Dosis gegeben. Bei unbeabsichtigter Perforation des Spinalkanals ist in höherem Maße die Gefahr der totalen Spinalanästhesie mit Atemlähmung und schwerem Kreislaufversagen gegeben. Der Vorteil der Einmalinjektion ohne Kunststoffkatheter besteht darin, daß das Verfahren technisch einfacher und weniger personalaufwendig ist.

Bei der *Kaudalanästhesie* muß zur Schmerzausschaltung in der Eröffnungsperiode eine höhere Dosis gewählt werden als bei der lumbalen Katheterperiduralanästhesie, um die Segmente Th 11 / Th 12 zu erreichen. Dies führt zu entsprechend höheren Blutspiegeln des Lokalanästhetikums bei Mutter und Kind und bereits in der Eröffnungsperiode zu einem Verlust der Beinmotorik mit Erschlaffung der Beckenbodenmuskulatur. Ein weiterer Nachteil der Kaudalanästhesie sind relativ häufig anatomische Variationen des Os sacrum, so daß in 5–8% einschließlich technischer Schwierigkeiten (97) die Punktion Schwierigkeiten bereiten und nicht durchgeführt werden kann. Hinzu kommt, daß die Injektionsstelle näher im Bereich des Anus liegt und damit die Möglichkeit der Kontamination eher gegeben ist. Ein bedeutender Vorteil des kaudalen Zugangs besteht darin, daß eine Punktion des Liquorraumes wesentlich seltener ist. Dennoch wurde die totale Spinalanästhesie auch als Komplikation der Kaudalanästhesie in einer neueren Übersichtsarbeit beschrieben (89). Bei Anwendung der Kaudalanästhesie am Ende der Eröffnungsperiode und zur Geburtsbeendigung besitzt das Verfahren den Vorteil, daß lediglich die Sakralsegmente ausgeschaltet werden müssen und dementsprechend die Dosierung niedrig gehalten werden kann. Die *Vorteile der Katheterperiduralanästhesie* gegenüber der Kaudalanästhesie sind: niedrige Einzeldosierung des Lokalanästhetikums, keine Möglichkeit der Rektumverletzung und Punktion des kindlichen Kopfes, höhere Erfolgsrate bei weniger Anomalien im lumbalen Wirbelsäulenbereich, geringere Gefahren der Injektion, geringere Schmerzempfindlichkeit im lumbalen Bereich der Punktion (18). Die Nachteile der Periduralanästhesie gegenüber der Kaudalanästhesie sind das größere Risiko der Duraperforation (1–2%) und die Möglichkeit einer schlechteren Analgesie im Perinealbereich (25).

Bei der *Spinalanästhesie* und ihrer Sonderform, dem Sattelblock, kommt es zu einer totalen sensomotorischen und sympathischen Nervenblockade. Das Lokalanästhetikum wird dabei in den Liquorraum eingespritzt, wo es in kurzer Zeit die dort verlaufenden Nervenfasern blockiert. Für vaginale Entbindungen eignet sich die Spinalanästhesie nur in der Form des Sattelblockes zur Schmerzausschaltung in der Austreibungsphase, vor allem bei vaginaloperativen Entbindungen. Dabei werden lediglich die Sakralnerven blockiert.

Der *Sattelblock* zeichnet sich dadurch aus, daß die Nervenblockade nur die Sakralnerven betrifft. Man erreicht dies durch eine tiefe Punktion bei sitzender Patientin im Gebiet L 5 / S 1 und L 4 / L 5 und verwendet durch Zusatz von hochprozentiger Glucose, hyperbare Lösungen von Lokalanästhetika. Die Patientin muß nach der Injektion etwa 10 Min. sitzen, bis das Medikament der Schwerkraft folgend an den Sakralnerven fixiert ist. Die Spinalanästhesie wird heute noch bei abdominalen Schnittentbindungen angewandt. Als Vorteile sind zu werten, daß das Verfahren methodisch relativ einfach und sicher ist, da sich die richtige Lage der Nadel durch die Liquoraspiration gut kontrollieren läßt; es wird nur eine geringe Menge an Lokalanästhetikum benötigt; der Zeitaufwand ist gering. Die starke Muskelerschlaffung kann beim Kaiserschnitt von Vorteil sein, für vaginale Entbindungen ist sie unerwünscht. Als Nachteil muß die Duraverletzung angesehen werden, die infolge Liquorverlust zu erheblichen Kopfschmerzen führen kann.

Die *lumbale Katheterperiduralanästhesie* ist z. Zt. das Verfahren mit den meisten Vorteilen für Mutter und Kind. Sie hat den Vorteil einer steuerbaren Schmerzausschaltung in der Eröffnungs- und Austreibungsperiode bei geringer Dosierung; sie dient gleichzeitig als Anästhesieverfahren zur vaginalen und abdominalen operativen Geburtsbeendigung.

Technik: Die Kreißende befindet sich in Links- oder Rechtsseitenlage. Vor Punktion erfolgt eine großflächige Desinfektion des Rückens (Th 10 – S 1 – S 2). Der Arzt bereitet sich für die Punktion wie zu einer Operation mit Händedesinfektion vor, trägt Mütze, Mundschutz und sterilen Kittel sowie sterile Handschuhe. Zusätzlich wird ein steriles Tuch auf die Bettfläche zwischen Patientinrücken und Anästhesisten gelegt. Vor Punktion erfolgt eine Lokalanästhesie des Spatium interspinosum mit z. B. 0,5%igem Lidocain. Es folgt das Vorschieben einer 16-Gauge starken Tuohy-Nadel mit kranial gerichteter Schliffoffnung, etwa 2 cm zwischen die Dornfortsätze, zwischen L 2 / L 3 und alternativ L 1 / L 2 oder L 3 / L 4. Aufsuchen des Periduralraumes mit der Loss-of-resistence-Methode mit einer mit physiologischer Kochsalzlösung gefüllten Spritze. Einführen des Kunststoffkatheters und Vorschieben etwa 3 cm in den Periduralraum, Entfernung der Tuohy-Nadel, Anlegen einer Entlastungsschlaufe und Fixieren des Katheters an der Hauteintrittsstelle mit einem sterilen wasserdichten Verband. Ableiten des Katheters nach kranial und Fixieren mit einem Heftpflasterstreifen. Zum Schutz einer Keim- bzw. Partikelverschleppung in den Periduralraum kann das distale Ende des Katheters mit einem Bakterienfilter versehen (36, 44), werden. Es erfolgt eine Testdosis von 6 ml 0,25%igem Bupivacain in Seitenlage. Nach sicherem Ausschluß einer Spinalanästhesie (Wartezeit nach Testdosis 5 Min.), dürfen weitere Injektionen über den Katheter gegeben werden. 6–8 ml 0,25%iges Bupivacain reichen in der Regel für eine Analgesie von durchschnittlich ca. 90 Min. aus. Zur Blockade der Sakralsegmente reichen in der Austreibungsperiode 10–12 ml einer 0,25%igen Bupivacainlösung. Um ein V.-cava-Kompressionssyndrom zu vermeiden, liegen die Schwangeren während des gesamten Geburtsverlaufes in Seitenlage. Nach der Geburt wird der Katheter noch im Kreißsaal wieder entfernt und auf seine Vollständigkeit hin überprüft; die Punktionsstelle wird steril abgedeckt.

Einfluß auf Mutter und Kind

Die Einwirkung des Lokalanästhetikums bei Lokal- und Leitungsanästhesie auf Mutter und Fetus lassen sich nicht trennen. Dabei kann der Zustand des Fetus und Neugeborenen direkt durch die Wirksamkeit des Lokalanästhetikums nach Plazentapassage und indirekt durch die Wirkung des Lokalanästhetikums auf den mütterlichen Organismus beeinflußt werden. Bei korrekter Anwendung der Katheterperiduralanästhesie kann eine direkte Wirkung auf den Feten und das Neugeborene bei Anwendung von Bupivacain ausgeschlossen werden (106). Positiv wirken sich für Mutter und indirekt für den Feten die Ausschaltung des Wehenschmerzes, die Aufhebung der schmerzbedingten Hyperventilation und die relaxierten mütterlichen Weichteile aus. Als negativ können sich für die Mutter und damit indirekt für den Feten und das Neugeborene die Gefahr der mütterlichen Hypotension, ein damit verstärkt auftretendes Kavakompressionssyndrom, vorübergehende Abschwächung der Uterusaktivität, Verlust der Beinmotorik und des Preßdranges und damit verlängerte Austreibungs- und Preßperiode und eine damit verbundene Zunahme der vaginaloperativen Entbindungsfrequenz erweisen.

Wehenschmerz- und Hyperventilation

Unter Periduralanästhesie bleibt die mütterliche Atmung von der Wehentätigkeit unbeeinflußt. Die vor der Analgesie bestehenden Hyper- und Hypoventilationsphasen verschwinden, der mütterliche pO_2 bleibt konstant auf einem hohen Niveau (121). Die Gefahr eines mütterlichen pO_2-Abfalles infolge Hypoventilation in der Wehenpause und einer verminderten Plazentadurchblutung infolge Hyperventilation während der Wehe besteht unter Periduralanästhesie nicht. Bei Schwangeren mit einer Einschränkung der Oxygenierung, insbesondere der Gefahr einer fetoplazentaren Austauschstörung bietet die Periduralanästhesie einen guten Schutz vor schmerzbedingter Hypoxie.

Mütterlicher und fetaler Säure-Basen-Status

Bei der Gegenüberstellung der Veränderungen des mütterlichen Säure-Basen-Haushaltes mit und ohne Katheterperiduralanästhesie konnten von uns folgende Auffälligkeiten festgestellt werden (119): Der pO_2 ist bei Müttern ohne Periduralanästhesie infolge Hyperventilation erniedrigt. Das Basendefizit nimmt bei den Müttern mit Periduralanästhesie ein geringeres Ausmaß an, so daß der Einfluß einer Infusionsazidose auf den fetalen Säure-Basen-Haushalt geringer ist. Der pCO_2, gemessen im fetalen Kopfschwartenblut am Ende der Eröffnungsperiode und post partum in den Nabelgefäßen, ist in der Gruppe mit Periduralanästhesie höher als bei den Fällen ohne Periduralanästhesie. Da sich keine Unterschiede im Basendefizit finden lassen, ist das unterschiedliche pCO_2-Verhalten als Folge der respiratorischen Veränderung bei den Müttern zu erklären.

Blutdruckabfall und V.-cava-Kompression

Die Teilblockade der Vasomotoren in Kombination mit einem Kavakompressionssyndrom sind die Hauptursache bei einem Blutdruckabfall bei der Periduralanästhesie; sie können sich indirekt auch für den Feten negativ auswirken. Ein Abfall des systolischen Blutdruckes von normalen Ausgangswerten um 20 mmHg muß jedoch noch nicht eine therapiebedürftige Hypotonie darstellen.
Bei systolischen Blutdruckwerten unter 90 mmHg und/oder klinischer Symptomatik wie Übelkeit oder Brechreiz der Mutter, mütterliche Tachykardie oder Bradykardie, fetale Bradykardien, sind sofortige Therapiemaßnahmen angezeigt.

Das Hochlagern der Beine ist die erste wichtige Maßnahme. Tritt keine sofortige Besserung ein, sollten 0,5 ml Akrinor langsam i. v. injiziert werden. Infusionen von 500–1000 ml einer isotonischen Salzlösung unterstützen die Therapiemaßnahmen. Führt diese Therapie nicht zum gewünschten Ziel, dann sind Blutersatzmittel, wie z. B. Humanalbumin 5%, indiziert; Präparate auf Dextran- oder Gelatinebasis sollten wegen der bekanntgewordenen Komplikationen nicht zur Anwendung kommen.

Uterusaktivität

Nach periduraler Blockade über den Katheter kann es vorübergehend für etwa 30–40 Min. zu einer Abschwächung der Uterusaktivität (78) kommen. Nach 30 Min. sind die Ausgangswerte in der Regel wieder erreicht. Die Geburtszeit und die Austreibungspreßperiode sind auch bei Katheterperiduralanästhesie trotz steuerbarer Dosierung verlängert. Der Unterschied ist jedoch nicht sehr groß. Die Geburtszeit beträgt bei uns bei Erstgebärenden mit Periduralanästhesie durchschnittlich 6 Std. ± 2,5 Std. gegenüber denen ohne Periduralanästhesie mit einer Geburtsdauer von 4,5 Std. ± 2,2 Std. Die durchschnittliche Austreibungsperiode liegt bei den Geburten mit Periduralanästhesie bei 33 Min. ± 30 Min. gegenüber einer Austreibungsperiode von 16 Min. ± 15 Min. bei den Geburten ohne Periduralanästhesie (5, 119).

Vaginaloperative Entbindungsfrequenz

Eine eingeschränkte Beinmotorik, Abschwächung der Bauchpresse und der Verlust des Druckgefühls und Fehlen des Preßreflexes mit einer verzögerten

Tabelle 3 Häufigkeit der Komplikationen nach Periduralanästhesie

Komplikationen	Periduralanästhesie allgemein		Periduralanästhesie in der Geburtshilfe				
	Dewkins 1969 Weltliteratur	eigene	Hellmann 1965	Crawford 1972	Moore 1974	Raabe 1976	Strasser
	(n=66366)	(n=4000)	(n=26127)	(n=1035)	(n=500)	(n=296)	(n=2171)
Totale Spinalanästhesie	0,2%	–	0,04%	–	–	–	–
Schwere toxische Reaktion	0,2%	–	0,06%	–	–	–	–
Massive Periduralanästhesie	0,2%	–	–	–	–	–	–
Infektion, Meningitis, Abszeß	–	–	–	–	–	–	–
Neurolog. Schäden (vor Überg.)	0,1%	0,05%	–	0,2%	–	–	–
Neurolog. Schäden (bleibend)	0,02%	0,05%	–	–	–	–	–
Peridurales Hämatom	0,003%[+]	–	–	–	–	–	–
Duraperforation	2,5%	2,9%	–	3,2%	0,8%	1,0%	1,0%
Gefäßverletzung	2,8%	0,5%	–	–	–	–	4,0%
Blutdruckabfall	1,8% (< 80 mmHg)	–	1,3% (< 80 mmHg)	1,4%[++]	6,0%	10,0%	9,0%
Allergische Reaktion	–	–	–	–	–	–	–

+ Antikoagulantientherapie
++ In den ersten 20 Min. nach jeder Injektion

Austreibungsperiode führen zu einer Erhöhung der vaginaloperativen Entbindungsfrequenz. Während lumbaler Periduralanästhesie mit Katheter beobachteten wir in 71% ein erhaltenes Druckgefühl im Perinealbereich, während die Beinmotorik nur in 5% vollständig aufgehoben war (119). Mit der Zunahme der Periduralanästhesie an der UFK Düsseldorf von 36% im Jahre 1973 auf 67% im Jahre 1976 ist die vaginaloperative Entbindungsfrequenz aller Geburten von 17% auf 25% angestiegen (5). Der Anstieg der vaginaloperativen Entbindungen – überwiegend präventive Beckenausgangszangen – führte zu einer entscheidenden Senkung der fortgeschrittenen Neugeborenenazidose mit aktuellen pH-Werten in der Nabelarterie unter 7,10 von 7,6% auf 1,3% bei allen Zangenentbindungen. Der Grund sind eine intensivere Überwachung der Austreibungsperiode, weitgehend relaxierte Weichteile und Zeitgewinn gegenüber der Allgemeinnarkose als optimale Voraussetzung für eine vaginale operative Entbindung.

Einfluß auf den Feten und das Neugeborene

In Rückenlage kommt es sowohl in der Eröffnungsperiode als auch in der Austreibungsperiode zu einer Steigerung pathologischer Herzfrequenzmuster. Besonders hoch fällt die Rate der Spätdezelerationen bei Periduralanästhesie in Rückenlage oder gleichzeitiger Gabe von Oxytocininfusionen aus (107, 134, 135). Niedriger ist die Anzahl der pathologischen Herzfrequenzmuster, wenn sich die Frauen konstant in Seitenlage befinden und die Dosis des Lokalanästhetikums gering gehalten wird (73). In der Austreibungsperiode ist eine Zunahme fetaler Herzfrequenzveränderungen bei Periduralanästhesie gegenüber den Geburten ohne Periduralanästhesie nicht zu verzeichnen (65).

Nach Geburten mit Katheterperiduralanästhesie konnten wir keine Häufung pathologischer Apgar-Werte, Nabelarterien-pH-Werte und verzögerter Anpassung des Neugeborenen in den ersten 7 Lebenstagen feststellen. Dieses wurde bei zwei Normalkollektiven ohne jegliche Schwangerschafts- und Geburtsrisiken mit und ohne Periduralanästhesie nachgewiesen (4, 119). Vielmehr war die Häufigkeit schwerer Azidosen mit einem pH < 7,1 in der Gruppe mit Periduralanästhesie signifikant niedriger als in dem Kontrollkollektiv (4, 119). Das neurophysiologische Verhalten von Neugeborenen ist bei Anwendung von Bupivacain unter Periduralanästhesie nicht verändert (106).

Tabelle 4 Möglichkeiten schwerer Komplikationen nach Periduralanästhesie

	Art der Komplikation	Zeitpunkt des Auftretens	Symptomatik		Prophylaxe	Therapie	
Frühkomplikationen	Toxische Reaktion	während Injektion	*leicht:*	Ohrensausen, Taubheitsgefühl Zunge, Doppelbilder, Schwindel	Aspiration, langsame Injektion	*leicht:*	Injektion unterbrechen, evtl. Neupunktion
			schwer:	Bewußtlosigkeit, Krämpfe		*schwer:*	Intubation, O_2-Beatmung, Sedierung, evtl. Relaxierung, Kreislauftherapie
	Totale Spinalanästhesie	3–5 min nach Injektion	meist ohne Prodromi, evtl. kurz Flüstersprache, akute Bewußtlosigkeit, Atemlähmung, Kreislaufzusammenbruch		Aspiration, Testdosis (5 min abwarten)	Intubation, O_2-Beatmung, Azidoseausgleich, Vasopressoren, Volumengabe, evtl. positiv-inotrope Substanzen	
	Massive Periduralanästhesie	ca. 30 min nach Injektion	Prodromi: Parästhesie der Arme, Miosis, Ptosis Symptome: periphere Atemlähmung, Hypoxiezeichen		Dosis so gering wie möglich	Intubation, O_2-Beatmung evtl. Kreislauftherapie, Sedierung	
	Allergische Reaktion	während oder nach Injektion	*leicht:*	lokale oder generalisierte urtikarielle Hautreaktion	Anamnese beachten	Cortison im akuten Fall 1–2 g, Adrenalin, Volumengabe, Sedierung, O_2-Gabe	
			schwer:	anaphylaktische Reaktion mit Kreislaufzusammenbruch			
Spätkomplikationen	Periduales Hämatom	Stunden bis Tage nach Periduralanästhesie	peripher-neurologische Ausfälle, Rückenschmerzen, sensitive und motorische Lähmung		atraumatische Punktionstechn. Abbruch, wenn nach 2. Punktion ebenf. Blut aspiriert wird	neurochirurgisches Konsil, *rechtzeitige* Laminektomie innerhalb von 6 Std.	
	Infektion	Stunden bis Tage nach Periduralanästhesie	peripher-neurologische Symptomatik, Fieber, Meningismus, evtl. Liquorbefund		steriles Vorgehen bei Punktion	Antibiotika bei Abszeß: Laminektomie	

Gefahren und Komplikationen

Zu den Komplikationen der Periduralanästhesie gehören toxische Reaktionen infolge versehentlich intravasaler Injektion, totale Spinalanästhesie, Duraperforation, Blutdruckabfall, periduales Hämatom und Infektion. Schwere Komplikationen (totale Spinalanästhesie, massive Periduralanästhesie und toxische Reaktionen) werden nur selten gesehen (Tab. 3). HELLMANN (66) berichtet über 0,04% totale Spinalanästhesien bei 26 127 Periduralanästhesien und schwere toxische Reaktionen in 0,06%. An der UFK Düsseldorf konnten seit Einführung der Katheterperiduralanästhesie von 1973 an bei über 3000 Periduralanästhesien weder schwere, akut lebensbedrohliche Komplikationen noch neurologische Störungen beobachtet werden (s. Tab. 3). Als Nachteil sind die Komplikationen der Duraperforation mit 1% und der kurzen Blutdruckabfälle in etwa 10% zu werden. Trotz der Seltenheit schwerer Komplikationen gelten als Voraussetzung für die Durchführung einer Periduralanästhesie die Kenntnis über die Art, den Zeitpunkt des Auftretens, die Symptomatik, Prophylaxe und Therapie der Komplikationen (Tab. 4). Als Kontraindikation für eine Periduralanästhesie sind zu werten:

1. neurologische Erkrankungen,
2. Blutgerinnungsstörungen oder Antikoagulantientherapie,
3. drohende und manifeste Blutungen,
4. Infektion der Punktionsgegend,
5. schwere allgemeine Infektion, insbesondere Amnioninfektionssyndrom,
6. Allergie gegen das Lokalanästhetikum,
7. dringliche Anästhesie,
8. Ablehnung durch die Patientin.

Die Periduralanästhesie sollte nur von Ärzten, die in der Narkose ausgebildet sind, bei Einhaltung aller Vorsichtsmaßnahmen zur Vermeidung von Komplikationen angewandt werden.

Geburtshilfliche Indikation und Kontraindikation

Ein Maximum an Sicherheit für Mutter und Kind bei gleichzeitiger wirkungsvoller Geburtserleichterung ist das Anliegen der modernen Geburtshilfe. Neben der Ausschaltung des Geburtsschmerzes gilt als Indikation für die Periduralanästhesie ein erhöhtes mütterliches und fetales Risiko, wie z. B. kardiopulmonale Erkrankungen, Diabetes mellitus, EPH-Gestose und als fetales Risiko z. B. Unreife und Plazentainsuffizienz. Die zervikale Dystokie und der elektive primäre Kaiserschnitt sind weitere Indikationen. Als geburtshilfliche Kontraindikationen gelten: sofortige Sectio caesarea, Status nach Sectio caesarea wegen Mißverhältnis zwischen kindlichem Kopf und mütterlichem Becken, Status nach vorausgegangenen Operationen am Uterus mit erhöhter Gefahr einer Uterusruptur, schwere geburtshilfliche Blutung (Placenta praevia, vorzeitige Lösung der Plazenta).

Zu den *relativen Kontraindikationen* zählen: Status nach Sectio caesarea ohne Mißverhältnis, Beckenendlage, Mehrlingsgeburten, Verdacht auf tiefen Sitz der Plazenta.

Bei einer Periduralanästhesie nach vorausgegangener Sectio kann die Symptomatik der Uterusruptur verändert und die Diagnostik erschwert sein. Ein infolge Ruptur auftretender peritonealer Schmerz kann bei niedriger Dosierung (nicht mehr als 6–8 ml 0,25% Carbostesin) wahrgenommen werden, da er im Gegensatz zum Wehenschmerz mehr als peritonealer Dauerschmerz imponiert und bis in die Schulterblätter ausstrahlen kann. In der neueren Literatur wird daher die vorausgegangene Sectio allein nicht als absolute Kontraindikation angesehen (14, 38, 120).

Bei ausreichender Erfahrung stellt die vaginale Beckenendlagengeburt und die Mehrlingsgeburt keine Kontraindikation mehr für die Periduralanästhesie dar (14, 37, 39, 120). Die Erfahrungen von CRAWFORD und unsere eigenen Ergebnisse zeigen, daß bei der vaginalen Beckenendlagengeburt der Neugeborenenzustand in der Gruppe mit Periduralanästhesie besser ist als in der Vergleichsgruppe ohne Periduralanästhesie; die Extraktionsrate ist nicht erhöht. Bei Mehrlingsschwangerschaften ist eine deutliche Verkürzung des Zeitintervalls der Geburt des ersten und zweiten Zwillings festzustellen (120). Die relativen Kontraindikationen sollten besonders während der Aufbauzeit eines Periduraldienstes in der Geburtshilfe beachtet werden.

Allgemeinnarkose in der Geburtshilfe

K. STRASSER und L. BECK

Einleitung

Die Allgemeinnarkose in der Geburtshilfe wird neben der Sectio caesarea auch bei schwierigen vaginaloperativen Entbindungen angewandt. Die Regeln für die Durchführung werden von der größtmöglichen Sicherheit für Mutter und Kind bestimmt und unterscheiden sich in einigen Punkten wesentlich von denen, die für Narkosen bei anderen vergleichbaren operativen Eingriffen gültig sind. Im allgemeinen hat sich heute die balancierte Allgemeinnarkose in der Geburtshilfe durchgesetzt (2), bestehend aus der Kombination eines intravenösen Narkotikums in möglichst niedriger Dosierung mit Lachgas und einem volatilen Anästhetikum in geringer Konzentration mit Intubation und kontrollierter Beatmung.

Bestimmte schwangerschaftsbedingte Adaptationsvorgänge sind bei der Durchführung einer Allgemeinnarkose von besonderer Bedeutung und sollen daher nachfolgend mit den sich daraus ergebenden klinischen Konsequenzen besprochen werden.

Physiologische, schwangerschaftsbedingte Veränderungen und ihre Bedeutung für die Allgemeinnarkose

Ventilation

Während der Schwangerschaft kommt es zu einer Zunahme der alveolären Ventilation und einer Erhöhung des Atemminutenvolumens um 50%. Die funktionelle Residualkapazität ist um ca. 300 ml (20%) vermindert (27).

Konsequenz für die Narkose

Die Einleitungszeit ist bei einer Inhalationsnarkose auf weniger als die Hälfte beschleunigt (27). Die für fast alle Narkotika charakteristische Atemdepression führt infolge Verminderung der Ventilation rascher als bei Nichtschwangeren zur Hypoxie und Hyperkarbie und bedeutet damit gleichermaßen eine Gefahr für Mutter und Kind. Eine Spontanatmung bei Allgemeinnarkose ist aus diesem Grunde abzulehnen. Dagegen sollte eine den veränderten Ventilationsgrößen angepaßte kontrollierte Beatmung einen ausreichend hohen mütterlichen pO_2 und einen für Schwangere normalen pCO_2 zwischen 32 und 25 mmHg gewährleisten. Nach unseren Untersuchungen wird bei einer Beatmung mit einem Atemminutenvolumen von 1 l/10 kg KG + 10 bis 20% ein pCO_2 von 30,9 $\mp$ 5,2 mmHg erreicht (119). Noch besser läßt sich die Beatmung durch eine kontinuierliche Erfassung des endexpiratorischen CO_2-Anteils an die jeweilige Bedarfshyperventilation anpassen. Auf diese Weise läßt sich das Risiko einer Minderventilation mit mütterlicher Hypoxie und Hyperkarbie sowie die Gefahr einer zu starken Hyperventilation mit Hypokapnie und nachfolgender Plazentaminderperfusion (91, 94) und fetaler Hypxämie auf ein Mindestmaß reduzieren. Zur Gewährleistung eines möglichst hohen mütterlichen und kindlichen Sauerstoffdruckes im Blut wird eine inspiratorische Sauerstoffkonzentration von mindestens 50% empfohlen (42, 80, 82).

Hämodynamik

Die schwangerschaftsbedingte Zunahme des Blutvolumens und die Steigerung des Herzzeitvolumens, vor allem während der Geburt, liegen für gesunde Herzen innerhalb der Grenzen normaler Anpassungsfähigkeit. Patientinnen mit vorgeschädigtem Herzen können dadurch jedoch gefährdet werden, besonders wenn zusätzliche Belastungen, wie z. B. Hypertonus bei EPH-Gestose auftreten. Eine weitere wichtige Veränderung der Hämodynamik betrifft die Rückflußbehinderung des Blutes aus der unteren Körperhälfte durch Druck des vergrößerten Uterus auf die V. cava inferior. In 5–10% kann es dadurch zur Erniedrigung des Herzzeitvolumens und zum Blutdruckabfall kommen (27).

Konsequenz für die Narkose

Die negative Inotropie von Narkotika kann besonders bei vorgeschädigtem Myokard in Kombination mit der schwangerschaftsgegebenen Mehrbelastung des Herzens eine besondere Gefährdung bedeuten. Daher ist eine unvorsichtige und vor allem übereilte Narkoseführung besonders in solchen Situationen abzulehnen. Ebenso gilt es, daran zu denken, daß die üblicherweise zu Gunsten des Kindes flachgehaltene Anästhesie durch Blutdruckanstieg und Tachykardie die Dekompensation eines vorgeschädigten Herzens auslösen kann. In diesen Fällen treten die Sicherheitsregeln für eine Narkose bei geschädigtem Herz vor das Anliegen, ein lebensfrisches Kind zu entbinden. Dabei ist mit Narkosenachwirkungen beim Neugeborenen infolge verlängerter Narkosezeit und größerer Narkosetiefe zu rechnen, was besondere Erfahrung in der Reanimation, besonders der Beatmung von Neugeborenen erfordert.

Um den negativen Einfluß der V.-cava-Okklusion auf den Kreislauf zu vermeiden, werden heute üblicherweise geburtshilfliche Operationen in 15-Grad-Schräglage durchgeführt (41).

Wasser- und Elektrolythaushalt

Der Erhöhung des Blutvolumens entspricht ein Flüssigkeitszuwachs des interstitiellen Raumes um ca. 4 Liter im Sinne einer isotonen Hyperhydratation, die wie die Blutvolumenvermehrung als Anpassungsvorgang und nicht als Notfallreserve anzusehen ist (45).

Konsequenz für die Narkose

Der erhöhte Flüssigkeitsbestand des schwangeren Organismus muß insofern in die anästhesiologische Überlegung der intra- und postoperativen Flüssigkeitstherapie einbezogen werden, als eine während der Narkose verabfolgte Flüssigkeitsmenge die Ausscheidungskapazität in den ersten 24–48 Stunden nach der Operation, zusätzlich der vom Organismus nach der Geburt freiwerdenden Flüssigkeit belastet und eine Gefahr bis hin zum postpartalen Lungenödem bedeuten kann.

Gastrointestinaltrakt

Die Motilität von Magen und Darm nimmt in der Schwangerschaft deutlich ab. Als Folge davon ist mit einer verlängerten Entleerungszeit zu rechnen.

Konsequenz für die Narkose

Durch den Einfluß von Narkotika kann die schwangerschaftsbedingte verlängerte Entleerungszeit noch verstärkt werden. Daraus ergibt sich ein erhöhtes Risiko von Regurgitation und

Aspiration von Magensaft mit der gefährlichen Komplikation des Mendelson-Syndroms (85). Da die Aspiration von Magensaft an erster Stelle der narkosebedingten mütterlichen Todesfälle steht, sollten folgende Punkte zur Verminderung dieses Risikos beachtet werden:
1. Intubation auch bei Allgemeinnarkosen für vaginaloperative Eingriffe,
2. Präoxygenierung mindestens 2 Min. vor Narkoseeinleitung,
3. keine Maskenbeatmung nach Gabe von Succinylcholin,
4. Druck auf den Ringknorpel nach Succinylcholingabe zum Verschluß des Ösophagus,
5. Antazidaprophylaxe mit 20 ml Magnesiumtrisilikat 30 Min. vor der Allgemeinnarkose. Dadurch wird der pH-Wert des Magens über den kritischen pH-Bereich von 2,5 angehoben (133). Eventuell muß der Magen mittels Sonde entleert und Antazida über die Magensonde instilliert werden. Anschließend wird die Magensonde wieder entfernt, damit sie nicht als Gleitschiene für eventuell noch im Magen verbliebene Speisereste dienen kann.

Spezielle Gesichtspunkte für die Anwendung der Anästhetika

Thiobarbiturate

Die Thiobarbiturate haben wegen des negativen Einflusses auf Atmung und Kreislauf und dank der Entwicklung neuer Einschlafmittel an Bedeutung verloren. Allerdings sind bei niedriger Dosierung von 3 mg/kg KG und einer Gesamtdosis von 250–300 mg in Kombination mit einer flachen Inhalationsnarkose gute Ergebnisse hinsichtlich des Neugeborenenzustandes berichtet worden (42). Thiopental passiert die Plazenta bereits nach Sekunden und erreicht seine höchste Konzentration nach 1–2 Min., um dann exponentiell abzufallen. Nach etwa 3–5 Min. stellt sich ein Gleichgewicht zwischen Mutter und Fetus ein. Die Konzentration im Gehirn und Rückenmark fällt nach Thiopentalapplikation niedrig aus, während in der Leber, bedingt durch die Besonderheiten des fetalen Kreislaufs, hohe Konzentrationen erreicht werden. Dieses Phänomen bedeutet gleichermaßen einen Schutz für das fetale Gehirn vor toxischen Konzentrationen.
Bezüglich der Uterusaktivität verhalten sich die Barbiturate weitgehend indifferent. Eine Kombination mit dem Betamimetikum Partusisten ist möglich, wenn auch eine Kreislaufdepression nicht ausgeschlossen ist.

Hypnomidate

Ob Hypnomidate (Etomidate) als Alternativpräparat zu den Barbituraten angesehen werden kann, muß weiteren Untersuchungen vorbehalten bleiben. Wegen seiner geringen Nebenwirkung auf die Atmung und das Herz-Kreislauf-System und seiner raschen Metabolisierungsrate besitzt es bei fehlender Histaminfreisetzung Vorzüge gegenüber den Barbituraten (49, 50). Wir haben es seit 1974 in einer Dosierung von 0,2–0,3 mg/kg KG bei über 100 Sectionarkosen mit gutem Erfolg eingesetzt. Eine Kombination von Partusisten ist wegen der geringen Kreislaufwirkung von Hypnomidate weitgehend risikofrei.

Ketanest

Ketanest wird im Bereich der geburtshilflichen Anästhesie ebenfalls eingesetzt (47, 51). Eine Limitierung ergibt sich für die Anwendung des Präparates aus folgenden Gründen:
1. Die Uterusaktivität wird bei einer Dosierung von 50–100 mg i. v. für 1–3 Wehen entsprechend einer Oxytocingabe von 10 mE gesteigert (83).
2. Die sympathomimetische Kreislaufwirkung von Ketanest kann in Kombination mit Partusisten zu unerwünschten Pulsbeschleunigungen mit Anstieg des myokardialen Sauerstoffverbrauches führen.

Das früher wegen seiner schnellen Metabolisierung häufig eingesetzte Propanid wird heute nicht mehr empfohlen, da schwere, z. T. tödliche Komplikationen infolge anaphylaktischer Reaktionen bekannt geworden sind.

Inhalationsanästhetika

Von den Inhalationsanästhetika werden im deutschsprachigen Raum Lachgas, Penthrane, Halothan und neuerdings auch Ethrane bei der Allgemeinnarkose angewandt.

Lachgas

Es findet wegen seiner geringen Nebenwirkung eine weitverbreitete Anwendung als Basisanalgetikum der Inhalationsnarkose. Ein Einfluß auf die Uterusmotilität ist nicht gegeben. Nachteilige Effekte auf das Neugeborene stehen in Abhängigkeit von der verabreichten Konzentration und der Narkosezeit (82). Die Lachgaskonzentration sollte 50% nicht überschreiten, um möglichst hohe mütterliche arterielle pO_2-Werte zu erreichen.

Penthrane

In niedriger Konzentration von 0,2–0,5% besitzt Penthrane eine hohe analgetische Potenz, ohne unangenehme Nebenwirkungen wie Übelkeit und Brechreiz. In niedriger Konzentration bewirkt es keine Depression des Neugeborenen und keine Minderung der Uterusaktivität. Wegen der nephrotoxischen Wirkung sollte Penthrane bei Patientinnen mit manifestem Nierenschaden oder der Gefahr einer Niereninsuffizienz (EPH-Gestose) nicht gegeben werden.

Halothan

Wegen seines stark uterusrelaxierenden Effektes sollte Halothan immer dann angewandt werden, wenn die Notwendigkeit einer Gebärmutterschlaffung besteht. In niedriger Konzentration bis zu 0,5% wird es in der balancierten Allgemeinnarkose als Zusatz gegeben, um bei niedriger Lachgaskonzentration eine bessere Schlaftiefe zu erreichen.

Die Kombination mit β-adrenergen Tokolytika sollte wegen der erhöhten Arrhythmiegefahr bei der gleichzeitigen Verwendung von Katecholaminen und Halothan vermieden werden. Beim Vorliegen eines Leberschadens sollte wegen seiner möglichen Lebertoxizität auf das Halothan verzichtet werden.

Ethrane

Bei gleichartiger Wirkung auf die Uterusmotilität besitzt Ethrane gegenüber Halothan folgende Vorteile:
1. geringeres Arrhythmie-Risiko in Verbindung mit adrenergen Substanzen (z. B. Tokolytika),
2. niedrigere Metabolisierungsrate,
3. schnellere An- und Abflutungszeit.

In niedriger Konzentration von 0,5–1,0% kann Ethrane z. Zt. als das Zusatznarkotikum der Wahl für die Allgemeinnarkose in der Geburtshilfe bezeichnet werden.

Muskelrelaxantien

Wegen des hohen Ionisationsgrades passieren die heute üblichen Muskelrelaxantien bei normaler klinischer Dosierung nur im geringen Maße die Plazenta (57). Die für die Intubation erforderliche Menge von 75–100 mg Succinylcholin kann als ungefährlich für das Neugeborene angesehen werden. Die weitere Relaxierung kann nach 5 Min. durch eine mittlere Dosis Pancuronium-Bromid (3 mg) erreicht werden. Bei der flachgehaltenen Allgemeinnarkose ist eine Relaxierung vor der Kindesentwicklung sinnvoll, da das operative Vorgehen dadurch wesentlich erleichtert wird. Außerdem kann auf diese Weise eine frühzeitige Respiratorbeatmung durchgeführt werden. Diese gewährt einerseits ein konstantes Atemminutenvolumen und zum zweiten bietet sie dem Anästhesisten die Möglichkeit, seine Überwachungsaufgaben besser wahrzunehmen, als wenn er die Beatmung eigenhändig durchführen muß. Ein negativer Einfluß auf das Neugeborene wurde bei der beschriebenen Form der Relaxierung bisher nicht beobachtet.

Beispiel für die Durchführung einer Intubationsnarkose in der Geburtshilfe

Ca. 1 Std. vor Narkosebeginn bzw. bei Ordination der Sectio werden der Patientin 20 ml Magnesiumtrisilikat gegeben. Nach Anschluß des EKG-Monitors erhält die Patientin – falls keine Prämedikation erfolgt ist – 0,5 mg Atropin i. v.

2–3 Min. vor Narkosebeginn werden der Patientin über die Maske 6 l Sauerstoff/min zur Präoxygenierung angeboten. Nach Gabe von 1,0 mg Pancuronium wird die Narkose mit z. B. 0,2–0,3 mg/kg KG Etomidate eingeleitet. Sobald die Patientin eingeschlafen ist, werden 50–75 mg Succinylcholin gegeben, anschließend wird unter Druck auf den Ringknorpel intubiert. Über den Tubus wird ein Sauerstoff-Lachgas-Gemisch von 3:3 l/min zugeführt, zusätzlich Ethrane 0,5–1,0%. Das Atemminutenvolumen wird auf 1 l/10 kg KG + 10–20% eingestellt. Die weitere Relaxierung erfolgt mit 2 mg Pancuronium-Bromid. Unmittelbar vor der Uterusinzision wird die Zufuhr des Lachgases unterbrochen und eine reine Sauerstoffbeatmung in Kombination mit der eingestellten Ethranekonzentration durchgeführt.

Die Weiterführung der Narkose erfolgt durch ein Sauerstoff-Lachgas-Gemisch 2:3 l/min unter Zugabe von 0,3–0,5 mg Fetanyl und 1–2 ml DHB. Auf die Vertiefung der Narkose durch Erhöhung der Ethranekonzentration wird bewußt verzichtet, um den Uterustonus nicht negativ zu beeinflussen. Jede Allgemeinnarkose während der Geburt sollte von einem Anästhesisten oder von einem in der Anästhesie erfahrenen Arzt, der nicht für die Leitung der Geburt verantwortlich ist, durchgeführt werden. Intravenöse Mononarkosen, wie sie früher zum Zeitpunkt des Durchtrittes des Kopfes durch schnelle unkontrollierte Injektion von 0,5–1 g Barbiturat appliziert wurden, sind wegen des erhöhten mütterlichen Risikos (Kreislauf- und Atemdepression, Aspirationsgefahr) abzulehnen.

Literatur

1 Abouleish, E.: Pain Control in Obstetrics. Lippincott, Philadelphia 1977
2 Ahnefeld, F. W.: Auswahl der Anästhesiemittel und -Methoden in der Geburtshilfe und Gynäkologie, hrsg. von F. W. Ahnefeld, C. Burry, W. Dick, M. Halmágy. Lehmann, München 1974
3 Ahnefeld, F. W., C. Burri, W. Dick, M. Halmágyi: Anästhesie in der Geburtshilfe und Gynäkologie, Bd. IV, Schriftenreihe: Klinische Anästhesiologie. Lehmann, München 1974
4 Albrecht, H.: Plazentapassage, feto-maternale Blutspiegelquotienten und der Einfluß von Lokalanästhetika auf den Fetus und das Neugeborene. Anästh. u. Intensivmedizin 113 (1978) 32
5 Albrecht, H., J. Morgenstern, K. Strasser: Der Einfluß der Katheterperiduralanästhesie auf die Dauer der Austreibungsperiode, vaginaloperative Entbindungsfrequenz und den Neugeborenenzustand. In: Gynäkologie und Geburtshilfe, hrsg. von H. Husslein. Egermann, Wien 1977 (S. 447–450)
6 Alper, M. H.: Drugs from mother to newborn. American Society of Anesthesiologist. Anual Refresher Course Lectures (1976) 1–5
7 Alvarado-Duran, A., T. Bazan, C. Peredo: Continuous paracervical block. Amer. J. Obstet. Gynec. 97 (1967) 367
8 Anselmino, K. J., H. Dahn, R. Groß, R. Jacobs, G. Plaskuda, H. Sauer, R. Stewens: Eine neue Methode der kompletten Leitungsanästhesie des Geburtsschmerzes: Die gezielte, protrahierte, peridurale Plombe, Geburtsh. u. Frauenheilk. 10 (1950) 589–596

9 Arabin, H.: Die Parazervikalblockade mit Dauersonden. Geburtsh. u. Frauenheilk. 30 (1970) 438
10 Atkinson, R. S., G. B. Rushman, J. A. Lee: A Synopsis of Anaesthesia, 8. Aufl. Wright, Bristol 1977
11 Beck, L.: Geburtshilfliche Anästhesie und Analgesie. Thieme, Stuttgart 1968
12 Beck, L.: Zur Anwendung der Analgetika unter der Geburt. In: Methoden der pharmakologischen Geburtserleichterung und Uterus-Relaxation, hrsg. von H. Jung. Thieme, Stuttgart 1972
13 Beck, L.: Lokalanästhesie in der Geburtshilfe. In: Lokalanästhesie und Lokalanästhetika, 2. Aufl., jhrsg. von H. Killian. Thieme, Stuttgart 1973
14 Beck, L.: Geburtshilfe u. Gynäkologie. In: Lokalanästhesie und Lokalanästhetika, hrsg. von H. Killian. Thieme, Stuttgart 1973 (S. 698–713)
15 Beck, L.: Anästhesie und Analgesie zur Geburt. Gynäkologe 9 (1976) 187
16 Beck, N. C., D. Hall: After office hours. Natural childbirth. A review and analysis. Obstet. and Gynec. 52 (1978) 371
17 Beck, L., K. Martin: Über das Risiko beim parazervikalen Block in der Geburtshilfe. Geburtsh. u. Frauenheilk. 29 (1969) 961
18 Beck, L., S. Potthoff: Zusammenfassende Übersicht über die praktische Anwendung der medikamentösen Analgesie bei der Geburt. Gynäkologe 9 (1976) 223–227
19 Beck, L., K. Strasser, M. Zindler: Regionalanästhesie in der Geburtshilfe. In: Anästhesiologie und Intensivmedizin, Bd. 113. Springer, Berlin 1978
20 Beck, L., F. W. Ahnenfeld, W. Dick, M. Finster, F. Foldes, F. J. Nickl, E. Hochuli, S. Potthoff, K. Strasser: Analgesie und Anästhesie im Kreißsaal. Geburtsh. u. Frauenheilk. 33 (1973) 837
21 Beckett, A. H., J. E. Taylor: Blood concentrations of pethidine and pentazocine in mother and infant at time of birth. J. Pharm. Pharmacol. 19 (1967) 505
22 Blumberg, H., H. B. Dayton, M. George, D. N. Rapoport: N-allylnoroxymorphone: A potent narcotic antagonist. Fed. Proc. 20 (1961) 311
23 Bodman, R. I.: The depression of respiration by the opiates and its antagonism by nalorphine. Proc. roy. Soc. Med. 46 (1953) 923
24 Bonica, J. J.: Principles and Practice of Obstetric Analgesia and Anaesthesia, Bd. I. Blackwell, Oxford 1967
25 Bonica, J. J.: Lumbar epidural versus caudal anästhesia. In: Obstetrical Anaesthesia, hrsg. von S. M. Shnider. Williams & Wilkins, Baltimore 1970 (S. 71–76)
26 Bonica, J. J.: Obstetric Analgesia and Anaesthesia. Springer, Berlin 1972
27 Bonica, J.: Maternal physiologic changes during pregnancy and anaesthesia. In: The Anaesthesiologist, Mother and Newborn, hrsg. von S. M. Shnider, F. Moya. Williams & Wilkins, Baltimore 1974
28 Bretscher, J., W. Stoll: The influence of diazepam on the acidbase equilibrium of mother and fetus. Schweiz. Z. Gynäk. u. Geburtsh. 2 (1971) 149
29 Bromage, P. R.: The physiology and pharmacology of epidural blockade, Clin. Anaesth. 2 (1969) 46–61
30 Brown, W. U., G. C. Bell, A. O. Lurie, J. B. Weiss, J. W. Scanlon: Newborn blood levels of lidocaine and mepivacaine in the first postnatal day following maternal epidural anaesthesia. Anesthesiology 42 (1975) 698–707
31 Busch, W., L. Lübbert: Zur Frage der fetalen Asphyxie nach parazervikalem Block. Z. Geburtsh. Gynäl. 172 (1970) 202
32 Cosmi, E. V., G. F. Marx: Acid-base-status and clinical condition of mother and foetus following methoxyfluran anaesthesia for vaginal delivery. Brit. J. Anaesth. 40 (1968) 94
33 Covino, B. G.: Comparative clinical pharmacology of local anesthetics. Anesthesiology 35 (1971) 158
34 Covino, B. G., H. G. Vasallo: Local Anesthetics. Mechanism of Action and Clinical Use. Grune & Stratton, New York 1976
35 Crawford, J. S.: The second thousand epidural blocks in an obstetric hospital practice. Brit. J. Anaesth. 44 (1972) 1277–1287
36 Crawford, J. S.: Particulate matter in the extradural space. Brit. J. Anaesth. 47 (1975) 807
37 Crawford, J. S.: An appraisal of lumbar epidural blockade in patients with a singleton fetus presenting by the breech. J. Obstet. Gynaec. Brit. Cwlth 81 (1974) 867–872
38 Crawford, J. S.: Epidural analgesia and uterine rupture. Lancet (1974) 361
39 Crawford, J. S.: An appraisal of lumbar epidural blockade in patients with multiple pregnancy. J. Obstet. Gynaec. Brit. Cweth 82 (1975) 929–935
40 Crawford, J. S.: Principles and Practice of Obstetric Anaesthesia, 4. Aufl. Blackwell, Oxford 1978
41 Crawford, J. S., M. Burton, P. Davies: Time and lateral tilt at caesarean section. Brit. J. Anaesth. 44 (1972) 477–484
42 Crawford, J. S., F. M. James III, P. Davies, M. Crawley: A further study of general anaesthesia for caesarean section. Brit. J. Anaesth. 48 (1976) 661–667
43 Dawkins, C. J. M.: An analysis of the complications of extradural and caudal block. Anaesthesia 24 (1969) 554–563
44 Desmond, J.: The use of micropore filters in continuous epidural anaesthesia. Canad. Anaesth. Soc. J. 19 (1972) 97–100
45 Dick, W., F. W. Ahnefeld: Intravenöse Narkosemittel und Inhalationsnarkotika zur vaginalen Entbindung und zur Sectio. Gynäkologe 9 (1976) 211–222
46 Dick, W., M. Falk, E. Traub, E. Knoche: Klinische Untersuchungen zur medikamentösen Geburtserleichterung mit intravenösen Applikationen von Dehydrobenzperidol und Pethidin. Geburtsh. u. Frauenheilk. 37 (1977) 800
47 Dick, W., E. Knoche, E. Traub, P. Milewski, I. Specht: Klinisch-experimentelle Untersuchungen zur Anwendung von Ketamin in der geburtshilflichen Anästhesie. Anästhesist 25 (1976) 83–88
48 Dick-Read, G.: Mutterwerden ohne Schmerz, 12. Aufl. Hoffmann & Campe, Hamburg 1963
49 Doenicke, A.: Etomidate, a new hypnotic agent for intravenous application. In: Etomidate – an Intravenous Hypnotic Agent, hrsg. von A. Doenicke. Springer, Berlin 1977
50 Doenicke, A., J. Kugler, G. Penzel, M. Laub, L. Kalmar: Hirnfunktion und Toleranzbreite nach Etomidate, einem neuen barbituratfreien i. v.-applizierbaren Hypnoticum. Anästhesist 22 (1973) 357–366
51 Downing, J., M. D. Mahomedy, D. E. Jeal, P. J. Allen: Anaethesia for caesarean section with ketamine. Anaesthesia 31 (1976) 883–892
52 Eckenhoff, J. E., J. D. Elder, B. D. King: The effect of N-allylnormorphine in treatment of opiate overdose. Amer. J. med. Sci. 222 (1951) 115
53 Egbert, D. S., W. C. Keettel, J. C. Lee: Iowa Trumpet pudendal needle guide. J. Iowa St. med. Soc. 50 (1960) 499
54 Eisenberg, W.: Kindliche Todesfälle im Zusammenhang mit Parazervikalanästhesie. Z. Geburtsh. Perinat. 179 (1975) 396
55 Eliot, B. W., J. G. Hill, A. P. Cole, D. M. Hailey: Continous pethidine/diazepam infusion during labour and its effects on the newborn. J. Obstet. Gynaec. Brit. Cwlth 82 (1975) 126
56 Engineer, S., M. Zindler, H. Anheimer: Vergleichende Untersuchungen von Pentazocine und Pethidin bezüglich der Analgesie und der Atemdepression. In: Schmerz, hrsg. von R. Janzen, W. D. Keidel, A. Herz, C. Steichele. Thieme, Stuttgart 1972 (S. 318)
57 Finster, M.: The placental transfer of drugs. In: The Anesthesiologist, Mother and Newborn, hrsg. von

S. M. Shnider, F. Moya. Williams & Wilkins, Baltimore 1974

58 Finster, M.: Toxity of local anesthetics in the fetus and the newborn. In: Perinatale Medizin, Bd. VI, hrsg. von J. W. Dudenhausen. E. Saling, E. Schmidt. Thieme, Stuttgart 1975 (S. 103)

59 Finster, M.: Pharmacology of chloroprocaine hydrochloride (Nesacaine). In: A Symposion Nesacaine in Obstetrical and Surgical Regional Anaesthesia hrsg. von J. J. Bonica. Pennwaldt

60 Foldes, F.: Analgesie und Anästhesie im Kreißsaal. Geburtsh. u. Frauenheilk. 33 (1973) 837

61 Freeman, R. K., B. S. Schifrin: Whither paracervicak block? Int. Anaesth. Clin. 11 (1973) 69

62 Freeman, R. K., N. A. Gutierrez, M. I. Ray, R. H. Paul, E. H. Hon: Fetal cardiac response to paracervical block anesthesia (I). Amer. J. Obstet. Gynec. 113 (1972) 583

63 Gauss, C. J.: Geburten in künstlichem Dämmerschlaf. Arch. Gynäk. 78 (1906) 579

64 Harnacke, P., H. J. Frohn, K. Strasser: Serumspiegel von Mutter und Kind nach Pudendusblockade nach Carticain und Mepivacain. In: L. Beck, K. Strasser, M. Zindler, Regionalanaesthesie in der Geburtshilfe, Springer 1978, S. 49

65 Harnacke, P., K. Strasser, J. Morgenstern: Einfluß der lumbalen Katheter-Periduralanästhesie auf die fetale Herzfrequenz in der Austreibungsperiode. Geburtsh. u. Frauenheilk. 36 (1976) 722–728

66 Hellmann, K.: Epidural anaesthesia in obstetrics: A second look at 26.127 cases, Canad. Anaesth. Soc. J. 12 (1965) 398–404

67 Henschel, W. F., R. Roggenhämper: DHBP und Fentanyl in der anästhesiologischen Praxis. Janssen, Nijmegen 1974

68 Heymann, M. H.: Effects of local anaesthetics agent on the fetal circulation. In: Perinatal Pharmacology, Problems and Priorities, hrsg. von J. Dancis, J. C. Hwang. Raven Press, New York 1974 (S. 103)

69 Hickl, E.-J., G. Gennser: Die Einwirkung des Parazervikalblocks auf den Feten. Anästhesist 21 (1972) 91

70 Hickl, E. J., E. Kirchner: Parazervikalblock und fetale Herzaktion. Münch. med. Wschr. 110 (1968) 2149

71 Idänpään-Heikkilä, E., P. I. Joupilla, J. O. Poulakka, S. M. Vorne: Placental transfer and fetal metabolism of diazepam in early human pregnancy. Amer. J. Obstet. Gynec. 109 (1971) 1011

72 Jasinski, D. R., W. R. Martin, C. A. Haertzen: The human pharmacology and abuse potential of N-allylnoroxymorphone (naloxone). J. Pharmacol. exp. Ther. 157 (1967) 420

73 Jouppila, P., R. Jouppila, K. Käär, M. Merilä: Fetal heart rate patterns and uterine activity after segmental epidural analgesia, J. Obstet. Gynaec. Brit. Cwlth 84 (1977) 481–486

74 Jung, J.: Untersuchungen zur Wirkungsquantität von Valium am Uterus. Fortschr. Geburtsh. Gynäk. 19 (1964) 70

75 Jung, H., P. Kopecki, G. Lamberti, H. P. Closs, W. Schwenzel: Erfahrungen bei der Parazervikalblokkade mit Katheterinfiltration. In: Methoden der pharmakologischen Geburtserleichterung und Uterusrelaxation, hrsg. von H. Jung. Thieme, Stuttgart 1972 (S. 82)

76 Kobak, A. J., E. F. Evans, G. R. Johnson: Transvaginal pudendal nerve block. Amer. J. Obstet. Gynec. 71 (1956) 981

77 Longnecker, D. E., P. A. Grazis, G. W. N. Eggers: Naloxone for Antagonism of Morphine-Induced Respiratory Depression. Anaesth. Analg. 52 (1973) 447–452

78 Lowensohn, R. I., R. H. Paul, S. Fales, E. H. Hon: An evaluation of effects on uterine activity. Obstet. and Gynec. 44 (1974) 388–393

79 Mc Cawley, E. L., E. R. Hart, D. E. Marsh: The preporation of N-allylnormorphine. J. Amer. chem. Soc. 63 (1941) 314

80 Magno, R., K. Karlsson, U. Sestam, I. Wickström: Anesthesia for cesarean section V: Effects of enflurane anesthesia on the respiratory adaption of the newborn in elective cesarean section. Acta anaesth. scand. 20 (1976) 147–155

81 Martin, K., G. H. Rathgen, R. Schwethelm, L. Beck: Mepivacain- (Scandicain)-Blutspiegeluntersuchungen nach parazervikalem Block. Geburtsh. u. Frauenheilk. 29 (1969) 711

82 Marx, G. F.: Parturition and perinatology. Clin. Anesth. 10 (1973)

83 Marx, G. F., H. S. Hwang, P. Chandra: Postpartum uterine pressures with different doses of Ketamine. In: V. thEuropean Congress of Anaesthesiology. Excerpta Medica Foundation, Amsterdam 1978 (S. 53)

84 Meinrenken, H., K. Rüther, H. Stockhausen: Transvaginale Leitungsanästhesie in ihrer praktischen Anwendung. Gynäkologe 9 (1976) 193

85 Mendelson, C. L.: The aspiration of stomach contents into the lungs during obstetric anesthesia. Amer. J. Obstet. Gynec. 52 (1946) 191–204

86 Miller, F. C., E. Quesnel, R. H. Petric, R. H. Paul, E. H. Hon: The effects of paracervical block on uterine activity and beat-to-beat variability of the fetal heart rate. Amer. J. Obstet Gynec. 130 (1978) 284

87 Mirkin, B. L.: Placental transfer, fetal localisation and neonatal disposition of drugs. Anaesthesiology 43 (1975) 156–170

88 Moir, D. D.: Obstetric Anaesthesia and Analgesia. Bailliére, Tindall & Cassell, London 1976

89 Moore, D. C., L. D. Bridenbaugh, G. E. Thompson, R. I. Balfour, W. G. Horton: A study of 11.080 regional blocks for surgical, obstetrical, diagnostic, or therapeutic procedures using Bupivacaine as the local anaesthetic agent, Anaesth. Analg. 57 (1978) 42–53

90 Morishima, H. O., H. Pedersen, M. Finster: The influence of maternal psychological stress on the fetus. Amer. J. Obstet. Gynec. 131 (1978) 286

91 Morishima, H. O., F. Moya, A. C. Bossers, S. S. Daniel: Adverse effects of maternal hypocapnea on the newborn guinea pig. Amer. J. Obstet. Gynec. 88 (1964) 524–529

92 Morishima, H. O., S. S. Daniel, M. Finster, P. J. Poppers, L. S. James: Transmission of mepivacaine hydrochloride (carbocaine) across the human placenta. Anesthesiology 27 (1966) 147

93 Morishima, H. O., M. Finster, H. Pedersen, R. N. Boyes, B. G. Covino: Placental transfer and tissue distribution of etidocaine and lidocaine in guinea pigs. Abstr. of Scient. Paper, A.S.A. Annual meeting (1975) 83–84

94 Motoyama, E. K., F. Acheson, G. Rivard, C. D. Cook: Adverse effects of maternal hyperventilation on the foetus. Lancet 1966, 286–288

95 Moya, R., V. Thorndike: A passage of drugs across the placenta. Amer. J. Obstet. Gynec. 84 (1962) 1780–1798

96 Myers, R. E., S. E. Myers: Use of sedative, analgesic, and anaesthetic drugs during labor and delivery: Bane or boon? Amer. J. Obstet. Gynec. 1 (1979) 83

97 Nolte, H.: Die lumbale und die caudale Peridural- und Spinalanästhesie in der Geburtshilfe. Gynäkologe 9 (1976) 199–202

98 Pedersen, H., M. Finster: Placentapassage von Anästhetika und ihr Einfluß auf den Fetus und das Neugeborene. Gynäkologe 9 (1976) 188

99 Pöldinger, W.: Kompendium der Psychopharmakotherapie. Hoffmann-La Roche, Grenzach/Baden 1971 (S. 72)

100 Pohl, J.: Über das N-allylnorcodein, einen Antagonisten des Morphins. Z. exp. Path. Ther. 17 (1915) 370

101 Raabe, N., P. Belfrage: Epidural analgesia in labour. Acta obstet. Gynec. Scand. 55 (1976) 315–310

102 Ritschie, J. M., P. Greengard: On active structure of

local anesthetics. J. Pharmacol. exp. Ther. 133 (1961) 24
103 Rosefsky, J. B., M. E. Petersiel: Perinatal death associated with Mepivacaine paracervical block anaesthesia in labor. New Engl. J. Med. 278 (1968) 530
104 Rosen, M., W. Mushin, V. Major: Erfahrungen mit Methoxyfluran als Analgetikum in der Geburtshilfe. Z. prakt. Anästh. Wiederbeleb. 3 (1968) 158–167
105 Scanlon, J. W., W. U. Brown, J. B. Weiss, M. H. Alper: Neurobehavioral responses of newborn infants after maternal epidural anesthesia. Anesthesiology 40 (1974) 121
106 Scanlon, J. W., G. W. Ostheimer, A. O. Lurie, W. U. Brown, J. B. Weiss, M. H. Alper: Neurobehavioral responses and drug concentrations in newborns after maternal epidural anesthesia with Bupivacaine. Anesthesiology 45 (1976) 400–405
107 Schifrin, B. S.: Fetal heart rate patterns following epidural anaesthesia and oxytocin infusion during labour. J. Obstet. Gynaec. Brit. Cwlth (1972) 332–339
108 Scott, J. S.: Obstetric analgesia. A consideration of labor pain and a patient-controlled technique for its relief with meperidine. Amer. J. Obstet. Gynec. 106 (1970) 959
109 Shnider, S. M., F. Moya: The Anaesthesiologist, Mother and Newborn. Williams & Wilkins, Baltimore 1974
110 Shnider, S. M., J. H. Asling, A. J. Margolis, E. I. Way, G. R. Wilkinson: High fetal blood levels of mepivacaine and fetal bradycardia. New Engl. J. Med. 279 (1968) 947
111 Sica-Blanca, J., H. Rozado, M. R. Remidio: Effect of meperidine on uterine contratility during prepnancy and prelabor. Amer. J. Obstet. Gynec. 97 (1967) 1096
112 Steel, G. C.: Obstetric analgesia. Int. Anaesthesiol. Clin. 11 (1973) 75
113 Steinbüchl, V.: Die Scopolamin-Morphin-Halbnarkose in der Geburtshilfe. Beitr. Geburtsh. Gynäk. Chrobachs Festschrift 1 (1903) 294
114 Stenger, G., N. Blechner, H. Prystowsky: A study of prolongation of obstetrics anaesthesia. Amer. J. Obstet. Gynec. 103 (1969) 901
115 Stockhausen, H.: Die Pudendus-Anästhesie in der Geburtshilfe. In: Methoden der pharmakologischen Geburtserleichterung und Uterusrelaxation, hrsg. von H. Jung. Thieme, Stuttgart 1972 (S. 94)
116 Stockhausen, H., A. Chryssikopulos: Erfahrungsbericht über die transvaginale Pudendus-Anästhesie in der Geburtshilfe bei 5634 Patientinnen. Geburtsh. u. Frauenheilk. 28 (1968) 963
117 Strasser, K.: Die kontinuierliche, dem Geburtsablauf angepaßte lumbale Epiduralanästhesie. In: Anästhesie in der Geburtshilfe und Gynäkologie, hrsg. von F. W. Ahnefeld, C. Burri, W. Dick, M. Halmágyi. Lehmann, München 1974 (S. 45–48)
118 Strasser, K.: Katheter-Periduralanästhesie in der Geburtshilfe mit Carticain. Anästh. u. Intensivmedizin 113 (1978) 52
119 Strasser, K.: Die lumbale Periduralanästhesie in der Geburtshilfe. Ergebnisse anhand von 2171 Geburtsverläufen. Habil.-Schr., Düsseldorf 1978

120 Strasser, K., P. Harnacke: Ist die Periduralanästhesie bei der vaginalen Entbindung aus Beckenendlage bei Mehrlingen und nach vorangegangener Sectio indiziert? Gynäkologe 9 (1976) 207–210
121 Strasser, K., R. Huch, A. Huch: Der Einfluß der lumbalen Epiduralanästhesie unter der Geburt auf die Atmung und den kontinuierlich transkutan gemessenen PO_2 der Mutter. In: Perinatale Medizin, Bd. VI, hrsg. von J. W. Dudenhausen, E. Saling, E. Schmidt. Thieme, Stuttgart 1975 (S. 105–107)
122 Strasser, K., A. Huch, R. Huch, M. Uihlein: Placenta-Passage von Carticain (Ultracain), einem neuen Lokalanästhetikum. Z. Geburtsh. Perinat. 181 (1977) 118
123 Tafeen, C. H.: Continuous paracervical block anaesthesia in obstetrics. In: Methoden der pharmakologischen Geburtserleichterung und Uterusrelaxation, hrsg. von H. Jung. Thieme, Stuttgart 1972 (S. 73)
124 Teramo, K.: Fetal acid-base balance and heart rate during labour with bupivacaine paracervical block anesthesia. J. Obstet. Gynec. Brit. Cwlth 76 (1969) 881
125 Teramo, K., O. Widholm: Studies of effect of anesthesia on fetus. Part I: Effect of paracervical block with mepivacaine upon fetal acid-base values. Acta obstet. gynec. scand. 46, Suppl. 2 (1967)
126 Teramo, S., A. Rajamäki: Foetal and maternal plasma levels of mepivacaine and foetal acid-base balance and heart rate after paracervical block during labour. Brit. J. Anaesth. 43 (1971) 300
127 Thiery, H., S. Vroman: Fetal bradykardia after paracervical block analgesia in labor. Acta anaesth. belg. 24 (1973) 288
128 Thomas, J., G. Long, G. Moore, D. Morgan: Plasmaprotein binding and placental transfer of Bupivacaine. Clin. Pharmacol. Ther. 19 (1975) 426–434
129 Tucker, G. T., R. N. Boys, B. O. Bridenbough, D. C. Moore: Binding of Anelide-type local anesthetics in human plasma: II. Implication in vivo, with special reference to transplacental distribution. Anesthesiology 33 (1970) 304–314
130 Vasicka, A., R. Robertazzi, M. Raji, J. Scheffs, J. Kosmowski, T. Soei: Fetal bradykardia after paracervical block. Obstet. and Gynec. 38 (1971) 500
131 Wiener, P. C., H. I. Hogg, M. Rosen: Neurobehavioural Changes in Neonates following Maternal Pethidine and Bupivacaine Administration and the Effect of Naloxone Hydrochlorid. OAA-Manchester Meeting, Sept. 1976
132 Wilette, I.: Paracervical block in obstetrics. Amer. J. Obstet. Gynec. 15 (1972) 1079
133 Williams, M., J. S. Crawford: Titration of magnesium trisilicate mixture against gastric acid secretion. Brit. J. Anaesth. 43 (1971) 783–784
134 Wingate, M. B., L. Wingate, L. Iffy, J. Freundlich, D. Gottsegen: The effect of epidural analgesia upon fetal and neonatal status. Amer. J. Obstet. Gynec. 119 (1974) 1101–1106
135 Zilianti, M., J. R. Salazar, J. Aller, O. Agüero: Fetal heart rate and pH of fetal capillary blood during epidural analgesia in labour. Obstet. and Gynec. 6 (1970) 881–886

12. Verlauf und Leitung der Geburt

Die letzten Schwangerschaftswochen und der Geburtsbeginn

O. Käser und M. Hohl

Normaler Verlauf

Geburtsprognose

Die letzten Untersuchungen in der Schwangerschaft bieten Gelegenheit, eine unvollständige Anamnese zu ergänzen und die noch nicht bekannten, besonders die von der Norm abweichenden Befunde zu erheben. Die Allgemeinuntersuchung ist dabei ebenso wichtig wie die spezifisch geburtshilfliche. Die Untersuchungen kurz vor oder zu Geburtsbeginn sollen unter anderem eine möglichst genaue Beantwortung folgender Fragen erlauben:
1. Ist der Schwangerschaftsbefund normal?
2. Wann ist der Geburtsbeginn zu erwarten?
3. Hat die Geburt schon begonnen?
4. Besteht ein erhöhtes Risiko für die Mutter?
5. Besteht eine erhöhte Gefahr für das Kind?
6. Ist mit einer normalen, einer langen oder kurzen Geburt zu rechnen?

Wichtig für die prognostische Aussage sind die Anamnese, die kritische Bewertung der erhobenen Untersuchungsbefunde und die Berücksichtigung einiger statistischer Daten. Irrtümer ergeben sich insofern, als einige Faktoren, welche den Geburtsablauf wesentlich mitbestimmen, im voraus nicht oder doch nicht genau bekannt sind, wie Wehentätigkeit, Weichteilwiderstand, Preßarbeit, Konfigurabilität des kindlichen Kopfes. Mit der persönlichen Erfahrung des Untersuchers steigt aber die Sicherheit seiner Beurteilung.

Bei guter Schwangerschaftskontrolle sollten bei Eintritt in den Kreißsaal oder bei Geburtsbeginn alle prognostischen Elemente, d. h. Anamnese und Untersuchungsbefunde, weitgehend bekannt sein und nur noch ergänzt werden müssen.

Anamnestische Angaben

Alter

Die gestative Leistungsfähigkeit der Frau ist mit etwa 25 Jahren am höchsten und fällt danach, besonders nach dem 30. Lebensjahr kontinuierlich ab (87). Das für die Reproduktion günstigste Alter liegt vermutlich zwischen 17 und 30 Jahren (4). Das relative Risiko für Mutter und Kind ist in diesem Abschnitt am geringsten, unabhängig von kulturellen oder sozioökonomischen Faktoren und steigt sowohl vor wie auch nachher wieder an (124). Besonders deutlich wird diese Tendenz nach dem 35. Lebensjahr. Man spricht deshalb bei einem Alter von 35 Jahren oder mehr von einer *alten Erstgebärenden*. Der Einfluß des mütterlichen Alters ist aber auch bei der Mehrgebärenden eindeutig (83, 124). Während generell der Effekt des Alters gesichert ist, ist seine prognostische Aussage für den Einzelfall gering, vor allem deshalb, weil seine nachteiligen Wirkungen durch eine gute Schwangerschaftsvorsorge teilweise aufgehoben werden können.

Nicht genau bekannt ist, ob das *Alter selbst* oder mehr die *altersabhängigen Komplikationen* von Bedeutung sind. Nach einigen Autoren ist das *mütterliche Alter* – abgesehen von einer höheren Mißbildungsfrequenz der Kinder – ohne Einfluß auf die mütterliche und kindliche Prognose (100, 110). Es ist aber schwierig, statistisch genügend große Gruppen zu bilden, die sich nur durch das Alter unterscheiden, und bei denen die Häufigkeit der übrigen Parameter (Kindslage, durchschnittliches Gewicht der Kinder, pathologische Veränderungen bei der Mutter wie Hypertonie, Diabetes usw.) identisch ist. Es kommt hinzu, daß bei den Geburtshelfern eine weitverbreitete Tendenz besteht, die Geburt bei der alten Erstgebärenden aktiver zu leiten und bei Schwierigkeiten frühzeitig eine Sectio auszuführen, was die Ergebnisse naturgemäß beeinflussen muß. Friedman (57) versuchte bei einem großen Patientengut diese Fehlermöglichkeiten zu eliminieren und fand einzig eine signifikante Verlängerung der Austreibungsperiode. Das höhere Alter bedeutet also vor allem eine indirekte Gefahr für Mutter und Kind infolge *altersabhängiger Komplikationen*. Hypertonie, EPH-Gestose, Diabetes, antepartuale Blutungen (Placenta

praevia, vorzeitige Lösung), die erhöhte Frühgeburtenrate, Myome und die größere Häufigkeit von operativen Eingriffen sind dabei von Bedeutung.
Die perinatale Mortalität liegt zwei bis sechsmal höher als bei Vergleichskollektiven (21, 83, 113, 123). Durch die zwei- bis zehnfach erhöhte Sectiofrequenz (2, 21, 83) wird bei der alten Erstgebärenden mindestens das mütterliche Risiko erhöht.
Die Zahl der *jugendlichen Erstgebärenden* (16 Jahre oder weniger) hat seit dem 2. Weltkrieg vor allem in den westlichen Ländern zugenommen (38, 78, 141). Ob die EPH-Gestose bei jugendlichen Primiparae gehäuft auftritt, ist umstritten. Regionale Häufigkeitsschwankungen, uneinheitliche Definitionen und vor allem unterschiedliche Betreuung der Schwangeren, könnten die Zahlenunterschiede erklären (78). Eine signifikant erhöhte Frühgeburtenrate und der hohe Anteil untergewichtiger Neugeborener unter 2000 g wird für die zweieinhalbfach höhere perinatale Mortalität bei Schwangeren unter 16 Jahren verantwortlich gemacht (78). Der Geburtsverlauf hingegen wird durch das jugendliche Alter nicht beeinflußt (78, 98, 108). Das Risiko einer erneuten Schwangerschaft innerhalb von 18 Monaten war hingegen bei Patientinnen unter 15 Jahren trotz antikonzeptioneller Beratung signifikant erhöht (49).

Parität

Die alte Beobachtung, daß die Ordnungsziffer für die *perinatale Mortalität des Kindes* von Bedeutung ist, wurde eindeutig belegt (31, 123). Nach der dritten Geburt steigt das Risiko kontinuierlich an und ist bei der Fünft- und Mehrgebärenden um über 50% (31) bzw. 100% (14, 123) erhöht. Auch für die Mutter bedeutet eine große Zahl von Geburten eine deutlich erhöhte Gefahr (1, 14). Neben altersbedingten Faktoren (größere Häufigkeit von Diabetes, Hypertonie usw.) und geburtshilflichen Komplikationen – größere Frequenz von Placenta praevia, vorzeitiger Lösung, Wehenstörungen, Lageanomalien, Mißverhältnis, Uterusrupturen, postpartualen Blutungen usw. (14, 51, 136) – und den aus diesen Gründen erforderlichen Eingriffen spielt möglicherweise eine Rolle, daß ca. 25% dieser Frauen während der Schwangerschaft kaum oder gar nicht betreut wurden (14, 80). Die Kenntnis von der erhöhten *Gefährdung Vielgebärender* hat den Niederschlag in den Ausdrücken „dangereuse multipare", „dangerous multipara", gefunden.
Die Tatsache, daß eine Frau wiederholt geboren hat, verleitet den Geburtshelfer oft dazu, sich in falscher Sicherheit zu wiegen und zum Beispiel ein gar nicht so seltenes Mißverhältnis zwischen Kopf und Becken zu übersehen. Die Folge davon kann eine Uterusruptur sein, zu welcher die Vielgebärende besonders bei Oxytocinstimulation disponiert ist (8).

Geburtsintervall

Die alte Auffassung, daß nach einem langen Abstand eine Geburt wieder wie bei einer Erstgebärenden verläuft (154), ist schwer zu beweisen. Wahrscheinlich spielt das höhere Alter eine größere Rolle als der Geburtsabstand. BALLARD (12) fand zwar bei 200 Frauen mit einem Geburtsabstand von 10 Jahren oder mehr viermal häufiger eine protrahierte Geburt, dreimal häufiger eine Placenta praevia, zweimal häufiger ein Mißverhältnis oder eine vorzeitige Lösung als bei einem vergleichbaren Kollektiv. Ein Teil dieser Komplikationen ist aber eher auf das höhere Alter bzw. die Parität der Gebärenden als auf den Geburtenabstand zurückzuführen.

Konstitution, Körperlänge und Gewicht

Sie beeinflussen die Geburtsprognose. In einer prospektiven Studie mit 49 434 Schwangerschaften wurden Körperlänge und Gewicht korreliert (123). Bei konstanter Körpergröße erhöhte sich die perinatale Mortalität mit zunehmendem Körpergewicht.
Untergewichtige Frauen gebären häufiger Kinder mit einem Geburtsgewicht unter 2500 g. Die perinatale Mortalität dieser Neugeborenen ist jedoch kleiner als bei schwereren Müttern (123).
Übergewicht. Abweichungen von mehr als 20% vom „Normalgewicht" wurden bei 9–21% der Schwangeren angegeben (80, 109). Regionale Unterschiede oder die Verwendung verschiedener Standardgewichtstabellen könnten diese Diskrepanz erklären. Übergewicht schon vor der Schwangerschaft ist häufiger kombiniert mit Hypertonie, Diabetes und vaginal- oder abdominaloperativen Entbindungen (80, 94, 96, 109, 160). Auch für die Mutter bedeutet massives Übergewicht ein Risiko, vor allem durch die erhöhte Gefahr von tödlichen Lungenembolien (112).

Sozioökonomischer Status

Der sozialökonomische Zustand (Einkommen, Bildungsgrad der Eltern, Rasse) hat einen sehr deutlichen, aber komplexen Einfluß auf die perinatale Mortalität. In der sozialniedrigsten Schicht ist das kindliche Risiko (perinatale und kindliche Mortalität) etwa doppelt so groß wie in der mittleren (126, 164).

Genußmittel- und Drogenabhängigkeit

Zigarettenrauchen während der Schwangerschaft reduziert das kindliche Gewicht um 170 bis 400 g (4, 31, 117, 123). Die perinatale Mortalität der Kinder von Raucherinnen ist signifikant erhöht (4, 31, 123). Am stärksten ist sie (34% höhere perinatale Mortalität [143]) bei Angehörigen niedriger sozioökonomischer Klassen. Hier war Zigarettenrauchen auch verbunden mit einer signifikant geringeren Gewichtszunahme der Mutter in der Schwangerschaft (142).

Drogenabhängigkeit. Mit der steigenden Anzahl Drogenabhängiger nimmt auch das Problem der abhängigen Schwangeren zu, da die Fertilität offenbar durch Drogen nicht negativ beeinflußt wird (22). Die Drogenabhängigkeit wird von den Betroffenen oft verheimlicht, der Arzt muß deshalb bei entsprechenden Symptomen (Injektionsspuren, Narben, Verwahrlosung) daran denken. Die Schwangerschaft bei Opiatabhängigen ist gekennzeichnet durch eine Häufung medizinischer Komplikationen wie Hepatitis, multiple Abszesse und Geschlechtskrankheiten (131) sowie seltene bis fehlende Schwangerschaftskontrollen – durchschnittlich weniger als eine Kontrolle pro Patientin (155). Während die Früh- und Mangelgeburten viermal häufiger beobachtet wurden (130), war die perinatale Mortalität mit 17,4% sogar achtmal höher als bei einem Kontrollkollektiv (153). Die Geburtsdauer ist verkürzt (129), der Analgesiebedarf abhängig von Dosis und Zeitpunkt der letzten Narkotikadosis. Mutter und Kind sind gefährdet durch die größere Frequenz prä- und postpartualer Blutungen (129, 153). Opiate passieren ungehindert die Plazenta und führen im Gegensatz zu Amphetaminen, Halluzinogenen sowie Cannabisprodukten meist zu einer physischen Abhängigkeit des Fetus. Da 70–90% der Neugeborenen von opiatabhängigen Müttern Entzugssymptome zeigen und die Letalität ohne Behandlung über 90% liegt (131), sollte bei nachgewiesener Opiatabhängigkeit der Mutter sofort eine Ersatztherapie des Neugeborenen begonnen werden.

Status nach geburtshilflichen und gynäkologischen Operationen

Status nach Sectio

Die Frage, wie man sich bei einer Geburt nach vorausgegangenem Kaiserschnitt verhalten soll, kann nicht generell beantwortet werden. Obwohl die Regel „once a cesarean always a cesarean" nicht mehr wie früher als Dogma anerkannt ist, wird die Mehrzahl der Frauen mit Sectionarbe in den USA immer noch abdominell entbunden (75). Außerhalb der USA gebären durchschnittlich 50% der Schwangeren nach Sectio auf vaginalem Wege. Die Zahlangaben, basierend auf 21 Literaturstellen, schwanken zwischen 13,7 und 89,2% (33, 55, 79, 91, 119). Der Status nach Sectio nimmt mit zunehmender Sectiofrequenz an Bedeutung zu (75, 85). Allerdings bleibt ein Teil der Frauen nach Schnittentbindung gewollt oder ungewollt steril – etwa 25 bis 65% (60). Das Problem einer Geburt beim Status nach Sectio ist die Gefahr von Narbendehiszenzen und Rupturen – Häufigkeit 0,6 bis 12,7% (133). Der „trial of labor" ist ein „trial of scar" (115). Nach korporealem Längsschnitt ist eine Ruptur drei- bis achtmal häufiger als beim isthmischen Querschnitt (33, 47, 128, 140). Die Dehiszenz einer isthmischen Narbe – Häufigkeit ca. 2% (33, 133) – kann in 60% der Fälle bereits vor Geburtsbeginn vorhanden sein (33), wird aber wegen dem Fehlen von Symptomen häufig erst am Ende bei einer vaginalen Blutung entdeckt. Beeinflußt wird die therapeutische Entscheidung (primäre Sectio, vaginale Geburt) durch drei Faktoren.

1. *Indikation zur ersten Sectio.* Bei einer permanenten Veränderung (z. B. verengtes Becken) ist im allgemeinen die primäre Resectio erforderlich, bei einer passageren Ursache (z. B. Placenta praevia) kann vorerst zugewartet werden.

2. *Vorhandensein oder Fehlen einer neuaufgetretenen Sectioindikation.* Lage- oder Haltungsanomalie, großes Kind, Wehenschwäche, protrahierte Geburt, drohende kindliche Hypoxie, rigide Zervix, Verdacht auf Narbeninsuffizienz.

3. *Mutmaßlicher Zustand der Narbe.* Eine Beurteilung der Narbe an Hand eines seitlichen Hysterogramms im Intervall hat nur beschränkte Aussagekraft. Zwar kann man schwerwiegende Wundheilungsstörungen (Spiculae und Sakkulationen) erkennen (86, 134), ein unauffälliger Befund gibt aber keine Information über die Dicke und Haltefestigkeit der Narbe.

Geburtsleitung. Besteht eine permanente bzw. neuaufgetretene Sectioindikation und werden in der Anamnese zwei oder mehr Kaiserschnitte angegeben, führen wir (UFK Basel) einen elektiven Kaiserschnitt am Termin durch. Kann eine kindliche Unreife nicht mit objektiven Methoden ausgeschlossen werden (Fehlen von wiederholten Ultraschallfrühmessungen und/oder L/S-Ratio), warten wir den Wehenbeginn ab.

Bei gutsitzender epiduraler Anästhesie soll der Zustand der Narbe bei 3–4 cm Muttermundsweite geprüft werden (115) und die Nachtastung nach erfolgter Geburt ist obligatorisch (33, 79, 115, 119, 133). Damit die Narbe nicht ungebührlichen Druckbelastungen ausgesetzt wird, soll die Preßperiode mittels Forzeps oder Vakuumextraktion abgekürzt werden. Bei Oxytocinstimulation und/oder Epiduralanästhesie soll die Wehentätigkeit durch intraamniale Druckmessung überwacht werden. Dabei ist zu beachten, daß der Basaltonus 10 mmHg, der maximale Amniondruck 50 mmHg nicht übersteigt.

Status nach Hysterotomie

Die Hysterotomienarbe erwies sich als ebenso gefährlich wie eine nach klassischer Sectio (39) und die Geburtsleitung ist dementsprechend gleich.

Status nach abdominalen gynäkologischen Operationen

Von den übrigen gynäkologischen Operationen sind die *Myomektomie* und seltene Eingriffe zur *Verbesserung der Fertilität* (Metroplastik nach

STRASSMANN, tubouterine Implantation) von Bedeutung. Nach all diesen Operationen besteht die Gefahr einer Uterusruptur, weniger nach der Myomektomie, stärker nach der Strassmannschen Operation oder nach Implantationsoperationen (91, 95). Bei der *Myomektomie* kommt es sehr darauf an, ob und in welchem Umfang das Kavum eröffnet wurde. War das der Fall, so nehmen wir (UFK Basel) oft, nach der Strassmannschen Operation immer, eine Schnittentbindung vor.

Status nach vaginalen Operationen

Vorausgegangene *vordere* und *hintere* Plastik beeinflussen im allgemeinen den Geburtsverlauf wenig. Ausgedehnte narbige Veränderungen zwingen allerdings selten einmal zu einer Schnittentbindung. Um das Resultat einer Plastik nicht zu gefährden, wird man frühzeitig eine ausgedehnte Episiotomie vornehmen.
Anders stellt sich das Problem nach Eingriffen an der *Portio*. Narbige Veränderungen nach Konisation (mit Skalpell wie auch mit elektrischem Messer), Emmet-Plastik, hohe Zervixamputation oder Cerclage in der Frühschwangerschaft führen in dieser Reihenfolge abnehmender Häufigkeit bei 0,5 bis 1% aller Geburten zur Dystokie (145). Die Konzeptionsfähigkeit und Abortrate scheinen durch eine Konisation nicht negativ beeinflußt zu werden (81), ob Frühgeburten häufiger sind, ist umstritten (81). Nur in 3% der Fälle nach Konisation mußte die Geburt wegen Dystokie durch Sectio beendet werden (81).
Die *Sectioindikation* ist gegeben, wenn am Termin der Kopf hoch steht, ein derber Narbenring an der Zervix und/oder starke narbige Veränderungen im Bereiche der Vagina große Schwierigkeiten erwarten lassen, oder aber wenn die Geburt protrahiert verläuft.

Status nach anderweitigen gynäkologischen Operationen

Bei einem Status nach operativer Behandlung einer *Urininkontinenz* oder einer geheilten *Harnwegs-* oder *Rektovaginalfistel* wird allgemein die prophylaktische Sectio empfohlen, weil bei vaginaler Geburt die Gefahr eines Rezidivs zu groß ist, und weil die Sectio technisch einfacher ist als die Operation einer Fistel oder einer rezidivierenden Urininkontinenz (s. Bd. III).
Bei einer Schwangerschaft nach operativer Korrektur einer *isthmozervikalen Insuffizienz* hängt das Vorgehen von der gewählten Methode ab (91). Wurde eine permanente Raffung durchgeführt – Methode LASH-PALMER (91) – oder in der Schwangerschaft ein Band eingelegt, das nicht leicht aufgefunden werden kann, ist die abdominale Schnittentbindung die Methode der Wahl.
Anderenfalls, bei leicht auffindbarem Band oder einer Raffung durch eine einfache Tabaksbeutelnaht (Methode MCDONALD) oder einer Modifikation (91), wird man die Cerclage bei Wehenbeginn sofort oder besser schon am Ende der 37. Schwangerschaftswoche entfernen. Im allgemeinen kommt es dann schon nach Stunden bis wenigen Tagen zu Wehenbeginn und einer leichten und raschen Geburt. Technische Details werden in den operativen Lehrbüchern besprochen.
Für den Ablauf des Partus ist auch eine vorausgegangene *Resektion des N. praesacralis* (COTTE) von Bedeutung, besonders wenn eines der erweiterten Verfahren – HELD-VARA (91) – gewählt wurde. Die Eröffnungsperiode kann dann sehr rasch und schmerzarm sein und die Frau evtl. durch plötzliche Preßwehen überrascht werden.

Größe und Gewicht des Kindes

Der *Ultraschall* ist die Methode der Wahl, um die Größe von Kopf und Körper in utero zu bestimmen. Über eine nicht lineare, multiple Regression aus einem Kopf- und einem Rumpfmaß (biparietaler und Thoraxdurchmesser) läßt sich das Gewicht mit einem Fehler von ± 7,9% (absolut ± 240 g) berechnen (69). Wurde das Volumen des Fetus durch Serienechographie bestimmt, erreichte man sogar eine Genauigkeit von ± 106 g (120). Bei *klinischer Schätzung* fand man eine Abweichung vom Geburtsgewicht von ca. ± 500 g, das Gewicht leichter Kinder wurde dabei allerdings regelmäßig über-, das Gewicht schwerer Kinder fast ausschließlich unterschätzt (111).
Übergewichtigkeit (4000 g und mehr, 8–13% aller Neugeborenen [70]) kann regional verschieden häufig sein und hat in den letzten 100 Jahren zugenommen (70). Sie ist bei Knaben, diabetischen und großen Müttern häufiger (70, 123, 158). Die Übertragung spielt eine geringe Rolle (70) und eine signifikante Zunahme konnte nur zwischen dem ersten und zweiten Kind festgestellt werden (159).
Die Häufigkeit von *übergroßen Kindern* (4500 bis 4999 g) beträgt in neuerer Zeit 0,47 bis 1,6% (70). *Riesenkinder* (5000 g und mehr) sind noch seltener. Man findet sie in 0,08 bis 0,3% (70).
Das schwerste, allerdings totgeborene Kind soll 11340 g gewogen haben (171).
Das Übergewicht beeinflußt den Geburtsverlauf relativ wenig, solange kein *Mißverhältnis* besteht. Störungen im Geburtsverlauf manifestieren sich in erster Linie in der Verlängerung der Geburtsdauer (70). Während Stellungs- und Haltungsanomalien nicht vermehrt beobachtet werden, war die Beckenendlage bei übergroßen und Riesenkindern gehäuft – über 7% (9, 70).
Als Komplikation werden beobachtet: Schulterdystokie, Zervixrisse, postpartuale Blutungen und bei bestehendem Mißverhältnis, Uterusrupturen.
Bei „prospektiver" Geburtsleitung (z. B. Sectio bei Beckenendlage und Übergewicht) ist die perinatale Mortalität nicht höher als bei normalgewichtigen Kindern (70).

Die erhöhte *Morbidität* wird hauptsächlich durch Geburtstrauma, Asphyxie und stoffwechselbedingte Schäden (Diabetes) verursacht.

Einfluß emotioneller Faktoren auf die Geburt

Diese Frage wird ausführlich an anderer Stelle behandelt. Emotionen und die Fähigkeit bzw. Unfähigkeit, diese zu verarbeiten, können den Geburtsverlauf beeinflussen. Negativ wirken sich *neurotische Störungen* aus, bei denen operative Eingriffe unter der Geburt und die perinatale Mortalität signifikant häufiger sind (10). Können Emotionen durch *Träume* verarbeitet werden, wirkt sich dies positiv aus. So war die Geburtsdauer Schwangerer, deren Träume Angst und Bedrohung zum Inhalt hatten, verkürzt (172). Bei Gebärenden mit *Orgasmuserlebnis* in der Schwangerschaft fand man eine signifikante Verkürzung der Austreibungszeit und die Zahl vaginaloperativer Eingriffe war niedriger (16).
Eine *Psychoprophylaxe* während der Schwangerschaft (READ, LAMAZE) beeinflußt die Schmerzempfindung unter der Geburt durch physische und psychische Entspannung. In einer kontrollierten prospektiven Studie bei 129 Erstgebärenden war nach LAMAZE Vorbereitung der Bedarf an Analgesie und Anästhesie signifikant niedriger, die Zahl der Spontangeburten höher (148).
Der *allgemeine Gesundheitszustand bzw. Krankheiten* der Mutter haben Rückwirkungen auf den Verlauf von Schwangerschaft und Geburt. Diese Einflüsse werden besprochen.

Klinik

Allgemeines

Wann soll die Schwangere zur Geburt in die Klinik eintreten?

Genaue Instruktionen sind wichtig. Wenn die Schwangerschaft normal verlief und Geburtskomplikationen nicht zu erwarten sind, so sollte eine Gebärende nach Beginn regelmäßiger Wehen bzw. nach Blasensprung die Klinik aufsuchen. Bei *frühzeitigem* Klinikeintritt gelingt es in einzelnen Fällen, Komplikationen (Nabelschnurvorfall usw.) rechtzeitig zu erkennen und evtl. das kindliche Leben zu retten. Bei Mehrgebärenden ist diese Forderung besonders wichtig, weil der Partus sehr rasch verlaufen kann. Bei frühzeitigem Klinikeintritt werden allerdings einige Frauen mit schmerzhaften Schwangerschaftswehen („false labor") umsonst die Klinik aufsuchen und wieder entlassen werden müssen. Dieser Nachteil ist gering gegenüber den Vorteilen, welche der Umstand bietet, daß die Gebärende in aller Ruhe vorbereitet und von Beginn der Geburt an überwacht werden kann.
Vor allem Mehrgebärende mit Neigung zu raschem Geburtsverlauf können bei größeren räumlichen Entfernungen von der Klinik oder bei Verkehrsstockungen manchmal die Klinik nicht mehr rechtzeitig erreichen. Es droht dann eine unüberwachte Geburt, z. B. im Auto, mit deren Risiken, namentlich für das Kind.
Hier bietet sich als Prophylaxe eine *elektive Einleitung* in Terminnähe an („programmierte Geburt" [90]). Das Problem wird dadurch verdeutlicht, daß die größte publizierte Serie von elektiven Einleitungen (7508 Fälle) aus einer Klinik stammen, deren Patientinnen meist in größerer Entfernung von der Klinik wohnten (93).
Die Erfolge und Risiken eines aktiven Vorgehens (elektive Einleitung) oder einer konservativeren Haltung (Abwarten des spontanen Wehenbeginns) sind etwa gleich (36, 40, 125).

Maßnahmen bei Klinikeintritt

Das Ziel der modernen Geburtshilfe ist nicht nur, den Partus für Mutter und Kind gefahrlos, sondern für die Gebärende auch so wenig belastend als möglich zu gestalten. Dazu gehört, daß unangenehme Ereignisse möglichst von ihr ferngehalten werden und daß sie sich geborgen fühlt. Das Gefühl des Geborgenseins wird schon wesentlich bestimmt durch die Art des Empfangs. Die Patientin muß dauernd den Eindruck haben, daß man sich um sie kümmert und nicht, daß sie nur ein Objekt bürokratischer und technologischer Maßnahmen ist.
Frauen unter der Geburt empfinden es als besonders unangenehm, wenn sie sofort mit Fragen bestürmt und von oben bis unten untersucht werden. Das richtige Vorgehen, die Patientin möglichst wenig zu belästigen und doch alle notwendigen medizinischen Maßnahmen durchzuführen, erfordert Takt. Erstrebenswert ist es, daß von jeder Patientin die anamnestischen Daten und Untersuchungsbefunde der Schwangerschaftskontrollen im Kreißsaal vorhanden sind, so daß dann nur noch einige ergänzende Fragen und Untersuchungen nötig sind.
Für jede Gebärende ist es unangenehm, von mehreren Personen untersucht und überwacht zu werden. Man wird versuchen, einen solchen Wechsel möglichst zu vermeiden, was aber bei den heutigen Arbeitszeiten immer weniger gelingt. Damit die Patientin sich geborgen und sicher fühlt, ist weiterhin wichtig:
1. daß sie nie allein gelassen wird,
2. daß sich der Arzt – wenn möglich der, den sie von den Schwangerschaftsuntersuchungen her kennt – um sie kümmert,
3. daß ihr jeder medizinische Eingriff vorher erklärt und begründet wird; daß dieser Punkt von großer Bedeutung ist, aber oft vernachlässigt wird, zeigte eine Befragung nach der Geburt, bei der sich 92,2% von 283 Frauen über die medizinische Betreuung positiv äußerten, aber nur

12.6 Verlauf und Leitung der Geburt

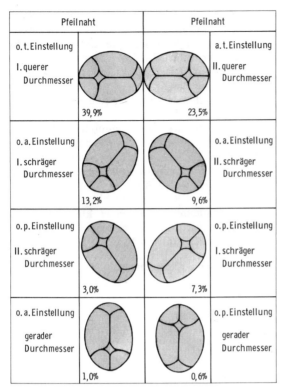

Abb. 1 Schädellage. Häufigkeitsverteilung der Stellung der Pfeilnaht im Beckeneingang (*Steele* u. *Javert*; 1040 Fälle)

58,3% meinten, vom Arzt ausreichend informiert worden zu sein (107),
4. die Einbeziehung des Kindsvaters (familienbezogene Geburtshilfe).

Die *physische Vorbereitung* der Frau auf die Geburt umfaßt die Darmentleerung, die Körperreinigung und die Präparation der Vulvoperinealgegend.

Die *Darmentleerung* durch einen Einlauf wird zum Teil aus ästhetischen Gründen abgelehnt, erfüllt aber ihren Zweck besser als andere Verfahren. Ein gut und vor allen Dingen rechtzeitig entleerter Darm erleichtert die Asepsis. Ein unvollständig entleerter Darm oder ein zu spät ausgeführter Einlauf macht sie illusorisch.

Zur *Körperreinigung* ziehen wir die Dusche dem Vollbad vor, da dessen hyperämisierende Wirkung bei der nachfolgenden Lagerung das Auftreten eines V.-cava-Syndroms begünstigen soll (31).

Die Schamhaare werden mit der Schere gekürzt. Das Rasieren ist vom Standpunkt der Asepsis wahrscheinlich ein Nachteil, da dabei häufig Hautverletzungen gesetzt werden (43, 150). Ein häufiges *Abspülen* der Dammgegend ist wichtig, wobei die Frau mit dem Oberkörper hochgelagert werden soll, damit keine Flüssigkeit in die Vagina eintritt. Ob der Zusatz von Desinfektionsmittel zum Spülwasser wirksam ist, wird bestritten.

Alle diese lokalen Vorkehrungen sollten unter dem Gesichtspunkt der Asepsis beurteilt werden. Es muß Ziel der Geburtshilfe sein, auch im Kreißsaal eine annähernd chirurgische Asepsis zu erreichen.

Eintritt in den Kreißsaal

Bei Eintritt in den Kreißsaal wird die Patientin allgemein und geburtshilflich untersucht, die Anamnese bzw. der Status ergänzt oder erhoben sowie ein Kardiotokogramm während 30 Minuten registriert. Die wichtigsten Befunde werden auf der Vorderseite des *Partogramms* fixiert. Es hat sich als zweckmäßig erwiesen, Risikofälle besonders zu kennzeichnen.

Stand, Haltung und Einstellung des Kopfes am Termin und bei Geburtsbeginn

Stand des Kopfes

Bei *Erstgebärenden* ist der Kopf mehrheitlich ins Becken eingetreten, bei *Mehrgebärenden* darf er dagegen noch höher stehen. Es kommen aber zahlreiche Ausnahmen vor und die Literaturangaben sind widersprechend. Einerseits zeigen größere klinische und röntgenologische Untersuchungsreihen (142), daß auch bei Erstgebärenden der Kopf oft erst bei Geburtsbeginn in das Becken eintritt. Andererseits fand ein Autor bei 250 Erstgebärenden, die röntgenologisch untersucht wurden (144), daß in 75% der Kopf in der 38. Woche ins Becken eingetreten war. Bei Geburtsbeginn hatte sich das Verhältnis verschoben, indem nur noch bei 4,4% der Frauen der Kopf nicht eingetreten war. Die durchschnittliche Dauer vom Eintritt des Kopfes bis zum Geburtsbeginn betrug bei 462 Erstgebärenden 9,7 Tage (30).

Einstellung des Kopfes

Über die Häufigkeitsverteilung der Einstellung des Kopfes am Termin gibt die Abb. 1 Auskunft.

Haltung des Kopfes

In den meisten Fällen nimmt der kindliche Kopf im letzten Schwangerschaftsdrittel eine Beugehaltung ein. Bei Ultraschalluntersuchungen, welche bei Patientinnen der UFK Basel im letzten Schwangerschaftsdrittel vor Wehenbeginn durchgeführt wurden, fand man eine vollständige Flexion des Kopfes in 85% unabhängig davon, ob der Kopf nur mit einem Segment oder mit dem funktionierenden Planum ins Becken eingetreten war (HINSELMANN 1978, pers. Mitt.).

Richtung der Pfeilnaht

Im Beckeneingang ist die quer oder schräg verlaufende Pfeilnaht in etwa 75% der Fälle dem Promontorium genähert – regelrechter, vorderer Asynklitismus oder Nägelesche Obliquität (74, 152).

Zustand der Zervix am Termin

Die Befunde sind sehr variabel, so daß daraus keine bindenden Schlüsse auf den *Zeitpunkt des Geburtseintritts* gezogen werden können. Sowohl das Verstreichen wie auch die Dilatation der Zervix erfolgt progressiv in den letzten vier Wochen vor der Geburt (77). Zwischen Erst- und Mehrgebärenden bestehen nur quantitative Unterschiede. Bei Erstgebärenden war die Zervix bei Geburtsbeginn weniger entfaltet (1,8 cm statt 2,2 cm), dafür aber etwas mehr verstrichen (77).
Von großer Bedeutung ist der Grad der Zervixreifung für die Erfolgschancen der *künstlichen Geburtseinleitung* („programmierte Geburt").

Zeichen des bevorstehenden Geburtsbeginns

In den letzten 24 bis 48 Stunden vor Geburtsbeginn treten oft Zeichen des bevorstehenden Partus auf. Solche *fakultativen* Symptome sind: Vermehrter Abgang von Schleim, oft in Form eines Schleimpfropfes, welcher histologisch aus dem Sekret und den oberflächlichen Partien der stark erweiterten Zervixdrüsen besteht. Dieser Schleim kann blutig gefärbt sein (Zeichnen). Die Blutmenge wechselt, sie ist im allgemeinen aber gering. Die Grenzen gegenüber einer pathologischen antepartualen Blutung sind aber unscharf und schwer zu definieren. Müdigkeit, Kopfschmerzen, leichter Durchfall bzw. Verschwinden der häufig bestehenden Obstipation und vermehrte Urinausscheidung.
Feststellung des Geburtsbeginns. Die Frage, ob beim Auftreten regelmäßiger und schmerzhafter Wehen die Geburt begonnen hat oder nur schmerzhafte Vorwehen bestehen, ist in den meisten Fällen leicht zu entscheiden, weil in der Mehrzahl gleichzeitig progressive Veränderungen an der Zervix und am Muttermund auftreten. Ausnahmsweise bestehen schmerzhafte Wehen, ohne daß sich der Muttermund öffnet, in diesen Fällen kann die Unterscheidung schwierig sein. Nach HELLMAN (75) bestehen folgende Unterschiede:

Wehen:	*Vorwehen:*
Auftreten in regelmäßigen Abständen, Verkürzung der Intervalle, zunehmende Intensität, Schmerzen vorwiegend im Kreuz, Zunahme der Wehen beim Umhergehen, Zeichnen im allgemeinen vorhanden, Zunehmende Entfaltung und Eröffnung der Zervix.	Auftreten in unregelmäßigen Abständen, lange Intervalle, Intensität unverändert, Schmerzen mehr im Leib, kein Effekt des Umhergehens, Zeichnen fehlt im allgemeinen, Zervixbefund unverändert.

Kann die Frau trotz „Wehentätigkeit" längere Zeit schlafen, und verschwinden die Schmerzen nach einem leichten Spasmoanalgetikum, so kann man annehmen, daß die Geburt noch nicht begonnen hat. Anderenfalls, bei regelmäßiger, schmerzhafter Wehentätigkeit, muß man an einen Geburtsbeginn denken, auch wenn die Zervix keine Veränderungen aufweist. Es handelt sich dann um eine funktionelle Störung (erhöhter Dehnungswiderstand der Zervix oder Störungen der Wehentätigkeit).

Pathologischer Verlauf

Unklarer Geburtstermin

Ein praktisch wichtiges Problem ist die Frage nach dem vermutlichen Geburtstermin. In einer Studie war die perinatale Mortalität viermal höher, wenn das Gestationsalter nicht bekannt war (48). Ultraschallmessungen in der frühen Schwangerschaft oder eine lückenlose Menstruationsanamnese, welche die besten Gradmesser des Schwangerschaftsalters sind, liegen oft nicht vor (71). Klinische Symptome wie Gewichtsabnahme, vermehrter Abgang von Zervixsekret, blutiger Schleim, verstärkte Uterusaktivität und Irritabilität, eine „reife" Zervix können gewisse Hinweise auf das physiologische Ende der Schwangerschaft geben. Zur exakten Bestimmung des Gestationsalters erst im letzten Schwangerschaftsdrittel erwies sich beim Vergleich von 8 Methoden – Ultraschallkephalometrie, Bestimmungen von Kreatinin, L/S-Ratio, Harnsäure, Harnstoff, Harnstoffdifferenz und Zytologie (Färbung der fetalen Hautschuppen und Fetttropfen mit Hämatoxylin-Eosin oder Nilsulfat) im Fruchtwasser – die Kombination von L/S-Ratio, Kreatinin im Fruchtwasser und Spätultraschall als die beste (85% richtige Voraussagen; 71).

Schmerzhafte Schwangerschaftswehen

Aus nicht bekannten Gründen treten bei einer Anzahl von Schwangeren, vor allem Mehrgebärenden, unter Umständen viele Wochen und Monate vor dem Termin schmerzhafte Kontraktionen auf. Sie unterscheiden sich klinisch, tokographisch und auch sonst nicht von den normalerweise vorkommenden schmerzlosen Schwangerschaftswehen und sie bewirken wie diese, keine Eröffnung des Muttermundes. Die Differentialdiagnose zu Geburtswehen wird oben abgehandelt.

Unreife Zervix am Termin

Gelegentlich fehlen am Termin bei Geburtsbeginn die sog. Reifezeichen. Bei der Untersuchung findet man niedrige Zervix-Score-Werte (Bishop).

Die Geburtsdauer ist bei elektiver Einleitung in diesen Fällen verlängert (3, 72, 161).
Während die morphologischen Veränderungen bei der Zervixreifung in jüngerer Zeit eingehend untersucht wurden, sind die Ätiologie und die genauen Ursachen einer fehlenden Reifung nach wie vor unbekannt.
Bei künstlicher Reifung der Zervix („Priming") durch extraamniale Anwendung von Prostaglandin-E_2-Gel gelingt es, die Zervix-Score-Werte vor Einleitung zu verbessern und dadurch die Geburtsdauer zu verkürzen (32, eigene Erfahrungen).

Hochstand des Kopfes am Termin

Der Hochstand des Kopfes am Termin bei Erstgebärenden ist prognostisch von geringer Bedeutung. Nur bei 7 von 422 Patientinnen war dieser verbunden mit einem Mißverhältnis oder einer Placenta praevia (170). Als ätiologische Faktoren kommen ein mechanisches Hindernis oder eine funktionelle Wehenstörung in Frage (88).

Vorzeitiger Blasensprung

Definition und Häufigkeit

Es gibt keine allgemein anerkannte Definition des Begriffes vorzeitiger Blasensprung. Einige Autoren sprechen von einem vorzeitigen Blasensprung, wenn er vor Wehenbeginn auftritt (44, 56, 63, 68, 75, 114, 147). Andere verlangen zwischen Fruchtwasserabgang und Wehenbeginn eine Latenzperiode von einer (67, 105) bis 12 Stunden (157). Da der vorzeitige Blasensprung uneinheitlich definiert wird, die diagnostischen Methoden zu seiner Erfassung verschieden sind und das Krankengut wechselt, variieren auch die Häufigkeitsangaben in der Literatur – zwischen 2,7% bis 17% bei 20 Autoren (68). In einer prospektiven Studie, basierend auf über 25 000 Schwangerschaften war die Häufigkeit 11,5% (105), in der retrospektiven UCLA-Serie mit über 17 000 Entbindungen fand man einen vorzeitigen Fruchtwasserabgang in 10,7% (68).
Frühgeburten wurden bei Schwangeren mit vorzeitigem Blasensprung etwa 2,5mal häufiger als im gesamten Entbindungsgut gefunden – 17% statt 6% (68). Umgekehrt fand man bei rund 24% aller Frühgeburten einen vorzeitigen Blasensprung (25, 26, 63).

Ätiologie

Die Ätiologie des vorzeitigen Blasensprungs ist unbekannt. Widersprüchliche Untersuchungsresultate und die daraus abgeleiteten Theorien spiegeln vor allem methodologische Schwierigkeiten wider. So bleiben bei den meist retrospektiven Untersuchungen an Eihäuten Latenzzeit und Geburt, welche zwischen Blasensprung und Experiment liegen, Unbekannte, was die Resultate verfälschen kann. Diese Einschränkungen gelten für:

1. *Morphologische Untersuchungen,* bei welchen man fand, daß die Eihäute im Bereiche der Rißstelle besonders dünn sind (5) und eine feste Adhärenz zwischen Chorion und Amnion besteht (118).
2. *Physikalische Untersuchungen.* Hier zeigte sich eine verminderte Elastizität der Eihäute beim vorzeitigen Blasensprung (127). Chorion und Amnion sollen nach diesen Forschungsergebnissen im Verlaufe der Schwangerschaft zunehmend unter Zug geraten, die vorzeitig gesprungenen Eihäute hatten demzufolge wegen ihrer geringen Elastizität dieser Kraft nicht standhalten können.

Die *Ätiologie* dieser strukturellen Veränderung ist damit jedoch nicht erklärt.
Es wurde versucht, mütterliches Alter und Parität, kindliches Gewicht und Lage, Trauma durch Kindsbewegungen, virale oder bakterielle Infektion der Eihäute für den vorzeitigen Blasensprung verantwortlich zu machen (68). Bei dieser Vielzahl ätiologischer Erklärungsversuche ist es denkbar, daß es sich hier um ein multifaktorielles Geschehen handelt.

Latenzzeit

Das Intervall bis zum Geburtsbeginn kann in Extremfällen bis zu vielen Wochen und Monaten dauern, wobei es im letzten Fall gelegentlich zu einer *extramembranösen Entwicklung* des Fetus kommen kann. In der Mehrzahl der Fälle setzen allerdings die Wehen innerhalb von 24 Stunden ein, und zwar umso häufiger, je näher am Termin der Fruchtwasserabgang erfolgte. Die meisten Autoren (11 Literaturangaben bei GUNN, 68) fanden in 80–90% der Fälle eine Latenzzeit von weniger als 24 Stunden. Bei Frühgeburten unter 2500 g fällt diese Ziffer auf 35–50% ab (68). Latenzzeiten von mehr als 24 Stunden sind umso häufiger, je kürzer das Gestationsalter ist (26, 63, 74). In einer prospektiven Studie wurden folgende Latenzzeiten ermittelt (105).
Bei diesen Zahlen ergab sich eine statistisch signifikante Verlängerung der Latenzperiode bei den Frühgeburten.

Tabelle 1 Vorzeitiger Blasensprung. Verteilung der Dauer der Latenzzeit bei *normal-* und *untergewichtigen* Kindern

Latenzzeit	<24h	24–72h	>72h
Geburtsgewicht >2500 g	69%	24%	7%
Geburtsgewicht <2500 g	35%	32%	33%

Diagnose

Der Nachweis des vorzeitigen Blasensprungs bietet in der großen Mehrzahl der Fälle keine Schwierigkeiten, sondern ergibt sich aus den anamnestischen Angaben und dem Befund. In der Minderzahl ist die Situation nicht vollkommen klar. Dann kommen folgende diagnostische Methoden in Frage:

Klinische Methoden

Bei der Inspektion der Portio läßt sich manchmal ein Fruchtwasserabgang (Vernixflocken, Mekonium) erkennen. Bei *Spekulumeinstellung* oder *amnioskopischer Untersuchung* kann man je nachdem, Blase oder Kopfhaut sehen. Auch geht bei vaginaler Untersuchung oft Fruchtwasser ab, wenn man den Kopf etwas hochschiebt.

Chemische Prüfung des Vaginalinhalts

Lackmus (64), Bromthymol (20), Nitrazin (13). Alle diese Tests, welche seit langem bekannt sind, beruhen auf der Veränderung des vaginalen pH (normal 4,5 bis 5,5) durch das Fruchtwasser (pH 7,0 bis 7,5). Ihre Vorteile liegen in ihrer Einfachheit, ihre Nachteile in der relativ geringen Zuverlässigkeit. Falsch-*negative* Resultate kommen vor, wenn nur wenig Fruchtwasser abgeht und der Blasensprung längere Zeit zurückliegt (58) sowie durch die Vermehrung des aziden Vaginalinhaltes (Kolpitis). Durch andere Beimengungen zum Vaginalinhalt wie Blut, Sperma, alkalischer Urin, Seife, antiseptische Lösung sowie bei Zervizitis erhöht sich die Zahl falsch-*positiver* Resultate.

Der chemische Nachweis von Diaminoxydase (DAO), das in hoher Konzentration im Fruchtwasser vorliegt, wurde neuerdings angegeben. Die Autoren berichten über eine sehr hohe Treffsicherheit in Abwesenheit von Blutbeimengungen (54).

Mikroskopische Tests

Sie beruhen auf dem Nachweis fetaler Elemente – Lanugohaare (132), Fetttropfen (166), Hautschuppen (24) – in der abfließenden Flüssigkeit. *Lanugohaare* sind zwar ein sicherer Beweis für den Blasensprung, der Test ist jedoch zeitraubend, und die Zahl falsch-negativer Resultate hoch (167). Die Untersuchung *sudanophiler Vernixbestandteile* hat nicht befriedigt (58), der Nachweis von *fetalen Hautschuppen* wurde einfacher durch die Einführung einer Schnellfärbemethode (Pinacyanol nach AVERETTE; 7). Die Treffsicherheit dieses Tests wurde jedoch ebenfalls in Frage gestellt (58). Außerdem ist er erst von der 32. Schwangerschaftswoche an zu gebrauchen, da Hautschuppen vorher in ungenügender Menge im Fruchtwasser vorkommen (65).

Kristallisations- oder Farntest (122)

Durch den NaCl- und Eiweißgehalt des Fruchtwassers kommt es nach Trocknen der Flüssigkeit auf einem Objektträger zu typischen farnkrautartigen Kristallen. Die Entnahme der Proben darf nicht aus dem Zervikalkanal erfolgen (falsch-positive Resultate). Ebenfalls falsche Resultate ergeben sich nach Kontamination mit Urin, Antiseptika, Blut und wenn der Blasensprung mehr als 4 Stunden zurücklag (167).

Während alle obengenannten Autoren für ihre Methode eine Treffsicherheit von 90% oder mehr angeben, zeigten sich deutlich niedrigere Werte beim direkten Vergleich der einzelnen Tests (58, 102, 165, 167). Eine Erhöhung der Treffsicherheit wurde erreicht durch die Kombination mehrerer der erwähnten Methoden. So sank bei WAGNER (167) – 500 Frauen mit und 150 Frauen ohne Blasensprung – durch Kombination von Lanugotest (0,6% falsch-positiv, falsch-negativ 56%), Schuppentest (falsch-positiv 2,4%, falsch-negativ 10,4%) und Kristallisationstest (falsch-positiv 11,8%, falsch-negativ 16,9%) die Zahl falsch-negativer Resultate auf 3,6%. FRIEDMAN empfiehlt die Kombination von Anamnese, Nitrazin-, Kristallisations- und Schuppentest und erzielte dabei eine Treffsicherheit von 93,4% (58).

Intraamniale Installation von Farbstoffen (6)

Diese Methode wird in jüngster Zeit vermehrt angewendet. Der Farbstoff wird intraamnial instilliert. Die Färbung eines in die Vagina eingelegten Tumpfers bestätigt einen vorzeitigen Blasensprung. Ein Vorteil ist, daß gleichzeitig Fruchtwasserproben entnommen werden können, um darin z. B. die fetale Lungenreife (L/S-Ratio) zu bestimmen.

Da es sich hier um eine invasive Methode handelt und Komplikationen, wenn auch selten, auftreten können (61, 66), sollte sie nur in ausgewählten Fällen verwendet werden. Wir (UFK Basel) bevorzugen als Farbstoff Indigokarmin, da Methylenblau zu einer hämolytischen Anämie des Fetus führen kann (41) und nach Fluoreszein allergische Reaktionen beobachtet wurden (151).

Gefahren

Die Risiken des vorzeitigen Blasensprungs für das *Kind* sind die des *Nabelschnurvorfalls*, der *Frühgeburt* und der *Infektion*.

Die perinatale Mortalität bei 1788 Geburten nach vorzeitigem Blasensprung betrug 4,1%, im Gesamtkollektiv von 18 138 Geburten 2,7%. Die große Mehrzahl der Todesfälle nach vorzeitigem Blasensprung betrifft Kinder mit einem Geburtsgewicht unter 2500 g (81,6% bei einer prospektiven kontrollierten Studie; 105). Die perinatale Mortalität und die Zahl der Kinder mit neurologischen Veränderungen 1 Jahr nach der Geburt (123) steigt proportional mit der Latenzperiode bei Kindern aller Gewichtsklassen an (Abb. 2; 68, 123).

12.10 Verlauf und Leitung der Geburt

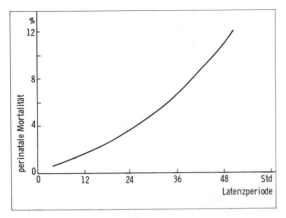

Abb. 2 Zusammenhang zwischen perinataler Mortalität und Latenzperiode – durchschnittliche Zahlen von 13 Autoren (nach *Gunn*)

Tabelle 2 Perinatale Mortalität bei Kindern unter und über 2,5 kg nach vorzeitigem Blasensprung mit und ohne Amnioninfektion (139)

Gewichtsklassen	ohne Amnioninfektion			mit Amnioninfektion		
	n	Todesfälle	%	n	Todesfälle	%
Kinder >2500 g	650	14	2,1	69	3	4,3
Kinder <2500 g	129	26	20,1	29	9	31,0

Der Nabelschnurvorfall

Meist wird eine Häufigkeit von 0,7% angegeben, wobei die Angaben der Autoren zwischen 0,3 und 1,7% schwanken (68). Diese Zahlen unterscheiden sich nur unwesentlich vom gesamten Krankengut – 0,3 bis 0,6% (75). Bei unreifen Kindern liegen die Zahlen etwas höher – 2,0 bis 3,2% (26). Er tritt jedoch meistens erst unter der Geburt auf (68).

Frühgeburt

Die Anzahl der Frühgeburten ist mit ca. 20% beim vorzeitigen Blasensprung etwa dreimal häufiger als beim Gesamtkollektiv (68, 105).
Ungeklärt ist der Zusammenhang vorzeitiger Blasensprung und Respiratory distress syndrome (RDS). In retrospektiven Studien wurde untersucht, ob 1. unreife Kinder, welche nach vorzeitigem Blasensprung geboren werden, weniger häufig an RDS erkranken und 2. eine Verlängerung der Latenzphase nach vorzeitigem Blasensprung die RDS-Frequenz reduziert. Die Resultate sind widersprüchlich (15, 19, 28, 89, 138, 149, 158, 174).
Bei einer prospektiven Studie trat das RDS signifikant seltener nach vorzeitigem Blasensprung auf, jedoch unabhängig von der Dauer der Latenzperiode (173). Ein bereits vor dem Blasensprung erhöhter Corticoidgehalt beim Feten soll nach diesen Autoren kausal gekoppelt sein mit der fetalen Lungenreife, dem vorzeitigen Blasensprung und dem Geburtsbeginn.

Infektionen (Amnioninfektionssyndrom – AIS)

Bei klinisch manifestem AIS beträgt die perinatale Mortalität 25 bis 50% (68, 103, 157). Nach Überschreiten einer Latenzperiode von 24 Stunden steigt die Amnionitishäufigkeit steil an – von 2,1 auf 20,7% (68). Wird die perinatale Mortalität nach vorzeitigem Blasensprung für Kinder unter 2,5 kg und über 2,5 kg mit und ohne AIS getrennt angegeben, kommt man auf folgende Zahlen (Tab. 2):

Die Gefährdung der *Mutter* beim vorzeitigen Blasensprung ist erhöht. Das Mortalitätsrisiko durch Sepsis nach vorzeitigem Blasensprung betrug 1:4510 Blasensprünge (168) bzw. 1:17 452 Lebendgeburten (169). Die mütterliche Morbidität (Temperatur mehr als 38 °C und/oder Endometritis) war in einer prospektiven Studie allerdings etwa gleich hoch mit oder ohne vorzeitige Amnionruptur – 7,3% statt 6,3% (105).
Während früher grampositive Kokken im Vordergrund standen, sind es heute Infektionen durch gramnegative Stäbchenbakterien (52, 62, 121), außerdem nehmen in der Literatur der letzten Jahre Berichte über den Nachweis anaerober Bakterien (106), Mykoplasmen (29, 34, 35, 46, 73, 101) und β-hämolytische Streptokokken der Gruppe B (18, 23, 137) zu.
Das klinische Vollbild mit mütterlichen Temperaturen über 38 °C, übelriechendem, eitrigem Fruchtwasser, gespanntem Uterus und fetalen Symptomen (Tachykardie, Abnahme der Zahl der Oszillationen und Auftreten von Spätdezelerationen im Kardiotokogramm (82) und Einschränkung der Atembewegungen (45) bietet keine diagnostischen Schwierigkeiten. Von Bedeutung für das kindliche Schicksal ist jedoch die Erkennung der Frühstadien. Als wichtigste klinische Zeichen gelten mütterlicher Temperaturanstieg und zunehmende Leukozytose sowie fetale Tachykardie (121). Konnten im Rahmen einer prospektiven Studie polymorphzellige Leukozyten im Fruchtwasser nachgewiesen werden, trat in 100% der Fälle eine Amnioninfektion auf (104).
Die Therapie besteht in hochdosierter Gabe von Breitbandantibiotika sowie in der Geburtsbeendigung innerhalb weniger Stunden auf vaginalem oder abdominalem Wege. Voraussetzung für ein konservatives Vorgehen vor der 36. bis 38. Schwangerschaftswoche mit dem Ziel, die fetale Lungenreife zu beschleunigen, ist ein rasches Verschwinden der klinisch faßbaren Entzündungszeichen und die Normalisierung der fetalen Vitalfunktionen (Herzfrequenz und Atmung) unter Antibiotikatherapie. Eine absolute Kontraindikation für eine Verlängerung der Schwangerschaft

sind Zeichen des septischen Schocks und der disseminierten intravasalen Gerinnung bei der Mutter.

Prophylaxe

Solange die Ursachen nicht bekannt sind, läßt sich eine rationale Prophylaxe nicht durchführen. In den seltenen Fällen von isthmozervikaler Insuffizienz stellt die rechtzeitige Cerclage (91) eine erfolgreiche kausale Behandlung dar.

Therapie

Bei vorzeitigem Blasensprung muß alles vermieden werden, was die Gefahr einer Infektion erhöhen könnte: Kohabitationen und innerliche Untersuchung. Ohne eine solche besteht allerdings die Gefahr, daß man einen Nabelschnurvorfall übersehen könnte. Deshalb ist bei höherem Risiko eines Nabelschnurvorfalles (Quer- oder Beckenendlage) eine einmalige, „sterile", vaginale Untersuchung indiziert.

Die Frage, ob eine Patientin mit vorzeitigem Blasensprung *hospitalisiert* und ins *Bett* gelegt werden soll, wird meistens bejaht. Diese Maßnahmen erlauben vor allem eine bessere Kontrolle des kindlichen und mütterlichen Zustandes und die Früherkennung einer beginnenden Infektion. Ein potentieller Nachteil dieser Behandlung besteht in dem Kontakt der Patientin mit den Hospitalkeimen. Die Vorteile von Hospitalisation und Bettruhe lassen sich statistisch allerdings nicht belegen. In einer großen, prospektiven amerikanischen Studie wurden die Frauen nach wenigen Tagen in häusliche Behandlung entlassen (105), zum Teil mit, zum Teil ohne Verordnung von Bettruhe. Die Statistiken dieser Autoren und der Vergleich mit anderen lassen keine Überlegenheit der einen oder anderen Therapieform (Hospitalisation, Bettruhe, Bettruhe zu Hause, häusliche Behandlung ohne Bettruhe) erkennen.

Da die Wirkung einer *antibiotischen Prophylaxe* nicht bewiesen ist (105) und die Gefahr der Selektionierung resistenter Keime besteht, verzichten wir (UFK Basel) auf eine solche.

Einleitung der Geburt bei vorzeitigem Blasensprung

Sofern keine Infektion vorliegt, hängt das Vorgehen vom Gestationsalter ab.

Gestationsalter von mehr als 37 Wochen. Die signifikante Zunahme von Amnioninfektionen 24 Stunden nach Blasensprung (68) spricht für eine Einleitung der Geburt nach 12 bis 24 Stunden (je nach Portiobefund) durch intravenöse Oxytocintropfinfusion oder Gabe von Prostaglandin. Dies ist allerdings nur in der Minderzahl der Fälle notwendig, da in 80–90% die Geburt innerhalb von 24 Stunden spontan in Gang kommt.

Zwischen der 35. und 38. Woche hängt das Vorgehen (aktiv oder expektativ) vom Grad der fetalen Lungenreife ab. Die Lecithin-Sphingomyelin-Ratio entscheidet darüber, ob gegebenenfalls die Beschleunigung der fetalen Lungenreife durch Corticoide unter Tokolyse erwogen werden soll (84), oder ob wehenstimulierende Medikamente vorzuziehen sind.

Vor der 35. Schwangerschaftswoche sollte bei vorzeitigem Blasensprung ohne Entzündungszeichen die Schwangerschaft erhalten und evtl. die fetale Lungenreife induziert werden, wenn nötig unter Einsatz von Betamimetika (Problematik der Corticoidbehandlung).

Blutungen unter der Geburt

Diese Komplikation wird eingehend im Kap. Peripartuale Notsituationen abgehandelt. Hier soll nur ein Überblick über die verschiedenen Möglichkeiten gegeben werden. Die Grenze zwischen einer physiologischen (Zeichnen) und einer pathologischen Blutung sind fließend. Der „normale" Blutabgang wechselt von Fall zu Fall stark. Eine Blutung von mehr als Periodenstärke dürfte aber immer pathologisch sein.

Bei einer vaginalen Blutung kann mütterliches und/oder kindliches (Vasa praevia, Läsion von Zotten) Blut verlorengehen. Öfters handelt es sich um eine kombinierte maternelle und fetale Blutung (Placenta praevia, vorzeitige Lösung). Zur Diagnose einer *fetalen Blutung* sub partu kann das abgehende Blut auf fetale Erythrozyten untersucht werden.

In der Mehrzahl der Fälle beginnen pathologische Blutungen plazentaren Ursprungs schon vor Geburtsbeginn, doch gibt es Ausnahmen.

Folgende *Möglichkeiten* sind in Betracht zu ziehen:

a) Blutungen, die nicht oder nicht direkt von Schwangerschaft und Geburt abhängig sind: Varizen, Polypen, Tumoren, besonders das Zervixkarzinom usw.
b) Blutungen aus dem intervillösen Raum – mütterliches und/oder fetales Blut: Placenta praevia, Abruptio placentae, Plazentarandblutungen, Blutungen bei Randlösungen, infolge Implantationsstörungen (Placenta extrachorialis), Plazentaanomalien (Placenta membranacea). Diese Blutungen beginnen im allgemeinen schon vor Beginn der Geburt.
c) Blutungen bei Verletzungen – Zervixriß, Vaginalriß, Uterusruptur.
d) Fetale Blutungen aus einem Nabelschnurgefäß (Vasa praevia) bei Insertio velamentosa, Riß der Nabelschnur. Diese Blutungen beginnen erst nach Blasensprung.

Wichtig ist bei jeder pathologischen Blutung:
1. Eine rasche Diagnose. Neben der Spekulumeinstellung (am besten im Operationssaal in Sectiobereitschaft („double set-up") wegen der Ge-

fahr einer massiven Hämorrhagie (im Falle einer Placenta praevia) ist eine Ultraschalluntersuchung wichtig, um eine vorzeitige Plazentalösung von einer Placenta praevia zu unterscheiden.
2. Die Erfassung des fetalen Zustandes mittels CTG.

Geburtsleitung bei unreifem Kind

Der verfrühte Partus beginnt öfters als der Partus in Terminnähe mit einem vorzeitigen Blasensprung, wodurch das *Infektionsrisiko* erhöht ist. Die übrigen Gefahren für das Kind unter der Geburt bestehen in der hohen Empfindlichkeit gegen *Analgetika, Hypoxie* und *Trauma*. Die Geburtsleitung muß diese Tatsache berücksichtigen.
In jedem Fall muß heute eine *Intensivüberwachung* (Kardiotokographie und Mikroblutuntersuchung) gefordert werden, um eine intrauterine Hypoxie des Fetus frühzeitig zu erkennen. Unter diesen Bedingungen ist eine intravenöse Oxytocininfusion zur Weheninduktion erlaubt. Bei unkoordinierter und tachysystoler Wehentätigkeit mit ihren Gefahren für das Kind, sind Betamimetika das Mittel der Wahl (146).
Werden *Piperidinpräparate* (Pethidin) zur Analgesie verwendet, muß das geringe Verteilungsvolumen des Fetus und die erhöhte Empfindlichkeit des unreifen Gehirns bei der Dosierung berücksichtigt werden (99). Die Gesamtdosis während der Geburt sollte 50–100 mg nicht übersteigen (17). *Psychopharmaka* (z. B. Diazepam) können auch nach einmaliger i. v. Injektion von 10 mg zu einer respiratorischen und metabolischen Azidose von Mutter und Kind führen (27). Da Diazepam ungehindert die Plazenta passiert und vom Neugeborenen nur sehr langsam metabolisiert und ausgeschieden wird – nachweisbare Plasmakonzentrationen bis 10 Tage post partum (42, 92) –, können neonatale Hypotonie, Apnoe und Trinkschwäche die Folge sein (53). Der *parazervikale Block* ist abzulehnen, da auch bei exakter Technik gehäuft fetale Bradykardien und Azidosen auftreten (116). Wir (UFK Basel) bevorzugen die *Epiduralanästhesie*. Bei richtiger Technik, Dosierung und Überwachung der Mutter sind für das Kind keine Nachteile zu befürchten. Bei konsequenter Seitenlagerung der Mutter ist sogar eine Verbesserung des Säure-Basen-Status des Fetus möglich (156).
Bei *Schädellagen* ist das Vorgehen (vaginale oder abdominale Geburt) umstritten. Wir streben primär eine vaginale Geburt an. Nach DUNN (50) erkranken Frühgeborene nach Sectio zweimal häufiger am RDS-Syndrom, die Mortalität ist sogar dreimal so hoch. Treten aber wiederholt Zeichen der fetalen Hypoxie auf, stellen wir die Sectioindikation, sofern man ein Kind mit guten Überlebenschancen erwarten kann, da die Gefahr eines RDS-Syndroms durch eine Geburtsazidose erhöht wird (37).
Beim Zusammentreffen von *Frühgeburt und Beckenendlage* wird man auf Grund der Azidosegefährdung bei vaginaler Beckenendlagengeburt die Indikation zur Sectio großzügig stellen, insbesondere bei guter L/S-Ratio oder nach Induktion der fetalen Lungenreife (97).
Die Reduktion des *perinealen Widerstandes* zur Vermeidung einer traumatischen Hirnschädigung und zur Verkürzung der Preßperiode (Reduktion der Azidosefrequenz) ist von besonderer Bedeutung. Neben einer pharmakologischen Erschlaffung des Beckenbodens (Leitungsanästhesien) empfiehlt sich eine mechanische Reduktion des Widerstandes durch Instrumente (Spekulum) sowie eine frühzeitige und adäquate Episiotomie. Wird der Kopf nicht leicht geboren, so ist eine Ausgangszange schonender als längeres Zuwarten. Wir (UFK Basel) ziehen in dieser Situation den Forzeps der Vakuumextraktion (erhöhte Gefahr einer Hirnblutung bei Frühgeburten) vor. Die Frage Früh- oder Spätabnabeln wird an anderer Stelle besprochen. Durch eine Intensivbetreuung unmittelbar post partum, steigen die Überlebenschancen bei Frühgeburten. Die Anzahl neurologischer Störungen im ersten Lebensjahr bei Frühgeburten unter 1500 g konnte dadurch signifikant gesenkt werden (135).

Geburt bei Oligo- und Polyhydramnie

Oligohydramnie. Die ältere Ansicht, daß die kindliche Gefahr bei „trockener" Geburt, d. h. nach Abgang des Fruchtwassers erhöht sei, hat sich nicht bestätigt. Dagegen muß bei *Fruchtwassermangel* an eine „uteroplazentare Insuffizienz" mit ihren Risiken gedacht werden. Nicht selten kommt als Ursache eine kindliche Mißbildung (Nierenagenesie usw.) in Frage.
Hydramnion. Das kindliche Risiko ist hierbei durch Mißbildung, die Grundkrankheit (Diabetes, EPH-Gestose usw.), Unreife des Kindes (oft Zwillinge), Lageanomalien, Nabelschnurvorfall und vorzeitige Lösung der Plazenta erhöht. Die perinatale Mortalität ist viermal höher und neurologische Störungen der Kinder ein Jahr nach der Geburt häufiger (123). Die Gefahr steigt parallel zur Fruchtwassermenge beim Hydramnion an. Die Geburtsdauer ist nicht verlängert (59).
Die *Geburtsleitung* wird vor allem durch die Lage des Kindes und die Komplikationen bestimmt, ist aber besonders im Hinblick auf die Häufigkeit der kindlichen Mißbildungen eher konservativ. Nach Blasensprung ist eine vaginale Untersuchung zum Nachweis eines evtl. Nabelschnurvorfalls indiziert.

Geburtsleitung bei kardiovaskulären Erkrankungen

Die mütterliche Herz-Kreislauf-Belastung ist schon durch Schwangerschaft und Geburt erhöht. Die wichtigste Aufgabe der Geburtsleitung muß deshalb sein, Kreislauf*schwankungen* möglichst zu verhindern. Eine *vaginale* Geburt am Termin ist für Mutter und Kind am günstigsten (162). Hämodynamische Veränderungen bei einer *Sectio* sind weitgehend von der Art der Anästhesie abhängig und bei Epiduralanästhesie am geringsten (163). Trotzdem sollte wegen der erhöhten mütterlichen Morbidität eine Sectio nur aus geburtshilflicher Indikation erfolgen. Dazu gehört allerdings auch eine protrahierte Geburt, welche Herzkranke besonders schlecht ertragen. Da während und nach der Geburt Bakteriämien auftreten können, sollte eine prophylaktische Gabe von Breitbandantibiotika (Ampicillin, Kephalosporine) erwogen werden (bakterielle Endokarditis).

Neben dem Kind (CTG, Mikroblutuntersuchung) muß auch die Mutter sorgfältig überwacht werden, in schweren Fällen durch kontinuierliche Registrierung von EKG, Blutdruck und Atemfrequenz sowie Zentralvenendruck und Urinausscheidung. Der wichtigste Faktor bei der Vermeidung von Schwankungen des Herzminutenvolumens, Schlagvolumens und der Frequenz ist eine optimale *Analgesie*. Die lumbale Epiduralanästhesie kombiniert mit Sedativa oder Tranquilizern ist die Methode der Wahl, da sie bei richtiger Technik Schmerzfreiheit und Ruhe der Patientin garantiert und mit nur geringen hämodynamischen Nebenwirkungen einhergeht.

Wichtig ist auch die *Lagerung der Mutter*. Nur durch konsequente Seitenlagerung erreicht man eine relative hämodynamische Stabilität während den Wehen (162).

Die größten Anforderungen an Herz und Kreislauf mit den massivsten Schwankungen von Herzminutenvolumen oder Herzarbeit (Schlagvolumen und Frequenz) treten während der Preßperiode und unmittelbar post partum auf (162). Bei Geburt in Seitenlage unter Epiduralanästhesie sind diese Schwankungen wesentlich geringer (162).

Erfolgt die Geburt in Rückenlage, muß das Mitpressen vermieden werden (Ausgangszange oder Vakuumextraktion). In der *Plazentarperiode* ist eine langsame i. v. Injektion von 5–10 E Oxytocin einer Bolusinjektion (Blutdruckabfall) oder den Sekalepräparaten (Blutdruckerhöhung) vorzuziehen (76).

Geburtsleitung bei anderen Krankheitszuständen

Über die Geburtsleitung bei Lungentuberkulose, Diabetes, thromboembolischen Komplikationen, Poliomyelitis, Rhesusinkompatibilität sowie bei totem Fetus wird in den entsprechenden Kapiteln berichtet.

Literatur

1 Al-Sayegh, K.N., H. M. Hathout: A reappraisal of grand multiparity. Int. J. Gynaec. Obstet. 12 (1974) 159
2 Altmann, P., H. Kucera: Über den Einfluß des Alters auf Risikofaktoren während Schwangerschaft, Geburt und Wochenbett von Erstgebärenden. Geburtsh. u. Frauenheilk. 35 (1975) 218
3 Anderson, M. M.: The state of the cervix and surgical induction of labour. J. Obstet. Gynaec. Brit. Cwlth 72 (1965) 711
4 Andrews, J., J. M. McGarry: A community study of smoking in pregnancy. J. Obstet. Gynaec. Brit. Cwlth 79 (1972) 1057
5 Artal, R., R. J. Sokol, M. Neuman, A. H. Burstein, J. Stojkov: The mechanical properties of prematurely and non-prematurely ruptured membranes. Amer. J. Obstet. Gynec. 125 (1976) 655
6 Atlay, R. D., J. R. Sutherst: Premature rupture of the fetal membranes confirmed by intra-amniotic injection of dye (Evans blue T-1824). Amer. J. Obstet Gynec. 108 (1970) 544
7 Averette, H. E., B. C. Hopman, J. H. Ferguson: Cytodiagnosis of ruptured fetal membranes. Amer. J. Obstet. Gynec. 87 (1963) 226
9 Awais, G. M., T. B. Lebherz: Ruptured uterus. A complication of oxytocin induction and high parity. Obstet. and Gynec. 36 (1970) 465
9 Bach, H. G., U. Konrad: Die Geburt von Riesenkindern (5000 g). Geburtsh. u. Frauenheilk. 21 (1961) 929
10 Bahna, S. L., T. Bjerkedal: The course and outcome of pregnancy in women with neuroses. Acta obstet. gynec. scand. 53 (1974) 129
11 Baird, D., F. E. Hytten, A. M. Thomson: Age and human reproduction. J. Obstet. Gynaec. Brit. Emp. 65 (1958) 865
12 Ballard, M. B.: A statistical study of 200 cases with ten or more years' interval between pregnancies. Bull. Sch. Med. Maryland 38 (1953) 66
13 Baptisti, A.: Chemical test for the determination of ruptured membranes. Amer. J. Obstet. Gynec. 35 (1938) 688
14 Baskett, T. F.: Grand multiparity – a continuing threat. A 6-year review. Canad. med. Ass. J. 116 (1977) 1001
15 Bauer, C. R., L. Stern, E. Colle: Prolonged rupture of membranes associated with a decreased incidence of respiratory distress syndrome. Pediatrics 53 (1974) 7
16 Baxter, S.: Orgasm and labor in primiparas. J. psychosom. Res. 18 (1974) 357
17 Beck, L., S. Potthoff: Zusammenfassende Übersicht über die praktische Anwendung der medikamentösen Analgesie bei der Geburt. Gynäkologe 9 (1976) 223
18 Becroft, D. M. O., K. Farmer, G. H. Mason, M. C. Morris, J. H. Stewart: Perinatal infections by group B β-hemolytic streptococci. J. Obstet. Gynaec. Brit. Cwlth 83 (1976) 960
19 Berkowitz, R. L., B. W. Bonta, J. E. Warshow: The relationship between premature rupture of the membranes and the respiratory distress syndrome. Amer. J. Obstet Gynec. 124 (1975) 712
20 Berlind, M. W.: Test for ruptured bag of waters. Amer. J. Obstet. Gynec. 24 (1932) 918
21 Biggs, J. S. G.: Pregnancy at 40 years and over. Med. J. Aust. 1 (1973) 542
22 Blinick, G.: Fertility of narcotic addicts and effects of addiction on the offspring. Soc. Biol. 18 (1971) 34
23 Bobitt, J. R., W. J. Ledger: Obstetric observations in eleven cases of neonatal sepsis due to the group B β-hemolytic streptococcus. Obstet. and Gynec. 47 (1976) 439

24 Bourgeois, G. A.: The identification of fetal squamas and the diagnosis of ruptured membranes. Amer. J. Obstet. Gynec. 44 (1942) 80
25 Bourne, G.: The Human Amnion and Chorion. Lloyd-Luke, London 1962
26 Breese, M. W.: Spontaneous premature rupture of membranes. Amer. J. Obstet. Gynec. 81 (1961) 1086
27 Bretscher, J., W. Stoll: The influence of diazepam on the acid-base equilibrium of mother and fetus. Schweiz. Z. Gynäk. Geburtsh. 2 (1971) 149
28 Brun del Re, R., P. de Grandi, V. Gulik, H. A. Hirsch, M. Hinselmann, M. S. Ramzin: Vorzeitiger Blasensprung, intrauterine Infektion, RDS bei Frühgeborenen. In: Perinatale Medizin, Bd. VI, hrsg. von J. W. Dudenhausen, E. Saling, E. Schmidt, Thieme, Stuttgart 1975
29 Brunell, P.: Mycoplasma amnionitis and respiratory distress syndrome. J. Amer. Med. Ass. 207 (1969) 2790
30 Burke, L., H. W. Rubin, A. L. Berenberg: The significance of the unengaged vertex in a nullipara at 38 weeks' Gestation. Amer. J. Obstet. Gynec. 76 (1958) 132
31 Butler, N. R., D. G. Bonham: Perinatal Mortality: First Report of the 1958 British Perinatal Mortality Survey. Livingstone, Edinburgh 1963
32 Calder, A. A., M. P. Embrey, T. Tait: Ripening of the cervix with extra-amniotic prostaglandin E_2 in viscous gel before induction of labour. J. Obstet. Gynaec. Brit. Cwlth 84 (1977) 264
33 Case, B. D., R. Corcoran, N. Jeffcoate, G. H. Randle: Caesarean section and its place in modern obstetric practice. J. Obstet. Gynaec. Brit. Cwlth 78 (1971) 203
34 Caspi, E., E. Herczeg, F. Solomon, D. Sompolinsky: Amnionitis and T strain mycoplasmemia. Amer. J. Obstet. Gynec. 111 (1971) 1102
35 Caspi, E., F. Solomon, R. Langer, D. Sompolinsky: Isolation of mycoplasma from the placenta after cesarean section. Obstet. and Gynec. 48 (1976) 682
36 Chalmers, I., J. G. Lawson, A. C. Turnbull: Evaluation of different care: Part. II. J. Obstet. Gynaec. Brit. Cwlth 183 (1977) 930
37 Christensen, K. K., P. Christensen, I. Urgemarsson, P. A. Mardh, E. Nordenfelt, T. Ripa, T. Solum, N. Svenningsen: A study of complications in preterm deliveries after prolonged premature rupture of the membranes. Obstet. and Gynec. 48 (1976) 670
38 Clark, J. F. J.: Adolescent obstetrics and sociologic implications. Clin. Obstet. Gynec. 14 (1971) 1026
39 Clow, W. M., A. C. Crompton: The wounded uterus: Pregnancy after hysterotomy. Brit. med. J. 1973/I, 321
40 Cole, R. A., P. W. Howie, M. C. MacNaughton: Elective induction of labour. A randomised prospective trial. Lancet 1975/I, 767
41 Cowett, R. M., D. O. Hakanson, R. W. Kocon, W. Oti: Untoward neonatal effect of intraamniotic administration of methylen blue. Obstet. and Gynec. 48 (1976) 74s
42 Cree, J. E., J. Meyer, D. M. Hailey: Diazepam in labour: its metabolism and effect on the clinical condition and thermogenesis of the newborn. Brit. med. J. 1973/IV, 251
43 Cruse, P. J. E., R. Ford: A 5 year prospective study of 23 649 surgical wounds. Arch. Surg. 107 (1973) 206
44 Danforth, D. N.: Obstetrics and Gynecology, 3. Aufl. Harper & Row, New York 1977
45 Dawes, G. S.: Do fetuses breathe? Hypothesis in confirmed. Med. World News 14 (1974) 59
46 Decker, K., H. A. Hirsch: Fruchtwasserinfektion durch Mycoplasma hominis bei erhaltener Fruchtblase. Geburtsh. u. Frauenheilk. 34 (1974) 269
47 Dewhurst, C. J.: The ruptured cesarean section scar. J. Obstet. Gynaec. Brit. Emp. 64 (1957) 113
48 Dewhurst, C. J., J. M. Beazley, S. Campbell: Assessment of fetal maturity and dysmaturity. Amer. J. Obstet. Gynec. 113 (1972) 141
49 Duenholter, J. H., J. M. Jimenez, G. Baumann: Pregnancy performance of patients under fifteen years of age. Obstet. and Gynec. 46 (1975) 49
50 Dunn, P. M.: Caesarean section and the prevention of respiratory distress syndrome of newborn. In: 3rd European Congress of Perinatal Medicine, hrsg. von Huber, Bern 1972 (S. 138)
51 Eastman, N. J.: Hazards of pregnancy and labor in grande multipara. N. Y. St. J. Med. 40 (1940) 1708
52 Editorial: Intrauterine infections: Problems and prevention. Lancet 1973/I, 868
53 Eliot, B. W., J. G. Hill, A. P. Cole, D. M. Hailey: Continous Pethidine-diazepam infusion during labour and its effects on the newborn. J. Obstet. Gynaec. Brit. Cwlth 82 (1975) 126
54 Elmfors, B., N. Tryding, G. Tufresson: The diagnosis of ruptured fetal membranes by measurement of the diamine oxidase (DAO) activity in vaginal fluid. J. Obstet. Gynaec. Brit. Cwlth 81 (1974) 361
55 Franke, H.: Häufigkeit und Verlauf von Spontangeburten nach primärer Sectio caesarea an der Universitäts-Frauenklinik Greifswald in den Jahren 1948–1969. Zbl. Gynäk. 93 (1971) 678
56 Friedberg, V., H. D. Hiersche: Geburtshilfe. Thieme, Stuttgart 1975
57 Friedman, E. A.: Primigravid labor; graphico statistical analysis etc. Obstet. and Gynec. 6 (1955) 567
58 Friedman, M. L., T. W. McElin: Diagnosis of ruptured fetal membranes. Amer. J. Obstet. Gynec. 104 (1969) 544
59 Friedman, E. A., M. R. Sachtleben: The effect of uterine overdistension on labor. II. Hydramnios. Obstet. and Gynec. 23 (1964) 401
60 Geller, H. F., U. Herlyn: Nachwirkungen nach Sectio. Zbl. Gynäk. 86 (1964) 657
61 Gerbie, A. B., A. A. Shkolnik: Ultrasound prior to amniocentesis for genetic counseling. Obstet. and Gynec. 46 (1975) 716
62 Gibbs, R. S., A. J. Weinstein: Puerperal infection in the antibiotic era. Amer. J. Obstet. Gynec. 124 (1976) 769
63 Gillibrand, P. N.: Premature rupture of the membranes and prematurity. J. Obstet. Gynaec. Brit. Cwlth 74 (1967) 678
64 Gold, V.: Zur Diagnose des Blasensprungs. Zbl. Gynäk. 24 (1927) 1491
65 Goldfine, S.: The determination of ruptured membranes by vaginal smear. Amer. J. Obstet. Gynec. 70 (1955) 109
66 Gottdiener, J. S., R. C. Ellison, R. L. Lorenzo: Arteriovenous fistula after fetal penetration at amniocentesis. New Engl. J. Med. 293 (1975) 1302
67 Greenhill, J. P., E. A. Friedman: Obstetrics. Saunders, Philadelphia 1974
68 Gunn, G. C., D. R. Mishell, D. G. Morton: Premature rupture of the fetal membranes. A review. Amer. J. Obstet. Gynec. 106 (1970) 469
69 Hansmann, M.: Ultraschallbiometrie im II. und III. Trimester der Schwangerschaft. Gynäkologe 9 (1976) 151
70 Hansmann, M., H. J. Hinckers: Das große Kind. Gynäkologe 7 (1974) 81
71 Harrison, R. F., A. P. Roberts: A critical evaluation of tests used to assess gestational age. J. Obstet. Gynaec. Brit. Cwlth 84 (1977) 98
72 Harrison, R. F., M. Flynn, I. Craft: Assessment of factors constituting an „inducibility profile". Obstet. and Gynec. 49 (1977) 270
73 Harwick, H. J.: Microorganisms and amniotic fluid. Obstet. and Gynec. 33 (1969) 256
74 Hellman, L. M., J. A. Pritchard: Williams Obstetrics. Butterworths, London 1971
75 Hellman, L. M., J. A. Pritchard: Williams Obstetrics. Butterworths, London 1976

76 Hendricks, C. H., W. E. Brenner: Cariovascular effects of oxytocic drugs used postpartum. Amer. J. Obstet. Gynec. 108 (1970) 751
77 Hendricks, C. H., W. E. Brenner, G. Kraus: Normal cervical dilatation pattern in late pregnancy and labor. Amer. J. Obstet. Gynec. 106 (1970) 1065
78 Hiersche, H. D., S. v. Prillwitz, R. Müller, K. W. Tietze: Schwangerschaft bei Jugendlichen und Heranwachsenden. Geburtsh. u. Frauenheilk. 35 (1975) 112
79 Hirdes, G., J. Schmidt: Geburtsverlauf und Komplikationen nach vorausgegangenem Kaiserschnitt. Geburtsh. u. Frauenheilk. 33 (1973) 106
80 Hohlweg-Majert, P., H. Schwab, H. Wittlinger: Schwangerschaft bei übergewichtigen Frauen. Geburtsh. u. Frauenheilk. 35 (1975) 122
81 Holzer, E.: Fertilität, Schwangerschafts- und Geburtsverlauf nach Konisation der Portio vaginalis uteri. Geburtsh. u. Frauenheilk. 32 (1972) 950
82 Hon, E. H.: An Atlas of Fetal Heart Rate Patterns. Harly Press, New Haven, 1968
83 Horger, E. O., A. R. Smythe: Pregnancy in women over forty. Obstet. and Gynec. 49 (1977) 257
84 Hüter, J.: Medikamentöse Wehenhemmung. Ein schriftliches Symposium. Geburtsh. u. Frauenheilk. 34 (1974) 689
85 Hüter, J.: Sectio-Morbidität und -Mortalität in der BRD. Gynäkologe 8 (1975) 19
86 Hüter, K. A., H. Greuel, M. Rupp: Statistische und hysterographische Untersuchungen zur Frage der Narbendehiszenz nach Kaiserschnitten. Geburtsh. u. Frauenheilk. 29 (1969) 219
87 Jain, A.: Stochastic fertility models: An empirical test in Taiwan. Diss., Michigan 1967
88 Jeffcoate, T. N. A., K. Baker, R. H. Martin: Inefficient uterine action. Surg. Gynec. Obstet. 95 (1952) 257
89 Jones, M. D., L. I. Burd, W. A. Bowes, F. C. Battaglia, L. O. Lubchenco: Failure of association of premature rupture of membranes with respiratory distress syndrome. New Engl. J. Med. 292 (1975) 1253
90 Jung, H., G. Lamberti, R. Austermann, H. P. Closs: Die programmierte Geburt. Z. Geburtsh. Perinat. 178 (1974) 265
91 Käser, O., F. A. Ikle, H. A. Hirsch: Atlas der gynäkologischen Operationen, 4. Aufl. Thieme, Stuttgart im Druck
92 Kanto, J., R. Erkkola, R. Sellmann: Perinatal metabolism of diazepam. Brit. med. J. 1974/I, 641
93 Keettell, W. C.: Elective induction of labor. Postgrad. Med. 44 (1968) 199
94 Kidess, E., M. Mabrouk: Geburts- und Wochenbettverlauf bei adipösen Frauen. Geburtsh. u. Frauenheilk. 34 (1974) 126
95 Kistner, R. W., G. W. Patton: Atlas of infertility surgery. Little, Brown, Boston 1975
96 Kubista, E., H. Kucera, H. Salzer: Die Bedeutung des Risikofaktors „Adipositas" während der Geburt, im Wochenbett und für das Neugeborene. Z. Geburtsh. Perinat. 180 (1976) 139
97 Kubli, F.: Geburtsleitung bei Beckenendlagen. Gynäkologe 8 (1975) 48
98 Kucera, H., P. Altmann: Risiko bei Schwangerschaft und Geburt sehr junger Erstgebärender. Zbl. Gynäk. 96 (1974) 1547
99 Kupferberg, H. J., E. L. Way: Pharmacological basis for the increased sensitivity of the newborn rat to morphine. J. Pharmacol. Exp. Ther. 141 (1963) 105
100 Kushner, D. H.: The frequency and fate of pregnancy after age 45. Med. Ann. D. C. 43 (1974) 491
101 Lamey, J. R., H. M. Foy, G. E. Kenny: Infection with mycoplasma hominis and T-strains in the female genital tract. Obstet. and Gynec. 44 (1974) 703
102 Langreder, W.: Der Blasensprungnachweis und seine Probleme. Gynaecologia (Basel) 145 (1958) 257
103 Lanier, L. R., R. W. Scarbrough, D. W. Fillingim, R. E. Baker: Incidence of maternal and fetal complications associated with rupture of the membranes before onset of labor. Amer. J. Obstet. Gynec. 93 (1965) 398
104 Larsen, J. W., J. W. Goldkrand, T. H. Hanson, C. R. Miller: Intrauterine infection on an obstetric service. Obstet. and Gynec. 43 (1974) 838
105 Lebherz, T. B., I. P. Hellman, R. Madding, A. Anctil, S. L. Arje: Double-blind study of premature rupture of the membranes. Amer. J. Obstet. Gynec. 87 (1963) 218
106 Ledger, W. J., M. Norman, C. Gee, W. Lewis: Bacteremia on an obstetric-gynecologic service. Amer. J. Obstet. Gynec. 121 (1975) 205
107 Light, H. K., J. S. Solheim, G. W. Hunter: Satisfaction with medical care during pregnancy and delivery. Amer. J. Obstet. Gynec. 125 (1976) 827
108 Link, M., A. Wichmann: Geburt bei Jugendlichen. Zbl. Gynäk. 99 (1977) 352
109 Lipensky, S., S. Plhopolcek, I. Belan, I. Novak: Schwangerschaft und Geburt bei fettleibigen Frauen. Zbl. Gynäk. 92 (1970) 179
110 Lock. F. R., J. F. Donnelly, B. Wells, C. E. Flowers, B. S. Greenberg, R. N. Creadick: Perinatal mortality in primigravida over 30 years of age. Amer. J. Obstet. Gynec. 78 (1959) 755
111 Loeffler, F. E.: Clinical foetal weight prediction. J. Obstet. Gynaec. Brit. Cwlth 74 (1976) 675
112 Maeder, E. C., A. Barno, F. Mecklenburg: Obesity: A maternal high-risk factor. Obstet. and Gynec. 45 (1975) 669
113 Manzl, J., A. Bichler, K. Scholz, H. Hetzel, H. Frisch, W. Geir: Einfluß des Alters Erstgebärender auf die perinatale kindliche Morbidität und Mortalität. Z. Geburtsh. Perinat. 181 (1977) 168
114 Martius, G.: Lehrbuch der Geburtshilfe, 8. Aufl., Thieme, Stuttgart 1974; 9. Aufl. 1977
115 Meehan, F. P., A. S. Moolgaoker, J. Stallworthy: Vaginal delivery under caudal analgesia after cesarean sectio and other major unterine surgery. Brit. med. J. 1972/II, 740
116 Meinrenken, H., K. Rüther, H. Stockhausen: Transvaginale Leitungsanästhesien in ihrer praktischen Anwendung. Gynäkologe 9 (1976) 193
117 Meredith, H. V.: Relation between tobacco smoking of pregnant women and body size of their progeny: A complication and synthesis of published studies. Hum. Biol. 47 (1975) 451
118 Meudt, R., E. Meudt: Rupture of the fetal membranes. Amer. J. Obstet. Gynec. 99 (1967) 562
119 Morewood, G. A., M. J. O'Sullivan, J. McConney: Vaginal deliverey after cesarean section. Obstet. and Gynec. 42 (1973) 589
120 Morrison, J., M. J. McLennan: The theory, feasability and accuracy of an ultrasonic method of estimating fetal weight. J. Obstet. Gynaec. Brit. Cwlth 83 (1976) 833
121 Müller, H., F. Kubli: Das Amnioninfektionssyndrom und die vorzeitige Amnionruptur. Z. Geburtsh. Perinat. 179 (1975) 77
122 Neuhaus, L.: Einfaches und schnelles Verfahren zum Fruchtwassernachweis nach Blasensprung. Geburtsh. u. Frauenheilk. 16 (1956) 856
123 Niswander, K. R., M. Gordon: The Women and their Pregnancies. Saunders, Philadelphia, 1972
124 Nortman, D.: Parental age as a factor in pregnancy outcome and child development. Rep. Population 16 (1974)
125 O'Driscoll, K., C. J. Carroll, M. Coughlan: Selective induction of labour. Brit. med. J. 1975/IV, 727
126 Osofsky, H. J., N. Kendall: Poverty as a criterion of risk. Clin. Obstet. Gynec. 16 (1973) 3
127 Parry-Jones, E., S. Priya: A study of the elasticity and tension of fetal membranes and of the relation of the area of the gestational sac to the area of the uterine carity. J. Obstet. Gynaec. Brit. Cwlth 83 (1976) 205
128 Pedowitz, P., R. M. Schwartz: The true incidence of

silent rupture of cesarean section scars. A prospective analysis of 403 cases. Amer. J. Obstet. Gynec. 74 (1957) 1071
129 Pelosi, M. A., M. Frattarola, J. Apuzzio, A. Langer, C. T. Hung, J. M. Oleske, J. Bai, J. T. Harrigan: Pregnancy complicated by heroin addiction. Obstet. and Gynec. 45 (1975) 512
130 Perlmutter, J.: Drug addiction in pregnant women. Amer. J. Obstet. Gynec. 99 (1967) 569
131 Perlmutter, J. F.: Heroin addiction and pregnancy. Obstet. gynec. Surv. 29 (1974) 439
132 Philipp, E.: Zur Diagnose des vorzeitigen Blasensprungs. Zbl. Gynäk. 53 (1929) 1618
133 Plotz, E. J.: Geburtsleitung nach vorausgegangenem Kaiserschnitt. Gynäkologe 7 (1974) 116
134 Poidevin, L. O. S., V. X. Bockner: A hysterographic study of uteri after cesarean section. J. Obstet. Gynaec. Brit. Cwlth 55 (1958) 278
135 Prod'hom, L. S., A. Calame, M. Steinhauer: Die Entwicklung von Kindern mit sehr niedrigem Geburtsgewicht. Vortrag. In: III. Europäischer Kongreß für Perinatale Medizin, Lausanne 1972. Huber, Bern
136 Quinlivan, W. L.: Maternal death rates and incidence of abnormalities in women of parity 6 or more. Obstet. and Gynec. 23 (1964) 451
137 Reid, T. M. S.: Emergency of group B streptococci in obstetric and perinatal infections. Brit. med. J. 1975/II, 533
138 Richardson, C. J., J. J. Pomerance, M. D. Cunningham, L. Gluck: Acceleration of fetal lung maturation following prolonged rupture of the membranes. Amer. J. Obstet. Gynec. 118 (1974) 1115
139 Rivière, M., L. Chastrusse, G. Plaronil: Le pronostic dans la rupture prématurée des membranes. Gynéc. et Obstét. 64 (1965) 159
140 Ruiz-Velasco, V., F. R. Beltran, O. T. Bejarano: Vaginal delivery after cesarean section: Morbidity. J. Gynec. Obstet. Biol. Reprod. 2 (1973) 673
141 Russel, J. K.: Pregnancy in the young teenager. Lancet 1969/I, 365
142 Rush, D.: Examination of the relationship between birth weight, cigarette smoking during pregnancy and maternal weight gain. J. Obstet. Gynaec. Brit. Cwlth 81 (1974) 746
143 Rush, D., E. H. Kass: Maternal smoking: A reassessment of the association with perinatal mortality. Amer. J. Epidem. 96 (1972) 183
144 Rydberg, E.: The Mechanism of Labor. Thomas, Springfield/Ill. 1954
145 Schander, K., K. Schumann: Die cervicale Dystokie. Gynäkologe 7 (1974) 102
146 Schenk, J., H. Rüttgers, F. Kubli: Intrapartale Tokolyse zur Vermeidung der geburtshilflichen Notoperation. Gynäkologe 8 (1975) 28
147 Schmidt-Matthiesen, H.: Gynäkologie und Geburtshilfe. Schattauer, Stuttgart 1976
148 Scott, J. R., N. B. Rose: Effect of psychoprophylaxis (Lamaze preparation) on labor and delivery in primiparas. New Engl. J. Med. 294 (1976) 1205
149 Sell, E. J., T. R. Harris: Association of premature rupture of membranes with idiopathic respiratory distress syndrome. Obstet. and Gynec. 49 (1977) 167
150 Seropian, R., B. M. Reynolds: Wound infection after preoperative epilation versus razor preparations. Surgery 121 (1971) 151
151 Smith, R. P.: A technic for the detection of rupture of the membranes. Obstet. and Gynec. 48 (1976) 172
152 Steele, K. B., C. T. Javert: Mechanism of labor for transverse positions of the vertex. Surg. Gynec. Obstet. 75 (1942) 477
153 Stern, R.: The pregnant addicts. Amer. J. Obstet. Gynec. 94 (1966) 253
154 Stöckel, W.: Lehrbuch der Geburtshilfe, 11. Aufl. VEB Fischer, Jena 1951
155 Stone, M., L. Salerno, M. Green, C. Zelson: Narcotic addiction in pregnancy. Amer. J. Obstet. Gynec. 109 (1971) 716
156 Strasser, K., P. Harnacke, H. Albrecht, J. Morgenstern, H. Schmidt: Einfluß der lumbalen Periduralanästhesie mit Katheter auf den mütterlichen und kindlichen Säure-Basen-Haushalt und den 1-Minuten-Apgar-Wert. Z. Geburtsh. Perinat. 179 (1975) 163
157 Taylor, S. E., R. L. Morgan, P. D. Bruns, V. E. Drose: Spontaneous premature rupture of the fetal membranes. Amer. J. Obstet. Gynec. 82 (1961) 1341
158 Thibeault, D. W., G. C. Emmanouilides: Prolonged rupture of fetal membranes and decreased frequency of respiratory distress syndrome and patent ductus arteriousus in preterm infants. Amer. J. Obstet. Gynec. 129 (1977) 44
159 Thomson, A. M., W. Z. Billewicz, F. E. Hytken: The assessment of fetal growth. J. Obstet. Gynaec. Brit. Cwlth 75 (1968) 903
160 Travers, C. K.: Obesity and pregnancy: A review. Obesity Bariatric. Mod. 5 (1976) 172
161 Turnbull, A. C., A. B. M. Anderson: Induction of labour. J. Obstet. Gynaec. Brit. Cwlth 74 (1967) 849
162 Ueland, K.: Pregnancy and cardiovascular disease. Med. Clin. N. Amer. 61 (1977) 3
163 Ueland, K., T. J. Akamatsu, M. Eng. u. a.: Maternal cardiovascular dynamics. VI. Cesarean section under epidural anesthesia without epinephrine. Amer. J. Obstet. Gynec. 114 (1972) 775
164 U. S. Department of Health, Education and Welfare: Infant mortality rates: Socioeconomic factors. US Public Health Service. Vital and Health Statistics 22 (1972)
165 Volet, B., J. Morier-Genoud: Le test de crstallisation dans le liquide amniotique. Gynaecolgia (Basel) 149 (1960) 151
166 Von Numbers, C.: A new method of diagnosis of rupture of the membranes. Acta obstet. gynec. scand. 16 (1936) 244
167 Wagner, D., F. Jost, H. Stegmann: Vergleichende Untersuchungen zur mikroskopischen Blasensprungdiagnostik. Ther. Umsch. 19 (1962) 291
168 Webb, G. A.: Maternal death associated with premature rupture of the membranes. Amer. J. Obstet. Gynec. 98 (1967) 594
169 Webster, A.: Management of premature rupture of the fetal membranes. Obstet. gynec. Surv. 24 (1969) 485
170 Weekes, A. R. L., M. J. Flynn: Engagement of the fetal head in primigravidae and its relationship to duration of gestation and time of onset of labour. J. Obstet. Gynec. Brit. Cwlth 82 (1975) 7
171 Welcher, D. P.: A child weighing 25 pounds at birth. J. Amer. med. Ass. 67 (1916) 950
172 Winget, C., F. T. Kapp: The relationship of the manifest Content od dreams to duration of childbirth in primiparae. Psychosom. Med. 34 (1972) 313
173 Worthington, D., A. H. A. Maloney, B. T. Smith: Fetal lung maturity. I. Mode of onset of premature labor. Influence of premature rupture of the membranes. Obstet. and Gynec. 49 (1977) 275
174 Yoon, J. J., R. G. Harper: Observations on the relationship between duration of rupture of the membranes and the development of idiopathic respiratory distress syndrome. Pediatrics 52 (1973) 161

Geburt aus Kopflage

O. KÄSER und R. RICHTER

Normale Geburt

Physiologische Grundlagen

Die allgemeinen (Kreislauf, Atmung, Stoffwechsel usw., s. Kap. Physiologische Veränderungen des Gesamtorganismus, Physiologie und Psychopathologie der Schwangeren, Gebärenden und Wöchnerin, Bd. II/1) und lokalen Veränderungen (s. Kap. Adaptive Vorgänge an den Genitalorganen, Bd. II/1) in der Eröffnungsperiode werden an anderer Stelle eingehend besprochen.

Eröffnungsperiode

Definition

Die Eröffnungsperiode ist die Zeit vom Beginn regelmäßiger Geburtswehen bis zur vollständigen Eröffnung des Muttermundes. Beginn und Ende dieser Geburtsphase sind manchmal schwer zu erkennen, weil der Übergang von Schwangerschafts- zu Geburtswehen fließend erfolgt, und Anfang und Ende der Eröffnung des Muttermundes nur durch häufige vaginale Untersuchungen zuverlässig ermittelt werden könnten.

Physiologie der Eröffnungsperiode

Geburtskräfte

In der Eröffnungsperiode lassen sich am Uterus drei funktionell verschiedene Abschnitte unterscheiden: das *aktive Corpus uteri,* die im wesentlichen *passive Zervix* und das zwischengeschaltete *untere Uterinsegment,* das selbst eine muskuläre Aktivität aufweist, gleichzeitig aber gedehnt wird. Die Zervixdilatation wird von verschiedenen Faktoren beeinflußt, so durch Parität, Zustand der Fruchtblase, Größe und Lage des Fetus, Dehnungswiderstand der unteren Uterusabschnitte und vor allem durch die Uterusaktivität. Die Eröffnung beginnt erst bei einem Mindestdruck im Fruchtwasser von 25 mmHg, wobei die Wehenfrequenz 10 Kontraktionen in 30 Minuten übersteigen muß (113, 148). Liegt der Amniondruck in der Akme unter 25 mmHg, so tritt unabhängig von der Zahl der Kontraktionen keine Dilatation ein (147). Die Uterusaktivität entspricht dem Produkt aus Intensität und Frequenz der Kontraktionen.

Sie wird häufig in Montevideo-Einheiten wiedergegeben (34). Neuerdings sind auch andere Aktivitätseinheiten definiert worden, die zum Teil der simultanen rechenautomatischen Verarbeitung zugänglich sind (162, 235). Es hat sich gezeigt, daß bei gegebener Aktivität je nach Wehenfrequenz unterschiedliche Dilatationsgeschwindigkeiten auftreten. Am wirksamsten ist die Eröffnung, wenn die Frequenz 11 Wehen in 30 Minuten beträgt (147). Während jeder Kontraktion wird Fruchtwasser in die distalen Abschnitte der Amnionhöhle verlagert (171). Das untere Uterinsegment wird dadurch aufgebläht und dessen Volumen vorübergehend gesteigert. Als Folge davon ist der kindliche Kopf zu Beginn der Wehe einer zusätzlichen Kraft ausgesetzt. Dementsprechend findet sich die stärkste Druckeinwirkung auf den Kopf oberhalb des größten Umfangs (146). Dieser Druck wirkt sich ebenfalls auf das untere Uterinsegment aus, wodurch dieses noch zusätzlich zirkumferenziell gedehnt wird.

Im Laufe der Eröffnungsperiode nehmen die Wehen an Zahl und Intensität zu. Die *Frequenz* erhöht sich von durchschnittlich 11 auf 17 Kontraktionen in 30 Minuten (37, 130). Der *Amniondruck* in der Akme steigt von 25 mmHg zu Beginn bis auf 50 mmHg am Ende der Eröffnung (37, 130). Daraus ergibt sich eine Zunahme der *Uterusaktivität* von durchschnittlich 76 auf 260 Montevideo-Einheiten (130). Auch der Tonus (s. Kap. Physiologie und Pathologie der Wehentätigkeit, S. 10.6) steigt geringgradig von 6 auf 12 mmHg an, er geht allerdings nach dem Blasensprung etwas zurück (112, 130). Lediglich die *Wehendauer* bleibt einigermaßen konstant. Sie ist aber großen, individuellen Schwankungen unterworfen und beträgt 50 bis 110 Sekunden (37, 130).

Klinisch läßt sich im allgemeinen eine Kontraktion nachweisen, wenn der Amniondruck 20–25 mmHg übersteigt. Jedoch hängt die Palpierbarkeit auch von der Dicke und Spannung der Bauchdecken sowie von der Erfahrung des Untersuchers ab. Bei der Palpation scheinen die Wehen kürzer als bei intrauteriner Druckmessung, da Anfang und Ende der Kontraktion nicht mehr tastbar sind. Die klinische Bewertung der Wehentätigkeit durch *Palpation* läßt folglich die Wehenfrequenz nicht sicher, die Wehendauer nur beschränkt, die Wehenintensität unsicher und den Basaltonus gar nicht beurteilen. Immerhin spricht der Umstand, daß der Uterus auf der Höhe der Kontraktion nicht mehr eindrückbar ist für eine gute Wehentätigkeit. Der intraamniale Druck beträgt dann mindestens 40 mmHg. Eine verbesserte Wehenbeurteilung wird durch *externe Tokographie* (198) erzielt. Sie erlaubt eine verläßliche Beurteilung von Kontraktionsfrequenz und Wehenform und vermittelt zusätzlich einen Eindruck über (relative) Wehenintensität, Basaltonusänderungen und Kindsbewegungen. Die *interne Tokographie* (4) dagegen läßt eine quantitative Erfassung der Uterusaktivität zu. Sie ist aber, namentlich bei längerer Geburtsdauer, mit einem erhöhten Infektionsrisiko behaftet (137). Deswegen soll sie speziellen Fällen, z. B. vaginaler Geburt nach vorausgegangener Sectio caesarea, vorbehalten bleiben.

Wehenschmerz wird bei einem Amniondruck von 20–25 mmHg und mehr angegeben. Jedoch bestehen hier individuelle Unterschiede, je nach Höhe der Schmerzschwelle. Die Schmerzintensität läßt keinen verläßlichen Rückschluß auf die Uterusaktivität zu.

Die Wehentätigkeit wird durch die Lage (stehend, Rücken- oder Seitenlage) beeinflußt. Während in Rückenlage die Wehen häufiger aber schwächer auftreten, sind sie im Stehen und in Seitenlage seltener, aber intensiver (159). Der Effekt des Lagewechsels tritt meistens sofort ein und bleibt bestehen, solange die betreffende Haltung eingenommen wird (35). Er ist zudem unabhängig von Parität, Lage des Kindes und Stadium der Geburt (39).

Weichteilwiderstand

Die Eröffnungsgeschwindigkeit der Zervix ist eine Resultante aus Uterusaktivität und Zervixwiderstand. Neuere Untersuchungen von LINDGREN (146, 147) bestätigen frühere Ergebnisse (33, 111, 144), wonach die Zervix im Verlauf der Eröffnungsperiode passiv gedehnt wird. Dabei kommt eine effektive Dilatation erst zustande, wenn der kindliche vorangehende Teil in einem engen Kontakt mit der Zervix steht und gleichzeitig der Wehendruck den Zervixwiderstand übertrifft. Bei einer bestimmten Uterusaktivität ist es der Weichteilwiderstand, der Verlauf und Dauer der Eröffnung bestimmt. Dies läßt sich im Vergleich zwischen Erst- und Zweitgebärenden veranschaulichen (147): Der verringerte Zervixwiderstand der Zweitgebärenden läßt bei einer Leistung von 180 Montevideo-Einheiten eine Eröffnungsgeschwindigkeit von 8,7 cm pro Stunde zu, während bei der Erstgebärenden mit demselben Arbeitsaufwand höchstens 3,3 cm pro Stunde erreicht werden. Der vom Kopf auf die Zervix ausgeübte Druck ist beträchtlich. Er kann zwischen größtem Umfang und Berührungsgürtel über 300 mmHg steigen (143, 147). Damit lassen sich die klinischen Folgen – häufig auftretende kleine Einrisse, adaptive Veränderungen am vorangehenden Teil wie Geburtsgeschwulst und Kopfkonfiguration – leicht erklären, insbesondere wenn die Eröffnung infolge Rigidität der Zervix lange dauert.

Der an sich passive Vorgang der Eröffnung wird erst nach einer vorbereitenden Entfaltung der Zervix möglich. Diese „Reifung" ist ein *aktiver Prozeß*, wobei der Zervixbereich grundlegenden biochemischen Strukturänderungen unterworfen ist (244). Diese spielen sich vor allem am dichten kollagenen Bindegewebe ab, das den Hauptanteil der Zervix ausmacht. Nebst dem Schleimhautüberzug findet sich noch glatte Muskulatur zu etwa 15% (59, 222), deren Funktion für die Physiologie der Eröffnung ungeklärt ist, deren Kontraktionen aber meßbar sind (143) und in der Genese der zervikalen Dystokie berücksichtigt werden müssen (112, 146). Daneben wurde auch elastisches Bindegewebe nachgewiesen (96).

Eingehende Untersuchungen über die Zervixveränderungen stammen von DANFORTH u. Mitarb. (47, 48, 49): Im Vergleich zur Zervix der Nichtschwangeren findet man in der Gravidität und unter der Geburt aufgetriebene, aber intakte Kollagenfasern und ein ausgeprägtes Retikulum. Nach der Geburt sind die Kollagenfasern dünner und dissoziiert, während das Retikulum wenig Veränderungen zeigt. Der Kollagenanteil am gesamten Proteingehalt sinkt, gemessen am Hydroxyprolingehalt, von 82% auf 52% ab, und am Ende der Eröffnung finden sich im Zervixgewebe hohe Konzentrationen an Tyrosin und Phenylalanin. Der zwischen den aufgesplitterten Fasern entstehende Raum ist nur zu geringem Teil auf Wasseraufnahme zurückzuführen. Vielmehr erfolgt eine ausgeprägte Änderung in der Zusammensetzung der Grundsubstanz. Es tritt eine neue Komponente auf, die bislang noch nicht endgültig identifiziert worden ist, die aber in erster Linie ein Abbauprodukt des Kollagens darstellen dürfte. Insgesamt deuten alle Ergebnisse darauf hin, daß mit der „Reifung" der Zervix ein eindeutiger biochemischer Kollagenabbau ausgelöst wird, der den Gehalt der Zervix an dieser Substanz erheblich reduziert. Unklar ist allerdings, wie dieser Vorgang gesteuert wird. Ein direkter hormonaler Einfluß auf den Mucopolysaccharidstoffwechsel ist bisher nicht nachgewiesen worden (227), obwohl die Chondroitinsulfatsynthese in der „reifen" Zervix gesteigert ist (49, 57). Andererseits wird für den Kollagenabbau eine endokrin bedingte Aktivierung von Kollagenasen und Proteasen vermutet (219), wobei eine wesentliche Rolle dem Relaxin zukommen mag (152).

Klinische Gesichtspunkte

Verlauf und Dauer der Eröffnung

Die Eröffnung der Zervix tritt erst nach deren vollständiger Entfaltung ein. Sie verläuft, wie man seit langem weiß, nicht gleichmäßig, sondern anfänglich langsam, später schneller. Sorgfältige vaginale Untersuchungen von FRIEDMAN (68, 69), die mittlerweile vielfach bestätigt worden sind (14, 61, 101, 157, 240, 257), haben frühere Ergebnisse (268) bestätigt, wonach die graphische Darstellung der Muttermundseröffnung eine Sigmaform aufweist (Abb. 1). FRIEDMAN u. Mitarb. (68, 69, 71) unterscheiden in der Eröffnungsperiode zwischen einer Latenz- und einer Aktivphase. Die *Latenzphase* ist durch eine kontinuierliche Entfaltung der Zervix bei nur geringer Eröffnung des Muttermundes charakterisiert. Sie dauert vom Beginn der Geburt bis zum Anstieg der Eröffnungsgeschwindigkeit (Muttermundsweite ca. 3 cm). Die *aktive Phase* beginnt mit der Akzeleration. Darauf folgen die Phase des maximalen Anstiegs zwischen 4 und 8 cm Muttermundswerte, gefolgt von der Dezelerationsphase bis zur vollständigen Eröffnung. Diese Dezelerationsphase wird allerdings nicht allgemein anerkannt (61, 101, 157, 220).

Die *Dauer* der Eröffnungsperiode ist erheblichen Schwankungen unterworfen. Da beide Endpunkte – Geburtsbeginn und vollständige Dilatation des Muttermundes – nur approximativ ermittelt werden können, schwanken die Angaben von Autor zu Autor. Immerhin finden sich übereinstimmende, auf großen Kollektiven beruhende Erhebungen (257, 268), die für normale Kopflagengeburten bei Erstgebärenden eine mittlere Eröffnungsdauer von 11,5 und bei Mehrgebärenden von 7,1 Stunden errechnen. Dabei sind zwischen Europäerinnen, Afrikanerinnen und Asiatinnen kaum Unterschiede zu verzeichnen (61). Von der Gesamteröffnungsdauer entfallen bei Erstgebärenden und Mehrgebärenden gleichermaßen rund zwei Drittel auf die Latenz- und ein Drittel auf die Aktivphase (69, 268). Somit läuft bei Mehrgebärenden die gesamte Eröffnung beschleunigt ab (Abb. 2). Im Hinblick auf die großen individuellen Variationen ist die Angabe von Normgrenzen nützlicher. So dauert die Muttermundsdilatation von 2 cm auf 10 cm bei 80% der Erstgebärenden weniger als 10 Stunden und bei 80% der Mehrgebärenden weniger als 6 Stunden (14, 61). Der Verlauf der Eröffnung läßt sich aber schon in den letzten Wochen vor der Geburt grob abschätzen: Es besteht eine deutliche

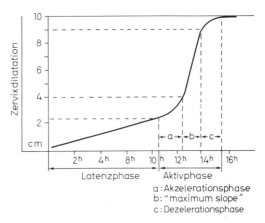

Abb. 1 Muttermundseröffnung in Abhängigkeit von der Zeit. Die einzelnen Phasen der Eröffnung (nach *Friedman*)

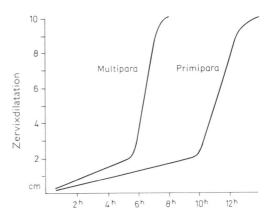

Abb. 2 Zeitlicher Verlauf der Zervixdilatation bei Erst- und Mehrgebärenden (nach *Friedman*)

Beziehung zwischen dem mit dem „Pelvic Score" (22; Tab. 1) erfaßten Reifezustand der Zervix und der Geburtsdauer (99): Bei früher Zervixreifung ist mit einem raschen Verlauf zu rechnen.

Vielfältige Faktoren beeinflussen die Eröffnungsgeschwindigkeit: Ob der frühzeitige Blasensprung beschleunigend wirkt, ist umstritten (1, 268). Dasselbe gilt für die parazervikale (112) und epidurale (19) Leitungsanästhesie, wobei bei der letzteren eine Zunahme der Uterusaktivität fehlt (216). Dage-

Tabelle 1 Aufbau des additiven „Pelvic Score" modifiziert nach *BISHOP* (22)

Kriterium	Punkte			
	0	1	2	3
Zervixlänge	2 cm	1 cm	0,5 cm	verstrichen
Zervixkonsistenz	derb	mittelweich	weich	–
Zervixlage	sakral	mediosakral	zentriert	–
Muttermundweite	<1 cm	1–2 cm	3–4 cm	5–6 cm
Vorangehender Teil in bezug auf Interspinalebene	–3 cm	–2 cm	–1/±0 cm	+1/+2 cm

12.20 Verlauf und Leitung der Geburt

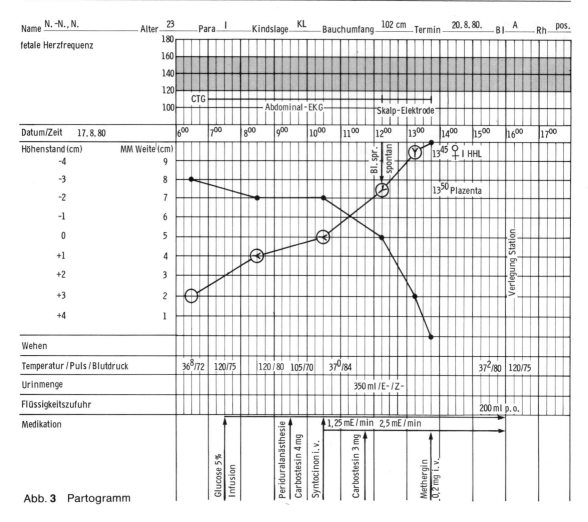

Abb. 3   Partogramm

gen ist von der systemischen Analgesie mit Opiaten eher eine Verlangsamung zu erwarten, und neuerdings konnte mittels kontinuierlicher apparativer Messung der Muttermundsweite gezeigt werden, daß vaginale Manipulation regelmäßig einen vorübergehenden Stillstand der Eröffnung bedingt (231).

Der Blasensprung

Zeitpunkt, Häufigkeit: Während in der älteren Literatur zwischen vorzeitigem, verschiedenen Stadien von frühzeitigem sowie rechtzeitigem und spätem Blasensprung unterschieden wurde (Übersicht bei 1), behandelt man heute nur noch den klinisch bedeutsamen vorzeitigen Blasensprung gesondert (46, 197, 200, s. Kap. Die letzten Schwangerschaftswochen, S. 12.1). In rund 70% aller Geburten springt die Fruchtblase spontan erst *nach* Einsetzen der Wehentätigkeit, wobei zwischen Erst- und Mehrgebärenden Unterschiede im Zeitpunkt bestehen. Bezogen auf die Fälle mit Blasensprung unter der Geburt tritt das Ereignis bei zwei Dritteln der Erstgebärenden, jedoch nur bei einem Drittel der Mehrgebärenden vor der vollständigen Zervixeröffnung ein (1). Da die Blase häufig schon früh künstlich gesprengt wird, kommt diesen Zahlen kaum noch eine praktische Bedeutung zu.

Mechanismus: Experimentelle Befunde über den Mechanismus des Blasensprunges stammen von MEUDT (160, 161). Die Zerreißfestigkeit der Fruchtblase ist größer, wenn die Eihäute intakt sind als wenn das Chorion bereits geborsten ist. Der für die Blasensprengung notwendige Berstdruck ist je nach Muttermundsweite verschieden. Bis zu einer Dilatation von 4 cm liegen die benötigten Druckwerte über 100 mmHg, können also vom Uterus unter physiologischen Bedingungen nicht aufgebracht werden. Erst wenn die Zervixeröffnung fortgeschritten ist, genügt der intraamniale Druck, um die Blase zu sprengen. Dabei bewirkt der wehenabhängig wechselnde Spannungszustand der Eihäute deren zusätzliche mechanische Schwächung, so daß die den (rechtzeitigen) Blasensprung auslösende Kontraktion nicht besonders intensiv zu sein braucht (251).

Bei vorzeitigem Blasensprung läßt sich regelmäßig eine feste Adhärenz zwischen Amnion und Chorion nachweisen (161). Zudem sind die Eihäute im

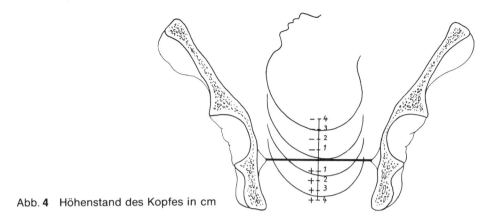

Abb. 4 Höhenstand des Kopfes in cm

Bereich der Rißstelle besonders dünn und unelastisch (7). Es wird vermutet, daß hier die Fruchtblase vorwiegend durch tangentiale Kräfte – Zug des inneren Muttermundes am Chorion, der sich direkt auf das Amnion überträgt – zur Ruptur gebracht wird (160, 161).

Diagnose: In eindeutigen Fällen ist sie klinisch leicht anhand von Anamnese und sichtbarem Abgang von Fruchtwasser zu stellen. Über den Untersuchungsgang im Zweifelsfall s. Kap. Die letzten Schwangerschaftswochen, S. 12.1.

Blasensprung und Geburtsverlauf: Ein normaler Geburtsfortschritt wird durch den Zeitpunkt des Blasensprungs wahrscheinlich nicht beeinflußt. So ist die Gesamteröffnungsdauer bei vorzeitigem mit derjenigen bei rechtzeitigem spontanem Blasensprung vergleichbar (1). Über den Effekt der künstlichen Blasensprengung bei verzögerter Eröffnung s. S. 12.46.

Leitung der Eröffnungsperiode

Kontrolle des Geburtsverlaufes, das Partogramm
Während der Eröffnungsperiode erstreckt sich die Kontrolle auf den Geburtsfortschritt inkl. Wehentätigkeit, auf den Zustand des Kindes und auf die vitalen Funktionen der Mutter. Es hat sich sehr bewährt, alle diese Befunde in ein Partogramm (128) einzutragen. Auf diese Weise können Geburtsfortschritt und Abweichungen von der Norm auf einen Blick erkannt werden. Das in der UFK Basel gebräuchliche Formular (Abb. 3) lehnt sich an das von FRIEDMAN (68) konzipierte Schema an. Auf der Vorderseite des Partogramms werden alle für die Geburt wichtigen anamnestischen Daten und Befunde eingetragen. Die innere Doppelseite dient zur Registrierung der unter der Geburt erhobenen Befunde: Muttermundsweite in cm und Stand der Leitstelle in cm über oder unter der Interspinallinie (Abb. 4), fetale Herzfrequenz und mütterliche Vitalparameter. Zusammen mit der Muttermundsweite werden auch Richtung der Pfeilnaht, Lage der Fontanellen und zusätzliche Angaben über den vorangehenden Teil eingezeichnet. Die Rückseite des Formulars schließlich ent-

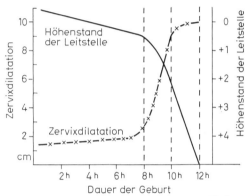

Abb. 5 Muttermundseröffnung und Tiefertreten des kindlichen Kopfes unter der Geburt – über 100 Geburten bei Erstgebärenden aus vorderer Hinterhauptslage (nach *Friedman* u. *Sachtleben*)

hält in tabellarischer Form eine epikritische Übersicht über die Geburt, wobei insbesondere Plazenta, Eihäute, Nabelschnur und Fruchtwasser eingehend beschrieben werden.

Mittlerweile sind zahlreiche Partogramme in die klinische Praxis eingeführt worden, die zum Teil Normwerte für die Geburtsdauer bereits enthalten (14, 205). Als normal wurde willkürlich die Zeit angenommen, in der 75% (205) bzw. 80% (14) der Geburten beendigt sind. Das wohl differenzierteste Partogramm stammt von PHILPOTT (189). Es hat weite Verbreitung gefunden (61, 157, 242) und enthält in detaillierter grafischer Form Angaben über fetale Herzfrequenz, Blasensprung, Fruchtwasser, Konfiguration des vorangehenden Teils, Zervixweite und Höhenstand, Wehentätigkeit, Medikamente, Blutdruck und Pulsfrequenz, Temperatur und Urinbefunde.

Auf die Problematik der Wehenbeurteilung wurde bereits eingegangen (S. 12.17). Wird die Geburt mit Hilfe der Kardiotokographie überwacht, was heute gefordert werden muß, so erhält man zur fetalen Herzfrequenzkurve gleichzeitig eine Information über die Wehentätigkeit.

Der *Geburtsfortschritt* wird anhand von Muttermundseröffnung und Tiefertreten des kindlich vorangehenden Teils beurteilt (Abb. 5). Er läßt sich zuverlässig nur durch innere Untersuchungen feststellen. Aus gründen der Asepsis sollen diese allerdings auf das notwendige Minimum beschränkt werden. Dagegen kann die äußere Untersuchung beliebig oft wiederholt werden: Lage und Verlauf der Halsfurche liefern ungefähre Informationen über Höhenstand und Haltung des Kopfes. Lokalisation von Rücken und Extremitäten sowie der vorderen Schulter lassen auf die Einstellung schließen. Zusätzlich kann man durch Tasten des physiologischen Retraktionsringes bei nicht adipösen Frauen einen gewissen Anhalt über die Muttermundsweite gewinnen: Bei einem Stand der Bandl-Furche während der Kontraktion zwei Querfinger oberhalb der Symphyse beträgt die Dilatation ca. 7 cm, bei 4 Querfinger oberhalb der Symphyse ist sie vollständig (215).

Für die *innere Untersuchung* wählen wir (UFK Basel) grundsätzlich den hohe diagnostische Sicherheit bietenden vaginalen Weg. Minutiöse prospektive, klinische und bakterielle Vergleichsstudien an großen Serien haben ergeben, daß bei der Mutter infektiöse Komplikationen nach „aseptischer" vaginaler Untersuchung unter der Geburt nicht häufiger auftreten als nach rektaler (187, 230). Auch die infektiöse Morbidität der Neugeborenen unterscheidet sich nicht in den beiden Gruppen, obwohl nach vaginalem Touchieren die Zahl positiver bakteriologischer Kulturen aus dem kindlichen Nasen/Rachenraum mit 6% doppelt so hoch lag wie nach rektaler Palpation (187). Zu den inneren Untersuchungen im weiteren Sinne gehört auch die kardiotokographische Überwachung mit direkter Ableitung des fetalen EKG vom kindlichen Skalp und simultaner intraamnialer Druckmessung. Dabei hat sich gezeigt, daß postpartales Fieber nach vaginaler Geburt mit interner Kardiotokographie nicht häufiger auftritt als wenn extern überwacht wird (38), insbesondere wenn zwischen Blasensprung und Anlegen von Skalpelektrode und Intrauterinkatheter nicht mehr als 6 Stunden verstreichen (221). Andererseits nimmt die Keimbesiedelung des Fruchtwassers mit zunehmendem Zeitintervall nach Blasensprung deutlich zu, wenn intern überwacht wird (44). Parallel dazu verläuft der Leukozytengehalt des Fruchtwassers. Nach 4 Stunden interner Kardiotokographie finden sich Leukozyten in 25% der untersuchten Proben, nach 8 Stunden in 71% (137). Zudem ist die Häufigkeit postpartaler Bakteriämien nach interner Intensivüberwachung gegenüber Fällen mit externer Kontrolle dreifach erhöht (139) und die Rate von in der Klinik erworbenen uterinen Infekten verdoppelt (86).

Da alle vaginalen Manipulationen, insbesondere aber die interne Kartiotokographie inklusive intraamniale Druckmessung als Infektionsvermittler in Betracht zu ziehen sind (88), halten wir uns (UFK Basel) an folgende Regeln: Für eine *rasche Geburt genügen 2–3 vaginale Untersuchungen*, eine nach Klinikseintritt, eine nach dem Blasensprung und evtl. eine dritte, wenn nicht feststeht, ob der Muttermund vollständig eröffnet ist, der Kopf tief steht und die Frau pressen darf. Bei protrahiertem Verlauf sind häufigere Untersuchungen nötig. Die kardiotokographische Überwachung führen wir extern durch, bis ein eindeutiger Geburtsfortschritt erkennbar ist. Erst in der Aktivphase wird die Blase gesprengt und die Skalpelektrode angelegt, vorausgesetzt, daß der Kopf ins kleine Becken eingetreten ist und abdichtet. Die Tokographie wird, wenn immer möglich, extern durchgeführt, und das Einlegen eines intraamnialen Druckkatheters bleibt speziellen Fällen – vaginale Geburt nach vorausgegangener Schnittentbindung, bekannte Uterusmißbildung usw. – vorbehalten.

Für die vaginale Untersuchung werden Vulva und Damm mit einer desinfizierenden Lösung abgespült und die Vulva so gespreizt, daß ein oder zwei Finger, möglichst ohne den Introitus zu berühren, eingeführt werden können (sterile Handschuhe). Es ist zweckmäßig, bei jeder inneren Untersuchung sich an ein festes Schema zur Befunderhebung zu halten und systematisch die nachfolgend angeführten Punkte zu prüfen. Diese lassen sich in einem Index, dem „Pelvic Score" (22) zusammenfassen (s. Tab. 1), wodurch insbesondere die Kontrolle der Latenzphase erleichtert wird (15, 108).

Beurteilt werden:

– *Zustand der Zervix und Weite des Muttermundes:* Grad der Entfaltung und Eröffnung, Konsistenz, Narben, Verhalten während der Wehen.
– *Zustand der Fruchtblase:* intakt, prall, gesprungen.
– *Vorangehender Teil:* vorliegender Teil, Stand im Becken, Größe des Kopfes im Verhältnis zur Größe des Beckens, Leitstelle, Richtung der Pfeilnaht, Lage der Fontanellen, Konfiguration, Größe der Kopfgeschwulst usw.

Der Kopf ist eingetreten, wenn die Leitstelle in Höhe der Interspinallinie oder tiefer steht (Ausnahme: Deflexionslagen), der Winkel zwischen Kopf und Symphysenhinterwand spitz oder aufgehoben ist, die Symphysenhinterwand zu drei Viertel bedeckt ist und die Sakralhöhe zu zwei Dritteln ausgefüllt ist.

– *Becken:* (s. Kap. Das weibliche Becken, Bd. II/1) Größe und Form von Beckeneingang, Beckenmitte, Beckenausgang, vorderer Beckenraum, Sakralhöhle, Wölbung und Länge des Sakrum, Spinae, Länge des Lig. sacrospinale, Schambogenwinkel, Länge der absteigenden Schambeinäste, Distanz der Sitzbeinhöcker, hinterer gerader Durchmesser im Beckenausgang, Steißbein und seine Beweglichkeit.
– *Weichteile:* Weite und Elastizität der Vagina, Beschaffenheit von Beckenboden und Damm.

Die vitalen Funktionen der Mutter und ihre Kontrolle
Die Kontrolle umfaßt Kreislauf, Atmung, Nierenfunktion und Flüssigkeitshaushalt, metabolische Funktionen und Infektionsmerkmale. Die Befunde werden in regelmäßigen Abständen erhoben und auf dem Partogramm festgehalten.
Der *Kreislauf* (s. auch Kap. Physiologische Veränderungen des Gesamtorganismus, Bd. II/1) verhält sich während der Geburt wie folgt: Das Herzminutenvolumen steigt während den Kontraktionen der Eröffnungsperiode im Vergleich zur Wehenpause um etwa 25% an. Davon entfallen rund 20% auf den Anstieg des Schlagvolumens, während die Herzfrequenz nur geringgradig zunimmt (90, 140). Während des Pressens in der Austreibungsperiode sind die Veränderungen ausgeprägter (142): Das Herzminutenvolumen verdoppelt sich nahezu, wobei es zu einer Schlagvolumenerhöhung von etwa 50% kommt und die Herzfrequenz um ein Drittel ansteigt. Tachykardien um 110/min werden allerdings nicht selten auch schon während der Eröffnung beobachtet. Kann dabei ein Kavakompressionssyndrom oder medikamentöse Einflüsse (Betasympathikomimetika, Periduralanästhesie) ausgeschlossen werden, so muß nach einer ernsthaften Schockursache, zum Beispiel einer vorzeitigen Lösung der Plazenta, einer Herzinsuffizienz usw. gesucht werden. Die Blutdruckveränderungen unter der normalen Geburt sind verhältnismäßig gering. Während der Kontraktionen in der Eröffnungsperiode steigt der systolische Druck um etwa 5–10 mmHg an. Fehlen mütterliche Risikofaktoren und ist der Geburtsverlauf normal, überprüfen wir (UFK Basel) Herzfrequenz und Blutdruck vom Klinikeintritt an in etwa vierstündlichen Abständen. Besteht anamnestisch oder klinisch ein Anhalt für eine drohende oder aktuelle Störung der Kreislauffunktion, so werden die Kontrollen unter Einbeziehung des zentralen Venendrucks großzügig vermehrt bzw. die Kreislaufgrößen kontinuierlich apparativ (Herzfrequenz- und Blutdruckmonitor) überwacht.
Die *Atmung* macht unter der Geburt folgende Veränderungen durch: Bei Eintritt in die Aktivphase der Eröffnung verdoppelt sich das Atemminutenvolumen (141). Dabei bleibt die Atemfrequenz konstant; dafür steigt das Atemzugsvolumen an. Dieses Atemverhalten bleibt während der ganzen Aktivphase konstant. In der Austreibungsperiode ist das Atemminutenvolumen gleichermaßen erhöht; es bestehen jedoch stärkere Schwankungen der Atemfrequenz, nämlich eine Verlangsamung während der Wehen und eine Steigerung in den Pausen.
Nierenfunktion, Flüssigkeitshaushalt und Stoffwechselsituation (s. Kap. Physiologische Veränderungen des Gesamtorganismus, Bd. II/1) lassen sich mittels *Urinuntersuchung* erfassen. Beurteilt werden gelöstes Volumen, spezifisches Gewicht und Proteingehalt als Parameter von Nierenfunktion und Flüssigkeitshaushalt, Zucker- und Acetonkonzentration als metabolische Indikatoren und schließlich der Nitritgehalt als „screening" zur Entdeckung einer Infektion der Harnwege mit koliformen Keimen. Wenig und hochkonzentrierter Urin findet sich bei EPH-Gestose und bei Exsikkose. Eine *Proteinurie* tritt unter der Geburt bei etwa einem Drittel der Frauen erstmals auf. Sie ist in den meisten Fällen geringgradig und übersteigt nur in etwa 3% die Einprozentgrenze. Als Ursache kommen dafür neben der EPH-Gestose die verschiedensten Nierenerkrankungen inklusive Infektion der Harnwege in Frage. Selten werden auch pathologische Eiweißkörper (Paraproteine, z. B. multiples Myelom) ausgeschieden (53).
Der *Stoffwechsel* erfährt unter der Geburt eine Steigerung. Parallel zur erhöhten Sauerstoffaufnahme ist auch, gemessen am Kalorienverbrauch, der Energieumsatz verdoppelt (141). Entsprechend wird insbesondere bei langdauernden Geburten die Entstehung einer katabolen Stoffwechsellage begünstigt, wenn nicht für ausreichende Energieträger gesorgt wird. Mit der Bestimmung von *Zucker* und *Aceton* werden Stoffwechselstörungen grob erfaßt. Da wir (UKF Basel) routinemäßig Glukose, oft auch Elektrolyte und Vitamine von Geburtsbeginn an intravenös verabreichen, lassen sich extreme metabolische Situationen vermeiden.
Als Infektionszeichen werden Temperatur sowie Leukozytenzahl kontrolliert: Während der Geburt kann die Körpertemperatur infolge des gesteigerten Energieumsatzes auf subfebrile Werte ansteigen. Temperaturen ab 38 °C sind als Symptome einer Infektion, in erster Linie einer Amnionitis, zu werten. *Leukozytenzahlen* bis 15 000 sind noch normal anzusehen (236), da unter der Geburt physiologischerweise ein Anstieg erfolgt (261). Ab 20 000 ist eine Infektion anzunehmen. Die Temperatur kontrollieren wir (UFK Basel) bei normaler Geburt und bis zum Blasensprung in vierstündlichen Abständen, danach alle zwei Stunden. Bei vorzeitigem Blasensprung und bei einer Temperaturerhöhung über 37,5 °C werden auch die Leukozyten in sechsstündlichen Intervallen gezählt.

Weitere Maßnahmen
Die Überwachung der Gebärenden umfaßt auch die Kontrolle der Blasen- und Darmfunktion. Die Patientin wird angehalten, ihre Blase oft zu entleeren, und der Füllungszustand dieses Organs wird bei jeder abdominalen Untersuchung geprüft. *Katheterisieren* ist nur ausnahmsweise nötig, nämlich dann, wenn die volle Blase den Eintritt oder das Tiefertreten des kindlichen Kopfes behindert. Steht der vorangehende Teil schon tief im Becken, so bildet die volle Blase kein Geburtshindernis mehr, denn sie ist in diesem Moment ein suprasymphysäres Organ. Vor einer operativen Geburt wird jedoch die Blase mittels Katheter entleert, weil das

volle Organ die Entwicklung des Kopfes behindern und eine Schädigung des Blasenstütz- und Sphinkterapparates verursachen kann.

Von Bedeutung sowohl für die normale Geburt als auch für alle eventuell notwendigen Narkosen ist die stark *verzögerte Entleerung von Magen und Darm*. Gegen Ende der Latenzphase der Eröffnung tritt häufig Erbrechen auf. Von diesem Zeitpunkt an soll wegen der Gefahr der Aspiration bei einer allenfalls notwendigen Narkose die orale Zufuhr auch flüssiger Substanzen unterbleiben. Die notwendige Flüssigkeits- und Kalorienmenge verabreicht man ohnehin parenteral.

Zu Beginn der Geburt hat die Patientin oft den Wunsch, aufzustehen und umherzugehen. Bei ins Becken eingetretenem Kopf wird dadurch wahrscheinlich die Entfaltung der Zervix erleichtert. Ist die Fruchtblase gesprungen und steht der Kopf noch hoch, so lassen wir die Patientin liegen. Dabei fehlen objektive Daten, daß durch das Stehen ein Nabelschnurvorfall begünstigt wird (S. 12.56).

Die *Lage* der Patientin (Seiten- oder Rückenlage) ist wahrscheinlich für den Geburtsfortschritt nicht von entscheidender Bedeutung, obwohl sie die Wehentätigkeit beeinflußt (S. 12.18). Wegen der Gefahr auch des latenten Kavakompressionssyndroms (s. Kap. Kardiotokographische Diagnostik, Bd. II/1) soll die strikte Rückenlage jedoch vermieden und zumindest eine Halbseitenlage eingenommen werden (9). Es empfiehlt sich, die Lokalisation der Plazenta, sofern sie vorher mittels Ultraschall bestimmt worden ist, für die Wahl der Lage zu berücksichtigen (Lagerung auf Gegenseite!) So kann eine rein mechanisch bedingte, häufig im Kardiotokogramm nachweisbare Minderdurchblutung dieses Organs vermieden werden.

Empirische Beobachtungen haben gezeigt, daß die *halbsitzende Stellung* von vielen Gebärenden angenehmer empfunden wird als Geburt im Liegen (Übersicht bei 9). Für Frauen, die sich psychologisch geführt auf die Geburt vorbereitet haben (s. Kap. Psychologische Methoden der Geburtserleichterung, S. 11.1), wird diese Stellung nicht nur wegen ihrer Bequemlichkeit, sondern auch, weil für die Austreibung die Schwerkraft ausgenützt wird, als optimal bezeichnet (17, 62). Bei Erstgebärenden entsprechen Wehendruck und -frequenz den in Rückenlage gemessenen Werten; die Eröffnung verläuft jedoch beschleunigt, und der Wehenschmerz wird weniger intensiv verspürt (159).

Austreibungsperiode

Definition, Dauer und Verhalten der Wehentätigkeit

Die Austreibungsperiode ist der Geburtsabschnitt zwischen der vollständigen Eröffnung des Muttermundes und der Geburt des Kindes. Innerhalb der Austreibungsperiode unterscheidet man zusätzlich zwischen der frühen und der fortgeschrittenen Phase. Die *frühe Austreibungsperiode* ist gekennzeichnet durch das allmähliche Tiefertreten des kindlichen vorangehenden Teils, ohne daß die Wehenkraft durch Betätigung der Bauchpresse unterstützt wird. Die fortgeschrittene Austreibungsperiode entspricht der *Preßperiode* und damit der Austreibungsperiode im engeren Sinn, dem Geburtsabschnitt also, in dem der Weichteilwiderstand im Bereiche von Vagina und Beckenboden überwunden und das Kind beschleunigt durch den Geburtskanal bewegt wird.

Die *Dauer* der Austreibungsperiode liegt durchschnittlich bei 41–57 Minuten für die Erstgebärende, und bei 14–20 Minuten für die Mehrgebärende (36, 61, 69, 72, 100). Neben individuellen Schwankungen in der Austreibungsdauer sind auch ethnische Eigenheiten beobachtet worden: Bei Asiatinnen und Negerinnen ist die Austreibungsperiode gegenüber weißen Frauen um rund 25% verkürzt. Da die Zeitwerte weit gestreut sind, ist die Angabe wesentlich, daß bei „normaler" Geburt aus Schädellage über 80% der Erst- und 98% der Mehrgebärenden eine Gesamtaustreibungszeit von weniger als 60 Minuten aufweisen (61). Bei über 3600 konsekutiven vaginalen Geburten der UFK Basel haben sich unabhängig von der Parität und bei einer Operationsfrequenz von 11% folgende Zeitwerte ergeben: Bei einer mittleren Dauer der Preßperiode von 10 Minuten wurde eine Gesamtaustreibungszeit bis 30 Minuten in 77%, bis 60 Minuten in 92% und bis 90 Minuten in 96% der Fälle verzeichnet (207).

In der Austreibungsperiode erreicht die *Wehentätigkeit* ihr Maximum. Die Wehenzahl steigt bis über 5 in 10 Minuten, die Wehenamplitude erreicht 50 mmHg, und die maximale Uterusaktivität beträgt somit um 250 Montevideo-Einheiten (33, 130). Die Bauchpresse führt zu einer zusätzlichen Drucksteigerung bis auf doppelte Werte (33). Normalerweise benötigt die Erstpara bis zur Geburt des Kindes weniger als 20, die Multipara weniger als 10 Preßwehen (33). Diese Zahlen sind von um so größerer Bedeutung, als das Auftreten einer kindlichen Hypoxie und Azidose mit der Dauer der Austreibungsperiode und noch eindeutiger mit der Dauer der Preßperiode und der Zahl der Preßwehen korreliert ist (127, 206, 262, 263; S. 12.47).

Frühe Austreibungsperiode

Verlauf der frühen Austreibungsperiode

Der Übergang der Eröffnung zur Austreibungsperiode ist an einer Reihe von Symptomen erkennbar: stärkeres Zeichnen, evtl. Blasensprung, Auftreten von Preßdrang, Tiefertreten und innere Rotation des Kopfes. Die Übergangsphase ist auch gekennzeichnet durch besonders intensive Schmer-

zen, wahrscheinlich als Folge des Kopfdurchtrittes durch den Muttermund.
Das rasche Tiefertreten erfolgt im allgemeinen erst, wenn sich der Muttermund ganz über dem vorangehenden Teil retrahiert hat (s. Abb. 5). Steht der Kopf in der Beckenhöhle, so ist er über der Symphyse nicht mehr tastbar. Man palpiert dann nur noch die vordere Schulter. Etwas später läßt sich vom Hinterdamm aus der Kopf in der Wehe tasten; die Dehnung von Damm und Anus beginnt. Die innere Rotation des Kopfes erfolgt verschieden rasch, meistens im Laufe einiger Wehen, manchmal, besonders bei Mehrgebärenden, während *einer* Kontraktion. Die Rotation kann auf verschiedenen Ebenen des Geburtskanals erfolgen. Einige weitere Wehen genügen im allgemeinen für das Ein- und Durchschneiden des Kopfes. Dies erfolgt meistens im geraden, seltener im schrägen, und ganz ausnahmsweise – bei besonders günstigen räumlichen Verhältnissen – im queren Durchmesser.

Leitung der frühen Austreibungsperiode

Nach vollständiger Eröffnung des Muttermundes ist die genaue Erhebung der geburtshilflichen Situation von wesentlicher Bedeutung für die Leitung des nachfolgenden, für das Kind entscheidendsten Geburtsabschnittes. Ist die Eröffnung zügig und ohne Störung erfolgt, so ist auch ein ungestörter Verlauf der Austreibungsperiode zu erwarten (157). Im Zweifelsfalle muß durch vaginale Untersuchung überprüft werden, ob die Eröffnung tatsächlich vollständig ist, und Einstellung sowie Höhenstand des Kopfes dem „Normalfall" entsprechen. So lassen sich die Dauer der Austreibungsperiode und die damit verbundene Belastung des Kindes abschätzen. Der kindliche Zustand muß bestmöglich überwacht werden. Bestehen auf Grund des Herzfrequenzmusters Zweifel am fetalen Wohlergehen, so bildet die Mikroblutanalyse eine willkommene diagnostische Ergänzung. Deutet sich eine Verzögerung der frühen Austreibungsperiode an, so muß der vaginale Befund kontrolliert und eine mechanische Dystokie (S. 12.34) ausgeschlossen werden. Für alle vaginalen Manipulationen ist aseptisches Vorgehen inkl. vorbereitender Desinfektion von Vulva und Damm eine selbstverständliche Bedingung. Bezüglich der Lagerung gelten in der frühen Austreibungsperiode dieselben Regeln wie während der Eröffnung: Die gerade Rückenlage soll wegen der Möglichkeit der „okkulten" Kavakompression vermieden werden. Sie wird übrigens spontan auch selten eingenommen, da in dieser Phase die Seitenlage bzw. die halbsitzende Stellung für viele Gebärende die bequemste ist (9, 159). Bei verzögertem Tiefertreten und mangelhafter Rotation wirkt häufig ein Lagewechsel von einer Seite auf die andere ebenso günstig wie die der alten geburtshilflichen Regel entsprechende Lagerung „auf die Seite des Teils, der tiefertreten bzw. nach vorne drehen soll" (154).

Preßperiode

Verlauf der Preßperiode

Preßdrang
Der Preßdrang ist ein reflektorischer Vorgang, wobei der Beckenboden die reflexogene Zone bildet. Offenbar kann dieser Reflex auch an anderen Stellen, z. B. durch direkten Druck auf das Rektum und auf den Plexus lumbosacralis, ausgelöst werden. Besonders bei nicht flektiertem Kopf stellt er sich schon ein, bevor der Beckenboden erreicht oder sogar bevor der Muttermund vollständig eröffnet ist. Der Preßdrang verschwindet, wenn der Reflexbogen durch eine Leitungsanästhesie ausgeschaltet wird.
Psychologisch bedeutet es für die Gebärende eine Erleichterung, wenn sie pressen und auf diese Weise aktiv mitarbeiten kann. Stellen für die meisten Frauen das Ende der Eröffnungs- und die frühe Austreibungsperiode die unangenehmsten und schmerzhaftesten Geburtsabschnitte dar, so ändert sich mit Beginn der Preßperiode offenbar auch der Schmerzcharakter. In der Preßperiode treten häufig in die Beine ausstrahlende Schmerzen auf. Sie sind die Folge der Druckwirkung des Kopfes auf den Plexus lumbosacralis und auf den N. obturatorius. Muskelkrämpfe, vor allem in den Waden, rühren von mangelnder Entspannung der Gebärenden zwischen den einzelnen Preßwehen her. Sie verschwinden gewöhnlich auf Beinmassage oder auf Strecken der Beine.

Der Zeitfaktor
Die Preßperiode stellt für Mutter und Kind die Phase der stärksten Belastung dar. Das Mitpressen der Mutter entspricht einem echten Valsalva-Versuch mit Behinderung des venösen Rückflusses, arterieller Blutdrucksteigerung, Bradykardie und Anstieg des Liquordruckes. Der intraokulare Druck erreicht eindeutig pathologische Werte, die denjenigen beim Glaukom entsprechen (8; s. Kap. Erkrankungen der Nieren, S. 8.13). Die Uterusdurchblutung steht in direkter Beziehung zum Amniondruck; sie nimmt mit zunehmendem Wehendruck ab (26, 126). Bei einem Anstieg des intrauterinen Drucks auf 100 mmHg und mehr, wie er während der Preßwehen häufig vorkommt (S. 12.24), wird der Perfusionsdruck am Uterus aufgehoben und die plazentare Sauerstoffaufnahme verunmöglicht (127). Die Auswirkungen dieser vorübergehenden Hypoxämie hängen von den Kompensationsmöglichkeiten in den Wehenpausen ab. Sind diese nicht vorhanden, so muß mit einer zunehmenden kindlichen Azidose gerechnet werden, deren Ausmaß von der Dauer der Preßperiode, der Wehenfrequenz und dem basalen uterinen Tonus abhängt

(127, 208). Dementsprechend sind mit zunehmender Dauer der Preßperiode gehäuft neonatal deprimierte Kinder beobachtet worden (126, 207, 262, 263). Die Ansicht, daß der kindliche Zustand sich zwangsläufig auch dann zeitabhängig verschlechtert, wenn das lückenlos geschriebene Kardiotokogramm nicht auf eine fetale Gefährdung hinweist (127), ist nicht unwidersprochen geblieben (40). Immerhin sind sich die meisten Autoren heute einig, daß die Preßperiode bei der Erstgebärenden 30 Minuten und bei der Mehrgebärenden 20 Minuten nicht überschreiten sollte (126, 133, 207). Diese Zeitmarken sollen allerdings nicht als strikte Limiten verstanden werden. Befindet sich die Leitstelle noch in Beckenmitte, und ist der Kopf noch nicht ausrotiert, so ist eine vaginal-operative Geburt unter Umständen auch für das Kind schädlicher als die Spontangeburt nach verzögerter Preßperiode (s. Kap. Die geburtshilflichen Operationen).

Ganz allgemein läßt sich sagen, daß man, wenn keine unmittelbare Gefährdung für Mutter und Kind besteht, um so länger zuwarten sollte, je schwieriger der operative Eingriff zu werden verspricht. Jedoch ist es selten gerechtfertigt, die gesamte Austreibungsperiode über zwei Stunden auszudehnen. Demgegenüber ist die Geburtsbeendigung bei sichtbarem und rotierendem Kopf durch eine Ausgangszange oder eine Vakuumextraktion für das Kind wahrscheinlich von Vorteil. Die Wahl des Instrumentes ist für den Geübten belanglos (133). Wir (UFK Basel) bevorzugen die Zange. Eine solche Geburtsbeendigung läßt sich ohne weiteres in einer Pudendusanästhesie evtl. zusammen mit einer Lachgasanalgesie durchführen.

Zur Optimierung der Preßperiode gehört auch, daß zum richtigen Zeitpunkt, d. h. nicht zu früh, gepreßt wird. Es ist günstig, die Erstgebärende erst pressen zu lassen, wenn der Kopf tief im Becken steht und rotiert ist, wenn er also vom Hinterdamm aus tastbar ist. Bei der Mehrgebärenden kann etwas früher begonnen werden, sofern die vollständige Eröffnung des Muttermundes gesichert ist. Zu frühes Pressenlassen bedeutet Risiken für das Kind und vorzeitige Erschöpfung der Mutter. Zudem wird dadurch wahrscheinlich der Halteapparat des Uterus und der übrigen Beckenorgane ungebührlich belastet, so daß die Gefahr eines späteren Deszensus zunimmt.

Es hat sich gezeigt, daß die Reoxygenation des Fetus dann genügend ist, wenn die Zahl der Preßwehen *drei bis höchstens vier in 10 Minuten* nicht übersteigt (127). Die Wehenpause muß demnach doppelt so lange dauern wie die vorausgegangene Preßwehe. Die spontane Wehenzahl beträgt aber häufig mehr als fünf in 10 Minuten. In diesem Fall ist es ratsam, die Uterusaktivität mit einem Betasympathikomimetikum zu bremsen, z. B. Fenoterol 0,01 mg i. v. oder Ritodrine 1 mg i. v., (217), auch wenn dadurch die Dauer der Preßperiode verlängert wird. Anderseits ist jede Überstimulation mit Wehenmitteln, die zu häufigeren Preßwehen und erhöhtem Basaltonus führt, auch dann zu vermeiden, wenn man sich davon eine Abkürzung der Preßperiode verspricht. Der erzielte Zeitgewinn muß oft mit einer kindlichen Hypoxie erkauft werden.

Technik des Pressens
Ob die Frau zum Pressen die Rücken- oder Seitenlage einnimmt, ist nicht entscheidend. Wichtiger ist, wie sie besser pressen kann. Die meisten Gebärenden fühlen sich in Seitenlage sowie in halbsitzender Stellung wohler als in Rückenlage (9, 159). Damit wird auch die Gefahr der V.-Kava-Kompression vermieden (165). Dementsprechend soll die Rückenlage nur während des Austrittes eingenommen werden.

Die Frage Längsbett oder Querbett läßt sich allgemeingültig nicht beantworten. Will man bei einer Mehrgebärenden auf eine Episiotomie verzichten, so mag die Lagerung im Längsbett deshalb vorteilhaft sein, weil dann der Damm weniger angespannt wird und in geringerem Maße zum Reißen tendiert (9). Im übrigen ist aber die Querbettlagerung vorteilhafter: Die Einhaltung „aseptischer" Bedingungen wird nur so möglich, der Geburtshelfer kann bequem und ohne Zeitverlust vaginaloperativ vorgehen bzw. die Episiotomie versorgen. Beim Pressen ist in jedem Fall eine zu starke Flexion der Hüftgelenke und Abduktion der Beine durch Hilfpersonen zu vermeiden. Es droht sonst die Gefahr von Schädigungen des Bandapparates im Bereiche der Symphyse und der Ileosakralgelenke. Eine Hyperkyphosierung der Lendenwirbelsäule, wie sie beim Pressen mit angezogenen Oberschenkeln leicht vorkommt, ist ebenfalls zu vermeiden wegen der Gefahr einer Schädigung des vertebralen Bandapparates (statische Insuffizienz) oder von Zwischenwirbelscheiben (Diskopathie). Gelegentlich beobachtet man denn auch im Wochenbett das Auftreten eines Wurzelkompressionssyndroms.

Leitung der Preßperiode

Bei Sichtbarwerden des Kopfes (Erstgebärende) oder bei Beginn des Pressens (Mehrgebärende) soll alles zur Geburt des Kindes vorbereitet sein: die Frau gelagert, die Genitoanalgegend desinfiziert und abgedeckt und das notwendige Instrumentarium bereitgestellt. Die Person, welche die Geburt leitet, sollte Mundschutz und einen sterilen Kittel tragen.

Der *Dammschutz*, dessen Technik als bekannt vorausgesetzt wird, hat drei Aufgaben zu erfüllen:
1. Dem Kind wird ermöglicht, in einer günstigen Haltung durchzutreten. Bei adäquater Episiotomie bleibt der Kopf beim Durchschneiden flektiert und tritt mit dem Planum suboccipitobregmaticum aus.

2. Die Raschheit des Kopfaustritts wird gesteuert und dadurch die Gefahr einer Hirnblutung durch plötzliche und starke Druckentlastung vermieden.
3. Der Damm wird vor dem (Weiter-)Reißen geschützt.

Nach Austritt des Kopfes erfolgt die Entwicklung von Schultern und Rumpf. Besteht eine Nabelschnurumschlingung, so wird man versuchen, die Nabelschnur zu lockern und die Umschlingung zu beseitigen oder, wenn das nicht gelingt, die Nabelschnur zwischen zwei Klemmen zu durchtrennen. Zur Entwicklung der vorderen Schulter ist es günstig, mit einem Finger vom kindlichen Rücken her in die entsprechende Achselhöhle einzugehen. Dadurch wird ein starker Zug am Kopf mit Lateralflexion des Halses und damit die Gefahr der Plexusschädigung oder der Klaviakulafraktur vermieden. Die hintere Schulter wird auf gleiche Art entwickelt, was kaum je Probleme bereitet. Über das Vorgehen bei Schulterdystokie s. S. 12.38.

Vor der Schulterentwicklung, d. h. sobald der Kopf ausgetreten ist, saugt man den Inhalt des Nasopharynx ab. Dazu kann man einen einfachen Gummiballon, wie er in der Otorhinologie gebräuchlich ist, verwenden. Nur durch Absaugen *vor* dem ersten Atemzug kann eine Aspiration verhindert werden.

Auf die Möglichkeiten zur Behebung des Geburtsschmerzes wird in Kap. Medikamentöse Analgesie, S. 11.15 eingegangen.

Abkürzung der Preßperiode
Im Rahmen der Spontangeburt läßt sich die Preßperiode grundsätzlich verkürzen durch
1. Verstärkung der Uterusaktivität,
2. Verminderung des perinealen Widerstandes.

Die *Verstärkung der Uterusaktivität* ist unter Berücksichtigung der bereits angeführten, pathophysiologisch begründeten Einschränkungen (S. 12.26) dann zulässig, wenn Zahl und Stärke der Wehen die durchschnittlich in der Preßperiode bestehenden Werte nicht erreichen (S. 12.24). Dazu wird verdünnte Oxytocinlösung als intravenöse Infusion solange verabreicht, bis die gewünschte Aktivität erreicht ist. Eine Überstimulation ist in jedem Fall zu vermeiden. Deshalb sind auch intramuskuläre oder einzeitig intravenöse Wehenmittelgaben abzulehnen.

Die mechanische Unterstützung der Uterusaktivität in Form des Kristeller-Handgriffs ist heute obsolet (126). Die Gefahr einer vorzeitigen Lösung der Plazenta, der fetomaternalen Transfusion und der Schädigung des Kindes durch verstärkte Schädelkompression begründet die Kontraindikation dieser noch vielfach geübten Maßnahme.

Der *Widerstand des Dammes* läßt sich pharmakologisch, mechanisch oder chirurgisch herabsetzen. Eine maximale Erschlaffung des Beckenbodens tritt dosisabhängig bei einigen Leitungsanästhesien, z. B. der lumbalen und kaudalen Periduralanästhesie ein (s. Kap. 11.2). Dabei wird jedoch gleichzeitig der Preßreflex aufgehoben, so daß die Geburt häufig operativ beendet werden muß.

Die mechanische Herabsetzung des Widerstandes durch *digitale Damm- und Introitusdehnung* oder mit Hilfe von Instrumenten (Spekulum nach BRAUEREISEN) empfiehlt sich besonders bei Frühgeburten. Beide Verfahren bezwecken, den Kopf zu entlasten und den Damm langsam zu dehnen. Der Nachteil besteht in der Möglichkeit der Überdehnung des Beckenbodens mit nachfolgender Insuffizienz. Dieser Nachteil entfällt weitgehend bei der Episiotomie.

Episiotomie
Sie stellt die gebräuchlichste Methode zur Herabsetzung des Dammwiderstandes dar. Ihre wesentlichste Bedeutung besteht darin, daß sie spätere Senkungszustände des Genitale verhindern kann. In Ländern mit fast ausschließlicher klinischer Geburtshilfe dürften denn auch fortgeschrittene Deszensusstadien seltener geworden sein. Der beste Dammschutz besteht also in einer rechtzeitigen und adäquaten Episiotomie. Wir (UFK Basel) führen sie praktisch immer durch. Ohne Dammschnitt tritt oft auch ohne Zerreißung der äußeren Haut eine Überdehnung des Dammgewebes und eine Schädigung des Diaphragma urogenitale und des Diaphragma pelvis ein. Diese subkutanen Risse heilen bindegewebig aus und lassen ein minderwertiges Narbengewebe zurück. Die Folgen sind oft eine Insuffizienz von Damm und Beckenboden, wobei Spätfolgen (Deszensus des Uterus und seiner Nachbarorgane) nicht ausbleiben.

Dammrisse sollten in einer personell genügend dotierten Klinik selten vorkommen. Ganz vermeiden lassen sie sich allerdings nicht, weil die Geburt manchmal überraschend schnell vorangeht oder die Frau undiszipliniert preßt. Dagegen sollte ein *zentraler Dammriß* bei guter Überwachung der Geburt vermeidbar sein.

Zeitpunkt der Episiotomie: Damit die Episiotomie ihren doppelten Zweck – Schonung von Damm und Beckenboden sowie Druckentlastung des kindlichen Kopfes – erfüllen kann, muß sie angelegt werden, bevor eine Überdehnung des Gewebes eingetreten ist. Andererseits soll sie nicht zu früh erfolgen, weil sonst der Blutverlust aus der Schnittwunde unnötig groß ist. Außerdem ist die Gefahr des Weiterreißens größer, wenn die Episiotomie angelegt wird, bevor eine gewisse Dehnung des Dammes besteht. Der richtige Zeitpunkt ist im allgemeinen erreicht, wenn der Kopf in der Wehe auf eine Distanz von 3–4 cm einschneidet bzw. der Durchtritt des Kopfes in den nächsten zwei bis drei Wehen erwartet werden kann.

Wird die Geburt vaginaloperativ beendet, so stellt sich die Frage, ob die Episiotomie vor oder nach Anlegen des Instrumentes vorgenommen werden

12.28 Verlauf und Leitung der Geburt

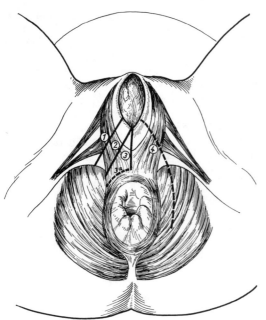

Abb. 6 Verschiedene Dammschnitte. 1 laterale Episiotomie, 2 mediolaterale Episiotomie, 3 mediane Episiotomie, 3a erweiterte mediane Episiotomie, 4 Scheiden-Damm-Beckenbodenschnitt

soll. Im Falle der Forzepsgeburt legen wir im allgemeinen zuerst die Zange an und schneiden anschließend, während wir beim Vakuumextraktor umgekehrt vorgehen, weil die große Pelotte nach der Episiotomie leichter angelegt werden kann.
Art der Episiotomie: Man unterscheidet eine *mediane, erweiterte mediane* oder *J-förmige* und eine *mediolaterale* Episiotomie (Abb. 6). Die eigentliche *laterale* wird kaum noch angewendet. Alle drei erstgenannten Schnittarten haben Vor- und Nachteile.
Die *mediane Episiotomie* blutet weniger, ist leichter zu nähen, heilt besser, macht weniger Schmerzen und hinterläßt ein funktionell und kosmetisch günstigeres Resultat. Wird sie rechtzeitig angelegt und lege artis genäht, so kann man im allgemeinen einen Zustand des Dammes fast wie bei einer Nulliparen erreichen (20, 89). Andererseits reißt die mediane Episiotomie häufiger als die mediolaterale weiter. Angaben über das Entstehen eines Dammrisses III. oder IV. Grades betragen 1,4% (131), 3% (106) sowie 5%–7% (89). Bei fachgerechter Versorgung heilen allerdings auch diese Risse fast immer per primam.
Die *mediolaterale Episiotomie* schafft am meisten Platz und kann gegebenenfalls am leichtesten erweitert werden. Man wird sie deshalb vor allem bei vaginaloperativen Geburten, bei überdurchschnittlich großem Raumbedarf (großer Kopf, enger Schambogen, niedriger Damm, Deflexions- oder Beckenendlage) oder bei Zustand nach Dammriß III. Grades wählen. Nach einer mediolateralen Episiotomie kommen allerdings kosmetisch unschöne Narben – Klaffen und narbige Verziehungen des Introitus – sowie Schmerzhaftigkeit der Narbe mit Dyspareunie noch während Monaten viel häufiger vor. Dagegen entstehen Dammrisse III. bis IV. Grades in 1% oder weniger (89, 131).
Die *erweiterte mediane oder J-förmige Episiotomie* vermindert insbesondere die Gefahr eines Dammrisses höheren Grades. Hinsichtlich der übrigen Eigenschaften steht sie in der Mitte zwischen medianem und mediolateralem Dammschnitt.
Wegen ihrer Vorteile ziehen wir für *Spontangeburten* die *mediane* und evtl. die nach links oder rechts erweiterte J-förmige Episiotomie vor und reservieren die mediolaterale für besondere Fälle.
Gute Heilungsergebnisse bei Dammriß III. und IV. Grades haben einige Geburtshelfer veranlaßt, prinzipiell die mediane Episiotomie anzuwenden. Bei Bedarf wird diese transsphinkter gelegt (in 6–14%) oder (in 8–14%) absichtlich bis ins Rektum erweitert (20, 98, 180). Bezüglich der Häufigkeit von nach medianer Schnittverlängerung aufgetretenen Rektovaginalfisteln finden sich in der neueren Literatur Angaben von 0 auf 1224 Fälle (180), 1 auf 677 Fälle (98) und 1 auf 157 Fälle (20), insgesamt in weniger als 1 auf 1000 erweiterte Schnittführungen.

Behandlung des Neugeborenen
Allgemeines
Noch vor einigen Jahren bestand die Tendenz, das Neugeborene so früh wie möglich in die Obhut des Pädiaters zu geben und damit nach dem Abnabeln die primäre Verantwortung für das Kind weiterzuleiten. In letzter Zeit haben sich gerade auf dem Gebiet der Perinatologie unter dem Einfluß einer bedeutenden interdisziplinären Zusammenarbeit die Grenzen verwischt, wobei in der neonatalen Betreuung entscheidende Fortschritte erzielt worden sind. Die tägliche Erfahrung auch von großen Kliniken mit eigener Spezialabteilung für Neonatalogie hat gezeigt, daß der Geburtshelfer unbedingt in der Lage sein muß, die unmittelbar postnatale Betreuung auch von Risikoneugeborenen (asphyktischen Kindern, Frühgeburten usw.) zu beherrschen. Die ständige Erreichbarkeit eines Pädiaters darf keinen Vorwand darstellen, die neonatalen Belange zu vernachlässigen.
Im folgenden soll lediglich auf einige Probleme der unmittelbaren Neonatalperiode eingegangen werden. Die Physiologie und Pathologie des Neugeborenen werden in Kap. Erstversorgung des Neugeborenen und Physiologie und Pathologie des Neugeborenen besprochen.

Lagerung und Abnabelung des Neugeborenen
Die plazentofetale Transfusion
Bevor die Nabelschnur ligiert wird, kommt es zu Blutvolumenverschiebungen zwischen Plazenta

und Kind. Die Größe dieser Transfusion und damit eng verbunden das Vorgehen bei der Abnabelung beeinflussen die zirkulatorische und respiratorische Adaption des Neugeborenen (199, 239). Die Transfusionsmenge hängt von verschiedenen Faktoren ab, von denen an erster Stelle die *Schwerkraft* und damit die Position des Kindes in Relation zum Niveau der Plazenta zu nenen sind (228, 229, 239, 253, 265). Daneben spielen auch die *Uterusaktivität* und *Manipulationen an der Nabelschnur* eine Rolle (201). Wird ein reifes Kind unmittelbar nach Austritt mit noch erhaltener Nabelschnurzirkulation z. B. 40 cm tiefer als die Vulva gelagert, so beträgt die transfundierte Reserveblutmenge 40–60 ml (265), mit zusätzlichem Ausstreichen der Nabelschnur im Mittel 65 ml, also rund 25% des im Kind zirkulierenden Volumens (134). Der Vorgang verläuft so schnell, daß dem Kind etwa die Hälfte der verschobenen Blutmenge innerhalb einer Minute zufließt (253). Umgekehrt geht dem Neugeborenen eine vergleichbare Blutmenge verloren, wenn es unabgenabelt 15 cm höher als die mütterliche Bauchdecke gelagert wird (229). Dasselbe trifft auch zu, wenn das Neugeborene unnötigerweise an den Füßen hochgehoben wird (201). Im letzteren Fall, aber auch bei Kopftieflagerung tiefer als das Gebärmutterniveau, ist ein zusätzlicher negativer Einfluß zu erwarten, weil der dadurch verursachte Zwerchfellhochstand die Entfaltung der Lungen erschwert und das Einsetzen der Atmung behindert (132).

Die Zeitspanne zwischen Geburt und Unterbrechung der Nabelschnurzirkulation steuert direkt das Ausmaß der plazentofetalen Transfusion. Seit ENGEL 1858, allerdings auf Grund ungenügender statistischer Unterlagen, eine Senkung der kindlichen Mortalität bei Spätligatur angab, hält die Diskussion um den günstigsten Zeitpunkt des Abnabelns bis heute an. Abnabeln erst nach Aufhören der Nabelschnurpulsation bewirkt beim tiefgelagerten Kind (unterhalb Niveau der Mutter) höhere Hämoglobinwerte und größere Eisenreserven als Folge des gesteigerten Blutvolumens. Als Folge der nach der Geburt einsetzenden Hämokonzentration steigt aber schon nach Frühabnabelung, vor dem ersten Atemzug, der Hämoglobingehalt von 16,5 auf 20,6 g%, nach Spätabnabelung erst bei pulsloser, schlaffer Nabelschnur sogar auf 23,7 g% an. Diese Differenz bleibt noch wochenlang nachweisbar und führt nach Spätligatur auch zu höheren Bilirubinkonzentrationen (134). Azidotische Kinder weisen bereits bei der Geburt eine Hämokonzentration auf. Deshalb ist bei diesen Neugeborenen von einer massiven plazentofetalen Transfusion eine zusätzliche Belastung zu erwarten (239). Schon für gesunde Kinder bedeutet die größere Blutfülle nach Spätligatur eine erhebliche Mehrbelastung des Kreislaufs, die mit höheren Blutdruckwerten auch im pulmonalen Gefäßbett und mit einer vorübergehenden Herzdilatation einhergeht (s. Kap. Physiologie und Pathologie des Neugeborenen). Spätabnabelung erfordert eine besondere Adaptation an das größere Blutvolumen.

Bei Frühgeburten sind diese Gefahren – kardiopulmonale Belastung, Ikterus – zu berücksichtigen, um so mehr als bei dem im Verhältnis größeren Plazentagewicht auch die Menge des Reserveblutes relativ größer ist. Im übrigen sind die Meinungen über den optimalen Zeitpunkt der Abnabelung bei unreifen Kindern geteilt: Während die einen Autoren (167, 199) mit der Spätligatur nach Aufhören der Pulsation bzw. nach 3 bis 5 Minuten eine geringere Frühgeburtenmortalität und eine erniedrigte Häufigkeit des respiratorischen Insuffizienzsyndroms (RDS) beobachteten, sahen andere negative Auswirkungen der Spätligatur auf Mortalität und RDS-Häufigkeit (246, 266).

Die Aufteilung der Blutmengen zwischen Fetus und Plazenta ist als physiologisch anzusehen. Das plazentare Volumen braucht somit nicht als Leihgabe betrachtet zu werden, die bei Geburt dem Kind zurückerstattet werden muß (110). Vielmehr bedeutet die übermäßige Blutzufuhr eine zusätzliche Belastung im Rahmen der fetoneonatalen Umstellung. Deren aktive Förderung ist mindestens bei Risikokindern kontraindiziert, sofern nicht intrauterin ein nachweisbarer Blutverlust entstanden ist (239).

Praktisches Vorgehen

Unmittelbar nach der Geburt lagern wir (UFK Basel) das Kind horizontal auf den Oberschenkeln des Geburtshelfers (wo noch Geburten im Längsbett erfolgen zwischen den Beinen der Mutter). Der Pharynx wird so oft wie möglich abgesaugt. „Rasseln" zeigt, daß die Toilette der Atemwege unvollständig ist.

Beim gesunden, reifen Kind ligiert man die Nabelschnur, sobald es kräftig schreit. Bei Risikokindern, die einer sofortigen Behandlung bedürfen (asphyktische Kinder, Frühgeburten usw.), unterbindet man die Nabelschnur frühzeitig. Keinesfalls soll das Neugeborene unabgenabelt der Mutter auf Bauch oder Brust (138) gelegt werden. Ist die Nabelschnur ligiert und die freie Atmung gewährleistet, läßt sich gegen diesen frühen extrauterinen Körperkontakt nichts einwenden (S. 12.30).

Methoden des Abnabelns: Es sind zahlreiche Verfahren im Gebrauch. Im Prinzip eignen sich alle Methoden, die eine aseptische Behandlung garantieren und Nachblutungen mit großer Sicherheit verhindern. Wir (UFK Basel) bevorzugen ein provisorisches Abnabeln mit breiten Péan-Klemmen und die definitive Versorgung des gekürzten Stumpfes mit wegwerfbaren Plastikklemmen. Es kann aber auch ein steriles Stoffbändchen verwendet werden. Das plazentare Ende der Nabelschnur wird ebenfalls mit einer Klemme verschlossen. Davon wird, wiederum zwischen Klemmen, ein etwa 15 cm langes Stück für die Blutgasanalyse abgesetzt. Aus dem verbleibenden, plazentanahen Nabelschnurabschnitt läßt sich noch genügend Blut für diagnostische Zwecke (serologische, hämatologische und chemische Untersuchungen) gewinnen.

Beurteilung des kindlichen Zustandes

Das gesunde und durch Narkotika nicht beeinflußte Kind atmet und schreit unmittelbar nach der Geburt. Außer auf die Schrei- und Atemzeit wird man auf den übrigen Zustand, den Herzschlag, die Hautfarbe, den Muskeltonus und die Reflexe achten. Das von APGAR angegebene Schema zur Beurteilung des Neugeborenen (s. Kap. Erstversorgung des Neugeborenen) hat sich allgemein eingebürgert. Der erfahrene Geburtshelfer wird diese Lebensäußerung ganz automatisch beobachten und gleichzeitig prüfen, ob das Kind irgendwelche Mißbildungen aufweist.

Auch der Zustand der Nabelschnur kann zur Beurteilung des kindlichen Allgemeinzustandes herangezogen werden. Eine bei der Geburt pulsierende, prall gefüllte Nabelschnur findet man bei zirkulatorisch befriedigenden Verhältnissen, eine schlaffe ist ein Hinweis auf eine kardiovaskuläre Depression.

Identifikation

Eine ausreichende, doppelte Kennzeichnung des Neugeborenen erweist sich bei Kliniksgeburten als unbedingt erforderlich. Mutter und Kind dürfen auf keinen Fall vor Abschluß der Identifikation getrennt werden. Bewährt haben sich Namensbändchen, mit waschechter Tusche beschriftet (Name, Geschlecht, Kennummer), die um das Handgelenk gebunden werden. Auch schmale Plastikfolien mit eingestanztem Namen oder Ketten aus Plastikperlen, die Buchstaben oder Zahlen tragen, können verwendet werden. In zunehmendem Maße werden als Identifikationssystem die Fußabdrücke der Kinder zusammen mit einem Fingerabdruck der Mutter in den Geburtsakten festgehalten.

Familienbezogene Geburtshilfe

In letzter Zeit wird in zunehmendem Maße das Verlangen laut, die Geburt als einschneidendes familiäres Ereignis mit ausgeprägt emotionsbetontem Charakter in familiärem Rahmen, d. h. unter aktiver Einbeziehung des Vaters und Respektierung des Kindes als beteiligtes Subjekt, zu erleben. Diese Tendenz ist nicht zuletzt Reaktion auf die hochtechnisierte, zufolge ihrer „sterilen" Atmosphäre nicht selten angst- und abwehreinflößenden modernen Geburtshilfe anzusehen, wo durchaus die Gefahr besteht, daß über dem apparativen Aufwand der menschliche Aspekt vernachlässigt wird. Die Anwesenheit des Vaters bei einer unkomplizierten Geburt sollte eine Selbstverständlichkeit sein. Der vor allem in den USA von einzelnen geäußerte Wunsch nach seiner aktiven Beteiligung am Geschehen geht über den heute vielfach geübten Rahmen – verbale Unterstützung und Anspornen der Gebärenden, einfache Handreichungen – hinaus. Gefordert wird vielmehr, dem Vater wesentliche Handgriffe, mindestens die Durchtrennung der Nabelschnur, nach Möglichkeit aber die gesamte Entwicklung des Kindes zu überlassen, wie dies in der vorklinischen Geburtshilfe häufig üblich war (Übersicht bei 124). Sofern *beide Gatten* sich über längere Zeit nicht nur psychologisch, sondern auch in physiologischer Hinsicht mit dem Geburtsvorgang auseinandergesetzt haben, ist eine derartige Delegierung der Handgriffe unter Anleitung durch den Geburtshelfer nicht abwegig. Fehlt jedoch die Bereitschaft der Eltern zur partnerschaftlichen Geburtshilfe, so dürften anstelle des beglückenden Erlebens Angst und Verwirrung die dominierenden Gefühle sein.

Nach LEBOYER (138) stellt die Geburt für das Kind ein außerordentlich heftiges psychisches und physisches Trauma dar, das es unter allen Umständen zu mildern gilt. Um den Übergang ins extrauterine Milieu „sanft" erleben zu lassen, sollen die intrauterinen Verhältnisse nachgeahmt werden: Es sollen im Gebärzimmer Dunkelheit und Stille herrschen, der sofortige Kontakt des Kindes mit dem mütterlichen Körper ermöglicht werden und die Abnabelung erst erfolgen, wenn sich das Neugeborene gut an die extrauterinen Verhältnisse angepaßt hat. Nachteile s. S. 12.29.

Auf den Wochenbettstationen hat die Rücksicht auf die familiäre Einheit bereits vielfach zu organisatorischen Änderungen mit Aufgabe der strikten Absonderung des Kindes von der Mutter geführt: „Raumgemeinschaft" („rooming in") mit „freiem" Stillen („self demand") sind an deren Stelle getreten (Literatur bei 54, 150).

Den Wünschen nach familienbezogener Geburtshilfe soll ohne weiteres entsprochen werden, solange sie nicht mit einer medizinisch begründeten Notwendigkeit interferieren und im Einzelfall für Mutter und/oder Kind von Nachteil sind. In diesem Sinne hieße es, die während Jahrzehnten gewonnenen Erfahrungen verleugnen, wollte man dem bisweilen geäußerten, emotionsbetonten Ruf nach Wiederaufnahme der häuslichen Geburtshilfe Folge leisten.

Atypische und pathologische Geburt

Definition

Wir bezeichnen eine Geburt als *atypisch* (regelwidrig), wenn sie in einem oder mehreren Punkten von den statistischen Normen abweicht (z. B. okzipitoposteriore Lage, Beckenendlage). Eine atypische Geburt kann ohne erhöhte Gefährdung von

Mutter und Kind verlaufen oder ebenso wie eine normale Geburt durch Hinzutreten von Komplikationen pathologisch werden. Ein pathologischer Verlauf ist bei der atypischen Geburt allerdings häufiger als bei einer „normalen" Geburt zu erwarten.

Die *pathologische* Geburt ist dagegen direkt durch den Geburtsvorgang oder indirekt durch die eventuell notwendig werdenden Eingriffe mit deutlich erhöhtem Risiko für Mutter und/oder Kind verbunden (z. B. hoher Geradstand, Stirnlage).

Anomalien der Geburtsdauer

Die zu kurze Geburt

Definition und Häufigkeit: Von einer *überstürzten Geburt* spricht man, wenn die Geburtsdauer weniger als 3 Stunden beträgt. Im Extremfall – *Sturzgeburt* – kann das Kind mit einigen Wehen bzw. in wenigen Minuten geboren werden. Ein Sonderfall der Sturzgeburt ist der *überstürzte Austritt* des Kindes nach anfänglich mehr oder weniger normalem Geburtsverlauf. Während die überstürzte Geburt ziemlich häufig vorkommt (1%–17%; 155, 197), ist die Sturzgeburt selten.

Ätiologie: Die Ursachen für eine überstürzte Geburt sind entweder ein abnorm geringer Weichteilwiderstand und/oder eine übermäßig starke Wehentätigkeit. Ätiologisch ist der schwache Dehnungswiderstand wichtiger, obschon eine gute Wehentätigkeit Voraussetzung ist. Deshalb wird eine abnorm kurze Geburtsdauer häufig bei Mehrgebärenden, vor allem solchen mit kleinem Kind, beobachtet. Eine Hyperaktivität des Uterus ohne Wehenmittelgabe als alleinige Ursache ist selten.

Überstürzte Geburten beobachtet man recht häufig bei *isthmozervikaler Inusffizienz*. In diesen Fällen eröffnet sich der Muttermund oft spontan oder nach Entfernung der Cerclage innerhalb ganz kurzer Zeit (116). Eine abnorm kurze Geburtsdauer kann schließlich dadurch vorgetäuscht werden, daß eine Gebärende die Wehen nicht spürt. Ursache dafür können neurologische Erkrankungen (Tabes, Syringomyelie), Zustand nach Resektion des N. praesacralis (COTTE), besonders nach den erweiterten Operationen nach HELD-VARA, aber auch die Wirkung zentral sedierender *Pharmaka* (Opiate, Tranquillizer, Neuroleptika) sein.

Bezüglich der psychischen Grundhaltung findet sich der Hinweis, daß Frauen mit abnorm kurzer Geburt im Vergleich zu Gebärenden mit normaler Geburtsdauer die Schwangerschaft psychisch und physisch weniger belastend empfinden und zu einer freieren Persönlichkeitsentfaltung fähig sind (196).

Komplikationen: Die abnorm kurze Geburt, namentlich die Sturzgeburt, ist mit Gefahren sowohl für die *Mutter* als auch für das *Kind* verbunden. Bei der Mutter kommen ausgedehnte Zerreißungen von Zervix, Vagina und Damm vor. Gehäuft werden Hämatome und atonische Nachblutungen beobachtet. Die Risiken des Kindes bestehen in einer Anoxie bei stürmischer Wehentätigkeit oder einer traumatischen Schädigung des Gehirns, bedingt entweder durch Kompression bei raschem Durchtritt durch den Geburtskanal oder die plötzliche Entlastung des Kopfes beim Austritt. Bei der Sturzgeburt, welche oft überraschend erfolgt, kann das Kind zu Boden oder in die Toilettenschüssel fallen und dabei ernstlich verletzt werden.

Prophylaxe und Therapie: Bei anamnestisch bekannter Neigung zu überstürzten Geburten wird man die Patientin anhalten, so früh wie möglich, am besten schon bei der Beobachtung von Prodromalsymptomen wie Schleim- und Blutabgang oder bei Vorwehen die Klinik aufzusuchen. In solchen Fällen hat sich die *elektive (programmierte) Geburtseinleitung* besonders bewährt (25).

Bei Neigung zu überstürztem Austritt des Kopfes und starker Wehentätigkeit kann die Uterusaktivität durch intravenöse Gabe eines Betamimetikums reduziert werden (S. 12.45). Falsch und für das Kind gefährlich ist es dagegen, den Kopf in der Austreibungsperiode gewaltsam zurückhalten zu wollen.

Nach jeder abnorm kurzen Geburt muß der ganze Geburtskanal auf Verletzungen revidiert werden.

Protrahierte Geburt und Geburtsstillstand

Definition: Auf die Frage, wann der Geburtsverlauf *abnorm verlängert* ist, läßt sich eine allgemein gültige Antwort nicht geben. Die normale Streuung bewegt sich in zu weiten Grenzen. In der Literatur werden Zahlen von 18–48 Stunden für den Beginn der protrahierten Geburt genannt (71, 200, 238). In den letzten Jahren hat man sich mehrheitlich auf eine Zeit von 18 (–24) Stunden als Grenze zwischen der normalen und pathologischen Geburtsdauer geeinigt (46, 68, 197, 200). Zur Begründung dieser Grenzwerte lassen sich verschiedene Argumente anführen. Addiert man zum arithmetischen Mittelwert aller Geburten die zweifache Standardabweichung, so kommt man auf eine Zahl von etwa 17 Stunden für die Erstgebärende und 11–12 Stunden für die Mehrgebärende (72, 220, 257). In diesem Zeitraum haben etwa 95% aller Frauen geboren. Die übrigen 5% stellen dann die Gruppe mit protrahierter Geburt dar. Tatsächlich fand BEAZLEY (14) bei 5% der Erstgebärenden eine Geburtsdauer über 24 Stunden und bei 5% der Mehrgebärenden eine Verlängerung über 18 Stunden.

Die Bedeutung des oberen Normwertes von 18 (–24) Stunden hängt von der Definition des Geburtsbeginns ab. Die diesbezüglichen Schwierigkeiten sind bekannt. Während in der einen Klinik die Geburtsdauer von Beginn einer regelmäßigen, schmerzhaften und kontinuierlichen Wehentätigkeit an gerechnet wird (69, 71), sind in einer ande-

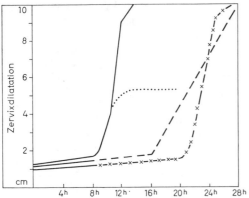

Abb. 7 Formen des protrahierten Geburtsverlaufs:
—————— normaler Verlauf,
×–×–×–× Verlängerung der Latenzphase,
– – – – – Verzögerung in der Aktivphase,
·········· sekundärer Geburtsstillstand

ren, für die Festlegung des Geburtsbeginns eine progressive Veränderung an der Zervix, d. h. zunehmende Entfaltung und Eröffnung, ausschlaggebend (14, 240, 242). Wir halten die erste Definition für zutreffender, weil im Rahmen der Latenzphase (68) die Dehnung der Zervix anfänglich sehr langsam vor sich geht, und regelmäßige und schmerzhafte Wehen eine solch intensive Uterusaktivität anzeigen, daß sie nicht einfach vernachlässigt werden können.

An der UFK Basel gelten 18 Stunden als obere Grenze der normalen Geburtsdauer, wobei die Wehentätigkeit mitberücksichtigt wird. Überschreiten dieser Zeitmarke stellt allerdings keine Indikation für eine künstliche Geburtsbeendigung dar. Vielmehr besteht in diesem Moment der zwingende Anlaß, die Situation gründlich zu überprüfen und nach Ursachen der Geburtsverzögerung zu suchen.

Zur Frage, ob der Grenzwert zwischen normaler und protrahierter Geburt für *Erst-* und *Mehrgebärende* verschieden ist, liegen keine statistischen Zahlen vor, die darauf hinweisen, daß bei der Mehrgebärenden die kindliche Gefährdung schon vor der 18. Stunde deutlich ansteigt. In Übereinstimmung mit neueren Mitteilungen (71, 242) wenden wir denselben Grenzwert für Erst- wie für Mehrgebärende an. Andere Autoren geben unterschiedliche Grenzwerte an und handeln danach (14).

Wenn man für die Diagnose der Geburtsverzögerung nur auf die verstrichene Zeit abstellt, muß man sich über einige Mängel dieser Beurteilung im klaren sein. Der Umstand ist von wesentlicher Bedeutung, daß die normale Geburt die definierten Zeitgrenzen überschreiten kann, während andererseits schwerwiegende Abweichungen vom regelrechten Verlauf bereits zu erkennen sind, wenn die Geburt sich noch im normalen zeitlichen Rahmen abspielt (71, 242).

10% aller Geburten von weniger als 20 Stunden Dauer zeigen eine Abweichung vom normalen Verlauf. Dabei sind fast die Hälfte der die 20-Stunden-Grenze übersteigenden Verläufe noch als normal zu beurteilen (84). Trotzdem bleibt die Tatsache bestehen, daß die Gefahren mit Überschreiten einer gewissen Stundenzahl der Geburtsdauer deutlich und progressiv ansteigen. Abgesehen davon bedeutet jede verlängerte Geburt aber auch eine starke physische und psychische Belastung der Gebärenden.

Häufigkeit: Sie schwankt in weiten Grenzen in Abhängigkeit vom angewandten Grenzwert und der Definition des Geburtsbeginns, weswegen die Zahlen verschiedener Kliniken nur begrenzt vergleichbar sind. Alle Statistiken zeigen aber ein starkes Überwiegen der Erstgebärenden (2:1 bis 3:1) (73, 243). Wenn die Betrachtung nur hinsichtlich der Zeitlimite für die gesamte Geburtsdauer erfolgt, bewegen sich die Zahlen zwischen 1,4 und 9% (73, 200). Unabhängig von der Zeitgrenze finden sich aber Verzögerungen von einzelnen Geburtsphasen in bis zu 40% (71). Die aktivere Geburtsleitung der letzten Jahre hat dazu geführt, daß die Häufigkeit der protrahierten Geburt geringer geworden ist (15, 25, 175, 176, 185, 240, 242).

Ätiologie: Die Ursachen können *mechanischer* oder *funktioneller* Art sein. Unter den ersteren lassen sich solche *mütterlicher* und solche *kindlicher* Art unterscheiden. Nicht selten besteht eine *Kombination* mütterlicher und kindlicher Faktoren (Mißverhältnis zwischen Kopf und Becken) oder eine kombinierte mechanisch-funktionelle Dystokie (mechanisches Hindernis und Wehenschwäche).

Verzögerung und Geburtsstillstand in der Eröffnungsperiode

Umfangreiche und subtile Untersuchungen zur Störung des Geburtsverlaufes in der Eröffnungsperiode stammen von FRIEDMAN u. Mitarb. (70, 71, 73–76, 78, 79, 84). Aufgrund eingehender Analysen grenzen die Autoren 6 unterschiedliche Verlaufsformen ab, ohne sich dafür auf willkürlich definierte Zeitwerte für die Gesamteröffnungsdauer zu beziehen. Es sind dies: 1. Verlängerung der Latenzphase, 2. verzögerte Eröffnung in der Aktivphase, 3. verzögertes Tiefertreten des vorangehenden Teils, 4. sekundärer Stillstand der Zervixeröffnung, 5. sekundärer Stillstand des vorangehenden Teils, 6. verlängerte Dezelerationsphase. Da zwischen diesen als separate Entitäten definierten Verläufen vielfältige Beziehungen bestehen und zudem die Abgrenzung einer separaten Dezelerationsphase nicht allgemein akzeptiert wird (S. 12.19), halten wir den Vorschlag von STUDD (242) für gerechtfertigt, für den praktischen Gebrauch drei Formen der Störung in der Eröffnungsperiode zu unterscheiden (Abb. 7), nämlich

1. Verlängerung der Latenzphase,
2. Verzögerung in der Aktivphase,
3. sekundärer Geburtsstillstand.

Verlängerung der Latenzphase (70, 71, 73, 77, 242)
Sie kommt vor allem bei Primiparae vor, wo man sie in 36% der abnormen und in 2,3% aller Geburten beobachtet. Bei Multiparae besteht sie in 53% der dystoken Verläufe, was 0,4% der Gesamtgeburtenzahl ausmacht. Ursächlich fanden sich eine zu frühe und/oder zu intensive Sedierung, eine unreife Zervix kombiniert mit gestörter Uterusaktivität und in 10% schmerzhafte Vorwehen. Die verlängerte Latenzphase an sich stellt keine schwerwiegende Störung dar. Wenn sie isoliert auftritt, ist die vaginale Geburt die Regel. In einem Teil der Fälle (14%) ist sie allerdings von einer abnormen Aktivphase gefolgt. In diesem Fall ist mit einer erhöhten Kaiserschnittfrequenz (40%) zu rechnen (71).
Für die *Behandlung* kommen grundsätzlich zwei gänzlich entgegengesetzte Maßnahmen in Betracht, nämlich die pharmakologische *Stimulation* (Oxytocin, Prostaglandin) oder die *Ruhigstellung* (Betamimetika) des Uterus (S. 12.45). Von einer zu frühen Blasensprengung ist abzuraten; besonders bei noch unreifer Zervix läßt diese Maßnahme mehr zusätzliche Probleme erwarten als sie zu lösen vermag.

Verzögerung in der Aktivphase (70, 71, 74, 76–78, 242)
Eine verzögerte Aktivphase besteht, wenn die Eröffnungsgeschwindigkeit des Muttermundes bei der Erstgebärenden weniger als 1,2 cm/Stunde und bei der Mehrgebärenden weniger als 1,5 cm/Stunde beträgt. Dies entspricht einer maximalen Dauer der Aktivphase von 6 bzw. 5,2 Stunden. Ursachen sind ein *Mißverhältnis* meist leichteren Grades, eine falsche *Einstellung* und/oder *Haltung* des kindlichen Kopfes oder *ungenügende Uterusaktivität* häufig aufgrund übermäßiger Sedierung oder zu früher Leitungsanästhesie.
Die *Behandlung* der verzögerten Aktivphase besteht in erster Linie in der Gabe von Wehenmitteln und bei geeigneter Situation zusätzlicher Blasensprengung. Dennoch ist im Vergleich zum Gesamtgeburtengut eine auf das Doppelte erhöhte Kaiserschnittfrequenz und eine sechsfache Zahl von Forzepsgeburten aus Beckenmitte mitgeteilt worden.

Geburtsstillstand in der Eröffnungsperiode (70, 71, 75–77, 79, 241, 242)
Der Geburtsstillstand ist die Form der extremen Verzögerung der Geburt und beruht auf denselben Ursachen wie diese (mechanisch und/oder funktionell). Er kann in jeder Phase der Geburt eintreten, entweder nach anfänglich normalem oder verzögertem Verlauf.

Von Geburtsstillstand spricht man, wenn in der fortgeschrittenen Eröffnungsperiode (Muttermund 3–5 cm oder mehr) während zwei Stunden ein Geburtsfortschritt nicht zu verzeichnen ist. Auf die frühe Eröffnungsperiode (Latenzphase) ist diese Definition nicht anwendbar. Die Diagnose des Geburtsstillstandes soll durch vaginale Kontrolluntersuchungen im Abstand von 2 Stunden durch dieselbe Person objektiviert werden.
Bei einer größeren Anzahl von Frauen mit protrahiertem Geburtsverlauf beobachtet man einen sekundären Geburtsstillstand in der Eröffnungsperiode, bei Erstgebärenden mit dystoker Geburt in etwa 50%. In zwei Dritteln der Fälle geht dem Geburtsstillstand schon eine Verzögerung der Eröffnung des Muttermundes (Verzögerung in der Aktivphase) voraus, in einem Drittel kommt es zu einem sekundären Geburtsstillstand ohne vorausgehende Störung des Verlaufs der Eröffnungsperiode.
Die *Prognose* ist abhängig vom Zeitpunkt des Geburtsstillstandes, der Dauer und seiner Ursache. Sie ist günstiger bei Geburtsstillstand in der frühen (häufiger funktionelle Ursachen), ungünstiger in der späten (häufiger mechanische Ursachen) Eröffnungsperiode. Bei Erstgebärenden wurde insgesamt eine Kaiserschnittfrequenz von 29% und eine Zangenhäufigkeit aus Beckenmitte von 40% mitgeteilt. Mittels Oxytocingabe ließ sich der Zustand in 70% überwinden, wobei die Sectiorate auf 5,6% absank (70). Dagegen wurden 82,5% Schnittentbindungen durchgeführt, wenn unter Stimulation kein Geburtsfortschritt erzielt werden konnte. Bei persistierendem, sekundärem Geburtsstillstand stehen die Chancen für eine komplikationsarme vaginale Geburt so schlecht, daß in diesem Fall die Sectio ohne weiteren Versuch vaginaler Operationen empfohlen wird (50, 241).

Verzögerung und Geburtsstillstand in der Austreibungsperiode

Definition: Wir sprechen von einer Verzögerung in der Austreibungsperiode, wenn ihre Dauer 60 Minuten übersteigt. Ein Geburtsstillstand in der Austreibungsperiode ist gegeben, wenn während einer Stunde ein Geburtsfortschritt nicht zu verzeichnen ist.
Häufigkeit: Die diesbezüglichen Angaben in der Literatur bewegen sich in einem weiten Rahmen zwischen 8% und 57% und bedürfen näherer Erläuterung. Für ein aus Erst- und Mehrgebärenden zusammengesetztes Kollektiv von 33 000 Geburten der Jahre 1937 bis 1949 wurde eine Verlängerung der Austreibungsdauer über eine Stunde in 23% mitgeteilt (100). Die entsprechende Ziffer aus der UFK Basel für die Jahre 1973 bis 1974 beträgt 8% (207). Dabei ist zu bemerken, daß im zuletzt genannten Kollektiv Leitungsanästhesien kaum angewendet wurden. Bei Erstgebärenden

steigt, wenn die Analgesie mittels Epiduralanästhesie erfolgt, auch die Zahl der verzögerten Austreibungen sprunghaft von 9% auf 33% (19). Nur durch breite Anwendung der Epiduralanästhesie ist, ebenfalls bei Primiparae, der hohe Anteil von 54% verlängerten Austreibungen, wie er von einer amerikanischen Klinik angegeben wird, überhaupt zu erklären (40). Für die Interpretation der Verzögerung der Austreibungsperiode ist demnach die Art der Analgesie immer zu berücksichtigen. Unter Epiduralanästhesie sind zwar die Weichteile maximal erschlafft, der Preßreflex ist aber weitgehend aufgehoben (S. 12.25), so daß die Mitarbeit der Kreißenden für die Begrenzung dieser Geburtsphase von wesentlicher Bedeutung ist. Andererseits ist bekannt, daß die Dauer der Austreibungsperiode eng mit der Eröffnungszeit korreliert ist und eine Verlängerung besonders nach einer Störung in der späten Aktivphase eintritt (75, 76, 100). Der Verlauf des der Austreibung vorangehenden Geburtsabschnittes bestimmt deshalb auch im wesentlichen die Schwierigkeit einer eventuellen Zangenoperation. Mit zunehmender Dauer der späten Eröffnungsperiode soll die Forzepsentbindung in der Regel schwieriger werden (50). Die Erklärung dafür ist, daß (abgesehen von einer Leitungsanästhesie) die ätiologischen Faktoren für eine Störung der Austreibungsperiode identisch sind mit denen, die auch eine Verzögerung in der Eröffnungsperiode verursachen.

Dystokien durch Beckenverengungen

Definition und Häufigkeit (vergl. Kap. Das weibliche Becken, Bd. II/1): Von einer Beckenverengerung spricht man dann, wenn ein oder mehrere Durchmesser um 1 cm oder mehr verkürzt sind (gerader Durchmesser im Beckeneingang kleiner als 10 cm, querer Durchmesser im Beckeneingang kleiner als 12 cm usw.). Hochgradige Beckenverengerungen sind heute selten und werden bei weniger als 1% aller Gebärenden beobachtet (122). Ob ein bestimmtes Becken Ursache einer Dystokie ist, hängt aber nicht so sehr von den absoluten Beckenmassen als von der Beckenform und vom Verhältnis zwischen Beckengröße und kindlichen Dimensionen ab. Allerdings stellen immer noch Beckenanomalien bzw. ein Mißverhältnis Kopf/Becken mit 18 bis 37% die häufigste Indikation zur Schittentbindung dar (87, 122, 186, 260), und der Anteil von mechanisch bedingten Dystokien an der Gesamtgeburtenzahl wird mit 1 bis 5% angegeben (136). Selten ist allerdings eine Beckenverengerung so stark, daß sie der allein bestimmende Faktor für den Verlauf der Geburt wird. In der Mehrzahl der Fälle ist der Geburtsverlauf von mehreren Faktoren abhängig wie Grad der Beckenverengerung, Beckenarchitektur, Größe, Haltung, Einstellung und Konfigurabilität des kindlichen Kopfes, Lage des Kindes, Weichteilwiderstand und vor allem die Wehentätigkeit.

Arten der Beckenverengerung: Das Becken kann entweder in einer oder mehreren Ebenen verengert sein. Man unterscheidet eine Verengerung des Beckeneingangs, der Beckenmitte bzw. der Interspinalebene und des Beckenausgangs. Ist ein Durchmesser des Beckens verengt, so ist im allgemeinen die ganze Architektur verändert. Das Maß eines einzelnen Durchmessers, solange es ein gewisses Minimum nicht unterschreitet, sagt über die Geburtsprognose nicht viel aus. Entscheidend ist vielmehr die Form und Größe des gesamten Beckens und vor allem das Maß der übrigen Durchmesser in der gleichen Beckenebene. Ist z. B. der gerade Durchmesser im Beckeneingang verengt, so kann ein normaler oder großer querer Durchmesser die Verkürzung des ersteren bis zu einem gewissen Grad kompensieren. In welchem Ausmaß eine solche Kompensation möglich ist, hängt aber auch von der Beckenform ab (s. Kap. Das weibliche Becken, Bd. II/1). Beim androiden Becken ist sie geringer als bei einem gynäkoiden oder platypeloiden.

Diagnose: Die klinische und die röntgenologische Diagnose der Beckenverengerung werden in den entsprechenden Kapiteln eingehend besprochen. Hinweise geben die Anamnese (Hüftdysplasie, Beckenfrakturen, schwere Geburten) und die Allgemeinuntersuchung (Körpergröße, Deformitäten der Wirbelsäule oder der unteren Extremitäten, Anomalien von Gang und Haltung). Kleinwuchs unter 155 cm macht eine Beckenverengerung um so wahrscheinlicher, je stärker dieses Maß unterschritten wird. Lage und Haltungsanomalien weisen ebenfalls auf die Möglichkeit eines engen Beckens bzw. eines Mißverhältnisses hin. So fand man eine Hinterhauptslage bei engem Becken in nur 89% statt wie normalerweise in 96%. Die Häufigkeit von Gesichts- bzw. Stirnlage, bei denen als Ursache in über der Hälfte der Fälle eine Beckenanomalie nachzuweisen ist (129), ist verdoppelt (115). Und in 40% der Fälle mit „langem Becken" (121) wurde ein hoher Geradstand gefunden (123). Weiter müssen Hyperanteflexionen des Uterus (S. 12.36), ein vorzeitiger Blasensprung, der Hochstand des vorangehenden Teils bei Erstgebärenden am Termin, ein starker Asynklitismus, eine ödematöse Schwellung des Muttermundes, eine große Geburtsgeschwulst sowie ein verzögerter Geburtsverlauf an ein enges Becken denken lassen. Ein Stillstand des vorangehenden Teils ist in über 50% durch eine Beckenanomalie bedingt (79).

Obwohl die Mehrzahl der Frauen mit einer Beckenverengerung leichten Grades normal gebären, ist die Prognose im Einzelfall zweifelhaft, weil vor dem Partus nur ein Teil der geburtsbestimmenden Faktoren beurteilbar ist. Nicht vorausgesehen werden können die Wehentätigkeit und die Konfigurabilität des Kopfes.

Dystokien durch Veränderung der mütterlichen Weichteile

Geburtsverzögerungen durch Anomalien oder Erkrankungen der Genitalorgane oder ihrer Umgebung können sowohl in der Eröffnungs- als auch in der Austreibungsperiode auftreten. Bekannt ist die Bedeutung der *vollen Blase* oder des *vollen Rektosigmoids* für die Behinderung des Kopfeintrittes in das Becken. Die Entleerung dieser Organe kann genügen, um den Partus zu beschleunigen.

Die zervikale Dystokie
Die zervikale Dystokie organischer Natur ist in 0,5% bis 1% aller Geburten Ursache der Verzögerung oder des Stillstandes in der Eröffnungsperiode (214). Als wichtigste Ursachen sind zu nennen: Narben durch operative Eingriffe, Entzündungen oder Verätzungen, aber auch die partielle kongenitale Atresie (2). Für die Operationen lautet die Reihenfolge der Häufigkeit: Konisation, Emmet-Plastik, Zervixamputation und Cerclage in der Frühschwangerschaft, neuerdings auch Kryotherapie der Zervix. Allerdings wird auch nach Konisation eine zervikale Dystokie selten, nämlich in etwa 3% der operierten Fälle, beobachtet (105, 214). In einigen Fällen kann der Narbenring durch kleine Muttermundsinzisionen bei 6, 10 und 2 Uhr gespalten werden.

Sonderfall einer organisch bedingten zervikalen Dystokie ist die seltene *Conglutinatio orificii externi* (Abb. 8), deren Ätiologie unklar ist. Durch die Wehentätigkeit werden Zervix und unteres Uterinsegment papierdünn ausgezogen, während der Muttermund geschlossen bleibt. Ursächlich muß an eine kongenitale Anomalie oder eine entzündliche Stenose gedacht werden. Die Diagnose ergibt sich durch Spekulumuntersuchung, wo der äußere Muttermund als stecknadelkopfgroße Öffnung sichtbar ist. Häufig läßt sich digital der derbe Fibrosering im äußeren Muttermund sprengen. Ist die Öffnung zu klein und der Ring zu derb, um eine digitale Dehnung zu erlauben, so besteht die Therapie in kleinen Inzisionen des Hindernisses mit anschließender digitaler Dehnung. Die vollständige Eröffnung des Muttermundes erfolgt dann oft in ganz kurzer Zeit.

Die rigide Zervix der alten Erstgebärenden. Wenn die Geburt bei alten Primiparae durchschnittlich länger dauert und öfters protrahiert verläuft, so können zwei Faktoren ursächlich beteiligt sein: Wehenstörungen (111) und/oder erhöhter Dehnungswiderstand (214, 242). Die Bedeutung des letzten Faktors als Ursache einer Geburtsverzögerung ist schwer zu beurteilen. Die Dehnbarkeit des Bindegewebes nimmt mit steigendem Alter ab, was für die Zervixreifung eine Verminderung der fibrillären Dissoziation bedeutet (S. 12.18). Andererseits wird der Alterseinfluß durch die hormonalen Wirkungen der Gravidität zum Teil kompensiert.

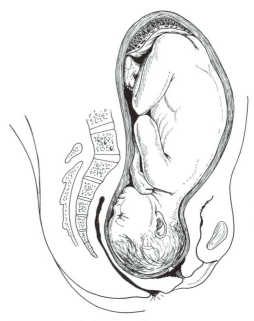

Abb. 8 Conglutinatio orificii externi (nach *Greenhill*)

Tumoren und Anomalien der Genitalorgane
Myome: (s. Kap. Gutartige Tumoren des Uterus, Bd. III) sind kein seltener Befund in der Schwangerschaft. Bei Schnittentbindungen werden sie in rund 7% angetroffen (60). Der Geburtsverlauf wird dadurch selten ungünstig beeinflußt. Ausnahmsweise kann ein subseröses gestieltes, im Douglas-Raum liegendes Myom oder auch ein Zervixmyom zu einem Geburtshindernis werden. In der Mehrzahl der Fälle aber wandern gegen Ende der Gravidität bei der Ausbildung des unteren Uterinsegmentes selbst tiefsitzende Myome nach oben in die Bauchhöhle. Dieses *Aszendieren* kann sogar noch kurze Zeit vor Geburtsbeginn erfolgen. Bei rund 15% der Fälle mit großen oder multiplen Myomen finden sich Lageanomalien des Kindes (183).

Myome werden oft für Wehenstörungen in allen Phasen der Geburt verantwortlich gemacht. Objektive Anhaltspunkte dafür, daß sie die Wehentätigkeit ungünstig beeinflussen, bestehen allerdings kaum, denn Frauen im Myomalter weisen häufiger eine dysfunktionelle Wehentätigkeit auf.

Die konservative Behandlung von die Geburtswege behindernden Myomen ist selten möglich. Vor oder zu Beginn der Geburt kann man noch versuchen, den im Douglas-Raum liegenden Knoten hochzuschieben. Meistens ist aber die Schnittentbindung die Methode der Wahl. Dabei können gleichzeitig auch günstig gelegene, vor allem gestielte Myome exstirpiert werden. Alle anderen wird man belassen, weil bei Myomektomie am puerperalen Uterus die Blutung meist beträchtlich und die Wochenbettmorbidität erhöht ist (116). Bei multiplen Myomen ist im Hinblick auf die ge-

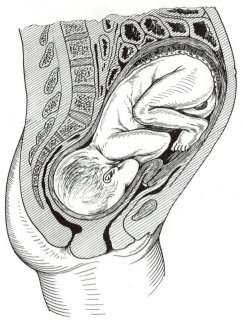

Abb. 9 Hintere Sakkulation (nach *Greenhill*)

steigerten Wochenbettkomplikationen bei Uterus myomatosus die *Hysterektomie* im Anschluß an die Sectio zu erwägen. Sie kann manchmal technisch schwierig sein. Die Operation erfordert wegen der starken Vaskularisation eine sorgfältige präliminäre Blutstillung. Die Mortalität der Schnittentbindung wird durch diesen Eingriff nicht wesentlich erhöht (51, 178), dagegen treten vermehrt intraoperative Komplikationen auf, und die postoperative Morbidität ist im Vergleich zur einfachen Sectio erhöht (10).

Beim Nachweis eines Tumors im Douglas-Raum als Geburtshindernis ist differentialdiagnostisch auch an die Möglichkeit einer *Doppelbildung des Uterus* zu denken. In seltenen Fällen kann die eine Hälfte eines Uterus duplex oder didelphis, welche das Wachstum der graviden Gebärmutter ebenfalls mitgemacht hat, im Douglas-Raum liegen und den Eintritt des vorangehenden Kindsteils ins Becken blockieren. Die Diagnose wird allerdings in weniger als 5% der Fälle richtig gestellt. Zumeist wird der Befund als Ovarialtumor fehlinterpretiert (179). Die Therapie bei Doppelbildung des Uterus ist dieselbe wie bei Myomen.

Ein *Zervixkarzinom* (s. Kap. Bösartige Tumoren, Bd. III), das in der Schwangerschaft zu 0,005% bis 0,2% angetroffen wird (95), kann auch einmal ein Geburtshindernis bilden. Dazu sei hier erwähnt, daß in jedem Fall eine vaginale Geburt wegen der Gefahr von Rissen, Blutungen und vor allem der Propagation des Karzinoms kontraindiziert ist. Bei frühen Stadien wird man an die Sectio die therapeutische Operation anschließen, fortgeschrittene Fälle sollen frühzeitig nach der Schnittentbindung bestrahlt werden.

Ovarialtumoren (s. Kap. Die gutartigen und bösartigen Tumoren der Ovarien, Bd. III) aller Gattungen können – allerdings seltener als Myome – ein Geburtshindernis bilden, wenn sie im Douglas-Raum liegen bleiben oder eventuell dort fixiert sind. Wird ein solches Hindernis nicht beseitigt, so bestehen zwei Möglichkeiten: entweder platzt ein zystischer Ovarialtumor oder es kommt zur Uterusruptur. Der zweite Ausgang ist häufiger, und zwar auch bei dünnwandigen Zysten.

Die Therapie bei einem zystischen Ovarialtumor als Geburtshindernis besteht in der Sectio caesarea mit anschließender Exstirpation des Tumors. Die Punktion vom hinteren Scheidengewölbe ist nur vertretbar, wenn kein Verdacht auf Malignität besteht. Da dies kaum je der Fall ist, so stellt die Schnittentbindung fast immer die Therapie der Wahl dar.

Tumoren und Anomalien der extragenitalen Beckenorgane
Als seltene Geburtshindernisse müssen Tumoren und Anomalien des knöchernen Beckens (Exostosen, Osteome, Osteochondrome), sodann Neurofibrome, Lipome, Sarkome, Blasen- oder Darmkarzinome usw. erwähnt werden. Als ausgesprochene Raritäten sind weiterhin zu nennen: eine nicht reponible Enterozele, eine alte Haematocele retrouterina, Blasensteine, eine in den Douglas-Raum prolabierte Milz sowie Echinokokkuszysten. Letztere werden zumeist als Ovarialzysten fehlgedeutet und wie solche punktiert (225). Im übrigen wird man bei diesen Seltenheiten die Therapie individuell gestalten.

Lageveränderungen und Anomalien des Uterus
Eine *Hyperanteflexion des Uterus* (Spitz- oder Hängebauch) ist oft ein Zeichen eines Mißverhältnisses zwischen Kopf und Becken (Erstgebärende und Mehrgebärende) oder kann durch einen ungenügenden Halt der schlaffen, überdehnten Bauchdecken und einer Rektusdiastase (Mehrgebärende) bedingt sein. Bei der Hyperanteflexion werden gehäuft Lage-, Haltungs- und Einstellungsanomalien sowie Geburtsverzögerungen beobachtet, weil sich das Geburtsobjekt nicht in Richtung der Beckeneingangsachse einstellt. Die Behandlung richtet sich nach der Ursache. Besteht ein Mißverhältnis, so ist die Sectio indiziert. Sonst läßt sich im allgemeinen durch Einbinden des Abdomens und Rückenlage bei Geburtsbeginn eine achsengerechte Einstellung des Kindes erzielen.

Der *Uterusprolaps* ist ein seltenes Ereignis unter der Geburt, da die Zervix auch ohne Behandlung meistens durch die Vorwehentätigkeit hochgezogen wird. Erfolgt die Spontanreposition nicht, muß die elongierte, hypertrophische und ödematöse Zervix vor oder zu Geburtsbeginn in die normale Lage gebracht werden. Es besteht erhöhte Infektionsgefahr.

Sakkulation des Uterus. Es handelt sich um eine nur während der Schwangerschaft bestehende Ausbuchtung der Uteruswand, die taschenartig aus allen Wandschichten aufgebaut ist. Sie kommt an verschiedenen Stellen der Gebärmutter vor, relativ häufig am Sitz der Plazenta. Im Gegensatz zum Divertikel besteht eine funktionelle Anomalie und nicht ein anatomischer Defekt (258). Die Wandung kann papierdünn sein. Da in einem Teil der Fälle die Plazenta ganz oder teilweise in der sackförmigen Ausbuchtung liegt, muß eine übermäßige Erschlaffung als Folge eines lokalen Progesteronblocks erwogen werden.

Eine extreme Sakkulation beobachtet man bei den seltenen Fällen einer ausgetragenen Schwangerschaft im retroflektierten und fixierten oder im ventrofixierten Uterus (66, 258). Die Sakkulation der Vorder- oder Hinterwand des Isthmus uteri stellt ein seltenes Geburtshindernis in der Eröffnungsperiode dar. Die isthmische Sakkulation wird denn auch kaum je vor der Geburt erkannt (258). Ihre Diagnose ergibt sich aus der Geburtsverzögerung zusammen mit der Feststellung der abnormen Lage der Zervix bzw. des Muttermundes und dem Nachweis des vorangehenden Kindsteiles in einer Ausbuchtung vor oder hinter der Zervix (Abb. 9). Die Portio liegt in diesen Fällen oft höher als die Leitstelle, entweder hinter der Symphyse (hintere Sakkulation) oder vor dem Sakrum (vordere Sakkulation).

Die Therapie hängt vom Geburtsverlauf ab. Die vaginale Geburt ist anzustreben, wenn die Sakkulation nicht mit einer fixierten Retro- oder Anteflexio vergesellschaftet ist. Dennoch wurde in 16 von 26 Fällen eine Sectio ausgeführt (258). Bei den sehr seltenen Schwangerschaften in einem retroflektierten oder ventrofixierten Uterus ist unbedingt eine Schnittentbindung vorzunehmen, da sonst eine Uterusruptur zu erwarten ist (64, 66). Man muß dabei auf eine grotesk veränderte Topographie gefaßt sein.

Die *Torsion des Uterus* im Isthmusbereich ist ein weiteres, aber außerordentlich seltenes Geburtshindernis. Die Diagnose wird fast immer erst bei der Sectio gestellt, die hier einzige Therapie ist.

Mißbildung des Uterus (s. Kap. Die normale Entwicklung und Fehlentwicklung des weiblichen Genitale, Bd. I). In über 90% der Fälle werden sie nicht erkannt, doch läßt sich bei rund 3% der Geburten eine kongenitale Uterusanomalie nachweisen, wenn das Organ subpartal systematisch nachgetastet wird (93). Dagegen werden rein klinisch nur die etwa 0,25% erfaßt, die mit Anomalien der Schwangerschaft oder der Geburt einhergehen (91). Die auftretenden Komplikationen sind verschieden, je nachdem ob der abnorme schwangere Uterus von einem oder von zwei Müller-Gängen abstammt (Tab. 2; Literatur bei 116). Insgesamt erreichen bei erheblicher Anomalie rund 50% der Schwangerschaften das dritte Trimenon, und davon erfolgt zu Dreiviertel die Geburt auf vaginalem Weg, wobei sich jedoch gehäuft Wehenstörungen finden (183).

Die Diagnose einer bedeutsamen Uterusanomalie ergibt sich aus der Vorgeschichte (Aborte, Frühgeburten) sowie aus der aktuellen geburtshilflichen Situation (Uterusform, Lageanomalien). Die Behandlung einer im voraus bekannten Anomalie ist abwartend. Ein operativer Eingriff ist nur aus geburtshilflichen Gründen indiziert.

Rund einmal auf 100 000 Schwangerschaften befindet sich die Frucht in einem rudimentären Uterushorn ohne kanalikuläre Verbindung mit dem restlichen Organ (179, 202). In dieser Situation ist die Geburt selbstverständlich nur per sectionem möglich.

Tabelle 2 Häufigkeit von Schwangerschafts- und Geburtskomplikationen bei klinisch diagnostizierten Uterusanomalien (nach *Green* u. Mitarb.)

	Abnormer Uterus aus einem Müller-Gang	Abnormer Uterus aus zwei Müller-Gängen
Frühgeburt	71%	27%
Beckenendlage	29%	22%
Sectio caesarea	41%	19%
Retention der Plazenta	0%	17%

Geburtshindernisse im Bereiche der Vagina, Vulva und des muskulären Beckenbodens

In der *Vagina* kommen angeborene und erworbene Stenosen und Verengungen vor. Außerdem kann die Scheide konstitutionell eng und unelastisch sein. Narbige Veränderungen verschiedener Ausdehnung werden nach Entzündungen, Verätzungen, plastischen Operationen und Verletzungen anläßlich früherer Geburten beobachtet. Als angeborene Anomalien kommen partielle oder totale längsverlaufende Septen, seltener quere oder ringförmige Septen vor (116). Im zweiten Fall kann die Öffnung im Septum mit dem Muttermund verwechselt werden. Während ein komplettes Längsseptum, weil es ausweicht, die Geburt kaum behindert, kann ein partielles wie ein Band vor dem vorausgehenden Kindteil liegen und sein Tiefer- oder Austreten verhindern. Reißt das Band nicht spontan, so wird es zwischen zwei Klemmen reseziert. Quere Septen müssen inzidiert und eventuell digital gedehnt werden. Unter Umständen kann sogar eine Schnittentbindung indiziert sein.

Selbst *ausgedehnte Narben* werden in der Schwangerschaft oft so stark aufgelockert, daß sie die Geburt nicht behindern. Anderenfalls muß entweder eine Inzision und Dehnung oder die Schnittentbindung in Erwägung gezogen werden.

Von den *Tumoren der Vagina* sind Myome, Fibrome, Zysten und ganz ausnahmsweise Karzinome zu erwähnen. Bilden sie ein Geburtshindernis, so kommt bei Zysten die Punktion, sonst im allgemeinen der Kaiserschnitt in Betracht.

Vulva, Introitus. Geburtshindernisse im Bereiche von Vulva und Introitus spielen nur in der Austreibungsperiode eine Rolle. In Frage kommen Narben der Vulva nach Verletzungen (besonders bei per secundam geheiltem Dammschnitt), Verätzungen, Entzündungen und Operationen (operiertes Vulvakarzinom), sodann Tumoren (Fibrome, Kondylome, Bartholin-Zyste) sowie partielle, kongenitale Stenosen. Varizen, Ödeme oder Hämatome beeinflussen dagegen den Geburtsverlauf im allgemeinen nicht. Ein intaktes Hymen, welches gelegentlich bei Beginn der Geburt noch besteht, reißt ein und bietet keinen größeren Widerstand.

Muskulärer Beckenboden. Von größter Bedeutung ist der rigide Damm, dessen Widerstand aber durch die prophylaktische Episiotomie beseitigt wird (S. 12.27).

Durch das Geburtsobjekt bedingte Dystokien

Übergewichtige Kinder
8 bis 13% aller Neugeborenen weisen ein Geburtsgewicht über 4000 g auf (97, 223). Dabei sind in zunehmendem Maß Schwierigkeiten im Geburtsverlauf zu erwarten. Das Geburtsgewicht selbst ist dabei von geringerer Bedeutung. Wichtiger ist die damit oft verbundene Vergrößerung einzelner Teile, des Kopfes oder des Schultergürtels. Bei normalen Becken wird im allgemeinen auch ein großes Kind ohne Schwierigkeiten geboren, bei leichter Beckenverengerung kann dagegen ein Mißverhältnis zwischen Kopf und Becken oder Schulter und Becken die Ursache einer Dystokie sein. Eine Häufung solcher Komplikationen ist in Populationen beobachtet worden, wo veränderte Ernährungsgewohnheiten zu einer gesteigerten Zahl großer Kinder geführt hat (212). Störungen im Geburtsverlauf beim großen Kind zeigen sich vor allem in der Verlängerung der Geburtsdauer. Davon ist in erster Linie die Eröffnungsperiode betroffen, wo sich als häufigste Ursachen Anomalien der Wehentätigkeit und Folgen mangelhafter Beziehung zwischen Kopf und Becken finden (97). Bei großen Kindern über 4000 g ist die Frequenz vaginaler und abdominaler operativer Geburten im Vergleich zu leichteren Kindern um rund die Hälfte gesteigert, und bei einem Gewicht über 4500 g beträgt die Sectiohäufigkeit 25% (97).

Die Geburtsprognose für die Mutter ist recht gut. Verletzungen (Zervix- und Vaginalrisse, Weiterreißen der Episiotomie) kommen jedoch gehäuft vor. Die kindliche perinatale Mortalität läßt sich durch eine entsprechende „prospektive" Geburtsleitung ebenso niedrig halten wie bei den leichteren Kindern (97). Dagegen muß mit einer erhöhten neonatalen Morbidität gerechnet werden: Asphyxie, Geburtstraumen, Verletzungen der Extremitäten und Nervenschädigungen sind häufiger.

Schulterdystokie

Definition und Häufigkeit: Eine Schulterdystokie besteht dann, wenn nach Geburt des kindlichen Kopfes die vordere Schulter oberhalb der Symphyse hängenbleibt. Dazu kommt es in 0,15% bis 0,38% aller Geburten am Termin (223, 245). Bei übergewichtigen Kindern treten derartige Schwierigkeiten häufiger auf; 10–20mal häufiger bei Kindern mit einem Geburtsgewicht über 4000 g (223, 245). Somit erklärt sich, daß rund 80% aller Fälle von Schulterdystokie bei der Geburt schwerer Kinder vorkommen.

Diagnose: Geht die Geburt nach Austritt des Kopfes nicht weiter, wird man versuchen, die Ursache des Stillstandes festzustellen. In Frage kommen – abgesehen von der Schulterdystokie – eine relativ (straffe Nabelschnurumschlingung) oder absolut zu kurze Nabelschnur oder eine pathologische Vergrößerung des Rumpfes. Die Diagnose ergibt sich durch die vaginale Untersuchung.

Wird als Ursache ein Hängenbleiben der vorderen Schulter nachgewiesen, so ist ein ruhiges und systematisches Handeln entscheidend für den Erfolg. Eine der Voraussetzungen für das Zustandekommen der Schulterdystokie ist die Einstellung des Schultergürtels in den geraden Durchmesser, während normalerweise die Schultern im schrägen Durchmesser austreten (18, 120). Die vordere Schulter kann in diesen Fällen obershalb der Symphyse hängenbleiben.

Prophylaxe und Therapie: Die einzig mögliche prophylaktische Maßnahme besteht darin, zu verhindern, daß sich die Schulterbreite in den geraden Durchmesser einstellt. Falsch und gefährlich ist jeder forcierte Extraktionsversuch, z.B. das Kind durch stärkeren Zug am Kopf zu entwickeln. Besonders ungünstig sind gleichzeitige Traktion, Lateralflexion und Drehung des Halses zur Entwicklung der vorderen Schulter. Dabei treten gehäuft Plexuslähmungen auf.

Zur Behandlung der Schulterdystokie sind verschiedene Methoden angegeben worden (Übersicht bei 18). Empfehlenswert ist nach Absaugen des Nasopharynx folgendes Vorgehen (18, 63, 120, 245):

1. Es wird eine genügend große Episiotomie angelegt oder die schon bestehende geradlinig erweitert, wobei eine mediane Schnittführung zur totalen Perineotomie führen kann (102).

2. Man geht mit 2 Fingern auf der Rückenseite des Kindes ein und bringt durch Druck auf die vordere Skapula die Schulterbreite in den schrägen Durchmesser. Häufig genügt diese Maßnahme allein um den Schulteraustritt zu ermöglichen. Ist dies nicht der Fall, führt der Geburtshelfer

Geburt aus Kopflage **12**.39

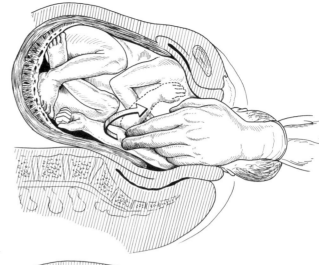

a Fassen des hinteren Armes.

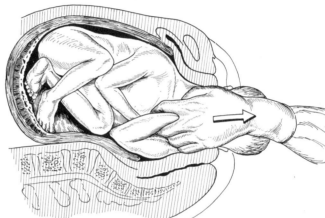

b Herunterschlagen des hinteren Armes.

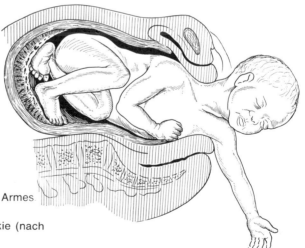

c Zustand nach Entwicklung des hinteren Armes.

Abb. **10a–c** Vorgehen bei Schulterdystokie (nach *Swartz*)

3. zwei Finger oder die halbe Hand auf der Bauchseite des Kindes ein und entwickelt den hinteren Arm zusammen mit der hinteren Schulter (Abb. 10). Manchmal ist es allerdings leichter, den vorderen Arm zuerst zu entwickeln.
4. Gelingt die Entwicklung des Schultergürtels auf diese Weise nicht, so kann die Rotation des Kindes durch Drehung der hinteren Schulter und des Kopfes um 180 Grad versucht werden. Mißlingt dieser Handgriff, bleibt zuletzt noch die Fraktur der Klavikula. Dazu wird
5. die vordere Klavikula durch Druck entweder mit einem Finger oder mit einer eingeführten geschützten Kocher-Klemme gebrochen. Da bei

der Kleidotomie mit der Schere Nebenverletzungen häufig auftreten, soll dieses Verfahren für tote Feten reserviert bleiben.
Prognose: Die Komplikationen betreffen vor allem das Kind. Die mütterliche Morbidität – ausgedehnte Weichteilverletzungen, besonders Dammrisse III. und IV. Grades, bei unsachgemäßem Vorgehen aber auch Uterusruptur (18) – ist erhöht. Erheblich belastet sind die kindliche Morbidität und perinatale Mortalität. Letztere schwankt zwischen 2% und 16% (120, 245). Bei über 100 Fällen betrugen die kindliche perinatale Mortalität 2%, die Morbidität knapp 7%, und bei einer Nachuntersuchung nach 8–10 Jahren wiesen etwa 4% eine geistige Retardierung, 10% einen herabgesetzten Intelligenzquotienten und etwa 15% Sprachdefekte auf (151).
Die hauptsächlichsten *Todesursachen* sind *Asphyxie* und *Trauma*. Obwohl der Kopf geboren ist und die oberen Luftwege frei sind, besteht eine erhöhte Aphyxiegefahr, weil bei der starken Thoraxkompression eine pulmonale Ventilation nicht möglich ist und zusätzlich die Nabelschnurzirkulation unterbrochen wird. Unter den Schädigungen stehen Plexuslähmungen, Hirnschäden, Klavikula- und seltener Humerusfrakturen im Vordergrund.

Mißbildungen des Kindes als Geburtshindernis
Kindliche Mißbildungen sind seltene Ursachen einer Dystokie, da diese Kinder häufig als Frühgeburt und/oder tot geboren werden bzw. die Mißbildungen im allgemeinen nicht zur Vergrößerung eines Kindsteils führen. Als Ursachen einer mechanischen Dystokie kommen alle stärkeren Vergrößerungen eines Kindsteils sowie Doppelmißbildungen in Betracht. Erhebliche Formentstellungen des kindlichen Körpers werden bei rund 2‰ gefunden (164, 183). Davon verursachen etwa ein Drittel Störungen des Geburtsablaufs.
Hydrozepahlus: Ein angeborener Hydrocephalus internus oder externus ist die häufigste Ursache mißbildungsbedingter Dystokien. Er macht etwa 10% bis 15% aller kindlichen Mißbildungen und rund die Hälfte der schweren Formveränderungen aus (46, 164, 183, 194). 50% der Geburten hydrozephaler Kinder verlaufen dystok (164). Größe und Inhalt des Kopfes wechseln stark. Ein Umfang von 50 cm und mehr und ein Inhalt von 500 bis 1500 ml bis zu einem Maximum von 5000 ml kommen vor (183, 194). Oft bestehen gleichzeitig andere Mißbildungen wie eine Spina bifida, Myelomeningozelen, Klumpfüße usw., die aber geburtsmechanisch selten von Bedeutung sind. Die Kombination mit einem Hydramnion ist recht häufig. Knapp ein Drittel dieser Kinder wird in Beckenendlage geboren.
Oft wird die *Diagnose* auch bei Schädellage erst spät gestellt (s. auch Diagnose durch α-Fetoproteinbestimmung, Kap. Biochemische Diagnostik, Bd. II/1 oder Ultraschall, Kap. Ultraschalldiagnostik, Bd. II/1 bzw. Röntgen, Kap. Röntgendiagnostik, Bd. II/1). Bei der äußeren Untersuchung findet man je nach Lage des Kindes über dem Beckeneingang oder im Fundus einen im Vergleich zu einem normalen Kopf großen und mehr oder weniger prall-elastischen Tumor. Bei Schädellage ist das Becken leer, man tastet einen großen, weichen Tumor. Bei der inneren Untersuchung findet man bei leerem Becken einen teils zystischen, teils derben Tumor.
Die Wahrscheinlichkeit eines Hydrozephalus ist groß, wenn bei guter Wehentätigkeit und normalem Becken der Kopf auch nach Blasensprung nicht eintritt. In jedem Verdachtsfall soll zunächst die Ultraschall-, dann evtl. auch die Röntgenuntersuchung durchgefürt werden. Letztere ist allerdings wegen der Dünne und Kalkarmut der Schädelknochen nicht immer leicht zu interpretieren (s. Kap. Röntgendiagnostik, Bd. II/1).
Bei *Beckenendlagen* sind die diagnostischen Hinweise weniger offensichtlich. Der Hydrozephalus wird deshalb oft erst erkannt, wenn der nachfolgende Kopf nicht entwickelt werden kann. Ein Hinweis auf das mögliche Vorliegen einer Mißbildung ist die Beobachtung einer Spina bifida.
Prognose: Der Geburtsverlauf gleicht dem bei Mißverhältnis im Beckeneingang. Bei abgestorbenen Kindern kann es infolge der Flüssigkeitsresorption zur Verkleinerung des Schädelumfanges und zur Spontangeburt kommen.
Die Gefahren für die *Mutter* bei nichterkanntem Hydrozephalus sind beträchtlich und bestehen vor allem in der Uterusruptur – entweder als Folge des Mißverhältnisses oder eines falsch indizierten Eingriffes zur Geburtsbeendigung. Eine Uterusruptur kann schon vor der vollständigen Eröffnung des Muttermundes eintreten.
Die kindliche Prognose ist bei einem Hydrozephalus, der Anlaß zu einem Mißverhältnis gibt, naturgemäß schlecht. Bei Berücksichtigung auch der leichten Fälle, welche am Leben bleiben können, beträgt die kindliche perinatale Mortalität etwa 70% (197).
Die *Therapie* besteht in allen eindeutigen Fällen in der frühzeitigen Verkleinerung des Kopfumfanges, am besten (Hochstand des Kopfes!) durch eine Punktion bei Spekulumeinstellung, sobald der Muttermund mindestens auf 3 cm erweitert ist. Eventuell muß sie auch transabdominal erfolgen. In den meisten Fällen genügt diese Entlastung, damit die Geburt normal vorangeht. Die wegen der Möglichkeit von Nebenverletzungen gefährlichere Perforation und Ausräumung des Schädels sollte für die wenigen Fälle reserviert bleiben, bei denen eine Punktion nicht genügt. Bei einem Hydrozephalus des nachfolgenden Kopfes besteht die Behandlung ebenfalls in der Punktion oder eventuell Perforation.
Liegt eine wenig ausgeprägte Form von Hydrozephalus vor, so ist zu bedenken, daß nach neurochir-

urgischer Behandlung 50% bis 80% der Kinder eine normale körperliche und geistige Entwicklung nehmen (183). In diesen Fällen muß nach Ausschluß weiterer Mißbildungen das Vorgehen zusammen mit den Eltern entschieden werden.

Inienzephalus: Diese Mißbildung findet sich ungefähr einmal auf 5000 Geburten, dabei ist eine Dystokie mit hoher Wahrscheinlichkeit zu erwarten (43, 164). Die Deformität besteht darin, daß bei defekter und extrem lordosierter Halswirbelsäule Teile des Gehirns mit dem dorsalen Rückenmark verwachsen sind, so daß das Gesicht nach oben schaut und eine breite zephalothorakale Masse mit ungünstigem Durchtrittsplanum entsteht (183). Auffallend ist bei dieser Mißbildung die Tendenz zur Schulterdystokie (164).

Die *Diagnose* wird häufig erst unter der Geburt gestellt, wenn eine Dystokie auftritt. Die Kenntnis dieser lebensunfähigen Anomalie läßt den Verdacht aber in zunehmendem Maß schon mit der Ultraschalluntersuchung in der Schwangerschaft äußern.

Therapie: Nach Bestätigung der Diagnose „Inienzephalus" soll die (vorzeitige) Geburt angestrebt werden. Je früher in der Schwangerschaft diese erfolgt, desto risikoärmer ist der vaginale Weg. Eigene Beobachtungen (UFK Basel) haben gezeigt, daß am Termin die unkomplizierte vaginale Geburt vereinzelt zwar möglich ist, daß aber beim Auftreten eines dystoken Verlaufs oft die Schnittentbindung gewählt werden muß, die heute im Vergleich zur vaginaldestruierenden Operation auch mit weniger mütterlichen Komplikationen behaftet ist.

Vergrößerungen des kindlichen Rumpfes: Ebenfalls seltener als ein Hydrozephalus sind Vergrößerungen des Leibes oder Tumoren der kaudalen Körperhälfte für eine Dystokie verantwortlich. Ursachen einer solchen Vergrößerung des Leibes sind eine gefüllte Harnblase bei Atresie der Urethra, seltener Aszites, allgemeiner Hydrops, Zystennieren oder Tumoren der Abdominalorgane. An Tumoren des kaudalen Körperendes sind Lipome, Fibrome sowie Teratome zu erwähnen.

Die *Diagnose* all dieser Veränderungen wird oft erst gestellt, wenn nach der Geburt des Kopfes der Rumpf nicht entwickelt werden kann. Mit zunehmender Anwendung der Ultraschalluntersuchung ist die Erkennung schon pränatal zu erwarten, so daß eine frühzeitige Behandlung eingeleitet werden kann. Diese besteht dann in der Punktion der Bauchhöhle oder bei soliden Veränderungen in der primären Sectio. Vaginal destruierende Maßnahmen sollten wegen ihrer Risiken die Ausnahme bilden.

Andere Mißbildungen sin sind sehr selten Ursache einer Dystokie. Ein *intrakranieller Tumor* muß erwogen werden, wenn bei der Punktion eines „Hydrozephalus" keine Flüssigkeit gewonnen wird (6). Die Behandlung besteht dann in der Ausräumung der Tumormassen oder in der Sectio.

Gelegentlich führt die Makrozephalie bei *Osteogenesis imperfecta* oder bei *thanatophorem Zwergwuchs* zur Geburtsverzögerung (183), und bei einer *Akranie-Anenzephalie* kann es zur Schulterdystokie kommen, wenn der kleine Kopf durch den noch nicht eröffneten Muttermund geboren worden ist. Die Häufigkeit dieser Kopfmißbildungen beträgt etwa 1:750 bis 1000 Geburten, in vielen Fällen findet sich gleichzeitig ein Hydramnion (164). Die Therapie besteht gegebenenfalls in der Fraktur der Klavikula bzw. in der Kleidotomie und in der Extraktion des Rumpfes.

Anenzephale Kinder und auch solche mit *Tumoren am Hals* – meistens an der Vorderseite (kongenitale Strumen, Lymphome, Spaltbildungen der Wirbelsäule) – werden oft in Gesichtslage geboren, ohne daß dabei als Folge der Mißbildung besondere Schwierigkeiten auftreten. Solche sind auch bei der *Hemikranie,* den Meningoenzephalozelen usw. kaum zu erwarten, weil die Kinder im allgemeinen klein und häufig abgestorben sind. Außerdem weisen die Zelen eine weiche Konsistenz auf. Dasselbe gilt für die *Spina bifida,* die *Meningozelen* und *Omphalozelen.*

Der *Akardius,* der in verschiedenen Formen und Größen vorkommt und gelegentlich stark ödematös ist, bleibt im allgemeinen doch so klein, daß er eine Dystokie nicht verursacht.

Doppelmißbildungen (siamesische Zwillinge) werden bei einer auf 50 000 bis 80 000 ausgetragenen Schwangerschaften gefunden (65, 182). Es kommen symmetrische und asymmetrische Doppelbildungen vor, außerdem gibt es zahlreiche Varianten hinsichtlich des Ortes und der Ausdehnung der Verbindungen. Die häufigste Form ist mit 73% aller mitgeteilten Fälle der Thorakopagus, während ein Kraniopagus nur zu 2% oder einmal auf 2–4 Millionen Geburten auftritt (210). Noch seltener ist die Kombination mit Anenzephalie (181). Die Geburtsschwierigkeiten sind abhängig von der Größe der Kinder, der Art und Beweglichkeit ihrer Verbindung sowie dem Umstand, ob sie lebend oder tot sind. Am wenigsten Komplikationen verursachen die parasitären Formen, bei denen nur ein Rudiment eines Zwillings erhalten ist.

Besteht eine Verbindung in der *Längsachse* (Kraniopagus, Ischiopagus, Pygopagus), so werden die Kinder hintereinander geboren. Auch bei Verbindungen in der Querachse (Thorakopagus, Kraniopagus, Dizephalus usw.) kommt es nicht selten zur gestaffelten Spontangeburt (65, 169, 182).

Bei Doppelmißbildungen kommt es in der Regel zur Geburtsverzögerung erst in der Austreibungsperiode. Dann ist eine sorgfältige Untersuchung nötigenfalls in Narkose angezeigt. Wird eine Verbindung gefunden, sollte ihr Ausmaß abgeschätzt und das weitere Vorgehen davon abhängig gemacht werden. Gerade beim Thorakopagus ist die Geburt in Beckenendlage günstiger, da dann manchmal ein Kopf nach dem anderen entwickelt werden kann. Dasselbe gilt für die partiellen Doppelmißbildungen mit zwei Köpfen. In Schädellage können diese Monster im allgemeinen nicht spontan per vias naturales entwickelt werden, so daß eine Kraniotomie oder die Amputation eines Kopfes notwendig wird (65, 182). Falls eine Spontangeburt oder eine Entbindung durch ungefährliche Maßnahmen nicht möglich ist, so sollte man eine abdominale Schnittentbindung den Wendungsoperationen oder anderen komplizierten vaginalen Maßnahmen vorziehen.

Funktionelle Ursachen der protrahierten Geburt

Außer mechanischen Faktoren können auch funktionelle Störungen eine Verzögerung oder einen Stillstand der Geburt in der Eröffnungs- und/oder Austreibungsperiode bedingen.

Eröffnungsperiode
Bei normalen antomischen Verhältnissen zwischen Kopf und Becken und Fehlen einer Lage-Haltungs- oder Einstellungsanomalie wird die Dauer der Eröffnungsperiode einerseits durch die *Qualität der Wehenarbeit des Uterus*, andererseits durch den *Dehnungswiderstand der Zervix* bestimmt. Demnach kommen als Ursache einer verzögerten Zervixeröffnung Störungen der Wehentätigkeit (32, 33, 113, 147) und ein erhöhter Dehnungswiderstand (49, 145, 148, 226) in Frage.

Zervix: Da die Konsistenzänderungen an der Zervix nur teilweise durch die Uterusaktivität bedingt sind (101), ist es gerechtfertigt, ihre Störungen gesondert zu behandeln.

Idiopathische zervikale Dystokie: Der untere Zervixabschnitt, besonders die Gegend des äußeren Muttermundes, besteht fast ausschließlich aus Bindegewebe und nur zu einem geringen Teil aus glatter Muskulatur (S. 12.18). Deshalb sind Kontraktionen in diesem Bereich kaum mit den anatomischen Gegebenheiten zu vereinbaren. In den Vordergrund treten hier die ungenügende Reifung der Zervix (49, 148, 226). Der Umstand, daß eine auf mangelhafte Dehnbarkeit der Zervix beruhende Dystokie vor allem bei Erstgebärenden gefunden wird, erklärt sich aus dem im Vergleich zu den Mehrgebärenden noch höheren Kollagenanteil (S. 12.18).

Indirekte zervikale Dystokie (214): Durch Einstellungsanomalien, aber auch bei physiologischer Kopfhaltung kann bei fortgeschrittener Eröffnung die vordere Muttermundslippe zwischen dem vorangehenden Teil und der Symphyse eingeklemmt werden. Der fixierte Abschnitt schwillt an, und das entstandene Ödem verzögert die vollständige Dilatation. Zur Behandlung wird der kindliche Kopf in der Wehenpause abgeschoben, der Muttermundssaum vorsichtig zurückgedrängt und während der folgenden Kontraktion in dieser Stellung gehalten. Bei fehlendem Mißverhältnis wird so die vollständige Eröffnung bald erreicht.

Störungen der Wehentätigkeit: In funktioneller Hinsicht stellt unter der Geburt das untere Uterinsegment mit dem Korpus eine Einheit dar. Störungen der Wehentätigkeit betreffen somit beide Abschnitte. Die Uterusarbeit kann unwirksam sein, weil sie quantitativ zu *schwach* oder weil sie qualitativ *abnorm* ist (s. Kap. Physiologie und Pathologie der Wehentätigkeit, S. 10.6). Besonders ausgeprägte Formen von funktionellen Störungen sind der Spasmus im unteren Uterinsegment, das Uterusflimmern und die „Constriction-ring"-Dystokie.

Bei der echten *Wehenschwäche* sind die Kontraktionen zu schwach, von zu kurzer Dauer und/oder zu selten, um eine Eröffnung zu ermöglichen. In der Latenzphase wird eine vorübergehende Form der Wehenschwäche häufig beobachtet. Länger dauernde Störungen können *symptomatisch* oder *essentiell* sein. Eine symptomatische Wehenschwäche findet sich bei Kopflage häufig, wenn der kindliche Kopf keine feste Beziehung zur Zervix eingeht, zum Beispiel bei einem mechanischen Hindernis. Essentielle Formen beruhen möglicherweise auf ungenügendem Elektrolyttransport durch die Zellmembran oder auf Störungen des Zellstoffwechsels (113) oder auf unzureichender Muskel-/Bindegewebsrelation.

Qualitativ abnorme Kontraktionsformen, die eine Geburtsverzögerung bedingen können, sind die hypertone Wehentätigkeit und Störungen der Koordination.

Die hypertone Wehentätigkeit ist durch eine Erhöhung des Basaltonus über 12 mmHg gekennzeichnet (35). Sie verursacht nicht nur eine Verzögerung der Zervixdilatation, sondern führt über eine Verminderung der Uterusdurchblutung zur Gefährdung des Kindes durch Hypoxie (127). Klinisch ist sie gekennzeichnet durch starke Schmerzhaftigkeit der Wehen.

Ätiologisch sind drei Ursachen möglich (113): eine passive *Überdehnung* kann sich bei Mehrlingen und bei Hydramnion finden. Die aktive *essentielle hypertone Wehentätigkeit* läßt sich in einem Teil der Fälle auf eine reflektorisch gesteigerte endogene Oxytocinausschüttung bei erhöhtem Zervixwiderstand zurückführen (148). Aber auch die Kontraktur des Uterus bei vorzeitiger Lösung der Plazenta gehört in diese Gruppe. Die *sekundär hypertone Wehentätigkeit* schließlich ist durch eine Tachysystolie bedingt und eng zur Wehenfrequenz korreliert (35). Sie ist nicht selten Folge einer unkontrollierten Zufuhr von Wehenmitteln.

Koordinationsstörungen: Sie heben die fundale Dominanz und damit den dreifach absteigenden Erregungsgradienten (s. Kap. Physiologie und Pathologie der Wehentätigkeit, S. 10.6) auf. Die abnorme Kontraktilität ist bedingt durch eine Umkehrung des Erregungsgradienten oder durch inkoordiniert ablaufende Teilkontraktionen (113).

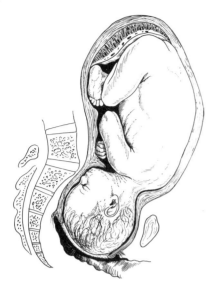

Abb. 11 „Constriction-ring"-Dystokie (nach *Greenhill*)

Die *Umkehrung des Erregungsgradienten* verzögert den Verlauf der Eröffnung sowohl wenn die Kontraktionswellen sich aufsteigend ausbreiten (12), als auch wenn die Kontraktionen im unteren Uterinsegment gegenüber dem Fundus stärker sind und länger dauern. Im letzteren Fall spricht man auch von einer *funktionellen isthmischen Dystokie*, wobei sich im wesentlichen ein Spasmus der zirkulär wirkenden Muskelfasern in diesem Bereich ausbildet (146, 148, 149). Bei diesem *Spasmus des unteren Uterinsegments*, der sich in rund 1% aller Geburten findet (149), werden von der Gebärenden sehr heftige Schmerzen sowohl während der Wehe als auch in der Wehenpause angegeben. Bei der vaginalen Untersuchung kann man oft einen wulstigen Muttermund tasten. Der kindliche Kopf ist selbst in der Wehenpause durch den Spasmus, der auch oberhalb des größten Kopfdurchmessers wirksam ist, fest fixiert und nicht abschiebbar (146). Eine sichere Abgrenzung gegenüber anderen Koordinationsstörungen ist jedoch in der klinischen Praxis sehr schwierig, da zur Feststellung des Erregungsgradienten auch die intrauterine Tokographie versagt.

Therapeutisch werden beim Spasmus des unteren Uterinsegments uterusrelaxierende Pharmaka verabreicht. Gelingt es mittels intravenöser Injektion eines Betamimetikum (S. 12.45) nicht, den Spasmus aufzuheben, so ist die Schnittentbindung der Dehnung und Extraktion z. B. in Halothan-Narkose vorzuziehen.

Bei der *Inkoordination* besteht die ausschließliche Prävalenz der linken Tubenecke (s. Kap. Physiologie und Pathologie der Wehentätigkeit, S. 10.6) nicht mehr. Infolge lokaler Erregbarkeitsunterschiede treten ein oder mehrere zusätzliche Schrittmacher auf, von denen jeder ein begrenztes Kontraktionsareal steuert. Die tokographisch erfaßte Kurve entspricht dann der Summation aller sich überlagernden Einzelkontraktionen. Die sehr frequente Wehentätigkeit mit kleinen Lokalamplituden bei mehreren unkoordinierten Zentren wird als *Uterusflimmern* bezeichnet (113).

„*Constriction-ring*"-*Dystokie*. Sie stellt eine besonders ausgeprägte Form der inkoordinierten Wehentätigkeit dar, die in 0,1% bis 1,7% der Geburten diagnostiziert wird und deren Ursache nicht geklärt ist (46, 111, 145, 149, 197, 200, 210, 214). Es handelt sich um einen lokalen Spasmus, der an irgend einer Stelle des Uterus, meist aber im unteren Korpusbereich, etwa 7–8 cm oberhalb des äußeren Muttermundes auftritt (145). Er wird in jeder Geburtsphase beobachtet und ist nicht identisch mit dem Bandl-Retraktionsring. Der „Constriction-ring" bildet sich bei Schädellage oft um den Hals (Abb. 11), manchmal auch distal vor dem Kopf und ist nicht selten Ursache für eine Querlage (94, 118).

Diagnose: In der Eröffnungsperiode kommt es bei persistierendem „Constriction-ring" zur Verzögerung und bei 5–8 cm Muttermundweite zum Geburtsstillstand. Die Zervix wird dabei schlaff und weich. Der vorangehende Teil tritt während der Wehen nicht tiefer und erscheint federnd fixiert (145, 210). In der Austreibungsperiode kann der suprasymphysäre Schmerz Anlaß zur Verwechslung mit einer drohenden Uterusruptur geben, die allerdings nicht eintritt (94).

Die vaginaloperative Geburtsbeendigung ist praktisch unmöglich, wenn sich der Ring um den Hals entwickelt hat.

Therapie: Zur Lösung des Spasmus bieten sich uterusrelaxierende Pharmaka an. Die Verabreichung von tokolytischen Betamimetika ist empfohlen worden, Erfahrungsberichte liegen aber nicht vor (94, 214). Dagegen wurde für die intravenöse Injektion von 0,3 mg Adrenalin Erfolg in 95% der Applikationen mitgeteilt (210). Führt auch die Halothan-Narkose nicht zur Erschlaffung, so ist die Sectio, am besten durch isthmischen Längsschnitt, indiziert.

Austreibungsperiode

Geburtsverzögerungen funktioneller Art durch Störungen der austreibenden Kräfte können entweder die Folge einer zu schwachen oder unwirksamen Uterusaktivität und/oder einer ungenügenden Mitwirkung der Bauchpresse sein. Eine *Insuffizienz der Bauchpresse* beobachtet man nach epiduraler oder parazervikaler Leitungsanästhesie, bei undisziplinierten Patientinnen, Überdehnung der Bauchdecken (Vielgebärende, Mehrlingsschwangerschaft, Hydramnion) und bei ausgedehnter Diastase oder Lähmung der Bauchdeckenmuskulatur. Ihr Einsatz fehlt aber auch bei uteriner Wehenschwäche sowie bei bewußtlosen Patientinnen.

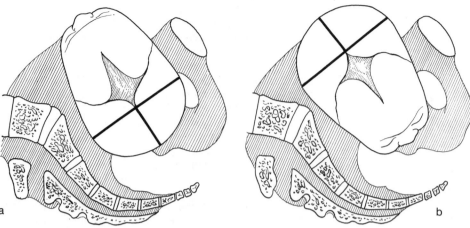

Abb. 12a u. b Stand des funktionierenden Planums, d. h. des größten Umfanges, bei Leitstelle auf der Interspinallinie (nach *Pritchard*)

a Hinterhauptslage.
b Gesichtslage.

Die *Behandlung* richtet sich nach der Ursache. Gegebenenfalls ist eine operative Geburtsbeendigung – Beckenausgangszange oder Vakuumextraktion – angezeigt (S. 12.46).

Diagnostik bei Dystokien
Bei verzögertem Geburtsverlauf stellen sich zwei diagnostische Probleme, zunächst die Diagnose der Dystokie, dann die Erkennung der Ursache.

Diagnose einer Dystokie
Die Erkennung einer Geburtsverzögerung setzt den Nachweis voraus, daß der Partus bereits begonnen hat. Dies darf angenommen werden, wenn schmerzhafte Kontraktionen in Abständen von höchstens 5 Minuten auftreten und ein Geburtsfortschritt verzeichnet werden kann (46). Ein protrahierter Geburtsverlauf läßt sich frühzeitig feststellen, wenn man die Muttermundsweiten und den Höhenstand des vorangehenden Teils in ein Partogramm einträgt und die Tendenz mit der Normalkurve vergleicht (14, 71, 191, 205, 243; S. 12.21). Es ergibt sich daraus, in welcher Phase (Latenzphase, Aktivphase) die Geburtsverzögerung eingetreten ist und um wieviel der auf dem Partogramm projizierte Phasenendpunkt im Vergleich zur Normalkurve nach rechts verschoben und damit die Geburt verzögert ist. Vaginale Untersuchung ist zu diesem Zweck unerläßlich.

Erkennung der Dystokieursache
Dazu sind alle erwähnten Möglichkeiten (Störung der Wehentätigkeit, mechanisches Geburtshindernis, Kombination dieser Faktoren) in Betracht zu ziehen (29). Die *Wehentätigkeit* läßt sich normalerweise am besten nach dem Geburtsfortschritt beurteilen. Die Häufigkeit, Dauer und Stärke der Wehen sind von Bedeutung. Bei zu seltenen und/ oder zu schwachen Kontraktionen bleibt die Dilatation des Muttermundes aus, eventuell geht der Retraktionsgewinn wieder verloren (32). Läßt sich die Wehentätigkeit klinisch nicht beurteilen, ist ihre apparative Erfassung erforderlich (S. 12.17).
Die Erkennung eines mechanischen Geburtshindernisses ist von großer Bedeutung. Während Weichteilschwierigkeiten selten Ursache einer Geburtsverzögerung sind, kommt ein relatives Mißverhältnis zwischen Kopf und Becken als Folge einer leichten Verengerung oder architektonischen Besonderheit des Beckens häufiger in Betracht. Bei der vaginalen Untersuchung wird daher das *Becken systematisch ausgetastet* und seine Beziehung zum vorausgehenden Kindsteil überprüft. Dabei ist auf die Größe, den Stand des Kopfes sowie die Lage der Nähte und Fontanellen zu achten. An ein mechanisches Hindernis als Ursache des protrahierten Geburtsverlaufes muß gedacht werden, wenn der kindliche Kopf hochsteht, eine ausgeprägte Geburtsgeschwulst vorhanden ist, der Kopf deutlich konfiguriert und die vordere Muttermundslippe ödematös und eingeklemmt ist, wenn trotz klinisch guter Wehentätigkeit ein ausreichender Geburtsfortschritt nicht zu verzeichnen ist und wenn auch eine Oxytocininfusion versagt.
Ein knöchernes Mißverhältnis im Beckeneingang scheidet aus, wenn bei Schädellage die Leitstelle interspinal steht und der Kopf zwei Drittel des Sakrum und den größten Teil der Symphyse bedeckt. Ausnahme bilden allerdings die Stirn- und Gesichtslagen (Abb. 12). Gelegentlich kann auch eine große Geburtsgeschwulst ein Eingetretensein des Kopfes vortäuschen. Die Ausbildung einer deutlichen Geburtsgeschwulst und Konfiguration bei normaler Uterusaktivität muß den Verdacht auf ein knöchernes Mißverhältnis lenken, jedoch hängt die Größe der Kopfgeschwulst auch von der Dauer der Geburt nach Blasensprung ab.
Bei der vaginalen Untersuchung im Rahmen der Dystokieabklärung muß auch nach anderen möglichen Ursachen gesucht werden. Sind solche und auch funktionelle Gründe für eine Dystokie ausge-

schlossen, bleibt also der Verdacht auf ein Mißverhältnis zwischen Kopf und Becken bestehen, so wird man mit Rücksicht auf die gesteigerte kindliche Leukosemorbidität nach antepartaler Strahlenbelastung (237) im allgemeinen auf die intrapartale radiologische Beckenmessung verzichten. Die Geburt erfolgt per sectionem, und die radiologische Abklärung des Beckens wird postpartal durchgeführt. Zur völligen Ablehnung einer seitlichen Aufnahme, z. B. bei Verdacht auf Verengerung der Beckenmitte, besteht allerdings kein Grund, da die Rate von bis zum 10. Altersjahr zusätzlich induzierter kindlichen Malignomen lediglich 1:5000 Expositionen beträgt (85).

Therapie bei Dystokien
Die Fälle, wo sich ein dystoker Verlauf auf eine bestimmte Ursache, zum Beispiel ein absolutes Mißverhältnis zurückführen läßt, sind selten. Meist findet man bei einer Geburtsverzögerung eine Reihe von auffälligen Faktoren kombiniert, z. B. eine Stellungs- und/oder Haltungsanomalie bei großem Kind und kleinem Becken im Verein mit einer Wehenstörung. In dieser Situation wird die weitere Geburtsleitung in erster Linie vom fetalen Zustand bestimmt, der mittels Kardiotokographie und – im Zweifelsfall – mittels Mikroblutanalyse kontinuierlich verfolgt werden muß (s. Kap. Gefahrenzustände des Fetus, Bd. II/1). Die nachfolgenden Empfehlungen sind denn auch an die Voraussetzung gebunden, daß das kindliche Wohlbefinden nicht beeinträchtigt ist.

Die Probegeburt
Dystokien, bei denen ein mechanisches Problem nur einen Teilfaktor darstellt, lassen sich durch Aktivierung der Wehentätigkeit günstig beeinflussen. Man wird dabei die vaginale Geburtsbeendigung anstreben. Ist von vornherein mit Schwierigkeiten zu rechnen, so wird die Entscheidung über die Geburtseinleitung vom Verlauf des Partus abhängig gemacht. Man spricht dann von einer „Probegeburt".
Als Probegeburt wird zutreffend bezeichnet die „Geburtsdauer in Stunden, während welcher der Kliniker zur Überzeugung kommt, daß die Patientin entweder ohne wesentliches Risiko auf vaginalem Weg gebären wird oder eine Schnittentbindung erforderlich ist" (200). Feste Regeln für ihre zeitliche Begrenzung existieren nicht. Hingegen wird vermehrt die Forderung laut, die Gesamtgeburtsdauer auf maximal 12 Stunden zu begrenzen (15, 133, 176), wobei mit Rücksicht auf das Kind die übermäßige Oxytocinstimulation vermieden und eher einmal eine verlängerte Geburtsdauer akzeptiert werden soll (175).
Bei einer *röntgenologisch* gemessenen Conjugata vera unter 10 cm, aber über 8,5 bis 9 cm und im übrigen normalen Durchmessern des Beckeneingangs, Fehlen einer stärkeren Verengerung der Beckenmitte und normal großem Kind (nur bei Kopflage!) ist eine Probegeburt vertretbar. Bei guter Wehentätigkeit verläuft in diesen Fällen der Partus oft erstaunlich schnell. Bei absolutem Mißverhältnis ist dagegen eine Probegeburt kontraindiziert.

Kommt es bei einer Probegeburt zu einem späten Geburtsstillstand infolge Verengerung der Beckenmitte, so kann bei vollständig eröffnetem Muttermund eine vaginaloperative Geburtsbeendigung versucht werden. Dabei muß man sich aber vergegenwärtigen, daß Zangen- und Vakuumextraktionen aus Beckenmitte potentiell traumatisieren und die fetale Asphyxie begünstigen, so daß im Zweifelsfall die Schnittentbindung vorzuziehen ist (133). Ein Zangen- oder Vakuumversuch in dieser Situation ist statthaft, wenn er in *voller Sectiobereitschaft* erfolgt („trial forceps" oder „trial vacuum extraction", „double set up"). Beim Auftreten von Schwierigkeiten soll dann die Geburt durch eine Schnittentbindung beendet werden. Solche Versuche gehören bei guter Geburtshilfe zu den Seltenheiten.

Ebenfalls unter die Probegeburt einzuordnen ist die *vaginale Geburt nach vorausgegangenem Kaiserschnitt*. Voraussetzung dafür ist, daß die alte Indikation zur Sectio nicht weiterbesteht und auch keine neuen Indikationen hinzukommen. Unter diesen Bedingungen wird die vaginale Geburt in 14% bis 89%, im Mittel in 50% möglich (103, 116, 166). Da der Zustand der Narbe nicht bekannt ist – die Häufigkeit von Dehiszenzen wird mit 0,6% bis 12,7% angegeben (103, 156, 166, 192, 211) – wird in erster Linie deren Güte auf die Probe gestellt, was besondere Vorsichtsmaßnahmen erfordert. Nähere Angaben s. Kap. 12.1.

Pharmakologische Therapie bei Dystokien
Oxytocininfusion: Diese Verabreichungsform steht zur Zeit an erster Stelle der in der ersten und zweiten Geburtsphase verabreichten Wehenmittel. Sie wird von allen Befürwortern einer aktiven Geburtsleitung eingesetzt (15, 114, 175). Ihre Dosierung liegt zwischen 1 und 10 mE/min (s. Kap. Pharmakologische Beeinflussung der Uterusaktivität, S. 10.21). Nach jahrzehntelanger Erfahrung mit der intravenösen Oxytocininfusion dürfen deren Eigenschaften und Risiken und auch die Notwendigkeit einer kompetenten Überwachung von Mutter und Fetus als bekannt vorausgesetzt werden (168, 170, 203, 247, 252, 256). Oxytocin wirkt nicht nur wehenverstärkend, sondern auch wehenkoordinierend; Koordinationsstörungen sind bei mangelnder Erregung des gesamten Myometriums häufig. Dementsprechend empfiehlt es sich, bei Störungen der Wehenkoordination zunächst Oxytocin zu verabreichen (113). Oxytocinversager sind selten. Es besteht aber eine weite Variabilität des Ansprechens. Der Effekt der Stimulation verläuft parallel zur Zervixreife (13, 15, 99).

Spricht der Uterus nach etwa 2–3 Stunden auf steigende Dosen nicht an, so ist ein Erfolg nicht zu erwarten. Geht die Geburt trotz verbesserter Wehentätigkeit nicht voran, so besteht wahrscheinlich ein mechanisches Hindernis und die Oxytocintherapie sollte abgebrochen werden.

Prostaglandine: Sie werden in den letzten Jahren in zunehmendem Maß als Wehenmittel eingesetzt (5, 16, 31, 117, 248). Ihre Versagerquote ist noch geringer als die der Oxytocininfusion. Dagegen ist mit einer Reihe von Nebenwirkungen, in erster Linie Übelkeit und Erbrechen, zu rechnen (16). Die therapeutische Breite ist im Vergleich zu Oxytocin eingeschränkt (5), so daß zur Vermeidung der Überstimulation eine optimale Überwachung gewährleistet sein muß. Die Analyse von prostaglandininduzierten Kontraktionen hat gezeigt, daß sie im Ablauf spontanen Wehen entsprechen und sich wie die letzteren von oxytocinstimulierten Kontraktionen unterscheiden (224).

Tokolytika: Mittels intravenöser Gabe von betaadrenergen Sympathikomimetika ist es möglich, die spontane wie die induzierte Wehentätigkeit zu hemmen (s. Kap. Pharmakologische Beeinflussung der Uterusaktivität, S. 10.21). Indikationen dazu bilden uterine Dystokien mit Ausnahme der echten Wehenschwäche, Überstimulation durch Wehenmittel sowie fetale Gefahrenzustände bei an sich regelrechter Wehentätigkeit (113, 126, 133, 217). Im Rahmen von funktionellen Dystokien mag die eventuell wiederholte intravenöse Injektion von 0,5 mg Buphenin, 10 µg Fenoterol oder von 1 mg Ritodrine nicht nur die hyperaktive und hypertone Wehentätigkeit zu kontrollieren, auch Diskoordinationen lassen sich im Falle des Versagens von Oxytocin beheben (113, 204). Mit diesen Dosierungen sind außer einer meist leichten mütterlichen Tachykardie keine Nebenwirkungen zu erwarten. Kürzlich wurden auch erfolgversprechende Daten darüber bekannt, daß Betarezeptoren blockierende Substanzen, also Antagonisten der Betamimetika, in der Lage sind, bei verspannten und ängstlichen Patientinnen eine verzögerte Latenzphase abzukürzen und dadurch die Geburt zu beschleunigen (163).

Mechanische Maßnahmen

Amniotomie: Während die Wertigkeit der Blasensprengung als Mittel zur Geburtseinleitung durchaus belegt ist (184, 235), sind die Meinungen über ihre geburtsbeschleunigende Wirkung geteilt. Obwohl von klinischer Seite immer wieder positive Erfahrungen angeführt werden (46, 200), finden sich keine experimentellen Hinweise auf eine Aktivierung der Wehentätigkeit.

Nach erfolgtem Blasensprung ändert sich gegenüber vorher weder die Kontraktionsamplitude noch die Wehenzahl und -dauer, lediglich der Basaltonus steigt geringfügig an (130). Entsprechend bleiben die gesamte Uterusaktivität und auch die Druckwerte zwischen Kopf und Zervix konstant (130, 146, 235). Entscheidend und die Kontroverse überbrückend ist jedoch, daß nach dem Blasensprung bei konstanter Wehentätigkeit eine deutliche Beschleunigung der Eröffnungsgeschwindigkeit (um mehr als die Hälfte) erfolgt (147).

Wird die Blase bei einem verzögerten Verlauf gesprengt, so bedeutet das, daß man die Geburt innerhalb einer vernünftigen Frist von meist einigen Stunden beendigen muß. Befindet sich die Leitstelle noch oberhalb der Interspinalebene, besteht die Möglichkeit eines Nabelschnurvorfalls. In dieser Situation soll die Amniotomie durch *Punktion der Vorblase* erfolgen, und zwar nur dann, wenn eine begründete Indikation besteht und auch die Möglichkeit gegeben ist, sogleich auf eine Schnittentbindung umzustellen. Ist der Kopf ins Becken eingetreten und die Aktivphase der Eröffnung erreicht, kann man sich auf die geburtsbeschleunigende Wirkung der Blasensprengung verlassen.

Neben der Amniotomie zur Sprengung der Vorblase bestehen auch für die transabdominale Amnionpunktion einige Indikationen. An erster Stelle ist hier die Entlastung eines massiven Hydramnions zu nennen, wodurch der Uterusinhalt vermindert und die Kontraktilität gesteigert wird.

Dehnung und Reposition des Muttermundes. Sie ist indiziert bei der indirekten zervikalen Dystokie (S. 12.42), wenn eine Einklemmung und ödematöse Schwellung der vorderen Muttermundslippe die Geburt verzögert, oder wenn sich bei tiefstehendem Kopf der Muttermund nicht ganz öffnet. In den seltenen Fällen einer Conglutinatio orificii externi ist sie ebenfalls erfolgversprechend (S. 12.35).

Seit einiger Zeit wird eine beschleunigte Eröffnung durch *Vibration der Zervix* mit einem eigens dazu entwickelten Gerät angestrebt (23, 27). Tatsächlich gelingt es damit häufig, eine Verzögerung in der Latenzphase zu überwinden und den Eintritt der Aktivphase zu erreichen. Verläuft die Aktivphase protrahiert, so kann mit Hilfe der Vibration ebenfalls eine beschleunigte Eröffnung erzielt werden, die aber, da der Höhenstand des Kopfes nicht beeinflußt wird, nicht automatisch eine Abkürzung der Geburt bedingt (23). Schädliche Auswirkungen auf den Zervixverschlußmechanismus (isthmozervikale Insuffizienz) sind nicht beobachtet worden (27).

Operative Geburtsbeendigung

Besteht eine klassische Indikation (s. Kap. Die geburtshilflichen Operationen) und/oder Zeichen einer fetalen Gefährdung (Kardiotokogramm, Fetalblutanalyse), so wird die Geburt in jeder Phase operativ beendigt. In der Austreibungsperiode empfiehlt sich gerade bei verzögerter Geburt aus mütterlichen und kindlichen Gründen dann Großzügigkeit in der Indikationsstellung zur operativen vaginalen Entbindung, wenn der Partus voraussichtlich durch eine leichte, d. h. atraumatische

Beckenausgangszange oder eine schonende Vakuumextraktion beendet werden kann. Dabei ist zu berücksichtigen, daß die vaginalen Operationen parallel zur Dauer der Dezelerationsphase in der Geburtsphase zwischen 7 und 10 cm Muttermundsweite an Schwierigkeiten zunehmen (50). Man soll sich deshalb auch bei vollständig eröffnetem Muttermund nicht scheuen, eine Sectio vorzunehmen, wenn der vaginale Weg zu risikoreich erscheint.

Weitere Maßnahmen
Bei jeder längeren Geburt sind psychische Betreuung, Analgesie, Überwachung und Konstanterhaltung der vitalen Funktionen sowie pflegerische Gesichtspunkte von besonderer Bedeutung. Zur Vermeidung zusätzlicher Belastungen ist es wichtig, daß interkurrent auftretende Veränderungen wie Infektion oder Kreislaufstörung frühzeitig erfaßt werden.

Prognose bei Dystokien

Mutter
Im Gefolge der aktiver gewordenen Geburtshilfe, die überlange Verläufe nicht mehr akzeptiert, sind mit der Geburtsdauer *direkt assoziierte* mütterliche Todesfälle (s. Kap. Mütterliche und kindliche perinatale Mortalität) selten geworden. Bei Befolgung intensivmedizinischer Richtlinien werden metabolische und kardiorespirozirkulatorische Entgleisungen nur noch bei zusätzlich belasteten Gebärenden (EPH-Gestose, Diabetes, Herzvitien) zum Problem. Die folgenden Zahlen stammen aus einer Analyse von über 100 in den Jahren 1970 bis 1975 im Staat New York registrierten Todesfälle (107): die geburtsbedingte mütterliche Mortalität beträgt 0,1‰ und wird zu je 10% durch Lungenembolien und durch Anästhesiezwischenfälle bedingt. Es folgen als Ursachen Uterusruptur (6%) und Infektionen (5%). Von den tödlichen Lungenembolien sind zwei Drittel nach operativer und ein Drittel nach spontaner Geburt aufgetreten; dabei dauerte nur in einem Fall die Geburt länger als 12 Stunden. Für die Anästhesiezwischenfälle wurde eine besondere Häufung bei jungen Müttern unter 20 Jahren gefunden. Die Tatsache, daß die Uterusruptur auch ohne vorausgegangene Operation besonders bei Vielgebärenden auftritt, ist neuerdings bestätigt worden (11). Auch fünf der sechs infektionsbedingten Todesfälle waren mit einer Parität über drei verbunden, wobei die Geburt in vier Fällen spontan erfolgte. 80% aller Todesfälle wurden als vermeidbar angesehen. Damit steht fest, daß heute andere Faktoren als die Geburtsdauer das mütterliche Risiko bestimmen (21, 197, 264).

Kind
Das kindliche Risiko nimmt mit der Dauer der Geburt über 20 Stunden zu. Die durch Elimination von lebensunfähigen Mißbildungen, Frühgeburten unter 1000 g und nicht geburtsbedingten Todesursachen korrigierte *perinatale Mortalität* (s. Kap. Mütterliche und kindliche perinatale Mortalität) beträgt bei normalem Geburtsverlauf unter 20 Stunden 0,9%, über 20 Stunden 1,5%. Bei mechanischen Dystokien lautet die Ziffer unabhängig von der Gesamtdauer 1,8% verglichen mit 0,9% bei uterinen Funktionsstörungen (80). Entsprechend wurden bei stark gestörten Verläufen doppelt so häufig Apgar-Ziffern unter 5 gefunden wie nach normalen Verläufen, nämlich in 24% nach 1 Minute und in 8% nach 5 Minuten. Während die neurologische Untersuchung derselben Kinder im Alter von 8 Monaten keine Häufung pathologischer Zustände nach dystoken Geburten aufdeckte (81), bestanden im Alter von 3–4 Jahren nach Verzögerungen und vor allem nach Geburtsstillstand gehäuft Intelligenzdefekte und Verhaltensstörungen (82).

Zur Frage, ob der Geburtsverlauf an sich die kindliche Prognose bestimmt, oder ob mit dem Verlauf assoziierte Faktoren eine wesentliche Rolle spielen, finden sich folgende Hinweise, wobei unterschiedliche Kollektive den Vergleich erschweren: Pathologische Geburtsverläufe werden oftmals operativ beendigt. Bei schweren Störungen wird die Zangenhäufigkeit aus Beckenmitte gesamthaft mit 50% angegeben (80). Mit und ohne Verzögerung ist die perinatale Mortalität gegenüber der Spontangeburt bei Forzepsgeburt aus Beckenausgang verdoppelt und aus Beckenmitte um das Achtfache erhöht. Und unabhängig von der Art der Geburt sterben bei grob gestörten Verläufen im Vergleich zu normalen oder leicht gestörten drei- bis zehnmal mehr Kinder perinatal (71). Die psychoneurologischen Spätergebnisse der überlebenden Kinder sind entsprechend (82): Die höchsten Intelligenzquotienten und die beste Sprechvermögen-Sprache-Gehör-Koordination fanden sich bei nach normalem Verlauf spontan geborenen Kindern und die schlechtesten Resultate bei aus Beckenmitte extrahierten Kindern nach schwer gestörtem Geburtsverlauf. Zwischen diesen Extremen verteilen sich die restlichen Kombinationen, wobei sich die Einflüsse von Seiten des Verlaufs und der Art der Geburt addieren. Somit muß nicht nur eine protrahierte Geburt als Risiko angesehen werden; das weitere Schicksal wird auch durch die Art der Geburtsbeendigung bestimmt.

Anomalien der Rotation und Flexion des Kopfes

Deflexionslagen

Okzipitoposteriore Rotation: Hintere Hinterhauptslage, Scheitellage, Vorderhauptslage

Definition und Häufigkeit
Man unterscheidet eine passagere okzipitoposteriore (o.-p.) Einstellung von einer definitiven o.-p.-

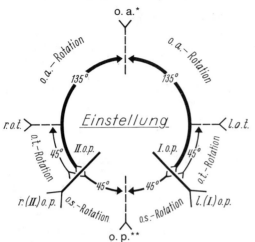

Abb. 13 Geburt bei okzipitoposteriorer Einstellung im Beckeneingang: Möglichkeiten der Rotation
* bzw. okzipitopubisch
** bzw. okzipitosakral

Lage. Der Kopf kann dabei eine mittlere Haltung (Scheitellage) einnehmen, leicht gestreckt (Vorderhauptslage) oder gebeugt (hintere Hinterhauptslage) sein. Die Zusammenfassung dieser drei Haltungen ist deshalb berechtigt, weil Ätiologie und Geburtsverlauf bei allen drei Formen weitgehend identisch sind und die Deflexion im Laufe der Geburt öfters noch in eine Flexion übergeht.
Eine *o.-p.-Einstellung* findet sich häufiger als eine persistierende *o.-p.-Lage,* nämlich in etwa 8% bis 16% aller Kopflagengeburten (46). Am Anfang der Geburt ist der Rücken sogar in 37% nach hinten gewendet (249). In 70% bis 90% ist noch eine Drehung zu erwarten, wobei das Hinterhaupt im Laufe der Geburt nach vorne, d. h. in eine okzipitotransversale (o.-t.) und dann in eine okzipitoanteriore (o.-a.) Lage rotiert (Abb. 13). Somit verbleiben im Gesamtgeburtengut noch 1% bis 2% definitive o.-p.-Lagen (58, 123). In selteneren Fällen kommt es nach Eintritt des Kopfes im queren Durchmesser im Laufe der Geburt sekundär zu einer o-p-Rotation (sekundäre o.-p.-Lage), vor allem bei engem Interspinaldurchmesser und gleichzeitig großer Sakralhöhle.

Ätiologie
Für die Entstehung einer o.-p.-Rotation werden mütterliche und kindliche Ursachen verantwortlich gemacht. Ob eine o.-p.-Einstellung doch noch in eine o.-a.-Position rotiert, oder ob sie als o.-p.-Lage persistiert, liegt weniger in unterschiedlichen ätiologischen Faktoren als in deren quantitativer Auswirkung begründet. Eine Drehung um 135 Grad wird allerdings dann verhindert, wenn die Ursache, welche die Einstellungsanomalie bedingt, auch in Beckenmitte und Beckenausgang voll wirksam ist (115).
Folgende Faktoren werden für die o.-p.-Einstellung verantwortlich gemacht:

Mütterliche Faktoren: Hier ist es vor allem die *Beckenform,* die sich auf die Rotation auswirkt: ein enges vorderes Segment beim androiden Becken kann eine o.-t.- oder o.-a.-Einstellung verhindern (234). Eine Einstellung im schrägen oder geraden Durchmesser wird aber vorwiegend durch das längsovale anthropoide Becken begünstigt. So findet sich bei dieser Beckenform eine o.-p.-Position in 67% der Fälle gegenüber nur 6% beim gynäkoiden Becken (104), und ein platypeloides Becken findet sich kaum je zusammen mit einer o.-p.-Rotation. Für die Persistenz der Einstellungsanomalie von Bedeutung ist eine kurze Interspinaldistanz, die besonders in Verbindung mit einem schmalen vorderen Beckensegment die Drehung des Hinterhauptes nach vorne verhindert. Besteht gleichzeitig auch wenig Platz im hinteren Segment, so wird die okzipitosakrale Rotation ebenfalls verhindert. Bezüglich des Einflusses von Weichteilveränderungen wird das vierfache Überwiegen der rechten o.-p.-Einstellung und -Lage gegenüber der linken mit der Lage des Rektosigmoids links hinten in Zusammenhang gebracht. Diese Begründung, wie auch der Einfluß einer physiologischen Rechtsdrehung des Uterus wird zum Teil abgelehnt (123). Als weitere seltene Ursache kommt ein tiefer Sitz der seitlich gelegenen Plazenta in Betracht, wobei der Beckeneingang eine längsovale Form erhält.

Kindliche Faktoren: Eine *Deflexionshaltung* begünstigt die o.-p.-Rotation. Leichte Deflexionshaltungen werden vor allem bei Nabelschnurumschlingungen um den Hals beobachtet (Hammacher 1975, pers. Mitt.). So entstandene o.-p.-Rotationen gehen zumeist in o.-a.-Lagen über, da gegen Ende der Geburt der Zwang zur Flexion über das Bestreben des Feten, seine Nabeschnur frei zu halten, überwiegt. Bei diesen Kindern treten im Kardiotokogramm vom Zeitpunkt der Flexion an gehäuft Zeichen der beeinträchtigten Nabelschnurzirkulation auf (s. Kap. Kardiotokographische Diagnostik, Bd. II/1).
Ob die Form oder überdurchschnittliche Größe des Kopfes oder Übergewichtigkeit des Kindes eine Rolle spielen, ist nicht gesichert. Zwar haben 47% der aus o.-p.-Lage Geborenen ein Gewicht von über 3500 g und 15% eines von über 4000 g (58); die Differenz zu den aus o.-a.-Lage geborenen Kindern ist statistisch jedoch nicht gesichert (188). Es ist allerdings denkbar, daß ein großer Kopf sich am besten in o.-p.-Einstellung an eine bestimmte Beckeneingangsform adaptiert, und daß bei kleinem Kopf und großem Becken der Zufall eine Rolle spielt, indem der Adaptionszwang gering ist. So soll die Bachyzephalie infolge fehlendem Adaptationszwang die o.-p.-Einstellung begünstigen (155).

Geburtsverlauf
Es bestehen starke individuelle Unterschiede, indem es – je nach Größenverhältnissen von Kopf

und Becken, Beckenarchitektur, Weichteilwiderstand und Kopfhaltung – in verschiedenen Ebenen und Richtungen zur Rotation kommt, oder die Rotation ausbleibt. Es sind drei verschiedene Verlaufsformen zu beobachten (s. Abb. 13):
1. Als häufigste Form die o.-a.-Rotation des Hinterhauptes. Die Geburtsdauer ist dabei im allgemeinen nicht wesentlich verlängert und die Geburt verläuft in der Regel spontan (46).
2. Als seltenere Form die okzipitoposteriore Rotation um 45 Grad nach hinten. Die Geburt verläuft in etwa einem Drittel, vorwiegend bei Mehrgebärenden, spontan.
3. Als seltenste Form die unvollkommene Rotation aus der o.-p.-Einstellung in den queren Durchmesser oder das Ausbleiben der Rotation. Ein Geburtsstillstand in dieser Stellung (tiefer Schräg- oder Querstand) ist dann häufig.

Zu Geburtsbeginn ist der Kopf recht oft nicht eingetreten. Mögliche Gründe für ein hochstehendes funktionelles Planum sind ein relatives Mißverhältnis, Deflexionshaltung, ungenügende Wehentätigkeit, ungünstige axiale Einstellung und schlechtes Einpassen des deflektierten Kopfes in das untere Uterinsegment. Öfters bestehen Wehenstörungen. Ein vorzeitiger Blasensprung begünstigt die o.-p.-Rotation dadurch, daß er zur frühen Konfiguration des noch indifferent eingestellten Kopfes führt. Die Geburtsgeschwulst entsteht so zwischen den Fontanellen und behindert die spätere Flexion (58).

Tiefertreten und *Austritt* des Kopfes verlaufen in den Fällen normal, in denen die o.-p.-Einstellung sich frühzeitig in eine o.-a.-Lage dreht. Eine *Verzögerung* ist bei der *persistierenden* o.-p.-Rotation zu erwarten, wo dem Kopf ein erhöhter Widerstand entgegengesetzt wird. Der Damm wird stärker ausgewalzt, um den Austritt zu erlauben, und zwar teils wegen des größeren Umfangs des funktionierenden Planums bei Deflexionslage, teils weil der bereits flektierte Kopf sich zum Austreten nicht noch weiter beugen kann. In diesen Fällen ist im Vergleich zur o.-a.-Lage auch die Geburtsdauer verlängert, und zwar bei Erstgebärenden im Mittel um 110 Minuten, bei Mehrgebärenden um 75 Minuten. Von diesen Zeiten entfallen vier Fünftel auf die Eröffnungs- und ein Fünftel auf die Austreibungsperiode (188).

Diagnose der o.-p.-Rotation
Sie ergibt sich aus dem Geburtsverlauf, der äußeren und der inneren Untersuchung.
Geburtsverlauf: Tritt eine Verzögerung oder ein Geburtsstillstand in der Eröffnungsperiode auf, so muß aufgrund der Häufigkeit in erster Linie eine o.-p.-Einstellung erwogen werden, wo dem Kopf die Gelegenheit genommen ist, sich optimal in die Zervix einzupassen. Als Folge davon ist auch die Effizienz der Kontraktionen ungenügend, wobei dennoch starke, in die Beine ausstrahlende Schmerzen angegeben werden (Druck des voluminösen Hinterhaupts gegen den Plexus lumbosacralis). Konsequenterweise untersucht man in dieser Situation die Gebärende.
Äußere Untersuchung: Während bei der o.-a.-Einstellung des Abdomen zwischen Nabel und Symphyse eine regelmäßige Konvexität zeigt, findet man bei o.-p.-Einstellung des noch hoch stehenden Kopfes häufig eine der ausgeprägteren Halsfurche entsprechende suprasymphysäre Eindellung (46). Weiter fallen auf: das längsovale statt rundliche Abdomen, die Lage der kleinen Teile und der vorderen Schulter, das seitlich vorn gelegene Auskultationsmaximum für die kindlichen Herztöne sowie die Schmalheit des Kopfes (Gesicht statt Hinterhaupt). Die äußere Untersuchung ergibt auch Anhaltspunkte für den Geburtsverlauf, indem die Bewegung der vorderen Schulter die Richtung der Kopfdrehung anzeigt.
Vaginale Untersuchung: Die Diagnose bereitet oft Schwierigkeiten, so lange der Kopf hochsteht, der Muttermund wenig eröffnet ist und die Fruchtblase noch steht. Im späteren Verlauf läßt sich die Einstellungs- und Haltungsanomalie durch Tasten der Fontanellen im allgemeinen ohne Schwierigkeiten erkennen, solange nicht eine größere Kopfgeschwulst besteht. Typisch ist der Befund der Pfeilnaht im „falschen" schrägen Durchmesser.

Prognose der persistierenden o.-p.-Rotation
Mutter: Die Morbidität ist durch die stärkere Belastung der Weichteile, die größere Zahl von Riß- und Atonieblutungen, die häufigere Geburtsverzögerung und die öfters erforderlichen operativen Eingriffe zur Geburtsbeendigung erhöht. Die mütterliche Letalität liegt dagegen kaum über dem Durchschnitt. Im Vergleich zur Geburt aus o.-a.-Lage treten im Wochenbett Infektionen um 45% bis 70% häufiger auf (188).
Kind: Nach Geburt aus o.-p.-Lage ist eine neonatale Depression häufiger als aus o.-a.-Lage. Es finden sich nach 5 Minuten 7% mehr Apgar-Ziffern unter 9 als bei o.-a.-Geburt (188). Wie sich diese Verschiebung auf die kindliche Langzeitentwicklung niederschlägt, ist nicht bekannt. Die perinatale Mortalität ist nur unwesentlich gesteigert (115). Sie wird nach Geburt aus o.-p.-Lage mit 2,2% im Vergleich zu 1,8% im Vergleichskollektiv angegeben (188).

Geburtseinleitung bei o.-p.-Rotation
Eröffnungsperiode: In dieser Geburtsphase ist die o.-p.-Einstellung nicht pathologisch; somit besteht kein Grund zum Eingreifen. Bei hochstehendem Kopf, besonders nach Blasensprung, muß ein absolutes Mißverhältnis ausgeschlossen werden. Ein relatives Mißverhältnis läßt eine Probegeburt zu, wobei man so lange abwarten kann, als ein befriedigender Geburtsfortschritt (Partogramm) beobachtet wird. Bei Wehenschwäche und Fehlen eines

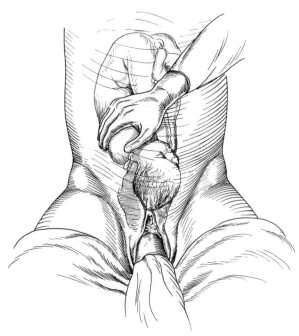

Abb. 14 Manuelle Rotation des Kopfes bei o.-p.-Einstellung oder -lage durch kombinierte Handgriffe (nach *Greenhill*)

deutlichen Mißverhältnisses ist die intravenöse *Oxyticininfusion* unter genauer Kontrolle der Wehentätigkeit indiziert. Die Meinungen über den Wert der *Blasensprengung* zur Geburtsbeschleunigung bei o.-p.-Lagen sind geteilt (200). Wir (UFK Basel) nehmen sie vor, wenn der Kopf mit einem größeren Segment eingetreten ist, kein deutliches Mißverhältnis besteht und der Muttermund 5 cm oder größer ist. Dadurch schafft man die Möglichkeit zur besseren Kontrolle des kindlichen Zustandes (direkt abgegleitetes Kardiotokogramm, Mikroblutanalyse).

Die Schnittentbindung ist angezeigt bei Mißverhältnis, therapieresistenter Wehenschwäche, bei einer Geburtsdauer über 18 (–24) Stunden, Hochstand des Kopfes bei vollständig eröffnetem Muttermund und gesprungener Fruchtblase oder bei kritischem fetalem Befinden.

Austreibungsperiode: Zur Geburt aus o.-p.-Lage muß wegen des größeren Raumbedarfs eine ausgedehnte Episiotomie angelegt werden. Bei verzögertem Verlauf kann man, falls der Zustand von Mutter und Kind es erlauben, bis zu 2 Stunden zuwarten, d. h. länger als bei o.-a.-Lage, da die Risiken der vaginalen geburtshilflichen Eingriffe etwas größer sind. In 20% der Fälle rotiert in dieser Zeit das Okziput nach vorne, und es erfolgt dann die Spontangeburt aus „normaler" Hinterhauptslage. In weiteren 40% tritt der Kopf soweit tiefer, daß man durch eine ungefährliche Ausgangszange bzw. mit dem Vakuumextraktor das Kind ohne Schwierigkeiten entwickeln kann (188). Dabei ist allerdings auf die Gefahr hinzuweisen, daß eine starke Konfiguration und Geburtsgeschwulst einen tieferen Stand des funktionierenden Planum vortäuschen.

Kommt es zu einem Geburtsstillstand, wenn der Kopf sich in Beckenmitte befindet, bieten sich noch an: Die vaginale Extraktion mit und ohne Rotation sowie die Sectio.

Die Extraktion mit Forzeps oder Vakuuminstrument in *okzipitosakraler Lage* ist die beste und am wenigsten traumatisierende Methode, wenn der Kopf schon tiefsteht, flektiert und stark konfiguriert ist und der Damm schon deutlich gedehnt wurde. Die Extraktion mit dem Hinterhaupt hinten ist auch bei engem vorderen Beckensegment und bei deutlich verengerter Interspinaldistanz durch vorspringende Spinae das beste Verfahren. Um eine Schädigung des kindlichen Kopfes und der mütterlichen Weichteile möglichst zu vermeiden, soll die Extraktion langsam (5 bis 10 Minuten) und wehensynchron erfolgen, wobei im Falle der Forzepsanwendung die Zangenlöffel zwischen den Zügen gelockert werden sollen.

Die Rotation des Kopfes und Entwicklung in *okzipitoanteriorer Lage* bietet sich dem Geübten dann an, wenn sich der Kopf noch in der Beckenhöhle befindet und ein im distalen Anteil vorspringendes Sakrum das Tiefertreten in o.-p.-Einstellung verhindert und dadurch einen Geburtsstillstand bewirkt (46). Es bestehen dann drei Möglichkeiten:
1. die manuelle Rotation (Abb. 14) mit anschließender instrumenteller Extraktion (Forzeps oder Vakuum).
2. die Rotationszange mit anschließender Extraktion mit oder ohne Neuanlegen der Zange und
3. die Rotation und Extraktion mit dem Vakuumextraktor.

Die Methoden sind wahrscheinlich gleichwertig. Jeder Operateur wird mit dem Verfahren die besten Erfolge haben, das er kennt. Entscheidend ist, daß Gewaltanwendung vermieden wird. Wir (UFK Basel) bevorzugen zur Rotation die gerade Kjelland-Zange, welche mit dem Schloß nach hinten, also gegen das kindliche Okziput, angelegt wird. Auf diese Weise erübrigt sich ein zweimaliges Anlegen. Die Drehung des Kopfes soll nicht in der Ebene des Geburtsstillstandes, sondern höher erfolgen. Der Kopf wird also nach Anlegen der Zange etwas hochgeschoben und das Okziput auf dem Weg, der den geringsten Widerstand bietet, unter die Symphyse gedreht. Um Verletzungen (Abscheren der Vaginalwand) zu vermeiden, müssen die Zangenenden Drehpunkt sein. Um diesen Fixpunkt beschreibt dann der Zangengriff einen halbkreisförmigen Bogen.

Die Rotationszange ist immer nur ein Versuch, der unternommen wird, wenn sich der Kopf nicht ohne Schwierigkeiten in okzipitosakraler Stellung entwickeln läßt. Gewalt darf dabei nicht angewendet werden, sonst kommt das Kind in Gefahr, und es entstehen ausgedehnte Lazerationen der Vagina. In den meisten Fällen läßt sich aber die Rotation mit Leichtigkeit vollziehen, und der Kopf kann anschließend mühelos in okzipitoanteriorer Hinterhauptslage extrahiert werden. Erweist sich die Extraktion ohne oder mit Rotation als schwierig, so wird die Sectio durchgeführt.

Stehen mechanische Faktoren im Vordergrund, verzichtet man mit Vorteil auf komplizierte vaginale Techniken und stellt auch in der fortgeschrittenen Austreibungsperiode noch auf eine Sectio um.

Deflexionslagen höheren Grades: Gesichtslage, Stirnlage

Definition und Häufigkeit
Bei ihrer Seltenheit haben auch größere Kliniken nur eine beschränkte Erfahrung mit diesen Haltungsanomalien. Größere Kollektive stammen aus langen Zeiträumen und wurden dementsprechend mit unterschiedlichen Methoden behandelt. Entsprechend sind in den letzten 25 Jahren nur wenige neue Erkenntnisse über diese Lagen hinzugewonnen worden (55). Die Ätiologie der Stirn- und Gesichtslage ist weitgehend identisch. Beide Haltungsanomalien sind in der Schwangerschaft selten (primäre Gesichts- oder Stirnlage); sie bilden sich in der Mehrzahl erst unter der Geburt, meistens aus einer leichteren Deflexionshaltung (sekundäre Gesichts- oder Stirnlage) aus.

Der Kopf hat bei Deflexionslagen die Tendenz, sich im Verlauf der Geburt maximal zu strecken, also eine Gesichtseinstellung einzunehmen. Wird diese Bewegung behindert, bleibt also die Flexionsbewegung auf halbem Wege stehen, so entsteht eine Stirneinstellung bzw. -lage.

Ätiologie
Allgemein läßt sich feststellen, daß die Ursachen von Stirn- und Gesichtseinstellung oder -lage mehrheitlich passagerer und nicht permanenter Art sein müssen, weil diese Haltungsanomalien nur selten mehrmals bei derselben Frau auftreten. Es lassen sich mütterliche und kindliche Faktoren unterscheiden, wobei man in 50% bis 70% der Fälle eine mögliche und in 25% bis 50% eine der allgemein anerkannten Ursachen findet (129, 158). In 30% bis 75% spielen also Zufälligkeiten oder eine Kombination nicht bekannter Ursachen eine entscheidende Rolle.

Mütterliche Faktoren: Der Einfluß eines *relativen oder absoluten Mißverhältnisses* für die Entstehung von Deflexionslagen höheren Grades ist gesichert. Ein solches läßt sich in 14% der Gesichtslage (56) und in 11% bei Stirnlage (158) radiologisch nachweisen (Kontrollkollektiv: 2%). Zahlen bis 50% wurden ohne radiologische Bestätigung mitgeteilt (129). Immer wieder als Ursache angeschuldigt worden sind höheres Alter, Multiparität, Genitaltumoren, Uterusmißbildung und schlaffe Weichteile (Hängeleib, Abweichung der Uterusachse). Die statistische Sicherung konnte jedoch für keinen dieser Faktoren erbracht werden (11, 56, 91, 129, 193, Übersicht bei 158).

Kindliche Faktoren: Hochgradige Deflexionslagen betreffen gehäuft *unreife Kinder*. Ein Geburtsgewicht unter 2500 g findet sich in 14% bis 25% – Klinikdurchschnitt 10% (158, 193).

Von den *morphologischen Veränderungen* sind Akranie-Anenzephalie und Inienzephalie als Ursachen anerkannt (158, 164, 183, 193, 195). Weitere mögliche, statistisch jedoch nicht faßbare Einflüsse sind ein Hypertonus der Nackenmuskulatur, Veränderungen des Halses oder der Halswirbelsäule (Struma, Lymphome, Spaltbildung), Dolichozephalie, Brachyzephalie, Übergewicht des Kindes, Armvorfall und Mehrlingsschwangerschaften (52, 155, Übersicht bei 158).

Eihäute, Plazenta und Nabelschnur: Placenta praevia, tiefer Sitz der Plazenta, vorzeitiger Blasensprung, Nabelschnurumschlingung um den Hals sowie Hydramnion sind mögliche, aber umstrittene Ursachen (129, 158, 195). Wichtig ist vielleicht der tiefe Sitz der Plazenta, weil diese den Eintrittsmechanismus beeinflussen kann. Der vorzeitige Blasensprung kann ebensogut Folge wie Ursache der Haltungsanomalie sein.

Grad der Deflexion: Die Ursachen, welche die komplette Deflexion, d. h. die Umwandlung der Stirn- in eine Gesichtslage verhindern, sind nicht bekannt. Verschiedene Faktoren werden dafür verantwortlich gemacht: Beckenverengerungen, Nabelschnurumschlingung, ein in den Nacken geschlagener Arm und eine ausgeprägte Konfiguration und Geburtsgeschwulst. Es erscheint einleuchtend, daß längere Zeit nach Blasensprung bei einem in Stirneinstellung konfigurierten und im Beckeneingang fixierten Kopf eine weitere Streckung kaum noch möglich ist.

Diagnose
Die Diagnose der Stirn- und Gesichtslagen macht Schwierigkeiten, was daraus hervorgeht, daß in etwa der Hälfte der Fälle die Haltungsanomalie erst spät unter der Geburt, manchmal erst bei sichtbarem Kopf festgestellt wird (56, 109, 129, 158, 193). Diese Tatsache läßt sich teilweise durch die Seltenheit des Ereignisses erklären, so daß nicht an dessen Möglichkeit gedacht wird. Öfters wird bei hochstehendem Kopf irrtümlich eine Steißlage diagnostiziert.

Der *Verdacht* auf eine hochgradige Deflexionslage sollte schon bei der äußeren Untersuchung geäußert werden, wenn folgende Befunde auffallen: Hochstand des Kopfes, S-förmig gebogene Wirbelsäule, vorspringendes Hinterhaupt („coup de hache"), kaum tastbarer Rücken (typische Krümmung fehlt), längliche statt runde Formen des Leibes und Nachweis der Herztöne auf der Seite der kleinen Teile. Oft sind die Herztöne wegen der geringen Distanz zwischen Herz und Uteruswand besonders deutlich und über einem großen Areal zu hören. Erfahrungsgemäß werden diese Zeichen zu wenig beachtet: in 240 Fällen von Stirn- und Gesichtslagen wurde Diagnose mit Hilfe der äußeren Untersuchung nie gestellt (158, 193).

Bei der *vaginalen Untersuchung* müssen ein Hochstand und die unregelmäßige Beschaffenheit (Mund, Nase, Orbitalränder) des Kopfes den Verdacht auf eine solche Deflexionslage erregen. Auch diese Zeichen lassen oft im Stich, weil man bei kleinem Muttermund, stehender Blase, Hochstand des Kopfes und später bei großer Kopfgeschwulst nicht sicher touchieren kann.

Bei jedem Verdacht, aber auch bei klinisch wahrscheinlicher Diagnose sollte eine Ultraschall- und eventuell auch eine radiologische Untersuchung durchgeführt werden, um
1. die Diagnose zu sichern,
2. ein vorhandenes Mißverhältnis erkennen zu lassen und
3. eine kindliche Mißbildung zu erfassen.

Bei rechtzeitiger Diagnose kann das Risiko für Mutter und Kind deutlich reduziert und fast auf das durchschnittliche Kliniksniveau gesenkt werden (158).

Gesichtslage
Definition und Häufigkeit: Die Gesichtslage stellt die maximale Deflexionshaltung des kindlichen Kopfes dar, wobei das Gesicht zur Leitstelle wird. In einer Sammelstatistik sind 2216 Fälle unter 1,01 Millionen Geburten zusammengetragen worden, was einer durchschnittlichen Häufigkeit von 0,21% oder 1 auf 460 Geburten entspricht. In den 22 referierten Angaben schwankt die Rate zwischen 0,12% (1 : 800) und 0,31% (1 : 300) (195). Ohne Frühgeburten und Anenzephalie beträgt die Frequenz nur 0,12% (42). Dabei ist allerdings zu bemerken, daß die Unterscheidung von Stirn- und Gesichtslage manchmal willkürlich ist, weil sich die Haltung im Verlauf der Geburt ändert. Bei frühzeitiger Diagnose und aktiver Therapie verschiebt sich das Verhältnis in Richtung Stirnlagen (158).

Varianten: Die Gesichtslage wird durch die Stellung des Kinns weiter charakterisiert. Man unterscheidet eine mentoanteriore (m.-a.), mentoposteriore (m.-p.) und mentotransversale (m.-t.) Einstellung. Die Häufigkeit dieser Untergruppen wird verschieden angegeben. Die Zahlen schwanken nicht nur von Serie zu Serie, sondern hängen, da im Verlauf der Geburt Drehungen erfolgen, auch vom Zeitpunkt der Diagnose ab. So betragen die Angaben bei Diagnosestellung für die m.-a.-Einstellung 30% bis 60%, für die m.-t. 10% und für die m.-p. 25% bis 60%. Bei Geburt wurden schließlich 50% bis 95% m.-a.-, 0% bis 5% m.-t.- und 5% bis 50% m.-p.-Lagen beobachtet (42, 158). Aus diesen Zahlen folgt, daß etwa drei Viertel der m.-t.- und die Hälfte der m.-p.-Einstellungen in die m.-a.-Lage rotieren.

Geburtsverlauf: Der Kopf tritt häufig in Stirneinstellung in das Becken und deflektiert erst beim Tiefertreten vollständig (Geburtsmechanismus: s. Kap. Geburtsmechanismus, S. 10.57). Wesentlich ist, daß bei Stand der Leitstelle auf Höhe der Interspinallinie der Kopf noch nicht ins Becken eingetreten ist. Das funktionierende Planum hat die Beckeneingangsebene erst passiert, wenn die Leitstelle tief in der Beckenhöhle steht (s. Abb. **12**).

Die *Geburtsdauer* liegt bei m.-a.-Rotation im allgemeinen nur wenig über derjenigen der Hinterhauptslage. Die Durchschnittswerte für die Gesamtzeit betragen bei Erstgebärenden 17 Stunden (Vergleichskollektiv 14,5 Stunden) und bei Mehrgebärenden 8,7 Stunden (Norm: 7,8 Stunden) (56). Dabei finden sich in der Literatur Angaben zwischen 7 und 23 Stunden für Primiparae und zwischen 4 und 21 Stunden für Mehrparae (Übersicht bei 195). Die *Geburtsverzögerung* ist teilweise Folge eines Mißverhältnisses, teilweise die einer Wehenschwäche. Letztere dürfte dadurch bedingt sein, daß das Gesicht sich schlecht in das untere Uterinsegment einpaßt und den Zervixreflex nur ungenügend auslöst. Mit der mangelhaften Abdichtung durch das Gesicht hängt wahrscheinlich auch die größere Häufigkeit des unzeitigen Blasensprungs zusammen.

Während vor allem bei der m.-a.-Einstellung in 75% bis 90% der Fälle die Geburt spontan oder mit Ausgangszange verläuft (42, 56, 193, 195), ist eine m.-t.- oder m.-p.-Einstellung im Beckeneingang ungünstiger: die Sectiofrequenz steigt dabei um mehr als das Doppelte auf gegen 30% (56). Ungünstig ist weiterhin ein hohes kindliches Gewicht: für Kinder über 4000 g erhöht sich die Häufigkeit der Schnittentbindung von etwa 25% auf rund 50% (56).

Die *persistierende mentotransversale oder mentosakrale Rotation* als schwerwiegende Komplikation bei Gesichtslage läßt die vaginale Geburt nur von sehr kleinen oder mazerierten Kindern zu. In allen anderen Fällen ist die Sectio der einzige akzeptable Ausweg.

Prognose: Das *mütterliche Risiko* bei Gesichtslage entspricht bezüglich der Mortalität dem Durchschnitt (56, 195); die Morbidität ist erhöht. Die Mutter ist gefährdet durch Weichteilverletzungen, Zervixrisse, Vaginalrisse, Dammrisse, atonische Blutungen und febrilen Wochenbettverlauf (56). Die Weichteilschädigungen sind zum Teil Folge der spontanen Rotationen bei leichtem Mißverhältnis, teilweise sind sie therapiebedingt.

Über die *kindliche perinatale Mortalität* finden sich Angaben zwischen 6% und 24%. Nach Elimination der antepartal abgestorbenen Feten, Frühgeburten unter 1000 g und lebensunfähigen Mißbildungen betragen die Zahlen zwischen 1% und 5% (42, 56, 193, 195). Bezüglich der kindlichen

Morbidität fehlen detaillierte Angaben, außer darüber, daß Konfiguration und Geburtsgeschwulst zu vorübergehender, starker Entstellung führen. Gelegentlich werden auch Atemstörungen infolge Ödem der oberen Luftwege beobachtet.
Geburtsleitung und Therapie: Sie richtet sich entsprechend den auf S. 12.45 behandelten Grundsätzen nach folgendem Plan (52, 56): Sobald die Diagnose gestellt ist, soll sie mittels Ultraschall und/oder Röntgenbild bestätigt werden. Dabei ist der Ausschluß einer fetalen Mißbildung von entscheidender Bedeutung. Erscheint der Fetus normal, besteht jedoch Verdacht auf eine Beckenverengerung oder finden sich plazentare (tiefer Sitz, Placenta praevia) oder kindliche Risikofaktoren, so ist bei reifem und lebensfähigem Kind (Placenta praevia: auch bei totem Kind; s. Kap. Peripartuale Notsituation) die primäre Sectio indiziert. In den verbleibenden Fällen darf der spontane Geburtsbeginn abgewartet werden. Nach Einsetzen der Wehentätigkeit bestimmt die Stellung des Kindes die weitere Geburtsleitung. Persistiert die m.-t.- oder m.-p.-Einstellung, so ist die Indikation zum Kaiserschnitt gegeben. Tritt ein Geburtsstillstand erst in der Austreibungsperiode und bei m.-a.-Einstellung des tief stehenden Kopfes auf, kann eine Forzepsextraktion versucht werden. Große Zurückhaltung bei Anwendung der Zange ist angezeigt (cave Täuschung). Heroische vaginale Manipulationen wie die Haltungs- und Stellungskorrektur (BAUDELOCQUE-THORN) sind in der Behandlung der Gesichtslage bei lebendem Kind zu vermeiden, da mit der brüsken Flexion die Gefahr einer Rückenmarksverletzung im Halsbereich groß ist. Solche Traumatisierungen treten auch bei Forzepsrotation aus m.-p.- oder m.-t.-Einstellung gehäuft auf (52). Die innere Wendung auf den Steiß ist ganz abzulehnen. Bei *totem Kind* wählt man das für die Mutter schonendste Verfahren: Spontangeburt, Ausgangsforzeps, Perforation des kindlichen Schädels, in seltenen Fällen auch die Sectio.

Stirnlage
Definition und Häufigkeit: Man spricht von einer Stirnlage, wenn diese Haltungsanomalie entweder bis zur Spontangeburt oder bis zur künstlichen Geburtsbeendigung persistiert. Dabei ist der Kopf so stark deflektiert, daß die Stirngegend Leitstelle wird. Die Frequenz der Stirnlage wird sehr unterschiedlich angegeben. Die Zahlen schwanken zwischen 0,3‰ (1 auf 3500 Geburten) und 1,5‰ (1 auf 670 Geburten) und betragen im Mittel (Sammelstatistik aus 556 Fällen unter 730 000 Geburten) 0,8‰ oder 1 auf 1300 (158). Die große Streubreite steht in direktem Zusammenhang mit der Erfassung und dem therapeutischen Vorgehen. Wird die Diagnose frühzeitig gestellt und die Geburt häufig durch Sectio beendet, steigt naturgemäß die Frequenz der Stirnlagen an, weil die Stirneinstellung als Übergang zur Gesichtslage ebenfalls mit erfaßt wird.
Varianten: Analog zur Gesichtslage unterscheidet man je nach Stellung des Gesichts eine nasoanteriore (n.-a.), nasotransversale (n.-t.) und nasoposteriore (n.-p.) Einstellung. Im Gegensatz zur Gesichtslage kommt diesen Varianten jedoch keine prognostische Bedeutung zu. Die Häufigkeit operativer Geburtsbeendigung bleibt sich unabhängig von der Rotation gleich (158).
Geburtsverlauf: Da es sich um eine sehr atypische Haltung handelt, sind Dystokien häufig (Geburtsmechanismus: s. Kap. Geburtsmechanismus, S. 10.57). Ein verlängerter Verlauf findet sich in 40% der Stirnlagegeburten (109). Verzögert sind insbesondere die späte Eröffnungsperiode (Dezelerationsphase) und die Austreibungsperiode, die Geburtsabschnitte also, in deren Verlauf Tiefertreten, Rotation, Durch- und Austritt erfolgen. Eine oftmals vorkommende Wehenschwäche ist entweder Folge eines Mißverhältnisses – 10% bis 50% der Fälle (129, 158) –, der schlechten Adaption zwischen Kopf und unterem Uterinsegment oder einer primären Wehenstörung. Nach der Diagnosestellung ist eine spontane Haltungsänderung in 10% bis 50% der Fälle noch möglich (158, 193, Übersicht bei 129). Davon gehen zwei Drittel in eine Hinterhaupts- und ein Drittel in eine Gesichtslage über (158). In seltenen, mechanisch günstigen Fällen wird der Kopf mit der Gesichtslinie im queren Durchmesser unter Lateralflexion des Halses geboren.
Eine befriedigende vaginale Geburt – spontan oder mit Beckenausgangszange – ist in 30% bis 50% der Fälle mitgeteilt worden (109, 129, 158). Die Chancen für eine Spontangeburt bei normal großem Kind ist allerdings gering, da infolge besonders geringer Konfigurabilität des Kopfes bei Stirnlage das große funktionierende Planum zygomaticoparietale (Umfang 36 cm) nicht verkleinert werden kann.
Prognose: Neuere Angaben über die *kindliche perinatale Mortalität* lauten zwischen 4% und 14%, nach Korrektur – Elimination von lebensunfähigen Frühgeburten und Mißbildungen – 1,3% bis 6% (109, 129, 158). Dagegen finden sich in älteren Mitteilungen Mortalitätsziffern bis 75% (Übersicht bei 129). Offensichtlich sind günstige Ergebnisse durch großzügige Sectioindikationen zu erreichen. Bei „prospektiver" Geburtsleitung ist heute die *mütterliche Gefährdung* minimal. Allerdings ist die febrile Wochenbettsmorbidität gegenüber der Norm verdoppelt, was sich auf die Häufigkeit operativer Geburtsbedingungen zurückführen läßt (158).
Geburtsleitung und Therapie: Sie folgt denselben Regeln, wie sie für die Gesichtslage angegeben worden sind (S. 12.51): Wird bei Geburtsbeginn eine Stirnlage festgestellt und besteht kein Mißverhältnis zwischen Kopf und Becken, so kann abge-

wartet werden, ob sich die ungünstige Lage ändert und sich entweder eine Gesichts- oder häufiger eine Hinterhauptslage ausbildet. Persistiert die Stirneinstellung, kommt es zu einer deutlichen Geburtsverzögerung oder einem Stillstand, so hängt das weitere Vorgehen vom Stand der Geburt sowie vom mütterlichen und kindlichen Zustand ab. Bei der hohen Gefahr der vaginal-operativen Entbindung für das Kind besteht im allgemeinen die Alternative: Spontangeburt oder Sectio. Man wird die Indikation zur Schnittentbindung sehr großzügig stellen, dagegen sehr zurückhaltend sein mit derjenigen zur Zangenentbindung, weil, besonders wenn noch eine Rotation nötig ist, sowohl Mutter als auch Kind stark traumatisiert werden. Obwohl günstige Erfahrungen mit der manuellen Haltungskorrektur mitgeteilt worden sind (158), sind wir (UFK Basel) mit dieser Maßnahme zugunsten der Sectio zurückhaltend. Voraussetzungen für eine erfolgreiche Durchführung sind das Fehlen eines Mißverhältnisses, eine weitgehende Eröffnung des Muttermundes, ein kurzes Intervall nach Blasensprung und ein nicht fixierter Kopf. Diese Bedingungen sind jedoch selten erfüllt. In einzelnen Fällen kann man mit Hilfe des Vakuumextraktors die Deflexions- in eine Flexionshaltung umwandeln.

Andere Rotationsanomalien

Der hohe Geradstand

Definition und Häufigkeit
Der hohe Geradstand ist eine Einstellungsanomalie, die erst durch ihre Persistenz pathologisch wird. Beim anthropoiden Becken ist die Einstellung im geraden Durchmesser physiologisch.
Er kommt in zwei Formen, der *okzipitoposterioren* und der *okzipitoanterioren*, vor. Als passagere Einstellung ist der hohe Geradstand nicht selten. Nach umfangreichen radiologischen Untersuchungen (233) findet man bei hochstehendem Kopf in 1,8% einen okzipitoanterioren und in 0,6% einen okzipitoposterioren Geradstand. Die okzipitoanteriore Variante ist somit etwa dreimal häufiger als die okzipitoposteriore. Bei tieferstehendem oder eingetretenem Kopf betragen die entsprechenden Zahlen 1,8% und 0,8%. Die klinisch diagnostizierten Fälle sind jedoch wesentlich seltener, nämlich 0,5% bis 1% (121–123), wobei die Frequenz der o.-a.-Einstellung doppelt so groß ist wie die der o.-p.-Einstellung. Diese Zahlen beziehen sich überwiegend auf die Fälle von persistierendem hohen Geradstand und Geburtsstillstand, also oft in Zusammenhang mit einem Mißverhältnis im Beckeneingang. An der UFK Basel beträgt die Frequenz von persistierendem hohen Geradstand in o.-p.-Einstellung 0,7% aller Geburten.

Aetiologie
Der wichtigste ursächliche Faktor ist das anthropoide längsovale bzw. querverengte sowie das androide Becken (136, 197). Nach anderer Ansicht kommt dem „langen Becken" (Übergangsbecken, Assimilationsbecken: s. Kap. Das weibliche Becken, Bd. II/1) eine überragende Bedeutung zu: KIRCHHOFF (123) hat in 40% von insgesamt 193 Patientinnen mit einem langen Becken einen hohen Geradstand beobachtet. Die persistierende Form kann aber bei jeder Beckenform mit Mißverhältnis im Beckeneingang entstehen.
Ausnahmsweise mögen Weichteilfaktoren, die zu einer queren Einengung des Beckeneingangs führen (Myome, tiefer Sitz der Plazenta) oder ein Armvorfall (S. 12.59) eine Rolle spielen. Über die Bedeutung der kindlichen Kopfform ist nichts Sicheres bekannt.

Geburtsverlauf
Für das längsovale, quer verengte Becken ist die Einstellung im geraden Durchmesser eine normale Variante. Der Kopf tritt dann ohne zu rotieren mit dem Okziput vorn oder hinten und der Pfeilnaht im geraden Durchmesser in und durch das Becken. In den meisten Fällen von o.-p.-Einstellung im Beckeneingang dreht sich im Geburtskanal der Kopf mit dem Hinterhaupt nach vorn. Die Geburt erfolgt aus vorderer Hinterhauptlage.
Ausnahmsweise bleibt bei einem Mißverhältnis ein hoher Geradstand bestehen (persistierender hoher Geradstand) und ist dann Ausdruck des Mißverhältnisses im Beckeneingang. Infolge des mangelhaften Kontaktes zwischen Kopf und Zervix kommt oft eine Wehenschwäche hinzu, so daß die Zervixeröffnung auch unter Oxytocinstimulation 7 cm selten übersteigt. Es ergibt sich somit das Bild eines Geburtsstillstandes in der Eröffnungsperiode. Bei Blasensprung besteht zusätzlich die Gefahr eines Nabelschnurvorfalls (S. 12.56).

Diagnose
Sie ist sowohl durch äußere als auch durch vaginale Untersuchung möglich. *Äußerlich* fällt der Hochstand und die Schmalheit des Kopfes auf. Zudem sind je nach Einstellung der Rücken oder die kleinen Teile median vorne zu tasten. Auch die Herztöne sind entsprechend hoch zu auskultieren. Der *vaginale* Befund ergibt einen hochstehenden Kopf mit der Pfeilnaht im geraden Durchmesser und der Stellung des Rückens entsprechender Lage der Fontanellen. Daß die Diagnose aber Schwierigkeiten bereitet, geht daraus hervor, daß der hohe Geradstand im allgemeinen erst erkannt wird, wenn ein Geburtsstillstand eintritt.

Prognose
Für den persistierenden hohen Geradstand gelten dieselben Hinweise wie für eine Dystokie aus anderer mechanischer Ursache (S. 12.46). Die mütterliche und kindliche Morbidität und Mortalität werden in erster Linie von der Geburtsdauer und der Art der Geburtsbeendigung geprägt.

Leitung der Geburt
Solange der Geburtsfortschritt zufriedenstellend ist, kann unter sorgfältiger Kontrolle von Mutter und Kind zugewartet werden. Erlauben es die Verhältnisse, so besteht bei guter Wehentätigkeit unter Umständen die Möglichkeit einer spontanen Korrektur der Einstellung. Kommt es zu einem Geburtsstillstand, so richtet sich die Therapie nach der Ursache. Steht die *Wehenschwäche* im Vordergrund, so wird die Behandlung zunächst mittels einer Oxytocininfusion erfolgen. Handelt es sich dagegen um ein *Mißverhältnis,* so ist die Sectio indiziert. Wendungsoperationen haben in dieser geburtshilflichen Situation keine Berechtigung und Eingriffe zur Stellungskorrektur sind meistens wenig sinnvoll.
Bei 193 Fällen von hohem Geradstand erfolgte die Geburt in 24% spontan, in 16% vaginaloperativ, und in 60% wurde eine Sectio durchgeführt (122).

Der tiefe Querstand

Definition und Häufigkeit
Der tiefe Querstand ist eine Einstellungsanomalie in der Austreibungsperiode, die durch ihre Persistenz pathologisch wird. Daß die Pfeilnaht bei Erreichen des Beckenbodens (Kopf oft in mittlerer Haltung) noch quer verläuft, kann durchaus normal sein. Dann sollte aber eine rasche oder mindestens mit jeder Wehe fortschreitende okzipitoanteriore Rotation einsetzen.
Für die Definition des tiefen Querstandes ist es wenig sinnvoll, eine Frist von einer Stunde oder mehr zu setzen und entsprechend lange abzuwarten, da ein langes Ankämpfen gegen den Widerstand des Beckenbodens für den kindlichen Kopf nicht günstig ist. Wir sprechen deshalb von einem tiefen Querstand dann, wenn bei vollständig eröffnetem Muttermund die Pfeilnaht bei mehreren ausreichend kräftigen Kontraktionen keine Tendenz zur Rotation zeigt.
Die Häufigkeit des persistierenden tiefen Querstandes hängt von den verwendeten diagnostischen Kriterien ab, in erster Linie von der Dauer der Persistenz. Sie wird mit 0,3% bis 1,9% angegeben (30). An der UFK Basel betrug sie 1974 bis 1980 0,8%. Der tiefe Querstand tritt öfter bei Erst- als bei Mehrgebärenden auf (255).

Ätiologie
Mütterliche und kindliche Ursachen können einzeln oder in Kombination auftreten.
Mütterliche Ursachen: Die *Beckenveränderungen,* die in erster Linie zur Entstehung eines tiefen Querstandes beitragen, sind im distalen Beckenabschnitt gelegen und fallen durch eine Verkürzung des hinteren geraden Durchmessers auf. In Frage kommen die platypeloide und die androide Form sowie das Trichterbecken (197, 200). Weiterhin von Bedeutung sind ein vorspringendes kurzes Sakrum und vorspringende Spinae, welche die Rotation behindern.
Der Einfluß von *Weichteilveränderungen* ist schwerer zu objektivieren als der einer Beckenverengerung. Angeschuldigt werden sowohl ein *straffer* als auch ein besonders *schlaffer* Beckenboden. Für die Bedeutung des ersteren spricht die größere Häufigkeit des tiefen Querstandes bei Erstgebärenden. Auf die Bedeutung des schlaffen Beckenbodens weist auch die Erfahrung hin, daß bei Leitungsanästhesien diese Rotationsanomalie besonders häufig auftritt.
Ein tiefer Querstand ist häufig auch Folge einer *Wehenschwäche,* wenn zum Beispiel unter dem Einfluß einer Leitungsanästhesie die austreibenden Kräfte versagen.
Kindliche Ursachen: Eine Deflexionshaltung begünstigt das Auftreten eines tiefen Querstandes. Es läßt sich aber kaum entscheiden, ob die fehlende Beugung das Ausbleiben der Rotation bedingt oder ob beide Anomalien auf dieselbe Ursache zurückzuführen sind (Beckenform, Wehenschwäche, usw). Auch andere Faktoren wie Kopfform (runder Kopf) und Kopfgröße (großer Kopf – Mißverhältnis; kleiner Kopf – fehlender Zwang) sollen ursächlich in Frage kommen.

Verlauf
Der tiefe Querstand entsteht überwiegend bei Fällen, in denen der Kopf im queren Durchmesser oder in okzipitoposteriorer Einstellung ins Becken eintritt (30). Im ersten Fall tritt der Kopf mit querstehender Pfeilnaht durch das ganze Becken, im zweiten bleibt die Rotation des Hinterhauptes nach vorn auf „halbem" Wege stehen. Vier Verlaufsformen sind möglich (30):
1. Die Geburt kommt zum *Stillstand.*
2. Das *Okziput rotiert nach vorne,* gewöhnlich nachdem der Kopf noch tiefer getreten ist, sich flektiert hat und das Hinterhaupt im Weichteilansatzrohr Platz gefunden hat. Dies ist vor allem beim platten Becken oft der Fall, während beim Trichterbecken dieser Ausgang nicht zu erwarten ist.
3. Das *Okziput rotiert nach hinten* in eine okzipitoposteriore Lage. Dieser Ausgang ist selten, weil die Beckenformen bei denen man den tiefen Querstand beobachtet, in der Sakralhöhle oft nicht genügend Platz für das große Hinterhaupt aufweisen.
4. Der Austritt erfolgt mit der *Pfeilnaht im queren Durchmesser* unter Lateralflexion des Halses. Diese Variante ist selten.

Diagnose
Sie läßt sich bei der äußeren Untersuchung durch die mediane Einstellung der vorderen Schulter vermuten. Der vaginale Befund sichert die Diagnose anhand des Verlaufs der Pfeilnaht und der Stellung der Fontanellen.

Geburtsleitung
Die einzige prophylaktische Möglichkeit besteht in der *Seitenlagerung.* Diese stellt gleichzeitig eine therapeutische Maßnahme dar, wenngleich die Wehen zwar seltener, dafür aber intensiver werden. Dabei ist unerheblich, auf welche Seite gelagert wird (S. 12.25).

Kommt die Rotation trotz Seitenlagerung nicht zustande, so hängt das weitere Vorgehen von der Ursache des tiefen Querstandes ab. Bei *Wehenschwäche* wird man Oxytocin infundieren. Dabei ist wie bei jeder Wehenmittelgabe in der Austreibungsperiode größte Vorsicht und Zurückhaltung geboten, weil das Kind im Lauf der Geburt, besonders bei protrahiertem Verlauf, durch Asphyxie erhöht gefährdet ist. Anderenfalls wird man die Geburt operativ, je nach dem Befund vaginal oder abdominal beenden.

Für die *vaginaloperative Behandlung* des tiefen Querstandes bieten sich drei Möglichkeiten an: die Forzepsextraktion, die Vakuumextraktion und die manuelle Drehung mit anschließender Forzepsanwendung. Voraussetzung ist in jedem Fall, daß kein Mißverhältnis im Beckenausgang besteht. Für die *Forzepsgeburt* empfielt sich die Verwendung der geraden Kjelland-Zange, wobei das hintere Blatt zuerst eingelegt wird. Die Rotation erfolgt auf der Ebene des Geburtsstillstandes oder höher. Gleichzeitige Traktion *und* Rotation führt mit großer Wahrscheinlichkeit zu ausgedehnten Weichteilverletzungen.

Der *Vakuumextraktor* hat gegenüber dem Forzeps den Vorteil, daß gleichzeitig die Haltungs- und Stellungsanomalie korrigiert werden kann, der Kopfumfang nicht vergrößert, sondern im Gegenteil durch Unterstützung der normalen Konfiguration eher verkleinert wird. Günstig ist weiter die leichte Rotation auf der Ebene des geringsten Widerstandes. Oft genügt schon das Anlegen der Pelotte in der Gegend der kleinen Fontanelle und ein leichter Zug, damit der Kopf flektiert wird und die Rotation fast automatisch erfolgt.

Die *manuelle Lagekorrektur* mit anschließender Forzepsextraktion ist immer wieder vorgeschlagen worden (30, 255). Sie bringt aber gegenüber den anderen Verfahren keine Vorteile.

Lateralflexion des Kopfes

Vor oder zu Beginn der Geburt kommt es beim Eintritt des Kopfes ins Becken zu einer *physiologischen Lateralflexion.* Diese äußert sich zunächst als hinterer Asynklitismus (Hinterscheitelbeineinstellung, Litzmann-Obliquität) und beim Tiefertreten als vorderer Asynklitismus (Vorderscheitelbeineinstellung, Naegele-Obliquität). Radiologisch läßt sich dieses Verhalten in 75% aller Geburten nachweisen (233). Diese physiologische Lateralflexion wird *pathologisch* entweder durch ihre Persistenz und/oder durch die Stärke ihrer Ausbildung. Sowohl der hintere wie der vordere verstärkte Asynklitismus stellen Adaptionserscheinungen an ungünstige räumliche Verhältnisse (enges Becken, großer Kopf) dar. Die Bedeutung der pathologischen Lateralflexion ist heute viel geringer als früher, weil die starken Grade des platten, namentlich des rachitisch-platten Beckens kaum noch vorkommen.

Prognostisch ist die *vordere Scheitelbeineinstellung* günstiger, weil der Kopf in der Sakralhöhle im allgemeinen Platz zum Ausweichen findet. Bei der *hinteren Scheitelbeineinstellung* wird der Kopf durch die flache Symphyse fixiert, wodurch der Asynklitismus noch ausgeprägter in Erscheinung tritt. Die Behandlung ist die eines Mißverhältnisses im Beckeneingang oder in Beckenmitte, in der Regel also die Sectio.

Durch die Nabelschnur bedingte Geburtsstörungen

Vorliegen und Vorfall der Nabelschnur

Definition und Häufigkeit
Es lassen sich drei Grade unterscheiden, die verschiedenen Stadien im Ablauf des pathologischen Geschehens entsprechen (267):
1. *Vorliegen der Nabelschnur:* Die Nabelschnur liegt bei intakter Vorblase vor dem vorangehenden Teil.
2. *Okkulter Vorfall:* Die Nabelschnur liegt bei gesprungener Blase neben dem vorangehenden Teil und kann nur getastet werden, wenn der untersuchende Finger durch den Zervikalkanal eingeführt wird.
3. *Manifester Nabelschnurvorfall:* Die Nabelschnur liegt bei gesprungener Blase vor dem vorangehenden Teil, in der Vagina oder sogar vor der Vulva.

Die *Häufigkeit* des manifesten Nabelschnurvorfalls wird mit 0,3% bis 0,7% angegeben, d. h. er kommt einmal auf 150 bis 350 Geburten vor (3, 24, 173, 174, 213, 267). In einer Sammelstatistik sind 4012 Fälle unter insgesamt mehr als 900 000 Geburten zusammengetragen worden, was einer Häufigkeit von 0,44% oder 1 auf 230 entspricht (213). Über die Häufigkeit des Vorliegens der Nabelschnur und des okkulten Vorfalls betragen die Angaben 0,02% bis 0,35% aller Geburten (174). Die tatsächliche Zahl ist jedoch nicht bekannt, da die Diagnose kaum in jedem Fall gestellt wird.

Ätiologie
Die Gefahr eines Nabelschnurvorfalls besteht immer dann, wenn das *untere Uterinsegment mangelhaft abgedichtet* ist, besonders bei *Lageanomalien* und/oder *kleinem Kind.* Bezogen auf alle Fälle von manifestem Nabelschnurvorfall finden sich:
– Multiparität in 80% (173, 213),
– ein Geburtsgewicht unter 2500 g in 35% bis 65% (24, 45, 173, 213),

- eine Beckenendlage in 35% bis 55% (3, 24, 45, 173, 213).
- Quer- und Schräglage in 5% bis 10% (3, 24, 45, 173, 213),
- ein enges Becken in 10% (213).

Hinsichtlich der Lage beträgt das absolute Risiko für einen Prolaps bei Hinterhauptslage 0,2% bis 0,3%, bei Stirn- und Gesichtslage 0,8% bis 2,5%, bie Beckenendlage 2,6% bis 6,6% und bei Quer- und Schräglage 5,5% bis 7,1% (24, 213).
Weitere begünstigende Faktoren sind ein Hydramnion, spontaner oder künstlicher Blasensprung bei hochstehendem Kopf, Mehrlingsschwangerschaft (besondere Gefährdung des zweiten Zwillings), eine überdurchschnittlich lange Nabelschnur, tiefer Sitz der Plazenta, ein Tumor im kleinen Becken und kindliche Mißbildungen (Übersicht bei 267). Oft besteht eine Kombination mehrerer Ursachen. Die Risikofaktoren für den okkulten Nabelschnurvorfall sind im Vergleich zum manifesten Prolaps weniger offensichtlich. Zu 60% wurde er bei Multiparae beobachtet, ein Geburtsgewicht unter 2500 g und Lageanomalien fanden sich in je 20% (174).

Diagnose
Sie ist in den seltenen Fällen eindeutig, wo eine Nabelschnurschlinge vor der Vulva liegt. Wenn jede Schwangere bei Krankenhauseintritt und unter der Geburt vaginal untersucht wird, bereitet die Erkennung eines intravaginalen Vorfalls ebenfalls keine Schwierigkeit. Da die kindliche Prognose wesentlich von der frühzeitigen Diagnose abhängt (S. 12.58), ist die Erfassung von frühen Stadien – Vorliegen oder okkulte Prolaps – vordringlich. Hierfür ist die Kardiotokographie (s. Kap. Kardiotokographische Diagnostik, Bd. II/1) vortrefflich geeignet (67). Typischerweise deuten dabei schwere variable Dezelerationsmuster und prolongierte Bradykardien auf eine komplette Unterbrechung der Nabelschnurzirkulation. Bei rein klinischer Überwachung muß eine absinkende fetale Herzfrequenz und deren langsame oder fehlende Erholung nach der Wehe an einen Nabelschnurvorfall denken lassen. Ein weiterer Hinweis ist durch den Abgang von frischem Mekonium gegeben. Tastet man bei der vaginalen Untersuchung einen pulslosen Strang, so bedeutet dies keinesfalls schon den Tod des Kindes. Dieser darf erst angenommen werden, wenn sich auch die fetale Herzaktion nicht mehr nachweisen läßt. Gegebenenfalls kommt man am schnellsten akustisch mit einem Ultraschall-Doppler-Gerät ans Ziel.

Prophylaxe
Die Möglichkeiten sind beschränkt. Zu vermeiden ist die Blasensprengung bei mangelhafter oder fehlender Abdichtung, also im Falle des hochstehenden Kopfes oder von Lageanomalien. Ist die Fruchtblase vorzeitig gesprungen, soll die Schwangere nur mobilisiert werden, wenn der Muttermund geschlossen ist, eine Schädellage besteht und die fetale Herzfrequenz regelmäßig kardiotokographisch überwacht wird.
Eine gewisse Prophylaxe ist in der Gravidität möglich, indem man versucht, begünstigende Faktoren wie Lageanomalien (Quer- oder Beckenendlagen) zu korrigieren. Voraussetzung für eine derartige Maßnahme ist das Fehlen einer Kontraindikation. Zur Prophylaxe gehört weiterhin, daß man allen Frauen empfiehlt, so früh wie möglich nach Geburtsbeginn die Klinik aufzusuchen. Dies gilt in besonderem Maße bei Frühgeburten, Lageanomalien und vorzeitigem Blasensprung.

Therapie
Die Behandlung aller Stadien besteht in *Sofortmaßnahmen* und in der *definitiven Therapie*. Das primäre Ziel besteht in der *Entlastung der Nabelschnur*. Dies wird erreicht durch
1. extreme Hochlagerung des Beckens und eventuell Seitenlagerung,
2. manuelles Hochschieben des vorangehenden Teils,
3. intravenöse Gabe eines Tokolytikums (S.12.45).

Ob zusätzliche reine Sauerstoffatmung auch bei dekomprimierter Schlinge die fetale Oxygenation verbessert, ist nicht erwiesen (125). Liegt die Nabelschnur vor der Vulva, so besteht die Gefahr der kälteinduzierten Gefäßkonstriktion. Deshalb soll man die Schlinge vorsichtig in die Vagina, keinesfalls aber in den Uterus reponieren (267). Das Zurückschieben in den Uterus ist als nutzlose Zeitverschwendung zu betrachten. Es kommt dabei oft zur Kompression der Nabelschnur und zu einem Vorfallrezidiv (3, 213, 267).
In der Zeit der provisorischen Maßnahmen können die nötigen Vorbereitungen für die definitive Therapie getroffen und der Entschluß über den bestmöglichen Weg zur Geburtsbeendigung gefaßt werden. Welches Verfahren im Einzelfall das beste ist, hängt von verschiedenen Faktoren, in erster Linie aber von der Weite des Muttermundes ab. In einem Drittel der Fälle erfolgt der Vorfall bei vollständig eröffnetem Muttermund, in einem weiteren Drittel bei einer Weite von 7 cm und mehr, und in weniger als 10% hat die Dilatation 5 cm noch nicht erreicht (45, 259). Weitere entscheidende Momente sind die Größe des Beckens, die Lage, Größe und der Zustand des Kindes, die Parität und der bisherige Geburtsverlauf. Ist der Muttermund bei Kopflage vollständig eröffnet, so gelingt bei Multiparen oft die Spontangeburt in ein bis zwei Wehen, oder es läßt sich leicht eine Beckenausgangszange in Pudendusblockade durchführen. Ab einer Muttermundsweite von 8 cm kann besonders bei Multiparae auch der Vakuumextraktor angewandt werden, sofern das Becken genügend Raum für eine rasche vaginale Geburt bietet und der Weichteilwiderstand (Zervix, Beckenboden) nicht sehr hoch eingeschätzt wird (3).

In den Fällen mit *geringer Muttermundsweite, hochstehendem Kopf* sowie bei einem *Mißverhältnis* ist die abdominale Schnittentbindung die Methode der Wahl. Um die Sterilität bei der Sectio möglichst zu wahren, soll man beim Abnabeln versuchen, die vorgefallene Schlinge doppelt zu fassen, zu durchtrennen und per vaginam zu entwickeln.

Die rechtzeitige innere Wendung hat heute in der Behandlung des Nabelschnurvorfalls keinen Platz mehr (Ausnahme: zweiter Zwilling); das mütterliche und kindliche Risiko ist zu hoch. Auch beherrschen nur noch wenige Geburtshelfer die Technik. Das Vorgehen bei Beckenend- und bei Querlage wird in Kap. Verlauf und Leitung der Geburt bei atypischen und pathologischen Lagen, S. 14.1 behandelt. Ist das Kind *abgestorben,* so wird man die Geburt spontan zu Ende gehen lassen oder durch einen leichten Ausgangsforzeps bzw. Vakuumextraktion beenden. Destruierende Operationen sind selten nötig und nur bei einem mechanischen Geburtshindernis indiziert.

Über die Geburtsbeendigung bei Nabelschnurvorfall bestehen folgende Angaben (3, 45, 213): die Sectiofrequenz liegt zwischen 30% und 50%, wobei Frühgeburten häufiger vaginal geboren werden als reife Kinder. Bei Kopflage und lebendem Kind unter wie auch über 2500 g Gewicht ist die Spontangeburt in einem Viertel der Fälle möglich.

Prognose
Die *mütterliche* Prognose wird naturgemäß durch den Nabelschnurvorfall nicht direkt beeinflußt. Das mütterliche Risiko entspricht demjenigen des ätiologischen Faktors, welcher den Vorfall begünstigt. Hinzu kommt das therapeutische Risiko infolge der notwendigen operativen Eingriffe.

Für das *Kind* hingegen bedeutet der Nabelschnurvorfall immer eine ernste Gefahr. Die perinatale Mortalität und Morbidität wird beeinflußt vom *Reifegrad* und von der *Wirksamkeit der therapeutischen Maßnahmen.* Während das Ausmaß der kindlichen Reife zum Zeitpunkt des Geschehens als gegeben akzeptiert werden muß, bestimmt die Therapie den Ausgang insofern, als die Prognose umso besser ist, je schneller nach dem Prolaps das Kind geboren wird. So beträgt die Mortalität 15% bis 25% bei Geburt innerhalb von 30 Minuten, jedoch 30% bis 50% wenn das Intervall länger als 60 Minuten dauert (3, 24, 259). Diesbezüglich besonders ungünstig ist der Prolaps vor Klinikseintritt (45). Bei Kindern über 2500 g Gewicht lauten neuere Mortalitätsziffern um 20% (24, 173, 213). Mit rascher aktiver Therapie bei großzügiger Indikation zur Sectio lassen sich diese Zahlen unter 5% senken (24).

Zur Morbidität finden sich folgende Angaben: 50% bis 70% der nach Nabelschnurvorfall geborenen Kinder sind neonatal deprimiert (Apgar Score nach einer Minute unter 7). Nach 5 Minuten weisen die Hälfte der Frühgeburten, aber nur noch 20% der reifen Kinder eine Apgarzahl unter 7 auf (3, 173). Nachkontrollen bei überlebenden Kindern nach einem Jahr ergaben keinen sicheren Hinweis für gehäufte Spätschäden (173). Da sich aber ein Großteil der psychomotorischen Störungen erst nach 3–4 Jahren manifestieren (82; S. 12.47), steht eine definitive Antwort zur Zeit noch aus.

Der Einfluß der verschiedenen Faktoren auf die kindliche Prognose ist schwer zu ermitteln. Eine Angabe von Letalitätsziffern für die verschiedenen Lagen und Therapiearten erscheint deshalb wenig sinnvoll, weil zu viele Faktoren mitspielen, die Kollektive klein an Zahl und heterogen sind. Die Bedeutung der Kindslage für die Prognose ist schwer zu erfassen, weil die Lage die therapeutischen Maßnahmen bestimmt. Ebenfalls schlecht zu beurteilen sind die Gefahren durch eine falsch gewählte Therapie. Das dadurch bedingte Risiko für Mutter und Kind ist aber durchaus real.

Umschlingungen, Knoten und Torsion der Nabelschnur

Nabelschnurumschlingungen

Sie werden häufig angetroffen. Die Zahlenangaben variieren mit der Güte der auf die Nabelschnur aufgewendeten Beobachtungen zwischen 12% und 37% aller Geburten (46, 206, 232, 267). Die Häufigkeit der bei über 3700 Geburten der UFK Basel gefundenen Umschlingungen (206) deckt sich mit früher mitgeteilten Zahlen (232): es bestand eine Umschlingung einmal um den Hals in 22%, mehrmals um den Hals in 5%, mindestens einmal um eine Extremität in 3% und mindestens einmal um den Körper in 2% aller Geburten. Mehr als dreifache Umschlingungen sind selten, doch kommen bis fünffache vor. Dabei hängt die Zahl der Umschlingungen von der Länge der Nabelschnur ab (S. 12.59).

Die Bedeutung für die *kindliche Mortalität* wird oft überschätzt, indem aus einer Zufälligkeit eine Kausalität abgeleitet wird. Tatsächlich ist diese Nabelschnurkomplikation eine seltene Todesursache (232, 267). Das Ausmaß der fetalen Gefährdung ist direkt abhängig von Stärke und Dauer der Nabelschnurkompression. Dabei treten episodische Kompressionen häufig im Zusammenhang mit der Uteruskontraktion auf (267). Hingegen wird insbesondere bei straffen Nabelschnurumschlingungen eine Asphyxie gehäuft beobachtet. Diese äußert sich klinisch in einer gegenüber dem Vergleichskollektiv verdoppelten Anzahl deprimierter Neugeborener (1 Minuten-Apgarziffer unter 7) (232, 250). Die Kinder erholen sich jedoch rasch, so daß 5 Minuten nach der Geburt ein Unterschied zu den Neugeborenen ohne Nabelschnurumschlingung nicht mehr besteht (206, 232). Ebenfalls verdoppelt bei Bestehen einer Nabelschnurumschlingung sind kindliche Azidosen, wobei die Ätiologie gemischt respiratorisch und metabolisch ist (206, 207, 250).

Nabelschnurknoten

Ein abnorm geschlängelter Verlauf bei ungleicher Länge der Nabelschnurgefäße führt zum Bild des *falschen Knotens*. Da die Blutzirkulation dadurch nicht beeinträchtigt wird, kommt diesem Befund keine klinische Bedeutung zu. *Echte Knoten* werden in 0,3% bis 2,1% aller Geburten gefunden. Sie sind umso häufiger, je länger die Nabelschnur mißt, wobei sie bei einer Länge über 80 cm in 8% beobachtet werden (232). Klinisch bedeutsam ist, daß echte Knoten eine wesentliche Ursache für den intrauterinen Fruchttod darstellen (232, 267).

Nabelschnurtorsion

Sie soll häufig mit einer Striktur der Nabelschnur vergesellschaftet sein, die zum Absterben des Fetus führt. Es ist aber schwierig zu entscheiden, ob die Torsion Ursache des Fruchttodes ist, ob sie agonal oder sogar erst postmortal entstanden ist (267).

Diagnose
Sichere klinische Zeichen für die genannten Nabelschnurkomplikationen existieren nicht. Mekoniumhaltiges Fruchtwasser wird nicht häufiger beobachtet als in den Kontrollfällen (135, 232, 250). Als Hinweis auf eine Umschlingung mag eine Deflexionshaltung leichteren Grades mit okzipitoposteriorer Rotation verwertet werden, wenn für diese eine andere Erklärung fehlt (HAMMACHER, 1975, pers. Mitt.; S. 12.48). Im übrigen sind es die kardiotokographisch zu erfassenden Herzfrequenzmuster, die auf eine Nabelschnurkomplikation hindeuten (s. Kap. Kardiotokographische Diagnostik, Bd. II/1).

Therapie
Sie ist diejenige der kindlichen Asphyxie (s. Kap. Gefahrenzustände des Fetus, Bd. II/1).

Abnorme Länge der Nabelschnur

Die Nabelschnur kann *überlang* oder *zu kurz* sein, das letztere absolut oder – bei Umschlingung – auch relativ. Die durchschnittliche Länge der Nabelschnur wird mit 50 bis 60 cm angegeben (46, 197; s. Kap. Normale und pathologische Morphologie der Plazenta und der Eihäute, Bd. II/1). An der UFK Basel wurde ein Mittel von 57 cm gemessen. Damit während der Geburt keine Komplikationen auftreten, muß die Nabelschnur so lang sein, daß sie von der Insertion an der Plazenta bis zur Vulva reicht (267). Die minimal notwendige Länge beträgt bei einer Fundusplazenta 32 cm (92). Abnorme Kürze kann Ursache einer Verzögerung oder eines Stillstandes der Geburt sein. Diskutiert werden auch Einstellungs- und Rotationsanomalien (S. 12.48). Es wurden Fälle mit Abreißen der Nabelschnur beschrieben (92, 267), wobei das Kind tot oder schwer asphyktisch geboren wurde. Als weitere Komplikationen werden die Abruptio placentae und die Inversio uteri genannt (92, 232), doch ist ein Zusammenhang fraglich, weil die Nabelschnur im allgemeinen wohl vorher reißt. Die dazu nötige Kraft beträgt 2 bis 12 kg (41).

Die überlange Nabelschnur gibt häufiger zu Umschlingungen Anlaß, als wenn sie von durchschnittlicher Länge ist. So beobachteten wir (UFK Basel) bei fehlender Umschlingung eine mittlere Länge von 50 cm, bei einmaliger Umschlingung von 60 cm und bei mehrmaliger von über 70 cm. Die lange Nabelschnur dürfte auch eher zum Vorfall tendieren (267).

Vorliegen und Vorfall kleiner Teile

Definition und Häufigkeit
Vom Vorliegen (stehende Fruchtblase) oder Vorfall (gesprungene Fruchtblase) kleiner Teile spricht man, wenn eine oder mehrere Extremitäten bei Schädellage oder Querlage bzw. die obere Extremität bei Beckenendlage neben oder vor dem vorausgehenden Teil liegen. Die Bezeichnung ist bei lebendem Kind wahrscheinlich falsch, indem es sich in der Mehrzahl der Fälle um ein aktives Vorstrecken und nicht um ein passives Vorfallen handelt. Es sind verschiedene Variationen möglich: ein Arm, zwei Arme, ein Arm und ein Bein, zwei Arme und ein Bein, alle vier Extremitäten. Am häufigsten ist der Extremitätenvorfall bei Querlage (s. Kap. Verlauf und Leitung der Geburt bei atypischen und pathologischen Lagen, S. 14.1). Im übrigen ist die Häufigkeit nicht genau bekannt, weil die Extremität auch wieder zurückgezogen werden kann, solange sie nicht fixiert ist. Die angegebenen Zahlen schwanken zwischen 0,5‰ und 2‰ für das Vorliegen oder den Vorfall einer Hand (unvollkommener Vorfall) oder eines Armes (vollkommener Vorfall) bei Schädellage und lebensfähigem Kind (28, 197). In der Mehrzahl der Fälle ist nur die Hand oder der Fuß und nicht die ganze Extremität vorgefallen. Ein Beinvorfall bei Kopflage wird einmal auf etwa 5000 Geburten beobachtet. Zumeist ist er mit einem zusätzlichen Prolaps einer oberen Extremität oder der Nabelschnur kombiniert (Übersicht bei 218).

Ätiologie
Die Ursachen sind identisch mit denen des Nabelschnurvorfalls: mangelhafte Abdichtung und Hochstand des vorangehenden Teils. Von besonderer Bedeutung sind Faktoren wie Frühgeburt, Mehrlingsschwangerschaft sowie geburtshilfliche Eingriffe mit Hochschieben des vorangehenden Teiles. Beckenverengerungen, besonders solche leichten Grades sollen häufiger vorkommen als in

einem Normalkollektiv (197). Multiparae, besonders Vielgebärende, sind ebenfalls häufiger betroffen (11). Bei Zwillingen ist der zweite Zwilling stärker gefährdet.

Geburtsverlauf
Er wird durch den Vorfall einer Hand oder eines Fußes im allgemeinen nicht gestört, während andererseits die ganze Extremität je nach Größenverhältnis zwischen Kopf und Becken ein Geburtshindernis bilden und das Tiefertreten des Kopfes und die Rotation verhindern kann. Jedoch kommen normale Geburten auch bei vollkommenem Extremitätenvorfall vor.

Diagnose
Das Vorliegen einer Extremität wird oft nicht erkannt und der Vorfall auch erst diagnostiziert, wenn der Kopf nicht ins Becken eintritt und die Geburt nicht fortschreitet. Verwechslungen mit Beckenend- oder Querlagen oder mit der Extremität eines Zwillings sind häufig. Persistiert die Anomalie, so wird heute in zunehmendem Maß die Erkennung mittels Ultraschalluntersuchung möglich (218).
Noch wichtiger als die Diagnose des Vorfalls selbst ist die Erkennung der häufigsten Komplikationen: gleichzeitiger Nabelschnurvorfall, knöchernes Mißverhältnis, Lage-, Haltungs- oder Einstellungsanomalie.

Prognose
Komplikationen können bei Mutter oder Kind auftreten. Die *Mutter* wird durch den Vorfall kleiner Teile bei guter Geburtsleitung kaum gefährdet. Ein Risiko besteht fast nur durch falsche oder verspätete therapeutische Maßnahmen infolge einer Verkennung des Zustandes. Dabei steht die Uterusruptur zufolge Wendungsoperationen im Vordergrund (218).
Die Gefahren für das *Kind* sind im wesentlichen diejenigen der Ursache des Extremitätenvorfalls (Frühgeburt) oder der Begleitkomplikationen wie Nabelschnurvorfall. Letzterer wird bei 20% bis 25% aller Fälle gleichzeitig beobachtet (28, 197). Während die Letalität des unkomplizierten Extremitätenvorfalls bei 3% bis 4% liegt, beträgt sie bei gleichzeitigem Nabelschnurvorfall je nach Behandlungsbeginn 30% bis 50% (28, 197).

Prophylaxe
Sie ist nur insofern möglich, als es beim Vorliegen einer Extremität durch Beckenhochlagerung und Seitenlage manchmal gelingt, den Vorfall zu verhindern. Bei Entlastung des vorausgehenden Teils zieht das Kind unter Umständen die Extremitäten zurück. Nach Blasensprung ist eine sofortige vaginale Untersuchung indiziert, um den Extremitätenvorfall und einen eventuell gleichzeitig bestehenden Nabelschnurprolaps rechtzeitig zu erkennen. Auch beim Vorfall ist manchmal eine Beckenhochlagerung und Seitenlage noch erfolgreich.

Therapie
Sie wird im wesentlichen durch zusätzliche Komplikationen und den Grad des Vorfalls bestimmt. Bei knöchernem Mißverhältnis, Placenta praevia partialis oder beim Auftreten von Asphyxiezeichen in der Eröffnungsperiode ist die Sectio indiziert. Sonst besteht die Behandlung im Abwarten unter sorgfältiger Kontrolle des Geburtsfortschrittes und des kindlichen Zustandes. Bei unvollkommenem Vorfall verläuft die Geburt oft komplikationslos. Anderenfalls wird man eher auf die Reposition des vorgefallenen Teils verzichten, um bei lebensfähigem Kind auf die Sectio umzustellen. Mit Ausnahme des zweiten Zwillings haben Wendungsoperationen in der Geburtsleitung des Extremitätenvorfalls keinen Platz mehr. Bei totem Kind und Geburtsstillstand kommt je nachdem eine Reposition der Extremität oder eine Kraniotomie in Betracht.

Literatur
1 Abt, K.: Die Bedeutung der zeitlichen Variationen des Fruchtblasensprunges sub partu. Gynaecologia (Basel) 132 (1951) 1
2 Allan, N.: Membranous occlusion of the cervix. Obstet. and Gynec. 39 (1972) 521
3 Altaras, M., G. Potashnik, N. Ben-Adereth, H. Leventhal: The use of vacuum extraction in cases of cord prolapse during labor. Amer. J. Obstet. Gynec. 118 (1974) 824
4. Alvarez, H., R. Caldeyro-Barcia: Contractility of the human uterus rcorded by new methods. Surg. Gynec. Obstet. 91 (1950) 1
5 Anderson, G. G.: Induction of term labor with intravenous $PGF_{2\alpha}$: A review. Prostaglandins 4 (1973) 765
6 Anteby, S. O., H. Cohen, E. Sadovsky: Dystocia caused by fetal intracranial tumor. Obstet. and Gynec. 43 (1974) 50
7 Artal, R., R. J. Sokol, M. Neuman, A. H. Burstein, J. Stojkov: The mechanical properties of prematurely and non-prematurely ruptured membranes. Amer. J. Obstet. Gynec. 125 (1976) 655
8 Atassi, A. R.: Intraokulare Druckschwankungen unter der Geburt. Geburtsh. u. Frauenheilk. 32 (1972) 832
9 Atwood, R. J.: Parturitional posture and related birth behavior. Acta obstet. gynec. scand. Suppl. 57 (1976) 7
10 Barclay, D. L., B. L. Hawks, D. M. Frueh, J. D. Power, R. H. Struble: Elective cesarean hysterectomy: A 5 year comparison with cesarean section. Amer. J. Obstet. Gynec. 124 (1976) 900
11 Baskett, T. F.: Grand multiparity – a continuing threat: a 6-year review. Canad. med. Ass. J. 7 (1977) 1001
12 Baumgarten K., H. Fröhlich, A. Seidl, W. Gruber. In: Methoden der pharmakologischen Geburtserleichterung und Uterus-Relaxation. Thieme, Stuttgart 1972
13 Beazley, J. M., B. Aldermann: The inductograph – a graph describing the limits of the latent phase of induced labour in low risk situations. J. Obstet. Gynaec. Brit. Cwlth 83 (1976) 513
14 Beazley, J. M., A. Kuriak: Influence of a partograph on the active management of labour. Lancet 1972 II, 348
15 Beazley, J. M., I. Banovic, M. S. Feld: Maintenance of labour. Brit. med. J. 1975 II, 248
16 Beck, P., M. I. Lilling: Induction of labor with intravenous prostaglandin, Amer. J. Obstet. Gynec. 125 (1976) 648
17 Bell, R. D.: Childbearing, Pregnancy. In: The Boston Women's Health Book Collective. Our Bodies, Ourselves. Simon & Schuster, New York 1973

18 Bellmann, O., M. Niesen: Die Schulterdystokie. Gynäkologe 7 (1974) 95
19 Berger, C., U. Baumann, D. Radakovic, M. Ramzin, R. Richter, W. Schenk: Geburt unter Periduralanästhesie. Z. Geburtsh. Perinat. 182 (1978) 45
20 Beynon, C. L.: Midline episiotomy as a routine procedure. J. Obstet. Gynaec. Brit. Cwlth 81 (1974) 126
21 Biener, K.: Müttersterblichkeit in Österreich. Schweiz. med. Wschr. 107 (1977) 247
22 Bishop, E. H.: Pelvic scoring for elective induction. Obstet. and Gynec. 24 (1964) 266
23 Black, M. M., D. H. Melcher, H. A. H. Melville, B. Alderman: Developments in cervical dilatation including the use of vibratory techniques. Clin. Obstet. Gynec. 18 (1975) 173
24 Bock, J. E., J. Wiese: Prolapse of the umbilical cord. Acta obstet. gynec. scand 51 (1972) 303
25 Booth, J. H., V. B. Kurdyak: Elective induction of labor: a controlled study. Canad. med. Ass. J. 103 (1970) 245
26 Borell, U., J. Fernström, L. Ohlson, N. Wiqvist: Influence of uterine contractions on the uretroplacental blood flow at term. Amer. J. Obstet. Gynec. 93 (1965) 44
27 Brant, H. A., G. C. L. Lachelin,: Vibration of the cervix in labour. J. Obstet. Gynaec. Brit. Cwlth 81 (1974) 278
28 Breen, J. L., E. Wiesmeier: Compound presentation: a survey of 131 patients. Obstet. and Gynec. 32 (1968) 419
29 Brenner, W. E.: Abnormal progression of labor (dystocia). Clin.Obstet.Gynec. 16 (1973) 243
30 Burger, P.: Einiges über den tiefen Querstand. Gynaecologia (Basel) 157 (1964) 135
31 Calder, A. A., M. P. Embrey, T. Tait: Ripening of the cervix with extraamniotic prostaglandin E_2 in viscous gel before induction of labour. J. Obstet. Gynaec. Brit. Cwlth 84 (1977) 264
32 Caldeyro-Barcia, R., H. Alvarez: Abnormal uterine action in labour. J. Obstet. Gynaec. Brit. Cwlth 59 (1952) 646
33 Caldeyro-Barcia, R., J. J. Poseiro: Physiology of the uterine contraction. Clin. Obstet. Gynec. 3 (1960) 386
34 Caldeyro-Barcia, R., Y. Sica-Blanco, J. J. Poseiro, V. G. Panizza, C. Mendez-Bauer, C. Fielitz, H. Alvarez, S. V. Pose, C. H. Hendricks: A quantitative study of the action of synthetic oxytocin on the pregnant human uterus. J. Pharmacol. Exp. Ther. 121 (1957) 18
35 Caldeyro-Barcia, R., L. Noriega-Guerra, Cibils, H. Alvarez, J. J. Poseiro, S. V. Pose, Y. Sica-Blanco, C. Mendez-Bauer, C. Fielitz, V. H. Gonzales-Panizza: Effect of position changes on the intensity and frequency of uterine contraction during labor. Amer. J. Obstet. Gynec. 80 (1960) 284
36 Calkins, L. A.: Normal labor. Thomas, Springfield Ill. 1955
37 Cerevka, J., J. S. Scheffs, A. Vasicka: Shape of uterine contractions (intraamniotic pressure) and corresponding fetal heart rate. I. Spontaneous and oxytocin induced labors. Obstet. and Gynec. 35 (1970) 695
38 Chan, W. H., R. H. Paul, J. Toews: Intrapartum fetal monitoring. Maternal and fetal morbidity and perinatal mortality. Obstet. and Gynec. 41 (1973) 7
39 Cibils, L. A.: Enhancement and induction of labor. In: Risk in the Practice of Modern Obstetrics, hrsg. von S. Aladjem. Mosby, St. Louis 1972
40 Cohen, W. R.: Influence of the duration of second stage labor on perinatal outcome and puerperal morbidity. Obstet. and Gynec. 49 (1977) 266
41 Crichton, J. L.: Tensile strength of the umbilical cord. Amer. J. Obstet. Gynec. 115 (1973) 77
42 Cucco, U. P.: Face presentation. Amer. J. Obstet. Gynec. 94 (1966) 1085
43 Cunningham, I.: Iniencephalus: a cause of dysocia. J. Obstet. Gynaec. Brit. Cwlth 72 (1965) 299

44 Dahler, R., K. Decker, H. A. Hirsch: Bakterielle Besiedlung des Fruchtwassers unter der Geburt. 1. Einfluß des internen CTG; Sectio-Morbidität. In: Perinatale Medizin, Bd. VI, hrsg. von J. W. Dudenhausen, E. Saling, E. Schmidt. Thieme, Stuttgart 1975
45 Daly, J. W., C. E. Gibbs: Cord prolapse. Amer. J. Obstet. Gynec. 100 (1968) 264
46 Danforth, D. N.: Obstetrics and Gynecology, 3. Aufl. Harper & Row, New York 1977
47 Danforth, D. N., J. C. Buckingham: In: The Biology of the Cervix, hrsg. von R. J. Blandau, K. Moghisi. University of Chicago Press, Chicago 1973
48 Danforth, D. N., J. C. Buckingham, J. W. Roddick: Connective tissue changes incident to cervical effacement. Amer. J. Obstet. Gynec. 80 (1960) 939
49 Danforth, D. N., A. Veis, M. Breen, H. G. Weinstein, J. C. Buckingham, P. Manalo: The effect of pregnancy and labor on the human cervix. Changes in collagen, glycoproteins, and gycosaminoglycans. Amer. J. Obstet. Gynec. 120 (1974) 641
50 Davidson, A. C., J. B. Weaver, P. Davies, J. F. Pearson: The relation between ease of forceps delivery and speed of cervical dilataion. J. Obstet. Gynaec. Brit. Cwlth 83 (1976) 279
51 Davis, E.: Progress in the management of labor and delivery. J. Amer. med. Ass. 172 (1960) 409
52 Daw, E.: Management of the hyperextended fetal head. Amer. J. Obstet. Gynec. 124 (1976) 113
53 DeAlvarez, R. R.: Hypertensive disorders in pregnancy. Clin. Obstet. Gynec. 16 (1973) 47
54 De Chateau, P., B. Weinberg: Long term effect on mother-infant behaviour of extra contact during the first hour post partum. I. First observation at 36 hours. Acta paediat. scand. 66 (1977) 137
55 DeCosta, E. J.: Brow presentation: Discussion. Amer. J. Obstet. Gynec. 100 (1968) 262
56 Dede, J. A., E. A. Friedman: Face presentation. Amer. J. Obstet. Gynec. 87 (1963) 515
57 Dickey, R. P., V. C. Stevens, N. Vorys, Ch. W. Denko, J. C. Ullery: Rate of chondroitin sulfate synthesis in the cervix during pregnancy. Amer. J. Obstet. Gynec. 95 (1966) 40
58 Dubois, J., P. Lebreton: Réflexions à propos des accouchements en occipito-sacrée. J. Gynéc. Obstét. Biol. Reprod. 7 (1975) 941
59 Dubrauszky, V.: Wieviel Muskulatur enthält die Gebärmutter (Korpus, Zervix)? Geburtsh. u. Frauenheilk. 22 (1962) 1022
60 Dubrauszky, V.: Gebärmuttermyom und Schwangerschaft. Med. Klin. 70 (1975) 965
61 Duignan, N. M., J. W. W. Studd, A. O. Hughes: Characteristics of normal labour in different racial groups. J. Obstet. Gynaec. Brit. Cwlth 82 (1975) 593
62 Ebner, M.: Physiotherapy in Obstetrics. 3 Aufl. Livingstone, Edinburgh 1967
63 Editorial: Shoulder dystocia. Obstet. gynec. Surv. 25 (1970) 1060
64 Editorial: Sacculation of the pregnant uterus. Obstet. gynec. Surv. 27 (1972) 720
65 El-Minawi, M. F., M. F. Shaaban, Y. Naguib, M. El-Sadek, A. Shaaban: Human double monsters. Management and radiologic observations. Int. J. Obstet. Gynec. 8 (1970) 648
66 Fadel, H. E., H. R. Misenheimer: Incarceration of the retroverted gravid uterus with sacculation. Obstet. and Gynec. 43 (1974) 46
67 Fischer, W. M.: Kardiotokographie, 2. Aufl. Thieme, Stuttgart, 1976
68 Friedman, E. A.: Graphic appraisal of labor. Study of 500 primipara. Amer. J. Obstet. Gynec. 68 (1954) 1548
69 Friedman, E. A.: Primigravid labor; graphostatistical analysis Obstet. and Gynec. 6 (1955) 567
70 Friedman, E. A.: Labor: Clinical Evaluation and Management. Appleton-Century-Crofts, New York 1967

71 Friedman, E. A.: Patterns of labor as indicators of risk. Clin. Obstet. Gynec. 16 (1973) 172
72 Friedman, E. A., B. Kroll: Computer analysis of labour progression. J. Obstet. Gynec. Brit. Cwlth 76 (1969) 1075
73 Friedman, E. A., M. R. Sachtleben: Dysfunctional labor: I. Prolonged latent phase in the nullipara. Obstet. and Gynec. 17 (1961) 135
74 Friedman, E. A., M. R. Sachtleben: Dysfunctional labor: II. Protracted active phase dilatation in the nullipara. Obstet. and Gynec. 17 (1961) 566
75 Friedman, E. A., M. R. Sachtleben: Dysfunctional labor: III. Secundary arrest of dilatation in the nullipara. Obstet. and Gynec. 19 (1962) 576
76 Friedman, E. A., M. R. Sachtleben: Dysfunctional labor: IV. Combined aberrant dilatation patterns in the nullipara. Obstet. and Gynec. 20 (1962) 761
77 Friedman, E. A., M. R. Sachtleben: Dysfunctional labor VI: Abnormal progress in the multipara. Obstet. and Gynec. 22 (1963) 478
78 Friedman, E. A., M. R. Sachtleben: Station of fetal presenting part. V. Protracted descent patterns. Obstet. and Gynec. 36 (1970) 558
79 Friedman, E. A., M. R. Sachtleben: Station of fetal presenting part. VI. Arrest of descent in nulliparas. Obstet. and Gynec. 47 (1976) 129
80 Friedman, E. A., K. R. Niswander, M. R. Sachtleben: Dysfunctional labor. X. Immediate results to infant. Obstet. and Gynec. 33 (1969) 776
81 Friedman, E. A.: K. R. Niswander, M. R. Sachtleben: Dysfunctional labor. XI Neurologic and developmental effects on surviving infants. Obstet. and Gynec. 33 (1969) 785
82 Friedman, E. A., M. R. Sachtleben, P. A. Bresky: Dysfunctional labor. XII. Long-term effects on infant. Amer. J. Obstet. Gynec. 127 (1977) 779
83 Friedman, E. A., K. R. Niswander, M. R. Sachtleben, M. Ashworth: Dysfunctional labor. IX Delivery outcome. Amer. J. Obstet. Gynec. 106 (1970) 219
84 Friedman, E. A., K. R. Niswander, M. R. Sachtleben, J. Nemore: Dysfunctional labor: VIII. Relative accuracy of clinical and graphic diagnostic methods. Obstet. and Gynec. 33 (1969) 145
85 Frischkorn, R.: Hat die Röntgendiagnostik in der Schwangerschaft noch ihre Bedeutung? Geburtsh. u. Frauenheilk. 33 (1973) 125
86 Gassner, C. B., W. J. Ledger: The relationship of hospital-acquired maternal infection to invasive intrapartum monitoring techniques. Amer. J. Obstet. Gynec. 126 (1976) 33
87 Georgidas, E., E. Reinhold: Zur geburtshilflichen Bedeutung des engen Beckens. Z. Geburtsh. Gynäk. 172 (1970) 220
88 Gibbs, R. S., A. J. Weinstein: Puerperal infection in the antibiotic era. Amer. J. Obstet. Gynec. 124 (1976) 769
89 Glasenapp, K. H.: Mediane contra mediolaterale Episiotomie, ein Vergleich. Geburtsh. u. Frauenheilk. 33 (1973) 737
90 Göltner, E., P. Waes, P. Rost, K. W. Schneider: Veränderungen des Herzzeitvolumens während der Eröffnungswehen und beim Valsalva-Pressversuch. Arch. Gynäk. 216 (1974) 33
91 Green, L. K., R. E. Harris: Uterine anomalies; frequency of diagnosis and associated obstetric complications. Obstet. and Gynec. 47 (1976) 427
92 Greenhill, J. P.: Anatomy, anomalies, and prolapse of the umbilical cord. Clin. Obstet. Gynec. 5 (1962) 982
93 Greiss, F. C., C. H. Mauzy: Genital abnormalities in women. Amer. J. Obstet. Gynec. 82 (1961) 330
94 Grospietsch, G., W. Kuhn: Constriction Ring Dystokie. Eine Sonderform der uterinen Dystokie. Z. Geburtsh. Perinat. 179 (1975) 467
95 Gusberg, S. B., H.C. Frick: Corscaden's Gynecologic Cancer, 4. Aufl. Williams & Willins, Baltimore, 1970
96 Hamperl, H.: Die Verteilung des elastischen Gewebes in der Cervix uteri. Virchows Arch. Path. Anat. 334 (1961) 81
97 Hansmann, M., H. J. Hinckers: Das große Kind. Gynäkologe 7 (1974) 81
98 Harris, R. E.: An evaluation of median episiotomy. Amer. J. Obstet. Gynec. 106 (1970) 660
99 Harrison, R. F., M. Flynn, I. Craft: Assessement of factors constituting an „inducibility profile". Obstet. and Gynec. 49 (1977) 270
100 Hellman, L. M., H. Prystowsky: The duration of the second stage of labor. Amer. J. Obstet. Gynec. 63 (1952) 1223
101 Hendricks, C. H., W. E. Brenner, F. Kraus: Normal cervical dilatation pattern in late pregnancy and labor. Amer. J. Obstet. Gynec. 106 (1970) 1065
102 Hibbard, L. T.: Shoulder dystocia. Obstet. and Gynec. 34 (1969) 424
103 Hirdes, G., J. Schmidt: Geburtsverlauf und Komplikationen nach vorausgegangenem Kaiserschnitt. Geburtsh. u. Frauenheilk. 33 (1973) 106
104 Hochuli, E., P. Kaufmann: Die röntgenologische Beckenmessung. Gynaecologia (Basel) 148 (1959) 295
105 Holzer, E.: Fertilität, Schwangerschafts- und Geburtsverlauf nach Konisation der Portio vaginalis uteri. Geburtsh. u. Frauenheilk. 32 (1972) 950
106 Hopfner, W.: Zur Klinik des Dammschnittes in der heutigen Geburtshilfe. Diss., Heidelberg 1968
107 Hughes, E. C., N. E. Cochrane, P. L. Czyz: Maternal mortality study 1970–1975. N.Y.St. J. Med. 34 (1976) 2206
108 Hughey, M. J., T. W.Mc Elin, C. C. Bird: An evaluation of preinduction scoring systems. Obstet. and Gynec. 48 (1976) 635
109 Ingolfsson, A.: Brow presentations. Acta obstet. gynec. scand. 48 (1969) 486
110 James, L. S.: Onset of breathing and resuscitation. Pediat. Clin. N. Amer. 13 (1966) 621
111 Jeffcoate, T. N. A., K. Baker, R. H. Martin: Inefficient uterine action Surg. Gynec. Obstet. 95 (1952) 257
112 Jenssen, H.: The effect of paracervical block on cervical dilatation and uterine activity. Acta obstet. gynec. scand. 52 (1973) 13
113 Jung, H.: Pathologie der Wehentätigkeit. Uterine Dystokie. Gynäkologe 7 (1974) 68
114 Jung, H., G. Lamberti, R. Austermann, H. P. Closs: Die programmierte Geburt. Z. Geburtsh. Perinat. 178 (1974) 265
115 Käser, O.: Zur Aetiologie der occipito-posterioren Rotation. Gynaecologia (Basel) 141 (1956) 65
116 Käser, O., F. A. Iklé, H. A. Hirsch: Atlas der gynäkologischen Operationen, 4. Aufl. Thieme, Stuttgart 1981
117 Karim, S. M. M., R. R. Trussel, K. Hillier, R. C. Patel: Induction of labour with prostaglandin $F_{2\alpha}$ J. Obstet. Gynaec. Brit. Cwlth 76 (1969) 769
118 Kaye, C. H.: Constriction ring dystocia. Canad. med. Ass. J. 110 (1974) 535
119 Kidess, E., M. Mabrouk: Schicksal der Früchte bei Überernährung der Mütter. Geburtsh. u. Frauenheilk. 33 (1973) 1004
120 Kinch, R. A. H.: Shoulder girdle dystocia. Clin. Obstet. Gynec. 5 (1962) 1031
121 Kirchhoff, H.: Das lange Becken. Thieme, Stuttgart 1949
122 Kirchhoff, H.: Der Geburtsmechanismus beim „Langen Becken". Geburtsh. u. Frauenheilk. 34 (1974) 418
123 Kirchhoff, H.: Das „Enge Becken". Das Mißverhältnis als Ursache für Geburtsverlaufs-Komplikationen für Mutter und Kind. Z. Geburtsh. Perinat. 180 (1976) 95
124 Kirchhoff, H.: Die Gebärhaltung der Frau von der Prähistorie bis auf den heutigen Tag. Organorama 14/1 (1977) 11
125 Klöck, F. K., H. Chantraine: Möglichkeiten und Grenzen der intrauterinen Reanimation. Z. Geburtsh. Perinat. 179 (1975) 401
126 Klöck, F. K., G. Lamberti: Die Leitung der Austrei-

bungsperiode, Indikationen zur Geburtsbeendigung. Gynäkologe 8 (1975) 2
127 Klöck, F. K., D. Junge, W. Künzel, W. Moll: Die Uterusdurchblutung unter dem Einfluß von β – Adrenergica beim narkotisierten Schaf. In: Th 1165a (Partusisten) bei der Behandlung in der Geburtshilfe und Perinatologie, hrsg. von H. Jung, F. K. Klöck. Thieme, Stuttgart 1975 (S. 116)
128 Koller, Th.: Versuch einer graphischen Darstellung des Geburtsverlaufs. Gynaecologia (Basel) 126 (1948) 227
129 Kovacs, S. G.: Brow presentation, Royal Hospital for Women, Paddington 1950–1965, and review of literature. Med. J. Aust. 2 (1970) 820
130 Krapohl, A. J., G. G. Myers, R. Caldeyro-Barcia: Uterine contractions in spontaneous labor. Amer. J. Obstet. Gynec. 106 (1970) 378
131 Kräubig, H.: Betrachtungen zum methodischen Vorgehen bei Episiotomie. Dtsch.med.Wschr. 87 (1962) 651
132 Krüger, H. W.: Zur Freihaltung der Atemwege des Neugeborenen beim Kaiserschnitt. Z. prakt. Anästh. Wiederbeleb. 5 (1970) 189
133 Kubli, F., H. H. Ewerbeck, J. Hickl, F. K. Klöck, H. Rüttgers: Operative Geburtshilfe-Standortbestimmung 1974. Gynäkologe 8 (1975) 61
134 Künzel, W., H. Wulf, D. Dennig: Die Sauerstofftransportfunktion des Blutes in der Neugeborenenperiode. Z. Geburtsh. Gynäk. 171 (1969) 217
135 Lamberti, G., R. Austermann, H. P. Closs, W. Schwenzel: Statistische Untersuchungen über das fetale Risiko bei Plazenta-Insuffizienz und Nabelschnurkomplikation. II. Symptome der fetalen Gefährdung: Mekoniumhaltiges Fruchtwasser und pathologische Muster der fetalen Herzfrequenz. Geburtsh. u. Frauenheilk. 34 (1974) 724
136 Lang, N.: Die Beckendystokie. Gynäkologe 7 (1974) 74
137 Larsen, J. W., J. W. Goldkrand, T. M. Hanson, C. R. Miller: Intrauterine infection on an obstetric service. Obstet. and Gynec. 43 (1974) 838
138 Leboyer, F.: Der sanfte Weg ins Leben. Geburt ohne Gewalt. Desch, München 1974
139 Ledger, W. J., M. Norman, C. Gee, W. Lewis: Bacteremia on an obstetric gynecologic service. Amer. J. Obstet. Gynec. 121 (1975) 205
140 Lees, M. M., D. B. Scott, M. G. Kerr, S. H. Taylor: The circulatory effects of recumbent postural change in late pregnancy. Clin. Sci. 32 (1967) 453
141 Lehmann, V., R. Wettengel: Materner Energieumsatz unter der Geburt. Z. Geburtsh. Perinat. 176 (1972) 44
142 Lehmann, V., R. Wettengel, G. Hempelmann: Untersuchungen zur Hämodynamik unter der Geburt. Z. Geburtsh. Perinat. 176 (1972) 403
143 Lindgren, L.: The lower part of the uterus during the first stage of labour in occipito-anterior vertex presentation. Studies by means of intrauterine tocography. Acta obstet. gynec. scand. 34, Suppl. 2 (1955) 1
144 Lindgren, L.: Die Eröffnung der Cervix uteri bei normaler Geburt, studiert mit intrauteriner Tokographie. Arch. Gynäk. 191 (1958) 201
145 Lindgren, L.: Der Biomechanismus der Cervixdilatation während der Geburt. Gynäk. Rdsch. 11 (1971) 237
146 Lindgren, L.: The engagement of the foetal head in the uterus when the vertex presents. Acta obstet. gynec. scand. 51 (1972) 37
147 Lindgren, L.: The influence of uterine motility upon cervical dilatation in labor. Amer. J. Obstet. Gynec. 117 (1973) 530
148 Lindgren, L., N. Fagerlund: Uterine motility and resistance of the lower parts of the uterus at the onset of labor. Acta obstet. gynec. scand. 44 (1965) 265
149 Lindgren, L., C. N. Smyth: Measurement and interpretation of the pressures upon the cervix during normal and abnormal labour. J. Obstet. Gynaec. Brit. Cwlth 68 (1961) 901
150 Lozoff, B., G. M. Brittenham, M. A. Trause, J. H. Kennell, M. H. Klaus: The mother-newborn relationship: Limits of adaptability. J. Pediat. 91 (1977) 1
151 McCall, J. O.: Shoulder dystocia. A study of aftereffects. Amer. J. Obstet. Gynec. 83 (1962) 1486
152 v. Maillot, K., M. Weiss, M. Nagelschmitt, H.Struck: Muttermundseröffnung und Relaxin. Arch. Gynäk. 223 (1977) 323
153 Maltau, J. M., H. T. Andersen: Continuous epidural anaesthesia with low frequency of instrumental deliveries. Acta obstet. gynec. scand. 54 (1975) 401
154 Martius, G.: Lehrbuch der Geburtshilfe, 9. Aufl. Thieme, Stuttgart 1977
155 Martius, G., M. Käter, P. H. Kluge: Kopfmasse und Kopfform der Neugeborenen in ihren Beziehungen zum Geburtsmechanismus. Arch. Gynäk. 199 (1964) 360
156 Meehan, F. P., A. S. Moolgaoker, J. Stallworthy: Vaginal delivery under caudal analgesia after cesarean section and other major uterine surgery. Brit. med. J. 1972 II, 740
157 Melmed, H., M. I. Evans: Predictive value of cervical dilatation rates. I. Primipara labor. Obstet. and Gynec. 47 (1976) 511
158 Meltzer, R. M., M. R. Sachtleben, E. A. Friedman: Brow presentation. Amer. J. Obstet. Gynec. 100 (1968) 255
159 Méndez-Bauer, C., J. Arroyo, A. Menéndez, J. Salmeán, J. Manas, M. Lavilla, S. Martinez San Martin, I. Villa Elizaga, J. Zamarriego Crespo: Effect of different maternal positions during labour. In: Perinatal Medicine, hrsg. von G. Rooth, L. E. Bratteby. Stockholm 1976
160 Meudt, R.: Beitrag zur Frage der verschiedenen Blasensprungarten. Geburtsh. u. Frauenheilk. 31 (1971) 95
161 Meudt, R., A. Hawrylenko, Th. Koller jr.: Beitrag zum Problem des Blasensprunges. Gynaecologia (Basel) 161 (1966) 421
162 Miller, F. C., S.-Y. Yeh, B. S. Schifrin, R. H. Paul, E. H. Hon: Quantitation of uterine activity in 100 primiparous patients. Amer. J. Obstet. Gynec. 124 (1976) 398
163 Mitrani, A., M. Oettinger, E. G. Abinader, M. Sharf, A. Klein: Use of propranolol in dysfunctional labour. J. Obstet. Gynaec. Brit. Cwlth 82 (1975) 651
164 Monks, P. L.: Fetal dystocia associated with fetal malformation. Med. J. Aust. 56 (1969) 630
165 Montgomery, T. L.: Physiological considerations in labor and the puerperium. Amer. J. Obstet. Gynec. 76 (1958) 706
166 Morewood, G. A., M. J. O'Sullivan, J. McConney: Vaginal delivery after cesarean section. Obstet. and Gynec. 42 (1973) 589
167 Moss, A. J., E. R. Duffie, L. M. Fagan: Respiratory distress syndrome in the newborn. Study on the association of cord clamping and the pathogenesis of distress. J. Amer. med. Ass. 184 (1963) 48
168 Munsick, R. A., E. M. Gresham: Renal hemodynamic effects of oxytocin in antepartal and postpartal women. Amer. J. Obstet. Gynec. 108 (1970) 729
169 Muth, H.: Zur vaginalen Entbindung eines Thorakopagus. Geburtsh. u. Frauenheilk. 35 (1975) 300
170 Nakano, J.: Cardiovascular actions of Oxytocin. Obstet. gynec. Surv. 28 (1973) 75
171 Narik, G.: The method of transfer of labour contractions to the contents of the uterus. J. Obstet. Gynaec. Brit. Emp. 66 (1959) 58
172 Naujoks, H.: Die Geburtsverletzung des Kindes. Enke, Stuttgart 1934
173 Niswander, K. R., E. A. Friedman, D. B. Hoover, H. Pietrowski, M. Westphal: Fetal morbidity following potentially anoxigenic obstetrics conditions. III. Prolapse of the umbilical cord. Amer. J. Obstet. Gynec. 95 (1966) 853
174 Niswander, K. R., E. A. Friedman, D. B. Hoover, H. Pietrowski, M. Westphal: Fetal morbidity following potentially anoxigenic obstetrics conditions.

IV. Occult prolapse of the umbilical cord. Amer. J. Obstet. Gynec. 95 (1966) 1099
175 O'Driscoll, K., C. J. Carroll, M. Coughlan: Selective induction of labour. Brit. med. J. 1975/IV, 727
176 O'Driscoll, K., J. M. Stronge, M. Minogue: Active management of labour Brit. med. J. 1973/III, 135
177 Ogata, E. S., J. A. Kitterman, F. Kleinberg, L. Dong, M. Willis, J. Mates, R. H. Phibbs: The effect of time of cord clamping and maternal blood pressure on placental transfusion with cesarean section. Amer. J. Obstet. Gynec. 128 (1977) 197
178 O'Leary. J. A.: Cesarean hysterectomy: a 15 year review. J. Reprod. Med. 4 (1970) 51
179 O'Leary, J. L., J J. A. O'Leary: Rudimentary horn pregnancy. Obstet. and Gynec. 22 (1963) 371
180 O'Leary, J. L., J. A. O'Leary: The complete episiotomy. Analysis of 1224 complete lacerations, sphincterotomies, and episiproctotomies. Obstet. and Gynec. 25 (1965) 235
181 O'Toole, V. E. J.: Anencephalic conjoined twins. J. Obstet. Gynaec. Brit. Cwlth 83 (1976) 908
182 Øvlisen, B., P. E. Hønger, N. H. Nielsen: Thoracopagus twins. Acta obstet. gynec. scand. 53 (1974) 379
183 Patt, V., M. Niesen: Dystokie durch fetale Mißbildungen und Anomalien des mütterlichen Genitale. Gynäkologe 7 (1974) 106
184 Patterson, W. M.: Amniotomy, with or without simultaneous oxytocin infusion. J. Obstet. Gynaec. Brit. Cwlth 78 (1971) 310
185 Pawson, M. E., S. C. Simmonds: Routine introduction of labour by amniotomy and simultnous syntocinon (synthetic oxytocin) infusion. Brit. med. J. 1970/III, 191
186 Peel, J., G. V. P. Chamberlain: Cesarean section 1949-64. J. Obstet. Gynaec. Brit. Cwlth 75 (1968) 1282
187 Peterson, W. F., J. E. Stauch, B. N. Toth, L. M. Robinson: Routine vaginal examination during labor- a comparative study with bacteriological analysis. Amer. J. Obstet. Gynec. 92 (1965) 310
188 Phillips, R. D., M. Freeman: The management of the persistent occiput posterior position. A review of 552 consecutive cases. Obstet. and Gynec. 43 (1974) 171
189 Philpott, R. H.: Graphic records in labour. Brit. med. J. 1972/IV, 163
190 Philpott, R. H.: Fetal quality preserved in cephalopelvic disproportion in the primigravida. S. Afr. med. J. 47 (1973) 2021
191 Philpott, R. H., W. M. Castle: Cervicographs in the management of labour in the primigravida. I. The alert line for detecting abnormal labour. J. Obstet. Gynaec. Brit. Cwlth 79 (1972) 592
192 Plotz, E. J.: Geburtsleitung nach vorausgegangenem Kaiserschnitt. Gynäkologe 7 (1974) 116
193 Posner, L. B., E. J. Rubin, A. C. Posner: Face and brow presentation. Obstet. and Gynec. 21 (1963) 745
194 Potter, E. L.: Pathology of the Fetus and the Infant, 2. Aufl. Year book, Chicago 1961
195 Prevedourakis, C. N.: Face presentation. An analysis of 163 cases. Amer. J. Obstet. Gynec. 94 (1966) 1092
196 Prill, H. J., M. L. Dürr, M. Simon: Partus praecipitatus aus psychologischer Sicht. Geburtsh. u. Frauenheilk. 31 (1971) 425
197 Pritchard, J. H., P. C. MacDonald: Williams Obstetrics, 15. Aufl. Appleton-Century Crofts, New York 1976
198 Rech, W.: Ein neues Verfahren zur selbsttätigen fortlaufenden Registrierung der Wehentätigkeit. Arch. Gynäk. 157 (1934) 458
199 Redmond, A., S. Isana, D. Ingall: Relation of onset of respiration to placental transfusion. Lancet 1965/I, 283
200 Reid, D. E., K. J. Ryan, K. Benirschke: Principles and Management of Human Reproduction. Saunders, Philadelphia 1972
201 Renaud, R., G. Boog, J.-P. Brettes, M. Irrmann, E. De Mot, J.-C. Schuhmacher, R. Gandar: Souffrance foetale. Aspects thérapeutiques. In: Réanimation obstétricale, hrsg. von G. G. Nahas, A. Rémond, M. Samama, C. Sureau, P. Viars, G. Vourc'h. Arnette, Paris 1972
202 Reyners, M., E. Garouchka: Grossesse dans une corne uterine rudimentaire. J. Obstét. Gynéc. Biol. Reprod. 5 (1976) 805
203 Richards, M. P. M.: The induction and acceleration of labour: some benefits and complications. Early Human Development 1 (1977) 3
204 Rippert, C., J. Hüter, F. Kubli, C. Meyer: Medikamentöse Therapie der hyperaktiven, hypertonen und diskoordinierten Wehentätigkeit sub partu. Geburtsh. u. Frauenheilk. 32 (1972) 393
205 Rodesch, F., C. Ehmann-Ellinger, P. Wilkins, P. O. Hubinont: Introduction, use and results of a new partogram. J. Obstet. Gynaec. Brit. Cwlth 72 (1965) 930
206 Roemer, V. M., R. Bärtschi: Beeinflussung des fetalen Säure-Basen-Haushaltes durch Nabelschnurkompressionen während der Geburt. Arch. Gynäk. 215 (1973) 133
207 Roemer, V. M., H. Buess, K. Harms: Zum Problem der Leitung der Austreibungs- und Pressperiode. Arch. Gynäk. 222 (1977) 29
208 Roth, G.: The time factor in fetal distress. J. perinat. Med. 1 (1973) 7
209 Rudolph, A. J., J. P. Michaels, B. L. Nichols: Obstetrical management of conjoined twins. Birth Defects 1 (1967) 28
210 Rudolph L.: Constriction ring dystocia. J. Amer. med. Ass. 108 (1973) 532
211 Ruiz-Velasco, V., F. R. Beltran, O. T. Bejarano: Accouchement après césarienne: morbimortalité. J. Gynéc. Obstét. Biol. Reprod. 2 (1973) 673
212 Sambhi, J. S.: Obstetrics probleme created by increasing fetal size in developing communities. Int. J. Gynaec. Obstet. 11 (1973) 51
213 Savage, E.W., S. G. Kohl, R. M. Wynn: Prolapse of the umbilical cord. Obstet. and Gynec. 36 (1970) 502
214 Schander, K., K. Schumann: Die cervikale Dystokie. Gynäkologe 7 (1974) 102
215 Schatz, F.: Beiträge zur physiologischen Geburtskunde. Arch. Gynäk. 3 (1872) 58
216 Schellenberg, J. C.: Uterine activity during lumbar epidural analgesia with bupivacaine. Amer. J. Obstet. Gynec. 127 (1977) 26
217 Schenk, D., H. Rüttgers, F. Kubli: Intrapartale Tokolyse zur Vermeidung der geburtshilflichen Notoperation. Gynäkologe 8 (1975) 28
218 Schlensker, K.-H.: Zum Problem des Fußvorfalls bei Schädellage – Ultraschalldiagnostik – Z. Geburtsh. Perinat. 178 (1974) 303
219 Schubert, J., D. Hamerman: A Primer of Connective Tissue Biochemistry. Lea & Febiger, Philadelphia 1968
200 Schulman, H.: Prolonged and abnormal labor. Amer. J. Obstet. Gynec. 95 (1966) 110
221 Schurz, A. R., F. Grob, T. Zillig: Führt die Intensivüberwachung in der Geburtshilfe zu einem vermehrten Antibiotikaverbrauch und zu einer Zunahme der Infektmorbidität? Geburth. u. Frauenheilk. 33 (1973) 49
222 Schwalm, H., V. Dubrauszky: The structure of the musculature of the human uterus – muscle and connective tissue. Amer. J. Obstet. Gynec. 94 (1966) 391
223 Seigworth, G. R.: Shoulder dystocia. Review of 5 year's experience. Obstet. and Gynec. 28 (1966) 764
224 Seitchik, J., M. L. Chatkoff, R. H. Hayashi: Intrauterine pressure wave form characteristics of spontaneous and oxytocin – or prostaglandin $F_{2\alpha}$-induced active labor. Amer. J. Obstet. Gynec. 127 (1977) 223
225 Shanbag, A. M., L. V. Baxi, A. S. Punde: Obstructed labour due to a pelvic hydatid cyst. J. Obstet. Gynaec. Brit. Cwlth 81 (1974) 825
226 Siener, H., L. Wüst: Innere Wehenmessung und gra-

phische Registrierung der Muttermunds-Eröffnung als Grundlagen zur Berechnung der Weheneffektivität und des Weichteilwiderstandes. Geburtsh. u. Frauenheilk. 32 (1972) 123
227 Silbert, J. E.: In: Molecular Pathology of Connective Tissues, hrsg. von R. Perez-Tamayro, M. Rojkind. Dekker, New York 1973
228 Sisson, T. R. C.: Blood volume. In: Physiology of the Perinatal Period, hrsg. von U. Stave. Appleton-Century-Crofts, New York 1970
229 Sisson, T. R. C., S. Knutson, N. Kendall: The blood volume of infants. IV. Infants born by cesarean section. Amer. J. Obstet. Gynec. 117 (1973) 351
230 Slotnick, J. J., M. Stelluto, H. Prystowsky: Microbiology of female genital tract. Amer. J. Obstet. Gynec. 85 (1963) 519
231 Sokol, R. J., I. Zador, M. G. Rosen: Slowing of active labor associated with internal fetal monitoring. Amer. J. Obstet. Gynec. 124 (1976) 764
232 Spellacy, W. N., H. Gravem, R. O. Fisch: The umbilical cord complications of true knots, nuchals coils, and cords around the body. Amer. J. Obstet. Gynec. 94 (1966) 1136
233 Steele, K. B., C. T. Javert: Roentgenography of the obstetric pelvis. Amer. J. Obstet. Gynec. 43 (1942) 600
234 Steer, C. M.: Moloy's Evaluation of the Pelvis in Obstetrics. New York: Plenum Press, New York 1975
235 Steer, P. J., D. J. Little, N. L. Lewis, M. C. M. E. Kelly, R. W. Beard: Uterine activity in induced labour. J. Obstet. Gynaec. Brit. Cwlth 82 (1975) 433
236 Stefy, L.: Das Blutbild bei vorzeitigem Blasensprung. Diss., Zürich 1956
237 Stewart, A.: Aetiology of childhood malignancies. Brit. med. J. 1961/I, 452
238 Stoll, P., F. Träger: Die Klinik der protrahierten Geburt. Z. Geburtsh. Gynäk. 162 (1964) 76
239 Stoll, W.: Die primäre Reanimation des Neugeborenen. Z. Geburtsh. Perinat. Suppl. 7 (1974) 37
240 Studd, J.: Partograms and nomograms of cervical dilatation in mangement of primigravid labour. Brit. med. J. 1973/IV, 451
241 Studd, J. W. W.: The prevention of prolonged labour. Practitioner 212 (1974) 694
242 Studd, J.: The partographic control of labour. Clinics Obstet. Gynec. 2 (1975) 127
243 Studd, J., D. R.Clegg, R. R. Sanders, A. O. Hughes: Idenfication of high-risk labours by labour nomogram. Brit. med. J. 1975/II, 545
244 Stys, S. J., W. H. Clewell, G. Meschia: Changes in cervical compliance at parturition independent of uterine activity. Gynec. Invest. 8 (1977) 58
245 Swartz, D. P.: Shoulder girdle dystocia in vertex delivery. Obstet. and Gynec. 15 (1960) 194
246 Taylor, P. M., N. H. Bright, E. L. Birchard: Effect of early versus delayed clamping of the umbilical cord on the clinical condition of the newborn infant. Amer. J. Obstet. Gynec. 86 (1963) 893
247 Tepperman, H. M., S. N. Beydoun, R. W. Abdul-Karim: Drugs affecting myometrial contractility in pregnancy. Clin. Obstet. Gynec. 20 (1977) 423
248 Thiery, M., J. J. Amy: Induction of labour with prostaglandins. In: Prostaglandins and Reproduction Bd. I, Hrsg. von S. M. M. Karim. Medical & Technical, Oxford 1975
249 Thiessen, P.: Geburtshilfliche Untersuchungsmethoden und Geburtsmechanismus, Zbl. Gynäk. 81 (1959) 1899
250 Tipton, R. H., A. M. Chang: Nuchal encirclement by the umbilical cord. J. Obstet. Gynaec. Brit. Cwlth 78 (1971) 901
251 Toppozada, M. K., N. A. Sallam, A. A. Gaafar, K. M. El-Kashlan: Role of repeated streching in the mechanism of timely rupture or the membranes. Amer. J. Obstet. Gynec. 108 (1970) 243
252 Tricomi, V.: Induction of labor – A contemporary view. Clin. Obstet. Gynec. 16 (1973) 226
253 Usher, R., M. Shepard, J. Lind: The blood volume of the newborn infant and placental transfusion. Acta paediat. scand. 52 (1963) 497
254 Walcher, I., H. Giesen, E. Strobel: Siamesische Zwillinge (Bericht über einen Fall von Thorakoischipagus). Geburtsh. u. Frauenheilk. 33 (1973) 414
255 Walkowiak, R. G.: Manual rotation of the transverse posterior occiput. Obstet. and Gynec. 37 (1971) 464
256 Wallenburg, H. C. S., F. T. Kok, J. W. Wladimiroff: Cervical dilatation patterns in spontaneous and induced labor. Gynec. Invest 8 (1977) 78
257 Warm, R.: Eröffnungsgeschwindigkeit des Muttermundes unter der Geburt. Zbl. Gynäk. 94 (1972) 656
258 Weissberg: S. M., S. A. Gall: Sacculation of the pregnant uterus: Obstet. and Gynec. 39 (1972) 691
259 Widholm, O., U. Nieminen: Prolapse of the umbilical cord. Acta obstet. gynec. scand. 42 (1963) 21
260 Wittlinger, H., D. von Kobyletzki: Operative Geburtshilfe an der Frauenklinik Mannheim 1956–1970. Geburtsh. u. Frauenheilk. 32 (1972) 1015
261 Wolff, J. R.: The leucocyte count in labor. Amer. J. Obstet. Gynec. 41 (1941) 611
262 Wood, C., K. H. Ng, D. Hounslow, H. Benning: The influence of differences of birth times upon fetal condition in normal deliveries. J. Obstet. Gynec. Brit. Cwlth 80 (1973) 289
263 Wood, C., K. H. Ng, D. Hounslow, H. Benning: Time – an important variable in normal delivery. J. Obstet. Gynaec. Brit. Cwlth 80 (1973) 295
264 Wulf, K. H.: Geburtshilfe heute. Geburtsh. u. Frauenheilk. 37 (1977) 357
265 Yao, A. C., J. Lind: Effect of gravity on placental transfusion. Lancet 1969 II, 505
266 Yao, A. C., J. Lind, R. Tiisala, K. Michelsson: Placental transfusion in the premature infant with observation on clinical course and outcome. Acta paediat. scand. 58 (1969) 561
267 Yeh, S.-Y., E. H. Hon: Nabelschnurkomplikationen unter der Geburt. Gynäkologe 1 (1968) 71
268 Zimmer, K.: Die Muttermundseröffnung bei den Schädellagen im Wegzeit-Diagramm. Arch. Gynäk. 179 (1951) 495

Plazentar- und Postplazentarperiode

O. Käser und S. Herbst

Normaler Verlauf

Allgemeine physiologische Vorgänge

Die allgemeinen physiologischen Vorgänge werden im Zusammenhang mit Schwangerschafts- und Geburtsveränderungen besprochen.

Die lokalen Veränderungen am Uterus

Nach Ausstoßung des Kindes steht der Fundus uteri etwa in Nabelhöhe, nach prophylaktischer Wehenmittelgabe häufig tiefer. Tokographische Untersuchungen haben gezeigt, daß eine „physiologische Wehenpause" nach der Geburt des Kindes nicht existiert. Die Uteruskontraktionen gehen in dieser Geburtsphase unvermindert weiter.
Während die Wehen anfänglich regelmäßig und kräftig sind, geht die Frequenz nach einigen Stunden auf ein konstantes Niveau zurück.
Die *Nachgeburtswehen* sind schmerzlos oder sehr *schmerzarm*. Diese Tatsache hat noch keine ganz befriedigende Erklärung gefunden. Es wird angeführt, daß keine Dehnung der Zervix stattfindet, die im allgemeinen als hauptsächliche Schmerzursache in der Eröffnungsphase angesehen wird.

Lösungsmechanismus

Die Hauptaufgaben der Nachgeburtswehen sind die Lösung und die Ausstoßung der Plazenta. Nach der Geburt entfällt der Druck von innen. Kontraktion und Retraktion des Uterus führen zu einer Verkleinerung der Oberfläche und diese durch die Flächenverschiebung zu einer Ablösung der Plazenta. Die Ablösung erfolgt in der Spongiosa, also in der lockersten Schicht, wobei eine individuell verschiedene Menge Dezidua im Uterus zurückbleibt. Da die Plazenta offenbar am Rande stärker haftet als im Zentrum, löst diese sich im allgemeinen im Zentrum zuerst. Durch die Eröffnung der uteroplazentaren Gefäße bildet sich ein *retroplazentares Hämatom* von variabler Größe. Diese Blutansammlung ist eher als Folge denn als Ursache der Ablösung zu betrachten. Die Hämatombildung ist keine Voraussetzung für die Lösung, denn diese geht auch ohne oder bei nur minimaler retroplazentarer Blutansammlung normal vor sich. Es kann natürlich ein größeres Hämatom die Lösung unterstützen und beschleunigen. Die Oberflächenverkleinerung des Uterus führt auch im Bereich der Eihäute, deren Akkommodationsfähigkeit beschränkt ist, zu Flächenverschiebungen, wodurch sich die abgelösten Membranen in Falten abheben (37).
Ist die Plazenta vollständig gelöst, wird sie durch die gleichen Kräfte, die die Lösung bewirkten, in den Geburtskanal ausgestoßen. Dabei wird die Eihaut umgekrempelt und nachgezogen (Modus Schultze).
Bei etwa einem Viertel der Fälle (35) wird ein anderer, ebenfalls physiologischer Lösungsmechanismus beobachtet (Modus Duncan). Die Plazentarlösung beginnt dabei am Rande. Es setzt dann eine kontinuierliche, meist allerdings nur geringfügige Blutung kurz nach Austritt des Kindes ein, welche bis zur vollständigen Ablösung und Ausstoßung der Nachgeburt anhält. Die Unterscheidung der beiden Lösungsarten hat nur insofern klinische Bedeutung, als bei der Differentialdiagnose der Blutungen während der Plazentarperiode auch an den zweiten Lösungsmodus gedacht werden muß. Der gesamte Blutverlust ist dabei durchschnittlich etwas höher.
Bei unbeeinflußter Plazentarperiode wird die Nachgeburt entweder ausgestoßen oder sie bleibt – bei horizontaler Lage der Patientin – eventuell über Stunden im Geburtskanal liegen, wie man aus älteren Beobachtungen weiß (1). Bei der heute üblichen Leitung der Nachgeburtsperiode kommt dies nicht mehr vor.

Beginn und Dauer der Lösung

Die Lösung beginnt entweder schon gegen Ende der Austreibungsperiode als Folge der Retraktion des Uterus oder bei den ersten Nachgeburtswehen. Dies haben schon die älteren Kontraströntgenographien gezeigt und die neueren bestätigt (32, 51).
Die *Dauer* der medikamentös nicht beeinflußten Plazentarperiode wird im Mittel mit 15 bis 20 Minuten angegeben.

Tabelle 1 Plazentalokalisation in 553 Fällen (aus K.-H. Schlensker: Gynäkologe 9 [1976] 156)

Plazentasitz	Anzahl	%
Vorderwand	51	9,2
Vorder- und Seitenwand	134	24,4
Vorderwand und Fundus	28	5,1
Vorderwand – Fundus Lateral – Seitenwand	47	8,5
Fundus	11	2,0
Fundus lateral	16	2,9
Hinterwand	50	9,0
Hinter- und Seitenwand	42	7,6
Hinterwand und Fundus	42	7,6
Hinterwand – Fundus Lateral – Seitenwand	93	16,7
Seitenwand	20	3,6
Placenta praevia	19	3,4

Sitz der Plazenta

Durch Auffüllen des Eisackes hat man früher versucht, den Sitz der Plazenta zu rekonstruieren. Heute ist der Sitz der Plazenta von den Ultraschalluntersuchungen während der Schwangerschaftskontrollen bekannt. Nach SCHLENSKER (41) ergibt sich folgende Lokalisationsverteilung (Tab. 1):

Blutstillung

Die Blutstillung ist in gleicher Weise abhängig von einer normalen Muskelfunktion und einer normalen oder nicht zu stark herabgesetzten Gerinnungsfähigkeit des Blutes. Kontraktion und Retraktion führen zu einer Abklemmung der Gefäße, die durch die Faserverschiebung im Myometrium noch zusätzlich abgeknickt werden.
Da der Uterus aber in der Nachgeburtsperiode und im Wochenbett keine *Dauerkontraktion* aufweist, sondern Kontraktion und Erschlaffung abwechseln, *sind für die Blutstillung noch andere Faktoren, vor allem die Thrombosierung der Gefäße* wirksam. Die rasche Thrombosierung der uteroplazentaren Gefäße ist die Folge des bei der Plazentarlösung in großen Mengen freiwerdende *Thromboplastin*.
Die *Höhe des Blutverlustes* bei nicht medikamentös beeinflußter Plazentarperiode wird durchschnittlich mit 180 bis 370 ml angegeben (14, 37, 42, 47). Der Blutverlust ist meistens größer, als auch bei sorgfältigem Sammeln und Messen des Blutes angenommen wird.
Nach DIECKMANN u. Mitarb. (14) sollen bei einem mittleren Blutverlust von 370 ml durchschnittlich 50 ml vor oder mit und 70 ml nach der Plazenta abgehen und 250 ml aus der Episiotomie stammen. Aus diesen Untersuchungen sieht man, daß die Menge aus den Dammschnitten häufig unterschätzt wird. Am genauesten soll die Bestimmung der Erythrozytenmasse im Blut mit markierten Erythrozyten (^{32}P oder ^{51}Cr) kurz vor und nach der Geburt sein. Da sich die Erythrozytenmasse spontan nicht ändert, gibt die gemessene Differenz den effektiven Verlust an. Der maximale Fehler beträgt 4 bis 5% (24).
Nach UELAND (50) beträgt der effektive Blutverlust – Abnahme des Blutvolumen – 500–600 ml. Bei der Sectio liegt er doppelt so hoch. Er kann durch frühzeitige Entfernung der Plazenta, Kompression des Uterus und Wehenmittelgabe reduziert werden.
Die bemerkenswerte Toleranz des hohen Blutverlustes bei der Geburt wird einerseits durch die schützende Hypervolämie während der Schwangerschaft kompensiert, andererseits kommt es durch die Kontraktion des Uterus unter der Geburt zu einer Verengerung des Gefäßquerschnittes des venösen Uterusplexus sowie zur Aufhebung der Kompression der V. cava inferior nach der Geburt. Dadurch wird ein beträchtliches venöses Blutvolumen mobilisiert, das für den zentralen Kreislauf im Sinne einer Autotransfusion wirkt.
Beträgt der Blutverlust nicht mehr als 15% des Blutvolumens vor der Geburt, so wird der Volumenverlust durch die Autotransfusion und andere Mechanismen während der ersten Wochenbetttage kompensiert. Es kommt zu keiner Einschwemmung von Gewebeflüssigkeit, und der Hämatokrit bleibt konstant. Liegt der Blutverlust hingegen über 20% des Blutvolumens vor der Geburt, so beobachtet man durch Übertritt der extravasalen Flüssigkeit in die Blutbahn eine Blutverdünnung – Abfall des Hämatokrits – und eine kompensatorische Blutneubildung im frühen Wochenbett, ähnlich wie bei Nichtgraviden mit einem viel geringeren Blutverlust.

Klinische Gesichtspunkte, Leitung der Nachgeburtsperiode

Die wichtigste Aufgabe bei der Leitung der Nachgeburtsperiode *(3. Geburtsphase)* und der unmittelbar anschließenden Zeit *(4. Geburtsphase)* ist die Vermeidung größerer Blutverluste. Blutungen sind auch heute noch eine der wichtigsten Ursachen der mütterlichen Mortalität. Sie führen außerdem zu einer Erhöhung der Wochenbettmorbidität und Verlängerung der Erholungsphase.

Lösungszeichen

Als *klassische* Lösungszeigen gelten:
Veränderung der Form und Größe des Uterus, Blutabgang, Tiefertreten und Schlaffwerden der Nabelschnur, Ansteigen des Fundus.
Nicht immer sind sie vollzählig zu beobachten. Das einzig sichere Lösungszeichen ist die Entfernbarkeit der Plazenta aus dem Geburtskanal. Das zuverlässigste unter den klassischen Symptomen ist das *Kleiner- und Kantigwerden* des Uterus. Es zeigt aber nicht die Lösung, sondern die Ausstoßung der

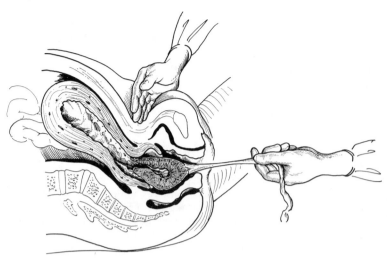

Abb. 1 Handgriff nach *Brandt-Andrews*. Rechte Hand schiebt Uterus kranialwärts, linke zieht an der Nabelschnur (nach *Greenhill*)

gelösten Plazenta aus dem Cavum uteri an. Das *Hochsteigen des Fundus* kann beobachtet werden, ohne daß die Plazenta ganz gelöst ist (zum Beispiel bei Blutung), bei gelöster Plazenta jedoch auch fehlen. MCPHERSON u. Mitarb. (32) haben in einer röntgenologischen Studie gezeigt, daß die Lösung früher eintritt, als klinische Lösungszeichen zu beobachten sind, und daß nach der Lösung ein Ansteigen des Fundus nicht erfolgt.

Die *Blutung* fehlt erfahrungsgemäß oft bei der häufigeren Lösungsart nach SCHULTZE oder sie hat andere Gründe.

Medikamentöse Prophylaxe

Die Erkenntnis, daß jeder *unnötige Blutverlust* vermieden werden soll, hat zu einer weiten Verbreitung der systematischen medikamentösen Beeinflussung der Plazentarperiode geführt.

Zur medikamentösen Prophylaxe in der Plazentarperiode werden Sekale-Alkaloide, Oxytocin oder eine Kombination dieser Stoffe verwendet. Sie werden intravenös oder intramuskulär appliziert. Der Zeitpunkt der Applikation variiert. Man kann ein Sekale-Alkaloid – z. B. Methylergobasin (Methergin): 0,2 mg – intravenös beim Erscheinen der vorderen Schulter injizieren oder diese Dosis nach vollständiger Geburt des Kindes verabreichen. Ebenso wird Oxytocin – 5 IE – i. v. zum gleichen Zeitpunkt verabreicht.

Die umfangreichen Erfahrungen sprechen sehr eindrücklich für den Erfolg dieser prophylaktischen Maßnahme. Die Nachteile einer aktiven Leitung der Nachgeburtsperiode sind gering und bestehen einerseits vor allem in einer etwas häufigeren spastischen Retention der Plazenta mit der Notwendigkeit ihrer manuellen Entfernung. Andererseits kann es nach Sekale-Alkaloiden zu einer Blutdrucksteigerung kommen, was bei Toxikosen von Bedeutung ist). Diese Wirkung ist Folge einer Vasokonstriktion durch die Mutterkorn-Alkaloide.

GROEBER u. BISHOP (24) fanden bei 41 unter 1450 Patientinnen (2,8%) eine Blutdrucksteigerung nach intravenöser Injektion von Sekale-Alkaloiden. Wir bevorzugen daher bei Toxikosen Oxytocin, weil es zusätzlich einen peripher gefäßerweiternden Effekt besitzt. Außerdem verwenden wir Oxytocin bei Status nach Sectio wegen der obligaten Nachtastung (kürzere Dauerkontraktion, geringerer Effekt auf die Zervix).

Die *Wehenmittelgabe beim Durchtritt der Schultern* ist hinsichtlich Blutungsprophylaxe und Abkürzung der Plazentarperiode besonders wirkungsvoll, hat aber den Nachteil, daß sie das Leben eines zweiten, nichterkannten Zwillings ernsthaft gefährdet. Dies gilt besonders für die Sekale-Alkaloide wegen ihrer langanhaltenden Wirkung, weniger für das Oxytocin mit seiner kürzeren Wirkungsdauer. Bei letzterem gelingt es oft, durch sofortige Tokolyse und anschließende Narkose den zweiten Zwilling noch rechtzeitig zu entwickeln, jedoch ist die Gefahr von atonischen Spätblutungen größer.

Handgriffe zur Entfernung der gelösten Plazenta aus dem Geburtskanal

Die *frühzeitige Entfernung* der Nachgeburt während der ersten oder zweiten Nachgeburtswehe führt zu einer Abkürzung der Plazentarperiode und durch frühzeitige Entleerung des Uterus zu einer Verminderung des postpartalen Blutverlustes. Wird, was häufig möglich ist, die Plazenta schon während der ersten Wehe entfernt, so schafft man theoretisch optimale Bedingungen für eine vollkommene Retraktion und damit Blutstillung und verhindert weitgehend die Retention der gelösten Nachgeburt.

Heute wird der *Handgriff nach Brandt-Andrews* (2, 8, 23) verwendet, zu dem auch ein Zug an der Nabelschnur gehört. Die langjährigen Erfahrungen mit diesem Handgriff machen es unwahrscheinlich, daß bei fachgerechtem Vorgehen der Zug an der Nabelschnur zur Inversio uteri oder zur partiellen Ablösung der Plazenta und damit zur Blutung führt, zumal bei starkem Zug bei ungelöster Plazenta der Nabelstrang vorher ein- oder abreißt. Wir gehen so vor, daß der Arzt oder eventuell die Hebamme sofort nach der Geburt des Kindes die Hand flach und ohne zu drücken auf den Fundus uteri legt und auf eine Kontraktion wartet. Nach der ersten Kontraktion geht die Hand vom Fundus uteri an das untere Uterinsegment und schiebt den Uterus unter leichtem Eindrücken der Bauchdecken über der Symphyse mit der flachen Hand nabelwärts, wobei die andere Hand gleichzeitig leicht an der Nabelschnur zieht (Brand-Andrews-Technik, Abb. 1).

Dauer der Plazentarperiode und Blutverlust bei medikamentös beeinflußter Plazentarperiode

Die *Dauer der Plazentarperiode* ist bei medikamentöser Beeinflussung signifikant verkürzt. In Übereinstimmung mit anderen Autoren hat CARTWRIGHT (10) bei intravenöser Gabe von Sekale-Alkaloiden bei Schulterdurchtritt eine Dauer der Plazentarperiode in den meisten Fällen von weniger als 4 Minuten, selten über 10 Minuten gesehen. Unsere eigenen Erfahrungen mit der intravenösen Injektion von 0,2 mg Methylergobasin nach vollständigem Austritt des Kindes zeigen, daß nach 10 Minuten mehr als 90% der Plazenten geboren sind.
Der *Blutverlust* ist ebenfalls signifikant erniedrigt, wie von zahlreichen Autoren mitgeteilt wurde. In 75% der Fälle wurde ein Blutverlust von 200 ml nicht überschritten.

Inspektion von Plazenta und Eihäuten

Plazenta

Sofort nach der Ausstoßung wird die Nachgeburt gemessen, gewogen und auf ihre Vollständigkeit geprüft. Das vor und mit der Plazenta abgehende Blut sowie alle weiteren Blutabgänge werden sorgfältig gesammelt und gemessen oder gewogen.
Während manche Veränderungen der Plazenta sich am besten in frischem Zustand erkennen lassen, treten andere erst an der formalinfixierten und geschnittenen Plazenta deutlich in Erscheinung. Dies gilt besonders für die frischen Infarkte. Es empfiehlt sich also, bei pathologischen Befunden oder für bestimmte wissenschaftliche Fragestellungen die Plazenta zu fixieren und dann makroskopisch und mikroskopisch zu untersuchen.
Bei der *Inspektion* und *Messung* ist vor allem auf folgende Punkte zu achten (5, 7, 31, 36, 45, 53).
1. *Form, Größe, Dicke, Gewicht, Unvollständigkeit und Anomalien.* Die Variationsbreite der normalen Plazenta ist sehr groß und die Relation von Plazentargewicht zu fetalem Gewicht (siehe Plazenta) schwankt in weiten Grenzen.

Eine am Termin sehr *kleine Plazenta* bedeutet erhöhte Gefahr der Plazentarinsuffizienz. Eine sehr großflächige, dünne *Placenta membranacea* ist öfter die Ursache von Blutungen in der Schwangerschaft und/oder einer fetalen Unterentwicklung. Auffallend große (mehr als 700 g) und zum Teil auch veränderte Plazenten findet man bei *Hydrops fetus universalis et placentae,* bei mütterlichem Diabetes, bei aktiver Lues, bei Zytomegalie etc. Eine *erhöhte Konsistenz* ist Folge starker Fibrineinlagerungen. Eine *Placenta bipartita* oder *bilobata* bedeutet Implantation im Bereich einer Uteruskante mit Wachstum auf Vorder- und Hinterwand. Wichtig ist weiterhin die Beachtung von *Nebenplazenten,* die besonders leicht retiniert werden.
2. *Alte Blutkoagula.* Sie sind Zeichen einer vorzeitigen Lösung und – bei randständigem Sitz – einer Blutung aus dem eröffneten „Sinus marginalis".
3. *Infarkte.* Sie kommen in verschiedener Zahl, Größe, Art und Färbung vor. Gehäuft werden sie bei Toxikosen beobachtet. Bei großer Ausdehnung der Infarkte ist das Kind oft unterentwickelt und zeigt Dysmaturitätszeichen oder ist abgestorben.
4. *Extrachoriale Entwicklung* (siehe Plazenta). Die Placenta extrachorialis umfaßt die Placenta *circumvallata* und *marginata*. Bei extrachorialer Entwicklung treten in ca. 50% Blutungen im allgemeinen nur leichterer Art in der Schwangerschaft auf (44). Eine Placenta extrachorialis soll, wenn man die leichten Grade mitberücksichtigt, bei 18% aller Geburten vorkommen (44).
5. *Tumoren.* Am häufigsten werden *Chorangiome* (Abb. 2, Farbtafel III, 18, 52) beobachtet, und zwar bei etwa 1% aller Plazenten. Sie können so klein sein, daß sie einer oberflächlichen Inspektion entgehen. Größere gehen manchmal mit kindlichen Mißbildungen und/oder Hydramnion und Fruchttod einher. Andere Neoplasmen sind selten.
6. *Eihäute.* Wichtig sind vor allem die in den Eihäuten verlaufenden Gefäße, entweder bei *Insertio velamentosa* oder bei *Nebenplazenten*. Ein velamentöser Abgang der Nabelschnur soll in 0,7 bis 1% aller Plazenten und in 6 bis 9% aller Zwillingsplazenten vorkommen (5). Es wurde dabei eine Häufung kindlicher Mißbildungen beobachtet (30). Bedeutungsvoll sind weiterhin *Verfärbungen des Amnion* bei Mekoniumabgang oder Hyperbilirubinämie (Rhesusinkompatibilität). *Verminderte Transparenz* und milchige Trübung von Amnion und fetaler Seite der Plazenta weisen auf eine leukozytäre Infiltration hin. Es besteht dann Verdacht auf eine bakterielle Invasion, also auf ein sog. *Amnioninfektionssyndrom*. Man fand bei über 1500 fortlaufenden Untersuchungen von Plazenten nach der 20. Woche in 19% eine Chorionitis, in 13% eine Chorioamnionitis und in 11% eine Funisitis (5). Bei Verdacht auf eine Infektion empfiehlt sich die histologische Untersuchung der Eihäute und der Nabelschnur.

Möglicherweise führen aber auch andere, chemische (O_2-Mangel, Mekonium) oder physikalische (Reibung) Reize zur leukozytären Infiltration. Öfter werden auch kleine Amnionknötchen beobachtet, wobei es sich um Vernixgranulome oder um Plattenepithelmetaplasien handeln kann.

7. Die *Nabelschnur*. Wichtig sind Länge, Beschaffenheit, Dicke, das Vorhandensein von echten Knoten und die Zahl der Nabelschnurgefäße. Die Länge variiert in weiten Grenzen von 18 bis 120 cm und mehr (s. Plazenta) bei einem Durchschnitt von etwa 50 bis 55 cm. Abnorme Länge und Kürze können Ursache von geburtshilflichen Komplikationen sein. In etwa 1%, bei Zwillingen sogar in 7%, *fehlt* eine *Nabelarterie* oder sie ist nur rudimentär angelegt (6, 7, 28, 29, 30). Dieser Befund ist wichtig, weil dabei gehäuft kindliche Mißbildungen beobachtet werden. Man sollte deshalb jede Nabelschnur daraufhin untersuchen. Die Zahl der Gefäße läßt sich auf der Schnittfläche gewöhnlich leicht erkennen. Im Zweifelsfalle ist eine histologische Untersuchung angezeigt.

Selten werden *Tumoren* (Hämangiome) oder Hämatome der Nabelschnur beobachtet.

8. Die *Endangitis obliterans der Plazentargefäße*. Als Ursache der Obliteration werden immunologische Faktoren sowie Infekte im Frühstadium der Schwangerschaft angegeben (Vorkommen bei Röteln, Lues, Listeriose, Toxoplasmose, grippalen Infekten, Rhesusinkompatibilität, Diabetes, essentieller Hypertonie und bei Präklampsie). Es kommt zur Verdickung der Media und lumeneinengender Proliferation bis zur totalen Obliteration der Stammzottengefäße. Vom Ausmaß der betroffenen Plazentaareale und der Rekanalisation hängt die Überlebenschance des Kindes ab (4).

Revision der Geburtswege

Nach der Geburt der Plazenta wird das äußere Genitale, der Introitus und der untere Teil der Vagina auf das Vorhandensein von Verletzungen untersucht. Jede über eine Schürfung hinausgehende Wunde sollte chirurgisch versorgt werden. Nach allen operativen Geburten, Entwicklung von Beckenendlagen, Zangen, Vakuumextraktionen oder auch nach abnorm kurzem Partus ist eine Revision des ganzen Durchtrittsschlauches mit Spekulumeinstellung der Zervix zu empfehlen. Jeder Zervixriß sollte chirurgisch versorgt werden.

Überwachung und Pflege in der Postplazentarperiode (4. Geburtsphase)

In den ersten Stunden nach der Geburt bedarf die Wöchnerin wegen der Gefahr von Blutungen einer strengen *Überwachung*. Nach Ausstoßung der Plazenta steht der Fundus uteri etwa in der Mitte zwischen Symphyse und Nabel. Der Uterus ist normalerweise gut kontrahiert, wobei allerdings seine Konsistenz je nach Phase (Wehe oder Intervall) wechselt.

Der *Blutabgang* muß genau überwacht werden. Gefährlich sind nicht nur die starken Blutungen, sondern vor allem auch ein andauernder schwacher Blutabgang, weil er meistens unterschätzt wird. Die Frau kann dabei beträchtliche Mengen Blut verlieren.

Die Überwachung umfaßt weiterhin den *Allgemeinzustand:* Aussehen, Puls, Blutdruck, Atmung, Temperatur. Normalerweise ist der Puls langsam und kräftig, die Atmung ruhig und die Temperatur nicht erhöht.

Bei der oft schon kurz nach der Geburt einsetzenden Diurese ist auch die Überwachung des *Füllungszustandes der Blase* von Bedeutung, um so mehr als angenommen wird, daß eine volle Blase die kontraktile Funktion des Uterus beeinträchtige. Die Wöchnerin wird angehalten, ihre Blase zu entleeren, und erst wenn mehrere Versuche erfolglos geblieben sind, entschließen wir uns zur Katheterisierung. Diese Zurückhaltung findet ihre Begründung darin, daß ein größerer Teil der im Wochenbett auftretenden *Uroninfektionen katheterbedingt* sind.

Nach der üblichen *Körperpflege* erhält die Wöchnerin zu trinken, dagegen in den ersten zwei Stunden noch keine festen Speisen wegen der Gefahr einer Aspiration bei einer eventuell erforderlichen Narkose.

Die *Verlegung auf die Station* erfolgt in unkomplizierten Fällen nach Ablauf von zwei Stunden, jedoch muß eine weitere Überwachung gewährleistet sein.

Pathologischer Verlauf

Zwei Komplikationen stehen im Vordergrund: die *Blutung* und die *Retention* der Plazenta, wobei beide oft kombiniert vorkommen (15, 19, 43).

Blutung

Von einer pathologischen postpartalen Blutung sprechen wir, wenn der mütterliche Blutverlust, bedingt durch Atonie, Trauma oder Gerinnungsstörung, 15% oder mehr als 500 ml beträgt. Bei atonischen Blutungen, wo Methylergobasin oder Oxytocin nicht den erwünschten Effekt zeigen, kommt eine Applikation von Prostaglandin $F_{2\alpha}$ intramyometral oder intrakavitär und evtl. systemisch in Frage (11, 48, 55).

Ausführlich wird auf das Thema im Kap. Peripartuale Notsituation, S. 15.1 eingegangen.

Inkarzeration und Retention der Plazenta

Wird die Plazenta nach einer gewissen Frist nicht ausgestoßen, so kann es sich um eine *Inkarzeration* oder um eine *Retention* der Nachgeburt handeln.

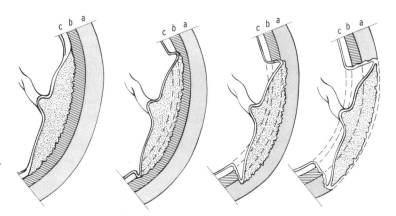

Abb. 3 Verschiedene Insertionen der Plazenta; normale Plazenta, Placenta accreta, increta, percreta. a Myometrium, b Decidua basalis, c Decidua spongiosa, d Plazenta mit Chorionzotten (nach *Newton*)

Im ersten Fall ist sie gelöst und liegt frei im Kavum, im zweiten haftet die Plazenta noch ganz oder teilweise an der Uteruswand.

Eine einheitliche Auffassung über den Zeitpunkt, von dem an man von einer Retention sprechen soll, besteht nicht. Während man früher diese Frist bei einer Stunde ansetzte (33, 46), werden heute zum Teil 30 Minuten (37) oder sogar 15 Minuten (23) und weniger angegeben. Tatsächlich werden bei systematischer Wehenmittelgabe und richtiger Leitung der Nachgeburtsperiode 70 bis 90% aller Plazenten innerhalb von 3 bis 4 Minuten und etwa 98% innerhalb von 9 bis 10 Minuten nach der Geburt des Kindes ausgestoßen (10, 49).

Ätiologie

Ursache der *Inkarzeration* der Plazenta ist ein umschriebener Spasmus des Uterus, meistens im Isthmusbereich. Öfter ist er die Folge einer falschen Leitung der Plazentarperiode oder einer Überdosierung eines Sekale-Alkaloids (23). Die Plazenta bleibt dabei ganz im Cavum uteri liegen oder kann teilweise in die Vagina geboren sein. Die Häufigkeit einer solchen Inkarzeration ist nicht genau bekannt. Nach unserer Erfahrung ist sie ziemlich selten. Bei über 1200 manuellen Lösungen fand man 45 frei im Kavum liegende Plazenten (26). Vielleicht kommt sie aber häufiger vor, wenn nach der prophylaktischen Sekale-Injektion nicht versucht wird, die gelöste Plazenta während der ersten Nachgeburtswehen zu exprimieren.

Die *Retention* kann eine *totale* oder eine *partielle* sein, wobei im zweiten Fall nur ein Kotyledo oder ein Teil eines solchen zurückbleibt. Für diese partielle Retention werden oft eine Mißhandlung des Uterus (zu starkes Kneten oder forcierte Credé-Versuche) verantwortlich gemacht. In einem größeren Teil sind aber doch lokale Adhärenzen für die unvollständige Ausstoßung verantwortlich.

Ursache der totalen Retention ist entweder eine *ungenügende Wehenkraft* oder eine *pathologische Adhärenz* der Plazenta. In der großen Mehrzahl der Fälle handelt es sich um eine *Wehenschwäche*. Die Atonie kann den ganzen Uterus betreffen oder auf die Plazentarhaftstelle beschränkt sein. Die Ursache dieser *lokalen Kontraktionsschwäche* ist nicht bekannt. Es ist denkbar, daß es sich dabei um einen *lokalen Progesteronblock* im Sinne Csapos handelt (12). Sie kommt besonders häufig bei der Tubeneckenplazenta vor. Bei der manuellen Plazentarlösung findet man dann eine schlaffe, auf wenige Millimeter verdünnte Uteruswand, also eine lokale Atonie, die übrigens auch schon den älteren Geburtshelfern bekannt war. Ranney (38) fand bei 62 manuellen Lösungen der Plazenta 45mal einen Fruchtkuchen, der ganz oder teilweise in einer Tubenecke saß. In all diesen Fällen war das Myometrium an der Plazentarhaftstelle atonisch und nur etwa 5 mm dick gegenüber 15 mm bei einem anderen Sitz der Plazenta. Bei keiner dieser 45 Plazenten bestand eine abnorme Adhärenz. Typisch für die *Tubeneckenplazenta* sind eine verlängerte Plazentarperiode, eine schlechte lokale Kontraktion mit einseitiger fundaler Ausladung und die häufig notwendig werdende manuelle Lösung (38).

Die *Häufigkeit* einer *pathologischen Adhärenz* der Plazenta als Ursache der Retention wird sehr unterschiedlich angegeben, was zum Teil damit zusammenhängt, daß nicht zwischen den verschiedenen Graden unterschieden wird.

Während die *Placenta accreta partialis* oder *focalis* relativ häufig vorkommt, ist die *Placenta accreta totalis* extrem selten (5, 20, 39; Abb. 3).

Therapie

Die Behandlung richtet sich nach dem Ausmaß der Blutung und nach einigen Begleitumständen:

Bei *fehlender* oder *geringer Blutung* schließen wir nach der Geburt des Kindes eine 1000 ml 5%ige Glucoseinfusion mit 10 IE Oxytocin an und machen anschließend einen schonenden Expressionsversuch. Gelingt er nicht, so entschließen wir uns zur manuellen Lösung. Bei Verdacht auf Inkarzeration, die sich sonst oft nicht nachweisen läßt, kann man eine sterile vaginale Untersuchung vornehmen und die Plazenta entfernen – vorausgesetzt, daß sie schon teilweise in die Vagina geboren ist.

Verlauf und Leitung der Geburt

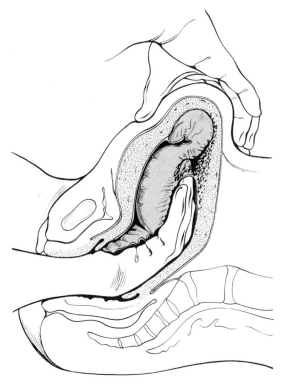

Abb. 4 Manuelle Plazentalösung

Bei *mäßiger Blutung* entschließen wir uns zur manuellen Plazentarlösung, wenn der Blutverlust 200 bis 300 ml erreicht hat und eine Oxytocininjektion sowie ein schonender Expressionsversuch nicht zum Erfolg geführt haben.
Bei *starker Blutung* nehmen wir die manuelle Lösung sofort vor.
Bei *operativer Geburtsbeendigung* in Narkose wird man die Nachgeburt im Anschluß an den Eingriff manuell lösen, um eine zweite Narkose zu vermeiden.

Manuelle Lösung der Plazenta

Von großer Bedeutung ist die Beachtung der chirurgischen Bedingungen von Antisepsis und Asepsis. Das bedeutet Desinfektion von Vulva und Vagina, erneutes Abdecken, Händedesinfektion, steriler Mantel und frische Handschuhe.
Die Hand sucht die Trennungsschicht und löst die Nachgeburt ohne Gewalt mit der Handkante bzw. den Fingern von der Unterlage ab (Abb. 4). Dabei sollte versucht werden, die ganze Operation mit einem zweimaligen Eingehen der Hand in den Uterus zu beenden, indem beim erstenmal die Plazenta in toto gelöst und entfernt und beim zweitenmal die Vollständigkeit der Ausräumung überprüft wird. Dabei sollte auf eine eventuelle Doppelbildung des Uterus geachtet werden. Bestehen im Anschluß an die Nachtastung Zweifel an der Vollständigkeit der Ausräumung, so kann man nach Auslösen einer Kontraktion mit einer großen stumpfen Kürette (Bumm-Kürette) das Kavum ausschaben. Bei zu massivem Vorgehen und/oder Auftreten einer Endometritis im Wochenbett besteht die Gefahr einer Kavumobliteration *(Uterussynechie)*. Wir mußten in 2,4% nach unseren Geburten die Plazenta manuell lösen. Antibiotika sind nur ausnahmsweise bei uteriner Infektion oder bei ungenügender Asepsis in Notfallsituationen indiziert.
Wird bei dem Versuch der manuellen Lösung eine Trennungsschicht nicht gefunden, so handelt es sich um eine *Placenta accreta*. Ein gewaltsamer Lösungsversuch kann dann zur Katastrophe führen. Die Therapie besteht in der *Hysterektomie*, eine Behandlungsmethode, die heute allgemein anerkannt ist.

Retention von Plazentarteilen

Bei der *Retention von Plazentarteilen* oder auch bei *zweifelhafter Vollständigkeit* der Nachgeburt muß das Cavum uteri manuell revidiert und das eventuell retinierte Stück entfernt werden (manuell oder instrumentell). In unserem Krankengut betrug die Nachtastungsrate etwa 1%. Während man bisher bei *Eihautretention* im allgemeinen auf eine Kavumrevision verzichtete, muß man sich heute fragen, ob diese Unterlassung immer noch die beste Behandlung ist. Da die Kavumrevision ein sehr geringes Risiko darstellt, die Eihautretention andererseits die Wochenbettmorbidität erhöht, indem sie eine Endometritis begünstigt, sind wir mit andern (23, 25) der Meinung, daß größere Eihautreste entfernt werden sollten.

Prognose

Während die manuelle Plazentarlösung früher mit einer beträchtlichen Mortalität belastet war und infolgedessen ein Circulus vitiosus: *hohe Gefahr – längeres Zuwarten – erhöhte Gefahr* – entstand, ist das Risiko unter klinischen Verhältnissen heute gering. Die Wochenbettsmorbidität ist auch bei seltener und nur aus speziellen Gründen durchgeführten prophylaktischen Antibiotikagaben kaum höher als die des gesamten Krankengutes (27, 40, 49), so daß eine routinemäßige Prophylaxe nicht nötig ist.

Isoimmunisierung der Mutter in der Plazentarperiode

Die Leitung der Plazentarperiode muß auch unter dem Gesichtspunkt der fetomaternen Erythrozytenpassage oder Transfusion und der Möglichkeit einer mütterlichen Isoimmunisierung im Falle einer Rh- oder A-B-0-Dissonanz beurteilt werden.

Verletzungen und Schädigungen der Geburtswege

Verletzungen des Geburtskanals kommen bei jedem Partus vor und bedürfen, wenn sie geringfügig sind, keiner Behandlung. Große Risse erfordern dagegen immer eine chirurgische Therapie. Solche Läsionen kommen in jedem Abschnitt des Geburtstraktes vor. Sie werden begünstigt durch räumliche Enge zwischen Kopf und Becken, Rigidität der Weichteile, ödematöse oder narbige Beschaffenheit der Gewebe, eine ungünstige Beckenkonfiguration (enger Beckenausgang bei niedrigem Damm), Haltungsanomalien des kindlichen Kopfes, einem überstürzten Geburtsfortschritt und durch operative Eingriffe (Steißextraktionen, Forzeps usw.). Bei einer operativen Geburtsbeendigung kann eine zu rasche Dehnung der Gewebe die Ursache von Verletzungen sein.

Vulva- und Vaginalrisse

Im *Bereich von Vulva und Introitus* werden Verletzungen der Labien und der Klitorisgegend beobachtet. Labienrisse sind meist oberflächlicher Natur und bluten dann nur wenig. Zu stärkeren Blutungen kommt es bei Verletzung des M. bulbocavernosus, von Vulvavarizen und bei Klitorisrissen. Labien- und Klitorisrisse sind häufiger bei operativen Geburten und Sturzgeburten zu beobachten, oder wenn durch einen forcierten Dammschutz versucht wird, eine Episiotomie zu vermeiden. Die *Behandlung* aller Risse besteht in der chirurgischen Versorgung im allgemeinen nach Ausstoßung der Plazenta. Blutende Gefäße jedoch werden sofort gefaßt und umstochen oder ligiert. Auch wenig oder nicht blutende Risse im Bereich der Vulva sollten genäht werden, weil sie sonst bei der Benetzung mit Lochien oder Urin stärkere Beschwerden im Wochenbett verursachen oder infiziert werden können.

Vaginalrisse: Sie kommen am häufigsten im untersten Drittel der Vagina vor als Verlängerung einer Episiotomie oder eines Dammrisses. Sie liegen deshalb meist hinten seitlich, seltener im lateralen Bereich oder gar vorne unter der Blase und Urethra. Sie kommen ein- oder doppelseitig vor. Die Blutungsstärke bei Vaginalrissen hängt von ihrer Lage und Tiefe ab. Werden die seitlich liegenden venösen Plexus oder gar eine Arterie verletzt, entstehen profuse Hämorrhagien, die in kurzer Zeit zu einem Schock führen können. Auf die höher gelegenen Verletzungen des Geburtskanals wird an anderer Stelle eingegangen (s. mütterliche Notfälle).

Episiotomie, Dammriß

Der *beste Schutz* gegen einen Dammriß und andere Verletzungen im Bereich der Vulva ist die *Episiotomie,* vorausgesetzt, daß sie genügend Platz schafft. Ist sie zu klein, so kann sie ein Weiterreißen des Dammes nicht immer verhindern. Ganz vermeiden lassen sich Dammrisse nicht, weil es bei unerwartet starkem Pressen undisziplinierter Frauen manchmal zu einem überstürzten Austritt des Kopfes kommen kann.

Als weitere prophylaktische Maßnahmen sind wichtig: ein langsames Durchtretenlassen des Kopfes, der nicht zu früh deflektieren darf – günstigstes Planum bei flektiertem Kopf –, und eine langsame Entwicklung des Kindes. Die digitale Dammdehnung oder die Verwendung eines besonderen Spekulum (Brauereisen) zur Vermeidung einer Episiotomie und zur Abkürzung der Austreibungsperiode haben wohl keine allgemeine Anerkennung gefunden.

Dammrisse teilen wir in vier Grade ein. Bei den höheren Graden besteht auch immer ein Vaginalriß. Wir ziehen die Einteilung in vier Grade vor, weil prognostisch und therapeutisch ein Unterschied besteht, ob nur der Sphincter ani oder auch die Rektalschleimhaut eingerissen ist. Es bedeutet dann ein:

Dammriß I. Grades eine Zerreißung von Haut und Subkutis bis zu einer Tiefe von etwa 2 cm.

Dammriß II. Grades eine Läsion auch der Dammuskulatur durchschnittlich bis zu einer Tiefe von etwa 3 cm.

Dammriß III. Grades eine hochgradige Zerreißung auch des Sphincter ani.

Dammriß IV. Grades ein Einreißen der Schleimhaut des Anorektalrohres.

Dammrisse haben gegenüber der Episiotomie den Nachteil, daß ihre Richtung und Ausdehnung nicht bestimmbar und die Naht der zerfetzten Wunde schwieriger und weniger erfolgreich ist. Per-secundam-Heilungen, langdauernde Narbenschmerzen und ein funktionell und kosmetisch unbefriedigendes Resultat sind häufiger. Trotz ungünstiger Wundverhältnisse und einer bestenfalls inadäquaten Asepsis heilen aber auch Dammrisse III. und IV. Grades in über 90% der Fälle primär. Bei schlecht reparierten oder per secundam geheilten großen Rissen kommt es manchmal zu einer *Incontinentia alvi et flati* verschiedenen Schweregrades. Diese Inkontinenz ist weniger die Folge der Sphinkterschädigung als einer Läsion des für die Kontinenz entscheidenden Diaphragma pelvis.

Der sog. *„zentrale Dammriß", ein Riß zwischen Anus und hinterer Kommissur, mit Geburt des Kindes durch diese Öffnung kommt bei richtiger Geburtsüberwachung nicht vor.*

Zervixrisse

Kleinere Einrisse in der Zervix kommen bei jeder Geburt vor. Sofern sie nicht bluten, sind sie ohne Bedeutung. Größere Risse von 1 cm und mehr werden sowohl nach spontanen als auch besonders nach operativ beendeten Geburten beobachtet. Je-

12.74 Verlauf und Leitung der Geburt

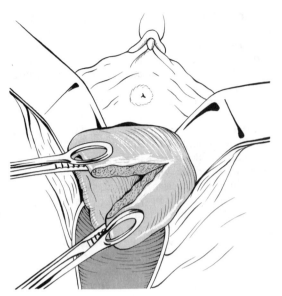

Abb. 5 Zervixriß (nach *Douglas*)

der größere Zervixriß sollte chirurgisch versorgt werden (Abb. 5).

Die *Diagnose* auch größerer Zervixrisse wird oft nicht gestellt, weil die Inspektion nach operativen Geburten oder bei Blutungen in der 3. und 4. Geburtsperiode zu selten durchgeführt wird. Die Folgen nichtgenähter Zervixrisse sind verstärkte Blutungen im Wochenbett, lokale Infektionen oder Abort infolge einer isthmozervikalen Insuffizienz. Weil die Diagnose häufig nicht gestellt und damit die Primärbehandlung versäumt wird, schlagen einige Autoren vor, die Zervix routinemäßig nach jeder Geburt zu inspizieren (37). Dabei ist es zweckmäßig, mit Faßzangen die Zervix zu fassen und abschnittsweise zu untersuchen (16, 17).

Der Zervixriß wird eingehend auf (s. mütterliche Notfälle) behandelt, wo auch die chirurgische Versorgung besprochen wird.

Naht von Episiotomie und Dammrissen

Eine technisch einwandfreie Naht unter bestmöglichen aseptischen Bedingungen verlangt eine gynäkologische Lagerung. Bei der durchschnittlich kurzen Dauer der Plazentarperiode nach medikamentöser Prophylaxe wird man im allgemeinen die Ausstoßung der Plazenta abwarten. Eine sofortige Naht reduziert zwar den Blutverlust, hat aber den Nachteil, daß bei einer eventuell notwendig werdenden manuellen Plazentarlösung oder selten auch schon beim Durchtritt des Fruchtkuchens die Wunde aufplatzen kann.

Wenn die Patientin nicht aus anderen Gründen eine Allgemeinnarkose oder eine Leitungsanästhesie bekam, nähen wir die Wunden im unteren Vaginalabschnitt und Vulvabereich immer in *Lokal-* oder *Pudendusanästhesie*. Wir verwenden dazu ei-

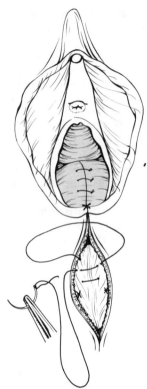

Abb. 6a u. b Mediane Episiotomie
a Vaginalnaht fortlaufend genäht, versenkte Dammnähte gelegt, fortlaufende intrakutane Naht des Dammes.

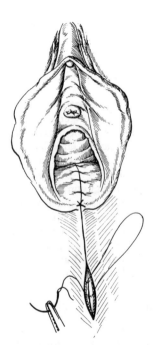

b Intrakutane Dammnaht; Schlußbild.

ne 1%ige Lidocainlösung (Infiltration vor Anlegen der Episiotomie während einer Preßwehe).
An *technischen Details* sei noch erwähnt: die Verwendung eines großen, fadenarmierten Vaginaltupfers, der das von oben herabfließende Blut zurückhalten soll, und der Gebrauch von feuchten, in eine Desinfektionslösung getauchten Tupfern, in wegen der bestenfalls mangelhaften Asepsis in diesem Gebiet. Für die glatte Heilung einer Episiotomie- oder Dammrißnaht, aber auch für eine weitgehende Schmerzlosigkeit der Wunde im Wochenbett ist die *intrakutane* Nahttechnik besonders wichtig (Abb. 6). Entscheidende Punkte sind die Blutstillung, das Vermeiden von Hohlraumbildungen, die Verhinderung von Nekrosen durch zu starkes Anziehen der Nähte. Hämatome, Serome und Nekrosen begünstigen ebenfalls die Infektion und damit die Per-secundam-Heilung. Außerdem erhöhen sie die Schmerzhaftigkeit. Eine Wundinfektion wird auch begünstigt durch *transkutan* gelegte Nähte, deren Stichkanäle als Eintrittspforte wirken können. Auch die versenkten Nähte fördern als Fremdkörper bis zu einem gewissen Grad die Infektion.
Als Nahtmaterial ziehen wir Fäden mit längerer Resorptionszeit dem Catgut vor. Ein weiterer Vorteil ist der geringere Wundschmerz. Wunddehiszenzen treten seltener auf als bei Chrom-Catgut (3, 22).
Im einzelnen gehen wir folgendermaßen vor: Wir verwenden atraumatischen Dexonfaden Nr. 2–0 für die Scheidenwundränder fortlaufend bis zum Hymenalsaum. Dort wird der Faden geknüpft und belassen. Die Dammwunde wird je nach Episiotomielänge durch einige Einzelknopfnähte Dexon Nr. 2–0 im allgemeinen einschichtig unter Auslassen der Hautränder versorgt. Der fortlaufende atraumatische Faden vom Hymenalsaum wird dann wieder für die Intrakutannaht der Hautränder verwendet. Nach Abschluß der Episiotomienaht benützen wir einen Wundspray. Bei einer *großen mediolateralen Episiotomie* oder einem *Dammriß III./IV. Grades* vereinigen wir zuerst die tiefen Schichten, wobei eine sorgfältige Naht der Levatormuskulatur besonders wichtig ist.
Ist die *Rektalwand* eingerissen, wird sie extramukös mit Dexon Nr. 2–0 atraumatisch geschlossen, wobei die Wundränder gegen das Darmlumen eingestülpt werden (Lembert-Naht). Bei Zerreißung des *Sphincter ani* werden die retrahierten Enden aufgesucht und unter Mitnahme der Muskelfaszie durch eine 8er-Naht Dexon Nr. 2–0 atraumatisch vereinigt. Die erfolgreiche Sphinkternaht ist daran zu erkennen, daß danach die Analrosette wiederhergestellt ist. Es folgt dann der Aufbau des Dammes wie bei der normalen Episiotomieversorgung. Die Naht der mediolateralen Episiotomie ist deshalb etwas schwieriger und das kosmetische Resultat oft weniger günstig, weil es durch den Muskelzug zu einer Verziehung der Wundränder kommt.

Das kosmetische und funktionelle Resultat läßt sich aber leicht dadurch verbessern, daß man zu Beginn den Hymenalsaum an beiden Wundrändern markiert, wodurch die Vereinigung korrespondierender Punkte erleichtert wird. Auch bei der mediolateralen Episiotomie kann die Haut intrakutan genäht werden, was bei Dammrissen mit unregelmäßigen Wundrändern nicht möglich ist.
Korrektur alter Schäden des Geburtskanals. Mit der Operation von Zystozelen oder Rektozelen im Anschluß an die Geburt haben wir keine Erfahrung. Wir halten sie nicht für zweckmäßig, weil bei der starken Gewebsauflockerung der Eingriff erschwert und durch die starke Vaskularisation der Blutverlust größer ist. Zudem besteht wahrscheinlich ein erhöhtes Risiko einer Wundinfektion. Dagegen kann ein alter Zervixriß oder, im Zusammenhang mit einer Episiotomie, eine alte Damm- und eventuell Sphinkterinsuffizienz mit Erfolg korrigiert werden.
Nachbehandlung von Dammnähten. Zur Bekämpfung der Schmerzen, welche durch Ödem, Hämatom, Muskelspasmus, Nekrose und – gelegentlich – Infektion hervorgerufen werden, haben sich strahlende Wärme, auch feuchte Kompressen und nach einigen Tagen Sitzbäder bewährt. Medikamentös kommen – abgesehen von den Analgetika – entzündungshemmende Mittel und zur Lokalbehandlung Oberflächenanästhetika in Frage.
Bei Dammrissen III. und IV. Grades sorgen wir vom zweiten Tag an für einen regelmäßigen, dünnbreiigen Stuhlgang, wie dies auch nach proktologischen Eingriffen praktiziert wird. Nach Säuberung der Wunde nähen wir sekundär mit einigen durchgreifenden Nähten.

Hämatome des Geburtstraktes

Blutergüsse werden an verschiedenen Stellen des Geburtstraktes sowohl nach spontanen, als auch nach operativ beendeten Geburten beobachtet. Nach ihrer Lage kann man zwei Gruppen unterscheiden, solche unterhalb und solche oberhalb des Levators. In die erste Gruppe fallen die Hämatome im Bereich der Episiotomie oder der Labien. Diese Blutergüsse können ohne Behandlung ein beträchtliches Ausmaß erreichen. In die zweite Gruppe gehören die paravaginalen oder parametranen Hämatome, die sich retroperitoneal bis in die Nierengegend ausdehnen können. Eine eingehende Besprechung dieser Komplikation erfolgt im Kap. Peripartuale Notsituationen, S. 15.1.

Schäden am Aufhänge- und Stützapparat des Genitale

Bei jeder Geburt kommt es zu einer mehr oder weniger starken Schädigung des Muskel- und Faszienapparates in Abhängigkeit vom Zustand der Weichteile, der Größe des Beckens und des Kindes, der Art der Geburt und der Geburtsleitung. Besonders geschädigt werden die fixierenden Strukturen von Uterus und Vagina bei vorzeitigem Pressen und einer Geburtsbeendigung bei nicht vollständig eröffnetem Muttermund. Auch ein Mißverhältnis zwischen Kopf und Becken belastet die Weichteile stark, indem der Aufhängeapparat überdehnt, der Muttermund eingeklemmt und die Vagina vom tiefertretenden Kopf heruntergedrängt werden kann. Oft entsteht dann später ein Descensus uteri et vaginae. Schädigungen (Überdehnung und Zerreißung) der Fascia urethrovesicovaginalis bzw. perirectalis begünstigen eine Zysto-, Urethro- oder Rektozele. Von großer Bedeutung sind weiterhin die Überdehnung und Zerreißung des Diaphragma urogenitale und des Diaphragma pelvis. Das Fehlen dieses Widerlagers begünstigt einen späteren Prolaps der Genitalorgane.

Die *Prophylaxe* besteht in einer *schonenden* Geburtsleitung, im Ersatz traumatischer vaginaler Geburten durch eine *Sectio,* häufiger, rechtzeitiger, genügend großer Episiotomie und Vermeidung einer Überdehnung der Gewebe durch zu rasche Entwicklung des Kindes.

Schädigungen der Nachbarorgane

Harnwege

Quetschungen der unteren Harnwege (Blase und Urethra) sind häufige Läsionen unter der Geburt. Gehäuft werden sie bei langdauerndem Partus oder bei operativer Geburtsbeendigung beobachtet. Zystoskopische Untersuchungen kurz nach der Geburt (25) haben die Beobachtungen STOECKELS (46) über die Häufigkeit der Schädigungen der Blasenschleimhaut bestätigt. Größere Läsionen oder gar Fistelbildungen sind bei der heutigen klinischen Geburtshilfe äußerst selten (s. Bd. III).

Rektum

Dammrisse III. bzw. IV. Grades können – allerdings sehr selten – zu Fistelbildungen führen. Rektovaginalfisteln nach versehentlich in das Rektum penetrierenden Nähten bei der Versorgung der Episiotomie und andere Schädigungen des Mastdarms (s. Bd. III) werden noch seltener beobachtet. *Schädigungen des Beckenringes, Kokzygodynie, Nervenschädigungen des Plexus lumbosacralis und Diskopathien* werden im Zusammenhang mit dem Wochenbett besprochen.

Literatur

1 Ahlfeld, F.: Die Blutung bei der Geburt und ihre Folgen für die Frau. Z. Geburtsh. Gynäk. 51 (1904) 341
2 Andrews, C. J.: Third stage of labor, evaluation of Brandt method of expression of placenta. Sth. Med. Surg. 102 (1940) 605
3 Bänninger, U., H. Bührig, W. E. Schreiner: Vergleichende Studie über die Verwendung von Polyglykolsäure (Dexon) und Chromcatgut als Nahtmaterial bei Episiotomienaht. Geburtsh. u. Frauenheilk. 38 (1978) 30
4 Bender, H. G., Ch. Werner, H. R. Kortmann, V. Becker: Zur Endangitis obliterans der Plazentagefäße. Arch. Gynäk. 221 (1976) 145
5 Benirschke, K.: Examination of the placenta. Obstet. and Gynec. 18 (1961) 309
6 Benirschke, K., W. H. Brown: Vascular anomaly of umbilical cord; absence or one umbilical artery in umbilical cords of normal and abnormal fetuses. Obstet. and Gynec. 6 (1955) 399
7 Bourne, G. L., K. Benirschke: Absent umbilical artery. A review of 113 cases. Arch. Dis. Childh. 35 (1960) 534
8 Brandt, M. L.: Mechanism and management of third stage of labor. Amer. J. Obstet. Gynec. 25 (1933) 662
9 Bryant, R. D., D. N. Danforth: Conduct of normal labor. In: Obstetrics and Gynecology, 3. Aufl., hrsg. von D. N. Danforth, Harper & Row, New York 1977 (S. 583)
10 Cartwright, E. W., W. C. Rogers: Oxytocic action of methergine. A synthetic ergonovine. West. J. Surg. 54 (1946) 59
11 Corson, St. L., R. J. Bolognese: Postpartum uterine atony treated with prostaglandins. Amer. J. Obstet. Gynec. 129 (1977) 918
12 Csapo, A.: Progesterone „block". Amer. J. Anat. 98 (1956) 273
13 Danforth, D. N.: Obstetrics and Gynecology, 3. Aufl. Harper & Row, New York 1977
14 Dieckmann, W. J., L. D. Odell, V. M. Williger, A. G. Seski, R. Pottinger: The placental stage and postpartum hemorrhage. Amer. J. Obstet. Gynec. 54 (1947) 415
15 Döderlein, G., K.-H. Wulf: Klinik der Frauenheilkunde und Geburtshilfe, Bd. IV. Urban & Schwarzenberg, München 1977
16 Douglas, R. G., W. B. Stromme: Operative Obstetrics, 3. Aufl. Appleton-Century-Crofts, New York 1976
17 Douglas, R. G., W. B. Stromme: Episiotomy; repair and management of obstetric trauma. In: Operative Obstetrics, 3. Aufl., hrsg. von R. C. Douglas, W. B. Stromme. Appleton-Century-Crofts, New York 1976 (S. 716)
18 Dunn, R. I. S.: Haemangioma of placenta (chorio-angioma). J. Obstet. Gynaec. Brit. Emp. 66 (1959) 51
19 Embrey, M. P., D. T. C. Barber, J. H. Scudamore: Use of „Syntometrine" in prevention of post-partum haemorrhage. Brit. med. J. 1963/I, 1387
20 Gabriel, H., Ch. Ambre: Le placenta accreta. Gynéc. et Obstét. 54 (1955) 345
21 Gahres, E. E., N. Albert, S. M. Dodek: Intrapartum blood loss measured with Cr^{51}-tagged Erythrocytes. Obstet. and Gynec. 19 (1962) 455
22 Glosemeyer, H., H. Stockhausen: Mediolaterale Episiotomie oder mediane Episiotomie? Geburtsh. u. Frauenheilk. 38 (1978) 34
23 Greenhill, J. P.: Obstetrics. Saunders, Philadelphia 1965
24 Groeber, W. R., E. H. Bishop: Methergine and ergovine in the third stage of labor. Obstet. and Gynec. 15 (1960) 85
25 Huffman, J. W.: Gynecology and Obstetrics. Saunders, Philadelphia 1962
26 Järvinen, P. A., U. Nieminen: A comparative study of different medical treatments of the third stage of labour. Ann. Chir. Gynaec. Fenn. 53 (1964) 424
27 Kaufmann, P.: Indikationen zur manuellen Lösung der Plazenta. Gynaecologia (Basel) 144 (1957) 350
28 Kelber, R.: Gespaltene „solitäre" Nabelschnurarterie. Arch. Gynäk. 220 (1976) 319
29 Koller, Th., Z. Gömöri: Über das Fehlen einer Arterie in der Nabelschnur. Gynaecologia (Basel) 157 (1964) 177
30 Krone, H. A.: Klinische Untersuchungen zur Aetiologie menschlicher Mißbildungen. Dtsch. med. Wschr. 88 (1963) 567; 575
31 Kubli, F., H. Budlinger: Beitrag zur Pathologie der insuffizienten Placenta. Geburtsh. u. Frauenheilk. 23 (1963) 37
32 McPherson, J., J. K. Wilson: A radiological study of the placental stage of labour. J. Obstet. Gynaec. Brit. Emp. 63 (1956) 321

33 Martius, G.: Lehrbuch der Geburtshilfe, 9. Aufl. Thieme, Stuttgart 1977
34 Newton, M.: Other complications of labor. In: Obstetrics and Gynecology, 3. Aufl., hrsg. von D. N. Danforth. Harper & Row, New York 1977 (S. 661)
35 Pastore, J. B.: A study of the blood loss during the third stage of labor and the factors involved. Amer. J. Obstet. Gynec. 31 (1936) 78
36 Potter, E. L.: Pathology of the Fetus and Newborn, 3. Aufl. Yearbook Medical Publishers, Chicago 1962
37 Pritchard, J. A., P. C. MacDonald: Williams Obstetrics, 15. Aufl. Appleton-Century-Crofts. New York 1976
38 Ranney, B.: Relative atony of myometrium underlying the placental site secondary to high cornual implantation – a major cause of retained placentas. Amer. J. Obstet. Gynec. 71 (1956) 1049
39 Reid, D. E.: A Textbook of Obstetrics. Saunders, Philadelphia 1962
40 Rummel, H. H., E. Walch, H. Lau: Häufigkeit und Prognose der fieberhaften Geburt. Med. Welt (Stuttg.) (1964) 361
41 Schlensker, K.-H.: Ultraschallplazentographie. Gynäkologe 9 (1976) 156
42 Schmidt-Matthiesen, H.: Gynäkologie und Geburtshilfe, 2. Aufl. Schattauer, Stuttgart 1975
43 Schwenzer, A. W.: Physiologie und Pathologie der Nachgeburtsperiode. Blutstillung post partum. Blutgerinnung. In: Klinik der Frauenheilkunde und Geburtshilfe, Bd. IV, hrsg. von G. Döderlein, K.-H. Wulf. Urban & Schwarzenberg, München 1977 (S. 403)
44 Scott, J. S.: Placenta extrachorialis (Placenta marginata and placenta circumvallata). J. Obstet. Gynaec. Brit. Emp. 67 (1960) 904
45 Shanklin, D. R.: The human placenta with especial reference to infarction and toxemia. Obstet. and Gynec. 13 (1959) 125
46 Stoeckel, W.: Lehrbuch der Geburtshilfe, 11. Aufl. VEB Fischer, Jena 1951
47 Stoll, P., H. Schmidt-Matthiesen: Die Nachgeburtsperiode. In: Gynäkologie und Geburtshilfe, 2. Aufl., hrsg. von H. Schmidt-Matthiesen. Schattauer, Stuttgart 1975 (S. 439)
48 Takagi, S., T. Yoshida, Y. Togo, H. Tochigi, M. Abe, H. Sakata, T. K. Fujii, H. Takahashi, B. Tochigi: The effects of intramyomatrial injection of prostaglandin $F_{2\alpha}$ on severe postpartum hemorrhage. Prostaglandins 12 (1976) 565
49 Thomas, W. O.: Manual removal of the placenta. Amer. J. Obstet. Gynec. 86 (1963) 600
50 Ueland, K.: Pregnancy and cardiovascular disease. Med. Clin. N. Amer. 61 (1977) 17
51 Warnekros, K.: Die Nachgeburtsperiode im Röntgenbild. Arch. Gynäk. 109 (1918) 266
52 Wentworth, P.: The incidence and significance of haemangioma of the placenta. J. Obstet. Gynaec. Brit. Cwlth 72 (1965) 81
53 Wilkin, P.: Effects of placental insufficiency on the fetus and newborn. In: Effects of Labor on the Fetus, hrsg. von R. Caldeyro-Barcia. Pergamon Press, Oxford 1965
54 Wulf, K.-H.: Pathologie der Nachgeburtsteile unter der Geburt. In: Lehrbuch der Geburtshilfe, 9. Aufl., hrsg. von G. Martius. Thieme, Stuttgart 1977 (S. 135)
55 Zahradnik, H. P., H. Steiner, H. G. Hillemanns, M. Breckwoldt, W. Ardelt: Prostaglandin-$F_{2\alpha}$ und 15-Methyl-Prostaglandin-$F_{2\alpha}$-Anwendung bei massiven uterinen Blutungen. Geburtsh. u. Frauenheilk. 37 (1977) 493

Die Überwachung des Fetus

O. Käser und K. P. Lüscher

Historische Entwicklung

Bereits 1650 hat der Franzose Legoust am Unterleib einer schwangeren Frau Geräusche wahrgenommen, deren Bedeutung jedoch nicht erkannt (149). Die erste medizinische Beschreibung kindlicher Herztöne im Jahre 1818 stammt vom Schweizer Chirurgen Major (97). Bereits 1821 legte Kergeradec der Pariser Akademie eine medizinische Abhandlung vor, in welcher er die Auskultation der Herztöne als Diagnostikum für Zwillinge, Kindslage sowie zum Ausschluß einer Extrauteringravidität empfahl.

Früh in der Geschichte der Geburtshilfe erkannte man nun auch die Bedeutung der fetalen Bradykardie als Zeichen fetaler Gefährdung: 1838 brachte Nägele die Kompression des kindlichen Kopfes mit der Bradykardie in Zusammenhang und 1885 stellte Preyer die Theorien der fetalen Bradykardie vor, bedingt durch kindliche Kopfkompression oder durch Kompression der Plazenta während der Wehe mit nachfolgender Anoxie (105).

Noch etwa ein halbes Jahrzehnt sollte vergehen, bis erstmals auch klinische Konsequenzen aus den diagnostischen Erkenntnissen gezogen wurden. Von Winckel stellte 1893 in seinem Lehrbuch die Forderung auf, daß bei dreimaligem Absinken der Herztöne unter 100 die Geburt operativ zu beenden sei. Diese Regel sollte über Jahrzehnte die Geburtsleitung bestimmen.

Immer intensiver wurden jetzt die Bemühungen zur Registrierung kindlicher Herztöne mittels technischer Hilfsmittel. 1906 gelang Cremer (33) durch Zufall die Ableitung des fetalen Elektrokardiogramms von der mütterlichen Bauchwand. 1941 registrierten Dressler und Moskorwitz erstmals simultan fetales EKG und fetales Phonokardiogramm (76).

In den Jahren danach folgten grundlegende Tierversuche über Plazentaphysiologie durch Reynolds und Paul (110, 116) und die Forschergruppe um Alvarez und Caldeyro-Barcia publizierte ihre ersten Arbeiten zur Wehenphysiologie (3, 4, 26, 27).

Mit der Einführung des Apgar Score 1953 (5) stand erstmals eine quantitativ faßbare Qualitätskontrolle für geburtshilfliches Handeln zur Verfügung und bald folgten auch Arbeiten, welche die prognostische Bedeutung dieser Erstbeurteilung des Neugeborenen unterstrichen (7, 37). Die Bedeutung der Azidose in der Nabelschnur als weiterer Parameter wurde erkannt und mit dem Apgar Score korreliert (6).

1962 führte Saling (124) die Mikroblutgasuntersuchung in die Klinik ein und Hammacher (53) gelang im gleichen Jahr die Konstruktion einer Apparatur zur kontinuierlichen, externen Schlag-zu-Schlag-Registrierung der fetalen Herzfrequenz. 1963 stellte Hon (64) die interne Ableitung der fetalen Herzfrequenz vor. Diese technischen Hilfsmittel eröffneten eine neue Ära praenataler Medizin.

Physiologische Grundlagen, theoretische Überlegungen

Der Fetus lebt bei wehenlosem Uterus in einem Zustand mäßiger Hypoxämie (73). Der verminderte Sauerstoffdruck führt jedoch unter physiologischen Bedingungen nicht zu einer Hypoxie, es entsteht keine Azidose. Spezielle Regulationsmechanismen ermöglichen dies.

Einige Daten sprechen dafür, daß die unregelmäßigen Vorwehen (Braxton-Hicks-Kontraktionen) in der Schwangerschaft sowie leichtere Wehen die O_2-Versorgung des Fetus verbessern, indem sie wechselnd die Druckwerte im intervillösen Raum steigern und den venösen Rückfluß verbessern (112, 113).

Physiologischerweise ermöglichen drei Faktoren die Anpassung des Fetus an die milde Hypoxämie:

1. Die Tachykardie, welche zu einer Erhöhung des Herzminutenvolumens führt.
2. Die Polyglobulie, welche eine erhöhte O_2-Transportkapazität schafft.
3. Spezielle Eigenschaften der fetalen Erythrozyten, wobei nach neueren Untersuchungen nicht nur das fetale Hämoglobin, sondern auch Unterschiede enzymatischer Art eine bessere Affinität der fetalen Erythrozyten zum Sauerstoff bewirken (74). Die erhöhte O_2-Affinität fetalen Hämoglobins zusammen mit dem von Bohr 1944 beschriebenen Effekt der Verschiebung der O_2-Dissoziationskurve nach rechts bei tieferem pH-Wert ermöglichen unter physiologi-

schen Umständen die O_2-Aufnahme sowie CO_2-Abgabe des Fetus auf plazentarer Ebene.
Bei Zunahme der uterinen Kontraktionen kommt es jedoch zu einer deutlichen Abnahme des Blutflusses in den Spiralarterien der Plazenta. Bei einem kritischen Druck von 80 mmHg beginnt eine merkliche Abnahme der plazentaren Durchblutung, sie kann sogar gänzlich sistieren. Somit hängt der Blutfluß im intervillösen Raum von folgenden Faktoren ab:
Intensität der uterinen Kontraktion, Frequenz der Kontraktion und somit Dauer der Erholungszeit, mütterlicher Blutdruck sowie kardiovaskuläre mütterliche Faktoren (Hämatokrit, mütterliches pO_2, Rücken-Seiten-Lage) und letztlich Zustand des Fetus und der Plazenta (32, 105).

Pathogenese fetaler Gefahrenzustände

Sinn jeder subpartalen Überwachung ist die Früherkennung eines fetalen Gefahrenzustandes und somit die Vermeidung der neonatalen Depression. Als Ursachen neonataler Depressionszustände sind bekannt die Asphyxie, das Geburtstrauma sowie gewisse Medikamente unter der Geburt. Weitere Ursachen wie Unreife des Kindes, Mißbildungen, mütterliche Faktoren wie beispielsweise eine schwere Anämie sind durch Geburtsleitung und Überwachung nicht beeinflußbar.

Die Asphyxie

Die Pathogenese der Asphyxie kann verschieden sein. Im Vordergrund steht die sog. Plazentainsuffizienz sowie Beeinträchtigungen der Nabelschnurzirkulation (35). Nicht selten ist eine sog. Plazentainsuffizienz iatrogen bedingt, z. B. durch ungenügende Volumensubstitution während einer Regionalanästhesie oder durch Überstimulierung der Uterusaktivität mit Wehenmitteln (130, 150). Selbst die Mutter kann eine Asphyxie des Neugeborenen provozieren, indem eine mütterliche Hyperventilation unter der Geburt zu Hypoxie und Azidose führt (99). Drei pathogenetische Faktoren scheinen dabei von Bedeutung:
1. Die mütterliche Alkalose vermindert über die Verschiebung der O_2-Dissoziationskurve die Abgabe von Sauerstoff an den Feten.
2. Passive (Narkose) und aktive Hyperventilation erniedrigen über die Erhöhung des intrathorakalen Druckes den „cardiac output" und
3. führt die Alkalose zur Gefäßkonstriktion auch im uteroplazentaren Bereich (95, 115).

Das Trauma

Das Geburtstrauma hat in den letzten Jahren viel an Bedeutung verloren, da generell die Indikation zur Schnittentbindung großzügiger gestellt wird unter Vermeidung riskanter vaginal-operativer Eingriffe (36). Diese Entwicklung scheint sinnvoll, ist doch die Prognose traumatisch geschädigter Kinder erschreckend schlecht (103).
In dieses Kapitel gehört auch die Vermeidung protrahierter Geburtsverläufe, da eindeutig nachgewiesen werden konnte, daß mit zunehmender Geburtsdauer die perinatale Mortalität und Morbidität deutlich ansteigt (135, 140).

Medikamente unter der Geburt

Durch eine Periduralanästhesie lassen sich übermäßige Gaben von Analgetika an die Mutter weitgehend vermeiden, so daß medikamentös bedingte Depressionszustände des Neugeborenen nicht mehr vorkommen sollten. Die Periduralanästhesie selbst beeinträchtigt den neonatalen Zustand nicht, vorausgesetzt, daß bei dieser Anästhesieform die nötigen Vorsichtsmaßnahmen getroffen werden (13, 58; S. 12.84).

Die verschiedenen Verfahren zur Überwachung unter der Geburt

Klinische Überwachungsmethoden

Auskultation der kindlichen Herztöne

Die Auskultation der kindlichen Herztöne mit dem Pinardschen Hörrohr war bis vor einigen Jahren die einzige Methode zur Überwachung der fetalen Herzfrequenz. Die ausgeprägte intrapartale Bradykardie galt als klassisches Zeichen fetaler Gefährdung mit schlechter Prognose.
Der klinische Wert dieser Methode als einzige Überwachungshilfe wird heute allgemein in Zweifel gezogen. Bei stichprobenartiger Auskultation, beispielsweise alle 5 Minuten über 15 Sekunden, erfaßt man die kindliche Herzfrequenz lediglich während 5% der Geburtszeit (54). In der Regel ist auch im Moment der Wehe der kindliche Herzschlag nicht hörbar, so daß lediglich Veränderungen in der Wehenpause erfaßbar sind. Bei herkömmlicher Auskultation und gleichzeitiger elektronischer kontinuierlicher Registrierung läßt sich die große Fehlerquote der durch Auskultation ermittelten Herzfrequenzwerte dokumentieren. Feinere Veränderungen der Herzschlagfrequenz sind mit dem Ohr nicht erfaßbar (63). Als weiteres Negativum bleibt zu erwähnen, daß eine objektive Dokumentation nicht möglich ist. Der subjektive Eindruck von Arzt oder Hebamme fällt stark ins Gewicht.
Die Methode der Auskultation ist durch ihren nicht invasiven Charakter völlig risikolos, jederzeit

wiederholbar und Nachteile für Mutter und Kind sind nicht zu erwarten, sieht man von der subjektiven Belästigung der Patientin ab.

Die Beurteilung des Fruchtwassers
Der Mekoniumabgang gilt als klassisches Zeichen fetaler Gefährdung.
Die Beurteilung der Fruchtwasserfarbe ist nach spontanem Blasensprung, nach Blasensprengung oder mittels Amnioskopie möglich. Die Amnioskopie wurde von SALING 1962 in die Geburtshilfe eingeführt (125).
Die klinische Bedeutung liegt in der Pathogenese des Mekoniumabgangs: Eine fetale Hypoxaemie führt zur Zentralisation des Kreislaufs. Es kommt zur vorwiegenden Durchblutung lebenswichtiger Organe wie Herz und Gehirn, die somit länger ausreichend mit Sauerstoff versorgt werden. Folge der Zentralisation ist eine Minderdurchblutung im Splanchnikusbereich. Der hypoxische Darm reagiert mit Hyperperistaltik, Mekonium geht ab (126).
Aufgrund von Untersuchungen, welche bei mekoniumhaltigem Fruchtwasser eine schlechte fetale Prognose erwarten lassen (9), wird von einigen Autoren die Routineamnioskopie bei Geburtsbeginn, mindestens jedoch für Risikogeburten gefordert (23).
An der Universitäts-Frauenklinik Basel findet die Amnioskopie lediglich Anwendung bei ambulanter Kontrolle von Patientinnen mit Terminüberschreitung nach der 42. Schwangerschaftswoche. Die Aufnahmeamnioskopie im Kreissaal wird nicht durchgeführt, es erfolgt stets ein Eintrittsmonitor sowie eine kontinuierliche elektronische Überwachung unter der Geburt.
Fehlen oder Vorhandensein von mekoniumhaltigem Fruchtwasser scheint weder die Apgar-Werte noch die Häufigkeit perinataler Azidosen zu beeinflussen (1). Das Zusammentreffen von mekoniumhaltigem Fruchtwasser und schweren Veränderungen der fetalen Herzfrequenz, insbesondere bei protrahierten Geburten, ist jedoch gravierend. Es muß mit einer Aspiration gerechnet werden, was die kindliche Prognose deutlich verschlechtert. Intrauterine Gefahrenzustände treten jedoch mit oder ohne Mekonium etwa gleich häufig auf (50, 101). Ein aktives Vorgehen, wie etwa Sprengung der Blase bei amnioskopischer Diagnose mekoniumhaltigen Fruchtwassers, ist demzufolge nicht gerechtfertigt. In diesen Fällen ist, wenn nicht schon generell angewendet, stets eine apparative Geburtsüberwachung zu fordern.

Risiko
Die Infektionsgefahr ist bei Beachtung steriler Kautelen zu vernachlässigen (141, 146). Mit unbeabsichtigter Blasensprengung ist in 2% aller Amnioskopien zu rechnen (23).

Apparative Überwachungsmethoden

Allgemeines
Die Einführung der Mikroblutgasuntersuchung sowie der Kardiotokographie in die Klinik hat das Bild der Geburtshilfe im letzten Jahrzehnt entscheidend gewandelt. Den beiden Methoden war eine rasche Verbreitung beschieden. So gehörte bereits 1971 nach einer Umfrage an deutschen Kliniken die Kardiotokographie bei 54% zur geburtshilflichen Routine (148). Heute hat sich allgemein die Ansicht durchgesetzt, daß beide Überwachungsmethoden ihren Stellenwert in der perinatalen Betreuung einnehmen. Die gleichzeitige ergänzende Anwendung ist zu fordern (10, 59, 96, 107, 143).

Indikation
Die Zahl der Geburten in Westeuropa hat im letzten Jahrzehnt deutlich rückläufige Tendenz. Somit sind an den meisten Kliniken räumlich und personell gute Voraussetzungen für eine Intensivüberwachung gegeben. Trotzdem erfordert eine kontinuierliche apparative Überwachung sämtlicher Geburten erhebliche finanzielle Mittel. Deshalb wird immer wieder versucht, vom Geburtenkollektiv speziell gefährdete Patientengruppen abzutrennen, um diese dann einer intensiven Geburtsüberwachung zuzuführen. In den letzten Jahren wurden zahlreiche Risikokataloge zur Abgrenzung dieser „Risikogeburten" publiziert (8, 49, 56, 72, 93, 127, 139).
An der UFK Basel verwenden wir keinen Risikokatalog. Wir glauben vielmehr, daß heute eine apparative Überwachung aller Geburten gefordert werden muß. Nur so kann ein subpartales Absterben von Kindern, von menschlichen Versagern abgesehen, vermieden werden (83). Der Wert der Risikokataloge ist fraglich, denn im „Normalkollektiv" treten nicht signifikant weniger schwere Azidosen auf (10, 38). Die Selektion von Risikogeburten löst demzufolge das Problem nicht (10, 38, 90).

Kosten-Nutzen-Überlegungen
Mit der Forderung nach einer intensiven Überwachung aller Geburten ist das Problem des apparativen und personellen Aufwandes gestellt. Dieser Aufwand ist nur dann gerechtfertigt, wenn bewiesen werden kann, daß mit Überwachungsmethoden ein Rückgang der perinatalen Mortalität und Morbidität erreicht wird. Dieser Beweis gelang bisher für Kardiotokographie oder Mikroblutgasuntersuchung als Einzelmethode nicht (29, 30, 120).

Perinatale Mortalität
Am Krankengut der UFK Basel konnte KUBLI bereits 1971 eine Senkung der perinatalen Mortalität nach Einführung der apparativen Überwachungs-

methoden von 2,26% auf 1,75% nachweisen (83). Auch LEE u. BAGGISH (90) fanden in ihrem unselektierten Patientengut einen Rückgang der perinatalen Mortalität von 2,4% auf 1,47%. PAUL zeigte dagegen in seinem Kollektiv eine signifikante Reduktion der perinatalen Mortalität lediglich bei der Gruppe der 1000–1500 g schweren Kinder. Immerhin erreichte er in seinem schwer belasteten „Risikokollektiv" eine ebenso gute perinatale Mortalität wie im Vergleichskollektiv.
Betrachtet man lediglich die subpartale Mortalität, so sind die Zahlen überzeugender. PAUL stellte 2933 Risikopatienten mit apparativer Überwachung 10885 „Normalgeburten" mit herkömmlicher Überwachung gegenüber. Die Rate intrapartaler Todesfälle im Risikokollektiv betrug 1,02 Promille, im Vergleichskollektiv 2,38 Promille. Somit sank nach 1971 in seinem Kollektiv die Rate der sub partu verstorbenen Kinder erstmals unter diejenige der präpartal verstorbenen. 1973 betrug das Verhältnis präpartaler zu subpartaler Todesfälle bereits 3:1.
Nicht alle Untersuchungen ergeben so optimistische Resultate. HAVERKAMP u. Mitarb. (61) führte eine prospektive randomisierte Studie durch und verglich ein Kollektiv mit herkömmlicher Überwachung gegen ein Kollektiv mit kardiotokographischer Betreuung. Er fand keine signifikanten Unterschiede bezüglich Mortalität, Apgar Score oder perinatale Azidosehäufigkeit. Dazu ist zu bemerken, daß die klinisch überwachten Patienten sehr viel intensiver, also personell aufwendiger betreut wurden als im normalen Routinebetrieb. Auch wurde in der kardiotokographisch überwachten Gruppe die Mikroblutgasuntersuchung als zweiter Parameter nicht durchgeführt. Zu ähnlichen Ergebnissen kam auch CHALMERS (29, 30).

Perinatale Morbidität

Mehrere Serien von Nachuntersuchungen zeigen, daß sich unter Kindern mit perinataler Asphyxie und Azidose ein erhöhter Prozentsatz neurologischer Spätschäden findet. Perinatale Hypoxie kann Ursache sowohl somatischer als auch zerebraler Retardierung sein (151). Nimmt man nur die schwere perinatale Azidose (pH arteriell unter = 7,00) als Parameter der Morbidität, so läßt sich nach RÜTTGERS mit Hilfe der apparativen Überwachung die Quote von 5 auf 2% reduzieren (120). Betrachtet man die Kosten-Nutzen-Relation, so spielt der subpartale Fruchttod als Kostenfaktor keine Rolle, um so mehr aber die Morbidität mit all ihren Spätfolgen. Nach Untersuchungen in den Vereinigten Staaten ist mit 10 zerebral gelähmten Kindern pro 1000 Geburten zu rechnen, die Hälfte davon mit schweren zerebralen Schädigungen. Dies ergibt allein für die USA 30000 zerebral gelähmte Kinder jährlich. In der Gruppe der 1000 bis 1500 g schweren Kinder liegt die CP-Frequenz 2- bis 3mal höher als im Restkollektiv. Gerade für diese Gewichtsgruppe ist aber eine signifikante Reduktion der schweren perinatalen Azidosen durch Intensivüberwachung bewiesen (114).

Die Kardiotokographie
(s. auch Kap. Kardiotokographische Diagnostik, Bd. II/1)

Allgemeines

An der Universitäts-Frauenklinik Basel werden, wenn immer möglich, alle Geburten kardiotokographisch überwacht. Das CTG darf wohl, da es eine Kontinuität der Überwachung unter der Geburt gewährleistet, als apparative Routinemethode „par excellence" bezeichnet werden. Die Indikation zur Mikroblutgasuntersuchung stellen wir lediglich bei unklarem CTG-Befund.
Bei jeder Aufnahme im Kreissaal wird vorerst ein Aufnahmemonitor über 30 Minuten geschrieben (56). Die weitere kontinuierliche Überwachung beginnt mit Einsetzen regelmäßiger Wehentätigkeit. Wir verwenden prinzipiell externe Ableitungsmethoden, solange sie technisch gut verwertbare Kurven liefern.

Externe Methoden

Allgemeines
Für den klinischen Gebrauch stehen drei Methoden externer Ableitung zur Verfügung: die Phonokardiotokographie, die Sonokardiotokographie und das Abdominal-EKG. Die externen Methoden ermöglichen die Registrierung der fetalen Herzfrequenz zu jedem Zeitpunkt in der Schwangerschaft und in der Regel auch unter der Geburt. Als nicht invasive Methoden sind sie risikofrei.

Phonokardiographie
Hierbei wird der Herzschall mittels eines Mikrophons am mütterlichen Abdomen zur Registrierung der fetalen Herzfrequenz verwendet. Der klinische Wert ist dadurch eingeschränkt, daß bei adipösen Patientinnen und sehr lebhaften Kindern eine gute Ableitung nicht gelingt. Die Patientin ist gezwungen, während der Registrierung möglichst ruhig zu liegen. Einem Kavakompressionssyndrom wird durch leichte Schräg- oder Seitenlage vorgebeugt. Häufige Korrektur der Schallabnehmerlage ist erforderlich, Störgeräusche ergeben oft ein unsauberes Kurvenbild. Nicht selten sind gerade in der wichtigen Phase der Wehenakme die Herztöne so leise, daß sie als Trigger nicht genügen.

Sonokardiotokographie
Hierbei wird das Doppler-Ultraschallsignal zur Schlag-zu-Schlag-Registrierung verwendet. Mit dieser Technik gewonnene Signale (Reflexion sich gleichzeitig in Richtung und Gegenrichtung zum Aufnehmer bewegender kardiovaskulärer Grenzflächen) sind in Form und Amplitude häufig nicht sicher bestimmbar und geben Anlaß zu Triggerfeh-

lern (120). Um diese Schwierigkeit zu umgehen, werden im Handel Geräte angeboten, die nicht mehr eine Schlag-zu-Schlag-Registrierung, sondern mehrere integrierte Schläge verarbeiten. Eine Beurteilung von Fluktuation und Oszillation, ein entscheidender Parameter in der kardiotokographischen Diagnostik, ist dadurch verunmöglicht. Solche Geräte sind abzulehnen.

Neue, technisch verbesserte Ultraschall-Doppler-Abnehmer sind zur Zeit noch im Versuchsstadium, erste klinische Erfahrungen sind befriedigend (88). Aus den hier angeführten Gründen verwenden wir die Phonosonokardiotokographie sub partu nur sehr selten.

Das Abdominal-EKG

Das Abdominal-EKG gilt in vielen Kliniken und auch an der UFK Basel sub partu als externe Methode der Wahl. Seit den ersten Versuchen von HON (66) und dank der Forschung verschiedener Arbeitsgruppen (12, 39, 81, 144) konnten die technischen Voraussetzungen soweit verbessert werden, daß diese Methode als externes Verfahren der Wahl empfohlen werden kann.

Die Signalverarbeitung basiert auf der Verwendung der R-Zacke des fetalen EKGs zur Triggerung. Gelingt die Ableitung, so ist eine optimale Schlag-zu-Schlag-Registrierung gewährleistet und läßt sich technisch mit internen Ableitungen absolut vergleichen (94).

Nach Feststellen der idealen Elektrodenlage mittels Saugelektroden können heute Klebeelektroden verwendet werden, welche die Patientin nicht beeinträchtigen und eine gewisse Bewegungsfreiheit der Kreißenden ermöglichen.

Die Ableitung gelingt jedoch nicht immer. An der UFK Basel konnte in einer prospektiven Studie bei gut 80% der Frauen sub partu mit dem Abdominal-EKG eine gute Überwachung erreicht werden, wobei weder Lage der Plazenta, Adipositas noch Blasensprung einen Einfluß auf die Qualität der Ableitung hatten (Berger, pers. Mitt.) Erfahrungen anderer Autoren lassen eine Beeinflussung der Kurvenqualität durch eben diese Faktoren erkennen, wobei etwa gleich häufig gut verwertbare Kurven erreicht werden (123). Bei intensiven Bemühungen sollen verwertbare Ableitungen bis in 95% der Fälle auch sub partu möglich sein (94).

Bei Unmöglichkeit der externen Ableitung oder bei Verschlechterung der Kurvenqualität, insbesondere in der zweiten Geburtsphase, ist in der Regel ein Wechsel auf interne Ableitung mittels Skalpelektrode unvermeidbar.

Tokometrie

Für die klinische Routine genügt in der Regel die externe Tokometrie. Pathologische Wehenformen lassen sich manchmal erkennen, außerdem werden Kindsbewegungen registriert, wobei der Reaktion der fetalen Herzfrequenz auf Kindsbewegungen gewisse prognostische Bedeutung zugemessen wird (92). Die Aussage über die Wehenfrequenz ist jedoch nur qualitativ, auch kann die Wehendauer nur approximativ beurteilt werden. Für den klinischen Gebrauch genügt jedoch die Information über Wehenbeginn, Wehenakme und Wehenende, Herzfrequenzalterationen in Zusammenhang mit der Wehe lassen sich befriedigend erklären (10).

Eine genaue Aussage über die effektiven intrauterinen Drucke ist jedoch nur durch interne Druckmessung mittels Intrauterinkatheter möglich. Diese Methode sollte wegen ihres invasiven Charakters Spezialfällen vorbehalten bleiben, wie etwa Geburt bei Status nach Sectio, insbesondere bei gleichzeitiger Anwendung einer Periduralanästhesie. Eine gesprungene Blase oder die künstliche Blasensprengung sind Voraussetzung. Auf die Bedeutung einer intakten Fruchthülle für die ungehinderte Nabelschnurzirkulation haben verschiedene Autoren immer wieder hingewiesen. Die künstliche Blasensprengung birgt die Gefahr einer akuten Verschlechterung des kindlichen Zustandes, besonders wenn bereits vorher im Kardiotokogramm Anhaltspunkte für eine Nabelschnurproblematik erkennbar waren (19, 28, 43, 133, 134, 151).

Die interne Kardiotokographie

Methode

Zur direkten Ableitung des fetalen Elektrokardiogramms mittels Skalpelektrode entwickelte HON (65) eine Silberchlorid-Elektrode in Form eines Clips. Vom verwendeten Material her ist diese Elektrode optimal (120). Nachteilig wirkt sich der unsichere Sitz sowie die Notwendigkeit der Applikation unter amnioskopischer Sicht aus. Deshalb entwickelte RÜTTGERS 1971 an der Universitäts-Frauenklinik Basel eine Spiralelektrode (121), die sich im Routinebetrieb bewährt hat. Sie kann unter der Geburt mühelos im Längsbett bei mindestens fingerdurchgängigem Muttermund angebracht werden. Auch die Entfernung gelingt jederzeit. Die Applikation kann auch durch die Hebamme erfolgen. Die Belästigung für Mutter und Kind ist minimal. Durch den guten Sitz ist eine störungsfreie Herzfrequenzregistrierung insbesondere auch in der zweiten Geburtsphase gewährleistet (80, 120). Verschiedene andere Elektrodenmodelle sind beschrieben (46, 67, 75).

Als Trigger dient auch bei der internen Ableitung wie beim Abdominal-EKG die R-Zacke des kindlichen Elektrokardiogramms. Das Signal wird weder durch kindliche noch durch mütterliche Bewegung noch durch die Uterusaktivität gestört. Somit sind durch direkte Ableitung die technisch besten Kardiotokographiekurven zu erzielen. Die Fehlerzeit liegt in der Eröffnungsperiode bei 1%, in der Austreibungsperiode bei 2% (121).

Die Indikation zur internen Kardiotokographie ergibt sich demzufolge aus dem Versagen externer

Methoden. Invasive Methoden mit ihren Risiken sind nicht gerechtfertigt, solange durch externe Methoden eine adäquate Überwachung möglich ist. Andere Autoren empfehlen allerdings die interne Überwachung sub partu als Methode der Wahl (120). An der Universitäts-Frauenklinik Basel verwenden wir die Spiralelektrode bei Versagen des Abdominal-EKGs, meist in der späten Eröffnungsperiode und für die Austreibungsperiode. Während in früheren Jahren bis 80% aller Geburten mittels Kopfschwartenelektrode überwacht wurden, dürfte sich mit Verbesserung der externen Techniken eine starke Verschiebung zugunsten externer Überwachungsmethoden ergeben. Eine Sprengung der Blase lediglich zum Zweck der internen Ableitung wird nicht vorgenommen.

Risiken und Komplikationen interner Überwachungsmethoden
An erster Stelle steht die Infektionsgefahr. Verschiedene Untersucher empfehlen Zurückhaltung. Obwohl bei den meisten Untersuchungen über Infektmorbidität bei interner Überwachung sowohl Kardiographie wie Tokographie intern erfolgte, ist die erhöhte Infektmorbidität doch in erster Linie dem liegenden Intrauterinkatheter zuzuschreiben. LEDGER u. Mitarb. (89) fanden eine generelle Zunahme der Bakteriämien von 0,5 auf 1,4% bei interner Überwachung mittels Kardiotokographie. Besonders hoch ist mit 4,7% die Bakteriämierate im Sectiokollektiv, wobei allerdings kein signifikanter Unterschied zum nicht überwachten Vergleichskollektiv erkennbar war. Eine Verdopplung aller im Krankenhaus erworbenen uterinen Infekte durch invasive Überwachungstechniken beschreiben auch GASSNER u. LEDGER (45), in der Sectiogruppe von 20 auf 40%, in der Gruppe vaginaler Geburten von 1,4 auf 2,7%. Die Dauer vom Moment des Blasensprungs oder der Blasensprengung an bis zur Geburt sowie die Liegedauer des Katheters scheinen von entscheidender Bedeutung zu sein (25, 87). Bei Beschränkung der Katheterliegedauer auf 6 Stunden sowie Spülung mit antibiotikahaltigen Lösungen sollen Infekte weniger häufig auftreten (132).
Das zweite Risiko der intrauterinen Druckmessung sind Perforationen. Sie treten in etwa 3 Promille auf und verlaufen meistens asymptomatisch. Sie lassen sich radiologisch darstellen oder werden anläßlich einer Sectio festgestellt (31). Sehr selten sind intraperitoneale Abszesse nach Katheterperforation beschrieben worden (60). An 3. Stelle mit etwa 0,4% sind Abszesse am kindlichen Kopf an der Stelle des Elektrodensitzes zu verzeichnen, wobei die Elektrodenart bedeutungslos zu sein scheint (104). Bei exakter Kontrolle aller Kinder wurden sogar bis zu 4,5% Skalpabszesse diagnostiziert. Das Weitergreifen des Infekts mit nachfolgender Osteomyelitis ist jedoch extrem selten (111).
Vor der Ableitung eines mütterlichen Kardiogramms vom Skalp eines Fetus mortuus muß gewarnt werden. Verschiedene Fälle dieser Art mit teils unerfreulichen Konsequenzen wie unnötige operative Entbindungen sind beschrieben (21, 79, 145).

Beurteilung des Kardiotokogramms

Unsere Kenntnisse über die Kreislaufregulation des Fetus sind höchst unvollständig. Die meisten Untersuchungsergebnisse stammen von Tierversuchen. Die Grenzen der kardiotokographischen Überwachung sind dadurch gegeben, daß uns lediglich die Frequenz und ihre Schwankungen als Parameter der Herzfunktion zur Verfügung stehen (10).
An der UFK Basel verwenden wir zur Interpretation der kardiotokographischen Kurven konsequent den von HAMMACHER eingeführten CTG-Score (55). Er hat sich im klinischen Gebrauch bewährt, insbesondere erlernen Anfänger sehr viel rascher und sicherer die Beurteilung eines Kardiotokogramms. Eine gute Korrelation von Score-Zahl und den Werten der Mikroblutgasuntersuchung wurde gefunden (62).
Der Score umfaßt die Beurteilung der Baseline, der Floatingline sowie der Fluktuation.

Baseline
Die Unterteilung erfolgt in Normokard, Tachykard und Bradykard. Während für die isolierte Bradykardie keine Beziehung zur fetalen Hypoxie nachweisbar ist, gilt die Tachykardie als unsicheres Zeichen fetaler Hypoxie (52, 96, 120, 122).

Floatingline
Man unterscheidet Akzelerationen und Dezelerationen. Auf die gute prognostische Bedeutung der Akzelerationen wurde vielfach hingewiesen (48, 91, 120). Aufgrund von Akzelerationen soll auch antepartal eine Prognose für das Kind möglich sein, wobei eine gute Korrelation mit den Ergebnissen des Oxytocinbelastungstests gefunden wurde (92).
Zu den Dezelerationen läßt sich ganz allgemein und vereinfachend sagen, daß sie gewisse Hinweise auf die Pathogenese einer fetalen Gefährdung geben. Die Fluktationen andererseits repräsentieren eher den aktuellen Zustand des Fetus.
So wird die variable Dezeleration als Ausdruck einer Behinderung der Nabelschnurzirkulation gewertet (66, 85, 120). Anläßlich eines Nabelschnurvorfalls konnte gezeigt werden, daß bei kurzer totaler Okklusion vorerst eine Dezeleration mit anschließender kurzer kompensatorischer Akzeleration gefunden wird. Wird dagegen nur die Vene komprimiert, so kommt es schon primär zu einer Akzeleration, die erst nach längerer Kompressionszeit in eine Dezeleration übergeht (47).
Die verschiedenen Dezelerationsmuster lassen eine gewisse Voraussage über den Grad und die Ent-

wicklung einer fetalen Azidose zu. Bei variablen Dezelerationen ist der fetale Zustand direkt abhängig von Schwere und Dauer des Dezelerationsmusters. Je größer die Dezelerationsfläche ist, um so tiefere Apgar- und pH-Werte sind zu erwarten (96, 120). Letztlich ist die fetale Asphyxie (Azidose) abhängig vom Grad und der Dauer der Hypoxie.

Die Dignität der *uniformen Spätdezelerationen* erscheint weitgehend gesichert. Sie sind Ausdruck eines gestörten Gasaustausches während der Wehe und sind Ausdruck eines tiefen fetalen pO_2, noch bevor es zu einer Azidose kommt (102).

Fluktuation

Auf die Bedeutung der Fluktuation haben insbesondere HAMMACHER u. Mitarb. (57) schon sehr früh hingewiesen. Viele spätere Untersucher bestätigen seine Befunde (109, 120). Neuerdings konnte auch gezeigt werden, daß neben der Einschränkung der Bandbreite der Fluktuation die Zahl der Schwankungen pro Minute, also die Oszillationsfrequenz, als Kriterium für den fetalen Zustand gut zu verwerten ist. Ein Rückgang der Oszillationsfrequenz unter 2 ist als schweres Gefahrenzeichen zu werten (117). Fluktuationsverlust und Rückgang der Oszillationen sind wahrscheinlich die besten kardiotokographischen Parameter zur Beurteilung des aktuellen fetalen Zustandes. So ist bei der Kombination von späten Dezelerationen bei Fluktuationsverlust mit einem tieferen ph-Wert zu rechnen (109). Aber auch variable Dezelerationen sind ernster zu bewerten, wenn im Dezelerationstief die Fluktuation verlorengeht (120).

Der Wert der Fluktuation als Parameter kindlichen Wohlbefindens ist dadurch eingeschränkt, als Medikamente wie Sedativa, Tranquilizer, Hypnotika und Narkotika Fluktuationseinschränkungen herbeiführen können. Auch direkt im Anschluß an das Anlegen einer Periduralanästhesie wird gelegentlich eine Fluktuationsverminderung gefunden. Sie kann durch eine genügende Volumenzufuhr an die Mutter verhindert werden (18).

Bei einer Fluktuationseinschränkung soll vorerst versucht werden, den Feten durch äußerliches Bewegen zu wecken. In allen unklaren Fällen sub partu sollte jedoch die Diginität der Einschränkung mittels MBU überprüft werden (109). Über die pathophysiologischen Ursachen der Fluktuationsveränderungen bestehen zur Zeit lediglich Hypothesen (s. auch Kap. Kardiotokographische Diagnostik, Bd. II).

Die Mikroblutgasuntersuchung (MBU)

(s. auch Kap. Gefahrenzustände des Fetus, Bd. II/1)

Unter Mikroblutgasuntersuchung versteht man die Entnahme einer Blutprobe sub partu vom kindlichen vorangehenden Teil. Verschiedene biochemische Parameter können in der Blutprobe bestimmt werden, insbesondere der pH, der pO_2 und der CO_2. Von klinischer Bedeutung ist in erster Linie die Bestimmung des pH. Weder für pO_2 noch für pCO_2 konnte eine verbindliche Korrelation zu den Apgar-Werten des Neugeborenen gefunden werden (77, 78).

Indikation und klinischer Wert

Die Einführung der Mikroblutgasuntersuchung in die Klinik durch SALING 1962 war der erste Schritt zur exakten Erfassung des fetalen Zustandes (124). Sie fand rasche Verbreitung im klinischen Gebrauch, insbesondere an Ausbildungskliniken. Während die Mikroblutgasuntersuchung anfänglich der einzige objektive Parameter der Geburtsüberwachung darstellte, hat sich die Indikation dazu seit routinemäßiger Anwendung der Kardiotokographie als kontinuierliche Überwachungsmethode entscheidend gewandelt.

An der UFK Basel stellen wir die Indikation zur Mikroblutgasuntersuchung lediglich aus dem unklaren CTG-Befund. Dabei ist verständlich, daß mit zunehmender Erfahrung in der Beurteilung der Kardiotokogramme die Mikroblutgasuntersuchung seltener zur Anwendung gelangt. Für den in kardiotokographischer Diagnostik unerfahrenen Geburtshelfer ist jedoch eine häufige Kontrolle seiner CTG-Befunde mittels MBU zu empfehlen. Die Korrelation zwischen CTG und MBU ist gut (84). Im Gegensatz zum CTG, das eine kontinuierliche Überwachung des Fetus ermöglicht, liefert die MBU nur eine „Momentaufnahme", die jedoch sehr genau den aktuellen Zustand des Fetus erfaßt. Die Dignität unklarer Tachykardien, Fluktuationseinschränkungen oder Dezelerationsmuster läßt sich mittels MBU klären.

Die Voraussetzung für eine MBU ist eine gesprungene oder künstlich gesprengte Fruchtblase. Die Entnahme der Blutprobe erfordert Lagerung der Kreißenden in Steinschnittlage, Amnioskopie und Einstellung des vorangehenden Teils. Möglichst aseptisches Arbeiten ist zu fordern, der personelle und zeitliche Aufwand ist nicht unerheblich. Eine Mikroblutgasuntersuchung in der Notfallsituation ist oft zu zeitraubend, deshalb werden in akuten Situationen vorerst die Methoden moderner intrauteriner Reanimation wie Gabe von Betamimetika, Beckenhochlagerung und O_2-Gabe an die Mutter zur Anwendung gelangen. In der Folge ist jedoch häufig eine Kontrolle des fetalen Zustandes mittels MBU nötig, da nach Gabe von Betamimetika kardiotokographische Kurven oft schwer interpretierbar sind (129).

Normwerte und Veränderungen des pH

Die unter der Geburt auftretende, für den Feten physiologische respiratorische und metabolische Azidose besteht in der Eröffnungsperiode noch nicht; sie entwickelt sich erst im Laufe der Austreibungsperiode. Im Gegenteil ist in der Regel zu Beginn der Eröffnungsperiode eine leichte Verbesserung der pH-Werte zu erwarten, deren Ursache noch unklar ist. Eine verbesserte Plazentadurchblutung unter Wehenaktivität sowie eine stärkere Skalpdurchblutung werden diskutiert (10).

Die Normwerte zu Beginn der Eröffnungsperiode liegen bei 7,39 (± 0,05), gegen Ende der Austreibungsperiode bei 7,33 (± 0,04) (86).

Für den pathologischen Bereich hat sich die von Bretscher und Saling vorgeschlagene Unterteilung in Präazidose für pH-Werte von 7,20 bis 7,24 und Azidose für pH-Werte unter 7,20 bewährt (24). Entscheidend für die Diagnostik ist letztlich nicht der Einzelwert einer Mikroblutgasuntersuchung, wertvoller ist vielmehr eine durch mehrere Blutentnahmen festgestellte Tendenz des pH-Verlaufs. Werte im präazidotischen Bereich erfordern eine kurzfristige Kontrolle.

Für die Ausbildung der „physiologischen" Azidose des Fetus unter der Geburt kommen zwei Faktoren in Betracht:

1. Übertritt von Säuren (besonders Lactat) vom mütterlichen in den fetalen Kreislauf. Für diesen Umstand spricht die gute Korrelation zwischen maternem und fetalem Base Excess (82).
Diese sog. Infusionsazidose konnte bisher experimentell nicht reproduziert werden (16). Versuche, den Übergang mütterlicher Säuren auf den Feten durch Gabe von Natriumbicarbonat an die Mutter zu verhindern, ergaben eine deutliche Verschlechterung der Sauerstoffversorgung des kindlichen Blutes. Ursächlich dürfte die Verschiebung der mütterlichen O_2-Dissoziationskurve sowie eine Verschlechterung der uteroplazentaren Durchblutung bei Alkalose dafür verantwortlich sein (142).

2. Die Bildung fixer Säuren im Feten selbst. Die gute Korrelation zwischen maternem und fetalem Base Excess geht dann verloren, wenn der Fetus bei Hypoxie ebenfalls Lactat bildet. Als Folge sinkt der pH-Wert. Der Mechanismus der sog. Sparschaltung setzt ein, welcher sowohl tierexperimentell als auch beim menschlichen Feten nachgewiesen werden konnte (86).

Fehler

Wenn die Blutentnahme technisch problemlos erfolgt, ist ein Luftkontakt des Blutes vor Aufnahme in die Kapillare von weniger als einer Sekunde zu erwarten. Bei Luftkontakt von mehr als fünf Sekunden ist über den Abfall des pCO_2 eine pH-Veränderung von ca. 1% zu erwarten (153), ein zu vernachlässigender Faktor. Die Aufbewahrung der Blutprobe in Glaskapillaren ist bis zu 30 Minuten möglich, ohne daß signifikante pH-Veränderungen zu erwarten sind (10).

Auch in der Handhabung der Meßgeräte können Fehler auftreten, so bei der Eichung, der Äquilibrierung, der Thermostatisierung, bei unsauberen Elektroden oder als Ablesefehler, welche heute bei Digitalanzeige nicht mehr vorkommen.

Störungen im biologischen Medium, z. B. durch eine große Geburtsgeschwulst, bei Fieber der Mutter oder unterschiedlicher Entnahme im Verhältnis zum Wehenablauf sind möglich. Alle obengenannten Fehlermöglichkeiten fallen im klinischen Routinebetrieb bei exaktem Arbeiten nicht ins Gewicht, da lediglich in 1% aller Mikroblutgasuntersuchungen Differenzen von 0,07 und mehr zu erwarten sind (128).

Risiken

Die Durchführung der Mikroblutgasuntersuchung ist in der Hand des Geübten mit einem geringen Risiko für Mutter oder Kind belastet. Auf die Gefahr des kindlichen Verblutens nach MBU, insbesondere bei Koagulopathien wurde vereinzelt hingewiesen (98, 131). Zurückhaltung in der Indikation zum MBU bei bekannten hereditären Gerinnungsstörungen ist geboten.

Zukünftige Möglichkeiten

Allgemeines

Die bisher in der Klinik zur Verfügung stehenden Möglichkeiten der Überwachung des Fetus sub partu können nicht in jedem Fall befriedigen. Neue Wege und Methoden einer noch besseren Erfassung kindlicher Gefahrenzustände werden auf wissenschaftlicher Basis zur Zeit geprüft. Eine Reduktion des zeitlichen und personellen Aufwandes wäre wünschenswert.

Telemetrie

Einer der großen Nachteile moderner Intensivüberwachung sub partu ist die Immobilisierung der Kreißenden. Nicht selten erzeugt man damit bei der Patientin ein Krankheitsgefühl, das der so nötigen Entspannung unter der Geburt entgegenwirkt.

Neuere Methoden telemetrischer Übertragung der fetalen Herzfrequenz erlauben das Herumlaufen der Kreißenden während der Eröffnungsperiode. Es kann dann allerdings nur die fetale Herzfrequenz aufgezeichnet werden. Die gleichzeitige Registrierung der Wehenaktivität gelang bisher nicht. Das Auftreten eines V.-cava-Kompressionssyndroms ist bei dieser Registrierung ausgeschlossen (100).

Neuere klinische Versuche scheinen die Anwendbarkeit dieser Überwachungsmethode zu ermöglichen (41).

Der Einsatz von Computern zur Auswertung kardiotokographischer Kurven

Der Idee des Computereinsatzes zur Auswertung kardiotokographischer Kurven liegt der Gedanke einer Quantifizierung verschiedener kardiotokographischer Befunde zugrunde. Verschiedene Versuche in dieser Richtung wurden unternommen (11, 20, 40, 51, 152).

Für den verbreiteten Einsatz solcher Hilfsmittel wäre aber zunächst eine einheitliche Nomenklatur der Kardiotokographiebefunde erforderlich. Erschwerend fällt auch ins Gewicht, daß die Bedeutung verschiedener CTG-Veränderungen im Einzelfall nicht geklärt ist. Dies erklärt, warum vorerst eine apparative, quantitative Erfassung der verschiedenen CTG-Parameter in praxi keine besseren Ergebnisse liefert als die herkömmliche, subjektive Beurteilung (105).

Eine gewisse Personaleinsparung ist jedoch von dieser Entwicklung zu erhoffen.

Die kontinuierliche pO_2-Messung

Darunter versteht man die transkutane pO_2-Messung auf der Kopfhaut des Fetus sub partu mittels einer Saugscheiben- oder Klebeelektrode. Die von HUCH u. Mitarb. (70, 71) entwickelte Methode hat vorerst nur wissenschaftliche Bedeutung.
Folgende Ergebnisse liegen bereits vor:
Eine unauffällige Herzfrequenz des Fetus geht einher mit einem im physiologischen Bereich schwankenden pO_2. Der relative Flow in der Kopfhaut des Fetus verändert sich wehensynchron. Die Veränderung eilt der externen Wehendruckschreibung voraus. Dank dieser Methode konnte die alte Streitfrage entschieden werden, ob Sauerstoff an die Mutter sub partu die kindliche Situation zu verbessern mag. Bei Sauerstoffatmung der Mutter steigt zunächst das mütterliche pO_2 stark an, gefolgt von einer deutlichen Zunahme des fetalen pO_2. Nach Absetzen der O_2-Atmung sinkt das fetale pO_2 wieder auf Werte vor der Sauerstoffgabe zurück (69).

Die kontinuierliche pH-Messung sub partu

Während die MBU-Technik (SALING) lediglich stichprobenartige pH-Werte des Fetus liefert und damit in ihrem klinischen Wert beschränkt ist, eröffnet die Entwicklung einer Elektrodenmeßkette zur kontinuierlichen pH- und CTG-Registrierung neue Möglichkeiten. Die Registrierungen am Neugeborenen haben bereits gute Resultate geliefert, eine saubere Registrierung sub partu scheitert jedoch noch oft an technischen Problemen wie Fixierungsmöglichkeit der Elektrode oder Fragilität des verwendeten Elektrodenmaterials (137, 138).

Das fetale EEG

Die Ableitung des fetalen EEGs sub partu mittels Elektroden am kindlichen Kopf wurde erstmals von BERNSTINE u. Mitarb. 1955 beschrieben (15). Die Methode ist vorerst lediglich von wissenschaftlichem Interesse. Erhebliche technische Schwierigkeiten verhindern die routinemäßige Anwendung. Folgende klinisch relevanten Ergebnisse wurden publiziert: Es konnte gezeigt werden, daß fetale „Schlafzustände" vorkommen, wobei ähnliche Kurven auch bei Gaben von Sedativa an die Mutter entstehen. Fetale Hirnzellen sind also bereits befähigt, das Bewußtsein zu kontrollieren (14, 44). Während im Kardiotokogramm bei Fluktationsverlust eine Differenzierung von Hypoxiereaktion und Medikamenteneffekt nicht möglich ist, scheint diese Unterscheidung mittels EEG zu gelingen, wie bei gleichzeitiger Ableitung von CTG und EEG gezeigt werden konnte (68, 118).

Der klinische Wert dieser Überwachungsmethode wurde mehrfach an Risikopatientinnen geprüft, wobei auch Langzeitstudien über die neurologische Entwicklung dieser Kinder postpartal bis zu einem Jahr angestellt wurden. Die Prognose für eine schlechte neurologische Entwicklung kann relativ sicher gestellt werden, im Kollektiv der neurologisch unauffälligen Kinder nach einem Jahr finden sich jedoch viele falsche „suspekte" Prognosen.

Aus diesem Grunde wurden bisher klinische Konsequenzen aus der kontinuierlichen Ableitung des EEGs sub partu nicht gezogen (22, 119, 136). Es kann aber erwartet werden, daß weitere Untersuchungen dieser Art unser Verständnis für die pathophysiologische Dynamik sowie die klinische Wertigkeit unklarer CTG-Befunde verbessern werden (68). Ebenso weisen Untersuchungen bei Todgeburten und neonatal verstorbenen Kindern darauf hin, daß zerebrale Läsionen, die man bisher dem Geburtstrauma angelastet hatte, oft schon präpartal entstanden sind (147). Eine Unterscheidung vorbestehender zerebraler Läsionen von sub partu erworbenen dürfte mittels fetalem EEG zukünftig möglich sein.

Die fetale Atmung

Schon 1905 stellte AHLFELD (2) bei Beobachtung schwangerer Frauen äußerlich Atembewegungen des Fetus fest.

Durch die Einführung der Ultraschalltechnik in die Geburtshilfe gelang es, diese Atembewegungen, d. h. die intrauterine Respiration, mittels nicht invasiver Technik kontinuierlich zu registrieren (34). Neuere Versuchsanordnungen ermöglichen auch die kontinuierliche Registrierung der fetalen Respiration sub partu.

Dabei konnte gezeigt werden, daß bei normalem Geburtsverlauf kontinuierliche Atembewegungen beim Feten andauern. Entsteht infolge Hyperventilation der Mutter eine Hypokapnie, vermindert sich die Respirationsfrequenz. Bei Auftreten von Hypoxie und Azidose sistieren die physiologischen Atemexkursionen, eine Schnappatmung tritt auf, es kommt zur Aspiration (17, 42).

Die Registrierung fetaler Atmung sub partu ist vorerst wissenschaftlichen Studien vorbehalten.

Literatur

1 Abramovici, H., J. M. Brandes, K. Fuchs, I. Timor: Meconium during delivery: Sign of compensated fetal distress. Amer. J. Obstet. Gynec. 118 (1974) 251
2 Ahlfeld, F.: Die intrauterine Tätigkeit der Thorax- und Zwerchfellmuskulatur. Mschr. Geburtsh. Gynäk. 21 (1905) 143
3 Alvarez, H., R. Caldeyro-Barcia: Nueva tecnica para registrar la actividad contractil del utero humano gravido. Arch. Ostet. Ginec. 1–2 (1948) 1
4 Alvarez, H., R. Caldeyro-Barcia: The normal and abnormal contractile waves of the uterus during labor. Gynaecologia (Basel) 138 (1954) 2
5 Apgar, V.: Proposal for new method of evaluation of newborn infants. Anesth. Analg. Curr. Res. 32 (1953) 260
6 Apgar, V.: Evaluation of the newborn infant; Second report. J. Amer. med. Ass. 168 (1958) 1985
7 Apgar, V., L. James: Further observations in the newborn scoring system. Amer. J. Dis. Child. 104 (1962) 419
8 Aubry, R. H., J. C. Pennington: Identification and evaluation of high risk pregnancy: the perinatal concept. Clin. Obstet. Gynec. 16 (1973) 3
9 Barham, K. A.: Amnioscopy . . . is it worthwile? Aust. N. Z. J. Obstet. Gynaec. 13 (1973) 209
10 Beard, R. W.: The detection of fetal asphyxia in labor. Pediatrics 53 (1974) 157
11 Beguin, F., S. Y. Yeh, A. Forsythe, E. Hon: A study of FHR deceleration areas. II Correlation between deceleration areas an fetal pH during labor. Obstet. and Gynec. 45 (1975) 292
12 van Bemmel, J. H., H. van Weide: Detection procedure to represent the foetal heart rate and electrocardiogram. I. E. E. E. Trans. biomed. Engineering 13 (1966) 175
13 Berger, C., O. Baumann, D. Radakovic, M. Ramzin, R. Richter, W. Schenk: Geburt unter Periduralanästhesie. Z. Geburtsh. Perinat. 182 (1978) 43
14 Bernstine, R. L., Ch. C. Thomas: Fetal Electrocardiography and Electroencephalography. Thomas, Springfield Ill. 1961
15 Bernstine, R. L., W. J. Borkowski, A. H. Price: Prenatal fetal electroencephalography. Amer. J. Obstet. Gynec. 70 (1955) 623
16 Blechner, J. N., V. G. Stenger, D. V. Eitzman, H. Prystowsky: Effects of maternal metabolic acidosis on the human fetus and newborn infant. Amer. J. Obstet. Gynec. 99 (1967) 46
17 Boddy, K., G. S. Dawes: Fetal breathing. Brit. med. Bull. 31 (1975) 3
18 Boehm, F. H., L. F. Woodruff, J. H. Growdon: Effect of lumbar epidural anesthesia on fetal heart rate baseline variability. Anesth. Analg. Curr. Res. 54 (1975) 779
19 Bogdan, C., K. Hammacher, M. Hinselmann, M. Ramzin, V. M. Roemer: Die Früherfassung der Nabelschnurproblematik durch antepartale Kardiotokografie. In: Perinate Medizin, Bd. V, hrsg. von J. W. Dudenhausen, E. Saling. Thieme, Stuttgart 1974 (S. 84)
20 Bokelmann, J., J. Morgenstern, H. Schmidt, H. Albrecht: II Kardiotokografische Befunde unter der Geburt bei einem Vergleichskollektiv. Geburtsh. u. Frauenheilk. 33 (1973) 931
21 Borck, E.: Intrapartale Ableitung eines maternalen Kardiotachogramms vom Fetus mortuus bei direkter Fetal-Elektrokardiographie. Geburtsh. u. Frauenheilk. 34 (1974) 791
22 Borgstedt, A. D., M. G. Rosen, L. Chik, R. J. Sokol, L. Bachelder, P. Leo: Fetal electroencephalography: Relationship to neonatal and one year developmental neurological examinations in high risk infants. Amer. J. Dis. Child. 129 (1975) 35
23 Bretscher, J.: Pränatale Diagnostik. In: Klinik der Frauenheilkunde und Geburtshilfe, Bd. V, hrsg. von G. Döderlein, H.-K. Wulf. Urban & Schwarzenberg, München 1970
24 Bretscher, J., E. Saling: pH values in the human fetus during labor. Amer. J. Obstet. Gynec. 97 (1967) 906
25 Caffier, H., W. Künzel: Keimzahlbestimmungen im Fruchtwasser bei interner Kardiotokographie. In: Perinate Medizin, Bd. V, hrsg. von J. W. Dudenhausen, E. Saling. Thieme, Stuttgart 1974
26 Caldeyro-Barcia, R., J. Poseiro: Physiology of the uterine contraction. Clin. Obstet. Gynec. 3 (1960) 386
27 Caldeyro-Barcia, R., H. Alvarez, S. Reynolds: Better understanding of uterine contractility through simultaneous recording with an internal and a seven channel external method. Surg. Gynec. Obstet. 91 (1950) 641
28 Caldeyro-Barcia, R., R. L. Schwarcz, O. Althabe: Effects of rupture of membrane on fetal heart rate pattern. Int. J. Gynec. Obstet. 10 (1972) 169
29 Chalmers, I., J. G. Lawson, A. C. Turnbull: Evaluation of different approaches to obstetric care: Part I. J. Obstet. Gynaec. Brit. Cwlth 83 (1976) 921
30 Chalmers, I., J. G. Lawson, A. C. Turnbull: Evaluation of different approaches to obstetric care: Part II. J. Obstet. Gynaec. Brit. Cwlth 83 (1976) 930
31 Chan, W. H., R. H. Paul, J. Toews: Intrapartum fetal monitoring. Maternal and fetal morbidity and perinatal mortality. Obstet. and Gynec. 41 (1973) 7
32 Comline, R. S., M. Silver: Placental transfer of blood gases. Brit. med. Bull. 31 (1975) 25
33 Cremer, M.: Über die direkte Ableitung der Aktionsströme des menschlichen Herzens vom Oesophagus und über das Elektrokardiogramm des Fetus. Münch. med. Wschr. 53 (1906) 811
34 Dawes, G. S.: Revolutions and cyclical rhythms in prenatal life: Fetal respiratory movements rediscovered. Pediatrics 51 (1973) 965
35 De Vore, M. S. Jay: Resuscitation of the newborn. Clin. Obstet. Gynec. 19 (1976) No 3
36 Döring, G. K., C. G. Hossfeld: Über den Nutzen einer konsequenten prospektiven Geburtsleitung für das Kind. Geburtsh. u. Frauenheilk. 32 (1972) 111
37 Drage, J., H. Herendez: Apgar score and outcome of the newborn. Pediat. Clin. N. Amer. 13 (1966) 635
38 Edington, P. T., J. Sibanda, R. W. Beard: Influence on clinical practice of routine intrapartum fetal monitoring. Brit. med. J. 1975/III, 341
39 Fischer, W. M., K. Helmke: Selektionierungseinrichtung zur getrennten Registrierung der fetalen und maternalen Herzfrequenz aus dem abdominalen Elektrocardiogramm. Z. Geburtsh. Perinat. 176 (1972) 343
40 Flowers, C., C. Hinkley, J. Hatcher: The use of a digital computer in monitoring the condition of the fetus in labor. Amer. J. Obstet. Gynec. 111 (1972) 644
41 Flynn, A., J. Kelly: Continous fetal monitoring in the ambulant patient in labor. Brit. med. J. 1976/II, 842
42 Fox, H. E., C. W. Hohler: Fetal evaluation by realtime imaging. Clin. Obstet. Gynec. 20 (1977) 339
43 Gabert, H. A., M. A. Stencheven: Effect of ruptured membranes on fetal heart rate patterns. Obstet. and Gynec. 41 (1973) 297
44 Garcia-Austt, E.: Effects of uterine contractions on the EEG of the human fetus during labor. In: Perinatal Factors Effecting Human Development. Pan American Health Organization, Washington 1969
45 Gassner, C. B., W. J. Ledger: The ralationship of hos-

pital acquired maternal infection to invasive intrapartum monitoring tecniques. Amer. J. Obstet. Gynec. 126 (1976) 33
46 Goodlin, R. C., S. J. Fabricant: A new fetal scalp electrode. Obstet. and Gynec. 35 (1970) 646
47 Goodlin, R. C., E. W. Lowe: Functional umbilical cord occlusion heart rate pattern: significance of overshoot. Obstet. and Gynec. 43 (1974) 22
48 Goodlin, R. C., W. Schmidt: Human fetal arousal levels as indicated by heart rate recordings. Amer. J. Obstet. Gynec. 114 (1972) 613
49 Goodwin, J. W., J. T. Dunne, B. W. Thomas: Antepartum identification of the fetus at risk. Canad. med. Ass. J. 101 (1969) 57
50 Gregory, G., C. Gooding, R. Phibbs, W. Tooley: Meconium aspiration in infants. A prospective study. J. Pediat. 85 (1974) 848
51 Grothe, W., H. Biesel, H. Rüttgers, F. Kubli: Computer-aided intensive care of mother and fetus during delivery. In: Proceedings of Medcomp-Kongress Berlin 1977
52 Haller, U., H. Rüttgers, U. Lorenz, E. Jäger, H. Mäder, F. Kubli: Die Bedeutung der antepartalen fetalen Tachycardie. Schweiz. Z. Gynäk. Geburtsh. 3 (1972) 467
53 Hammacher, K.: Neue Methode zur selektiven Registrierung der fetalen Herzschlagfrequenz. Geburtsh. u. Frauenheilk. 22 (1962) 1542
54 Hammacher, K.: Kardiotokographie. In: Zur Perinatalen Medizin. Ciba Revue. Ciba-Geigy, Basel 1975
55 Hammacher, K.: Die semiquantitative Auswertung von Kardiotokogrammen anhand eines CTG-Scores. In: Perinatale Medizin, Bd. VI, hrsg. von J. W. Dudenhausen, E. Saling, E. Schmidt. Thieme, Stuttgart 1975
56 Hammacher, K., K. Demme: Die Kardiotokographie in der Spätschwangerschaft und unter der Geburt. In: Angewandte Perinatologie, hrsg. von Hicke, Riegel. Urban & Schwarzenberg, München 1974
57 Hammacher, K., K. A. Hüter, A. Bockelmann, H. Werners: Foetal heart frequency and perinatal condition of the fetus and the newborn. Gynaecologia (Basel) 166 (1968) 410
58 Harnack, P., K. Strasser: Einfluß der Katheter-Periduralanaesthesie auf das Kind, Komplikationen nach PDA bei der Mutter. Gynäkologe 9 (1976) 203
59 Hartley, D. R. W.: Intensive care in labor: simultaneous fetal heart monitoring an fetal scalp sampling in 83 patients. S. Afr. med. J. 48 (1974) 2113
60 Haverkamp, A., W. A. Bowes: Uterine perforation, a complication of continous fetal monitoring. Amer. J. Obstet. Gynec. 110 (1971) 667
61 Haverkamp, A., H. Thompson, J. G. Mc Fee, C. Cetrulo: Evaluation of continous fetal heart rate monitoring in high risk pregnancy. Amer. J. Obstet. Gynec. 125 (1976) 310
62 Hohl, M., R. Richter, D. Stucki, K. P. Lüscher, K. Hammacher: The value of a new fetal heart rate score and its components in predicting fetal outcome. In: VIII World Congress of Gyn. Obstet. Mexico 1976. Excerpta Medica Foundation, Amsterdam 1977
63 Hon, E. H.: The electronic evaluation of the fetal heart rate. Amer. J. Obstet. Gynec. 75 (1958) 1215
64 Hon, E. H.: Instrumentation of fetal heart rate and fetal electrocardiography. Amer. J. Obstet. Gynec. 86 (1963) 772
65 Hon, E. H.: A fetal electrographic electrode. Yale J. Biol. Med. 39 (1967) 1
66 Hon, E. H.: An Atlas of Fetal Heart Rate Patterns. Harty, New Haven 1968
67 Hon, E. H., R. H. Paul, R. W. Hon: Electronic evaluation of fetal heart rate IX: description of a spiral electrode. Obstet. and Gynec. 40 (1972) 362
68 Hopp, H., J. Heinrich, G. Seidenschnur, R. Berei, H. Schultz: Fetale Elektroenzephalographie und Kardiotokographie. Geburtsh. u. Frauenheilk. 32 (1972) 629
69 Huch, A., R. Huch: Einsatz der transkutanen pO_2-Methodik zur fortlaufenden quantitativen pO_2-Messung beim Kind sub partu. In: Perinate Medizin, Bd. V, hrsg. von J. W. Dudenhausen, E. Saling. Thieme, Stuttgart 1974
70 Huch, R., A. Huch, D. W. Lübbers: Transcutaneous measurement of blood pO_2. Method and application in perinatal medicine. J. Perinat. Med. 1 (1973) 183
71 Huch, A., R. Huch, R. Buchholz, D. W. Lübbers: Erste Erfahrungen mit transcutaner pO_2-Registrierung bei Mutter und Kind sub partu. Geburtsh. u. Frauenheilk. 33 (1973) 856
72 Hüter, K. A.: Schwangerschaftsvorsorge (Perinatal Care) Routine und Risikovorsorge. Gynäkologe 3 (1970) 60
73 James, L.: The acid base status of human infants in relationship to birth asphyxia and the onset of respiration. J. Pediat. 52 (1958) 379
74 Jepson, J.: Factors influencing oxygenation in mother and fetus. Obstet. and Gynec. 44 (1974) 906
75 Junge, H. D.: A new disposable electrode model for clinical routine FHR monitoring. J. perinat. Med. 1 (1973) 70
76 Kelley, J.: The fetal heart. Amer. J. Obstet. Gynec. 91 (1965) 1133
77 Kerenyi, T. D., St. Falk, R. D. Mettel, B. Walker: Acid-base balance and oxygen saturation of fetal scalp blood during normal and abnormal labors. Obstet. and Gynec. 36 (1970) 398
78 Khazin, A. F., E. H. Hon, S. Y. Yeh: Biochemical studies of the fetus. V. Fetal pCO_2 and Apgar score. Obstet. and Gynec. 38 (1971) 535
79 Klapholz, H., B. Schifrin, R. Myrich: Role of maternal artifact in fetal heart rate pattern interpretation. Obstet. and Gynec. 44 (1974) 373
80 Klöck, F. K., G. Labmerti: Die Leitung der Austreibungsperiode. Indikationen zur Geburtsbeendigung. Gynäkologe 8 (1975) 2
81 Klöck, F. K., G. Lamberti, H. J. Schulte, B. Liedke: Die Kardiokographie mit dem externen fetalen EKG. In: Perinatale Medizin, Bd. III, hrsg. von E. Saling, J. W. Dudenhausen. Thieme, Stuttgart 1972
82 Kubli, F.: Fetale Gefahrenzustände und ihre Diagnose. Thieme, Stuttgart 1966
83 Kubli, F.: zur Problematik der fetalen Intensivüberwachung. Melsungen Med. Mittg. 45 (1971) 129
84 Kubli, F., E. Hon, A. F. Khazin: Observations on heart rate and pH in the human fetus during labor. Amer. J. Obstet. Gynec. 104 (1969) 1190
85 Kubli, F., H. Rüttgers, U. Haller, U. Lorenz, G. Lammers: Persistierende Nabelschnurdezelerationsmuster in der Eröffnungsperiode und fetaler Zustand bei der Geburt. Schweiz. Z. Gynäk. Geburtsh. 3 (1972) 463
86 Künzel, W.: Der Säure-Basen-Status im maternen und fetalen Blut während der Geburt und im Blut des Neugeborenen unmittelbar post partum. Gynäkologe 7 (1974) 36
87 Larsen, B., R. P. Galask: Host resistance to intraamniotic infection. Obstet. gynec. Surv. 30 (1975) 675
88 Lauersen, W. H., H. Hochberg, M. E. George, C. S. Tegg, J. J. Meighan: A new technique for improoving the Doppler ultrasound signal for fetal heart rate monitoring. Amer. J. Obstet. Gynec. 128 (1977) 300
89 Ledger, W. J., M. Norman, C. Gee, W. Lewis: Bacteremia on an obstetric-gynecologic service. Amer. Obstet. Gynec. 121 (1975) 205
90 Lee, W. K., M. S. Baggish: Effect of unselected intrapartum fetal monitoring. Obstet. and Gynec. 47 (1976) 516
91 Lee, C. Y., P. C. Di Loreto, J.-M. O'Lane: Study of fetal heart rate acceleration patterns. Obstet. and Gynec. 45 (1975) 142
92 Lee, C. Y., P. C. DiLoreto, B. Logrand: Fetal activity

acceleration determination for evaluation of fetal reserve. Obstet. and Gynec. 48 (1976) 19
93 Lesinski, J.: High risk pregnancy. Unresolved problems of screening, management and prognosis. Obstet. and Gynec. 46 (1975) 599
94 Leventhal, J., W. Brown, J. Weiss, M. H. Alper: New method of fetal heart rate monitoring. Obstet. and Gynec. 45 (1975) 494
95 Levinson, G., S. M. Shnider, A. A. DeLorimier, J. L. Steffenson: Effect of maternal hyperventilation on uterine blood flow and fetal oxygenation and acid base status. Anesthesiology 40 (1974) 340
96 Low, J. A., S. R. Pancham, D. W. Worthington: Intrapartum fetal heart rate profiles with and without fetal asphyxia. Amer. J. Obstet. Gynec. 127 (1977) 729
97 Major, F. J.: Bruits du coeur du fetus. Bibl. univers. de Genève sc. et arts IX 1818
98 Modanlou, H., E. Smith, R. H. Paul, E. Hon: Complications of fetal blood sampling during labor. Clin. Pediat. (Phila.) 12 (1973) 603
99 Moya, F., H. Morishima, S. M. Shnider, L. S. James: Influence of maternal hyperventilation in the newborn infant. Amer. J. Obstet. Gynec. 91 (1965) 76
100 Mross, F., H. Steiner, H. P. Zahradnik: Orale Prostaglandine E_2-Einleitung und programmierte Geburt. In: Die programmierte Geburt, hrsg. von H.-G. Hillemann, H. Steiner. Thieme, Stuttgart 1978
101 Müller, F., D. Sachs, S. Yeh, R. Paul, B. Schifrin, Ch. B. Martin, E. Hon: Significance of mekonium during labor. Amer. J. Obstet. Gynec. 122 (1975) 573
102 Myers, R. E., E. Mueller-Heubach, K. Adamson: Predictability of the state of fetal oxygenation from a quantitative analysis of the components of late decelerations. Amer. J. Obstet. Gynec. 115 (1973) 1083
103 Natelson, S. E., M. P. Sayers: The fate of children sustaining severe head trauma during birth. Pediatrics 51 (1973) 169
104 Okada, D. M., A. W. Chow: Neonatal scalp abscess following intrapartum fetal monitoring: prospective comparison of two spiral electrodes. Amer. J. Obstet. and Gynec. 127 (1977) 875
105 Ott, W. J.: The current status of intrapartum fetal monitoring. Obstet. gynec. Surv. 31 (1976) 339
106 Paul, R. H.: Clinical fetal monitoring: experience on a large clinical service. Obstet and Gynec. 113 (1972) 573
107 Paul, R. H.: Intrapartum fetal monitoring: current status and the future. Obstet. gynec. Surv. 28 (1973) 453
108 Paul, R. H., E. Hon: Clinical fetal monitoring: V. Effect on perinatal outcome. Amer. J. Obstet. Gynec. 118 (1974) 529
109 Paul, R. H., K. S. Sindar, B. S. Schifrin, E. Hon: Clinical fetal monitoring: VII. Evaluation and significance of intrapartum baseline FHR variability. Amer. J. Obstet. Gynec. 123 (1975) 206
110 Paul, W.: A mechanism of bradycardia in the fetal lamb in utero. Bull. Johns Hopk. Hosp. 101 (1957) 357
111 Plavidal, F., A. Werch: Fetal scalp abscess secondary to intrauterine monitoring. Amer. J. Obstet. Gynec. 125 (1976) 65
112 Prystowsky, H.: Fetal blood studies. VIII. Some observations on the transient fetal bradycardia accompanying uterine contractions in the human. Bull. Johns Hopk. Hosp. 102 (1958) 1
113 Quilligan, E. J.: Correlation of fetal heart rate patterns and blood gas values. I. Normal heart rate values. Amer. J. Obstet. Gynec. 90 (1964) 1343
114 Quilligan, E. J., R. H. Paul: Fetal monitoring: is it worth it? Obstet. and Gynec. 45 (1975) 96
115 Ralston, D. H., S. M. Shnider, A. A. DeLorimier: Uterine blood flow and fetal acid base changes after bicarbonate administration to the pregnant ewe. Anesthesiology 40 (1974) 348
116 Reynolds, S., W. Paul: Circulatory responses of the fetal lamb in utero to increase of intrauterine pressure. Bull. Johns Hopk. Hosp. 98 (1956) 383
117 Richter, R., M. Hohl, K. Hammacher, K. P. Lüscher, D. Stucki: The significance of the oscillation frequency in intrapartum fetal monitoring. Obstet. and Gynec. 50 (1977) 694
118 Rosen, M. G., J. J. Scibetta, Ch. J. Hochberg: Human fetal electroencephalogram. III. Pattern Changes in presence of fetal heart rate alterations and after use of maternal medications. Obstet. and Gynec. 36 (1970) 132
119 Rosen, M. G., J. J. Scibetta, L. Chik, A. D. Borgstedt: An approach to the study of brain damage: the principles of fetal electroencephalography. Amer. J. Obstet. Gynec. 115 (1973) 37
120 Rüttgers, H.: Kritische Bilanz der ante- und intrapartalen Kardiographie. Gynäkologe 7 (1974) 13
121 Rüttgers, H., F. Kubli: Noch eine Scalpelektrode für die direkte fetale Elektrokardiographie sub partu. Geburtsh. u. Frauenheilk. 31 (1971) 654
122 Rüttgers, H., U. Haller, U. Lorenz, H. Spenneberg, F. Kubli: Die Bedeutung der antepartualen fetalen Bradycardie. Schweiz. Z. Geburtsh. Gynäk. 3 (1972) 465
123 Rüttgers, H., N. Meyer-Menk, A. Stagel, W. Spangler, F. Kubli: Instantane fetale Herzfrequenzregistrierung über das abdominale EKG. Gynäk. Rdsch. 14 (1974) 79
124 Saling, E.: Neues Vorgehen zur Untersuchung des Kindes unter der Geburt. Arch. Gynäk. 197 (1962) 108
125 Saling, E.: Die Amnioskopie, ein neues Verfahren zur Erkennung von Gefahrenzuständen des Feten bei noch stehender Fruchtblase. Geburtsh. u. Frauenheilk. 22 (1962) 830
126 Saling, E.: Die O_2-Sparschaltung des fetalen Kreislaufs. Geburtsh. u. Frauenheilk. 26 (1966) 413
127 Saling, E.: Vorschläge zur Neuordnung der Geburtshilfe. Geburtsh. u. Frauenheilk. 27 (1967) 572
128 Saling, E.: Fehlergebnisse und Fehleinschätzungen der Kardiotokographie und der Fetalblutanalysen. Podiumsgespräch. In: Perinatale Medizin, Bd. V, hrsg. von J. W. Dudenhausen, E. Saling. Thieme, Stuttgart 1974
129 Schenk, D., H. Rüttgers, F. Kubli: Intrapartale Tokolyse zur Vermeidung der geburtshilflichen Notoperationen. Gynäkologe 8 (1975) 28
130 Schifrin, B. L.: Fetal heart rate patterns following epidural anesthesia and oxytocin infusion during labor. J. Obstet. Gynaec. Brit. Cwlth 79 (1972) 332
131 Schneider, D.: Die Überwachung des Feten durch pH Messung in Mikroblutproben. Gynäkologe 2 (1969) 89
132 Schurz, A. R., F. Grob, Th. Zillig: Führt die Intensivüberwachung in der Geburtshilfe zu einem vermehrten Antibioticaverbrauch und zu einer Zunahme der Infektmorbidität? Geburtsh. u. Frauenheilk. 33 (1973) 49
133 Schwarcz, R., O. Althabe, R. Berlitzky, R. Caldeyro-Barcia: Fetal heart rate patterns in labors with intact an ruptured membranes. Perinat. Med. 1 (1973) 153
134 Schwarcz, R., J. M. Belizon, J. R. Cifuentes, J. C. Cuadro, M. B. Marques, R. Caldeyro-Barcia: Fetal and maternal monitoring in spontaneous labor and in elective inductions. Amer. J. Obstet. Gynec. 120 (1974) 356
135 Shapiro, S., I. M. Moriyama: International trends in infant mortality and their implications for the United States. Amer. J. publ. Hlth 53 (1963) 747
136 Sokol, J., M. G. Rosen, L. Chik: Fetal electroencephalographic monitoring related to fetal outcome. Amer. J. Obstet. Gynec. 127 (1977) 329
137 Stamm, O., U. Latscha, P. Janacek, A. Campana: Kontinuierliche pH-Messung am kindlichen Kopf post partum und sub partu. Z. Geburtsh. Perinat. 178 (1974) 368
138 Stamm, O., U. Latscha, P. Janacek, A. Campana: De-

velopment of a special electrode for continous subcutaneous pH measurement in the infant scalp. Amer. J. Obstet. Gynec. 124 (1976) 193
139 Stoll, P.: Diagnose der Risikogeburt. Dtsch. Ärztebl. 67 (1970) 2703
140 Stoll, P., F. Täger: Die Klinik der protrahierten Geburt. Z. Geburtsh. Gynäk. 162 (1964) 76
141 Stoll, W., J. Bretscher: Erfahrungen mit pH-Analysen fetaler Blutproben im Routinebetrieb. Gynaecologia (Basel) 165 (1968) 152
142 Stoll, W., J. Bretscher: Der Säure-Basen-Haushalt und die Sauerstoffversorgung des Feten unter subpartaler Natriumbicarbonatinfusion. Schweiz. Z. Geburtsh. Gynäk. 3 (1972) 183
143 Tejani, W., L. I. Mann, A. Bhakthavathsalan, R. R. Weiss: Prolonged fetal bradycardia with recovery: its significance and outcome. Amer. J. Obstet. Gynec. 122 (1975) 975
144 Thieme, Y., J. Eichmeier: Ein Verfahren zur Registrierung der fetalen Herzfrequenz aus dem abdominalen EKG. Biomed. Techn. 16 (1971) 173
145 Timor-Tritsch, I., Z. Gergely, H. Abramovici, J. M. Brandes: Misleading information from fetal monitoring in a case of intrapartum death. Obstet. and Gynec. 43 (1974) 713
146 Tittler, W.: Untersuchungen über die Morbidität nach Amnioskopie. Diss., Berlin 1964
147 Towbin, A.: Mental retardation due to germinal matrix infarction. Science 146 (1969) 156
148 Wagner, K., E. Saling: Ergebnisse einer Umfrageaktion über die Versorgung des Kindes in der Perinatalperiode in der Bundesrepublik und West Berlin im Jahre 1971. In: Perinatale Medizin, Bd. IV, hrsg. von J. W. Dudenhausen, E. Saling. Thieme, Stuttgart 1973
149 von Winckel, F.: In: Lehrbuch der Geburtshülfe, 2. Aufl. 1893 Leipzig
150 Wollman, S. B., G. F. Marx: Prevention of hypotension of spinal anesthesia in parturients by acute hydration. Anesthesiology 29 (1968) 374
151 Yeh, S. Y., E. Hon: Nabelschnurkomplikationen unter der Geburt. Gynäkologe 1 (1969) 71
152 Yeh, S. Y., L. Betyar, E. Hon: Computer diagnosis of fetal heart rate patterns. Amer. J. Obstet. Gynec. 114 (1972) 890
153 Zernickow, K.: Der Luftkontakteinfluß auf Mikroblutproben des Feten. Gynaecologia (Basel) 161 (1966) 277

Erstversorgung des Neugeborenen, primäre Reanimation

M. S. Ramzin

Aufgaben

Unter primärer Reanimation versteht man die unmittelbare postpartale Behandlung von Erkrankungen des Neugeborenen. Diese Erkrankungen entstehen in der Regel intrauterin und sind zum größten Teil direkt oder indirekt ante- oder intrapartal mit modernen Überwachungsmethoden erfaßbar und dadurch z. T. noch die antepartal nicht diagnostizierbaren Mißbildungen dar. Zu diesen Ausnahmen muß man die Neugeborenen zählen, die nach „unglücklichen" geburtshilflichen Ereignissen, d. h. nach nicht voraussehbaren geburtshilflichen Notfallsituationen geboren werden: frühzeitige Entbindung aus mütterlicher Indikation, Unfälle, Nabelschnurvorfall (s. Kap. Gefahrenzustände des Fetus, Bd. II/1 und Peripartuale Notsituation von seiten der Mutter, S. 15.1). Wir verzichten auf eine lange Liste der primär wahrscheinlich behandlungsbedürftigen Neugeborenen (11, 54, 56). Die antepartale Erfassung dieser Fälle ist eine der wichtigsten Aufgaben der modernen Geburtshilfe. Sie wird in den Kap. Physiologie und Pathologie des Fetus und Gefahrenzustände des Fetus, Bd. II/1 behandelt. Die Wirkung der Prophylaxe der neonatalen Erkrankungen läßt sich sowohl durch die Letalität- als auch die Morbiditätsstatistik dokumentieren.
Geburtsasphyxie als Todesursache perinatal verstorbener Kinder machte in England 1958 40% (15), in Quebec, Kanada 1967–1970 33% (74) und in der UFK Basel 1971–1976 24% aus.
Die adäquate Erstversorgung des Neugeborenen ist eine wichtige Brücke zwischen ante- und intrapartaler Überwachung einerseits und neonataler Betreuung andererseits. Die Notwendigkeit der primären Reanimation läßt sich aus der *Verteilung der Apgar-Zahlen und der Azidosen, gemessen in der Nabelschnurarterie* (NSA) am besten erkennen (Tab. 1).
Weitere wichtige Aufgaben sind sodann die Versorgung der Frühgeburten vor der 37. Schwangerschaftswoche (= 4,5%* – nach eigenen Untersuchungen entspricht dies einem Kindsgewicht von $\leq$ 2500 g), die Betreuung der über-oder untergewichtigen Kinder (20%)*, der Kinder mit Fetopathia diabetica, schwerer Rhesuskrankheit oder kindliche Mißbildungen (1–2%)*. Eine medikamentöse Depression der Neugeborenen ist bei moderner Anästhesie und Analgesie unter der Geburt selten.

Tabelle 1 Klinische und biochemische Depression der Neugeborenen in der UFK Basel von 1971–1976; n = 13282

Apgar Score 1 Min. p.p.		Apgar Score 5 Min. p.p.	
$\leq$3	4–6	$\leq$3	4–6
1,8%	5,5%	0,26%	1,7%

pH NSA	
$\leq$7,10	7,10–7,15
1,5%	5%

Physiologie des Neugeborenen

Respiration

Respiration ist wahrscheinlich z. T. die Fortsetzung der fetalen intrauterinen Atembewegungen. Als zusätzliche Faktoren nach der Geburt spielen eine Rolle: 1. die „physiologische Asphyxie": Abfall des Sauerstoffpartialdruckes, Abfall des pH und Anstieg des Kohlensäuredruckes; 2. die Chemorezeptoren (A. carotis und Aorta); 3. die Thermostimulation (6, 8, 9, 20, 38).
Der *erste Atemzug* ist durch physikalische Gesetze erklärbar. Nach Karlberg (43) entsteht mit der Passage des fetalen Thorax durch den Geburtskanal unmittelbar nach Entwicklung des kindlichen Kopfes das für den Abstrom von Flüssigkeit aus den Alveolen und Bronchiolen notwendige Druckgefälle zwischen Alveole und Atmosphäre (30–100 mmHg). Nach der Geburt des Kindes fällt der intrathorakale Druck rasch auf Null ab. Bedingt durch die elastischen Kräfte dehnt sich der zuvor komprimierte Thorax aus; wodurch es zum Einziehen von Luft in die Alveolen, aber auch zum Rückstrom eines Teils, der in Mund und Rachenhöhle befindlichen Flüssigkeit kommt. Mit diesem

---
* Eigene Ergebnisse von 1971 bis 1976; Gesamtneugeborenenzahl = 13282.

Tabelle 2 Physiologische respiratorische Werte bei Neugeborenen (25)

Atemfrequenz	48/min
Atemvolumen	20 ml
Atemminutenvolumen	600 ml
Alveoläre Ventilation	400 ml
O_2-Verbrauch	17 ml/min
CO_2-Produktion	12 ml/min
Totraum	3 ml
Funktionelle Residualkapazität	75 ml
Vitalkapazität	140 ml
Alveoloarterieller Druckgradient für CO_2	0
Alveoloarterieller Druckgradient für O_2	28 mmHg

ersten Atemzug werden zwischen 40 und 80 ml Luft bei einem Druck um −60 bis −80 cm H_2O eingeatmet. Vom ersten Inspirationsvolumen wird nur ein Teil wieder ausgeatmet. So bildet sich in kürzester Zeit die funktionelle Residualkapazität zu 75% der eingeatmeten Luft aus (Tab. 2). Die Restflüssigkeit in den Lungen wird resorbiert.

Hämodynamik

Nach der Öffnung des alveolären Duktus und der Alveolen nimmt die Durchblutung des Pulmonalkreislaufes um das Vierfache zu. Somit sind die Lungen in der Lage, das ganze Blut aus dem rechten Herzen aufzunehmen. Vor der Geburt wurde das Blut aus dem rechten Herzen via Duktus arteriosus in die Aorta „geshuntet". Durch die Lungenexpansion steigt der Sauerstoffpartialdruck. Dieser spielt eine entscheidende Rolle bei der Herabsetzung des pulmonalen vaskulären Widerstandes. Der Druck in der A. pulmonalis sinkt signifikant ab, und die Durchblutungsgeschwindigkeit im pulmonalen Kreislauf nimmt stark zu. Das Foramen ovale schließt sich dynamisch: der Druck im linken Vorhof steigt als Folge des erhöhten Rückstromes aus dem pulmonalen Kreislauf an, der Druck im rechten Vorhof sinkt, bedingt durch den fehlenden venösen Druck. Dadurch kehrt sich der Rechts-links-Shunt auf Vorhofebene um. Das mechanische Hindernis im Bereiche des Foramen ovale verhindert die Entwicklung eines klinisch relevanten Links-rechts-Shunts (7, 13).
Nach DAWES u. Mitarb. (13, 19) schließt sich der Duktus arteriosus durch einen hohen Sauerstoffpartialdruck im Blut. Die Konstriktion des Duktus arteriosus kann auch pharmakologisch hervorgerufen werden: sympathikomimetische Amine (bei Anoxie), Bradykinin und Prostaglandine (58, 69). Das Herzzeitvolumen des Neugeborenen bezogen auf das Körpergewicht ist fast doppelt so hoch wie bei Erwachsenen.
Bei postpartaler Hypoxie findet die Lungenexpansion nicht oder unvollständig statt, pO_2 und pH sinken, pCO_2 steigt an. Die inadäquate pulmonale Expansion, Hypoxämie und Azidose führen zur Konstriktion der Pulmonalarteriolen, zur Erhöhung des pulmonal-vaskulären Widerstandes, zu reduzierter pulmonaler Durchblutung und großem Rechts-links-Shunt. Mit anderen Worten, es entsteht wieder die fetale Zirkulation, mit einer Ausnahme, daß die Oxygenation des Blutes durch die Plazenta fehlt. Ziel der Reanimation ist es, diesen Zyklus zu unterbinden und zwar durch Entfaltung der Lungen, Reduktion des pulmonal-vaskulären Widerstandes, Erhöhung des systemischen vaskulären Widerstandes und Sicherung der Sauerstoffversorgung im metabolisch aktiven Gewebe.

Apnoemechanismus

Für das Verständnis des Apnoemechanismus dienen die klassischen tierexperimentellen Studien von JAMES u. ADAMSONS 1964 (39) sowie DAWES 1968 (20). Sie untersuchten die Reaktion neugeborener Affen unter hypoxischen Bedingungen. Die Tiere waren zuerst dyspnoisch mit schneller und tiefer Atmung. Nach 1,5–2,5 Min. entstand Apnoe. Diese Periode, genannt *primäre Apnoe*, dauerte 2 Min. Bei Andauern der Hypoxie begannen die Tiere mit schnappender Atmung bei einer Frequenz von 6 Min. für die folgenden 3 Min. Nach 8 Min. totaler Anoxie hörte die schnappende Atmung auf, und es folgte die *sekundäre Apnoe*. In der zweiten Phase, also in der Phase der sekundären Apnoe, trat keine spontane Erholung mehr ein. Eine solche ist nur möglich nach Reanimation mit Sauerstoff und/oder einer pH-Korrektur. In der Phase der primären Apnoe ist dagegen eine spontane Erholung ohne spezielle Maßnahmen möglich. Das Konzept der primären und der sekundären Apnoe kann, in die Praxis übertragen, zur retrospektiven Beurteilung der Asphyxiedauer dienen. Für jede Minute der sekundären Apnoe sind etwa 2 Min. künstlicher Beatmung notwendig, bis die schnappende Atmung auftritt und ca. 4 Min., bis die regelmäßige Atmung in Gang kommt. Für die Klinik ist es wichtig, daß im Gegensatz zu früheren Meinungen, das Hirn des Neugeborenen genauso empfindlich ist für Hypoxie wie das der Erwachsenen. Dies bedeutet, daß Anoxie von 8–10 Min. zu irreversiblen zerebralen Schäden führt (24).

Thermoregulation

Die Neugeborenen sind, im Gegensatz zu früheren Auffassungen homeotherm, wobei allerdings die Thermogenese von der Reife der Thermoregulationsmechanismen abhängig ist. Die durch Kälte induzierte Thermogenese bei Neugeborenen ist eine chemische oder sog. zitterfreie Thermogenese. (2) Diese chemische Thermogenese setzt immer dann ein, wenn das Neugeborene zu niedriger Umwelttemperatur ausgesetzt wird, niedriger als eine

„thermoneutrale Zone". Die thermoneutrale Zone entspricht dem Umgebungstemperaturbereich, in welchem die normale Körpertemperatur des Neugeborenen bei minimalem Sauerstoffverbrauch erhalten bleibt. Diese schmale Zone ist bei Neugeborenen vom Gestationsalter, der Körpergröße und der Kleidung abhängig (35, 36). Der Sauerstoffverbrauch in Ruhe als Ausdruck der metabolischen Rate steigt nach der Geburt kontinuierlich an. Bei reifen Neugeborenen liegt er signifikant höher als bei Frühgeburten (14, 68). Die wichtigste Quelle der chemischen Thermogenese bei Neugeborenen ist das „braune Fett" (22, 33). Dieses Fett ist hauptsächlich im interskapulären Bereich und im Nacken, weniger in der Nieren- und Nebennierengegend konzentriert. Die Differenzierung des „braunen Fettes" beginnt zwischen der 26. und 30. Schwangerschaftswoche. Das „braune Fett" unterscheidet sich vom weißen Fett durch multilokuläre Lipidvakuolen, eine bessere Blutversorgung und einen höheren Gehalt an oxydativen Enzymen der Mitochondrien. Diese Enzyme sind in der Lage, die Fettsäuren und Triglyceride zu resynthetisieren und damit einen hohen exothermischen Prozeß zu entwickeln. Für die Enzymaktivation spielen 3,5 zyklische Adenosinmonophosphate (cAMP) eine zentrale Rolle. Sie aktivieren die Lipase, die das Fett in Glycerol und Fettsäure hydrolysiert. Der Transport der im „braunen Fett" entwickelten Wärme findet über das venöse Blut statt; sie wird primär in das Herz und das Mediastinum abgegeben. Das „braune Fett" hat einen hohen Sauerstoffverbrauch. Bei asphyktischen Neugeborenen könnte die Störung der Thermoregulation durch Sauerstoffmangel im „braunen Fett" erklärt werden (20). Klinisch relevant ist aber, daß bereits ein Abfall der Umgebungstemperatur von 33° auf 31° C den Sauerstoffverbrauch des reifen Neugeborenen verdoppelt. Beim unreifen Neugeborenen tritt dies bereits bei einem Abfall der Umgebungstemperatur von 36° auf 34° C auf. Um den Anstieg des Sauerstoffverbrauches kompensieren zu können, muß die Atmung des Neugeborenen auf das 2fache erhöht werden (29). Der thermogene Mechanismus des „braunen Fettes" wird durch den Sympathikus (Noradrenalin) aktiviert. Im weiteren ist die durch Kälte bedingte Thermogenese begleitet von: a) Anstieg von freien Fettsäuren, Glycerol, Glucose, Lactat und der Lactat/Pyruvat-Ratio im Plasma; b) Vasokontriktion der Hautgefäße (36). Für die Überwachung der Thermoregulation spielen wahrscheinlich die Thermorezeptoren im Hypothalamus eine zentrale Rolle (2, 14).

Beurteilung der Neugeborenen

Für die unmittelbare postpartale Beurteilung sind entscheidend klinischer Status, Säure-Basen-Haushalt und Blutgaswerte in der Nabelschnurarterie.

Tabelle 3 Apgar Score

	0	1	2
Herzfrequenz	fehlend	unter 100	über 100
Atmung	fehlend	schwach/ unregelmäßig	regelmäßig
Tonus	fehlend	herabgesetzt	gut vorhanden
Reflexerregbarkeit (Reaktion auf Reize)	fehlend	vermindert	gut vorhanden
Hautfarbe	blau/weiß	bläulich	rosig

In den letzten Jahren wurden mehrere „Scores" für die umfassendere Beurteilung der Neugeborenen entwickelt, jedoch werden wohl in den meisten Kliniken der Welt immer noch der Apgar Score (3. Tab. 3) und Nabelschnur pH-Werte verwendet. Sie sind international anerkannte Parameter in der perinatalen Medizin (48, 61).

Klinische Beurteilung

Aufgrund der Apgar-Zahlen lassen sich 3 Gruppen von Neugeborenen unterscheiden: lebensfrische (Apgar Score 7–10), leicht asphyktische – mäßige klinische Depression (Apgar Score 4–6) und schwer asphyktische – schwere klinische Depression (Apgar Score 0–3).
Die Beurteilung der Neugeborenen erfolgt 1, 5 und 15 Min. post partum. Die Apgar-Zahlen dienen nicht nur als Indikator für den Erfolg der akuten Reanimation, sie bieten auch wichtige prognostische Hinweise. So sind die Apgar-Zahlen eine Minute post partum umgekehrt proportional zur Neugeborenensterblichkeit (4). Die Apgar-Zahlen 5 Min. post partum zeigen deutliche Beziehungen zur weiteren neurologischen Entwicklung der Kinder. Die Studie des National Institute of Health, durchgeführt 1 Jahr post partum, zeigt, daß bei 7,4% der Kinder, mit einem 5-Min.-Apgar-Wert von 0–3, neurologische Schäden beobachtet wurden. Bei Kindern mit Apgar-Werten von 4–6, betrug die Frequenz 5,3% und bei solchen mit Apgar-Werten von 7–10 1,6%. Im übrigen haben Kinder, die mit einem tiefen Apgar-Wert und niedrigem Geburtsgewicht geboren wurden, die schlechtere Prognose (26). Vorteile des Apgar Scores sind: 1. die Einfachkeit, 2. die Notwendigkeit einer differenzierteren Betrachtung des Neugeborenen und 3. die Verbesserung der geburtshilflichen Dokumentation.
In den letzten Jahren wurde teilweise auch berechtigte Kritik am Apgar-Score geübt (76). Die schwachen Punkte des Scores sind:

Tabelle 4 Silverman Score

	0	1	2
Bewegung des oberen Thorax	synchron	verzögert	gegensinnig
Interkostale Einziehungen	fehlend	gering	deutlich
Sternale Einziehungen	fehlend	gering	deutlich
Nasenflügel	fehlend	gering	deutlich
Expiratorisches Stöhnen	fehlend	kaum hörbar	gut hörbar

Tabelle 5 Blutgaswerte und Säure-Basen-Haushalt, Nabelschnurarterie (NSA) und Nabelschnurvene (NSV); n = 3600; Mittelwert + 2 SD

	NSA	NSV
pH	7,27± 0,06	7,36± 0,06
pCO_2	51,0 ± 9,6 mmHG	39,0 ± 7,8 mmHg
bd	−6,5 ± 3,92 mval/l	−6,94± 3,35 mval/l
pO_2	15,0 ± 5,0 mmHg	25,1 ± 6,8 mmHg
O_2-Sätt.	25,0 ±15,5%	85,2 ±17,8%

1. Alle 5 Beurteilungsparameter werden gleichgestellt, obschon sie nicht die gleich gute Korrelation zum klinischen Zustand und biochemischen Status der Neugeborenen aufweisen. So ist z. B. die Herzfrequenz als unsicherster Indikator gleichgestellt mit dem Tonus, der nachgewiesenermaßen der zuverlässigste Parameter ist.
2. Die Beschränkung der Zustandsdiagnostik auf 5 Kriterien. Interkostale Einziehungen oder expiratorisches Jammern werden nicht berücksichtigt, obwohl beides für die Beurteilung der pulmonalen Störungen bei Neugeborenen entscheidend ist.
3. Die Beurteilung des Kindes ist subjektiv, d. h., es fehlen objektivierbare bzw. meßbare Werte, wie z. B. biochemische Daten.

Für eine differenziertere Zustandsdiagnostik wurde der *Silverman Score* empfohlen (65), der zur präziseren Beurteilung der pulmonalen Funktion dient (Tab. 4).

Das Silverman-Schema hat sich für die Beurteilung des Atemnotsyndroms bei Neugeborenen gut bewährt. Elemente dieses Scores: inspiratorische Einziehungen und expiratorisches Stöhnen werden bei uns (UFK Basel) bei allen Neugeborenen zusätzlich zum Apgar Score notiert.

Der *Miller Score* (49) beurteilt nur die Atemfrequenz. Er hat nur noch historischen Wert, da inzwischen arterielle Blutgaswerte und die Bestimmung des Säure-Basen-Haushaltes mehr Informationen liefern. Es muß allerdings betont werden, daß die *Atemfrequenz* bei Neugeborenen ein außerordentlich wichtiger Parameter ist. Normalerweise liegt sie post partum bei 48/min ±8. Jede Veränderung der Atemfrequenz, ob Tachypnoe oder Bradypnoe, ist ein zuverlässiger Hinweis auf pulmonale oder kardiale Störungen oder auf metabolische Erkrankungen. Der *Saling Score* ersetzt die Herzfrequenz des 1-Min.-Apgar-Scores durch die Nabelschnurfüllung. Es bedeuten: 0 Punkte = schlaffe, 1 Punkt = mittelgradige, 3 Punkte = pralle Füllung. Die Punktezahl dieses Scores reicht von 0–12, d. h., die maximale Punktezahl beträgt 12 (60, 62). Der *Basler (Roemer) Score* (57) versucht, die Dissoziation zwischen klinischem und biochemischem Zustand des Neugeborenen zu umgehen. Er erfaßt biochemisch das aktuelle Nabelschnurarterien-pH und klinisch den Tonus, die Atmung und die Hautdurchblutung der Extremitäten. Die pH-Werte sind in 5 Gruppen unterteilt (0–4 Punkte), Tonus, Atmung und Hautdurchblutung werden wie beim Apgar Score bewertet. Die Maximalsumme beträgt wie beim Apgar Score 10. Interessant ist eine neue Bewertung der 5 Punkte der 1-Min.-Apgar-Punkte im Vergleich zum pH der Nabelschnurarterie (63). Nach der Diskriminanzanalyse steht der Tonus mit 3,0 an erster Stelle, die Reflexe mit 2,4 an zweiter, die Atmung mit 1,8 an dritter Stelle, Hautfarbe mit 1,6 an vierter Stelle und die Herzfrequenz mit 1,2 Punkten an letzter Stelle.

Nun stellt sich eine wichtige Frage: will man alle klinischen Symptome und Untersuchungsdaten in einem einfachen Score vereinigen oder die klinische Situation, die biochemischen Werte und evtl. elektronische Daten differenziert betrachten? Wir sind der Meinung, daß die differenziertere Beurteilung von Vorteil ist; sie ist kaum komplizierter, bietet jedoch zusätzliche Informationen.

Biochemische Beurteilung des Neugeborenen

Säure-Basen-Haushalt und Blutgaswerte zunächst aus Nabelschnurarterie und Vene, später im arteriellen Blut sind von großer Bedeutung für eine gute Diagnostik und Therapie (Tab. 5). Kapillarwerte im Rahmen der Primärreanimation sind nicht zu empfehlen, weil bei deprimierten Neugeborenen die bekannte Dissoziation zwischen arteriellen und kapillaren Werten besonders groß ist (Störung der peripheren Zirkulation!) (46). An der UFK Basel verwenden wir in leichteren Fällen seit einigen Jahren Digitalkapillarwerte (Mittel- oder Zeigefinger). Diese Blutgaswerte weisen dank arteriell-venösen Anastomosen in diesem Bereich eine recht gute Korrelation zu arteriellen Werten auf (16, 44).

Die Häufigkeit der schweren Azidose (allgemein anerkannte Grenze pH = 7,10) ist die 2. Perzenti-

le, der mäßigen Azidose (p = 7,15) die 5. Perzentile.
Die klinische Relevanz der Neugeborenenazidose ist teilweise bekannt: so besteht eine signifikante Beziehung zwischen Azidosegrad und Neugeborenenmorbidität und -mortalität (48, 61). Die Bedeutung der Azidose für die spätere Kindesentwicklung ist dagegen noch nicht möglich. In einer eigenen „Follow-up"-Studie (UFK Basel) von schwer azidämischen Kindern bis zu einem Jahr post partum (127 von 10 000 reifen Neugeborenen), fand sich eine signifikante Beziehung zwischen schweren Azidosen und Zerebralparesen einerseits und zu „minimal brain damage" andererseits (Abb. 1). Zerebralparesen wurden in 1,5% und „minimal brain damage" in 7,8% der azidämischen Kinder beobachtet. 90% der Kinder waren unauffällig. Auffallend war, daß der Verlauf bei Kindern, die nach einer Episode akuter Azidose geboren wurden, bereits in der Neonatalperiode komplikationslos war. Man darf allerdings eine solche Untersuchung nur als präliminar betrachten. Es muß darauf hingewiesen werden, daß all diese Kinder intensiv behandelt wurden, so daß im Endeffekt die Nachteile der Azidämie und die Vorteile der Behandlung schwer zu trennen sind. Auf jeden Fall kann nur eine großangelegte, langfristige, multizentrische und prospektive Studie eine endgültige Antwort geben.

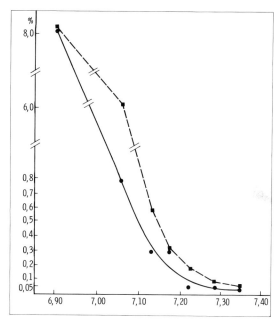

Abb. 1 Beziehung zwischen arteriellem Nabelschnur-pH und Zerebralparesen sowie „minimal brain damage" bis zu einem Jahr post partum: in % = reife Neugeborene; ——●—— = Zerebralschaden; ––■–– = Verdacht auf Zerebralschaden („minimal brain damage")

Körpertemperatur

In den ersten 30 Min. post partum sinkt die Körpertemperatur des Neugeborenen um 2° C ab. Unter normalen Bedingungen bei Zimmertemperatur im Kreissaal rechnet man mit einem Wärmeverlust von 200 cal/kg/min. Die gesamte Reserve eines Terminkindes liegt bei 4000 Kalorien (29). Der Wärmeverlust ist nicht nur vom Gestationsalter abhängig, sondern auch von spezifischen Bedingungen des Neugeborenen post partum. So beträgt der Wärmeverlust bei einer Zimmertemperatur von 26° und nicht abgetrockneten Neugeborenen 100,5 cal/kg/min, bei abgetrockneten, aber nicht eingewickelten Neugeborenen 81,4 cal/kg/min, bei abgetrockneten und eingewickelten Neonatus 39,0 cal/kg/min, bei abgetrocknetem Kind unter spezieller Wärmequelle nur 22,5 cal/kg/min (18; Tab. 6).
Bei der Geburt hat das Neugeborene eine um 0,5° C höhere Tiefkörpertemperatur und eine um 2,5° C höhere Hauttemperatur als im späteren Leben. Für den physiologischen Temperaturabfall sind verantwortlich:
1. Ein ungünstiges Verhältnis Körperoberfläche zu Körpergewicht (ein Terminkind hat nur 5% des Gewichtes eines Erwachsenen, jedoch 15% seiner Körperoberfläche).
2. Die Evaporation (Abdampfung) von Fruchtwasser und eigener Flüssigkeit durch die Haut. Kleine Frühgeburten unter 1250 g sind besonders gefährdet, da sie dreimal mehr Wasser durch die Haut verlieren als Terminkinder. Dies ist wahrscheinlich durch eine erhöhte Hautpermeabilität zu erklären (30).
3. Die Verdunstung durch die Lungen bei der Atmung. Die Evaporation durch Haut und Lunge ist für einen Viertel des Temperaturverlustes verantwortlich.
4. Die Wärmeabstrahlung.
5. und 6. Konduktion und Konvektion (direkte und indirekte Temperaturableitung)

Aus der Untersuchung von SILVERMAN u. Mitarb. (66) und DAY u. Mitarb. (23) geht hervor, daß auch kleine Temperaturveränderungen eine entscheidende Rolle bei der neonatalen Letalität spielen können.

Tabelle 6 Erforderliche durchschnittliche Umgebungstemperaturen zur Sicherung der Thermoneutralität bei Neugeborenen in den ersten Lebensstunden (nach Hey)

Geburtsgewicht	35° C	34° C	33° C
1000 g	*		
1500 g		*	
2000 g		*	
über 2500 g			*

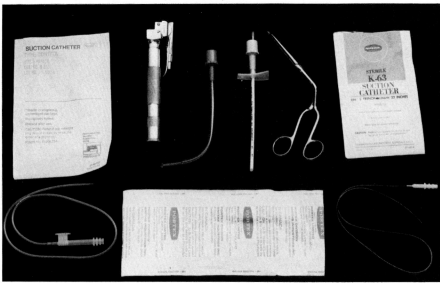

Abb. 2 Das Instrumentarium für die endotracheale Intubation: Absaugkatheter (ganz links und rechts im Bild), Laryngoskop mit geradem Spatel, Portex-Cole-Tubus, Portex-Nasooraler-Tubus, McGill-Zange (Mitte von links nach rechts)

Die in den 50er und 60er Jahren propagierte Methode der Unterkühlung – Hibernation – ist unbedingt abzulehnen.

Für die *Überwachung* der *Körpertemperatur* in den ersten Minuten post partum verwendet man entweder normale Quecksilberthermometer (für rektale Messungen!), oder elektronische Thermosonden. Davon gibt es heute eine ganze Reihe. Die Exaktheit auch bei preisgünstigen und kleinen Geräten ist bestechend. Sie beträgt ±0,1° C. Als Faustregel gilt: die optimale rektale Temperatur des Neugeborenen post partum beträgt 36°–36,5° C.

Elektronische Beurteilung des Neugeborenen post partum

Die elektronische Industrie bietet eine ganze Reihe, speziell für Neugeborene entwickelten Überwachungsgeräten für Herzfrequenz, Atmung, Temperatur, Blutdruck nichtinvasiver oder invasiver Art oder für die perkutane Messung des Sauerstoffpartialdruckes usw. an. Die Geräte sind mit Alarmsystemen bei abnormen Werten ausgerüstet. Für die primäre Reanimation stehen speziell entwickelte mobile Reanimationseinheiten mit entsprechender Ausrüstung (zur elementaren Ausrüstung zählt man die Thermosonde und ein Herzüberwachungsgerät) zur Verfügung.

Organisation

Für die primäre Reanimation empfiehlt sich ein separater Raum in unmittelbarer Nähe des Kreissaals. Man weiß, daß die postpartale Behandlung des kranken Neugeborenen neben der Mutter psychologisch ungünstig ist. Für eine Abtrennung sprechen auch folgende Tatsachen: 1. die einfachere Organisation und Kommunikation, 2. Zentralisation des Instrumentariums und 3. die Hygiene. Wer die primäre Reanimation durchführt, Geburtshelfer, Anästhesist, Pädiater oder erfahrene Krankenschwester, ist wahrscheinlich irrelevant. Jeder Geburtshelfer muß aber auch aus forensischen Gründen die primäre Reanimation beherrschen. Allerdings ist es nicht immer einfach, nach einer komplizierten geburtshilflichen Operation sich sofort mit Ruhe und Einführungsvermögen dem kranken Neugeborenen zu widmen.

Therapie

Therapie behandlungsbedürftiger Neugeborener – die primäre Reanimation (im engeren Sinne) besteht aus:
1. Sauerstoffgabe,
2. Herzmassage,
3. Korrektur der Azidose und der Hypoglykämie,
4. Hypothermiebehandlung und selten
5. Behandlung einer Anämie-Hypovolämie.

Absaugen

Die Toilette der oberen Luftwege, von Ösophagus und bei Bedarf der Trachea stellt ein Routineverfahren bei allen Neugeborenen dar. Die empfohlene Reihenfolge lautet: Mund-Rachen-Raum, Nasen-Rachen-Raum, Ösophagus, Magen und bei Bedarf Trachea. Zum Absaugen verwendet man spezielle Katheter (Abb. 2). Das Absaugen soll ohne Kraftanwendung und schnell erfolgen. Traumatische Schädigungen beim Absaugen sind beschrieben (72). Dyspnoe infolge Nasenschleimhautverletzungen beim Absaugen ist leider nicht selten und wird oft erst mehrere Tage nach der Geburt manifest. Andererseits kann das Absaugen zur Apnoe führen, was durch kontinuierliche pO_2-Messung gut dokumentiert werden kann (42).

Sauerstofftherapie

Sauerstoffzufuhr ist unbestritten die wichtigste Maßnahme. Bei *mäßig asphyktischen Kindern* (Apgar Score über 3) ist die Beutelbeatmung ausreichend. Wir (UFK Basel) verwenden kleindimensionierte Rendell-Baker-Masken mit kleinem Totraum (Abb. 3).

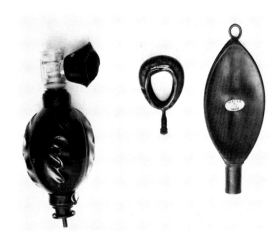

Abb. 3 Das Ventilbeutelsystem (Ambu-Baby) und kleindimensionierte Rendell-Baker-Maske

Das Ventilbeutelsystem (Ambu-Baby) besitzt ein Beatmungsventil, das praktisch rückatmungsfrei ist. Die Dimensionierung des Beutels erlaubt Atemvolumina zwischen 5 und 150 ml. Eine Ventilblockade tritt erst bei einem Flow von über 13 ± 2 l/min ein. Für die *initiale Beatmung* in der sog. Entfaltungsphase ist ein intermittierend positiver Beatmungsdruck von 30 cm H_2O üblich (25). Durch prolongierte Inspirationszeit bildet sich ein inspiratorisches Plateau, das für die Entfaltung der Lunge wichtig ist. Die Beatmungsfrequenz soll zwischen 40 und 60 min liegen. Für die *zweite Beatmungsphase* muß der Beatmungsdruck auf 15 cm H_2O limitiert werden, da sonst die Gefahr der Luftfüllung des Magen-Darm-Traktes besteht. Man darf nicht vergessen, daß sich die Kardia auch bei Neugeborenen bei einem Druck über 15 cm H_2O öffnet. Ein geblähtes Abdomen ist aber wiederum ein Hindernis für eine optimale Atmung. Zur Beutelbeatmung verwenden wir 4 l Sauerstoff, was einer Sauerstoffkonzentration von 60% entspricht. Für die Erfolgsbeurteilung der Beutelbeatmung sind wichtig: 1. die Herzfrequenz (Beschleunigung), 2. die Hautfarbe (zunehmend rosig von kranial nach kaudal), 3. der Tonus..
Neuerdings werden für die primäre Reanimation auch CPAP-Systeme empfohlen (CPAP = continuous positiv airway pressure) (1, 32). CPAP kann durch eine Maske oder Nasenkanüle appliziert werden (Abb. 4).
Die richtige Beutelbeatmungstechnik kennt jeder erfahrene Anästhesist.
Von mehreren Autoren wird bereits in dieser Phase eine *Herzmassage* empfohlen (28, 71). 2 Techniken werden empfohlen:
1. Die Spitzen des Zeige- und Mittelfingers werden auf die Mitte des Sternum aufgesetzt und der Thorax mit einem angemessenen Druck und einer Frequenz um 100/min komprimiert.
2. Die Kompression erfolgt mit beiden Daumenspitzen, die so aufgesetzt werden, daß die Handflächen seitlich und vorne am Thorax aufliegen.

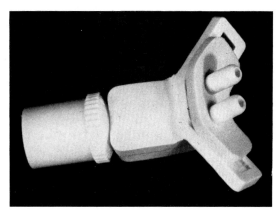

Abb. 4 CPAP-Nasenkanüle (Sherwood Medical Industries, St. Louis, MO. 63103, USA)

Wir ziehen die erste Technik vor, weil die Dosierung des Druckes leichter ist. Einige Autoren empfehlen intermittierende Beutelbeatmung zusammen mit Herzmassage-Verhältnis Beatmung/Herzmassage 1:5 (25).
Dieses Verfahren hat Vorteile, indem es das zur Atmung notwendige Druckgefälle zwischen Alveole und Atmosphäre erzeugt. Wir (UFK Basel) verwenden die Herzmassage sekundär und versuchen primär die Respiration, d. h. Oxygenation in Gang zu bringen.

Intubation

Bei schwer asphyktischen Kindern (Apgar Score kleiner als 3) ist eine unverzügliche *Intubation* erforderlich. Diese ist ebenfalls notwendig wenn die Beutelbeatmung erfolglos bleibt. Das Instrumentarium für die endotracheale Intubation umfaßt: Laryngoskop mit geradem (Miller, Forregger, Saling) oder mit gebogenem Spatel (z. B. Mc Intosh; Kunststofftuben mit uniformem oder differentem

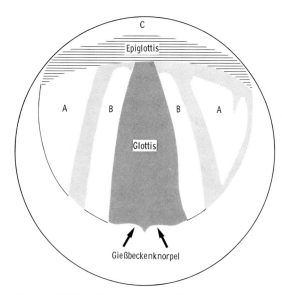

Abb. 5   Kehlkopfformation: A Plicae ventriculares, B Plicae vocales, C Zungenbasis

Durchmesser-Cole; Mc Gill-Zange und Absaugkatheter). Wir (UFK Basel) verwenden ein Laryngoskop mit geradem Spatel und einen Portex-Nasooralen-Tubus, selten einen Portex-Cole-Tubus (s. Abb. 2). Portex-Tuben sind in verschiedenen Größen erhältlich; die Wahl des Tubus hängt von der Größe des Kindes ab (im Durchschnitt von 2,0 mm bis 3,5 mm). Für die regelrechte Intubation spielt die Lagerung des Kindes oft eine entscheidende Rolle. Es empfiehlt sich, den retroflektierten Kopf und die Schultern etwas erhöht zu lagern. Der Rechtshänder faßt das Laryngoskop mit der linken Hand und führt den Spatel durch den rechten Mundwinkel ein. Dabei verdrängt das Laryngoskopspatel die relativ große Zunge des Neugeborenen nach links und aus dem Gesichtsfeld. Man geht vorsichtig in die Vallecula epiglottica, dem Raum zwischen Zungenbasis und vorderer Seite der Epiglotis ein. Bei Bedarf kann man vorsichtig die Epiglotis mit dem geraden Laryngoskopspatel direkt aus dem Gesichtsfeld drängen. Danach stellt sich die charakteristische Kehlkopfformation dar: vertikale elliptoide Form mit etwas breiterer Basis, seitlich die Plicae ventriculares und vocales, welche Trapezform aufweisen (Abb. 5). Der Kehlkopfeingang kann durch einen leichten Zug mit der linken Hand in Richtung Laryngoskopgriff dargestellt werden. Da der Kehlkopfeingang bei Neugeborenen höher liegt als bei Erwachsenen, empfiehlt es sich, den Larynx von außen nach dorsal zu drücken. Derselbe Effekt kann auch mit Hilfe des kleinen Fingers der linken Laryngoskophand erreicht werden. Der sterile Tubus darf nur unter Sicht vorsichtig und ohne Kraftanwendung in den Kehlkopfeingang eingeführt werden. Gelingt die Intubation nach 20 Sekunden nicht, muß die Operation unterbrochen und für 1–2 Min. die Beutelbeatmung appliziert werden. Der häufigste Fehler bei der Intubation ist die *ösophagale Intubation*. Dazu kommt es wenn:
1. der Laryngoskopspatel zu tief eingeführt wird,
2. die Epiglotis nicht erkannt wird,
3. die Topographie verwechselt wird (Ösophaguseingang rundlich und breit, Kehlkopfeingang schmal und elliptoid),
4. das Laryngoskop nicht leicht nach kranial gezogen wird,
5. der äußere Druck auf den Kehlkopf fehlt und
6. die Lagerung falsch oder die Assistenz ungeschickt ist.

Die Intubationstechnik kann am einfachsten am toten Kind unter der Leitung eines erfahrenen Anästhesisten erlernt werden.

Beatmung des intubierten Neugeborenen

Für die Beatmung des intubierten Neugeborenen im Rahmen der primären Reanimation verwenden wir (UFK Basel) Überdruckbeatmung (Bird Mark VIII). Bei reifen Kindern ist ein Druck von 20 cm bis 30 cm H_2O und bei Frühgeburten ein Druck von 15–20 cm H_2O ausreichend. Initial verwenden wir eine Sauerstoffkonzentration von 60% und versuchen nach 1–2 Min. diese auf 40% zu reduzieren. Meistens erholen sich die asphyktischen Neugeborenen innerhalb von 3–4 Min; die künstliche Beatmung ist dann nicht mehr notwendig. Dies trifft für Fälle mit einer akuten und kurzdauernden Hypoxie zu. Ist die künstliche Beatmung länger erforderlich, so werden die arteriellen Blutgaswerte bestimmt und der Sauerstoff entsprechend dosiert.

Die *Hauptgefahren* der Sauerstoffapplikation sind die *retrolentale Fibroplasie* und lokale Gewebsschäden (10, 52). Das Hauptrisiko der mechanischen Ventilation ist der *Pneumothorax* (51). Die klinische Überwachung bei künstlicher Beatmung besteht in der Beobachtung der Thoraxexkursionen (symmetrisch) und der Auskultation beider Lungen.

Die *nasotracheale Intubation* wird nur in Ausnahmefällen für die primäre Reanimation verwendet.

Korrektur von Azidose und Hypoglykämie

Nach der Etablierung der Respiration ist die Behandlung der (nichtphysiologischen) Azidämie des Neugeborenen der zweite wichtige Schritt der primären Reanimation. Die Reihenfolge der Reanimation besteht somit in der Sauerstofftherapie, dann der Korrektur der Azidose und schließlich der Korrektur der Hypoglykämie. Die Puffertherapie wurde 1959 von JAMES (37, 41) eingeführt und 1963 von USHER (73) propagiert.

Folgende Puffer finden Verwendung:

1) Natriumbicarbonat 8,4% (1 ml = mmol Base) und
2) THAM (Sterofundin Tris K = Trihydroxymethylaminomethane) (4, 11, 21, 40, 69, 71).

Heute wird praktisch nur noch Natriumbicarbonat verwendet, da es nahezu unschädlich ist. THAM führt dagegen zu Hypoglykämie und Elektrolytverschiebungen. Ferner besteht Kommulationsgefahr und wenn es in größeren Mengen appliziert wird, wirkt es depressiv (40). Wir (UFK Basel) verwenden seit 15 Jahren nur Natriumbicarbonat, weil die Substanz chemisch und pharmakodynamisch „einfacher" ist. Der Nachteil beider Stoffe ist ihre Hyperosmolarität (= 1 M) und damit die Gefahr lokaler Gefäßwandschädigungen. In der neueren Literatur wird immer wieder auf die Möglichkeit einer Beziehung zwischen Natriumbicarbonat (also Hyperosmolarlösung) und intrakranialer Hämorrhagie hingewiesen (12, 60, 67). Tierexperimentelle Untersuchungen und auch prospektive randomisierte Studien konnten aber solche Zusammenhänge nicht bestätigen (17, 75). Die Kontroversen und Diskussionen über die Puffertherapie sind noch nicht beigelegt. Es ist wahrscheinlich, daß die Infusionsgeschwindigkeit eine entscheidene Rolle spielt (31, 71). Heute sind die Voraussetzungen für die Puffertherapie 1. eine klare Indikation, 2. eine adäquate Dosierung und 3. eine langsame Applikation.

Indikation

Die Indikation ist ausschließlich eine metabolische Azidose, oder tiefe pH-Werte in der Nabelschnurarterie unmittelbar post partum. Wir (UFK Basel) bestimmen routinemäßig das pH in Nabelschnurarterie und -vene, so daß die Werte wenige Minuten post partum vorliegen. Bei einem pH zwischen 7,20 und 7,15 ist die Azidosekorrektur fakultativ, bei Werten unter 7,15 obligatorisch. Die Indikation kann gelegentlich durch die klinische Situation gegeben sein. Sie ist dann allerdings subjektiv. Da die modernen Geräte zur Bestimmung der Blutgaswerte und des Säure-Basen-Haushaltes neben pH auch andere Werte (Basendefizit usw.) liefern, ist das Problem der sauberen Indikation prinzipiell gelöst.

Dosierung

Die Dosierung von Natriumbicarbonat errechnet sich folgendermaßen:
Basendefizit × Gewicht in kg × 0,4 = ml Natriumbicarbonat 8,4% (1 ml Natriumbicarbonat 8,4% = 1 mval/l).
In Notsituationen oder beim Fehlen biochemischer Werte ist die sog. „blinde Pufferung" üblich. Wir haben sie in den letzten Jahren nur noch selten durchgeführt. Als Faustregel gilt: bei reifen Kindern 5 ml Natriumbicarbonat 8,4% + 5 ml Glucose 10%, bei Frühgeburten über 1500 g 2,5 bis 3 ml anapartes Bicarbonat und Glucose, bei Frühgeburten unter 1500 g 1,5 bis 2 ml anapartes Natriumbicarbonat und Glucose. Die Gefahr der „blinden Pufferung" ist eher eine Über- als eine Unterdosierung.

Applikation

Eine langsame Applikation ist zur Vermeidung von Nebenwirkungen des Natriumbicarbonats entscheidend. Aus Untersuchungen bei Neugeborenen geht hervor, daß seine Konzentration im Kreislauf bei langsamer Applikation nur unbedeutend steigt (71). Ein weiterer wichtiger Punkt in diesem Zusammenhang ist die Verdünnung der Natriumbicarbonatlösung. Am häufigsten wird Natriumbicarbonat 8,4% mit 10%iger (oder 5%) Glucose verdünnt.

Korrektur der Hypoglykämie

Die Vorteile der Glucoseapplikation in den ersten Lebensminuten sind: 1. die Korrektur einer evtl. Hypoglykämie, 2. die Verbesserung des pulmonalen Flow und der kardialen Funktion; hypertonische Glucoselösung besitzt diese Eigenschaften (5), 3. Energiezufuhr für die Respiration, 4. Prophylaxe der Hypoglykämie gefährdeter Neugeborener- „small for date", Frühgeburten (64).

Für die Applikation von Puffer- und Glucoselösungen stehen zwei Wege zur Verfügung, die direkte Injektion in die Nabelschnurarterie oder -vene, oder die Infusion durch einen Nabelschnurarterien- oder Nabelschnurvenenkatheter. Die direkte *Injektion* ist sehr einfach; wir wenden sie in Notsituationen an. Man injiziert Natriumbicarbonat (maximum 5 ml) und Glucose 10% (maximum 10 ml/kg) mit einer gewöhnlichen Spritze in die gut erkennbare Arterie oder Vene. Diese ist auch bei schlaffer Nabelschnur durch ihre Querfaltung gut erkennbar. Man findet die Nabelschnurgefäße praktisch ausnahmslos unter der Bedingung, daß man das Kind nicht sofort kurz abnabelt. Der Vorteil dieser Methode ist die minimale Infektionsgefahr, der Nachteil, daß die langsame und wiederholte Applikation erschwert wird, und daß die Lösung nicht in ein Gefäß mit größerem Lumen verabreicht werden kann (größere Gefahr der Wandschädigung).

Nabelarterienkatheter

Der Nabelarterienkatheter ist die populärste und am häufigsten empfohlene Methode (45). Man verwendet die speziellen „Argyle-Umbilical-Arterial"-Katheter, die in verschiedenen Größen geliefert werden. Bei Kindern unter 1500 g ist in der Regel Nr. 3,5, bei Kindern über 1500 g Nr. 5 zu empfehlen (70, Abb. 6). Die Katheter sind bei 5, 10 und 15 cm markiert und lassen sich auch röntgenologisch gut darstellen. Unter streng sterilen

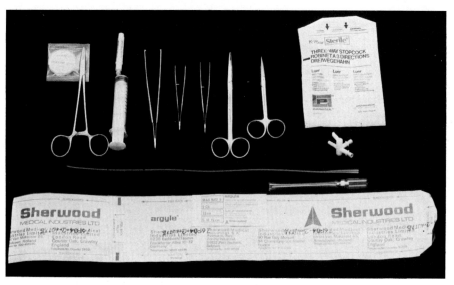

Abb. 6 Das Instrumentarium für Nabelarterienkatheter

Kautelen schiebt man den Katheter im Durchschnitt bis 8 cm vor, so daß die Katheterspitze in der Aorta abdominalis oder Aorta thoracalis liegt. Selbstverständlich muß man dabei immer die Größe des Kindes berücksichtigen (27). Der Katheter liegt in der A.. umbilicalis, der A. hypogastrica, der A. Iliaca communis und der Aorta abdominalis. Die Vorteile des arteriellen Katheters sind: 1. die Möglichkeit der langsamen, kontinuierlichen Infusion, 2. daß die Lösungen in Gefäße mit größerem Lumen verabreicht werden, so daß die Gefahr der lokalen Gefäßwandschädigung kleiner ist, 3. die Möglichkeit der arteriellen Blutuntersuchung und der Messung des arteriellen Druckes. Als Nachteile sind zu nennen: Infektionsgefahr, Traumatisierung, Thrombosierung und die Entwicklung von arterieller Hypertension und Gefäßwandschädigung (45, 47, 50, 53).

Nabelschnurvenenkatheter

Selten empfohlen wird der Nabelschnurvenenkatheter. Verwendet wird dazu ebenfalls ein Argyle-Katheter. Man versucht, die Katheterspitze in der V. cava inferior nahe am rechten Vorhof zu plazieren, was einer durchschnittlichen Tiefe von 8–9 cm entspricht. Verhältnisse: der Katheter liegt in der V. umbilicalis, der V. porta, im Ductus Arantii und der V. cava inferior. Die Vorteile des Venenkatheters sind: das Einlegen des Katheters ist etwas einfacher und schneller und die Kreislaufverteilung der Medikamente ist bei i.v. Therapie besser. Als Nachteile sind zu erwähnen: daß die Katheterspitze oft in der V.. porta oder V. hepatica bleibt, was zu lokalen Leberschäden führen kann, daß keine Möglichkeiten zur Blut- und Blutdruckuntersuchung besteht, weil die Werte nicht repräsentativ sind (45). Infektions- und Thrombosegefahr und Risiko der Taumatisierung sind ähnlich wie beim arteriellen Katheter.
Es ist zu empfehlen, die Lage der Katheterspitze röntgenologisch nachzuprüfen. Nützlich sind auch Schemata, die das Verhältnis Katheterlänge/anatomische Punkte darstellen (27). Es muß zum Schluß noch einmal betont werden, daß die Natriumbicarbonat-Glucose-Behandlung nur gezielt mit anderen Maßnahmen sinnvoll ist.

Hypothermiebehandlung

Die speziell für die Neugeborenen entwickelten Wärmestrahler gehören zur elementaren Ausrüstung für die primäre Reanimation. Die Aufgabe dieser Wärmequellen ist die Sicherung der thermoneutralen Umgebung der Neugeborenen. Heutzutage sind alle Reanimationstische mit solchen Strahlen versehen. Als zusätzliche Wärmequellen werden angeboten: elektrisch beheizte Matratzen – Unterlagen für Neugeborene für improvisierte Reanimationstische. Für solche Reanimationstische ist die Heizung „von unten und oben" zu empfehlen, da bei der Manipulation am Neugeborenen und Bestrahlung nur von oben ein Teil der Wärme durch den Operateur abgeleitet wird.
Wichtig sind weiterhin vorgeheizte Tücher sowie Aluminiumfolien, die eine gute Isolation des Kindes garantieren. Für die Steuerung ist die Temperatur des Kindes entscheidend. Wie bereits erwähnt, soll bei reifen Kindern die rektale Temperatur bei 36° C liegen und bei unreifen Kindern bei 36,5° C. Wichtig speziell bei Frühgeburten ist es, daß nach Beendigung der primären Reanimation diese Kinder sofort in den Inkubator gelegt werden.

Behandlung der Anämie und Hypovolämie

Die unmittelbare postpartale Anämiebehandlung ist selten notwendig. In Frage kommen Fälle nach antepartaler Blutung, wie z. B. fetofetale Transfusion, fetomaternale Transfusion, Placenta praevia, Unfälle mit fetalen Blutungen usw. Hinzu kommen schwere Rhesusfälle, die aber ebenfalls selten geworden sind. Die Transfusion erfolgt durch einen Nabelarterienkatheter; die Menge hängt vom Grad der Anämie ab. Bei Fällen mit schwerer Erythroblastosis fetalis wird als erste Notfalltherapie die sog. „kleine Austauschtransfusion" empfohlen (11).

Die *Hypovolämiebehandlung* ist Schocktherapie des asphyktischen Kindes. Am häufigsten verabreicht man 5%iges Humanalbumin oder PPL* 10 ml/kg Körpergewicht. Die vor 5–10 Jahren noch populäre Rheomacrodextherapie wurde inzwischen mehrheitlich verlassen (72). Neuerdings empfiehlt man aber zum primären Volumenersatz doch wieder 6%iges Dextran 60 oder 4%iges Dextran 40 (25).

Eine niedermolekulare, hochprozentige Dextranlösung (Dextran 10%) ist für das Neugeborene nicht geeignet, weil es zu einer Mobilisation des Wassers auf dem Extravasalraum führt (25).

In den letzten Jahren verwenden wir (UFK Basel) keine blinde Volumenersatztherapie mehr. Wir sind der Ansicht, daß die Volumenersatztherapie nur gezielt und unter strenger Überwachung (vor allem des Blutdruckes) durchgeführt werden soll. Auf die weiteren medikamentösen Therapiebeispiele gehen wir absichtlich nicht ein, da bis heute keine objektiven Studien vorliegen, die die Vorteile dieser Medikamente beweisen.

Literatur

1 Albrecht, K.: Primäre Reanimation. In: Perinatalogisches Fortbildungsseminar. Milupa AG (1976)
2 Alexander, G.: Body temperature control in mammalian young. Brit. med. Bull. 31 (1975) 162
3 Apgar, V.: Proposal for a new method of evaluation of the newborn infant. Curr. Res. Anesth. 32 (1953) 260
4 Apgar, V., L. S. James: The first sixty seconds of life. In: Resuscitation of the Newborn Infant, hrsg. von H. Abramson. Mosby, St. Louis 1973
5 Assali, N. S., G. H. Johnson, C. R. Brinkman, T. H. Kirschbaum: Control of pulmonary and systemic vasomotor tone in the fetus and neonate. Amer. J. Obstet. Gynec. 108 (1970) 761
6 Avery, M. E.: The Lung and its Disorders in the Newborn Infant. Saunders, Philadelphia 1968
7 Barclay, A. E., K. Y. Franklin, M. M. L. Prichard: The Foetal Circulation. Thomas, Springfield Ill. 1945
8 Barcroft, J.: Researches on Prenatal Life. Thomas, Springfield Ill. 1946

---

* PPL = Pasteurisierte Plasmaproteinlösung (Human), Hersteller: Zentrallaboratorium Blutspendedienst SRK, Bern, Schweiz.

9 Bartels, H., K. Riegel, J. Wenner, H. Wulf: Prenatale Atmung. Springer, Berlin 1972
10 Baum, J. D., J. P. M. Tizard: Retrolental fibroplasia: Management of oxygen therapy. Brit. med. Bull. 26 (1970) 171
11 Berg, D.: Schwangerschaftsberatung und Perinatologie, 2. Aufl. Thieme, Stuttgart 1976
12 Bland, R. D., T. L. Clarke, L. B. Harden: Rapid infusion of sodium bicarbonate and albumin into high-risk premature infants soon after birth: A controlled, prospective trial. Amer. J. Obstet. Gynec. 124 (1976) 263
13 Born, G. V. R., G. S. Dawes, J. C. Mott, B. R. Renwick: The constriction of the ductus arteriosus caused by oxygen and by asphyxia in newborn lambs. J. Physiol. (Lond.) 132 (1958) 304
14 Brück, K.: Temperature regulation in the newborn infant. Biol. Neonate 3 (1961) 65
15 Butler, N. R., D. G. Bonham: Perinatal Mortality. Livingstone Edinburgh 1963
16 Corbet, A. J. S., E. D. Burnard: Oxygen tension measurements on digital blood in the newborn. Pediatrics 46 (1970) 780
17 Corbet, A. J., J. M. Adams, J. D. Kenny, J. Kennedy, A. J. Rudolph: Controlled trial of bicarbonate therapy in high-risk premature newborn infants. J. Pediat. 91 (1977) 771
18 Dahm, L. S., L. S. James: Newborn temperature and calculated heat loss in the delivery room. Pediatrics 49 (1972) 504
19 Dawes, G. S.: Pulmonary circulation in the foetus and newborn. Brit. med. Bull. 22 (1966) 61
20 Dawes, G. S.: Foetal and Neonatal Physiology. A comparative Study of the Changes at Birth. Yearbook, Chicago 1968
21 Dawes, G. S., E. Hibbard, W. F. Windle: The effect of alcali and glucose infusion on permanent brain damage in rhesus monkey asphyxiated at birth. J. Pediat. 65 (1964) 801
22 Dawkins, M. J. R., J. Scopes: Non-shivering thermogenesis and brown adipose tissue in the human newborn infant. Nature (Lond.) 206 (1965) 201
23 Day, R. L., L. Caliguiri, C. Kamenski, F. Ehrlich: Body temperature and survival of premature infants. Pediatrics 34 (1964) 171
24 De, Vore, J. S.: Resuscitation of the Newborn. Clin. Obstet. Gynec. 19 (1976) 607
25 Dick, W., F. W. Ahnefeld: Primäre Neugeborenen-Reanimation. Springer, Berlin 1975
26 Drage, J. S., C. Kennedy, H. Berenves, B. K. Schwartz, W. Weiss: The Apgar score as an index of infant morbidity. Develop. Med. Child Neurol. 8 (1965) 141
27 Dunn, P. M.: Localization of the umbilical catheter by postmortum measurements. Arch. Dis. Childh. 41 (1966) 69
28 Evans, H. E., L. Glass: Oxygenation. In: Perinatal Medicine. Harper & Row, New York 1976
29 Evans, H. E., L. Glass: Thermoregulation. In: Perinatal Medicine, hrsg. von H. E. Evans, L. Lass, Harper & Row, New York 1976
30 Fanaroff, A. A., M. B. Rand, M. Wald, H. S. Gruber, M. H. Klaus: Insensible water loss in low birth weight infants. Pediatrics 50 (1972) 236
31 Finberg, L.: The relationship of intravenous infusions and intracranial hemorrhage – a commentary. J. Pediat. 91 (1977) 777
32 Gregory, G. A., J. A. Kitterman, R. H. Phibbs, W. H. Tooley, W. K. Amilton: Treatment of IRDS with continuous positive airway pressure. New Engl. J. Med. 284 (1971) 1333
33 Harding, P. G. R.: The metabolism of brown and white adipose tissue in the fetus and newborn. Clin. Obstet. Gynec. 14 (1971) 685
34 Heim, T.: Thermogenesis in the Newborn Infant. Clin. Obstet. Gynec. 14 (1971) 790
35 Hey, E.: Physiological principles involved in the care of

the preterm human infant. In: The Mammalian Fetus in Vitro, hrsg. von C. R. Austin. Chapman & Hall, London 1973
36 Hey, E.: Thermal neutrality. Brit. med. Bull. 31 (1975) 69
37 James, L. S.: Biochemical aspects of asphyxia at birth. In: Adaptation to Extrauterine Life. 31 Ross Conference on Pediatric Research, Vancouver, British Columbia (1959)
38 James, L. S.: Physiology and biochemistry. In: Resuscitation of the Newborn Infant, hrsg. von H. Abramson, Mosby, St. Louis 1973
39 James, L. S., K. Adamsons jr.: Respiratory physiology of the fetus and newborn. New Engl. J. Med. 271 (1964) 1352
40 James, L. S., V. Apgar: Resuscitation procedures in the delivery room. In: Resuscitation of the Newborn infant, hrsg. von H. Abramson. Mosby, St. Louis 1973
41 James, L. S., J. M. Weisbrot, C. E. Prince, D. A. Holaday, V. Apgar: The acid-base status of human infants in relation to birth asphyxia and the onset of respiration. J. Pediat. 52 (1958) 379
42 Jann, F., K. Hammacher, P. Eberhard, G. Flury: Durch kontinuierliche perkutane pO_2-Messung über ein Feedback-System gesteuerte Regelung der O_2-Konzentration in der Atemgaszufuhr bei Risikoneugeborenen. In: Perinatale Medizin, Bd. V., hrsg. von J. W. Dudenhausen, E. Saling. Thieme, Stuttgart 1974
43 Karlberg, P.: Adaptive changes in immediate postnatal period, with particular reference to respiration. J. Pediat. 56 (1960) 585
44 Karna, P., R. L. Poland: Monitoring critically ill newborn infants with digital capillary blood samples: An alternative. Pediatrics 92 (1978) 270
45 Kitterman, J. A., R. H. Phibbs, W. H. Tooley: Catheterisation at umbilical vessels in newborn infants. Pediat. Clin. N. Amer. 17 (1970) 895
46 Koch, G., H. Wendel: Comparison of pH, carbon dioxide tension, standard bicarbonate and oxygen tension in capillary blood during the neonatal period. Acta Paediat. scand. 56 (1967) 10
47 Krauss, A. N., R. F. Albert, M. M. Kannan: Contamination of umbilical catheters in the newborn infant. J. Pediat. 77 (1970) 965
48 Kubli, F.: Fetale Gefahrenzustände und ihre Diagnose. Thieme, Stuttgart 1966
49 Miller, H. C., E. V. Conklin: Clinical evaluation of respiratory insufficiency in newborn infants. Pediatrics 16 (1955) 427
50 Neal, W. A., J. W. Reynolds, C. W. Jarvis, H. J. Williams: Umbilical artery catheterisation: demonstration of arterial thrombosis by aortography. Pediatrics 50 (1972) 6
51 Ogata, E. S., G. A. Gregory, J. A. Kitterman, R. H. Phibbs, W. H. Tooley: Pneumothorax in the RDS: Incidence and effect on vital signs, blood gases and pH. Pediatrics 58 (1976) 177
52 I PaO_2 Levels and Retrolental Fibroplasia: A Report of the Cooperative Study. II Commentaries Pediatrics 60 (1977) 655
53 Plumer, L. B., G. W. Kaplan, S. A. Mendoza: Hypertension in infants – a complication of umbilical arterial catheterisation. J. Pediat. 89 (1976) 802
54 Prevention of Embrionic. Fetal and Perinatal Disease, hrsg. von R. Brent, M. Harris. National Institutes of Health, Bethesda, Maryland. US Government Printing Office, Washington, D. C. 20402 (1976)
55 Ramzin, M., F. Kubli, J. Hüter: Diagnostik und Therapie des Neugeborenen unmittelbar post partum. In: Perinatale Medizin, Bd. III, hrsg. von E. Saling, J. W. Dudenhausen. Thieme, Stuttgart 1972

56 Riegel, K.: Selektion von Risikoneugeborenen. In: Perinatale Medizin, Bd. V, hrsg. von J. W. Dudenhausen, E. Saling. Thieme, Stuttgart 1974
57 Roemer, V. M.: Verbesserung der Apgar-Zahl. In: Perinatale Medizin Bd. VI, hrsg. von J. W. Dudenhausen, E. Saling, E. Schmidt. Thieme, Stuttgart 1975
58 Rudolph, A. M.: Factors affecting umbilical blood flow in the lamb in utero. In: 5th Eur. Congr. Perinatal Med. 1976, hrsg. von Almquist & Wiksell, Stockholm 1976
59 Salchow, P.: Blutosmolarität von Neugeborenen vor und nach Sofortpufferung post partum. In: Perinatale Medizin, Bd. IV, hrsg. von J. W. Dudenhausen, E. Saling. Thieme, Stuttgart 1973
60 Saling, E.: Zustandsdiagnose beim Neugeborenen unmittelbar nach der Geburt. Gynaecologia (Basel) 160 (1965) 133
61 Saling, E.: Das Kind im Bereich der Geburtshilfe. Thieme, Stuttgart 1966
62 Saling, E.: Untersuchungen, die bei jedem Kind durchgeführt werden sollten. In: Perinatale Medizin, Bd. VI, hrsg. von J. W. Dudenhausen, E. Saling, E. Schmidt. Thieme, Stuttgart 1975
63 Schmidt, H.: Modifikation des Apgar-Scores. In: Perinatale Medizin, Bd. VI, hrsg. von J. W. Dudenhausen, E. Saling, E. Schmidt. Thieme, Stuttgart 1975
64 Schröter, W.: Ursachen, Klinik und Behandlung der Neugeborenenhypoglykämie. In: Perinatale Medizin, Bd. V, hrsg. von J. W. Dudenhausen, E. Saling. Thieme, Stuttgart 1974
65 Silverman, W. A.: Dunham's Premature Infants, 3. Aufl. Harper & Row, New York 1961
66 Silverman, W. A., J. W. Fertig, A. B. Berger: The influence of the thermal environment upon the survival of newly born premature infants. Pediatrics 22 (1958) 876
67 Simmons, M. A., E. W. Adcock, H. Bard, F. C. Battaglia: Hypernatramia and intracranial hemorrhage in neonates. New Engl. J. Med. 291 (1974) 6
68 Sinclair, J. C.: Heat production and thermoregulation in the small-for-date infant. Pediat. Clin. N. Amer. 17 (1970) 147
69 Steeg, C. N., W. M. Gersony: Cardiovascular Disorders in Perinatal Medicine, hrsg. von H. E. Evans, L. Glass. Harper & Row, New York 1976
70 Symansky, M. R., H. A. Fox: Umbilical vessel catheterisation, indications, management and evaluation of the technique. J. Pediat. 80 (1972) 820
71 Tooley, W. H., R. H. Pfibbs: Delivery room management of the newborn. In: Neonatology, hrsg. von G. B. Avery. Lippincott, Philadelphia 1975
72 Touloukian, R. J., G. P. Beardsley, R. C. Ablow, E. L. Effmann: Traumatic perforation of the pharynx in the newborn. Pediatrics 59 (1977) 1019
73 Usher, R.: Reduction of mortality from respiratory distress syndrome of prematurity with early administration of intravenous glucose and sodium bicarbonate. Pediatrics 32 (1963) 966
74 Usher, R. H.: Clinical implications of perinatal mortality statistics. Clin. Obstet. Gynec. 14 (1971) 885
75 Wheeler, A. S., J. S. Devore, S. Sadri, Z. David-Main, H. Latyshevesky, A. Miller, B. B. Gutsche: The effects of intravenous sodium bicarbonate in the neonatal lamb partially asphyxiated in utero. Abstr. of Scientific Papers. Annual Meeting, American Society of Anesthesiologists, p. 9, 1975
76 Zustandsdiagnostik beim Neugeborenen unmittelbar post partum. Podiumsgespräch. In: Perinatale Medizin, Bd. VI, hrsg. von J. W. Dudenhausen, E. Saling, E. Schmidt. Thieme, Stuttgart 1975

13. Schwangerschaftsverlauf und Geburtsleitung bei Mehrlingen

P. Hindemann

Von einer Mehrlingsschwangerschaft sprechen wir, wenn gleichzeitig zwei oder mehrere Früchte im Organismus heranreifen. Die Mehrlingsschwangerschaft beim Menschen nimmt nicht nur wegen ihrer relativen Seltenheit, sondern auch wegen der damit verbundenen hohen Komplikationsrate eine geburtshilfliche Sonderstellung ein.

Ätiologie

Zwei verschiedene Entstehungsmechanismen sind für die Mehrlingsschwangerschaft charakteristisch. Der eine durch gleichzeitige Befruchtung verschiedener Eier, der andere durch Aufspaltung einer befruchteten Eizelle in den ersten Stadien der Entwicklung in zwei oder mehrere Fruchtanlagen. Somit muß zwischen ein- und zweieiigen, bzw. monozygoten, dizygoten und polyzygoten Mehrlingen unterschieden werden. Die Entstehung durch Polyovulation überwiegt. Das Zahlenverhältnis Monozygot zu Dizygot wird in der Literatur mit durchschnittlich 1:3 angegeben (25, 48, 89).

Die Monozygotie

Da monozygote Zwillinge aus ein und derselben befruchteten Eizelle entstehen, sind sie erbgleich. Nach heutiger Ansicht liegt der abnormen Spaltung eine Überreife der weiblichen Gameten vor deren Befruchtung zugrunde. Die Hypothese stützt sich auf die Beobachtung, daß Mütter von monozygoten Zwillingen signifikant häufiger (p< 0,01) unregelmäßige und durchschnittlich längere Zyklen aufweisen als Frauen mit dizygoten Zwillingen oder Einlingen. Abnorm lange Zyklen sind meist durch verspätete Ovulationen gekennzeichnet, woraus die Überreife bzw. Überalterung des Eies resultiert (10, 65, 77).
Der Zeitpunkt der Teilung entscheidet über den Grad der Trennung (Abb. 1). Teilt sich die Zygote im zwei- oder vierblastomeren Stadium, d. h. in den ersten 3 Tagen nach Befruchtung, entwickeln sich zwei voneinander vollkommen getrennte Eianlagen mit zwei Plazenten und vollständigen Eihäuten, bestehend aus je einem Amnion und Chorion. Implantieren sich die beiden Eianlagen in unmittelbarer Nachbarschaft, kann es sekundär wieder zu einer Verschmelzung der Trophoplasten kommen. Die Eihäute jedoch bleiben meist getrennt und bilden in ihrer Berührungsfläche ein vierschichtiges dichoriales, diamniotes Septum, das die beiden Fruchtwasserkammern trennt.
Vollzieht sich die Teilung im frühen Blastozytenstadium zwischen dem 3. und 7. Tag nach Befruchtung, kurz vor der Inplantation, findet sich stets eine Plazenta mit einem gemeinsamen, die beiden Amnionhöhlen umgebenden Chorion. Das trennende Septum besteht nur aus zwei Amnionblättern. Es findet sich eine diamniote monochoriale Eihautanlage. Erfolgt die Teilung im späten Blatozystenstadium, d. h., nachdem die Implantation und Differenzierung in Amnion und Chorion bereits stattgefunden hat, entwickeln sich die beiden Embryonalanlagen in einer gemeinsamen monochorialen, monoamnioten Fruchtwasserkammer (Abb. 2).
Bei einer Teilung zwischen dem 9. und 13. Tag nach Befruchtung resultiert eine partiell gemeinsame Nabelschnur, bei einer noch späteren Teilung ist die embryonale Trennung unvollständig (16, 36, 41).
Die Inzidenz der monoamnioten Zwillinge wird mit 0,83% bis 1,5% sehr unterschiedlich in der Literatur beurteilt. Etwa 4% aller monozygoten Zwillinge sind monoamniot (36, 78).

Die Dizygotie

Dizygote Zwillinge entstehen durch Befruchtung zweier Eizellen, die entweder aus einem Follikel (unifollikularis) oder aus verschiedenen im gleichen Zyklus herangereiften Follikeln eines oder beider Ovarien hervorgehen können. Sie stammen aus derselben Ovulationsgeneration, weisen jedoch unterschiedliche Erbanlagen auf und müssen nicht einmal denselben Vater haben (1, 25). Zur Polyovulation kommt es infolge einer übermäßigen Gonadotropinaktivität. Sie ist teils genetisch bedingt und/oder durch exogene Faktoren beeinflußt (30, 36, 75, 115).
Zu einer rein exogen bedingten Polyovulation kommt es bei der Behandlung mit HCG und Clomifen. Bei der Verabreichung von HCG muß je

13.2 Schwangerschaftsverlauf und Geburtsleitung bei Mehrlingen

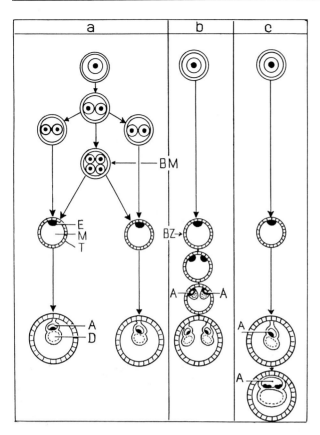

Abb. 1 Die Entstehung monozygoter Zwillinge (nach *Corner*)
a Dichorialen – Diamnioten: Trennung der Keimanlage im 2- oder 4-Blastomerenstadium. Die Scheidewand zwischen den beiden Fruchtwasserhöhlen besteht aus 2 Chorien und 2 Amnien.
b Monochorialen – Diamnioten: Trennung der Keimanlagen im frühen Blastozystenstadium vor Differenzierung eines Amnions. Die Scheidewand zwischen den beiden Fruchtwasserhöhlen besteht nur aus 2 Amnien.
c Monochorialen – Monoamnioten: Trennung der Keimanlagen im Stadium der Keimscheibendifferenzierung nach der Ausbildung einer gemeinsamen Amnionhöhle. Die beiden Feten befinden sich in einer gemeinsamen Amnionhöhle.
BM = Blastomere (Morula). BZ = Blastozyste (Blastula). E = Embryoblast. M = Mesoblast. T = Trophoblast. Mesoblast + Trophoblast = Chorion (Ernährungshaut). Im Embryonalknoten (E) bilden sich die Amnionhöhle (A) und die Dottersackhöhle (D). Chorion + Dezidua = Plazenta

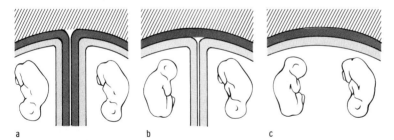

Abb. 2 Eihautbefunde bei monozygoten Zwillingen

nach Dosierung und Ansprechbarkeit in 20–50% der Fälle mit einer Überstimulierung der Ovarien gerechnet werden (29). Während bei der Behandlung mit HCG in bis zu 20% mit der gleichzeitigen Reifung mehrerer Follikel gerechnet werden muß, kommen nach Clomifenbehandlung nur vermehrt (6–10%) Zwillingsschwangerschaften vor (30, 37, 48). Eine Zunahme der Zwillingshäufigkeit nach langer OH-Einnahme im Sinne eines Rebound-Effektes wurde vermutet, hat sich jedoch nicht bestätigt (24, 28).
Unter *Superfekundation* versteht man die Befruchtung zweier aus derselben Ovulationsperiode stammende Eizellen durch verschiedene Begattungsakte, wobei auch zwei verschiedene Partner in Betracht zu ziehen sind. Obwohl bis heute die polygame Zwillingszeugung nicht eindeutig bewiesen ist, wird sie doch von den meisten Autoren für möglich gehalten (21, 22). Bei der *Superfetation* stammen die Eizellen aus zwei verschiedenen Ovulationsgenerationen. Das Tragen von zwei Früchten von unterschiedlichem Gestationsalter wird bei Tieren häufig beobachtet und gilt – wenn auch nur in Ausnahmen – beim Menschen als erwiesen. Die Superfetation wird auf eine relative Corpus-luteum-Insuffizienz zurückgeführt und konnte bei Uterusmißbildungen bzw. Doppelbildungen sowie bei einer bilateralen tubaren Zwillingsschwangerschaft beobachtet werden (31, 65, 90, 96).

Die Bestimmung der Zygotie

Weichen Zwillinge in einer oder mehreren genetisch festgelegten Prägungen voneinander ab, sind sie erbungleich und damit dizygot. Zur Beantwortung humangenetischer Fragestellungen sind Zwillingsuntersuchungen von besonderer Bedeutung.

Um zu erkennen, inwieweit physiologische und pathologische Zustände genetisch determiniert und durch Umweltfaktoren modifiziert bzw. induziert werden können, ist die eindeutige Festlegung der Zygotie notwendig.

Das *ungleiche Geschlecht* ist ein sicheres Zeichen für Dizygotie. In etwa 36% der Fälle finden sich ungleichgeschlechtliche Zwillinge. Gleichgeschlechtliche Kinder können sowohl mono- wie dizygot sein, weshalb die Frage nach der Monozygotie bei Gleichgeschlechtlichkeit allein nicht beantwortet werden kann (74).

Die *Eihautdiagnostik* wurde schon seit langem für die Bestimmung der Dizygotie herangezogen. Als klinisches Kriterium gilt, daß monochoriale Zwillinge monozygot, dichoriale sowohl mono- wie dizygot sein können. Für wissenschaftliche Fragestellungen ist diese Regel unzureichend, da neuere Untersuchungen zeigen, daß es durch sekundäre Verschmelzungen und Einschmelzungen nicht nur der Plazenta, sondern auch der Eihäute in 1–2% der Fälle zur Vortäuschung monozygoter Zwillinge kommen kann. Von dichorialen Zwillingen sind ca. $^1/_3$ monozygot (74, 76, 112).

Blutgruppenserologische Untersuchungen zur Bestimmung der Zygotie gewinnen heute immer mehr an Bedeutung. Durch eine differenzierte Blutgruppen- und Faktorenanalyse gelingt es, mit einer Wahrscheinlichkeit von durchschnittlich 95,8% im Idealfall sogar mit einer Sicherheit von bis zu 99%, die Erbgleichheit zu bestimmen bzw. eine Dizygotie auszuschließen (3, 74).

Die *polysymptomatische Ähnlichkeitsdiagnostik* ergibt ebenfalls eine sehr hohe Treffsicherheit in der Bestimmung der Zygotie. Wegen der relativ späten Ausprägung einiger typischer Merkmale gewinnt sie jedoch erst vom 3. Lebensjahr an an Bedeutung (109).

Weicht ein Paar in einem Merkmal voneinander ab (Geschlecht, Blutgruppe, Augenfarbe, Farbe und Struktur der Haut, Haare, Augenbrauen, Papillarlinien der Hände und Füße usw.), handelt es sich um dizygote Zwillinge.

Transplantationsversuche sind bei Angehen des Transplantates ein sicherer Beweis für Eineiigkeit. Hauttransplantationen sind in jenen wenigen Fällen indiziert, wo die übrigen Möglichkeiten nicht zur eindeutigen Klärung der Zygotie führen (95).

Mehrlinge höheren Grades

Mehrlinge höheren Grades können polyzygot, dizygot, monozygot oder gemischtzygot sein, falls sich eine oder mehrere Eizellen erneut aufteilen, was nach der ersten Spaltung sowohl symmetrisch als auch asymmetrisch erfolgen kann (36). Je mehr Früchte gleichzeitig heranreifen, um so geringer ist deren Überlebenschance und beträgt für Vierlinge nur noch knapp 50%. Von den publizierten Fünflingsgeburten überlebten bis heute unseres Wissens die Perinatalperiode nur 10 Fälle. Erst einmal ist es gelungen, alle Kinder einer Sechslingsschwangerschaft am Leben zu erhalten (32). Keine der überlieferten Sieben- und Achtlingsschwangerschaften haben das lebensfähige Alter erreicht (66, 108). Dabei spielt die zunehmende Frühgeburtlichkeit und die frühzeitige Tendenz zur Retardierung mit steigender Mehrlingszahl eine entscheidende Rolle. Je größer die Mehrlingszahl, um so stärker verschiebt sich das Geschlecht zugunsten der Mädchen (Tab. 1).

Häufigkeit

Die alte Hellinsche Regel besagt, daß die von der Natur gegebene Häufigkeit für Zwillinge 1:85 Einlingsschwangerschaften, für Drillinge $1:85^2$, für Vierlinge $1:85^3$ beträgt, und eine Fünflingsgeburt auf 52 Mill. Entbindungen zu erwarten ist (39). Sie gibt eine ungefähre Häufigkeitsverteilung an, wobei jedoch mannigfaltige Faktoren von Bedeutung sind.

Erblichkeit

Die Erblichkeit des Zwillingsvorkommens ist sowohl für Zweieiige als auch für eineiige Zwillinge nachgewiesen. Für die familiäre Häufung ergibt sich jedoch eine deutliche Signifikanz für dizygote Zwillinge, wobei die Disposition von beiden Eltern ausgeht. Für die mütterliche Linie zeigt sich ein autosomal rezessiver Erbgang, für die väterliche Seite eine überwiegende Dominanz mit schwacher Durchschlagkraft. Die Wahrscheinlichkeit der Wiederholung einer Mehrlingsschwangerschaft in ein und derselben Familie ist für dizygote Zwillinge zwei- bis viermal höher als es dem Bevölkerungsdurchschnitt entspricht (10, 17, 18, 115).

Tabelle 1 Statistische Angaben über die Mehrlingsschwangerschaft (nach *Mc Keown* u. *Record* [64])

Statistische Angaben	Häufigkeit	Tragzeitdauer	Geburtsgewicht	Wachstumsretardierung	Geschlecht ♀:♂	Perinatale Mortalität
Einlinge		280,5 Tage	3377 gr	37 SSW		3,9%
Zwillinge	1:80	261,6 Tage	2395 gr	30 SSW	97:100	15,2%
Drillinge	$1:80^2$	246,8 Tage	1818 gr	27 SSW	101:100	30,9%
Vierlinge	$1:80^3$	236,8 Tage	1395 gr	26 SSW	156:100	50,9%

Alter und Parität

Alter und Parität zeigen eine für das Alter der Frau typische Verlaufskurve, während die scheinbare Zunahme der Zwillingsfrequenz mit steigender Parität in erster Linie altersbedingt ist (19). Mit zunehmendem Alter steigt die Frequenz der Zwillingsschwangerschaft kontinuierlich an mit zwei charakteristischen Häufigkeitsmaxima zwischen dem 35. bis 39. Lebensjahr und einem weniger ausgeprägten bei sehr jungen Müttern unter 16 Jahren (18, 33, 77).

Am auffallendsten ist die Verlaufskurve bei der alten Erstgebärenden, bei der das Häufigkeitsmaximum des Zwillingsvorkommens zwischen 35 und 39 Jahren, das dreifache desjenigen von 20jährigen beträgt.

Die starke Zunahme der Zwillingsfrequenz bei älteren Müttern wird auf steigende Gonadotropinwerte (FSH) bei Frauen nach dem 35. Lebensjahr zurückgeführt. Der steile Abfall nach dem 40. Lebensjahr, der nur Frauen ohne familiäre Zwillingsbelastung betrifft, wird mit einer ovariellen Erschöpfung gedeutet (36, 73, 115).

Jahreszeitliche, klimatische, rassische und konstitutionelle Häufigkeitsunterschiede

Jahreszeitliche, klimatische, rassische und konstitutionelle Häufigkeitsunterschiede sind für dizygote Zwillinge nachgewiesen. Das Häufigkeitsmaximum liegt in den Monaten Februar, März, April, d. h., es betrifft die Zeugungsmonate Mai, Juni, Juli und fällt dann kontinuierlich ab mit einem absoluten Tief in den Monaten September und Oktober (18). Das Zwillingsvorkommen ist bei der schwarzen Bevölkerung am häufigsten (Nigeria 5%), am seltensten bei mongolischen Rassen (Japan 0,3%).

Im europäischen Raum finden sich beträchtliche Schwankungen mit einer deutlichen Frequenzabnahme von Norden gegen Süden (Skandinavien 1,5%, Deutschland 1,25%, Süditalien 0,8%). Ausnahmen bilden England mit einer Zwillingshäufigkeit von 2,5% und Bulgarien mit 0,9% (13). Konstitutionelle Faktoren spielen insofern mit, als bei kräftigem Körperbau sich deutlich häufiger dizygote Zwillinge finden wie bei schlanken und zierlichen Frauen (15, 73).

Alimentäre, epidemiologische und soziale Faktoren

Alimentäre, epidemiologische und soziale Faktoren sind insofern von Bedeutung, als sich in Zeiten des Hungers oder bei Grippeepidemien ein starker Rückgang der Mehrlingsgeburten bemerkbar macht. Frühstadien der Eientwicklung sind auf Körpertemperaturen von über 39° empfindlich, was offensichtlich für Zwillingsanlagen im besonderen Maße zutrifft und zu gehäuften Aborten führt. Die Frequenzabnahme bei Nahrungskarenz erklärt sich durch eine relative hypophysäre Insuffizienz (36, 56, 57).

In Staaten mit Freigabe der Geburtenregelung (Fristenlösung, Pille) zeigt sich in den letzten Jahren eine starke Abnahme des Zwillingsvorkommens, was mit dem Rückgang der Geburtenfrequenz bei Frauen von über 35 Jahren, der Altersgruppe mit dem größten Mehrlingsanteil, in Zusammenhang gebracht werden kann (58; Tab. 2).

Tabelle 2 Charakteristik der Mono- und Dizygotie

Charakteristik	Dizygotie	Monozygotie
Mütterliche	Polyovulation	atypische Spaltung
Genetische Faktoren	+++	+
Rasse	+++	–
Umwelteinflüsse	++	–
Alter	++	+
Parität	(+)	(+)
Zyklusverlängerung	–	++
Kindliche	erbungleich	erbgleich
Mortalität	+	+++
Transfusionssyndrom	+	+++
Konstitutionelle Diff.	+	++
Mißbildungen	+	++

Verlauf und Prognose der Mehrlingsschwangerschaften

Bei sehr jungen Frauen und solchen über 35 Jahren – und da wiederum bei Erstgebährenden – finden sich Schwangerschaftskomplikationen wie die EPH-Gestose, ante-, sub- und postpartuale Blutungen, Retardierungen, Frühgeburten und Mißbildungen gehäuft (93). Dasselbe Kollektiv an Frauen weist ein signifikantes Häufigkeitsmaximum für die Mehrlingsschwangerschaft auf, so daß ohne geeignetes Vergleichskollektiv oft schwer zu entscheiden ist, inwieweit die erhöhte Komplikationsrate altersbedingt ist, oder aber zu Lasten der Mehrlingsschwangerschaft geht.

Komplikationen von seiten der Mutter

Emesis und Hyperemesis

Die Emesis und Hyperemesis als organisch/neurotisches Syndrom dürfte, sofern die endokrinologisch/allergische Komponente im Vordergrund steht, wegen der vermehrten hormonellen Belastung bei der Mehrlingsschwangerschaft gehäuft vorkommen. Anhand geeigneter Vergleichskollektive findet sich jedoch die Emesis etwa in gleicher Häufigkeit, die Hyperemesis dagegen im Vergleich zur Einlingsschwangerschaft vermehrt (38).

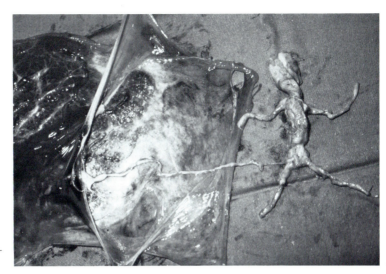

Abb. 3 Fetus papyraceus: Zufallsbefund bei der Inspektion der Eihäute eines am Termin geborenen Kindes

Spontanabortrate

Die Spontanabortrate ist für Zwillinge etwa dreimal so hoch wie die bei Einlingen. Ultraschalldiagnostische Reihenuntersuchungen in der Frühschwangerschaft ergeben, daß die Inzidenz der primären Zwillingsanlage etwa das Zwei- bis Dreifache der früher anhand rein klinischer Beobachtungen angenommenen beträgt. Ein Teil der Frühstadien wird ganz oder teilweise resorbiert (Fetus papyraceus, Fetus compressus) oder abortiert. Etwa $^1/_3$ aller primären Zwillingsanlagen enden als Einlingsschwangerschaft (88; Abb. 3 u. 4).

EPH-Gestose

Die EPH-Gestose, deren Ätiologie heute entweder in einer vaskulären Erkrankung oder aber in einem hämodynamischen Geschehen im Sinne einer Spannungstoxikose gesehen wird (46), kommt bei Mehrlingen etwa zwei- bis dreimal so oft vor als bei der Einlingsschwangerschaft. Bei Zwillingsmüttern über 35 Jahren, insbesondere bei der alten Erstgebärenden, ist die EPH-Morbidität gegenüber dem Normalkollektiv um das sechs- bis zehnfache erhöht (38, 93).
Unterteilt man in monosymptomatische und polysymptomatische Gestosen, so überwiegt bei der Mehrlingsschwangerschaft das Vollbild der EPH-Gestose, während die monosymptomatische Gestose bei der Einlingsschwangerschaft häufiger ist (38, 97). Die EPH-Gestose manifestiert sich in der Einlingsschwangerschaft am häufigsten zwischen der 33. und 36. Schwangerschaftswoche, bei Mehrlingsschwangerschaften tritt sie erst nach der 36. Woche gehäuft auf (79).

Blutungen in der Schwangerschaft

Blutungen in der Schwangerschaft kommen vor allem in Form der vorzeitigen Lösung und der Plazentarrandblutung vermehrt vor. Das übermäßige

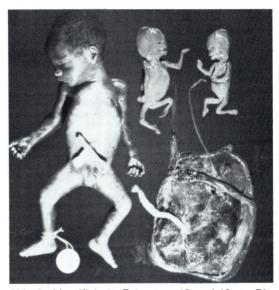

Abb. 4 Mumifizierte Feten von 15 und 16 cm. Die Ausstoßung des dritten Drillings von 34 cm und 910 gr., der kurz nach der Geburt starb, erfolgte in der 28. SSW

Gewicht des Uterus bewirkt einen verstärkten Druck auf die V. cava (Supine-Syndrom) und dürfte für die vermehrte vorzeitige Lösung, die Größe und flächenhafte Ausdehnung der Plazenta für den gehäuften tiefen Sitz von Bedeutung sein (9, 27, 38).

Hydramnion

Das Hydramnion ist besonders oft bei eineiigen Zwillingen zu finden. Unter den vielfältigen ätiologischen Faktoren dürfte im speziellen Fall die fetofetale Transfusion von Bedeutung sein. Durch Überlastung des fetalen Kreislaufes beim transfundierten Zwilling kommt es zu einem erhöhten Filtrationsdruck in den Nieren und den chorialen Ge-

Tabelle 3 Komplikationen bei Müttern mit Zwillingsschwangerschaft im Vergleich zur Einlingsschwangerschaft

Komplikationen	Einlinge	Mehrlinge
Emesis (Hyperemesis) (38)	52,2% (2,9%)	53,6% (4%)
EPH-Gestose (38, 97)	0,5–57,0%	7,3–72,6%
monosymptomat.	33,0–61,0%	13,0–41,0%
polysymptomat.	0,4–8,5%	13,2–22,5%
Blutungen (9, 27)	3–5%	5–11,7%
vorz. Lösung	0,9%	1,2–3,0%
Placenta praevia	1,4%	2,0%
pp >500 ml (Atonie)	1,4% (4,4%)	21,6% (74,6%)
Hydramnion (38)	0,5–0,8%	3–12%
Vorz. Blasensprung (38)	10–18%	33–43%
Anämie (9, 27)		
unter 11 g%	10,2–40,6%	39,9–52,4%
unter 10 g%	4,9%	13,5%

fäßen, was zur vermehrten Fruchtwasserbildung führt. Eine zusätzliche chronische Schädigung der Gefäße unterstützt die übermäßige Transsudation (38, 102).

Vorzeitiger Blasensprung

Ein vorzeitiger Blasensprung tritt etwa zwei- bis dreimal so häufig wie bei der Einlingsschwangerschaft auf und erklärt sich durch die vermehrten atypischen Kindslagen, die reichlich vorhandenen Kindsbewegungen und die Überdehnung des Uterus (38, 98).

Anämie

Eine Anämie von unter 11 g% findet sich etwa doppelt so oft, eine schwere Anämie von unter 10 g% etwa dreimal häufiger als bei der Einlingsschwangerschaft (77).
Andere schwangerschaftsbedingte oder durch die Schwangerschaft geförderte Erkrankungen wie die Thormbose, Thomboembolie, Zystopyelitis oder die Hepatocholezystopathie finden sich nicht öfter als bei der Einlingsschwangerschaft. Einzig für Dermatosen scheint eine vermehrte Disposition vorzuliegen (38; Tab. 3).

Komplikationen von seiten des Kindes

Frühgeburtlichkeit und Retardierung

Das mittlere Gestationsalter für Zwillinge beträgt 37 Schwangerschaftswochen. Nur 5–8% erreichen die 40. Schwangerschaftswoche. Die Frühgeburtenrate liegt zwischen 49,2 und 66,5% und beträgt etwa das sechs- bis elffache vergleichbarer Einlingskollektive (5, 27, 90). Zwillinge sind durchschnittlich reifer als es dem Gewicht nach zu erwarten wäre, da sie bereits von der 30. bis 32. Schwangerschaftswoche an gegenüber dem Einling im Wachstum zurückbleiben. Die Retardierung erklärt sich durch den zunehmenden intrauterinen Füllungsdruck, der den plazentaren Flow der ohnehin überforderten Plazenta zusätzlich reduziert (5, 40). Das durchschnittliche Gewicht bei Mehrlingen nimmt mit steigender Parität aufgrund besserer uteriner Durchblutung zu. Liegt beim Einling die Grenze der Frühgeburt bei 2500 g (WHO), so darf ein Zwilling mit einem Körpergewicht von 2400 g und einer Länge von 46 cm als reif bezeichnet werden. Da bei eineiigen Zwillingen oft beträchtliche Gewichtsunterschiede vorkommen und der eine unter, der andere über dem Sollgewicht von 2400 g liegen kann, ist es zweckmäßiger, Zwillinge als reif zu bezeichnen, wenn sie zusammen ein Gewicht von 4500 g erreichen. 17,6% der Zwillinge, die zwischen der 38. bis 41. Schwangerschaftswoche geboren werden, erreichen nicht das Gesamtgewicht von 4500 g (Small for dates) (80, 116).
Je mehr Früchte gleichzeitig heranreifen, um so eher beginnt die Wachstumsretardierung und um so größer ist die Tendenz zur Frühgeburtlichkeit. Die Komplikationsrate infolge der Unreife und Dystrophie liegt bei Zwillingen zwischen 40–60% (23, 61, 81, 83).

Geschlecht

Obschon dizygote Mehrlingsschwangerschaften etwa dreimal so häufig sind wie monozygote kommen gleichgeschlechtliche Zwillinge fast doppelt so oft vor wie ungleichgeschlechtliche. Mit wachsender Mehrlingszahl ändert sich die Geschlechtsverteilung zugunsten der Mädchen. Einzig bei mongolischen Völkern besteht für Zwillinge ein starkes Überwiegen (134:100) des männlichen Geschlechts (12). Bei allen anderen Rassen sinkt der Anteil an Knaben mit zunehmender Vielfrüchtigkeit. Anhand von Chromosomenanalysen konnte eine erhöhte Aborthäufigkeit für männliche Früchte gefunden werden, was wenigstens teilweise das Defizit an Knaben erklären dürfte (36, 55, 74).

Kindliche Lagen

In über der Hälfte aller Zwillingsschwangerschaften finden sich atypische und pathologische kindliche Lagen. Die Beckenendlage kommt beim ersten Zwilling etwa vier- bis fünfmal, die Querlage etwa sechsmal so häufig vor wie bei Einlingen. Der zweite Zwilling ist fast doppelt so oft in einer geburtserschwerenden Lage. In einem Großteil der Fälle ändert der zweite Zwilling seine Lage unter oder nach der Geburt des ersten. Als eigentliche Lage muß sodann diejenige bezeichnet werden, in die sich der zweite Zwilling zur Geburt einstellt (110, 112).

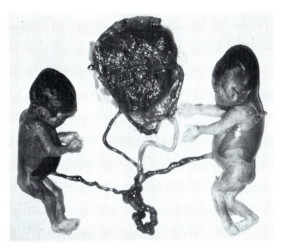

Abb. 5 Intrauteriner Fruchttod durch Nabelschnurverwicklung bei monoamnioten Zwillingen in der 28. SSW

Eineiige Zwillinge ändern in der Schwangerschaft wegen des oft vorhandenen Hydramnions viel häufiger ihre Lage wie dizygote Zwillinge. Dabei kommt es bei monoamnioten oft schon in der Frühschwangerschaft zu Verwicklungen der Nabelschnüre und zum intrauterinen Fruchttod (78, 112; Abb. 5). Insgesamt ergeben sich 9 verschiedene Lagekombinationen bei Zwillingen. Am häufigsten finden sich beide Kinder in Kopflage (40–62%). Es folgen der Häufigkeit nach die Kopf/Beckenendlage; Beckenendlage/Kopflage; Beckenendlage/Beckenendlage. Kombinationen mit Querlagen finden sich in unter 10%, beide Zwillinge in Querlage in unter 1% (34, 38, 112).

Kollisionen, Einkeilungen

Kollisionen, Einkeilungen und Verhakungen unter der Geburt sind seltene Ereignisse (ca. 1 : 1000 Zwillingsgeburten). Sie kommen jedoch gehäuft bei monozygoten Zwillingen vor oder aber, wenn die Fruchtblase des zweiten Zwillings vor der Geburt der ersten Zwillings gesprungen ist. Die Kombination erster Zwilling in Steißlage/zweiter in Kopf- oder Querlage disponiert besonders zur Verhakung (72).

Nabelschnurvorfall

Der Nabelschnurvorfall ist zwei- bis viermal häufiger als bei der Einlingsschwangerschaft und beruht einerseits auf dem oft vorhandenen Hydramnion, andererseits auf der Vielzahl atypischer bzw. pathologischer Kindslagen (8).

Mißbildungen

Mißbildungen sowohl leichten als auch schweren Grades finden sich bei Mehrlingen signifikant häufiger als bei Einlingen. Schwere Mißbildungen

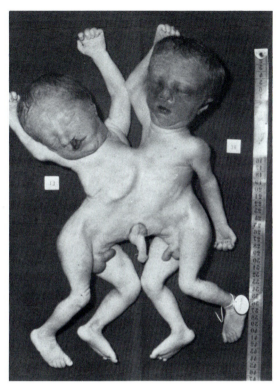

Abb. 6 Thorakopagen: 44/43 cm, 3680 g; 1 ³/₄ Std. post partum verstorben

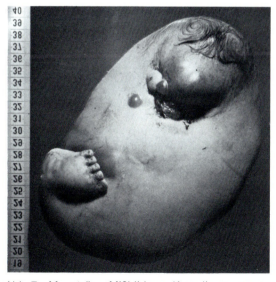

Abb. 7 Monströse Mißbildung (Acardiacus amorphus): Es fehlen alle inneren Organe bis auf eine hypoplastische Niere, ein Hoden und ein 9 cm langes Darmrudiment. Fehlende Ausbildung von Kopf, Hals und Körperöffnungen. Fehlen der Extremitäten bis auf ein Bein, rudimentäre Wirbelsäule, verschmolzene rudimentäre Rippen. Der andere Zwilling lebt und ist normal entwickelt.

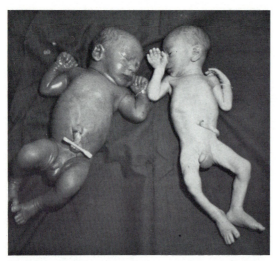

Abb. 8 Zwillingstransfusionssyndrom bei Dizygotie

Charakteristik:	Spender	Empfänger
Geschlecht	männlich	männlich
Gewicht	1600 g	2800 g
Länge	43 cm	47 cm
Hämatokrit	45	73
Blutgruppe	A, Rh-pos.	0, rh-neg.
Retikulozyten	104‰	48‰

kommen gehäuft bei der Monozygotie vor und sind auf Unregelmäßigkeiten bei der Spaltung zurückzuführen. Bei unvollständiger oder gestörter Trennung kommt es zu Doppelmißbildungen (siamesische Zwillinge: Thorakopagie, Kraniopagie, Pygopagie usw.) oder zur Bildung von Monstren. Die Mißbildungsrate ist bei Knaben höher als bei Mädchen (8, 27, 40, 43, 59, 70, 78, 85, 92; Abb. 6 u. 7).

Die *Insertio velamentosa* wird bei Zwillingsplacenten ca. siebenmal so oft wie bei Einlingen gefunden (104).

Das *Fehlen einer Nabelschnurarterie* kommt bei Zwillingen etwa viermal so häufig vor und ist in bis zu 50% der Fälle mit anderen Mißbildungen kombiniert (103; Abb. 8).

Zwillingstransfusionssyndrom

Das Zwillingstransfusionssyndrom oder die fetofetale Transfusion kommt durch plazentare Anastomosen zwischen den beiden an sich getrennten Blutstrombahnen zustande. Die Gefäßverbindungen können oberflächlich arterioarteriell oder venovenös sein, und/oder es bestehen tiefer liegende kapilläre arteriovenöse Anastomosen, so daß es bei jedem Herzschlag infolge des Druckgefälles zu einer kleinen Bluttransfusion kommt. Bestehen gleichzeitig, was meist der Fall ist, größere arterielle oder venöse Anastomosen, kann ein Rückstromausgleich stattfinden (7, 102, 113). Andernfalls kommt es zu klinischen Zeichen der Übertransfusion beim einen, zum Blutverlustsyndrom beim andern Zwilling (Abb. 8). Während der Spender anämie-, asphyxie- und schockgefährdet ist, oder bei langsamen Verlauf eine reaktive Hepatosplenomegalie und starke Erythroblastenvermehrung aufweist, besteht beim überstranfundierten plethorischen Zwilling bei einem Hämatokrit von über 70% die Gefahr von Mikrothromben und Asphyxie infolge der starken Viskositätszunahme des Blutes. Der transfundierte Fetus ist meist größer und schwerer und seine Organe reifer als die des Spenders. Häufig besteht beim Empfänger ein Hydramnion, da es aufgrund der Hypertension zu einem erhöhten Filtrationsdruck in den Nieren und in den chorialen Gefäßen und somit zu einer verstärkten Fruchtwasserbildung kommt. Je nach Verlaufsform der fetofetalen Transfusion – ob chronisch oder akut – kommt es beim Empfänger zur Hypertrophie bzw. Hyperplasie des Herzens oder aber zum intrauterinen Fruchttod infolge eines akuten Herzkreislaufversagens (2, 45, 53). Das Transfusionssyndrom kommt meist bei monozygoten, seltener bei dizygoten Zwillingen vor. Bei dizygoten Zwillingen und unterschiedlichen Blutgruppenmerkmalen kann es je nach Menge, Art und Zeitpunkt des Blutübertrittes zur Chimären-Bildung, Immuntoleranz oder Sensibilisierung des transfundierten Zwillings kommen.

Chimären bilden Erythrozyten von unterschiedlichen Gruppenmerkmalen. Die Blutmischung kommt zustande durch fetofetale Transfusion von Primordialzellen der Erythrozyten, die sich ins Knochenmark implantieren, wo sie Erythrozyten vom Spendertyp bilden (82).

Nach neueren Untersuchungen werden bei eineiigen Zwillingen in bis zu 85% Gefäßanastomosen gefunden, wobei in etwa 15% der Fälle mit schweren klinischen Symptomen gerechnet werden muß (7, 84).

Die perinatale Mortalität

Aufgrund der eben erwähnten vielfältigen mütterlichen und kindlichen Komplikationen beträgt die perinatale Mortalität bei Zwillingen etwa das drei- bis siebenfache derjenigen bei Einlingsschwangerschaften, bei Mehrlingen höheren Grades entsprechend mehr. Hauptursache sind die zunehmende Frühgeburtlichkeit und die frühzeitige somatische Retardierung infolge plazentarer Insuffizienz (27, 42, 83, 86, 90).

Am meisten gefährdet sind Mehrlinge von Erstgebärenden, insbesondere von Müttern unter 20 Jahren. Laut einer englischen Statistik hat jede 5. dieser Frauen beide Kinder verloren (108).

Der zweite Zwilling ist wegen der gehäuften Lageanomalie, der drohenden Asphyxie und der meist stärker ausgeprägten Retardierung etwa doppelt so stark gefährdet wie der erste (85, 90, 96).

Während die optimale Schwangerschaftsdauer für Einlinge 40 Wochen beträgt, findet sich die günstigste perinatale Mortalität für den ersten Zwilling in der 39. Schwangerschaftswoche, für den zweiten Zwilling in der 37. Schwangerschaftswoche. Danach verschlechtert sich die Prognose infolge zunehmender plazentarer Insuffizienz. Zwillinge zwischen der 28. bis 32. Schwangerschaftswoche sind reifer und haben eine bessere Prognose als Einlinge entsprechenden Gestationsalters. Später sind Einlinge im Vorteil (23). Die perinatale Mortalität von monozygoten Zwillingen ist etwa dreimal so hoch wie die von dizygoten. Die höchste Komplikationsrate unter den monozygoten weisen monoamniote Zwillinge auf. Ihre Überlebenschance wird mit 49% angegeben. Neben schweren Mißbildungen, dem Transfusionssyndrom und der größeren Tendenz zur Verhakung unter der Geburt besteht die Hauptgefahr in intrauterinen Nabelschnurverwicklungen, was zu häufigem intrauterinen Fruchttod führt (27, 78).

Diagnose der Mehrlingsschwangerschaft

Nur durch eine frühzeitige Diagnose kann die an sich schlechte Prognose der Mehrlingsschwangerschaft entscheidend verbessert werden. Neuere Untersuchungen zeigen jedoch, daß selbst in den vergangenen 10 Jahren in bis zu 32% der Fälle eine Zwillingsschwangerschaft verkannt bzw. erst unter der Geburt erkannt wurde (27, 38, 44, 50).

Verdachtsmomente

Der Verdacht auf Mehrlinge ergibt sich bei einem für das Gestationsalter zu großen Uterus, bei der Palpation von 3 großen Kindsteilen sowie auskultatorisch voneinander getrennte Herzaktionen. Anamnestische Angaben über frühzeitig aufgetretene und multizentrische Kindsbewegungen und die Information über eine mögliche familiäre Belastung unterstützen die Vermutungsdiagnose.

Diagnosestellung

Zur Sicherung der Diagnose werden heute Doppler-Geräte, das fetale EKG, Ultraschall, B-Scan und die Röntgendiagnostik eingesetzt.

Phonokardiographie und Doppler-Geräte

Phonokardiographisch oder durch Doppler-Geräte registrierte und voneinander getrennte Herztöne mit einem Frequenzunterschied von mindestens 10 Schlägen pro Minute sind für die Diagnose beweiskräftig (38).

Fetales EKG

Das fetale EKG wird von der 18. Schwangerschaftswoche an eingesetzt. Aus nicht ganz klar ersichtlichen Gründen soll die Amplitude des indirekt über die Bauchdecken abgeleiteten QRS-Komplexes zwischen der 28. und der 30. Schwangerschaftswoche oft sehr niedrig sein, was die Diagnose erschwert. Ansonsten scheint die Methode sehr zuverlässig zu sein (52).

Ultraschall-B-Scan

Der Ultraschall-B-Scan ist in der Frühschwangerschaft das Mittel der Wahl. Bereits von der 8. Schwangerschaftswoche an gelingt es, die voneinander getrennten Eianlagen optisch festzuhalten. Von der 12. Schwangerschaftswoche an sind auch monoamniote Zwillinge anhand zweier Köpfe in derselben Amnionhöhle klar zu erkennen.
Zum Ausschluß einer Mehrlingsschwangerschaft sollte in der heutigen modernen Geburtsmedizin mindestens eine Ultraschallkontrolle zwischen der 12. und 20. Schwangerschaftswoche gefordert werden.
Im letzten Schwangerschaftsdrittel können Mehrlinge durch ungünstige Lagebeziehung bei der Ultraschalluntersuchung übersehen werden (44, 90, 91, 105).

Röntgendiagnostik

Die Röntgendiagnostik ist im letzten Schwangerschaftsdrittel das Mittel mit dem größten Informationsgehalt. Nicht nur die Zahl der Mehrlinge, sondern ihre exakte Lagebeziehung, eine mögliche Verhakungsgefahr, sowie auch schwere Skelettmißbildungen und Doppelbildungen können im Röntgenbild festgehalten werden. Der Verdacht auf Thorakophagen besteht, wenn die Gesichter der Zwillinge einander zugewendet, beide Köpfe auf gleicher Höhe und die Wirbelsäulen im Thoraxbereich stark dorsal flektiert sind (8, 35).
Durch eine *Amniographie* kann die Frage nach monoamnioten Zwillingen geklärt werden, wobei insbesondere auf die Darstellung des Magen-Darm-Traktes der Kinder geachtet werden soll, da eine Ueberlagerung der an sich getrennten Fruchtwasserkammern eine Monoamniotie vortäuschen kann.

Schwangerenbetreuung

Unreife und Dystrophie sind die beiden Hauptursachen der hohen perinatalen Mortalität bei Mehrlingen. Da die Retardierung infolge plazentarer Insuffizienz und die Frühgeburtlichkeit bei Zwillingen von der 30. Schwangerschaftswoche an stark zunimmt, sollte die Diagnose zumindest in der 28. Schwangerschaftswoche bekannt sein.
Nach Sicherung der Diagnose hat eine Entlastung der Schwangeren in Haushalt und Beruf zu erfolgen. Von verschiedenen Autoren wird eine prophylaktische stationäre Aufnahme von der 28. bis 36. Schwangerschaftswoche gefordert. Eine entsprechende Empfehlung der WHO liegt vor (114). Durch Bettruhe, Tokolyse, eine optimale Ernährung und möglicherweise auch durch eine prophy-

Tabelle 4 Beeinflussung der Frühgeburtlichkeit durch prophylaktische Hospitalisation ab 28. bis 30. SSW

Autoren	Frühgeburtlichkeit ohne Hospital.	mit Hospital.
E. J. *Brown*, H. G. *Dixon* (10)	50,7%	37,2%
R. H. *Barten* u. Mitarb. (4)	21,7%	10,8%
R. R. *Mc Donald* (63)	30,0%	12,9%

laktische Cerclage kann die Frühgeburtlichkeit bis auf die Hälfte reduziert, das durchschnittliche Kindsgewicht bis zu 500 g erhöht und die perinatale Mortalität bei Zwillingen signifikant verbessert werden (51, 52, 54); Tab. 4).

Verlauf und Leitung der Mehrlingsgeburt

Entgegen früherer Ansichten, wonach die Eröffnungsperiode bei Zwillingen verlängert, die Austreibungsperiode verkürzt sein soll, ergibt sich nach neueren Untersuchungen, unter Berücksichtigung von Parität, Alter und Tragzeitdauer für die Zwillingsgeburt trotz einer häufig primären und sekundären Wehenschwäche, die eine Wehenmittelgabe erfordert, im Vergleich zur Einlingsgeburt sowohl eine etwas kürzere Eröffnungsperiode als auch Gesamtgeburtsdauer. Der Grund dafür dürfte unter anderem in den bei entsprechendem Gestationsalter kleineren Früchten liegen (38).

Geburtskomplikationen

Mütterliche Gefährdung

Die mütterliche Gefährdung ist erhöht durch die Neigung zur Atonie und Plazentarretention, eine Folge der häufig vorhandenen Wehenschwäche, sowie die große Zahl vaginal operativer Entbindungen, die vermehrt zu geburtstraumatischen Verletzungen führen. Der mittlere Blutverlust ist größer als bei der Einlingsgeburt. Blutungen über 500 ml und die damit verbundenen Gefahren sind zehn- bis fünfzehnmal häufiger als bei der Einlingsgeburt (27).

Kindliche Gefährdung

Die kindliche Gefährdung besteht insbesondere für den zweiten Zwilling in der drohenden Asphyxie, aber auch in der großen Zahl atypischer bzw. pathologischer Kindslagen. Im Vergleich zur Einlingsgeburt kommt es zu einer nahezu doppelt so hohen operativen Entbindungsfrequenz. Die Zahl der vorzeitigen Plazentarlösungen beträgt das zwei- bis dreifache, der Nabelschnurvorfall kommt zwei- bis viermal so oft vor.

Die Kenntnis der mütterlichen und kindlichen Gefahrenmomente fordert eine adäquate Geburtsleitung.

Die Geburtsleitung

Die starke Zunahme der Gestosehäufigkeit gegen Ende der Schwangerschaft und die drohende Dekompensation der chronischen plazentaren Insuffizienz, die bei jeder Mehrlingsschwangerschaft besteht, machen eine erneute Hospitalisation in der 37. Schwangerschaftswoche notwendig und erfordern eine tägliche getrennte Monitorüberwachung der Kinder. Ist dies technisch oder aus anderen Gründen nicht möglich, sollte die prophylaktische Geburtseinleitung in der 38. bis 39. Schwangerschaftswoche erfolgen (51, 90).

Vor Geburtsbeginn muß die Lagebeziehung der Kinder zueinander bekannt sein, wenn notwendig mit einem Röntgenbild. Über die Art der Geburtsleitung muß sodann im Einzelfall entschieden werden. An eine Erweiterung der Sectioindikation ist zu denken bei monoamnioten Zwillingen (gehäufte Nabelschnurkomplikationen und Verhakungsgefahr), insbesondere wenn sich der erste Zwilling in Steißlage, der zweite in Kopf- oder Querlage eingestellt hat, oder falls ein Kind vor der Geburt als ausgesprochen dystroph erscheint (Transfusionssyndrom, small for dates), da solche Kinder besonders gefährdet sind und eine gleichzeitige kontinuierliche Überwachung unter der Geburt mittels CTG oft schwierig ist.

Bei Hydramnion kann die Gefahr eines Nabelschnurvorfalls in der Eröffnungsperiode durch eine vorgeburtliche, langsame, transabdominale Fruchtwasserentlastungspunktion verringert werden. Die vermehrte Blutungsneigung erfordert eine Bereitstellung von Blutkonserven in genügender Menge. Bei einer plötzlichen Blutung sub partu ist an das gehäufte Vorkommen der vorzeitigen Lösung und an die Insertio velamentosa zu denken (6). Die Überlebenschancen des zweiten Zwillings werden in großen Statistiken um etwa 50% ungünstiger als die des ersten Zwillings beurteilt.

Entscheidend für die Mortalität und Morbidität des zweiten Zwillings ist jedoch neben dem Reifegrad das Zeitintervall, das zwischen der Geburt des ersten und des zweiten Zwilling liegt (42, 51, 98). In der Literatur finden sich Entbindungsintervallen zwischen 10 Minuten und 2 Stunden.

Die *Geburtsleitung beim ersten Zwilling* unterscheidet sich in nichts von derjenigen bei der Einlingsgeburt, außer daß die Geburtsbeendigung wegen Wehenschäche und atypischen Lagen bzw. Fehleinstellungen häufiger operativ erfolgen muß. Ist für die Entbindung des ersten Kindes eine Narkose notwendig, hat die Entwicklung des zweiten Kindes gleich anschließend in derselben Narkose zu erfolgen. Da die Möglichkeit eines Kollateralkreislaufes besteht, muß nach Abnabelung des ersten Zwillings der plazentare Anteil der Nabelschnur besonders sorgfältig abgebunden und markiert werden, da sonst der zweite Zwilling durch die Nabelschnur des ersten verbluten kann.

Die *Geburtsleitung beim zweiten Zwilling* erfordert aufgrund steigender Asphyxiegefährdung mit zunehmendem Entbindungsintervall ein aktives Vorgehen. Bei abwartendem Verhalten erfolgt die Geburt des zweiten Zwillings in etwa einem Viertel der Fälle innerhalb von 10 bis 20 Minuten und in ca. 87% im Verlauf einer Stunde. Retentionen von einigen Stunden bis mehreren Tagen sind möglich (26, 112). Das optimale Entbindungsintervall für den zweiten Zwilling liegt zwischen 5 und 20 Minuten nach Geburt des ersten Zwillings. Danach steigen die Mortalität- und Morbiditätsziffern rasch an (8, 20, 51, 69, 101, 106, 107).

Bei längerem Abwarten kann sich der Muttermund durch uterine Retraktionen erneut formieren, was bei akuter Asphyxiegefahr des Kindes ein vaginales Vorgehen erschwert oder gar verunmöglicht. Die Infektionsrate von Mutter und Kind steigt mit zunehmendem Entbindungsintervall rasch an (49, 100).

All diese Gefahrenmomente sprechen für eine aktive Geburtsleitung. Gleich nach der Geburt des ersten Kindes soll vaginal nachgetastet werden, da es nicht selten unter der Geburt des ersten Zwillings zu einem Lagewechsel des zweiten Zwillings kommt. Handelt es sich dabei um eine Querlage, muß bei stehender Fruchtblase die äußere Wendung versucht werden. Bei gesprungener Fruchtblase und/oder persistieren der Querlage erfolgt die kombinierte innere und äußere Wendung auf den Steiß mit anschließender Extraktion. Bei Längslage und erhaltener Fruchtblase soll diese gesprengt und ein Wehenmittel verabreicht werden. Zur exakten kindlichen Überwachung ist ein internes CTG notwendig, um bei den geringsten Zeichen einer Hypoxie operativ eingreifen zu können (51). Ist eine kontinuierliche kardiotokographische Überwachung nicht möglich, soll nicht lange abgewartet, sondern die Geburt möglichst rasch beendet werden (Tab. 5).

Die Nachgeburtsperiode

Zwei Komplikationen charakterisieren die Nachgeburtsperiode: die atonische Blutungsneigung und Lösungsanomalien der Plazenta. Die Lösungsanomalien der Plazenta beruhen einerseits auf der für die Mehrlingsgeburt charakteristischen Wehenschwäche, andererseits auf den häufig vorhandenen Form- und Sitzanomalien der Nachgeburt. Vermehrte Nachtastungen und manuelle Plazentarlösungen sind die Folge (8, 27, 38, 47).

Die Atoniegefahr erfordert zudem eine gute postpartuale Überwachung der Patientin über mehrere Stunden und eine prophylaktische Wehenmittelgabe im Dauertropf.

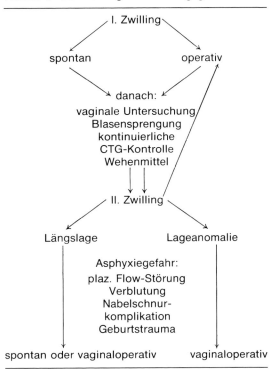

Tabelle 5 Zur Leitung der Mehrlingsgeburt

Der Wochenbettsverlauf

Das Wochenbett nach einer Mehrlingsschwangerschaft und Geburt ist gekennzeichnet durch eine längere mütterliche Erholungsphase, eine verzögerte Involution und gehäufte intrauterine Infektionen als Folge der großen plazentaren Wundfläche und der erhöhten operativen Entbindungsfrequenz (38, 62).

Literatur

1 Andreassi, G.: Problemi e considerazioni sulla gravidanza multipla. Medicus (Vatican City) 3 (1947) 41
2 Anger, H., A. Ring: Die fetofetale Transfusion bei Zwillingen. Z. Geburtsh. Perinat. 176 (1972) 164
3 Babenerd, J.: Mehrlingsschwangerschaft und Mehrlingsgeburt. Med. Klin. 68 (1973) 1577
4 Barten, R. H., J. Hsu, R. V. Erkenbeck, L. Q. Pug sley: The prevention of prematurity in multiple pregnancy. Amer. J. Obstet. Gynec. 91 (1965) 787
5 Baumgarten, K.: Serologischer Nachweis der Eineiigkeit von Zwillingen. Geburtsh. u. Frauenheilk. 10 (1962) 1010
6 Baszó, J., B. Dolgay, O. Pohánka: Gewichtszunahme bei Zwillingskindern in den 28 bis 42 Schwangerschaftswochen. Zbl. Gynäk. 92 (1970) 628
7 Benirschke, K.: Placental morphogenesis. In: Fetal Homeostasis. Proceedings of the First Conference, hrsg. von R. H. Wynn, New York Academy of Sciences, New York 1965
8 Benirschke, K., S. G. Driscoll: The pathology of the human placenta. In: Handbuch der speziellen Pathologischen Anatomie und Histologie, Bd. VII/5. Springer, Berlin 1967
9 Bhatia, G.: Twin pregnancy (A review of 500 cases). J. Obstet. Gynaec. India 15 (1965) 581

10 Brown, E. J., H. D. Dixon: Twin pregnancy. J. Obstet. Gynaec. Brit. Cwlth 70 (1963) 251
11 Bulmer, M. G.: The repeat frequency of twinning. Ann. Hum. Genet. 23 (1958) 31
12 Bulmer, M. G.: The effect of parental age, parity and duration of marriage on the twinning rate. Ann. Hum. Genet. 23 (1959) 454
13 14 Bulmer, M. G.: The twinning rate in Europe and Africa. Ann. Hum. Genet. 24 (1960) 121
14 Bulmer, M. G.: The Biology of Twinning in Man. Oxford University Press, London 1970
15 Campbell, D. M, A. J. Campbell, J. Mc Gillivaray: Maternal characteristics of women having twin pregnancies. J. biosoc. Sci. 6 (1974) 463
16 Corner, G. W.: The observed embryology of human single-ovum twins and other multiple birts. Amer. J. Obstet. Gynec. 70 (1955) 933
17 Cox, A.: Incidence and aetiology of multiple birth in Nigeria. J. Obstet. Gynaec. Brit. Cwlth 70 (1963) 878
18 Czeizel, A.: Unexplainable demographic phenomena of multiple birth in Hungaria. Acta. Genet. med. (Roma) 22 (1974) 214, Suppl.
19 Dawood, M. Y., S. S. Ratnam, Y. C. Lim: Twin pregnancy in Singapoor. Aust. N. Z. J. Obstet. Gynaec. 15 (1975) 93
20 Derom, R.: La grossesse gémellaire. Bull. Féd. Soc. Gynéc. Obstét. franz. 22 (1970) 217
21 Döring, G. K.: Über einen Fall von Superfecundatio. Zbl. Gynäk. 82 (1960) 629
22 Eberle, H.: Ein Fall von Superfetatio. Arch. Gynäk. 191 (1958) 45
23 Eckert, N., W. Spencer: Zwillingsschwangerschaft und perinatale Mortalität. Zbl. Gynäk. 94 (1972) 426
24 Edgley, R.: Binovular twins in a patient taking oral contraceptives. Med. J. Aust. 2 (1969) 1231
25 Edwards, J. H.: The value of twins in genetic studies. Proc. roy. Soc. Med. 61 (1968) 227
26 Eicher, W.: Verlängerte Geburtsphase bei Zwillingen. Münch. med. Wschr. 113 (1971) 153
27 Farooqui, M. O., J. H. Grossman, R. A. Shannon: A review of twin pregnancy and perinatal mortality. Obstet. gynec. Surv. 2 (1973) 144
28 Feldmann, H. U., R. Rubek, D. Tenhaeff: Gehäufte Mehrlingsschwangerschaften nach Absetzen von Ovulationshemmern. Münch. med. Wschr. 113 (1971) 149
29 Gemzell, C., P. Roos: Pregnancies following treatement with human gonadotropins with special reference to the problem of multiple birth. Amer. J. Obstet. Gynec. 94 (1966) 490
30 Goldfarb, A. F., A. Morales, A. E. Rakoff, P. Protos: Critical review of 160 Clomiphen related pregnancies. Obstet. and Gynec. 31 (1968) 342
31 Green, Q. L., G. P. Schanck, J. R. Smith: Normal living twins in uterus didelphys with 38 dayinterval between deliveries. Amer. J. Obstet. Gynec. 82 (1968) 340
32 Gutowitz, P., P. Baittie, V. Harrison, S. Zieff: Sextuplet gestation. S. Afr. med. J. 48 (1974) 1449
33 Guttmacher, A. F.: The incidence of multiple births in man and some of the other unipara. Obstet. and Gynec. 2 (1953) 22
34 Guttmacher, A. F., S. G. Kohl: Cesarean section in twin pregnancy. Amer. J. Obstet. Gynec. 83 (1962) 866
35 Gupta, A. N., R. L. Wakhalloo: Conjoined twins, a case report with emphasis on antenatal diagnosis. J. Obstet. Gynec. India 18 (1968) 344
36 Hafez, E. S. E.: Physiology of multiple pregnangy. J. Reprod. Med. 3 (1974) 88
37 Hammerstein, J.: Gefahren der ovariellen Überstimulierung bei Anwendung von Clomifen und Gonadotropinen zur Ovulationsauslösung. Geburtsh. u. Frauenheilk. 27 (1967) 1125
38 Heidecker, K.: Die Zwillingsgeburt im Spiegel der Statistik. Inaug.-Diss., Tübingen 1974
39 Hellin, D.: Die Ursache der Multiparität, der uniparen Tiere überhaupt und der Zwillingsschwangerschaft beim Menschen. Seiz & Schauer, München 1895
40 Hendricks, Ch. H.: Twinning in relation to birth weight, mortality and congenital anomalies. Obstet. and Gynec. 27 (1966) 47
41 Hertig, A. T., J. Rock, E. C. Adams: A description of 34 human ova within the first 17 days of development. Amer. J. Anat. 98 (1956) 435
42 Holtorff, I.: Über die kindliche Mortalität bei Zwillingsgeburten. Zbl. Gynäk. 86 (1964) 1529
43 Holländer, H. J.: Monoamniotische Zwillinge. Z. Geburtsh. Gynäk. 171 (1969) 292
44 Holländer, H. J.: Die Ultraschalldiagnostik in der Schwangerschaft. Urban & Schwarzenberg, München 1972
45 Holländer, H. J., R. Backmann: Das Transfusionssyndrom bei Zwillingen. Geburtsh. u. Frauenheilk. 34 (1974) 931
46 Hochuli, E.: Die Spätgestose. Gynäkologe 2 (1970) 89
47 John, G., E. L. Lord, R. L. Jeffrey, O. P. O'Meara, H. J. Josepher, L. J. Butterfield, H. E. Thompson: Multiple gestations of high fetal number. Obstet. and Gynec. 1 (1974) 99
48 Johnson, J. E.: Outcome of pregnancies following clomiphene citrate therapy. Presented at the Fifth World Congress of Fertility and Sterility, Stockholm 1966
49 Keuth, U., E. Schmidt, G. Tzieply, V. Weidtmann: Untersuchungen zur unterschiedlichen perinatalen Schädigung von Zwillingen. Z. Kinderheilk. 91 (1964) 265
50 Kidess, E., K. Heidecker: Gefährdung der Zwillingsschwangerschaft. Med. Welt 51/52 (1974) 2144
51 Koepcke, E., G. Seidenschnur: Über die Beeinflußbarkeit des kindlichen Risikos bei Geminischwangerschaft und Geburt. Zbl. Gynäk. 97 (1975) 1417
52 Komarometh, B., L. Lampé: Über die Bedeutung und die Möglichkeiten der frühzeitigen Erkennung einer Zwillingsschwangerschaft. Zbl. Gynäk. 91 (1969) 1379
53 Korányi, Gy., J. Kovács: Über das Zwillingstransfusionssyndrom. Acta paediat. Acad. Sci. 16 (1975) 119
54 Langer, H.: Perinatale Mortalität der Zwillingsgeburt. Zbl. Gynäk. 94 (1972) 1288
55 Law, R. G.: Standards of Obstetric Care. Livingstone, London (S. 175)
56 Leetz, J.: Zu einem möglichen Einfluß der Grippeepidemie 1969 auf die fetale Entwicklung. Z. ärztl. Fortbild. 66 (1972) 840
57 Leetz, J.: Grippe der Schwangeren als Ursache perinataler Sterblichkeit. Z. ärztl. Fortbild. 67 (1973) 713
58 Leetz, J.: Untergewichtigkeit und Gefährdung der Mehrlinge. Zbl. Gynäk. 98 (1976) 112
59 Leeuw, J. H. A.: Monoamniotic twins with congenital anomalies. Ned. T. Verlosk 64 (1965) 295
60 Levi, S.: J. Clin. Ultrasound 4 (1976) 3
61 Lister, U.: The complication of the second twin. J. Obstet. Gynaec. Brit. Cwlth 65 (1958) 142
62 Lysikiewicz, A., Z. Sternadel: The course of puerperium after twin labor. Acta Genet. med. (Roma) 22 (1974) 78, Suppl.
63 McDonald, R. R.: Management of the second twin. Brit. med. J. (1962), 518
64 McKeown, T., R. G. Record: Observation of fetal growth in multiple pregnancy in man. J. Endocr. 8 (1952) 386
65 Maench, G. L.: Uterus duplex bicollis, vagina simplex and superfetation. Amer. J. Obstet. Gynec. 13 (1927) 60
60 Mayer, C. F.: Sextuplets and higher multiple birth. Acta Genet. med. (Roma) 1 (1952) 118
67 Mettler, S., J. Rudzinski: The Danzig quintuplets. Acta. Genet. med. (Roma) 22 (1974) 161, Suppl.
68 Milham jr., S.: Pituitary gonadotropin and dizygotic twinning. Lancet 1964/II, 566
69 Mooney, D. M.: A survey of twin pregnancy. J. Irish med. Ass. 63 (1970) 391
70 Myrianthopoulos, N. C.: Congenital malformations in twins. Acta Genet. med. (Roma) 23 (1974) 17, Suppl.

71 Nissen, E. D.: Collision, impaction, compaction and interlocking. Obstet. and Gynec. 11 (1958) 514
72 Nylander, P. P. S.: The value of the placenta in the determination of zygosity. A study of 10 525 Nigerian twin maternities. J. Obstet. Gynaec. Brit. Cwlth 76 (1969) 699
73 Nylander, P. P. S.: The inheritance of DZ twinning. A study of 18 737 maternities in Ibadan, Western Nigeria. Acta Genet. med. (Roma) 19 (1970) 36
74 Nylander, P. P. S.: The placenta and zygosity of twins. Acta Genet. med. (Roma) 22 (1974) 234, Suppl.
75 Nylander, P. P. S.: Pituitary gonadotropins and multiple births in Nigeria. Acta Genet. med. (Roma) 22 (1974) 198, Suppl.
76 Nylander, P. P. S., B. O. Osunkoya: Unusual monochorionic placentation with hetero sexual twins. Obstet. and Gynec. 36 (1970) 621
77 Papiernik-Bernauer, E., A. Ades, T. Konwinski: Oocyte overripeness relation to multiple pregnancy. An epidemiologic study. Acta Genet. med. (Roma) 22 (1974) 191, Suppl.
78 Pauls, F.: Monoamniotic twin pregnancy. Canad. med. An. j. 1 (1969) 254
79 Perinatal Problems: The Second Report of the British Perinatal Mortality Survey. Livingston, Edinburgh 1969
80 Podleschka, K.: Das geburtshilfliche Gutachten im Vaterschaftsprozeß. Thieme Stuttgart 1954
81 Potter, E. L.: Twin zygosity and placental form in relation to the outcome of pregnancy. Amer. J. Obstet. Gynec. 87 (1963) 566
82 Prokop, O., G. Uhlenbruck: Lehrbuch der menschlichen Blut- und Serumgruppen. VEB Thieme, Leipzig 1966 (S. 16)
83 Public Health 1970 (WHO): Prévention de la mortalité et de la morbidité perinatales. Rapport technique No 457 (1970)
84 Rausen, A. R., M. Seki, L. Strauss: Twin transfusion syndrome. J. Pediat. 66 (1965) 613
85 Ristedts, T., H. Kräubig: Der zweite Zwilling. Schicksal und Folgerungen für die Geburtsleitung. Zbl. Gynäk. 90 (1968) 449
86 Robaczynski, J., G. Robaczynska: Perinatal mortality of twin fetuses and newborns. Acta Genet. med. (Roma) 22 (1974) 15, Suppl.
87 Robertson, J. G.: Bloodgrouping in twin pregnangy. J. Obstet. Gynaec. Brit. Cwlth 76 (1969) 154
88 Robinson, H. S., J. S. Caines: Sonar evidence of early pregnancy failure in patients with twin conceptions. J. Obstet. Gynaec. Brit. Cwlth 84 (1977) 22
89 Rolandi, L.: Contributo clinico statistico allo studio della gravidanza e del parto gemellare. Recentia med. (Roma) 25 (1960) 183
90 Rosenberg, H.: Mehrlingsschwangerschaft der Superfetatio. Z. ärztl. Fortbild. 48 (1954) 629
91 Rotte, K.: Zwillingsdiagnostik mittels Ultraschallechoaminographie. Med. Klin. 65 (1970) 1297
92 Ruskiewicz, D.: Obstetrical problems of conjoined twins. Acta Genet. med. (Roma) 22 (1974) 75, Suppl.
93 Santerre, S.: La grossesse et l'accouchement chez la grande multipara. J. Med. Lyon 55 (1974) 433
94 Schenken, J. G., A. Simha: Quintuplet pregnancy. Obstet. and Gynaec. 5 (1975) 590
95 Schöne, G.: Transplantation und Zwillingsdiagnose. Bruns' Beitr. klin. Chir. 192 (1956) 328
96 Schmid, K. O.: Zur Histologie von Mehrlingsschwangerschaften mit ungewöhnlichem bzw. verschiedenem Sitz nebst Vergleichsuntersuchungen. Arch. Gynäk. 200 (1965) 207
97 Schmid-Tannwald, J., G. A. Hauser: Incidence and formes of EPH-Gestosis in twin pregnancy. Israel J. med. Sci. 3 (1976) 181
98 Scholtes, G.: Zum Problem der Zwillingsschwangerschaft. Arch. Gynäk. 210 (1971) 188
99 Simonyi, J., I. Pilishegyi: Die Bedeutung der Röntgenuntersuchung bei pathologischer Zwillingsschwangerschaft. Geburtsh. u. Frauenheilk. 37 (1972) 739
100 Slomko, Z., J. Kuczyński: Multiple pregnancy and the perinatal mortality rate. Ginek. pol. 36 (1965) 739
101 Sternadel, Z.: The delivery of the second twin. Ginek. pol. 38 (1967) 25
102 Strauss, F., K. Benirschke, S. G. Driscoll: The hydramnios with twin pregnancies. In: Handbuch der speziellen pathologischen Anatomie und Histologie; Bd. VII/5. Springer, Berlin 1967 (S. 213
103 Strauss, F., K. Benirschke, S. G. Driscoll: Absence of one umbilical artery in twins. In: Handbuch der speziellen pathologischen Anatomie und Histologie; Bd. VII. Springer, Berlin 1967 (S. 247
104 Strauss, F., K. Benirschke, S. G. Driscoll: Velamentous insertion of umbilical cord in twins. In: Handbuch der speziellen pathologischen Anatomie und Histologie; Bd. VII/5. Springer, Berlin 1967 (S. 249)
105 Stunden, B.: Ultrasound in the diagnosis of twins and hydramnion. J. Obstet. Gynaec. Brit. Emp. 72 (1965) 952
106 Thompson, J. P., C. E. Johnson: Survival and management of the secondborn twin. Obstet. and Gynec. 27 (1966) 827
107 Trivedi, R. R., N. D. Motashaw: Outcome of the second of twins in 583 twin deliveries. J. Obstet. Gynaec. India 15 (1965) 591
108 Turksoy, R. N., K., B. L. Toy, J. Rogers, W. Papageorge: Birth of septuplets following human gonadotropin administration in Chiari-Fromelt-Syndrome. Obstet. and Gynec. 30 (1967) 692
109 von Verschuer, H.: Die Zwillingsforschung als Methode der Genetik vom Menschen. S. A. S. Nr. 13–19 (1943–49) 23 Bologna 1949
110 Weidenbach, A., B. J. Klose: Geburtsleitung und Überlebenschance des zweiten Zwillings. Geburtsh. u. Frauenheilk. 39 (1970) 795
111 Weinberg, W.: Beiträge zur Physiologie und Pathologie der Mehrlingsgeburten beim Menschen. Pflügers Arch. ges. Physiol. 88 (1902) 346
112 Wenner, R.: Mehrlingsschwangerschaft und Geburt. In: Lehrbuch der Geburtshilfe, 2. Aufl., hrsg. von Th. Koller, E. Held, W. Neuweiler. Karger, Basel 1953
113 Wenner, R.: Les esamens vasculaires des placentas gemellaires et la diagnostic des jumeaux homozygotes. Bull. Soc. roy. belg. Gynéc. Obstét. 26 (1956) 773
114 WHO: Prevention de la mortalité et de la morbidité perinatales. Rapport technique No 457 (1970)
115 Wyshak, G., C. White: Genealogical study of human twinning. Amer. J. publ. Hlth 55 (1965) 1586
116 Zoltan, J.: The prognosis of twin and prematurity. Acta Genet. med. (Roma) 22 (1974) 7, Suppl.

14. Verlauf und Leitung der Geburt bei atypischen und pathologischen Lagen

Querlagen und Schräglagen

S. Heinzl und H. Stamm

Definition und Häufigkeit

Wir sprechen von einer Quer- oder Schräglage, wenn die kindliche Längsachse einen rechten oder spitzen Winkel mit der Längsachse des Geburtskanals bildet.

Die Schräglagen bezeichnet McGregor (19) auch als unstabile Lagen (unstable presentations), ein Begriff, der sich in der Literatur durchgesetzt hat. Sie stellen sich nämlich bei Geburtsbeginn immer entweder zu einer Längslage (meistens) oder zu einer Querlage (selten) ein und spielen dann geburtsmechanisch keine Rolle mehr.

Die klinische Bedeutung der Querlage liegt in der Tatsache, daß es sich um eine sog. gebärunfähige Lage handelt. Im Gegensatz zu den Beckenendlagen gelten sie daher auch in der Schwangerschaft als pathologisch. Sie kommen in rund 0,5 % aller Geburten vor (Tab. 1). Die großen Frequenzunterschiede in den Statistiken sind in der Abnahme der Querlage durch den Rückgang ätiologischer Faktoren wie Multiparität, Beckenanomalien, genitale Tumoren usw. zu suchen (15). Auch prophylaktische und therapeutische Maßnahmen (Rachitis, Hüftgelenkdysplasie) haben zur starken Reduktion der Querlage beigetragen.

Ätiologie

Es können zwei Ursachengruppen unterschieden werden:

1. abnorme Beweglichkeit des Kindes:
   Multiparität, schlaffe Weichteile; Hydramnion; kleine Kinder, Frühgeburt;
2. eingeschränkte Beweglichkeit des Kindes:
   Mehrlinge; Placenta praevia; enges oder deformiertes Becken; Uterusmißbildungen (z. B. Uterus bicornis, Uterus arcuatus); Uterustumoren, andere Bauchtumoren.

Der wichtigste ätiologische Faktor ist die Multogravidität (s. Tab. 1). Mit der Zahl der Geburten, besonders nach dem vierten Kind, nimmt die Häufigkeit der Querlagen infolge schlaffer Weichteile erheblich zu. Nach dem vierten Kind ist die Frequenz ungefähr achtmal grösser als beim ersten (15). Der Rückgang der Multiparität ist eine der Hauptursachen des Seltenerwerdens der Querlagen. Auch das Hydramnion geht häufig mit einer Querlage einher (15). 20–30% aller Querlagen weisen reichliche Fruchtwassermengen auf. Schließlich liegen kleine Kinder (unter 2500 g) überdurchschnittlich oft in Querlage (14, 15, 32).

Tabelle 1 Häufigkeit und wichtigste ätiologische Faktoren bei Querlage

Autor	Zahl der Fälle	Häufigkeit	Multigravida Zahl	%	Placenta praevia Zahl	%	Verengtes Becken Zahl	%
Cole, Delany (1)	78	1 : 576	9	11,5%	8	10,0%	5	6,4%
Cruikshank u. Mitarb. (2)	118	1 : 323	102	87,0%	12	10,0%	4	3,9%
Edelstein (5)	410	1 : 138	101	24,6%	34	8,3%	9	2,2%
Garber u. Mitarb. (7)	65	1 : 419	28	43,1%	5	7,7%	13	20,0%
Garis u. Mitarb. (8)	162	1 : 322	80	49,4%	19	11,7%	16	9,3%
Holtorff u. Mitarb. (14)	168	1 : 200	74	44,4%	14	8,3%	19	17,3%
Kawathekar u. Mitarb. (16)	66	1 : 25	40	60,6%	16	24,2%	7	10,6%
McGregor (18)	127	1 : 103	53	42,0%	21	16,5%	20	16,0%
Montello (21)	73	1 : 739	18	24,7%	12	16,4%	9	12,3%
Posner u. Mitarb. (24)	111	1 : 355	74	66,6%	13	11,7%	3	2,7%
Wille u. Sauerteig (32)	204	1 : 210	161	79,4%	39	19,6%	64	32,0%

14.2 Verlauf und Leitung der Geburt bei atypischen und pathologischen Lagen

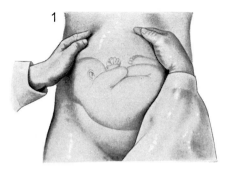
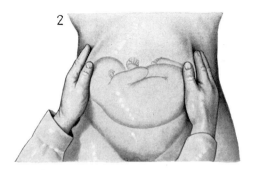
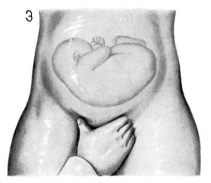
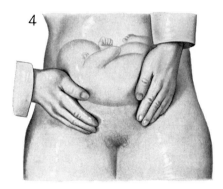

Abb. 1 Zur klinischen Diagnose der Querlage erweisen sich die 4 Leopoldschen Handgriffe immer noch als die beste Hilfe. Kopf links = 1. Querlage; Kopf rechts = 2. Querlage.

Es sind sowohl „small for date babies", als auch Frühgeburten betroffen. Dabei bleibt die Frage offen, ob die Querlage Anlaß zur Frühgeburt gab (Blasensprung), oder ob das Kind wegen seiner Kleinheit quer lag. Placenta praevia, Fundus- oder Tubeneckenplazenten (29), verengter Beckeneingang und Tumoren im kleinen Becken sind weitere kausale Faktoren (s. Tab. 1). Seltener für Querlagen verantwortlich sind Mißbildungen des Uterus (Uterus bicornis, Uterus arcuatus) oder Mißbildungen des Kindes (Hydrozephalus, Spina bifida). Der Mechanismus ist immer der gleiche. Es wird der Eintritt des kindlichen Kopfes ins mütterliche Becken verhindert. Das Resultat ist eine Querlage. Bildet sich eine Quer-oder Schräglage erst aus, nachdem Uteruskontraktionen eingesetzt haben, so bedeutet dies immer ein Hindernis im Bereich des Beckeneinganges.

Eng mit dem Problem der intrauterinen Raumverteilung verbunden ist die gehäufte Querlage bei Zwillingsschwangerschaften. In rund 7,5% aller Zwillingsgeburten liegen eines oder beide Kinder quer (4,9% Kopflage und Querlage, 1,9% Beckenendlage und Querlage, 0,6% Querlage und Querlage) (11).

Die Querlage ist das Resultat einer Diskordanz zwischen Fruchthalter und Frucht. Die Lage des Fetus richtet sich nach dem Raumangebot. Für das geburtshilfliche Vorgehen (Wendung, Operation), auch bei künftigen Schwangerschaften, muß an diesen Umstand gedacht werden. Auch für die Geburtsleitung sollte die Ursache soweit als möglich klargestellt sein.

Diagnose

Die Diagnose bietet im allgemeinen keine Schwierigkeiten. Schon bei der Inspektion fällt das breitausladende Abdomen und der für die Schwangerschaftsdauer tiefe Fundusstand auf. Die klassischen Leopoldschen Handgriffe erweisen sich zur Feststellung der Querlage immer noch als gute Hilfe (Abb. 1). Ferner ist die innere Untersuchung sehr wichtig: Bei leerem kleinen Becken muß an eine Querlage gedacht werden. Die Diagnose kann mit Hilfe eines Ultraschall-B-Bildes, ausnahmsweise mit einer Röntgenaufnahme, gestellt bzw. bestätigt werden. Nach Blasensprung kann bei durchgängigem Muttermund mittels steriler vaginaler Untersuchung eine Schulter oder ein Schulterblatt als vorangehender Teil getastet werden. Auch eine klinisch sichere Querlage sollte mittels Ultraschall-B-Bildes, in Ausnahmefällen mittels einer Röntgenaufnahme, präzisiert werden. Auch bei Schnittentbindungen sollte bekannt sein, ob eine erste oder eine zweite Querlage (Kopf links oder rechts) vorliegt. Zudem ist die Differenzierung der dorsoanterioren (am häufigsten), dorsoposterioren, dorsoinferioren oder dorsosuperioren Positionen von einer gewissen Bedeutung.

Komplikationen in der Schwangerschaft

Die Querlage kann in der zweiten Schwangerschaftshälfte schwerwiegende Komplikationen verursachen. Der *vorzeitige Blasensprung* kommt rund dreimal häufiger als bei Kopflage vor (20–60%) (2, 14, 15, 32). Seine Folgen wie aszendierende Infektion, fetale Hypoxie, Nabelschnurvorfall, Armvorfall sind schwerwiegend. Jede dieser Komplikationen macht in der Regel die rasche Schnittentbindung nötig.

Auch die *Placenta praevia* (10–20%) kann ebenfalls schon früh in der zweiten Schwangerschaftshälfte zu schweren Störungen führen (2, 14, 32). Das wichtigste ist hier wohl die Frühdiagnose, was heute mittels Ultraschalldiagnostik ohne größere Schwierigkeiten möglich ist. Bei Kenntnis des Zustandsbildes kann mit den verschiedenen Maßnahmen wie Hospitalisation, Bettruhe und Tokolyse die Schwangerschaft bis zur Lebensreife des Kindes gebracht werden.

Ebenso sollte versucht werden, eine *kindliche Mißbildung* frühzeitig zu erkennen bzw. auszuschließen. Dies ist mit Hilfe von Ultraschalldiagnostik, genetischer Untersuchung des Fruchtwassers, Alphafetoproteinbestimmung und anderen Untersuchungen in vielen Fällen möglich. In bestimmten Situationen entscheidet dies, ob die Schwangerschaft erhalten werden oder wie die Geburt geleitet werden soll.

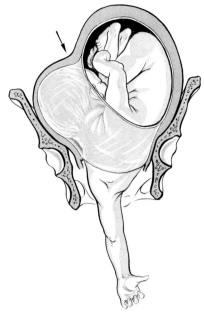

Abb. 2   Zweite dorsoinferiore Querlage: verschleppte Querlage mit beginnender Überdehnung des unteren Uterinsegmentes und Hochsteigen der Bandlschen Furche (s. Pfeil). Zustandsbild der drohenden Uterusruptur (aus *V. Friedberg H. D. Hiersche*: Geburtshilfe, Thieme, Stuttgart 1975).

Geburtskomplikationen

Jede Querlage ist eine gebärunfähige Lage, d. h., ohne ärztliche Hilfe ist eine Spontangeburt unmöglich. Selten kommt mit dem Einsetzen der Wehentätigkeit eine Selbstwendung vor – 1 Versio spontanea unter 40 Querlagen (15). Doch darf damit nicht gerechnet werden. Bei wehenlosem Uterus und stehender Fruchtblase besteht für die Mutter noch kein Risiko. Hingegen besteht für das Kind eine gewisse Gefahr, da möglicherweise die Hämodynamik der Plazenta verändert wird. Mit Beginn der Eröffnungsperiode fängt jedoch für Mutter und Kind die Phase der bedrohlichen Komplikationen an, die ohne rechtzeitiges Eingreifen zum Tode von Mutter und Kind führen.

Vorzeitiger oder frühzeitiger Blasensprung

Der häufig auftretende vorzeitige oder auch der frühzeitige Blasensprung (20–60%), führt zum Absterben oder irreversibler Schädigung des Kindes, wenn nicht innerhalb nützlicher Frist die Schwangerschaft durch Schnittentbindung beendet wird (14, 15, 32). Bei Querlage fehlt ein abdichtender vorangehender Kindsteil, so daß der uterine Druck sich direkt auf die Vorblase überträgt und es zum Blasensprung kommt. Sobald kein Fruchtwasser mehr vorhanden ist, geht die spontane Drehfähigkeit des Kindes verloren, und die Geburtskräfte wirken direkt auf den Feten ein. Auch kann es zu einer stärkeren Kompression der Plazenta (Veränderung der Hämodynamik) kommen, was das häufige plötzliche Absterben der Querlagenkinder zu diesem Zeitpunkt erklärt. Ein Zuwarten mit der Schnittentbindung nach Blasensprung bei lebensfähigem Kind ist heute nicht mehr vertretbar. Mit dem Blasensprung beginnt die „Gefahrenphase" für Mutter und Kind. Wird die Entbindung nicht sogleich vorgenommen, so können folgende Komplikationen auftreten:

Nabelschnurvorfall

Der alleinige Nabelschnurvorfall (5–15%) ist bei der Querlage zunächst nicht besonders ungünstig, da der Druck des kindlichen Kopfes auf die Nabelschnur fehlt (2, 14, 32). Ist der Nabelschnurvorfall jedoch mit einem Armvorfall kombiniert, so ist er genauso gefährlich wie bei der Längslage.

Armvorfall

Ebenso wie der Nabelschnurvorfall ist der Armvorfall (20–25%) ein häufiges Ereignis (2, 14, 32). Die Gefahr besteht darin, daß der Arm als Führungsachse die Schulter in den Geburtskanal führt. Die Folge ist eine Schultereinkeilung.

14.4 Verlauf und Leitung der Geburt bei atypischen und pathologischen Lagen

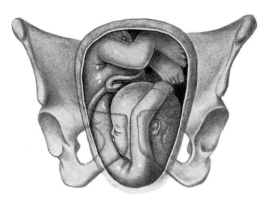

Abb. 3 Spontangeburt bei Querlage duch Conduplicatio corpore *(Roederer)*. Nach Doppelung des Körpers durch Abknickung in der leicht verformbaren Halswirbelsäule und Einpressen des Kopfes in Thorax und Abdomen ist bei kleinen und mazerierten Kindern eine spontane Geburt möglich.

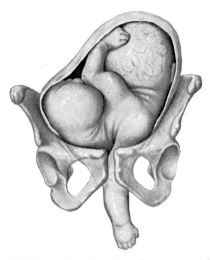

Abb. 4 Douglassche Spontanentwicklung der Querlage. Der relativ hohe Kopf und der Steiß bleiben über dem Beckeneingang hängen. Durch extreme Streckung der Wirbelsäule werden die vorgefallene Schulter und der Thorax geboren, dann folgt der Steiß nach (nach *Eastman*).

Verschleppte Querlage

Wird die Diagnose „Querlage" immer noch nicht gestellt, so bahnt sich eine Katastrophe an. Das Tiefertreten der Schultern bewirkt nämlich wiederum reflektorisch eine Verstärkung der Wehen bis schließlich ein Tetanus uteri auftritt. Es entsteht das Bild der verschleppten Querlage (Abb. 2), wobei sich die Uteruswand straff um die Frucht kontrahiert. Ein Wendungsversuch in die Längslage und eine Extraktion wäre nun höchst gefährlich. Das untere Uterusegment wird immer weiter ausgezogen. Während das Corpus uteri sich funduswärts retrahiert. Die Grenze zwischen aktivem und passivem Uterusteil wird immer ausgeprägter, und der physiologische Kontraktionsring (Bandlsche Furche) wird dicker und ist durch die Bauchdecken gut fühlbar und sichtbar. Der Ring steigt allmählich bis auf Nabelhöhe an. Die beiden Ligg. rotunda sind gespannt und verdickt. Das papierdünne untere Uterinsegment wird durch den Kopf stark vorgewölbt und ist extrem druckempfindlich. Die Uteruskontraktionen folgen sich pausenlos, wobei das untere Uterinsegment immer mehr überdehnt wird, bis es bei einer Kontraktion und einer ärztlichen Manipulation (Untersuchung, Wendungsversuch) reißt.

Uterusruptur

Die Uterusruptur (violente Ruptur) (1, 0–3, 6%) ist gekennzeichnet 1. durch ein schlagartiges Aussetzen der Wehen, 2. durch den Rupturschmerz und in der Folge 3. durch den Schock (2, 14, 25, 32). Bei kompletter Ruptur wird das Kind in die Bauchhöhle ausgestoßen und der kindliche Körper läßt sich durch die Bauchwand tasten. Oft blutet es auch vaginal. Häufig kommt es zur Kolpaporrhexis (Abriß der Scheide). Eine sofort durchgeführte Laparotomie kann heute meistens das Leben der Mutter retten. In den meisten Fällen muß aber der Uterus exstirpiert werden. Postoperativ können Wundinfektionen, Peritonitis, paralytischer Ileus, Anurie usw. auftreten.

Bei schlaffen, d. h. seit längerer Zeit toten oder unreifen (vor 24. Schwangerschaftswoche) Kindern, ist eine spontane vaginale Geburt möglich, wobei der kindliche Körper wie ein Taschenmesser in der Halswirbelsäule (ist leicht verformbar) abgeknickt, der Kopf auf den Thorax gepreßt, durch den Geburtskanal getrieben wird (Conduplicatio corpore, ROEDERER-2,5% aller Querlagen) (Abb. 3). Eine weitere Möglichkeit der Spontangeburt bei unreifen oder mazeriertem Kind ist die Selbstentwicklung (Evolutio spontanea – 0,5% aller Querlagen). Sie wurde erstmals von DENMAN (1785) und später von DOUGLAS (1819) beschrieben. Die häufigere Douglassche Selbstentwicklung tritt bei relativ hohem Steiß auf. Nach Einkeilung der Schulter und Vorfall des Armes durch starke Streckung der Halswirbelsäule kommt der prolabierte Arm weiter unten in den Geburtskanal zu liegen, bis die Schulter unter die Schamfuge rutscht. Nach Geburt von Arm und Schulter bleibt genug Raum für die anderen Körperteile, die am Kopf vorbei abgerollt werden, wobei nach Geburt der Schultern schließlich eine Beckenlage entsteht (Abb. 4). Bei dem selteneren Denmanschen Modus ist der Steiß bei der Einkeilung der Schulter mit Armvorfall relativ tief. Infolge dessen bleiben Kopf und vorangehende Schultern über dem R. horizontalis des Os pubis hängen. Der übrige Körper rollt sich an Kopf und Schulter vorbei ab. Es entsteht eine Beckenendlage mit geborenem Rumpf (Abb. 5). Die Selbstentwicklung der Querlage eines lebensfähigen Körpers gehört zu den literarischen Seltenheiten.

Leitung der Geburt

Früher wurde die Querlagengeburt bei Mißlingen der äußeren und inneren Wendung durch eine Zerstückelung des Kindes beendet. SACHS (28) publizierte 1926 ein Übersichtsreferat, das eindrücklich zeigt, daß die Ärzte noch vor kaum 50 Jahren nur über beschränkte Möglichkeiten zur Erhaltung des kindlichen Lebens verfügten. Die frühzeitige innere Wendung auf den Fuß rettete in der Regel wenigstens das Leben der Mutter.

Äußere Wendung

Wegen des hohen kindlichen und mütterlichen Risikos bei Wendungsoperationen ist ihre Anwendung sehr eingeschränkt worden. Die äußere Wendung darf frühestens ab der 35. Schwangerschaftswoche (ideal 37. SSW) versucht werden (12, 20). Eine äußere Wendung ist nur bei intakter Fruchtblase und fehlenden oder noch geringfügigen Eröffnungswehen angezeigt. Bevor eine Wendung durchgeführt wird, ist eine Ultraschalluntersuchung nötig, wobei die Lage und Größe des Kindes, der Sitz der Plazenta und die Fruchtwassermenge bestimmt werden sollen. Beckenanomalien sollten ebenfalls ausgeschlossen werden. Wichtige Voraussetzung für eine erfolgreiche äußere Wendung sind eine entspannte Bauchdecke, ein entspannter Uterus und ein gut beweglicher Fetus. Mit Tokolytika kann man den Grundtonus der Uterusmuskulatur herabsetzen und etwaige reaktive Kontraktionen unterdrücken (20). Gelingt mit einem Tokolytikum die Erschlaffung der Uterusmuskulatur nicht, so kann noch ein Wendungsversuch in Allgemeinnarkose mit Halothan/Lachgas versucht werden (20). Bei Schräglage konnten einige Autoren mit Wehenmittelgabe und Amniotomie den kindlichen Kopf erfolgreich in das mütterliche Becken leiten (3, 6). WARD (31) erreichte mit einer transabdominalen Amniozentese bei Schräglage in allen Fällen eine Längslage.

Obwohl die äußere Wendung bei Querlage wie auch bei Beckenendlage von einigen Autoren uneingeschränkt empfohlen wird (10, 12, 25), muß man doch auf das fetale Risiko hinweisen. So kann es zu fetomaternaler Transfusion, zu Antikörperentstehung bei rhesusnegativen Frauen, zu Nabelschnurkomplikationen als auch zu Plazentaablösung (vor allem bei Vorderwandplazenta) kommen.

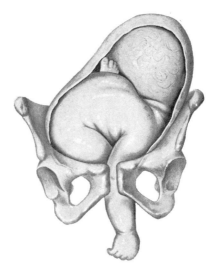

Abb. 5 Demansche Spontanentwicklung der Querlage. Es bleiben der Kopf und die Schulter über dem Beckeneingang hängen, während der Steiß nach unten gleitet. Durch extreme Lateralflexion der Wirbelsäule wird der Steiß vor dem Thorax ausgetrieben, so daß eine Beckenendlage entsteht (nach *Eastman*).

Aus diesem Grunde sollte eine äußere Wendung nur unter klinischen Bedingungen durchgeführt werden. Vor und nach der Wendung, bzw. des Wendungsversuches, sollte ein Kardiotokogramm zur Zustandsdiagnostik des Fetus geschrieben werden. Ebenso können durch eine äußere Wendung ein vorzeitiger Blasensprung und/oder vorzeitige Wehentätigkeit provoziert werden.

Schnittentbindung

Gelingt eine äußere Wendung nicht, oder wird sie aus irgendeinem Grund nicht durchgeführt, so ist bei Querlage die Sectio caesarea die Therapie der Wahl (13–15, 17, 22, 30, 32; Tab. 2). Der günstigste Termin für eine Schnittentbindung ist die Zeit einige Tage vor errechnetem Geburtstermin, bei Blasensprung oder bei Wehenbeginn. Eine primäre Sectio weist im Gegensatz zur sekundären Schnittentbindung eine niedrigere mütterliche Mortalität auf (14, 16, 32). Bei konsequenter Durchführung der Sectio konnte auch die kindliche Sterblichkeit von etwa 33 auf ca. 2% herabgesetzt werden (2, 13, 14, 32). Zur atraumatischen Entwicklung des

Tabelle 2 Vergleich der Behandlungsresultate bei Querlage (nach *Cruikshank*)

Geburtseinleitung	n	Perinatal gestorbene Kinder	Kindliche Mortalität Querlage	Kindliche Mortalität Kopflage (*Martius* 1977)
Sectio caesarea	89	3	3,4%	4,1% Sectio
				3,3% Forzeps
Wendung und Extraktion	24	4	16,7%	2,1% Vakuum
Spontan	5	4	80,0%	0,8% spontan

Fetus ist eine uterusrelaxierende Narkose (Halothan) notwendig. Bei eingekeilter Frucht oder verschleppter Querlage erweist sich eine Längsinzision im Isthmusbereich als günstig. Die Entwicklung des Kindes wird dadurch erleichtert. Durch die heute übliche quere Isthmusinzision bei unbeweglicher Frucht, kann es zu einem Weiterreißen der Uterusinzision mit Verletzung der Uteringefäße oder zu einer kindlichen Traumatisierung kommen.

Bei intrauterinem Fruchttod ist die Schnittentbindung indiziert, wenn es sich um ein großes Kind jenseits der 28. Schwangerschaftswoche handelt. Die Gefahren einer Uterusruptur nach innerer Wendung sind bei weitem größer als bei einer Sectio.

Innere Wendung

Dieser Eingriff gehört zu den ältesten geburtshilflichen Operationen und ist heute weitgehend obsolet. CELSUS, der zur gleichen Zeit wie Jesus Christus lebte, empfahl die innere Wendung auf die Füße. SORANOS, 50 Jahre nach Christi Geburt, berichtete über Wendungsoperationen bei Querlagen. Das erste wissenschaftliche Dokument geht auf AMBOISE PARE (1549) in Paris zurück. Dieser Eingriff zählt nicht nur zu den ältesten, sondern auch zu den gefährlichsten Operationen. Es lohnt sich, einen Blick in die Statistiken zu tun. Die rechtzeitige innere Wendung mit nachfolgender Extraktion bedeutet auch bei sorgfältiger Technik für das Kind eine außerordentlich schwere Traumatisierung. Die perinatale Mortalität erreicht Zahlen von 21–50% (13, 14, 17, 22–24, 32). Beim prämaturen Kind steigt der Prozentsatz sogar über 66% (13, 32). Berücksichtigt man diese hohen Verluste, so kommt man zum Schluß, daß es sich nicht um eine Hilfe für das Kind handeln kann. Aber auch für die Mutter ist die Wendungsoperation der gefährlichste geburtshilfliche Eingriff. In größeren Statistiken wird angegeben, daß die innere Wendung mit nachfolgender Extraktion in 10–20% eine Uterusruptur nach sich zieht, die außerhalb der Klinik nicht selten das Todesurteil für die Mutter bedeutet. Die innere Wendung darf heute nicht mehr durchgeführt werden.

Es gibt nur eine Ausnahme von dieser Regel: *Querlage des zweiten Zwillings*. Liegen beide Zwillinge in Querlage (0,6%), so empfiehlt sich die primäre Sectio caesarea, ebenso bei der Kombination Beckenendlage/Querlage (1,0%). Findet sich nur der zweite Zwilling in Querlage und der erste in Kopflage (4,9%), kann dann die vaginale Geburt angestrebt werden. Wenn die äußere Wendung mißlingt, so ist nach der Geburt des ersten Zwillings die innere Wendung auf den Fuß (evtl. in Narkose) und anschließender Extraktion nicht schwierig und das Risiko für Mutter und Kind gering. Die Uterushöhle bietet nach der Geburt des ersten Kindes genügend Raum zur Wendung und auch der Geburtskanal ist ausreichend gedehnt. Höchst selten kommt es vor, daß der querliegende Zwilling dem längsliegenden das Tiefertreten versperrt. Bei der geringsten Komplikation ist die abdominale Schnittentbindung indiziert.

Richtlinien zur Geburtsleitung

Für die zweckmäßige Leitung der Querlagengeburt lassen sich folgende Richtlinien geben:
1. Hospitalisation in der 36. Schwangerschaftswoche, wöchentlich Versuch der äußeren Wendung auf den Kopf unter Einsatz von Tokolytika, evtl. Narkose, Intensivüberwachung des Fetus.
2. Bei Mißlingen oder Nichtdurchführung der äußeren Wendung und gesundem Kind Schnittentbindung einige Tage vor Termin oder sofort nach Blasensprung bzw. bei Wehenbeginn.
3. Bei einem in Querlage befindlichen zweiten Zwilling kann die innere Wendung ohne größeres Risiko durchgeführt werden.
4. Bei intrauterinem Absterben eines großen und reifen Kindes (über 28 Wochen) Schnittentbindung.
5. Bei intrauterinem Fruchttod eines unreifen Kindes (weniger als 28 Wochen) innere Wendung auf den vorderen Fuß und anschließend Extraktion in Narkose.
6. Verschleppte Querlage: absolute Kaiserschnittindikation.

Literatur

1 Cole, J. T., F. Delany: Transverse presentation. Surg. Gynec. Obstet. 83 (1946) 473
2 Cruikshank, D. P., Ch. A. White: Obstetric mal presentations: Twenty years experience. Am. er. J. Obstet. Gynec. 116 (1973) 1097
3 Donold, J.: Practical Obstetric Problems, 5. Aufl. Lloyd-Luke, London 1979 CS. 413)
4 Eastman, N. J., L. Hellmann: Obestetrics, 12. Aufl. Appleton, New York 1961
5 Edelstein W.: Management of transverse lie in labor. S. Afr. J. Obstet. Gynaec. 9 (1971) 18
6 Edwards, R. L., H. O. Nicholson: The management of the unstable lie in late pregnancy. J. Obstet. Gynec. Brit. Cwth 76 (1969) 713
7 Graber, E. C., N. C. Fayetteville, H. H. Ware: Transverse presentation of the fetus. Am. er. J. Obstet. Gynec. 61 (1961) 62
8 Gareis, L. C., J. C. Ritzenthaler: Transverse presentation. Am. er. J. Obstet. Gynec. 63 (1952) 583
9 Greenhill, J. P.: Obstetrics. Saunders, Philadelphia 1960
10 Gristschenko, I. I., A. E. Schuleschowa: Antenatale Korrektur abnormer Kindslagen. Zbl. Gnäk. 96 (1974) 993
11 Guttmacher, A. F., S. G. Kohl: The fetus of multiple gestations. Obstet. and Gynec. 12 (1958) 528
12 Friedberg, V., H. D. Hiersche: Geburtshilfe. Thieme, Stuttgart (S. 355)
13 Harris B. A., J. W. Epperson: An analysis of 131 cases of transverse presentation. Am. er. J. Obstet. Gynec. 59 (1950) 1105
14 Holtorff, J. P. Nilzsche, P. Schneck: Geburtseinleitung bei Querlagen und perinatale Mortalität. Zbl. Gynäk. 91 (1969) 241
15 Husslein, H.: Die regelwidrige Geburt. In: Klinik der

Frauenheilkunde und Geburtshilfe, Bd. II, hrsg. von G. Döderlein, K.-H. Wulf, Urban & Schwarzenberg, München 1979 (S. 45)
16 Kawatheker, P., Kasturical, P. Srinivas, G. Sudha: Etiology and trends in the management of transverse lie. Amer. J. Obstet. Gynec. 117 (1973) 39
17 Koller, Th., E. Held, W. Neuweiler: Lehrbuch der Geburtshilfe, 2. Aufl. Karger, Basel 1953
18 McGregor, W. G.: The unstable presentation. In: The Obstetrician, the Anesthesist and the Pediatrician in the Management of Obstetrical Problems, hrsg. von T. Barnett, J. J. Falay. Perganon Press, London 1963
19 Martius, G.: Lehrbuch der Geburtshilfe, 9. Aufl. Thieme, Stuttgart 1977
20 Meyenburg, M., W. Burch: Die äußere Wendung unter Einsatz der Tokolyse. Z. Geburtsh. Perinat. 180 (1976) 427
21 Montello, S. A.: Management of the transverse lie. Amer. J. Obstet. Gynec. 61 (1951) 1360
22 Noack, H.: Wie soll die Querlage heute behandelt werden?. Zbl. Gynäk. 87 (1956) 1015
23 Novey M. A., M. M. Schneider: Transverse presentation. Amer. J. Obstet. Gynec. 41 (1941) 253
24 Posner, L. B., E. Tychowsky, A. C. Posner: The transverse lie. Amer. J. Obstet. Gynec. 83 (1962) 225
25 Pschyrembel, W.: Praktische Geburtshilfe, 14. Aufl. De Gruyter, Berlin 1973 (S. 361)
26 Ranney, B.: The gentle art of external ceptralic version. Amer. J. Obstet. Gynec. 116 (1973) 239
27 Reid, D. E.: A Textbook of Obstetrics. Saunders, Philadelphia 1962
28 Sachs, H.: Verhandlungen der Gesellschaft für Geburtshilfe und Gynäkologie zu Berlin 1924. Z. Geburtsh. Gynäk. 89 (1962) 124
29 Stevensvon C. S.: Treatment or oblique presentation of the fetus in the last ten weeks of pregnancy. Amer. J. Obstet. Gynec. 58 (1949) 432
30 Thompson, E. W. L.: The investigation and management of persistent unstable lie. In: The Obstetrician, the Anesthesist and the Pediatrician in the Management of Obstetrical Problems, hrsg. von T. Barnett, J. J. Falay. Perganon Press, London 1963
31 Ward, G. D.: Induction of the unstable lie by amniocentesis. J. Obstet. Gynec. Brit. Cwlth 78 (1971) 828
32 Wille, P., K. H. Sauerteig: Geburtshilfliche Erfahrungen an 204 Geburten aus Querlage. Zbl. Gynäk. 89 (1967) 177

Beckenendlage

M. S. Ramzin und H. Stamm

Definition, Bedeutung, Häufigkeit

Die Beckenendlagen (BEL) sind atypische (pathologische) Längslagen, bei denen der Kopf im Uterusfundus und das Beckenende im unteren Uterinsegment liegen. Sie kommen in 4% (±1) aller Geburten vor. Bei Beckenendlagen sind peripartale Komplikationen um Faktor 3–5 häufiger als bei Kopflagen.
Folgende Haltungsvariationen der unteren Extremitäten kommen bei Beckenendlage vor (Abb. 1)

reine Steißlage		75%
Steiß/Fußlage	unvollkommene	10%
	vollkommene	5%
Knielage	unvollkommene	0,9%,
	vollkommene	0,1%;
Fußlage	unvollkommene	3%,
	vollkommene	6%.

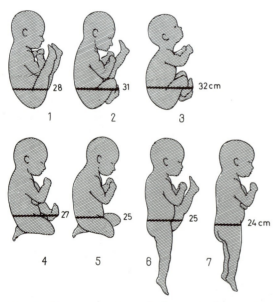

Abb. 1 Die verschiedenen BEL mit den Maßen des funktionierenden (dilatierenden) Planums. Pro memoriam: in der Regel wir der Kopf in Flexionshaltung (funktionierendes Planum suboccipitale bregmaticum = 32 cm) geboren.
In angelsächsischen Ländern spricht man bei hochgeschlagenen, gestreckten Beinen von „extended legs"

Diese Zahlen variieren in zahlreichen Statistiken erheblich (60, 65, 79, 80, 86). Die angeführte Aufschlüsselung stützt sich auf die Mittelwerte vieler Angaben und auf eigene Erfahrungen. In neueren Arbeiten wird die Steißlage eindeutig häufiger und die Fußlage seltener beobachtet als früher. Die unterschiedlichen statistischen Angaben über BEL erklären sich teilweise durch den Einbezug von BEL nur bei Einlings- oder von Einlings- und Mehrlingsschwangerschaften. 25% Kinder aus Mehrlingsschwangerschaften werden als BEL geboren (89). Mehrlinge erhöhen das BEL-Kollektiv um 0,4%. In diesem Kapitel werden nur BEL bei Einlingsschwangerschaften besprochen.

Ätiologie

Die Ätiologie der BEL ist unklar. Die klassische Gravitationstheorie hat nur noch historisches Interesse. Smellie versuchte die Ätiologie der BEL durch ein unterschiedliches, spezifisches Gewicht von fetalen Teilen und Fruchtwasser zu erklären. Schrage (117) erklärt die Entstehung der BEL mit der Akkomodationstheorie (modifizierte Form): „Die Einstellung auf das Beckenende wird durch die räumliche Relation zwischen Fetus und Fruchthalter begünstigt, wenn daraus eine vermehrte oder verminderte Beweglichkeit des Fetus resultiert." Außerdem spielt die eingeschränkte oder fehlende kindliche Bewegungsaktivität für die Ätiologie der BEL eine wichtige Rolle. Diese Vorstellungen gehen vorwiegend auf die Akkomodationstheorie von Simmson (1849) zurück. Die Untersuchungen von Dunn (40) bestätigen zum Teil die Akkomodationstheorie: nach der 34. Schwangerschaftswoche fand er Extended legs in 70% bei BEL und nur in 10% bei Schädellage. Als ätiologischer Faktor wurde auch die Heredität beschrieben (40). In einigen Familien wurden BEL in mehreren Generationen beobachtet. Angeblich wird diese erbliche Dominante über Mädchen weitergegeben. Nach Untersuchungen von Tompkins 1946 (125) war in 85% der Fälle die Ätiologie der BEL bei reifen Kindern unklar.

Tabelle 1 Das Verhältnis Primipara/Multipara bei BEL

	BEL	Primipara	Multipara
Döring u. *Hossfeld* (36)	500	67%	33%
Münchner Perinatalstudie (89)	694	62%	38%
Kolmorgen u. Mitarb. (66)	432	59%	41%
UFK Basel	442	59%	41%

Epidemiologische Faktoren

Mütterliche Faktoren

Uterus

Von mütterlichen Faktoren spielt wahrscheinlich die Uterusform die wichtigste Rolle. Es ist anzunehmen, daß auch die Eigenschaften der Uteruswand (z. B. Kontraktilität, Dicke) eine entscheidende Rolle spielen. Dies ist jedoch zur Zeit kaum zu objektivieren. Im eigenen Untersuchungsgut waren bei Uterusmißbildungen Beckenendlagen viermal häufiger als Kopflagen (0,8% zu 0,2%). Man muß allerdings diese Zahlen mit Vorsicht genießen, da die Diagnostik der Uterusform nicht bei allen Frauen durchgeführt wurde. Die Bedeutung der Uterusform für die Entstehung der BEL wurden im Rahmen der Akkomodationstheorie diskutiert (117).

Parität

Beckenendlagen sind bei Erstgebärenden häufiger (Tab. 1).
Eine Zunahme der Erstgebärenden bei BEL wurde in mehreren Kliniken beobachtet (65, 66). Die klassische Auffassung, daß instabile Lagen und BEL bei Multipara häufiger zu finden waren („bequemer Uterus" und schlaffe Bauchdecken), wurde durch neuere Statistiken nicht bestätigt.
Eine Erklärung dafür ist, daß wir die „grande multipare" (Fünfpara und mehr) nur noch ausnahmsweise sehen. Lediglich an der Tübinger Universitäts-Klinik wurde eine Erhöhung der BEL-Inzidenz bei über 35jährigen Fünf- und Mehrgebärenden beobachtet (117).

Alter

Zwischen dem Alter der Schwangeren und dem Auftreten einer BEL besteht ein auffälliger Zusammenhang. Bei älteren Schwangeren ist die BEL häufiger (Signifikanzniveau 5%) (89).

Andere mütterliche Faktoren

Die Bedeutung der klassischen epidemiologischen Faktoren wie enges Becken oder Tumoren im kleinen Becken ist unklar und wurde nie durch eine prospektive, kontrollierte Studie überprüft.

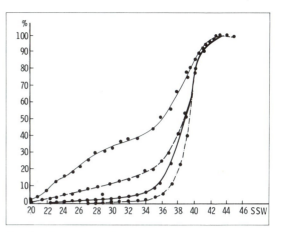

Abb. 2 Kumulative Verteilung in % der Geburten aus BEL und anderen Lagen bei weißen und nicht weißen Patientinnen in Abhängigkeit von der Schwangerschaftswoche; − − − weiß BEL, ―― nicht weiß BEL, − · − · weiß andere Lagen, ―― nicht weiß andere Lagen (nach *Brenner, Bruce, Hendricks*)

Auch hereditäre Faktoren wurden diskutiert. Es wurden Familien beschrieben, deren Frauen nur Kinder aus BEL geboren haben (40). Es besteht wahrscheinlich bei manchen Frauen eine Disposition zu BEL, so beobachtete DUNN (40) bei jeder Fünft- und Mehrgebärenden mit BEL diese Lageanomalie in der Anamnese.
Es wurden auch Rasseneinflüsse auf die BEL-Häufigkeit beschrieben: Eine BEL war häufiger bei nichtweißen Patientinnen (Abb. 2). Die Münchner Perinatalstudie 1975 zeigte bei Ausländerinnen eine BEL-Frequenz von 2,8% auffällig seltener im Vergleich zu 4,2% bei Deutschen. Besonders wenig Kinder (1,6%) aus BEL wurden von Schwangeren griechischer Nationalität geboren. Dieser Unterschied blieb auch erhalten, wenn der Einfluß des Geburtsgewichts statistisch eliminiert wurde (89).

Fetale Faktoren

Frühgeburt

Die Frühgeburt ist bei BEL signifikant häufiger als bei Schädellagen. Das Frühgeburtenrisiko ist bei BEL um den Faktor 5 erhöht (Abb. 3). Die Frühgeburtenrate ist bei BEL an der UFK Basel (WHO-Definition ≤ 37. Schwangerschaftswoche) bei 17%, in der Münchner Perinatalstudie bei 17,6% (34, 89). Unterschiedliche Frühgeburtenraten bei BEL lassen sich teilweise durch nichteinheitliche Definition der Prämaturität erklären (65). Betrachtet man das Geburtsgewicht der aus BEL Geborenen unter 2500 g, so werden heute 15–18% in dieser Gewichtsklasse geboren (3, 89). In den 60er Jahren waren noch 20–30% und in den 40er und 50er Jahren sogar 85% (100, 125). Diese auffälli-

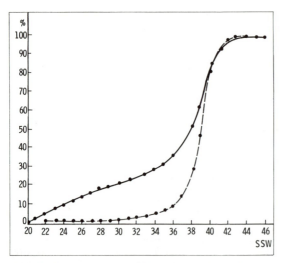

Abb. 3 Kumulative Verteilung in % der Geburten aus BEL und anderen Lagen in Abhängigkeit von der Schwangerschaftswoche; —— BEL, ——— andere Lage (nach *Brenner, Bruce, Hendricks*)

Tabelle 2 Lage des Kindes bei Einlingsschwangerschaften. Routine-Ultraschalluntersuchungen bei über 1000 Schwangeren

	Bis 30. SSW	31.–35. SSW	36.–41. SSW
Kopflage	71%	89%	95%
BEL	23%	9%	3,6%
Querlage/instabile Lage	6%	2%	1,4%

systematische Röntgenuntersuchungen festgestellt. WEISSMANN (126) stellte bei 100 Primigravidae fest, daß im 5. Schwangerschaftsmonat in 24% der Fälle eine BEL, im 7. Schwangerschaftsmonat in 8% vorhanden war. Diese Angaben decken sich mit den Befunden größerer Ultraschallserien unserer Klinik, (Tab. 2).

Zusammenfassend gilt die Regel: je früher die Geburt und je kleiner das Kind, desto eher eine Beckenendlage.

Mißbildungen

Die Mißbildungen sind bei BEL signifikant häufiger als bei Schädellagen (durchschnittlich um Faktor 3 erhöht). Nach BRENNER (18) liegt die Inzidenz der kongenitalen Mißbildungen bei 6,3% gegenüber 2,4% bei anderen Lagen. Die Mißbildungen wurden meistens nach der 36. Schwangerschaftswoche geboren (5%) Abb. 4). In der Birmingham Maternity Hospital Study (1960–1961) (40) fanden sich 23% der mißgebildeten Kinder im BEL-Kollektiv. Weitere 7% verteilten sich auf die restlichen Fälle. Diese Unterschiede sind hoch signifikant. Nach KAUPPILA (65) lag die Mißbildungsquote bei BEL zwischen 6 und 12%. An der UFK Basel waren 9% von 442 BEL-Kindern mißgebildet. Mißbildungen wurden bei Frühgeburten häufiger beobachtet als bei reifen Kindern (21% zu 7%). Ein Fünftel der Mißbildungen war mit einem extrauterinen Leben unvereinbar. Die unterschiedlichen Mißbildungsraten verschiedener Statistiken entstehen zum Teil durch die Auswahlkriterien: es werden entweder nur grobe Mißbildungen oder auch leichtere Mißbildungen berücksichtigt. Es gibt heute Autoren, die die BEL als Indikator für eine mögliche fetale Mißbildung annehmen (17). Häufig sind bei BEL Mißbildungen des Zentralnervensystems: Anenzephalus, Hydrozephalus, Meningomyelozele, familiäre Dysautonomie, aber auch das Potter-Syndrom, Mißbildungen des Respirations- und Intestinaltraktes, Skelettmißbildungen, chromosomale Mißbildungen sind gehäuft (17, 18, 40, 65, 86). Typisch für die aus BEL geborenen Kinder sind Hüftdysplasien und Hüftluxationen. Die Hüftluxation tritt in Fällen mit reiner Steißlage etwa neunmal häufiger auf als bei Schädellagen. Das Hüftluxationsleiden bei BEL liegt zwischen 15 und 25% (die statistischen Anga-

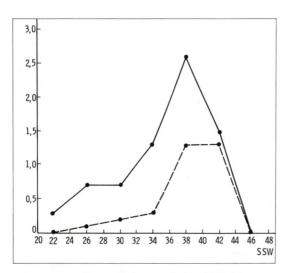

Abb. 4 Verteilung der kongenitalen Mißbildungen (in %) in Abhängigkeit von der Schwangerschafts-Woche bei BEL; —— BEL, ——— andere Lage (nach *Brenner, Bruce, Hendricks*)

gen Unterschiede sind durch sozioökonomische und präventivmedizinische, geburtshilfliche Maßnahmen erklärbar. Allerdings sind bei BEL-Kindern Geburtsgewichte unter 2500 g immer noch um den Faktor 3 häufiger als bei Schädellagenkindern (15% zu 5%).

Auch ein vorzeitiger Blasensprung ist „typisch" für BEL. Er ist viermal häufiger als bei Schädellagen (28,4% zu 7,9%). Die Ätiologie ist unklar. Nach Ausschluß aller Risikofaktoren wie fetale Mißbildungen, Uterusmißbildungen, mütterliche Risiken bleibt die Ursache in 60% unklar. In den frühen Schwangerschaftsmonaten liegt das Kind häufig in BEL. Dies wurde bereits vor 20 Jahren durch

ben variieren zwischen 0,3 und 6%) (64). Die Entstehung wird auf die spezifische intrauterine Situation bei BEL zurückgeführt.

Mehrlinge

BEL werden bei Zwillingen fünfmal häufiger beobachtet als bei Einlingen. 5% aller BEL-Geburten entfallen auf Zwillinge, während nur 1,26% der Kopflagengeburten Zwillinge sind. In 25–30% aller Zwillingsgeburten liegen eines oder beide Kinder in BEL.

Andere fetale Faktoren (Abb. 5)

Ob das Geschlecht bei BEL eine Rolle spielt, ist umstritten. Mädchen werden häufiger aus BEL geboren als Knaben. Das Verhältnis liegt bei 54,3% zu 45,7% (89). Ein ähnliches Verhältnis wurde in der Prospektiven Studie der Schweizerischen Akademie der Medizinischen Wissenschaften gefunden (1977 und 1978 acht Kliniken, R. RICHTER, unveröffentlichte Daten). Eine akzeptable Erklärung für dieses Phänomen gibt es nicht.

Plazentare Faktoren

Die kornuale Fundusplazentalokalisation ist typisch für die BEL (72,6% bei BEL gegenüber 4,8% bei Schädellage) (45). Auch eigene Ultraschalluntersuchungen bestätigen die Beziehung zwischen kornualem Plazentasitz und Auftreten der BEL. SCHLENSKER (113) fand in 98% der BEL eine Tubeneckenplazenta.

Eine Beziehung zwischen Placenta praevia und BEL, wie sie in früheren Publikationen postuliert wurde, konnte durch Ultraschalluntersuchungen bestätigt werden. Man fand bei jeder der 62 BEL eine Placenta praevia, bei Schädellage kam die Placenta praevia bei 1 von 346 Fällen vor (113). Nach BRENNER (18) beträgt die Inzidenz der Placenta praevia bei BEL 1,6%, bei Schädellage 0,6% (klinische Diagnose).

Fruchtwassermenge

Eine Beziehung zwischen Hydramnion und BEL wurde oft postuliert. Der Nachweis der Fruchtwassermenge ist relativ aufwendig (benötigt eine zweimalige Amniozentese) und wird an der UFK Basel nur in seltenen Fällen durchgeführt. Die Schätzung mittels Ultraschall konnte nicht eine Beziehung zwischen Hydramnion und BEL bestätigen. Wir sehen eine Hydramnie bei fetalen Mißbildungen und BEL. Außerdem gibt es eine physiologische Hydramnie im zweiten und am Anfang des dritten Trimenon. Sie ist nicht für die BEL charakteristisch. Eine Oligohydramnie sehen wir hingegen bei jedem zweiten Fall einer persistierenden BEL am Ende der Schwangerschaft. Ob diese Oligohydramnie Ausdruck einer intrauterinen Deprivation ist, oder eine kausale Beziehung zur Entstehung der BEL besitzt, ist unklar. Das Fehlen von Fruchtwasser bei BEL ist immer verdächtig auf ein Potter-Syndrom (Nierenagenesie).

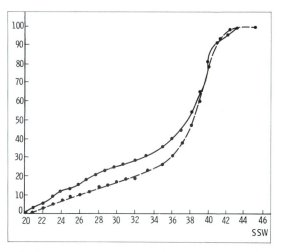

Abb. 5 Kumulative Häufigkeitsverteilung (in %) von Knaben und Mädchen bei BEL und anderen Lagen in Abhängigkeit von den Schwangerschaftswochen; —— Knaben, --- Mädchen (nach *Brenner, Bruce, Hendricks*)

Diagnostik, Überwachung und präventivmedizinische Maßnahmen während Schwangerschaft und Geburt

Allgemeine Gesichtspunkte

Von besonderer Bedeutung sind:
1. die Diagnose,
2. die fortlaufende Überwachung,
3. die Suche nach ätiologischen Faktoren.

Für die klinische Diagnose sind die Leopoldschen Handgriffe und die vaginale Untersuchung nützlich. Sie ist nicht immer einfach, und das Ergebnis hängt von der Erfahrung des Untersuchers ab. Bei der Überwachung der BEL-Schwangerschaft sind Hinweise auf Frühgeburt, intrauterine Mangelentwicklung, Deprivation und fetale Mißbildungen besonders zu beachten. Die Suche nach der Ätiologie bleibt meistens erfolglos. Ein wesentlicher Fortschritt für Diagnostik und Überwachung der BEL-Schwangerschaft bedeutet die Sonographie. Jede persistierende BEL nach der 28. Schwangerschaftswoche ist eine Risikoschwangerschaft und muß deshalb mit Ultraschall überwacht werden. Wir führen eine ambulante Kontrolle durch, eine Klinikeinweisung erfolgt bei drohender Frühgeburt oder bei Verdacht auf intrauterine Mangelentwicklung (Deprivation).

Fetale Überwachung

(s. auch Kap. Gefahrenzustände des Fetus, Bd. II/1)

Bei BEL leistet die Ultraschalldiagnostik besonders wertvolle Dienste: Genaue Lagebestimmung und die Biometrie, Nachweis der Lage der fetalen Extremitäten (extended legs!), der Flexion oder Hyperextention des Kopfes, Beurteilung der Fruchtwassermenge, Bestimmung des Plazentasitzes und der Plazentamorphologie (Reife der Plazenta), Beurteilung der fetalen Vitalität (Bewegung und Atmung) und Beurteilung der Uteruswand. Die weiteren klinischen Parameter zur Beurteilung der intrauterinen Entwicklung sind dieselben wie bei Schädellagen.

Prophylaxe der Frühgeburt

Sie unterscheidet sich nicht von der Frühgeburtprophylaxe bei Schädellage: Anamnestische Faktoren, mütterliche Erkrankungen, ungünstige sozioökonomische Situationen, die Bestimmung des „pelvic score". Beim Vorhandensein einer oder mehrerer Risikofaktoren befürworten wir eine Klinikeinweisung. Eine tokolytische Behandlung mit Betamimetika ist bei Fällen mit erhöhtem Pelvic Score indiziert. Eine prophylaktische Tokolyse wie bei Mehrlingsschwangerschaften haben wir bei BEL nie durchgeführt. Die Ergebnisse der Frühgeburtenprophylaxe dagegen sind ermutigend. Vergleicht man die Ergebnisse von TOMKINS aus den 40er Jahren (125), PISKAZECK u. Mitarb. aus den 50er Jahren (100) mit den heutigen Frequenzen, findet man eine Abnahme der Frühgeburten im BEL-Kollektiv um das vier- bis fünffache. Die Frühgeburtenrate (Definition WHO) bei BEL der UFK Basel lag 1973 bei 22%, 1974–1976 bei 17% und 1977–1979 noch bei 15%. Außerdem wurde eine Verschiebung der Frühgeburten in höhere Gewichtsklassen bzw. in spätere Schwangerschaftswochen beobachtet.

Mißbildungsdiagnostik

Eine wichtige Aufgabe dieser Diagnostik ist die Erkennung grober Mißbildungen, wenn möglich bis zur 20. Schwangerschaftswoche. Die Ultraschalldiagnostik ist eine geeignete Methode und sollte im ersten und zweiten Trimenon als Screening-Methode eingesetzt werden. Durch Ultraschallroutineuntersuchungen bei 10000 Patientinnen wurden in den letzten vier Jahren 70% aller Mißbildungen erkannt. Die für die BEL typischen groben Mißbildungen lassen sich mit Ultraschall diagnostizieren: Anenzephalus (bis zur 16. Schwangerschaftswoche), Inienzephalus, große Meningomyelozele, Potter-Syndrom, grobe Skelettmißbildungen, fetale Tumoren (im zweiten Trimenon). Ein Teil der Mißbildungen, vor allem ein Hydrozephalus, ist erst im dritten Trimenon zu diagnostizieren. Diese Diagnose ist jedoch für die Geburtsleitung von großer Bedeutung. Im Rahmen der Mißbildungsdiagnostik ist auch die rechtzeitige Diagnose der endogenen Retardierung (Frühretardierung im zweiten Trimenon) wertvoll. Die biochemischen Screening-Methoden (Alphafetoprotein) sind in Kap. Biochemische Diagnostik, Bd. II/1, beschrieben.

Äußere Wendung

Die äußere Wendung des Fetus aus BEL in Schädellage wird seit Jahrzehnten von manchen Autoren empfohlen. Durch äußere Wendung konnten BEISCHER u. TOWNSEND (6), SAUTER (111) und MAC ARTHUR (77) die Häufigkeit der BEL-Geburten auf weniger als 2% reduzieren. Sie empfehlen einen Wendungsversuch nach der 32. Schwangerschaftswoche. Vorbedingungen sind ein gut beweglicher Fetus, entspannte Bauchdecken und eine entspannte Uteruswand. Seit den 50er Jahren wird über den Wert der äußeren Wendung lebhaft diskutiert (77). BOCK (11) verglich zwei Fünfjahresabschnitte. Im ersten wurden keine Wendungen durchgeführt, im zweiten die systematische äußere Wendung vorgenommen. Er konnte eine signifikante Reduktion von BEL von 3,5% auf 2,05% nachweisen. Die Erfolgsquote der Wendung bei 296 Fällen lag bei 81%. Die äußere Wendung gewann in den 70er Jahren an Popularität, nicht zuletzt durch die ausgezeichneten Ergebnisse von RANNEY (105), HIBBARD u. SCHUMANN (55). RANNEY erzielte bei 860 Frauen, teilweise mit mehreren Wendungsversuchen ab der 30. Schwangerschaftswoche ohne Narkose in über 90% einen Erfolg. Ernsthafte fetale oder plazentare Schäden wurden nicht beobachtet. In der zweiten Studie (HIBBARD u. SCHUMANN [55]) war die äußere Wendung nach der 34. Schwangerschaftswoche ohne Narkose bei 441 BEL in 88% der Fälle erfolgreich. Die ungereinigte perinatale Mortalität bei BEL lag bei 2,5%. Diese beiden erfolgreichen Serien haben ein weites Echo gefunden. Es muß gesagt werden, daß es sich dabei um „one man statistics" handelt (Diskussion bei 55). Sie setzen große Erfahrung und Fähigkeiten voraus und lassen sich nicht generalisieren. SALING u. MÜLLER-HOLVE (110) empfiehlt die äußere Wendung unter Tokolyse ab der 37. Schwangerschaftswoche. Seine Methode besitzt zwei Vorteile:

1. die in Terminnähe kaum noch vorhandene Lagelabilität und
2. die Möglichkeit der Geburtsbeendigung bei Eintreten einer fetalen Komplikation.

Voraussetzung für die Wendung sind:
– das Fehlen einer Blutung,
– der Ausschluß einer Placenta praevia,
– eine genügende Fruchtwassermenge,
– die Durchführung des Eingriffs in der Klinik mit der Möglichkeit zu einer sofortigen operativen Intervention,
– eine prä- und postoperative Ultraschalluntersuchung und

– die kardiotokographische Überwachung des Fetus nach der Wendun.

Die Erfolgsquote bei SALING u. MÜLLER-HOLVE lag bei 83%. FALL u. NIELSSON (43) waren in 70% erfolgreich. Nennenswerte Komplikationen wurden nicht beobachtet. Seither wurden im deutschsprachigen Raum mehrere Untersuchungsergebnisse veröffentlicht. Allen gemeinsam ist, daß immer wieder auf die Möglichkeit, aber auch die Grenzen der Methode hingewiesen und vor ernsthaften Komplikationen der Wendung gewarnt wird. HOCHULI (58) berichtet über 14 Wendungen bei 64 BEL. Die Erfolgsquote lag bei 35% (5:14). Nach erfolgreicher Wendung erfolgte die vaginale Entbindung aus Schädellage, einmal kompliziert durch eine vorzeitige Plazentalösung. Nach den erfolglosen Wendungsversuchen mußte einmal nach 10 Tagen aus kindlicher Indikation eine Sectio notfallmäßig durchgeführt werden. In zwei Fällen kam es zu einer fetomaternalen Transfusion von ca. 7–10,5 ml Blut. In beiden Fällen bestand eine Vorderwandplazenta. Dreimal kam es zu einem Nabelschnurvorfall, einmal mit tödlichem Ausgang, 10 und mehr Tage nach den Wendungsversuchen. HOCHULI nimmt als Voraussetzungen für die äußere Wendung:

– kein großes Kind,
– geschätztes Gewicht nicht mehr als 3000–3500 g,
– genügend Fruchtwasser,
– Multiparität,
– Plazentahinterwandsitz.

Diese Voraussetzungen sind aber bei BEL selten erfüllt. LUIET u. Mitarb. (75) berichteten über die äußere Wendung unter Tokolyse bei einer Primipara 9 Tage vor Termin. Während der Wendung fand eine massive fetomaternale Transfusion statt, an deren Folgen das Kind starb. SCHLENSKER u. Mitarb. (114) waren bei 58 Schwangeren unter Tokolyse und Sedierung in 55% erfolgreich. Häufigste Ursachen für einen Mißerfolg waren straffe Bauchdecken, „extended legs" und ein bereits fest im Beckeneingang stehender Steiß. In 10% der Fälle war nach erfolgreicher Wendung eine abdominale Schnittentbindung wegen einer akuten fetalen Notsituation (Nabelschnurkomplikation) oder eines protrahierten Geburtsverlaufes bei Einstellungsanomalien erforderlich. Bei den erfolglosen Fällen wurden in 15–20% ernsthafte Komplikationen beobachtet:

– Vorliegen oder Vorfall der Nabelschnur,
– vorzeitige Plazentaablösung,
– fetomaternale Transfusion und
– akute Plazentainsuffizienz.

An der UFK Basel führen wir die äußere Wendung bei BEL aus folgenden Gründen nicht mehr durch, weil:

1. es sich um eine symptomatische Behandlung handelt (Ätiologie der BEL unbekannt),
2. die fetale Homöostase (Fetus-Nabelschnur-Fruchtwasser-Plazenta) gestört wird,
3. sie als Routinemethode an Ausbildungskliniken nicht geeignet ist, sie bleibt für den Erfahrenen reserviert,
4. die Methode nachgewiesenermaßen traumatisierend ist, und
5. die Daten aus Queen Charlotte's Maternity Hospital in London überzeugend sind: die gereinigte perinatale Mortalität bei BEL war 0,53% im Vergleich zu 0,9% bei äußerer Wendung (über 1000 äußere Wendungen bei über 800 Patientinnen [16]).

Über den Stand der äußeren Wendungen in Europa berichtet die Umfrage von MENDEZ-BAUER u. Mitarb. (82), vorgestellt am 5. Europäischen Kongreß für Perinatale Medizin. Die Umfrage umfaßte 86 Kliniken in 16 Ländern. in 52% der Kliniken wird eine äußere Wendung durchgeführt, in den restlichen nicht. Die Erfolgsquote der Wendungen war wie folgt: In 7% der Kliniken über 50%, in 2% der Kliniken zwischen 30 und 49% und in 20% der Kliniken lag die Erfolgsquote unter 30%.

Pelvimetrie und Ultraschallbiometrie

Die *äußere Beckenmessung* gibt keine genügende Auskünfte über die inneren Beckenmasse. Wir (UFK Basel) wenden sie nicht an.

Innere Beckenmessung (Vaginale digitale Austastung des Beckens) vermittelt erfahrenen Geburtshelfern wichtige Informationen über Beckenkonfiguration. Es werden zwei Maße beurteilt: der Abstand zwischen Promontorium und unterem Symphysenrand und der Abstand zwischen den Spinae ischiadicae. Der Aussagewert ist begrenzt auch bei Verwendung von speziellen Pelveometern.

Röntgenologische Beckenmessung: Für die röntgenologische Beckenmessung sind zwei Aufnahmen notwendig: eine anteroposteriore und eine seitliche (23). Die relevanten Durchmesser sind:

1. der sagittale Durchmesser im Beckeneingang (ap-Durchmesser),
2. der quere Durchmesser des Beckeneingangs,
3. die Interspinaldistanz,
4. der anteroposteriore Durchmesser in Beckenmitte,
5. der quere Durchmesser im Beckenausgang.

Weitere Angaben über Beckenmessung s. Kap. Das weibliche Becken und Röntgendiagnostik, Bd. II/1. Wir teilen die Meinung von JOYCE u. Mitarb. (63), daß die goldenen Zeiten der präpartalen Pelvimetrie vorbei sind. Lediglich bei BEL ist die präpartale röntgenologische Beckenmessung wahrscheinlich indiziert. Darüber sind sich alle im Literaturverzeichnis angeführten Autoren nach 1970 einig. Nach JOYCE u. Mitarb. (63) besteht eine gute Korrelation zwischen sagittalem Durchmesser im Beckeneingang und Beckenkapazität. Aufgrund dieser Untersuchung beträgt die notwendige Länge des

Tabelle 3 Röntgenpelvimetrie

	Zahl der Fälle	Mortalität	Morbidität
Pelivimetrie	620/36%	9,7%	1,9%
keine Pelvimetrie	1100/64%	1,8%	0,9%

Tabelle 4 Zatuchni-Andros-Score

Parität	0 Primi- gravida	1 Multipara	2
Schwangerschaftswoche	≥39	38	≤37
Geschätztes Kindsgewicht	≥3630 g	3629–3176 g	<3173 g
BEL in Anamnese >2500 g)	0	1	≥2
Zervixdilatation bei Klinikeintritt	2 cm	3 cm	≥4 cm
Vorangehender Teil bei Klinikeintritt	≥–3	–2	≤1

sagittalen Diameters für eine „sichere vaginale Geburt" bei einem Kindsgewicht von 3400 g 11,7 cm. Andere Autoren empfehlen für den sagittalen Durchmesser im Beckeneingang Maße zwischen 11,8 cm und 12 cm (96, 107). Als ideale Beckenmaße für BEL-Geburten empfiehlt WESTIN (127) folgende Werte:
– sagittaler Durchmesser des Beckeneingangs mehr als 12 cm,
– querer Durchmesser im Beckeneingang mehr als 13 cm,
– interspinaler Durchmesser mehr als 10,5 cm,
– ap-Durchmesser im Beckeneingang mehr als 11 cm.

Nach COLLEA u. Mitarb. (25) sind die minimalen Beckenmaße für eine BEL-Geburt:
– sagittaler Durchmesser im Beckeneingang 10,5 cm,
– querer Durchmesser im Beckeneingang 11,5 cm,
– sagittaler ap-Durchmesser in Beckenmitte 11,5 cm und
– querer Durchmesser in Beckenmitte 10,0 cm.

Aus allen diesen Untersuchungen über Röntgenpelvimetrie geht hervor, daß für eine vaginale Geburt aus BEL normale oder große Beckenmaße verlangt werden müssen. Sog. Borderlinebecken sind nach heutiger Auffassung eine Indikation für die Schnittentbindung.

Es muß jedoch betont werden, daß normale Beckenmaße keine Garantie für eine unkomplizierte vaginale Geburt bieten. Andere, vor allem fetale Faktoren spielen eine ebenso wichtige Rolle: Kindsgewicht, Kopf- und Schultermaße, Hyperextension des Kopfes, Nabelschnurprobleme. KAUPPILA (65) fand bei 17% der Fälle mit normalen röntgenologischen Beckenmaßen Schwierigkeiten bei der Extraktion aus BEL. ROVINSKY u. Mitarb. (107) beobachteten eine über fünffache Erhöhung der perinatalen Mortalität und eine Verdoppelung der neonatalen Morbidität in Fällen, bei welchen präpartal eine röntgenologische Beckenmessung durchgeführt wurde (Tab. 3).

Zusammenfassend läßt sich sagen, daß pathologische Beckenmaße eine Schnittentbindung indizieren, normale Beckenmaße jedoch keine optimale vaginale Geburt garantieren.

An der UFK Basel führen wir seit 1973 keine röntgenologische Beckenmessung bei BEL mehr durch. Abgesehen von der Röntgenbelastung durch zwei Aufnahmen sind dafür folgende Überlegungen maßgebend:

1. normale Beckenmaße garantieren keine normale Geburt,
2. ein relatives Mißverhältnis Kind/Becken ist nicht voraussehbar,
3. klinische Kriterien und Ultraschallmessungen haben Priorität.

Nach einer Umfrage von MENDEZ-BAUER u. Mitarb. (82) werden in über 30% der europäischen Kliniken keine röntgenologischen Beckenmessungen durchgeführt.

Ultraschallbiometrie

Die Ultraschallbiometrie ist eine wertvolle Methode zur Beurteilung der fetalen Maße und des Gewichts. Die Möglichkeiten und Grenzen der Biometrie werden im Kap. Ultraschalldiagnostik, Bd. II/1 diskutiert. An dieser Stelle soll erwähnt werden, daß die Messung des biparietalen Kopfdurchmessers alleine für die vaginale Geburt aus BEL nicht ausreicht. Dazu ist auch die Messung der frontookzipitalen und die Errechnung des Kopfumfanges erforderlich. Für die Schätzung des Gewichts ist die Messung des abdominalen Durchmessers notwendig. Die Schulterbreite kann dagegen mit den heutigen Messtechniken nicht erfaßt werden. Dieses Problem wird mit modernen Geräten in naher Zukunft gelöst sein. Die Ultraschallbiometrie bei BEL ist erschwert durch den beweglichen Kopf und ungünstige Lagen. Problematisch ist in vielen Kliniken auch, eine zuverlässige Ultraschallmessung rund um die Uhr zu garantieren.

Zatuchni-Andros-Score

Der Zatuchni-Andros-Score für die Prognose der BEL-Geburt basiert auf anamnestischen und klinischen Daten (131, 132; Tab. 4). Wie aus Tabelle 4 hervorgeht, variiert die Punktezahl zwischen 0–10. Je höher die Zahl, desto günstiger sind die Chancen für eine vaginale Geburt aus BEL. Obwohl der Score schon über 15 Jahre alt ist und in den Vereinigten Staaten und Kanada populär ist, wird er im deutschsprachigen Raum erst in neueren Lehrbüchern und Zeitschriften erwähnt (7). BIRD u. MC ELIN (10) empfehlen die primäre Sectio bei einem Score von 3. Bei einem Score von 4 und mehr sind gute Voraussetzungen für eine vaginale Geburt gegeben.

Die Vorteile des Zatuchni-Andros-Score sind der Einbezug anamnestischer und klinischer Daten. Nachteile sind, daß
- kleine Frühgeburten eine höhere Punktezahl erhalten,
- die Beckenmaße und die Wehentätigkeit nicht berücksichtigt werden.

Auch hohe Scorezahlen garantieren keine unkomplizierte vaginale Geburt (18). Der Zatuchni-Andros-Score kann nur einer der Aspekte für die Entscheidung zur vaginalen Geburt darstellen.

Andere Beurteilungskriterien

WESTIN (127) berichtet über seinen „Fetopelvicscore". Der Score beinhaltet:
1. die röntgenologischen Beckenmaße,
2. das geschätzte Kindsgewicht,
3. den Typ der BEL (reine Steißlage, Fußlage usw),
4. die Anamnese (vaginale Geburten) und
5. den Zervixbefund und die Situation des Beckenbodens.

Eine unkomplizierte vaginale Entbindung ist bei mindestens 12 Punkten wahrscheinlich. Das Kindsgewicht schätzte Westin durch Palpation und die Messung des Abstandes zwischen Symphyse und Fundus. Ein ähnlicher Score wurde von OHLSEN (96) empfohlen (röntgenologische Beckenmaße und geschätztes Kindsgewicht).

Spezielle Fälle

Hyperextension des Kopfes: Die Ätiologie der Hyperextension des Kopfes ist in zwei Dritteln aller Fälle nicht bekannt. In einem Drittel sind Mißbildungen wie Hamartoma, Teratoma, Enzephalomyelozele, Arthrokryposis, Inienzephalus, Struma, aber auch bei Uterusmißbildungen die Ursache (8, 21, 22). Eine Hyperextension des Kopfes findet sich in ca. 5% aller BEL (8, 21, 22). BALLAS u. Mitarb. (4, 5) beschreiben vier Stufen der Flexion:
Stufe I: flektierter Kopf,
Stufe II: leicht deflektierter Kopf, „Military position" (in 64% aller BEL),
Stufe III: extendierter Kopf mit Deflexion < 90 Grad und
Stufe IV: hyperextendierter Kopf mit einem Deflexionswinkel von > 90 Grad (0,8% aller Fälle).
Aus der Erfahrung von BALLAS u. Mitarb. ist eine vaginale Geburt bei Stufe I–III möglich, bei Stufe IV ist die Schnittentbindung indiziert. Die Diagnose der Hyperextension erfolgte früher durch Röntgenaufnahmen, heute durch Ultraschall.
Es wird allgemein verlangt, daß bei röntgenologischen Beckenmessungen auch eine Beurteilung der Flexion – Deflexion des Kopfes erfolgen muß (21, 22).

Durch Ultraschalldiagnostik können alle angeführten fetalen Mißbildungen, die zur Hyperextension des Kopfes führen, erkannt werden.
Die Hauptgefahr bei Hyperextension des Kopfes ist eine traumatische Verletzung von Halswirbelsäule und Halsmark bei vaginaler Geburt (8, 21, 22).

Extended legs (gestreckte Beine bei reiner Steißlage): Der Ausdruck „extended legs" wird heute auch in deutschsprachigen Ländern verwendet. In 60–70% der BEL am Termin findet man „extended legs" (33). Zwei geburtshilflich-mechanische Probleme liegen bei „extended legs" vor:
1. schlechte Dilatation (kleiner vorangehender Planum von 28 cm) und
2. erschwerte fetale Flexion unter der Geburt.

In der neuen Literatur (3, 67) wird bei BEL mit „extended legs" die primäre Sectio empfohlen.
Wir sind der Meinung, daß dies nur Frühgeburten und „small for date babies" betrifft. Bei normal großen Kindern am Termin sind „extended legs" sogar eine günstige Form für die vaginale Entwicklung. ROVINSKY u. Mitarb. (107) fanden keine signifikanten Unterschiede in den perinatalen Mortalitätszahlen und bei traumatischer Morbidität zwischen Steißlagen (beide Beine am Rumpf hochgeschlagen) und vollkommener Steißlage (beide Füße neben dem Steiß). Geburtsverlauf und Geburtsmechanismus werden durch „extended legs" nicht negativ beeinflußt (33). Die Gefahr eines Nabelschnurvorfalles ist bei „extended legs" praktisch null (33). Die gestreckten Beine sind günstiger bei der von uns bevorzugten einzeitigen (einphasig), spontan assistierten Geburt aus BEL. Grund dafür ist, daß die bereits geborenen Beine bei der vollkommenen Steißlage alleine durch die Schwerkraft die natürliche Rotation der Schultern stören, und dazu ziehen sie den Körper des Kindes nach unten. In dieser Geburtsphase ist es bedeutend günstiger, wenn sich der Körper des Kindes in der Geburtsachse befindet.
Tatsächlich ist die Extraktion aus BEL bei noch nicht sichtbarem Steiß durch „extended legs" erschwert. In solchen Fällen empfehlen wir jedoch die Schnittentbindung, um traumatische Schäden einer Extraktion zu vermeiden.

Diagnose: Extended legs können durch röntgenologische oder Ultraschalluntersuchungen festgestellt werden.

Die *Fußlage* gehört zu den ungünstigsten BEL, und es wird von den meisten Autoren eine primäre oder sekundäre Schnittentbindung empfohlen (18, 33, 36, 67, 81, 107). Die Probleme bei vaginaler Geburt: schlechte Muttermunddehnung – kleiner vorangehender Teil (Planum von 24 cm), kleinerer Druck auf die Frankenhäuserschen Ganglien, die Gefahr der Schulter- und Kopfgeburt bei unvollständigem Muttermund, dies vor allem bei Frühgeburten und „small for date babies"; erhöhte Gefahr von Nabelschnurvorfall (18, 62, 65, 81, 88,

14.16 Verlauf und Leitung der Geburt bei atypischen und pathologischen Lagen

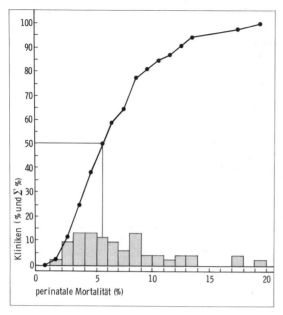

Abb. 6 Kumulative (in Σ%) und histographische (in %) Verteilung der perinatalen Mortalität nach WHO bei BEL in 53 europäischen Kliniken (nach *Kubli, Boos, Rüttgers*)

107). Wir sind auch der Auffassung, daß die Fußlage eine Indikation zur Schnittentbindung darstellt.

Fetale und kindliche Risiken nach der Geburt aus BEL

Die antepartale Gefährdung der BEL ist in erster Linie Folge einer Mangelentwicklung (Deprivation). BRENNER u. Mitarb. (19) fanden signifikant mehr „small for date babies" im BEL-Kollektiv als in Schädellagen. Aus der gleichen Studie geht hervor, daß das Risiko des intrauterinen Fruchttodes bei BEL in der 34. Schwangerschaftswoche bei 15% liegt. Diese Zahl ist zu hoch, und läßt sich durch intensive Betreuung der Schwangeren sicherlich reduzieren. Diagnostik und Therapie der intrauterinen Mangelentwicklung der BEL unterscheiden sich nicht von jenen der Schädellage. An der UFK Basel werden die Fälle mit klinisch und/ oder ultraschallbiometrisch diagnostizierten Mangelentwicklungen stationär überwacht (detaillierte Angaben über Diagnostik und Therapie der Mangelentwicklung s. Kap. Gefahrenzustände des Fetus Bd. II/1. Die kindlichen Risiken nach der Geburt werden unten erläutert.

Mortalität

Ungereinigte perinatale Mortalitätsziffern schwanken in der Literatur zwischen 2,5% und 24,5% (19, 54 Abb. 6). Nach HEYER (54) bewegen sich die gereinigten Mortalitätsziffern zwischen 1% und 13%, durchschnittlich zwischen 2,5% und 5%. Eine objektive Interpretation der Mortalitätsziffern, vor allem der gereinigten, ist schwierig, da die Kriterien von Klinik zu Klinik und von Land zu Land wechseln. Außerdem sind es meistens retrospektive Studien, wobei die verschiedenen Variablen wie Schwangerschaftsbetreuung, Diagnostik und Überwachung nicht oder zu wenig berücksichtigt werden. Aufschlußreicher sind vergleichende Studien von BEL und Schädellage. In der Amerikanischen „The Collaborative Perinatal Study" (95) war die perinatale Mortalität bei BEL 10mal, bei BRENNER u. Mitarb. (19) 9,4mal, im British Perinatal Mortality Survey (20) 7mal, die Münchner Perinatalstudie (89) 10mal, bei KAUPPILA (65) 6,8mal höher als bei Schädellagen.

Wie schon erwähnt, wird die perinatale Sterblichkeit der BEL durch Frühgeburt und fetale Mißbildungen belastet. KAUPPILA (65) fand jedoch hoch signifikante Unterschiede um Faktor 3,5 zu Ungunsten der Frühgeburten aus BEL, verglichen mit Frühgeburten des restlichen Kollektivs.

Aus eigenen Untersuchungen geht hervor, daß die perinatale Morbidität und Mortalität der BEL auch nach Ausschluß der Mißbildungen signifikant höher ist als bei Schädellagen gleichen Gestationsalters. Die statistischen Unterschiede werden besonders bei vaginaloperativen Entbindungen aus BEL deutlich.

Für die Leitung der Geburt aus BEL ist die Tatsache wichtig, daß die perinatale Mortalität bei Multiparae gleich hoch ist wie bei Primiparae (18, 54, 65, 107).

Die perinatale Mortalität wird stark durch die Sectiofrequenz beeinflußt. Je höher die Sectiofrequenz, desto tiefer die perinatalen Mortalitätsziffern (13, 21, 65, 66, 69, 115). Eine Verbesserung der perinatalen Mortalität wurde besonders in Krankenhäusern beobachtet, in denen die Sectiofrequenz von ca. 10% auf über 20–30% erhöht wurde. Besonders deutlich wurde die Verbesserung der gereinigten perinatalen Mortalität (ohne Mißbildungen und kleine Frühgeburten) nach Erhöhung der Sectiofrequenz.

Wir selbst haben keine Verbesserung der perinatalen Mortalität nach Erhöhung der Sectiofrequenz von 29 auf 63, bzw. 42% beobachtet. Ähnliche Feststellungen haben LEWIS u. SENEVIRATNE (73) gemacht: eine Erhöhung der Sectiofrequenz auf über 50% kann die perinatale Mortalität nicht mehr beeinflussen. Es muß aber betont werden, daß die Verbesserung der perinatalen Ziffern nicht nur durch die erhöhte Sectiofrequenz, sondern auch durch andere Variablen beeinflußt wird, wie Überwachung, verbesserte Geburtsleitung und sorgfältigere Indikationsstellung zur Schnittentbindung. Diese Variablen unterscheiden sich von Klinik zu Klinik. Dies geht aus den Ergebnissen einer Umfrage von KUBLI u. Mitarb. (69) in 50 europäischen Kliniken hervor, wobei eine deutliche Korrelation zwischen Sectiofrequenz und perinataler Mortalität nicht gefunden werden konnte. Natürlich muß man solche Statistiken mit Vorsicht genießen, da die Kriterien der perinatalen Mortalität unterschiedlich sind.

In der klassischen Studie von POTTER (101) über 2000 Autopsien an Feten und Neugeborenen wurde in 41,5% der verstorbenen BEL-Kinder eine traumatische Blutung als Todesursache gefunden. In der zweiten Studie von POTTER u. ADAIR (102) war die traumatische Hämorrhagie in 43,4% die Todesursache. Bei reifen Neugeborenen aus BEL war nach ROVINSKY u. Mitarb. (107) die Todesursache in 46% ein Trauma und in 54% durch Asphyxie bedingt.

Morbidität

Die erhöhte Morbidität bei BEL-Kindern ist im wesentlichen Folge von Frühgeburt, Mißbildungen, Asphyxie und Trauma.

Asphyxie

Die *Apgar-Zahlen* sind bei BEL-Kindern signifikant niedriger als bei Schädellagen, etwa um den Faktor 5 (19, 65, 118). Aus der Studie der UFK Basel (51) geht hervor, daß bei 139 reifen BEL-Kindern und einer Sectiofrequenz von 42% der Apgar-Score bei vaginaloperativ entbundenen Kindern (Manualhilfe, Veit-Smellie oder Extraktion) hoch signifikant niedriger waren, verglichen mit einer Kontrollgruppe von Schädellagen. Tiefe Apgar-Zahlen wurden 1,5 und 15 Minuten post partum beobachtet. Bei Neugeborenen nach spontan assistierter Geburt lagen die Apgar-Zahlen ebenfalls niedriger 1,5 und 15 Minuten post partum, allerdings auf einem Signifikanzniveau von 5%. Tiefere Apgar-Zahlen auf einem Signifikanzniveau von 5% wurden auch bei durch Schnitt entbundenen Neugeborenen aus BEL gefunden. Die schlechteren Apgar-Zahlen bei Sectiokindern können zum Teil durch die damalige Narkoseart erklärt werden.

Mit den Problemen der *Azidose* bei BEL-Kindern hat sich besonders die Arbeitsgruppe KUBLI, Heidelberg beschäftigt (66–70). Nach Kubli ist das Azidoserisiko bei der vaginalen Geburt aus BEL 3–10mal höher als bei Schädellagen. Das Azidoserisiko ist unabhängig vom Gestationsalter und der Parität der Mutter.

Etwa die Hälfte aller BEL-Geburten weisen eine Azidose mindestens leichten Grades auf – pH <7,20 (67; Abb. 7). SCHWENZEL u. Mitarb. (118) fanden bei 70% aller vaginalen BEL-Geburten pH-Werte unter 7,20. An der UFK Basel lagen die pH-Werte in der Nabelschnurarterie sowohl bei spontan assistierten Geburt als auch bei vaginaloperativer Geburt aus BEL hoch signifikant tiefer als in der Kontrollgruppe. Bei durch Schnitt entbundenen BEL-Kindern waren dagegen die pH-Werte

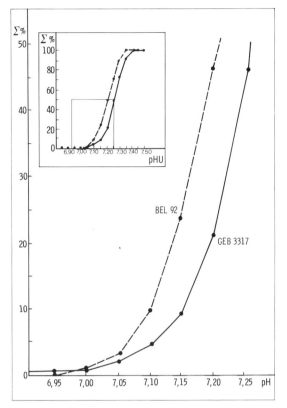

Abb. 7 Kumulative Häufigkeit (in Σ%) von aktuellen pH-Werten in der Nabelarterie bei 3317 Geburten (GEB) und 92 vaginalen Beckenendlagen (BEL). Im kleinen Bild ist die gesamte kumulative Häufigkeitskurve gezeigt, im Großformat der interessierende azidotische Bereich. pH-Werte unter 7,10 sind bei der vaginalen BEL-Geburt doppelt so häufig wie im Gesamtkollektiv, ebenso pH-Werte unter 7,10 (nach *Kubli, Rüttgers, Henner*)

identisch mit den Werten der Kontrollgruppe (Mittelwert für spontan assistierte Geburt 7,21, für vaginaloperative Geburt 7,18, für Sectiogeburt 7,28) (51).

Die Azidose entsteht durch Nabelschnurkompression in der Pressperiode nach der Geburt des Nabels, seltener durch Nabelschnurvorfall oder anderen Komplikationen in der Eröffnungsphase. Die Mikroblutuntersuchungen BRETSCHERS (7) haben gezeigt, daß die Verschlechterung der pH-Werte bei BEL schon auf Beckenboden beginnt und sich besonders nach Geburt der Skapula vertieft. Der Abfall der pH-Werte ist auch von der Dauer der Entwicklungszeit abhängig. Die Entwicklung der Azidose ist aus den kardiotokographischen Veränderungen in der terminalen Geburtsphase aus BEL ersichtlich. Typisch für diese späte, respiratorische Azidose ist die große arteriovenöse Differenz. In unserem Krankengut liegt diese Differenz bei durchschnittlich 0,13. Die Bedeutung dieser im wesentlichen akuten respiratorischen Azidose ist noch nicht klar.

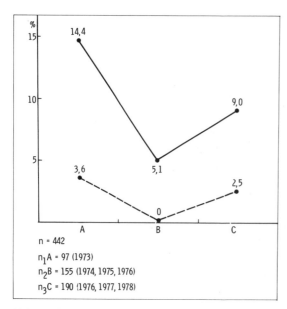

Abb. 8 Schwere Azidose (pH NSA < 7,10) und Art der Entbindung der BEL in Abhängigkeit von der Sectiofrequenz; NSA = Nabelschnurarterie; —— vaginale Geburt, ---- Sectio; A = Sectiofrequenz 29, B = Sectiofrequenz 63%, C = Sectiofrequenz 42%; n_1A, n_2B, $n_3 C$ = Anzahl der BEL in den angegebenen Zeitabschnitten (nach *Dickreuter*)

Gerade diese späte Azidose, wenn der Steiß bereits geboren ist, macht die Leitung der Geburt aus BEL kompliziert. Die Häufigkeit der schweren Azidosen steht in direkter Beziehung zur Sectiofrequenz: Je mehr Sectiones, desto weniger schwere Azidosen (Abb. 8).

Trauma

Traumatische Schäden sind in beinahe 50% der Fälle der hohen BEL-Mortalität verantwortlich (18, 65, 67, 68, 101, 102, 107, 121). Für die spätere Entwicklung der Kinder sind Traumen von besonderer Bedeutung.
Für die Entstehung der Traumata sind die geburtshilflichen Operationen verantwortlich. Traumatische Schäden wurden unabhängig von der Parität der Mutter beobachtet.
Das häufigste Trauma ist die intrakraniale Blutung. Sie entsteht meistens durch einen Tentoriumriß bei schneller Kopfdepression (121). GRÖNTOFT (50) fand intrazerebrale Schäden bei BEL-Kindern 10mal häufiger als bei Schädellagekindern.
YATES (130) fand als pathologisch-anatomisches Substrat von Halsverletzungen eine Läsion der Vertebralarterien mit entsprechenden ischämischen Läsionen im Zentralnervensystem. Solche ischämische Läsionen brauchen nicht unbedingt tödlich zu sein. Sie sind jedoch verantwortlich für die spätere Entwicklung und die Entstehung von Zerebralparesen ataktischzerebellaren Typs oder von Hyperkinesie und Schäden der audiovestibulären Nuklei.
WIGGLESWORTH (7) beschreibt bei vaginaler Extraktion besonders bei Frühgeburt häufig beobachtete okzipitale Osteodiastase, charakterisiert durch Hämorrhagie und Verletzung des Zerebellums.
Fälle von Pharynxverletzung wurden nach Mauriceau-Veit-Smellie-Entwicklung beschrieben (48).
Letale, hochliegende Läsionen des Halsmarkes und Verletzungen der Halswirbelsäule wurden nach Extraktion bei Hyperextention des Kopfes beobachtet (8, 21, 22). Nichtletale Verletzungen des unteren Halsmarkes und der Halswirbelsäule sind für die spastische Quadriplegie verantwortlich (39).
Humerus-, Klavikula- und Femurfrakturen sind 28mal häufiger bei BEL als bei Schädellagen (14:1000, 0,5:1000) (39).
Die Erbsche Parese ist die häufigste Nervenverletzung bei BEL-Geburten. Nach DUNN (35) findet man sie 3,5mal häufiger bei BEL (2,8:1000, 0,8:1000). TAN (120) findet die Brachialisparese 175mal häufiger in BEL als beim Schädellagen-Kollektiv. Nach TAN liegt die Häufigkeit der Brachialiparesen bei BEL bei 24,5:1000 Geburten. Für die Pathogenese der Brachialisparese des Typ Duchenne ist der Handgriff nach Mauriceau-Veit-Smellie verantwortlich.
Leber-, Milz- und Nebennierenverletzungen sind bei vaginaler Entbindung aus BEL beschrieben (41, 103, 121). POTTER (101) beschreibt 24 letale Leberverletzungen und 4 letale Blutungen in die Nebennieren bei BEL-Kindern.
Verletzungen von Harnblase, Anus und Testes werden ebenfalls beschrieben (41, 112, 121).
RALIS (103, 104) findet als häufigste Traumatisierung bei BEL-Kindern Muskel- und Weichteilverletzungen. Solche Verletzungen können oft zu letalem Crush-Syndrom, hypovolämischem Schock und disseminierter intravaskulärer Gerinnung führen.
Nach der Studie von ROVINSKY u. Mitarb. (107) waren die Faktoren, die zur Erhöhung der traumatischen Morbidität und Mortalität führten:
– die assistierte vaginale Entbindung,
– im speziellen Extraktionen,
– ein Forzeps am nachfolgenden Kopf,
– Kinder über 4000 g,
– ein protrahierter Geburtsverlauf über 19 Stunden,
– eine Adipositas der Mutter,
– eine röntgenologische Beckenmessung (!).
Die traumatische Morbidität und Mortalität des Kindes sind gleich hoch bei Primiparae v. Multiparae (85, 107).

Spätere Entwicklung

Über die Spätentwicklung der Kinder aus BEL kann man heute noch kein eindeutiges Urteil abgeben. Der Einfluß unterschiedlicher Variablen wie

Tabelle 5 Nachuntersuchung von 443 BEL-Kindern (> 1500 g, ohne Mißbildungen) 8 Jahre nach ihrer Geburt (*K. A. Alexopoulos*, Universitäts-Frauenklinik Athen)

	Krankenhaus-entlassung	8 Jahre später
BEL	443	
gesund entlassen	373 (84%)	
krank entlassen	70 (16%)	
davon		
schwere Asphyxie	15	3 tot, alle anderen spastisch, Intelligenzdefekt, Epilepsie
mittelschwere Asphyxie	26	13 normal, 7 spastisch, 1 tot, 5 keine Kontrolle
Plexusparesen	12	7 invalid, 5 ganz oder teilweise restituiert
Fazialisparesen	3	alle irreversibel
Genitalläsionen	7	7 Hydrozelen
Extremitätenfrakturen	6	geheilt
Ellenbogenluxationen	1	geheilt

Frühgeburt, „small for date", Schwangerschafts- und Geburtskomplikationen, Asphyxie, Trauma, Umgebung und Geschlecht des Kindes, aber wahrscheinlich auch hereditäre Prädispositionen spielt eine wichtige Rolle in der Kindsentwicklung.
ÅKESSON (1) fand fünfmal häufiger eine mentale Retardierung bei Patienten, die aus BEL geboren wurden (5,3%:1,2%). MULLER u. Mitarb. (90) wiesen in einer Follow-up-Studie über einen Zeitraum von 9 Jahren bei über 2000 Kindern die BEL als wichtigste Ursache einer psychomentalen Retardierung nach. 24,5% dieser BEL-Kinder mußten ein- oder mehrmals eine Schulklasse wiederholen.
Aus den Daten des „Collaborative Perinatal Project 1959–1966 for the Study od Cerebral Palsy" (94) geht hervor, daß die BEL (aber auch andere abnorme Lagen) für das häufigere Auftreten einer Diplegie verantwortlich ist.
SADOWSKY u. STEMMLER (109) stellen fest, daß die BEL-Geburt nicht zu geistiger Fehlentwicklung, wohl aber zu zerebralen Schäden mit spastischen Lähmungen führt.
HOCHULI u. Mitarb. (127) fanden psychomotorische Retardierung, „minimal cerebral palsy" und Verhaltensstörung in 21% der vaginal entbundenen im Vergleich zu 18,5% der durch Schnitt entbundenen BEL-Kinder. Aufgrund dieser Ergebnisse sind die Autoren der Meinung, daß es zur Zeit noch nicht möglich ist, einen optimalen Entbindungsmodus für BEL zu finden (Sectio oder vaginale Geburt).
ALEXOPOULOS (2) fand in seiner Follow-up-Studie bei über 400 BEL-Kindern in 7,2% schwere und bleibende Schäden (Tab. 5).
BÖHNISCH-WARNER u. BEINROTH (12) berichten, daß auch BEL-Kinder, die nicht durch Frühgeburt, niedriges Geburtsgewichts oder schlechte Apgar-Werte belastet sind, gegenüber den Kontrollgruppen einen höheren Prozentsatz pathologischer Befunde im ersten Lebensjahr aufweisen. Dies gilt sowohl für Spontangeburten als auch für Sectiofälle, und zwar auch für die im Neugeborenenalter unauffälligen Kinder. Die häufigsten pathologischen Befunde sind: allgemeine Entwicklungsverzögerungen oder Tonusstörungen des Rumpfes und der oberen Extremitäten.
In der Amerikanischen kollaborativen Studie waren die neurologischen Schäden bei BEL zweimal häufiger als bei Schädellagekindern (95). Diese Häufung neurologischer Schäden bei BEL kann jedoch durch die wesentlich höhere Zahl von Frühgeburten erklärt werden.
NELIGAN (92, 93) analysiert die Langzeiteffekte der BEL-Geburt auf die kindliche Entwicklung. Fünf Jahre nach der Geburt war der Intelligenzquotient bei Knaben signifikant niedriger als bei Schädellagekindern. Die entscheidenden Unterschiede waren: soziale Klasse, Geburtsgewicht (ungünstig ein Gewicht über 3500 g), Multiparität und Alter der Mutter. Fünf Jahre nach der Geburt war der Intelligenzquotient bei Mädchen nicht signifikant verschieden nach BEL- und Schädellagegeburt. Zehn Jahre nach der Geburt gab es keine signifikanten Unterschiede mehr zwischen BEL- und Schädellagekindern beiderlei Geschlechts. Aufgrund dieser Befunde stellt NELIGAN fest, daß das geburtshilfliche Managment nur die perinatale Phase beeinflußt, nicht jedoch die kindliche Spätentwicklung.
Im Gegensatz zu NELIGAN berichten INGEMARSSON u. Mitarb. (61) über die Ergebnisse ihrer Follow-up-Studie ein Jahr post partum. Die Autoren untersuchten Frühgeburten vor der 37. Schwangerschaftswoche nach vaginaler und Schnittentbindung aus BEL. Bei vaginal entbundenen Kindern lagen Entwicklungs- oder neurologische Abnormitäten in 24% vor gegenüber 2,5% nach Schnittentbindung. Trotzdem die zwei Kollektive aus unterschiedlichen Zeiträumen stammen, sind die Ergebnisse dieser Studie überzeugend.
Die Mehrzahl der Langzeitstudien weist auf erhöhte neurologische Komplikationen im BEL-Kollektiv hin. Klare und für den Geburtshelfer verbindli-

14.20 Verlauf und Leitung der Geburt bei atypischen und pathologischen Lagen

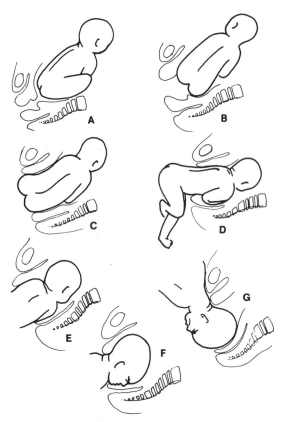

Abb. 9 Geburtsmechanismus bei BEL (aus *W. E. Brenner, R. D. Bruce, C. H. Hendricks;* Amer. J. Obstet. Gynec. 118 [1974] 700)

che Richtlinien für die Behandlung der BEL lassen sich zur Zeit trotzdem nicht geben. Nur eine prospektive, kontrollierte und randomisierte Studie über Schwangerschaftsüberwachung, Leitung der Geburt und anschließende Langzeitüberwachung der BEL-Kinder könnte eine Antwort auf diese Frage geben.

Leitung und Überwachung der Geburt

Die Diskussion über die Leitung der Geburt aus BEL ist mehrere Jahrzehnte alt. Eine prinzipielle Entscheidung Sectio oder vaginale Entbindung ist noch nicht gefallen. Pro- und Kontra-Argumente können nur aufgrund der prospektiven Studien beurteilt werden.

Primäre Sectio

WRIGHT (129) schlägt für die Entbindung der BEL die primäre Sectio vor. Grund waren die hohe rtalitäts- und Morbiditätsziffern nach vaginaler BEL-Geburt. Der Wunsch des Autors, eine Studie in größeren Zentren zu starten, um diese Überlegung zu überprüfen, blieb unerfüllt.
In der traditionsbewußten europäischen Geburts-

hilfe der frühen 60er Jahre war eine solche Alternative praktisch undenkbar. Erst 1973 am Kongress der Oberrheinischen Gesellschaft für Gynäkologie und Geburtshilfe schlug KUBLI eine obligate Sectio nach der 36. Schwangerschaftswoche vor. Als Argument diente KUBLI die hohe Frequenz schwerer Azidosen (pH < 7,10) nach vaginaler Geburt. In den folgenden Jahren publizierten KUBLI u. Mitarb. mehrere statistische Hinweise über die Gefahren einer vaginalen BEL-Geburt (67–71). Argumente für eine obligate primäre Sectio sind:
– die nicht voraussehbare Asphyxie („späte Eröffnungsperiode und Austreibungsperiode"),
– häufige Traumen.

Wie schon angeführt, sind Mortalitäts- und Morbiditätszahlen der vaginalen BEL-Geburt bei Primiparae und Multiparae gleich. Dies ist ein Argument für die primäre Schnittentbindung, unabhängig von Parität. Die primäre Sectio bei Frühgeburt wird später diskutiert. Die Richtung der Politik einer prinzipiellen Sectio ist nicht bewiesen.
Eines steht fest, durch obligate Sectio caesarea kann die Zahl der schweren Azidosen (pH Nabelschnurarterie < 7,10) signifikant reduziert werden. Man muß auch annehmen, daß die Zahl der traumatischen Schäden durch primäre Sectio reduziert werden kann. Welche Konsequenzen die Reduktion der neonatalen Morbidität auf die Spätentwicklung hat, kann zur Zeit nur geahnt werden. Aus bisherigen Untersuchungen liegen Ergebnisse vor, die die Beziehung zwischen perinataler Asphyxie und Spätentwicklung bestätigen (32; s. Kap. Erstversorgung des Neugeborenen, S. 12.91).

Vaginale Geburt, Geburtsverlauf

Neuere Untersuchungen zeigen, daß sich die Geburtsdauer bei BEL nicht von derjenigen bei Schädellage unterscheidet. Dies trifft sowohl für BEL mit flektierten als auch gestreckten Beinen zu (33). Der Geburtsmechanismus ist in Abb. 9 dargestellt. Am häufigsten liegt das Kind bei Geburtsbeginn dorsolateral im Uterus (I:II-Stellung = 1,4:1) (60). Dementsprechend tritt das kindliche Becken mit seinem Querdurchmesser in den geraden Durchmesser des Beckeneingangs ein. Zu Beginn der Austreibungsperiode steht es auch so im Beckenausgang. Leitstelle ist die vordere Regio glutaea, bzw. die vordere Extremität. In der Austreibungsperiode dreht sich der kindliche Rücken entsprechend dem Biegungsfazilimum der Lendenwirbelsäule nach vorne (Lordosierung). Es folgt damit der Biegung des Geburtskanals. Bei reiner Steißlage bleibt diese Drehung nicht selten aus, weil bei gestreckten Beinen die durch diese Schienung fixierte Wirbelsäule der Beckenkrümmung nicht folgen kann. Diese Komplikation ist selten und klinisch leicht durch den Geburtsstillstand am Beckenboden oder 1–2 cm über dem Beckenboden erkennbar. In der Regel wird der Körper relativ rasch geboren. Die Schultern treten quer in den querovalen Beckeneingang ein. Damit der kindliche Körper nicht durch die Schwerkraft aus der Beckenachse gezogen wird, und es zum Geburtsstillstand kommt, muß man ihn bei liegender Patientin stützen (Thiessen, Bracht) oder halten (Müller). Die entscheidende Phase der Geburt beginnt mit dem Eintritt des Kopfes in den Beckeneingang. In diesem Moment wird die Nabelschnur zwischen Kopf und Weichteilen komprimiert und die fetoplazentare Zirkulation stark beeinträchtigt. In dieser Geburtsphase ist der Zeitfaktor entscheidend, es besteht eine direkte Korrelation zwischen der Dauer dieser Geburtsphase und dem Schweregrad der Azidose. Andererseits kann eine überstürzte Entbindung des Kopfes Ursache einer letalen intrakranialen Dekompressionsblutung sein. Diese letzte Geburtsphase verläuft günstiger, wenn die Schultern und Kopf durch den schrägen Durchmesser des Beckenausgangs passieren (vergl. THIESSEN und BRACHT: Entbindungstechnik).

Klassische und moderne Indikationsstellung

Bis vor 10 Jahren brauchte man eine Indikation für die Schnittentbindung bei BEL. Heute braucht man eher eine Indikation für die vaginale Geburtsleitung. Früher lag die Frequenz der vaginalen Geburten aus BEL bei mehr als 75% (Sectiofrequenz unter 25%). Heute liegt die Häufigkeit der vaginalen Geburt zwischen 50% und 75%. Das optimale Verhältnis zwischen Geburt und Sectio ist nicht bekannt. Es sind auch bei niedrigen Sectionen von 10–20% gute perinatale Ergebnisse erzielt worden (69, 91). Die Mehrzahl der Autoren befürwortet in den letzten Jahren aber eine Sectiofrequenz zwischen 25% und 55% (9, 13, 25, 24, 36, 38, 59, 73, 76, 78, 97, 126).

Im eigenen Krankengut konnten wir feststellen, daß sich die Häufigkeit des neonatalen „Distress" (pH Nabelschnurarterie unter 7,10 und/oder 5-Min.-Apgarzahlen unter 7) reife Neugeborene durch die Erhöhung der Sectiofrequenz von 32 auf 44%, bzw. 68% signifikant reduzieren ließ (34; Abb. 10).

HOCHULI u. Mitarb. (59) fanden eine ähnliche Verteilung der pH-Werte in der Nabelschnurarterie nach vaginaler Entbindung nach Bracht, Manualhilfe und nach primärer Sectio (Sectiofrequenz 23%). Bis jetzt wurde nur eine prospektive, randomisierte, Studie veröffentlicht (25). Dabei wurden 57 Patientinnen durch Randomisierung zur Sectio bestimmt, die restlichen 70 Patientinnen für die vaginale Geburt vorgesehen. Von den 70 Patientinnen hatten aber 35 abnorme Beckenmaße (!), weshalb eine Schnittentbindung durchgeführt wurde. Bei weiteren 5 Patientinnen dieser Gruppe wurde wegen protrahiertem Geburtsverlauf die sekundäre Sectio durchgeführt. Bei den 30 vaginal entbundenen Kindern wurden zweimal Brachialisparesen diagnostiziert. Die Autoren sind der Mei-

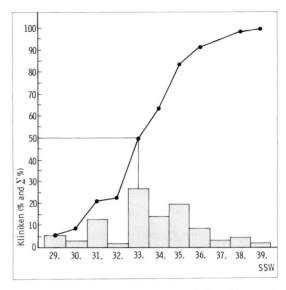

Abb. 10 Reife Neugeborene aus BEL. „Neonatal distress" bei Neugeborenen $\leq$ 38 SSW in Abhängigkeit von der Sectiofrequenz χ^2-Test:
A:B p < 0,01
A:C p < 0,05
B:C n. s.
(nach *Dickreuter*)

nung, daß bei sorgfältiger Indikationsstellung und reifem BEL-Kind (es handelt sich in dieser Studie um reine Steißlagen) eine vaginale Geburt gerechtfertigt ist. Im „vaginalen Kollektiv" lag die Sectiofrequenz bei 57%. Trotzdem war die traumatische Morbidität erhöht.

Zur Zeit wird ein individuelles, „flexibles" Management bei BEL-Geburt empfohlen (3, 9, 13, 36, 97, 108, 115, 131).

Die Sectiofrequenzen von 78 europäischen Kliniken sind in Abb. 11 dargestellt.

Gegen die Erstellung von Indikationskatalogen für eine primäre Sectio bei BEL, wie in der neueren Literatur immer wieder versucht wird (3, 33, 81), ist verschiedenes einzuwenden. Wir sind der Meinung, daß die Indikation für eine vaginale Geburt individuell gestellt werden muß. Das Prinzip scheint uns nützlich: Wenn zu BEL ein weiterer Risikofaktor hinzukommt, ist eine Schnittentbindung angezeigt. Die Wertigkeit der einzelnen Risiken wird von Klinik zu Klinik unterschiedlich beurteilt.

Was Oxytocin- oder Prostaglandingabe zur Geburtseinleitung betrifft, sind wir wie BRENNER (18) zurückhaltend aus der Überlegung heraus, daß eine vaginale Geburt bei BEL nicht forciert werden sollte. Die Blasensprengung zur Geburtseinleitung oder Geburtsbeschleunigung bei BEL lehnen wir ab. Nicht nur wegen der Gefahr des Nabelschnurvorfalls, sondern auch um die Geburt *so spontan wie möglich* zu gestalten. Eine Blasensprengung führen wir erst dann durch, wenn der Steiß auf Beckenboden steht und der Muttermund vollstän-

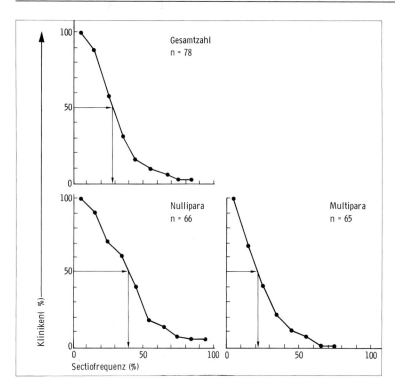

Abb. 11 Kumulative Verteilung (in Σ %) der Sectiofrequenz in 78 europäischen Kliniken (nach *Kubli, Boos, Rüttgers*)

dig eröffnet ist. Wir sehen keine Nachteile für die Überwachung, da die externe Kardiotokographie mittels Ultraschall oder abdominaler EKG-Ableitung und externer Wehenmessung vollkommen ausreicht. Bei Fällen mit vorzeitigem Blasensprung werden Wehenmittel in Sectiobereitschaft verabreicht. Eine protrahierte Geburt bei BEL ist eine Sectioindikation.

Anästhesie und Überwachung

Analgesie – Anästhesie
Englische Autoren empfehlen die epidurale Analgesie sub partu. CRAWFORD (28) sieht folgende Vorteile:
– keine fetoneonatale Depression und
– Relaxation des Beckenbodens.
Als Nachteil ist die Verlängerung der späten Eröffnungsperiode zu erwähnen, die allerdings nicht zu vermehrten Extraktionen führt. Vorteile der epiduralen Analgesie beschrieben auch DONNAI u. NICHOLAS (37) DARBY u. Mitarb. (30) bestätigen eine Verlängerung der Eröffnungsperiode bei Multiparae unter Epiduralanästhesie, ohne Erhöhung der Extraktionsrate. Gleichermaßen war der 5-Min.-Apgar-Score nach epiduraler Analgesie besser als im Vergleichskollektiv.
Wir führen die epidurale Analgesie nur auf Wunsch der Patientin durch. Häufig wird heute für die geburtshilfliche Analgesie Pethidine i. v. verabreicht. Wegen seiner atemdepressiven Wirkung auf den Fetus sind wir bei Frühgeburten zurückhaltend.

Insgesamt läßt sich sagen, daß das Problem der Analgesie noch nicht gelöst, und daß insbesondere die epidurale Analgesie bei BEL noch umstritten ist. Man muß sich fragen, ob eine unruhige, nicht kollaborative Patientin für die vaginale Geburt geeignet ist.
Für die Manualhilfe und Extraktion verwenden wir die Halothannarkose.

Probegeburt

Die vaginale Geburt aus BEL darf in Sectiobereitschaft durchgeführt werden. Bei Auftreten von subpartalen Komplikationen muß man in der Lage sein, sofort auf Schnittentbindung umzuschalten. Die häufigsten subpartalen Komplikationen sind:
– die protrahierte Eröffnung des Muttermundes,
– das verzögerte oder ausbleibende Tiefertreten des vorangehenden Teils,
– das Auftreten von Nabelschnurmustern im Kardiotokogramm (s. Text unten) und
– der Nabelschnurvorfall.
Auch in der Austreibungsperiode bei sichtbarem Steiß und Preßschwäche oder bei Auftreten der fetalen Bradykardie, also bei jenen Komplikationen, bei welchen in der klassischen Geburtshilfe eine Extraktion empfohlen wurde, führen wir die Sectio durch. Trotz diesen Vorsichtsmaßnahmen sind wir uns im klaren, daß ein Teil der typischen Spätkomplikationen der vaginalen Geburt nicht zu vermeiden ist. Jede vaginale Geburt aus BEL bleibt ein Wagnis.
Für die Probegeburt ist die entsprechende Vorbe-

reitung der Patientin, ein Anästhesie- und Operationsteam „rund um die Uhr" notwendig. Auch subpartale Ultraschalluntersuchungen sind nützlich, um die Haltung der Arme und eine Hyperextension des Kopfes zu diagnostizieren.

Kardiotokographie

Alle Autoren sind sich einig, daß eine vaginale Geburt aus BEL kardiotokographisch überwacht werden muß (36, 57, 59, 71, 81, 122). Die Kardiotokographie ist zur Zeit die zuverlässigste fetale Überwachungsart sub partu. Bei gesprungener Blase applizieren wir die Spiralelektrode nach Rüttgers am Steiß. Von den meisten Autoren wird zusätzlich die intrauterine Druckmessung empfohlen (57, 71, 118). Wir führen die letztere seit einigen Jahren nicht mehr durch, sondern begnügen uns mit der weniger aufwendigen, externen Wehenüberwachung. Wir verzichten bewußt auf die Information Wehenamplitude, da der entscheidende Moment, nämlich der Geburtsfortschritt, aus dem Partogramm ersichtlich ist. Bei erhaltener Blase ist die externe kardiotokographische Überwachung ausreichend. In der Austreibungsperiode ist eine zusätzliche mütterliche Referenzelektrode am Oberschenkel der Mutter zu fixieren. Diese ermöglicht eine kontinuierliche Registrierung, auch wenn der Steiß bereits durchgeschnitten hat.

Die typischen subpartalen kardiotokographischen Muster sind die Tachykardie und variable Dezelerationen; in der Preßperiode die Tachykardie, breitflächig, schwere variable Dezelerationen und die terminale Bradykardie. Sie entsteht nach der Geburt des Nabels und ist, zusammen mit den schweren variablen Dezelerationen für die Azidose verantwortlich. Eine auffallende Häufung von Dip II sup partu (Spätdezelerationen), wie sie von SCHWENZEL u. Mitarb. (118) mitgeteilt wurde, haben wir nicht beobachtet.

Das Hauptproblem der kardiotokographischen Überwachung ist, daß die akute Nabelschnurkompression in der Preßperiode nicht mit ausreichender Sicherheit prospektiv zu erfassen ist (70). In der Hälfte der intrapartalen Kardiotokogramme in der Eröffnungsphase finden sich weder Tachykardien noch mittelschwere oder schwere variable Dezelerationen. Diese blanden Kardiotokogramme garantieren aber keineswegs eine asphyxiefreie Geburt. Andererseits ist in 64% der Fälle mit Tachykardie eine Azidose (pH NSA < 7,20) zu erwarten (Abb. 12). Bei Auftreten von mittelschweren variablen Dezelerationen beträgt die Wahrscheinlichkeit einer Azidose (pH unter 7,0) 72% (Abb. 13). Bei Auftreten von schweren variablen Dezelerationen ist in 85% der Fälle mit einer Azidose pH < 7,20 zu rechnen (Abb. 14).

Um das Azidoserisiko bei der vaginalen Geburt möglichst tief zu halten, muß bei Auftreten von schweren variablen Dezelerationen, persistierenden mittelschweren variablen Dezelerationen und

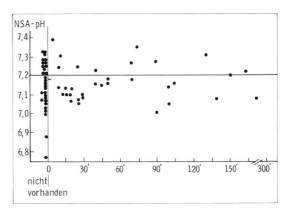

Abb. **12** Analyse von 67 Kardiotokogrammen bei vaginaler BEL-Geburt. Beziehungen zwischen Auftreten bzw. Dauer einer Tachykardie und pH-Wert in der Nabelschnurarterie (NSA) (aus *F. Kubli, H. Rüttgers, M. Meyer-Menk:* Z. Geburtsh. Perinat. 179 [1975] 1)

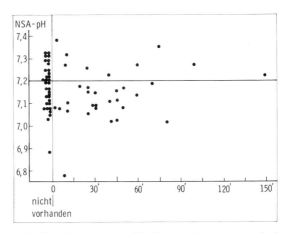

Abb. **13** Analyse von 67 Kardiotokogrammen bei vaginaler BEL-Geburt. Beziehungen zwischen Auftreten bzw. Dauer mittelschwerer variabler Dezelerationsmuster und pH-Wert in der Nabelschnurarterie (NSA) (aus *F. Kubli, H. Rüttgers, M. Meyer-Menk:* Z. Geburtsh. Perinat. 179 [1975] 1)

persistierender Tachykardie mit sporadischen, jedoch sich wiederholenden Nabelschnurdezelerationen eine sekundäre Sectio caesarea durchgeführt werden.

Die kardiotokographische Überwachung der Preßperiode ist nützlich, um die Zeitreserven für die assistierte Spontangeburt (einphasige Geburt) abzuschätzen. Von besonderer Bedeutung sind die Oszillationen in der Wehenpause, sowie die Dauer der fetalen Erholungsphase zwischen zwei Wehen. Auch die Dignität einer Bradykardie kann durch die Analyse der Oszillation besser beurteilt werden (s. Kap. Kardiotokographische Diagnostik, Bd. II/1). Manchmal muß eine akute Azidose in der Preßperiode in Kauf genommen werden, um eine traumatisierende Extraktion zu vermeiden (keine rasche Geburtsbeendigung um jeden Preis).

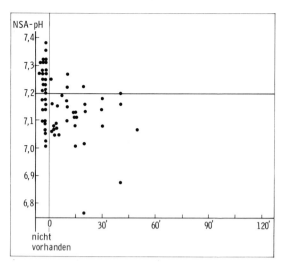

Abb. 14 Analyse von 67 Kardiotokogrammen bei vaginaler BEL-Geburt. Beziehungen zwischen Auftreten bzw. Dauer schwerer hypoxischer Dezelerationsmuster und pH-Wert in der Nabelschnurarterie (NSA) (aus *F. Kubli, H. Rüttgers, M. Meyer-Menk:* Z. Geburtsh. Perinat. 179 [1975] 1)

Tabelle 6

Häufigkeit von RDS		Mortalität an RDS
1. Vaginale Geburt Schädellage $n_1 = 970$	14%	2,6%
2. Vaginale Geburt BEL $n_2 = 112$	28%**	12,5%**
3. Sectio $n_3 = 135$	17%	6%**
** = $p < 0,01$		

Nabelschnurvorfall

Der Nabelschnurvorfall kommt in 2,3% bis 6% der BEL vor (18, 33, 65, 107). Der Nabelschnurvorfall ist bei BEL 8–10mal häufiger als bei Schädellagen. Insbesondere häufig wird er bei Fußlagen, bei Multiparae und bei Frühgeburt beobachtet (65, 83, 107). Nach ROVINSKY u. Mitarb. (107) ist der Nabelschnurvorfall am seltensten bei reiner Steißlage (nach oben gestreckte Beine) (im Vergleich mit Kopflagen nur 3mal häufiger bei reinen Steißlagen und 20mal häufiger bei anderen BEL). Die perinatale Mortalität bei Nabelschnurvorfall und BEL ist dagegen niedriger als bei Kopflage. Die Mortalitätsziffern bewegen sich zwischen 3 und 23% (31, 65, 85, 107). Wir sind der Meinung, daß ein Nabelschnurvorfall in jeder Phase der Geburt bis zur Preßphase eine Indikation zur Schnittentbindung darstellt. In der Preßphase sollte auch bei vorgefallener Nabelschnur die schonende assistierte Spontangeburt versucht werden. Diese Meinung wird auch von MINOGUE (85) aufgrund einer Analyse von 779 BEL-Geburten im Dubliner National Maternity Hospital vertreten.

Frühgeburt

Der optimale Entbindungsmodus bei Frühgeburten aus BEL ist umstritten (42). Bis jetzt gibt es keine prospektive randomisierte Studie, die diese Frage beantworten konnte.
GOLDENBERG u. NELSON (49) untersuchten Frühgeburten aus BEL und Schädellage. Sie fanden eine hoch signifikante Erhöhung der perinatalen Mortalität und Morbidität bei BEL. Die Autoren machen die vaginale Geburt dafür verantwortlich. Sie verlangen deshalb eine primäre Schnittentbindung bei Frühgeburt und BEL. LYONS u. PAPSIN (76) postulieren die primäre Sectio bei allen Kindern unter 2500 g.
Die wesentlichen Komplikationen der vaginalen Geburt aus BEL bei Frühgeburten sind:
– der unvollständig eröffnete Muttermund mit „Entrapment" des Kopfes,
– der Nabelschnurvorfall,
– eine Asphyxie und
– ein Trauma.
Besonders große Beachtung fand die Langzeitstudie von INGEMARSSON u. Mitarb. (61) über Frühgeburten aus BEL. Die Autoren verglichen zwei Kollektive (allerdings aus unterschiedlichen Zeiträumen): Sectiokinder und vaginal entbundene Frühgeburten vor der 37. SSW. Die perinatale Mortalität der durch Sectio entbundenen Kinder betrug 4,8%, die der vaginal entbundenen 14,6%. Die gereinigte Mortalität der Sectiokinder betrug 0%, die der vaginale entbundenen 11%. Auch die Spätmortalität war verschieden: Sectiokinder unter 2500 g 4%, vaginale entbundene 27%. Aufgrund dieser Ergebnisse plädieren die Autoren für die obligate primäre Schnittentbindung bei Frühgeburten und BEL (s. auch 31).
Das gehäufte Auftreten von hyalinen Membranen, eine erhöhte Morbidität und Mortalität bei durch Schnitt entbundenen Frühgeburten, wie sie im British Mortality Survey angegeben wurde (20), wurde bei BEL-Kindern nicht gefunden. Nach eigenen Untersuchungen sind vaginal aus BEL entbundene Frühgeburten signifikant häufiger an hyalinen Membranen erkrankt und verstorben als die durch Schnitt entbundenen Frühgeburten (Tab. 6).
Eine wichtige Frage wurde bisher nicht beantwortet: Zu welchem Zeitpunkt ist bei Frühgeburten eine Schnittentbindung angezeigt? Ist es die 28. oder die 32. SSW, bzw. erreichtes Geburtsgewicht von 1000 g und mehr? KUBLI u. Mitarb. (69) beschäftigten sich mit diesem Problem. Ihre Umfrage ergab, daß nur 5% von 71 Europäischen Kliniken eine Sectio vor der 30. SSW durchführen. Vor der 33. SSW sind es 50% (Abb. 15). Nach Meinung dieser Autoren bleibt die Frage offen, ob eine Sectio vor der 30. SSW durchgeführt werden soll.
Eine Reihe von Autoren verlangt ein flexibles Ma-

nagement der Frühgeburt. KARP u. Mitarb. (64) glauben aufgrund ihrer Erfahrungen, daß eine Schnittentbindung nur bei Frühgeburt und Fußlage und einem geschätzten Geburtsgewicht von weniger als 1500 g obligatorisch durchgeführt werden sollte. Bei reinen und unvollkommenen Steißlagen könnte eine vaginale Geburt auch bei Frühgeburten versucht werden. WOODS (128) empfiehlt eine individuelle Behandlung, aber eine Routineschnittentbindung bei Frühgeburten. CRUIKSHANK u. PITKIN (29) empfehlen einen Nutzen-Risiko-Quotienten (Vorteile für das Kind/Sectiorisiko für die Mutter) für die Behandlung der Frühgeburten aus BEL. MANN u. GALLANT (78) finden, daß bei Kindern unter 1500 g hyaline Membranen, Mißbildungen und Sepsis das Schicksal entscheiden und nicht die Art der Entbindung. BOWES u. Mitarb. (13) stellen keine Verbesserung der perinatalen Morbidität und Mortalität von Kindern unter 2500 g nach Erhöhung der Sectiofrequenz von 13 auf 54% fest. Bei Frühgeburten an der UFK Basel wurde dagegen eine signifikante Verbesserung der neonatalen Morbidität nach Erhöhung der Sectiofrequenz bei Frühgeburten beobachtet (Abb. 16). Es muß jedoch betont werden, daß es sich dabei und eine retrospektive Studie handelt.
Ein entscheidender Faktor bei der Geburtsleitung von Kindern unter 1500 g ist die Qualiät der Neonatologie. Kleine Kinder haben nur in spezialisierten Neonatologiezentren gute Überlebenschancen. Solche Überlegungen muß sich jeder Geburtshelfer vor allem in kleinen Krankenhäusern machen. An der UFK Basel führen wir nach Ausschluß fetaler Mißbildungen (Ultraschall) eine Schnittentbindung durch, wenn das geschätzte Kindsgewicht über 1000 g beträgt.

Entbindungsmethoden

Wie in der Eröffnungs- und frühen Austreibungsperiode versuchen wir (UFK Basel), die Preßperiode natürlich und spontan zu leiten, d. h. ohne Narkose, ohne Pudendus- oder Parazervikalblock, lediglich mit Lokalanästhesie vor der Episiotomie. Die Narkosebereitschaft ist allerdings immer erforderlich. Die Vorteile dieser Methode sind die Kooperation und Preßaktivität der Patientin. Unter assistierter Spontangeburt verstehen wir die einphasige, einzeitige Geburt nach Thiessen oder die in diesem Sinne modifizierte Methode nach Bracht. Die assistierte Spontangeburt gelingt in etwa der Hälfte der Fälle (Abb. 17). Falls die assistierte Spontangeburt nicht gelingt, stellen wir um aus Løvset (oder Müller). Anschließend folgt in der Regel ein Forzeps am nachfolgenden Kopf.
Entscheidend für den Erfolg sind Erfahrung, Geduld, Gefühl und Beherrschung der Operationstechniken. Viele jatrogene Schäden lassen sich durch Kenntnis des Geburtsmechanismus vermeiden (106).

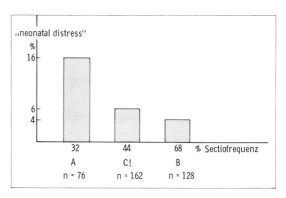

Abb. 15 Kumulative (in Σ%) und histographische Verteilung des frühesten Sectiozeitpunktes an 71 europäischen Kliniken (nach *Kubli, Boos, Rüttgers*)

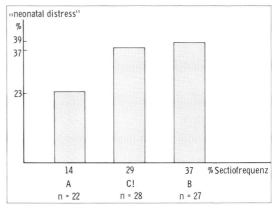

Abb. 16 Frühgeburten aus BEL. „Neonatal distress" bei Neugeborenen ≤ 37 SSW in Abhängigkeit von der Sectiofrequenz (nach *Dickreuter*)

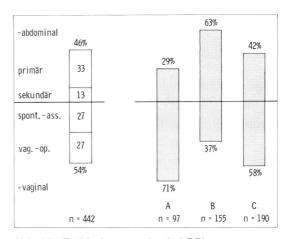

Abb. 17 Entbindungsmodus bei BEL
□ Gesamtes BEL-Kollektiv
■ A Zeitabschnitt 1973
■ B Zeitabschnitt 1974, 1975, 1976
■ C Zeitabschnitt 1976, 1977, 1978
(nach *Dickreuter*)

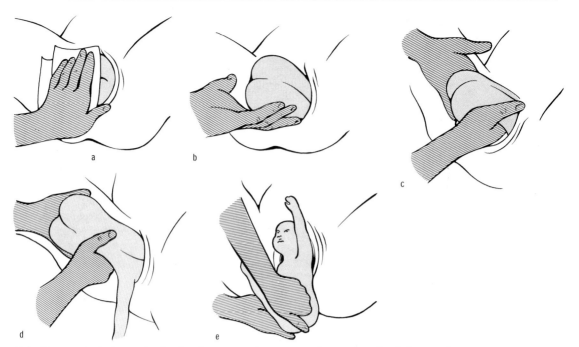

Abb. 18a–e Assistierte, einphasige Spontangeburt nach Thiessen (aus *P. Thiessen:* Therapiewoche 8 [1974] 833)

a „Manuelles Zurückhalten des Steißes in der Vulva".

b „Das manuelle Stützen. Der Rücken steht seitlich".

c „Das manuelle Stützen. Der Rücken hat sich nach vorn gedreht".

d „Das manuelle Stützen zur Geburt der Schultern und der Arme. Der Rücken hat sich zur Geburt der Schultern wieder nach der Seite gedreht".

e „Das manuelle Stützen zur Geburt des Kopfes durch Umfassen beider gebeugter Oberschenkel. Der Rücken steht wieder vorn".

Methode nach Thiessen
Sie ist aus den Abb. 18a–e ersichtlich. Diese Methode ist elegant und schonend. Das Prinzip besteht darin, das Kind mit einer Preßwehe zu entwickeln (122–124). Entscheidend dafür ist, daß die Patientin erst zu Pressen beginnt, wenn der Steiß in die Vulva einschneidet oder sich stellt. Gerade für diese Geburtsphase ist die Kooperation der Patientin wichtig. Wir halten den Steiß nur mit zwei Fingern, ohne wesentlichen Gegendruck. Eine Lokalanästhesie wird für die Episiotomie angelegt. Mit der Episiotomie wird jedoch zugewartet, bis der Steiß auch in der Wehenpause mit einem Durchmesser von 5–7 cm sichtbar bleibt (es ist zu empfehlen, mit der Episiotomieschere in Schnittbereitschaft am Damm bis zu Wehenbeginn abzuwarten, um die wertvolle Zeit während der Preßwehe nicht zu verlieren). Der Zeitpunkt der Episiotomie ist für den Erfolg der Methode mitentscheidend. Manchmal warten wir mit der Episiotomie zu, und halten den Steiß zurück, bis eine intensivere Preßwehe eingesetzt hat. Dann wird die Episiotomie geschnitten und das Kind, wie auf den Abb. 18a–e dargestellt, geboren. Es hat sich gezeigt, daß es einfacher ist, wenn man Schultern und Kopf durch den leicht schrägen Durchmesser des Bek-

kenausgangs gleiten läßt. In dieser Entwicklungsphase verwenden wir routinemäßig eine Oxytocininfusion. Ein Druck von oben ist überflüssig, ja sogar störend.
Nachteile dieser Methode bei „extended legs", wie von THIESSEN beschrieben (123), haben wir nur bei kleinen Kindern beobachtet (unter 2500 g). Manchmal gelingt nur die Entwicklung der Schultern, der Kopf wird dann am besten durch Forzeps entwickelt. Ein weiterer Nachteil: die rasche Dekompression des Kopfes, besonders bei kleinen Kindern.

Methode nach Bracht
Die Technik dieser Entwicklung ist in Abb. 19 dargestellt. BRACHT (14, 15) beschreibt die Entwicklung in zwei Phasen: die erste, langsame Phase bis zum Nabel oder bis zur unteren Skapulaspitze, und die zweite, relativ rasche Phase („in Chloroformnarkose") mit Druck von oben. In der zweiten Phase werden die Schultern im queren und der Kopf im geraden Durchmesser geboren. Diese Entwicklung gelingt in 35% bis 85% (3, 35, 36, 52, 66, 72, 115, 119).
Wir haben die Entwicklung nach Bracht modifiziert und der einphasigen Entwicklung angepaßt.

Beckenendlage 14.27

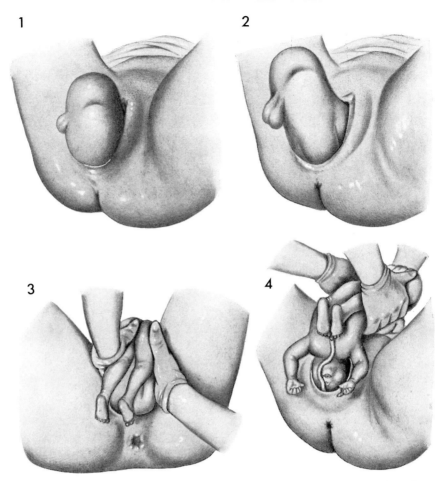

Abb. 19 Entbindung nach Bracht
1. Entsprechend der Lage des Kindes im Uterus (dorsolateral) erscheint der Steiß im geraden Durchmesser des Geburtskanals in der Vulva (I. oder II. Stellung). Der kindliche Kopf senkt sich demgemäß im Querdurchmesser in den querovalen Beckeneingang.
2. Das Biegungsfazillimum der kindlichen Lendenwirbelsäule führt bei der BEL-Geburt zu einer Lordosierung. Das lordosierte dorsale Beckenende weicht in den Schambeinwinkel aus, und der kindliche Rücken dreht sich nach vorne.
3. Damit die Frucht nicht durch Schwerkraftwirkung aus der Beckenführungslinie heraus nach unten gezogen wird und der Kopf am Beckenboden hängen bleibt, wird der kindliche Körper unterstützt, Daumen auf die Oberschenkel, Langfinger auf die Lendengegend. Man biegt zwanglos den Rumpf in Richtung der Beckenachse um die Symphyse. Die Schulterbreite wird somit durch den queren Durchmesser des Beckenausganges geboren. Gleichzeitig dreht sich in Beckenmitte das Hinterhaupt ventralwärts.
4. Sodann wird der in den geraden Durchmesser rotierte Kopf durch Führung (nicht Zug) am Körper in Fortsetzung der Beckenachse um die Symphyse der Mutter gehebelt. Hypomochlion: Subokziput; funktionierendes Planum suboccipitale bregmaticum = 32 cm.

Man wartet mit der Episiotomie, bis der Steiß mit einem Durchmesser von 5–7 cm in der Vulva sichtbar bleibt. Unter Oxytocininfusion wird dann das Kind in einer Preßwehe ohne Narkose und ohne Druck von oben entwickelt.
Die Nachteile der Methode nach Bracht sind: sie gelingt nicht immer, sie belastet die Halswirbelsäule des Kindes, und die Dekompression des Kopfes erfolgt rasch. Diese Nachteile wirken sich besonders bei kleinen Kindern deutlich aus (87).

Methode nach Covjanov
Die in Rußland praktizierte, assistierte Spontangeburt nach N. A. Covjanov (26, 27) besteht in der Führung des Kindes entlang der Geburtsachse. Der Rumpf des Kindes wird stets nach oben geleitet. Die Beine werden durch bimanuelles Nachfassen (Handgriff ähnlich wie bei Bracht-Entwicklung) während der ganzen Entwicklung am Rumpf des Kindes fixiert, um den Ausfall aus der Geburtsachse durch das Gewicht der Beine bei unvollkommener Steißlage und Fußlage zu vermeiden. Ein weite-

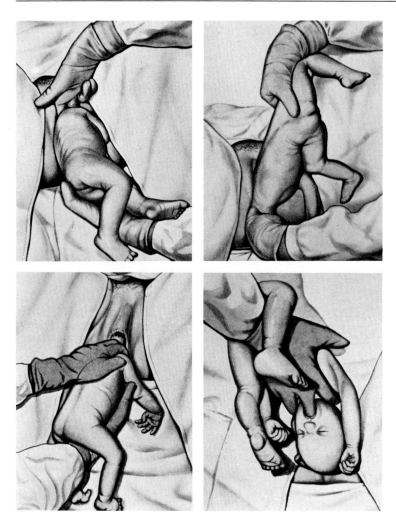

Abb. 20 Manualhilfe nach Müller, Mauriceau-Smellie-Veit

Bei der Schulter- und Armlösung nach Müller wird der kindliche Körper am Beckengürtel gesenkt bis die vordere Schulter und der Arm erscheinen. Manchmal ist es notwendig, den vorderen Arm zu lösen. Der Arm wird dann mit 2 Fingern mit einer über den Thorax streichenden Bewegung nach unten gebracht (Bild oben links).

Man hebt den Beckengürtel des Kindes steil nach oben, bis die hintere Schulter und der hintere Arm geboren sind. Manchmal wird eine zusätzliche Armlösung notwendig. Diese wird durch eine über den Thorax des Kindes streichende Bewegung ausgeführt (Bild oben rechts). Diese Manipulationen sollten möglichst einzeitig, d. h. während einer Wehe durchgeführt werden. In diesem Falle dreht sich der kindliche Kopf durch den Wehendruck spontan vom querovalen Beckeneingang in den längsovalen Beckenausgang. Weil aber durch das Manipulieren die Flexionshaltung verlorengegangen ist, muß zur Entwicklung des kindlichen Kopfes die Technik nach Mariceau-Smellie-Veit oder der Forzeps am nachfolgenden Kopf angewandt werden.

Mauriceau-Smellie-Veit Durch den Zug mit dem in den Mund gesteckten Mittelfinger wird der Kopf flektiert. Dann zieht man mit der anderen Hand, die mit 2 Fingern den Nacken umgreift („reitet"), das Hypomochlion (Subokziput) unter der Symphyse (Bild unten links). Schließlich rotiert man den Kopf um die Symphyse herum (Planum suboccipitale bregmaticum = 32 cm) (Bild unten rechts).

rer Vorteil der hochgeschlagenen oder entsprechend reponierten Beine liegt nach COVJANOV darin, daß die Beine mit dem Rumpf des Kindes einen Konus bilden, dessen Umfang auf der Skapulaebene 42 cm beträgt (Kopf 32–34 cm) und somit eine maximale Muttermund- und Weichteildehnung gewährleistet. Die Entwicklung erfolgt in vier Phasen:

1. Phase: langsame Phase, Geburt bis zum Nabel mit Reposition der Beine,
2. Phase: bis untere Skapulaspitze (voll ausgebildeter Konus),
3. Phase: rasche Phase, die Geburt der vorderen Schultern und des Armes durch mäßiges Senken des Rumpfes, und Entwicklung von hinterer Schulter und Arm durch Anheben des Kindes,

4. Phase: wieder langsame Phase, spontane Geburt des Kopfes durch Heben des Kindes nach oben. Druck von oben ist „nicht unbedingt notwendig".

Die Entwicklung wird ohne Narkose, in halbsitzender Position der Gebärenden mit wiederholtem Pressen durchgeführt.

Im Gegensatz zu BRACHT hält COVJANOV am natürlichen Geburtsmechanismus fest. Der kindliche Rücken steht bei Austreten des Steißes seitlich, beim weiteren Fortschreiten der Geburt dreht sich der Rücken in den schrägen Durchmesser des Geburtskanals und am Ende der Geburt des Rumpfes dreht er sich nach der Seite zurück, um die Geburt der Schultern im geraden Durchmesser zu ermöglichen.

Bei Fußlage empfiehlt COVJANOV das Zurückdrängen der Füsse und Beine innerhalb der Vulva („von 20 Minuten bis 2 Stunden"), um eine Fußlage in eine Steißlage und nach Geburt des Steißes in eine reine Steißlage mit hochgeschlagenen Beinen umzufunktionieren. Nach Angaben der russischen Autoren (98) wurde durch Anwendung der Methode con COVJANOV die perinatale Mortalität bei BEL um 4–6mal verbessert.

Die Methode nach Müller, 1863–1926 (Burns-Marshall)

Die Entwicklung nach Müller ist in den Abb. 20 dargestellt. Sie stellt eine Alternativmethode (neben LØVSET) für die Schulter- und Armentwicklung dar. Die Schultern werden wie bei der Schädellage durch den geraden Durchmesser des Beckenausganges entwickelt, zuerst durch Senkung des Rumpfes nach unten, dann durch Anheben nach oben. Die Armentwicklung bereitet selten Schwierigkeiten. Gelingt die Entwicklung der vorderen Schulter nicht, so ist der umgekehrte Müllersche Handgriff (wird oft auch nach Bickenbach (81) benannt) oft erfolgreich. Die primäre Entwicklung von hinterer Schulter und Arm hat den Vorteil, daß in der Kreuzbeinhöhle mehr Platz vorhanden ist. Bei Schwierigkeiten kann man die Schulter in den leichten schrägen Durchmesser bringen (wie bei Schulterdystokie bei Schädellage). Die ganze Operation wird in Narkose durchgeführt. Die ähnliche Entwicklung nach Burns-Marshall wird in englischen Büchern erläutert (46).

Klassische Armlösung

Bei der klassischen Armlösung wird zuerst der hintere Arm gelöst, anschließend durch stopfende Bewegungen der Rumpf des Kindes um 180° gedreht. Auf diese Weise wird der vordere Arm in die Kreuzbeinhöhle gebracht. Wir verwenden diese Methode nicht, weil die stopfende Bewegung und der Zug an den Beinen traumatisierend sind.

Methode nach Løvset (74)

Die Technik ist in den Abb. 21a u. b dargestellt. Bei dieser Methode wird die „bequeme" Kreuz-

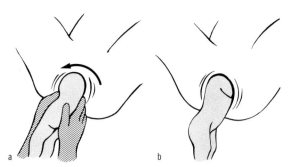

Abb. 21 a u. b Schulterlösung nach Løvset
a Das Beckenende wird mit beiden Händen umfaßt und durch eine schraubenförmige Drehung um 180 Grad im Gegen-Uhrzeigersinn rotiert. Somit werden die vordere Schulter und der vordere Arm in die „bequeme" Kreuzbeinhöhle nach hinten gebracht. Der hochgeschlagene Arm wird meistens durch Drehung des Kindes um die Längsachse heruntergebracht.
b Situation nach der ersten Drehung um 180 Grad. Die nach hinten gebrachte und entwickelte Schulter wird um 180 Grad nach vorne zurückgedreht, um die Schulterlösung der kontralateralen Seite in der Kreuzbeinhöhle zu ermöglichen. Wichtig ist, daß das Kind immer „nach vorne" rotiert wird, d. h. bei I. BEL gegen den Uhrzeigersinn; bei II. BEL mit dem Uhrzeiger. Diese Entwicklung erfordert eine vollrelaxierende Narkose (z. B. Halothan). Der „Druck von oben" ist überflüssig, eher störend, da die Rotation des Kopfes dadurch behindert wird.

Oft ist eine zweite Drehung nicht notwendig, weil nach der Entwicklung der hinteren Schulter und des hinteren Armes genügend Platz entsteht, um den vorderen Arm und die vordere Schulter unter der Symphyse zu lösen.

beinhöhle ausgenützt. Die Operation erfordert eine tiefe, relaxierende Narkose, z. B. Halothan. Nach unserer Erfahrung (UFK Basel) ist diese Technik für die Schulter-Arm-Entwicklung nach Mißerfolg der Methode Thiessen, Bracht und bei Extraktion die Methode der Wahl. Die Drehung des Kindes sollte sanft und ohne zu starken Druck nach unten durchgeführt werden.

Methode nach Mauriceau-Veit-Smellie

F. MAURICEAU 1637–1709, W. SMELLIE 1697–1763, G. v. VEIT 1824–1903

Die Kopfentwicklung nach Mauriceau-Veit-Smellie ist in den Abb. 20 dargestellt. Diese Methode wird noch häufig verwendet (3, 35, 36, 66, 72, 115). Ihr Nachteil ist die Traumatisierung durch die Einführung des Fingers in den Mund des Kindes, durch Druck von oben und rascher Dekompression des Kopfes.

Forzeps am nachfolgenden Kopf

Dieses Verfahren ist in den Abb. 22 dargestellt. Diese Entwicklung kann mit den für diesen Zweck speziell konstruierten Piper-Zangen (99) aber auch mit der Kielland- oder Nägele-Zange durchgeführt

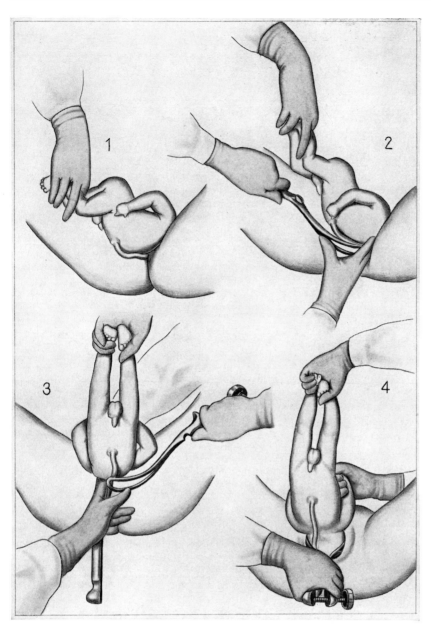

Abb. 22 Forzeps am nachfolgenden Kopf: Wenn der Kopf am Beckenboden liegt, kann man die Naegele-, Kielland- oder, wie in den Bildern dargestellt, die Naegele-Koller-Zange applizieren. Die „klassische" Forzepsentwicklung des nachfolgenden Kopfes wird mit der für diese Zwecke speziell entwickelten Zange nach Piper durchgeführt. Wichtig für die Zangenapplikation ist die Mitwirkung einer zweiten Person: Das Kind muß nach oben und bei Bedarf leicht nach lateral gehoben werden. Die kontrollierte Führung und langsame Dekompression des Kopfes ist bedeutend einfacher und besser als beim Mauriceau-Smellie-Veit-Manöver. Bei dieser Methode ist der „Druck von oben" überflüssig.

werden. Die Methode ist in den angelsächsischen Ländern sehr populär. So berichtet MILNER (84) über 600 Entwicklungen mit Forzeps am nachfolgenden Kopf und über eine hoch signifikante Verbesserung der Mortalitätsziffern bei Kindern zwischen 1000 und 3000 g.

Die Kopfextraktion aus dem Beckeneingang erfordert eine gute Beherrschung der Zangentechnik. Die Entwicklung vom Beckenboden ist dagegen einfach und wenig traumatisierend. Ein Vorteil ist die langsame, kontrollierte Entwicklung des Kopfes. Eine Voraussetzung ist die Mitarbeit einer zweiten Person, die den Körper des Kindes nach oben hält und bei Bedarf leicht nach lateral zieht und damit die Applikation der Zangenblätter unter Sicht ermöglicht. Für die Operation ist eine

Narkose notwendig. Druck von oben ist überflüssig.

Die Extraktion
Die Extraktion des Kindes aus BEL ist besonders traumatisierend. Man sollte sie wenn immer möglich vermeiden (54, 91). Zuerst werden dabei einer oder beide Unterschenkel nach dorsal gezogen. Bei der reinen Steißlage zieht man das Kind mit zwei Zeigefingern, die in der Inguinalgrube liegen, nach unten. Schultern und Arme werden nach der Løvsetschen oder Müllerschen Technik entwickelt. Die Kopfentwicklung erfolgt mit Forzeps oder nach Mauriceau-Veit-Smellie.
Man sollte wenn immer möglich auf eine Ganzextraktion verzichten und die Geburt durch Schnittentbindung beenden.
Mit der Vakuumextraktion des Steißes, wie sie von MARTIUS (81) beschrieben wurde, haben wir keine Erfahrung. Der Pragersche und umgekehrte Pragersche Handgriff (Prager Geburtshelfer KIWISCH, 1814–1851) und Scanzoni (1821–1891) sind heute durch Zangen- oder Mauriceau-Veit-Smellie-Entwicklung ersetzt. Dasselbe gilt für die Entwicklung nach Martin-Wigand-Winckel.

Die Zukunft

Es kann schon heute gesagt werden, daß die Sectiofrequenz auch in Zukunft weiter steigen wird. Die Gründe dafür sind:
1. Die jungen Geburtshelfer haben immer weniger Erfahrung mit der vaginalen BEL-Geburt.
2. Die Sorge um die spätere Entwicklung der Kinder wird die Geburtshelfer zur Erhöhung der Sectiorate zwingen.
3. Die Massenmedien sind bereits heute über die Risiken der vaginalen BEL-Geburt orientiert.
4. Der Aufwand für eine vaginale Geburt ist größer als der für eine elektive Sectio.

Andererseits muß jeder Geburtshelfer die Technik der Entbindung aus BEL beherrschen. Auch bei Schnittentbindungen, vor allem bei Frühgeburten, kann die Entwicklung des Kindes schwierig und traumatisierend sein. Erfahrung in der vaginaloperativen Technik ist entscheidend auch für die abdominale Entwicklung. Nach BRENNER: „Die Technik der vaginalen Entbindung aus BEL muß man beherrschen, es wird immer wieder Situationen geben, bei welchen eine vaginale Geburt nicht zu vermeiden ist" (18).

Literatur
1 Åkesson, H. O: Condition at birth and mental deficiency. Acta Genet. Basel 16 (1966) 283
2 Alexopoulos, K. A.: Importance of breech delivery in pathogenesis of brain damage. End results of longterm follow-up. Clin. Pediat. 12 (1973) 248
3 Altmann, P., K. Eklund-Groll, H. Kucera, E. Reinhold: Zum klinischen Management bei Beckenendlagen. Geburtsh. u. Frauenheilk. 35 (1975) 608
4 Ballas, S., R. Toaff: Hyperextension of fetal head in breech presentation. J. Obstet. Gynaec. Brit. Cwlth 83 (1976) 201
5 Ballas, S., R. Toaff, A. J. Jaffa: Deflexion of the fetal head in breech presentation. Incidence management and outcome. Obstet. and Gynec. 52 (1978) 653
6 Beischer, N. A., A. Townsend: External cephalic version in breech presentation. J. Obstet. Gynaec. Brit. Emp. 67 (1960) 668
7 Bertscher, J., E. Hochuli, W. Künzel, H. Manzke, G. Martius, J. S. Wigglesworth: Podiumsgespräche IV. 9. Deutscher Kongress für Perinatale Medizin, Berlin. 11.–16. VI. 1979. In: Perinatale Medizin. Thieme, Stuttgart (im Druck)
8 Bhagwanani, S. G., H. V. Price, K. M. Laurence, B. Ginz: Risks and prevention of cervical cord injury in the management of breech presentation with hyperextension of fetal head. Amer. J. Obstet. Gynec. 115 (1973) 1159
9 Bilodeau, R., R. Marier: Breech presentation at term. Amer. J. Obstet. Gynec. 130 (1978) 555
10 Bird, C. C., Th. W. McElin: A six-year prospective study of term breech deliveries utilizing the Zatuchni-Andros Prognostic Scoring index. Amer. J. Obstet. Gynec. 121 (1975) 551
11 Bock, J. E.: The influence of prophylactic external cephalic version on the incidence of breech delivery. A retrospective study. Acta Obstet. Gynec. scand. 48 (1969) 215
12 Böhnisch-Warner, H., I. Beinroth: Neurologische Befunde bei Beckenendlage-Kindern. In: Perinatale Medizin, Bd. VI. hrsg. von J. H. Dudenhausen, E. Saling, E. Schmidt. Thieme, Stuttgart 1975
13 Bowes, W. A., E. S. Taylor, M. O'Brien, Ch. Bowes.: Breech delivery: Evaluation of the method of delivery on perinatal results and maternal morbidity. Amer. J. Obstet. Gynec. 135 (1979) 965
14 Bracht, E.: Zur Manualhilfe bei Beckenendlage. Zbl. Gynäk. 60 (1936) 302
15 Bracht, E.: Zur Beckenendlage-Behandlung. Geburtsh. u. Frauenheilk. 25 (1965) 635
16 Bradley-Watson, P. J.: The decreasing value of external cephalic version in modern obstetric practice. Amer. J. Obstet. Gynec. 123 (1975) 237
17 Braun, F. H. T., K. L. Jones, D. W. Smith: Breech presentation as an indicator of fetal abnormality. J. Pediat. 86 (1975) 419
18 Brenner, W. E.: Breech presentation. Clin. Obstet. Gynec. 21 (1978) 511
19 Brenner, W. E., R. D. Bruce, H. C. Hendricks: The characteristics and perils of breech presentation. Amer. J. Obstet. Gynec. 118 (1974) 700
20 Butler, N. R., D. G. Bonham: Perinatal Mortality. Livingstone, Edinburgh (1963)
21 Caterini, H., A. Langer, J. C. Sama, M. Devanesan, M. A. Pelosi: Fetal risk in hyperextension of the fetal head in breech presentation. Amer. J. Obstet. Gynec. 123 (1975) 632
22 Cimmino, Ch. V., L. E. Southworth: Persistent hyperextension of the neck in breech („Star-Gazing fetus") and in transverse lie („flying-fetus"): Indication for caesarean section. Amer. J. Roentgenol. 125 (1975) 447
23 Colcher, A. E., W. Sussman: A practical technique for roentgen pelvimetry with a new positioning. Amer. J. Roentgenol. 51 (1944) 207
24 Collea, J. V., G. R. Weghorst, R. H. Paul: Singleton breech presentation – one year's experience. Contr. Gynec. Obstet. 3 (1977) 91
25 Collea, J. V., S. C. Rabin, G. R. Weghorst, E. J. Quilligan: The randomized management of term frank breech presentation: Vaginal delivery vs. cesarean section. Amer. J. Obstet. Gynec. 131 (1978) 186
26 Covjanov, N. A.: Usoversenstvovannii Preduprezdajusci Mertvorozdajemost Metod Vedenija Rodov Pri Tozovom Predlezaniji, Medgiz (1952)

27 Covjanov, N. A.: Zit. nach Petschenko (98)
28 Crawford, J. S.: Appraisal of lumbar epidural blockade in patients with singleton fetus presenting by breech. J. Obstet. Gynaec. Brit. Cwlth 81 (1974) 867
29 Cruikshank, D. P., R. M. Pitkin: Delivery of the premature breech. Obstet. and Gynec. 50 (1977) 367
30 Darba, S., C. A. Thoruton, D. J. Hunter: Extradural analgesia in labor when breech presents. J. Obstet. Gynaec. Brit. Cwlth 83 (1976) 35
31 De Crespingy, L. J. C., R. J. Pepperell: Perinatal mortality and morbidity in breech presentation. Obstet. and Gynec. 53 (1979) 141
32 De Souza, S. W., B. Richards: Neurological sequelae in newborn babies after perinatal asphyxia. Arch. Dis. Childh. 53 (1978) 564
33 Dewhurst, C. J.: Integrated Obstetrics and Gynaecology for Postgraduates, 2. Aufl. Blackwell, Oxford 1976 (S. 406–414)
34 Dickreuter, W.: Beckenendlage – die Gefahr, geboren zu werden – neonatales Ergebnis. 9. Deutscher Kongress für Perinatale Medizin, Berlin 11.–15. 6. 1979. In: Perinatale Medizin, Thieme, Stuttgart (im Druck)
35 Dördelmann, P., H. Egger, D. Prause: Geburten aus Beckenendlage in der Universitäts-Frauenklinik Erlangen. Geburtsh. u. Frauenheilk. 31 (1971) 697
36 Döring, G. K., C. G. Hossfeld: Ergebnisse der prospektiven Geburtsleitung bei 500 Einlingsgeburten aus Beckenendlage. Geburtsh. u. Frauenheilk. 34 (1974) 436
37 Donnai, P., A. D. G. Nicholas: Epidural analgesia, fetal monitoring and condition of the baby at the birth with breech presentation. J. Obstet. Gynaec. Brit. Cwlth 82 (1975) 360
38 Dubler, O., E. Hochuli, F. Nagl: Ist die vaginale Steiß-Entbindung noch gerechtfertigt? Fortschr. Med. 93 (1975) 153
39 Dunn, P. M.: History and introduction. 5th European Congress of Perinatal Medicine, Uppsala 9–12 June, 1976. In: Perinatal Medicine, hrsg. von G. Rooth, L.-E. Bratteby. Almqvist & Wirksell, Stockholm
40 Dunn, P. M.: Maternal and fetal aetiological factors. 5th European Congress of Perinatal Medicine Uppsala. 9–12 June, 1976. In: Perinatal Medicine, hrsg. von G. Rooth, L.-E. Bratteby. Almqvist & Wiksell, Stockholm
41 Editorial: Fetal damage from breech birth. Brit. med. J. 2 (1975) 158
42 Editorial: Premature breech: vaginal delivery or caesarean section? Brit. med. J. 1979 1, 1747
43 Fall, O., B. A. Nilsson: External cephalic version in breech presentation under tocolysis. Obstet. Gynec. 53 (1979) 712
44 Fettweis, E.: Das Hüftluxationsleiden bei in Beckenendlage geborenen Kinders. Z. Orthop. 111 (1973) 168
45 Fianu, St., V. Vaclavinkova: The site of placental attachment as a factor in the aetiology of breech presentation. Acta Obstet. Gynec. scand. 57 (1978) 371
46 Garrey, M. M., A. D. T. Govan, C. Hodge, R. Callander: Obstetrics Illustrated. Churchill-Livinstone, Edinburgh, London 1974
47 Gey, W.: Fehlbildungen. In: Angewandte Perinatologie, hrsg. von E. J. Hickl, K. Riegel. Urban & Schwarzenberg, München 1974
48 Girdany, B. R., W. K. Sieber, M. Z. Osman: Traumatics pseudodiverticulums of the pharinx in newborn infants, New Engl. J. Med. 280 (1969) 237
49 Goldenberg, R. L., K. G. Nelson: The premature breech. Amer. J. Obstet. Gynec. 127 (1977) 240
50 Gröntoft, O.: Intracerebral and meningeal haemorrhages in perinatally deceased infants. Acta Obstet. Gynec. Scand. 32 (1953) 458
51 Gulik, E., V. Gulik, M. Hinselmann, M. Ramzin: Neugeborene nach Entbindung aus Beckenendlage. Kongress der Oberrheinischen Gesellschaft für Gynaekologie und Geburtshilfe in Strasbourg, Mai 1973

52 Hagen, P.: Beckenendlage und perinatale Mortalität aus der Sicht eines Kreiskrankenhauses. Z. ärztl. Fortbild. 67 (1973) 773
53 Hecklinger, P.: The causes of breech presentation with special reference to older primiparae. Z. Geburtsh. Gynäk. 3 (1960) 155
54 Heyer, E.: Die perinatale Mortalität bei der Geburt aus Beckenendlage, Zbl. Gynäk. 96 (1974) 183
55 Hibbard, L. T., W. R. Schumann: Prophylactic external cephalic version in an obstetric practice. Amer. J. Obstet. Gynec. 116 (1973) 511
56 Hickl, E. J., K. Riegel: Angewandte Perinatologie. Urban & Schwarzenberg, München 1974
57 Hill, J. G., B. W. Eliot, A. J. Campbell, A. A. Pickett-Heaps: Intensive care of the fetus in breech labor. J. Obstet. Gynec. Brit. Cwlth 83 (1976) 271
58 Hochuli, E.: Kritik zur äußeren Wendung in Terminnähe bei Beckenendlage. Z. Geburtsh. Perinat. 181 (1977) 325
59 Hochuli, E., O. Dubler, F. Nagl: Ist die vaginale Steißentbindung noch gerechtfertigt? Geburtsh. u. Frauenheilk. 35 (1975) 601
60 Husslein, B.: Die regelwidrige Geburt: In Klinik zur Frauenheilkunde und Geburtshilfe. hrsg. von Döderlein, Wulf. Urban & Schwarzenberg, München 1976
61 Ingemarsson, I., M. Westgren, N. W. Svenningsen: Long-term follow-up of preterm infants in breech presentation delivered by caesarean section. Lancet 1978/Vol. II Nr. 8082 Seite 172
62 Johnson, C. E.: Breech presentation at term. Amer. J. Obstet. Gynec. 106 (1970) 865
63 Joyce, D. N., F. Giwa-Osagie, G. W. Stevenson: Role of pelvimetry in active management of labour. Brit. med. J. 1975/IV, 505
64 Karp, L., J. R. Doney, T. McCarthy, P. J. Meis, M. Hall: Section? Amer. J. Obstet. Gynec. 53 (1979) 88
65 Kauppila, O.: The perinatal mortality in breech deliveries and observations on affecting factors. Acta Obstet. Gynec. scand, Suppl. 39 (1975)
66 Kolmorgen, K., G. Seidenschnur, M. Rissmann: Kritische Anmerkung zur Geburtsleitung und perinatalen Mortalität bei Beckenendlagen-Einlingsgeburten. Zbl. Gynäk. 23 (1975) 1426
67 Kubli, F.: Geburtsleitung bei Beckenendlage. Gynäkologe 8 (1975) 67
68 Kubli, F.: Risk of vaginal breech delivery. Contr. Gynec. Obstet. 3 (1977) 80
69 Kubli, F., W. Boos, H. Rüttgers: Caesarean Section in the management of singleton breech presentation. 5th European Congress of Perinatal Medicine Uppsala, 9–12 June, 1976. In: Perinatal Medicine, hrsg. von G. Rooth, L.-E. Bratteby. Almqvist & Wiksell, Stockholm
70 Kubli, F., H. Rüttgers, M. Meyer-Menk: Die fetale Acidosegefährdung bei vaginaler Geburt aus Beckenendlage (Z. Geburtsh. Perinat. 179 (1975) 1
71 Kubli, F., H. H. Ewerbeck, J. Hickl, F. K. Klöck, H. Rüttgers: Operative Geburtshilfe – Standortbestimmung 1974. Gynäkologe 8 (1975) 61
72 Künzel, W., H. Muth: Beckenendlage – Obligatorische Sectio nicht akzeptabel. Medical Tribune Nr. 29/30, Juli 1978.
73 Lewis, B. V., H. R. Seneviratne: Vaginal breech delivery or caesarean section. Amer. J. Obstet. Gynec. 134 (1979) 615
74 Lövest, J.: Schulterentwicklung ohne Armlösung bei natürlicher und künstlicher Beckenendlage. Arch. Gynäk. 161 (1936) 397
75 Luyet, F., J. Schmid, E. Maroni, G. Duc: Massive fetomaternal transfusion during external cephalic version, with fetal outcome. Arch. Gynäk. 221 (1976) 273
76 Lyons, E. R., F. R. Papsin: Caesarean section in the management of breech presentation. Amer. J. Obstet. Gynec. 130 (1978) 558

77 MacArthur, J. L.: Reduction of the hazards of breech presentation by external version. Amer. J. Obstet. Gynec. 88 (1964) 302
78 Mann, L. I., J. M. Gallant: Modern management of the breech delivery. Amer. J. Obstet. Gynec. 134 (1979) 611
79 Maracci, E.: Beobachtungen und Betrachtungen über 461 Entbindungen in Beckenendlage. Arch. Obstet. 2 (1942) 6
80 Martius, G.: Pathologie der Geburt. In: Lehrbuch der Geburtshilfe, 9. Aufl. hrsg. von G. Martius. Thieme, Stuttgart 1977
81 Martius, G.: Geburtshilfliche Operationen, 12. Aufl. Thieme, Stuttgart, 1978
82 Mendez-Bauer, C., J. A. Frade, A. R. Canseco, A. Menendez, J. Z. Crespo, P. M. Perez: Management of breech presentation during pregnancy labour. 5th European Congress of Perinatal Medicine Uppsala, 9–12 June, 1976. In: Perinatal Medicine, hrsg. von G. Rooth, L.-E. Bratteby. Almqvist & Wiksell, Stockholm
83 Migliorini, G. D., R. J. Pepperell: Prolapse of the umbilical cord: A study of 69 cases. Med. J. Aust. 2 (1977) 522
84 Milner, R. D. G. Neonatal mortality of breech deliveries with and without forceps to the aftercoming head. J. Obstet. Gynaec. Brit. Cwlth 82 (1976) 783
85 Minogue, M.: Vaginal breech delivery in multiparae: A review of perinatal mortality – national maternity. I. Irish med. Ass. 67 (1974) 117
86 Moeller, K. J. A.: Breech delivery. Ugeskr. Lae. 1 (1959) 121
87 Morgan, H. S., S. H. Kanel: An analysis of 16327 breech births. J. Amer. med. Ass. 187 (1964) 262
88 Morley, G. W.: Breech presentation, a 15 year review. Obstet. and Gynec. 3O (1967) 745
89 Münchner Perinatal-Studie 1975. Deutscher Ärzte-Verlag, Köln-Lövenich 1977
90 Muller, P. F., H. E. Campbell, W. E. Graham, H. Brittain, J. A. Fitzgerald, M. A. Hogan, V. H. Muller, A. H. Rittenhouse: Perinatal factors and their relationship to mental retardation and other parameters of development. Amer. J. Obstet. Gynec. 109 (1971) 1205
91 Muth, H., H. Hannemann, H. Kropshofer: Zur Frage der optimalen Entbindungsmethode bei der Beckenendlage. Geburtsh. u. Frauenheilk. 36 (1976) 163
92 Neligan, G. A.: The quality of the survivors of breech delivery in an geographically defined population. 5th European Congress of Perinatal Medicine Uppsala, 9–12 June, 1976. In: Perinatal Medicine, hrsg. von G. Rooth, L.-E. Bratteby. Almqvist & Wiksell, Stockholm
93 Neligan, G. A., D. Prudham, M. Steiner: Years: Birth, Family and Development in Newcastle upon Tyne. Oxford University Press, London 1974
94 Nelson, K. B., S. H. Broman: Perinatal risk factors in children with serious motor and mental handicaps. Ann. Neurol. 2 (1977) 371
95 Niswander, K. R., M. Gordon: The Women and their Pregnancies. The Collaborative Perinatal Study of the WIH. Saunders, Philadelphia 1972
96 Ohlsen, H.: Outcome of term breech delivery in primigravidae. A feto pelvic breech index. Acta obstet. Gynec. scand 54 (1975) 141
97 O'Leary, J. A.: Vaginal delivery of the term breech. A preliminary report. Obstet. and Gynec. 53 (1979) 341
98 Petschenko, A. J.: Akuserstvo. Zdorovja, Kiew 1965 (S. 250)
99 Piper, E. B., C. Beckmann: The prevention of fetal injuries in breech delivery. J. Amer. med. Ass. 92 (1929) 217
100 Piskazeck, K., K. Rothe, K. Bilek: Die Häufigkeit der Beckenendlagen in der Universitäts-Frauenklinik Leipzig (1951–1960) unter besonderer Berücksichtigung der habituellen Beckenendlagen. Zbl. Gynäk. 85 (1963) 955
101 Potter, E. L.: Fetal and neo-natal deaths, a statistical analysis of 2.000 autopsies. J. Amer. med. Ass. 15 (1940) 996
102 Potter, E. L., F. L. Adair: Clinicalpathological study of the infant and fetal mortality for a ten-year period at the Chicago Lying- in Hospital. Amer. J. Obstet. Gynec. 45 (1943) 1054
103 Rališ, Z.: Muscle haemorrhage in babies born by breech presentation. Arch. Dis. Childh. 45 (1970) 709
104 Ralis, Z. A.: Birth trauma to muscles in babies born by breech delivery and its possible fatal consequences. Arch. Dis. Childh. 50 (1975) 4
105 Ranney, B.: Gentle art of external cephalic version. Amer. J. Obstet. Gynec. 116 (1973) 239
106 Reid, D. E.: A. Textbook of Obstetrics. Saunders, Philadelphia 1962
107 Rovinski, J. J., J. A. Miller, S. Kaplan: Management of breech presentation of term. Amer. J. Obstet Gynec. 115 (1973) 497
108 Rupek, R., H. U. Feldmann, D. Tenhaeff: Zur abdominalen Schnittentbindung bei Erstgebärenden mit Beckenendlage. Z. Geburtsh. Perinat. 176 (1972) 139
109 Sadowski, R., H. -J. Staemmler: Zum Einfluß der Beckenendlagengeburt auf die geistige und körperliche Entwicklung der Kinder. Z. Geburtsh. Perinat. 178 (1974(104
110 Saling, E., W. Müller-Holve: Die äußere Wendung des Feten aus Beckenendlage in Schädellage unter Tokolyse. In: Perinatale Medizin, Bd. VI, hrsg. von J. W. Dudenhausen, E. Saling. E. Schmidt. Thieme, Stuttgart 1975
111 Sauter, H.: Die prophylaktische Wendung aus Beckenendlage. Schweiz. med. Wschr. 91 (1961) 369
112 Sauvage, P., J. Messer, P. Leissner, M. Jallois, A. R. Schick, P. Burgun: Lésions majeures des testicules observées chez des enfants nés par le siège. Rev. franç. Gynec. 68 (1973) 579
113 Schlensker, K. -H.: Zur Bedeutung des Plazentasitzes für die Kindslagen. Geburtsh. u. Frauenheilk. 27 (1972) 1194
114 Schlensker, K. -H., G. Enderer-Steinfort, A. Bolte: Die äußere Wendung des Feten aus Beckenendlage in Schädellage am Schwangerschaftsende. Geburtsh. u. Frauenheilk. 38 (1978) 744
115 Scholtes, G.: Zum Problem der Beckenendlagengeburt. Geburtsh. u. Frauenheilk. 34 (1974) 444
116 Schmitz, H. E., C. J. Smith, E. R. Clumpner: End results of breech deliveries. Amer. J. Obstet. Gynec. 69 (1955) 5
117 Schrage, R.: Zur Ätiologie der Beckenendlage. Z. Geburtsh. Perinat. 177 (1973) 437
118 Schwenzel, W., H. -P. Closs, G. Lamberti, H. Nowak: Die perinatale Gefährdung des Kindes bei der Geburt aus Beckenendlage. Z. Geburtsh. Perinat. 177 (1973) 178
119 Stamm, H., R. Stauffer, H. Bossart, A. Noyer, W. R. Merz: Les opérations obstétricales. Hoffmann-La Roche-Press, Basel 1971
120 Tan, K. L.: Brachial palsy. J. Obstet. Gynaec. Brit. Cwlth 80 (1973) 60
121 Tank, E. S., R. Davis, J. F. Holt, G. W. Morley: Mechanisms of trauma during breech delivery. Obstet. and Gynec. 38 (1971) 761
122 Thiessen, P.: Die Beckenendlage in ihrer Abhängigkeit von der phytogenetisch erwartenen Statistik der Frau. Zbl. Gynäk. Bd. Nr. 65 (1941) 1345
123 Thiessen, P.: Spontangeburt, Herausleiten und Manualhilfe bei der Geburt in Beckenendlage. Zbl. Gynäk. 74 (1952) 1969
124 Thiessen, P.: Die einphasige, gestützte Spontangeburt als Fortschritt der Geburtsleitung bei Beckenendlage. Therapiewoche 8 (1974) 833

125 Tompkins, P.: An inquiry into the causes of breech presentation. Amer. J. Obstet. Gynec. 51 (1946) 595
126 Weismann, A. I.: An antepartum study of fetal polarity an rotation. Amer. J. Obstet. Gynec. 48 (1944) 550
127 Westin, B.: Evaluation of a feto-pelvic scoring system in the management of breech presentations. Acta obstet. Gynec. scand. 56 (1977) 505
128 Woods, J. R.: Effects of low-birth-weight breech delivery on neonatal mortality. Obstet. and Gynec. 53 (1979) 735
129 Wright, R.: Reduction of perinatal mortality and morbidity in breech delivery through routine use of caesarean section. Obstet. and Gynec. 14 (1959) 758
130 Yates, P. O.: Physical Trauma as an Etiologic Agent in Mental Retardations, hrsg. von C. R. Angle, E. A. Bering, Government Printing Office, Washington 1970 (S. 167)
131 Zatuchni, G. I., G. J. Andros: Prognostic index for vaginal delivery in breech presentation at term. Amer. J. Obstet. Gynec. 93 (1965) 237
132 Zatuchni, G. I., G. J. Andros: Prognostic index for vaginal delivery in breech presentation at term. Obstet. and Gynec 98 (1967)854

15. Peripartuale Notfallsituationen von seiten der Mutter

R. GAUDENZ und O. KÄSER

Bedrohliche Zustände im Zusammenhang mit der Geburt entstehen:
1. bei Verschlimmerung schwangerschaftsunabhängiger Leiden (Herzfehler, Diabetes usw.),
2. als Folge schwangerschaftsspezifischer Erkrankungen (Präeklampsie usw.) oder
3. durch Komplikationen, die in den Genitalorganen ihren Sitz haben (Blutungen, Verletzungen usw.) oder von ihnen ausgehen (Koagulopathien, Amnioninfusion, Sepsis usw.).

In diesem Kapitel sollen nur die Komplikationen der 3. Gruppe besprochen werden.

Geburtsverletzungen

Scheidenrisse

Allgemeines
In der Austreibungsperiode wird die Scheide vom sich kontrahierenden Teil des Uterus nach oben gezogen und gleichzeitig vom tiefertretenden Kind sowohl zirkumferenziell gedehnt als auch nach unten gedrängt, so daß es häufig zu kleineren Einrissen im unteren Scheidendrittel kommt.
Die Tiefe der Scheidenrisse ist sehr variabel; sie können bis tief ins Parakolpium, ins Parametrium oder ganz ausnahmsweise in die Nachbarorgane hinein reichen.

Ätiologie
Die Gefahr eines Risses besteht bei Überdehnung durch einen großen Kopf, bei zu raschem Tiefertreten des vorangehenden oder nachfolgenden Teiles (Sturzgeburt) oder bei operativer Entbindung. Rigidität, alte Narben und langdauernde Ischämie bei Geburtsstillstand erhöhen das Risiko. Scheidenrisse kommen in Verbindung mit Episiotomien und Dammrissen, aber auch als Folge direkter Verletzungen durch Instrumente (Zange, Vakuumglocke) vor.
Bei Zangenextraktionen kann es durch die Rotationsbewegung zu erheblichen Verletzungen der Scheide kommen. Charakteristisch ist das Abledern von großen Scheidenhautlappen durch die tangentiale Einwirkung der Kräfte. Seltener handelt es sich um einen weiter gerissenen Zervixriß (120). Auch Klitorisverletzungen können zu profusen Blutungen führen.

Symptome und Diagnose
Rißblutungen setzen unter oder häufiger unmittelbar nach der Geburt des Kindes ein. Bei der (kaum noch vorkommenden) Mitverletzung der Nachbarorgane können Urin oder Stuhl per vaginam abgehen. Die Diagnose ergibt sich bei der Spekulumeinstellung, welche nach jeder schweren oder operativen Entbindung und bei jeder unklaren Blutung vorgenommen werden soll. Manchmal ist die sorgfältige Palpation (Periduralanästhesie, Narkose) der Spekulumeinstellung überlegen.

Prognose
Die Prognose ist bei richtiger Versorgung gut. Sogar ohne Naht kommt es oft zur Spontanheilung. Bei tiefen Rissen mit Verletzung größerer Gefäße treten manchmal schwere Blutungen auf, die in kurzer Zeit zum Schock führen können.

Prophylaxe
Sie besteht in der Vermeidung einer zu raschen und zu starken Dehnung des Geburtskanals. Eine rechtzeitige Episiotomie schützt vor Dammrissen sowie vor Verletzungen von Vulva und Vagina.

Therapie
Alle größeren sowie alle blutenden Risse erfordern eine sorgfältige Naht. Dabei ist die Hauptrichtung der Gefäße zu berücksichtigen. Im *oberen* Scheidendrittel findet man beidseits den R. cervicovaginalis der A. uterina, im *mittleren* Scheidendrittel die Äste der Aa. vesicales und im *unteren* Scheidendrittel die Äste der Aa. pudendales bzw. der Aa. rectales mediales. Als seltene Komplikation im Rahmen der Scheidenverletzungen ist das völlige Abreißen der Scheide vom Uterus anzusehen, die sog. Kolporrhexis, die eine Laparotomie nötig macht (120).

Zervixrisse

Allgemeines
Die Risse liegen meist seitlich bei 3 oder 9 Uhr. Im allgemeinen ist nur die Portio betroffen, sie können aber bis in den supravaginalen Abschnitt der Zervix oder in das Corpus uteri, ins Parametrium, selten in den Douglas-Raum, das Rektum oder die Blase reichen.

Ätiologie
Ätiologisch kommen Narben, ein tiefer Sitz der Plazenta sowie entbindende Operationen bei noch nicht vollständigem Muttermund in Betracht.

Häufigkeit
Zervixrisse kommen sowohl nach normaler Spontangeburt als auch – häufiger – nach schwerer, besonders operativer Geburt vor.
Kleine Zervixrisse ohne Bedeutung sollen in 15% bei Erstgebärenden und in 5% bei Mehrgebärenden vorkommen. Die Naht eines Zervixrisses ist jedoch nur bei 0,2–0,4% aller Geburten notwendig (120).

Symptome und Diagnose
Im Vordergrund steht die Blutung. Profuse arterielle Blutungen treten auf, wenn bei Einriß bis ins Corpus uteri oder in die Parametrien die Aa. uterinae oder ihre Äste verletzt werden. Eine „Atonie" als Blutungsursache muß ausgeschlossen werden. Auch bei „atonischem" Uterus kann gleichzeitig eine Zervixrißblutung vorliegen. Man sollte deshalb bei jeder unklaren Blutungsursache sowie nach allen entbindenden Operationen, nach Geburt eines großen Kindes oder bei tiefsitzender Plazenta usw. den Muttermund mit Spekula einstellen und ringsherum systematisch revidieren.

Prognose
Die Naht eines Zervixrisses hat eine relativ gute Heilungstendenz; größere Risse heilen jedoch oft unvollkommen. Als Komplikation kommt gelegentlich eine Parametritis vor. Spätfolgen bei ausgedehnten Rissen können eine Zervixinsuffizienz mit habituellen Aborten oder Sterilität sein.

Prophylaxe
Die Prophylaxe besteht in der Vermeidung des Pressens und vaginaler Eingriffe zur Geburtsbeendigung, bevor der Muttermund vollständig eröffnet ist. Falls eine vorzeitige Entbindung doch erforderlich ist, ist eine abdominale Schnittentbindung oder in seltenen Fällen eine Muttermundinzision (Dührssen) bei 2, 6 und 10 Uhr durchzuführen (82).

Therapie
Jeder größere Riß (über 1 cm Länge) sollte genäht werden. Die erste Naht muß oberhalb des Wundwinkels liegen, da sich die Gefäße retrahieren und dann weiterbluten können. Falls nötig, sollte man sich den Uterus von oben herunterdrücken lassen und gleichzeitig durch Zug an der hinteren und vorderen Muttermundslippe die Zervix übersichtlich darstellen.
Kann der obere Wundwinkel vaginal nicht eingestellt werden oder ist die Blutung nicht zu stillen, so muß laparotomiert werden. Das weitere Vorgehen ergibt sich dann je nach Befund.

Druckschädigungen

Ätiologie
Meist handelt es sich um die vordere Muttermundslippe, die sich nicht rechtzeitig retrahiert und zwischen Kopf und Beckenring eingeklemmt wird.
Selten können Vagina, Urethra, Blase oder Rektum entweder durch Zug und Druck anämisiert oder derart gequetscht werden, daß es zu Nekrosen und eventuell zur Fistelbildung kommt. Sehr selten ist eine Exostose an der Rückseite der Symphyse (Pelvis spinosum) für eine Druckschädigung verantwortlich.

Prognose
Die Prognose hängt vom Ausmaß der Schädigung und vom befallenen Organ ab.

Prophylaxe und Therapie
Bei Geburtsstillstand wegen Mißverhältnis ist die rechtzeitige abdominale Schnittentbindung angezeigt. Eine lange Austreibungsperiode ist zu vermeiden und womöglich mit einer Forzepsentbindung abzukürzen.
Die Behandlung einer Fistel besteht in der Operation, besonders wenn Symptome vorhanden sind. Der Zeitpunkt richtet sich nach dem Sitz der Schädigung. Sie kommt meist erst nach völliger Rückbildung der Schwangerschaftsveränderungen und aller Entzündungserscheinungen, frühestens nach 6 Wochen in Frage.

Hämatome

Allgemeines
Sie entstehen als Folge von Verletzungen der am Ende der Gravidität weitergestellten Gefäße, ohne daß die darüberliegenden Gewebsschichten verletzt sein müssen.
Man unterscheidet:
1. Hämatome, die unterhalb des Levator ani gelegen sind, also im Bereich der Vulva, des Perineums oder der Fossa ischiorectalis.

2. Hämatome, die oberhalb des Levator ani gelegen sind und sich ins Lig. latum oder in den Retroperitonealraum ausdehen können.

Ätiologie

Ätiologisch kommen Traumen wie das Tiefertreten des Kopfes, geburtshilfliche Operationen und das Anstechen von Gefäßen bei Lokalanästhesie oder Naht in Betracht.
Eine Wundversorgung ohne vorherige ausreichende Blutstillung in der Tiefe kann die Entstehung eines Hämatoms zu Folge haben. Für die hoch sitzenden Hämatome können Varizen im Lig. latum uteri, eine gedeckte Uterusruptur in Richtung des Lig. latum uteri oder operative Entbindung verantwortlich sein. Eine Gerinnungsstörung ist als begünstigender Faktor zu erwähnen.

Symptome und Diagnose

Leitsymptom ist der zunehmende Schmerz im Hämatombereich, der während oder häufig erst nach der Geburt auftritt. Je nach Ausmaß und Schnelligkeit des Blutverlustes treten Anämie und Schocksymptome auf. Schmerzhafter Tumor, Harndrang, Harnretention, Druck auf das Rektum, zunehmender Unterleibsschmerz, Abwehrspannung, höher steigende Flankendämpfung und rasch größer werdende Resistenz neben dem Uterus sind mögliche Merkmale. Gelegentlich wird eine Verdrängung des unter Umständen normal kontrahierten Uterus nach lateral und oben beobachtet. Eine Uterusruptur ist in jedem Fall auszuschließen.
Eine sorgfältige Kontrolle des Allgemeinzustandes, des Hämatokrits und der Gerinnungsvalenzen ist bei Verdacht wertvoll.

Therapie

Obwohl Hämatome im Sinne einer Tamponade zur Blutstillung beitragen können, hat sich allgemein die Anschauung durchgesetzt, große Hämatome zu eröffnen, die Koagula auszuräumen, die Blutungsquelle zu stillen und die Wundhöhle unter Antibiotikaschutz zu drainieren. Bei konservativem Vorgehen können Tamponaden, Eisblasen und resorbierende Maßnahmen nützlich sein. Bei den ausgedehnten supralevatoriellen Hämatomen läßt sich eine Laparotomie meist nicht umgehen. Das Peritoneum muß gespalten, das Hämatom ausgeräumt und das blutende Gefäß unterbunden werden. Ist das Gefäß unauffindbar (Retraktion) und ist die Blutung auch durch Umstechung nicht zu stillen (cave Ureter), so ist entweder die Ligatur der Aa. uterinae, der Aa. ovaricae, der Aa. iliacae internae und/oder gegebenenfalls die Hysterektomie mit oder ohne Adnexektomie notwendig (66, 166). Bei retroperitonealer Lage kann das Hämatom gelegentlich extraperitoneal angegangen und drainiert werden.

Inversion des Uterus

Die Umstülpung des Uterus ist eine seltene, aber gefährliche Komplikation und eine Notfallsituation der Nachgeburtsperiode oder des Wochenbettes. Man unterscheidet folgende Formen:
- komplette oder inkomplette,
- akute und chronische,
- spontane und akzidentelle.

Man spricht von einer *kompletten* Inversion, wenn das Corpus uteri durch den Zervixring vorgestülpt ist und hervorragt. Beim Prolaps des invertierten Uterus erscheint das Organ vor der Vulva. Bei der inkompletten Inversion ist der umgestülpte Fundus uteri am äußeren Muttermund sichtbar.

Häufigkeit

Man rechnet mit einer Häufigkeit von einer Inversion aus 23 000–27 000 Geburten (98). Eine Uterusinversion kommt in 55% bei Erstgebärenden, in 23% bei Zweitgebärenden und 11% bei Drittgebärenden vor.

Ätiologie

Eine allgemein anerkannte Ursache ist die hochgradige Atonie des Uterus mit schlaffem unteren Segment. Unter dieser Voraussetzung genügt vielleicht schon ein Zug an der Nabelschnur der noch festsitzenden Plazenta und/oder ein Druck auf den Fundus, um die Inversion zu provozieren. Begünstigend wirken eine fundale Implantation der Plazenta (75%) oder fundale Myome. Als auslösende Momente sollen weiter in Frage kommen: starkes Mitpressen bei der Geburt der Plazenta, starke intraabdominale Drucksteigerung (Defäktion, Erbrechen), zu schnelle Entleerung des Uterus, abnorme dünne Uteruswand, wobei ein Zug an der Nabelschnur häufig mit im Spiel sein soll. Etwa 40% der Inversionen treten jedoch nach normaler Plazentaperiode ohne ersichtlichen Grund auf.

Symptome und Diagnose

Tiefstehender oder nicht tastbarer Fundus und/oder ein vor die Vulva prolabierter, bläulicher, leicht höckriger blutender Tumor mit oder ohne anhaftender Plazenta ist für die Inversion beweisend. Vaginale Blutung und Schmerzen kommen in variabler Stärke vor, dazu ein Schock, der durch die Blutung allein nicht immer zu erklären ist. Eine profuse Hämorrhagie gehört aber häufig zum Bild der akuten kompletten Inversion, da sich der invertierte Uterus nicht regelrecht kontrahieren kann. Die Diagnose ist entweder offensichtlich oder muß sich durch die vaginale Untersuchung ergeben.

Prophylaxe

Die Prophylaxe besteht in der Gabe von Uterotonika nach der Geburt. Manipulationen am nicht kontrahierten Uterus sollen vermieden werden.

Prognose

Sie ist um so besser, je früher die Diagnose gestellt wird und je schneller die Reposition erfolgen kann. Geschieht diese innerhalb von 30 Minuten, so soll die mütterliche Mortalität um 5% liegen. Bei verzögerter Diagnose und Therapie lag früher die mütterliche Mortalität bei 18% (82) oder höher (bis 30%) (98).

Therapie

Bei der *akuten* Inversion (sie wird erkannt, bevor sich die Zervix zurückgebildet hat) bewährte sich das Verfahren von JOHNSON (82) am besten. Der Inversionsring wird mit den Fingern der vaginal eingeführten Hand zirkulär abgestützt und stark nabelwärts vorgedrängt. Der invertierte Uterus liegt dabei in der hohlen Hand. Durch das Hochschieben des ganzen Uterus werden die Parametrien und die Ligg. rotunda sukzessiv angespannt. Ihr Zug führt zur Umkrempelung des invertierten Uterus. In der Regel wird man vorher die Plazenta sorgfältig lösen. Die Reposition sollte wenn möglich in Narkose erfolgen; die nötige Relaxation des Uterus wird durch Verwendung von Halothan oder durch i. v. Gabe eines Betasympathikomimetikums (Tokolytikum) erreicht. Nach der Reposition sind Uterotonika unerläßlich. Man wird schon vorher beginnen, den Schock zu beheben. Nur in Ausnahmefällen wird eine Laparotomie für ein kombiniertes abdominovaginales Repositionsmanöver nötig sein.

Bei der *chronischen* Inversion (sie wird erst nach Tagen entdeckt) besteht eine isthmozervikale Kontraktion mit venöser Stauung sowie Ödem. Es besteht die Gefahr der Gangrän. Eine einfache Reposition ist nicht mehr möglich. Eine vaginale oder abdominale Hysterektomie oder auch eine Spaltung des Ringes ist erforderlich (82, 98, 117, 122).

Torsion des schwangeren Uterus

Die Torsion des schwangeren Uterus ist ein sehr seltenes Ereignis, das durch Myome (30%), Uterusanomalien (13%) oder eine Querlage hervorgerufen werden kann, z. T. aber auch ohne erkennbare Ursache (20%) entsteht (141), Eine Rotation von über 180 Grad kann in seltenen Fällen zur Uterusnekrose führen. Die Diagnose wird kaum präoperativ gestellt.

Die Symptome gleichen denen der Abruptio placentae (Schmerz, Schock, gestörte Wehentätigkeit), doch fehlt die vaginale Blutung oft. Die Hysterektomie wird als Therapie der Wahl angegeben. Die kindliche perinatale Mortalität soll je nach Grad und Dauer der Torsion bis 30% gehen (82).

Uterusruptur

Die abnehmende Häufigkeit der Uterusruptur macht den Wandel in der modernen Geburtshilfe deutlich. Durch die Fortschritte der Anästhesiologie, durch die bessere Schockbekämpfung und Reanimation, durch die Entwicklung des Transfusionswesens und die Beherrschung der Infektionen wie durch die Einführung neuer Operationstechniken hat die Uterusruptur an Schrecken eingebüßt. Sie stellt noch immer ein dramatisches Geschehen dar (120). Die Ruptur kann sowohl vor als auch während der Geburt des Kindes erfolgen. Die Einteilung der Uterusruptur nach ätiologischen Gesichtspunkten ist sinnvoll.

a) Ruptur des sonst normalen Uterus:
   – Spontanruptur bei Geburtshindernis,
   – violente Ruptur: Folge von geburtshilflich-operativen Eingriffen,
   – traumatische Ruptur: äußere Gewalteinwirkung,
   – Wehenmittelruptur;
b) Ruptur bei Wandschaden.

Spontanruptur

Bei einem nur schwer oder gar nicht zu überwindenden Geburtshindernis (fetopelvine Dysproportion: enges Becken, Hydrozephalus, geburtsunmögliche Lage oder raumfordernder Prozess im kleinen Becken) kann es zu einem Riß der Gebärmutter kommen. Dieses Ereignis wird als „Spontanruptur" bezeichnet, da es nicht mit einem operativen Eingriff, der Gabe von Wehenmitteln oder mit Veränderungen der Uteruswand in Verbindung gebracht werden kann.

Violente Ruptur

Die violente Ruptur ist die Folge eines geburtshilflichen Eingriffes. Bekanntlich gehört die innere Wendung zu den gefährlichsten geburtshilflichen Operationen. Sie soll für 25% der violenten Rupturen verantwortlich sein. Auch Beckenendlagegeburten und Extraktionen sind risikoreich. Die kindliche und mütterliche Morbidität und Mortalität bei Uterusrupturen sind hoch.

Auf Grund dieser Erkenntnis ist man allgemein der Ansicht, daß schwierige vaginale geburtshilfliche Operationen aus Beckeneingang wie hohe Zangen, hohe Vakuumextraktionen und innere Wendungen (mit wenigen Ausnahmen) keine Berechtigung mehr haben. Dieser Entschluß fällt leicht, da mit der rechtzeitig durchgeführten abdominalen

Schnittentbindung eine Alternative gegeben ist, bei der die Müttersterblichkeit weit unter 1% liegt und auch die kindliche Mortalität gering ist.

Die traumatische Ruptur

Die Zerreißung der Gebärmutter aufgrund einer äußeren Gewalteinwirkung (Sturz, Straßenverkehrsunfall) ist häufiger geworden (26).

Wehenmittelruptur

Die kritiklose Anwendung von Wehenmitteln ist in manchen Fällen bei der Ruptur der Gebärmutter das auslösende Moment, wobei Wandschäden oder andere prädisponierende Faktoren als Mitursache in Betracht gezogen werden müssen. Besondere Vorsicht ist bei hoher intravenöser Dosierung zur Einleitung der Geburt bei abgestorbener Frucht angezeigt (64). Im Rahmen der modernen Geburtshilfe gelangen verschiedene Verfahren zur Schmerzlinderung oder -ausschaltung zur Anwendung, womit das Leitsymptom der drohenden Ruptur, der Schmerz, verdeckt werden kann.

Die Wehenmittelgabe ist bei Epiduralanästhesie in der Hälfte der Fälle als prädisponierender Faktor für die Ruptur verantwortlich. Aufgrund dieser Erfahrung ergibt sich die Forderung nach einer besonders intensiven Überwachung der Wehentätigkeit bei Applikation von Wehenmitteln und gleichzeitiger Anwendung von schmerzlindernden Maßnahmen.

Wandschadenruptur

Sie steht der bisher besprochenen Überdehnungsruptur als eine besondere Gruppe gegenüber, da hier teils angeborene, teils erworbene Veränderungen der Uteruswand vorliegen. Diese stellen eine Locus minoris resistentiae dar, so daß es infolge des Elastizitätsverlustes auch bei normaler Wehentätigkeit zu einem Einreißen der Gebärmutterwand kommen kann.

In 50% aller Uterusrupturen liegt ein Uteruswandschaden vor (120).

Ursache

Folgende Ursachen kommen für eine Schädigung der Uteruswand in Frage:
a) entwicklungsgeschichtlich bedingte Uterusfehlbildungen,
b) pathologische Veränderungen der Uteruswand: Adenomyosis, Myome, vernarbte Einrisse,
c) eine atypische Insertion der Plazenta: Placenta praevia, tiefer Sitz der Plazenta, Placenta increta oder percreta (27),
d) natürliche Alterungsvorgänge oder Abnützungserscheinungen der Uterusmuskulatur bei Multiparität,
e) Narbenbildung nach vorangegangenen Operationen: Status nach Myomektomie, Status nach Metroplastik, Folge von Abrasionen oder Schäden der Uteruswand nach manueller Plazentalösung.

Eine Überdehnung des Uterus und hohe Multiparität begünstigen die Ruptur.

Die häufigste Ursache im Rahmen der sog. Wandschadenruptur stellt der vorausgegangene *Kaiserschnitt* dar, wobei die Schnittführung, eine falsche Nahttechnik, entzündliche Veränderungen oder die Minderwertigkeit des Narbengewebes zu einem Einriß im Bereich der alten Narbe prädisponieren können (120). Von entscheidender Bedeutung sind Schnittführung und Nahttechnik. Bei dem früher üblichen korporalen Längsschnitt kam es häufiger zu einer Uterusruptur als bei dem heute gebräuchlichen isthmischen Querschnitt. Die Häufigkeit der Uterusruptur nach Sectio bei isthmischem Querschnitt liegt bei 0,04–0,6% (82, 120). Von einer *kompletten Uterusruptur* spricht man, wenn alle Schichten durchgerissen sind. Bei der *inkompletten Ruptur* sind Endometrium und Myometrium gerissen, während das Amnion und die Serosa intakt bleiben. Es handelt sich dann eher um eine Dehiszenz. Sie entsteht allmählich und ohne wesentliche Blutung und Schmerzen. Zusätzliche Blasenrupturen werden beschrieben.

Manchmal findet sich bei einer primär ausgeführten Resectio zufällig eine mehr oder weniger ausgedehnte Narbendehiszenz („Fenster"). Bei einem Teil der stillen Rupturen kann man bei der Laparotomie nur von Peritoneum gedeckte Einhäute erkennen.

Seltene Fälle sind beschrieben, bei denen die Serosa und das Myometrium gerissen, das Endometrium aber noch intakt war. Bei der bimanuellen Untersuchung wurde die Diagnose zunächst wegen des vermeintlich intakten Kavums nicht gestellt (26).

Symptome und Diagnose

Gerade die häufigste Form – die Narbenruptur – bietet im allgemeinen nicht das klassische, dramatische Bild (plötzliches, explosives Geschehen mit starken Schmerzen, massiver Blutung und Schock), sondern verläuft als sog. „stille Ruptur" fast oder ganz symptomlos. So fehlen meist auch die Symptome der drohenden Narbenruptur (Schmerzen im Narbenbereich).

Die Symptome der eingetretenen Narbenruptur bei isthmischem Querschnitt können gering sein oder fehlen, da die Blutung aus der Narbe oft schwach ist und/oder die Uterusruptur durch die Blase gedeckt ist. Der Urin kann dabei blutig sein.

Zeichen der drohenden Ruptur

Vor einer Uterusruptur kann sowohl eine Wehenschwäche mit Geburtsstillstand als auch eine Hyperaktivität im Sinne eines Wehensturmes vorliegen. Letzteres ist vor allem ein Zeichen für ein relatives Mißverhältnis zwischen Becken und Kind. Die Ruptur mit zunehmender Uterusaktivität, fehlenden oder nur angedeuteten Wehenpausen (Wehensturm) und einen Hochsteigen der Bandlschen Furche ist heute nur noch sehr selten zu beobachten, da die Indikation zur Schnittentbindung meist früher gestellt wird.

Der (physiologische) Retraktionsring (Grenze zwischen dem dicken aktiven Teil der Gebärmutter und dem dünnen, ausgedehnten Durchtrittsschlauch) wird als pathologisch bezeichnet, wenn er höher als handbreit über die Symphyse sicht- oder tastbar ist. Druckempfindlichkeit des unteren Uterinsegmentes und derbe, schmerzhafte Spannung der Ligg. rotunda, die als etwa fingerdicke Stränge zu tasten sind, sind weitere wichtige Symptome. Die anderen Zeichen sind teils lokaler (ungewöhnliche Härte des Uterus oder des ganzen Abdomens), teils allgemeiner Natur (Unruhe, Angst, reduziertes Allgemeinbefinden und Pulsanstieg). Zu den Warnsymptomen zählt nicht nur die Zunahme der Wehentätigkeit, sondern auch deren Nachlassen oder Aufhören.

Zeichen der eingetretenen Ruptur

Starke messerstichartige Unterbauchschmerzen (Rupturschmerz) und das Gefühl, daß etwas zerreißt, steht in 70% der Fälle im Vordergrund (82). Immer wieder wird das „schlagartige Aufhören der Wehentätigkeit" genannt, was aber nur dann festzustellen ist, wenn das Kind ganz oder zum größten Teil in die Bauchhöhle ausgetreten ist (82). Nach den anfänglichen enormen Schmerzen fühlt sich die Patientin kurzfristig erleichtert. Eine akute, profuse äußerliche Blutung ist in 25% der Fälle vorzufinden. In den übrigen Fällen ist die vaginale Blutung geringer, so daß sie den auftretenden Schock nicht genügend erklärt. Bei jedem intra- oder postpartalen Schock (was oft nicht diagnostiziert wird) ist an die Möglichkeit einer nicht erkannten Ruptur zu denken.

Ein rasch wachsender Tumor neben dem Uterus (Hämatom) oder die Verlagerung des Uterus weist auf eine inkomplette Ruptur hin.

Weitere Zeichen sind: Schmerzen im gesamten Abdomen, Schulterschmerzen (peritoneales Reizsymptom), Abwehrspannung, lokale Druckempfindlichkeit, plötzliches Aufhören der Herztöne und der Kindsbewegungen. Der vorher fest aufgepreßte vorangehende Kindsteil kann plötzlich gut beweglich sein und kleine Teile werden unter der Bauchdecke tastbar.

Bei Einriß in die Blase wird eine Hämaturie beobachtet (144–145).

Prophylaxe

Eine Resectio soll vorgenommen werden bei:
a) peristierender Ursache (z. B. enges Becken),
b) zwei- oder mehrmaliger Sectio,
c) hysterographisch festgestellten schlechten Narbenverhältnissen; Wandschäden lassen sich während der Schwangerschaft auch mit einer Ultraschalluntersuchung nachweisen,
d) febrilem Verlauf (Endometritis) im Anschluß an vorherige Schnittentbindung,
e) Schmerzen im Bereich der früheren Sectionarbe,
f) nicht normalem Verlauf der Geburt (lange Geburtsdauer, lange derbe Zervix, Wehensturm usw.),
g) unbekannter Schnittführung und Nahttechnik der früheren Sectio,
h) klassischer Schnittführung bei der früheren Sectio (vertikale korporale Uterusinzision).

Therapie

Bei allen klassischen Zeichen einer Uterusruptur ist die sofortige Laparotomie bei gleichzeitiger Schockbekämpfung die Therapie der Wahl. Eine vaginale Extraktion soll weder bei lebendem noch bei totem Kind versucht werden, unabhängig davon, ob es sich im rupturierten Uterus oder in der Bauchhöhle befindet. Die supravaginale Uterusamputation läßt sich als Notfalloperation sehr schnell durchführen und ist technisch einfach. Die Totalexstirpation des Uterus ist vorzuziehen und nötig, wenn der Riß bis in die Zervix hineinreicht.

Beim Vorliegen großer Hämatome in den Ligg. lata kann die Ligatur der mitzerrissenen und oft retrahierten Aa. uterinae schwierig oder unmöglich sein; sie würde auch die Verletzungsgefahr der Ureteren erheblich erhöhen. In diesen Fällen wird man besser die Aa. hypogastricae (Aa. iliacae internae) unterbinden. In Ausnahmefällen ist die Naht der Rupturstelle mit Erhaltung des Uterus möglich (166, 167). Der Zustand der Mutter, der Lokalbefund, Alter und Kinderwunsch der Patientin entscheiden letztlich über Art und Ausdehnung des operativen Eingriffes.

Bei drohender Ruptur ist die Wehentätigkeit sofort mit Betasympathomimetika oder einer Narkose, z. B. unter Verwendung von Halothan, zu unterbrechen. Sodann ist so schonend wie möglich zu entbinden. Bei lebendem Kind wird man in den meisten Fällen eine Sectio ausführen. Auch beim toten Kind ist im Interesse der Mutter die Laparotomie die Therapie der Wahl.

Prognose

Die kindliche Mortalität ist hoch und liegt um 50% (82), sofern es sich nicht nur um eine gedeckte Dehiszenz einer tiefen isthmischen Querschnittnarbe handelt. Die mütterliche Mortalität bei Ruptur einer Sectionarbe liegt bei 3–5%. Bei der spontanen oder traumatischen Uterusruptur eines normalen und vorher gesunden Uterus ist sie aber wesentlich höher (20–40%) (82).

In der größeren Klinik, wo zwischen Ruptur und

Tabelle 1 Antepartuale Blutungsursachen und deren Häufigkeit (nach *Cavanagh* u. Mitarb.)

Plazentarandblutung	17–33%
Vorzeitige Lösung der normal sitzenden Plazenta	15–16%
Placenta praevia	12–24%
Zervizitis	1,5–4%
Uterusruptur	0,8%
Vasa praevia	0,5%
Placenta extrachorialis	0,5%
Vaginalulkus	0,2%
Vaginalvarizen	0,2%
Unbekannt	30–50%

Laparotomie nur wenig Zeit vergeht, kann eine geringe mütterliche und kindliche Mortalität erreicht werden.
Neben der Verblutungsgefahr drohen Fruchtwasser- bzw. Luftembolie. Das Infektionsrisiko ist bei tiefen Rissen groß. Trotz aller Hinweissymptome gibt es leider immer wieder Fälle, bei denen die Diagnose erst anläßlich einer Laparotomie wegen Ileus oder Peritonitis gestellt wird (3, 7, 33, 127, 177, 187).
Nach einer konservativ versorgten Uterusruptur soll es unter der Geburt in 20% zur Rezidivruptur kommen (2), weshalb in diesen Fällen die Schnittentbindung vor Wehenbeginn indiziert ist.

Antepartuale Blutungen

Blutungen in den letzten Schwangerschaftsmonaten und unter der Geburt gehören zu den gefährlichsten geburtshilflichen Komplikationen und kommen in etwa 3–5% aller Schwangerschaften vor.
Die Häufigkeit verschiedener Blutungsursachen geht aus Tab. 1 hervor. Außerdem kommen noch benigne und maligne Veränderungen der Zervix, eine hämorrhagische Kolpitis, eine Hämaturie, Urethralpolypen und schließlich Hämorrhoiden in Betracht. Bemerkenswert ist, daß in einem bis zwei Drittel aller Fälle von antepartualen Blutungen keine eindeutige Ursache gefunden werden kann.
Die beiden wichtigsten Ursachen sind die *Placenta praevia* und die *vorzeitige Lösung der normal sitzenden Plazenta*. Rechnet man die *Plazentarandblutung (Randsinusblutung)* zur vorzeitigen Lösung, so steht diese ätiologisch im Vordergrund.
Die Notfälle des Kindes werden zwar anderorts behandelt, es sei hier aber doch auf die Blutung bei *Insertio velamentosa* oder *Vasa praevia* hingewiesen, die zunächst als „mütterliche Blutung" imponiert. Die akute Verschlechterung der Herztöne nach Blasensprung läßt daran denken.

Placenta praevia

Definition

Je nach Lage der Plazenta im Verhältnis zum unteren Uterinsegment und zum inneren Muttermund werden verschiedene Grade der Placenta praevia unterschieden:
a) *Tiefer Sitz der Plazenta*, wenn Teile des Fruchtkuchens im unteren Unterinsegment liegen, jedoch den Muttermund nicht erreichen. Der untere Rand ist nicht mehr als 5 cm vom inneren Muttermund entfernt.
b) *Placenta praevia maginalis*, wenn der Rand des Fruchtkuchens den inneren Muttermund erreicht oder *Placenta praevia partialis*, wenn er ihn überragt.
c) *Placenta praevia totalis*, wenn der ganze innere Muttermund von der Plazenta überdeckt ist.
Eine Placenta totalis kann z. B. bei fortgeschrittener Eröffnung des Muttermundes zu einer Placenta praevia partialis werden.

Häufigkeit

Sie liegt für die Placenta praevia bei 1:200 Schwangerschaften bzw. 0,37% (46). Bei klinischem Verdacht auf eine Placenta praevia (vaginale Blutung, abnorme Kindslage usw.) wird die Diagnose nur in 11% durch die Ultraschalluntersuchung mit Plazentalokalisation bestätigt (155, 156). Klinisch findet man die Placenta praevia totalis in ca. 30%, die Placenta praevia partialis in 55% und die Placenta praevia marginalis in 15% der bei der Geburt bestätigten Fälle (46).

Ätiologie und Pathogenese

Die Placenta praevia ist entweder die Folge einer primär tiefen Implantation des Eies oder einer höheren Implantation mit sekundärer Ausbreitung der Plazenta nach unten ohne Rückbildung des Chorion frondosum. Bei Placenta praevia findet man oft einen großflächigen Fruchtkuchen (Placenta membranacea).
Schließlich sollen eine mangelhafte Blutversorgung am Ort der Implantation, erhöhter Blutbedarf (Mehrlingsplazenten), Fehlen oder Atrophie des Endometriums im Korpusbereich (abgelaufene Endometritis, Status nach Abort bzw. Abort-Abrasio, Sectio, Myomenukleation, rasche Geburtsfolge, Multiparität und höheres Alter) eine Rolle spielen.
In etwa der Hälfte der Fälle lassen sich anamnestisch Gründe eruieren, die Endometriumdefekte verursacht haben können: ein- oder mehrere Aborte 39%, Sectio 7%, Puerperalinfektion 4%, Retentio placentae 3%, Placenta praevia 1,5%. Für die Bedeutung endometrialer Faktoren spricht die in allen Statistiken erkennbare Prädilektion der multiparen und älteren Frauen – Erstgebärende 10%, Zweit- bis Fünftgebärende 30%, höhere Multiparität 60% (46). In 20% der Fälle mit Pla-

centa praevia ist das Alter der Patientin über 35 Jahre. Die Dehnung des unteren Uterinsegmentes in den letzten Schwangerschaftsmonaten führt zu einer Flächenverschiebung zwischen Plazenta und Uteruswand und bewirkt eine Eröffnung der Dezidualgefäße und/oder der intervillösen Räume bzw. des „Randsinus". Neben den mütterlichen Blutträumen können auch Zottengefäße einreißen, wobei es zum Blutverlust des Kindes kommt, was durch eine Untersuchung der Blutabgänge auf fetale Erythrozyten nachgewiesen werden kann.

Klinik

Wichtigster Hinweis für eine Placenta praevia ist die schmerzlose, kontinuierliche oder rezidivierende hellrote, vaginale Blutung im letzten Trimenon. Die Blutungsstärke ist wechselhaft. Manchmal sind die Blutungen anfänglich schwach und intermittierend (annoncierende Blutungen), in anderen Fällen sind sie schon zu Beginn massiv. Die initiale Hämorrhagie ist aber selten lebensbedrohend. Gefährlich sind rezidivierende Blutungen von mittlerer Stärke, weil der Blutverlust oft unterschätzt wird. Es ist zu bedenken, daß starke Blutungen und ein Schockzustand sekundär zu Gerinnungsstörungen führen können. Ein weiterer diagnostischer Hinweis ergibt sich aus einer Lageanomalie von Kind oder Zervix. Der Kopf steht oft hoch und kann vom Beckeneingang abgewichen sein. Quer- oder Schräglagen und Beckenendlagen finden sich bei Placenta praevia in 9–15% statt in 0,5–1% aller Geburten.

Ein hoch stehender und weit sakral gelegener Muttermund (Leitstelle tiefer als Muttermund) weist auf eine tiefsitzende Hinterwandplazenta hin. Für die tief sitzende Vorderwandplazenta ist der hoch stehende, retrosymphysär gelegene Muttermund typisch.

Je früher die Blutung in der Schwangerschaft auftritt, um so stärker ist im allgemeinen die Placenta praevia ausgebildet. Bei Blutungen zu Beginn der Eröffnungsperiode handelt es sich meist nur um einen tiefen Sitz der Plazenta oder höchstens um eine Placenta praevia partialis. Ausnahmen kommen jedoch vor.

Auch das Ausmaß der Blutung steht in Relation zum Grad der Placenta praevia (46).

Der Sitz der Plazenta an der Hinterwand führt zu mehr Komplikationen als an der Vorderwand.

Diagnose und Differentialdiagnose

Die Ultraschalluntersuchung (Ultraschallplazentographie) hat bei der Diagnostik der verschiedenen Formen der Placenta praevia eine ganz zentrale Bedeutung erlangt. Sie hat die früher gebräuchlichen diagnostischen Methoden wie Röntgenweichteilplazentographie, Plazentaszintigraphie mit Injektion kurzlebiger Isotopen, die Thermographie, die Angiographie und die Amniographie völlig verdrängt. Die diagnostische Treffsicherheit des Ultraschalls steigt mit zunehmender Erfahrung des Untersuchers und mit der technischen Entwicklung und Verbesserung der zur Verfügung stehenden Geräte.

Mit den modernen Ultraschallgeräten bereitet die Darstellung einer Placenta praevia totalis bei gefüllter Harnblase meist kein Problem. Auf Längsschnitten, die auch die Zervix längs treffen, sieht man die Plazenta sowohl an der Vorder- als auch an der Hinterwand. Im Querschnitt sieht man am untersten Uteruspol nur Plazentastrukturen, während man etwas weiter kranial die Plazenta wiederum an Vorder- und Hinterwand und meist auch an den Seitenwänden darstellen kann.

Bei tiefem Sitz der Plazenta an der Hinterwand sowie bei Placenta praevia partialis oder Placenta marginalis kann die exakte Darstellung der kaudalen Grenze im Längsschnitt schwierig sein. Besonders hinderlich sind in diesen Fällen ein tief stehender kindlicher Kopf, kleine Kindsteile oder Koagel in Höhe des Muttermundes. Wenn man den vorangehenden Kindsteil durch äußere Handgriffe vorsichtig nach kranial wegschiebt, gelingt es bisweilen, den untern Rand der Plazenta abzubilden.

Bei jeder antepartualen Blutung muß eine Ultraschalluntersuchung gefordert werden. Mit Hilfe dieser nichtinvasiven, unblutigen und schmerzlosen Untersuchung wird man in 90% der Fälle eine Placenta praevia ausschließen können. Mit zunehmender Erfahrung des Untersuchers ist auch eine Unterscheidung in die verschiedenen Grade der Placenta praevia möglich. Gleichzeitig wird die Frage nach Kindslage, Kinderzahl, Fruchtwassermenge und eventuellen Mißbildungen geklärt. Bei antepartualen Blutungen kommen die in Tab. 1 aufgezählten schwangerschaftsbedingten und die von der Gestation unabhängigen Blutungsursachen in Frage. Die Ultraschalldiagnostik ist das Mittel der Wahl, um möglichst schnell zu einer definitiven Diagnose zu kommen (29, 54, 75, 88, 89, 91, 97, 123–125, 156, 158).

Diagnostisches und therapeutisches Vorgehen

Da es sich bei den Blutungen in der zweiten Schwangerschaftshälfte oft um ernsthafte Komplikationen handelt, besteht die Forderung nach einer sofortigen Klinikeinweisung zu Recht. Außerhalb der Klinik ist jede vaginale (rektale) Untersuchung kontraindiziert, weil dadurch eine lebensbedrohende Blutung ausgelöst werden kann. Bestätigt die Ultraschallplazentographie die Diagnose einer Placenta praevia, wird das therapeutische Vorgehen in erster Linie von der Stärke der Blutung und in zweiter Linie vom Zeitpunkt der Blutung in der Schwangerschaft bzw. von der Reife des Kindes bestimmt. Bei sehr starker Blutung wird sofort und ohne Rücksicht auf das Kind und eventuell ohne vorherige vaginale Untersuchung die Sectio ausgeführt. Ein genügender Blutersatz und die vorherige

Behebung des mütterlichen Schocks verbessern die Prognose für Mutter und Kind. Zwei schwere Komplikationen können dabei vorkommen:
- eine Koagulopathie als sekundäre Blutungsursache und
- ein hypoxischer Herzstillstand.

In der Mehrzahl der Fälle ist die erste Blutung nicht lebensbedrohend und kommt zum Stehen, so daß eine abwartende Therapie in über 80% der Fälle vor der 36. Woche möglich ist. Wiederholte Hämoglobin- und Hämatokritkontrollen sind nötig. Beim Absinken des Hämoglobins soll der Blutverlust ersetzt werden.

Für Notfallsituationen sollen 1000–1500 ml gruppengleiches und getestetes Blut rund um die Uhr bis nach der Geburt bereit stehen. Man sollte allerdings die exspektative Therapie nicht übertreiben; läßt sich trotz Blutersatz das Hämoglobin nicht halten, so ist dies eine Indikation zu weiteren diagnostischen (eventuell Prüfung der kindlichen Lungenreife) und therapeutischen Schritten.

Steht die Ultraschalldiagnostik bei der Klinikeinweisung einer antepartual stärker vaginal blutenden Patientin nicht zur Verfügung, so ist eine vaginale Untersuchung in Sectiobereitschaft („double set up" der Amerikaner) angezeigt, um das weitere Procedere zu bestimmen. Nach Ausschluß einer Placenta praevia totalis kann eine vaginale Geburt angestrebt werden. Zur Blutstillung, Geburtseinleitung oder -beschleunigung kommen die Blasensprengung und/oder eine Oxytocininfusion in Betracht. Bei einem Teil der Fälle ist allerdings später doch eine abdominale Schnittentbindung nötig. Grund dafür kann eine mütterliche (fortdauernde Blutung) oder kindliche Indikation (Verschlechterung der Herztöne) sein.

Dies gilt vor allem bei tiefem Hinterwandsitz der Plazenta, da hier Komplikationen (Nichteintreten des Kopfes, starke Blutung, Kompression von Nabelschnur und Plazenta) häufiger vorkommen.

Bei *Placenta praevia totalis* ist dagegen eine Sectio in jedem Fall unabhängig vom Zustand des Kindes indiziert. Bei *Placenta praevia partialis* und lebendem bzw. lebensfähigem Kind ist die abdominale Schnittentbindung ebenfalls die Therapie der Wahl.

In der Mehrzahl der Fälle wird man sich zur queren isthmischen Uterotomie entschließen. Ein isthmischer oder korporaler Längsschnitt kommt bei Placenta praevia mit Hauptteil im Bereich der Vorderwand, bei Querlage des Kindes mit dem Rücken nach unten und u. U. bei Sterilisationswunsch der Patientin in Frage. Die Blutstillung kann Schwierigkeiten bereiten und oft sind dazu multiple Umstechungen nötig. Bei Placenta praevia accreta oder increta kann die Blutung aus dem Plazentabett so stark sein, daß eine Hysterektomie erforderlich ist (58, 130, 149, 155).

Häufig ist auch die Blutung im Wochenbett stärker als nach einer Sectio aus anderen Gründen, was auf eine mangelhafte Kontraktion und Retraktion des isthmischen Uterusabschnittes und auch auf eine infektiöse Thrombolyse zurückzuführen ist. Auf die Möglichkeit kindlicher Blutverluste sowohl bei vaginaler als auch bei abdominaler Geburt wurde schon hingewiesen. Es besteht deshalb die Forderung, sofort nach der Geburt bei jedem Kind Hämoglobin und Hämatokrit zu bestimmen.

Prognose

Die Prognose für Mutter und Kind hat sich dank regelmäßiger und sorgfältiger Schwangerschaftskontrollen, der Ultraschalldiagnostik und der Therapiemöglichkeiten der modernen Klinik erheblich verbessert.

Morbidität und Mortalität von Mutter und Kind sind von den folgenden Faktoren direkt abhängig:
- frühzeitige exakte Ultraschalldiagnostik (Ultraschallplazentographie),
- Gestationsalter bei der ersten vaginalen Blutung,
- Grad der Placenta praevia,
- Gestationsalter zur Zeit der Geburt,
- Schwere und Dauer der mütterlichen (vaginalen) Blutung,
- Möglichkeiten einer optimalen und fachgerechten geburtshilflichen und neonatologischen Betreuung,
- Geburtsweg.

Gelegentlich ist die Placenta praevia auch in die Uterusmuskulatur eingewachsen (Placenta praevia accreta oder percreta), was die mütterliche Morbidität und Mortalität zusätzlich erhöht.

Als *kindliche Todesursachen* kommen in erster Linie Unreife, Hypoxie durch vorzeitige Ablösung der Placenta praevia, mütterlicher Schock, Blutungsanämie und kindlicher Schock nach Zotteneinriß in Frage.

Die Wahrscheinlichkeit, nach einer Placenta praevia in einer folgenden Schwangerschaft nochmals eine Placenta praevia zu haben und die Schwangerschaft bis zur Lebensfähigkeit des Kindes auszutragen, beträgt ca. 6% (82).

Abruptio placentae

Unter Abruptio placentae versteht man die Lösung der Plazenta vor der Geburt des Kindes. Sowohl eine normal sitzende Plazenta als auch eine Placenta praevia kann sich vorzeitig lösen (28, 67).

Einteilung

Wir folgen im wesentlichen dem Einteilungsprinzip von PAGE (1954), das sowohl den Grad der Ablösung als auch die klinische Symptomatologie berücksichtigt:

Grad 0: Klinisch bestehen *keine Symptome*, die Diagnose wird erst post partum bei Besichtigung der Plazenta gestellt.

Grad I: *Leichte Abruptio;* eine mäßig starke va-

15.10 Peripartuale Notfallsituationen von seiten der Mutter

Tabelle 2 Symptome der Abruptio placentae; Einteilung nach *Page*

	leicht = Grad I	mittelschwer = Grad II	schwer = Grad III
1. Äußerliche Blutung	leicht (kann fehlen)	stärker, aber nicht unmittelbar bedrohlich	stark, retroplazentar oder äußerlich
2. Uteruskonsistenz	weich, evtl. kleine gespannte Bezirke	meist Tetanus uteri	Tetanus uteri
3. Schocksymptome	fehlen meist	häufiger	vorhanden
4. Zustand des Kindes	gut, kindliche Mortalität etwas erhöht	stark gefährdet oder bei erster Untersuchung bereits abgestorben	immer abgestorben
5. Blutgerinnung	normal	normal	in einem Teil der Fälle im Sinne einer disseminierten intravasalen Gerinnung gestört
6. Inspektion der Plazenta	≤ 30% mit Gerinnsel bedeckt	30–50% mit Gerinnsel bedeckt	50–100% der Plazentahaftfläche zeigen Zeichen der vorzeitigen Lösung
7. Aussehen des Uterus bei der Sectio	evtl. kleiner, blau/rot verfärbter Bezirk	zwischen I und III	manchmal „Couvelaire"-Uterus

ginale Blutung mit geringem oder ohne Tetanus uteri ist zu beobachten. Kein Schockzustand. Die kindliche Mortalität ist erhöht.

Grad II: *Mittelschwere Abruptio;* es besteht ein schmerzhafter Tetanus uteri und eine stärkere, jedoch nicht unmittelbar bedrohliche vaginale Blutung. Kein hämorrhagischer Schock. Das Kind ist stark gefährdet oder bei der ersten Untersuchung bereits abgestorben.

Grad III: *Schwere Abruptio;* im Vordergrund steht eine stärkere retroplazentare und/oder äußere Blutung, ein Schockzustand sowie ein ausgesprochener Tetanus uteri. Das Kind ist immer abgestorben. In einem Teil der Fälle ist ein Gerinnungsdefekt im Sinn einer disseminierten intravaskulären Gerinnung vorhanden (Tab. 2).

Häufigkeit

Die Häufigkeit der vorzeitigen Lösung der Plazenta schwankt je nach Definition zwischen 0,02 und 2,6% aller Geburten – je nach Publikation sind auch Plazentarandblutungen bzw. leichte, erst post partum diagnostizierte Fälle miteinbezogen, 0,48% (67), 1,3% (28), 0,4–0,7% (108). Berücksichtigt werden in der Regel Fälle nach der 28. SSW oder solche mit einem Kindsgewicht von über 1000 g. In den Statistiken überwiegt die leichte Abruptio (Grad I) mit etwa 55% der Fälle. Die Zahlen für Grad II sind 27% und für Grad III 18% (67). In etwa 0,2% aller Geburten ist mit einer schweren Form (Schweregrad II und III nach PAGE) zu rechnen. Die mütterliche Mortalität liegt um 0,4% (185). Die perinatale Mortalität wird mit 40–80% angegeben (108).
Bei der mittelschweren Abruptio (Grad II) sind schon 20% der Kinder bei Krankenhauseintritt abgestorben. Bei der schweren Abruptio (Grad III) entwickeln sich Gerinnungsstörungen etwa in 5% der Fälle, bei vollständiger Plazentalösung in etwa 35% (67). Ein Fibrinogen- und Thrombozytenabfall ist noch viel häufiger.

Pathogenese

Die Pathogenese der vorzeitigen Lösung der Plazenta ist im Einzelnen nicht bekannt. Diskutiert werden entzündliche und degenerative Veränderungen an den Spiralarterien der Decidua compacta und spongiosa. Die daraus resultierende Durchblutungsstörung der Dezidua führt zu Nekrose und Blutungen in den geschädigten Gewebsbezirken. Das sich entwickelnde Hämatom führt zu Abhebung der Plazenta von ihrer Haftstelle. Je nach Ausbreitung des retroplazentaren Hämatoms kann sich die Plazenta randständig oder zentral ablösen. Jede ausgedehntere Plazentalösung ist mit einer starken Blutung verbunden, es sei denn, der Fetus ist schon lange abgestorben, so daß die Uteroplazentargefäße teilweise thrombosiert sind (22).
Die Abruptio wird durch eine Blutung in die Decidua basalis eingeleitet, die sich unter dem Druck des wachsenden arteriellen Hämatoms immer weiter aufspaltet. Ein schmaler Teil der Dezidua bleibt an der Plazenta, ein breiterer an der Uteruswand haften. Bei dem sich vergrößernden retroplazentaren Hämatom findet das Blut schließlich einen Weg durch die Vagina nach außen. In 80% der Fälle wird eine vaginale Blutung beobachtet. Die Blutung nach außen wird gelegentlich durch ein festes Haften des Plazentarandes oder der Eihäute,

durch Blutung in die Amnionhöhle (selten nach Eihautriß) oder durch einen fest ins kleine Becken eingepreßten Kopf verhindert. Ohne Blutung nach außen ist die Prognose ungünstig, da es häufig zu einer vollständigen Ablösung der Plazenta und zu Gerinnungsstörungen kommt.
Allerdings besteht bei den schweren Formen fast immer auch ein gewisser Blutabgang nach außen.

Ätiologie

Die primäre Ursache der Abruptio placentae ist weitgehend unbekannt, doch werden verschiedene Faktoren als Ursache diskutiert. Die Meinung bezüglich der ätiologischen Bedeutung dieser Faktoren gehen aber weit auseinander. Die plötzliche Entleerung und rasche Kontraktion eines überdehnten Uterus (Hydramnion, Geburt des ersten Zwillings) können eine Rolle spielen.
Es kommt in 6% aller Pfropfgestosen und in 1,5% der genuinen Gestosen zu einer vorzeitigen Lösung der Plazenta (60, 82, 167).
In 47% der Fälle mit totaler Abruptio placentae und totem Kind findet man eine Hypertonie (82). Eine Beziehung zwischen Alter der Patientin, Parität und Abruptio placentae kann gefunden werden. Jenseits des 30. Lebensjahres, aber auch bei Mehrgebärenden entwickelt sich das Krankheitsbild häufiger als bei jungen Frauen bzw. bei Erstgebärenden (108).
Das V.-cava-Syndrom (eine Kompression der V. cava durch den vergrößerten Uterus mit entsprechender Drucksteigerung in den intervillösen Räumen) (108) ist selten einmal der primäre ätiologische Faktor.
Gelegentlich ist ein stumpfes äußeres Bauchtrauma die Ursache einer vorzeitigen Lösung der Plazenta. Angeschuldigt wird auch eine kurze Nabelschnur. Es konnte aber nicht mit Sicherheit nachgewiesen werden, daß die Nabelschnur bei vorzeitiger Lösung kürzer war, als bei einem Vergleichskollektiv (82).
Bekannt ist die vorzeitige Plazentalösung nach einem Versuch, ein Kind in Beckenendlage äußerlich zu wenden.
Es gibt keine schlüssigen Beweise, daß, wie früher vermutet, einem Folsäuremangel in der Schwangerschaft eine ätiologische Bedeutung zukommt (82, 108).

Symptome

Das klinische Bild ist von plötzlich auftretenden, anhaltenden, starken Unterleibsschmerzen und tiefen Kreuzschmerzen beherrscht. Der Uterus ist druckschmerzhaft, irritabel und von harter Konsistenz (Tetanus uteri). Ein Höhersteigen des Fundus uteri als Ausdruck einer Zunahme des intrauterinen Volumens durch das retroplazentare bzw. intrauterine Hämatom ist typisch. Eine äußere vaginale Blutung findet man in 70–80% der Fälle.

Bei Krankenhauseintritt sind die Herztöne mit dem Stethoskop oft nicht hörbar, so daß elektronische Geräte (Ultraschall-Doppler, Kardiotokograph) nötig sind, um gegebenenfalls das kindliche Leben nachzuweisen. Auch die Palpation der kindlichen Teile ist erschwert. Je schwerer die Abruptio placentae, desto höher die kindliche Mortalität und die Gefahr eines Schockzustandes der Mutter.
Auf Symptome eines hämorrhagischen Schocks ist zu achten. In vielen Fällen besteht eine auffallende Diskrepanz zwischen Schwere des Schocks und sichtbarem Blutverlust. Besonders hervorzuheben ist die in fast allen schweren Fällen zu beobachtende Oligoanurie. Man wird auch auf Gestosesymptome (können maskiert sein) achten. Die Ungerinnbarkeit des uterinen und durch Venenpunktion gewonnenen Blutes ist ein erster Hinweis für einen Defekt im System der Hämostase. Der Geburtsfortschritt ist oft beschleunigt, doch ist auch das Gegenteil möglich.

Diagnose

Differentialdiagnostisch kommen alle in Tab. 1 genannten genitalen Blutungsursachen in Betracht. Auf wichtige Unterscheidungsmerkmale zwischen Abruptio placentae und Placenta praevia wird in Tab. 3 eingegangen. Die Uterusruptur, die ähnliche Symptome machen kann, wurde bereits besprochen. Der Ultraschalldiagnostik kommt auch bei der Diagnose einer vorzeitigen Lösung der Plazenta eine ganz besondere Bedeutung zu.
Im Idealfall wird jede schwangere Patientin in der Frühschwangerschaft (12. SSW), in der 20. SSW und eventuell noch einmal im dritten Schwangerschaftsdrittel einer Ultraschalluntersuchung mit Plazentalokalisation unterzogen. Dies ist in vielen Kliniken bereits realisiert.
Bei notfallmäßigem Klinikeintritt wegen akuter vaginaler Blutung im letzten Schwangerschaftsdrittel, kann dann auf die Ultraschallbefunde zurückgegriffen werden, was die Differentialdiagnose Placenta praevia – vorzeitige Lösung der normal sitzenden Plazenta – bereits klärt. Ist eine Placenta praevia durch frühere Ultraschallplazentographien ausgeschlossen, läßt sich in Fällen von partieller Lösung die Diagnose verifizieren.
Die Ultraschalldiagnostik liefert den indirekten Nachweis einer Blutansammlung zwischen Uteruswand und Plazenta oder zwischen Eihaut und Uteruswand.
Während in vitro in ungeronnenem Blut selbst bei höherer Schallfrequenz keine Echoreflektionen auftreten, finden sich in einem festen Hämatom zahlreiche schallreflektierende Grenzflächen.
Der direkte echographische Nachweis einer retroplazentaren Blutung ist daher nur bei noch nicht geronnenem Blut als echofreie Zone zwischen Uteruswand und Plazenta möglich. An ein festes Hämatom zwischen Uteruswand und Eihaut muß gedacht werden, wenn plazentaähnliche wandständi-

15.12 Peripartuale Notfallsituationen von seiten der Mutter

Tabelle 3 Differentialdiagnose zwischen Abruptio placentae u. Placenta praevia

Symptome	Abruptio placentae	Placenta praevia
1. Beginn der Symptome	oft stürmisch	im allgemeinen langsam
2. Blutungen	oft dunkelrot	oft hellrot
	häufig sofort schwere Blutung	erste Blutung im allgemeinen leicht
	einmalige Dauerblutung gewöhnlich bis zur Geburt	wiederholte „Warnblutungen"
	Diskrepanz zwischen Symptomen und äußerlichem Blutverlust	Symptome entsprechend Größe des Blutverlustes
	Blutung nach Blasensprengung oft geringer	Blutung nach Blasensprung variabel
	während der Wehe oft geringere Blutung	während der Wehe oft stärkere Blutung
3. Schmerzen (nicht Wehen)	oft stark	fehlen
4. Abdomen	oft schmerzhaft gespannt	unauffällig
5. Uterus (Tonus)	oft bretthart	normal
6. Wehen	oft verstärkte Tätigkeit, falls keine Dauerkontraktion vorliegt	fehlen meist
7. Uterusform/Größe	je nach Ausmaß der retroplazentaren Blutung vergrößert oder ausgebuchtet	normal
8. Palpation der Kindsteile	oft erschwert oder unmöglich	normal
9. Lage und Stand des führenden Teils	Kopf oft ins kleine Becken eingetreten	Hochstand oder Abweichung des Kopfes; häufiger Steiß-, Quer- oder Schräglagen
10. Kindsbewegungen	vermehrt, verringert oder oft fehlend	normal
11. Herztöne	Monitor präpathologisch oder pathologisch; HT oft fehlend	unverändert (außer bei profuser Blutung)

ge Strukturen entfernt vom eigentlichen Plazentarand festzustellen sind.
Eine sichere Differenzierung gegenüber einer Nebenplazenta ist jedoch nicht möglich.
Die indirekte Diagnose eines retroplazentaren Hämatoms stützt sich auf die übermäßige Dicke der Plazenta (Plazenta + Hämatom) sowie auf eine plötzliche Abstandszunahme zwischen Uteruswand und amnialer Plazentaoberfläche bei wiederholten Untersuchungen (115). Differentialdiagnostisch kommt ein Hydrops placentae in Frage (28).
Falls aus der Frühschwangerschaft kein Ultraschall-Plazentographie-Befund vorliegt und beim Eintritt einer vaginal stärker blutenden Patientin im letzten Schwangerschaftsdrittel kein Ultraschallgerät für die differentialdiagnostische Abklärung zur Verfügung steht, ist je nach Gestationsalter, Blutungsstärke und Zustand von Mutter und Kind die vaginale Untersuchung in Sectiobereitschaft („double set up" der Amerikaner) durchzuführen, um rasch und relativ zuverlässig eine Placenta praevia auszuschließen und die Diagnose einer vorzeitigen Lösung der normal sitzenden Plazenta zu bestätigen. Bei dem dramatischen klinischen Zustand, den eine vollständig gelöste Plazenta oft bietet, ist die Ultraschalluntersuchung für die Diagnosestellung nicht nötig und würde eine schnelle, gezielte Therapie nur verzögern.

Komplikationen

Unmittelbar drohen Blutung und hämorrhagischer Schock. Als eine zum Teil später auftretende Komplikation ist die *uteroplazentare Apoplexie* (Couvelaire-Uterus) zu nennen. Bei schweren Fällen von Abruptio placentae kommt es nicht nur zum retroplazentaren Hämatom, sondern infolge Gerinnungsstörungen auch zu Blutextravasaten in die Uteruswand und eventuell in die Tubenmuskulatur, die Ovarien sowie die Ligg. lata (Anurie, Nierenrindennekrose, Sheehan).

Therapie

Erstes Ziel aller Maßnahmen muß die rasche und gefahrlose Entbindung sein, welche gleichzeitig das Risiko einer disseminierten intravaskulären Gerinnung und anderer Komplikationen reduziert.
Die Klinikeinweisung jeder in der zweiten Schwangerschaftshälfte oder unter der Geburt blutenden Patientin ist obligatorisch. Zunächst wird der Mutter die volle Aufmerksamkeit geschenkt (Kreislauf, Atmung, Nierenfunktion). Eine oder

mehrere Infusionen werden gelegt und Blut wird für Blutgruppenbestimmung, Kreuzung mit Konservenblut, Gerinnungsstatus und hämatologische Laboruntersuchungen entnommen. Man wird versuchen, klinisch mit Hilfe des zentralen Venendruckes und den eintreffenden Laborwerten das Ausmaß der vaginalen und der nicht sichtbaren Blutung zu schätzen und den Verlust zu ersetzen. Die Gerinnungsfähigkeit des Blutes kann bereits mit Hilfe der Gerinnselbeobachtung (clot observation test) geprüft werden. Blutkonserven sind in genügender Zahl bereitzustellen. Eine enge Zusammenarbeit zwischen Geburtshelfer, Anästhesist, Pädiater, Hämatologe und Pflegepersonal ist von größter Wichtigkeit. Erst in zweiter Linie wird man sich mit Hilfe von elektronischen Geräten (Ultraschall-Doppler oder Kardiotokograph) bemühen, den Zustand des Kindes zu erfassen. Die noch zu erwartende Geburtsdauer wird geschätzt.

Falls eine Placenta praevia schon während der Frühschwangerschaft mittels einer Ultraschalluntersuchung ausgeschlossen wurde, wird sofort und ohne Rücksicht auf den Zustand der Zervix und der Wehentätigkeit die Fruchtblase gesprengt.

Ohne vorangegangene Ultraschalluntersuchung geschieht dies beim sog. „double set up" (Untersuchung in Operationsbereitschaft). Die sofortige Blasensprengung ist die Therapie der Wahl, weil damit oft die Geburt in Gang kommt bzw. die Wehentätigkeit verstärkt wird. Außerdem wird ihr ein protektiver Einfluß gegen die Thromboplastineinschwemmung zugeschrieben (108). Ursache dafür ist die verminderte Uteruswandspannung und die kompressive Wirkung, welche eine weitergehende Ablösung verhindert und eine Abnahme der Blutung bewirkt.

Die Entscheidung, ob eine vaginale Entbindung oder die Schnittentbindung vorzuziehen ist, hängt von vielen Faktoren ab.

Bei *lebendem* und *lebensfähigem* Kind sowie bei Querlage usw. wird man sowohl aus mütterlicher als auch eventuell aus kindlicher Indikation im allgemeinen die Sectio ausführen, sofern eine vaginale Geburt nicht unmittelbar bevorsteht. Wird eine vaginale Entbindung angestrebt, z. B. bei dem Schweregrad I, ist eine kontinuierliche Überwachung des Kindes (CTG mit Kopfschwartenelektrode) nach den modernen Erkenntnissen der Kardiotokographie unumgänglich.

Die Geburtsleitung einer Patientin mit vorzeitiger Lösung verlangt die kontinuierliche Überwachung aller mütterlichen und kindlichen Parameter und die Behebung aller Störungen der Vitalfunktionen. Aus mütterlicher Indikation kann aber auch bei totem Kind gelegentlich eine abdominale Schnittentbindung nötig sein. Folgende Argumente können dafür angeführt werden:
a) Gefahr eines schweren generalisierten mütterlichen Krankheitsbildes mit der Möglichkeit persistierender Organfunktionsstörungen,
b) eine starke Blutung kann mit oder ohne disseminierte intravaskuläre Gerinnungsstörung zur chirurgischen Intervention zwingen.

Unter gar keinen Umständen sollte jedoch die Sectio caesarea begonnen werden, bevor ein genügender Blut- und Flüssigkeitsersatz bereitsteht und eine oder mehrere Infusionen gelegt sind. Andererseits ist es falsch zu glauben, der Schockzustand der Mutter müsse völlig behoben sein, bevor mit der Operation begonnen werden kann. Die Erfahrung hat gezeigt, daß das Intervall zwischen Diagnose und definitiver Therapie, die Entbindung, möglichst kurz sein soll. Dadurch wird die Gefahr der zunehmenden Ablösung der Plazenta, der Verstärkung der Blutung, der uteroplazentaren Apoplexie und der Koagulopathie vermindert. Eine Koagulopathie (mit hämorrhagischer Diathese) bedeutet keine Kontraindikation zur Operation.

Die Diagnose und Behandlung der Gerinnungsstörung wird an anderer Stelle ausführlich besprochen.

Prognose

Sie hängt weitgehend vom Ausmaß der Ablösung, vom Blutverlust, vom Fehlen oder Vorhandensein weiterer Komplikationen (Gerinnungsstörungen, uteroplazentare Apoplexie) und vom Zeitpunkt einer fachgerechten Therapie ab. Die kindliche Morbidität und Mortalität ist abhängig von der Reife des Kindes, der Schwere der Plazentalösung, vom Zustand der Mutter und auch hier von der rechtzeitigen fachgerechten Therapie. Die perinatale Mortalität nimmt mit zunehmendem Gestationsalter und Größe des Kindes ab. In einer Studie (67) waren 52% Frühgeburten, von denen 50% überlebten. 48% der Neugeborenen waren reif, wovon 90% die vorzeitige Lösung überlebten. 12% waren Beckenendlagen. Eine andere Arbeit (28) fand eine perinatale Mortalität von 38% bei einer Sectiorate von 13%. 7–16% der Patientinnen mit einer vorzeitigen Lösung hatten bereits früher eine Abruptio placentae durchgemacht. Die Rezidivgefahr ist relativ groß und wird mit 2–11% angegeben. In 7% der Fälle mit wiederholter Abruptio placentae war das Kind bei der Diagnosestellung bereits abgestorben (142). Bei optimaler Behandlung beträgt die mütterliche Mortalität weniger als 1% (28, 67, 137, 138).

Plazentarandblutung

(Synonyma: Plazentarandlösung, Randsinusblutung, Randsinusruptur)

Die Plazentarandlösung ist grundsätzlich verschieden von der vorzeitigen Lösung der Plazenta. Bei der Randsinusblutung handelt es sich um eine venöse Blutung. Infolge Flächenverschiebungen kommt es zur Ablösung des Plazentarandes und zu Veneneinrissen, vor allem der Randvenen. Die Randlösung wird durch eine isthmische Insertion, eine Placenta extrachorialis oder eine Placenta membranacea begünstigt.

Häufigkeit

Die Plazentarandblutung ist in etwa 33% die Ursache einer Blutung im dritten Trimenon. Es handelt sich dabei selten um schwere Blutungen. Die absolute Häufigkeit wird mit etwa 0,75% angegeben.

Diagnose und Differentialdiagnose

Eine Plazentarandlösung kann vermutet werden, wenn über längere Zeit, manchmal wochenlang eine im allgemeinen schwache, oft intermittierende Blutung besteht, für die sich sonst keine Ursache findet. Post partum ergibt sich die Diagnose durch den Befund von z. T. älteren und z. T. frischen, am Plazentarand haftenden Koagula. Differentialdiagnostisch kommen alle in Tab. 1 genannten Blutungsursachen in Betracht. Besonders gegen die Abruptio placentae ist sie schwer abzugrenzen. Ein großer Blutverlust oder sogar ein Schockzustand sind selten; Gerinnungsstörungen kommen nicht vor. Weder Schmerzen noch ein Tetanus uteri gehören zum Bild der Plazentarandblutung.

Die *Ultraschallplazentographie* erlaubt den Ausschluß einer Placenta praevia. Bei der Plazentarandblutung werden der Plazentarand und die angrenzende Eihaut von ihrer Unterlage abgehoben und wölben sich in die Amnionhöhle vor. Unter Umständen kann bei der Ultraschalluntersuchung eine echofreie oder strukturierte sichelförmige Zone zwischen dem abgelösten Plazentarand und der Eihaut einerseits und der Uteruswand andererseits festgestellt werden. Bei Untersuchungen mit einem schnellen Schnittbild (real time) sind gelegentlich fluktuierende Bewegungen des schalldichten, abgelösten Plazentarandes zu beobachten. Gefestigt wird die echographische Diagnose einer Plazentarandblutung oder eines retroplazentaren Hämatoms, wenn über dem echographisch veränderten Bezirk ein Spontan- oder Druckschmerz nachweisbar ist. Bei Verlaufsuntersuchungen kann manchmal eine Rückbildung der Veränderungen gesehen werden (115).

Prognose

Die Prognose für Mutter und Kind ist durchwegs gut. Die Frühgeburtenrate soll erhöht sein. Wegen möglicher fetaler Blutverluste ist pränatal das Vaginalblut auf fetale Erythrozyten (Kleinauer Test auf HbF-Zellen) und post partum sofort das kindliche Hämoglobin zu untersuchen. Der Zustand des Kindes läßt sich auch jederzeit mit Hilfe des Kardiotokogramms überprüfen und verfolgen.

Prophylaxe und Therapie

Prophylaktische Maßnahmen sind naturgemäß nicht bekannt. Wichtig ist die Bekämpfung einer eventuellen Anämie, wobei eine Bluttransfusion angezeigt ist, wenn das Hämoglobin der Graviden unter 10% sinkt. Bei stärkerer Blutung in Terminnähe kann eine Geburtseinleitung durch Blasensprengung und/oder Oxytocintropfinfusion angezeigt sein. Die Blutung ist selten so stark, daß eine abdominale Schnittentbindung nötig wird. Im Einzelfall kann die Therapie dieselbe sein wie bei der vorzeitigen Plazentalösung.

Placenta accreta

Allgemeines

Unter *Placenta accreta* versteht man das feste Haften der Plazentazotten an der Uterusmuskulatur ohne deziduale Trennschicht. Die Decidua basalis fehlt teilweise oder gar völlig. *Placenta increta* bedeutet ein Vordringen der Zotten in das Myometrium und *Placenta percreta* ein Durchwachsen der Zotten durch das ganze Myometrium bis zur Serosa. Bei der Placenta adhaerens spricht man je nach Umfang dieses An- oder Einwachsens von Placenta accreta (increta, percreta) totalis oder partialis (1, 51, 59, 68, 111, 149, 168, 174, 178, 182).

Ätiologie

Als Ursache für das An- oder Einwachsen der Zotten wird ein Fehlen oder eine ungenügende oder fehlerhafte Entwicklung der Dezidua angenommen. Begünstigend wirken alle Schädigungen und Narbenbildungen des Endometriums mechanischer oder entzündlicher Art: wiederholte und/oder zu intensive Abrasionen, eine Endometritis, Sectio- oder Myomektomienarben, eine frühere manuelle Lösung der Plazenta, submuköse Myome, eine Adenomyose, Bestrahlungen, kongenitale Mißbildungen, eine kornuale Implantation usw. Die Placenta accreta kommt deshalb vorwiegend bei Multiparen (88%) vor. Das dünne Endometrium im unteren Uterinsegment erklärt auch die Häufung pathologisch adhärenter Plazenten bei Placenta praevia (116). Auch ein pathologisches Tiefenwachstum der Zotten (Placenta increta) wird bei Placenta praevia häufiger beobachtet.

Häufigkeit

Eine Placenta accreta ist in 0,1–0,01% aller Geburten zu erwarten (1:540, 1:40000, 1:2700) (59, 116, 130, 149, 174, 175, 184). Die Placenta accreta partialis ist häufiger, totalis selten. Die Placenta percreta ist eine seltene, aber schwerwiegende geburtshilfliche Komplikation; sie führt häufig zur intraabdominalen Blutung.

Klinik

Da die Trennschicht der Decidua basalis fehlt, ist eine Lösung der Placenta praktisch unmöglich. Bei normalem Sitz einer Placenta accreta findet man in 4% der Fälle vaginale Blutungen vor der Geburt. Bei der Placenta praevia accreta sind wiederholte Blutungsepisoden von der frühen Gravidität an und eine profuse Blutung bei der Geburt typisch.

Eine Placenta percreta kann zu einer spontanen Uterusruptur, einer intraabdominalen Hämorrhagie oder einer Blaseninvasion mit Hämaturie führen (116). Eine intraabdominale Blutung kann schon nach der 12. SSW, eine spontane Uterusruptur vor oder nach Beginn der Geburt eintreten.

Bei der manuellen Lösung der Plazenta oder der Revision des Uterus, wegen retinierten Plazentateilen findet man öfters fokale Adhärenzen, die sich aber meistens ohne große Schwierigkeitn lösen lassen. Bei fraglich vollständiger Entfernung ist eine Abrasio mit einer großen stumpfen Curette in Narkose angezeigt.

Bei ausgedehntem und stärkerem Tiefenwachstum, insbesondere bei der Placenta increta totalis ist eine Hysterektomie die Therapie der Wahl. Dies gilt besonders bei gleichzeitiger Placenta praevia. Alle Versuche, „eine Schicht zu finden" und die Plazenta mit Gewalt lösen zu wollen, sind gefährlich, da es häufig zu starken vaginalen Blutungen kommt. Durch eine frühzeitige Hysterektomie oder Sectiohysterektomie im Falle einer Placenta praevia accreta ließ sich die mütterliche Mortalität in den letzten Jahrzehnten von 9% auf 6% senken (121).

Placenta extrachorialis

Definition

Man versteht darunter eine Entwicklungsanomalie der Plazenta, bei der die Zotten außerhalb der Chorionplatte (extrachorial) um den Plazentarand herumgewachsen sind. Die Eihäute gehen nicht vom Rand der Plazenta, sondern weiter nabelschnurwärts ab. Ein mehr oder weniger großer Randbezirk am Rande der Chorionplatte ist dann mit einer schmalen Fibrinschwarte belegt (= *Placenta marginata*) oder das Chorion kann allein oder gemeinsam mit dem Amnion zentralwärts gefaltet sein, wobei der Plazentarand mehr oder weniger deutlich aufgeworfen ist (Placenta circumvallata). Der Ring besteht dann aus einer doppelten Amnion- und Chorionfalte mit degenerativer Dezidua und Fibrin dazwischen. Diese Befunde können sowohl an der ganzen Zirkumferenz als auch nur partiell auftreten.

Ätiologie

Die Ursache ist nicht bekannt.

Häufigkeit

Die Angaben variieren zwischen 2–18% (82). Bei Zwillingsschwangerschaften wird die Placenta marginata häufiger beobachtet. Die Placenta extrachorialis kommt in der Frühgravidität noch nicht vor.

Klinik

Im Bereich des überstehenden Zottengewebes kann es leichter zu einer Randlösung und damit zu rezidivierenden Blutungen kommen (7%) (82). Die Placenta extrachorialis ist neben der vorzeitigen Lösung bei falschem oder richtigem Sitz die häufigste Blutungsursache unter der Geburt.

Therapie

Die Therapie ist die gleiche wie bei Blutungen aus anderen Ursachen. Bei stärkerer Hämorrhagie kann eine vorzeitige Geburtseinleitung durch Blasensprengung und Oxytocininfusion indiziert sein.

Postpartuale Blutungen

Mehrheitlich wird die Grenze zwischen einer normalen und einer pathologischen postpartualen Blutung mit 500 ml in den ersten 24 Std. angegeben (82).

Ätiologie

a) *Kontraktionsstörungen* stehen ursächlich im Vordergrund. Zum Begriff „Atonie" ist zu bemerken, daß er nicht streng wörtlich zu nehmen ist, da bei der postpartualen Blutstillung in wechselndem Ausmaß, aber immer gemeinsam Kontraktions- und Gerinnungsvorgänge eine Rolle spielen.

b) Traumatisch bedingte Blutungen nach Verletzungen der Zervix, der Vagina, des Dammes oder der Vulva stehen an zweiter Stelle. Nicht selten ist die Episiotomie die Blutungsquelle.

c) *Lösungsstörungen* und die *Retention* von Plazentateilen sind weitere ätiologische Faktoren. Letztere können zu Früh- oder Spätblutungen mit einer Subinvolution des Uterus führen.

d) *Gerinnungsstörungen* angeborener oder erworbener Art sind nur selten für postpartuale Blutungen verantwortlich. Im Vordergrund steht dabei die schwangerschaftsabhängige Verbrauchskoagulopathie (disseminierte intravaskuläre Gerinnung). Es kommen aber auch andere Koagulopathien in Betracht (Thrombozytopenien, plasmatische Störungen, Heparinmedikation).

e) Auch vaskuläre *Erkrankungen* können seltenerweise Ursache von postpartualen Blutungen sein.

Ganz allgemein läßt sich über die schwangerschaftsunabhängigen Koagulopathien und Gefäßkrankheiten sagen, daß die postpartuale Blutung sowohl normal als auch verstärkt und verlängert sein kann.

Häufigkeit und prädisponierende Faktoren

Eine schwere postpartuale Blutung ist in ca. 5 auf 1000 Lebendgeburten zu erwarten (86).
Die *Uterusatonie* steht ursächlich im Vordergrund (75–83%), die *Verletzungen des Geburtskanales* stehen mit 8–19% an zweiter, die *Retention von Plazentateilen* mit 6–8% an dritter Stelle (82, 86). Die Uterusruptur ist für etwa 7% der schweren

postpartualen Blutungen verantwortlich. Werden auch leichtere Fälle mit eingeschlossen, ist die Häufigkeit höher und beläuft sich auf 1,3% aller Geburten (153).

Folgende Faktoren prädisponieren zu einer postpartualen Blutung: übergroße Kinder, hohe Multiparität, überstürzte Geburt, Mehrlingsschwangerschaft, Hydramnion, Placenta praevia, Abruptio placentae, Uterusmyome, individuell erhöhte Blutungsneigung, starke Blutung anläßlich einer früheren Geburt, Wehenschwäche, protrahierte Geburt, Komplikationen der Plazentarperiode und Narkose. Die Inhalationsanästhetika (Äther, Chloroform, Halothan, Cyclopropan) bewirken eine Erschlaffung des Uterus.

Auch operative Eingriffe wie Zangenentbindungen, Extraktionen bei Beckenendlagen, Wendungsoperationen bei zweitem Zwilling und die Schnittentbindung könne traumatisch sein und zu postpartualen Blutungen führen.

Von Bedeutung ist auch die Art und Ausdehnung der Episiotomie.

Bemerkenswert ist andererseits, daß der uterine Blutstillungsmechanismus oft noch funktioniert, wenn er in anderen Wunden bereits versagt.

Auch bei deutlicher Hypokoagulabilität, erkennbar an einer unstabilen Gerinnselbildung, bei Plättchenzahlen von 0–20000/mm^3 oder Quick-Werten von 20–25% ist die postpartuale Blutung häufiger nicht verstärkt.

Bei Hypofibrinogenämie unter 100 mg% oder bei voller Heparinisierung kann dagegen eine Uterusblutung auftreten, die ohne spezifische Therapie unstillbar sein kann.

Prognose

Entscheidend ist eine frühzeitige Diagnose und eine frühzeitige, adäquate Behandlung. Postpartuale Blutungen erhöhen auch die Wochenbettmorbidität (Infektionen, Thrombose). Da auch die Blutersatztherapie nicht ohne Risiko ist (Serumhepatitis), ist die Blutungsprophylaxe von entscheidender Bedeutung.

Diagnose

Von einer schweren postpartualen Blutung spricht man, wenn eine oder mehrere hypotensive Episoden mit Blutdruckabfällen von mehr als 30 mmHg (systolisch und diastolisch) auftreten, ohne Transfusionen ein Hämoglobinabfall von 3 g% oder mehr eintritt oder der Blutverlust auf über 1000 ml geschätzt wird. Geht das Blut nach außen ab, bereitet die Erkennung einer postpartualen Blutung keine Schwierigkeiten. Sammelt sich das Blut im schlaffen Uterus oder bei der liegenden Frau in der Vagina an, so ist die Frühdiagnose nur durch eine systematische Untersuchung und Überwachung möglich. Bei vernachlässigten Fällen kann der schlaffe Uterus mehr als 1 Liter Blut enthalten. Ein gleichmäßig anhaltendes Abfließen von hellrotem Blut spricht für eine traumatische Ursache, ein schwallweiser Abgang von dunklem Blut für eine nicht traumatische Uterusblutung.

Neben lokalen Zeichen werden bei größerem Blutverlust auch Allgemeinsymptome des drohenden oder eingetretenen Schocks beobachtet (Blässe, Unruhe, Pulsanstieg, Blutdruckabfall, Schweißausbruch usw).

Treten in der Plazentar- oder Postplazentarperiode Zeichen eines drohenden Schocks auf, welche durch den Blutabgang nicht ohne weiteres erklärt sind, muß differentialdiagnostisch an alle hämorrhagischen oder nichthämorrhagischen Schockformen gedacht werden (Uterusruptur, große Hämatome, Amnioninfusion, Inversio uteri, embolische Prozesse).

Diagnostisch ist folgendes Vorgehen zu empfehlen:

a) Griff an den Uterus. Ist die Gebärmutter klein, gut kontrahiert, so scheidet eine „atonische" Blutung aus.
b) Revision des Geburtskanals mit Austastung des Cavum uteri.
c) Untersuchung der Gerinnungsfähigkeit des Blutes; Gerinnungsstatus.
d) Retinierte Plazentateile können bei später auftretenden postpartualen Blutungen gelegentlich mit Hilfe der Ultraschalldiagnostik erkannt werden.

Prophylaxe und Therapie

Die Vorbeugung beginnt mit der Beseitigung einer Anämie und der Bestimmung von Blutgruppen und Rh-Faktoren in der Schwangerschaft. Wichtig ist sodann die Abkürzung langer erschöpfender Geburten, die rasche Versorgung blutender Wunden, die Vermeidung langer Inhalationsnarkose und einer Überdosierung von Analgetika und schließlich ein gewebeschonendes Operieren.

Die Behandlung der Blutungen in der Plazentarperiode

Kommt es trotz Oxytocingabe zu einer starken Blutung, wird man die Plazenta möglichst rasch entwickeln. Die am Fundus liegende Hand massiert den Uterus leicht. Sobald er kontrahiert ist, versucht man, mit Stempeldruck (bei gelöster Plazenta) und dosiertem Zug an der Nabelschnur (Cord traction) oder dem Crédéschen Handgriff (bei nicht gelöster Plazenta) die Nachgeburt zu exprimieren. Gelingt die Entwicklung bei intensiver Hämorrhagie nicht, werden die Vorbereitungen für die manuelle Lösung der Plazenta in Narkose getroffen. Wiederholte Expressionsversuche sind schlecht, eine manuelle Lösung ist vorzuziehen.

In der Postplazentarperiode soll der Uterus zunächst leicht massiert werden. Durch Halten des Fundus wird der Kontraktionszustand kontrolliert.

Die intravenöse Oxytocininfusion (10–20 V.E. in

500 ml Glucose) hat sich bewährt. Zusätzlich können Oxytocin und Sekale-Präparate intravenös und/oder intramuskulär verabreicht werden (z. B. Methylergometrin 0,2 mg i.v., 0,2 mg i.m.). Dann soll der Geburtskanal revidiert und das Cavum uteri auf Verletzungen und retinierte Plazentateile untersucht werden. Dazu gehört auch die sorgfältige Inspektion der Plazenta. Gleichzeitig ist eine Kreislaufkontrolle notwendig. Ein Volumenersatz mit Plasma, Macrodex oder Blut stabilisiert den Kreislauf.

Eine Infusion gehört heute zu jeder Geburt, um die Gebärende vor einer Dehydration zu schützen und um jederzeit für Notfallsituationen einen Zugang zu einer Vene offen zu haben. Verletzungen werden selbstverständlich sogleich fachgerecht versorgt.

Gerinnungsstörungen müssen ausgeschlossen werden. Bei oxytocinrefraktären Fällen können Prostaglandine (E_2) i.v. oder i.m. in die Uterusmuskulatur die „atonische" Nachblutung eindämmen. Bei Anzeichen einer Verschlimmerung (kontinuierliche Puls-, Blutdruck- und Zentralvenendruckkontrolle) drängt sich eine chirurgische Intervention auf.

Drei chirurgische Maßnahmen stehen je nach Situation zur Wahl:
a) die Hysterektomie,
b) die Unterbindung beider Uterinarterien (133) und
c) die Ligatur der Aa. iliacae internae.

Die Wahl des operativen Vorgehens wird sich der Blutungsursache, dem Zustand der Patientin und den lokalen Gegebenheiten anpassen.

Die größte Gefahr einer postpartualen Blutung ist ein Verkennen der Schwere der Situation.

Geburtshilflicher Schock

Der Schock ist durch eine Kreislaufinsuffizienz gekennzeichnet, an welcher drei wesentliche Faktoren in wechselndem Ausmaß ursächlich beteiligt sind: eine Reduktion des zirkulierenden Blutvolumens, eine Verminderung der Herzleistung und ein peripheres vaskuläres Versagen. Hierbei kommt es zu einer Diskrepanz zwischen den Stoffwechselbedürfnissen des Organismus und den Transportmöglichkeiten des Blutstroms. Die entstehende Sauerstoffschuld und die Anhäufung von Stoffwechselschlacken führen zu anfänglich reversiblen, später schließlich irreversiblen Zellschädigungen. Es muß deshalb beim Schockgeschehen immer auch an die Störungen des Metabolismus gedacht werden. Ziel der Soforttherapie ist die Behebung der Kreislaufinsuffizienz durch eine Kombination von Maßnahmen, wie sie weiter unten beschrieben sind.

Die Gravidität stellt eine je nach Schwangerschaftsalter unterschiedlich große Kreislaufbelastung dar, wodurch die Leistungsreserven noch mehr eingeschränkt werden.

Einteilung
Der geburtshilfliche Schock ist einzuteilen in (102):
a) hypovolämischer Schock: Blutverlust (hämorrhagischer Schock), Verlust von Plasma, Wasser, Elektrolyten (Ileus, Erbrechen);
b) kardiogener Schock: Fruchtwasserembolie, Lungenembolie (Luft, Fett), Myokardinfarkt;
c) septischer-toxischer Schock: bakterieller oder Endotoxinschock (Amnioninfektionssyndrom);
d) anaphylaktischer Schock: allergische Zwischenfälle;
e) neurogener Schock: medikamentöse Intoxikationen.

Hypovolämischer Schock (hämorrhagischer Schock)

Aus einer Sammelstatistik (60) geht hervor, daß Blutungen in einem nicht ausgewählten Patientengut in 85% der geburtshilflichen Zwischenfälle am Schockgeschehen beteiligt waren.

Die blutungsbedingten Komplikationen gehören zu den häufigsten Notfallsituationen und verursachen etwa ein Drittel aller geburtshilflichen Todesfälle.

Fehlender, ungenügender oder zu später Volumenersatz ist wahrscheinlich für die meisten geburtshilflichen Todesfälle verantwortlich, die vermeidbar gewesen wären (47, 113).

Ursachen

Die Blutungsquellen eines größeren Blutverlustes unter der Geburt ist meist eindeutig und läßt sich in der Regel sehr rasch feststellen. Es kommen dabei folgende geburtshilflichen Komplikationen hauptsächlich in Frage:
a) Placenta praevia,
b) vorzeitige Plazentalösung,
c) Uterusruptur,
d) Inversio uteri,
e) Verletzung des Genitaltraktes, Varizenblutungen,
f) atonische Nachgeburtsblutung,
g) disseminierte intravaskuläre Gerinnung.

Begünstigend wirken: Hypotensiva, Leitungsanästhesien und Narkosen, Diuretika und langdauernde salzfreie Diät, schwere Spätgestose, Schwangerschaftsanämie und vorbestehende Hypotensionen. Schockbegünstigend wirken auch die häufig bei langdauernden Geburten anzutreffende Dehydration und der ungenügende Ausgleich eines extrazellulären Flüssigkeitsverlustes durch Infusionen.

Typische Krankheitszeichen

Bei einem Blutvolumenverlust von 10–25% findet man die Zeichen einer peripheren Vasokonstriktion, eine geringe Tachykardie und einen normalen oder geringgradig erniedrigten Blutdruck. Bei Verlusten von 25–35% sind eine Tachykardie von 100–120/Min., verminderte Blutdruckamplitude, systolische Blutdruckwerte zwischen 90–60 mm Hg, Unruhe, Blässe, Schweiß und eine Oligurie zu erwarten.

Bei Verlusten von 35–50% des zirkulierenden Blutvolumens ist eine Tachykardie von über 120/Min., ein systolischer Blutdruck unter 60 mmHg, getrübtes Bewußtsein, Blässe, extrem kalte Extremitäten und Oligurie die Regel (102).

Behandlung

Bei jüngeren Frauen mit einem hämorrhagisch-geburtshilflichen Schock genügen häufig zwei Maßnahmen zur Beseitigung des Schockzustandes: die Stillung der Blutung und ein ausreichender Blutvolumenersatz. Als Faustregel gilt, daß ein Blutverlust von 10% der zirkulierenden Blutmenge (etwa 500–600 ml) zur Zentralisation (latenter Schock) und Verluste von 30–40% zum manifesten Schock führen. Der Blutverlust wird häufig unterschätzt. Manche Blutverluste sind nicht meßbar, wenn sie in Hämatomen angesammelt sind.

Folgende Maßnahmen sind von Bedeutung: An erster Stelle steht die Volumensubstitution. Diese erfolgt bei Blutverlusten von über 30% des Blutvolumens durch Frischblut. Etwa die Hälfte wird durch Vollblut ersetzt, der Rest mit Plasma, Plasmaersatz oder Elektrolytlösungen. Die Infusionsgeschwindigkeit richtet sich nach dem zentralvenösen Druck (ZDV). Vorsicht geboten ist, wenn der ZVD über 15 cm H_2O ansteigt. Kleinere Blutverluste werden mit Plasmaproteinlösungen (PPL), Albuminlösungen oder Plasmaersatzstoffen (Dextrane, Gelatinepräparate) ausgeglichen.

Die Korrektur der metabolischen Azidose kann mit der Volumensubstitution erfolgen.

Selbstverständlich muß eine allfällige Blutung so rasch wie möglich gestillt werden.

Oft ist der Sauerstoffpartialdruck schockbedingt erniedrigt (pO_2 < 60 mmHg), so daß eine Sauerstoffzufuhr nötig wird.

Als chirurgische Maßnahmen bei profusen und kaum beherrschbaren Blutungen, die häufig mit einer disseminierten intravaskulären Gerinnung in Zusammenhang stehen, sind zu erwägen: die Hysterektomie, die Ligatur der Aa. hypogastricae (iliacae internae), die Ligatur der Aa. ovaricae, die Umschlingung und temporäre Drosselung der Aorta, und die oft lebensrettende Tamponade des kleinen Beckens (96).

V.-cava-Kompressionssyndrom („Supine hypotensive Syndrome")

Im letzten Schwangerschaftsdrittel können aus vollem Wohlbefinden heraus plötzlich schockähnliche Symptome auftreten, wenn die Frauen 5–10 Minuten in Rücklage liegen.

Pathogenese und Ätiologie

Systematische Blutdruckuntersuchungen ergaben, daß bei etwa 47% aller Schwangeren in Rückenlage ein Abfall des systolischen Blutdrucks von durchschnittlich 25 mmHg, bei 3% sogar über 30 mmHg eintritt. Dieses Zustandsbild verschwindet bei Seitenlagerung sofort, was die Abhängigkeit von der Lagerung der Schwangeren verdeutlicht (41, 60).

Man nimmt an, daß der Druck des schwangeren Uterus auf die V. cava am Anfang der pathogenetischen Kette steht. Der venöse Rückfluß zum Herzen wird vermindert, es kommt zu einer Verringerung des Herzminutenvolumens, die bekanntlich eine entscheidende Ursache des Kreislaufschocks ist.

Symptome

Typisch ist das Auftreten von Blutdruckabfall, Tachykardie, Blässe, Schweißausbruch und kalter Haut in Rückenlage. Gewisse Autoren bringen die vorzeitige Lösung der normal sitzenden Plazenta mit diesem Kavakompressionssyndrom in Zusammenhang. Von andern wird dieses bestritten (Drucksteigerung im intervillösen Raum).

Die Einfachheit der Therapie, die in der Seitenlagerung besteht, steht in eindrucksvollem Gegensatz zur Schwere des voll ausgebildeten Syndroms.

Amnioninfusion (Fruchtwasserembolie)

Unter Fruchtwasserembolie versteht man die Infusion von Fruchtwasser und Fruchtwasserbestandteilen in die mütterliche Zirkulation mit Verlegung von mehr oder weniger großen Abschnitten der pulmonalen Strombahn. Dieses Syndrom wurde erstmals 1926 von I. R. MEYER (43, 108) beschrieben. Bekannter ist allerdings die 15 Jahre später erschienene ausführliche Arbeit von STEINER u. LUSHBOUGH (108).

Folge dieser mechanischen Verlegung und der reaktiven Vasokonstriktion im kleinen Kreislauf ist das Syndrom des akuten Cor pulmonale, welches das klinische Erscheinungsbild beherrscht (kardiogener Schock) (76, 135, 169, 173, 180).

Häufigkeit

Das Eindringen von Fruchtwasser in den mütterlichen Kreislauf ist wahrscheinlich häufiger, als es diagnostiziert wird und verläuft meist symptomlos oder symtomarm. Bei einer auf 8000–37 000 Lebendgeburten ist die Fruchtwasserinfusion die mütterliche Todesursache unter der Geburt. Sie kommt in 4–10% aller mütterlichen Todesfälle als Ursache in Frage (169).

Ätiologie

Vermutlich wird nach dem Blasensprung Fruchtwasser in die großen Venen der Endozervix oder der Plazentahaftstelle gepreßt oder eingesogen. Es kommt zur mechanischen Verlegung der Lungenkapillaren, durch Fruchtwasserbestandteile (Epithelzellen der kindlichen Haut, Lanugohaare, Vernixfett, Schleim und Mekonium), z. T. durch Fibrinthromben (Fibrinierung-Defibrinierung des Blutes durch das im Fruchtwasser enthaltene Thromboplastin). Auch eine anaphylaktoide Reaktion durch Fruchtwasserbestandteile ist anzunehmen, so daß es sich sowohl um einen mechanischen als auch einen reaktiv vasokonstriktorischen Prozeß handelt. Bei massiver Infusion bzw. Verlegung großer Gefäßgebiete entsteht infolge akuter Stauung im Lungenkreislauf eine Dilatation und Insuffizienz der rechten Herzanteile, außerdem eine Koronarienkonstriktion, ein Bronchospasmus und eine vermehrte Schleimsekretion. Das plötzlich verminderte Blutangebot zum linken Herzen verursacht eine Verminderung des Herzminutenvolumens und einen Kreislaufschock. Als Folge der Ventilations- und Perfusionsstörung kommt es zur Hypoxie, Anoxämie und Zyanose mit konsekutiver Infarktpneumonie. Die im Fruchtwasser nachgewiesenen Aktivatoren der Blutgerinnung (Thromboplastin) führen in 40–50% der Patienten, die die erste Stunde der Fruchtwasserembolie überleben, zur disseminierten intravaskulären Gerinnung (DIG) (32).

Die DIG spielt sich vor allem im Gefäßsystem der Lunge ab, wobei die überschießende Fibrinolyse dominiert. Dies ist auch der Grund, weshalb bei der Autopsie gelegentlich keine Fibrinthromben mehr gefunden werden. Eine profuse Blutung kann durch die Fibrinspaltprodukte mit ausgeprägter Antikoagulationswirkung ausgelöst und unterhalten werden. Die Fibrinspaltprodukte umgeben und umhüllen die Blutplättchen und interferieren mit der Thrombinaktivität (108).

Prädisponierende Faktoren

Als prädisponierende Faktoren sind eine starke Wehentätigkeit nach Blasensprung bzw. ein Tetanus uteri, eine Wehenmittelüberdosierung sowie die Eröffnung von Uterusgefäßen bei abdomineller Schnittentbindung, Uterusruptur, Zervixriß oder einer vorzeitigen Lösung der Plazenta zu nennen. Eine übermäßig starke Wehentätigkeit war in 28% und eine vorzeitige Lösung der Plazenta in 45% der Patienten gefunden worden, die an einer Fruchtwasserembolie verstorben waren (132, 135).

Außerdem werden angeführt: übergroßes Kind, höheres Alter der Mutter, Multiparität, verlängerte Geburtsdauer, Terminüberschreitung und intrauteriner Fruchttod. Man fand, daß die Hälfte der Kinder bei Fruchtwasserembolie schon vor dem Ereignis abgestorben waren oder vor Eintritt der Embolie Zeichen von intrauteriner Asphyxie aufwiesen (108).

Eine Fruchtwasserembolie wurde nach Bauchtraumen (Autounfall), bei Amniozentese eines Hydramnion und bei Einführen eines intrauterinen Druckkatheters beobachtet.

Symptome

Die Symptome können plötzlich und ohne Prodrome im Laufe der Geburt (fortgeschrittene Eröffnungsperiode oder Austreibungsperiode) oder in den ersten Stunden post partum auftreten. Sie sollen um so schwerer sein, je mekoniumhaltiger das Fruchtwasser ist (169).

Im Vordergrund stehen plötzlich einsetzende Atemnot (Dyspnoe oder Tachypnoe), Zyanose, kardiogener Schock und Bewußtseinstrübung. Der Schock wird von Schüttelfrost, Schwitzen, Angst, Beklemmungsgefühl, Unruhe und Erbrechen eingeleitet. Zusätzlich können tonisch-klonische Krämpfe und ein Lungenödem beobachtet werden. Der Tod tritt meist sehr rasch, innerhalb von wenigen Minuten bis wenigen Stunden ein. Eine disseminierte intravaskuläre Gerinnung wird bei 40–50% der Patienten, die eine Fruchtwasserembolie eine Stunde überleben, beobachtet (32). Ist die Fruchtwasserembolie die Folge einer vorzeitigen Lösung, tritt die DIG sofort ein, bei anderer Ursache kann es 30 Minuten bis 4 Stunden bis zur profusen vaginalen Blutung dauern. Eine therapieresistente „Uterusatonie" kann sowohl die Folge der DIG als auch der hemmenden Wirkung von Fruchtwasser auf die uterine Muskelaktivität sein. Noch Stunden nach dem initialen Ereignis können jedoch intravaskuläre Gerinnungsprozesse und Blutverluste bei hämorrhagischer Diathese infolge exzessiv gesteigerter fibrinolytischer Aktivität zur Todesursache werden.

In seltenen Fällen liegt zwischen einer anscheinend normalen Geburt und dem fatalen Ereignis einer Amnioninfusion ein Zeitintervall, wobei nicht klar ist, woher und wie das Fruchtwasser mit einer Zeitverzögerung in die Lungen gelangen kann.

Diagnose

In der Regel bietet das Thoraxröntgenbild keine diagnostische Hilfe. In einigen Fällen findet man massive perihiläre Infiltrate, wie bei einem Lungenödem anderer Genese. Eine sichere Diagnose bietet bei subletalen Fällen die Lungenszintigraphie mit Jod 131, welche Perfusionsdefekte aufweist. Das EKG zeigt eine Rechtsüberlastung, der zentralvenöse Druck ist erhöht, der Blutdruck fällt ab. Der Gerinnungsstatus kann die typischen Merkmale einer DIG aufweisen. Die Blutgasanalyse zeigt einen verminderten Sauerstoffpartialdruck. Gelegentlich können fetale Epithelzellen mit der „Nilblau"-Färbung im Sputum der Patientin nachgewiesen werden. Mit Hilfe einer Keratin- und Mucinfärbung lassen sich bisweilen auch Fruchtwasserelemente wie Epithelzellen, Lanugohaare, Mucin oder Fett im zentralvenösen Blut finden. Das sicherste Zeichen einer Koagulopathie bei Fruchtwasserembolie ist die gestörte Gerinnung des Blutes mit oder ohne hämorrhagischer Diathese.

Therapie
Es muß rasch gehandelt werden. In der akuten Phase ist das Ziel der Therapie die Verbesserung der pulmonalen Perfusion. Eine sofortige intratracheale assistierte oder kontrollierte Beatmung ist erforderlich (O_2-Überdruckbeatmung). Eine metabolisch-respiratorische Azidose muß entsprechend der Blutgasanalyse mit Natriumbicarbonat gepuffert werden. Atmung und Herzfunktion bedürfen einer besonders sorgfältigen Überwachung (regelmäßige Blutgasanalysen, zentrale Venendruckmessung usw.).
Gegen Angst, Schmerzen und Ruhelosigkeit verabreicht man Morphine. Atropin soll zur Blockade der Vagusreflexe und zur Lösung des Gefäß- und Bronchospasmus gegeben werden. Eine Entlastung des rechten Herzens ist anzustreben. Eine Arterenoltropfinfusion kann sich als nötig erweisen. Häufig wird man hochdosiert Cortison geben, die Patientin digitalisieren und antibiotisch abschirmen.
Wegen der akuten Rechtsüberlastung wird man Blut nur unter strenger zentralvenöser Druckkontrolle geben. Bei Verdacht auf eine disseminierte intravaskuläre Gerinnung wird sofort mit der Heparin-Therapie begonnen. Heparin unterbricht sowohl den Gerinnungs- als auch den fibrinolytischen Vorgang, so daß sich der Fibrinogenspiegel rasch normalisieren kann. Zur Zeit verabreichen wir (UFK Basel) 20 000 E Heparin/24 Std. intravenös. Die Stärke der Blutung ist von der Menge der Spaltprodukte abhängig; eine strenge Relation zur Hypofibrinogenämie besteht nicht. Eine möglichst schnelle Entleerung des Uterus ist von entscheidender Bedeutung, wobei die Expression der Plazenta schonend vorgenommen werden soll (108).

Prognose
Die hohe Mortalität in den ersten Stunden ist kardial bedingt und schwer zu beeinflussen.
Die Mortalität nach den ersten zwei bis drei Stunden beruht in erster Linie auf Blutungen infolge einer Gerinnungsstörung und ist heute weitgehend vermeidbar. Dennoch beträgt die Sterblichkeit der klassischen Fruchtwasserembolie immer noch 80%, wobei in 25% der Tod sofort oder innerhalb der ersten Stunde eintritt. Die Fruchtwasserembolie ist heute für 4–13% der mütterlichen Todesursachen verantwortlich (43, 132).

Prophylaxe
Eine Fruchtwasserembolie ist nicht voraussehbar und kaum vermeidbar, so daß von einer Prophylaxe nicht die Rede sein kann. Immerhin sollen Wehenmittel sorgfältig dosiert werden. Die Amniozentese bei akuter Hydramnie soll eine erhöhte Gefahr darstellen. Beim intrauterinen Fruchttod von längerer Dauer soll mit Wehenmittel sorgsam umgegangen werden.

Luftembolie

Die intra- oder postpartuale Luftembolie mit tödlichem Ausgang ist ein seltenes Ereignis.

Ätiologie
Es kommt jede Traumatisierung der Plazentahaftstelle (manuelle Lösung, Wendungsoperation, abdominale Schnittentbindung, Extraktion) in Betracht.
Die Luftmenge, die zu schweren Emboliesymptomen oder zum Tode führt, wird mit 50–500 ml angegeben.

Diagnose
Ein Hinweis auf eine Luftembolie bei einem plötzlich unter/oder nach der Geburt auftretenden Schock ist ein über dem Herzen auskultierbares reibendes Geräusch bei einer sich rasch entwickelnden pulmonalen und kardialen Insuffizienz, Herzbeklemmung, starken Rückenschmerzen, Unruhe und Todesangst.

Therapie
Da die Diagnose in den sehr seltenen Fällen einer Luftembolie kaum je gestellt wird, ist die Empfehlung einer Behandlung (Kopftieflagerung, Linkslagerung, Punktion der rechten Herzkammer, rasche Flüssigkeits- und Sauerstoffzufuhr und künstliche Beatmung) theoretisch.

Septisch-toxischer Schock (bakterieller oder Endotoxinschock)

Ätiologie und Pathogenese
Der bakterielle Schock wird bei Infektionen oder Operationen mit nachfolgender Infektion der Genitalorgane, der Harnwege und des Gastrointestinaltraktes beobachtet. Liegt eine Infektion des Uterusinhaltes bzw. dessen Umgebung vor, so besteht die Möglichkeit der Einschwemmung von Bakterien und/oder Endotoxinen in die mütterliche Strombahn. Diese bewirken auf humoralem Weg einen Blutdruckabfall mit konsekutiver Schocksymptomatik.
Unter Berücksichtigung der Mortalitätsrate des bakteriellen Schocks von 50–60% (10, 11) muß jede Patientin mit einer intrauterinen Infektion in der Schwangerschaft als „schockgefährdet" angesehen werden.
Ungefähr 20–25% der Bakteriämien mit *gramne-*

gativen Erregern sind von einem Schock gefolgt, hingegen nur 5% bei Bakteriämien bei *grampositiven* Erregern.

Bei den grampositiven Erregern handelt es sich um Staphylokokken, Streptokokken, Clostridium Welchii, bei den gramnegativen Organismen um Escherichia coli, Aerobacter aerogenes, Proteus vulgaris, Pseudomonas aeruginosa, Klebsiellen und Meningokokken.

Endotoxine werden bei gramnegativen, DNA-Oligonukleotide bei grampositiven Bakterien als den Schock auslösende Ursache angenommen (102).

Ein nicht unwesentlicher pathogenetischer Faktor beim bakteriellen Endotoxinschock ist die disseminierte intravaskuläre Gerinnung.

Faktoren, die zu einem septischen Schock prädisponieren: vorausgegangene Operationen, Zystoskopien, Blasendauerkatheterismus, intravenöse Verweilkatheter, Diabetes mellitus, Aborte, Pyelonephritis, postpartuale Komplikationen usw.

Typische Krankheitszeichen

Die charakteristischen Symptome treten nicht selten ganz plötzlich aus völligem Wohlbefinden heraus auf. Der Übergang von der lokalisierten Infektion in die generalisierte Erkrankung vollzieht sich in kurzer Zeit. Warnsymptome fehlen in den meisten Fällen.

Eine Diskrepanz zwischen Lokalbefund (etwas putrider Fluor, mäßige Druckschmerzhaftigkeit von Uterus und Adnexen) und Schwere des Zustandes sind oft auffallend. Im Vordergrund steht hohes Fieber mit vorangehendem Schüttelfrost, Tachykardie, Tachypnoe, Dehydration, reduzierte Urinausscheidung, leichte Bewußtseinstrübung mit Kopfschmerzen, evtl. angedeuteter Meningismus sowie Schmerzen im Abdomen und in den Extremitäten.

Die Entwicklung einer disseminierten intravaskulären Gerinnung wird durch die im Schock gestörte Hämodynamik begünstigt. Es handelt sich jedoch nicht um eine isolierte Veränderung am Gerinnungssystem. Im Vordergrund steht die Verlegung der terminalen Strombahn durch Gerinnsel. Eine pulmonale Insuffizienz, ein akutes Nierenversagen und eine Bewußtseinstrübung sind die Folge. Gerinnungsanalytisch steht beim septischen Schock die Thrombozytopenie im Vordergrund. Der Nachweis von löslichen Fibrinmonomerkomplexen im strömenden Blut kann als Frühsymptom einer sich anbahnenden DIG gewertet werden. Im Endotoxinschock findet man auch eine Verminderung der Fibrinogenwerte (11, 14, 16, 19, 30, 36, 53, 55, 70, 99, 102, 107).

Therapie

Entscheidend sind frühzeitige Erkennung einer septischen Infektion und hochdosierte antibakterielle Behandlung. Bei intrauterinem Fruchttod, aber auch bei schwerer Amnionitis und lebendem Kind wird man versuchen, den Uterus durch Wehenmittel rasch zu entleeren.

Falls keine Peritonitis vorliegt, empfehlen manche Autoren bei Indikation zu einer Sectio caesarea ein extraperitoneales Vorgehen, um eine Ausbreitung der Infektion in die Bauchhöhle zu verhindern (14).

Generell ist das therapeutische Vorgehen wie folgt:

a) Antibiotika: Bei unbekanntem Erreger ein Amnioglykosid (z. B. Gentamycin) in Kombination mit einem Cephalosporin.

b) Volumenzufuhr: Plasma- oder Plasmaersatzlösung. Bluttransfusionen nur bei gleichzeitigem Blutverlust oder vorbestehender Anämie. Das Bedarfsvolumen ist im septischen Schock wegen großem Flüssigkeitsverlust in den extravasalen Raum erhöht. Menge und Geschwindigkeit des Volumenersatzes sind nach dem zentralvenösen Druck zu richten.

c) Sicherstellung der Ventilation: Sauerstoffverabreichung durch Nasenkatheter oder Maske. Intubation und kontrollierte oder assistierte Beatmung bei Bedarf.

d) Korrektur der metabolischen Azidose.

e) Corticosteroide, vasoaktive Medikamente und Herzglykoside.

f) Die Verhinderung der disseminierten intravaskulären Gerinnung durch prophylaktische Heparingabe ist umstritten. Eine prophylaktische Heparinapplikation soll die Thrombozytenaggregatbildung nicht verhindern, den generalisierten intravasalen Ausfall von Fibrin jedoch vermeiden (37, 108). Bei gesicherter DIG ist eine Dauerinfusion mit 20 000–30 000 IE Heparin/24 Stunden empfohlen.

g) Besteht eine hämorrhagische Diathese mit Fibrinogenverminderung, soll 2–6 g Cohn-Fraktion I infundiert werden.

h) Da eine Thrombozytopenie zum bakteriellen (Endotoxin-) Schock führen kann, ist die Gabe von Warmblut- oder Thrombozytenkonzentraten indiziert.

i) Chirurgische Maßnahmen: Zeigen die Schocksymptome trotz der eingeschlagenen Therapie keine Tendenz zur Rückbildung, ist die abdominale Uterusexstirpation indiziert. Eine Unterbrechung der Heparintherapie ist bei ausreichender Thrombozytenzahl kontraindiziert (108). Bei der chirurgischen Sanierung des Infektionsherdes ist jedoch wegen der Gefahr einer weiteren Toxineinschwemmung jede unnötige Manipulation zu vermeiden.

Prognose

Die mütterliche Mortalität ist sehr hoch. Die Angaben bewegen sich zwischen 12% und 90%.

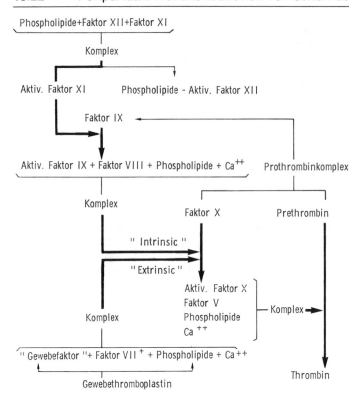

Abb. 1 Gerinnungsschema (aus W. Kuhn, H. Graeff: Gerinnungsstörungen in der Geburtshilfe, 2. Aufl. Thieme, Stuttgart 1977)

Hämorrhagische Diathese während Schwangerschaft und Geburt

Schwere bis lebensbedrohliche Zustände können während Schwangerschaft und Geburt durch Störungen der Blutgerinnung verursacht sein und durch sie kompliziert werden.

Es sind dabei *vorbestehende hereditäre* oder *erworbene* hämorrhagische Diathesen von den eigentlichen *geburtshilflichen Koagulopathien* abzugrenzen.

Die *physiologische Hämostase* im Bereich der Plazentahaftstelle erfolgt durch das Zusammenwirken von postpartualen Uteruskontraktionen und Gerinnungsvorgängen. So ist auch bei Blutgerinnungsstörungen eine, wenn auch verzögerte, postpartuale Blutstillung möglich, solange kein totaler Ausfall der Gerinnungsfähigkeit vorliegt. Geburtshilfliche Komplikationen sind deshalb bei vorbestehender hämorrhagischer Diathese selten.

Allgemein wird bei hämorrhagischen Diathesen zwischen *Koagulopathien* (plasmatische Gerinnungsstörungen), *Thrombopenien* und *Thrombopathien* sowie *Vasopathien* und deren Kombinationen (z. B. Thrombopathie von Willebrand-Jürgens) unterschieden (102).

Die disseminierte intravasale Gerinnung stellt eine Sonderform der Koagulopathien dar. Von den *hereditären Koagulopathien* haben die Hypofibrinogenämie, die Hypoprothrombinämie, die Parahämophilie (Faktor-V-Mangel), die Hypokonvertinämie (Faktor-VII-Mangel) und besonders die Hämophilie A und die Hämophilie B (Faktor-VIII- oder Faktor-IX-Mangel) geburtshilflich eine gewisse Bedeutung.

Wie aus dem vereinfachten Schema des gerinnungs- und fibrinolytischen Systems ersichtlich ist, kann die Umwandlung von Fibrinogen in Fibrin durch Thrombin auf zwei Wegen ablaufen: Als *extravasale* Gerinnung, wobei Gewebethromboplastin (= Gewebsthrombokinase) benötigt wird oder als *intravasale* Gerinnung, wobei nur Elemente des Blutes selbst beteiligt sind (Plasmafaktoren und ein Plättchenfaktor).

Die extravasale Gerinnung, die weniger Faktoren benötigt, läuft rascher ab als die intravasale (102). Das labile Blutthromboplastin (Plasmathrombokinase) entsteht intravasal erst durch das Zusammenwirken einer großen Zahl von Gerinnungsfaktoren. Dagegen findet sich das Gewebsthromboplastin in unterschiedlicher Menge – besonders reichlich in Plazenta, Dezidua, Uterus und Fruchtwasser – im Körpergewebe (Abb. 1).

Diagnostik und therapeutische Maßnahmen

Bei Graviden, deren Anamnese auf das Bestehen einer hämorrhagischen Diathese hinweist, müssen zunächst Gerinnungsuntersuchungen vorgenommen werden. Aufgrund regelmäßiger Kontrollen läßt sich – unter Berücksichtigung der physiologischen Zunahme des Gerinnungspotentials während der Gravidität – eine mögliche Gefährdung unter der Geburt abschätzen und eventuell bereits eine Therapie beginnen, z. B. mit Vitamin K. Unter der Geburt wird man sich zunächst abwartend verhalten. Bei stärkerer Blutung soll man aber rasch mit der nötigen Therapie eingreifen (Bereitstellung eines ausreichenden Blutersatzes) (137).

Geburtshilfliche Koagulopathien

Disseminierte intravaskuläre Gerinnung (DIG = DIC: Verbrauchskoagulopathie; Defibrinierungssyndrom)

Pathophysiologie

Es handelt sich um eine disseminierte Gerinnung innerhalb der Blutbahn, verursacht durch gerinnungsaktive Substanzen, die innerhalb des Gefäßsystems entstehen bzw. frei werden oder von außen in dasselbe gelangen. Die Folge ist einerseits eine Verlegung vorwiegend kleiner Gefäße, die in verschiedenen Organen zu ischämischen Nekrosen führen kann (beonsers in Nieren und Leber), andererseits ein „Verbrauch" von Gerinnungsfaktoren und Thrombozyten, wodurch oft eine schwere hämorrhagische Diathese entsteht, die durch eine kompensatorisch gesteigerte Fibrinolyse noch verschlimmert wird (102).

Man *unterscheidet* eine akute und eine chronische DIG:

Die *akute disseminierte intravaskuläre Gerinnung* kommt bei geburtshilflichen Komplikationen vor:
a) *vorzeitige Lösung der Plazenta:*
Die Plazenta ist sehr reich an Thromboplastin. Bei der vorzeitigen Lösung gelangt Gewebsthromboplastin aus dem retroplazentaren Hämatom über die intervillösen Räume der Plazenta in den mütterlichen Kreislauf.
b) *Amnioninfusion (Fruchtwasserembolie),*
c) *Eklampsie, Präklampsie,*
d) *Blasenmole,*
e) *Uterusruptur oder Traumatisierung des Uterus,*
f) *verschiedene Schockzustände:*
Bakterieller oder *Endotoxinschock.* Besonders bei Meningokokken und anderen gramnegativen Erregern, bei denen das bakterielle Endotoxin das Gefäßendothel schädigt sowie einen ausgedehnten Plättchenzerfall und damit eine „Freisetzung" des Plättchenfaktors III verursacht (Chorioamnionitis, septischer Schock, Amnioninfektionssyndrom).
Posthämorrhagischer Schock. Die Hypoxie führt zu einer Endothelschädigung.
Transfusionsschock.
Transfusion von inkompatiblem Blut; die Erythrozyten geben bei akuter Hämolyse außer Hämoglobin auch einen gerinnungsaktiven Faktor an das Plasma ab.

Die *subakute disseminierte intravasale Gerinnung* kommt bei intrauterinem Fruchttod mit Retention („Dead-fetus-Syndrome") und beim „missed abortion" vor.
Die Koagulopathie soll durch Resorption von Fibrinogen und anderen eiweißdenaturierenden Fermenten aus der mazerierten Plazenta entstehen.
Aus nekrotischer Dezidua und Plazenta geht Gewebsthromboplastin langsam in die mütterliche Zirkulation über.
Die *chronische disseminierte intravaskuläre Gerinnung* kommt bei einigen malignen Tumoren vor.

Krankheitszeichen

Typische Krankheitszeichen sind:
Plötzlich auftretende Blutungen, häufig zuerst an den Stellen, von denen die DIG ausgelöst wurde (vaginale Blutung bei vorzeitiger Lösung der Plazenta oder Blutungen aus der Operationswunde usw.). Bei fast allen Formen der disseminierten intravasalen Gerinnung werden in mehr oder weniger ausgeprägtem Umfang Zeichen des Schocks beobachtet. Auch metabolische Veränderungen sind typisch. Die Minderdurchströmung der terminalen Strombahn und Beeinträchtigung des Sauerstofftransportes sind im Schock die Berührungspunkte zwischen dem zirkulatorischen und metabolischen Geschehen. Organschädigungen können Folge des komplexen Geschehens sein.

Klinik

Gerinnungsstörungen treten bei den obengenannten Krankheitsbildern keineswegs regelmäßig auf.
Bei vorzeitiger Plazentalösung kommt es nur in 5–10% der Fälle zu klinisch manifesten Gerinnungsstörungen und nur bei gleichzeitigem mütterlichen Schockzustand. Aber auch bei klinisch symptomlosem Verlauf lassen sich durch sorgfältige Untersuchungen häufig Gerinnungsdefekte nachweisen. Zwischen dem Beginn der vorzeitigen Lösung und dem Auftreten von Gerinnungsdefekten liegen im Mittel 6 Stunden. Drei Pathomechanismen werden beim Syndrom der vorzeitigen Lösung der Plazenta im Bezug auf die Koagulopathie diskutiert:
a) Die Infusion von „thromboplastischem Material" aus dem Cavum uteri in die mütterliche Zirkulation. Plazenta und Dezidua sind reich an Gewebethromboplastin (108). Wahrscheinlich kommt es nach Lösung der Plazenta von ihrer Haftstelle zu einer Infusion von „Gewebethromboplastin" bzw. Serum in die mütterliche Zirkulation. Als Eintrittspforte werden die Venen des Endometriums angesehen. Bei einer Infusion von „thromboplastischem Material" in die mütterliche Blutbahn kann eine pathologische Thrombinaktivierung entstehen.
b) Lokaler Verbrauch von Gerinnungsfaktoren im retroplazentaren Hämatom.

c) Eine Koagulopathie als Ursache des retroplazentaren Hämatoms (108).

Bei der Fruchtwasserinfusion tritt der Tod in einem Drittel der Fälle nach 20 Minuten, in einem weiteren Drittel in den folgenden 70 Minuten ein. Wird diese Zeitspanne überlebt, manifestiert sich in 40% der Fälle eine Gerinnungsstörung. Fruchtwasserelemente, die thromboplastisch wirken, können das Krankheitsbild hervorrufen (108). Der intravaskuläre Gerinnungsprozeß läßt sich klinisch nicht eindeutig diagnostizieren, da eine Summe von Faktoren an der schweren Zirkulationsstörung beteiligt sind. Verschluß von pulmonalen Gefäßabschnitten durch Fruchtwasserelemente, Vasokonstriktion, kardiogener Schock und Lungenödem sind pathologische Vorgänge, die eine pulmonale Insuffizienz, wie sie bei der Fruchtwasserembolie im allgemeinen zu beobachten ist, ebenso verursachen können wie eine massive, zusätzliche, intravaskuläre Gerinnung im Bereiche der pulmonalen Strombahn (108). Als indirekter Hinweis auf eine abgelaufene intravasale Gerinnung ist auch bei der Fruchtwasserembolie als Ausdruck einer intravasalen Hämolyse die in einzelnen Fällen zu beobachtende Hämoglobinämie bzw. Hämoglobinurie anzusehen. Das verbindlichste klinische Zeichen einer Koagulopathie bei Fruchtwasserembolie ist die Ungerinnbarkeit des Blutes mit und ohne hämorrhagischer Diathese (108).

Koagulopathien bei Spätgestosen. Das Syndrom der Spätgestose nimmt insofern eine Sonderstellung ein, als eine Reihe von pathophysiologischen und pathoanatomischen Veränderungen sowohl die Mutter als auch die fetoplazentare Einheit betrifft. In bezug auf das Gerinnungssystem sprechen viele Befunde dafür, daß bei schwerer Gestose ein Übergangsstadium von Hyperkoagulabilität zu manifester intravasaler Gerinnung vorliegt. Der Äthanoltest, der auf Spaltprodukte hinweist, ist häufig positiv. Auch können erhöhte Spiegel von löslichen Fibrinmonomerkomplexen nachgewiesen werden (108). Hämolyse und ausgeprägte Thrombozytopenie werden bei Präeklampsie und Eklampsie als Folge einer Mikroangiopathie und/oder disseminierten intravaskulären Gerinnung beobachtet. Die vermehrte Ablagerung von Fibrin in der Plazenta bei Patientinnen mit Spätgestose (108), hat zum Schluß geführt, daß die intravaskuläre Gerinnung zu einer Hypoperfusion der uteroplazentaren Einheit und damit zur fetalen Minderversorgung führt.

Eine disseminierte intravaskuläre Gerinnung wird bei 9% der Eklampsien beobachtet. Bei der Eklampsie ist die DIG wesentlich besser dokumentiert als bei der Präeklampsie, wo sie nur in 2,5% vorkommt (9, 31, 63, 83, 87, 92, 143). Fibrinverschlüsse von Arteriolen, Kapillaren und Venen führen zu ischämischen Gewebsschäden, die wiederum zur Oligurie, Anurie, Hämolyse und Hämaturie, vorzeitigen Lösung der Plazenta, Konvulsionen, Netzhautablösungen und zum Koma führen können.

Warnsymptome sind Nausea, Erbrechen, Diarrhoe, abdominale Schmerzen, Dyspnoe und Zyanose. Als Spätstörung ist sogar ein Panhypopituitarismus (Infarkte des Hypophysenvorderlappens) und Diabetes insipidus möglich. Alle diese Störungen werden nur bei der eklamptischen Patientin, nicht bei der Präeklampsie beobachtet.

Intrauteriner Fruchttod („Dead-fetus-Syndrome"). Veränderungen im System der Hämostase werden in starker Abhängigkeit von der Dauer eines intrauterinen Fruchttodes beobachtet. Vom „Dead-fetus-syndrome" wird gesprochen, wenn ein Abfall des Fibrinogenspiegels unter 150 mg% (108) oder klinische Zeichen einer hämorrhagischen Diathese auftreten. In etwa 10–25% (137) wird nach intrauterinem Fruchttod eine Hypofibrinogenämie unter 120 mg% beobachtet. Bei Patientinnen mit einer Retention der toten Frucht von mehr als 5 Wochen, beträgt die Frequenz des „Dead-fetus-syndrome" 25–40%. In Einzelfällen kann jedoch eine Störung der Hämostase schon 8 Tage nach Absterben der Frucht auftreten. Auffällig ist ein gehäuftes Zusammentreffen von „Dead-fetus-syndrome" und Rhesusinkompatibilität (108, 143).

Die Ursache der Störung in der Hämostase ist nicht sicher bekannt. Der Übergang proteolytischer Enzyme auf die Mutter wird diskutiert. Fibrin-Fibrinogen-Abbauprodukte werden bei abfallendem Fibrinogenspiegel im Blut der Mutter beobachtet (108). Aus diesem Befund und aus dem Wiederanstieg des Fibrinogenspiegels während der Heparintherapie (108) wurde geschlossen, daß es sich bei der Koagulopathie um eine subakute bis chronisch verlaufende disseminierte intravasale Gerinnung handelt. Bis zur Entleerung des Uterus tritt eine bestehende Störung der Hämostase klinisch meist nicht in Erscheinung (108). Von der Diagnose bis zur Einleitung der Geburt sind deshalb die Fibrinogenwerte in regelmäßigen Abständen zu kontrollieren.

Beim *septischen Schock (z. B. Amnioninfektionsyndrom)* finden wir eine disseminierte intravaskuläre Gerinnung vom langsamen Typ. Bakterielle Toxine führen zu hoch fieberhaften Zuständen mit Schüttelfrost, Kreislaufschock und hämorrhagischer Diathese. Die Endotoxine können vom Infektionsherd (Uterus) direkt in die mütterliche Zirkulation eingeschwemmt oder in der mütterlichen Blutbahn durch massiven bakteriellen Zerfall freigesetzt werden. Die im Verlauf der Schwangerschaft zunehmende Hyperkoagulabilität (108) prädisponiert auch beim Endotoxinschock zur Entwicklung der intravaskulären Gerinnung. Liegt ein bakterieller (Endotoxin-) Schock vor, wird die Entwicklung der DIG durch die im Schock gestörte Hämodynamik begünstigt. Die persistierende Minderdurchblutung der terminalen Strombahn als

Folge der intrakapillären Gerinnung und Thrombozytenaggregatbildung spielt dabei eine entscheidende Rolle.
Eine gesteigerte fibrinolytische Aktivität fehlt meistens. Die Ungerinnbarkeit des Blutes ist beim septischen Schock im allgemeinen nicht das hervorstechende Symptom. Im Vordergrund steht die Verlegung der terminalen Strombahn durch Gerinnsel. Hauptsächlich werden Lunge, Niere und das Zentralnervensystem in Mitleidenschaft gezogen, so daß eine pulmonale Insuffizienz, ein akutes Nierenversagen und Bewußtseinstrübung die unmittelbare Folge sind.

Diagnostik

Der Verdacht auf eine geburtshilfliche Koagulopathie muß aufkommen, wenn das aus dem Genitale abfließende Blut nicht oder nur sehr langsam gerinnt. Eine stärkere Blutung weist nach Ausschluß einer Atonie oder einer Verletzung der Geburtswege darauf hin. Eine genaue Diagnose kann erst mit Hilfe von Gerinnungsbestimmungen gestellt werden. Für die Erkennung einer disseminierten intravaskulären Gerinnung haben sich folgende Untersuchungen bewährt:

Methode am Krankenbett

**Gerinnselbeobachtung
(Clot Observation Test)** (108)

Prinzip der Methode: Die spontane Gerinnung von Venenblut wird im Röhrchen beobachtet. Bei normalen Gerinnungsverhältnissen und bei normalem Fibrinogengehalt tritt innerhalb von 6–15 Minuten ein festes Gerinnsel auf. Bei Afibrinogenämien kommt es zu keiner, bei Hypofibrinogenämien zu einer stark verzögerten und nur angedeuteten Gerinnselbildung.
Eine gesteigerte fibrinolytische Aktivität liegt vor, wenn sich das Gerinnsel in weniger als 1 Stunde wieder auflöst. Mit Hilfe des „Clot Observation Test" sind nur ausgeprägte Koagulopathien zu erfassen.

Blutungszeit

Prinzip der Methode: Blutungsdauer einer standardisierten oberflächlichen Hautwunde. Normalwerte liegen zwischen 1–4 Minuten. Werte über 8–10 Minuten sind pathologisch. Die Blutungszeit wird in erster Linie durch Thrombozytenzahl, Thrombozytenfunktion und Funktion der Kapillarwand beeinflußt.

**Methoden für eine Diagnostik
in der akuten Situation** (108)

Zählung der Thrombozyten

Eine Verminderung der Thrombozyten-Zahl wird in der Geburtshilfe bei akut erworbener disseminierter intravaskulärer Gerinnung beobachtet. Die Thrombozyten-Zahl kann vermindert sein, ohne daß der Prozeß bis zu einem Ausfall von Fibringerinnsel in der terminalen Strombahn fortgeschritten ist (108).

Fibrinogenbestimmung

Eine bereits eingetretene Hypo- bzw. Afibrinogenämie nachzuweisen, bereitet keine besonderen Schwierigkeiten. 100 mg% Fibrinogen werden im allgemeinen als Grenzwert angesehen. Darunter ist mit dem Auftreten von Blutungen zu rechnen.
Zur Orientierung über die Gerinnungsfähigkeit und den Fibrinogengehalt des Blutes, der am Ende der normalen Gravidität bei 500–600 mg% liegt, wurden zahlreiche Schnellmethoden angegeben.

Plasmathrombingerinnungszeit
(„Thrombinzeit") (108)

Die Methode ist zur Überwachung der Heparintherapie geeignet. Bei proteolytischem Abbau von Fibrin und Fibrinogen durch Plasmin werden Spaltprodukte frei, die die Polymerisation des Gerinnsels störend beeinflussen.
Die Plasmathrombingerinnungszeit ist ein wesentlicher Indikator zirkulierender Fibrin-Fibrinogen-Abbauprodukte. Der Grad der Verlängerung der Plasmathrombingerinnungszeit läßt Rückschlüsse auf die Schwere der Hämostasestörung zu (108).

Äthanoltest

Durch den Test können im zirkulierenden Blut vorhandene lösliche Fibrinmonomerkomplexe nachgewiesen werden (LFMK), die eine Hyperkoagulabilität sowie Vor- und Frühstadien einer disseminierten intravasalen Gerinnung anzeigen.

Partielle Thromboplastinzeit (PTT)

Die partielle Thromboplastinzeit ist verlängert, wenn eine Störung der Faktoren II, V, VIII, IX, X, XII oder des Fibrinogens vorliegt. Zur Diagnostik der akut erworbenen Koagulopathien in der Geburtshilfe ist der Test geeignet, doch von untergeordneter Bedeutung.

Thromboplastinzeit nach Quick

Mit der Thromboplastinzeit wird eine Verminderung der Faktoren II, V, VII und X sowie des Fibrinogens erfaßt. Die Anwesenheit von Fibrin-Fibrinogen-Abbauprodukten in entsprechender Menge führten ebenfalls zu einer Verlängerung der Thromboplastinzeit. Die Methode ist vor allem für die Überwachung der Antikoagulantienprophylaxe mit Cumarinderivaten reserviert. Eine Verlängerung der Thromboplastinzeit kann bei akut erworbener Koagulopathien in der Geburtshilfe eine Aussage über das Ausmaß der Hämostasestörung machen (108).

Bestimmung vom Prothrombinfaktor V und VII

Besonders der Faktor-V-Bestimmung wird eine gewisse Indikatorfunktion für eine disseminierte intravasale Gerinnung zugesprochen.

Fibrin-Fibrinogen-Abbauprodukte (FAP)

Bei einer Hyperfibrinolyse treten im Serum FAP auf, die durch Einwirkung von Plasmin auf Fibrinogen oder Fibrin entstehen.

Beurteilung

Bei der disseminierten intravasalen Gerinnung sind klassischerweise die Faktoren I (Fibrinogen, weniger als 100 mg%), II (Prothrombin) und V vermindert. Um von einer DIG zu sprechen, sollten die Thrombozyten unter 50000 liegen. Die Antithrombinzeit (Thrombinzeit) kann bei Vorliegen von Spaltprodukten verlängert sein. Auch die Thromboplastinzeit (Quick) kann verlängert bzw. tief sein. Das Fibrinmonomer wird bei einer normalen Schwangerschaft und einem normalen Puerperium in 1% der Fälle gefunden. Bei geburtshilflichen Komplikationen kann das Fibrinmonomer in 18–84% nachgewiesen werden. Bei der Thromboembolie werden keine Fibrinspaltprodukte gefunden. Die Fibrin- bzw. Fibrinogenspaltprodukte verschwinden nach Ende der DIG nur langsam aus der Zirkulation und sind deshalb kein gutes Maß für eine Verlaufskontrolle. Das Fibrinogen (Faktor I) und der Faktor V sind für den Verlauf einer DIG maßgebend. Bei Besserung findet man eine Erhöhung des Fibrinogens um 5–12% pro Stunde.

Zusammenfassend sind bei der Diagnose der disseminierten intravasalen Gerinnung folgende gerinnungsanalytischen Untersuchungen verändert:
a) Gerinnselbeobachtungstest pathologisch,
b) Fibrinogenverminderung,
c) Thrombozytenabfall,
d) Faktorenverminderung,
e) Äthanol positiv,
f) Fibrin-Fibrinogen-Abbauprodukte nachweisbar – Verlängerung der Thrombinzeit (108).

Zusätzliche Informationen können durch folgende Untersuchungen gewonnen werden:
a) Bei akutem Nierenversagen: Harnstoff, Kreatinin, Osmolarität im Serum und Urin,
b) Bei pulmonaler Insuffizienz: Blutgasanalyse, Röntgenbild,
c) Bei Hämolyse: Hämoglobin im Serum und Urin, Blutausstrich,
d) Bei Azidose: Blutgasanalyse und Lactatbestimmung.

Therapie

Im Vordergrund steht die Behandlung des Grundleidens, das zur disseminierten intravasalen Gerinnung geführt hat, d. h. die möglichst schnelle Entleerung des Uterus.

Bei Schockzuständen ist eine adäquate Schocktherapie von entscheidender Bedeutung: Erhaltung einer optimalen kapillären Perfusion, Volumensubstitution und Wasserzufuhr, Blutersatz, Sauerstoffzufuhr, Intubation mit kontrollierter-assistierter Beatmung, Pufferung und eventuell Gabe von Prednison-Prednisolon 5–30 mg/kg KG als 4stündliche Injektion.

Heparin wird besonders bei der Fruchtwasserembolie und beim Endotoxinschock als Prophylaxe der DIG empfohlen: Eine Heparininjektion von 2000 E und eine Heparininfusion von 10000 bis 30000 E/24 Std. Eine genügende Gerinnungsfähigkeit des Blutes (präoperativ) läßt sich im allgemeinen mit der Infusion von 3–6 g Fibrinogen erreichen. 4 g Fibrinogen bringen den Fibrinogenspiegel von 0 auf 100 mg% (108). Fibrinogen kann in schneller Tropfenfolge infundiert werden. Es ist jedoch sinnvoll, nicht nur reines Fibrinogen zu verwenden, sondern Fibrinogen in Form der Cohn-Fraktion I zu geben (welche den verbrauchten Faktor VIII enthält). Bei der vorzeitigen Lösung der Plazenta normalisieren die Substitution von Blut (Frischblut) und Fibrinogen die Gerinnungsverhältnisse in der Regel so, daß weder eine vaginale Entbindung noch eine abdominale Schnittentbindung mit stark erhöhtem Risiko belastet sind. Die Thrombozytopenie kann die hämorrhagische Diathese entscheidend mitbestimmen.

Es ist zu bedenken, daß selbst bei Gabe von Frischblut mit einer Funktionsstörung der Thrombozyten zu rechnen ist, weshalb im Einzelfall die Verwendung von „Warmblut" sinnvoll ist (108). Liegt eine vitale „fibrinolytische Blutung" vor, so ist nach Substitution von Fibrinogen die Anwendung von Trasylol, EACA (Epsilonaminocapronsäure) oder AMCA (Anvitoff) die Therapie, mit der bedrohliche Blutungen gestillt werden können. Die Indikation zur Anwendung von synthetischen Antifibrinolytika ist besonders vorsichtig zu stellen. Sie wird bei der Behandlung der DIG bei Fruchtwasserembolie und dem „Dead-fetus-syndrome" diskutiert (108). Man ist heute (1981) fast überall der Ansicht, daß Frischblut in den meisten Fällen einer beginnenden DIC genügt und daß Fibrinogengaben selten erforderlich sind.

Prognose

Die Prognose ist weitgehend von der Art des Grundleidens abhängig. Wenn in jedem Fall an die Möglichkeit einer intravasalen Gerinnung gedacht wird und die fachgerechte Abklärung, Prophylaxe und Therapie einsetzt, ist die Prognose von seiten der DIG heute recht günstig.

Literatur

1 Adducci, J. E.: Placenta percreta: Conservative management. Int. Surg. 57 (1972) 70–1
2 Aguero, J.: Suture repair of ruptured uterus. Obstet and Gynec. 31 (1968) 806–809

3 Akasheh, F.: Rupture of the uterus. Amer. J. Obstet. Gynec. 101 (1968) 406–408
4 Attwood, H. D.: Fatal pulmonary embolism by amniotic fluid. Amer. J. clin. Path. (1956) 38–46
5 Attwood, H. H.: Amniotic fluid embolism. Path. Ann. 7 (1972) 145–172
6 Basu, H. K.:Fibrinolysis and abruptio placentae. J. Obstet. Gynaec. Brit. Cwlth 76 (1969) 481
7 Beacham, W. D., D. W. Beacham, H. D. Webster u. a.: Rupture of the uterus at New Orleans Charity Hospital. J. Obstet. Gynec. 106 (1970) 1083–1087
8 Beecham, J. B.: Eclampsia, preeclampsia, and disseminated intravascular coagulation. Obstet. and Gynec. 43 (1974) 576
9 Beecham, J. B., W. Watson, J. F. Clapp: Eclampsia, preeclampsia and disseminated intravascular coagulation. Obstet. and Gynec. 43 (1974) 576–585
10 Beller, F. K.: Aetiologie and Pathogenese von Gerinnungsstörungen unter der Geburt. Geburtsh. und Frauenheilk. 28 (1968) 113
11 Beller, F. K.: Pathogenese, Klinik und Therapie des septischen Schocks in der Schwangerschaft. In: Septischer Abort und bakterieller Schock, hrsg. von J. Zander. Springer, Berlin 1968
12 Beller, F. K.: The clinical spectrum and management of acquired coagulopathy in pregnancy. In: Controversy in Obstetrics and Gynecology, Bd. II, hrsg. von D. E. Reid, D. C. Christian. Saunders, Philadelphia 1974 (S. 271)
13 Beller, F. K.: Disseminated intravascular coagulation and consumption coagulopathy in obstetrics. Obstet. Gynec. Ann. 267 (1974)
14 Beller, F. K., G. W. Douglas: Thrombocytopenia indicating gramnegative infection and endotoxemia. Obstet. and Gynec. 41 (1973) 521
15 Beller, F. K., W. Theiss: Fibrin derivatives, plasma hemoglobin and glomerular fibrin deposition in experimental intravascular coagulation. Thrombos. Diathes. haemorrh. (Stuttg.) 29 (1973) 363
16 Beller, F. K., G. W. Douglas, H. Graeff: Zur Pathologie des Endotoxinschocks.
17 Beller, F. K., G. W. Douglas, R. H. Morris, A. J. Johnson: The fibrinolytic system in pregnancy. Amer. J. Obstet. Gynec. 101 (1968) 101
18 Birmingham Maternity Hospital: Intravascular coagulation and abnormal lung-scans in pre-eclampsia and eclampsia Obstet. gynec. Surv. (1971) 244
19 Bleyl, U.: Pathologisch-anatomische Demonstration zur intravasalen Gerinnung und Fibrinolyse. In: Septischer Abort und bakterieller Schock, hrsg. von J. Zander, Springer, Berlin 1968
20 Bleyl, U.: Schock, disseminierte intravasale Gerinnung und idiopathisches Atemnotsyndrom der Neugeborenen. XIII. Int. Kongr. f. Pädiatrie, Wien 1971. Kongress-Ber. Bd. 6 (S. 11–20)
21 Bleyl, U., C. H. Büsing: Kreislaufschock und disseminierte intravasale Gerinnung bei intrauterinem und perinatalem Fruchttod. Klin. Wschr. 48 (1970) 13
22 Bleyl, U., C. M. Büsing, H. Graeff, W. Kuhn: Perinatale Hämostase-Störung nach vorzeitiger Plazentarlösung. Virchows Arch. path. Anat. 348 (1969) 1
23 Bonnar, J.: Thromboembolism in obstetric and gynaecological patients. In: Thromboembolism, hrsg. von A. N. Nicolaides. Medical and Technical Publishers, Lancaster 1975
24 Bonnar, J., G. P. McNicol, A. S. Douglas: The behavior of the coagulation and fibrinolytic mechanism in abruptio placentae. J. Obstet. Gynaec. Brit. Cwlth 76 (1969) 799
25 Bonnar, J., G. P. McNicol, A. S. Douglas: Coagulation and fibrinolytic systems in preeclampsia and eclampsia. Brit. med. J. 1971/II, 12–16
26 Borenstein, R.: External rupture of the uterus. Obstet. and Gynec. 40 (1972) 211
27 Botha, M. C.: Spontaneous rupture of the uterus due to placenta percreta: A case report. S. Afr. med. J. 43 (1969) 39–41
28 Burnett, C.: The management of abruptio placentae. J. Obstet. Gynec. Brit. Cwlth 80 (1973) 549
29 Campbell, St., E. I. Kohorn: Placental localization by ultrasonic compound scanning. J. Obstet. Gynaec. Brit. Cwlth 75 (1968) 1007
30 Cavanagh, D., P. J. Clark, A. G. W. McLeod: Septic shock of endotoxin type. Some observations based and the management of 50 Patients. Amer. J. Obstet. Gynec. 102 (1968) 13
31 Chervet, D., F. Beguin, P. Vassiliakos, J. Cox, C. A. Bouvier: Evidence of placental microangiopathy in pre-eclamptic states. Vth Int. Congr. ISTH, Paris, Juli 1975, Abstr. (S. 140)
32 Chung, A. F., I. R. Merkatz: Survival following amniotic fluid embolism with early heparinization. Obstet. and Gynec. 42 (1973) 809–814
33 Claiborne, H. A., E. C. Schelin: Ruptur of the gravid uterus. Amer. J. Obstet. Gynec. 99, 900–906
34 Coopland, A. T., E. D. Istaels, A. Zipursky, L. G. Israels: The pathogenensis of defective hemostatis in abruptio placentae. Amer. J. Obstet. Gynec. 100 (1968) 311
35 Corrigan, J. J.: The clinical spectrum and management of acquired coagulopathy in pregnancy. In: Controversy in Obstetrics and Gynecology, hrsg. von D. E. Reid, D. C. Christian. Saunders, Philadelphia 1974 (S. 276–283)
36 Corrigan, J. J., C. M. Jordan: Heparin therapy in septicemia with disseminated intravascular coagulation. New Engl. J. Med. 283 (1970) 778
37 Corrigan jr., J. J., W. L. Ray, N. May: Changes in the blood coagulation system associated with septicemia. New Engl. J. Med. 279 (1968) 851
38 Courtney, L. D.: Coagulation failure in pregnancy. Brit. med. J. 1970 I, 691
39 Courtney, L. D.: Amniotic fluid embolism. Brit. med. J. 1970/I, 545
40 Courtney, L. D.: Coagulation failure in pregnancy. Brit. med. J. 1970/IV, 303
41 Courtney, L. D.: Supine hypotension syndrome during caesarean section. Brit. med. J. 1970/I, 797
42 Courtney, L. D.: Postpartum coagulation failure. Brit. med. J. 1971/II, 403
43 Courtney, L. D.: Amniotic fluid embolism. Obstet. gynec. Surv. 29 (1974) 169–177
44 Courtney, L. D., M. Allington: Effect of amniotic fluid on blood coagulation, Brit. J. Haemat. 22 (1972), 3, 353
45 Courtney, L. D., R. R. Boxall, P. Child: Permeability of membranes of dead fetus. Brit. med. J. 1971/I, 492
46 Crenshaw, C.: Placenta previa: a survey of twenty years experience with improved perinatal survival by expectant therapy and cesarean delivery. Obstet. gynec. Surv. 28 (1973) 461
47 Davis, M. E., K. P. Russell: Obstetric hemorrhage and shock. In: Textbook of Obstetrics and Gynecology, hrsg. von D. N. Danforth. Hoeber Medical Division, Harper & Row, New York 1966 (S. 630)
48 Deykin, D.: The clinical challenge of disseminated intravascular coagulation. New Engl. J. Med. 283 (1970) 636
49 Deykin, D.: The clinical challenge of disseminated intravascular coagulation. New Eng. J. Med. 283 (1971) 36–44
50 Dixon, R. E. Disseminated intravascular coagulation: a pardox of thrombosis and hemorrhage. Obstet. gynec. Surv. 28 (1973) 385
51 Dmowski, W. P., R. B. Greenblatt: Asherman's syndrome and risk of placenta accreta. Obstet. and Gynec. 34 (1969) 288–299
52 Duckert, F.: Einige Aspekte der Biochemie der Blutgerinnung. Chemie in unserer Zeit 9 (1975) 1
53 Eckhardt, T., G. Müller-Berghaus: The role of blood

platelets in the precipitation of soluble fibrin by endotoxin. Scand. J. Haemat. 14 (1975) 181
54 Edelstone, D. I.: Placental localization by ultrasound in clinical. Obstet. and Gynec. (1977) 285
55 Edson, J. R., R. M. Blaese, J. G. White, W. Krivit: Defibrination syndrome in an infant born after abruptio placentae. J. Pediat. 72 (1968) 342
56 Egley, Ch. C., L. R. Simon, T. Haddox: Hydatiform mole and disseminated intravascular coagulation. Amer. J. Obstet. Gynec. 121 (1975) 22
57 Evensen, S. A., M. Jeremic: Platelets and the triggering mechanism of intravascular coagulation. Brit. J. Haemat. 19 (1970) 33
58 Fahmy, K.: Placenta praevia accreta. Aust. N.Z. J. Obstet. Gynaec. 10 (1970) 82–86
59 Fox, H.: Placenta accreta. Obstet. gynec. Surv. 27 (1972) 475
60 Freidberg, V.: Der Geburtsschock. Gynäkologe 4 (1971) 19
61 Fribourg, S. R. C.: Intrauterine lavage for control of uterine atony. Obstet. and Gynec. 41 (1973) 876
62 Gallup, D. G., W. E. Lucas: Heparin treatment of consumption coagulopathy associated with intrauterine fetal death. Obstet. and Gynec. 35 (1970) 690
63 Galton, M., K. Merritt, F. K. Beller: Coagulation studies of the peripheral circulation of pathiens with toxemia of pregnancy: A study for the evaluation of disseminated intravascular coagulation in toxemia. J. Reprod. Med. 6 (1971) 89–100
64 George, M.: Ruptured uterus. A complication of oxytocin induction and high party. Obstet. and Gynec. 36 (1970) 240
65 Gerber, A. H., J. Klinger: Active management of missed abortion. Obstet. and Gynec. 32 (1968) 312
66 Ghulam Nabi Sheik: Perinatal genital hematomas. Obstet. and Gynec. 38 (1971) 247
67 Golditch, I. M.: Pathology of pregnancy. Management of abruptio placentae. Obstet. and Gynec. (1970) 741
68 Grabert, H., A. Mossa, S. F. Oliveira u. a.: Placenta percreta with penetration of the bladder. J. Obstet. Gynaec. Brit. Cwlth 77 (1970) 1142–1143
69 Graeff, H., R. von Hugo: Fibrinogen derivatives in a case of abruptio placentae. Amer. J. Obstet. Gynec. 120 (1974) 335
70 Graeff, H., W. Kuhn, J. Zander: Sepsis in der Geburtshilfe. Therapiewoche 24 (1974) 6173
71 Gregory, M. G.: Amniotic fluid embolism. Obstet. and Gynec. 42 (1973) 236
72 Haberland, G. L., D. H. Lewis: 6 neue Aspekte der Trasylol-Therapie. Die Schocklunge. Schattauer, Stuttgart 1973
73 Hafter, R., T. Schneebauer, K. Tafel, E. Ernst, H. Graeff: Bestimmung von löslichen Fibrinmonomerkomplexen zur Erfassung der Hyperkoagulabilität in der Schwangerschaft und unter der Geburt. Geburtsh. u. Frauenheilk. 35 (1975) 518
74 Halberstadt, E.: Vortrag: Die vorzeitige Lösung der Placenta. Symposium, Kassel, 4. Februar 1971
75 Hansmann, M.: Kritische Bewertung der Leistungsfähigkeit der Ultraschalldiagnostik in der Geburtshilfe heute. Gynäkologe 7 (1974) 1
76 Harbison, R. G.: Amniotic fluid embolism. Med. J. Aust. 2 (1973) 687–688
77 Hassim, A. M., C. Lucas, S. A. M. Elkabbani: Spontaneous uterine ruptur caused by placenta percreta. Brit. med. J. 1968/II, 97–98
78 Haverkamp, A., W. A. Bowes: Uterine perforation, a complication of continuous fetal monitoring. Amer. J. Obstet. Gynec. 110 (1971) 667
79 Hawkins, D. F.: Coagulation failure in pregnancy. Brit. med. J. 1970/IV, 804
80 Hayden, F. J.: Pathology of labor and puerperium. Maternal mortality in history and today. Path. labor and puerperium 1–100 (1970) 666
81 Heene, D., K. Schultis: Zur Therapie erworbener hämorrhagischer Diathese. Med. Welt (Stuttg.) 15 (1968) 985
82 Hellman, L. M., J. A. Pritchard: Williams Obstetrics, 15. Aufl. Appleton-Century-Crofts, New York 1976
83 Henderson, A. H., D. J. Pugsley, D. P. Thomas: Fibrin degradation products in preeclamptic toxaemia and eclampsia. Brit. med. J. 1970/III, 545–547
84 Herschlein, H.-J.: Die antiproteolytische Therapie, generalisierter und lokaler Störungen der Blutgerinnung in Geburtshilfe und Gynäkologie. Schattauer, Stuttgart 1970
85 Herrschlein, H. J.: Ultraschalldiagnostik bei vorzeitiger Lösung der richtig sitzenden Plazenta. Ärztl. Forsch. 24 (1970) 210
86 Hester, D. J.: Postpartum hemorrhage and reevaluation of uterine packing. Obstet. and Gynec. (1974) 501
87 Hibbard, L. T.: Maternal mortality due to acute toxemia. Obstet. and Gynec. 42 (1973) 263
88 Hickl, E.-J., A. Delucca, U. Haubold: Vergleichende Untersuchungen über Plazentalokalisation mit Ultraschall- und radioaktiven Isotopen. Geburtsh. u. Frauenheilk. 30 (1970) 316
89 Hinselmann, M.: Ultraschalldiagnostik in der Geburtshilfe. Gynäkologe 2 (1969) 45
90 Hirsh, J.: Clinical experience with anticoagulant therapy during pregnancy. Obstet. and Gynec. Surv. (1970) 744
91 Hollaender, H. J.: Ultraschalldiagnostik in der Schwangerschaft. Urban & Schwarzenberg, München 1972
92 Howie, P. W., C. R. Prentice, G. P. McNicol: Coagulation, fibrinolysis and platelet function in pre-eclampsia, essential hypertension and placental insufficiency. J. Obstet. Gynaec. Brit. Cwlth
93 Imid, J. R., R. P. Perkins: Extraperitoneal cesarean section. New need for old skills. Amer. J. Obstet. Gynec. 125 (1976) 51
94 Indian, J.: Some observation on the aetiology and management of coagulation failure complicating abruptio placentae. Obstet. and Gynec. (1972) 551
95 Jauchler, G. W., R. L. Baker: Cervical pregnancy: Review of the literature and a case report. Obstet. and Gynec. 35 (1970) 870
96 Käser, O., F. A. Iklé, H. A. Hirsch: Atlas der gynäkologischen Operationen, 3. Aufl. Thieme, Stuttgart 1973
97 King, D. L.: Placental migration demonstrated by ultrasonography. Scientific Exhibit at American Institute of Ultrasound in Medicine Meeting, Denver, Oct. 18–22 (1971)
98 Kitchin, J. D.: Puerperal inversion of the uterus. Amer. J. Obstet. Gynec. 123 (1975) 172
99 Kitzmiller, J. L.: Septic shock: an ecletic view. Obstet. and Gynec. 26 (1971) 105
100 Kitzmiller, J. L.: Studies on a model of amniotic fluid embolism. Obstet. and Gynec. 39 (1972) 626
101 Kobayashi, M., L. M. Hiellmann, L. Fillisti, E. Cromb: Placental localization by ultrasound. Amer. J. Obstet. Gynec. 106 (1970) 279
102 Koller, F., G. A. Nagel, K. Neuhaus: Internistische Notfallsituationen. Thieme, Stuttgart 1974; 2. Aufl. 1976
103 Kossoff, G., W. J. Garrett: Ultrasonic film echoscopy for placental localization. Aust. N. Z. J. Obstet. Gynaec. 12 (1972) 117
104 Kratochwil, A.: The state of ultrasound diagnosis in perinatal medicine. J. perinat. Med. 3 (1975) 75
105 Kuhn, W.: Hämostase und Gestation. In: Sexualhormone und Blutgerinnung, hrsg. von R. Marx, H. A. Thies. Schattauer, Stuttgart 1971
106 Kuhn, W., H. Graeff: Gerinnungsstörungen in graviditate. Bibl. gynaec. (Basel) 52 (1969) 105
107 Kuhn, W., H. Graeff: Bakterieller Schock und Hyperkoagulabilität (Pathophysiologie-Prophylaxe). In: Mikrozirkulation, hrsg. von F. W. Ahnefeld, C. Burri, W. Dick, M. Halmányi. Springer, Berlin 1974 (S. 147)

108 Kuhn, W., H. Graeff: Gerinnungsstörungen in der Geburtshilfe, 2. Aufl. Thieme, Stuttgart 1977
109 Kuhn, W., H. Graeff, U. Bleyl: Disseminierte intravasculäre Gerinnung im fetalen Organismus bei septischen Komplikationen in der Schwangerschaft. In: Beiträge zur Pathophysiologie und Chemie der Endotoxine, hrsg. von B. Urbaschek. Springer, Berlin 1970
110 Kuhn, W., G. Bröcker, H. Graeff, U. Bleyl, H. Frost: Nachweis von Fibrinmonomeren im Nabelvenenblut. Klin. Wschr. 49 (1971) 106
111 Layton, K. B.: Uterine artery ligation in a case of placenta accreta. Aust. N. Z. J. Obstet. Gynaec. 8 (1968) 93–94
112 Liban, E., S. Ray: Amniotic fluid emboli. Amer. J. clin. Path. 51 (1969) 477–486
113 Ludwig, H.: Pathogenese und Klinik perinataler Zirkulationsstörungen. Hypovolämischer Schock in der Geburtshilfe. In: Neue Aspekte der Trasyloltherapie 3, hrsg. von G. L. Haberland, P. Matis. Schattauer, Stuttgart 1969
114 Ludwig, H.: Nierenrindennekrose bei Endotoxinschock. Geburtsh. u. Frauenheilk. 28 (1968) 1181
115 Lundberg, J.: Diagnosis of abruptio placentae by ultrasound. Lancet 1971/I 806
116 McHattie, Th. J.: Placenta praevia accreta. Obstet. and Gynec. 40 (1972) 795
117 McKay, D. G.: Hematologic evidence of disseminated intravascular coagulation in eclampsia. Obstet. Gynec. Surv. 27 (1972) 399
118 Maki, M., K. Tachita, Y. Kawosaki u. a.: Heparin treatment of amniotic fluid embolism. Tohoku J. exp. Med. 97 (1969) 155
119 Marder, V. J., A. Z. Budzynski: Data for defining fibrinogen and its plasmic degradation products. Thrombos. Diathes. haemorrh. (Stuttg.) 33 (1975) 199
120 Martin, K.: Geburtsverletzungen. Gynäkologe 4 (1971) 31
121 Mattingly, R. F., H. E. Borkowf: Lower urinary tract injuries in pregnancy. In: Surgical Disease in Pregnancy, hrsg. von H. K. Barber, E. A. Graber. Saunders, Philadelphia 1974
122 Mehra, U.: Acute puerperal inversion of the uterus in a primipara. Obstet. and Gynec. 47 (1976) 30s
123 Mengert, W. F.: Practical obstetrics and gynecology – the open line. Obstet. Gynec. News 7 (1972) 20
124 Meudt, R., M. Ramzin, M. Hinselmann, R. Friedrich: Der tiefe Sitz der Plazenta (Verlaufsstudie). In: Perinatale Medizin, Bd. VI, hrsg. von J. W. Dudenhausen, E. Saling, E. Schmidt. Thieme, Stuttgart 1975
125 Meyenberg, M.: Über die Lokalisation der Plazenta mittels Ultraschall und ihre Bedeutung für die geburtshilfliche Diagnostik. Zbl. Gynäk. 95 (1973) 1400
126 Meyenburg, M.: Wachstum und Ortsveränderungen im Bereich des unteren Uterinsegments während der Schwangerschaft. In: Perinatale Medizin, Bd. VI, hrsg. von J. W. Dudenhausen, E. Saling, E. Schmidt. Thieme, Stuttgart 1975
127 Meyer, J. R.: Embolia pulmonar amnio-caseosa. Brasil-med. 2 (1926) 301
128 Mitra, R.: Ruptured uterus. Indian J. Obstet. Gynaec. 23 (1973) 474–479
129 Niewiarowski, S., V. Gurewich: Laboratory identification of intravascular coagulation. J. Lab. clin. Med. 77 (1971) 665
130 Nye, E. B.: Per-placental vaginal delivery with central placenta praeyia accreta. Obstet. and Gynec. 41 (1973) 851
131 Ochshorn, A. u. a.: Placenta praevia accreta. A report of 9 cases. Obstet. and Gynec. 33 (1969) 677
132 Olcott, C.: Amniotic fluid embolism and disseminated intravascular coagulation after blunt abdominal trauma.
133 O'Leary, J. L.: Uterine artery ligation for control of postcesarean section hemorrhage. Obstet. and Gynec. 43 (1974) 849
134 Pelosi, M.: Prophylactic internal iliac ligation at cesarean hysterectomie. Obstet. and Gynec. (1975) 78
135 Peterson, E.: Amniotic fluid embolism an analysis of 40 cases. Obstet. and Gynec. 35 (1970) 924
136 Peterson, E. P., H. B. Taylor: Amniotic fluid embolism: An analysis of 40 cases. Obstet. and Gynec. 35 (1970) 787
137 Pfeifer, G. W.: Erworbene Blutgerinnungsstörungen in der Geburtshilfe. Gynäkologe 4 (1971) 11
138 Phillips, J. M.: Acute anesthetic and obstetric management of patients with severe abruptio placentae. Obstet. and Gynec. (1970) 435
139 Phillips, L.: Fibrin monomer as a test for intravascular coagulation. Obstet. and Gynec. 45 (1975) 124
140 Phillips, L. L.: Determination of fibrin monomer in obstetric patients as a test for intravascular coagulation. Obstet. and Gynec. 43 (1974) 613
141 Piot, D.: Torsion of the gravid uterus. Canad. med. Ass. J. 109 (1973) 1010
142 Plotz, E. J.: Ultraschallbiometrie im II. und III. Trimester der Schwangerschaft. Gynäkologe 9 (1976) 133–155
143 Pritchard, J. A., F. Gary: Coagulation changes in eclampsia. Their frequency and pathogenesis. Amer. J. Obstet. Gynec. 124 (1976) 855
144 Raghavaiah, N. V: Bladder injury associated with rupture of the uterus. Obstet. and Gynec. 46 (1975) 573
145 Rama Murthy, C. G.: Baby in the bladder after rupture of uterus. Indian J. Obstet. Gynaec. 22 (1972) 567
146 Reid, D. E., F. D. Frigoletto, J. L. Tullis u. a.: Hypercoagulable states in pregnancy. Amer. J. Obstet. Gynec. 111 (1971) 493–504
147 Reis, R. A.: Cesarean hysterectomy. Obstet. and Gynec. 46 (1975) 687
148 Resnik, R.: Amniotic fluid embolism with survival. Obstet. and Gynec. 47 (1976) 295
149 Ries, K. J.: Ruture of septate uterus due to placenta percreta. Obstet. and Gynec. 39 (1972) 705
150 Rivlin, M. E.: Recurrent placenta praevia accreta. J. Obstet. Gynaec. Brit. Cwlth. 74 (1967) 938–939
151 Roberts, J. M.: Consumptive coagulopathy in severe preeclampsia. Obstet. and Gynec. 48 (1976) 163
152 Roche, W. D.: Detection significance of maternal pulmonary amniotic fluid embolism. Obstet. and Gynec. 43 (1974) 729
153 Rome, M.: Secondary postpartum hemorrhage. Obstet. and Gynec. (1975) 173
154 Schander, K., M. Sorger, A. Rehm: Untersuchungen zur Differenzierung der fibrinolytischen Aktivität des Blutes während der Schwangerschaft und der Geburt. Vortrag geh. VII. Akad. Tag. deutschspr. Hochschullehrer i. d. Gyn. und Gebh., München, Juni 1975. S. 49
155 Scheer, K.: Ultrasonic diagnosis of placenta praevia. Obstet. and Gynec. 42 (1973) 707
156 Scheer, K.: Ultrasonic diagnosis of placenta praevia. Obstet. and Gynec. 42 (1973) 707
157 Schlensker, K.-H.: Plazentographie mittels Ultraschall-Schnittbildverfahren. Geburtsh. u. Frauenheilk. 31 (1971) 779
158 Schlensker, K.-H.: Zur Diagnostik der vorzeitigen Lösung der normal sitzenden Plazenta mit dem Ultraschall-Schnittbildverfahren. Geburtsh. u. Frauenheilk. 32 (1972) 773
159 Schlensker, K.-H.: Atlas of Ultrasonic Diagnosis in Obstetrics and Gynecology. Thieme, Stuttgart 1975
160 Schlensker, K.-H.: Ultraschallplazentographie. Gynäkologe
161 Schneider, Ch. L.: Erythrocyte hemolysis and fibrinationfibrinolyse during retained abruptio placentae with hypovolemia and transentanuria. Obstet. and Gynec. 31 (1968) 491
162 Schwalm, H., G. Döderlein, K. H. Wolf: Klinik der Frauenheilkunde und Geburtshilfe. Urban & Schwarzenberg, München 8 Bände, 18 Ergänzungslieferungen.

163 Scott, J. S.: Coagulation failure in obstetrics. Brit. med. Bull. 24 (1968) 32
164 Scott, J. S.: Disordered blood coagulation in obstetrics. Brit. J. Hosp. Med. 2 (1969) 1847
165 Shaper, A. G., J. Kear, D. M. Macintosh, J. Kyobe, D. Njama: The platelet count, platelet adhesiveness and aggregation and the mechanism of fibrinolytic inhibition in pregnancy and the puerperium. J. Obstet. Gynaec. Brit. Cwlth 75 (1968) 433
166 Sheikh, G. H.: Perinatal genital hematomas. Obstet. and Gynec. 38 (1971) 57
167 Sheth, S. H.: Suturing of the tear as treatment of ruptured uterus. Amer. Obstet. Gynec. 105 (1969) 440–443
168 Silber, S. J., B. Breakey, D. Campbell u. a.: Placenta percreta invading bladder. J. Urol. (Baltimore) 109 (1973) 615–618
169 Slunsky, R.: Klinischer Verlauf der Fruchtwasserembolie. Vortr. Gynäk. Kongr. Rostock-Warnemünde 1968
170 Sood, S. V.: Coagulation failure after vaginal termination of pregnancy. Obstet. and Gynec. Surv. (1971) 503
171 Starkie, C. M., L. K. Harding, D. J. Fletscher u. a.: Intravascular coagulation and abnormal lungscan in preeclampsia and eclampsia. Lancet 1971/II, 889–891
172 Steichele, D. F., H. J. Herschlein: Die intravasale Gerinnung beim bakteriellen Schock. Med. Welt (Stuttg.) 19 (1968) 24
173 Steiner, P. E., C. C. Lushbaugh: Maternal pulmonary embolism by amniotic fluid as cause of obstetrical shock and unexpected death in obstetrics. J. Amer. med. Ass. 117 (1941) 1245, 1340
174 Taefi, P., T. F. Kaiser, J. B. Sheffer u. a.: Placenta percreta with bladder invasion and massive hemorrhage. Report of a case. Obstet. and Gynec. 36 (1970) 686–687
175 Teteris, N. J.: Placenta percreta. Obstet. and Gynec. 47 (1976)
176 Thomson, D., W. G. Paterson, G. E. Swart u. a.: The renal lesions of toxemia and abruptio placenta studied by light and electron microscopy. J. Obstet. Gynaec. Brit. Cwlth 79 (1972) 311–320
177 Tirveldi, R. R., K. C. Patel, N. B. Swami: Rupture of the uterus. J. Obstet. and Gynaec. Brit. Cwlth 75 (1968) 51–54
178 Torbet, T. E., G. C. Tsoutsoplides: Placenta praevia accreta: Conservative management. J. Obstet. Gynaec. Brit. Cwlth 75 (1968) 737–740
179 Tretbar, L. L., H. P. Taylor: Intrauterine hypothermia in the management of uterine hemorrhage. Report of 2 cases. Obstet. and Gynec. 31 (1968) 125
180 Tuck, C. S.: Amniotic fluid embolus. Proc. roy. Soc. Med. 65 (1972) 94–95
181 Tutera, G., R. L. Newman: Placental localization and diagnosis of antenatal hemorrhage by ultrasonography. Obstet. and Gynaec. 42 (1973) 684
182 Valtchev, K. L.: Spontaneous rupture of the uterus due to placenta percreta. A case report. S. Afr. med. J. 46 (1972) 892–893
183 Waxmann, B. R., Gambrill: Use of heparin in disseminated intravascular coagulation. Amer. J. Obstet. Gynec. 112 (1972) 434
184 Weekes, L. R.: Placenta accreta, a twenty year review. Amer. J. Obstet. Gynec. 113 (1972) 675
185 White, Ch. A.: B-hemolytic streptococcus infections in postpartum patients. Obstet. and Gynec. 41 (1973) 27
186 Wille, P.: Blutgerinnungsstörungen in der Geburtshilfe und Gynäkologie. VEB Thieme, Leipzig 1974
187 Yussman, M. A., D. M. Haynes: Rupture of the gravid uterus. Obstet. and Gynec. 36 (1970) 115–119

16. Infektionen in der Schwangerschaft, unter der Geburt und im Wochenbett

H. Graeff

Einleitung

Die nachfolgenden Ausführungen beinhalten die unspezifischen bakteriellen Infektionen durch aerobe und anaerobe Erreger während der Schwangerschaft, unter der Geburt und im Wochenbett. Diese, meist durch gramnegative Keime, hervorgerufenen Erkrankungen können während der Gestation einen besonders schweren Verlauf zeigen. Übergänge zum klinischen Bild der Sepsis bzw. der Endotoxinämie oder zum Bild des bakteriellen bzw. Endotoxinschocks können fließend sein. Die besonderen Schwierigkeiten in der klinischen Beurteilung der jeweiligen Situation und den sich daraus ergebenden therapeutischen Konsequenzen sind bestimmt durch eine Reihe von schwangerschaftsbedingt veränderten Reaktionsformen des Organismus, durch die erforderliche Abwägung der für die Mutter oder das Kind sich entwickelnden Risikosituation und durch die notwendige Berücksichtigung von Nebenwirkungen, insbesondere der Antibiotikatherapie, auf die Frucht.

Die Annahme, daß Mikroorganismen, die normalerweise auf der Haut, den Schleimhäuten oder im Darm des Menschen beobachtet werden, unter bestimmten Umständen Ursache einer infektiösen Erkrankung des Individuums werden können, trifft für die infektiösen Erkrankungen während der Gestation in besonderem Umfange zu. Es besteht hierbei eine wechselnde Ausgangssituation durch die unterschiedliche Keimbesiedelung. Dies ist auch der Fall für die normalerweise in der Scheide zu beobachtende mikrobiologische Flora. Möglicherweise beeinflussen der sozioökonomische Hintergrund, das Sexualverhalten und klimatische Verhältnisse die normale Keimbesiedlung. Darüber hinaus muß jedoch betont werden, daß unsere bisherigen Informationen hierüber aufgrund noch außerordentlich unterschiedlicher und methodisch nicht immer ausreichender Untersuchungen noch lückenhaft und teilweise widersprechend sind. Die verschiedenen Keime, die normalerweise die Scheide besiedeln, machen eine zusammenfassende mikrobiologische Abklärung komplex und schwierig. In den letzten Jahren hat sich jedoch durch gezielte Untersuchungen bestimmter Mikroorganismen unser Wissen um die normale bakterielle Flora in der Schwangerschaft wesentlich erweitert. In Tab. 1 ist ein vereinfachtes Schema der in der Scheide von symptomfreien Schwangeren gefundenen Erreger dargestellt. Neben den oben erwähnten Unterschieden in der Keimbesiedlung scheint sich während des Verlaufs der Schwangerschaft die vaginale bakterielle Flora zu ändern. So wurde eine Verminderung der gramnegativen anaeroben Bakterien kurz vor dem Geburtstermin beobachtet. Diese Verminderung bestand hingegen nicht mehr unmittelbar post partum (22, 72, 73).

Tabelle 1 Keimbesiedlung der Vagina bei symptomfreien Schwangeren (nach *Ledger*)

	Grampositiv	Gramnegativ
Aerob	Streptococcus viridans betahämolytische Streptokokken (Gruppe B) Enterokokken Staphylokokken Pseudodiphtheriebakterien	Escherichia coli Klebsiellen
Anaerob	Peptostreptokokken (anaerobe Streptokokken) Peptokokken (anaerobe Staphylokokken) Clostridien Clostridium perfringens	Veillonellen Bacteroides fragilis Bacteroides melaninogenicus Fusobakterien

Nicht im Krankenhaus erworbene Infektionen

Der größere Teil der nicht im Krankenhaus erworbenen Infektionen während der Gestation wird an anderen Stellen dieses Handbuches besprochen. Dies betrifft die Virusinfektionen, die Infektionen durch Listerien, Toxoplasmen und Mykoplasmen.

Bei einem infizierten Abort wird sehr häufig die Infektion außerhalb des Krankenhauses erworben. Während bei diesen Krankheitsbildern noch vor 10 Jahren fast ausschließlich aerobe gramnegative Keime gezüchtet wurden, ist in neueren Untersuchungen deutlich geworden, daß der Anteil an anaeroben gramnegativen Keimen hoch sein kann.

Mütterliche und kindliche Infektionen durch betahämolysierende Streptokokken der Gruppe B

In den letzten 10 Jahren, zunehmend seit dem Jahre 1970 wurden die Berichte über den Nachweis von betahämolysierenden Streptokokken der Gruppe B als Ursache von vorwiegend kindlichen aber auch gelegentlichen mütterlichen Erkrankungen häufiger. Morphologisch sind Streptokokken der Gruppe B nicht unterscheidbar von anderen Streptokokken. Sie wachsen in Ketten und sind grampositiv. Die Einteilung in die Gruppen A, B und D erfolgt entweder aufgrund von bestimmten Eigenschaften oder des gruppenspezifischen Antigens.

Betroffen sind insbesondere Kinder mit niederem Geburtsgewicht, wobei die Krankheitssymptome weniger als 3 Stunden nach der Geburt mit Zeichen einer schweren Ateminsuffizienz einsetzen können. Es werden jedoch auch spätere Sepsisfälle beobachtet. Während die frühe Infektion von der Mutter auf das Kind übertragen wird, scheinen bei der späteren Infektion (1 Woche post partum) nosokomiale Infektionswege über das Personal der Neugeborenenstation in Frage zu kommen (92).

Die Häufigkeit der Neugeboreneninfektion wird im amerikanischen Schrifttum mit 2–3 auf 1000 Lebendgeburten angegeben. So waren in Houston im Jahre 1974 an einem Krankenhaus 70% aller kindlichen Meningitisfälle auf eine Gruppe-B-Streptokokkeninfektion zurückführbar (110).

Die im angloamerikanischen Schrifttum beobachtete Zunahme der Krankheitshäufigkeit konnte bisher im europäischen Schrifttum nicht im gleichen Umfange belegt werden (88). Die Beobachtung, daß bei verstärktem Befall der Scheide mit Gruppe B betahämolysierenden Streptokokken eine größere Krankheitshäufigkeit beim Neugeborenen auftrat, hat zum Vorschlag der Antibiotikabehandlung vor der Geburt geführt. Nachdem jedoch deutlich wurde, daß bei relativ häufiger Besiedlung (5–25% der asymptomatischen Schwangeren) (31, 110) die Infektionsrate doch relativ niedrig ist, schien eine prophylaktische Gabe von Antibiotika nicht sinnvoll. Die frühe Erkennung des Krankheitsbildes und die intensive und frühzeitige Behandlung erscheinen wesentlich. Die Gruppe-B-Streptokokken sind empfindlich gegenüber Penicillin, und da Penicillinallergien beim Neugeborenen praktisch nicht bekannt sind, ist dieses Antibiotikum das Mittel der Wahl.

Die gleichzeitige Erkrankung an Meningitis von Mutter und Kind wurde berichtet (31), diese Patienten erholten sich nach rascher Diagnosestellung und antibiotischer Behandlung. Bei der äußerst seltenen mütterlichen Erkrankung mit schwerem Verlauf (18) besteht zunächst ein schockähnliches Bild mit niedrigen arteriellen Blutdruckwerten und relativ gutem Allgemeinbefinden. Bei verzögertem Beginn der antibiotischen Therapie kann der Tod rasch erfolgen. Der sich entwickelnde septische Schock kann dann durch eine Superinfektion mit gramnegativen Erregern mitbestimmt werden. Dies erschwert auch die retrospektive bakteriologische Abklärung.

Im Krankenhaus erworbene Infektionen

Gerade bei aszendierenden Infektionen des Genitale ist die Definition der im Krankenhaus erworbenen Infektionen schwierig in der Abgrenzung gegenüber den außerhalb des Krankenhauses erworbenen Infektionen. Da jede Infektion, die sich während einer stationären Behandlung entwickelt, mitbestimmt sein kann durch die besonderen Erreger, die im Krankenhaus auftreten („Hospitalismus"), erscheint diese Abgrenzung wichtig. Es muß dabei die Definition der nosokomialen Infektion – „eine Infektion, die bei der Aufnahme nicht zu bestehen scheint, jedoch anschließend sich entwickelt und bei der klinischen Diagnose zum Zeitpunkt der Aufnahme nicht im Inkubationsstadium war" – berücksichtigt werden. Diese Entwicklung der Erkrankung wird fast immer für die Infektion nach vorzeitigem Blasensprung und für die Infektion im Wochenbett angenommen werden müssen. Besonderes Beispiel einer im Krankenhaus erworbenen Infektion ist das durch den betahämolysierenden Streptokokkus der Gruppe A hervorgerufene Krankheitsbild der Puerperalsepsis, das u. a. im allgemeinen Krankenhaus in Wien im 19. Jahrhundert zu mütterlichen Todesraten von 3–25% führte. Es sei hier nur kurz auf die im Jahre 1847 erfolgte Darstellung des Krankheitsweges durch IGNAZ PHILIPP SEMMELWEIS (1818–1865) verwiesen.

Die Infektion mit penicillinresistenten Staphylokokken der 50iger und 60iger Jahre sind kürzer zurückliegende Beispiele nosokomialer Infektionen.

In den letzten Jahren haben sich als dominierende Krankheitserreger gramnegative Bakterien herausgestellt. Durch die prophylaktische Anwendung von Antibiotika ist die gesamte Infektionshäufigkeit nicht gesenkt worden, sondern es traten neue, durch resistente gramnegative Erreger hervorgerufene, schwere Infektionen auf (1–5, 73). Die gegenwärtige Annahme ist die, daß Patienten bei längerem Krankenhausaufenthalt mehr und mehr mit der „Hospitalflora" in Kontakt kommen. Schon nach etwa 4 Tagen können im Darm des Patienten krankenhaustypische resistente Escherichia-coli-Stämme nachgewiesen werden, die ihre Resistenzen auch auf andere Enterobakterien übertragen. Die Hände des medizinischen Personals, Beatmungs- und Narkosegeräte, Absauggeräte und Ultraschallvernebler sind hierbei wichtige Überträger der Krankenhausbakterienstämme.

Die invasiven Techniken der Überwachung von Mutter und Kind unter der Geburt haben für unser Fachgebiet hierbei eine neue Dimension der Gefährdung eröffnet. Gleichzeitig stieg in allen geburtshilflichen Kliniken die Sectiofrequenz an. Das Risiko erhöhter mütterlicher Morbidität und Mortalität ist hierbei besonders groß, wenn ein ungünstiger sozioökonomischer Hintergrund vorliegt (33, 69, 73). Komplikationen mit Aspirationen von Mageninhalt oder bei Blasenkatheterisierungen sind Ereignisse, die ebenfalls Wegbereiter nosokomialer Infektionen sein können.

Anaerobe Infektionen

Mit der Verbesserung anaerober Nachweistechniken mehren sich die Berichte, daß anaerobe Keime bei geburtshilflichen Infektionen nachgewiesen werden (73, 100). Von wesentlicher Bedeutung beim Nachweis einer solchen anaeroben Infektion ist die Zusammenarbeit zwischen Kliniker und Bakteriologen, wobei von der einen Seite der rasche Transport der entnommenen Abstriche und von der anderen Seite die bakteriologische Bearbeitung mit entsprechender Methodik, auch zu ungünstigen Zeiten, erforderlich ist.

Der am häufigsten nachgewiesene anaerobe Keim ist Bakteroides, gefolgt von Peptostreptokokken. Die Infektionen durch Clostridien sind selten und der Nachweis erfolgt häufiger als das schwere Krankheitsbild – wie bei Clostridium-perfringens-Infektion mit akutem Nierenversagen und Hämolyse – zur Beobachtung kommt (22).

Die Bedeutung der anaeroben Infektion für die perinatale Mortalität und die mütterliche Morbidität bei Amnioninfektionssyndrom nach vorzeitigem Blasensprung und bei Endometritis post partum konnte aufgezeigt werden. So wurde bei 26% aller Neugeborenenbakteriämien eine anaerobe Infektion gefunden. In 52% dieser Fälle war ein Amnioninfektionssyndrom bei der Mutter vorangegangen. Der klinische Befund des ausgeprägt riechenden Fruchtwassers bei der Geburt war hierbei oftmals wegweisend. Ebenso sollte die Feststellung „fötide" immer daran denken lassen, daß ein auffälliger Geruch von Fruchtwasser, Lochienfluß oder Eiter auf Anaerobier verdächtig ist. Eine Escherichia-coli-Infektion bewirkt entgegen landläufiger Ansicht keinen besonderen Geruch. Die Aufmerksamkeit des Klinikers sollte dann zu den entsprechenden bakteriologischen Untersuchungen Anlaß geben. Das Bild der anaeroben Infektion ist durch Abszeßbildung, Bakteriämie und thromboembolische Komplikationen umrissen.

Antibiotische Behandlung der bakteriellen Infektionen

Über die Pharmakokinetik der Antibiotika in der Schwangerschaft liegen praktisch nur punktuelle Untersuchungen vor. Es muß angenommen werden, daß Resorptionsverhältnisse nach verschiedenen Applikationsarten, Blutspiegelwerte, Gewebekonzentrationen und Diffusions- sowie Ausscheidungsverhalten während des Verlaufs der Schwangerschaft keine gleichbleibende Größen darstellen. Pharmaka wie Antibiotika werden vorwiegend durch Diffusion über die Plazenta von der Mutter auf den Feten übertragen. Hierbei wird die Transferrate durch physiko-chemische Faktoren wie verfügbare Oberflächengröße, Membrandicke, Fettlöslichkeit, Ionisationsverhalten, Molekülgröße und Konzentrationsgradient bestimmt. Der Übertragungsgradient über die Plazenta ist im wesentlichen abhängig von der Menge der Substanz, die der Mutter zugeführt wurde. Hierbei muß jedoch berücksichtigt werden, daß mütterlicher und fetaler Extrazellulärraum ebenso wie Elimination der Substanz durch die Mutter und durch den Feten Schwankungen unterworfen sind. Die zunehmende Funktion der fetalen Nieren beeinflußt auch die chemische Zusammensetzung des Fruchtwassers und damit die Konzentration der Antibiotika im Fruchtwasser. Informationen über Gewebespiegel beim Feten liegen für eine ganze Reihe Antibiotika nicht vor. Darüberhinaus muß bei der Beantwortung der Frage des Transfer vom mütterlichen auf das fetale Kompartiment die mütterliche Plasmakonzentration in der Zeitbezogenheit berücksichtigt werden. Dies trifft insbesondere auf die zu erwartenden Unterschiede bei Einzel- und Mehrfachinjektionen ebenso wie bei Dauerinfusionen zu.

Die nachfolgenden Ausführungen über die maternofetale Verteilung der Antibiotika orientiert sich an kürzlich im Schrifttum wiedergegebenen zusammenfassenden Darstellungen (3, 8, 53, 57, 60).

Breitspektrumpenicilline

Ampicillin verteilt sich zwischen mütterlichem und fetalem Kompartiment annähernd gleich. Es wird deshalb heute noch als das Antibiotikum der Wahl bei Schwangeren angesehen. Es darf zu jedem Zeitpunkt einer Schwangerschaft angewendet werden. Schon kurze Zeit nach seiner Verabfolgung an die Mutter tritt es diaplazentar auf den Feten über. Im Gegensatz zum Penicillin G, bei dem die Konzentration im Nabelschnurplasma nur die Hälfte der mütterlichen Konzentration ausmacht und im Fruchtwasser sogar noch deutlich tiefer als im Nabelschnurblut liegt, finden sich beim Ampicillin annähernd gleiche Plasmakonzentrationen in der Nabelschnur wie auch bei der Mutter. Die Kurzinfusion von 5 g Ampicillin alle 12 Stunden bewirkt ein Plateau des Fruchtwasserspiegels von 15–25 µg/ml. Diese Dosierung sollte angestrebt werden, da die minimalen Hemmkonzentrationen (MHK) für Escherichia coli mit 2–6 µg/ml, für Proteus mirabilis und etwa die Hälfte aller Stämme von Proteus vulgaris mit 1–5 µg/ml sowie für Enterokokken mit 0,5–6 µg/ml angegeben werden. Beim intrauterinen Fruchttod finden sich verminderte Fruchtwasserkonzentrationen, möglicherweise infolge der fehlenden fetalen Nierenpassage. Mitteilungen über fetotoxische Schäden liegen nicht vor. Überempfindlichkeitsreaktionen können auftreten, die sich teilweise in einem Exanthem und darüberhinaus auch in Temperaturanstiegen bis 39 °C äußern können. Ob Penicilline ebenso wie Cephalosporine durch kompetitive Verdrängung von Bilirubin aus seinen Eiweißbindungen zu einem Bilirubinanstieg mit der möglichen Entstehung eines Kernikterus führen, bedarf der weiteren Klärung. Über die neueren Acylureido-Penicilline wie Mezlocillin (Verbreiterung des Wirkungsspektrums insbesondere gegenüber Bakteroides, nicht wirksam gegen R-Faktor-tragende-Escherichia-coli-Stämme) und Azlocillin (verbreitertes Wirkungsspektrum insbesondere gegenüber Pseudomonas aeruginosa) liegen ähnliche Daten über die maternofetale Verteilung vor. Auch diese neueren halbsynthetischen Penicilline sind nicht wirksam gegenüber penicillinasebildenden Staphylokokken (MHK 250–500 µg/ml), wie z. B. Oxacillin, Cloxacillin, Diclocacillin und Flucloxacillin. Etwas günstiger gegenüber diesen Staphylokokken schneidet Ticarcillin (MHK 25 µg/ml) ab.

Cephalosporine

In der Gruppe der Cephalosporine zeigt das Cephalotin nach i.v. Gabe von 1 g im Nabelschnurblut Konzentrationen von 7–9 µg/ml mit einer mittleren Fruchtwasserkonzentration von 4 µg/ml. MHK von Cephalosporinen betragen für Escherichia coli 3–25 µg/ml, für Proteus 4–31 µg/ml, für Klebsiellen 3–125 µg/ml und für Enterokokken 12–15 µg/ml. Für die neueren Cephalosporine (Cefuroxim, niedrigere MHK gegenüber Proteus und Klebsiellen; Cefoxitin, gut wirksam gegenüber Klebsiellen, auch wirksam gegenüber Anaerobiern insbesondere Bakteroides; und Cefamandol, sehr gute Gewebegängigkeit, evtl. zur perioperativen Kurzzeitprophylaxe besonders geeignet) liegen noch keine Daten über die maternofetale Verteilung vor. Dauerinfusionen mit Cephalosporinen zeigten, daß das im mütterlichen Serum erzielte „steady state" unter den vorher berechneten Konzentrationen lag (55). Trotz der im Vergleich zu Ampicillin verzögerten Verteilung im fetalen Kompartiment rechnet man bei den angegebenen Dosierungen für die Mehrzahl der üblichen Chorionamnionitiserregern mit therapeutisch lang wirksamen Gewebs- und Fruchtwasserspiegeln. Eine signifikante Korrelation bestand bei den angeführten Untersuchungen zwischen Nabelschnurserum- und Fruchtwasserkonzentration.

Es ist zu beachten, daß bei Cephalosporingaben ein positiver Coombs-Test auftreten kann. In 10% der Fälle von Penicillinallergie besteht eine Kreuzallergie mit Cephalosporinen.

Aminoglykoside

In pharmakokinetischen Untersuchungen mit Gentamicin bei Schwangeren am Ende der Zeit fanden sich bei der Mutter eine Stunde nach i.m. Injektion von 80 mg um 50% niedrigere Spiegel als bei Nichtschwangeren. Das Ausscheidungsverhalten der Substanz war dem bei Nichtschwangeren qualitativ gleich. Im Nabelschnurserum der Neugeborenen wurden etwa 40% der mütterlichen Konzentration gefunden. Unter besonderer Berücksichtigung des schmalen Bereichs zwischen therapeutischer Wirkung und Toxität von Aminoglykosiden muß beachtet werden, daß in den fetalen Nieren hohe Spiegel gefunden werden. Ebenso ist an die Möglichkeit einer intrauterinen N.-acusticus-Schädigung zu denken. CHARLES (21) fand darüber hinaus einen statistischen Unterschied in der Konzentration zwischen Nabelschnurvenen- und Arterienblut. Diese Beobachtungen entsprechen Berichten, daß die Serumhalbwertszeit von Gentamicin bei Neugeborenen in den ersten Lebenswochen verlängert ist. Bei Gentamicindauerinfusionen von 20 und 40 mg/Std. wurden Fruchtwasserkonzentrationen erzielt, die nach etwa 7 Stunden die mütterliche Serumkonzentration überschritten. Für die neueren Aminoglykoside mit ihrem günstigeren Wirkungsspektrum gegenüber gentamicinresistenten Escherichia coli, Klebsiellen, Pseudomonaden und auch gegen Enterobakter (Tobramycin, Sisomycin und Amikacin) liegen Daten über die maternofetale Verteilung noch nicht vor. Bei breiter Anwendung ist auch bei diesen Substanzen eine Resistenzsteigerung für die klinikeigenen Enterobakterien, wie es bei Gentamicin teilweise schon eingetreten ist, zu befürchten.

Chloramphenicol

Die Anwendung von Chloramphenicol bleibt wegen der hämatologischen Risiken und der Gefahr des „Gray-Syndroms" beim Neugeborenen mit kardiovaskulärem Schock nur auf Einzelfälle beschränkt, z. B. bei Resistenz der Erreger gegen andere Antibiotika oder bei dringendem Verdacht auf eine schwere Infektion mit anaeroben gramnegativen Erregern (z. B. Bacteroides fragilis) und bei ausgeprägter Gefährdung der Mutter. Chloramphenicolspiegel können im fetalen Kompartiment 30–80% der mütterlichen Konzentration erreichen.

Tetracycline

Tetracycline sind aufgrund von zwei Haupteigenschaften (Behinderung der Proteinsynthese sowie hohe Gelatbildungsfähigkeit besonders mit Calcium) während der ganzen Schwangerschaft und Stillzeit kontraindiziert (erstes Trimester: potentiell teratogen bei Verabreichung während der ossären Organogenese, 25. bis 40. Tag der Schwangerschaft. Zweites Trimester: Hemmung des Knochenwachstums, Hypoplasie und Verfärbung der ersten Zähne). Insbesondere kann auch bei der Mutter das bedrohliche Bild einer sog. Schwangerschaftsfettleber entstehen.

Clindamycin

Nach i.v. Applikation von Clindamycin (600 mg) wurden bei der Mutter 6–9 µg/ml und beim Feten 3 µg/ml beobachtet. Das Maximum der Nabelschnurwerte betrug knapp 50% der mütterlichen Blutspiegel. Ein Unterschied im pharmakokinetischen Verhalten von Clindamycin bei Schwangeren und Nichtschwangeren wurde – im Gegensatz zu Gentamicin – nicht beobachtet.

In Tab. 2 ist eine kurzgefaßte Übersicht über die primäre Wahl des Antibiotikums bei schweren oder lebensbedrohlichen Erkrankungen und bei Verdacht auf eine bestimmte Erregergruppe sowie bei unbekannten Erregern wiedergegeben.

Metronidazol
Metronidazol ist zur Behandlung anaerober Infektionen im Wochenbett geeignet. Von seiner Anwendung während der Schwangerschaft wird abgeraten.

Der infizierte Abort

Definition

Es muß ein infizierter Abort angenommen werden, wenn bei einer Patientin im Verlauf einer Fehlgeburt Temperatursteigerungen über 38 °C beobachtet werden und wenn gleichzeitig extragenitale Ursachen für den Temperaturanstieg ausgeschlossen werden konnten. Ein komplizierter infizierter Abort liegt vor, wenn die Adnexe beteiligt sind oder darüber hinaus eine Pelveoperitonitis besteht.

Ein Schüttelfrost bei infiziertem Abort kann mit der Einschwemmung von infiziertem Material

Tabelle 2 Primäre Wahl des Antibiotikums bei schweren oder lebensbedrohlichen Erkrankungen (nach 1, 3, 46, 55, 73)

Bei Verdacht auf	Antibiotikum der Wahl	Alternative
Grampositive Eitererreger Streptokokken	Oxacillin, Cloxacillin Dicloxacillin Penicillin G	Cephalotin, Cefamandol, Cefuroxim, Cefotaxim
Gramnegative Erreger	Gentamicin, Tobramycin, Sisomicin, Amikacin Cefuroxim, Cefamandol, Cefoxitin, Cefotaxim	Azlocillin, Mezlocillin, Ticarcillin
Anaerobe gramnegative Erreger (z. B. Bakteroides)	Clindamycin	Cefoxitin, Mezlocillin, Chloramphenicol, Metronidazol
Mischformen von aeroben und anaeroben Erregern	Clindamycin *mit* Amikacin	Cefoxitin *mit* Sisomicin, Mezlocillin *mit* Sisomicin, Chloramphenicol *mit* Azlocillin
Keine Hinweise auf Erregerart, Sepsis oder bakterieller (Endotoxin-)Schock	Cefuroxim *mit* Azlocillin oder Cefuroxim *mit* Mezlocillin *und mit* Amikacin	Cefoxitin *mit* Amikacin oder Oxacillin bzw. Dicloxacillin *mit* Azlocillin bzw. Mezlocillin *und mit* Tobramycin bzw. Sisomicin

bzw. mit der Einschwemmung von bakteriellen Endotoxinen in die mütterliche Zirkulation korreliert werden. Im klinischen Sprachgebrauch hat sich die Bezeichnung „septischer Abort" für das Krankheitsbild des infizierten Abortes mit Temperaturen über 39 °C und/oder Schüttelfrösten durchgesetzt. Von einem „septischen Abort" zu sprechen, ist insofern irreführend, da eine Sepsis im klassischen Sinn nur selten vorliegt. Da aber die mögliche Entwicklung bedrohlicher Komplikationen durch die beiden Symptome angezeigt wird, erscheint es sinnvoll, den Ausdruck „septischer Abort" als klinisch orientierten Begriff beizubehalten.

Häufigkeit

Im Klinikum der Heidelberger Universität wurde in der Zeit von 1954 bis 1966 bei einer Gesamtzahl von 6255 Patientinnen mit Aborten ein infizierter Abort in 15,3% der Fälle diagnostiziert. Bei etwa 4% dieser Gruppe war der Verlauf durch einen bakteriellen Schock kompliziert. Bei Patientinnen mit hochfieberhaftem Verlauf und/oder Schüttelfrösten stieg die Schockrate auf 23,3%. Die Mortalitätsrate bei den Patientinnen mit bakteriellem Schock lag bei etwa 50%. Diese Angaben (61, 66) entsprachen im wesentlichen den Erfahrungen anderer Autoren (Tab. 3).
In Ländern, in denen eine freie Möglichkeit zum Schwangerschaftsabbruch eingeführt wurde, ergab sich eine deutliche Verminderung der Rate an Patientinnen, die mit septischem Abort in die Klinik eingeliefert wurden (auf unter 30%) (67, 105). Zahlen über die Infektionen nach Schwangerschaftsabbrüchen in der Klinik, im Sinne von im Krankenhaus erworbenen Infektionen, liegen in unterschiedlicher Höhe vor – Infektion: 0,6–15%; Sepsis: 3–6‰ (67).

Ätiologie und Pathogenese

Als ätiologische Faktoren sind an erster Stelle unsachgemäß ausgeführte Schwangerschaftsabbrüche zu nennen. Bei liegendem Intrauterinpessar und sich entwickelnder Schwangerschaft wurden insbesondere beim Dalkon-Shield 209 septische Aborte in einer Frequenz von 1:10 000 Benutzerinnen mit 11 Todesfällen (23, 80, 111) beobachtet. Vereinzelt wurde auch nach Cerclagen der Zervix das Krankheitsbild des infizierten Abortes mit allen seinen Konsequenzen gesehen.
Die aszendierende intrauterine Infektion beim Abort erfolgt sowohl durch aerobe als auch anaerobe Bakterien. Noch vor wenigen Jahren wurden vorwiegend Escherichia coli, Proteus, Pseudomonaden und Klebsiellen beobachtet (66, 106). In den letzten Jahren erfolgte häufiger, auch in Übereinstimmung zwischen Zervixabstrich und Blutkultur, der Nachweis von anaeroben Keimen, vorzugsweise Bacteroides fragilis (46, 71–73). Bei septischem Abort wurden z. B. in 74% Anaerobier mit anderen Erregern gemischt und ausschließlich Anaerobier in 53% beobachtet (22). Nur gelegentlich wurde Clostridium perfringens gefunden.
Entwickelt sich ein bakterieller Schock, so handelt es sich entsprechend der Häufigkeit der Infektion mit gramnegativen Keimen in erster Linie um einen Endotoxinschock (Übersicht s. 64, 68, 106). Hierbei können sowohl Bakterien in die Blutbahn gelangen und dort durch ihren Zerfall Endotoxin freisetzen, als auch Endotoxin aus den im Uterus zerfallenden Bakterien in die Blutbahn gelangen (Abb. 1). Dieses Ereignis kann kontinuierlich oder seltener intermittierend, gegebenenfalls in Relation zur Nachtastung oder Spontangeburt von Fetus und Plazenta, eintreten.

Pathophysiologie des Endotoxinschocks beim infizierten Abort

Der Zusammenhang zwischen Schock und intrauteriner Infektion wurde in der klassischen Arbeit von STUDDIFORD u. DOUGLAS (104) gezeigt, die Bakterien in den uterinen Gefäßen einer Patientin im Endotoxinschock nachwiesen. Sowohl tierexperimentelle Befunde als auch Beobachtungen beim Menschen haben Hinweise ergeben, daß die Schwere des Krankheitsbildes in Relation zu der freigesetzten Menge an Endotoxin gebracht werden kann. Es ist nicht ausgeschlossen, daß zusätzlich bisher unbekannte Substanzen, die beim Zerfall der Bakterien frei werden, einen Teil der zu beobachtenden Veränderungen im bakteriellen Schock auslösen können (26, 79). Möglicherweise sind diese für die experimentell zu beobachtenden geringfügigen Unterschiede nach Applikation von lebenden Bakterien oder von Endotoxin verantwortlich.
Der Einfachheit halber wird der im klinischen Sprachgebrauch meist angewandte Ausdruck „Endotoxinschock" im weiteren angewandt, auch wenn in Einzelfällen der Ausdruck „bakterieller

Tabelle 3 Schock- und Mortalitätsrate beim infizierten Abort in Beziehung zur Höhe der Temperatur bzw. zu den Symptomen der Endotoxinkontamination des Organismus (aus W. Kuhn, H. Graeff: Med. Welt (Stuttg.) 22 [1971] 1199)

Patientinnen mit Aborten (1954–1966), Univ.-Frauenklinik und Med. Klinik der Univ. Heidelberg

	Schock	Tod
max. Temp. < 38 °C n = 5238	0,04%	0,02%
max. Temp. 38°–39,9 °C n = 901	1,44%	0,33%
max. Temp. > 39,9 °C/Schüttelfrost n = 116	23,3%	12,8%

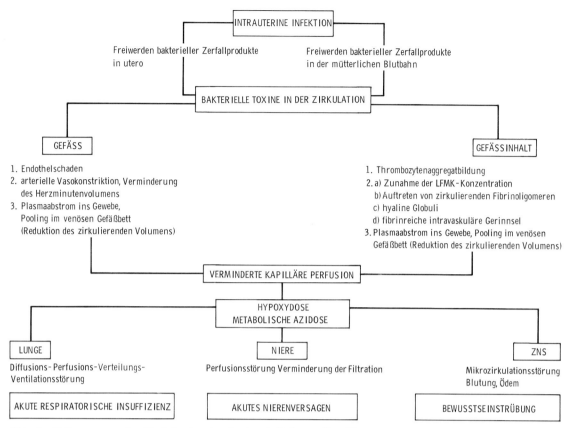

Abb. 1 Pathogenese des Endotoxinschocks (nach *Kuhn* u. *Graeff*)

Schock" gerechtfertigter wäre (Übers. 14, 16, 17, 19, 20, 48, 49, 58, 64, 95, 98). Beim Endotoxin handelt es sich um einen makromolekularen Lipopolysaccharidkomplex in der molekularen Größenordnung von etwa 10 Millionen, der beim Zerfall gramnegativer Bakterien aus deren Wand freigesetzt wird. Die biologische Wirkung des Endotoxins wird offensichtlich durch bestimmte Teile des makromolekularen Komplexes verursacht (89, 94). Der Verlauf des Endotoxinschocks wird bestimmt von den Veränderungen des Gefäßinhaltes und der Gefäßwand. Die experimentelle Beobachtung der initialen Leukozyto- und Thrombozytopenie nach Endotoxinämie (12) kann in Zusammenhang gebracht werden mit der heutigen Annahme, daß durch Zerstörung der Leukozyten und Thrombozyten biogene Amine wie Histamin, Serotonin und Kinin, möglicherweise auch Prostaglandine, ausgeschwemmt werden und eine Reihe der Frühphasenreaktionen als Mediatoren bewirken (32, 78, 84, 85). So erfolgt die Auslösung der intravaskulären Gerinnung beim Endotoxinschock möglicherweise durch Gewebethromboplastinfreisetzung aus den Monozyten (51). Auch elastaseähnliche und chymotrypsinähnliche Proteasen von Granulozyten wirken auf Gerinnungsfaktoren und Fibrinogen.

Während der frühen Phase des Schocks bestehen oft eine arterielle Vasodilatation mit Anstieg der Pulsfrequenz und erhöhtem Herzminutenvolumen. Zusätzlich sind Hyperventilation mit respiratorischer Alkalose häufig. Anschließend können sich die klassischen klinischen Zeichen des Schocks entwickeln mit kalten und feuchten Extremitäten, arterieller Vasokonstriktion und Oligoanurie. Das Herzminutenvolumen ist vermindert und der periphere arterielle Widerstand erhöht. Ein beträchtlicher Anteil des Blutvolumens scheint in Venolen und kleinsten Venen sequestriert zu sein. Dies führt zu einer Verminderung des effektiven zirkulierenden Blutvolumens und zu einer Verminderung des venösen Rückstroms mit nachfolgender Verminderung des Herzminutenvolumens. Als Zeichen der sich entwickelnden metabolischen Azidose steigt der Milchsäuregehalt im Gewebe und im Blut an, als Ausdruck dessen, daß der Blutstrom zu den Organen nicht mehr ausreichend ist, um einen aeroben Stoffwechsel zu ermöglichen. Der Blutzuckerspiegel sinkt wohl infolge des gesteigerten Verbrauchs ab (52).

Gerade beim Endotoxinschock in der Schwangerschaft können ausgeprägte Veränderungen des Gefäßinhaltes den weiteren Verlauf maßgeblich bestimmen. Schon APITZ (6) hatte gezeigt, daß das

Tabelle 4 Gehalt an löslichen Fibrinmonomerkomplexen (LFMK) und Fibrinogen im Plasma sowie Zahl der Thrombozyten im Blut in der normalen Schwangerschaft, bei nichtinfiziertem, bei infiziertem und bei septischem Abort – Mittelwerte und Standardabweichungen (nach Graeff u. Mitarb. [45]; signifikanter Anstieg oder Abfall = *)

	A Normale Schwangerschaft 6.–20. SSW	B Nicht-infizierter Abort	C Infizierter Abort	D Septischer Abort
LFMK in % des Gesamtfibrinogens	2,9 ± 0,6	2,9 ± 0,5	*4,3 ± 1,2	*5,5 ± 1,4
Fibrinogen mg/100 ml	296 ± 77	290 ± 137	*342 ± 104	369 ± 84
Thrombozytenzahl × $10^3/mm^3$	201 ± 37	210 ± 64	221 ± 47	*99 ± 36

generalisierte Shwartzman-Phänomen bei schwangeren Tieren durch eine einzige Endotoxininjektion hervorgerufen werden kann. Beim nichtschwangeren Tier sind hingegen 2 Injektionen im typischen Abstand von 24 Stunden erforderlich. Ähnlich werden beim Menschen besonders dann intravaskuläre Gerinnungsvorgänge beim Endotoxinschock beobachtet, wenn dieser während der Schwangerschaft erfolgt. Möglicherweise ist die Hyperkoagulabilität in der Schwangerschaft, die sich im Auftreten von aktivierten plasmatischen Gerinnungsfaktoren und von thrombininduzierten Umsatzprodukten des Fibrinogens ausdrückt, ausschlaggebend für diese besondere Reaktionsform. Diese Umsatzprodukte des Fibrinogens treten in der Zirkulation als lösliche Fibrinmonomerkomplexe (LFMK) auf. Der Gehalt an LFMK im Plasma steigt in der Schwangerschaft kontinuierlich. Gegen Ende der Gravidität werden Werte von 4,9% des Gesamtfibrinogengehalts beobachtet (44, 47). Diese Hyperkoagulabilität kann bei Infektionen durch gramnegative Keime noch weiter verstärkt werden und in Abhängigkeit von der Intensität der Endotoxineinschwemmung zur intravaskulären Gerinnung überleiten. So werden bei Patientinnen mit infiziertem Abort schon signifikant erhöhte LFMK-Spiegel beobachtet, bevor die Zahl der Thrombozyten abnimmt. Bei Patientinnen mit septischem Abort ist der LFMK-Gehalt weiter erhöht, die Zahl der Thrombozyten erniedrigt (Tab. 4). Aus diesen Veränderungen entwickeln sich zusätzlich beim Endotoxinschock die Zeichen der intravaskulären Gerinnung mit Verminderung des Fibrinogengehaltes auf Werte unter 100 mg/100 ml und zusätzlich zu LFMK werden lösliche quervernetzte Fibrinoligomere (intermediäre Polymere) beobachtet.

Die weitere Entwicklung der intravaskulären Gerinnung wird durch die im Schock gestörte Hämodynamik begünstigt. Es kommt zur Präzipitation von zirkulierendem Fibrin in der terminalen Strombahn, insbesondere in den Glomerulumkapillaren der Niere und in der Lunge (Übersicht s. 64). Die verminderte Fibrinolyse im Blut und im Gewebe während der Schwangerschaft und im Endotoxinschock selbst tragen hierzu bei (39, 43, 50). In Einzelfällen kann es im Zusammenhang mit intravaskulärer Gerinnung jedoch auch beim Endotoxinschock nach infiziertem Abort zu einer sekundären Fibrinolyse und Fibrinogenolyse kommen, die dann die hämorrhagische Diathese mitbestimmen.

Krankheitsbild

Der infektiöse Prozeß beschränkt sich meist, soweit bei der vaginalen Untersuchung objektivierbar, auf Uterus und Uterusinhalt. Es bestehen leichte bis wehenartige Schmerzen im unteren Abdomen. Der Uterus ist wechselnd, weich oder kontrahiert. Aus dem geschlossenen oder auch geöffneten Zervikalkanal besteht eine eitrige bzw. hämorrhagische Sekretion. Das Allgemeinbefinden ist bei Temperaturen bis 39 °C nur wenig gestört. Der komplizierte, infizierte Abort mit Adnexbeteiligung, Pelveoperitonitis, generalisierter Peritonitis oder mit Douglas-Abszeß ist relativ selten. In Ausnahmefällen kann auch einmal eine exazerbierte, z. B. gonorrhoische Salpingitis das Bild bestimmen (34).

Bei Patientinnen mit einem septischen Abort (Temperaturen mehr als 39 °C und/oder Schüttelfrost) bestehen *keine* Zeichen des Endotoxinschocks. Die blutig-eitrige Sekretion aus dem Zervikalkanal kann stärker ausgeprägt sein, der Uterus ist oft sehr dolent. Die Patientin hat häufig einen hochroten Kopf, die Peripherie ist warm und gut durchblutet, zwischen evtl. Episoden von Schüttelfrost besteht eine nur geringe Beeinträchtigung des Allgemeinbefindens. Gelegentlich klagt die Patientin über Kopfschmerzen. Häufig werden Thrombozytenwerte unter 150000/mm^3 (s. Tab. 4) beobachtet. Das Ausmaß der Thrombozytopenie ist gut korrelierbar mit der Schwere der Endotoxininvasion und der Ausprägung des Krankheitsbildes (11, 25).

Klinisches Bild des Endotoxinschocks

Der Übergang zum beginnenden Endotoxinschock kann fließend sein. Dieser Übergang kann im Anschluß an einen Schüttelfrost oder auch im Intervall erfolgen. (Eindrucksvollstes Symptom während des Schüttelfrostes ist eine dunkle Akrozyanose, verbunden mit Tachypnoe, Tachykardie und evtl. vorübergehendem Blutdruckabfall.) In der sich nun entwickelnden Frühphase des Endotoxinschocks ist die Patientin wach, ansprechbar, es kommt gelegentlich zu Erbrechen, die Peripherie ist noch warm und gut durchblutet, es besteht eine Tachypnoe, die sich in der Blutgasanalyse in einer respiratorischen Alkalose bei unauffälligen pO_2-Werten äußert. Der Blutdruck kann in auffälliger Diskrepanz zu dem noch relativ ungestörten Allgemeinbefinden der Patientin niedrig sein und um 60 mmHg systolisch liegen. Der zentrale Venendruck ist normal oder leicht erhöht. Die Urinsekretion zeigt rückläufige Tendenz, gelegentlich werden jedoch auch beim Menschen primär-polyurische Verlaufsformen des akuten Nierenversagens beobachtet. In dieser frühen Phase finden sich neben der schon geschilderten Thrombozytopenie häufig eine ausgeprägte Leukopenie und erst anschließend kommt es zu einer Leukozytose. In diesem Stadium besteht oft noch eine Hyperglykämie. Für die Beurteilung des Überganges in den Endotoxinschock bewähren sich am Krankenbett folgende Kriterien: 1. Schüttelfröste; 2. Somnolenz oder Verwirrtheit; 3. Leukopenie; 4. Abfall des arteriellen pO_2 auf Werte um 60 mmHg.

Im weiteren Verlauf des Schocks wird die Peripherie zunehmend kalt und feucht, die Blutgaswerte verschieben sich im Sinne einer metabolischen Azidose und der Blutsauerstoffgehalt sinkt ab. Die Nierenfunktion geht weiter zurück bis zur gelegentlichen völligen Anurie. Diese Zeichen gestörter Mikrozirkulation der Niere werden begleitet oder gefolgt von einer zunehmenden pulmonalen Insuffizienz mit Diffusions-, Perfusions- und Ventilationsstörungen der Lunge infolge interstitiellem Lungenödem, Blockade der Lungenstrombahn durch intravaskuläre Gerinnsel und Thrombozytenaggregate und infolge pulmonaler hyaliner Membranen. Diese „Schocklunge" bestimmt den weiteren Verlauf des Endotoxinschocks und den Ausgang der Erkrankung wesentlich (Taf. IV, Abb. 2).

Bei fehlendem Behandlungserfolg kommt es in der akuten Phase bei verminderter Koronarperfusion, toxischer Wirkung biogener Amine und metabolischer Azidose zum Herzversagen. Die Pulsfrequenz ist auf Werte von 120–160 erhöht, der arterielle Blutdruck bleibt über lange Zeit sehr niedrig und ist oft nicht meßbar. In Einzelfällen wird eine typische, schmetterlingsförmig über Nasenrücken und Wangen ausgeprägte Veränderung im Gesicht mit Hautnekrosen und Hämorrhagien beobachtet. Diese Veränderungen können auch im Bereich der Wangenschleimhaut und der Zunge vorhanden sein (Abb. 3). Besteht eine Koagulopathie infolge des Verbrauchs von Fibrinogen und Thrombozyten mit nachfolgender Fibrinolyse und möglicherweise auch Fibrinogenolyse, so kann (selten) eine

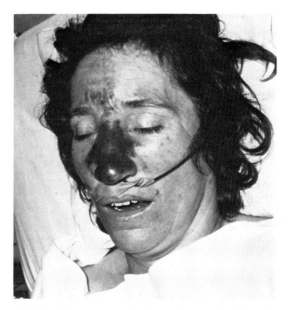

Abb. 3 Hämorrhagische Hautnekrosen im Bereich des Nasenrückens, der Wangen und der Stirn bei einer Patientin mit Endotoxinschock nach septischem Abort

ausgeprägte hämorrhagische Diathese mit Blutung aus den Stichkanälen und evtl. starker bis lebensbedrohlicher uteriner Blutung bestehen. Das Fehlen einer hämorrhagischen Diathese schließt jedoch eine Koagulopathie nicht aus.

Überwachungsmaßnahmen

Obgleich jede intrauterine Infektion eine Gefährdung darstellt, so ist die klinische Überwachung bei Patientinnen mit infiziertem Abort und Temperaturen *unter* 39 °C relativ problemlos. Aufwendige Maßnahmen sind nicht erforderlich.

Folgende Untersuchungen erscheinen jedoch angezeigt: Abstrich aus dem Zervikalkanal zur mikrobiologischen Untersuchung, Leukozytenzahl, Hämoglobingehalt, Hämatokrit, arterieller Blutdruck, Pulsfrequenz, Temperatur zwei- bis dreimal in 24 Stunden gemessen. Eine orientierende Beurteilung der Nierenfunktion durch Befragen der Patientin bzw. durch Schätzung der Harnausscheidung ist ausreichend.

Bei Patientinnen mit kompliziertem infiziertem Abort orientiert sich die Überwachung im wesentlichen an der abdominellen Symptomatik. Es ist darauf zu achten, ob die Peritonitis über die Nabelgrenze nach oben steigt (Klopfschmerz der Bauchdecken!), ob die Entwicklung subphrenischer Abszesse durch den charakteristischen Thoraxkompressionsschmerz erkennbar ist, oder ob eine beginnende Perforation des Douglas-Abszesses ins Rektum sich durch reichlich schleimige Absonderungen aus dem Darm äußert. Die sorgfältige kontinuierliche Beobachtung dieser Symptome,

einschließlich der Darmgeräusche, wird den Zeitpunkt der rechtzeitigen Laparotomie anzeigen.
Patientinnen mit einem septischen Abort sind durch die mögliche Entwicklung eines Endotoxinschocks besonders gefährdet. Sie müssen intensiv überwacht werden. Zusätzlich zur Entnahme eines Zervixabstriches für die bakteriologische Untersuchung sind beim Auftreten von Schüttelfrösten oder Temperatursteigerungen über 39 °C Blutkulturen zum Nachweis (auch noch nach Abfall der Termperatur sinnvoll) der Bakteriämie erforderlich. Bestimmung der Leukozytenzahl, des Hämoglobingehaltes und des Hämatokrits sollten nun ergänzt werden durch die Kontrolle der Elektrolyte (Kalium und Natrium) und der harnpflichtigen Substanzen (Harnstoff-N, Kreatinin) sowie des Gesamteiweißgehaltes. Auf einem Verlaufsbogen sind der arterielle Blutdruck, die Pulsfrequenz und die Atemfrequenz pro Minute, – evtl. der zentrale Venendruck – und die rektal gemessene Körpertemperatur der Schwere des Krankheitsbildes entsprechend häufig zu registrieren. Informationen über jeweilige Hautfarbe, Bewußtseinslage, evtl. Nackensteifigkeit und periphere Durchblutung sind sinnvoll. Thrombozyten und Leukozytenwerte können weitere Informationen über das Ausmaß der Endotoxininvasion ergeben. Blutgasanalysen, einschließlich der Kontrolle des pO_2, sowie ein Röntgenthoraxbild (zur Überprüfung der Lage des zentralen Venenkatheters und um evtl. Hinweise auf milchglasartige Veränderung im Sinne der beginnenden Schocklunge zu gewinnen) können sinnvoll sein (24). Im Frühstadium des Endotoxinschocks werden auch gelegentlich EKG-Veränderungen beobachtet.
Bei Patientinnen *mit* Endotoxinschock sind zusätzlich zu den angeführten Überwachungsmaßnahmen, die hier nun noch engmaschiger erfolgen sollten, die konsequente Kontrolle des zentralen Venendrucks (evtl. zusätzlich des „pulmonary capillary wedge pressure" (PCWP)), des Blutzucker- und Lactatspiegels im Blut, der arteriellen pO_2, pCO_2 und pH-Werte sowie des Standardbicarbonats bzw. des Basenüberschusses erforderlich. Der Kreatinin- und Harnstoffgehalt bzw. die Osmolalität des Urins können in ihrer Relation zu den Verhältnissen im Plasma erste Hinweise auf ein akutes Nierenversagen geben. In diesem Zusammenhang ist darauf hinzuweisen, daß auch nach länger dauernder Anurie (mehr als 30 Tage) noch eine ausreichende Nierenfunktion wieder in Gang kommen kann, wie es nach Clostridiensepsis (29) oder nach einem Endotoxinschock mit Escherichia coli beobachtet wurde. Neben einer vorwiegend tubulären Nekrose kann die nur partielle Nierenrindennekrose den Krankheitsverlauf bestimmen (82).

Therapie

Antibiotika

Da es im allgemeinen nicht sinnvoll und möglich ist, auf das Ergebnis der bakteriologischen Untersuchung zu warten, ist die antibiotische Behandlung an den üblicherweise bei infizierten Aborten im Zervikalkanal zu beobachtenden Keimen zu orientieren. Handelt es sich um eine im Krankenhaus erworbene Infektion, z. B. nach vorangegangener Liegedauer wegen eines Abortus imminens oder nach einem in der Klinik erfolgten Schwangerschaftsabbruch, so ist die Wahl des Antibiotikums entsprechend den Empfindlichkeiten der Bakterien, die im Hause beobachtet werden, zu treffen. Aufgrund der Befunde in der Literatur darf angenommen werden, daß es sich in der Mehrzahl um Enterokokken, um gramnegative Aerobier (Escherichia coli, Klebsiellen, Pseudomonaden) oder gramnegative Anaerobier (hier vorwiegend Bakteroides) handelt. Die Gabe von Tetracyclinen ist nur dann ratsam, wenn sicher ist, daß die Schwangerschaft nicht mehr intakt ist. In Abhängigkeit vom Schwerebild der Erkrankung kann zunächst Mezlocillin oder Azlocillin (2–3 × 5 g in 24 Stunden) evtl. in Kombination mit einem Isoxazolylpenicillin (z. B. Oxacillin) gegeben werden. Zusätzlich kann es erforderlich sein, Aminoglykoside wie Gentamicin, Tobramycin oder Amikacin zu verabfolgen. Alternativ kommt auch die Gabe von Cefuroxim, Cefoxitin, Cefamandol oder Cefotaxim in Frage. Auch in Kombination mit Aminoglykosiden ist hierbei die Resistenz von Enterokokken gegenüber Cephalosporinen und Aminoglykosiden („Enterokokkenlücke") zu beachten. (Weitere Kombinationsmöglichkeiten s. Tab. 2). Die Gabe von Chloramphenicol sollte reserviert werden für die Fälle, in denen ein protrahierter Verlauf oder bakteriologisches Ergebnis eine Bakteroidesinfektion mit entsprechendem Resistenzmuster ergeben. Kommt es innerhalb von 36 bis 48 Stunden nicht zur Entfieberung, so ist die Wahl des Antibiotikums entsprechend dem Antibiogramm zu ändern. Bei bestehender Nierenfunktionsstörung müssen in Abhängigkeit von der Höhe des Kreatininspiegels die Dosen der Aminoglykosidantibiotika und Cephalosporine reduziert werden.

Flüssigkeitszufuhr

Im allgemeinen genügt bei Patientinnen mit infiziertem Abort und Temperatur unter 39 °C die orale Flüssigkeitszufuhr. Bei Patientinnen mit septischem Abort oder kompliziertem infiziertem Abort ist entsprechend der Elektrolytsituation eine ausreichende, bilanzierte Flüssigkeitszufuhr mit Erzielung einer Urinausscheidung von mehr als 30 ml pro Stunde anzustreben. Die Anwendung von Diuretika (Furosemid) ist erst dann indiziert, wenn trotz ausreichender Zufuhr von Elektrolyten

Tabelle 5 Patientinnen mit „septischem Abort"
(1966–1969, Universitäts-Frauenklinik Heidelberg;
1970–1975, I. Universitäts-Frauenklinik München)
(aus *H. Graeff*: Der septische Schock in der Geburtshilfe. In: Internationales Symposium. Der septische Schock, hrsg. von *H. Haschek, H. Egerman*. Wien, 1977)

Krankheitsverlauf	Zahl der Fälle
Patientinnen mit „septischem Abort" Temp. > 39°C und/oder Schüttelfrost, Heparinprophylaxe	410
Entwicklung eines schockähnlichen Syndroms im Verlauf der Heparinprophylaxe	67 (16,3%)
Akutes Nierenversagen	0
Letalität	0

und Wasser eine rückläufige oder niedere Urinausscheidung, insbesondere bei nicht hochgestelltem Urin, vorliegt.

Prophylaxe des Endotoxinschocks

Unter Berücksichtigung der zahlreichen klinischen Beobachtungen über intravaskuläre Gerinnungsprozesse beim Endotoxinschock in der Schwangerschaft, der im Stadium des septischen Aborts deutlich gesteigerten Hyperkoagulabilität und der Frequenz des Endotoxinschocks beim septischen Abort erscheint die Gabe von Heparin beim septischen Abort eine sinnvolle prophylaktische Maßnahme, um einer wesentlichen Komplikation des Endotoxinschocks in der Schwangerschaft, dem generalisierten intravaskulären Ausfall von Fibrin in der terminalen Strombahn, vorzubeugen (61, 64). Unter dieser Annahme haben wir 1965 die „Heparinprophylaxe" eingeführt. In einer Dauerinfusion (Infusionspumpe) werden 20 000 Einheiten Heparin in 24 Stunden zugeführt. Bei Thrombozytenzahlen unter $80 000/mm^3$ wird die Dosis auf 400–600 E/Std. reduziert. Bisher wurden 410 Patientinnen prophylaktisch behandelt. In 67 Fällen wurde ein schockähnliches Syndrom gesehen, das jedoch ohne bleibende Organschäden und ohne die Entwicklung eines Endotoxinschocks remissionierte. Ein akutes Nierenversagen oder ein Todesfall wurden nicht beobachtet (Tab. 5). In keinem der behandelten Fälle wurde bisher eine Verminderung des Fibrinogengehaltes gefunden. Auf eine kontrollierte Studie wurde bisher bewußt verzichtet. Gleichsinnige klinische Beobachtungen wurden auch von anderen Autoren gemacht (59).

Operative Maßnahmen

Die Ansichten über den richtigen Zeitpunkt zur instrumentellen Ausräumung des Uterus beim infizierten Abort gehen auseinander. In der Mehrzahl der Fälle wird von den Autoren beim infizierten wie auch beim septischen Abort die Entleerung des Uterus durch Kürettage oder in besonderen Fällen durch Saugkürettage unmittelbar oder wenige Stunden nach der Gabe eines Antibiotikums als der sinnvollste Weg angesehen. Dies wird besonders bei septischem Abort und liegendem IUD empfohlen (112). Wir gehen im allgemeinen so vor, daß wir Patientinnen mit infiziertem Abort und Temperaturen bis 39°C mit Antibiotika behandeln und die Entfieberung abwarten. Anschließend erfolgt dann die instrumentelle Entleerung des Uterus. Bei Patientinnen mit septischem Abort streben wir ebenfalls unter intensiver antibiotischer Therapie und Heparinprophylaxe die instrumentelle Ausräumung nach erfolgter Entfieberung an. Zeigt sich jedoch beim infizierten wie beim septischen Abort, daß die Entfieberung nicht innerhalb von 24–36 Stunden eintritt oder das septische Zustandsbild sich eher verstärkt, so haben wir uns insbesondere bei durchgängigem Zervikalkanal auch schon frühzeitig zur instrumentellen Ausräumung entschlossen. Vor dem operativen Eingriff ist es in jedem Falle sinnvoll, die Heparininfusion so rechtzeitig abzusetzen, daß normale Thrombinzeitwerte zum Zeitpunkt des Eingriffes vorliegen. Nach der Entleerung des Uterus erscheint die Fortsetzung der Heparinprophylaxe bei noch bestehendem septischem Krankheitsverlauf bis zur Entfieberung angezeigt.

Behandlung des Endotoxinschocks

Antibiotika

Hier entspricht das Vorgehen dem auf S. 16.3 ff. geschilderten.

Flüssigkeitszufuhr, Puffer, Diuretika

Der Flüssigkeitsersatz ist ein wichtiger Bestandteil der Therapie des Endotoxinschocks. Venöse Einschwemmkatheter zur Bestimmung des zentralen Venendrucks (ZVD) und des pulmonalen kapillären Drucks (pulmonary capillary wedge pressure, PCWP) sind hierbei von Nutzen. Änderungen dieser Druckwerte ermöglichen die Abschätzung der Kapazität des Herzens, die angebotene Flüssigkeitsmenge zu bewältigen. Zusätzliche Informationen, wie die Patientin auf die Flüssigkeitszufuhr anspricht, werden durch die Urinausscheidung, den arteriellen Druck und die Ansprechbarkeit gewonnen. Flüssigkeitszufuhr bringt bei Patientinnen gewöhnlicherweise dann eine Zunahme des Herzminutenvolumens, wenn PCWP oder ZVD keine Überladung anzeigen. Eine 5%ige Lösung von Humanalbumin erscheint als Volumenexpander sinnvoll. In Fällen von metabolischer Azidose ist die Gabe von Natriumbicarbonat angezeigt.
Die Anwendung von Diuretika bedarf einer Indikation. Bei rückläufiger oder niederer Urinausscheidung, insbesondere bei nicht hochgestelltem

Urin, ist die frühzeitige Gabe von Furosemid sinnvoll. Eine strenge Indikation zur Gabe von Diuretika besteht bei Verdacht auf Wasserretention (Tachypnoe, Bewußtseinstrübung mit Nackensteifigkeit und manifeste Ödeme).

Behandlung der akuten respiratorischen Insuffizienz

Die Zufuhr von Sauerstoff ist beim Endotoxinschock (und evtl. schon beim Schüttelfrost) meist erforderlich. Häufige Kontrollen der arteriellen Blutgase geben objektive Anhaltspunkte, wann endotracheal intubiert und beatmet werden muß. Liegt der arterielle pO_2 unter 60 bis 70 mmHg, obwohl Sauerstoff über eine Gesichtsmaske gegeben wird, so sollte eine assistierte oder kontrollierte Beatmung nach Intubation angestrebt werden. Beatmung mit positivem endexspiratorischem Druck (PEEP) kann frühzeitig erforderlich werden. In vielen Fällen ist die Intensivbetreuung der Patienten nur zusammen mit einem erfahrenen Internisten und Anästhesisten im Rahmen einer Intensivüberwachungsstation erfolgversprechend.

Corticosteroide

Die Gabe von Cortison oder Prednison ist bei Patientinnen mit Endotoxinschock möglichst früh in einer Dosierung von 5–30 mg/kg Körpergewicht Prednison/Prednisolon alle 4–6 Std. als Injektion sinnvoll. Als Wirkungsmöglichkeiten dieser pharmakologischen Dosierungen werden eine Kontraktilitätssteigerung im Myokard, eine verbesserte periphere Durchblutung infolge Dilatation der Venolen, eine günstige Beeinflussung des Stoffwechsels durch Steigerung der Gluconeogenese und die Festigung der lysosomalen Membran in den Zellen diskutiert. Wenn auch die Ansichten über den Wert dieser Maßnahme nicht einheitlich sind und eindeutige statistische Zahlen verständlicherweise bei der Schwierigkeit kontrollierter Studien bei Patienten im Schock nicht vorliegen, zeigen übereinstimmende klinische Eindrücke eine günstige Wirkung (98, 99).

Vasoaktive Substanzen

Die Anwendung von Arterenol ist bei Patientinnen mit Endotoxinschock nur dann in Erwägung zu ziehen, wenn vorübergehend mit keinen anderen Maßnahmen für Vitalfunktionen ausreichende Blutdruckwerte erzielt werden. In den letzten Jahren hat sich gezeigt, daß die Gabe von Dopamin (2–5 µg/kg/min bis 20 µg/kg/min) vorteilhaft ist. Im unteren und mittleren Dosisbereich überwiegt die Betarezeptorenstimulation mit Erhöhung des Herzzeitvolumens und Abnahme des peripheren Strömungswiderstandes bei gleichbleibendem arteriellen Druck. In höherer Dosierung steht die Alpharezeptorenstimulation mit peripherer Vasokonstriktion im Vordergrund. Nach den bisherigen Beobachtungen sind die Nebenwirkungen dieses Präparates bei günstiger Beeinflussung der Nierendurchblutung offensichtlich geringer.

Isoproterenol ist in der Lage das Myokard zu stimulieren und die venöse Sequestrierung zu vermindern. Tachykardie und Arrhythmien schränken infolge erhöhten Sauerstoffverbrauchs seine Anwendung ein. Diese sollte auch erst nach Auffüllung des Plasmavolumens vorgenommen werden. Die Anwendung von vasoaktiven Substanzen ist allein nicht in der Lage die Überlebensrate zu steigern, sie ist nur als vorübergehende hilfreiche zusätzliche Maßnahme anzusehen.

Vorgehen bei einer Gerinnungsstörung

Ausgeprägte Gerinnungsstörungen infolge eines Verbrauchs von Fibrinogen mit nachfolgender reaktiver Fibrino-Fibrinogenolyse sind beim Endotoxinschock nach septischem Abort eher selten. Wird jedoch eine Verminderung des Fibrinogengehaltes auf Werte unter 100 mg/100 ml oder eine Ungerinnbarkeit des venösen Blutes im Reagenzglas beobachtet, so läßt sich eine genügende Gerinnungsfähigkeit des Blutes im allgemeinen mit der Gabe von tiefgefrorenem Frischplasma oder von 3–6 g Fibrinogen erreichen. Bei ausgeprägten Thrombozytenverminderungen, wie sie beim Endotoxinschock ja häufig, aber auch nach Substitution eines Volumenmangels mit gelagertem Konservenblut bzw. Volumenersatzmittel beobachtet werden, kann die Thrombozytopenie allein das Ausmaß der hämorrhagischen Diathese bestimmen. Hierbei ist noch zu bedenken, daß selbst bei Frischblut mit einer Funktionsstörung der Thrombozyten zu rechnen ist, wenn eine Kühlung der Konserve erfolgt war. Es ist deshalb in diesen Fällen die Verwendung von nicht gekühltem Blut (Warmblut) sinnvoll. In Einzelfällen kann das Ausmaß der hämorrhagischen Diathese durch eine sekundäre Fibrinolyse und Fibrinogenolyse bestimmt werden. Die Applikation von antifibrinolytisch wirksamen Substanzen ist in diesen Fällen bei bestehender bedrohlicher Blutung angezeigt. Nach oder mit der Substitution von Fibrinogen erscheint dann die Anwendung von Aprotinin (Trasylol) (200 000 KIE i. v. als Injektion, 100 000 KIE pro Stunde als Infusion innerhalb der nächsten Stunden oder das zwei- und dreifache dieser Dosis) sinnvoll.

Die Anwendung von synthetischen Antifibrinolytika (ε-Aminocapronsäure (EACA) oder Tranexansäure (AMCHA)) ist nicht indiziert, da diese Substanzen durch Einbau in sich bildende Gerinnsel äußerst stabile Gerinnsel herbeiführen und den Plasminogenaktivatorgehalt des Gewebes stark hemmen.

An dieser Stelle sollte ausdrücklich betont werden, daß die Gabe von Heparin lediglich zur Prophylaxe des Endotoxinschocks bei Patientinnen mit septischem Abort geeignet ist. Ist es zum Endotoxinschock mit entsprechender Fibrinogen- und Thrombozytenverminderung und zum Ausfall von Fibrin in der terminalen Strombahn gekommen, so erfolgt die Gabe von Heparin zu spät. Heparin würde für die Patienten mehr Nachteile als Vorteile bringen. Blutungskomplikationen im Sinne von uterinen Blutungen, Lungenblutungen oder auch zerebrale Mikro- und Massenblutungen sind insbesondere dann zu befürchten, wenn die Thrombozytopenie ausgeprägt ist und/oder Veränderungen im Sinne einer reaktiven Fibrino-Fibrinogenolyse die hämorrhagische Diathese zusätzlich beeinflussen.

Operative Maßnahmen

Bei Patientinnen mit Endotoxinschock, der sich nach 6–8 Std. trotz der oben beschriebenen intensiven Maßnahmen nicht bessert, wobei eine vorübergehende mehr symptomatische Besserung nach Dopamininfusion entsprechend kritisch zu sehen ist, muß die Exstirpation des Uterus meist unter Mitnahme beider Adnexe erwogen werden. Die Entfernung des infizierten Uterusinhaltes digital mit nachfolgender zarter Kürettage mag gelegentlich ausreichen, möglicherweise ist es manchmal sinnvoller die Saugkürettage anzuwenden. In Fällen von therapierefraktärem Endotoxinschock, bei einer Schwangerschaft von mehr als 14 Schwangerschaftswochen, bei Verdacht auf Uterusperforation, bei Verdacht auf intrauterine Clostridieninfektion ist in jedem Fall die abdominale Exstirpation des Uterus unter Mitnahme der Adnexe erforderlich. Der Entschluß, den Uterus zu exstirpieren, ist zweifellos sehr schwerwiegend, besonders im Hinblick auf das meist jugendliche Alter der Patientinnen. Exakte Kriterien für den genauen Zeitpunkt der Notwendigkeit der operativen Entfernung des Uterus lassen sich nur bedingt nennen. Es stellt sich jedem Arzt in Abwägung der verschiedenen Risiken eine besonders hohe Verantwortung. Für die Indikation ist letztlich die sorgfältige Beobachtung des gesamten klinischen Verlaufs entscheidend. Zu ausgedehnte Diskussionen mit mehreren Spezialisten sind eher geeignet, den richtigen Zeitpunkt für die Uterusexstirpation zu verzögern, und der behandelnde Arzt sollte sich die Wahl des Zeitpunktes und die Entscheidung vorbehalten. Es sei nochmals betont, daß beim Versagen der konservativen Maßnahmen die radikale Entfernung des Infektionsherdes die einzig lebensrettende Maßnahme darstellt.

Amnioninfektionssyndrom

Definition

Die Infektion von Eihäuten und Plazenta wird als Amnioninfektionssyndrom oder Chorionamnionitis bezeichnet. Diese Infektion kann auf das Myometrium und den Feten übergehen. In Abgrenzung zum infizierten Abort wird übereinstimmend ab der 20. Schwangerschaftswoche vom Amnioninfektionssyndrom bzw. Chorionamnionitis gesprochen. Die Annahme eines Amnioninfektionssyndroms ist bei Temperaturen über 38 °C nach Ausschluß einer extragenitalen Ursache vor allem nach vorzeitigen Blasensprung zu machen. In Anlehnung an die beim infizierten Abort geübte Definition erscheint es sinnvoll, von einem „septischen Amnioninfektionssyndrom" zu sprechen, wenn Temperaturen über 39 °C und/oder Schüttelfröste bestehen.

Ätiologie und Häufigkeit

In der Mehrzahl der Fälle handelt es sich um eine aufsteigende Infektion nach vorzeitigem Blasensprung. Ein protrahierter Geburtsverlauf bei gesprungener Blase kann ebenfalls zum Amnioninfektionssyndrom führen. Im Zusammenhang mit den Untersuchungen von BENIRSCHKE u. DRISCOLL (13) kann schon Ursache des vorzeitigen Blasensprunges eine Infektion des unteren Eipols gewesen sein. Vorangegangene Eingriffe wie Amnioskopien, Amniozentesen, vaginale Untersuchungen und Cerclagen sollten in jedem Falle an die vorgeschaltete Begünstigung einer aszendierenden Infektion nach vorzeitigem Blasensprung denken lassen. Die Tab. 6 gibt einen ungefähren Anhaltspunkt über die zu erwartende Häufigkeit an Komplikationen nach vorzeitigem Blasensprung und Amnioninfektionssyndrom. Ein mütterlicher Todesfall ist hochgerechnet bei etwa 20000 Geburten zu erwarten.

Die Latenzperiode bis zum spontanen Wehenbeginn nach vorzeitigem Blasensprung ist im wesentlichen abhängig von der Schwangerschaftsdauer; so wird am Termin in 80% der Fälle der spontane Wehenbeginn innerhalb von 24 Stunden beobachtet, in der 36. Schwangerschaftswoche nur noch in 40% und bei Kindern unter 1000 g Geburtsgewicht nur noch in 20%. In mehr als 74% der Fälle können durch Amniozentese Bakterien im Fruchtwasser nach einer Latenzzeit von 24 Stunden nachgewiesen werden. In allen Fällen, in denen Leukozyten im Fruchtwasser auftraten, entwickelte sich anschließend ein Amnioninfektionssyndrom und/oder eine Endometritis (69). So wird in 10% aller

Tabelle 6 Häufigkeit der Komplikationen beim Amnioninfektionssyndrom

20 000	Geburten
2 000	Vorzeitiger Blasensprung
500	Amnioninfektionssyndrom
25	Septisches Amnioninfektionssyndrom
2–5	Septischer Schock
1	Mütterlicher Todesfall

Tabelle 7 Beziehung zwischen Dauer des vorzeitigen Blasensprungs vor der Geburt und der Häufigkeit entzündlicher Veränderungen der Nabelschnur

Dauer des Blasensprungs (Stunden)	Entzündungserscheinungen (Prozent)
< 6	5
12–35	19
36–71	33
3 Tage–6 Wochen	43

Fälle von vorzeitigem Blasensprung ein Amnioninfektionssyndrom beobachtet. Vergehen mehr als 24 Stunden nach dem Blasensprung, so steigt die Frequenz des Amnioninfektionssyndroms auf 26 % an (10, 91). Nach einem Intervall von 48 Stunden wurde bei 53 % der Fälle eine Chorionamnionitis gefunden (13).

Pathogenese und Mikrobiologie

Aszendierende Infektion

Die Keime, die auch bei symptomfreien Schwangeren in der Scheide nachgewiesen werden können (s. Tab. 1), werden häufig auch beim Amnioninfektionssyndrom beobachtet. Besondere Aussagekraft kommt hierbei durch Amniozentese gewonnenen Proben zu. In Relation zur Dauer des vorzeitigen Blasensprunges und zur Frequenz vaginaler Untersuchungen werden sowohl aerobe als auch anaerobe Keime nachgewiesen (69, 76).
Ausdruck der bakteriellen Infektion ist die leukozytäre Infiltration der Eihäute und der Nabelschnur. Auch diese leukozytäre Infiltration wird um so häufiger beobachtet, je länger der Blasensprung zurückliegt (Tab. 7). Weitere begünstigende Faktoren für die aszendierende Infektion sind neben der Frequenz vaginaler oder rektaler Untersuchungen Kontraktionen und Wehentätigkeit.
Möglicherweise spielt eine antibakterielle Substanz, die im Fruchtwasser in wechselnder Ausprägung, jedoch vermehrt nahe dem Termin beobachtet wird, eine Rolle, ob es zum Amnioninfektsyndrom kommt oder nicht (68). Bei dieser Substanz handelt es sich nach den Untersuchungen von SCHLIEVERT u. Mitarb. (96) um einen Zink-Protein-Komplex mit einem Molekulargewicht von weniger als 10000.
Frühgeburtlichkeit und Latenzperiode nach eingetretenem vorzeitigen Blasensprung bis zur Geburt bestimmen entscheidend die kindliche Mortalitätsrate. So wird nach einer Latenzperiode von mehr als 48 Stunden nach vorzeitigem Blasensprung schon eine Häufigkeit perinataler Todesfälle von fast 15 % gefunden (87). Die perinatale Mortalität bei eingetretenem Amnioninfektionssyndrom wird unterschiedlich mit 16–20, teilweise mit 30–50 % angegeben.

Einleitung der Geburt durch Blasensprengung

Eine transzervikale Blasensprengung, insbesondere wenn die hohe Blasensprengung ausgeübt wird, kann Wegbereiter eines Amnioninfektionssyndroms sein. Diese wurde insbesondere dann beobachtet, wenn nicht gleichzeitig mit der Blasensprengung die Gabe von Oxytocin verbunden war.

Amniozentese

Unter optimalen aseptischen Vorbedingungen ist eine intrauterine Infektion nach Amniozentese oder intrauteriner Transfusion ein äußerst seltenes Ereignis. Möglicherweise spielt die antibakterielle Wirkung des Fruchtwassers (97) hierbei eine schützende Rolle. Ein Fall von Clostridieninfektion nach Amniozentese wird berichtet.

Geburtshilfliche Maßnahmen

Häufige vaginale Untersuchungen und die intrauterine Überwachung des Kindes sowie der Wehentätigkeit sind mit einem erhöhten Risiko einer aszendierenden Infektion behaftet. Ein mütterliches Risiko wird besonders dann vorhanden sein, wenn sich diesen Überwachungsmaßnahmen noch ein Kaiserschnitt anschließt. LARSEN u. Mitarb. (69) beobachteten eine direkte Beziehung zwischen der Dauer der Intensivüberwachung (mehr als 8 Stunden) und der mütterlichen Infektionsgefährdung. In anderen Untersuchungen kommt hingegen diese Relation nicht signifikant, sondern nur tendenzmäßig zum Ausdruck. Beim Kind können gelegentlich Infektionen bis zur Abszeßbildung nach Anwendung der Skalpelektrode oder nach Mikroblutentnahme beobachtet werden (90).

Cerclage

Ein liegender Faden nach Cerclage, sei es nach der Methode von SHIRODKAR oder von WURM-HEFNER, beinhaltet nach vorzeitigem Blasensprung ein erhöhtes Risiko der Infektion. Von der Mehrzahl der Autoren wird empfohlen, nach vorzeitigem Blasensprung den Faden zu entfernen, spätestens sollte dies bei Kontraktionen oder bei Wehenbeginn erfolgen.
Eine umschriebene Chorionamnionitis wird insbesondere in dem Bereich der Eihäute beobachtet, die über dem inneren Muttermund liegen (13). Gelegentlich wird auch eine intrauterine Infektion durch hämatogene Aussaat, wie z. B. mit Listeria monocytogenes, beobachtet. Transplazentare Infektionen können jedoch auch durch andere Bakterien bei schweren mütterlichen Erkrankungen und in äußerst seltenen Fällen bei nur geringen mütterlichen Symptomen auftreten. Eine mütterliche Sepsis kann eine akute Plazentitis mit Abszeßbildung hervorrufen. Die Überschwemmung des kindlichen Organismus mit Absiedlungen in Hirn,

Meningen, Herzmuskel oder Nebennieren mit einer Prädilektion von Leber und Milz sind hierfür charakterisitisch.

Krankheitsbild

Erste Zeichen des Amnioninfektionssyndroms sind neben der Temperatursteigerung über 38 °C bei der Mutter eine Tachykardie, eine Druckschmerzhaftigkeit des Uterus, eine purulente und fötide zervikale Sekretion und eine Leukozytose. Gelegentlich kann auch eine positive Blutkultur erste Hinweise geben. Im Fruchtwasser können nach Amniozentese Bakterien ($> 10^3$ Keime/ml) und Leukozyten nachgewiesen werden. Hingegen lassen sich durch transvaginal unter der Geburt entnommene Fruchtwasserproben keine sicheren Aussagen auf ein zu erwartendes Amnioninfektionssyndrom machen (77). Die Eihäute und nachfolgend die Nabelschnur zeigen leukozytäre Infiltrationen, die Eihäute sind in ihrer Gesamtheit eher trübe, graugrünlich verfärbt und riechend. Erste Anzeichen einer intrauterinen Infektion von seiten des Kindes kann eine fetale Tachykardie (mehr als 160/Min.) sein, die die mütterliche Tachykardie begleiten kann. Es sei hier noch einmal betont, daß der klinische Begriff des riechenden Fruchtwassers wesentliches Zeichen einer Infektion mit anaeroben Keimen ist, wobei das Fehlen eines Geruches weder eine Anaerobierinfektion noch verständlicherweise eine Infektion mit zahlreichen aeroben Keimen ausschließt.

Weitere Untersuchungen bei der Mutter:
Schon aus differentialdiagnostischen Erwägungen ist es erforderlich auch bei Verdacht auf ein Amnioninfektionssyndrom eine Urinprobe der Mutter zu untersuchen. Das Urinsediment gibt hierbei eine Orientierung, ob eine massive Bakteriurie oder Leukozyturie besteht. In jedem Fall sollte steril oder durch Mittelstrahl gewonnener Urin zur bakteriologischen Untersuchung (Zahl der Keime, Kultur und Antibiogramm) eingeschickt werden. Liegen bei der Mutter deutliche Temperaturerhöhungen vor, so sind 2 Abnahmen für Blutkulturen sinnvoll, auch wenn die Bakteriämie nur in etwa 10% der Fälle nachgewiesen werden kann.

Therapie

Die Behandlung des Amnioninfektionssyndroms besteht in einer intensiven antibiotischen Therapie unter Berücksichtigung der maternofetalen Verteilung und in einer möglichst raschen Beendigung der Geburt bzw. der Schwangerschaft. Als Antibiotikum der Wahl empfiehlt sich hierbei Ampicillin oder Mezlocillin. Ebenso erscheint die Gabe von Cephalosporinen (z. B. Cefoxitin, Cefuroxim, Cefamandol, Cefotaxim) sinnvoll. Besteht eine Penicillinallergie, so ist unter Berücksichtigung der Kreuzallergie zwischen Penicillinen und Cephalosporinen (die bei etwa 10% liegt) die Gabe von Clindamycin möglich (weiteres s. Tab. 2). Es ist jedoch bei der antibiotischen Therapie zu bedenken, daß hierdurch zwar eine wesentliche Senkung der mütterlichen Morbidität und Mortalität erreicht werden kann, daß jedoch der therapeutisch günstige Effekt für die Frucht deutlich weniger ausgeprägt ist. Für die perinatale Mortalität ist eine kurze Geburtsdauer von ungleich größerer Bedeutung. In Abhängigkeit von der Reife der Zervix, dem Ansprechen des Uterus auf Oxytocin und der zu erwartenden Geburtsdauer sollte frühzeitig entschieden werden, ob eine vaginale Entbindung möglich oder eine Entbindung durch Kaiserschnitt der sinnvollere Weg ist. Bei der Überwachung des Kindes sind Veränderungen im CTG sowohl vor allem in Richtung einer Tachykardie als auch im Sinne von späten Dezelerationen sehr sorgfältig zu beachten. Schon allein Fieber bei der Mutter kann zu 1–2 ° höher liegenden Temperaturen bei der intrauterinen Frucht und auch ohne vorliegende Infektion eine fetale Azidose bewirken.

Ist es bei der Mutter zum Auftreten von Temperaturen über 39 °C und/oder Schüttelfrösten im Sinne eines septischen Amnioninfektionssyndroms gekommen, so ist bei *nicht unmittelbar bevorstehender Entbindung* die prophylaktische Gabe von Heparin (400 E/Stunde) zur Verhütung der den Endotoxinschock komplizierenden intravaskulären Gerinnung (38) zu erwägen. Ausgeprägte intravaskuläre Gerinnungsvorgänge mit Verbrauchskoagulopathie und evtl. auch sich klinisch manifestierender hämorrhagischer Diathese werden nur in den Fällen beobachtet, in denen es über das Ereignis des Amnioninfektsyndroms hinaus zum Endotoxinschock gekommen ist. Die Hyperkoagulabilität der Schwangerschaft ist beim septischen Amnioninfektionssyndrom deutlich gesteigert und läßt sich durch Bestimmung der löslichen Fibrinmonomerkomplexe (LFMK) belegen. Ähnlich den Veränderungen beim septischen Abort sind diese Gerinnungsveränderungen zunächst gekennzeichnet durch erhöhte Spiegel an LFMK, erhöhte Fibrinogenwerte und niedrige Thrombozytenzahlen. Kommt es zum Auftreten eines Endotoxinschocks, so treten die Zeichen der Verbrauchskoagulopathie mit Verminderung des Fibrinogens und einer weiteren Erhöhung der LFMK in den Vordergrund. Zusätzlich treten im Plasma zirkulierende quervernetzte Fibrinoligomere (intermediäre Fibrinpolymere) als Ausdruck der intravaskulären Gerinnung auf. Der Gehalt an Fibrin-Fibrinogen-Abbauprodukten im Serum ist in diesen seltenen, schweren Fällen ausgeprägt und kann Werte über 100 mg/100 ml erreichen. Ausgedehnte Fibrinniederschläge können in der terminalen Strombahn verschiedener Organe, insbesondere von Lunge, Niere und ZNS, beobachtet werden (40; s. Abb. 4).

Steht die vaginale Entbindung durch geburtseinlei-

16.16 Infektionen in der Schwangerschaft, unter der Geburt und im Wochenbett

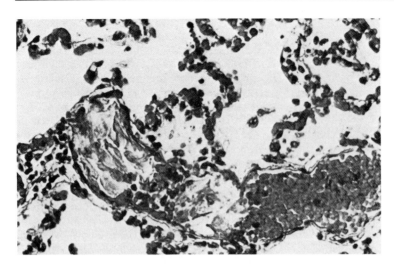

Abb. 4 Thrombotischer Verschluß einer Lungenarterie bei Endotoxinschock nach Amnioninfektionssyndrom (40. Schwangerschaftswoche) (Überlassung freundlicherweise von Prof. Dr. med. *U. Bleyl*, Pathologisches Institut, Klinikum Mannheim der Universität Heidelberg; aus *H. Graeff:* Geburtsh. u. Frauenheilk. 37 [1977] 997)

tende Maßnahmen nicht in absehbarer Zeit bevor, so ist die abdominale Schnittentbindung aus mütterlicher und kindlicher Indikation unser Vorgehen (64). Die abdominale Schnittentbindung bei der hier besprochenen klinischen Konstellation kann als prophylaktische Maßnahme zur Verhinderung des mütterlichen und kindlichen Endotoxinschocks angesehen werden. Ist das Kind bereits intrauterin abgestorben, so können die einzelnen Maßnahmen bis zur Entbindung unter der angegebenen Schockprophylaxe zeitlich ausgedehnt werden. Zeigt sich bei der Laparotomie, daß nicht nur Uterusinhalt, sondern auch das Myometrium – makroskopisch an der teigigen Konsistenz und grünlich-gelblich bis schwärzlichen Verfärbung erkennbar – infiziert ist, so besteht die Indikation zur abdominalen Uterusexstirpation (41, 46, 73). Die Entfernung des Herdes kann in diesen Fällen die einzige Möglichkeit darstellen, einen Endotoxinschock zu beherrschen (s. Ausführungen beim Endotoxinschock nach septischem Abort (64).
Die Überwachungsmaßnahmen bei der Mutter sowie die entsprechende Behandlung orientieren sich am Vorgehen beim Endotoxinschock nach septischem Abort.

Infektion des Kindes

Die hohe perinatale Mortalität beim Amnioninfektionssyndrom mit Werten zwischen 5 und 30% (87) und der hohe Anteil der verstorbenen Kinder an Frühgeborenen beinhaltet eine intensive Diagnosesicherung und frühe Therapie beim Neugeborenen. Es erscheint sinnvoll, auch bei noch nicht bestehender Symptomatik in jedem Fall eine Reihe von Untersuchungen nach Geburt des Kindes vorzunehmen, wenn der vorzeitige Blasensprung über 24 Stunden zurückliegt, oder auch der geringste klinische Verdacht auf ein Amnioninfektionssyndrom besteht:

1. Sorgfältige Inspektion von Plazenta, Eihäuten und Nabelschnur, ob Veränderungen im Sinne von Verfärbung oder Geruch vorliegen. Evtl. sollte ein Stück der Nabelschnur zum Nachweis einer leukozytären Infiltration ins histologische Labor gegeben werden.
2. Abstrich von der Plazenta und von den Eihäuten, Entnahme von Fruchtwasser, Einsendung zur bakteriologischen Untersuchung.
3. Beim Kind erscheinen unmittelbar post partum folgende Untersuchungen angezeigt
   a) Abstrich von Nase und Rachen,
   b) Ohrabstrich,
   c) Hautabstrich (Achsel- oder Nabelgegend),
   d) tiefer Analabstrich,
   e) Gewinnung einer Magensaftprobe.

Die sofortige Weiterleitung des Untersuchungsmaterials an das mikrobiologische Labor und die Übermittlung der klinischen Information, insbesondere ob der Verdacht auf eine Anaerobierinfektion vorliegt, können ein sinnvolles Ergebnis dieser Untersuchungen sichern. Insbesondere bei prä- und intrapartal erworbenen Infektionen scheinen Anaerobier eine Rolle zu spielen, wohingegen postpartal Escherichia-coli-Infektionen von möglicherweise besonderer Virulenz eine Rolle spielen können (109).
Eintrittspforte der Erreger beim Kind sind die mit infiziertem Fruchtwasser kontaminierten Organe wie Lunge und der Magen-Darm-Kanal. Es entstehen Krankheitsbilder wie das der „Aspirationspneumonie" und der Sepsis mit und ohne Meningitis (87). Hat die Aspiration von infiziertem Fruchtwasser bereits stattgefunden, so kann bei der Geburt das Bild der konnatalen Pneumonie vorliegen. Die Mortalität ist dann besonders hoch. Die klinischen Symptome einer Infektion oder einer Sepsis sind beim Neugeborenen oft sehr diskret, häufig unspezifisch oder uncharakteristisch. Eine Sepsis durch betahämolysierende Streptokokken der Gruppe B kann sich, so z. B. hinter einem

Atemnotsyndrom, zunächst verbergen. Hinweise für eine Infektion sind neben der Anamnese eine Tachypnoe, Dyspnoe, wechselnder Muskeltonus, Thermolabilität, Meteorismus, evtl. Apnoeanfälle und Krämpfe. Eine Leukozytopenie oder eine Leukozytose sowie eine Thrombozytopenie, vielleicht sogar ein Abfall der Thrombozyten sind in den ersten Stunden selten vorhanden, wenn auch die Zahl der Thrombozyten noch ein leidlich verläßliches Kriterium der Sepsis beim Neugeborenen darstellt. Erhöhte IgM-Spiegel können ebenfalls unspezifische Zeichen einer schon intrauterin erfolgten Infektion sein. Sie dienen jedoch eher dem Nachweis schon länger zurückliegender Infektionen, wie z. B. der Toxoplasmose (35, 56, 103). In der Häufigkeit abfallend werden beim Neugeborenen Pneumonie, Meningoencephalitis, Sepsis, Otitis media, Sinusitis und Enteritis beobachtet.

Eine Antibiotikatherapie erscheint dann sinnvoll, wenn bereits präpartal eine fetale Tachykardie und/oder fötides bzw. putrides Fruchtwasser nachgewiesen wurden, und wenn postpartal klinische Symptome beim Neugeborenen vorliegen (87). Diese Maßnahme erscheint dann sinnvoll, wenn die Mutter schon ein Antibiotikum erhalten hat, da das im kindlichen Kreislauf sich befindende Antibiotikum das Krankheitsbild einer Infektion verschleiern kann.

Prophylaxe

Die Prophylaxe der intrauterinen Infektion nach vorzeitigem Blasensprung oder protrahiertem Geburtsverlauf ist durch frühzeitige Geburtseinleitung bzw. rechtzeitige Geburtsbeendigung möglich. Hier erscheint das Vorgehen relativ problemlos bei reifem Kind. Meist setzen nach einer Latenzzeit von 8–12 Stunden spontane Wehen ein. Bei günstigem Muttermundsbefund ist eine zusätzliche Wehenstimulierung oder eine Einleitung der Geburt indiziert. Von einzelnen Autoren (91) wird bei ungünstigem Muttermundsbefund zunächst noch die Gabe von Tokolytika empfohlen, um einmal die durch eine unphysiologische Wehentätigkeit begünstigte Aszension von Keimen zu verhindern und um günstige Ausgangsbedingungen für eine anschließende Oxytocingabe zu bekommen. Es erscheint sinnvoll im Rahmen einer besonders sorgfältigen Zeitplanung einen möglichst kurzen Geburtsablauf anzustreben. Sollte sich während der Geburt ein protrahierter Geburtsverlauf mit einer zu erwartenden Geburtsdauer von mehr als 6–8 Stunden abzeichnen, so ist entsprechend dem Wehenverlauf möglichst rechtzeitig eine zusätzliche Unterstützung mit Wehenmitteln angezeigt. Bei unreifem Kind ist das Vorgehen bestimmt von der Abwägung der extrauterinen Risiken gegenüber den intrauterinen Risiken für das Kind, wobei hier Frühgeburtlichkeit und Infektionsgefahr gegeneinander gewogen werden müssen. Aus diesen Überlegungen unter Berücksichtigung der jeweiligen besonderen Situation der Schwangeren kann sich die Indikation zum rein abwartenden Verhalten zur Gabe von Tokolytika (ein Vorgehen, das wir nur in äußersten Ausnahmefällen bei dringendstem Kinderwunsch erwägen würden) bis zur Einleitung der Geburt ergeben.

Prophylaktische Antibiotikagaben an die Mutter senken beim vorzeitigen Blasensprung weder die perinatale Letalität noch die Inzidenz der Neugeboreneninfektionen; allerdings senken sie die Morbidität der Mutter im Wochenbett (36, 57, 70, 72, 81). Nur vereinzelt verweisen Autoren auf den klinischen Eindruck, daß nach Antibiotikagabe an die Mutter keine Infektion durch betahämolytische Streptokokken der Gruppe B beim Neugeborenen beobachtet wurde, oder daß ein günstiger Einfluß auf die perinatale Morbidität gesehen wurde (73, 91). Es erscheint richtig, auf die generelle Antibiotikaprophylaxe beim vorzeitigen Blasensprung zu verzichten, da insbesondere mit einer möglichen Selektionierung resistenter Keime und einer relativ hohen Frequenz an Nebenwirkungen die Nachteile für die Mutter überwiegen. Aufgrund des fetalen Infektionsrisikos und der im Einzelfall klinisch erkennbaren manifesten Infektion beim Feten streben wir beim vorzeitgen Blasensprung nach der 34.–35. Schwangerschaftswoche die Geburtsbeendigung an, da die Behandlung des geborenen Kindes effektiver und gezielter durchgeführt werden kann als die des ungeborenen Kindes durch eine Behandlung der Mutter.

Jede Prophylaxe des Amnioninfektionssyndroms nach vorzeitigem Blasensprung beinhaltet die sorgfältige Überwachung der Vitalfunktionen der Mutter, die Kontrolle der Leukozytenwerte und äußerste Zurückhaltung von vaginalen oder rektalen Untersuchungen zur Wahrung der Asepsis. Dem Argument, daß ein vorzeitiger Blasensprung von mehr als 24 Stunden Dauer die Häufigkeit der pulmonalen hyalinen Membranen beim Neugeborenen senken würde (15, 93), wird in der letzten Zeit mehr und mehr aufgrund sorgfältiger kontrollierter Studien widersprochen (27). Die unterschiedlichen Empfehlungen der Autoren in bezug auf die Aktivität des Vorgehens nach vorzeitigem Blasensprung zeigen darüber hinaus, daß durch lokale geographische und sozioökonomische Verhältnisse Verlauf und Häufigkeit des Amnioninfektionssyndroms erheblichen Schwankungen unterworfen sind.

Infektionen im Wochenbett

Definition

Bei den Infektionen im Wochenbett handelt es sich typischerweise um nosokomiale Infektionen. Im allgemeinen wird die Morbidität des Wochenbettes an dem Auftreten von Fieber orientiert. Hierbei ist eine der häufigsten Definitionen: Temperaturen von mehr als 38 °C, die an zwei der ersten 10 Wochenbettstage mit Ausschluß der ersten 24 Stunden auftreten. Die Temperatur sollte zumindest viermal täglich im Mund gemessen sein („Joint committee on maternal welfare"). In Anbetracht dessen, daß Patientinnen häufig bereits nach 5 Tagen schon entlassen werden und daß in vielen Kliniken die letzte Temperaturmessung schon um 16.00 Uhr erfolgt, erscheint es nicht sicher, ob alle Fälle von Infektionen im Wochenbett erfaßt werden.

Häufigkeit

Die Häufigkeit der Infektion im Wochenbett schwankt, auch unter Berücksichtigung der oben angeführten Schwierigkeiten, zwischen 1 und 8%. Im Mittel kann eine Rate von 5% angenommen werden. Todesfälle im Zusammenhang mit Infektionen im Wochenbett sind in den letzten Jahrzehnten seltener geworden, dennoch ist die Infektion neben der Blutung immer noch die häufigste Ursache mütterlicher Mortalität. Insgesamt werden etwa 25% (nach manchen Autoren auch 50%) aller mütterlichen Todesfälle durch Infektion verursacht. Diese Zahlen müssen insbesondere unter der ansteigenden Sectiofrequenz der letzten Jahre gesehen werden. In etwa der Hälfte der mütterlichen Todesfälle ist ein Kaiserschnitt vorausgegangen und hierbei wird die Sepsis als häufigste Todesursache angegeben.

Ätiologie und Pathogenese

Die schweren Epidemien mit hoher Letalität durch betahämolysierende Streptokokken der Gruppe A aus der Zeit vor SEMMELWEISS sind heute selten geworden. Dennoch werden sie immer wieder einmal beobachtet. In diesen Fällen ist es wichtig, unter dem medizinischen Personal nach einem Überträger zu suchen. Die grundlegende Erkenntnis von SEMMELWEISS, daß die Übertragung der Krankheitsursache vorzugsweise durch die Hände des medizinischen Personals erfolgt, hat auch heute noch ihre volle Gültigkeit.
Begünstigende Faktoren für das Auftreten einer Infektion im Wochenbett sind folgende:

Amnioninfektionssyndrom

Vorzeitiger Blasensprung und Amnioninfektionssyndrom bestimmen zu einem wesentlichen Teil die Häufigkeit der Infektion im Wochenbett. So wird nach einem vorzeitigen Blasensprung von mehr als 48 Stunden Dauer eine Infektion im Wochenbett fast doppelt so häufig gesehen als normalerweise.

Sectio caesarea

Häufigste Ursache einer Infektion im Wochenbett ist der vorangegangene Kaiserschnitt. In Abhängigkeit hiervon ist die Letalitätsrate nach Kaiserschnitt bis zu 26mal höher als nach vaginaler Geburt (30). Eine Infektion im Wochenbett wird nach Kaiserschnitt besonders dann beobachtet, wenn ein Amnioninfektionssyndrom und/oder ein protrahierter Geburtsverlauf, und/oder eine Intensivüberwachung unter der Geburt, und/oder zahlreiche vaginale Untersuchungen vorangegangen waren. Hämatome, Nahtmaterial und Gewebsnekrosen können Ausgangspunkt einer Infektion werden. Eine sorgfältige Operationstechnik („atraumatisches Operieren") und der Verzicht auf Z-Nähte am Uterus unter Bevorzugung von nur 8–10 Einzelchromcatgutknopfnähten sind als Infektionsprophylaxe zu verstehen. Eine sorgfältige Adaptation der Wundränder und bei dicker Uteruswand eine eventuelle zweite Nahtreihe sind zweckvoll. Besondere Risiken treffen hierbei den klassischen korporalen Längsschnitt, bei dem keine Möglichkeit besteht, die Uteruswunde durch das Blasenperitoneum zu decken.

Protrahierte Geburt

In Abhängigkeit von der Geburtsdauer wird eine erhöhte Morbidität im Wochenbett beobachtet. Obgleich nur wenig Übereinstimmung über den Zeitpunkt besteht, ab wann von einer protrahierten Geburt gesprochen werden kann, wird die Morbiditätssteigerung bei einer Geburtsdauer von mehr als 18 Stunden signifikant.

„Traumatische Geburt"

Eine vaginale operative Entbindung beinhaltet eine etwa auf das Doppelte ansteigende Frequenz an Infektionen im Wochenbett. Dies betrifft auch die Inzidenz positiver Blutkulturen. Nicht nur die vaginale operative Entbindung, sondern auch ein protrahierter Geburtsverlauf und die erhöhte Traumatisierung des mütterlichen Gewebes bei relativen Mißverhältnissen mit entsprechenden Verletzungen der Scheide und des Beckenbodens sind hierbei in Rechnung zu stellen.

Anämie

Das Zusammentreffen von Anämie und puerperaler Infektion ist häufig. Oft kann die Anämie Ausdruck eines vorangegangenen traumatischen Geschehens sein.

Sozioökonomischer Hintergrund

Infektionen im Wochenbett werden bei niederem sozioökonomischen Status vor allem dann beobachtet, wenn ein vorzeitiger Blasensprung und eine anschließende Kaiserschnittentbindung eine aszendierende Infektion begünstigt haben. Zum Teil hängt dies mit der größeren Häufigkeit der bakteriellen Besiedelung der Scheide bei dieser Patientinnengruppe zusammen (10, 73). Hinzu treten jedoch noch eine ganze Reihe schwer abschätzbarer Faktoren, wie unzureichende Schwangerenvorsorge und eine größere Inzidenz von schon vor der Geburt bestehenden Anämien.

Vaginale Untersuchungen

Allein die Zahl der vaginalen Untersuchungen beinhaltet keinen signifikanten Anstieg der Morbidität im Wochenbett. Lediglich beim Zusammentreffen von weiteren Risikofaktoren wird eine erhöhte Frequenz von Infektionen post partum beobachtet.

Intensivüberwachung

Patientinnen, bei denen eine Intensivüberwachung unter der Geburt vorgenommen wurde, stellen in einer Reihe von Untersuchungen eine Gruppe mit erhöhtem allgemeinen Risiko dar. Es können somit von der Intensivüberwachung unabhängige Ursachen zu einer erhöhten Morbidität im Wochenbett führen (33, 74). Trotzdem ist es jedoch auffallend, daß in der Gruppe der intensivüberwachten Gebärenden die Häufigkeit von Infektionen im Wochenbett (und die Frequenz der Bakteriämien) sowohl nach abdominaler, als auch nach vaginaler Geburt um den Faktor 2 erhöht ist. LARSEN u. Mitarb. (69) fanden eine gesicherte Zunahme der Morbiditätsrate im Wochenbett bei Intensivüberwachungen von mehr als 8 Stunden.

Manuelle Lösung der Plazenta

Gegenüber der Zeit vor 1945 wird in den letzten Jahren eine Steigerung der Infektionsrate post partum nach routinemäßiger manueller Lösung der Plazenta nicht mehr beobachtet. Nach manueller Lösung einer Placenta adhaerens oder Placenta accreta mit evtl. anschließender instrumenteller Nachtastung wird jedoch noch eine erhöhte Infektionsrate im Wochenbett gefunden.

Diagnose und Therapie

Eine Reihe von klinischen und mikrobiologischen Besonderheiten erschweren die bakteriologische Diagnostik post partum. Diese sind: eine auffallende Ähnlichkeit der Flora des infizierten und des nichtinfizierten Uterus, die Frage, ob bei der Abnahme eines Abstriches aus dem Zervikalkanal gleichzeitig eine verläßliche Information über die intrauterinen Verhältnisse gewonnen wird und die Tatsache, daß nur in 8% der Fälle Blutkulturen weitere Informationen geben. (Die Abnahme von mehreren Blutkulturen führt häufiger zum Nachweis einer Bakteriämie.)

Infektionen durch gramnegative Erreger sind auch im Wochenbett in den Vordergrund getreten. An aeroben Keimen werden in abfallender Häufigkeit Escherichia coli, Proteus, Klebsiellen und Pseudomonaden gefunden. Anaerobe gramnegative Bakterien, insbesondere Bakteroides, können gelegentlich außergewöhnliche Anforderungen an die Betreuung richten. Wenn auch eine lebensbedrohliche Infektion mit Bakteroides offensichtlich nicht häufig ist (1–3 Fälle auf 10 000 Geburten), so können die betroffenen Patientinnen jedoch äußerst schwere mit zahlreichen, ausgedehnten Abszessen komplizierte Verläufe aufweisen. Die frühzeitige operative Intervention zur Entfernung des Uterus und der Adnexe mit ausgedehnter Drainage kann notwendig werden, da auch die erfolgversprechenden Antibiotika wie Clindamycin und Chloramphenicol in die nur wenig durchbluteten Entzündungsherde einschließlich des infizierten Uterus nicht in ausreichendem Maße gelangen (71, 72).

Anaerobe grampositive Mikroorganismen, insbesondere Clostridien, werden häufiger beobachtet als sie zu einer schweren Infektion im Wochenbett in bezug gesetzt werden können. In Einzelfällen kann jedoch auch einmal das Bild der Clostridiumsepsis mit Schock, Hämolyse und Nierenversagen beobachtet werden. In diesen Fällen ist neben der antibiotischen intensiven Behandlung die chirurgische Intervention mit Entfernung des Uterus und der Adnexe unumgänglich.

Äußerst seltene Infektionen werden durch den Erreger des Tetanus, das Clostridium tetani, hervorgerufen und HIRSCH hat auf die heute bestehenden Behandlungsgrundsätze unter möglichst frühzeitiger Verabreichung des Antiserums und der entsprechenden Intensivbetreuung hingewiesen. Selbst dann liegt die Letalität immer noch bei 40%. Frühsymptome sind Trismus und Schluckbeschwerden.

Auftreten von Fieber innerhalb der ersten 48 Stunden nach der Geburt

Der Zeitpunkt des erstmaligen Auftretens von Fieberreaktion kann von differentialdiagnostischer Bedeutung sein. Neben nichtinfektiösen Ursachen einer Temperaturerhöhung (einschließlich des äußerst seltenen Fiebers nach bestimmten Narkosemitteln) ist an eine Kontamination von Infusionsflüssigkeiten mit Bakterien oder an eine Bakteriämie ausgehend von einer Thrombophlebitis nach Venenpunktion oder Venenkatheterisierung zu denken.

Eine äußerst schwerwiegende Komplikation ist die Aspirationspneumonie. Nicht immer verläuft die Aspiration von saurem Mageninhalt im Sinne des akuten Mendelson-Syndroms mit Bronchospasmen, Lungenödem und akutem Cor pulmonale. Auch bei unauffälliger Ausleitung der Narkose kann es während der ersten 12 Stunden, insbesondere dann, wenn die Patientin zur postoperativen Schmerzbekämpfung früh Opiate erhalten hat, zur praktisch unbemerkten Aspiration kommen. Die nächstfolgenden Symptome, die von der Patientin angegeben werden, sind eine außerordentlich starke wäßrige bronchiale Sekretion. In diesem Stadium ist es für eine erfolgreiche Bronchialtoilette einschließlich Spülen mit Natriumbicarbonat zu spät. Nach Sicherung der Diagnose durch eine Röntgenthoraxaufnahme werden in vielen Fällen intensive Beatmungsmaßnahmen erforderlich werden, um ein weiteres Absinken des Sauerstoffpartialdruckes zu verhindern. Bei der Gabe von Antibiotika, deren Wert für diese Situation zwar umstritten, die in Anbetracht der außerordentlichen Schwere dieser Erkrankung jedoch in Erwägung gezogen werden sollte, ist zu berücksichtigen, daß Bacteroides fragilis neben anderen Anaerobiern bei Aspirationspneumonien beobachtet wurde.

Temperaturspitzen über 39 °C und/oder Schüttelfrost können in den ersten 48 Stunden post partum auch bei Patientinnen beobachtet werden, die einen protrahierten Geburtsablauf mit Intensivüberwachung, ein Amnioninfektsyndrom sowie zusätzlich im Anschluß an diese vorangegangenen Ereignisse eine Sectio caesarea hatten. In diesen Fällen ist der Uterus als Ausgangspunkt der Erkrankung am wahrscheinlichsten. Nach Abnahme von mindestens 2 Blutkulturen und einer Urinkultur sollte unverzüglich mit einer breiten antibiotischen Behandlung begonnen werden. In Anbetracht dessen, daß zu diesem Zeitpunkt entnommene Blutkulturen betahämolysierende Streptokokken, Enterokokken, Escherichia coli, Bacteroides und anaerobe Kokken aufwiesen, erscheint es sinnvoll, eines der neueren halbsynthetischen Penicilline (Mezlocillin, Azlocillin), evtl. in Verbindung mit einem Aminoglykosid (Tobramycin, Amikacin), anzuwenden (s. Tab. 2).

Ein früher Krankheitsbeginn sollte auch heute noch an eine betahämolysierende Streptokokkenerkrankung der Gruppe A denken lassen, insbesondere wenn die Patientin mit hohen Temperaturen septisch und offensichtlich akut erkrankt ist. Auch die seltene Infektion mit der betahämolysierenden Streptokokken der Gruppe B sollte bei der Mutter bedacht werden. Dies insbesondere, wenn das typische Bild des durch grampositive Kokken hervorgerufenen Schocks mit guter peripherer Durchblutung, relativem Wohlbefinden und äußerst niedrigen Blutdruckwerten beobachtet wird. Trotz der guten In-vitro-Ansprechbarkeit der Streptokokken erscheint es sinnvoll, in diesen Fällen hohe Dosen von Penicillin G oder die neueren Cephalosporine (z. B. Cefuroxim) zu verwenden. Die im 48-Stunden-Zeitraum häufig zu beobachtende Pyelonephritis wird an anderer Stelle besprochen.

Auftreten von Fieber später als 48 Stunden nach der Geburt

Auftreten von Fieber später als 48 Stunden nach der Geburt ist im allgemeinen der häufigere und typischere Verlauf der Infektion im Wochenbett.

Auch hier ist in die differentialdiagnostische Überlegung vorrangig die Pyelonephritis einzubeziehen.

Endometritis

Häufigste Ursache ist die Endometritis des puerperalen Uterus. Klinisch findet sich eine ungenügende Rückbildung des Uterus („fieberhafte Lochialsekretverhaltung"). Er ist in seiner Gesamtheit leicht druckschmerzhaft, die vorübergehend vermindert geflossenen Lochien sind oft fötide. In Einzelfällen kann der Lochienfluß durch zurückgebliebene und vor dem Zervikalkanal liegende Eihautreste behindert sein. Im allgemeinen genügt die Gabe von Kontraktionsmitteln, um den Wochenfluß wieder in Gang zu bringen. Besteht die Temperatur jedoch über 2 Tage und besteht darüber hinaus eine zunehmende Druckschmerzhaftigkeit des Uterus und der Parametrien, so ist eine antibiotische Behandlung nach Entnahme von Zervixabstrichen und einer Blutkultur sinnvoll. Obgleich die Vielzahl der nachgewiesenen aeroben (Escherichia coli, Staphylokokken, Streptokokken) und anaeroben (Bakteroides, Peptostreptokokken, Peptokokken) Keime ein breites Spektrum antibiotischer Maßnahmen beinhalten würde, genügt im allgemeinen die Gabe von Ampicillin (bzw. Mezlocillin) oder einem Cephalosporin. Im Zusammenhang mit kontraktionsfördernden Maßnahmen kommt es meist zur raschen Entfieberung und Erholung. Auf die Gabe von Östrogenen sollte wegen der Erhöhung des thromboembolischen Risikos verzichtet werden.

Die bisher nur selten durchgeführten transabdominalen Aspirationen aus dem Uterus lassen den Schluß zu, daß anaerobe Keime etwa gleich häufig wie aerobe Keime gefunden werden. In neueren Untersuchungen wurde deshalb Metronidazol, dessen antibakterielle Wirkung sich auf anaerobe Bakterien beschränkt, gegeben. Die Beobachtung, daß 80% der Patienten sich rasch erholten, entspricht auch der gegenläufigen Beobachtung, daß die alleinige Behandlung mit einem Antibiotikum, das sich nur gegen Aerobier richtet, ebenfalls zu einer raschen Remission führen kann. Demnach genügt bei Patientinnen mit aeroben und anaeroben Mischinfektionen im Wochenbett offensichtlich meist die antibiotische Behandlung eines Teils der Keime (73, 75).

Häufig wird im Verlauf des Wochenbettes eine nur eintägige Temperatursteigerung beobachtet, die meist ungeklärt bleibt und praktisch ohne Maßnahmen remissioniert. Dieses Ereignis, häufig als „Milcheinschuß" bezeichnet, steht möglicherweise mit ungenügenden Rückbildungsvorgängen des Uterus, evtl. zeitlich korreliert zum Beginn der Laktation, im Zusammenhang.

Weichteilinfektionen

Eine Temperatursteigerung etwa am 4.–5. Wochenbettstag kann erster Hinweis auf eine beginnende entzündliche Bauchdeckeninfiltration nach

Sectio caesarea sein. Bei der Inspektion der Laparotomiewunde findet sich eine beginnende Sekretion, es besteht eine diffuse Rötung und Schwellung. Ist der Prozeß ausgeprägt, so ist die breite Eröffnung der Laparotomiewunde bis zur Faszie zur Drainage angezeigt, und dieser Eingriff ist oftmals ausreichend. Nur wenn der Prozeß die Tendenz hat, trotz dieser breiten Eröffnung sich im subkutanen Gewebe weiter auszubreiten, ist die Gabe von Antibiotika indiziert. Gelegentlich erfordert ein subfaszialer Abszeß eine operative Revision.

Die Infektion der Episiotomiewunde mit Zeichen der allgemeinen Infektion ist ein sehr seltenes Ereignis. Gelegentlich werden jedoch Infektionen, die ihren Ausgangspunkt von infizierten Hämatomen nach Pudendusanästhesie oder nach parazervikaler Anästhesie nehmen, beobachtet. Der Schmerz wird hierbei häufig nur schlecht lokalisiert und auf Hüfte oder Bein ausstrahlend angegeben. Ausgedehnte diffuse entzündliche Infiltrationen des perinealen und Beckenbindegewebes können hierbei auftreten. Neben der antibiotischen Therapie ist oftmals eine chirurgische Intervention erforderlich.

Septische Thrombophlebitis des kleinen Beckens

Schüttelfröste, septische Temperaturen, gelegentliche Tachykardien und Tachypnoen mit, wenn auch selteneren, Anfällen von thorakalen Schmerzen und Husten sollten an eine septische Thrombophlebitis einer Beckenvene denken lassen. Dieses Ereignis wird vor allem nach Sectio caesarea, aber auch nach vaginaler Entbindungen beobachtet. Der thrombotische Verschluß kann eine ausgeprägte Varize – wie sie insbesondere parametran und retrovesikal zur Ausbildung kommen – oder die rechte bzw. linke V. ovarica betreffen. Häufig besteht eine bakterielle Infektion im Bereich dieser Thrombosen, deshalb ist der Begriff der septischen Thrombophlebitis hier gerechtfertigt. Das klinische Bild ist nur manchmal typisch mit einem vorwiegend einseitigen ausgeprägten Schmerz, einem septischen Temperaturverlauf und einem diffus verdickten Adnexbereich. Oftmals wird unter der Verdachtsdiagnose einer akuten Appendizitis, eines stielgedrehten Ovarialtumors oder auch eines fortschreitenden, entzündlichen Prozesses laparotomiert und dann der Befund der hämorrhagischen Infarzierung der rechten oder linken Adnexe infolge der Verlegung der venösen Gefäße erhoben. Es läßt sich typischerweise nach Eröffnung des Abdomens ein verdickter (bleistift- bis fingerdick) Ovarialvenenstrang bei Ovarialvenenthrombose kranialwärts palpieren. In Abhängigkeit von der Ausprägung des Befundes ist bei erfolgter Laparotomie die ein- oder beidseitige Entfernung der Adnexe, evtl. auch des Uterus angezeigt. Wird jedoch die Verdachtsdiagnose vor dem operativen Eingriff gestellt, so ist die Gabe von Heparin (20 000 Einheiten über 24 Stunden per infusionem) zusätzlich zu intensiver antibiotischer Behandlung der sinnvolle Weg. Hierbei ist den bisher beobachteten Keimen aus infizierten Thromben und/oder Blutkulturen (in 27% der Fälle positiv) Rechnung zu tragen. Es wurden Escherichia coli, aerobe und anaerobe Streptokokken und Staphylokokken sowie Bakteroides gefunden.

Erwähnenswert ist noch die Tatsache, daß die septische Thrombophlebitis häufiger rechts als links zur Beobachtung kommt. Sollte unter der angegebenen Behandlung das Krankheitsbild nicht innerhalb von 48 Stunden remissionieren, so ist eine Revisionslaparotomie zu erwägen. Im allgemeinen genügt eine begrenzte Behandlung mit Antikoagulantien über höchstens 3 Wochen.

Sepsis im Wochenbett

In mehr als der Hälfte der Fälle von Sepsis im Wochenbett wird diese nach Sectio caesarea beobachtet. Initial ist das Bild der Sepsis, auch im Zusammenhang mit der antibiotischen Therapie, oft verschleiert und nur durch abendliche Temperaturerhöhungen über 39 °C charakterisiert. Diese späte Temperatursteigerung kann unserer Beobachtung entgehen, da an manchen Krankenhäusern die letzte Temperaturkontrolle etwa um 16.00 Uhr erfolgt. Aus Statistiken geht jedoch deutlich hervor, daß Temperatursteigerungen meist erst gegen 20.00 Uhr zu erwarten sind.

Obwohl die Patientinnen immer wieder, gelegentlich sogar dünnflüssigen Stuhlgang haben und sie nur in geringem Umfange über Übelkeit und Aufstoßen klagen, besteht ein rezidivierender Subileus. Auffallend ist eine ausgeprägte Leukozytose von 20 000–30 000 Leukozyten pro cmm. Zu Beginn der Erkrankung ist das subjektive Wohlbefinden meist noch relativ ungestört, mit fortschreitender Sepsis tritt jedoch ein zunehmendes Krankheitsgefühl ein. Eindeutige Zahlen, in welcher Frequenz sich aus diesem Bild der Sepsis im Wochenbett ein bakterieller Endotoxinschock entwickelt, liegen nicht vor. Der klinische Eindruck ist der, daß das Ereignis des Endotoxinschocks im Wochenbett eher später und seltener auftritt als nach septischem Abort. Dies trifft auch für die Komplikation der ausgeprägten intravaskulären Gerinnung zu. Möglicherweise spielt hierbei die veränderte und gegenüber der Schwangerschaft gesteigerte fibrinolytische Aktivität des Blutes und der Gewebe eine Rolle (39). In den Fällen, in denen es jedoch im Verlauf der Sepsis doch noch zu einem bakteriellen Schock kommt, sind die Patientinnen gleichermaßen von den typischen Komplikationen des Endotoxinschocks bedroht. Auch hier hat sich in den letzten Jahren das Bild der Schocklunge mit seiner akuten respiratorischen Insuffizienz als Spätkomplikation in den Vordergrund geschoben und kann das Schicksal der Patientinnen bestimmen.

Fast alle retrospektiven Analysen von mütterlichen Todesfällen im Zusammenhang mit Sepsis im Wochenbett zeigen, daß etwa zwei Drittel dieser Todesfälle vermeidbar gewesen wären. Häufig wurde der Krankheitsbeginn zu spät erkannt, die Schwere des Krankheitsbildes zunächst verkannt und die therapeutischen Maßnahmen setzten meist zu spät oder, insbesondere in bezug auf die antibiotische Therapie, nicht ausreichend ein. Die Erkennung der Situation wurde dadurch auch noch oft verzögert, daß die Patientin selbst sich initial als nicht schwer krank empfand. Es ist ganz besonders hervorzuheben, daß in den Fällen, die als vermeidbar eingestuft wurden, die chirurgische Intervention, wenn überhaupt, dann immer zu spät erfolgte.

Gelegentlich genügt eine Verbesserung der uterinen Drainage durch Dilation des Zervikalkanals mit evtl. zusätzlicher Einlage eines Röhrchens. Ungenügendes Ansprechen auf antibiotische Therapie, rezidivierende Subileuserscheinungen, ein druckschmerzhafter Uterus und eine, möglicherweise auch nur wenig ausgeprägte, parametrane Infiltration sowie der Verdacht auf eine Dehiszenz der Uteruswunde sollten bei sich verschlechterndem Krankheitsbild unverzüglich zu einer Laparotomie Anlaß geben. Fast immer ist der Lokalbefund ausgedehnter als erwartet, es finden sich oft zahlreiche Abszesse zwischen den Darmschlingen, gelegentlich kann auch einmal ein subphrenischer Abszeß (klinisch Thoraxkompressionsschmerz!) beobachtet werden. Das Blasenperitoneum kann an seiner Nahtstelle über dem Uterus an einzelnen oder mehreren Stellen dehiszent sein. Die Revision der Uteruswunde ist unerläßlich, und der Befund einer Nahtdehiszenz sollte immer zur Uterusexstirpation, evtl. unter Mitnahme der Tuben und erforderlichenfalls auch der Ovarien, Anlaß geben. Gelegentlich wird die supravaginale Uterusexstirpation aufgrund der schwierigen lokalen Verhältnisse vorgezogen, jedoch ist es eine klinische Erfahrung, daß auch danach der weitere infektiöse Verlauf eher protrahierter ist als nach der totalen Uterusexstirpation. Darüberhinaus ist die ausgedehnte Drainage des retroperitonealen Raumes durch ein weiches T-Drain durch die Scheide nach außen und der Bauchhöhle durch ein weiches Gummirohr von etwa Fingerdicke oder durch eine gefütterte Penrose-Drainage erforderlich. Der behandelnde Arzt sollte primär bei einer Sepsis im Wochenbett immer von der Annahme ausgehen, daß diese ihren Ausgangspunkt vom puerperalen Uterus nimmt. Erst nach dem sicheren Ausschluß dieser Annahme erscheinen anderweitige Überlegungen sinnvoll.

Antibiotikaprophylaxe

Von einer Reihe von Autoren wurde eine Senkung der Morbidität im Wochenbett durch eine prophylaktische Gabe von Antibiotika nach Sectio caesarea gefunden. Die in der Einleitung beschriebenen Beobachtungen über die Entwicklung resistenter, vor allem gramnegativer Bakterien lassen jedoch eine generelle Antibiotikaprophylaxe nach Kaiserschnitt als nicht ratsam erscheinen. Auch wir hatten den Eindruck, daß bei einer früher geübten Antibiotikaprophylaxe die dann auftretenden Infektionen außerordentlich schwer beherrschbar und kompliziert im Verlauf waren. Diese Beobachtungen schwerer Infektionen durch resistente Erreger nach Antibiotikaprophylaxe wurde auch von anderen Autoren, insbesondere von Zentren der Intensivüberwachung und -behandlung gemacht.

Es ist jedoch sicher sinnvoll in allen Fällen von Amnioninfektionssyndrom auch bei nur bestehendem Verdacht, und dann auch vor Beginn eines eventuellen Kaiserschnitts, Antibiotika zu geben. Ob in diesen Fällen der Ausdruck einer Antibiotikaprophylaxe noch richtig ist, sei dahingestellt. Hierbei würde sich aufgrund seiner guten Gewebegängigkeit Cefamandol aus der Gruppe der Cephalosporine empfehlen. Besteht keine Temperatursteigerung, so kann die antibiotische Behandlung auf 10–48 Stunden beschränkt sein.

In den letzten Jahren wurde der Gedanke einer Antibiotikaprophylaxe beim Kaiserschnitt erneut aufgegriffen. Es wird jetzt eine kurzzeitige (8–24 Stunden), perioperative (vor Beginn der Operation oder nach Abnabelung des Kindes beginnende) Gabe von Antibiotika empfohlen. Einzelne kontrollierte Studien mit verschiedenen Substanzen oder Kombinationen (Cefoxitin; Cephalotin; Cephalotin mit Ampicillin oder mit Kanamycin; Clindamycin mit Gentamicin) wurden aus dem angloamerikanischen Sprachraum schon berichtet. Hierbei wurde eine Senkung der Morbidität um 50% und mehr beobachtet. Aufgrund der kurzen Anwendungszeit erscheint die Gefahr der Entwicklung resistenter Stämme („Hospitalismus") nicht gegeben. Unter Berücksichtigung der bei Infektionen nach Kaiserschnitt gefundenen Keime und deren Resistenz (eigene Beobachtungen und neuere Literatur) erscheinen neben den oben genannten Antibiotika Mezlocillin in Kombination mit Oxacillin oder aus der Reihe der neueren Cephalosporine das Cefotaxim geeignet. In der deutschsprachigen Literatur wurden bisher noch keine kontrollierten Studien veröffentlicht.

Literatur

1 Adam, D.: Grundsätze der Antibiotikatherapie. Z. Allgemeinmed. 17 (1976) 877
2 Adam, D.: Entstehung und Bekämpfung von Hospitalinfektionen. Mschr. Kinderheilk. 125 (1977) 282
3 Adam, D.: Antibiotika, Allgemeines und Antibiotika-Übersicht. In: Pharmakotherapie im Kindesalter, 2. Aufl., hrsg. von P. Schweier. Verlag Marseille, München 1977
4 Adam, D., L. Pfafferott: Bakteriologische Untersuchungen an Drainagen und Kathetern in der Kinderchirurgie. Münch. med. Wschr. 119 (1977) 1039
5 Amiel Tilson, C., A. M. Dandres: Essai controle de suppresion de l'antibiotherapie prophylactique dans un centre de medecine neo natale. J. Gynec. Obstet. Biol. Reprod. 3 (1974) 499

6 Apitz, K.: A study of the generalized Shwartzman phenomenon. J. Immunol. 29 (1935) 255
7 Bastert, G., W. Stille, H. C. Hövelmann, E. Römer: Vorzeitiger Blasensprung und ascendierende Fruchtwasserinfektion. Experimentelle Untersuchungen. Z. Geburtsh. Perinat. 177 (1973) 193
8 Bastert, G., K. H. Wallhäuser, K. Wernicke, W. G. Müller: Pharmakokinetische Untersuchungen zum Übertritt von Antibiotika in das Fruchtwasser am Ende der Schwangerschaft. Z. Geburtsh. Perinat. 177 (1973) 330
9 Batts jr., J. A.: Chorioamnionitis. J. Reprod. Med. 17 (1976) 296
10 Beller, F. K., W. R. Dame: Der vorzeitige Blasensprung. (Ein schriftliches Symposium) Ätiologie, Häufigkeit, mütterliche und kindliche Mortalität und Morbidität. Geburtsh. u. Frauenheilk. 37 (1977) 997
11 Beller, F. K., G. W. Douglas: Thrombocytopenia indicating gramnegative infection and endotoxemia. Obstet. and Gynec. 41 (1973) 521
12 Beller, F. K., H. Graeff: Deposition of glomerular fibrin in the rabbit after infusion with endotoxin. Nature (Lond.) 215 (1967) 295
13 Benirschke, K., S. G. Driscoll: The Pathology of the Human Placenta. Springer, Berlin 1967 (S. 243)
14 Berk, J. L., J. E. Sampliner, J. S. Artz, B. Vinocur: Handbook of Critical Care. Little, Brown & C., Boston 1976
15 Berkowitz, R. L., B. W. Bonta, J. W. Warshaw: The relationship between premature rupture of the membranes and the respiratory distress syndrome. Amer. J. Obstet. Gynec. 124 (1976) 712
16 Bleyl, U.: Pathomorphology of intravascular coagulation following endotoxin administration. In: Gram-Negative Bacterial Infections, hrsg. von B. Urbaschek, R. Urbaschek, E. Neter. Springer, Wien 1974 (S. 283)
17 Bleyl, U.: Morphologic diagnosis of disseminated intravascular coagulation: Histologic, histochemical and electronmicroscopic studies. Semin. Thrombos. Hemostas. 4 (1977) 247
18 Bobitt, J. R.: The group B beta-hemolytic streptococcus. Sem. in Perinat. 1 (1977) 51
19 Bonnar, J.: Shock in pregnancy. In: Recent Advances in Obstetrics and Gynaecology, hrsg. von J. Stallworthy, G. Bourne, Churchill-Livingstone, Edinburgh, London 1977 (S. 317)
20 Cavanagh, D., P. S. Rao, M. R. Comas: Septic Shock in Obstetrics and Gynecology. Saunders, Philadelphia 1978
21 Charles, D.: Dynamics of antibiotic transfer from mother to fetus. Sem. in Perinat. 1 (1977) 89
22 Chow, A. W., J. R. Marshall, L. B. Guze: Anaerobic infections of the female genital tract: prospects and perspectives. Obstet. gynec. Surv. 30 (1975) 477
23 Christian, C. D.: Maternal deaths associated with an intrauterine device. Amer. J. Obstet. Gynec. 119 (1974) 441
24 Clowes jr., G. H. A.: The pulmonary response to sepsis and endotoxin: Clinical and experimental observations. In: Gram-Negative Bacterial Infections, hrsg. von B. Urbaschek, R. Urbaschek, E. Neter. Springer, Wien 1974 (S. 419)
25 Cohen, P., F. H. Gardner: Thrombocytopenia as a laboratory sign and complication of gram-negative bacteremic infection. Arch. intern. Med. 117 (1966) 113
26 Dale, J. E., R. D. Bell, L. B. Hinshaw, M. J. Andkeyl: The effects of slow infusion of live escherichia coli or purified endotoxin on renal hemodynamics in the dog. Circ. Shock 3 (1976) 217
27 Dimmick, J., K. Mahmood, G. Altshuler: Antenatal infection adequate protection against hyaline membrane disease. Obstet. and Gynec. 47 (1976) 56
28 Doerste, P.: Häufigkeit der zelligen Infiltration in Eihäuten und Nabelschnur sowie deren Abhängigkeit vom Zeitpunkt des Blasensprungs, von der Übertragung und EPH Gestose. Zbl. Gynäk. 98 (1976) 1103
29 Emmanouet, D. S., M. D. Lindheimer: Recovery after prolonged anuria following septic abortion. Obstet. and Gynec. 47 (1976) 36
30 Evrard, J. E., E. M. Gold: Cesarean section and maternal mortality in Rhode Island. Obstet. and Gynec. 50 (1977) 594
31 Ferrieri, P., P. P. Cleary, A. E. Seeds: Epidemiology of group B streptococcal carriage in pregnant women and newborn infants. J. med. Microbiol. 10 (1977) 103
32 Fletcher, J. R., P. W. Ramwell, C. M. Herman: Prostaglandins and the hemodynamic course of endotoxin shock. J. surg. Res. 20 (1976) 589
33 Gassner, C. B., W. J. Ledger: The relationship of hospital acquired maternal infection to invasive intrapartum monitoring techniques. Amer. J. Obstet. Gynec. 126 (1976) 33
34 Genadry, R. R., B. H. Thompson, J. R. Niebyl: Gonococcal salpingitis in pregnancy. Amer. J. Obstet. Gynec. 126 (1976) 512
35 Gibbs, R. S.: Diagnosis of intra-amniotic infection. Sem. in Perinat. 1 (1977) 71
36 Gibbs, R. S., A. J. Weinstein: Puerperal infection in the antibiotic era. Amer. J. Obstet. Gynec. 124 (1976) 769
37 Graeff, H.: Der septische Schock in der Geburtshilfe. In: Internationales Symposium. Der septische Schock, hrsg. von H. Haschek, H. Egerman. Wien, 1976 (S. 177)
38 Graeff, H.: Der vorzeitige Blasensprung (Ein schriftliches Symposium). Gerinnungsstörungen, Heparinbehandlung. Geburtsh. u. Frauenheilk. 37 (1977) 997
39 Graeff, H., R. Hafter, R. von Hugo: Einflüsse der Schwangerschaft auf die Blutgerinnung. Verhandlungsbericht, DAB. Schattauer, Stuttgart 1978
40 Graeff, H., W. Kuhn, U. Bleyl: Verbrauchskoagulopathie und Lysekoagulopathie bei menschlichen Äquivalenten des Sanarelli-Shwartzman-Phänomens (generalisiertes Shwartzman-Phänomen). Thrombos. Diathes. haemorrh. (Stuttg.) 17 (1967) 144
41 Graeff, H., W. Kuhn, J. Zander: Endotoxin shock in obstetrics. In: Gram-Negative Bacterial Infections hrsg. von B. Urbaschek, R. Urbaschek, E. Neter. Springer, Wien 1974 (S. 446)
42 Graeff, H., W. Kuhn, J. Zander: Sepsis in der Geburtshilfe. Therapiewoche 24 (1974) 6173
43 Graeff, H., P. S. Mitchell, F. K. Beller: Fibrinolytic enzyme system of the kidney related to renal function after infusion of endotoxin in rabbits. Lab. Invest. 19 (1968) 169
44 Graeff, H., A. Wiedemann, R. von Hugo, R. Hafter: Amount and distribution pattern of soluble fibrin monomer complexes during the early puerperium. Amer. J. Obstet. Gynec. 124 (1976) 21
45 Graeff, H., E. Ernst, J. A. Bocaz, R. von Hugo, R. Hafter: Evaluation of hypercoagulability in septic abortion. Haemostasis 5 (1976) 285
46 von Graevenitz, A.: Gram-negative rods as agents of nosocomial disease: Some recent developments, with comments on mixed cultures. In: Gram-Negative Bacterial Infections, hrsg. von B. Urbaschek, R. Urbaschek, E. Neter. Springer, Wien 1974 (S. 30)
47 Hafter, R., T. Schneebauer, K. Tafel, E. Ernst, H. Graeff: Bestimmung von löslichen Fibrinmonomerkomplexen zur Erfassung der Hyperkoagulabilität in der Schwangerschaft und unter der Geburt. Geburtsh. u. Frauenheilk. 35 (1975) 518
48 Haschek, H.: Internationales Symposium: Der septische Schock. Egerman, Wien 1976
49 Heene, D. L.: Disseminated intravascular coagulation: Evaluation of therapeutic approaches. Semin. Thrombos. Hemostas. 4 (1977) 291
50 Hegt, V. N.: Localization and distribution of fibrinolysis inhibition in the walls of human arteries and veins. Thrombos. Res. 10 (1977) 121

51 Hiller, E., J. G. Saal, P. Ostendorf, G. W. Griffiths: The procoagulant activity of human granulocytes, lymphocytes and monocytes stimulated by endotoxin. Klin. Wschr. 55 (1977) 751
52 Hinshaw, L. B., F. K. Beller, L. T. Archer, B. Benjamin: Hypoglycemic response of blood to live escherichia coli organisms and endotoxin. J. surg. Res. 21 (1976) 141
53 Hirsch, H. A.: Antibiotikakinetik bei Mutter und Kind. Praxis 62 (1973) 504
54 Hirsch, H. A.: Infektionen in der Geburtshilfe und Gynäkologie. Teil II (Heft 4). Gynäkologe 5 (1972) 187
55 Hirsch, H. A., S. Herbst, R. Lang, L. Dettli, A. Gablinger: Transfer of a new cephalosporin antibiotic to the fetus and the amniotic fluid during a continuous infusion (steady state) and single repeated intravenous injection to the mother. Arzneimittel-Forsch. 24 (1974) 1474
56 Hohlweg Majert, P., C. Grumbrecht, M. Hoerst: Semiquantitative Bestimmung der Immunglobuline IGM und IGA im Nabelschnurblut von 1000 Neugeborenen zur Früherfassung von intrauterinen Infektionen. Z. Geburtsh. Perinat. 178 (1974) 191
57 Holzmann, K.: Der vorzeitige Blasensprung (Ein schriftliches Symposium). Antibiotika-Prophylaxe. Geburtsh. u. Frauenheilk. 37 (1977) 997
58 Kitzmiller, J. L.: Septic shock: An eclectiv view. Obstet. gynec. Surv. 26 (1971) 105
59 Koch, H. H., O. Keller: Unsere Erfahrungen mit den prophylaktischen Maßnahmen zur Verhinderung des Sanarelli-Shwartzman-Phänomens (SSP) beim infizierten Abort. Geburtsh. u. Frauenheilk. 33 (1973) 460
60 Kuchen, J. D.: Antiinfektiöse Chemotherapie in der Geburtsmedizin. Huber, Bern 1976
61 Kuhn, W., H. Graeff: Prophylaktische Maßnahmen beim septischen Abort. In: Septischer Abort und bakterieller Schock, hrsg. von J. Zander. Springer, Berlin 1968 (S. 74)
62 Kuhn, W., H. Graeff: Infizierter Abort und disseminierte intravaskuläre Gerinnung (DIG). Med. Welt (Stuttg.) 22 (1971) 1199
63 Kuhn, W., H. Graeff: Der septische Abort. Dtsch. Ärztebl. 31 (1972) 2062
64 Kuhn, W., H. Graeff: Gerinnungsstörungen in der Geburtshilfe, 2. Aufl. Thieme, Stuttgart 1977
65 Kuhn, W., H. Maus, H. Graeff: Klinik des Endotoxinschocks bei infiziertem Abort. Gynäkologe 2 (1969) 18
66 Kuhn, W., G. Reichle, H. Graeff: Der infizierte Abort. Tägl. Prax. 14 (1973) 455
67 Lane, J.: Report of the Committee on the Working of the Abortion Act. Her Majesty's Stationary Office, London 1974
68 Larsen, B., R. P. Galask: Host resistance to intraamniotic infection. Obstet. gynec. Surv. 30 (1975) 675
69 Larsen, J. W., J. W. Goldkrand, T. M. Hanson, C. R. Miller: Intrauterine infection on an obstetric service. Obstet. and Gynec. 43 (1974) 838
70 Lebherz, T. B., L. P. Hellman, R. Madding, A. Anctil, S. L. Arje: Double-blind study of premature rupture of the membranes. Amer. J. Obstet. Gynec. 87 (1963) 218
71 Ledger, W. J.: Infections in obstetrics and gynecology. Surg. Clin. N. Amer. 52 (1972) 1447
72 Ledger, W. J.: Anaerobic infections. In: Infections Diseases in Obstetrics and Gynecology, hrsg. von G. R. G. Monif. Harper & Row, New York 1974 (S. 429)
73 Ledger, W. J.: Infection in the female. Lea & Febinger, Philadelphia 1977
74 Ledger, W. J.: Premature rupture of membranes and the influence of invasive monitoring techniques upon fetal and newborn infection. Sem. in Perinat. 1 (1977) 79
75 Ledger, W. J., C. L. Gee, P. A. Pollin, W. P. Lewis, V. L. Sutter, S. M. Finegold: A new approach to patients with suspected anaerobic postpartum pelvic infections. Transabdominal uterine aspiration for culture and metronidazole for treatment. Amer. J. Obstet. Gynec. 126 (1976) 1
76 Lewis, J. F., P. Johnson, P. Miller: Evaluation of amniotic fluid for aerobic and anaerobic bacteria. Amer. J. clin. Path. 65 (1976) 58
77 Listwa, H. M., A. S. Dobek, J. Carpenter, R. S. Gibbs: The predictability of intrauterine infection by analysis of amniotic fluid. Obstet. and Gynec. 48 (1976) 31
78 Lüscher, E. F.: The activation of intravascular coagulation by endotoxin. In: Gram-Negative Bacterial Infections, hrsg. von B. Urbaschek, R. Urbaschek, E. Neter. Springer, Wien 1974 (S. 357)
79 McCabe, W. R., D. E. Craven, B. E. Kreger: Septic shock in gramnegative infections. In: Internationales Symposium. Der septische Schock, hrsg. von H. Haschek. Egerman, Wien 1976 (S. 99)
80 Mead, P. B.: Incidence of infections associated with the intrauterine contraceptive device in an isolated community. Amer. J. Obstet. Gynec. 125 (1976) 79
81 Mead, P. B.: Prophylactic antibiotics and antibiotic resistance. Semin. in Perinat. 1 (1977) 101
82 Mookerjee, B. K., R. Bilefsky, A. G. Kendall, J. B. Dossetor: Generalized-Shwartzman-reaction due to gramnegative septicemia after abortion: recovery after bilateral cortical necrosis. Canad. med. Ass. J. 98 (1968) 578
83 Morishimo, H. O., B. Glaser, W. H. Niemann: Increased uterine activity and fetal deterioration during maternal hyperthermia. Amer. J. Obstet. Gynec. 121 (1975) 531
84 Müller-Berghaus, G., T. Eckhardt: The role of granulocytes in the activation of intravascular coagulation and the precipitation of soluble fibrin by endotoxin. Blood 45 (1975) 631
85 Müller-Berghaus, G., H. G. Lasch: Microcirculatory disturbances induced by generalized intravascular coagulation. In: Handbuch der experimentellen Pharmakologie, Handbook of experimental Pharmacology, Band XVI/3, hrsg. von G. V. R. Born, O. Eichler, A. Farah, H. Herken. A. D. Welch. Springer, Berlin 1975
86 Neuhof, H.: Changes in hemodynamics and gas metabolism after endotoxin injection. In: Gram-Negative Bacterial Infections, hrsg. von B. Urbaschek, R. Urbaschek, E. Neter. Springer, Wien 1974 (S. 256)
87 Niesen, M.: Der vorzeitige Blasensprung (Ein schriftliches Symposium). Gefährdung des Kindes. Geburtsh. u. Frauenheilk. 37 (1977) 997
88 Niesen, M., H. E. Müller, J. Schneider: B-Streptokokken-Infektionen (Zur Pathogenität der B-Streptokokken [Streptococcus agalactiae] in der Perinatal- und Neonatalperiode). Fortschr. Med. 25 (1973) 986
89 Nowotny, A.: Molecular aspects of endotoxic reactions. Bact. Rev. 33 (1969) 72
90 Okada, D. M., A. W. Chow, V. T. Bruce: Neonatal scalp abscess and fetal monitoring: Factors associated with infection. Amer. J. Obstet. Gynec. 129 (1977) 185
91 Plotz, E. J., K. Schander: Der vorzeitige Blasensprung (Ein schriftliches Symposium). Geburtsh. u. Frauenheilk. 37 (1977) 997
92 Reid, T. M. S.: Emergence of group B streptococci in obstetric and perinatal infections. Brit. med. J. 1975/II, 533
93 Richardson, C. J., J. J. Pomerance, M. D. Cunningham, L. Gluck: Acceleration of fetal lung maturation following prolonged rupture of the membranes. Amer. J. Obstet. Gynec. 118 (1974) 1115
94 Rietschel, E. T.: Endotoxins (lipopolysaccharides) and lipid A. Naunyn-Schmiedeberg's Arch. exp. Path. Pharmak. 287 (1975) 73
95 Ritz, R.: Zur Pathogenese und Klinik des septischen Schocks. In: Internationales Symposium. Der Septische Schock, hrsg. von H. Haschek. Egerman, Wien 1976

96 Schlievert, P., W. Johnson, R. P. Galask: Bacterial growth inhibition by amniotic fluid. V. Phosphate to zinc ratio as a predictor of bacterial growth inhibitory activity. Amer. J. Obstet. Gynec. 125 (1976) 899
97 Schlievert, P., W. Johnson, R. P. Galask: Amniotic fluid antibacterial mechanisms: Newer concepts. Sem. in Perinat. 1 (1977) 59
98 Shubin, H., M. Weil, R. W. Carlson: Bacterial shock. Amer. Heart J. 94 (1977) 112
99 Shubin, H., M. Weil, H. Nishijima: Clinical features in shock associated with gram-negative bacteremia. In: Gram-Negative Bacterial Infections, hrsg. von B. Urbaschek, R. Urbaschek, E. Neter. Springer, Wien 1974 (S. 411)
100 Spaulding, E. H.: Anaerobic bacteria and their role in human infections. In: Gram-Negative Bacterial Infections, hrsg. von B. Urbaschek, R. Urbaschek, E. Neter. Springer, Wien 1974 (S. 38)
101 Spilker, D., J. Kilian, F. W. Ahnefeld: Diagnostik und Therapie des septischen Schocks in der Intensivtherapie. In: Internationales Symposium. Der septische Schock, hrsg. von H. Haschek. Egerman, Wien 1976 (S. 213)
102 Stallworthy, J., G. Bourne: Recent Advances in Obstetrics and Gynaecology. Churchill-Livingstone, Edinburgh, London 1977
103 Stiehm, E. R., A. J. Amnann, J. D. Cherry: Elevated cord immunoglobulines in diagnosis of intrauterine infections. New Engl. J. Med. 275 (1966) 971
104 Studdiford, W. E., G. W. Douglas: Placental bacteremia. A significant finding in septic abortion accompanied by vascular collapse. Amer. J. Obstet. Gynec. 71 (1956) 842
105 Tietze, C., S. Lewit: Legal Abortion. Scientific America 236 (1977) 21
106 Urbaschek, B., R. Urbaschek, E. Neter: Gram-Negative Bacterial Infections. Springer, Wien 1974
107 Vujcich, J., B. Korman: Second trimester septic abortion and the dalcon shield. Med. J. Aust. 2 (1975) 249
108 Weber, G. A.: Maternal death associated with premature rupture of the membranes. Amer. J. Obstet. Gynec. 98 (1967) 594
109 Wilfert, C. M.: The neonate and gram-negative bacterial infections. In: Infections of the Fetus and the Newborn Infant, hrsg. von S. Krugman, A. A. Gershon. Liss, New York 1975 (S. 167)
110 Yow, M. D.: Epidemiology of group B streptococcal infections. In: Infections of the Fetus and the Newborn Infant, hrsg. von S. Krugman, A. A. Gershon. Liss, New York 1975 (S. 159)
111 Zielske, F., K. Becker, P. Knauf: Schwangerschaften bei Intrauterinpessaren in situ. Geburtsh. u. Frauenheilk. 31 (1977) 473
112 Zuckerman, J. E., P. G. Stubblefield: E. coli septicemia in pregnancy associated with the shield intrauterine contraceptive device. Amer. J. Obstet. Gynec. 120 (1974) 951

17. Das Wochenbett

Physiologie und Pathologie

H. VORHERR

Die erheblichen morphologischen und funktionellen Schwangerschaftsveränderungen von Genital- und Extragenitalorganen bilden sich im Wochenbett (6–8 Wochen post partum) zurück. Während dieser Phase kommt es zu biochemischen und physiologischen Veränderungen als Folge des Entzuges von lutealen und plazentaren Östrogenen und Progesteron sowie des Fortfalls der morphologischen und funktionellen Ansprüche an den Organismus der Schwangeren. Im Verlauf des Wochenbettes treten Probleme und Komplikationen als Folge von genitalen Lazerationen, Blutungen und Hämatomen auf. Auch benötigen manche Wöchnerinnen Unterdrückung der Laktation und Behandlung von Mastitis sowie Prophylaxe gegen Rhesusimmunisierung, Impfung gegen Röteln sowie ärztliche Beratung bezüglich Kontrazeption.

Involution der Genitalorgane

Uterus und Zervix

Zur Zeit der Geburt wiegt der Uterus 1 kg. Als Folge sistierender Sexualhormonstimulierung und der abnehmenden Blutversorgung des Uterus führen enzymatische und phagozytotische Prozesse zur Gewebsreduzierung, die 4–6 Wochen post partum beendet ist.
Unmittelbar post partum befindet sich der Uterusfundus eine Fingerbreite unterhalb des Nabels. Infolge von Harnblasenfüllung, Verminderung von Uteruskontraktilität und intrauteriner Ansammlung von Blutkoageln, aszendiert der Uterusfundus innerhalb des 1. Tages etwa eine Fingerbreite oberhalb des Nabels; danach involutiert der Uterus und deszendiert etwa eine Fingerbreite pro Tag. Am 6.–7. Tag post partum befindet sich der Fundus in der Mitte zwischen Nabel und Symphyse; am 10. Tag ist der Uterusfundus etwa 2 Fingerbreiten oberhalb der Symphyse und verschwindet am 12. Tag dahinter. Die Uterusgewichtsveränderungen unmittelbar nach der Geburt, am Ende der 1. Woche, der 2. Woche und der 6. Woche sind: 1000 g, 500 g, 350 g und 60 g.
Nach der Geburt hängt die dilatierte Zervix dem Uterus wie ein schlaffer Gewebssack mit eingekerbten ödematösen Rändern an. Jedoch schon wenige Stunden später entwickeln das untere Uterinsegment und die Zervix einen gewissen Tonus. Bereits 24 Stunden nach der Geburt ist die Form der Zervix wieder erkennbar, und der Zervikalkanal verengt sich stetig. Am 3. postpartalen Tag können noch 2 Finger in die Zervix eingeführt werden und am 12. Tag nimmt der Muttermund nur noch 1 Finger auf; 4 Wochen post partum erscheint der geschlossene Muttermund als ein querverlaufender Schlitz. Da jedoch die endgültige Zervixmorphologie nicht vor 4–5 weiteren Monaten erreicht wird, ist es ratsam, Operationen zur Korrektur von strukturellen Zervixdefekten erst nach dieser Zeitspanne auszuführen.

Endometrium und Lochia

Nach Ausstoßung der Plazenta verbleibt eine Wundfläche von 7 × 10 cm Durchmesser. Im Anschluß an die Gefäßthrombosierung an der plazentaren Haftstelle erfolgt die vaskuläre fibrinoide Degeneration, Hyalinisierung, Obliteration und teilweise Rekanalisierung nach Einwachsen von Fibroblasten. Die dezidualen Überreste (Drüsenreste der Spongiosa, Haftzottenstümpfe, Plazentasepten, Gefäßstümpfe) werden nekrotisch. Ein Leukozytenwall bildet sich aus und Histiozyten, Lymphozyten und Granulozyten verteilen sich über die gesamte Wundfläche zwecks Auflösung und Ausstoßung des nekrotischen Materials. Bereits 2 Wochen post partum hat sich die plazentare Wundfläche auf einen Durchmesser von 3 × 4 cm verkleinert. In der 3. Woche beginnt das Endometrium wieder zu proliferieren; in der 4. Woche ist die extraplazentare und nach 6–8 Wochen die plazentare Wundregeneration vervollständigt.
Während der ersten 2–3 Tage besteht der Wochenfluß im wesentlichen aus Blut (Lochia rubra), Eihautresten und Dezidua; gelegentlich sind Vernix caseosa, Lanugohaare und Mekonium beigemischt. Danach werden die Lochien mehr bräunlich (Lochia fusca), wobei der Blutabgang reduziert ist und die seröse Wundsekretion mit Lymphe, Lymphozyten und Granulozyten ansteigt. So

werden vom 4.–6. Tag die Lochien vorwiegend serös (Lochia serosa); das Exsudat enthält Leukozyten, nekrotische Deziduazellen, zervikalen Mukus und Bakterien. Zu Beginn der 2. postpartalen Woche werden größere Mengen von nekrotischer Dezidua mit Bakterien, Leukozyten, Detritus und Mukus als gelbfarbiges Sekret (Lochia flava oder purulenta) ausgeschieden; diese Phase wird auch als „Physiologische Endometritis" bezeichnet. Während der 3. Woche geht der Lochialfluß infolge der endometrialen Epithelisierung deutlich zurück und nimmt eine grauweiße Farbe (Lochia alba) an. Von der 4. postpartalen Woche an, besteht gewöhnlich nur eine geringfügige mukoseröse Sekretion und der vaginale pH wechselt vom alkalischen in den sauren Bereich.

Uterusligamente, Vagina, Beckenboden und Beckenring

Nach der Geburt sind die Uterusligamente schlaff und aufgelockert; innerhalb 6 Wochen gewinnt der Uterusstützapparat seinen normalen Tonus und topographische Lage zurück. Ungenügende Festigung des Stützapparates kann zur Retroflexion des Uterus führen und manchmal kommt es dabei zur schmerzhaften Lochialstauung. Nach der Geburt ist die Vagina oft überdehnt, ödematös und möglicherweise lazeriert und blutunterlaufen. Innerhalb von 3–4 Wochen erreichen die Scheidengewebe ihren normalen Tonus und die vaginalen Rugae formieren sich wieder. Als Folge der Hyperämie und der serösen Sukulenz von vaginalen, perivaginalen und perinealen Geweben, verengt sich die überdehnte Scheide. Das Hymen ist gewöhnlich so eingerissen, daß multiple Carunculae hymenalis entstehen; die kleinen Labien sind schlaff und etwas ausgezogen. Auch der Beckenboden ist überdehnt, ödematös und schlaff; gelegentlich finden sich Sugillationen und Einrisse der perinealen Muskulatur. Die Resorption von perinealen Ödemen oder kleineren Hämatomen erfolgt gewöhnlich schnell. Jedoch die Verschmelzung kleinerer Gewebsläsionen kann zu größeren Defekten und späterem Deszensus führen. Im allgemeinen ist innerhalb von 6–8 Wochen post partum eine befriedigende Festigkeit des Beckenbodens erreicht und die Vulva ist wieder geschlossen. In der Abwesenheit von bakterieller Infektion heilen Lazerationen von Zervix, Vagina und Beckenboden relativ schnell, wobei kleinere Narben zurückbleiben.
Im allgemeinen verursacht die schwangerschaftsbedingte Auflockerung der Symphysen- und Ileosakralfugen, und deren zusätzliche Belastung während der Geburt, keine wesentlichen Beschwerden (3, 10, 12, 13, 17, 20).

Extragenitale Veränderungen

Mütterliche Gewichtsveränderungen

Unmittelbar nach der Geburt beträgt der Gewichtsverlust (Fetus, Plazenta, Fruchtwasser, Uterusblut, Perspiration) etwa 6 kg. Während der 1. postpartalen Woche wird das Körpergewicht um weitere 3–5 kg infolge von erhöhter Diurese reduziert. Ein zusätzlicher Gewichtsverlust von etwa 1,5 kg ist dem Lochialfluß und der Uterusinvolution zuzuschreiben.

Abdominale Wandveränderungen, Striae distensae, Hautpigmentierung

Gewöhnlich entwickelt die erschlaffte Bauchmuskulatur im Wochenbett wieder einen normalen Tonus. Durch eine vorausgehende Mehrlingsschwangerschaft bedingt oder bei gewisser individueller Veranlagung kommt es jedoch bei manchen Frauen vor, daß der überdehnte Muskel- und Bindegewebsapparat nicht zum Normalzustand zurückkehrt, und dies kann zur Rektusdiastase führen. Nach der Geburt weisen die Hautregionen von Abdomen, Brust, Hüfte und Gesäß Striae distensae auf, die sich gewöhnlich vom 5. Schwangerschaftsmonat an ausbilden, bedingt durch die Hypersekretion von Cortisol und die mechanische Hautüberdehnung. Als Folge des Zerreißens der elastischen Hautgewebe entstehen zunächst bläulich-rote Striae, die sich dann in schmale weißlich-silberfarbige Narben (fibroelastische Degeneration) umwandeln. Im allgemeinen kann die Striaebildung nicht durch Gymnastik und häufige Massagen während der Schwangerschaft verhindert werden. Bei manchen spanisch-mexikanischen Frauen können trotz mehrerer Schwangerschaften keine Striae gefunden werden; diese Frauen massieren mehrmals am Tag während der Schwangerschaft Olivenöl sorgsam in die Haut ein. Es ist jedoch schwierig zu entscheiden, ob die Striae durch die Wirkung von Olivenöl verhindert werden, oder ob dabei ein konstitutioneller Faktor eine Rolle spielt.
Eine vermehrte Hautpigmentierung, die in 70% von Graviden durch erhöhte Aktivität der Hautmelanozyten verursacht wurde (vermehrte Sekretion von melanozytenstimulierendem Hormon und ACTH), verliert sich gewöhnlich völlig nach der Entbindung.

Atmung

Nach der Geburt kehrt die Atmung von dem vorwiegend kostalen Typ zum abdominalen-kostalen Typ der Nichtschwangeren zurück, da die abdomi-

Physiologie und Pathologie 17.3

nalen Verdrängungserscheinungen durch den großen schwangeren Uterus fortfallen. Ebenso normalisiert sich die Hyperventilationsalkalose der Schwangerschaft und der arterielle pCO_2 steigt zu Normalwerten an.

Kohlenhydrat- und Eiweißstoffwechsel

Der intensivierte Kohlenhydratstoffwechsel, welcher während der Schwangerschaft oft von einer verminderten Glucosetoleranz begleitet ist, normalisiert sich nur langsam post partum. In manchen Puerperas kann die Glucosetoleranz noch länger gestört sein, was die diagnostische Abklärung von Patientinnen mit einer Prädisposition für Diabetes mellitus erschwert.

Zur Unterstützung des fetalen Wachstums zeigt der Eiweißstoffwechsel während der Schwangerschaft eine positive Stickstoffbilanz. Etwa 5–6 Wochen nach der Entbindung ist der Eiweißstoffwechsel wieder dem nichtschwangeren Zustand angeglichen.

Kreislauf

Eine Bradykardie von ungefähr 60 Pulsschlägen pro Minute wird während der ersten 24–48 Stunden nach der Entbindung beobachtet, infolge einer vagalen Gegenregulation zur erhöhten sympathischen Aktivität während der Geburt. Eine postpartale Tachykardie kommt bei Patientinnen mit Anämie und Herzerkrankung vor. Erhöhte Kapillarpermeabilität und Blutzellvolumen (Leukozyten, Erytrozyten) werden post partum schnell wieder normal.

Die durch die Schwangerschaft bedingte Hypervolämie wird innerhalb von 2–3 Wochen nach der Entbindung zur Normovolämie reduziert. Jedoch wird gewöhnlich während der ersten postpartalen Tage eine 15–30%ige Zunahme des zirkulierenden Blutvolumens beobachtet, was durch den Flüssigkeitsrücktransport von dem erweiterten extrazellulären Flüssigkeitsraum in den Kreislauf bedingt ist und eine erhöhte Diurese hervorruft. Durch die Aufnahme der interstitiellen Flüssigkeit in den Kreislauf, kommt es zur Blutverdünnung; dies macht sich in erniedrigten Hämatokritwerten während der ersten Tage nach der Entbindung bemerkbar (Hämatokrit während der Gravidität: 40%; post partum: 37%). Danach wird das Blutvolumen stetig reduziert und 75–90% dieser Abnahme (ungefähr 1,5 Liter) wird der Reduktion des Plasmavolumens zugeschrieben. In manchen Fällen kann die Verringerung des erhöhten Blut- und extrazellulären Flüssigkeitsvolumens bis zu 6 Wochen andauern. Bei Frauen mit Herzerkrankung oder vorausgegangener Toxämie braucht der überlastete Kreislauf gewöhnlich noch längere Zeit zur Normalisierung. Patientinnen mit Präeklampsie, Blutstauung in den unteren Extremitäten und Ödeme oder Herzkrankheit sind Kandidaten für frühes Kreislaufversagen.

Blutbestandteile

Die Schwangerschaftsleukozytose (12000/mm^3), die Werte bis zu 20000 pro mm^3 während der Geburt erreichen kann (Neutrophilie), normalisiert sich gegen Ende der 2. postpartalen Woche (7000/mm^3), während die Thrombozytopenie der Schwangerschaft (275000/mm^3) (Nichtschwangere: 200000/mm^3) kurz nach der Entbindung übernormal (500000/mm^3) wird. Der Normalzustand wird in der 2. postpartalen Woche erreicht. Die relative Zunahme von Plasmaglobulinen (Nichtschwangere: 2,9 g%; Schwangere: 3,5 g%) und Fibrinogen (Nichtschwangere: 250 mg%; Schwangere: 400 mg%) während der Schwangerschaft ist für die beschleunigte Aggregation und Sedimentierung der Erythrozyten in vitro verantwortlich. Nach der Entbindung bleibt die Blutkörperchensenkungsgeschwindigkeit erhöht (Schwangere: 60 mm/Stunde; Puerperae: 50 mm/Stunde); innerhalb von 2–3 Wochen jedoch kehrt diese wieder zu Normalwerten (< 20 mm/Stunde) zurück.

Während der Schwangerschaft nehmen die thromboplastischen Blutplasmafaktoren zu, und Fibrinogen bleibt während der 1. postpartalen Woche erhöht. Da die Blutzirkulation in den Bein- und Beckengefäßen nach der Entbindung verlangsamt ist, jedoch gleichzeitig die thromboplastischen Faktoren und Thrombozytenzahlen vermehrt sind, ist die Thromboemboliegefahr im Puerperium erhöht. Kurz nach der Entbindung sind die Fibrinspaltprodukte vermehrt, infolge der Auflösung von Thromben in den Gefäßen der Plazentahaftstelle und möglicherweise von Emboli im peripheren Kreislauf. Ein Thromboembolus kann durch koagulierende Eigenschaften von Fruchtwasser und Trophoblastgewebe, die am Ende der Geburt in den Kreislauf gelangen, entstehen.

Die schwangerschaftsbedingte Senkung des Plasmaproteingehaltes von 7,5 g auf 6 g und die Verringerung des Albumin-Globulin-Verhältnisses (Schwangere: 1:1; Nichtschwangere: 2:1) werden nach der Entbindung durch die zunehmende Plasmaalbuminfraktion korrigiert. Im Wochenbett steigt die Konzentration der Plasmaaminosäuren an, was auf die Autolyse uteriner Gewebe mit Freisetzung von Aminosäuren zurückzuführen ist. Die Serumcalciumkonzentration wird kurz nach der Entbindung reduziert und ist durch Abnahme der Calcium-Protein-Bindung und erhöhter postpartaler Diurese bedingt.

Gegen Ende des Puerperiums normalisieren sich die erhöhten Plasmalipoide (Schwangere: 1000 mg%; Nichtschwangere: 700 mg%) langsam.

Verdauungstrakt

Binnen 2 Wochen nach der Geburt normalisieren sich die schwangerschaftsbedingte intestinale Erschlaffung und veränderte intestinale Topographie. Eine erste Darmentleerung findet gewöhnlich 2 oder 3 Tage nach der Entbindung statt. Innerhalb von 3–4 Wochen normalisiert sich die Darmperistaltik, die Gallensekretion in das Duodenum bessert sich, und die gastrische Pepsinsekretion wird zu normalen Werten reduziert.

Nierenfunktion

Die erhöhte glomeruläre Filtrationsrate (Schwangere: 145 ml/Minute; Nichtschwangere: 100 ml/Minute) bleibt während der ersten 8 Tage nach der Entbindung unverändert und die tägliche Urinausscheidung kann bis zu 3000 ml betragen. Eine normale Nierenfunktion tritt ungefähr 3–4 Wochen post partum wieder ein, wenn die erhöhten extrazellulären und intravaskulären Flüssigkeitsvolumina sich normalisieren. Zu diesem Zeitpunkt werden die reduzierten Plasmaspiegel von Kreatinin (0,6 mg%), Harnstoff (8 mg%) und Harnsäure (3 mg%) wieder normal und betragen 0,9 mg%, 14 mg% und 4 mg%. Eine geringfügige Proteinurie, welche bei fast 50% aller Wöchnerinnen beobachtet wird, sistiert innerhalb einiger Tage nach der Entbindung. Eine Glukosurie, die vorübergehend bei etwa 20% der Schwangeren beobachtet wird, kommt zuweilen auch bei Wöchnerinnen vor, und eine postpartale Laktosurie tritt bei mehr als zwei Drittel der Wöchnerinnen als Folge der erhöhten mammären Lactosesynthese ein. Innerhalb von 3–6 Wochen normalisieren sich die schwangerschaftsinduzierten Erweiterungen des harnabführenden Systems (16, 20).

Pflege der Wöchnerin

Frühwochenbett

Während der ersten Stunden nach der Geburt werden auf der Wachstation („recovery room") stündlich die Vitalfunktionen sowie der Uterustonus und das Ausmaß des vaginalen Blutabganges kontrolliert. Die Patientin soll während der ersten 4–6 Stunden nach der Entbindung auf dem Rücken liegen; der schwere postpartale Uterus übt dabei einen Druck auf die Beckengefäße aus und damit wird möglicherweise die Gefahr der Nachblutung reduziert. Auf der Wachstation können Komplikationen wie Blutungen, Schock oder allergische Arzneimittelreaktionen rechtzeitig erkannt und sofort behandelt werden. Kurz nach der Entbindung tritt bei fast einem Drittel der Wöchnerinnen Schüttelfrost auf, der wahrscheinlich durch Aufregung und eine Vasomotorenreaktion ausgelöst wird; fast alle Patientinnen mit Spinalanästhesie reagieren mit Schüttelfrost. Da nach operativen und traumatischen Entbindungen Schüttelfrost häufiger vorkommt, wird angenommen, daß die Einschwemmung von fetalem Blut, Fruchtwasser und Trophoblastgeweben in den mütterlichen Kreislauf zu einer Unverträglichkeitsreaktion führen kann. Infolge emotionaler und physischer Belastung während der Geburt ist es empfehlenswert, Beruhigungsmittel (Phenobarbital, Diazepam) und wenn erforderlich, schmerzstillende Mittel (Aspirin, Propoxyphene oder Codein) der Wöchnerin zu verordnen. Wenn die Puerpera nach 4–6 Stunden in zufriedenstellendem Zustand ist, kann sie auf die Wochenstation verlegt werden.

Für die nächsten Tage sind Kontrolle der Vitalfunktionen, Diät, frühzeitiges Aufstehen, Uterusinvolution, Milcheinschuß, Wochenbetthygiene, Schmerzbehandlung und Regulierung der Harnblasen- und Darmfunktion von besonderer Wichtigkeit.

Überwachung der Vitalfunktionen

Blutdruck, Puls, Atmung und Temperatur werden in 4–6stündigen Abständen gemessen, um rechtzeitig Störungen infolge von inneren oder äußeren Geburtsblutungen, Infektion, Herzkrankheit, Hypertension und Thromboembolie zu diagnostizieren. Während der Geburt sind Puls und Blutdruck etwas angestiegen; auch die Körpertemperatur ist gewöhnlich um 0,5 °C erhöht. Innerhalb von 12–48 Stunden normalisieren sich Blutdruck und Körpertemperatur. Infolge von Bettruhe, verminderter Nahrungsaufnahme und durch das beruhigende Gefühl der überstandenen Geburt (vagale Gegenregulation) kann vorübergehend eine Bradykardie auftreten.

Ernährung

Für den 1. postpartalen Tag ist eine leichte Kost empfehlenswert. Danach soll die Ernährung aus relativ hohen Eiweißmengen, Fruchtsäften und Milchprodukten bestehen. Stillende Mütter benötigen täglich etwa 3000 Kalorien und für nichtstillende Wöchnerinnen werden etwa 2000 empfohlen. Für Patientinnen mit Toxämie wird weiterhin eine salzarme Kost angeraten, da extrazelluläre Flüssigkeits- und Natriumkonzentration noch erhöht sind. Eine vermehrte Kochsalzeinnahme kann zu einer hypertensiven Krise mit Krampfanfällen führen (postpartale Eklampsie).

Aufstehen

Frühzeitiges Aufstehen, innerhalb von 12 Stunden nach der Entbindung, führt zur Verminderung der venösen Stase in den Beinen und wirkt damit der Entwicklung von thromboembolischen Komplikationen entgegen. Auch wird durch frühzeitiges Aufstehen die Wiederherstellung der allgemeinen physischen und psychischen Konstitution der Wöchnerin gefördert. Komplikationen der Lunge (Thromboembolie, Pneumonie), des Uterus (Lochialstauung, Uterussubinvolution, Retroflexio) und der Harnwege (Zystopyelitis) kommen in geringerem Ausmaß vor. Das Aufstehen fördert auch die Normalisierung der Darm- und Harnblasenfunktion. Daher sollte die Puerpera schon am 1. Tag aufstehen, etwas herumlaufen und eventuell mit der Hilfe einer Krankenschwester bis zur Toilette gehen; mit jedem weiteren Tag sollen die Gehbewegungen ausgedehnt werden. Dennoch sollte genügend Bettruhe eingehalten werden, um die perineale Wundheilung nicht zu gefährden und um die Überlastung (Deszensus) der noch geschwächten Beckenstützgewebe zu vermeiden. Bei Bettruhe soll nach den ersten 4–6 Stunden nach der Geburt häufig die Seiten- oder Bauchlage angewandt werden, wobei die Uterusanteflexion und somit die Involution begünstigt bzw. die Entwicklung der Retroflexio uteri vermindert wird. Der anteflektierte Uterus kann sich besser kontrahieren und die Lochien ausstoßen. Bewegung der Beine (Beuge- und Streckübungen im Bett) und Wochenbettgymnastik fördern die Blutzirkulation und den venösen Rückstrom aus den unteren Extremitäten. Das Heben schwerer Gegenstände und eine übermäßige Anstrengung der Bauchpresse sind zu vermeiden. Bei Wöchnerinnen mit Varizenbildung sind Hochlegen der Beine, Massage und das Tragen von elastischen Binden oder Strümpfen während des Aufseins zu empfehlen. Da im Puerperium die hämodynamischen Veränderungen in den Beingefäßen besonders ausgeprägt sind, sollte während der ersten 6 Monate nach der Entbindung keine chirurgische- oder Verödungstherapie von Varizen vorgenommen werden.

Kontrolle der Uterusinvolution

Uteruskonsistenz und Uterusstand sollen täglich kontrolliert werden, um möglichst frühzeitig eine Subinvolution zu diagnostizieren. Unmittelbar nach der Entbindung ist der Fundus des kindskopfgroßen Uterus (ungefähr 19 cm lang und 12 cm breit) etwa 1 Fingerbreite unterhalb des Nabels tastbar. Während der folgenden 24 Stunden wird der Uterus etwas nach rechts verlagert (physiologische Rechtstorsion) und der Fundus steigt 1–2 Fingerbreiten über den Nabel. Vom 2. postpartalen Tag an, deszendiert der Uterusfundus täglich um ungefähr eine Fingerbreite.

Milcheinschuß

Während des 2.–4. Tages post partum beginnt das mammäre Alveolarepithel aktiv Milch zu sezernieren; die Brüste werden voll und schmerzhaft. Die Brustanschwellung wird durch alveolare Milchfüllung, Kapillarerweiterung, Ödem und Lymphstase verursacht. Durch frühzeitiges Anlegen des Neugeborenen oder Abpumpen von Milch und durch beruhigende Aufklärung kann in den meisten Fällen die Anwendung von Analgetika vermieden werden.

Hygienische Wochenbettmaßnahmen und Behandlung häufiger Beschwerden

Puerperale Hygiene: Prophylaktische und therapeutische Maßnahmen

Durch sorgsame Vulva- und Dammhygiene können Wochenbettkomplikationen reduziert werden. Sterile Vorlagen (T-Binden) zum Aufsaugen der Lochien sollten möglichst oft gewechselt werden und Vulva sowie Perineum 2–3mal täglich mit sterilem lauwarmem Wasser abgespült und gesäubert werden, besonders nach dem Urinieren und Stuhlgang. Wenn Verdacht auf eine perineale Infektion besteht, kann der Spülflüssigkeit ein antiseptisches Mittel (Chlorhexidine, Povidone-iodine) zugesetzt werden. Auch das Reinigen von Vulva- und Dammwunden mit Wattestäbchen, die mit einer antiseptischen Lösung getränkt sind, sowie Wundbedeckung mit sterilen Gazestreifen oder solchen mit antiseptischer Lösung benäßt, tragen zur besseren Heilung bei. Wöchnerinnen mit Episiotomiewunden oder anderer Vulva- und Dammverletzungen, sollen täglich Sitzbäder nehmen; wenn Zeichen einer Wundinfektion vorliegen, sollen zusätzlich antiseptische Lösungen und/oder Antibiotikasalben angewandt werden.

Nachwehen

Uteruskontraktionen, die während der ersten 3–4 Stunden nach der Geburt auftreten, können sehr schmerzhaft sein, besonders bei Wöchnerinnen mit Überdehnung der Uteruswand durch vorausgegangene Mehrlingsschwangerschaft oder Hydramnion, bei Multiparae sowie bei Patientinnen mit Retention von Plazenta und Eihäuten. Diese „Nachwehen" erfordern gegebenenfalls Analgetika. Auch während des Stillens können recht schmerzhafte Uteruskontraktionen auftreten, welche durch hypophysäre Oxytocinausschüttung bedingt sind.

Harnblasenfunktion

Eine sorgfältige Beobachtung der Blasenfunktion während der ersten postpartalen Tage ist wichtig. Die Harnblase soll alle 4–6 Stunden entleert werden, um Überdehnung und Zystitis zu vermeiden. Durch übermäßigen Druck des kindlichen Kopfes auf die Harnblase, besonders bei Zangenentbindungen, wobei sich Ödeme, Blutergüsse und Sugillationen in der Blasenwand entwickeln können, kann die Miktion gestört werden. Gelegentlich kommt es zur Blutung aus druckatrophischen Schleimhautstellen. Auch das Blasentrigonum und die Harnröhrenöffnung können ödematöse und echymatöse Veränderungen zeigen. Das Unvermögen, die Blase zu entleeren, kommt gewöhnlich am 1. Tag post partum vor und kann auf den Verlust des Detrusortonus und die Abwesenheit des neurogenen Reflexdranges zu urinieren, zurückgeführt werden. Harnröhren- und Vulvaödeme und reflektorische Spasmen der Harnröhrenmuskulatur infolge schmerzhafter Geburtsverletzungen von Blasenhals und Urethra können auch zur Urinverhaltung führen; ebenso können Schmerzen von Lazerationen und/oder Gewebsnähten in der Vaginalwand, Vulva und Perineum den Miktionsreflex hemmen. Manchmal kommt es auch zu einer Beeinträchtigung der neurogenen Kontrolle der Blasenfunktion, infolge Narkotikanachwirkungen, Erschlaffung der Bauchwand und durch die ungewohnte horizontale Lage im Bett. Dabei kann die überfüllte Blase oberhalb der Symphyse palpiert werden, und eine sehr schmerzhafte „Overflow"-Inkontinenz begünstigt eine Zystitisentwicklung. Sobald die Katheterisierung nach Spontanmiktion Resturin ergibt, soll ein Blasenverweilkatheter für 2–3 Tage gelegt und eine Zystitis-Antibiotikaprophylaxe durchgeführt werden (0,04%ige Nitrofurazonlösung; 0,02%ige Chlorhexidinlösung; 1%ige Neomycinlösung). Der Harnblasenkatheter wird von Zeit zu Zeit abgeklemmt, um das Gefühl der Harnblasenfüllung und des Miktionsreflexes zu stimulieren. Durch diese Maßnahmen wird der normale Tonus und die volle Blasenfunktion gewöhnlich in einigen Tagen wieder hergestellt. Die Hemmung der Miktion durch schmerzhafte vulväre und perineale Wunden kann durch Analgetika und/oder Lokalanästhesie behoben werden.

Darmfunktion

Durch präpartale Einläufe und flüssige Kost während der Geburt und im frühen Wochenbett, sowie durch den reduzierten Tonus der abdominalen und perinealen Muskulatur bedingt, kommt es zu einem leichten postpartalen „Ileus". Abführmaßnahmen am 2. Tage nach der Entbindung können die Wiederherstellung der normalen Darmfunktion beschleunigen, und auf diese Weise wird eine Konstipation und die Ausbildung oder Verschlimmerung bestehender Hämorrhoiden vermieden. Gewöhnlich kommt es innerhalb von 2–4 Tagen zur Darmentleerung. Hämorrhoidalbeschwerden werden mit kalten Kompressen, analgetischen und antihämorrhoidalen Medikamenten behandelt; gelegentlich müssen prolabierte Hämorrhoiden im Anschluß an ein Sitzbad manuell reponiert werden. Perineale Wundschmerzen können reflektorisch die Defäkation hemmen; Sitzbäder, Analgetika, Laxantien und Lokalanästhesie sind eine wirksame Behandlung. Bei thrombosierten Hämorrhoidalknoten ist die Inzision und Expression des Thrombus in Lokalanästhesie oder Kurznarkose die Methode der Wahl. Die Schmerzen verschwinden sofort.

Gymnastische Übungen

Wochenbettgymnastik trägt dazu bei, den Tonus und die physikalischen Funktionen der Muskulatur und Stützgewebe von Thorax, Rumpf, Becken, Vagina, Urethra, Perineum und Beinen zu stärken und wirkt somit der Entwicklung von Retroflexio uteri, Hernien, Deszensus und Varizenbildung entgegen. Atemübungen fördern die Lungenventilation, wobei der Blutrückstrom zum Herzen begünstigt und die Blutzirkulation in den Becken- und Beingefäßen erhöht und somit die Thromboemboliegefahr vermindert wird. Wochenbettgymnastik ist besonders in Fällen mit vorhergehender Überdehnung der Bauchwand (Hydramnion, großer Fetus, Mehrlingsschwangerschaft) anzuraten. Auch Vagina und Beckenboden können nach Spontangeburt eines großen Kindes oder durch Zangenentbindungen überdehnt und verletzt werden. Der Beckenboden kann sich um 2–3 cm durchsenken und hier sind Übungen zur perinealen Festigung (Kegels Pubokokzygeusgymnastik) zu empfehlen, sobald die postpartalen Schwellungen von Vulva und Perineum abgeklungen sind. Durch die willkürliche Anspannung der Anal- und Beckenbodenmuskulatur, etwa 20mal morgens, mittags und abends, wird beabsichtigt, die perinealen muskulofaszialen und elastischen Gewebe zu festigen und somit der Entwicklung von Deszensus (Zysto-, Urethro-, Rektozele) und Harninkontinenz entgegenzuwirken.

Spätwochenbett

Klinikentlassung und Instruktionen für die Wöchnerin

Gewöhnlich wird die Wöchnerin in den USA 2–4 Tage nach der Entbindung entlassen; in Europa gewöhnlich nach 6–8 Tagen. Dies ist oft aus finanziellen Gründen oder wegen Bettenmangel notwendig; jedoch erschwert die frühzeitige Krankenhausentlassung eine wirksame vorbeugende Medizin. Da die meisten puerperalen Komplikationen innerhalb 3–12 Tage nach der Geburt auftreten, d. h. nach der Klinikentlassung, erhöht sich das Risiko, daß eine Wöchnerin mit fortgeschrittener Wochenbettkomplikation wieder in das Krankenhaus aufgenommen werden muß. Dagegen kann ein 8–10tägiger postpartaler Krankenhausaufenthalt aufgrund der besseren diagnostischen Maßnahmen und frühzeitiger Behandlung von sich abzeichnenden Komplikationen beträchtlich die postpartale Morbidität und vermutlich auch die Mortalität senken.

Bevor die Wöchnerin das Krankenhaus verläßt, benötigt sie Instruktionen über körperliche Aktivität, hygienische Maßnahmen und gymnastische Übungen sowie über Pflege und Ernährung des Neugeborenen. Außerdem soll sie über Kost, Duschen, Baden, Geschlechtsverkehr und Rückkehr zur Klinik unterrichtet werden. Trotz der Vorteile des Aufstehens und der körperlichen Bewegung sind aber noch mehrere Ruhestunden täglich anzuraten. Während der 1. postpartalen Woche braucht die Mutter genügend Ruhe, Schlaf und Beschränkung körperlicher Arbeit. Zum Zeitpunkt der Klinikentlassung soll die Puerpera über den normalen weiteren Wochenflußverlauf (Menge, Farbe) und die Möglichkeit einer geringfügigen Blutung von der plazentären Wundfläche in der 4.–5. postpartalen Woche aufgeklärt werden. Anweisungen sollten auch bezüglich des Wiedereintretens der Menstruation und der Geburtenkontrolle gegeben werden. Die Puerpera wird dazu angehalten, sich sofort mit dem Arzt in Verbindung zu setzen, falls Kurzatmigkeit, Störungen der Harnblasenfunktion, Unterleibsschmerzen oder Schmerzen und/oder Rötung der Beine auftreten. Stillende Mütter benötigen einen gut sitzenden Büstenhalter und Puerperas mit schlaffen Bauchdecken brauchen eine feste Leibbinde zur Verhinderung der Rektusdiastase. Wöchnerinnen mit schlecht heilenden und infizierten vaginalen, vulvären und perinealen Wundnähten oder verlängertem Lochialfluß sollten täglich Sitzbäder und Vaginalspülungen mit einer antiseptischen Lösung vornehmen; auch vaginale Suppositorien, die Sulfonamide oder lokal wirksame Antibiotika enthalten, können angewandt werden. Die gymnastischen Übungen sollen für 3–6 Wochen post partum fortgesetzt werden. Die Kost soll reichhaltig an Proteinen und Vitaminen, mäßig an Kohlenhydraten und fettarm sein. Während genügend Kalorien für stillende Mütter notwendig sind, soll jedoch eine übermäßige Gewichtszunahme vermieden werden. Vom 2. postpartalen Tag an kann die Wöchnerin sich duschen; Wannenbäder sind nach 4–5 Wochen erlaubt. Geschlechtsverkehr kann 4–6 Wochen post partum wieder aufgenommen werden.

Psychische Probleme

Ungefähr 70% aller Mütter leiden unter einer vorübergehenden emotionellen Unbeständigkeit und Selbstunsicherheit, mit Verzagtheit und Weinkrämpfen. Primiparae neigen besonders zu diesen Störungen des seelischen Gleichgewichtes, ebenso Mütter, die eine schwierige Entbindung hatten oder die im Wochenbett unter erheblichen Schmerzen infolge vaginaler und perinealer Verletzungen oder Infektion der Episiotomiewunde zu leiden haben. Ausbrüche von Weinen und postpartale depressive Zustände können oft durch angemessene Instruktion vor der Geburt verhindert werden, wenn die Ereignisse und Probleme der Schwangerschaft, Geburt und des Wochenbettes der Gravida eingehend erklärt werden. Bei emotional unstabilen Wöchnerinnen hilft gewöhnlich gutes Zureden, auch ein Beruhigungsmittel ist oft wirksam. Durch zunehmende Erfahrung und Selbstvertrauen der Wöchnerin in bezug auf die Pflege des Neugeborenen sowie durch die bessere Anpassung an die häusliche Wochenbettsituation bessern sich die emotionalen Probleme schnell (1, 8, 12, 17).

Puerperale Probleme

Konjunktivale Hämatome und Muskelschmerzen

Durch erhöhte intrathorakale Druckentwicklung während der Austreibungswehen, können konjunktivale Hämatome infolge von Kapillarruptur und Blutung entstehen; solche Hämatome heilen gewöhnlich spontan. Postpartale Schmerzen in der Rumpf- und Beinmuskulatur sind auf die Geburtsanstrengungen zurückzuführen und lassen bald nach.

Beckenringinsuffizienz

Schon während der 2. Hälfte der Schwangerschaft vermögen die Auflockerungserscheinungen von Symphysen- und Ileosakralfugen beim Gehen zu Becken- und Rückenschmerzen führen. Geburtsbelastungen führen gelegentlich zur Überdehnung der Beckenringstrukturen in einem solchen Ausmaß, das post partum über erhebliche Beschwerden geklagt wird. Die Spontangeburt eines großen Kindes oder eine schwierige Zangengeburt können Schmerzzustände im Becken als Folge extremer Dislokation oder Ruptur von Beckenfugen (hauptsächlich Symphysenfuge) bewirken. Versteifung der Beckenfugen mit periostaler Infiltration und Zystenbildung ist eine seltene Komplikation. In solchen Fällen wird über Schmerzen im Bereich der Symphysenfuge und Ileosakralgegend geklagt. Die ausgeprägtere Beckenringinsuffizienz ist von Schmerzen im Unterleib, Becken, Leistengegend, Hüfte und Rücken begleitet; Dysurie kann ebenfalls auftreten. Eine ausgeprägte Dislokation oder Ruptur der Symphyse kann erhebliche Schmerzen und Gehbeschwerden („Watschelgang") verursachen; manche Patientinnen können sich überhaupt nicht auf den Beinen halten. Auch wenn die Ileosakralfugen überdehnt und subluxiert wurden, ist die Fortbewegung für einige Wochen beeinträchtigt. Zusätzliche Schmerzausstrahlungen in die Beine und Pseudoparalyse der Beine mit Außenrotation und Abduktion können vorkommen. Eine typische Beckenringinsuffizienz wird bei etwa 1% von Wöchnerinnen beobachtet. Bei solchen Patientinnen besteht eine Rezidivierungstendenz bei einer weiteren Schwangerschaft.

Weitere Wochenbettprobleme können als Folge von *Steißbeinlockerung, Steißbeinfraktur* und *Beckengelenksblutungen* auftreten und Rückenschmerzen sowie Gehbehinderung bedingen; gewöhnlich bessern sich diese Beschwerden spontan, jedoch bei einigen Patienten ist orthopädische Behandlung notwendig. Während der Geburt wird das Steißbein 2,5 cm oder mehr nach posterior verlagert, und bei unverschieblicher, ankylotischer Sakrokokzygealfuge kann eine Steißbeinfraktur eintreten, welche Schmerzen im Rücken beim Sitzen und bei der Defäkation verursacht. Auch die lumbaren Bandscheiben können in den Überdehnungsprozeß des Beckenringes verwickelt sein; Bandscheibenprolaps oder osteosklerotische Bandscheibenveränderungen kommen jedoch nur selten vor. Im allgemeinen erholen sich die überbeanspruchten Beckenstrukturen innerhalb von 2 Wochen post partum bei angemessener Körperruhe, Vermeidung von anstrengenden Hausarbeiten und bei guter Ernährung sowie genügend Calcium- und Vitamin-D-Zufuhr. Beckenbandagen und Gipsverbände sind nur selten erforderlich, wie zum Beispiel in besonderen Fällen von Symphysenruptur.

Postpartale Lähmung der unteren Extremitäten

Durch übermäßige Druckbelastung des Sakralplexus, gewöhnlich infolge schwieriger Zangenentbindung (Nervenkompression), kann eine traumatische Neuritis verursacht werden, die zur Parese der Bein- und Fußmuskulatur (Flexoren) und zum „footdrop" führt. Auch ein Bandscheibenprolaps der Lumbalregion (L4–L5 und L5–S1), welcher durch die überstreckte Lagerung und Überdehnungen während der Zangenentbindung ausgelöst wird, kann für die Nervenläsionen von L4 und L5 mit Schmerzen im Rücken und in der Ischiasgegend, sowie für den seltenen „footdrop" (1:3500 Geburten) ursächlich sein. Die Heilung dauert gewöhnlich 2–3 Monate unter Anwendung von orthopädischen Maßnahmen wie besondere Rückenlagerung, Traktion, Gymnastik und Unterwassermassagen.

Intrauterine Läsionen nach Sectio und Kürettage

Deshiszenz der Sectionarbe infolge unzureichender Nahttechnik und/oder Infektion sowie die „stille Uterusruptur" vermögen zu Komplikationen bei einer weiteren Schwangerschaft zu führen. Bei Verdacht auf eine insuffiziente Heilung der Sectiowunde ist 3–4 Monate nach der Entbindung eine Hysterographie indiziert.
Durch Kürettage im Wochenbett ist das Risiko für lokale Defekte und Verschleppung von Endometrium erhöht, und Deformitäten wie Uterussynechien und Zervikalkanalatresien sowie die Entstehung von Adenomyosis können die Folgen sein. Solche Veränderungen vermögen zu postpartaler Amenorrhoe und Dysmenorrhoe zu führen; in einer nachfolgenden Schwangerschaft kann es zur Fehlgeburt oder zu atypischem plazentarem Sitz mit den entsprechenden Komplikationen kommen. Demgemäß sollten Kürettagen im Wochenbett auf ein Minimum beschränkt werden. Wenn erforderlich, sollte die Uterusausräumung mit einer großen halbscharfen Kürette durchgeführt werden. Zur Vermeidung von Synechien, wie zum Beispiel bei einer intensiven Kürettage wegen Placenta accreta, wird eine vorübergehende Austamponierung der Uterushöhle vorgeschlagen. Synechien des Uteruskavums (Ashermans Syndrom) sind mit Behandlungsschwierigkeiten verbunden; mechanische Lösung der Synechien und Langzeittherapie mit Östrogenen ist nur bedingt erfolgreich. Eine Adenomyosis mit entsprechenden klinischen Beschwerden kann eine Hysterektomie erfordern. Die Zervikalatresie wird durch vorsichtiges Aufdilatieren behandelt.

Probleme durch größere Myome

Myome vermögen nicht nur zu Komplikationen während der Schwangerschaft und Geburt, sondern auch zu Problemen im Wochenbett zu führen. Durch verminderte Blutversorgung (Uteruskontraktionen und Uterusinvolution) können Infarkte und Myomnekrosen entstehen; auch thromboplastische Substanzen können in den Kreislauf gelangen und in Einzelfällen Thromboembolie und Defibrinierungsblutung verursachen. Bei Patientinnen mit infizierten subserösen Myomen vermag gelegentlich eine lokale Perionitis zu Adhäsionen von Darmschlingen an den Uterus und zur Darmobstruktion mit Ileussymptomen zu führen. Da größere Myome die Gefahr einer Dystokie mit sich bringen, entschließt man sich bei solchen Graviden leichter zur Sectio, wobei unter günstigen Bedingungen einzelne subseröse Myome entfernt werden können; bei multipler Myombildung wird im Anschluß an die Sectio eine Hysterektomie durchgeführt. Kleinere Myome involutieren post partum symptomlos; sie können auch durch eine blande Nekrose und Resorption völlig verschwinden (9, 20, 22).

Puerperale Komplikationen

Genitallazerationen – Uterusruptur

Genitallazerationen ereignen sich oft durch die Geburt eines großen Kindes sowie infolge von Zangen- und Steißlagenentbindungen. Vaginale, vulväre und perineale Gewebsläsionen verursachen stärkere Blutungen, wenn kavernöse Schwellkörper in Mitleidenschaft gezogen werden. Zirkuläre Scheidenüberdehnung ist relativ häufig und verursacht longitudinale Lazerationen. Die seltene longitudinale Scheidenüberdehnung kann zirkuläre *Kolpaporrhexis* bewirken, wobei die Lazerationen sich bis in das Parametrium und in die Peritonealhöhle fortsetzen und eine Laparotomie erfordern.

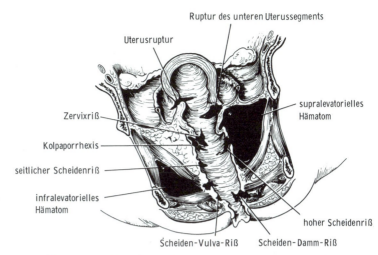

Abb. 1 Postpartale Hämatome und Genitallazerationen. Hämatome bilden sich hauptsächlich unterhalb des Levatormuskels (intralevatoriell) aus und betreffen Perineum, Vulva, Vagina und die Fossa ischiorectalis. Parametrane und retroperitoneale Hämatome kommen weniger häufig oberhalb des Levatormuskels (supralevatoriell) vor. Geburtslazerationen manifestieren sich an Perineum, Labien, Klitoris sowie an paraurethralen und Vaginalgeweben. Zervixrisse sind relativ häufig, während Kolpaporrhexis äußerst selten vorkommt. Uterusrupturen, die während der Geburt eintreten, ereignen sich fast immer im unteren Uterinsegment (aus *H. Vorherr*, in: Gynecology and Obstetrics, Bd. I, hrsg. von *J. J. Sciarra*. Harper & Row, New York 1977)

In etwa 1:1500 Schwangerschaften kommt eine *Uterusruptur* (spontan, traumatisch) vor. Bei ungefähr 1% aller Sectiopatientinnen wird eine nachfolgende Gravidität durch eine Uterusruptur kompliziert (Abb. 1). Eine vollständige oder offene Uterusruptur erstreckt sich bis in die Bauchhöhle, eine unvollständige oder gedeckte Ruptur ist retroperitoneal. Die folgenden Faktoren prädisponieren zur Uterusruptur: 1. kongenitale Uterusanomalien; 2. Myomektomie; 3. Placenta accreta; 4. Perforation nach Kürettage; 5. Geburtshindernis (enges Becken, Hydrozephalus); 6. abnormale Kindeslage; 7. Schulterdystokie; 8. Zangengeburt bei nicht völlig dilatierter Zervix; 9. Multiparität; 10. Wehensturm (Oxytocinüberdosis). Bei Verdacht auf eine Uterusruptur (vaginale Blutung, Unterleibsschmerzen, Anämie) soll die Uterushöhle manuell ausgetastet werden. Kleinere Uterusrisse können nach abdominaler Eröffnung genäht werden, größere Lazerationen erfordern eine Hysterektomie.

Uterusinversion

Die Uterusinversion (1:5000 Geburten) wird durch folgende Faktoren begünstigt: 1. atonischer Uterus und schlaffes unteres Uterussegment; 2. plötzliche Entleerung eines überdehnten Uterus (Mehrlingsschwangerschaft, Hydramnion); 3. starke Austreibungswehen; 4. übermäßiger Credé-Handgriff und 5. Traktion an der Nabelschnur. Gewöhnlich befindet sich bei der Uterusinversion ein bläulicher, blutender Tumor in der Vagina, an den noch möglicherweise die Plazenta angeheftet ist; der umgestülpte Uterus deszendiert selten bis zur Vulva. Außer Blutung und Schmerzen treten oft frühzeitig Schocksymptome auf. Als sofortige Behandlung wird der invertierte Uterus manuell reponiert. Dabei liegt zunächst der invertierte Uterus in der offenen Hand, die Finger dilatieren die Isthmus-Zervix-Gegend, und die Hand stülpt den Uterus nach oben in die richtige Lage zurück; in besonders schwierigen Fällen ist eine Uterusrelaxierung, z. B. durch Halothananästhesie, erforderlich. Nach der Reposition wird eine intravenöse Oxytocinzufuhr zur Uterustonisierung verabreicht. Nur in seltenen Fällen ist eine Laparotomie zur Reponierung des invertierten Uterus notwendig.

Uterussubinvolution

Die Uterussubinvolution (druckschmerzhafter, vergrößerter Uterus) kommt häufiger bei Patientinnen nach Sectio, nichtstillenden Müttern und bei Wöchnerinnen mit Endometritis vor. Die uterine Subinvolution wird mit Oxytocin oder mit Methergin/Ergonovin behandelt. Wenn intramuskulär verabreicht, so benötigen Oxytocin und Ergotaminpräparate 3 bzw. 5 Minuten bis zur uterotonischen Wirksamkeit. Der oxytozische Effekt von Methergin/Ergonovin hält für mehrere Stunden an, während der des Oxytocins nur eine halbe Stunde dauert. Die postpartale Oxytocikaanwendung erfordert Vorsicht. Wenn Oxytocin schnell intravenös injiziert wird, so kommt es zwar zur prompten Uteruskontraktion, jedoch tritt dabei ein akuter Blutdruckabfall mit einer erheblichen Tachykardie ein (Abb. 2). Eine schnelle intravenöse Injektion von 5–10 IE Oxytocin im Anschluß an

17.10 Das Wochenbett

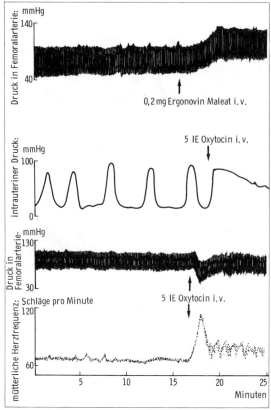

Abb. 2 Wirkung von Ergonovin und Oxytocin auf Blutdruck, Puls und Uterusaktivität. Ergonovin bewirkt einen länger andauernden Blutdruckanstieg bei der Wöchnerin. Eine tetanische Kontraktur des postpartalen Uterus wird durch Ergonovin und Oxytocin ausgelöst. Nach der Oxytocinverabreichung wird ein akuter kurzfristiger Blutdruckabfall mit Tachykardie beobachtet (aus *D. H. Hendricks, W. E. Brenner:* Amer. J. Obstet. Gynec. 108 [1979] 751)

die Entwicklung der vorderen Schulter oder nach Geburt der Plazenta, wie es früher empfohlen wurde, hat bei gewissen herzkranken Patientinnen zum Herztod geführt. Durch die plötzliche oxytocinbedingte arterielle Hypotension wird die Koronardurchblutung gedrosselt und somit die bereits bestehende Hypoxie des Myokards verschlimmert, und dies kann akutes Herzversagen bedingen. Andererseits kann intravenös verabreichtes Methergin/Ergonovin eine akute hypertensive Krise mit apoplektischem Insult auslösen, besonders bei Patientinnen, die vorher hypertensiv oder toxämisch waren.

Blutungen post partum

Blutungen, die gegen Ende der Schwangerschaft, während der Wehenperiode oder nach der Entbindung auftreten, sind die häufigste tödliche Komplikation von Gestation und Puerperium. Eine postpartale Blutung, d. h. ein Blutverlust von mehr als 500 ml, wird in 4–5% der Wöchnerinnen beobachtet. Unter einer frühen (akuten) Blutung post partum wird der außergewöhnliche Blutverlust während der ersten 24 Stunden nach der Geburt verstanden; eine Blutung, die innerhalb des 2.–31. Tages nach der Geburt auftritt, wird als späte Blutung post partum bezeichnet.

Frühblutung

Die akute postpartale Blutung ist gewöhnlich auf eine Uterusatonie zurückzuführen. Verschiedene Bedingungen begünstigen eine postpartale Blutung: 1. Uterusüberdehnung (großes Kind, Mehrlingsschwangerschaft, Hydramnion); 2. Multiparität; 3. Toxämie; 4. Sturzgeburt; 5. funktionelle Dystokie (Wehenschwäche); 6. Anästhesie; 7. tiefsitzende Plazenta; 8. Placenta praevia, Abruptio placentae; 9. traumatische (operative) Geburt; 10. Placenta accreta; 11. Retention von Plazenta und Eihäuten und 12. Blutgerinnungsdefekt. Atonische Blutungen können auf ein Minimum beschränkt werden, wenn die Puerpera während der ersten 4 Stunden post partum die Rückenlage einnimmt und eine intravenöse Oxytocindauerinfusion (50–100 mE/Minute) für diese Zeit erhält. Hohe Vaginalrisse, Zervix- und Uterusrisse oder unvollständige Plazentalösung (kornuale Plazenta; Placenta accreta) können größere Blutungen bedingen (s. Abb. 1). In Fällen mit tiefem Plazentasitz oder Placenta praevia kann der untere Teil der Gebärmutter sich nach der Entbindung nicht genügend kontrahieren, und es kommt zur Blutung. Auch nach vorausgegangener Abruptio placentae, wobei der blutimbibierte Couvelaire-Uterus sich u. U. nicht genügend kontrahieren kann, vermag es zu gefährlichen Nachblutungen zu kommen, zumal in diesen Fällen oft ein Koagulationsdefekt besteht. Wenn die Blutung trotz Anwendung von Oxytocika und manueller Handgriffe (Abb. 3) und einem gut kontrahierten Uterus nicht sistiert, sollten Lazerationen des Genitaltraktes und nicht eine Uterusatonie als Blutungsquelle angenommen und durch digitale und Spekulumuntersuchung lokalisiert und versorgt werden. Wenn eine mediolaterale Episiotomie zu früh ausgeführt wird und dabei ein großer venöser Plexus getroffen wird, kann die Patientin sehr schnell 500 oder mehr Milliliter Blut verlieren. Eine größere Blutung kann auch vorkommen, wenn durch einen Scheiden-Vulva-Riß die paravaginalen-vestibulären kavernösen Plexus, die Bulbokavernosusgegend oder Vulvavarizen in Mitleidenschaft gezogen werden. Im allgemeinen verursachen vaginale, vulväre und perineale Einrisse nur geringgradige Blutungen.

Bei Blutverlusten von mehr als 1000 ml ist gewöhnlich eine Bluttransfusion erforderlich. Unstillbare Blutungen von Uterusrissen und Placenta accreta bedingen eine Hysterektomie. Abgesehen von den Folgen des akuten Blutverlustes, ist die psychologische Wirkung auf die Mutter ebenfalls bedeutend; Wöchnerinnen mit starken postpartalen Blutungen fürchten sich oft vor einer weiteren Schwangerschaft.

Spätblutung

Spätblutungen werden am häufigsten zwischen dem 5. und 15. postpartalen Tag beobachtet; sie werden gewöhnlich durch die Subinvolution (lokale Endometritis) der Plazentahaftstelle oder durch Plazenta- und Eihautreste veranlaßt. Submuköse Myome, Deziduome oder Varizen sind seltene Blutungsursachen; manchmal kann auch eine Östrogenentzugsblutung (Laktationsunterdrückung mit oralen Östrogenen) auftreten.

Als Behandlung wird zunächst Oxytocin oder Methergin/Ergonovin zur besseren Uteruskontraktion und zur Blutstillung verabreicht und im Anschluß daran, eine Kürettage ausgeführt. Dies soll vorzugsweise unter Antibiotikaprophylaxe mit Ampicillin, 4 g täglich oral, am Tage der Kürettage und an den folgenden 3 Tagen, ausgeführt werden. Nur in ganz seltenen Fällen ist zur Blutstillung eine Uterustamponade oder eine Hysterektomie notwendig. Während und einige Stunden nach der Kürettage wird eine intravenöse Oxytocininfusion (50–100 mE/Minute) verabreicht. Danach erfolgt die orale oder intramuskuläre Verabreichung von Methergin/Ergonovin (3mal 0,2 mg/Tag) für die nächsten 4–6 Tage. Im Falle der Retention von thromboplastinreichem plazentaren Gewebe können lokale uterine Defibrinierungsprozesse (Verbrauchskoagulopathie) oder eine Plasmahypofibrinogenämie mit Entwicklung sekundärer Hyperaktivität von fibrinolytischen Enzymen verursacht werden. Da diese pathologischen Prozesse anfänglich auf den Uterus beschränkt sind, können erhöhte Blutdefibrinierung und hyperfibrinolytische Enzymaktivitäten zuerst nur in dem Uterusblut beobachtet werden. Eine Fibrinogenverbrauchungskoagulopathie mit Hyperfibrinolyse erfordert nach manchen Autoren eine Heparinisierung (5000–10 000 Einheiten alle 4–6 Stunden), um durch Blockade der Thrombinbildung weitere Blutdefibrinierung zu verhindern. Nur in seltenen Fällen ist Therapie mit menschlichem Fibrinogen (5–10 g i.v.) oder mit ε-Aminocapronsäure (5–10 g i.v.) zur Verhinderung weiterer Hyperfibrinolyse notwendig (6, 9, 11, 12, 18, 19).

Postpartale Hämatome

Postpartale Hämatome sind recht häufige Geburtskomplikationen und können sich überall im Geburtskanal nach Spontangeburt oder häufiger nach operativer Entbindung entwickeln. Ein Hämatom entsteht, wenn Blutgefäße rupturieren, jedoch das umgebende Gewebe unversehrt bleibt. Die meisten Hämatome entwickeln sich unterhalb des M. levator ani in der Fossa ischiorectalis, Vul-

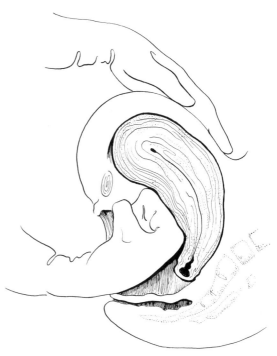

Abb. 3 Uteruskompression. Bei unstillbarer atonischer postpartaler Blutung wird eine Hand in die Vagina eingeführt und der Uterus aus dem kleinen Becken hochgeschoben. Danach wird die Faust gegen die Uterusvorderseite gepreßt und gleichzeitig übt die äußere Hand einen kräftigen Gegendruck auf den Uterusfundus aus (aus *H. Vorherr*, in: Gynecology and Obstetrics, Bd. I, hrsg. von *J. J. Sciarra*. Harper & Row, New York 1977)

vagegend und Beckenboden (s. Abb. 1). Manche Hämatome entstehen oberhalb des Levatormuskels, wobei Parametrium und Retroperinealraum befallen sind.

Infralevatorielle Hämatome

Gefäßverletzungen durch den tiefertretenden kindlichen Kopf, Überdehnung und Zerreißung von Gefäßen während einer Zangengeburt (am häufigsten), zufälliges Anstechen eines Gefäßes während der Lokalanästhesie und unzureichende Hämostase von Episiotomiewunden oder Dammrissen können zur Hämatombildung führen.

Lokale Schmerzen, Schwellung, Druckempfindlichkeit, sekundäre Blutung und möglicherweise Anämie und Schock deuten auf Hämatombildung hin. Dabei können die Hautregionen von Perineum oder Vulva eine bläuliche oder blauschwarze Verfärbung annehmen als Zeichen eines darunterliegenden Hämatoms. Größere, paravaginale Hämatome können sich in die benachbarten paravesikalen-paraurethralen und pararektalen Gewebe ausbreiten und zu Miktions- und Defäkationsbeschwerden führen. Infralevatorielle Hämatome werden mit Eispackungen behandelt und wenn keine sekundäre Infektion auftritt, ist die Prognose für Spontanheilung gut. Die Blutung in den Hämatomsack kann sistieren, wenn durch den zunehmenden Druck der angesammelten Blutmenge eine Gefäßtamponade ausgeübt wird. Wenn jedoch dieser Blutstillmechanismus nicht funktioniert und die Hämatombildung zur Überdehnung von Perineum führt, wobei Verdrängungserscheinungen von Vagina und Rektum auftreten, wird eine Inzision zur Entfernung der Blutkoageln nötig mit anschließender Blutstillung durch Gefäßligierung oder Tamponade. Lokale blutstillende Mittel (Thrombin) und allgemeine Antibiotikaprophylaxe können erforderlich sein. Anschließend sind Sitzbäder und Wärmebehandlung zur Resorption des Hämatoms empfehlenswert.

Supralevatorielle Hämatome

Durch eine „stille" Uterusruptur sowie Einrisse von parametranen und ovariellen Gefäßen können sich ziemlich große, schmerzhafte Hämatome entwickeln, die Drucksymptome auf die Blase (Harndrang) und auf das Rektum (Stuhldrang) ausüben. Supralevatorielle Hämatome können sich anterior bis unter das Poupartsche Ligament und posterior bis in die retroperitoneale Nierengegend ausdehnen, was eine Laparotomie erfordert.
Eine „gedeckte" Uterusruptur mit Blutung in das Parametrium wird gewöhnlich auch mit Blutabgang aus der Vagina begleitet. In einem solchen Fall ist eine Laparotomie und gegebenenfalls eine Hysterektomie angezeigt. Bei Verdacht auf ein supralevatorielles Hämatom ergeben sich folgende differentialdiagnostische Erwägungen: 1. Uterusruptur mit abdominaler Blutung; 2. Torsion von Uterus (Myom) oder Adnexe (Ovarialtumor); 3. Uterusinversion; 4. Apendixperforation; 5. Nierensteine und 6. Leber- und Milzruptur (9, 10).

Prophylaxe der Rhesusisoimmunisierung

Da passive Immunität aktive Immunizierung blockiert, kann die Sensibilisierung einer rhesusnegativen Mutter gegen kindliche rhesuspositive Erythrozyten mit Anti-D-Gammaglobulin verhindert werden. Die Rhesusprophylaxe sollte innerhalb von 8–36 Stunden und nicht später als 72 Stunden nach der Geburt (Abort) durchgeführt werden, ehe die kindlichen Erythrozyten mütterliche Antikörperbildung auslösen können. In jeder weiteren Schwangerschaft mit einem rhesuspositiven Kind ist erneute Immunisierung notwendig, da das Anti-D-Gammaglobulin innerhalb von 4–6 Monaten aus dem mütterlichen Kreislauf verschwindet. Die Verabreichung von 0,3 mg von Anti-D-Gammaglobulin ist zu 98–99% immunitätsverhütend und praktisch ohne Nebenwirkungen. Die Vorbedingungen für eine Rhesusimpfung sind: 1. rhesusnegative Mutter mit einem negativen indirekten Coombs-Test; 2. rhesuspositive Neugeborene mit negativem direktem Coombs-Test oder unbekannter Rhesuskonstellation (Abort; mazerierter Fetus) und 3. rhesuspositiver Vater oder unbekannte väterliche Rhesuskonstellation. Die Indikationen zur Rhesusprophylaxe mit Anti-D-Gammaglobulin sind: 1. Abort oder ektopische Schwangerschaft; 2. Frühgeburt oder Totgeburt und 3. Termingeburt oder Geburt nach Übertragung (2, 4, 5).

Impfung gegen Röteln

Infolge der Rubelläpidemie 1964 in den USA wurden etwa 20 000 Kinder mit kongenitalen Anomalien geboren und seit dieser Zeit werden präventive Maßnahmen als notwendig erachtet. Die Rötelnschutzimpfung wird für Wöchnerinnen angeraten, bei denen kein Rubellatiter oder ein Titer unter 1:40 vorliegt; sogar eine Routineimpfung, unabhängig von Titerbestimmungen, wurde empfohlen. Die aktive Rötelnimmunisierung tritt innerhalb von 3 Wochen nach der Impfung in 95–100% der Patientinnen ein und hält etwa 5–10 Jahre an. Da jedoch nach 3 Jahren sich die Antikörpertiter stetig vermindern, wird für Frauen im fertilen Alter alle 5 Jahre eine Zusatzimpfung vorgeschlagen. Patientinnen, die sich eine Rötelninfektion zuziehen, können weder durch eine nachfolgende aktive Immunisierung geschützt werden noch besteht eine Therapiemöglichkeit durch Gammaglobulin oder Rekonvaleszentenserum (7, 15, 20).

Nachuntersuchung post partum

Jede Puerpera sollte sich 6 Wochen nach der Entbindung, oder im Falle von Beschwerden früher, einer gründlichen gynäkologischen Untersuchung unterziehen. Folgende Punkte sind von Wichtigkeit: 1. Körpertemperatur, Gewicht (Diät), Blutdruck, Blutbild, Urinanalyse; 2. Brust: Milchmenge, Brustwarzenbeschaffenheit, Stillbüstenhalter, Schmerzhaftigkeit, Knotenbildung; 3. Abdomen: Schmerzhaftigkeit, Rektusdiastase; 4. Beine: Varizen, Ödeme; 5. Perineum: Wundheilung, Beckenbodenfestigkeit, Fistelbildung; 6. Vagina und Zervix: Zytologie und Anatomie (Dyspareunie), Fluor entzündliche Veränderungen, Deszensus; 7. Uterus: Größe, Retroflexio, Endometritis, Myometritis, Blutung.
Die Untersuchung mag ergeben, daß die Kost und Stilltechnik geändert werden müssen. Eine Behandlung wegen Dyspareunie (Dilatation des Introitus vaginae) und Retroflexio uteri (Pessar)

kann notwendig werden. Eventuell muß eine Behandlung wegen Hypertension, Nierenerkrankung oder Genital- und Harnwegsinfektion eingeleitet werden. Oft ist eine weitere Poliklinikuntersuchung 3–6 Monate später erforderlich, ehe die ärztliche Überwachung der Wöchnerin vorläufig beendet ist.

Mastitis puerperalis

Mastitis, d. h. die Entzündung der parenchymatösen (vorwiegend) und nichtparenchymatösen Brustgewebe, tritt am häufigsten bei stillenden Wöchnerinnen (90% aller Fälle) auf. Von allen stillenden Müttern erleiden ungefähr 0,5–2% eine Mastitis. Primiparae sind doppelt so häufig befallen wie Multiparae, was auf die geringere Erfahrung der Brustvorbereitung und der Stilltechnik bei Erstgebärenden zurückgeführt wird. Die Brustinfektion ist meistens einseitig (bei 25% der befallenen Wöchnerinnen sind beide Brüste entzündet) und wird am häufigsten zwischen der 2.–3. postpartalen Woche beobachtet.

Ursache und Epidemiologie der Mastitis

Bakterielle Erreger

Fast alle puerperale Mastitisfälle (94%) werden durch den koagulasepositiven Staphylococcus-aureus-Phage Typ 80/81 hervorgerufen; dies ist ein sehr virulenter Bakterienstamm, der hauptsächlich in Krankenhausepidemien auftritt. In einzelnen Fällen kann die Mastitis durch Staphylococcus albus, Streptococcus pyogenes, Bacterium proteus, Escherichia coli oder Pneumokokkus verursacht werden; Brustinfektionen mit Gonokokkus, Candida albicans und Filobasidiella neoformans sind ungewöhnlich.

Epidemiologie der Infektion

Die infizierenden Staphylokokken sind gewöhnlich im Nasopharynx des Kindes anzutreffen. Säuglingsschwestern sind in mehr als 50% der Fälle die Infektionsquelle für das Neugeborene; außerdem kann eine bakterielle Kontamination des Nasen-Rachenraumes des Neugeborenen von der Mutter herrühren. Beim Stillen gelangen die Staphylokokken von der Mundhöhle des Kindes an die Brustwarze und Areola mammae der Mutter; trotzdem kommt es im allgemeinen nicht zur Infektion, wenn keine Schrunden und Warzenfissuren bestehen. Unzureichende Brust- und Warzenpflege zur Stillvorbereitung während der Schwangerschaft sowie mangelnde Stilltechnik zu Beginn der Laktation begünstigen die Mastitisentwicklung. Durch intensive und frustrane kindliche Sauganstrengungen, wobei die Warze zwischen den Gaumenbögen irritiert wird, und durch zusätzliche Mazerierung der nicht abgehärteten Warzenhaut mit kindlichem Speichel können Schrunden und Fissuren als bakterielle Eintrittspforten entstehen.

Prophylaxe der Mastitis

Vorbeugungsmaßnahmen schließen die folgenden Punkte ein: 1. Abhärtung der Haut von Brustwarze und Areola während des letzten Schwangerschaftsdrittels durch Massage mit einem feuchten kalten Waschlappen 2–3mal täglich und Rollen der Brustwarze zwischen Daumen und Zeigefinger zur Vorbeugung von Rhagaden; 2. Ausschluß von Pflegepersonal mit Verdacht auf Staphylokokkeninfektion; 3. Behandlung von Infektionen des Nabelstumpfes oder anderer kindlicher Körperstellen; 4. Waschen der Hände vor dem Stillen mit antiseptischer Seife; 5. Reinigung der Brustwarze und Areola mit Wasser und Seife vor und nach dem Anlegen des Kindes und Bedecken der Mamilla nach dem Stillen mit einem sterilen Läppchen; 6. Anwendung schützender Salben, die Vitamin A und D enthalten bei Frauen mit trockener, spröder und wunder Brustwarzen- und Areolahaut; Anwendung von antibiotikahaltigen Salben (Neomycin, Bazitracin) bei infektionsverdächtigen Fissuren; 7. vorübergehende Stillunterbrechung (24–48 Stunden) zur Behandlung von Schrunden und Fissuren; zeitweiliges Bloßlegen von Brustwarze und Areola zur Lufttrocknung mit anschließender Salbenbedeckung; Entleeren der Brust durch vorsichtiges Abpumpen; 8. angemessene Stilltechnik mit richtigem Fassen der Brustwarze und Areola; Beschränkung der Stillzeit an einer Brust auf 10 Minuten; 9. Beseitigung von Stillschwierigkeiten bei überängstlichen Wöchnerinnen mit postpartalen Schmerzen und erhöhtem sympathischen Tonus (Katecholaminblockade der oxytocininduzierten Milchejektion) durch Oxytocin i.m. oder Nasenspray und 10. Vermeidung von Milchstauung und Rückgang der Milchsekretion durch Abpumpen.

Pathophysiologie der Mastitis

Bakterielle Infektionswege

Schrunden und Fissuren der Brustwarzenhaut sind sehr wahrscheinlich als Invasionspforten für Bakterien in die Lymphgefäße der Mamma anzusehen.

Es ist nicht bekannt, ob Bakterien auch dadurch Mastitis verursachen können, daß sie von der Brustwarzenoberfläche in die Milchgänge eindringen und sich über das Gangsystem in die parenchymalen Gewebe ausbreiten. Bei manchen Wöchnerinnen kann sich jedoch eine Mastitis entwickeln, ohne daß Brustwarzendefekte vorliegen. Die hämatogene bakterielle Ausbreitung erscheint jedoch zur Entzündung von Brustgeweben von untergeordneter Bedeutung. Gleichgültig welcher Infektionsweg vorliegt, Staphylococcus aureus kann fast immer in der Milch von Mastitispatientinnen nachgewiesen werden.

Pathologische Anatomie der Mastitis

Die puerperale Brustentzündung kann sich sehr schnell ausbreiten und zur Gewebsschädigung sowie zu Einschmelzungsprozessen führen. Zu Beginn der bakteriellen Invasion in die Lymphgefäße der Brustwarze ist zunächst das Bindegewebe betroffen. Der entzündliche Prozeß breitet sich entlang den Bindegewebsscheiden aus; als Reaktion bildet sich ein Ödem mit einer Leukozyteninfiltration. Gleichzeitig greift die Infektion auch auf das Brustparenchym über; ein polymorphkerniges Leukozytenexsudat mit abgeschilferten, degenerierenden Epithelzellen kommt zustande. Dieses Infiltrat kann resorbiert werden, z. B. durch frühzeitige Antibiotikabehandlung, oder es kann zu Gewebsnekrose und Suppuration mit Abszeßbildung führen. Besonders in fortgeschrittenen Mastitisfällen können die parenchymatöse Infektion und die damit verbundenen Einschmelzungsprozesse in die Milchgänge einbrechen und sich über das Gangsystem auf andere Lobuli ausbreiten; solche lobulären Abszesse erscheinen als walnußgroße, sehr schmerzhafte Knoten.

Klinische Manifestationen der Brustgewebsentzündung

Mastitis

Die Inkubationszeit für die Staphylococcus-aureus-Infektion liegt zwischen 6 Stunden und 3 Tagen in Abhängigkeit von Zahl und Virulenz der Infektionserreger sowie der mütterlichen Immunitätslage.

Eine leichte, diffuse Brustspannung und geringfügige Schmerzhaftigkeit, die von Druckempfindlichkeit gefolgt wird, gehen oft der klinischen Mastitissymptomatik voraus. Wenn die Infektion nicht frühzeitig genug unter Kontrolle gebracht wird, kommt es durch weitere bakterielle Invasion zu Fieber, Schüttelfrost und lokal zu geröteten, ziemlich harten und schmerzhaften Brustinfiltrationen. Diese umschriebenen Brustinfiltrationen mit Vorwölbung und Rötung der Haut erscheinen in 60% der Fälle in den beiden äußeren Quadranten der Brust mit gleichmäßiger Verteilung zwischen oberem und unterem Quadranten. Die beiden inneren Brustquadranten sind bei 30% der Mastitispatienten befallen, ebenfalls in gleichmäßiger Verteilung zwischen oberem und unterem Quadranten. Brustwarze und areoläres Gebiet sind in 10% der Fälle entzündet. Bruststauung, Brustschwellung und Druckschmerzhaftigkeit sind auf den Infektionsprozeß sowie auf den Verschluß von Milchgängen und auf Milchretention zurückzuführen. Am häufigsten wird der parenchymatöse Typ der Mastitis angetroffen; dabei sind die Drüsengewebe druckschmerzhaft; Puls und Körpertemperatur sind erhöht. Es wird über Kopfschmerzen und Übelkeit geklagt. In Fällen von florider Mastitis steigen die Körpertemperaturen auf 39–41 °C an; Schüttelfröste können eintreten. Infolge der purulententzündlichen Natur des Staphylococcus aureus kommt es innerhalb von 2 Tagen, wenn die Antibiotikabehandlung nicht wirksam ist oder zu spät erfolgte, zur Gewebseinschmelzung.

Abszeßbildung in der Mamma

Bei vielen Patientinnen mit florider Mastitis kann trotz ordnungsgemäßer Antibiotikabehandlung die Abszeßbildung nicht verhindert werden. Vorausgesetzt, daß der Abszeß nicht auf die tieferen Gewebszonen in der Brust beschränkt ist, wird im Verlauf des Einschmelzungsprozesses innerhalb von einigen Tagen, ein Weicherwerden und Fluktuation der vorher entzündlich verhärteten Gewebe nachweisbar. Die Rötung konzentriert sich mehr auf die innere Zone des abszedierten Gebietes. Eine beginnende blaugelbliche Hautverfärbung und zunehmende Fluktuation des Abszeßmittelpunktes sind Anzeichen für eine baldige Perforation nach außen. Abszesse, die sich in den tieferen parenchymalen Gewebszonen entwickelten, können in die Milchgänge perforieren. Eine bakterielle Septikämie ist sehr selten, da die Erreger gewöhnlich durch die Lymphknoten der örtlichen Lymphabflußgebiete abgefangen und eliminiert werden.

Drei verschiedene Typen von Brustabszessen sind beschrieben worden (Abb. 4): subareolärer, glandularer und interstitieller Abszeß.

Subareolärer Abszeß

Die Abszeßbildung betrifft das Gebiet unter der Areola mammae (Montgomery-Drüsen, Lamina cribrosa und Milchgänge). Der Einschmelzungsherd ist gewöhnlich auf das Gebiet zwischen den Sinus lactiferi und der areolären Haut begrenzt; phlegmonöse Ausbreitung kann vorkommen.

Glandulärer Abszeß

Diese am häufigsten beobachtete Form der glandulären oder parenchymatösen Abszeßbildung betrifft oft mehrere Drüsenläppchen; nach der Einschmelzung kann der Abszeß spontan durch die Haut nach außen durchbrechen.

Interstitieller Abszeß

Interstitielle oder phlegmonöse Abszeßbildung befällt vorwiegend Bindegewebe und Fett der Mamma. Die Entzündung vermag sich in der Subkutis und entlang den Bindegewebsscheiden in die tieferen Brustgewebsschichten auszubreiten; dabei kann sich ein subkutaner oder ein retromammärer Abszeß (über der Faszie des Pektroalismuskels gelegen) entwickeln. Wenn die Abszeßbildung die Pektoralisfaszie durchbricht, kann die Entzündung auch auf die Thoraxwand übergreifen; in diesen seltenen Fällen ist im allgemeinen ein Streptokokkus die Ursache.

Abszeßkomplikationen sind nicht ungewöhnlich; durch die Einschmelzungsprozesse und die Performation von Milchgängen können sich Milchfisteln entwickeln. Sobald größere Partien der Brust in die Abszeßbildung verwickelt sind, können durch spätere Schrumpfungsvorgänge des anfänglich hyperreaktiven Bindegewebes Brustdeformation mit umschriebenen Verhärtungen und Hauteinziehungen auftreten. Durch narbenbedingte Druck- und Spannungsentwicklung kann es auch zum Verschluß von Milchgängen und zur Bildung von Milchzysten (Galaktozelen) kommen.

Mastitis und Brustabszeß haben eine günstige Prognose, und nur in seltenen Fällen, z. B. bei Patientinnen mit einer geschwächten Infektionsabwehr, kann es zur schweren Sepsis kommen.

Behandlung der Mastitis

Sobald Mastitissyndrome auftreten, sollte Muttermilch für die bakterielle Kultur und Resistenzprüfung abgedrückt oder abgepumpt werden. Antibiotikabehandlung sollte unverzüglich erfolgen. Unterbrechung des Stillens ist zu empfehlen, um die Brust ruhigzustellen und zusätzliche Schmerzen und möglicherweise Reinfektion durch den Säugling zu verhindern. Das Auflegen von Eisblasen und Hochbinden der Brüste unter Vermeidung unnötiger Brustmanipulation sind nützliche klinische Maßnahmen zur Einschränkung des infektiösen Prozesses. Brustschmerzen können so stark werden, daß schmerzstillende zentrale Analgetika wie Codein oder Dolantin angewandt werden müssen. Gut bewährt hat sich in der Frühphase der Mastitis die Anwendung von Bromocriptin (Parlodel/Pravidel 1,25–2,5 mg 3mal täglich während 3 Tagen) mit oder ohne Antibiotika. In der Mehrzahl der Fälle verschwinden die Symptome (Fieber, Schmerzen, Entzündungszeichen) innerhalb von 12–24 Stunden (14, Brun del Re R. und Wyss, H. I., pers. Mitt.).

Zur Verhinderung eines Abszesses der Mamma ist die unverzügliche Antibiotikabehandlung von kritischer Bedeutung. Unter ordnungsgemäßer Antibiotikabehandlung lassen gewöhnlich Fieber und Schmerzen innerhalb von 2 Tagen nach. Die Wahl des Antibiotikums sollte vom Untersuchungsergebnis der bakteriellen Kultur und von den Resistenzprüfungen abhängen. Oft jedoch ist nicht genügend Zeit, diese Resultate abzuwarten. Eine sofortige Behandlung mit Antibiotika, die spezifisch gegen grampositive Bakterien gerichtet sind, ist zu empfehlen. Da ungefähr 30–60% der Krankenhausstaphylokokken gegen Ampicillin und Penicillin (aufgrund ihrer Fähigkeit, Betalactamase [Penicillinase] zu bilden) nicht ansprechen, ist die Behandlung mit einem penicillinaseresistenten semisynthetischen Penicillin, Methicillin (4–6 g täglich i.m. oder i.v.) oder Cloxacillin (1–2 g täglich oral), angezeigt. Diese Therapie ist gewöhnlich sehr wirksam, denn nur 3% aller Staphylokokken vom Aureus-Typ sind gegenüber diesen Penicillinen resistent. Die Dauer den Antibiotikabehandlung hängt davon ab, wie der infektiöse Prozeß reagiert; im allgemeinen sind es 6–10 Tage. Im Fall einer Abszeßbildung sollte die Penicillinbehandlung fortgesetzt werden. Bei den meisten Patienten mit beginnender Mastitis verhindert die sofortige Antibiotikabehandlung die Bildung von Brustabszessen.

Für Patienten, die gegen Penicillin allergisch sind, oder bei denen eine bakterielle Resistenz gegenüber Methicillin oder Cloxacillin besteht, ist Lincomycin (0,6–1,2 g täglich i.m.) zu empfehlen. Clindamycin (1–2 pro Tag i.m.) ist auch sehr wirk-

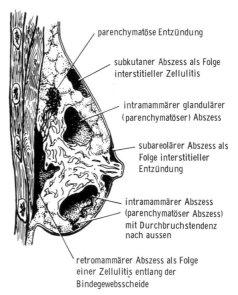

Abb. 4 Typen und Loci der Brustabszeßbildung. Die häufigste Art der puerperalen Mastitis ist die parenchymale Entzündung, welche zur Bildung eines Abszesses führen kann. Oberflächliche infektiöse Prozesse können Zellulitis des subkutanen Gewebes bewirken. Entzündung des Bindegewebes der Mamma kann auch zur Einschmelzung führen und subareoläre, subkutane und retromammäre Abszeßbildung zur Folge haben (aus *H. Vorherr*, in: Gynecology and Obstetrics, Bd. I, hrsg. von *J. J. Sciarra*. Harper & Row, New York 1977)

sam gegen Staphylococcus-aureus-Infektion; aber diese Substanz sollte der Behandlung anaerober Infektionen vorbehalten werden. Erythromycin (2 g pro Tag i.v. bzw. oral) ist ebenso von Nutzen gegen Staphylococcus-aureus-Infektion; aber eine bakterielle Resistenz entwickelt sich oft während der Behandlung fortgeschrittener Fälle mit Mastitis der tieferen Brustgewebschichten. Unter den Cephalosporinen ist Cephalothin (4–6 g pro Tag i.v. oder i.m.) gegen penicillinaseerzeugende Staphylokokken wirksam; nur 2% der Krankenhausstaphylokokken vom Typ Aureus sind gegen Cephalothin resistent. Die Kreuzresistenz zwischen Cephalothin und betalaktamasefesten Penicillinen ist minimal. Jedoch 10–30% der penicillinüberempfindlichen Patienten können dies auch gegen Cephalosporine sein. Für Patienten, die gegen Penicillin allergisch sind, ist die Anwendung penicillinaseresistenter Penicilline oder von Cephalothin kontraindiziert. Das breite Spektrum der Cephalothine kann die Entwicklung von Superinfektionen begünstigen, was gegen ihre primäre Anwendung bei Mastitis puerperalis spricht.

Beim Versagen der initialen antibakteriellen Behandlung wird aufgrund der bakteriologischen Resistenzbestimmungen das am besten geeignete Antibiotikum gewählt. Wenn der bakteriologische Bericht zeigt, daß ein anderer Erreger als Staphylococcus aureus für die Infektion verantwortlich und die Anfangsbehandlung nicht erfolgreich ist, muß die Therapie mit einem angemessenen Antibiotikum fortgesetzt werden.

Falls bakteriologische Resistenzbestimmungen eine Empfindlichkeit von Staphylococcus aureus gegenüber Penicillin G zeigen, ist dies das Arzneimittel der Wahl, da seine bakterizide Wirkung dem der penicillinaseresistenten Penicilline überlegen ist.

Behandlung des Mammaabszesses

Da Antibiotika kaum Bakterien innerhalb eines Abszesses vernichten können, wird oft die weitere Einschmelzung bei Patientinnen mit akuter, vorgeschrittener Mastitis nicht verhindert. Ein Persistieren der erhöhten Körpertemperatur für mehr als 48 Stunden nach Behandlungsbeginn spricht für Einschmelzungsprozesse: Die Körpertemperaturen remittieren, Schüttelfrost kann auftreten, die befallenen Brustpartien wölben sich deutlicher vor, und eine gelbliche Verfärbung im Abszeßmittelpunkt zeigt an, wo sich der Eiter bildet. Sobald sich Zeichen von Eiterung entwickelt haben, ist die Anwendung lokaler Wärme für die völlige Ausbildung und Abgrenzung des Mammaabszesses nützlich. Die Diagnose eines Abszesses in tieferen Brustgeweben kann Schwierigkeiten bereiten; die Aspiration von Eiter mit einer Injektionskanüle kann eine diagnostische Hilfe sein. Wenn trotz Antibiotikabehandlung die Symptome der Mastitis mehr als 5 Tage andauern, ist eine Abszeßbildung anzunehmen. In diesem Fall sind Antibiotika kaum wirksam; sie können jedoch das weitere Ausbreiten des entzündlichen Prozesses, die Invasion von Bakterien in die Blutbahn und Folgezustände wie Sepsis und metastatische Abszesse in anderen Körperorganen verhindern. Die Dauer der Antibiotikabehandlung hängt auch von der klinischen Situation und dem Ausmaß des infektiösen Prozesses in der Mamma ab. Für Patientinnen mit großen Mammaabszessen oder Bildung von multiplen Abszeßherden ist nicht nur die Fortsetzung der Antibiotikatherapie wichtig, sondern auch die lokale Inzision und Drainage werden notwendig.

Sobald eine Brustinzision angezeigt ist, müssen anatomische und kosmetische Gesichtspunkte berücksichtigt werden. Ein Abszeß im unteren Quadranten der Brust oder in der retromammären Gegend wird am besten durch einen Bardenheuerschen Bogenschnitt entlang der Hautumschlagsfalte von Brust und Thoraxwand entleert. Brustabszesse im oberen Quadranten erfordern gewöhnlich einen kleinen Bogenschnitt, der sich vom Rand der Areola mammae bis zur Peripherie der Brust erstreckt; die radiale Inzision sollte nicht die Haut der Areola mammae in Mitleidenschaft ziehen. Außer kosmetischen Gesichtspunkten wird auch die radiale Inzision anderen Schnittführungen vorgezogen, um Milchgangläsionen mit Galaktozelenbildung zu vermeiden. Unnötig große Inzisionen und Gegeninzisionen sollten unterbleiben. Der Abszeß wird gewöhnlich unter allgemeiner Anästhesie an der Stelle seiner größten Vorwölbung inzidiert; ein Finger wird in die Abszeßhöhle eingeführt, um die Wände der Lokuli zur vollständigen Abszeßentleerung aufzubrechen. Eine Drainage der Abszeßhöhle ist notwendig, und tägliche Spülungen mit Antibiotika oder anderen antiseptischen Lösungen sind zur Reinigung der Abszeßhöhle wichtig.

Die Heilung des Brustabszesses erfordert gewöhnlich 4–8 Wochen. In einigen Fällen kann sich eine chronische Mastitis entwickeln, welche in milder Form über Wochen und Monate andauert. Die Behandlung besteht in der Verabreichung wirksamer Antibiotika sowie Resorptionstherapie. Man sollte jedoch immer berücksichtigen, daß eine länger dauernde „chronische Mastitis" einen malignen Prozeß verdecken kann.

Stillen und Brustentzündung

Die Beantwortung der Frage, ob Stillen für Patientinnen mit einer Mastitis oder einem Brustabszeß zu empfehlen ist, hängt von der klinischen Situation ab. Im allgemeinen sollte von weiterem Stillen abgeraten werden. Über Entwicklung von Dyspepsie, Pyodermie und Furunkulose bei Kindern, die von Müttern mit Brustabszessen gestillt wurden, ist berichtet worden. Gewöhnlich werden jedoch keine kindlichen Infektionssymptome beobachtet. Das weitere Stillen kann eigentlich nur empfohlen werden, wenn die Mastitis schnell abklingt oder wenn nur eine kleine Abszeßbildung mit rascher Abheilungstendenz vorliegt; außerdem sollten keine Brustwarzenschrunden bestehen, und das Anlegen des Kindes sollte keine mechanische Irritation und Schmerzen verursachen. Von Wichtigkeit ist außerdem, daß solche Mütter genügend Milch haben (21, 22).

Literatur

1. Benson, R. C.: The puerperium. In: Handbook of Obstetrics and Gynecology. Lange Med. Publ., Los Altos 1968 (S. 198–215)
2. Clarke, C. A.: Prophylaxis of rhesus isoimmunization. Brit. med. Bull. 24 (1968) 3–9
3. Dessouky, D. A.: Myometrial changes in postpartum uterine involution. Amer. J. Obstet. Gynec. 110 (1971) 318–329
4. Frey, P.: Erfahrungen in der Prophylaxe des Morbus haemolyticus neonatorum mit I_gG-Anti-D. Med. et Hyg. (Geneve) 27 (1969) 599–600
5. Frey, P.: M. Hinselmann, P. Hindemann: Klinische Aspekte der Prophylaxe mit Anti-D-Immunoglobulin. Gynec. Invest. 167 (1969) 280–284
6. Garrey, M. M., A. D. T. Govan, C. H. Hodge, R. Callander: The puerperium. In: Obstetrics Illustrated, hrsg. von M. M. Garrey, A. D. T. Govan, C. H. Hodge, R. Callander. Williams & Wilkins, Baltimore 1969 (S. 286–312)
7. Goll, H.: Rötelnimpfung von Wöchnerinnen, ein Beitrag zur Verhütung der Rötelnembryopathie. Wien. klin. Wschr. 83 (1971) 632–636
8. Goodlin, R. C., L. P. O'Connell, R. E. Gunther: Childbirth chills: Are they an immunological reaction? Lancet 1967/II, 79–80
9. Greenhill, J. P.: Accidents of labor – Injuries to the parturient canal, bladder, pelvic joints and bones. In: Obstetrics, hrsg. von J. P. Greenhill. Saunders, Philadelphia 1965 (S. 919–945)
10. Greenhill, J. P., E. A. Friedman: Puerperal infection. In: Biological Principles and Modern Practice of Obstetrics, hrsg. von J. P. Greenhill, E. A. Friedman. Saunders, Philadelphia 1974 (S. 730–738)
11. Hellman, L. M., J. A. Pritchard: Disorders of the puerperium other than puerperal infection. In: Williams Obstetrics, hrsg. von L. M. Hellman, J. A. Pritchard. Appleton-Century-Crofts, New York 1971 (S. 993–1006)
12. Hunter jr., C. A.: The puerperium. In: Textbook of Obstetrics and Gynecology, hrsg. von D. N. Danforth. Harper & Row, New York 1971 (S. 714–725)
13. Hytten, F. E., G. A. Cheyne: The size and composition of the human pregnant uterus. J. Obstet. Gynaec. Brit. Cwlth 76 (1969) 400–403
14. Peters, F., M. Breckwoldt: Neue Aspekte bei der Behandlung der puerperalen Mastitis. Dtsch. med. Wschr. 102 (1977) 1754–1758
15. Sever, J. L.: Viral teratogens: A status report. Hosp. Pract. 5 (1970) 75–83
16. Stiehm, E. R., A. L. Kennan, D. T. Schelble: Split products of fibrin in maternal serum in the perinatal period. Amer. J. Obstet. Gynec. 108 (1970) 941–945
17. Taylor, E. S.: The puerperium. In: Beck's Obstetrical Practice, hrsg. von E. S. Taylor. Williams & Wilkins, Baltimore 1971 (S. 204–211)
18. Taylor, E. S.: Rupture of the uterus. In: Beck's Obstetrical Practice, hrsg. von E. S. Taylor. Williams & Wilkins, Baltimore 1971 (S. 489–493)
19. Taylor, E. S.: Postpartum hemorrhage. In: Beck's Obstetrical Practice, hrsg. von E. S. Taylor. Williams & Wilkins, Baltimore 1971 (S. 503–509)
20. Vorherr, H.: Puerperium: Maternal involutional changes and management of problems and complications. In: Gynecology and Obstetrics, Band I, hrsg. von J. J. Sciarra. Harper & Row, New York 1977 (S. 1–62)
21. Vorherr, H.: Lactation, puerperal mastitis, and inappropriate lactation (Galactorrhea). In: Gynecology and Obstetrics, Band I, hrsg. von J. J. Sciarra. Harper & Row, New York 1977 (S. 1–45)
22. Vorherr, H.: Physiologie und Pathologie der Laktation. Mastitis. In: Klinik der Frauenheilkunde und Geburtshilfe, Bd. III, hrsg. von G. Döderlein, K.-H. Wulf. Urban & Schwarzenberg, München 1977 (S. 165–250/59)

Physiologie und Pathologie der Laktation

H. Vorherr

Die Milchdrüsen der Säugetiere repräsentieren ein uraltes Prinzip zur Aufzucht und somit zur Arterhaltung. Auch die menschliche Mamma gehört zu den Fortpflanzungsorganen. Obgleich das Stillen heutzutage für die Ernährung des Neugeborenen nicht mehr unentbehrlich ist, so ist es doch für den Säugling von Vorteil und fördert gleichzeitig die postpartale Uterusrückbildung. Außerdem schützen die durch Schwangerschaft und Laktation bedingten mammären Veränderungen die Mutter gegen Brustkrebs.

Hormonale Bruststimulierung für die Laktation

Während der Schwangerschaft stimulieren luteale und plazentare Sexualsteroide sowie metabole Hormone (Wachstumshormon, plazentäres Lactogen, Insulin, Cortisol, Thyroidhormon) die glanduläre Entwicklung der Brust in Vorbereitung für die Laktation. Die Sexualhormone regen außerdem die adenohypophysären Prolactinzellen zur erhöhten Entwicklung, Synthese und Freisetzung von Prolactin an. In der 2. Schwangerschaftshälfte entwickeln sich die alveolären Zellen unter dem Einfluß von Prolactin und plazentarem Lactogen zu einem präsekretorischen Epithelium (Abb. 1). Das Ausmaß der puerperalen Milchsekretion ist mit der Brustdrüsenentwicklung während der Schwangerschaft korreliert; die Brustgröße vor der Schwangerschaft ist nur bedingt mit der postpartalen Stilleistung gleichzusetzen.

Antenatale Brustvorbereitung für das Stillen

Pränatale Brustvorbereitung, gute körperliche Verfassung und positive psychologische Einstellung zum Stillen sind wichtige Faktoren für eine erfolgreiche Laktation.

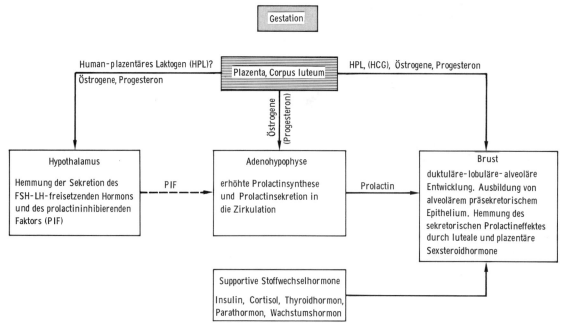

Abb. 1 Hormonale Bruststimulierung für die Laktation (aus *H. Vorherr:* The Breast. Morphology, Physiology and Lactation. Academic Press, New York 1974)

Zwecks Abhärtung und Kräftigung der Haut von Brustwarze und Areola mammae sowie der darunter liegenden Gewebe wird die wiederholte Massage der Brustareola und Brustwarzengegend morgens und abends mit einem feuchtkalten Waschlappen empfohlen. Auch das Rollen der Brustwarze zwischen Daumen, Zeige- und Mittelfinger sowie das Ausdrücken von Kolostrum sind gut dazu geeignet, die Brust für die bevorstehende Laktation vorzubereiten. Gravide mit trockener und spröder Haut können weichmachende, nichtirritierende Salben in die Haut der Brustareola und Warzengegend einmassieren. Da Hohlwarzen den Stillprozeß zu hemmen vermögen, sollten die eingezogenen Brustwarzen täglich manuell oder falls nötig mit einer Saugpumpe ausgezogen und die Protrusion durch Brustwarzenmassage unterstützt werden. Danach sollten Plastikkappen als Warzenschutz unter einem gut passenden Büstenhalter getragen werden (Abb. 2). Die Mitte der Kappenöffnung liegt über der Brustwarze und mittels einer kleinen Öffnung am Rand der Plastikkappe wird eine kontinuierliche Saugwirkung auf die Brustwarze ausgeübt; es kommt zur Warzenprotrusion durch die innere zentrale Öffnung der Plastikkappe. Auch zu Beginn der Laktation, vor allem wenn durch Milchstauung bedingt die Warzen sehr flach sind und Milchabpumpen, Milchabdrücken oder Auflegen eines feuchtkalten Waschlappens die Warzenprotrusion nicht herbeiführen können, ist das Tragen dieser Plastikkappe oft von Nutzen zur Korrektur von Flach- und Hohlwarzen. Durch ei-

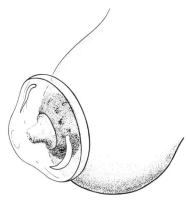

Abb. 2 Brustwarzenplastikschutz („Woolwich"-Plastikkappe). Diese Plastikkappen sind für schwangere Frauen mit Hohlwarzen zur Förderung der Brustwarzenprotrusion von Nutzen. Sie werden unter dem Büstenhalter getragen. Zu Beginn der Laktation werden die Brüste oft nicht ausreichend vom Säugling abgetrunken. Eine Milchstauung kann dadurch verhindert werden, daß durch einen leichten Druck des Kappenrandes auf die Areola und die darunterliegenden Milchsinusse sich überschüssige Milch in den marginalen Hohlraum der Plastikkappe entleeren kann. Außerdem sind solche Schutzkappen zur Behandlung von Brustwarzenfissuren während der Laktation geeignet, indem sie eine weitere mechanische Irritierung der Warze verhindern und gleichzeitig die Luftzirkulation durch ein kleines Loch an der Kappenspitze fördern (aus H. Vorherr, in: Klinik der Frauenheilkunde und Geburtshilfe, Bd. III, hrsg. von G. Döderlein, K.-H. Wulf. Urban & Schwarzenberg, München, 1977

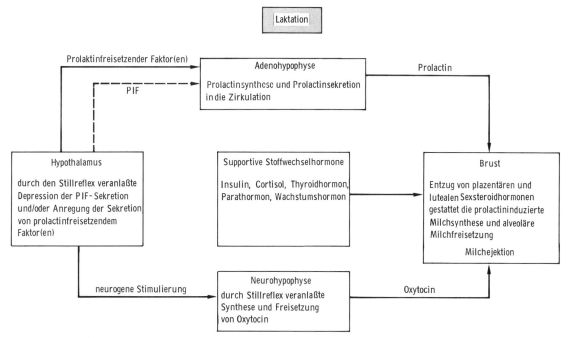

Abb. 3 Hormonale Mechanismen der Laktation (aus H. Vorherr: The Breast. Morphology, Physiology, and Lactation. Academic Press, New York 1974) (S. 72)

nen einfachen Test, wobei die Areola mammae zwischen Zeigefinger und Daumen derselben Hand gefaßt wird, kann unter leichtem Druck mit gleichzeitiger Spannungsentwicklung durch Spreitzen von Daumen und Zeigefinger das Vorhandensein von Hohlwarzen festgestellt werden. Normalerweise kommt mit diesem Handgriff fast immer die Warzenprotrusion zustande. Im Fall einer Hohlwarze wird durch die Druckentspannung zwischen Daumen und Zeigefinger ein weiteres Einrollen der Warze beobachtet und die Anwendung einer entsprechenden Plastikkappe während der Schwangerschaft und gegebenenfalls während der Laktation ist zu empfehlen.

Während der letzten 4–6 Wochen der Gestation soll die Gravida zweimal täglich Kolostrum aus den Warzen herauspressen, um den Milchreflex anzuregen (34).

Einsetzen der Laktation

Hormonale Mechanismen der Laktation

Nach dem postpartalen Entzug von Sexualsteroidhormonen und plazentärem Lactogen wird der volle Effekt von Prolactin am alveolären Drüsenepithel ermöglicht (Abb. 3). Am 4.–5. Tag nach der Entbindung sind die Blutspiegel von Östrogenen und Progesteron niedrig und gleichen denen in der frühen Follikelphase des Zyklus (14). Auf diese Weise wird eine von Prolactin induzierte Umwandlung der alveolären Zellen von präsekretorischen in aktive Milch sezernierende und Milch ausscheidende Drüsenzellen erreicht. Als Folge der niedrigen postpartalen Sekretion von Sexualsteroidhormonen verringern sich die Prolactinplasmaspiegel stetig (Abb. 4). Jedoch durch den Saugreiz wird mommentan der Prolactinblutspiegel erhöht (s. Abb. 4) und die fortdauernde Laktation somit gewährleistet. Wenn 2–3 Monate nach der Entbindung die ovariellen Östrogene (Progesteron) wieder in zunehmendem Maße sezerniert werden und zur Menstruation führen, wird die Laktation nicht beeinflußt. Auf der anderen Seite, da ovarektomierte Wöchnerinnen normal stillen können, sind Östrogene und Progesteron für die Laktation nicht notwendig. Das hauptsächliche milchsekretorische Hormon ist Prolactin; die Hypophysektomie führt zum Verlust der Stillfähigkeit.

Klinische Gesichtspunkte der Laktation

Infolge der essentiellen Wirkung von Prolactin wird Milch gebildet und in die Lumina der Alveolen und der kleineren Milchgänge sezerniert; dieser Prozeß ist um den 2.–5. Tag nach der Entbindung voll wirksam. Die dilatierten Alveolen sind mit Milch angefüllt und die Brüste sind gespannt und schmerzempfindlich („Milcheinschuß"). Die Spannung, das Anschwellen und die Rötung der Brüste kommen durch Milchansammlung, Venen- und Lymphstauung der Blutgefäße der Mamma und durch Brustgewebsödembildung zustande. Ein Drittel des Brustvolumens kann der Milchaufspeicherung in den Alveolen und in den kleinen Milchgängen zugeschrieben werden. Die Elastizität des Brustgewebes ermöglicht eine Milchaufspeicherung bis zu 48 Stunden; danach geht die Milchproduktion deutlich zurück. Solange Milch regelmäßig aus der Brust entfernt wird, sezernieren die alveolären Zellen fast unaufhörlich. Frauen können ununterbrochen für mehrere Jahre laktieren (15, 16, 19).

Frühphase der Laktation: Kolostrumsekretion

Während der ersten 5–8 Tage der Laktation wird Kolostrum ausgeschieden. In geringen Mengen kann Kolostrum auch vor der Menstruation und während der Schwangerschaft aus der Brustwarze ausgepreßt werden. Kolostrum ist eine gelbliche, klebrige Flüssigkeit, die Donné-Körperchen enthält, welche aus Leukozyten, Histiozyten, Lymphozyten und abgeschilferten Drüsenzellen bestehen. Kolostrumproteine werden, im Gegensatz zu Proteinen reifer Milch, durch Hitze koaguliert. Zu Beginn der Laktation stellt Kolostrum eine wäßrige seröse Flüssigkeit dar; danach verwandelt es sich während des 2.–5. Tages post partum in eine gelbliche, klebrige Flüssigkeit. Während der folgenden 2 Wochen wird eine Art Übergangsmilch produziert, welche bald die Zusammensetzung der regulären Brustmilch annimmt. Kolostrum enthält Lactoglobulin, welches dem Globulin von Blutplasma ähnlich ist und daher Immunkörper enthält. Im Gegensatz zu verschiedenen Tierarten, scheint das menschliche Neugeborene nicht kritisch auf Immunkörperversorgung durch die Milch angewiesen zu sein.

Aufrechterhaltung der Laktation

Mechanische und hormonale Faktoren

Regelmäßige Brustentleerung ist ein wesentlicher Faktor für erfolgreiche Laktation. Wenn die Brust nicht regelmäßig entleert wird, so wird die Milchsynthese reduziert, weil die milchgefüllten Alveolen den kapillaren Blutstrom drosseln und somit nicht genug Aufbaustoffe und Energie für die Milchsynthese zur Verfügung stehen. Außerdem

findet bei ungenügendem Saugreiz keine ausreichende Sekretion von pituitärem Prolactin und Oxytocin statt, und die Laktation sistiert.
Der hormonale Laktationsprozeß besteht aus: 1. prolactininduzierter Milchsynthese und Milchfreisetzung in die Alveolen und kleineren Milchgänge und 2. oxytocininduzierter Austreibung von Milch aus Alveolen und kleineren Milchgängen in die größeren Ductus und Sinus lactiferi. Die Prolactinbasalspiegel sind erhöht und eine etwa zehnfache momentane Prolactinausschüttung wird durch den Saugakt zur Stimulierung der Milchsekretion hervorgerufen (s. Abb. 4). Auch Oxytocin wird durch den Saugreiz vom Hypophysenhinterlappen rasch in die Blutbahn freigesetzt, und während des Stillens wurden im Plasma 5–15 µE/ml gemessen; im stillfreien Intervall konnte kein Oxytocin im Plasma, d. h. < 1–2 µE/ml, nachgewiesen werden (34). Eine hypothalamisch-pituitäre Insuffizienz der Prolactin- oder Oxytocinsekretion führt zur Stillunfähigkeit.

Milchsekretion und Ernährung

Milchproduktionbeeinflussende Faktoren

Alveoläre Drüsenzellen sind effektive Milchproduzenten. Ungefähr 60% des Energiewertes der Nahrung, welcher die mütterlichen metabolischen Erfordernisse überschreitet, wird für die Milchsynthese verwendet. Die Brustdurchblutung (500–700 ml pro Minute) ist etwa 400–500mal so groß wie die Milchmenge, die in der gleichen Zeit produziert wird. Qualitative Veränderungen der Nahrungseinnahme haben wenig Einfluß auf die Zusammensetzung oder das Volumen der Milch. Wenn aber die Diät quantitativ unzureichend ist, wird das Milchvolumen verringert; die Milchbestandteile bleiben jedoch ausgeglichen, denn die Mutter schöpft aus ihren eigenen Reserven. Demzufolge verlieren die Knochen der stillenden Mutter ihre Festigkeit und Deformierungen treten auf, wenn die Calciumzufuhr unzureichend ist. Ungenügende Mengen fettlöslicher Vitamine der mütterlichen Diät machen sich durch verminderten Gehalt von Vitamin A, D, E und K in der Milch bemerkbar.

Ernährung der stillenden Wöchnerin

Gewöhnlich ist die Einnahme von 2–3 g Nahrungsprotein erforderlich, um 1 g Milchprotein zu produzieren. Deshalb ist eine genügende Proteinversorgung mit durchschnittlich 85 g pro Tag empfehlenswert. Eine ausreichende Nahrungszufuhr von Kohlenhydraten und Fett sowie Eisen und Vitaminen ist bei stillenden Müttern ebenso notwendig. Eine tägliche Nahrungszufuhr von 3000 Kalorien, einschließlich Kuhmilch, Käse, Eier, Apfelsinensaft und Vollkornbrot in genügenden Mengen, liefert die besten Bedingungen für eine erfolgreiche Laktation.

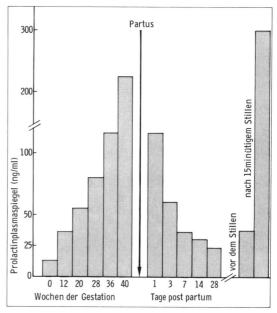

Abb. 4 Prolactinblutspiegel während der Gestation und Laktation. Die Prolactinkonzentration in Serum oder Plasma von nichtschwangeren Frauen beträgt etwa 10 ng/ml. Während der Schwangerschaft steigen die Prolactinblutspiegel an und erreichen ein Maximum am Geburtstermin. Nach der Geburt sinken die Prolactinblutspiegel ziemlich rasch ab; 4 Wochen nach der Geburt betragen sie 20–30 ng/ml bei stillenden Müttern und etwa 10 ng/ml bei nichtstillenden Puerperae. Während des Saugaktes erfolgt eine momentane Prolactinfreisetzung in die Blutbahn; die Serumspiegel werden etwa um das Zehnfache erhöht (rechte Seite der Abb.) (aus H. Vorherr: The Breast. Morphology, Physiology, and Lactation. Academic Press, New York 1974) S. 75)

Jedoch selbst mit einer ausgeglichenen mütterlichen Diät ist nicht genug Eisen in der Muttermilch, um den Bedarf des Säuglings zu decken. Stillen ohne zusätzliche Eisenzufuhr führt zu Eisenmangel beim Neugeborenen, sobald die in der Leber aufgespeicherten Eisenvorräte der Mutter erschöpft sind. Da auch der Muttermilchgehalt an Vitamin B und D für das Neugeborene unzureichend ist, muß zusätzlich Eisen und Vitamin B und D dem Säugling zugeführt werden. Bei stillenden Müttern sollte die bereits während der Schwangerschaft begonnene tägliche Einnahme einer Multivitamintablette mit Eisen auch für die Zeit der Laktation fortgesetzt werden. Da die Vitamine und Eisen in die Milch ausgeschieden werden, ist der Säugling weitgehend versorgt (28).

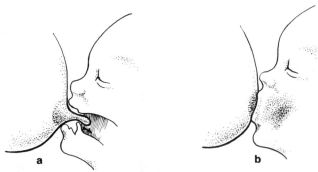

Abb. 5 Stillprozeß. Wenn das Kind an die Brust gelegt wird, fassen Lippen und Kieferbögen die erigierte Brustwarze und einen Großteil der Areola (**a**) und schmiegen sich der Übergangsfurche zwischen Warzenbasis und Areola an (**b**). Gleichzeitig wird die Zunge vorwärts unter die Brustwarze geschoben; Zunge sowie Kieferbögen fassen die Brustwarze und einen größeren Teil der Areola. Zu Beginn der Saugbewegung kontrahieren sich die Backenmuskeln; die Zunge preßt die Brustwarze gegen den oberen Gaumen. Danach bewegt sich die Zunge rückwärts (**a**); die Areola wird zwischen Ober- und Unterkiefer in den Mund des Neugeborenen gesogen (**b**). Indem Zunge und Backenmuskeln ihre mundeinwärts gerichtete Massage- und Saugwirkung auf die Brustwarze fortsetzen, wird in der Mundhöhle ein Unterdruck geschaffen. Durch einen zusätzlichen komprimierenden Effekt der zahnlosen Kieferbögen auf das über den milchführenden Sinussen liegende Areolagebiet wird im Strahl Milch aus der Brustwarze gegen den oberen Gaumen entleert; von dort verteilt sich die Milch nach dem Rachenraum und löst eine Schluckbewegung aus (aus *H. Vorherr*, in: Klinik der Frauenheilkunde und Geburtshilfe, Bd. III, hrsg. von *G. Döderlein, K.-H. Wulf*. Urban & Schwarzenberg, München 1977)

Das Stillen des Neugeborenen

Stillprinzipien

Das Neugeborene wird bereits einige Stunden nach der Geburt der Mutter angelegt, um für die Dauer von 3–5 Minuten jede Brust in 3–4stündigen Intervallen zu saugen; dadurch wird die hypophysäre Prolactin- und Oxytocinsekretion angeregt. Mit jedem Tag wird die Saugzeit pro Stillperiode um 1 Minute erhöht. Gegen Ende der 1. postpartalen Woche wird das Neugeborene alle 4 Stunden an die Brust gelegt. Während der Nachtzeit wird eine 8stündige stillfreie Periode eingehalten. Zu Beginn schreien etwa 75% aller Neugeborenen während der Nacht nach Nahrung und sollen dann auch gestillt werden. Vier Wochen nach der Geburt verlangen nur noch etwa 50% aller Kinder während der Nachtstunden nach der Brust; 8 Wochen nach der Geburt schlafen 75% aller Neugeborenen durch.
Während der 1. Laktationswoche kann das Neugeborene die Brust oft nicht völlig entleeren. Deshalb ist zusätzliche manuelle Expression oder Abpumpen von Milch notwendig, um eine Milchstauung zu verhindern und den vollen Prozeß der Milchbildung aufrechtzuerhalten. Abpumpen vermindert Milchstauung, Brustspannung und Schmerzhaftigkeit.
Nach 1–2 Wochen verläuft der Stillprozeß für Mutter und Kind gewöhnlich zur Zufriedenheit. Zum Leertrinken einer Brust ist eine 10minütige Stillzeit ausreichend. Ein zu großes Milchangebot kann bei dem Kind Regurgitation oder sogar Erbrechen während oder kurz nach dem Stillen auslösen. Ebenso kann ein Milchexzeß zur Ausscheidung von übelriechenden voluminösen Stühlen mit teilweise unverdauten Milchbestandteilen führen. Eine Reduzierung der Stillzeit sowie die Zugabe von etwas gesüßtem Tee oder Zuckerwasser aus der Flasche ist empfehlenswert, wenn das Kind nicht schläft oder nicht beruhigt werden kann. Ein zu großes Milchangebot trifft gewöhnlich nur für die frühe Phase der Laktation zu. In solchen Fällen sollte Milch abgepumpt werden, um die Stilleistung aufrechtzuerhalten, denn das Neugeborene benötigt bald alle verfügbare Brustmilch zu seinem Wachstum.

Praktische Handhabung des Stillens und Stillablauf

Sobald das Neugeborene an die Brust gelegt wird, erfolgt durch sensorische Stimulierung die Brustwarzenerektion. Die muskuläre Brustwarzenerektion wird durch die venöse Stase und Hyperämie an der Brustwarzenbasis unterstützt. Sobald das Kind die Brustwarze und einen größeren Teil der Areola in den Mund genommen hat und zu saugen beginnt (Abb. 5), spürt die Mutter gewöhnlich ein Ziehen in den Brüsten, das durch die Ausschüttung von Oxytocin aus dem Hypophysenhinterlappen bedingt ist. Durch Oxytocin werden die alveolenumgebenden myoepithelialen Zellen der Mamma zur Kontraktion und somit zur Milchejektion angeregt. Allein schon durch emotionelle Erregung, z. B. wenn die Mutter das Kind erstmals sieht oder es schreien hört, kann durch sympathische Stimuli die Brustwarzenerektion und das Ziehen in den Brüsten (milk-let down) ausgelöst werden, noch ehe das Anlegen zum Trinken erfolgt; demnach kann emotionelle Stimulierung die Sekretion von Oxytocin und vermutlich auch von Prolactin herbeiführen. Emotionelle und taktile Reize können die glatte Muskulatur von Mamilla und Areola kontrahieren und somit die Sinus lactiferi teilweise auspressen, wobei Milch aus der Brustwarze austritt. Beim Saugen wird durch die Lippen, Gaumen und Zunge des Kindes ein Vakuum geschaffen, das einen Unterdruck in der Mundhöhle verursacht. Durch peristaltikähnliche Kaubewegungen gelangt die Milch aus den Sinus lactiferi durch den Brustwarzensphinkter in die Mundhöhle des Kindes (s. Abb. 5).

Während jeder Stillperiode sollen beide Brüste gereicht werden. Auf diese Weise kann das Kind leichter trinken und erhält mehr Milch; Milchstauung, Brustspannung und Schmerzhaftigkeit werden dadurch bei der Mutter reduziert. Vor und nach dem Stillen sollen Areola und Mamilla mit abgekochtem Wasser gesäubert und zwischen den stillfreien Intervallen mit sterilen Gazeläppchen bedeckt werden.

Milchproduktionbeeinflussende Faktoren

Unter normalen Bedingungen stehen dem Kind während der 1. postpartalen Woche folgende Milchmengen zur Verfügung: 2. Tag: 120 ml; 3. Tag: 180 ml; 4. und 5. Tag: 300 ml; Ende der 1. und Anfang der 2. Woche: 500 ml.

Eine effektive Milchproduktion ist 10–14 Tage post partum gewährleistet; danach stehen Milchmengen von 120–180 ml pro Stillperiode zur Verfügung. Tägliche Brustmilchmengen von 800 ml oder mehr können nach 2–3wöchiger Laktation produziert werden.

Vorzeitige Verminderung der Milchsekretion kann durch unvollständiges Entleeren der Brüste herbeigeführt werden. Unzureichende Stilltechnik, unzulängliche Anstrengung durch den Säugling, wobei die Flaschenzufütterung eine große Rolle spielt, sind oft die Ursachen. Auch psychologische, emotionelle mütterliche Probleme, die eine Abneigung gegenüber dem Stillen bewirken, tragen zur Verminderung der Milchsekretion bei. Die Milchbildung wird auch durch ungenügende Nahrungs- und Flüssigkeitszufuhr und bei Eintritt einer frühzeitigen Schwangerschaft unzureichend.

Nach einer Laktationsperiode von 4–6 Monaten sind die Proteine in der Brustmilch für die volle Unterstützung des kindlichen Wachstums nicht mehr ausreichend. Aus diesem Grund wird eine Zufütterung notwendig, und das Stillen braucht nicht über 6 Monate hinaus gedehnt zu werden.

Für viele Mütter jedoch ist das Stillen eine zufriedenstellende und bedeutungsvolle Aufgabe, und somit ist gegen eine verlängerte Laktationsperiode nichts einzuwenden, vorausgesetzt, daß die nötigen Nahrungsstoffe und Vitamine zusätzlich gegeben werden (3, 12, 28, 31).

Nährwert der Muttermilch

Stillvorteile

Durch ungenügende Instruktionen und Ermutigung zum Stillen, vor allem bei Erstgebärenden, gibt es heutzutage viele Wöchnerinnen, die sich nicht mit den „Unannehmlichkeiten" des Stillens befassen wollen. Aus folgenden Gründen jedoch ist die Ernährung an der Brust vorzuziehen (34): 1. Milch ist eine ideale, leicht verdauliche Nahrung optimal für die Ernährungsbedürfnisse des Neugeborenen. 2. Die Muttermilch besitzt einen höheren biologischen Wert als die Kuhmilch; die Vitamin- und Elektrolytzusammensetzung der Muttermilch ist optimal. 3. Durch das Stillen werden Kuhmilchallergie (Ekzem, ulzerative Kolitis) und anaphylaktische Reaktionen (plötzlicher Kindestod) vermieden. 4. Die Muttermilch besitzt einen Wachstumsfaktor für die Bifidusflora im Darm (Infektionsschutz). 5. Kolostrale Immunoglobuline und unspezifische Milchfaktoren (Bifidusfaktor, Lactoferrin, Transferrin, Lysozym, Properdin, Komplement, Interferron, Lactoperoxidase, Xanthinoxidase) schützen vor Infektion. 6. Durch Muttermilchfütterung wird die Infektions- und Sterblichkeitsrate bei Frühgeborenen vermindert.

In den USA ist in den letzten Jahren das Pendel wieder zugunsten von „breast feeding" ausgeschlagen, und die Mütter werden mehr zum Stillen ermutigt und sachkundig beraten.

Stillschwierigkeiten

„Milk-let-down" und Prolactininsuffizienz

Bei ängstlichen Müttern oder bei solchen mit postpartalen Schmerzzuständen kann die erhöhte Aktivität des sympathisch-adrenalen Systems die oxytocininduzierte Milchejection hemmen und somit Stillschwierigkeiten verursachen. Die Injektion von Adrenalin kann ebenfalls die Milchaustreibung durch Oxytocin verhindern, was darauf hinweist, daß Katecholamine den Oxytocineffekt am Myoepithel der Mamma blockieren (30). Es ist nicht klar, inwieweit sympathische Reize oder andere funktionelle Prozesse die Sekretion von Prolactin und dessen Wirkung auf das mammäre Drüsenepithel beeinflussen können. Katecholamininduzierte Hemmung der Milchejektion kann leicht durch eine intramuskuläre Injektion von 5–10 Einheiten

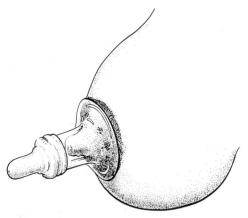

Abb. 6 Davol-Brustwarzensauger. Für Patientinnen mit flachen oder wunden Brustwarzen ist die zeitweilige Anwendung eines Brustwarzenhütchens, durch welches das Neugeborene saugen kann, empfehlenswert. (aus *H. Vorherr*, in: Klinik der Frauenheilkunde und Geburtshilfe, Bd. III, hrsg. von *G. Döderlein, K.-H. Wulf*. Urban & Schwarzenberg, München 1977)

Oxytocin oder Anwendung eines Oxytocinnasensprays überwunden werden. Chlorpromazin, 25 mg 2–3mal am Tag verabreicht, trägt zur Beruhigung von nervösen und überängstlichen Müttern bei und regt zusätzlich die pituitäre Prolactinsekretion um ein Vielfaches an; dies fördert die Milchproduktion. Ergotalkaloide können die pituitäre Prolactinsekretion reduzieren (8, 26). Obwohl nach einer kürzlichen Untersuchung (7) Methylergonovin keinen negativen Effekt auf Prolactinsekretion und Milchproduktion hatte, sprechen andere Befunde für eine solche Wirkung (26). Aus diesem Grund sollten laktierende Wöchnerinnen keine Ergotaminpräparate zur Unterstützung der Uterusinvolution erhalten, sondern, wenn nötig, mit Oxytocin behandelt werden.

Da Theophyllin die Prolaktinsekretion anregt, kann Trinken von Tee oder Kaffee für stillende Mütter von Nutzen sein. Auch synthetisches Thyrotropin-freisetzendes Hormon (TFH) kann die Milchbildung sowie den Milchfettgehalt über eine erhöhte Prolactinausschüttung steigern (29). Möglicherweise kann dem TFH oder dem Prolactin eine zukünftige Bedeutung in der Behandlung der Hypogalaktie infolge ungenügender Prolactinsekretion zugemessen werden.

Stillprobleme

Schmerzhafte und wunde Brustwarzen

Vor allem bei Erstgebärenden mit fehlender oder ungenügender Brustvorbereitung und mangelnder Stillerfahrung können Brustwarzenfissuren entstehen. Durch mangelnde Stilltechnik und zu starke Saugversuche eines irritierten, hungrigen Neugeborenen können Läsionen der Brustwarzen auftreten. Fissuren der Mamille benötigen besonders sorgfältige Pflege und Schutz vor weiterer Irritierung; lindernde Salben, eventuell Antibiotikasalben, und die zeitweilige Aussetzung der unbedeckten Brustwarze an der Luft unterstützen den Heilungsprozeß. Brustwarzenfissuren können auch als Folge der Milchstauung in der Frühphase der Laktation entstehen; hier kann das Neugeborene die Brustwarze nicht richtig fassen und somit die Brust nicht entleeren. Bei diesen Müttern sollte die Milch manuell ausgedrückt oder mittels einer Milchpumpe entfernt werden, um die Gefahr einer Fissurenbildung oder einer Mastitis zu verringern. Bei Patientinnen mit Brustwarzenproblemen ist ebenso die Anwendung eines Warzenhütchens (Abb. 6), durch welches das Neugeborene trinken kann, wertvoll; damit wird eine weitere mechanische Brustwarzenirritierung verhindert und der Heilungsprozeß unterstützt.

Milchstauung und Hohlwarzenbildung

Ein gut sitzender Stillbüstenhalter, der die Cooperschen Stützligamente vor Überdehnung bewahrt, ist besonders wertvoll für Patientinnen, bei denen anfänglich eine Milchstauung existiert; ein milchaufsaugendes Läppchen kann sich in dem Stillbüstenhalter befinden. Da bei Wöchnerinnen mit Milchstauung die Brustwarzenprotrusion nicht genügend ausgebildet ist, kann die Warze nicht richtig vom Kind gefaßt werden. Folglich schmiegen sich die Gaumenbogen des Säuglings nicht dicht an die Übergangszone von der Brustwarze zur Areola an, wie es bei dem normalen Trinkprozeß der Fall ist (Abb. 7a), und die Sinus lactiferi können nicht ordnungsgemäß zur Milchentfernung komprimiert werden (Abb. 7b). Ebenso wird als Folge der Brustfülle und Spannung die kindliche Nasenatmung behindert (s. Abb. 7b). Da in der milchgestauten Brust die verkürzte Brustwarze (s. Abb. 7b) vom Säugling nicht richtig gefaßt werden kann, führen die vergeblichen Trinkversuche zu Brustwarzenfissuren.

Hohlwarzen können auch ein Stillproblem hervorrufen. Für solche Frauen ist es ratsam, schon während der Schwangerschaft einen Brustwarzenschutz aus Plastik unter dem Büstenhalter zu tragen (s. Abb. 2). Auch sollte der Stillbüstenhalter nicht zu eng sein, da sonst die Brustwarzenprotrusion mechanisch verhindert und die Brustwarzenhaut irritiert wird. Aus diesem Grund sollte der Stillbüstenhalter auch nicht mit einem synthetischen Material, sondern mit weichem Material aus Baumwolle ausgefüttert sein, welches die Luftzirkulation ermöglicht.

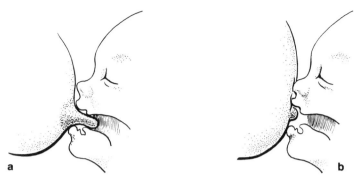

Abb. 7 Normale Stillposition (**a**) und Stillschwierigkeiten bei der Milchstauung (**b**). Unter normalen Bedingungen kann der Säugling leicht die Brustwarze fassen, ohne daß die Nasenatmung behindert ist (**a**). Bei Patientinnen mit Milchstauung kann die zu wenig protrahierte Brustwarze nicht weit genug in den Mund des Säuglings genommen werden und da ebenso beim Trinkversuch die Nasenatmung behindert wird, bereitet die Entleerung der Brust große Schwierigkeiten (**b**) (aus *H. Vorherr*, in: Klinik der Frauenheilkunde und Geburtshilfe, Bd. III, hrsg. von *G. Döderlein, K.-H. Wulf.* Urban & Schwarzenberg, München 1977

Unterdrückung der Laktation

Für Wöchnerinnen, die nicht stillen wollen oder für die eine Kontraindikation zum Stillen besteht, ist die Unterdrückung der Laktation angezeigt. *Indikationen zum primären Abstillen sind:* Totgeburt, profuse postpartale Blutung, Tuberkulose, Nephritis, Typhus und andere ernste Infektionskrankheiten (Septikämie) sowie konsumierende Erkrankungen (unkontrollierter Diabetes mellitus, schwere Herzerkrankung, Leberleiden, Malignität), Debilität, Unterernährung, Epilepsie, Neurosen und starkes Zigarettenrauchen. *Indikationen zum sekundären Abstillen sind:* Therapiefraktärer Milchmangel, Hohlwarze, entzündliche therapiefraktäre Brustwarzenfissuren, Mastitis, Brustabszeß, postpartale Psychose und Einnahme von potentiell gefährlichen Arzneimitteln. Trinkschwierigkeiten von seiten des Kindes wie Rhinitis, Gaumenspalte und andere Mißbildungen im Bereich der Luft- und Speisewege, Pneumonie und andere ernste Erkrankungen sowie Saugschwäche (Frühgeburt) und Neuropathie (Aerophagie) sollten nicht als Indikationen zur Unterdrückung der Laktation angesehen werden; in solchen Fällen kann die Zufuhr der abgepumpten Milch für das erkrankte Neugeborene sehr nützlich sein. Auch in gewissen mütterlichen Situationen ist es ratsam, die Laktation durch Milchabpumpen in Gang zu halten, um nach Besserung des Allgemeinzustandes das Kind wieder zum Stillen anlegen zu können. Klinische sowie medikamentöse Maßnahmen werden zur Laktationsunterdrückung angewandt.

Klinische Maßnahmen zur Unterdrückung der Laktation

Die klinischen Maßnahmen zur Verhinderung der Laktation sind Flüssigkeitseinschränkung, Hochbinden der Brüste oder Tragen eines gut sitzenden Büstenhalters und Vermeidung von Brustmanipulation; in Fällen von schmerzhafter Milchstauung können zusätzlich Eisblase und Analgetika verordnet werden. Mit diesen Maßnahmen sistiert die Laktation innerhalb einer Woche; manche Ärzte glauben, daß dies ebenso wirksam ist, wie die Unterdrückung der Laktation durch Sexualsteroide. Hochbinden der Brüste, Flüssigkeitseinschränkung und ein Diuretikum (Furosemid) erwiesen sich für die Unterdrückung der Laktation als außerordentlich wirksam (5). Da jedoch Diuretika sekundäre Reflexmechanismen für erhöhte Wasser- und Salzretention auslösen, erscheint die Wirksamkeit der Diuretika für die Laktationshemmung äußerst fraglich (6, 23). Trotz ordnungsgemäß angewandter klinischer Maßnahmen zur Laktationshemmung klagen zahlreiche Wöchnerinnen jedoch über Brustschmerzen, Brustspannung und Milchstauung mit Milchsekretion; es ist daher empfehlenswert, zusätzlich laktationshemmende Arzneimittel anzuwenden (32).

Medikamentöse Unterdrückung der Laktation

Die Verhinderung der Laktation mit Östrogenen wurde schon in den dreißiger Jahren durchgeführt; in den endfünfziger Jahren und danach wurde in den USA die intramuskuläre Anwendung einer Androgen-Östrogen-Kombination bevorzugt. Orale Progestine und Androgene oder in Kombination mit Östrogenen sind ebenfalls zur Hemmung der Laktation benutzt worden. Die intramuskuläre Injektion eines Depotpräparates, das 360 mg Testosteronenanthat und 16 mg Östroradiolvalerat in Sesamöl enthält (Deladumone OB) und während der letzten Geburtsphase oder sogleich nach der Geburt verabreicht wird, kann die Laktation bei den meisten Wöchnerinnen verhindern und Beschwerden wie Brustspannung, Milchstauung und Schmerzhaftigkeit reduzieren. Die laktationshemmende Wirkung von Sexualsteroiden kommt durch die Blockade des sekretorischen Prolactineffektes am Alveolarepithel der Mamma zustande; die Prolaktinsekretion wird nicht beeinträchtigt (29).

Die klinische Anwendung und Wirksamkeit der Arzneimittel muß gegen mögliche schädliche Nebenwirkungen abgewogen werden. Östrogen und Progestinverabreichung in höherer Dosierung kann zur Störung der Uterusinvolution und zur Endometriumhyperplasie mit funktioneller Blutung führen. Außerdem besteht die Möglichkeit der „Rebound"-Laktation nach Absetzen der oralen Östrogentherapie. Auch können Östrogene und synthetische nichtsteroide östrogene Substanzen, wie z. B. Diäthylstilböstrol, in seltenen Fällen eine Thromboembolie oder das Wachstum eines präexistierenden Malignoms beschleunigen (33).

Laktationshemmung und Arzneimittelwirksamkeit

Auffallend sind die widersprüchlichen Erfolgsraten der Arzneimittel und die zum Teil große Wirksamkeit von Placebos in den verschiedenen Publikationen. Diese Unterschiede lassen sich zum Teil damit erklären, daß die Untersucher nicht die gleichen Kriterien für die Bewertung des laktationshemmenden Effektes eines Arzneimittels benutzten. In manchen Berichten wird der Erfolg des hemmenden Medikamentes an dem Grad der Schmerzerleichterung gemessen, während in anderen Publikationen die Verhinderung von Milchstauung und Milchsekretion als hauptsächliche subjektive und objektive Prüfsteine für den Erfolg eines Arzneimittels gelten. Nach Deladumoneverabreichung während der letzten Geburtsphase oder sofort nach der Entbindung wird die Laktation in etwa 80% der Fälle unterdrückt; die Uterusinvolution und Wiederaufnahme der postpartalen Ovarialfunktion wird nicht gestört. Ablacton, Lactimex und Östravis 4000 sind die in Deutschland gebräuchlichen Präparate zur hormonalen Laktationshemmung. Die orale Medikation von Sexualsteroiden zur Laktationshemmung wird kaum noch angewendet. Jedoch wurden in einer kürzlichen Untersuchung mit Diäthylstilböstrol (15 mg pro Tag oral für die Dauer von 3 Tagen), Deladumone-OB- und placebosentsprechende Erfolgsraten von 94–99%, 94–95% und 68% mitgeteilt (25); der Placeboeffekt erscheint beachtlich.

Der Saugreiz kann den inhibierenden Arzneimitteleffekt antagonisieren. Dies ist besonders augenscheinlich bei Wöchnerinnen, die Deladumone erhielten und sich danach trotzdem zum Stillen entschieden; alle konnten erfolgreich stillen. Daraus geht hervor, daß der Saugreiz zusammen mit der Brustentleerung die wesentlichen Faktoren für die Aufrechterhaltung der Laktation sind.

Störung der medikamentösen Laktationshemmung durch andere Arzneimittel

Wöchnerinnen, bei denen die Laktation unterdrückt wird, sollen unter keinen Umständen Tranquilizer wie Phenothiazine, Meprobamat oder Reserpin einnehmen, weil solche Substanzen die pituitäre Prolactinsekretion steigern und somit die Laktation aufrechterhalten. Theophyllin kann auch die Prolactinsekretion erhöhen und die Unterdrückung der Laktation verhindern; demgemäß sollen Tee und Kaffee von solchen Wöchnerinnen gemieden werden.

Potentielle zukünftige Arzneimittel zur Laktationshemmung

Da etwa 20% der Patienten nicht in angemessener Weise auf die üblichen Medikamente reagieren, steht zur Zeit kein ideales Pharmakon zur Laktationshemmung zur Verfügung. Im Gegensatz zu dem gegenwärtigen Prinzip der Blockade des Prolactineffektes am milchsekretorischen Epithelium durch Sexualsteroide sind in den letzten Jahren zahlreiche Untersuchungen durchgeführt worden mit der Absicht, die Laktation durch Hemmung der Prolactinsekretion zu unterdrücken.

Bromergokryptin

Bromergokryptin (4 mg per os) konnte die erhöhten Prolaktinblutspiegel innerhalb von 2 Stunden für die Dauer von 12 Stunden und länger zur Norm senken (8). Eine erfolgreiche Unterdrückung der Laktation mit Bromergokryptin wurde in 95% der Fälle beobachtet. In einer anderen Versuchsreihe mit Bromergokryptin wurde die Laktation bei 100% der behandelten Wöchnerinnen erfolgreich unterdrückt (23); in dieser Publikation war die Placebobehandlung ohne Effekt, was im Gegensatz zu den gewöhnlichen Placeboerfolgsraten von 30–90% steht. Kürzlich wurde wiederum die Wirksamkeit einer täglichen Bromergokryptindosis von 5 mg für die Dauer von 14 Tagen zur Laktationshemmung bestätigt, während bei 28–39% der Placebopatienten beachtliche Milchstauung, spontaner Milchfluß und Brustschmerzen auftraten, die Analgetika erforderten. Die Bromergokryptinbehandlung war ohne bemerkenswerte Nebenwirkungen und hundertprozentig erfolgreich (6). Jedoch im Gegensatz zu DEL POZO u. Mitarb. (8), die über einen prompten Abfall der Prolactinblutspiegel nach Bromergokryptineinnahme berichteten, konnten COOKE u. Mitarb. (6) dies nicht bestätigen. Nach COOKE u. Mitarb. (6) dauert es etwa 7 Tage, bis die Bromergokryptinbehandlung die Prolactinspiegel der Norm nahebringt (10–20 ng/ml). Zu dieser Zeit beträgt jedoch die Plasmaprolactinkonzentration in der Placebogruppe noch etwa 200 ng/ml. Die Bromergokryptinwirkung kommt sehr wahrscheinlich durch die Aktivierung von Dopaminrezeptoren der pituitären Prolactinzellen zustande; durch erhöhte lokale Dopaminwirkung wird anscheinend die erhöhte Synthese und Freisetzung von Prolactin aus den Prolactinzellen blockiert. Eine gewisse Bromergokryptinwirkung scheint auch durch eine hypothalamische Aktion mit erhöhter Sekretion des prolactininhibierenden Faktors (PIF) zur Hemmung der Prolactinsekretion zu führen (11, 21). Ob Bromergokryptin tatsächlich für die Unterdrückung der Laktation zu bevorzugen ist, muß abgewartet werden. Während in den ersten Berichten keine Nebenwirkungen bei Bromergokryptinbehandlung beobachtet wurden, scheinen Übelkeit und Erbrechen ziemlich oft bei Patientinnen, welche das Medikament einnehmen, vorzukommen (17). Von den bisherigen Untersuchern ist jedoch ein weiterer sehr wichtiger Faktor, nämlich die initiale Beschleunigung der Wiederherstellung der gonadalen Funktionen nach postpartaler Bromergokryptinbehandlung, nicht in Betracht gezogen worden. Es ist bekannt, daß Bromergokryptin außer der Hemmung der Prolactinsekretion die Aktivität des FSH-LH-freisetzenden Hormons fördert und somit zur erhöhten Ausschüttung von FSH-LH und zu ovarieller Stimulierung führt. Auch wird mit der Senkung der Prolactinspiegel zu Normalwerten (10 ng/ml) das durch Hyperprolaktinämie ausgelöste ovarielle Refraktärstadium gegen FSH-LH aufgehoben (9). Demgemäß erscheint es bei solchen Wöchnerinnen von Wichtigkeit, daß frühzeitig kontrazeptive Maßnahmen eingeleitet werden. Auf der anderen Seite ist es nicht klar, ob nach der 1–2wöchigen Bromergokryptinbehandlung und Stimulierung der Ovarialfunktion nach Absetzen der Therapie die hypothalamisch-pituitär-ovariellen Funktionen für kürzere oder längere Zeit wieder sistieren.

Zur Zeit stellt die intramuskuläre Depotinjektion eines Androgen-Östrogen-Gemisches noch die am meisten geübte Methode der Laktationshemmung in den USA dar. Vielleicht kann in Zukunft eine Kombinationsbehandlung eines Östrogen-Androgen-Depotpräparats mit Bromergokryptin eine wirksamere Laktationsunterdrückung erreichen.

L-Dopa und Pyridoxin

Die Behandlung mit L-Dopa vermag auch die Prolactinsekretion und damit die Laktation zu hemmen; jedoch können wirksame L-Dopadosen Nebenwirkungen wie Appetitlosigkeit, Übelkeit, Erbrechen, Hypotension und Athetose bedingen, was gegen die klinische Anwendung spricht. Über die erfolgreiche Unterdrückung der Laktation bei 95% der Wöchnerinnen mit oraler Pyridoxinbehandlung wurde berichtet (10). Es wird angenommen, daß Pyridoxin von hypothalamischen Neuronen aufgenommen wird und lokal in Form von Pyridoxalphosphat als Koenzym von Dopa-Decarboxylase die Umwandlung von Dopa in Dopamin fördert. Da Dopamin die PIF-Aktivität erhöht und somit die Prolactinsekretion vermindert, könnte der Pyridoxineffekt auf diese Weise erklärt werden. Kürzlich wurde jedoch festgestellt, daß Pyridoxin nicht wirksamer ist als ein Placebo (18).

Tabelle 1 Reproduktive Funktionen nach Entbindung – Rückkehr der Menstruation und Ovulation (nach *Vorherr*, 35)

1. Stillende Mütter
 In der Mehrzahl findet die erste Menstruation innerhalb von 4 Monaten nach der Entbindung statt.
 Rückkehr der Menstruation:
  6 Wochen nach der Entbindung – 15%
  12 Wochen nach der Entbindung – 45%
  24 Wochen nach der Entbindung – 85%
 Ovulation wird nur selten früher als 6 Wochen nach der Entbindung beobachtet.
 Rückkehr der Ovulation:
  6 Wochen nach der Entbindung – 5%
  12 Wochen nach der Entbindung – 25%
  24 Wochen nach der Entbindung – 65%
 Bei ungefähr 80% der Frauen tritt die erste Ovulation nach ein oder zwei vorausgehenden anovulatorischen Zyklen ein.
 Bei ungefähr 50% der stillenden Mütter, die regelmäßig menstruieren, findet Ovulation statt.

2. Amenorrhoische stillende Mütter
 Während der Wochenbettphase ist das Endometrium in einem undifferenzierten oder in einem hypoplastischen-proliferativen Stadium.
 Rückkehr der Ovulation:
  6 Wochen nach der Entbindung – 2%
  16 Wochen nach der Entbindung – 10%
 Nach der ersten Menstruation findet Ovulation nur in 14% statt.

3. Nichtstillende Mütter:
 Die meisten Mütter menstruieren innerhalb von 3 Monaten, frühestens 4 Wochen nach der Entbindung.
 Rückkehr der Menstruation:
  6 Wochen nach der Entbindung – 40%
  12 Wochen nach der Entbindung – 65%
  24 Wochen nach der Entbindung – 90%
 Ovulationen treten frühestens nach 25–35 Tagen post partum ein. Bei ungefähr 50% der Frauen ist die erste postpartale Menstruation ovulär: frühe postpartale Ovulationen mögen erst spät im menstruellen Zyklus eintreten, und die sekretorische Phase ist dadurch verkürzt (größere Tendenz für irreguläre Menses).
 Rückkehr der Ovulation:
  6 Wochen nach der Entbindung – 15%
  12 Wochen nach der Entbindung – 40%
  24 Wochen nach der Entbindung – 75%

4. Amenorrhoische nichtstillende Mütter
 Rückkehr der Ovulation:
  12 Wochen nach der Entbindung – 20%
  16 Wochen nach der Entbindung – 40%

Rückkehr der Fruchtbarkeit bei stillenden und nichtstillenden Wöchnerinnen

Die postpartale Laktation übt einen hemmenden Einfluß auf die reproduktiven Funktionen aus (35; Tab. 1). Eine Stillperiode von 20 Wochen führt zum verzögerten Beginn von Menstruation und Ovulation, welche im Durchschnitt 12 bzw. 18 Wochen post partum eintreten. Bei 33% der stillenden Mütter trat die Menstruation noch vor Ende des 3. postnatalen Monats ein, während um diese Zeit bereits 91% nichtstillender Mütter menstruierten. Innerhalb einer 9monatigen Stillperiode menstruierten bereits 65% der Mütter. Bei 65–71% der Mütter trat die Menstruation noch vor Beendigung der Laktation ein (20, 27).

Im allgemeinen tritt während der ersten 4–5 Wochen post partum weder Menstruation noch Ovulation ein. Obwohl theoretisch 20–30% der stillenden Mütter zwischen der 6.–12. postpartalen Woche konzipieren könnten, sind die wirklichen Konzeptionsraten jedoch bei weitem niedriger. Die postpartalen Schwangerschaftsraten sind für stillende und nichtstillende (in Klammern) Mütter innerhalb der ersten 3 Monate 1% (3%), innerhalb von 6 Monaten 5% (15%) und innerhalb von 12 Monaten 10% (20–30%) (36). Da bei etwa 3–5% stillender Mütter die postpartale Amenorrhoe von einer Schwangerschaftsamenorrhoe gefolgt wird, kann die Ovulation bereits im ersten postpartalen Zyklus eintreten; im allgemeinen sind jedoch die ersten Menstruationen nicht ovulatorisch. Je später die Menstruation nach der Geburt eintritt, gleichgültig ob es sich um stillende oder um nichtstillende Mütter handelt, desto größer ist die Wahrscheinlichkeit, daß der Zyklus ovulatorisch ist (24). Der Grund für die sog. Laktationsamenorrhoe und die relative Infertilität liegt im gestörten Gleichgewicht der hypothalamisch-adenohypophysären Funktion für die Gonadotropinsekretion. Wann immer die hypothalamisch-adenohypophysäre Achse die Prolactinsekretion begünstigt, ist die Ausscheidung von FSH-LH vermindert. Eine gewisse verzögerte hypothalamisch-adenohypophysäre Funktion der FSH-LH-Sekretion und eine ovarielle Resistenz gegenüber FSH-LH kann auch noch von der vorausgegangenen Schwangerschaft herrühren. Die hohen Sexualsteroidblutspiegel während der Schwangerschaft bewirkten über eine negative Rückkopplung die Unterdrückung der adenohypophysären Gonadotropinsekretion. Außerdem führten hohe Mengen von HCG im Blutstrom zur Abstumpfung der ovariellen Sensitivität gegenüber Gonadotropien. Auch die antigonadotropische und antiovarielle Aktion der hohen Prolactinspiegel während der Schwangerschaft und nach der Geburt bei stillenden Müttern kann zur ovariellen Unterfunktion post partum beitragen. Ebenso können die schwangerschaftsbedingten Veränderungen der adenohypophysären Strukturen (Prolactinzellhypertrophie) für die verminderte Aktivität der pituitär-ovariellen Achse post partum verantwortlich sein. Letztlich vermögen Störungen der Uterusinvolution die Fruchtbarkeit zu beeinträchtigen. Da die hypothalamisch-adenohypophysär-ovariell-uterinen Veränderungen bei einer Schwangerschaft, die nur 2–4 Monate dauert, viel weniger ausgeprägt sind, kehren die reproduktiven Funktionen nach einer Fehlgeburt viel schneller zur Norm zurück. Das Endometrium ist innerhalb von 7 Tagen regeneriert, und die Ovulation kann bereits 7–10 Tage nach der Fehlgeburt wieder auftreten. In 50–60% der Fälle tritt die Ovulation innerhalb von 2–3 Wochen und die Menstruation binnen 4–5 Wochen nach der Fehlgeburt ein (4, 12, 22, 33).

Einfluß von oralen Kontrazeptiva auf die stillende Mutter und den Säugling

Da Stillen eine sehr unzuverlässige Fertilitätskontrolle darstellt, wird post partum gewöhnlich die Pille als das sicherste Antikonzipiens empfohlen. Die möglichen Nebenwirkungen der oralen Kontrazeptiva auf die Milchsekretion und auf die Uterusinvolution der stillenden Mutter sowie auf das Wachstum und die Entwicklung des gestillten Kindes sind in der Literatur ausgiebig diskutiert worden (34).

Die Ansichten über Wirkungen von oralen Kontrazeptiva auf den mütterlichen Organismus (produzierte Milchmenge, Uterusinvolution) und auf das Wachstum und die Entwicklung des Säuglings sind widersprüchlich. Trotz der vielen Literaturberichte über die Wirkung von oralen Kontrazeptiva auf die Milchmenge und das kindliche Wachstum liegen keine überzeugenden Forschungsergebnisse über nachteilige Einflüsse vor. Es können weder negative Pilleneffekte auf die kindliche Knochen- und Genitalentwicklung, noch beeinträchtigte Fertilität später im Erwachsenenalter bewiesen werden. Während der ursprünglichen Untersuchungen in den mittfünfziger Jahren in Puerto Rico wurden viel höhere Sexualsteroiddosen pro Pille verabreicht als heute. Trotzdem wurde weder beschleunigte Knochenreifung (vorzeitiges Schließen der Epiphysenfugen), noch Beeinträchtigung der Ovarialfunktion im reproduktiven Alter bei den Kindern berichtet, deren Mütter während der Stillzeit die Pille einnahmen (33). Im allgemeinen scheint es, daß Pillenpräparate für Mutter und Kind keine unerwünschten Nebenwirkungen haben, wenn sie nicht mehr als 50 μg Äthinyl-Östradiol oder 100 μg von Mestranol (Äthinyl-Östradiol ist doppelt so stark wirksam wie Mestranol) und 1–2,5 mg eines 19-Nortestosteron-Abkömmlings als Progestin enthalten. Demgemäß verändern orale Kontrazeptiva mit niedrigem Sexualsteroidgehalt die Milchproduktion nicht, vor allem wenn der Einnahmebeginn 3–4 Wochen post partum erfolgt, zu einem Zeitpunkt wo die Laktation in vollem Gange ist. Es erscheint jedoch fraglich, ob die Pille eine Förderung der Milchleistung herbeiführen kann, wie berichtet wurde (13). Die Einnahme oraler Kontrazeptiva scheint keine Veränderung der Milchzusammensetzung zu bewirken, obwohl auch hier 2 Publikationen gegensätzliche Ergebnisse mitteilen (1, 2).

Literatur

1 Abdel Kade, M. M., A. Abdel Hay, S. Elsafouri, M. T. Abdel Aziz, J. Saad El-Din, I. Kamal, F. Hefnawi, M. Ghoneim, M. Talaat, N. Younis, A. Tagui, M. Abdalla: Clinical biochemical, and experimental studies on lactation. III. Biochemical changes induced in human milk by gestagens. Amer. J. Obstet. Gynec. 105 (1969) 978–985
2 Barsivala, V. M., K. D. Virkar: The effect of oral contraceptives on concentrations of various components of human milk. Contraception 7 (1973) 307–312
3 Benson, R. C.: The puerperium. In: Handbook of Obstetrics and Gynecology. Lange Med. Publ., Los Altos 1968 (S. 198–215)
4 Brambilla, F., C. M. Sirtori: Gonadotropininhibiting factor in pregnancy, lactation, and menopause. Amer. J. Obstet. Gynec. 109 (1971) 599–603
5 Cominos, D. C., A. van der Walt, A. J. L. van Rooyen: Suppression of postpartum lactation with furosemide. S. Afr. med. J. 50 (1976) 251–257
6 Cooke, I., A. Jenkins, M. Foley, B. Obiekwe, E. Lenton, A. McNeilly, E. Preston, J. Parsons, D. Millar, G. Kennedy: The treatment of puerperal lactation with bromocriptine. Postgrad. med. J. 52, Suppl. 1 (1976) 75–80
7 Del Pozo, E., R. Brun del Re, M. Hinselmann: Lack of effect of methylergonovine on postpartum lactation. Amer. J. Obstet. Gynec. 123 (1975) 845–846
8 Del Pozo, E., R. Brun del Re, L. Varga, H. Friesen: The inhibition of prolactin secretion in man by CB-154 (2-Br-α-ergocryptine). J. Clin. Endocr. 35 (1972) 768–771
9 Edwards, R. G.: Fertility following the suppression of prolactin release by bromocriptine. Res. in Reprod. 8 (1976) 2
10 Foukas, M. D.: An antilactogenic effect of pyridoxine. J. Obstet. Gynaec. Brit. Cwlth. 80 (1973) 718–720
11 Fuxe, K., H. Corrodi, T. Hökfelt, P. Lidbrink, U. Ungerstedt: Ergocornine and 2-Br-α-ergocryptine. Evidence of prolonged dopamine receptor stimulation. Med. Biol. 52 (1974) 121–132
12 Kamal, I., F. Hefnawi, M. Ghoneim, M. Talaat, N. Younis, A. Tagui, M. Abdalla: Clinical, biochemical, and experimental studies on lactation. I. Lactation pattern in Egyptian women. Amer. J. Obstet. Gynec. 105 (1969) 314–323
13 Karim, M., R. Ammar, S. El S. el Mahgoub, B. el Ganzoury, F. Fikri, I. Abdou: Injected progestogen and lactation. Brit. med. J. 1971/I, 200–203
14 LeMaire, W. J., P. W. Conly, A. Moffet, W. N. Spellacy, W. W. Cleveland, K. Savard: Function of the human corpus luteum during the puerperium: Its maintenance by exogenous human chorionic gonadotropin. Amer. J. Obstet. Gynec. 110 (1971) 612–618
15 Linzell, J. L.: The role of the mammary glands in reproduction. Res. in Reprod. 3 (1971) 2–3
16 Linzell, J. L., M. Peaker: Mechanism of milk secretion. Physiol. Rev. 51 (1971) 564–597
17 Lutterbeck, P. M., J. S. Pryor, L. Varga, R. Wenner: Treatment of nonpuerperal galactorrhoea with an ergot alkaloid. Brit. med. J. 1971/III, 228–229
18 MacDonald, H. N., Y. D. Collins, M. J. W. Tobin, D. N. Wijayaratne: The failure of pyridoxine in suppression of puerperal lactation. J. Obstet. Gynaec. Brit. Cwlth 83 (1976) 54–55
19 Newton, M.: Human lactation. In: Milk: The Mammary Gland and Its Secretion, Bd. I, hrsg. von S. K. Kon, A. T. Cowie. Academic Press, New York 1961 (S. 281–320)
20 Peckham, C. H.: An investigation of some effects of pregnancy noted six weeks and one year after delivery. Bull. Johns Hopk. Hosp. 54 (1934) 186–207
21 Perez-Lopez, F. R., P. Delvoye, P. Denayer, M. L'Hermite, M. C. Roncero, C. Robyn: Effect of methylergobasine maleate on serum gonadotrophin and prolactin in humans. Acta endocr. (Kbh.) 79 (1975) 644–657
22 Rhodes, P.: Antenatal and postnatal physiotherapy. Practitioner 206 (1971) 758–764
23 Rolland, R., L. Schellekens: A new approach to the inhibition of puerperal lactation. J. Obstet. Gynaec. Brit. Cwlth 80 (1973) 945–951
24 Said, S., E. D. B. Johansson, C. Gemzell: Return of ovulation during the postpartum period. Acta obstet. Gynec. scand. 53 (1974) 63–67
25 Schwartz, D. J., P. C. Evans, C.-R. Garzía, K. Rickels, E. Fisher: A clinical study of lactation suppression. Obstet. and Gynec. 42 (1973) 599–606
26 Shane, J. M., F. Naftolin: Effect of ergonovine maleate on puerperal prolactin. Amer. J. Obstet. Gynec. 120 (1974) 129–131
27 Sharman, A.: The re-establishment of ovulation. In: Reproductive Physiology of the Post-Partum Period, hrsg. von A. Sharman. Livingstone, Edinburgh 1966 (S. 70–87)
28 Taylor, E. S.: Lactation. In: Beck's Obstetrical Practice, hrsg. von E. S. Taylor. Williams & Wilkins, Baltimore 1966 (S. 216–222)
29 Tyson, J. E., J. Huth, B. Smith, P. Thomas: Prolactin induced alterations in human milk. Clin. Res. 21 (1973) 641
30 Vorherr, H.: Catecholamine antagonism to oxytocininduced milk-ejection. Acta endocr. (Kbh.) 67, Suppl. 154 (1971) 5–38
31 Vorherr, H.: To breast-feed or not to breast-feed? Postgrad. Med. 51 (1972) 127–134
32 Vorherr, H.: Suppression of postpartum lactation. Postgrad. Med. 52 (1972) 145–152
33 Vorherr, H.: Contraception after abortion and post partum. Amer. J. Obstet. Gynec. 117 (1973) 1002–1025
34 Vorherr, H.: The Breast. Morphology, Physiology, and Lactation. Academic Press, New York 1974
35 Vorherr, H.: Konzeptionsverhütung post abortum und post partum. Gynäk. Rsch. 15 (1975) 48–73
36 Vorherr, H.: Physiologie und Pathologie der Laktation. Mastitis. In: Klinik der Frauenheilkunde und Geburtshilfe, Bd. III, hrsg. von G. Döderlein, K.-H. Wulf. Urban & Schwarzenberg, München 1977 (S. 165–250/59)

18. Die geburtshilflichen Operationen

R. Brun del Re, O. Käser, V. Friedberg, K.-G. Ober, K. Thomsen, J. Zander

Allgemeine Bemerkungen

Die Geschichte der Geburtshilfe ist gekennzeichnet durch aktive und konservative Perioden, Tendenzen und Geburtshelfer. Die operative Geburtshilfe der Neuzeit beginnt im 16. Jahrhundert, in Frankreich mit der Wiedereinführung der inneren Wendung auf die Füße mit anschließender Extraktion (Ambroise Paré, 1549), die nach Soranus-Zeiten in Vergessenheit geraten war. Erst im 18. Jahrhundert ergab sich in der neu empfohlenen Zangenextraktion (André Levret, 1747) ein Alternativverfahren, das sich aber erst nach jahrelangen hitzigen Kontroversen behaupten konnte. Während man sich in Frankreich vor allem um die Verbesserung der Operationstechniken bemühte, entwickelten sich in England neben den Lehren vom Geburtsmechanismus (Fielding, 1742), beeinflußt durch die Schriften des Niederländers Deventer (1651), die Lehre von der „natürlichen Geburt", die auf William Harvey (1651) zurückgeht. Ihr Einfluß war so bestimmend, daß geburtshilfliche Operationen immer seltener durchgeführt und schließlich sogar vollkommen abgelehnt wurden (William Hunter). Im deutschen Bereich fanden sich Verfechter sowohl der aktiven „Entbindungskunst" à la française (Friedrich Benjamin Osiander, 1759–1822) als auch der englischen „natürlichen" Geburtsleitung (Lukas Johann Boer, 1751–1835). Diese starke Polarisation wurde im 18. Jahrhundert allmählich ausgeglichen und es entstand die streng indikationsgebundene Geburtshilfe, die durch die Einführung von Narkose (Simpson, 1847), Asepsis (Semmelweis, 1847) und Antisepsis (Lister, 1867) sowie der Uterusnaht beim Kaiserschnitt (Kehrer und Saenger, 1882) weiterentwickelt wurde.
Die Tendenz zur Loslösung von der strengen Indikationsgebundenheit bzw. die Erweiterung der Indikationen für geburtshilfliche Eingriffe im Sinne einer allgemeinen „Geburtserleichterung" ging Anfang der Zwanzigerjahre von den USA aus („Newer obstetrics"). Die von Reed (330) empfohlene Geburtseinleitung und der von De Lee (90) propagierte medikamentöse Dämmerschlaf in der Eröffnungsperiode sowie die Abkürzung der Austreibungsperiode durch Episiotomie und „prophylactic forceps" und der Nachgeburtsperiode durch die manuelle Plazentalösung wurden zu Beginn heftig kritisiert (54, 85, 110, 171, 202, 316). In der Folge stieg jedoch die Frequenz der Zangenentbindungen an zahlreichen amerikanischen Kliniken enorm an. Die erhöhte mütterliche Morbidität („vaginal cripple"), aber auch die zerebralen Spätfolgen bei den Kindern, führte indessen dazu, daß die Forzepsentbindungen zum Teil zugunsten der Schnittentbindungen eingeschränkt wurden. Obwohl zu Beginn der Fünfzigerjahre die „Newer obstetrics" in Deutschland offiziell vorbehaltlos abgelehnt worden war (155), erfreute sie sich trotzdem zunehmender Verbreitung. Eine Bereicherung des operativen Repertoirs stellte die Einführung der Vakuumextraktion dar (254).
Im Vordergrund der Diskussion stehen heute die vaginalen Operationen, die Zangen- und Vakuumentbindung sowie die Sectio caesarea. Andere Eingriffe wie innere Wendungsoperationen, Hysterotomia vaginalis, Symphysiotomie und Hebosteotomie werden zwar in den meisten Lehrbüchern erwähnt, sind aber in praxi fast gänzlich durch die Schnittentbindung verdrängt worden. In Entwicklungsländern kommen sie aber zum Teil noch zur Anwendung (151).
Die Entwicklung der Geburtshilfe der letzten Jahrzehnte ist gekennzeichnet durch
- eine früher nicht gekannte Sicherheit für Mutter und Kind;
- das praktische Verschwinden der Hausgeburten in den meisten entwickelten Ländern;
- eine Intensivierung der Überwachung in der Schwangerschaft und unter der Geburt;
- die Einführung neuer biochemischer und biomedizinischer Überwachungsmethoden für die Schwangeren, Gebärenden und Neugeborenen. In manchen Kliniken werden praktisch 100% aller Gebärenden kontinuierlich überwacht;
- eine starke Zunahme der Operationsfrequenz (Schnittentbindungen und zum Teil auch vaginaloperative Geburten). Dabei ergab sich zunehmend die Alternative: einfache vaginale operative Geburt oder Sectio. Traumatisierende vaginale Operationen wurden von den meisten

Kliniken eliminiert. Immer weniger Ärzte verfügen heute über Erfahrungen mit komplizierten vaginalen Operationen;
- eine an manchen Kliniken beobachtete starke Zunahme medikamentöser Geburtserleichterungen und Analgesien unter der Geburt – eine Tendenz, wie sie in den USA seit Jahrzehnten bestand;
- die in manchen Kliniken häufig praktizierte terminierte Geburt, ebenfalls eine Entwicklung, die in manchen amerikanischen Kliniken seit Jahrzehnten bestand;
- die Entwicklung einer hochtechnisierten Ante- und Neonatalmedizin;
- eine starke Zunahme der Kosten für die moderne Geburtshilfe bei gleichzeitig stark rückläufigen Geburtenzahlen, was sich zusätzlich kostensteigernd auswirkt;
- eine kritischere Einstellung nichtärztlicher aber auch ärztlicher Kreise dem medizinischen Fortschritt gegenüber, wobei als Stichworte „kostenbewußte Medizin, Relation Kosten-Nutzen oder auch Nutzen-Risiken" zu nennen sind. Auch spielt die Reaktion gegen eine als unpersönlich empfundene Kliniksatmosphäre eine Rolle;
- den immer deutlicher ausgesprochenen Wunsch nach einer Qualitätssicherung des ärztlichen Handelns (Konsumentenschutz).

Der Geburtshelfer ist geneigt, die unbestreitbare Senkung der mütterlichen und der kindlichen Mortalität und Morbidität als ein Verdienst der „modernen Geburtshilfe" anzusehen, was ihn darin bestärkt, den eingeschlagenen Weg weiterzugehen und z. B. die moderne Technologie und die immer perfektionierteren Apparate möglichst bei allen Schwangeren zur Anwendung zu bringen.

Es stellt sich die Frage, ob diese Ansicht berechtigt ist und wenn ja, in welchem Umfang oder ob es sich mehr um ein „post-" als ein „propter hoc" handelt (123, 124).

Gewisse Verdienste der prophylaktischen Geburtsmedizin sind nicht zu bestreiten, z. B. das praktische Verschwinden des Morbus haemolyticus neonatorum durch Rhesussensibilisierung, die frühzeitige Erkennung gewisser fetaler Mißbildungen und Erkrankungen, die frühere und bessere Erkennung von Risikofällen in der Schwangerschaft und die wirksamere Therapie einiger lebensbedrohlicher Zustände (Schock, Eklampsie, Koagulopathie usw.). Die Senkung der Morbidität und Mortalität ist aber zu einem wesentlichen Teil auch der Verbesserung des allgemeinen Gesundheitszustandes der Bevölkerung und der gesetzlichen Regelung der Schwangerenvorsorge, der Veränderung des reproduktiven Verhaltens (praktisches Verschwinden der hohen Multiparae, großzügigere Einstellung zur Sterilisation) und der Freigabe oder Liberalisierung des Abortes in manchen Ländern zu verdanken.

Manche der aufgeworfenen Fragen lassen sich aufgrund der vorliegenden Daten nicht beantworten. Da die Unterschiede verschiedener Behandlungsmethoden offenbar gering sind, können aussagekräftige Ergebnisse nur durch sorgfältig geplante prospektive Studien erbracht werden. Einzelne Fragen wären allerdings auch durch solche Studien nicht eindeutig zu beantworten, z. B. das Problem Schnittentbindung oder vaginale Geburt bei spezifischen Situationen (z. B. Beckenendlagen), weil die eine Methode (Sectio) die mütterlichen Risiken erhöht, die andere (vaginale Geburt) vermehrte kindliche Risiken beinhaltet, zwei Parameter, die nicht in eine Gleichung zu bringen sind.

Durch die bessere Kenntnis der Physiologie und Pathophysiologie der Schwangerschaft, die bessere Schwangerschaftsüberwachung und den Einsatz moderner Labormethoden (Endokrinologie) und Technologien (Monitoring) gelingt es, Risikoschwangerschaften früher und zuverlässiger zu erkennen und gegebenenfalls präventive Maßnahmen zu ergreifen. Ob und wenn ja, in welchem Umfang der Einsatz dieser meistens recht aufwendigen Maßnahmen sich bei klinisch „normalen" Schwangeren „lohnt", ist fraglich. Auf jeden Fall ist in diesen Fällen der Kosten-Nutzen-Effekt gering. Keineswegs gesichert ist der Nutzen einer systematischen elektronischen Überwachung der Gebärenden ohne Risikomerkmale. Es gibt sogar Hinweise dafür, daß diese Technologie in der Hand von Nichtspezialisten mehr Nachteile als Vorteile bringt. Der Endeffekt ist dann einzig eine erhöhte Sectiofrequenz. Die Kardiotokographie böte aber Möglichkeiten einer Qualitätskontrolle in der Geburtshilfe.

Das Propagieren der systematischen Klinikentbindung, die technologische Überwachung aller Gebärenden, die Zunahme der terminierten elektiven Geburtseinleitung, die pharmakologische Beeinflussung des Geburtsablaufs und der Geburtsschmerzen hat sowohl in Laienkreisen als auch von seiten mancher Ärzte (zum Teil Geburtshelfer) Kritik hervorgerufen. Man spricht von einer „Medikalisierung" oder auch Enthumanisierung eines physiologischen Vorgangs und von iatrogener Pathologie. Durch die Klinikentbindung auch aller „low-risk"-Fälle und die unpersönliche Kliniksatmosphäre würden einerseits die natürlichen, affektiven Beziehungen zwischen Mutter und Kind und andererseits zwischen Mutter und Neugeborenen und den übrigen Familienmitgliedern gestört. Die Kliniksroutine führe zur Trennung und Entfremdung von Mutter und Kind und könne so Ursache psychischer Schäden sein. Durch das Fehlen einer ihr bekannten Bezugsperson (Arzt oder Hebamme) fühle sich die Gebärende frustriert und verlassen, was wiederum den Geburtsablauf ungünstig beeinflusse. Schließlich würden durch die systematische Klinikgeburt die Kosten des Gesundheitswesens unnötig erhöht.

Diese Vorwürfe müssen zweifellos ernst genommen werden. Ein Zurück zur Hausgeburt ist allerdings aus vielen Gründen in manchen Ländern nicht möglich und auch nicht wünschbar, nicht zuletzt deshalb nicht, weil es z. B. kaum noch freipraktizierende Hebammen mit genügender Erfahrung oder ausgebildete Ärzte gibt, die sich für die Hausgeburtshilfe zur Verfügung stellen. Daß aber die klinische Geburtshilfe viel zur Verbesserung der atmosphärischen „Bedingungen" im Sinne einer stärkeren familienbezogenen Geburtshilfe und auch in Richtung „sanfte Geburt für das Kind" (LEBOYER) tun könnte, ist nicht zu bestreiten. Im übrigen zeigen aber die Erfahrungen einiger entwickelter Länder (Holland, Dänemark usw.), daß unter bestimmten Voraussetzungen (Hausgeburt für „low-risk"-, Kliniksgeburt für „high-risk"-Fälle) die Ergebnisse der Hausgeburtshilfe sich durchaus mit denen der Klinik vergleichen lassen (14, 299).

Von manchen Ärzten und Laienkreisen wird auch das durch die Kliniksroutine und zum Teil das elektronische Monitoring oder die Leitungsanästhesie gegebene Gebären in Horizontallage kritisiert. Tatsächlich gibt es Hinweise dafür, daß die Geburt in anderen Stellungen (Herumlaufen zu Beginn, Hockestellung usw.) rascher abläuft (104, 120, 265, 269, 293, 299). Man sollte es deshalb der Frau überlassen, die Stellung zu wählen, die sie als am wenigsten unangenehm empfindet, soweit dies jedenfalls mit den Bedürfnissen der kindlichen Überwachung zu vereinbaren ist. Der Kliniksbetrieb sollte flexibler werden (BUTLER).

Elektive Geburtseinleitung

Unter Beschuß geraten, vorläufig vor allem in den angelsächsischen Ländern, ist die terminierte Geburt, die Geburt am Tag zwischen Montag und Freitag. Sie sei mehr im Interesse des Arztes als von Mutter und Kind. Während ursprünglich die Geburtseinleitung lediglich aus therapeutischen Gründen erfolgte, überwiegen heute an manchen Kliniken die Einleitungen „for convenience", also nicht medizinische Indikationen, zum Teil allerdings auf Wunsch der Frau selbst. Die Frequenzen variieren von Klinik zu Klinik und die Unterschiede von Land zu Land sind enorm. In einzelnen Kliniken beträgt die Frequenz bis 50%. Über Vor- und Nachteile gehen die Meinungen auseinander (39, 71, 113, 300, 378). Statistisch einwandfreie vergleichende Studien existieren nicht. Da die Ergebnisse durch zahlreiche Variablen beeinflußt werden, sagen globale Ziffern wenig aus. Vergleichende Untersuchungen in einer Klinik (64, 65) ergaben keine Vor-, aber auch keine Nachteile der elektiven Geburtseinleitung im Vergleich zu einer nicht eingeleiteten Population. Trotzdem muß auf die Risiken der Geburtseinleitung hingewiesen werden, wie die Abruptio placentae (268), die iatrogene Frühgeburt bei falscher Terminberechnung (147, 312), die Uterusruptur durch Wehenmittelgabe (16, 87), die Amnionitis nach Blasensprengung (251) und den neonatalen Ikterus (23, 57, 84, 132, 335).

Auf den möglichen Einfluß auf die operative Frequenz wird später eingegangen (S. 18.5).

Die Frage nach der „richtigen" Einleitungsfrequenz, d. h. diejenige mit den geringsten perinatalen Risiken, läßt sich heute aufgrund der vorliegenden Daten nicht beantworten (396).

Die geburtshilflichen Operationen

Allgemeine Bemerkungen

Häufigkeit und Verteilung der operativen Eingriffe variieren von Klinik zu Klinik und zeigen starke regionale und nationale Unterschiede, die sich nur zum Teil durch die verschiedene Zusammensetzung des Krankengutes erklären lassen. Andere Faktoren, die die Häufigkeit und die Art der operativen Eingriffe beeinflussen sind
- die subjektive Einstellung oder Schule des Geburtshelfers (konservativ oder aktiv),
- die personellen und apparativen Möglichkeiten,
- finanzielle Erwägungen (63).

Faktoren mit Einfluß auf die operative Geburtsfrequenz

Der Einfluß des *Alters* auf die operative Frequenz wurde sowohl bei der Erstgebärenden, als auch bei der Mehrgebärenden nachgewiesen (7, 175, 296). MANZL u. Mitarb. (259) berichten über eine signifikant erhöhte Sectiofrequenz von 30% bei alten Primiparae (älter als 30 Jahre) im Vergleich zu jungen Primiparae (16 bis 30 Jahre) mit 4%. Die Aufschlüsselung der Indikationen zur Schnittentbindung bei den alten Primiparae ergab, daß am häufigsten aufgrund eines „fetal distress" eine Sectio durchgeführt wurde. Das höhere Alter per se als Sectioindikation war die Ausnahme. Mit der Feststellung, daß die kindliche perinatale Mortalität und Morbidität bei über 30jährigen Primiparae signifikant höher war als im Vergleichskollektiv, der Unterschied zwischen der Altersgruppe 30 bis 35 Jahre und über 35 Jahre jedoch nicht signifikant war, kamen die Autoren zum Schluß, daß Erstgebärende bereits ab dem 30. Lebensjahr als Risikopatientinnen anzusehen seien. Dies auch darum, weil mehr stark mangelentwickelte Kinder zu erwarten seien. Die frühzeitige Erkennung fetaler Gefahrenzustände und eine großzügige Sectioindikation sollte nach ihrer Meinung zu einer Senkung der perinatalen kindlichen Mortalität und Morbidität beitragen.

EGGER (pers. Mitt., 1980) weist darauf hin, daß

mit dem höheren Gebäralter der höheren Sozialschicht ein Sozialfaktor untrennbar involviert ist. Entgegen den Untersuchungen von WENDERLEIN bringe diese Gruppe Frauen häufig eine sehr viel kompliziertere seelische geistige Haltung zum Geburtserlebnis mit, als die um zehn Jahre jüngeren Frauen anderer Sozialschichten.

ARDEKANY und BOLANDGRAY (11) fanden in einem Kollektiv von 20 500 Geburten bei den 247 Frauen mit 5 und mehr Geburten eine Sectiofrequenz von 19,9% im Gegensatz zu 6% im Gesamtkollektiv. Bemerkenswert ist, daß 51% der Sectiofälle bei älteren Mehrgebärenden durch eine Dystokie (Mißverhältnis, Lageanomalien, Dysfunktion des Uterus) indiziert waren. Dieses Ergebnis entspricht den Berichten von JONES und LOWE (194), sowie VAN PRAAGH und TOVELL (381), die eine Häufigkeit von 50% beziehungsweise 40,5% angaben. Spätblutungen waren die zweithäufigste Indikation zur Sectio. Die hohe Dystokierate mag nach DONALD (95) damit zusammenhängen, daß bei älteren Mehrgebärenden nicht nur die nachfolgenden Kinder oft größer sind, sondern, daß auch der Beckenraum sich verkleinert. Auch in der Münchener Perinatalstudie 1975 (288) zeigte es sich, daß das Alter auf den Entbindungsmodus erwartungsgemäß einen starken Einfluß hat. Während sich die vaginale operative Entbindung in allen Altersstufen im wesentlichen fast unverändert verhält und lediglich in den beiden obersten Altersklassen über 36 Jahre etwas zugunsten der Sectio abfällt, findet sich in den beiden anderen Entbindungsmodi, nämlich Sectio- und vaginale Spontanentbindung ein gegenläufig lineares Verhalten. In dem Maße, wie die Sectio mit zunehmendem Alter kontinuierlich ansteigt, fällt die spontane Entbindung prozentual zurück. So beträgt die Sectiofrequenz in der untersten Altersklasse (bis 20 Jahre) 9,5% und steigt bis zu 22,3% (über 40 Jahre).

In diesem Zusammenhang ist der Zahlenvergleich der Geburtsstatistik der UFK Hamburg aus den Jahren 1938 und 1978 und der MPS 1975 interessant. Der Eindruck, daß die Zahl der älteren Gebärenden in heutiger Zeit wesentlich zugenommen hat, wird kaum belegt. Zwar hat sich der Anteil der Gebärenden im Alter von 31–40 Jahren von 26,72% (1938) auf 32,82% (1978) erhöht (MPS 1975: 30%), doch fanden sich in beiden Zeiträumen 1,44% bzw. 1,19% Gebärende über 40 Jahre (MPS 1975: 1,2%). Bei der Verschiebung der Parität ist die Differenz auch nicht so stark wie man vermuten könnte, wenn auch der Anteil der Dritt-, Viert- und Fünftgebärenden an den gesamten Geburten 1938 mit 22,43% gegenüber 13,63% (1978) größer war (MPS 1975: 14%). Unabhängig vom Alter, zeigt es sich, daß mit steigendem *Sozialstatus* die Spontanentbindung seltener wird im Gegensatz zu den operativen Entbindungsarten, die mit dem Sozialstatus zunehmen (MPS 1975).

Bei *Übergewicht* wurde eine zwei- bis vierfach erhöhte Operationsfrequenz beschrieben (15, 127, 173, 217, 235, 247, 370). KIDESS u. Mitarb. (209) konnten die häufigere operative Entbindung (12,4% gegenüber 7,6%) in ihrem Beobachtungsgut fast ausschließlich auf eine höhere Sectiorate (7,5% gegenüber 2,9%) zurückführen, wobei die adipösen Erstgebärenden mit 22,1% die höchste operative Frequenz aufwiesen (8,5% Sectio, 13,6% Vakuum oder Zange).

Eine aktive Preßperiode wird risikoreicher mit bestimmten *Erkrankungen der Augen*, des *zentralen Nervensystems* und des *Herz-Kreislauf-Systems* (s. Kap. 8). Die Frequenz herzkranker Gravider liegt in der Literatur zwischen 0,3% und 3,7% (122, 352, 355, 372). Unter den herzkranken graviden Patientinnen tritt heute als neue Gruppe das Kollektiv herzoperierter Frauen auf. Häufig gebären diese Frauen jedoch spontan (342, 355). So berichtet JOLUVKA (193) über 6 vaginale Entbindungen nach Resektion einer Aortenisthmusstenose. Davon waren 4 vaginale Spontangeburten.

BIERKEDAL u. Mitarb. (31) berichten über 371 Schwangerschaften bei *Epileptikerinnen,* die sie mit 112 530 Schwangerschaften einer „gesunden" Kontrollgruppe verglichen. Bei den Epileptikerinnen waren die operativen Eingriffe signifikant häufiger als bei den Nichtepileptikerinnen. (Zangen- bzw. Vakuumextraktionen 6,3% gegenüber 2,4%, Schnittentbindungen 3,2% gegenüber 1,1%.) Diese Zahlen stehen sehr wahrscheinlich im kausalen Zusammenhang mit den häufiger beobachteten Früh- und Mangelgeburten sowie kongenitalen Mißbildungen.

Bei Schwangeren mit *Sterilitätsproblemen* ist die operative Frequenz deutlich erhöht (148, 288). So fanden POULSON u. Mitarb. (320) eine Sectiofrequenz von 14,4% gegenüber 7,6% bei einer Kontrollgruppe. Vor allem die Schwangeren mit ovariellen Sterilitätsfaktoren waren eigenartigerweise sowohl bei der Sectio (19% gegenüber 7,6%) wie bei den Zangenentbindungen (8,6% gegenüber 2%) stark belastet.

Bei einem geschädigten oder toten Kind in der Anamnese *(anamnestische Risiken)* besteht nach den Ergebnissen der Münchener Perinatalstudie (228) ebenfalls eine erhöhte operative Frequenz und insbesondere eine erhöhte Kaiserschnittfrequenz.

Allgemein gilt, daß nach *plastischen Eingriffen am Uterus,* nach *Manchester-Operation, Portioamputation, Konisation* sowie nach Behandlung von intrauterinen *Synechien* (Asherman-Syndrom) in der Gravidität und sub partu häufig Komplikationen (Aborte, EUG, Placenta accreta, Placenta praevia) auftreten, die ein operatives Vorgehen erfordern (Sectio, Caesarean-Hysterectomy) (189).

Daß *Uterusmißbildungen* oft zu einer operativen Geburtsbeendigung führen, ist bekannt. Umsomehr erstaunt es, daß die 11 in der Literatur bekannten Fälle mit Schwangerschaften in beiden Hörnern eines Uterus didelphys alle vaginal geboren wurden (Übersicht bei 245). In diesem Zusammenhang sei auf die Gefahr bei einer Sectio bei Einlingsschwangerschaften in einem Horn eines Uterus didelphys hingewiesen. Durch die häufig beobachtete Drehung des Uterus kommt ein Gefäßbündel ventral zu liegen und kann leicht verletzt werden (302). Nicht selten ist bei Einlingsschwangerschaften in einem Horn die Plazenta im andern Horn inseriert.

Beckendystokie ist eine Sammelbeschreibung der Störungen des Geburtsverlaufs, bei denen eine Anomalie im knöchernen Geburtskanal zugrunde liegt (229). Die Angaben über die Häufigkeit einer Beckendystokie divergieren stark und schwanken im Bereich von weniger als 1% bis 5% aller Geburten (107). Eine Übersicht der neueren Arbeiten betreffend das „enge Becken" findet sich bei KIRCHHOFF (211). Er weist vor allem auf die Tatsache hin, daß die genaue Aufschlüsselung der operativen Entbindungen aus „kindlicher Indikation" oft erkennen läßt, daß als primäre Ursache für einen Eingriff eine geburtsmechanische Störung mit sekundären Effekten beim Kind vorlag (9, 130). So würden auch heute noch in 2 bis 4% der Geburten pathologische Geburtsabläufe durch Beckenveränderungen verursacht. Im Rahmen der Akzeleration hat im Beobachtungsgut von KIRCHHOFF (1968) die Zahl der übergroßen Kinder an Gewicht um 11% und in der Länge um 15% gegenüber 1930 zugenommen. In dieser Gruppe lag die Kaiserschnittfrequenz doppelt so hoch wie im Durchschnitt. Andererseits beobachtete DAPUNT (81) mit der Akzeleration der Jugend auch eine Zunahme der Durchschnittswerte der Conjugata vera und zwar im Vergleich von 1915 mit 1967 von 9,5 auf 11,7 cm. Wie DAPUNT fanden GEORGIDAS u. Mitarb. (130) bei der Analyse der Indikation zur Sectio eine Abnahme des „engen Beckens". Die Lage- und Haltungsanomalien zeigten hingegen eine eindrucksvolle Zunahme von 3,5% auf 16,7%. Die Autoren führen dies auf die Abkehr von gefahrvollen Wendungsoperationen und anderen komplizierten vaginalen Eingriffen zurück. Über die geburtshilfliche Bedeutung des „langen Beckens" (entwicklungsgestörtes Becken mit hohem Promontoriumstand, Fehlen der Kreuzbeinhöhle und verengte Beckenmitte) hat KIRCHHOFF umfassend hingewiesen (210, 211; vergleiche auch Kap. 4).

Häufig diskutiert wird der Einfluß der *Leitungsanästhesie* (Epiduralanästhesie) auf die operative Frequenz. Keinen oder nur geringen Einfluß fanden SCHLIEMANN und MUTH (350). Die Vakuumextraktionen waren unter Periduralanästhesie mit 6,9% gegenüber 4% etwas häufiger, die Zangenentbindungen mit 3,5% gegenüber 3% jedoch kaum erhöht. MATOUSKOVA u. Mitarb. (266) berichten über 15% Vakuumextraktionen unter Epiduralanästhesie gegenüber 7% bei einer Kontrollgruppe. Die Zahl der Sectiones war in der Epiduralgruppe kleiner (4% gegenüber 8%). Bei einer ebenfalls relativ niedrigen operativen Frequenz (15% Vakuum- oder Zangenentbindungen und 2% Sectio), konnten MALTAU und ANDERSEN (257) feststellen, daß die instrumentellen vaginalen Eingriffe bei *den* Gebärenden häufiger durchgeführt wurden, die die Kontraktionen unter der Epiduralanästhesie gar nicht mehr wahrnehmen konnten. Andere Autoren stellten ebenfalls keine Erhöhung der instrumentellen Geburten fest, wobei die vorgelegten Zahlen aber mit 42% bei Primiparae und 11% bei Mehrparae (100) bzw. 25–30% bei Primiparae (318) relativ hoch sind. BELFRAGE u. Mitarb. (24) weisen darauf hin, daß eine „normale" Frequenz der instrumentellen Entbindung mit einer Verlängerung der Austreibungsphase erkauft werden muß und befürworten wie CRAWFORD (75) eine Erhöhung der Eingriffe, um dieser Verlängerung im Interesse des Neugeborenen entgegenzuwirken. HOULT u. Mitarb. (176) beobachteten wie andere Autoren eine deutlich erhöhte operative Frequenz bei Periduralanästhesie (59,3% gegenüber 10,6%) (28, 277, 319, 326, 371). Im Gegensatz zu anderen Autoren (266, 350) beobachteten HOULT u. Mitarb. (176) zudem eine Zunahme der Haltungsanomalien (21,3% gegenüber 6,2%). Der Zeitpunkt des Beginns der Periduralanästhesie hatte hingegen keinen wesentlichen Einfluß auf die operative Frequenz und die Häufigkeit der Haltungsanomalien.

EBERHARD (108) sowie BRUN DEL RE u. Mitarb. (50) konnten bei früher *Blasensprengung* eine höhere Frequenz operativer Geburten nachweisen. Die Vor- und Nachteile der *artifiziellen Amniotomie* und der Geburtseinleitung werden seit Jahrzehnten diskutiert (169, 204). Während mehrere Autoren die frühzeitige Amniotomie befürworten (44, 195, 261) äußern andere eine gewisse Zurückhaltung (22, 47, 58, 162, 179).

Nach HILLEMANNS u. Mitarb. (164) verursacht die *programmierte Geburt* keine Steigerung der Frequenz operativer Entbindungen bei richtiger Auswahl der geeigneten Patientinnen, sorgfältiger Indikationsstellung und Vordiagnostik (Sectio 1,87% gegenüber 6,29% in der allgemeinen Klinikstatistik). Im Aachener Beobachtungsgut (196) mußten die programmierten Geburten in deutlich höherem Prozentsatz durch Kaiserschnitt beendet werden (7,5% bei Primiparae bzw. 2,8% bei Mehrparae gegenüber 3,5% bzw. 2,8% im Kontrollkollektiv). Einleitungsversuche bei unreifen Geburtssituationen sind eindeutig mit einer höheren Sectiofrequenz belastet (56, 177; s. auch S. 18.17).

LEHMANN u. Mitarb. (244) analysierten die Operationshäufigkeit und perinatale Sterblichkeit vor und nach Einführung der fetalen *Blutgasanalyse* und der *kontinuierlichen Überwachung* der fetalen Herzfrequenz. Sie fanden dabei, daß die Häufigkeit der geburtshilflichen Operationen (V.E., For-

zeps, Sectio) von 12,8% auf 22,5% anstieg, wobei die Anzahl der aus präventiver Indikation durchgeführten Sectiones sich von 45,7% auf 54,7% erhöhte und die vitalen fetalen Sectioindikationen hingegen von 54,3% auf 45,3% abnahmen. Der Trend zur präventiven Geburtshilfe, der sich in der deutlichen Zunahme der prophylaktischen Kaiserschnitte abzeichnet, wird auch von anderen Autoren registriert (2, 180, 288, 354, 395). EDINGTON u. Mitarb. (111) stellten eine Senkung der Sectiofrequenz fest und führten dies auf die kontinuierliche kardiotokographische Überwachung zurück, die die Fälle selektiviere, die wirklich ein operatives Eingreifen benötigen (s. auch Kap. 6 und 7).
Die erhöhte Gefährdung des Kindes in der Austreibungsperiode geht aus mehreren Arbeiten hervor (159, 213, 258). HAMILTON (149) hatte bereits vor über hundert Jahren das „geburtshilfliche Dogma" (70) aufgestellt, daß die Geburt beendet werden sollte, wenn die Austreibungsperiode länger als zwei Stunden dauert. In der „Deutschen Geburtshilfe" gilt heute, daß die aktive Preßperiode bei unverdächtigem Kardiogramm bei einer Erstgebärenden nicht länger als 30 Minuten und bei der Mehrgebärenden nicht länger als 20 Minuten dauern sollte (124, 162, 163, 213). Das potentielle fetale Risiko eines geplanten vaginalen Eingriffs muß jedoch mitberücksichtigt werden, wobei auch die Wehentätigkeit eine Rolle spielt. Bei hohem Kopf und/oder Malrotation und fehlenden fetalen Hypoxiezeichen (normales CTG, normale MBU) und Kooperation der Gebärenden, befürworten ROEMER u. Mitarb. (336) eine abwartende Haltung. COHEN (70) fand 1977 bei der Analyse von 4403 Geburten von Nulliparae, mit steigender Dauer der Austreibungsperiode weder eine Erhöhung der perinatalen und neopartalen Mortalität noch eine Zunahme von tiefen 5-Minuten-Apgar-Werten. Lediglich bei den tiefen 1-Minute-Apgar-Werten war bei den *nicht* durch CTG überwachten Kindern, bei Kindern nach Zangenentwicklung aus Beckenmitte und nach Sectio eine signifikante Zunahme zu beobachten. JUNG (197) wies hingegen in seinem eigenen Untersuchungsgut nach, daß mit der Dauer der Austreibungsperiode und mit der Anzahl der Preßwehen das aktuelle pH des Fetus abnimmt und daß eine enge Korrelation zu den postpartalen Vitalitätskriterien wie z. B. dem Apgar-Score besteht.

Die vaginalen Operationen

Die Episiotomie

Es gibt wenig objektive Studien über die Vor- und Nachteile einer systematischen oder häufigen Episiotomie im Vergleich zum seltenen Dammschnitt bei nur bestimmten Indikationen. Für einen häufigen oder generellen Dammschnitt werden zwei Argumente angeführt: 1. der Schutz des kindlichen Kopfes vor einer starken Kompression mit anschließender Dekompression und 2. die Schonung der mütterlichen Weichteile vor Überdehnung und Prophylaxe gegen einen späteren Deszensus. OBER weist zwar darauf hin, daß durch eine Episiotomie ein Deszensus oder gar Prolaps nicht verhindert werden könne, daß jedoch das Erscheinungsbild modifiziert würde. Man findet gehäuft die elongierte Zervix mit der rüsselförmig ausgezogenen vorderen Muttermundslippe bei schlaffen Parametrien.
Die Häufigkeit der Episiotomie liegt nach den Herausgebern heute über 80%, an anderen Kliniken etwas tiefer (Glasenapp 1973: 71%, MPS 1975: 71,8% im Gesamtkollektiv, 80,3% bei Erstparae). Praktisch generell wird die Episiotomie bei Primiparae durchgeführt, häufig bei Multiparae und systematisch bei Frühgeburten, Beckenendlagen und vaginalen operativen Entbindungen.
Seit den Veröffentlichungen von D'ERRICO (91) und CUNNINGHAM (79) in den 50er Jahren gewann in den USA die mediane Episiotomie und komplette Perineotomie immer mehr an Bedeutung. Dem einzigen Nachteil dieser Schnittführung, – die mögliche Ausdehnung einer Lazeration bis ins Rektum – stehen viele Vorteile gegenüber:

- anatomische Korrektheit,
- leichte Ausführung,
- symmetrische Spannungsentlastung,
- maximale Erweiterung des Scheidenausgangs durch minimale Inzision,
- wirkungsvolle Minderung der Urethratraumatisierung,
- Vermeidung der Nebenverletzungen bei Zangenentbindungen,
- einfache Naht,
- ausgezeichnete Heilung des Perineums,
- gute kosmetische Ergebnisse (91),
- geringere subjektive Beschwerden in der Folge (Erlanger Studie; 135).

KÄSER, OBER und ZANDER bevorzugen die mediane beziehungsweise die erweiterte mediane Episiotomie. Ein mediolateraler Dammschnitt wird bei großem Platzbedarf angelegt (großes Kind, Gefahr einer Schulterdystokie, Beckenendlage) und ist dem weniger erfahrenen Geburtshelfer zu empfehlen.
Bei der medianen Episiotomie werden im Vergleich zur mediolateralen Episiotomie fast durchwegs häufiger Dammrisse III. Grades beobachtet (GLASENAPP (135): 6,29% gegenüber 1,05%; UFK Erlangen 1975/76: 16,3% gegenüber 3,8%; I. UFK München 1979: 5,8% gegenüber 1,7%; RUBIN (339): 11% gegenüber 2% (136, 150).
Jede Episiotomie mit der anschließenden Naht ist als plastischer Eingriff mit sehr erheblicher Bedeutung für die Zeit nach der Geburt zu betrachten. Die Naht der Episiotomie hat somit nach plastischen Gesichtspunkten zu erfolgen, d. h. die Mus-

kulatur, Vaginalhaut und die Dammhaut müssen sorgfältig schichtweise versorgt werden. Dabei ist es sekundär, ob die Episiotomie durch Einzelknopfnähte oder fortlaufende Nähte versorgt wird. Generell wird resorbierbares Nahtmaterial (Chromgut, respektive Dexon oder Vicryl) verwendet.

Die vaginaloperative Geburt

Die Häufigkeit vaginaler entbindender Operationen hat in vielen Kliniken und Ländern stark zugenommen und zwar trotz gleichzeitigem Anstieg der Sectiofrequenz. Die Gründe dafür sind vielfältig:
– subjektive Einstellung des Geburtshelfers. Das aktive Vorgehen in der Austreibungsperiode wurde stark vom Amerikaner DE LEE (90) beeinflußt, der eine systematische (elektive) Zangenentbindung empfahl; eine „Politik", die in den USA viele Anhänger gefunden hat. PIGEAUD (311) empfahl die systematische Geburtsbeendigung durch Vakuumextraktion (dégagement dirigé),
– der Nachweis einer häufigeren fetalen Azidose mit der Verlängerung der Austreibungsperiode,
– die relative Zunahme der Primiparae mit längerer Austreibungsperiode,
– die häufigere Diagnose des „fetal distress" durch das elektronische Monitoring,
– die in manchen Kliniken hohe Frequenz der medikamentösen Geburtsanalgesie und
– die Geburt in Rückenlage, welche das Pressen erschwert.

Die Zunahme der operativen Geburt erfolgte obwohl manche Indikationen zur Forzeps-/Vakuumentbindung seltener geworden sind (Mißverhältnis zwischen Kopf und Becken, funktionelle Dystokie, die durch pharmakologische Beeinflussung überwunden werden kann).

Fast übereinstimmend ist man der Meinung, daß die früher diskutierten vaginalen geburtshilflichen Operationen wie hohe Zangen-, hohe Vakuumextraktionen bei unvollständigem Muttermund und Wendungen heute nicht mehr durchgeführt werden sollten. Für die „Routinegeburtshilfe" sollte man sich auf wenige, verhältnismäßig einfach durchzuführende Standardoperationen beschränken – Zange oder Vakuumextraktion vom Beckenausgang, aus Beckenmitte, wenn möglich in Sectiobereitschaft und die Entwicklung der Beckenendlage (159). Die schwierigen Zangen- oder Vakuumextraktionen aus Beckenmitte, alle Rotationszangen, die ganze Extraktion bei Beckenendlage und die innere Wendung des zweiten Zwillings sollten dem geburtshilflich Erfahrenen vorbehalten bleiben (162).

Die *Frequenz* vaginaloperativer Geburten variiert von Klinik zu Klinik und von Land zu Land. Für die USA wurden im Jahre 1975 Zahlen zwischen 10 und 90% angegeben (63). Für die USA insgesamt lag die Zahl bei 33,5%, in Holland bei 4,9%.

Im Vergleich dazu betrug die vaginale Operationsfrequenz (Zange, Vakuum) an der UFK Mainz 14,2% (1978); an der UFK Erlangen 9,1% (1978); an der UFK Basel 17% (1978) und im Raume München 14,6% (Münchener Perinatalstudie 1975–1977).

Über Vor- und Nachteile einer hohen oder tiefen Operationsfrequenz und über die „optimale" Frequenz kann man nur spekulieren. Gesichert ist einzig das etwas erhöhte Risiko der operativen Entbindung für die Mutter (Narkose, Leitungsanästhesie, Trauma, Blutverlust). Für das Kind läßt sich die Frage nicht beantworten. Vor allem auch deshalb nicht, weil eindeutige Bezugssysteme fehlen. Perinatale Mortalität ist ein zu grober Parameter und die kindliche Morbidität wird von zu vielen Faktoren beeinflußt. Dies trifft sowohl für die fetale Azidose, die Apgarzahl als auch für die Spätmorbidität zu. Außer in Extremfällen – eindeutiges Geburtstrauma – existieren kaum eindeutige Untersuchungsergebnisse über Schäden bei operativ entbundenen im Vergleich zu spontan geborenen Kindern. „Geburtsschäden" sind im allgemeinen multifaktoriell. Unklar ist auch die Bedeutung der neonatalen Azidose für das spätere Schicksal, und die Regenerationsfähigkeit des kindlichen Hirns wurde offensichtlich unterschätzt. In den globalen Statistiken bleiben zwei wichtige Faktoren unberücksichtigt:
– die Ausgangssituation im Einzelfall und
– die Geschicklichkeit des Operateurs.

Die vorliegenden landesweiten Statistiken lassen aber nicht den Schluß zu, daß eine hohe Operationsfrequenz die mütterliche oder die perinatale kindliche Mortalität gesenkt hat. So zeichnen sich gerade die Länder mit einer niedrigen Operationsfrequenz durch eine besonders tiefe Mortalität von Mutter und Kind aus (Skandinavien, Holland).

Forzeps oder Vakuumextraktion

Wie die Zahlen für die gesamte Operationsfrequenz, so variieren auch die Angaben über die Häufigkeit von Forzeps- oder Vakuumgeburten. Die wenigen verfügbaren Landesstatistiken zeigen das eindeutig. Während in den USA die Vakuumfrequenz 1975 0,6% aller vaginaloperativen Geburten ausmachte, lag sie im gleichen Zeitpunkt in Holland bei 71,5% und in Norwegen bei 70,5% (63). 1978 lag die Vakuumfrequenz an den Universitäts-Frauenkliniken Erlangen bei 98%, Mainz bei 85%, I. UFK München bei 93,4% und Basel bei 14,2% und in der Münchner Perinatal-Studie 1975 bei 83,8%. Die Wahl der Methode – Forzeps oder Vakuum – hängt in erster Linie von der subjektiven Einstellung und der „Schule" des Geburtshelfers ab. GRUMBRECHT (144) berichtete 1971 über eine Umfrage an 915 deutschen geburtshilflichen Abteilungen. An 360 Kliniken wird überwiegend die Vakuumextraktion vorgenommen, an 309 die Zange und in 246 Kliniken werden beide

Verfahren eingesetzt. Einwandfreie prospektive Studien über Vor- und Nachteile der beiden Methoden existieren nicht. Vergleichende retrospektive Untersuchungen (61, 178) lassen keine eindeutigen Schlußfolgerungen zu. Globale Statistiken sagen wenig aus, da die Situation im Einzelfall, die Geschicklichkeit des Operateurs und andere Faktoren unberücksichtigt bleiben. Immerhin sind es wiederum die Länder mit einer hohen relativen Vakuumfrequenz, die eine tiefe perinatale Mortalität aufweisen. Akzeptiert werden kann die Aussage, daß das mütterliche Weichteiltrauma bei Vakuumextraktion geringer ist als bei Forzepsextraktion (244, 347). Allerdings sind auch hier wieder andere Faktoren mitbeteiligt (Geschicklichkeit des Operateurs, Zangenmodell, Indikationsstellung, Entfernung der Zangenblätter unmittelbar vor dem Durchschneiden des Kopfes).

Indikationen
Die beiden vaginalen operativen Entbindungsverfahren stellen nach Meinung von JANISCH (187), ALTMANN u. Mitarb. (7) keine sich konkurrierenden Methoden dar. Vielmehr betonen diese Autoren wie schon SCHENKER u. SERR (347) die strenge Indikationstrennung für beide Extraktionsinstrumente. REINOLD u. GEORGIADES (333) empfehlen in jenen Fällen, wo eine sehr rasche Entbindung notwendig ist, von der Vakuumentbindung Abstand zu nehmen und der, allerdings mit einer etwas höheren Morbiditäts- und Schädigungsmöglichkeit belasteten Zangenentbindung den Vorzug zu geben. In ihrem Kollektiv wurden 52% der Vakuumextraktionen bei sekundärer Wehenschwäche durchgeführt und nur 12% bei drohender intrauteriner Asphyxie. Dagegen kam die Zange in 56% bei einer akuten Gefährdung des Kindes und nur in 25% bei sekundärer Wehenschwäche zur Anwendung.
EGGER (pers. Mitt., 1980) sieht nur bei nicht ideal zangengerechten Köpfchen eine echte differentielle Indikation. Mit der Vakuumextraktion ließe sich die Rotation mit geringerem Kraftaufwand komplettieren, d. h., man könne früher ziehen und hätte keine erhöhten Komplikationen im Gegensatz zu den Rotationszangen.
Bei der Entbindung des Frühgeborenen stellt die Zange das schonendere Verfahren dar (159). KÄSER und THOMSEN empfehlen bei unreifem Kind die prophylaktische Zangenentbindung (geringere Kompression und Dekompression), wobei sie wie die übrigen Herausgeber dazu neigen, Frühgeborene in einem weit höheren Prozentsatz als bisher aus kindlicher Indikation (Gefahr zerebraler Schädigung) durch Schnitt zu entbinden. Diese Entwicklung wird durch die Untersuchungen von MANN (258), RUETTGERS u. AMIEL (162) gerechtfertigt (159). Neben Frühgeburten (255) werden von GEORGIADES u. Mitarb. (131) als weitere Kontraindikationen für eine Vakuumextraktion ein Kuppenweichschädel und voraussehbare große erforderliche Zugkräfte mit Gefahr des Abgleitens der Vakuumpelotte erwähnt.
Mehrere Autoren befürworten die Vakuumextraktion bei unvollständig eröffnetem Muttermund (62). INMAN (185) verteidigte diese Indikation mit der erniedrigten mütterlichen Morbidität im Vergleich zur Schnittentbindung und der meist leichten, passageren fetalen Morbidität. Die letztere beträgt in seinem Kollektiv aber immerhin 13%. LANGE (231) wies jedoch auf eine 20%ige perinatale Mortalität hin, in Fällen, bei denen die Saugglocke bei einer Muttermundweite von 7 cm und weniger angelegt wurde. Traktionen bei einem Kopfstand über der Interspinalebene und Traktionen, die länger als 15 Minuten dauerten, waren mit 16% respektive 12% Mortalität belastet. Wie LANGE (231) warnten auch WIDER u. Mitarb. (393) vor dem gehäuften Auftreten von Schulterdystokien bei Vakuumextraktionen während der Eröffnungsperiode.
Obwohl die vollständige Erweiterung des Muttermundes als Vorbedingung für eine Zangenoperation gilt, empfehlen auch heute noch einige Autoren Zangenoperationen bei unvollständigem Muttermund, so HUNTINGFORD (182) sowie ARTHURE und HOLMES (13) vor allem zur Korrektur einer Fehleinstellung des Kopfes. MOOLGAOKER (279) befürwortet ebenfalls dieses Vorgehen, wobei er eine eigens modifizierte Kielland-Zange benützte. In dieser stark kritisierten Arbeit (62, 142) fand sich aber eine erschreckend hohe kindliche Morbidität und Mortalität sowie mütterliche Morbidität (9% Muttermundrisse bei Zangenentwicklung respektive 15% bei Vakuumentbindung, 4,8% schwere Zerebralschäden und 10,9% fragliche Zerebralschädigung). Die Herausgeber führen bei unvollständigem Muttermund weder eine Vakuum- noch Zangenextraktion durch. RUBIN u. COOPLAND (339) berichten über 1000 Fälle von hinteren Hinterhauptslagen und tiefem Querstand, bei denen die Kielland-Zange eingesetzt wurde. In nur 30 Fällen hätte dies nicht zum Erfolg geführt. Es fanden sich aber immerhin in 9,9% kindliche Geburtstraumen (Kephalohämatom 3,9%, Gesichtsschürfungen 3,3%, Fazialisparese 1%, Hirnverletzung 1%, Schädelfraktur 0,7%). Die gereinigte kindliche Mortalität betrug 0,4%. Die mütterlichen Geburtsverletzungen waren u. a. abhängig von der Art der Episiotomie (s. auch S. 18.6). Zervixrisse traten in 2,7% und Vaginalrisse in 5,4% auf. Die Rotation mit der Zange bei persistierender hinterer Hinterhauptslage sollte nach PHILLIPS u. FREEMAN (310) nur dann durchgeführt werden, wenn diese „leicht" geht und keine unnötigen Kopfkompressionen verursacht. Der Rotationsversuch sollte abgebrochen werden, sobald Schwierigkeiten auftreten (KÄSER). Schonender für das Kind und die Mutter ist eine großzügige Episiotomie. In solchen Fällen wird neuerdings auch vermehrt der

Einsatz des Vakuumextraktors empfohlen (KÄSER, 262).
Unter Hinweis auf die hohe Zahl an Plexuslähmungen bei Beckenendlage, insbesondere nach der Kopfentwicklung nach Veit-Smellie (116, 382) empfiehlt TAN (374) diesen Handgriff zugunsten einer Zangenentwicklung am nachfolgenden Kopf aufzugeben.

Zangenmodelle

Die ersten Berichte über die Anwendung eines mechanischen Gerätes zur Entwicklung eines lebenden Kindes unter der Geburt finden sich bei AVICENNA (980–1030) (82). Ob die vom Zürcher Stadtphysikus JACOB RUEFF 1554 veröffentlichte Zange für lebende Geburten benützt werden konnte, ist eher fraglich. Das indessen sicher erstmals erfolgreich eingesetzte Instrument war die von der englischen „Geburtshelferdynastie" entwickelte Chamberlen-Zange (1600–1728). Der Schlüssel zum Erfolg war die Tatsache, daß die Zangenlöffel getrennt eingeführt werden konnten. Die Erfindung des Zangenschlosses durch den Franzosen DUSEE beeinflußte stark die Entwicklung der französischen und deutschen Zangen. Im 18. Jahrhundert kamen die ersten Zangen mit einer Beckenkrümmung in Anwendung (Pugh, Levret und Smellie). In der Folge wurden fast unzählige Modelle geschaffen. Jedoch erst in der zweiten Hälfte des 19. Jahrhunderts wurden neue Fortschritte erzielt. KRISTELLER führte als erster Kräftemessungen bei der Zangenextraktion durch. TARNIER entwickelte und verfeinerte zwischen 1877–1881 eine Achsenzugzange. Während die Simpson- und Elliott-Zangen mit kleinen Modifikationen bis heute die häufigst gebrauchten Ausgangszangen im englischen Sprachraum blieben, setzte sich im deutschsprachigen Bereich die Neagele-Zange als „Schulzange" durch. Die 1915 von KIELLAND eingeführte Zange, die ursprünglich speziell für den tiefen Querstand konstruiert wurde, ist wahrscheinlich heute das meist gebrauchte Instrument für Extraktionen mit Rotation aus Beckenmitte (239). Sie ist im deutschsprachigen Raum jedoch lange auf Zurückhaltung bzw. Ablehnung gestoßen. Durch die Erfindung des Achsenzughebels (Exzentergriff) durch BILL (30) kann das Achsenzugprinzip bei den meisten gebräuchlichen Zangenmodellen zur Anwendung kommen. Zur Extraktion des nachfolgenden Kopfes bei Beckenendlage wurden spezielle Zangen entwickelt, so die Piper-Zange (1924) und die von LAUFE modifizierte „kurze" Piper-Zange (237).
Ausführliche Beschreibungen der zahlreichen Zangenmodelle finden sich bei DAS (82) und LAUFE (239). Die Charakteristiken historisch wichtiger sowie heute gebräuchlicher Zangen sind in der Tab. 1 u. Abb. 1 a–m zusammengestellt.

Spezielle Modelle

Die Beurteilung von Zangen und die Bevorzugung des einen oder anderen Modells erfolgt aufgrund persönlicher Erfahrungen des Geburtshelfers und gelingt infolgedessen nicht durch eine vergleichende Morbiditätsstatistik (325).
SEIDENSCHNUR u. Mitarb. (360) berichteten 1972 über gute Erfahrungen mit der *Parallelzange nach Shute*. Sie erwähnen vor allem den von SHUTE selber (364) und MARTIUS (262) beschriebenen Spreitz- und Schutzeffekt (Sturzhelm) und die Möglichkeit kontrollierter Kompression. Ferner betonen die Autoren die universelle Verwendungsmöglichkeit. So haben sie die Vakuumextraktion fast vollständig zugunsten der Shute-Zange aufgegeben, vor allem auch bei prophylaktischen Zangenextraktionen bei unreifen und potentiell gefährdeten Kindern. SHUTE (364) berichtete über 100 Fälle, bei denen eine Schulterdystokie ohne jede Komplikation mit der Parallelzange behoben werden konnte. Bei dieser Anwendung muß jedoch darauf geachtet werden, daß mit der Zange nur gedreht, nicht aber gezogen wird.
SIPLY u. KRONE (366) stellten 1977 ein neues Zangenmodell, die *Bamberger-Divergenzzange,* vor. Als Besonderheit weist diese Zange einen Schiebemechanismus auf, womit der Löffelabstand zwischen 7,2 und 11,5 cm variiert werden kann. Aufgrund des geringen Hebelarms können nur Kompressionskräfte von maximal 0,3 kp auftreten, ein Wert, der deutlich unter den bisher gemessenen Kompressionskräften bei anderen Zangenmodellen liegt (s. auch S. 18.13).
QUAKERNACK u. BELLER (325) empfehlen die *Divergenzzange nach Laufe*. Sie betonen, daß es sich weder um eine Zug- noch Rotationszange handelt, was die Laufe-Zange als Beckenausgangszange prädestiniert. Die echte Beckenausgangszange ist nach BELLER u. Mitarb. (26) eine Hilfe zur Vollendung des physiologischen Durchtrittsmechanismus (Zangenhilfe) und sollte in Statistiken streng von Zug- und Drehzangen unterschieden werden.
Bei der Verwendung des *Exzentergriffs* liegt der Vorteil des exzentrischen Zangenzugs darin, daß zur Zangenzugrichtung eine zweite Bewegungskomponente des kindlichen Kopfes dazukommt, nämlich in Richtung mütterlicher Kreuzbeinhöhle. Der Druck gegen die Symphyse wird dadurch verringert. GEORGIADES u. Mitarb. (131) und GITSCH (134) berichten über gute Erfahrungen mit einem Exzentergriff, der an verschiedenen Zangenmodellen angebracht werden kann (215, 303). Nach JANISCH u. Mitarb. (188) hat der Exzentergriff im deutschsprachigen Bereich nicht die ihm zustehende Beachtung und Verbreitung gefunden.
SALING (344) entwickelte ein *kombiniertes Gerät* mit Zangenlöffeln und Vakuumextraktor. Durch die besonders geformten Zangenlöffel wird der Druck auf den kindlichen Kopf möglichst gering

Tabelle 1 Zangenmodelle

Abb.	Zangenmodell	Anordnung der Zangenlöffel	Zangenblätter	Becken-krümmung	Perineal-krümmung	Halsteil	Schloß	Griffe	Funktion
a	Chamberlen 1600	gekreuzt	gefenstert	–	–	parallel	Niete, Stoffband	geschlossen	Zugzange
	Dusée	gekreuzt	nicht gefenstert	–	–	überlappend	Schraube (französisches Schloß)	gespreizt	Zugzange
	Levret 1747	gekreuzt	gefenstert	+	–	divergent	französisch	geschwungen, Zughaken	Zugzange
	Smellie (1697–1763)	gekreuzt	gefenstert	+ +	–	divergent	englisch	geschlossen	Zugzange
	Pugh	gekreuzt	–	+ +	–		–	–	Zugzange
b	Naegele (1777–1881)	gekreuzt	gefenstert	+ +	–	divergent	kombiniert, französisch-englisch Stift-Tafel-Schloß	geschlossen, Zughaken	Zugzange
c–d	Simpson 1848	gekreuzt	gefenstert	+	–	getrennt parallel	englisch	geschlossen, Zughaken	Zugzange
e	De Lee 1948	gekreuzt	gefenstert	+	–	getrennt parallel	englisch	geschlossen, Zughaken	Zugzange
	Hawks-Dennen 1931	gekreuzt	gefenstert	+	+	getrennt parallel, lang	englisch	geschlossen, Zughaken	Achsenzug
	Elliott 1858	gekreuzt	gefenstert	+	–	überlappend	englisch	geschlossen, Zughaken	Zugzange
	Tucker Mc Lane	gekreuzt	nicht gefenstert	+	–	überlappend	englisch	geschlossen, spreizbar mit Stellschraube Zughaken	Zugzange
	Luikart 1937	gekreuzt	„Pseudofenestration"	+	–	überlappend	gleitend	geschlossen	Zugzange
f	Kielland 1915	gekreuzt	gefenstert	–	–	überlappend, divergierend	gleitend	getrennt, parallel, Zughaken	Rotations- und Zugzange
g	Barton 1924	gekreuzt	gefenstert, vorderer Löffel mit Gelenk	+	–	parallel, geschlossen	gleitend	geschlossen, Zughaken	Zugzange für tiefen Querstand des Kopfes
	Kielland-Barton (Laufe 1956/59)	gekreuzt	symmetrisch gefenstert od. Pseudofenestration vorderer Löffel mit fixierbarem Gelenk	+	–	überlappend	gleitend	getrennt, parallel, Zughaken	Rotations- und Zugzange
	Morales	gekreuzt	gefenstert	+	+	überlappend	französisch	geschlossen	Achsenzug

(Fortsetzung S. 18.11)

Tabelle 1 (Fortsetzung)

Abb.	Zangenmodell	Anordnung der Zangenlöffel	Zangenblätter	Becken-krümmung	Perineal-krümmung	Halsteil	Schloß	Griffe	Funktion
h	Tarnier 1864	gekreuzt	gefenstert	+	+	parallel, getrennt	kombiniert, deutsch-französisch	getrennt, parallel, Zughaken, Achsenzuggriff	Achsenzug
	Dewey	gekreuzt	gefenstert	+	–	parallel, getrennt	deutsch	Achsenzuggriff	Achsenzug
i	Piper 1924	gekreuzt	gefenstert	–	+	parallel, getrennt zylindrisch, lang (15 cm)	englisch	geschlossen, Zughaken	Zange für nachfolgenden Kopf
	mod. Piper (Laufe 1967)	divergent	„Pseudofenestration"	–	+	parallel, getrennt zylindrisch, kurz (11 cm)	Angelschloß, endständig	Zughaken, keine Griffe	Zange für nachfolgenden Kopf
	Palfyn 1723	parallel	gefenstert	+	–	geschlossen, parallel	Stoffband Gewindestange	parallel, verstellbar	Zugzange
k	Shute 1941/1958	parallel	gefenstert	+	–	geschlossen, parallel	Stoffband Gewindestange	parallel, verstellbar	Zugzange
	Thenance 1781	divergent	gefenstert	–	–	getrennt, parallel	Angelschloß, endständig	gerippt	Zugzange
	Boerma 1907	divergent	gefenstert	–	–	getrennt, parallel	Angelschloß, endständig	gerippt	Zugzange
l	Laufe 1968	divergent	„Pseudofenestration"	+	+	getrennt, parallel	Angelschloß, endständig	Zughaken, endständig	Ausgangszange
m	Sipli-Kreta 1976 (Bamberger Divergenzzange)	divergent	gefenstert	+	–	divergent	Zapfenschloß	geschlossen, verstellbar	Zugzange

18.12　Die geburtshilflichen Operationen

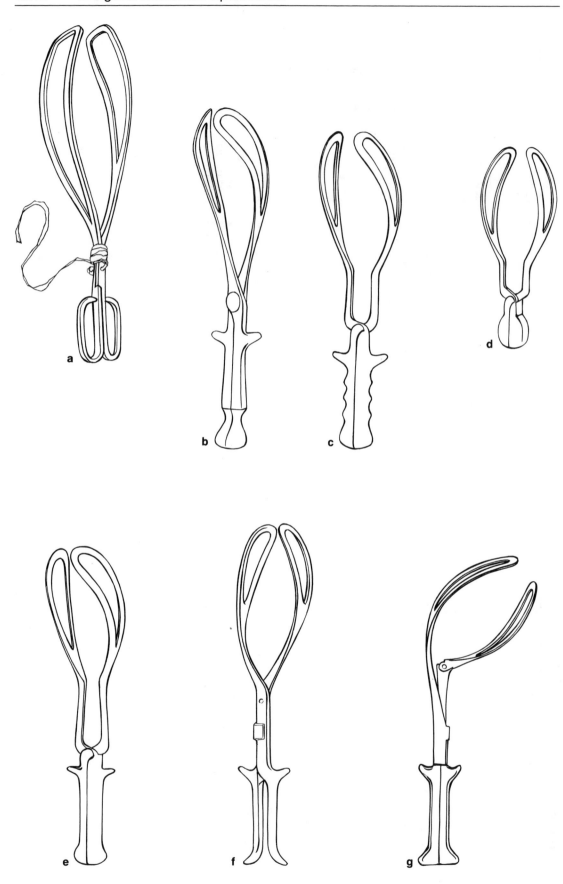

Die geburtshilflichen Operationen 18.13

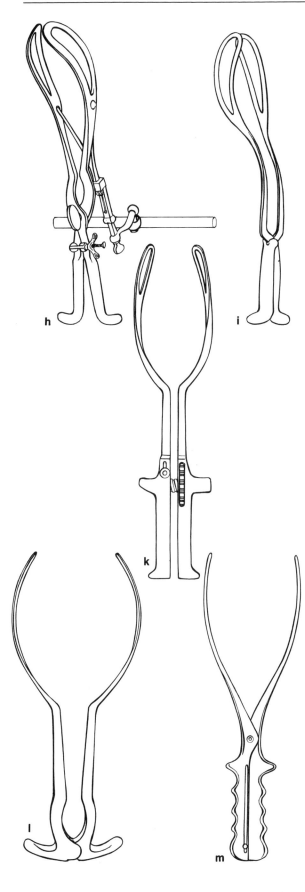

gehalten und somit eine schonendere Extraktion des Kindes erreicht.

NATORI (292) berichtet über das technische Vorgehen mit einer neu entwickelten Vakuumsaugglocke aus Silastic, bei der es im Gegensatz zur Metallglocke nicht zur Bildung eines Caput succedaneum kommen soll.

Kräfteverhältnisse bei instrumentellen vaginalen Entbindungen

Bei der Anwendung der Zange treten neben Zug- und Rotationskräften unerwünschte Kompressionskräfte auf. Vor mehr als 100 Jahren führte KRISTELLER (221) ein Zangenmodell ein, bei dem die Zugkraft gemessen werden konnte. WYLIE (397) konnte anhand von Messungen bei 880 Zangengeburten nachweisen, daß bei Primiparae ein größerer Kraftaufwand notwendig ist. In den 60er Jahren wurden dann weitere Arbeiten veröffentlicht, die sich mit Kräftemessungen befaßten (305, 380, 398). FLEMING u. Mitarb. (119) entwickelten eine spezielle Zange zur Messung der Kompressionskräfte. Sie fanden, daß die Kompression abhängig ist vom Druck auf die Zangengriffe, vom Widerstand des kindlichen Kopfes und der mütterlichen Gewebe. Übereinstimmend fanden ULLERY (380), KELLY (205) sowie PEARSE (305) im Durchschnitt maximale Kompressionskräfte von 2,5 kg. Im Gegensatz zu diesen Werten, die mit gekreuzten Zangen gefunden wurden, errechnete LAUFE (238) für Divergenzzangen eine negative Kraft von 1,2 kg. Mehr Daten liegen über Zugkräfte vor. Diese sind selbst bei einer „normalen" Zange nicht unerheblich; sie liegen im Mittel um 16–18 kg und schwanken zwischen 4 und 45 (!) kg (276, 305, 380, 398). Bei Primiparae wurden durchschnittlich maximale Zugkräfte von 18 kg und bei Mehrgebärenden von 13 kg registriert (380). PEARSE (305) fand signifikant höhere Zugkräfte bei Erst- und Zweitparae, bei hinterer Hinterhauptslage und bei Kindern über 3000 g.

Welches sind die Auswirkungen auf das Kind? Nach WYLIE (398) kann das Risiko einer kindlichen Schädigung bei Zugkräften unter 20 kg vernachlässigt werden. KELLY (205) konnte zeigen, daß bei Zugkräften über 22,6 kg fast dreimal mehr deprimierte Neugeborene (Apgar 0–6), nämlich 40%, beobachtet wurden im Vergleich zu den 14% deprimierten Kindern bei Zugkräften unter 22,6 kg. In diesem Zusammenhang interessieren auch die tierexperimentellen Untersuchungen von MANN (258), in denen nachgewiesen wurde, daß eine Kopfkompression von 2–15 kg bei Lammfeten eine schwere zerebrale Ischämie verursacht und ähnliche EEG-Veränderungen beobachtet werden können wie sie bei klinischen Situationen auftreten. So berichtete CACAVA (55) über auffällige EEG-Veränderungen, die er bei 60% der durch Zange entbundenen Kindern nachweisen konnte, während dies bei den vaginal spontangeborenen

Neugeborenen nur in 10% der Fall war. Über schwere Herzfrequenzdezelerationen bei Zangenextraktionen berichteten mehrere Autoren. So fanden KELLY (205) in 84% und ULLERY (380) in 100% zum Teil schwere Dezelerationen. SCHULZ u. Mitarb. (358) konnten dies in 90% ihrer Tierexperimente nachweisen.

Aufgrund anatomischer Studien empfiehlt MINES (275), das Schloß der Zange, wenn immer möglich, genau über die kleine Fontanelle zu bringen, wodurch die Zangenblätter sich so an den Schädel anlegen, daß bei der Kompression geringere Verschiebungen im Falx-und Tentoriumbereich erfolgen. BREHM (45) führte Schädelinnendruckmessungen in Modellversuchen bei Vakuum- und Zangenextraktionen durch. Obwohl mit der Zange gleich große, zum Teil größere Druckschwankungen registriert werden konnten, fanden sich vor allem beim Abreißen der Glocke kurzdauernde hochfrequente, oft recht erhebliche Druckschwankungen, die zu „Gehirnerschütterungen" und eventuell Gefäßzerreißungen führen können. Die Einschränkung der Vakuumindikation bei drohender intrauteriner Asphyxie stützt sich auf die Tatsache, daß beim Druckaufbau wertvolle Zeit verlorengeht. Modellversuche von BREHM (45) haben gezeigt, daß die maximale Zugmöglichkeit nach 3–4 Minuten Ansaugdauer nicht mehr ansteigt, daß aber bei einer Zugrichtung von 45 Grad zur Glockenebene die maximale Zugmöglichkeit nur noch die Hälfte beträgt. WIDER u. Mitarb. (393) bestätigen frühere Untersuchungen, die zeigten, daß auch ein schneller Aufbau des Vakuums (1–2 Minuten) bei drohender kindlicher Asphyxie ein genügendes Haften der Saugglocke erlaubt.

Vergleichende Kräftemessungen bei verschiedenen Zangenmodellen und Vakuumextraktoren wurden von MOOLGAOKER (280) durchgeführt. Dabei wurden mit einer vom Autor entwickelten Zange, die mit einer Stellschraube versehen ist, die geringsten Zug- und Druckkräfte registriert. Im Gegensatz zu anderen Autoren (48, 306), die ein Abreißen der Saugglocke bei Zugkräften über 13,6–15,8 kg beobachteten, beschrieb MOOLGAO= KER (280) Fälle mit Zugkräften von 23 kg und mehr ohne Abreißen der Glocke. DAVIDSON u. Mitarb. (83) suchten nach Möglichkeiten, den Schwierigkeitsgrad einer Zangenentbindung prospektiv zu erkennen. Sie fanden, daß diese stark von der Geschwindigkeit der Muttermundseröffnung von 7–10 cm abhängt und dies sowohl bei einfachen Zangenentwicklungen wie bei Rotationszangen. Bei einem Zeitintervall von weniger als zwei Stunden konnte eine „leichte" Zangenentwicklung erwartet werden. Je länger dieses Intervall wurde, desto häufiger waren die schwierigen Entbindungen. Keinen Einfluß auf den Schwierigkeitsgrad der Zangenentwicklung hatten indessen die Oxytocinstimulation und die Epiduralanalgesie.

Morbidität und Mortalität bei instrumentellen vaginalen Entbindungen

Die Früh- und Spätentwicklung von vaginaloperativ entbundenen Kindern darf niemals *nur* unter dem Gesichtspunkt des Geburtsmodus gesehen werden, die Art der Geburtsbeendigung ist nur *ein* Parameter der Beurteilung. Genetische Substanz, Schwangerschaft, Geburtsverlauf vom Wehenbeginn bis zur Entbindung, Behandlung von primären und sekundären Störungen, sowie die Beurteilung der sozialen Verhältnisse, als auch Einsatz oder Nichteinsatz von Kompensationsmöglichkeiten erkannter Defizite sind andere Kriterien (369). Es hat sich gezeigt, daß das Risiko einer perinatalen Hirnschädigung nicht oder nur ausnahmsweise im operativen Verfahren selbst liegt, sondern in der Gesamtsituation, die zu einem solchen Eingriff geführt hat (351, 257).

Die perinatale Mortalität und Morbidität nach Forzeps- bzw. Vakuumextraktionen ist von drei Komponenten abhängig: 1. von der Ausgangssituation; 2. von der Zeit, die vergeht vom Entschluß zum Eingriff bis zur Entwicklung des Kindes; 3. von dem Schädigungsrisiko der angewendeten Extraktionstechnik (7).

NISWANDER u. GORDON (295) veröffentlichen 1973 die Daten einer kollaborativen prospektiven Studie über die „prophylaktische" Ausgangszangenentbindung. Bei allen Mängeln der Untersuchung geht deutlich hervor, daß die „Ausgangszange" zumindest keine Erhöhung der kindlichen Mortalität und neurologischen Morbidität verursacht. Allerdings ergaben sich auch keine signifikanten Ergebnisse, die bestätigt hätten, daß die Ausgangszange für das Kind einen Schutz darstellt. Ein einheitlicher Trend weist jedoch auf einen etwas besseren Zustand der Forzepskinder hin.

DUDLY u. Mitarb. (102) verglichen die elektive mit der indizierten Zange aus Beckenmitte. In einigen Arbeiten aus den 50er Jahren (zitiert bei 102) werden bei Zangen aus Beckenmitte hohe kindliche Mortalitäts- und Morbiditätsraten angegeben (bis 48%) und auf eine eindrückliche mütterliche Morbidität hingewiesen. WEINBERG (391) hingegen, der über 1000 „midforceps" berichtete, fand lediglich 7,8% mütterliche Komplikationen und eine vermeidbare kindliche Mortalität am Termin von 0,5%. Seine guten Resultate erreichte er vorwiegend durch eine systematische radiologische Pelvimetrie und Eliminierung möglicher Mißverhältnisse. DUDLY u. Mitarb. (102) schließen aus dem Vergleich ihrer indizierten und elektiven Zangen aus Beckenmitte, daß die Gefährlichkeit nicht in dem operativen Vorgehen an und für sich liege, sondern vielmehr an den gegebenen Umständen – langdauernde Austreibungsperiode, Parität, Größe des Kindes, Mißverhältnis, Anästhesie –, die zu wenig beachtet würden.

Nach den Untersuchungen von ALTMANN u. Mit-

arb. (7) ist trotz klarer Indikationstrennung zwischen Zange und Vakuum, die für die Forzepsextraktionen die wesentlich ungünstigere Ausgangssituation schafft („rasche Entwicklung notwendig", „erhöhter geburtsmechanischer Widerstand zu beachten"), mit der Zange ein gutes perinatales Ergebnis erzielt worden. Deutlich schlechter sind die Resultate (erhöhte kindliche Mortalität und Morbidität) nach erfolgloser Vakuumanwendung. Die kindliche Morbidität war mit 34,8% mehr als doppelt so hoch im Vergleich zu den Forzeps- bzw. erfolgreichen Vakuumextraktionen mit je 14%.
Die retrospektive Analyse der perinatalen kindlichen Frühmorbidität (Apgar $\leq$ 6 nach 1 Minute, Nabelarterien-pH $\leq$ 7,1), die ALBRECHT u. Mitarb. (3) an ihrem Geburtenkollektiv (n = 2210) durchführten, ergab, daß bei 63% der vaginaloperativen Entbindungen mit niedrigen pH- und Apgarwerten durch eine frühzeitigere Geburtsbeendigung bei konsequenter Einbeziehung einer intrauterinen Reanimation wahrscheinlich ein besseres Ergebnis erzielt worden wäre. Dagegen konnte bei den deprimierten Sectiokindern die Vermeidbarkeit nur in 37% angenommen werden. In 60% der deprimierten, vaginal entbundenen Kindern fand sich ein pathologisches CTG. War die Leitstelle beim Beginn der vaginaloperativen Entbindung über + 2, so endeten diese mit wenigen Ausnahmen mit niedrigen pH- und Apgar-Werten.
LAMBERTI und MEYER (228) analysierten den Zustand des Neugeborenen nach operativer vaginaler Entbindung in Abhängigkeit von der Indikation und dem Verlauf der Austreibungsperiode. Im Vergleich zu einem Kontrollkollektiv fand sich kein Unterschied bezüglich Störungen in der Neonatalperiode (Hyperexzitabilität und Apathiesyndrom), dagegen wurden signifikant häufiger klinische Depressionszustände beobachtet (1-Min.-Apgar $\leq$ 7) und zwar ohne wesentlichen Unterschied hinsichtlich der Indikation zur Geburtsbeendigung (Narkoseeffekt?). Die schweren Azidosen traten insbesonders bei langer Austreibungsperiode (1,7%), kindlicher (6%) und gemischter Indikation (18,9%) auf.
Wie bereits eingangs erwähnt, ist der langwährende Streit, ob die Zange oder die Saugglocke die bessere, d. h. vor allem die für das Kind weniger belastendere Methode darstellt, immer noch nicht endgültig entschieden (115). In diesem Zusammenhang sind zahlreiche Arbeiten erschienen (Übersicht bei 29).
Die am häufigsten beobachtete kindliche Läsion nach Vakuumextraktion ist das Kephalhämatom (0,7%–39% ?) (367). FAHMY (118) analysierte 1971 116 eigene Fälle und berichtete über die entsprechende Literatur. Kephalhämatome traten vor allem auf bei Traktionen, die länger als zehn Minuten dauerten, die bei hohem Stand des Kopfes ausgeführt wurden, bei denen die Pelotte abriß und bei großen Kindern. Bei der Überprüfung von Kindern nach Kephalhämatom fanden GREENHILL (141) sowie MALMSTROEM u. JANSSON (255) keine unmittelbaren Folgen und CHURCHILL u. Mitarb. (67) keine zerebralen Spätfolgen. BOON (40), HASSIM u. LUCAS (153) sowie LANGE (232) beobachteten hingegen Fälle, in denen das Kephalhämatom wuchs und so ausgedehnt war, daß eine therapiebedürftige Anämie auftrat. LAWSON (241) berichtete über einen Verblutungstod.
Neben ausgedehnten Hautschürfungen, intrakraniellen Blutungen, Retinablutungen, Schädelfissuren und -frakturen, wird auch über die wachsende Schädelfraktur nach Vakuumextraktion berichtet, die erstmals von BUCKE und POHL (51) beschrieben wurde. Der Entstehungsmechanismus wird durch einen gleichzeitig mit der Schädelfraktur eintretenden Riß der Dura mit Interposition von Gewebe beziehungsweise durch Bildung einer sog. Leptomeningealzyste erklärt. Die wenigen bekannten Fälle mußten operativ behandelt werden (207). Mehrere Autoren befaßten sich mit den Retinablutungen bei Neugeborenen nach Spontan-, Vakuum- und Schnittentbindungen. Die Frage nach den Spätfolgen wie Amblyopie und Strabismus ist aber nicht eindeutig beantwortet worden. SCHLAEDER u. Mitarb. (349) verglichen ihre Resultate mit denen aus der Literatur. Die Angaben über die Häufigkeit des Auftretens von Retinablutungen schwankten dabei bei Vakuumextraktionen zwischen 4,5% und 73,9% und Spontangeburten zwischen 5,6% und 31% und dies stark in Abhängigkeit vom Zeitpunkt der ophthalmologischen Untersuchung (Stunden bis Tage nach der Geburt). Retinablutungen fand man selten nach Schnittentbindungen (0–4%), hingegen wurden sie zum Teil häufiger bei Erstgebärenden, nach langen oder extrem kurzen Austreibungsperioden, bei großen Kindern und Neugeborenen mit niedrigen Apgar-Werten und anderen Zeichen eines Fetal distress beobachtet. Inwieweit diese Faktoren die Resultate bei den verschiedenen Geburtsarten (Spontan, Vakuum, Sectio) beeinflussen, wird unterschiedlich bewertet (Literaturübersicht bei 349). Neben anderen Autoren konnten ebenfalls BACHMANN u. Mitarb. (17) konstatieren, daß die Retinablutungen sich in überraschend kurzen Fristen zurückbildeten.
Über den Einfluß der Vakuumextraktion auf den fetalen Schädel liegen mehrere Arbeiten vor. BACHMANN u. Mitarb. (17) beschrieben Gefügelockerungen des Nahtbindegewebes einzelner Schädelnähte, Fissuren und Frakturen der Kalotte, die jedoch fugenlos ausheilten. ENDL u. Mitarb. (115) berichteten 1975 über Röntgenuntersuchungen, bei denen sie unter den 104 untersuchten Kindern zwei Frakturen diagnostizierten. Während diese Autoren eine ausgeprägte Elevation der Parietalschuppe nur in 6,7% beobachten konnten, wurde diese von HICKL u. Mitarb. (161) in 39% beschrieben.

In einer prospektiven Studie untersuchten BLENNOW u. Mitarb. (34) spontan und durch Vakuumextraktion geborene Kinder in der Neonatalphase und im Alter von 14 Monaten. Zeichen einer spinalen oder zerebralen Blutung im Liquor fanden sich bei 42% der geprüften Kinder nach Vakuumextraktion und bei 10% der Spontangeborenen. Bei der neurologischen, radiologischen und sonographischen Untersuchung wurden hingegen in beiden Gruppen normale Befunde erhoben. 25% der „Vakuumkinder" zeigten jedoch nach 14 Monaten Verhaltensstörungen.

Bei der Untersuchung Sechs- bis Achtjähriger fanden ALTMANN u. Mitarb. (8) bei den Kindern nach vaginaloperativer Entbindung im Vergleich zu Spontangeborenen einen statistisch signifikanten Unterschied in der Häufung des minimalen Zerebralschadens. Demgegenüber ergab sich kein signifikanter Unterschied zwischen den beiden operativ entbindenden Methoden Zange und Vakuum. Nochmals sei hier aber auf die oft vorbestehende Schädigung hingewiesen, die zur Indikation der Geburtsbeendigung führte (KÄSER).

MEYER und GEISERT (271) konnten 380 „Vakuumkinder" im Alter von 3–11 Jahren nachuntersuchen (49% von 800 Fällen der Jahre 1957–1965) und haben sie mit einer Kontrollgruppe verglichen. Neben einer relativ kleinen Zahl von 0,5% schweren neuropsychischen Spätfolgen fanden sich nach Vakuumgeburt vor allem infraklinische Veränderungen wie Schädelasymmetrien in 39,1% gegenüber 15% in der Kontrollgruppe sowie elektroenzephalographische Alterationen in 42,6% gegenüber 4,8% und eine etwas herabgesetzte Intelligenz im Vergleich zu den Kontrollkindern.

In einem gewissen Gegensatz zu den erwähnten Arbeiten sind die Mitteilungen von MCINTIRE und PEARSE (252). Sie fanden im Auftreten von neurologischen Entwicklungsstörungen keinen Unterschied im Vergleich von zwei- bis dreijährigen Kindern, die mit großen Zangenzugkräften (über 27 kg) und kleinen Zangenzugkräften (< 19 kg) entwickelt wurden.

Trial-Forceps – Trial-Vacuum

Der sog. „Zangenversuch" („trial forceps"), d. h. der Versuch einer schonenden vaginalen operativen Entbindung in absoluter Sectiobereitschaft („double set up") soll nur bei guter fetaler Stoffwechsel- und Kreislaufsituation angewandt werden (229). Dieses Vorgehen darf nicht verwechselt werden mit den kombinierten Operationen (Zange und Vakuumextraktion, Zange und Sectio), die sekundär ungeplant entstehen und hochgefährlich sind (159, 338).

Erweiterung der weichen Geburtswege

Die von GUILHEM u. Mitarb. (145) eingeführte medikamentöse Schnellentbindung („*Perfusion Toulousaine*", Oxytocin-Penthotal) wird von keinem der Herausgeber angewendet. MARTIUS (262) beschreibt die Technik und empfiehlt die Kombination mit einer Vakuumextraktion (160, 248). Muttermundinzisionen werden selten vorgenommen, sie können aber angezeigt sein bei Beckenendlagegeburten, bei denen der Kopf hängenbleibt oder bei einer Conglutinatio orificii externi.

Weitere vaginale Eingriffe

Wendungsoperationen, Handgriffe bei Beckenendlage und Schulterdystokie werden an dieser Stelle nicht behandelt. Es sei auf die entsprechenden Kapitel verwiesen.

Embryotomien

Die zerstückelnden Operationen werden, außer der Punktion eines Hydrozephalus (transabdominal oder transvaginal) heute extrem selten angewendet (41, 94, 138, 260, 322). Bei Mißverhältnis und totem oder schwer mißgebildetem Kind sollte durch Schnitt entbunden werden.

Sectio

Frequenz

Die Unterschiede der Sectiofrequenz von Klinik zu Klinik und von Land zu Land sind sehr groß. Insgesamt ist aber eine Zunahme der Sectiohäufigkeit in allen entwickelten Ländern festzustellen. Für die USA wurde im Jahre 1975 eine Sectiofrequenz von 10,2%, für Norwegen im gleichen Jahr von 4,1% und für Holland von 3,0% errechnet. In England betrug sie 1973 5% (63). In den USA lagen die Frequenzen in verschiedenen Kliniken zwischen 3,6% (1) und 20% (71). Der Zunahmetrend der Sectiofrequenz ist auch im deutschsprachigen Be-

Tabelle 2 Sectiofrequenzen im deutschsprachigen Raum

UFK Aachen	(*Jung* 1974)	9,6%
UFK Basel	(*Käser* 1978)	11,9%
UFK Bonn	(*Plotz* 1974)	16%
Berlin	(*Saling* 1974)	8%
UFK Düsseldorf	(*Beck* 1974)	14%
UFK Erlangen	(*Ober* 1978)	11,6%
UFK Frankfurt	(*Halberstadt* 1974)	13%
UFK Hamburg	(*Thomsen* 1978)	16,9%
UFK Heidelberg	(*Kubli* 1974)	13%
UFK Jena	(*Moebius* 1976)	10,8%
UFK Mainz	(*Friedberg* 1978)	12%
UFK München	(*Zander, Richter Waidl* 1975)	14,1%
MPS	(1975)	12,7%
MPS	(1975–1977)	13,2%
DDR	(1976)	4,3%
BRD	(1973, *Hueter*)	approx. 6–7%

Tabelle 3 Sectioletalität (regionale Statistiken, Landesstatistiken, kollaborative Studien) (nach *Käser*)

Autor	Land	Jahrgang	Sectiofrequenz	Anzahl	Letalität
Department* Public Health	Australien	1968–1969	5%**	7750	14*** =1,8‰
Editorial Brit. Med. J.	GB	1973	3,5%**	100000**	124 =1,2‰
Kotasek u. Mitarb.	CSSR	1964–1968	2,2%	22221	74 =3,3‰
Peel u. Mitarb. (kollab. Studie)	GB	1954, 1959 1964	?	3509	24**** =1,7‰
Ehrhardt u. Mitarb.	New York/USA	1954/55	?	16000	32 =2,0‰

* Prospektive Studie
** geschätzte Zahlen
*** 32% aller 64 mütterlichen Todesfälle
**** 1/3 der gesamten mütterlichen Mortalität

reich deutlich festzustellen (179). Die Frequenz an deutschsprachigen Kliniken liegt zwischen 8% und 16,9% (Tab. 2).
Die Frequenzzunahme erfolgte, obwohl einige Indikationen zur Schnittentbindung wie Placenta praevia, Mißverhältnis zwischen Kopf und Becken usw. seltener geworden sind. Für die Zunahme der Schnittentbindung sind vor allem kindliche Indikationen maßgebend. Verschiedene andere Faktoren trugen ebenfalls bei:
— größere Häufigkeit alter Primiparae,
— mehr primäre Schnittentbindungen und als Folge davon mehr wiederholte Sectiones.
— Einfluß des elektronischen Monitoring,
— elektive Schnittentbindung bei Beckenendlagen,
— größere Häufigkeit der elektiven Geburtseinleitung mit der Möglichkeit der funktionellen Dystokie,
— größere Häufigkeit der Leitungsanästhesien mit Störung des Geburtsfortschritts,
— die Tendenz zur Sectio mit anschließender Hysterektomie bei Uteruspathologie (Uterus myomatosus, Carcinoma in situ der Zervix) oder zu Sterilisationszwecken,
— andere paramedizinische Gründe (radikalere Einstellung mancher Ärzte, Tendenz zur defensiven Medizin, modischer Trend, finanzielle Überlegungen).

Die Analyse der Münchener Perinatal-Studie (288) ergab, daß von 7340 Kaiserschnitten die Schnittentbindung in 59,1% primär und in 40,9% sekundär erfolgte. Die Sectiofrequenz liegt in der Gruppe der anamnestischen Risiken mit 28,3% verglichen mit der Gruppe der befundeten Risiken mit 7,7% und der Gruppe der Geburtsrisiken mit 16,% am höchsten. Während die Frequenz primärer und sekundärer Schnittentbindungen bei den befundeten und Geburtsrisiken ziemlich gleich ist, ist bei den anamnestischen Risiken die primäre Schnittentbindungsfrequenz etwa dreifach höher als die Frequenz der sekundären Schnittentbindungen. Auch hier zeigt sich sehr deutlich die Tendenz zu einer mehr präventiven Indikationsstellung für die Schnittentbindung. Für die Erweiterung der Indikation zur Schnittentbindung spielt die Becken-

endlage eine nicht unerhebliche Rolle (s. Kap. 14). Bei einem Geburtsgewicht über 2500 g betrug in der Münchener Perinatal-Studie die Sectiofrequenz bei Erstgebärenden 77,3% und bei Mehrgebärenden 40,2%. Die Ergebnisse haben außerdem gezeigt, daß die Einleitung der Geburt, insbesondere bei Erstgebärenden, in der Praxis sehr viel häufiger mit einer Schnittentbindung endet, als bisher angenommen wurde. Größere Vorsicht bei der Indikationsstellung zur Geburtseinleitung dürfte zu einer Verminderung der derzeitigen Sectiozahlen beitragen (Zander).

Mütterliche Komplikationen der Sectio

Mütterliche Mortalität

Die Letalitätsziffern verschiedener Kliniken variieren von etwa 0–etwa 8‰ (Übersicht bei 179). Die Letalitätsziffern von einzelnen Kliniken sagen aber wenig aus, weil dabei Zufälligkeiten (sekundäre Kliniksfälle, Auswahl des Krankengutes, Zeitpunkt der Dauer der statistischen Erhebung) eine zu große Rolle spielen. Aussagekräftiger sind kollaborative und multizentrische, regionale oder Landesstatistiken (Tab. 3). Aber sogar dabei bleiben oft wichtige Faktoren wie Alter, allgemeiner Gesundheitszustand, Parität und assoziierte Krankheiten unberücksichtigt. Nach den Zahlen kann man jedoch wohl annehmen, daß heute noch etwa eine Frau auf 500 im Zusammenhang mit einer Schnittentbindung ad exitum kommt, daß also die Sectioletalität bis 10mal höher ist als die globale geburtshilfliche Sterblichkeit (0,2 : 1000). Sowohl nach einer englischen (1973) als auch nach einer australischen Statistik (1971) trat etwa jeder dritte mütterliche Todesfall im Zusammenhang mit einer Schnittentbindung auf. Nach einer Approximativrechnung für BRD für das Jahr 1973 erbrachte der Vergleich der Müttersterblichkeit von 0,5‰ (lebend Geborene) mit der mütterlichen Sectiomortalität von 1,5‰, daß der Kaiserschnitt in Deutschland auch heute noch ein um den Faktor 3 größeres Risiko darstellt (179). Große Unterschiede bestehen bezüglich primärer und sekundärer Sectio.

Als Todesursachen stehen neben internistischen Erkrankungen, Blutungen, Anästhesiezwischenfälle, Infektionen und Embolien im Vordergrund (198, 218).
Einen günstigen Einfluß auf die Sectiomorbidität und -mortalität könnten kritische Fallanalysen, wie sie in manchen Regionen der USA (Maternal Mortality Conferences, PEER Reviews) oder in England (Confidential Report, anonym!) üblich sind, ausüben. Dabei wird jeder mütterliche Todesfall genau analysiert und auf die mögliche Vermeidbarkeit überprüft. Das Ergebnis wird nur den Beteiligten bekanntgegeben.

Mütterliche Morbidität

Geradezu groteske Unterschiede weisen Morbiditätsstatistiken auf und zwar sowohl hinsichtlich der Gesamtzahl als auch hinsichtlich der einzelnen Komplikationen. Die Zahlen schwanken von wenigen Prozenten bis gegen 50% (1, 73, 157, 169, 179, 191, 308, 363, 395), wobei die Komplikationsrate bei den Mehrfachsectiones höher liegt. Es ist offensichtlich, daß nichtidentische Dinge registriert wurden. Die niedrigen Zahlen umfassen wahrscheinlich nur die schweren Komplikationen. Die hohen Ziffern kommen dagegen den tatsächlichen Verhältnissen sehr nahe.
Bei der Frühmorbidität stehen Blutungen, Infektionen, Thromboembolie, Wundheilungsstörungen und Funktionsstörungen des Darmes im Vordergrund. Sie sind 3- bis 4mal und mehr häufiger als nach vaginaler Geburt. Die Morbidität hängt ebenso wie die Letalität von vielen Faktoren ab, wie Allgemeinzustand der Mutter, Qualität der perioperativen Betreuung, Einsatz prophylaktischer Maßnahmen (Thromboseprophylaxe, antiinfektiöse Prophylaxe). Indikation und Zeitpunkt der Operation spielen eine entscheidende Rolle. So zeigt der Vergleich aller Schnittentbindungen an der Universitäts-Frauenklinik Basel (1968–1974) mit den elektiven Sectiones am Termin einen wesentlich geringeren Prozentsatz der meisten Komplikationen, namentlich auch der Schwere in der elektiven Gruppe. Die einzige Ausnahme bilden Harnweginfektionen (198).
Als Spätkomplikationen sind vor allem der mechanische Ileus und die Uterusruptur bei einer späteren Geburt zu nennen (s. S. 18.24).
Die psychologischen Folgen einer Schnittentbindung und die Auswirkungen auf das spätere reproduktive Verhalten der Frau ist wenig erforscht. Einige Autoren führen die beobachtete Abnahme der Fertilität nach Schnittentbindung zum Teil auf die Angst der Frauen vor einer neuen Schwangerschaft zurück (94, 183). SERMENT (363) weist zudem auf das erhöhte Risiko einer Fehl- bzw. Frühgeburt hin.
WENDERLEIN und WILHELM (392) machten in einer psychosozialorientierten Studie u. a. folgende Feststellungen: Frauen nach Sectio beurteilen mit zunehmendem Intelligenzniveau, höherem Schulabschluß und intravertierten Persönlichkeitseigenschaften häufiger eine Spontangeburt für das Kind belastender als eine Sectio. Jede 10. Frau bezeichnet eine Kaiserschnittentbindung als „sehr belastend", und fast die Hälfte der Frauen wollten eine ausführlichere Aufklärung über die Sectiorisiken. Frauen nach Spontangeburt gaben doppelt so oft an, sich ohne Erfolg ein weiteres Kind gewünscht zu haben (32%) als Frauen nach Sectio (15%). Wegen möglicher erneuter Sectio lehnten Frauen mit Volksschulabschluß 3mal häufiger eine weitere Schwangerschaft ab wie Frauen mit höherem Schulabschluß. Die Autoren schließen daraus, daß in der Regel die primäre Sectio caesarea nicht nur unter somatischen, sondern auch unter psychosozialen Aspekten komplizierter ist als eine Spontangeburt.

Kindliche Komplikationen

Bei der Betrachtung der kindlichen Komplikationen nach Schnittentbindung gelten die gleichen Einschränkungen, die bereits bei den vaginalen Operationen angeführt wurden (S. 18.14). Streng genommen dürfen nur Schnittentbindungen, die aus reiner mütterlicher Indikation durchgeführt wurden, zur Beurteilung des spezifischen Einflusses der Sectio auf die kindliche Entwicklung berücksichtigt werden.

Kindliche Mortalität

Die perinatale Mortalität ist heute an zahlreichen Kliniken weitgehend unabhängig von der Sectiofrequenz (166, 224, 340). Sie liegt jedoch 4–5mal höher als nach vaginaler Geburt (27, 187, 233). Frühgeburtlichkeit (96), vorzeitige Plazentalösung (32), Placenta praevia, Uterusruptur (345) und Risikofaktoren in der Schwangerschaft (EPH-Gestose, Diabetes, Rhesusinkompatibilität) gehen mit einer gesteigerten kindlichen Mortalität einher. Nach KAFKA u. Mitarb. (200) wird die Überlebenschance vor allem durch die Umstände, die zum Eingriff führten, beeinflußt. Zudem geht höheres Alter der Mutter und höhere Parität mit einer erhöhten fetalen Mortalität einher, wobei das Atemnotsyndrom als Einzelfaktor am schwersten ins Gewicht fällt.

Kindliche Morbidität

Das häufige Auftreten von schweren Azidosen und/oder tiefen Apgar-Werten nach Schnittentbindung sind Ausdruck einer erhöhten perinatalen Morbidität (37). RUETTGERS (340) fand Azidosen (pH $\leq$ 7,20) mit 18,3% doppelt so häufig und schwere Azidosen (pH $\leq$ 7,10) mit 6,75% 5mal häufiger im Vergleich zum Gesamtgeburtengut (UFK Heidelberg). Nicht so auffällige Unterschiede fanden HINSELMANN u. Mitarb. (166) mit 17% Azidosen (pH $\leq$ 7,20) bzw. 3,7% (pH $\leq$ 7,10) gegenüber 14% bzw. 1,7% im Gesamtgeburtenkollektiv. Deutlich erniedrigt war jedoch der Anteil azidotischer Kinder bei elektiver Schnittentbindung mit 4% respektive 0,1%.

Das gehäufte Auftreten eines Atemnotsyndroms nach Schnittentbindung wurde von verschiedenen Autoren beschrieben (103). So berichten auch HINSELMANN u. Mitarb. (166) über eine 6mal höhere Inzidenz bei vergleichbarem Gestationsalter nach Sectio. Diese Befunde konnten jedoch in Fällen mit gesicherter Lungenreife (L/S-Ratio) von GABERT u. Mitarb. (126) nicht bestätigt werden, und sie stellten fest, daß die Art der Entbindung, wenn überhaupt, so nur wenig zum Auftreten eines RDS beiträgt.

Nach den Ergebnissen einer amerikanischen kollaborativen Studie liegen die Spätschäden nach Schnittentbindung bei 27‰. Diese relativ hohe Zahl muß wiederum kritisch unter dem Aspekt der Indikation (kindliche/mütterliche) zur Kenntnis genommen werden (294).

Das fetale Risiko sollte prinzipiell durch folgende Maßnahmen reduziert werden (340):
- Lungenreife- und Gestationsalterbestimmung vor allen elektiven Kaiserschnitten (126, 137, 249),
- Versuch der Induktion der Lungenreife bei nachweislich unreifen Kindern und nicht zu umgehender Schnittentbindung (19, 246, 249, 328),
- Seitenlagerung bei der Operation (S. 18.23),
- möglichst kurze Zeitdauer des Intervalls zwischen Indikationsstellung und Entbindung,
- gut ausgewählte Anästhesieverfahren.

Es besteht die meist verbreitete Meinung, daß die Entwicklung des Kindes bei der Sectio besonders schonend sei. Dies trifft in der Regel auch zu. Ausnahmsweise kann aber die Entwicklung des Kindes mit großen Schwierigkeiten verbunden sein. Auch hier spielt die Erfahrung und Geschicklichkeit des Operateurs eine große Rolle (198, s. auch S. 18.22).

Der Einfluß der Schnittentbindung auf die kindliche Psyche (Narkose, Trennung von der Mutter, usw.) ist nicht erforscht.

Die „optimale" Sectiofrequenz

Die „optimale" Sectiofrequenz ist nicht bekannt und auch nicht einheitlich. Sie variiert vielmehr, je nach Zusammensetzung des Krankengutes. Es fehlt aber der Beweis, daß eine hohe Sectiofrequenz „eo ipso" eine Senkung der kindlichen perinatalen Mortalität bewirkt. Die wenigen Landesstatistiken zeigen vielmehr, daß gerade Länder mit niedriger Sectiofrequenz eine besonders niedrige perinatale Mortalität aufweisen. Auch hier fehlen aber Beweise für eine kausale Beziehung. Antworten auf diese und viele andere Fragen (Einfluß verschiedener Sectiofrequenzen auf kindliche Morbidität und Mortalität) könnten nur große prospektive Multizenterstudien erbringen. Es wird aber kaum möglich sein, statistische Beziehungen zwischen höherer mütterlicher Morbidität durch die Sectio und höherer Komplikationsrate des Kindes bei vaginaler Geburt herzustellen.

Amnioninfektionssyndrom und Schnittentbindung
(s. auch Kap. 16)

MUELLER u. KUBLI (285) befaßten sich in einer Übersichtsarbeit mit dem Amnioinfektionssyndrom (AIS). Als Hauptindikation für die Schnittentbindung bei AIS fanden die Autoren ein mangelhaftes Ansprechen des Uterus auf Oxytocin (99, 146) und den drohenden septischen Schock (52, 234, 388, 390). Zur Prophylaxe eines AIS wurde von RUSSELL (341) und MAC VICAR (250) empfohlen, die Geburt durch Sectio dann zu beenden, wenn die Einleitung nicht innerhalb von 24 Stunden zum Erfolg geführt hat.

Über die Kontroversen in der Literatur betreffend das extraperitoneale Vorgehen bei der Schnittentbindung berichtet KRAUSSOLD (220). Im Zeitalter der Antibiotika wurde die Sectio caesarea extraperitonealis als Operationsmethode auch beim Amnioninfektionssyndrom immer weiter zurückgedrängt. Trotzdem empfehlen einige Autoren den extraperitonealen Zugang, sei es als Routinemaßnahme (323), sei es speziell beim Vorliegen einer intrauterinen Infektion (98, 220). Die Frequenzangaben in der Literatur schwanken zwischen 0 und 65,5%. Nachdem SELLHEIM (361) die Methode des extraperitonealen Kaiserschnitts beschrieben hatte, wurden zahlreiche technische Modifikationen vorgeschlagen (42, 114, 236, 298, 334, 386), wobei die von CRICHTON (78) und SMITH (368) propagierten Vorgehen, die Vorteile der intraperitonealen Technik mit den der extraperitonealen verbinden.

Ein Grund, weshalb die extraperitoneale Sectio wenig Anklang gefunden hat, mag in der schwierigeren Operationstechnik liegen. Die Angaben über Verletzungen des Peritoneums bewegen sich zwischen 3% und 13,3% (105, 172, 270, 323, 365). Blasenverletzungen traten in 2,6–9,09% auf (125, 172, 220, 270, 323).

Über gute Resultate bei äußerst prekärer pränataler und subpartaler medizinischer Kontrolle berichteten MOKGOKONG u. CRICHTON (278) mit einer technischen Modifikation der extraperitonealen Operation. Der Eingriff erfordert ca. 3 bis 4 Minuten mehr Zeit. Im Vergleich zu den intraperitonealen Schnittentbindungen waren die febrilen Wochenbettverläufe weniger häufig (12,7% gegenüber 30,1%) und die Hospitalisationsdauer war kürzer. Eine diffuse Peritonitis trat seltener auf (5,2% gegenüber 16,3%). Beckenabszesse wurden nach intraperitonealem Vorgehen 14mal und ein septischer Schock fast 9mal häufiger (5%) beobachtet. Auch die mütterliche Mortalität war nach intraperitonealer Sectio mit 3,4% gegenüber 0,6% deutlich erhöht.

Die Herausgeber wählen fast in allen Fällen auch bei Vorliegen eines AIS den transperitonealen Zugang. KÄSER empfiehlt in wenigen ausgewählten Fällen das Vorgehen nach Crichton. Ein AIS wird nicht als Kontraindikation gegen eine Sectio angesehen.

MUELLER u. KUBLI (285) wenden die Hysterektomie im Rahmen der Sectio caesarea sehr selten an, da das AIS nach der Uterusentleerung in den meisten Fällen beherrscht ist und sich die Infektion der Uterusmuskulatur intraoperativ nur schwer beurteilen läßt. Während in den 50iger Jahren der Wert der Antibiotika so hoch eingeschätzt wurde, daß man glaubte, auf eine Hysterektomie verzichten zu können (99), veranlaßten einige Komplikationen im Wochenbett mehrere Autoren in den folgenden Jahren, auf die Hysterektomie in diesen Situationen wieder aufmerksam zu machen (146). Drohender Endotoxinschock, Hypotonie (97) sowie Gasbrandinfektion (89) gelten entsprechend dem Vorgehen beim septischen Abort als strikte Indikation für die Uterusexstirpation. REID (332) empfahl die Hysterektomie als Maßnahme zur Verhütung einer Peritonitis.

Von den Herausgebern wird die Sectiohysterektomie im Rahmen eines AIS selten oder nie durchgeführt.

Eine kritische und übersichtliche Zusammenstellung der Literatur der letzten zwanzig Jahre über die *Antibiotikaprophylaxe* bei vorzeitigem Blasensprung findet sich in der bereits erwähnten Arbeit von MUELLER und KUBLI (285). Eine *Antibiotikaprophylaxe* scheint sinnvoll, wenn mit einer erhöhten postoperativen infektiösen Morbidität gerechnet werden muß, so bei vorzeitigem Blasensprung bzw. sekundärer Sectio, insbesondere bei interner Kardiotokographie (80, 88, 230) sowie bei Risikokollektiven (282). Für den Effekt der Prophylaxe ist eine frühzeitige und ausreichend hohe Antibiotikagabe entscheidend, damit bereits während der Operation, d. h. zum Zeitpunkt der bakteriellen Kontamination des Wundgebietes ausreichend antibakterielle Blut- und Gewebsspiegel vorhanden sind (88, 133, 379). Übereinstimmung herrscht in der Meinung, daß die Antibiotikaprophylaxe niemals eine sorgfältige Operationstechnik mit guter Hämostase und Drainage ersetzen kann. Manche Kliniken beschränken die Antibiotikaprophylaxe in Anbetracht der Risiken des modernen Hospitalismus beim vorzeitigen Blasensprung auf jene Fälle, in denen durch Cortisongaben eine fetale Lungenreifung vorgesehen ist (109).

MORRISON u. Mitarb. (282) konnten in einer prospektiven Studie nachweisen, daß unabhängig von der Antibiotikaprophylaxe um so häufiger febrile Wochenbettverläufe nach Schnittentbindung auftraten, je größer die Latenzperiode zwischen dem Blasensprung und der Geburt war, je länger die Wehentätigkeit dauerte und je häufiger vaginal untersucht wurde. Der Nutzen der Antibiotikaprophylaxe zeigte sich in der deutlichen Verminderung der mütterlichen infektiösen Morbidität in der Antibiotikagruppe (22%) gegenüber der Kontrollgruppe (51%). Diese Resultate sind in Übereinstimmung mit Beobachtungen anderer Autoren, die eine Reduktion der Morbidität (Fieber über 38°C) in 20% (273), 60% bzw. 70% (88) beschrieben. Die Rate der schweren pelvinen Infekte konnte durch die Prophylaxe nach MORRISON (282) in 75% und nach MILLER (1968) in 88% gesenkt werden. GIBBS u. Mitarb. (133) beobachteten in ihrer Doppelblindstudie in der Antibiotikagruppe eine Infektionsmorbidität von 27% gegenüber 61% in der Placebogruppe, wobei die Senkung der Morbidität vor allem bei wiederholter Sectio deutlich ausfiel. Wundinfektionen traten, auch bei vorzeitigem Blasensprung nach Antibiotikaprophylaxe seltener auf. Dies konnten auch DECKER u. Mitarb. (88) in ihrer prospektiven, randomisierten Studie bestätigen, fanden sie doch in der Gruppe ohne Prophylaxe 7mal häufiger Wundinfekte und 14mal häufiger Endometritiden. Zudem konnten sie eine signifikante Senkung der Darmmotilitätsstörungen durch die Antibiotikaprophylaxe nachweisen.

Argumente bezüglich einer Kostensteigerung ließen sich mit der nachgewiesenen kürzeren Hospitalisationsdauer bei der Prophylaxe (282) und der häufiger notwendigen Antibiotikatherapie in der Kontrollgruppe widerlegen. GIBBS u. Mitarb. (133) fanden indessen keinen Einfluß der Prophylaxe auf die Hospitalisationsdauer.

Die Kombination Ampicillin und Clindamycin ist etwas effektiver, aber deutlich teurer als eine alleinige Cephalosporinprophylaxe (UFK Basel, unveröffentlichte Daten).

Die Herausgeber führen fast generell bei vorzeitigem Blasensprung eine präoperative Antibiotikaprophylaxe und eine intraoperative Fruchtwasserentnahme oder einen intraoperativen Abstrich aus dem unteren Uterinsegment zur bakteriologischen Untersuchung durch. OBER führt hingegen keine grundsätzliche Prophylaxe durch, steigt aber bei erhöhten Leukozytenzahlen und Temperaturwerten mit hochdosierten Antibiotika ein.

Unter Berücksichtigung der Tatsache, daß auch bei stehender Blase eine bakterielle Besiedelung des Fruchtwassers stattfinden kann („unrecognized amnionitis"; 35, 274, 321), und dies vor allem bei protrahierter Wehentätigkeit (154), wird an der UFK Basel bei protrahiertem Geburtsverlauf großzügig eine präoperative Antibiotikaprophylaxe durchgeführt.

Frühester Zeitpunkt für eine Schnittentbindung

Die Frage einer Erweiterung der Indikationsstellung zur Schnittentbindung bei sehr kleingewichtigen Kindern wird zum Teil kontrovers beantwortet. Mit der Verbesserung der pädiatrischen Intensivversorgung steigt für solche Neugeborene die Chance, gesund zu überleben. Unter optimalen Bedingungen haben zum Beispiel nach MAKOWSKI (253) Neugeborene mit einem Geburtsgewicht von 601–900 g eine Überlebenschance von 40–50%. Dies entspricht etwa den Resultaten bei Erwachsenen auf chirurgischen Intensivstationen. Um auch in diesem Gewichtsbereich günstige Resultate zu erzielen, ist neben einer optimalen und unmittelbaren pädiatrischen Intensivversorgung die möglichst schonende Entbindung erforderlich. Von pädiatrischer Seite wird deshalb eine großzügige Indikation zur Schnittentbindung aus kindlicher Indikation empfohlen, insbesondere bei abnormen Lagen. (Podiumsgespräch „Gefährdung von Mutter und Kind durch Sectio abdominalis", Zander 1979). Ein genauer frühester Zeitpunkt für eine Schnittentbindung kann kaum angegeben werden. Nach übereinstimmender Meinung der Herausgeber handelt es sich hier um ein höchst differenziertes Problem. Zwischen der 28. und 32. Woche wird ein individuelles Vorgehen empfohlen, wobei bei mütterlicher Indikation eine Schnittentbindung eher durchgeführt wird, wogegen bei kindlicher Indikation (Asphyxie, intrauteriner Infekt) große Zurückhaltung geboten ist. Auch die Präsenz einer hochwertigen pädiatrischen Intensivversorgung wird für die Entscheidung eine Rolle spielen.

Sectio in moribunda – Sectio in mortua

Die Notwendigkeit einer Sectio caesarea in moribunda oder in mortua ergibt sich sehr selten (214). Von HIBBARD (156) wird sie für Los Angeles mit 1 : 100 000 Geburten angegeben. Ueberblickt man die Literatur des letzten Jahrzehnts, so ergibt sich, daß die Berichte über die Operation post mortem bei weitem überwiegen (Literaturübersichten bei 214, 216, 272, 287, 373, 389).
WEBER (389) stellte die aus der Literatur bekannten Fälle zusammen und berichtete über 153 lebende Kinder. Bei den mütterlichen Todesursachen rangierten die Eklampsie mit 29,41% und die Tuberkulose mit 20,91% weit vor den anderen Ursachen wie Herzkrankheiten, Traumen, Spinalanästhesie und Pulmonalembolien.
Nach allgemeiner Ansicht sollte das Kind lebensfähig sein, wobei die unterste Limite bei 28 Schwangerschaftswochen angesetzt wird (214, 216, 389). Obwohl über Fälle berichtet wird, in denen bis 35 Minuten nach dem Tod der Mutter ein lebendes Kind entbunden wurde, werden die kindlichen Chancen im allgemeinen bei einer Latenzzeit über 15 Minuten als gering betrachtet. Die Überlebenszeit scheint davon abhängig zu sein, wie der Tod der Mutter eintritt (12, 141). Bei längerer Agonie braucht die Mutter die gesamte Sauerstoffreserve selbst und der Fetus stirbt zuerst. Bei akutem mütterlichem Tod, kann der Fetus mit der vorhandenen mütterlichen Sauerstoffreserve eine gewisse Zeit überleben. Die perinatale Mortalität der lebend geborenen Kinder ist hoch und liegt über 35% (141). Beatmung und Herzmassage bei der Mutter bis zu der Entbindung verbessern die kindliche Situation (373, 389). Die Plazenta muß entfernt werden, da über 100 Fälle bekannt sind, in denen post mortem die Nachgeburt ausgestoßen wurde (20, zitiert bei 389). Die Hysterotomie und Abdominalwunde sind gewissenhaft zu schließen, da über Fälle berichtet wurde, in denen die Mutter überlebte (373, 389).
Während vom ärztlichen Standpunkt die Sectio in mortua unbestritten ist, ist die Indikationsstellung zur Sectio caesarea in moribunda weit problematischer, da durch diese Operation der Tod der Mutter unter Umständen beschleunigt werden kann. Die komplexen juristischen Probleme am Beispiel Deutschland werden von KLOSE u. Mitarb. (214) aufgezeigt. DIEMINGER u. Mitarb. (92) weisen darauf hin, daß bei nicht letalem Grundleiden der Mutter die Sectio in moribunda von der Sectio caesarea in extremis enger abgegrenzt werden sollte.

Sectiotechnik

Bauchschnitt

Viele Geburtshelfer eröffnen die Bauchwand bei der Schnittentbindung durch einen Pfannenstiel-Schnitt respektive durch einen modifizierten Pfannenstiel-Schnitt nach Joel-Cohen (190). Neben dem selteneren Auftreten von Narbenhernien und der größeren Resistenz der Bauchdecke bei eventuell späteren Schwangerschaften werden auch kosmetische Gründe angeführt (376). Zum Teil wird aber auch heute noch der Längsschnitt vorgezogen (291). Der untere Längsschnitt wird vor allem aber bei Notfallsituationen empfohlen (262, 290), da die Zeitspanne vom Hautschnitt bis zur Entbindung des Kindes verkürzt wird und dies insbesonders nach vorausgegangener Schnittentbindung bzw. Unterbauchoperationen (377). MOWAT und BONNAR (284) beobachteten nach Längsschnitt indessen 8mal häufiger (2,94%) komplette bzw. inkomplette Bauchwanddehiszenzen als nach Pfannenstiel-Schnitt (0,37%), die eine chirurgische Versorgung nötig machten. Andere Operateure spalten die Haut quer und die Faszie längs. EASTERDAY (106) bevorzugt insbesondere bei Intrauterininfekt den Längsschnitt, da dadurch weniger „Toträume" eröffnet werden als beim Pfannenstiel-Schnitt.
Die Herausgeber bevorzugen den Querschnitt. Eine vorhandene alte Längsschnittnarbe stellt keinen Grund für einen Längsschnitt dar, außer es dränge sich bei häßlicher Narbe eine Narbenkorrektur auf. Ausnahmsweise führt OBER bei Mehrlingen einen Längsschnitt durch, wenn vom Anästhesisten eine Hochlagerung des Oberkörpers verlangt wird.

Uterotomie

Die meisten Operateure führen die Uterotomie quer im unteren Uterinsegment durch. Der Längsschnitt wird ausnahmsweise bei Placenta praevia, Querlage des Kindes, Mehrlingen und großen lateralen Venenkonvoluten diskutiert (106; KÄSER, OBER). Andere Autoren bevorzugen auch bei Placenta praevia (59) sowie bei Mehrlingen und Querlage (THOMSEN) den isthmischen Zugang.

Die Herausgeber empfehlen den Querschnitt relativ hoch, in der Höhe der peritonealen Umschlagsfalte anzulegen. Dies insbesonders wenn das untere Uterinsegment nach vorausgegangenen Sectiones mit Narbenbildungen sehr dünn ausgezogen ist. Während ZANDER der Ansicht ist, daß auf das Abpräparieren (nicht Abschieben) der Harnblase nicht verzichtet werden sollte, empfehlen OBER und KÄSER lediglich das Harnblasenperitoneum, nicht aber die Harnblase selbst abzupräparieren. Die relativ hohe Uterotomie erbringt folgende Vorteile: der Uterus ist dort bereits breiter, lateral steht mehr Platz zur Verfügung, die Gefahr einer Verletzung der A. uterina und der Harnblasenhinterwand wird verringert. Bei Platzmangel kann die Uterotomie beidseits seitlich kranialwärts erweitert werden.

Der Längsschnitt wird, neben den oben erwähnten Ausnahmesituationen, selten und wenn, dann nur bei gleichzeitig geplanter Hysterektomie oder Sterilisation durchgeführt.

Entwicklung des Kindes

Sie bietet im allgemeinen keine Schwierigkeiten. Wichtig ist jedoch, daß eine möglichst geringe Kompression und Dekompression des Kopfes erfolgt und ein „Kirschkern-Effekt" (OBER) vermieden wird. Zur Entwicklung des Kopfes, aber auch des Steißes wird von verschiedenen Autoren der Vakuumextraktor verwendet (117). Daneben werden auch die Kaiserschnittzange (kurze Simpson-Zange, s. Abb. 1 d) und der gefensterte Löffel von Sellheim empfohlen (262). Ein spezieller Extraktor wurde von MURLESS (289) entwickelt, der jedoch fast ausschließlich im angelsächsischen Bereich Anwendung findet (96).

Während OBER und THOMSEN immer und KÄSER und ZANDER häufig das Kind manuell entwickeln (Schienung und fundaler Druck), verwendet FRIEDBERG bei der Kopfentwicklung häufig den Vakuumextraktor bei gleichzeitiger Unterschienung mit der Hand. KÄSER benützt oft ein Zangenblatt als Leitschiene bei simultanem fundalem Druck.

Die Entwicklung des Kindes kann schwierig bis sehr schwierig sein, nach einer britischen Statistik in etwa 2–3% aller Fälle (tiefer Kopf, hoher Kopf, sog. Konstriktionsring, Dystokie, kleiner Schnitt, Lageanomalie des Kindes) (198). Die Behandlung soll, wenn möglich, kausal sein. Beim sog. Konstriktionsring oder stark kontrahiertem Uterus sowie bei Lageanomalien, Extraktionen am Steiß oder Fuß und eventuell Wendung, ist die Relaxation des Uterus (Tokolytika, Halothan) wichtig. Ergeben sich Schwierigkeiten bei hochstehendem Kopf empfehlen KÄSER und ZANDER die Extraktion mit der kleinen Sectiozange.

Ist der Kopf tief im Becken, so soll versucht werden, den kindlichen Körper an den Schultern hochzuschieben, und/oder ein Assistent kann den Kopf mit dem Finger von der Scheide her nach oben stoßen.

Eine zu kleine Uterotomie kann nach beiden Seiten durch einen nach kranial konkaven Schnitt verlängert werden (KÄSER, ZANDER). ZANDER beobachtete gelegentlich bei der Entwicklung des kindlichen Schädels ein Weiterreißen nach lateral. Er empfiehlt in solchen Fällen grundsätzlich die Darstellung des Ureters wegen der Gefahr einer Unterbindung bei der Naht. THOMSEN, OBER und FRIEDBERG bevorzugen die T-förmige Erweiterung nach kranial. Die Wundheilung kann in solchen Fällen aber beeinträchtigt sein (59).

Leitung der Plazentarperiode bei Sectio

Wie die meisten Autoren fordern die Herausgeber nach der Geburt des Kopfes eine Tonisierung des Uterus durch Oxytocingabe, wobei die intravenöse Applikation bevorzugt wird (106). Injektionen ins Myometrium beschleunigen die Tonisierung kaum, da kurzfristig nur wenig Muskelfasern erreicht werden (394). Die intravenöse Injektion von Methylergometrin (Methergin) sollte hingegen vermieden werden, da es zu einer hypertensiven Phase führen kann (192). Zur Verminderung des Blutverlustes wird das Setzen der Ecknähte vor der Entferung der Plazenta empfohlen (KÄSER, FRIED=BERG; 106, 262, 291).

Die Gewinnung der Plazenta kann primär durch Zug an der Nabelschnur („cord-traction") (KÄSER, FRIEDBERG, OBER, ZANDER; 291) oder durch eine manuelle Lösung erfolgen (THOMSEN). Die Austastung wird von KÄSER und FRIEDBERG zur Prüfung der vollständigen Entleerung und zum Ausschluß von Mißbildungen des Uteruskavums empfohlen. Eine Nachkürettage wird zum Teil generell (THOMSEN), zum Teil nur bei unvollständiger Plazenta oder in speziellen Fällen, wie z. B. bei EPH-Gestose durchgeführt. OBER verzichtet auch im letzteren Fall auf eine Nachkürettage. Während THOMSEN den uneröffneten Muttermund digital oder instrumentell dilatiert, machen die anderen Herausgeber davon keinen Gebrauch (106, 291).

OBER bringt den entleerten Uterus routinemäßig, ZANDER häufig zur Einschränkung des Blutverlustes vor die Bauchhöhle und zieht ihn nach kranial. KÄSER führt dieses Manöver nur bei verstärkter Blutung durch.

Bei starker atonischer Blutung müssen zusätzlich Wehenmittel (eventuell Prostaglandine) appliziert werden. Selten ist eine Tamponade oder ganz ausnahmsweise eine Hysterektomie notwendig. Bei Blutungen aus Rissen sind eventuell spritzende Gefäße aufzusuchen und zu umstechen. Eine sorgfältige Revision ist unumgänglich, insbesondere auch bei der Naht der Risse wegen der Gefahr einer Unterbindung des Ureters. Selten ist eine Ligatur beider Aa. hypogastricae erforderlich. Wenn die blutenden Gefäße nicht auffindbar sind, besteht als letzter Ausweg die Hysterektomie mit oder ohne Ligatur der Aa. hypogastricae (343).

Die Naht der Uterotomiewunde erfolgt nach den Ecknähten durch 5 bis 8 resorbierbare, extramuköse Einzelnähte. Es ist wichtig, nicht zu viele Nähte zu setzen und diese nicht zu stark anzuziehen. Muskelnähte haben nur den Zweck, Wundränder zu approximieren. Wenig Nähte erlauben die Drainage des Wundgebietes ins Uteruskavum. Darüber folgen eins bis zwei fortlaufende resorbierbare Peritonealnähte. Die eine faßt die Faszie mit (Vermeidung von Hohlräumen). Beidseits seitlich halbe Tabaksbeutelnähte führen zur Verkleinerung der Naht. Nach der Toilette der Bauchhöhle und Entfernung aller Blutreste kann die Bauchhöhle mit NaCl gespült werden. Es folgt der schichtweise Verschluß der Bauchdecken.

Verschiedene Probleme der Schnittentbindung

Bei der Vorbereitung zur Schnittentbindung werden die Schamhaare vorwiegend rasiert, obwohl wegen den Exkoriationen vermutlich eine erhöhte Infektionsgefahr besteht. Die chemische Epilation dürfte schonender sein. THOMSEN weist jedoch darauf hin, daß die Haare in einigen Fällen nicht oder nur sehr spärlich nachgewachsen sind, mit den entsprechenden späteren Vorwürfen des Ehepaares. Wahrscheinlich genügt aber auch ein lediglches Kürzen der Haare mit der Schere (53, 201). Auch ZANDER und OBER lehnen die Entfernung der Haare ab und nehmen lediglich im Schnittbereich eine Kürzung mit der Schere oder einer Haarschneidemaschine vor.

Die Wahl der *Anästhesiemethode* wird einerseits von den Erfahrungen des Anästhesisten und des Geburtshelfers, andererseits von der Art des Eingriffs (Nofallsectio, elektive Sectio), vom Zustand der Mutter und des Kindes sowie zum Teil vom Wunsch der Schwangeren beeinflußt (s. auch Kap. 11).

Die Herausgeber bevorzugen vorwiegend die Allgemeinnarkose. KÄSER und THOMSEN führen bei gut sitzender Periduralanästhesie und Wunsch der Patientin die Schnittentbindung auch in Leitungsanästhesie durch. Einheitlich wird die routinemäßige seitliche Neigung des Operationstisches um 15 Grad gefordert. CRAWFORD (76) empfiehlt zudem, den Blutdruck fortlaufend zu messen und die Schäglage nach rechts oder links vom Blutdruck abhängig zu machen. Mehrere Autoren haben auf die Bedeutung der mütterlichen Lagerung intraoperationem und den möglichen Einfluß auf den Zustand des Neugeborenen aufmerksam gemacht (10, 77, 101, 140, 331, 337, 384).

In einer interessanten Übersicht berichtet KUENZEL (226) über Arbeiten, die sich mit dem aortokavalen Syndrom befassen. HOLMES stellte 17 Todesfälle aus der Literatur zusammen, die sich bei Sectio unter Inhalationsnarkose, insbesondere aber bei Spinalanästhesie in Rückenlage unter dem klinischen Bilde eines aortokavalen Syndroms ereignet hatten. Verschiedene Maßnahmen zur Verhütung dieses Syndroms wurden empfohlen, so die laterale Verlagerung des Uterus mittels speziellen Einrichtungen (72, 208, 263), durch Seitenlagerung mittels Keilunterlage (77) oder durch Neigung des Operationstisches nach links (384).

Die *Anwesenheit eines Neonatologen* oder eines neonatologisch geschulten Arztes wird von FRIEDBERG und ZANDER grundsätzlich gefordert. Die übrigen Herausgeber fordern ihn nur gezielt bei zu erwartenden Schwierigkeiten an. Alle fordern, daß der Geburtshelfer die Technik der neonatologischen Primärversorgung beherrscht.

Zusatzoperationen

Zur Tubensterilisation bei Sectio caesarea werden fast sämtliche bekannten Methoden, so nach Labhardt (199, 227), Madlener (96), Pomeroy (199), Irving (186) und Kroener (222) angewendet. Die neueren Methoden, wie die unipolare bzw. bipolare Koagulation (168, 362), die thermische Koagulation durch Hochfrequenzstrom (362) sowie die Unterbindung durch Clips (33, 69, 121, 152, 181) bzw. Silasticringe (399) werden ebenfalls häufig empfohlen. Während KÄSER häufig die bipolare Koagulation durchführt, bevorzugen OBER und ZANDER die Methode nach Irving, THOMSEN die Methode nach Madlener und FRIEDBERG eine Keilexzision der Tuben.

Bei der Entscheidung über eine *Hysterektomie* im Anschluß an eine Schnittentbindung sind die Vorteile und Nachteile einer einzeitigen Operation gegenüber einem zweiten Eingriff genau abzuwägen. Es ist zu berücksichtigen, daß durch die zusätzlichen Eingriffe der Blutverlust deutlich höher liegt, im Durchschnitt bei 1000 bis 1400 ml (157, 324) und die postoperativen Komplikationen ebenfalls häufiger auftreten (20, 157, 203, 301, 304).

Nach ZANDER werden nach vernünftiger Indikationsstellung jedoch kaum vermehrt postoperative Komplikationen beobachtet. Er ist überzeugt, dass z. B. bei einem sehr großen Uterus myomatosus, bei ungünstiger Lage der Myome unmittelbar im Bereich der Uterotomie oder auch bei extremen Narbenbildungen und stark ausgezogenem unteren Utrinsegment nach mehreren vorausgegangenen Sectiones, die Komplikationsrate (insbesondere die Infektionsgefahr) nach Entfernung des Uterus geringer ist, als wenn der Uterus nach der Sectio in situ belassen wird.

Nach EASTERDAY (106) sind die häufigsten Indikationen für eine Hysterektomie Uterusrupturen, Placenta accreta und percreta und ein Uterus myomatosus. Eine seltene Indikation ist nach HOOK u. Mitarb. (174) bei der autosomal vererbten Myotonia Steinert wegen der zu befürchtenden Atonie gegeben.

Zahlreiche Operateure führen, wenn möglich, die totale Hysterektomie durch (20, 46, 262). Sie ist aber eindeutig mit einer höheren Komplikationsrate behaftet als die supravaginale Uterusamputation (vor allem bei Status nach Sectio), wobei besonders die urologischen Verletzungen ins Gewicht fallen (301, 304, 387). Die subtotale Hysterektomie wird in den Fällen vorgezogen, in denen die Ausgangssituation schlecht ist (großer Blutverlust, Status nach früheren Schnittentbindungen) (46, 106, 301). PATTERSON (304) empfiehlt die supravaginale Hysterektomie dann, wenn die Harnblase sich nicht stumpf mit dem Finger leicht abrollen läßt. KÄSER und OBER empfehlen, daß der operativ weniger Geübte besser eine suprazervikale Amputation durchführt, während der operativ Geübte im allgemeinen die totale Hysterektomie vornehmen sollte. Oft zeigt es sich, daß nach einer sog. totalen Hysterektomie Zervixteile zurückgelassen werden (301). Zum besseren Auffinden der Zervix-Vaginal-Grenze empfehlen verschiedene Autoren deshalb die Längsspaltung der Zervix (96, 199, 394). Während KÄSER, OBER und THOMSEN ohne Pathologie keine Hysterektomie durchführen, wird sie von FRIEDBERG und ZANDER in seltenen Fällen (Status nach 3mal Sectio und Wunsch der Patientin) zur Sterilisation vorgenommen. Diese Indikation wird von mehreren Autoren angegeben (5, 170, 314, 387), von anderen aber, insbesondere als Routineeingriff, zumindest in Frage gestellt (46, 106, 301, 304), da die Morbidität im Vergleich zur Schnittentbindung und Tubensterilisation deutlich höher sei (Übersicht bei 304). Die prophylaktische *Appendektomie* wird vorwiegend von angelsächsischen Operateuren durchgeführt (66, 96, 304). Nach BOYD u. HOFMEISTER (43) können bei gewissenhafter Selektion die Komplikationen vernachlässigt werden. Eine Literaturzusammenstellung durch SARASON u. BAUMANN (346) ergab indessen eine Inzidenz einer akuten Appendizitis bei Wöchnerinnen in weniger als 0,1%, was der Inzidenz in der übrigen Bevölkerung entspricht. Die Herausgeber führen die prophylaktische Appendektomie nie oder nur ganz selten aus.

Darüber, ob *Myome* anläßlich der Schnittentbindung enukleiert werden sollen oder nicht, gehen die Meinungen in der Literatur auseinander (38). Während SCHIATTI (348) die Enukleation befürwortet, beschränken die Herausgeber, EASTERDAY (106) und TE LINDE (375) das operative Vorgehen auf einzelne und/oder gestielte Myome. OBER entfernt die Myome nur, wenn sie für eine spätere Schwangerschaft Bedeutung haben könnten. Intramurale, breit aufsitzende, subseröse oder intraligamentäre Knoten sollten wegen der erhöhten Risiken operativ nicht angegangen werden.

Eine *Herniotomie* verlängert die Operationszeit nur wenig und läßt sich technisch gut durchführen (123, 157). Der Eingriff wird indessen von den übrigen Herausgebern nur selten vorgenommen.

Anzahl der Sectiones

Es ist schwierig, vom rein medizinischen Standpunkt aus eine obere verantwortbare Grenze anzugeben. PIVER u. JOHNSTON (313) berichten über 123 Frauen mit 4 bis 8 Schnittentbindungen ohne mütterliche Mortalität, einer Frühgeburtenrate von 4,8%, einer fetalen Mortalität von 0,81% und Sectionarbendefekten in 26% (3 Rupturen nach klassischer Sectio, 3 stille Rupturen, 5 Dehiszenzen und 21 dünne Sectionarben). Die Autoren schließen aus ihrer Untersuchung, daß eine Limitierung nicht notwendig sei, sofern die „Integrität des Uterus" erhalten werden kann (74). Weniger optimistisch sind BROWNE u. HYNES (49), die eine stark erhöhte Inzidenz von Placenta praevia beobachteten, nämlich 4,4% nach 1 bis 3 Sectiones bzw. 9,3% nach 6 und mehr Schnittentbindungen. POTTER (317) führte selber bei einer Frau erfolgreich 13 Sectiones durch.

Die Herausgeber diskutieren im allgemeinen nach 2 bis 3 Schnittentbindungen mit dem Ehepaar die Möglichkeit einer Sterilisation. Nach Meinung von KÄSER ist die Zahl der Sectiones mehr eine Frage der Bauchdecken und des Peritoneums als der Uterotomienarbe. Dieser Ansicht kann sich ZANDER nicht anschließen, indem er darauf hinweist, daß bei Resectio nicht selten ein papierdünnes, ausgezogenes unteres Uterinsegment im Bereich der Narbenbildung beobachtet wird, welches kurz vor der Ruptur steht.

Aufgrund histologischer Studien der Sectionarbe empfehlen VELASCO u. Mitarb. (383) routinemäßig bei einer Resectio, die alte Sectionarbe zu exzidieren, um so eine bessere Narbenbildung zu gewährleisten.

Bei unbekannter oder ungünstiger Operationstechnik bei vorausgegangener Schnittentbindung empfehlen die Herausgeber die primäre Sectio.

Verhalten nach 1, 2 und mehr Sectiones

Hysterographie

Zahlreiche Autoren berichten über hysterographische Kontrollen der Sectionarbe, in der Regel 6 Monate nach der Entbindung (Übersicht bei 356). Während POIDEVIN (315) und WANIOREK (385) anhand hysterographischer Untersuchungen mit relativ großer Treffsicherheit die Integrität einer Sectionarbe und deren Widerstandsfähigkeit bei einer folgenden Wehentätigkeit voraussagen konnten, sind SEEWALD u. Mitarb. (359) wie GELPKE

(129) der Überzeugung, daß der hysterographische Befund zwar eine exakte Beurteilung der Narbenkonturen ermöglicht, jedoch nichts über eine Funktion der Uteruswandung aussagt.
Über eine andere radiologische Methode, die Amniographie am Termin der Schwangerschaft, berichteten CATERINI u. Mitarb. (60). Die Nachteile der Methode – Strahlenbelastung, Gefahr der Wehenauslösung und einer Chorionamnionitis – dürften aber die Vorteile – die Beurteilung der Narbe während der Gravidität – überwiegen.
Die Herausgeber führen die Hysterographie nach Sectio nicht, nicht mehr oder nur noch selten bei speziellen Indikationen, wie z. B. febrilem Wochenbettverlauf (ZANDER) durch.

Vaginale Geburt nach Sectio

Die Ansicht „once a section, always a section" wird bezüglich der „klassischen" Sectio und tiefem Längsschnitt von kaum jemandem angefochten (212). Hingegen verfechten nach einer suprazervikalen Schnittentbindung mehrere Geburtshelfer die These: „once a section, not necessarily always a section" (98). Prognostischen Wert hat nach einer prospektiven Studie von PEDOWITZ und SCHWARTZ (307) der Zeitpunkt der ersten Sectio. Bei nichtpersistierender Indikation (Placenta praevia, vorzeitige Plazentalösung, Nabelschnurvorfall) und Schnittentbindung *vor* Wehenbeginn beobachteten sie die höchste Rupturrate. Ähnliches berichtete SALZMANN (345), der symptomatische Rupturen ausschließlich bei Status nach Sectio *vor* Wehenbeginn feststellte. Nach KLEIN u. Mitarb. (212) sollte nur bei den Schwangeren mit Status nach Sectio eine vaginale Geburt erlaubt werden, bei denen die Schnittentbindung auch aus nichtpersistierender Indikation *nach* Wehenbeginn durchgeführt wurde. Selbst eine zwischenzeitliche vaginale Entbindung ist keine Garantie für die Unversehrtheit einer Sectionarbe bei einer weiteren Schwangerschaft. So fand BAKER (18) bei der Austastung der alten Sectionarbe und nach der zweiten vaginalen Entbindung in 17% eine Dehiszenz. LAWSON u. Mitarb. (242) berichteten über 17,5% Rupturen in der gleichen Situation. Die Autoren schließen daraus, daß eine erfolgreiche vaginale Geburt nach einer Sectio nicht beweist, daß die Narbe fest ist, sondern daß sie sie vielmehr zusätzlich schwächt. Was die mütterliche Mortalität betrifft, fanden KLEIN u. O'LEARY (212) bei sorgfältiger Durchsicht der Literatur keinen einzigen mütterlichen Todesfall, der allein auf die „Ruptur" einer alten transversalen Sectionarbe zurückzuführen wäre.
Wenn keine permanente Indikation zur Sectio vorliegt, so streben die Herausgeber die vaginale Geburt an. Nach auswärtiger Sectio, unbekannter Technik und unbekanntem Wochenbettverlauf neigen sie jedoch eher zu einer Resectio, außer bei raschem und komplikationslosem Geburtsverlauf.

Während für FRIEDBERG und OBER das Vorgehen sich nicht wesentlich unterscheidet, ob eine oder mehrere Schnittentbindungen in der bekannten Technik (einschichtige Uterusnaht) vorausgingen, tendieren KÄSER, THOMSEN und ZANDER nach 2 und mehr Sectiones mehr zur Resectio. Allgemein wird eine großzügige Indikationsstellung zur Resectio bei protrahiertem Geburtsverlauf und dem Hinzukommen geringster sonstiger Indikationen befürwortet.
Die Frequenzangaben über vaginale Geburten bei Status nach Sectio variieren. Von MOREWOOD u. Mitarb. (281) wird über 18%, von HIRDES u. SCHMIDT (167) über 50%, von THOMSEN über 80% (bei Fortfall der Primärindikation) und von GOLOB (139) über fast 90% berichtet.
Bei der vaginalen Geburt nach Sectio wird neben einer gewissenhaften klinischen Beobachtung der Gebärenden auf eine sorgfältige kardiotokographische Überwachung hingewiesen. Während KÄSER eine Analgesie bei guter Beobachtung befürwortet, vermeidet THOMSEN möglichst eine Kaudal- oder Periduralanästhesie. KÄSER, THOMSEN und ZANDER kürzen die Austreibungsperiode in der Regel mit einer Ausgangszange bzw. einer Vakuumextraktion ab. Die Nachtastung der alten Sectionarbe wird von allen Herausgebern verlangt und durchgeführt.

Verhalten nach anderen gynäkologischen Eingriffen

Nach einer *Metroplastik* führen die Herausgeber fast prinzipiell eine Schnittentbindung durch. Nach *Myomektomie* wird die vaginale Geburt angestrebt, außer, wenn bei der Operation das Uteruskavum ausgedehnt eröffnet wurde. FRIEDBERG sektioniert, wie nach tubouteriner Implantation, in den meisten Fällen. KÄSER, OBER, THOMSEN und ZANDER sehen in einer vorausgegangenen Sterilitätsoperation grundsätzlich keine Indikation zur Schnittentbindung, wobei OBER jedoch darauf hinweist, daß das Verhalten durch die Vorgeschichte der Frau modifiziert wird und nach langdauernder Sterilität eher eine Schnittentbindung durchgeführt wird. Nach *Zervixamputation, Konisation* und *Manchester-Operation* streben alle Herausgeber die vaginale Geburt an. Während KÄSER, OBER und THOMSEN nach *vorderer-hinterer Plastik* oder *Inkontinenzoperation* der Schnittentbindung den Vorzug geben, befürworten FRIEDBERG und ZANDER in der Mehrzahl der Fälle die vaginale Geburt. Außer ZANDER entbinden alle Herausgeber nach *Fisteloperationen* prinzipiell durch Schnitt.

Literatur

1 Aaron, L. A., F. Saed: Low incidence of caesarean section: 12 years experience. Mayo Clin. Proc. 50 (1975) 365
2 Albrecht, H.: Kritische Analyse einer hohen Kaiser-

schnittfrequenz unter besonderer Berücksichtigung der kindlichen Morbidität. Z. Geburtsh. Perinat. 179 (1975) 206

3 Albrecht, H., J. Morgenstern, H. Schmidt: Untersuchungen zur Verteilung, Ursache und Vermeidbarkeit der perinatalen kindlichen Frühmorbidität. Geburtsh. u. Frauenheilkunde 36 (1976) 401

4 Alexpoulos, K. A.: Importance of breech delivery in pathogenesis of brain damage: End results of longterm follow-up. Clin. Pediat. 12 (1973) 248

5 Alford, C. D., A. C. Miller, J. W. Simpson: Cesarean section hysterectomy, a 10 year review. Amer. J. Obstet. Gynec. 82 (1961) 664

6 Altmann, P., H. Kucera: Über den Einfluß des Alters auf die Risikofaktoren während der Schwangerschaft. Geburt und Wochenbett von Erstgebärenden. Geburtsh. u. Frauenheilk. 35 (1975) 218

7 Altmann, P., E. Georgiades, E. Reinold, P. Wagenbichler: Perinatale Aspekte bei der Forzeps- und Vakuumextraktion. Arch. Gynäk. 219 (1975) 492

8 Altmann, P., A. Schaller, R. Naske, F. Poustka, O. Presslich, H. Schubert, J. H. Zapotoczky: Zerebralschädigung im Gefolge vaginal-operativer Geburtsbeendigung. Arch. Gynäk. 224 (1977) 250

9 Andreas, H., R. Birke, S. Seibt: Die Stellung der Sectio in der heutigen Geburtshilfe. Zbl. Gynäk. 96 (1974) 353

10 Ansari, I., G. Wallace, C. A. B. Clementson: Tilt caesarean section. J. Obstet. Gynaec. Brit. Cwlth 77 (1970) 713

11 Ardekany, M. S., A. Bolandgray: Klinisch-statistische Untersuchungen über 247 Fälle von primärem Kaiserschnitt an älteren Mehrgebärenden. Zbl. Gynäk. 94 (1972) 1319

12 Arthur, R. K.: Post mortem cesarean section. Amer. J. Obstet. Gynec. 132 (1978) 175

13 Arthure, H., J. M. Holmes: J. Obstet. Gynaec. Brit. Cwlth 68 (1961) 82: zit. nach A. Moolgaoker

14 Ashford, J. R., S. Clayton, J. Richman, J. A. Davies, J. D. Baum, C. Cooper, D. H. Garrow, J. A. Mac Farlane, D. Mac Carthy, S. Fischer, W. O. Goldthorpe, D. J. Huntingford, B. Gordon, S. Kitzlinger, M. Lee-Jones, L. I. Zander, D. Smith, M. Richards, P. S. B. Russell: A place to be born. Brit. med. J. 1976/I, 279

15 Atlante, G.: Sull obesità in gravidanza. Clin. ostet. ginec. 63 (1961) 305

16 Awais, G. M., T. B. Lebherz: Ruptured uterus. A complication of oxytocin induction and high parity. Obstet. and Gynec. 36 (1970) 465

17 Bachmann, K. D., G. Friedberg, H. Weiden, L. Springmann, E. Schmidt, A. Bolte: Pathologische Befunde bei Neugeborenen nach Entbindung durch Vakuumextraktion; Netzhautblutungen, Schädelfrakturen, EEG-Veränderungen. Geburtsh. u. Frauenheilk. 28 (1968) 1089

18 Baker, K.: Vaginal delivery after lower uterine cesarean section surgery. Obstet. and Gynec. 100 (1955) 690

19 Ballard, Ph. L., R. A. Ballard: Corticosteroids and respiratory distress syndrom: Status 1979. Pediatrics 63 (1979) 163

20 Barclay, D. L.: Cesarean hysterectomy: 30 years' experience. Obstet. and Gynec. 35 (1970) 120

21 Barclay, D. L., B. L. Hawks, D. M. Frueh: Elective cesarean hysterectomy; a 5 year comparison with cesarean section. Amer. J. Obstet. Gynec. 124 (1976) 900

22 Baumgartner, K.: Vor- und Nachteile der artifiziellen Fruchtblasen-Eröffnung. In: Perinatale Medizin, Bd. IV, hrsg. von J. W. Dudenhausen, E. Saling. Thieme, Stuttgart 1973

23 Beazley, J. M. B. Alberman: Neonatal hyperbilirubinaemia following the use of oxytocin in labour. J. Obstet. Gynaec. Brit. Cwlth 82 (1975) 265

24 Belfrage, P., N. Raabe: Letter to the editor. Acta obstet. gynec. scand. 55 (1976) 469

25 Belfrage, P., N. Raabe, B. Thalme, A. Berlin: Lumbar epidural analgesia with bupivacaine in labor. Amer. J. Obstet. Gynec. 121 (1975) 360

26 Beller, F. K., K. Quakernack: Geburtsunterstützung durch die Beckenausgangszange. Med. Welt (Stuttg.) 28 (1977) 1665

27 Berg, J.: Indikationen und Ergebnisse der Sectio caesarea in Entwicklungsländern, zugleich ein Beitrag zum Problem des juvenilen engen Beckens. Zbl. Gynäk. 93 (1971) 1337

28 Berger, C., U. Baumann, D. Radakovic, M. Ramzin, R. Richter, W. Schenk: Die Geburt unter Periduralanästhesie. Z. Geburtsh. Perinat. 182 (1978) 45

29 Bierre, J., K. Dahlin: The longterm development of children delivered by vacuum extraction. Develop. Med. Child Neurol. 16 (1977) 378

30 Bill, A. H.: A new axis-traction handle for solid blade forceps. Amer. J. Obstet. Gynec. 9 (1925) 606

31 Bjerkedal, T., S. L. Bahna: The course and outcome of pregnancy in women with epilepsy. Acta obstet. gynec. scand. 52 (1973) 245

32 Blair, R. G.: Abruption of placenta: Review of 189 cases occurring between 1965 and 1969. J. Obstet. Gynaec. Brit. Cwlth 80 (1973) 242

33 Bleier, W.: Eine neue Methode der Tubensterilisation mit einem Hostaform-Clip. Herbsttagung der Oberrhein. Ges. f. Geburtsh. u. Gynäk., Freiburg 1973.

34 Blennow, G., N. W. Svenningsen, B. Gustafson, B. Sunden, S. Cronquist: Neonatal and prospective follow-up study of infants delivered by vacuum extraction. Acta obstet. gynec. scand. 56 (1977) 189

35 Bobitt, J. R., W. J. Ledger: Unrecognized amnionitis and prematurity: A preliminary report. J. Reprod. Med. 19 (1977) 8

36 Bobitt, J. R., W. J. Ledger: Amniotic fluid analysis. Obstet. and Gynec. 51 (1978) 56

37 Boenisch, H., E. Saling: A combined clinical-biochemical scoring of the newborn. Results of the past four years. J. perinat. Med. 2 (1974) 743

38 Boettcher, H.-D., F. K. Beller: Uterus myomatosus und Schwangerschaft. Z. Geburtsh. Perinat. 181 (1977) 241

39 Bonnar, J.: Selective induction of labour. Brit. med. J. 1976/I, 651

40 Boon, W. H.: Lancet 1961/II, 662: zit. nach K. Fahmy

41 Borno, R. P., H. L. Kirkendall, J. A. Schwartz, R. W. Bain, P. S. Chen: Vaginal delivery of a hydrocephalic fetus after transabdominal encephalocentesis. Amer. J. Obstet. Gynec. 128 (1977) 916

42 Bourgeois, G. A., L. E. Phaneuf: The bilateral paravesical-supravesical approach for extraperitoneal cesarean section. Amer. J. Obstet. Gynec. 63 (1957) 730

43 Boyd, A., F. J. Hofmeister: Cesarean section and associated surgery. Obstet. and Gynec. 24 (1964) 533

44 Bräutigam, H. H., P. Woldt: Erfahrungen mit der programmierten Geburt. In: Die programmierte Geburt. 1. Freiburger Kolloquium Sept. 1976, hrsg. von H. G. Hillemanns, H. Steiner. Thieme, Stuttgart 1978

45 Brehm, H.: Vergleichende Kopfinnendruckmessungen bei Anwendung der Zange bzw. des Vakuumextraktors. Arch. Gynäk. 198 (1963) 579

46 Brenner, P., S. Sall, B. Sonnenblick: Evaluation of cesarean section hysterectomy as a sterilization procedure. Amer. J. Obstet. Gynec. 108 (1970) 335

47 Bretscher, J., K. Baumgartner, J. W. Dudenhausen, E. J. Hickl, J. Hueter: Der richtige Zeitpunkt für die Geburtseinleitung bei Gefährdung des Kindes (Plazentarinsuffizienz, Diabetes, Terminüberschreitung u. a.). In: Perinatale Medizin Bd. IV, hrsg. von J. W. Dudenhausen, E. Saling. Thieme, Stuttgart 1973

48 Brey, J., M. Franghanel: Remarks on the technique of vacuum extraction. Geburtsh. u. Frauenheilk. 12 (1960) 1357

49 Browne, A. D., T. Hynes: Multiple repeat cesarean section. J. Obstet. Gynaec. Brit. Cwlth 72 (1965) 693

50 Brun del Re, R., O. Daubenfeld, P. De Grandi, K.

Hammacher, M. Hinselmann, M. Ramzin, V. Roemer: Zur Problematik der Blasensprengung. In: Perinatale Medizin, Bd. IV, hrsg. von J. W. Dudenhausen, E. Saling. Thieme, Stuttgart 1973 (s. 247)

51 Bucke, B., M. Pohl: Die sogenannte wachsende Schädelfraktur als Komplikation der Vakuumextraktion. Mschr. Kinderheilk. 111 (1963) 424

52 Buemann, B., P. Lange: Premature rupture of the membranes at foetal weights of 1000–2500 g. Acta obstet. gynec. scand 41 (1962) 346

53 Burchell, R. C.: Predelivery removal of pubic hair. Obstet. and Gynec. 24 (1964) 272

54 Byford, H. T.: Discussion at the 45. annual meeting of the American Gynecologicae Society, Chicago 1920. Amer. J. Obstet. Gynec. 1 (1921) 77

55 Cacava, K. V.: Electroencephalography in newborn after normal delivery and extraction by forceps and vacuum extractor. Cs. Gynek. 43 (1964) 725

56 Calder, A. A., M. P. Embrey: Induction of labour. In: The Management of Labour. Proceedings of the Third Study Group of the Royal College of Obstetricians and Gynaecologist. R. C. O. P., London 1975 (S. 62)

57 Calder, A. A., V. Moar, M. K. Ounsted, A. C. Turnbull: Increased bilirubin levels in neonates after induction of labour by intravenous prostaglandin E_2 or oxytocin. Lancet 1974/II, 1339

58 Caldeyro-Barcia, R.: Possible iatrogen effects of rupture of membranes during fetal monitoring. In: Perinatale Medizin, Bd. IV, hrsg. von J. W. Dudenhausen, E. Saling. Thieme, Stuttgart 1973

59 Case, B. D., R. Corcoran, N. Jeffcoate, G. H. Randle: Cesarean section and its place in modern obstetric practice. J. Obstet. Gynaec. Brit. Cwlth 78 (1971) 203

60 Caterini, H. R., S. M. Rubino, H. A. Kaminetzky: Amniography during subsequent pregnancy for evaluating the post-cesarean section uterine scar. Obstet. and Gynec. 39 (1972) 717

61 Chalmers, J. A.: The Ventouse: The Obstetric Vacuum Extractor. Lloyd-Luke, London 1971

62 Chalmers, J. A., A. Prakash: Vacuum extraction initiated during first stage of labor. J. Obstet. Gynaec. Brit. Cwlth 78 (1971) 558

63 Chalmers, I., M. Richards: Intervention and causal interference in obstetric practice. In: Benefits and Hazards of the New Obstetrics, hrsg. von T. Chard, M. Richards. Heinemann, London 1977 (S. 34)

64 Chalmers, I., J. G. Lawson, A. C. Turnbull: Evaluation of different approaches to obstetric care. I. J. Obstet. Gynaec. Brit. Cwlth 83 (1976) 921

65 Chalmers, T., J. G. Lawson, A. C. Turnbull: Evaluation of different approaches to obstetric care. II. J. Obstet. Gynaec. Brit. Cwlth 83 (1976) 930

66 Champion, P. K., J. E. Doolittle: Appendectomy at cesarean section. Obstet. and Gynec. 18 (1961) 200

67 Churchill, J. A., L. Stevenson, G. Habhab: Cephalhematoma and natal brain injury. Obstet. and Gynec. 27 (1966) 580

68 Clark, R. B., D. S. Thompson, C. H. Thompson: Prevention of spinal hypertension associated with cesarean section. Anesthesiology 45 (1976) 670

69 Clarke, H. C.: Laparoscopy, – new instruments for suturing and ligation. Fertil. and Steril. 23 (1972) 274

70 Cohen, W. R.: Influence of the duration of second stage labor on perinatal outcome and puerperal morbidity. Obstet. and Gynec. 49 (1977) 266

71 Cole, R. A., P. W. Howie, M. C. Mac Naughton: Elective induction of labour. A randomized prospective trial. Lancet 1975/I, 757

72 Colon-Morales, M. A.: A self supporting device for continous left uterine displacement during cesarean section. Anesth. Analg. Curr. Res. 49 (1970) 223

73 Cope, J.: Caesarean section in New South Wales. J. Obstet. Gynaec. Brit. Cwlth 75 (1968) 1304

74 Cosgrove, R. A.: The obstetric future of the cesareanized patient. In: Transactions of the Fifth American Congress on Obstetrics and Gynecology. Mosby, St. Louis 1952 (S. 545)

75 Crawford, J. S.: The second thousand epidural blocks in an obstetric hospital practice. Brit. J. Anaesth. 44 (1972) 1277

76 Crawford, J. S.: Gefährdung von Mutter und Kind durch Sectio abdominalis. Podiumsgespräch. 9. Dtsch. Kongress für Perinatale Medizin, Berlin 1979

77 Crawford, J. S., M. Burton, P. Davies: Time and lateral tilt at cesarean section. Brit. J. Anaesth. 44 (1972) 477

78 Crichton, D.: A simple technique of extraperitoneal lower segment caesarean section. S. Afr. med. J. 47 (1973) 2011

79 Cunningham, B. C., J. W. Pilkington: Complete perineotomy. Amer. J. Obstet. Gynec. 70 (1955) 1225

80 Dahler, R. P., A. Uthaischant, H. A. Hirsch: Bacterial Invasion of the Amniotic Fluid in Intrauterine CTG. III. Europ. Congress of Perinatal Medicine. Huber, Bern 1973

81 Dapunt, O.: Das „enge Becken" in der modernen Geburtshilfe. Facultan, Wien 1968

82 Das, K. N.: Obstetric Forceps; Its History and Evolution. Mosby, St. Louis 1929

83 Davidson, A. C., J. B. Weaver, P. Davies, J. F. Pearson: The relation between ease of forceps delivery and speed of cervical dilatation. J. Obstet. Gynaec. Brit. Cwlth 83 (1976) 279

84 Davies, D. P., R. Gomersall, R. Robertson, O. P. Gray, A. C. Turnbull: Neonatal jaundice and maternal oxytocin infusion. Brit. med. J. 1973/III, 476

85 Davis, E. P.: Discussion at the 45. Annual Meeting of the American Gynecological Society, Chicago 1920. Amer. J. Obstet. Gynec. 1 (1921) 79

86 Davis, M. E., M. J. Mc Klown: Complete cesarean hysterectomy in perspective. J. Reprod. Med. 2 (1969) 13

87 Daw, E.: Oxytocin induced rupture of the primigravid uterus. J. Obstet. Gynaec. Brit. Cwlth 80 (1973) 374

88 Decker, K., S. Herbst, H. A. Hirsch: Perioperative Antibiotikaprophylaxe bei Sectio caesarea. Arch. Gynäk. 219 (1975) 488

89 Decker, W. H., W. Hall: Treatment of abortions infected with Clostridium welchii. Amer. J. Obstet. Gynec. 95 (1966) 394

90 De Lee, J. B.: The prophylactic forceps operation. Amer. J. Obstet. Gynec. 1 (1920) 34

91 D'Errico, E., R. P. Mc Keogh: Complete perineotomy. Amer. J. Obstet. Gynec. 62 (1951) 1333

92 Dieminger, H.-J., H.-J. Wolf, M. Braune: Zur Indikationsstellung der Sectio caesarea in moribunda. Zbl. Gynäk. 101 (1979) 860

93 Dietel, H., G. Keding: Der Wandel in den geburtshilflichen Operationen der letzten 30 Jahre (dargestellt am Beispiel Hamburgs). Med. Welt 32 (1964) 31

94 Döderlein, G., J. Breitner: Die geburtshilflichen Operationen. In: Klinik der Frauenheilkunde und Geburtshilfe, Band I, hrsg. von G. Döderlein, K. H. Wulf. Urban & Schwarzenberg, München 1977

95 Donald, I.: Practical Obstetric Problems, 3. Aufl. Lloyd-Luke, London 1964

96 Douglas, G. R., W. B. Stromme: Operative Obstetrics, 3. Aufl. Appleton-Century-Crofts, New York 1976

97 Douglas, G. W., E. M. Beckmann: Clinical management of septic abortion complicated by hypotension. Amer. J. Obstet. Gynec. 96 (1966) 633

98 Douglas, L.: Extraperitoneal cesarean section in the era of modern antibiotic therapy. Amer. J. Obstet. Gynec. 66 (1953) 79

99 Douglas, R. G., S. J. Birnbaum: Intrapartum and puerperal infection. Clin. Obstet. Gynec. 2 (1959) 693

100 Dougthy, A.: Selective epidural analgesia and the forceps rate. Brit. J. Anaesth. 41 (1969) 1058

101 Downing, J. W., A. J. Coleman, M. C. Mahomedy, D. E. Jeal, Y. H. Mahomedy: Lateral table tilt for cesarean section. Anaesthesia 29 (1974) 696

102 Dudley Ainsworth, G., S. M. Markham, T. Mc Nie:

Elective versus indicated midforceps delivery. Obstet. and Gynec. 37 (1971) 19
103 Dunn, P. M.: Cesarean section and the prevention of respiratory distress syndrome of the newborn. In: Perinatal Medicine, III. European Congress of Perinatal Medicine, Lausanne April 1972, hrsg. von H. Bossart, J. M. Cruz, A. Huber, L. S. Prod'hom, J. Sistek. Huber, Bern 1973
104 Dunn, P. M.: Obstetric delivery today. Lancet 1976/I, 790
105 Durfee, R. F.: Elective extraperitoneal cesarean section. Surg. Gynec. Obstet. 110 (1960) 173
106 Easterday, C. L.: Cesarean section. In: Surgical Disease in Pregnancy, hrsg. von A. K. Barber, E. A. Graber. Saunders, Philadelphia 1974
107 Eastmann, N. J.: Williams Obstetrics. Appleton-Century-Crofts. New York 1966
108 Eberhard, J.: Studie über den Einfluß des Blasensprungs auf die Nabelschnurumschlingungen, den Zustand des Neugeborenen und den Geburtsverlauf. Diss., Basel 1972
109 Eckert, H., R. Gerner, J. Schulz, K. Wernicke, V. von Loewenich, E. Halberstadt: Beeinflussung der fetalen Lungenreife durch Corticoide. 40. Tagung der Deutschen Gesellschaft für Gynäkologie und Geburtshilfe, Wiesbaden 1974
110 Eden, T. N.: Discussion at the 45, annual meeting of the American Gynecological Society, Chicago 1920. Amer. J. Obstet. Gynec. 1 (1921) 77
111 Edington, P. T., J. Sibanda, R. W. Beard: Influence on clinical practice of routine intra-partum fetal monitoring. Brit. med. J. 1975/III, 341
112 Editorial: Prophylactic antibiotics in caesarean section. Brit. med. J. 1973/I, 675
113 Editorial: A time to be born. Lancet 1974/II, 1183
114 Ellis, G. J., M. R. De Vita: Extraperitoneal cesarean section. A simplified technique. Amer. J. Obstet. Gynec. 82 (1961) 695
115 Endl, J., G. Wolf, A. Schaller: Röntgenuntersuchungen am kindlichen Schädel nach Vakuumextraktion, Probleme und Ergebnisse. Geburtsh. u. Frauenheilk. 35 (1975) 943
116 Eng, G. D.: Brachial plexus paralysis in newborn infants. Pediatrics 48 (1971) 18
117 Evelbauer, K.: Vakuum-Extraktion. Arch. Gynäk. 198 (1973) 523
118 Fahmy, K.: Cephalhaematoma following vacuum extraction. J. Obstet. Gynaec. Brit. Cwlth 78 (1971) 369
119 Fleming, A. R., K. R. Brandeberry, W. H. Pearse: Introduction of a metric forceps. Amer. J. Obstet. Gynec. 78 (1959) 125
120 Ford, C. S.: A comparative Study of Human Reproduction. Yale University Publications in Anthropology. No. 32. Yale University Press, New Haven/Conn. 1945
121 Frangenheim, M.: Tubensterilisation unter Sicht mit dem Laparoskop. Neue Techniken und Instrumente zur Tubenligatur und zum Tubenverschluß mittels Tantalum-Clips. Geburtsh. u. Frauenheilk. 33 (1973) 967
122 Franke, H.: Klinisch-statistische Erhebung über Schwangerschaft und Geburt bei Vitium cordis. Dtsch. Gesundh.-Wes. 50 (1969) 2360
123 Friedberg, V.: Die Auswirkung der operativen Entbindung auf die Kindsentwicklung. Frühe Kindsentwicklung. Arch. Gynäk. 224 (1977) 222
124 Friedberg, V., H. Jung, F. Kubli, E. Saling, F. J. Schulte: Die Auswirkung der operativen Geburtshilfe auf die Entwicklung des Kindes. Podiumsgespräch. Arch. Gynäk. 224 (1977) 241
125 Friedli, P.: Sectio caesarea. Diss., Bern 1965
126 Gabert, H. A., J. Melvin, B. Stenchever, M. Stenchever: Effect of cesarean section on respiratory distress in presence of mature lecithin-sphingomyelin-ratio. Amer. J. Obstet. Gynec. 116 (1973) 366
127 Gala, C.: Zur Klinik der Gestosen bei fettleibigen Frauen. Acta gynaec. brunensis clin. II, 3 (1956) 7
128 Geary W. L.: Diskussionsbeitrag zu S. P. Patterson: Cesarean hysterectomy. Amer. J. Obstet. Gynec. 107 (1970) 729
129 Gelpke, W.: Der Wert der Hysterographie nach Schnittentbindung für die Beurteilung der Uterusnarbe. Geburtsh. und Frauenheilk. 29 (1969) 26
130 Georgiades, E., E. Reinhold: Sectio caesarea an der I. Univ.-Frauenklinik Wien. Zbl. Gynäk. 94 (1972) 737
131 Georgiades, E., H. Janisch, A. H. Palmrich, E. Reinhold: Über den Wert der Exzentergriffzange. Mit Indikationsabgrenzung zur Vakuumextraktion. Geburtsh. u. Frauenheilk. 30 (1970) 813
132 Ghosh, A., F. P. Hudson: Oxytocic agents and neonatal hyperbilirubinaemia. Lancet 1972/II, 715
133 Gibbs, R. S., A. H. De Cherney, R. H. Schwarz: Prophylactic antibiotics in cesarean section: Double-blind study. Amer. J. Obstet. Gynec. 114 (1972) 1048
134 Gitsch, E.: Akute Geburtshilfe in der Praxis. Hexagon Roche 7 (1979) 1
135 Glasenapp, K.-H.: Mediane contra mediolaterale Episiotomie, ein Vergleich. Geburtsh. u. Frauenheilk. 33 (1973) 737
136 Glosemeyer, H., H. Stockhausen: Mediolaterale Episiotomie oder mediane Episiotomie? Geburtsh. u. Frauenheilk. 38 (1978) 34
137 Gluck, L, M. V. Kulovich, R. C. Borer, P. H. Brenner, C. G. Anderson, W. N. Spellacy: Diagnosis of the respiratory distress syndrome by amniocentesis. Amer. J. Obstet. Gynec. 109 (1971) 440
138 Gogoi, M. P.: Maternal mortality from cesarean section in infected cases. J. Obstet. Gynaec. Brit. Cwlth 78 (1971) 373
139 Golob, E.: Geburt nach Kaiserschnitt. Zbl. Gynäk. 85 (1963) 542
140 Goodlin, R. C.: Aorto caval compression during ceasarean section. Obstet. and Gynec. 37 (1971) 702
141 Greenhill, J. P.: Obstetrics, 13. Aufl. Saunders, Philadelphia 1965 (S. 1185)
142 Greenhill, J. P.: Obstetrics, 13th edition. Saunders, Philadelphia (1966) S. 998: zit. nach K. Fahmy
143 Greenhill, J. P.: The Year-Book of Obstetrics and Gynecology 1971. Yearbook, Chicago 1972
144 Grumbrecht, C.: Vakuum oder Forzeps? Beide Verfahren besitzen eine unterschiedliche Indikation. Dtsch. Ärztebl. 68 (1971) 1013
145 Guilhem, P. A., A. Pontonnier, R. Baux, M. Monrozies, P. Armengau, G. Espagno, P. Bennet: L'association de la perfusion d'oxytocique à l'anésthésie au pentothal dans l'accouchement normal et pathologique. Gynéc. et Obstét. 59 (1960) 173
146 Gunn, G., D. R. Mishell, D. G. Morton: Premature rupture of the fetal membranes. Amer. J. Obstet. Gynec. 106 (1970) 469
147 Hack, M., A. A. Fanaroff, M. H. Klaus, A. Mendelaevitz, I. R. Merkatz: Neonatal respiratory distress following elective delivery. A preventable disease? Amer. J. Obstet. Gynec. 126 (1976) 43
148 Hack, M., R. Brish, D. M. Serr u. a.: Outcome of pregnancy after induced ovulation, follow up pregnancies and children born after clomiphene therapy. J. Amer. med. Ass. 220 (1972) 1329
149 Hamilton, G.: Classical observations and suggestions in obstetrics. Edinb. med. J. 7 (1861) 313
150 Harris, R. E.: An evaluation of the median episiotomy. Amer. J. Obstet. Gynec. 106 (1969) 60
151 Hartfield, V. J.: Comparison of early and late effects of subcutaneous symphysectomy and of lower segment cesarean section. J. Obstet. Gynaec. Brit. Cwlth 80 (1973) 508
152 Haskins, A. L.: Oviductal sterilization with tantalum clips. Amer. J. Obstet. Gynec. 114 (1972) 370
153 Hassim, A. M., C. Lucas: J. Obstet. and Gynaec. Brit. Cwlth 73 (1966) 787: zit. nach K. Fahmy

154 Helbling, Th., M. S. Ramzin: Das Amnioninfektionssyndrom. Diss. Universität Basel, 1980
155 Heynemann, Th.: Geburtserleichterung. Referat auf der 28. Versammlung der Deutschen Gesellschaft für Gynäkologie, Bad Pyrmont 1951. Arch. Gynäk. 180 (1951) 15
156 Hibbard, L. T.: Discussion of C. E. Weber: Post mortem caesarean section. Amer. J. Obstet. Gynec. 110 (1971) 163
157 Hibbard, L. T.: Changing trends in cesarean section. Amer. J. Obstet. Gynec. 125 (1976) 798
158 Hibbard, L. T., W. R. Schmumann: Prophylactic external cephalic version in obstetric practice. Amer. J. Obstet. Gynec. 116 (1973) 511
159 Hickl, E.-J.: Indikation und Risiko von Zangen- und Vakuumextraktionen heute. Gynäkologe 8 (1975) 13
160 Hickl, E. J., H. Jopp, G. Martius: Erfahrungen mit der Geburtsbeschleunigung durch Kombination von Allgemeinnarkose, Oxytocin-Infusion und Vakuum-Extraktion (Perfusion Toulousaine). Geburtsh. u. Frauenheilk. 26 (1966) 32
161 Hickl, E.-J., G. Grässel, J. Kugler, J. Froeschl, H. Fendel: Neurologische, ophthalmologische und radiologische Untersuchungen bei Neugeborenen nach Vakuumextraktion. 37. Tagung der Deutschen Gesellschaft für Gynäkologie, Lübeck-Travemünde 1968. Arch. Gynäk. 207 (1969) 41
162 Hickl, E.-J., C. Amiel, H. Ruettgers, R. Michaelis, O. Käser, H. Haupt: Gefährdung des Feten durch operative Eingriffe. Podiumsgespräch: 5. Deutscher Kongreß für Perinatale Medizin, Berlin. In: Perinatale Medizin, Bd. IV, hrsg. von J. W. Dudenhausen, E. Saling. Thieme, Stuttgart 1973
163 Hickl, E.-J., L. I. Mann, H. Ruettgers, F. K. Kloeck, W. Künzel, J. Melchior: Die Leitung der Austreibungsperiode. Podiumsgespräch. 5. Deutscher Kongreß für Perinatale Medizin, Berlin 1973
164 Hillemanns, H. G., H. Steiner: Die programmierte Geburt. 1. Freiburger Kolloquium Sept. 1976. Thieme, Stuttgart 1978
165 Hinselmann, M., V. M. Roemer, K. Harms, K. Hammacher: Indikation zur Schnittentbindung. Klinische Aspekte. Arch. Gynäk. 219 (1975) 484
166 Hinselmann, M., V. M. Roemer, M. Ramzin, O. Käser: Maternal and neonatal risk of caesarean section. Contr. Gynec. Obstet. 3 (1977) 125
167 Hirdes, G., J. Schmidt: Entbindung nach vorausgegangenem Kaiserschnitt. Dtsch. Ärztebl. 70 (1973) 3436
168 Hirsch, H. A., E. Roos: Laparoskopische Tubensterilisation mit einer neuen Bikoagulationszange. Geburtsh. u. Frauenheilk. 34 (1974) 340
169 Hofer, U.: Ist die künstliche Blasensprengung gefährlich? Z. Geburtsh. Perinat. 178 (1974) 273
170 Hofmeister, F. J.: Tubal ligation versus cesarean hysterectomy. Clin. Obstet. Gynec. 12 (1969) 676
171 Holmes, R. W.: Discussion at the 45. Annual Meeting of the American Gynecological Society, Chicago 1920. Amer. J. Obstet. Gynec. 1 (1921) 75
172 Holtermann, C.: Ist die extraperitoneale Schnittentbindung heute noch zeitgemäß? Geburtsh. und Frauenheilk. 12 (1952) 141
173 Holtorff, J.: Verlauf von Schwangerschaft und Geburt bei adipösen Frauen. Zbl. Gynäk. 86 (1964) 19
174 Hook, R., E. F. Anderson, P. Noto: Anesthetic management of a parturient with myotonic atrophiea. Anesthesiology 43 (1975) 689
175 Horger, E. O., A. R. Smythe: Pregnancy in women over forty. Obstet and Gynec. 49 (1977) 257
176 Hoult, I. J., A. H. Mac Lennan, L. E. S. Carrie: Lumbar epidural analgesia in labour: Relation to fetal malposition and instrumental delivery. Brit. med. J. 1977/I, 14
177 Howie, P. W.: Induction of Labour. In: Benefits and Hazards of the New Obstetrics, hrsg. von T. Chard, M. Richards, Clinics in Developmental Medicine 64, William Heinemann Medical Books, London, J. B. Lippincott Co, Philadelphia, 1977 (S. 93)
178 Hubinont, P. O., J. Bradfer-Blomart, T. Brat, M. Dubois-Dalcq, G. Jordan, O. Petre-Quadens, G. Wauters, P. Wolff: Effects of vacuum extractor and obstetrical forceps on the foetus and the newborn – a comparison. In: Proceedings of the 5th World Congress in Obstetrics and Gynaecology, Sydney hrsg. von C. Wood. 1967 (S. 101)
179 Hueter, J.: Die aktuelle mütterliche Sektio-Morbidität und -Mortalität in der BRD. Gynäkologe 8 (1975) 19
180 Hueter, K. A., J. Bohelmann, P. H. Werners: Die präventive Indikationsstellung in der operativen Geburtshilfe und die perinatale Sterblichkeit. Geburtsh. u. Frauenheilk. 28 (1968) 167
181 Hulka, J. F., J. I. Fishburne, J. P. Mercer, K. F. Omran: Laparoscopic sterilization with a spring clip: A report of the first fifty cases. Amer. J. Obstet. Gynec. 116 (1973) 751
182 Huntingford, P. J.: Hospital Medicin (1967) 55: zit. nach A. Moolgaoker
183 Husstedt, W.: Untersuchungen zur Frage der sekundären Sterilität nach Sectio caesarea. Med. Klin. 71 (1976) 861
184 Iglesias J., J. Ausin, J. Esterban Altirriba: Accion del V. E. y del forceps sobre el medio interno fetal. Acta. ginec. (Madr.) 23 (1972) 813
185 Inmann, S. E.: The use of the vacuum extractor in the first stage of labour. J. Obstet. Gynaec. Brit. Cwlth 76 (1969) 354
186 Irving, F. C.: Tubal sterilization. Amer. J. Obstet. Gynec. 60 (1950) 1101
187 Janisch, H.: Senkung der perinatalen Mortalität durch Sectio caesarea? Zbl. Gynäk. 92 (1970) 502
188 Janisch, H., P. Altmann, S. Leodolter, E. Reinold: Geburtsmechanische Überlegungen zur Zangenextraktion mit Exzentergriff. Z. Geburtsh. Perinat. 179 (1975) 339
189 Jewelewicz, R., S. Khalaf, R. S. Neuwirth, R. L. Vande Wiele: Obstetric Complications after treatment of intrauterine synechiae (Asherman's syndrom). Obstet. Gynec. 47 (1976) 701
190 Joel-Cohen, S.: Abdominal and Vaginal Hysterectomy, 2. Aufl. Heinemann, London 1977
191 Johnell, H. E.: Cesarean section, A ten-year study. Acta obstet. gynec. scand. 51 (1972) 231
192 Johnstone, M.: The cardiovascular effects of oxytocic drugs. Birt. J. Anaesth. 44 (1972) 826
193 Joluvka, V.: Gestationsprognose nach operativer Behandlung der Aortenisthmusstenose. Z. Geburtsh. Gynäk. 174 (1971) 252
194 Jones, S. A., E. W. Lowe: Primary cesarean section in the grand multipara. Obstet. and Gynec. 31 (1968) 785
195 Jung, H., G. Lamberti: Programmierte Geburt. Zur Quantifizierung und Steuerung der Wehenmedikation. In: Die programmierte Geburt. 1. Freiburger Kolloquium Sept. 1976, hrsg. von H. G. Hillemanns, H. Steiner. Thieme, Stuttgart 1978
196 Jung, H., G. Lamberti, R. Austermann, H. P. Closs: Die programmierte Geburt. Z. Geburtsh. Perinat. 178 (1974) 269
197 Jung, H., F. Kubli, E. Saling, F. J. Schulte: Die Auswirkung der operativen Geburtshilfe auf die Entwicklung des Kindes. Podiumsgespräch. Arch. Gynäk. 224 (1977) 241
198 Käser, O.: Sektiotechnik, vergleichende Morbidität und Letalität. In: Perinatale Medizin, Bd. VI, hrsg. von J. W. Dudenhausen, E. Saling, E. Schmidt. Thieme, Stuttgart 1975
199 Käser, O., F. A. Ikle, H. A. Hirsch: Atlas der gynäkologischen Operationen, 3. Aufl. Thieme, Stuttgart 1973 (S. 149).
200 Kafka, H., L. T. Hibbard, L. Spears: Perinatal mortality associated with cesarean section. Amer. J. Obstet. Gynec. 105 (1969) 589

201 Kantor, H., R. Rember, P. Tabio, R. Buchanon: Value of shaving the pudendal perineal area in delivery preparation. Obstet. and Gynec. 25 (1965) 119
202 Kamperman, G.: An evaluation of the newer obstetrics. Presidental Address, presented at the 17. Annual Meeting of the Central Association of Obstetricians and Gynecologists. Oklahoma City 1949. Amer. J. Obstet. Gynec. 60 (1950) 239
203 Kaskarelis, D., C. Prevedourakis, A. Stavropoulos, D. Lolis: Total hysterectomie in obstetric practice. Int. Surg. 54 (1970) 405
204 Keettel, W. C., L. L. Hester jr., K. R. Niswander: Elective induction of labor. In: controversy in Obstetrics and Gynecology, hrsg. von D. E. Reid, T. C. Barton. Saunders, Philadelphia 1969 (S. 107)
205 Kelly, J. V.: Instrument delivery and the fetal heart rate. Amer. J. Obstet. Gynec. 87 (1963) 529
206 Kelly, J. V., G. Sines: An assessment of the compression and traction forces of obstetrical forceps. Amer. J. Obstet. Gynec. 96 (1966) 521
207 Kemperdick, H., R. D. Schulz, M. Baumgarten, W. Krenkel: Wachsende Schädelfraktur eines Neugeborenen als seltene Komplikation bei Vakuumextraktion. Fortschr. Röntgenstr. 114 (1971) 820
208 Kennedy, R. L.: An instrument to relieve inferior vena cava occlusion. Amer. J. Obstet. Gynec. 107 (1970) 331
209 Kidess, E., M. Mabrouk: Schicksal der Früchte bei Überernährung der Mütter. Geburtsh. u. Frauenheilk. 33 (1973) 1004
210 Kirchhoff, H.: Der Geburtsmechanismus beim „langen" Becken. Geburtsh. u. Frauenheilk. 34 (1974) 418
211 Kirchhoff, H.: Das enge Becken. Das Mißverhältnis als Ursache für Geburtsverlaufskomplikationen für Mutter und Kind. Z. Geburtsh. Perinat. 180 (1976) 95
212 Klein, T., J. A. O'Leary: Rupture of the gravid uterus. J. reprod. Med. 6 (1971) 218
213 Kloeck, F. K.: Überwachung und Leitung der Austreibungsperiode unter neuzeitlichen Gesichtspunkten. In: Perinatale Medizin, Bd. IV, hrsg. von J. W. Dudenhausen, E. Saling. Thieme, Stuttgart 1973
214 Klose, B. J., J. Johannigmann, R. Thieme: Sectio caesarea in moribunda und in mortua – ihre medizinische und rechtliche Begründung. Geburtsh. u. Frauenheilk. 31 (1971) 778
215 Knebel, R.: Über die Zange aus Beckenmitte bei allgemein verengtem Becken. Zbl. Gynäk. 39 (1941) 1745
216 Knopp, K.: Über die Sectio caesarea in mortua et in moribunda. Zbl. Gynäk. 77 (1955) 15
217 Koller, Th., Ch. M. Zoller: Die Geburt der Frauen mit Übergewicht. Schweiz. med. Wschr. 71 (1941) 1296
218 Kotasek, A., F. Gazarek, V. Brutar: The mortality of cesarian section in the years 1964–1968 in Czechoslovakia. Čs. Gynek. 35 (1970) 513. Ref.: Excerpta Med. Obstet. Gynec. 24 (1971) 338
219 Krause, W., W. Moebius, M. Guenther, K.-H. Eichhorn, P. Creutzburg, A. Moench, M. Knappe, H. Kunath: Die mütterliche und kindliche Mortalität und Morbidität nach Sectio im Zeitraum von 1956–1976 an der Universitäts-Frauenklinik Jena. Z. Geburtsh. Perinat. 183 (1979) 136
220 Kraussold, E.: Gehört der extraperitoneale Kaiserschnitt schon der Vergangenheit an? Zbl. Gynäk. 95 (1973) 302
221 Kristeller, F.: Dynamometrische Vorrichtung an der Geburtszange. Mschr. Geburtsh. Frauenkrankh. 17 (1861) 166
222 Kroener, W. F.: Surgical sterilization by fimbriectomy. Amer. J. Obstet. Gynec. 104 (1969) 247
223 Kuah, K. B.: Labor and delivery after cesarean section. Aust. N. Z. J. Obstet. Gynaec. 10 (1970) 145
224 Kubli, F.: Zur Problematik der fetalen Intensivüberwachung. Melsunger Med. Mitt. 45 (1971) 129
225 Kubli, F., H. Ewerbeck, E. J. Hickl, F. K. Kloeck, H. Ruettgers: Operative Geburtshilfe. Referate und Rundtischgespräch. Verhandlungen der Deutschen Gesellschaft für Gynäkologie und Geburtshilfe. 40. Versammlung in Wiesbaden, 1974. Arch. Gynäk. 219 (1975) 472
226 Kuenzel, W.: Das Vena-Cava-Okklusions-Syndrom. Pathophysiologie und Klinik. Z. Geburtsh. Perinat. 181 (1977) 135
227 Labhardt, A.: Eine einfache Methode der Tubensterilisation. Zbl. Gynäk. 35 (1911) 540
228 Lamberti, G., M. Meyer: Der Zustand des Neugeborenen nach operativer vaginaler Entbindung in Abhängigkeit von der Indikation und dem Verlauf der Austreibungsperiode. Arch. Gynäk. 224 (1977) 248
229 Lang, N.: Die Beckendystokie. Gynäkologe 7 (1974) 74
230 Lang, R., K. Decker. O. Daubenfeld, H. A. Hirsch: Bakterielle Besiedelung des Fruchtwassers unter der Geburt: 2. Einfluß der systematischen Antibiotika Prophylaxe. In: Perinatale Medizin, Bd. VI, hrsg. von J. W. Dudenhausen, E. Saling, E. Schmidt. Thieme, Stuttgart 1975 (S. 235)
231 Lange, P.: Acta obstet. gynec. scand. 43 (1964) 53: zit. nach A. Moolgaoker
232 Lange, P.: Acta obstet. gynec. scand. 43, Suppl. 1 (1964) 5: zit. nach A. Moolgaoker
233 Langer, H.: Analyse von 584 Schnittentbindungen im Zeitraum von 1. 1. 1960 bis 30. 6. 1965. Zbl. Gynäk. 89 (1967) 81
234 Lanier jr., L. R., R. W. Scarbrough, D. W. Fillingim, R. E. Baker: Incidence of maternal and fetal complications associated with rupture of the membranes before onset of labor. Amer. J. Obstet. Gynec. 93 (1965) 398
235 Lapko, K. K.: Pecularities of the course of pregnancy. Labor and early puerperium in obese women. Akush. i Ginsek. 33 (1957) 29
236 Latzko, W.: Über den extraperitonealen Kaiserschnitt. Zbl. Gynäk. 33 (1909) 275
237 Laufe, L. E.: An improved Piper forceps. Obstet. and Gynec. 29 (1967) 284
238 Laufe, L. E.: Free-body diagram of crossed forceps branch. Amer. J. Obstet. Gynec. 101 (1968) 509
239 Laufe, L. E.: Obstetric Forceps. Hoeber Medical Division, Harper & Row, New York 1968
240 Laufe, L. E.: Divergent and crossed obstetric forceps. Comparative study of compression and traction forces. Obstet. and Gynec. 38 (1971) 885
241 Lawson, J. B.: Obstetrics and Gynaecology in the Tropics and Developing Countries. Arnold, London 1970 (S. 188)
242 Lawson, J., L. Ajabor: Ruptured cesarean section scars. J. Obstet. Gynaec. Brit. Cwlth 75 (1968) 1296
243 Lee, B. O., F. J. Major, A. B. Weingold: Ultrasonic determination of fetal maturity at repeat cesarean section. Obstet. and Gynec. 38 (1971) 294
244 Lehmann, W. D., G. K. Neumann, K. F. Kessler, W. D. Jonatha: Operationshäufigkeit und perinatale Sterblichkeit vor und nach Einführung der fetalen Blutgasanalyse und der kontinuierlichen Überwachung. Geburtsh. u. Frauenheilk. 36 (1976) 247
245 Lewenthal, H., Y. Biale, N. Ben-Adereth: Uterus didelphys with a pregnancy in each horn. Case report. J. Obstet. Gynaec. Brit. Cwlth 84 (1977) 155
246 Liggins, G. C., R. N. Howie: A controlled trial of antepartum glucocorticoid treatment for prevention of the respiratory distress syndrome in premature infants. Pediatrics 50 (1972) 515
247 Lipensky, S., S. Dlhopolcek, I. Belan, I. Novak: Schwangerschaft und Geburt bei fettleibigen Frauen. Zbl. Gynäk. 92 (1970) 179
248 Lochmüller, H., G. Martius: Die medikamentöse Schnellentbindung. Zbl. Gynäk. 89 (1967) 789
249 Lorenz, U., H. Ruettgers, M. Fromme, U. Haller, F. Kubli: Changes of amniotic fluid phospholipids during pregnancy, In: Perinatal Medicin. III. European Congress of Perinatal Medicine, Lausanne, April 1972,

hrsg. von H. Bossart, J. M. Cruz, A. Huber, L. S. Prodhom, J. Sistek. Huber, Bern 1973
250 Mac Vicar, J.: Chorioamnionitis. Clin. Obstet. Gynec. 13 (1970) 272
251 Mc Callum, M. F., A. D. T. Govan: The bacteriology of surgical induction of labour. J. Obstet. Gynaec. Brit. Cwlth 70 (1963) 244
252 Mc Intyre, M. S., W. H. Pearse: Follow up evaluation of infants delivered by electronically recorded forceps delivery. Amer. J. Obstet. Gynec. 89 (1964) 570
253 Makowski, L.: Gefährdung von Mutter und Kind durch Sectio abdominalis, Podiumsgespräch. 9. Dtsch. Kongreß für Perinatale Medizin, Berlin 1979
254 Malmström, T.: Vacuum-extractor – an obstetrical instrument. Acta obstet. gynec. scand. Suppl. 33 (1954) 4
255 Malmström, T., I. Jansson: Use of the vacuum extractor. Clin. Obstet. Gynec. 8 (1965) 893
256 Malmström, T., I. Jansson: zit. nach K. Fahmy
257 Maltau, J. M., H. T. Andersen: Continous epidural anaesthesia with a low frequency of instrumental deliveries. Acta. obstet. gynec. scand. 54 (1975) 401
258 Mann, L. I.: The effect of head compression on FHR, brain metabolism and function. Obstet. and Gynec. 39 (1972) 721
259 Manzl, J., A. Bichler, K. Scholz, H. Hetzel, H. Frisch, W. Geir: Einfluß des Alters Erstgebärender auf die perinatale kindliche Morbidität und Mortalität. Z. Geburtsh. Perinat. 181 (1977) 168
260 Martius, G.: Geburtsleitung bei gefährdeten Kindern. Münch. med. Wschr. 107 (1965) 857
261 Martius, G.: Erfahrungen bei 2500 programmierten Geburten. In: Die programmierte Geburt. 1. Freiburger Kolloquium Sept. 1976, hrsg. von H. G. Hillemanns, H. Steiner. Thieme, Stuttgart 1978
262 Martius, G.: Geburtshilfliche Operationen, 12. Aufl. Thieme, Stuttgart 1978
263 Marx, G. F.: Supine hypertension syndrome druing cesarean section. J. Amer. med. Ass. 207 (1969) 1903
264 Maternal and perinatal mortality committee: Caesarean section follow-up servey – New South Wales, 1968–1969 – Addendum. Med. J. Austr. 58 (1971) 366
265 Maternal and perinatal mortality committee: Caesarean section follow-up survey – New South Wales, 1968–1969. Med. J. Austr. 58 (1971) 857
266 Matouskova, A., O. Dottori, L. Frossmann, L. Victorin: An improved method of epidural analgesia with reduced instrumental delivery rate. Acta obstet. gynec. scand. 54 (1975) 231
267 Mead, M., N. Newton: Cultural patterning of perinatal behavior. In: Childbearing – Its Social and Psychological Aspects. hrsg. von S. A. Richardson, A. F. Guttmacher. Williams & Wilkins, Baltimore 1967 (S. 215)
268 Meagher, D. J.: Clinical report for the year 1975. National Meternity Hospital, Dublin
269 Mengert, W. F., D. P. Murphy: Intra- abdominal pressures created by voluntary muscular effort. Surg. Gynec. Obstet. 57 (1933) 745
270 Mestwerdt, G.: Hat der extraperitoneale Kaiserschnitt heute noch Berechtigung. Zbl. Gynäk. 75 (1953) 1329
271 Meyer, Ch., J. Geisert: La ventouse suécoise. Rev. franç. Gynéc. 66 (1971) 293
272 Meyer-Vitsky, M. D.: Cesarean section on the dead and the critically injured. Amer. J. Obstet. Gynec. 90 (1964) 17
273 Miller, R. D., D. Crichton: Ampicillin prophylaxis in cesarea section. S. Afr. J. Obstet. Gynaec. 6 (1968) 69
274 Miller, J. M., M. J. Pupkin, G. B. Hill: Bacterial colonization of amniotic fluid from intact fetal membranes. Amer. J. Obstet. Gynec. 136 (1980) 796
275 Mines, J. L.: Application of the obstetric forceps. Obstet. and Gynec. 36 (1970) 680
276 Mishell, D., J. V. Kelly: The obstetrical forceps and the vacuum extractor: an assessment of their compressive force. Obstet. and Gynec. 19 (1962) 204

277 Moir, D. D., J. Willocks: Management of incoordinate uterine action under continuous epidural analgesia. Brit. med. J. 1967/III, 396
278 Mokgokong, E. T., D. Crichton: Extraperitoneal lower segment cesarean section for infected cases: reappraisal. S. Afr. med. J. 48 (1974) 788
279 Moolgaoker, A. S.: A safe alternative to cesarean section? J. Obstet. Gynaec. Brit. Cwlth 77 (1970) 1077
280 Moolgaoker, A. S., S. O. S. Ahamed, P. R. Payne: A comparison of different methods of instrumental delivery based on electronic measurements of compression and traction. Obstet. and Gynec. 54 (1979) 299
281 Morewood, G. A., M. J. O'Sullivan, J. McConney: Vaginal delivery after caesarean section. Obstet. and Gynec. 42 (1973) 589
282 Morrison, J. C., W. L. Coxwell, B. S. Kennedy, P. C. Schreier, W. L. Wiser, S. A. Fish: The use of prophylactic antibiotics in patients under going cesarean section. Surg. Gynec. Obstet. 136 (1973) 425
283 Morton, J. H.: Cesarean hysterectomy. Amer. J. Obstet. Gynec. 83 (1962) 1422
284 Mowat, J., J. Bonnar: Abdominal wound dehiscence after cesarean section. Brit. med. J. 2 (1971) 256
285 Müller, H., F. Kubli: Das Amnioninfektionssyndrom und die vorzeitige Amnionruptur. Die manifesten und die drohenden unspezifischen intrauterinen Infektionen des letzten Schwangerschaftsdrittels. Z. Geburtsh. Perinat. 179 (1975) 77
286 Müller, M., F. W. Dittmar, U. M. Boquoi, R. Lau: Zur geburtshilflichen Problematik der Beckenendlagen. Arch. Gynäk. 224 (1977) 246
287 Müller-Heine, F., J. Haller: Sectio caesarea in moribunda. Zbl. Gynäk. 95 (1973) 138
288 Münchner Perinatal – Studie 1975: Deutscher Ärzteverlag, Köln 1977
289 Murless, B. C.: Lower segment cesarean section: a new head extracter. Br. med. J. 1948/III, 1234
290 Muth, H.: Zur „Schnellsectio" im Kreißbett. Zbl. Gynäk. 93 (1971) 873
291 Myerscough, P. R.: Munro Kerr's Operative Obstetrics, 9. Aufl. Baillière Tindall & Cassell, London 1976
292 Natori, M.: Technique for obstetric vaccum cup. Obstet. and Gynec. Therapy 31 (1975)
293 Newton, N., M. Newton: Childbirth in cross-cultural perspective. In: Modern Perspectives in Psycho-Obstetrics. hrsg. von J. G. Howells. Oliver & Boyd, Edinburgh 1972 (S. 150)
294 Niswander, K. R., M. Gordon: The Women and their Pregnancies. The Collaborative Perinatal Study of the National Institute of Neurological Disease and Stroke. Saunders, Philadelphia 1972
295 Niswander, K. R., M. Gordon: Safety of the low forceps operation. Amer. J. Obstet. Gynec. 117 (1973) 619
296 Nitzsche, P., P. Schneck: Schwangerschaft, Geburt und Wochenbett bei alten Erstgebärenden. Zbl. Gynäk. 93, 391
297 Noble, A. D., I. L. Craft, J. A. H. Bootes, P. A. Edwards, D. J. Thomas, K. L. M. Mills: Continous lumbar epidural analgesia using bupivacaine: A study of the etus and newborn child. J. Obstet. Gynaec. Brit. Cwlth 78 (1971) 559
298 Norton, J. F.: Paravesical extraperitoneal cesarean section technique. Amer. J. Obstet. Gynec. 51 (1946) 519
299 Oakley, A.: Cross-cultural practices. In: Benefits and Hazards of the New Obstetrics, hrsg. von T. Chard, M. Richards. Heinemann, London 1977 (S. 18)
300 O'Driscoll, K., C. J. Carroll, M. Coughlan: Selective management of labour. Brit. med. J. 1975/IV, 727
301 O'Leary, J. A.: Cesarean hysterectomy: A 15 year review. J. reprod. Med. 4 (1970) 51
302 Painlin, D. B.: Comment. J. Obstet Gynaec. Brit. Cwlth 84 (1977) 155
303 Palmrich, A. H.: Kjellandzange und Hebelzug. Z. Geburtsh. Gynäk. 132 (1950) 355

304 Patterson, S. P.: Cesarean hysterectomy. Amer. J. Obstet. Gynec. 107 (1970) 729
305 Pearse, W. H.: Electronic recording of forceps delivery. Amer. J. Obstet. Gynec. 86 (1963) 43
306 Pearse, W. H.: Forceps versus spontaneous delivery. Clin. Obstet. Gynec. 8 (1965) 813
307 Pedowitz, P., R. Schwartz: The true incidence of silent rupture of cesarean section scars. Amer. J. Obstet. Gynec. 74 (1957) 1071
308 Peel, J., G. V. P. Chamberlain: Caesarean section 1949–1964. J. Obstet. Gynaec. Brit. Cwlth 75 (1968) 1282
309 Peterson, E. P., J. R. Musich, S. J. Behrman: Uterotubal implantation and obstetric outcome after previous sterilisation. Amer. J. Obstet. Gynec. 128 (1977) 662
310 Phillips, R. D., M. Freeman: Management of persistent occiput posterior position: review of 552 consecutive cases. Obstet. and Gynec. 43 (1974) 171
311 Pigeaud, H.: Use of the vacuum extractor at the obstetrical clinic. Bull. Féd. Soc. Gynéc. Obstét. franç. 9 (1957) 62
312 Pinkerton, J. H. M., D. H. Martin, W. Thompson: Selective planned induction in conditions of civil strife. Lancet 1975/I, 197
313 Piver, M. S., R. A. Johnston: The safety of multiple cesarean sections. Obstet. and Gynec. 34 (1969) 690
314 Pletsch, T. D., E. C. Sandberg: Cesarean hysterectomy for sterilization. Amer. J. Obstet. Gynec. 85 (1963) 254
315 Poidevin, L. O. S.: The value of hysterography in the prediction of cesarean wound defects. Amer. J. Obstet. Gynec. 81 (1961) 67
316 Pomeroy, R. H.: Discussion at the 45. Annual Meeting of the American Gynecological Society, Chicago 1920. Amer. J. Obstet. Gynec. 1 (1921) 72
317 Potter, H. L.: Cesareans galore. R. I. med. J. 2 (1967) 106
318 Potter, N., R. Mac Donald: Obstetric consequences of epidural analgesia in nulliparous patients. Lancet 1971/I, 1031
319 Potthoff, S.: Analgesie und Anästhesie im Kreißsaal (ein schriftliches Symposium). Geburtsh. u. Frauenheilk. 33 (1973) 837
320 Poulson, A. M., W. A. Bryner: The obstetric complications of the infertility patient. Obstet. and Gynec. 49 (1977) 174
321 Prevedourakis, C. of amniotic cavity during pregnancy and labor. Obstet. and Gynec. 19 (1977) 8
322 Price, T. G.: Vacuum extraction of hydrocephalic fetus. J. Obstet. Gynaec. Brit. Cwlth 79 (1972) 1053
323 Prieshof, J. D.: Erfahrungen mit dem extraperitonealen Kaiserschnitt. Geburtsh. u. Frauenheilk. 29 (1969) 569
324 Pritchard, J. A.: Changes in the blood volume during pregnancy and delivery. Anesthesilology 26 (1965) 393
325 Quakernack, K., F. K. Beller: Die Laufe Zange. Ein empfehlenswertes Zangenmodell zur Beckenausgangszange. Geburtsh. u. Frauenheilk. 35 (1975) 295
326 Raabe, N: The conduct of labour under epidural analgesia, the obstetrical point of view. XVII Scand. Congr. for Obstet. and Gynec. Abstr. Bd. Aarhus. 1972 (S. 31)
327 Raabe, N., P. Belfrage: Lumbar epidural analgesia in Labour. A clinical analysis. Acta obstet. gynec. scand. 55 (1976) 125
328 Ramzin, M. S.: Erfahrungen mit der Lungenreifeförderung durch Corticoide. In: Perinatale Medizin, Bd. VII, hrsg. von E. Schmidt, J. W. Dudenhausen, E. Saling. Thieme, Stuttgart 1978
329 Ranney, B.: Gentle art of external cephalic version. Amer. J. Obstet. Gynec. 116 (1973) 239
330 Reed, C. B.: The induction of labor at term. Read (by invitation) at the 45. Annual Meeting of the American Gynecological Society, Chicago 1920. Amer. J. Obstet. Gynec. 1 (1921) 24

331 Reed, N. E., N. J. Teteris, G. F. Essig: Inferior vena cava obstruction syndrome with electrocardiographically documented fetal bradycardia. Report of a case. Obstet. and Gynec. 36 (1970) 462
332 Reid, D. E.: Lethal intrauterine infection. In: Obstetric and Perinatal Infections, hrsg. von D. Charles, M. Finland. Lea & Febiger, Philadelphia 1973
333 Reinhold, E., E. Georgiades: Der geburtshilfliche Schnelleingriff. Geburtsh. u. Frauenheilk. 31 (1971) 1222
334 Ricci, J. V.: Simplification of the Physick-Frank-Sellheim principle of extraperitoneal cesarean section. Amer. J. Surg. 47 (1940) 33
335 Roberts, G., A. Weaver: Labour and neonatal jaundice. Lancet 1974/I, 935
336 Römer, V. M., H. Buess, K. Harms: Zum Problem der Leitung der Austreibungs- und Preßperiode. Arch. Gynäk. 222 (1977) 29
337 Römer, V. M., L. Casagrande, F. Leuenberger, D. Radacovic: Zustand des Neugeborenen nach Schnittentbindung bei Schräglagerung (15°) der Mutter während der Operation. Geburtsh. u. Frauenheilk. 33 (1973) 938
338 Römer, V. M., K. Harms, K. Hammacher, M. Hinselmann: Indikationen zur Schnittentbindung: Indikationsstellung und Zustand des Neugeborenen post operationem. Arch. Gynäk. 219 (1975) 482
339 Rubin, L., A. T. Coopland: Kiellands forceps. Canad. med. Ass. J 103 (1970) 505
340 Ruettgers, H.: Sektioindikationen bei Schädellage. Gynäkologe 8 (1975) 36
341 Russell, K. P., G. V. Anderson: The aggressive management of ruptured membranes. Amer. J. Obstet. Gynec. 83 (1962) 930
342 Sachs, H., E. Hohannes: Kooperative Betreuung von herzkranken Schwangeren. Zbl. Gynäk. 94 (1972) 1297
343 Sack, R. A.: Bilateral internal iliac (hypogastric) artery ligation to control obstetric and gynecologic hemorrhage. Amer. J. Obstet. Gynec. 116 (1973) 493
344 Saling, E.: Die Auswirkung der operativen Geburtshilfe auf die Entwicklung des Kindes. Podiumsgespräch. Arch. Gynäk. 224 (1977) 241
345 Salzmann, B.: Rupture of low segment cesarean section scars. Obstet. and Gynec. 23 (1964) 460
346 Sarason, E. L., S. Bauman: Acute appendicitis in pregnancy. Obstet. and Gynec. 22 (1963) 382
347 Schenker, J. G., D. M. Serr: Comparative study of delivery by vacuum extractor and forceps. Amer. J. Obstet. Gynec. 98 (1967) 32
348 Schiatti, A. Z.: Il parto nella portatrice di fibromioma uterino, Arch. Ostet. Ginec. (1967) 745–765
349 Schlaeder, G., J. P. Gerhard, M. De Mot, G. Payeur, R. Gandar: Les hémorragies rétiniennes chez le nouveau-né après accouchement par ventouse et accouchement spontané. Gynéc. et. Obstét. 70 (1971) 95
350 Schliemann, F., H. Muth: Periduralanästhesie in der Geburtshilfe. Geburtsh. u. Frauenheilk. 37 (1977) 51
351 Schmidt, W., K. Stenzel, D. Scheffner, H. Ruettgers, F. Kubli: Schwangerschaftsverlauf, aktueller Geburtszustand und neurologische Entwicklung bei Risikokindern. Arch. Gynäk. 224 (1977) 244
352 Schmutzler, H.: Die operative Indikation der Mitral- und Pulmonalstenose in der Schwangerschaft. Dtsch. med. Wschr. 86 (1961) 383
353 Schneider, G. T., C. H. Tyrone: Cesarean total hysterectomy: Experience with 160 cases. Sth. med. J. (Bgha Ala.) 59 (1966) 927
354 Scholtes, G.: Wandel in der Sectio-Indikationsstellung: Eine Analyse von 1241 Schnittentbindungen. Z. Geburtsh. Perinat. 179 (1975) 215
355 Scholz, B., G. Schroeder, H. Rohmann: Internistisch-geburtshilfliche Zusammenarbeit bei der Behandlung und Entbindung herzkranker Schwangeren. Zbl. Gynäk. 90 (1968) 806

356 Schreiber, H., K. Koehler: Über den Wert der Hysterographie nach Schnittentbindung. Zbl. Gynäk. 12 (1967) 418

357 Schulte, F. J.: Der Einfluß von Schwangerschaft und Geburt auf die späte Entwicklung des Kindes. Arch. Gynäk. 224 (1977) 230

358 Schulz, J., K. Wernicke, D. Berg, R. Sturm, U. Wurms, R. Lade, F. Wiesner: Die akute und chronische Kopfkompression. Beitrag zur Pathophysiologie, Diagnostik und klinische Bedeutung. In: Perinatale Medizin, Bd. VI, hersg. von J. W. Dudenhausen, E. Saling, E. Schmidt. Thieme, Stuttgart 1975

359 Seewald, H. J., D. Stech, E. Wetzel: Hysterographische Untersuchungen nach Schnittentbindung. Zbl. Gynäk. 95 (1973) 1297

360 Seidenschnur, G. J., E. Heinrich, H. Koepcke, H. Hopp: Erfahrungen mit der Parallelzange nach Shute. Zbl. Gynäk. 94 (1972) 1073

361 Sellheim, H.: Der extraperitoneale Uterusschnitt. Zbl. Gynäk. 32 (1908) 133

362 Semm, K.: Pelviskopie und Hysteroskopie. Lehrbuch med. Atlas. Schattauer, Stuttgart 1976

363 Serment, H., J. Gaujoux, R. Erny, M. Gamerre: Maternal prognosis in hysterotomy. Third European Congress of Perinatal Medicine, Lausanne 1972. In: Perinatal Medicine, hrsg. von H. Bossart u. a. Huber, Bern 1973

364 Shute, W. B.: Management of shoulder dystocia with the Shute-parallel forceps. Amer. J. Obstet. Gynec. 84 (1962) 936

365 Sikkel, A.: Die extraperitoneale Sectio caesarea. Gynäk. Geburtsh. 62 (1957) 183

366 Sipli, W., H. A. Krone: Ein neues Zangenmodell. Bamberger Divergenzzange. Geburtsh. u. Frauenheilk. 36 (1976) 592

367 Sjoestedt, J. E.: Acta obstet. and Gynec. Scand. 46, Suppl. 10 (1967): zit. nach K. Fahmy

368 Smith, E. F.: in: Principles and Management of Human Reproduction, hrsg. von D. E. Reid, K. J. Ryan, K. Benirschke. Saunders, Philadelphia 1972

369 Soergel, W.: Entwicklung von Kindern nach vaginaloperativen Entbindungen. Arch. Gynäk. 224 (1977) 249

370 Stegmann, H., D. Wagner, A. Lau: Schwangerschaft, Geburtsverlauf und Nachgeburtsperiode bei adipösen Frauen. Med. Welt 2 (1964) 2195

371 Strasser, K.: Analgesie und Anästhesie im Kreißsaal (ein schriftliches Symposion). Geburtsh. u. Frauenheilk. 33 (1973) 837

372 Stoll, P.: Schwangerenvorsorge in der Praxis. Lehmanns, München 1967

373 Szalmay, G., H. Henner: Sectio in mortua. Gynäkologe 12 (1979) 131

374 Tan, K. L.: Brachial palsy. J. Obstet. Gynaec. Brit. Cwlth 80 (1973) 60

375 Te Linde, R. W., R. F. Mattingly: Operative Gynecology. Lippincott, Philadelphia 1970

376 Tervilae, L., B.-J. Procopé, C.-E. Unnerus: Comparisons between Pfannenstiel and the usual low midline incisions in connection with cesarean section. Ann. Chir. Gynaec. Fenn. 54 (1965) 101

377 Timonen, S., O. Castren, I. Kivalo: Cesarean section: Low transverse or low midline incision? Ann Chir. Gynaec. Fenn. 59 (1970) 173

378 Tipton, R. H., B. V. Lewis: Induction of labour and perinatal mortality. Brit. med. J. 1975/I, 391

379 Tresch, St., M. Schneider, H. Buess: Gegenüberstellung der genitalbakteriologischen Befunde im Rahmen einer Antibiotikaprophylaxe-Studie bei Sectio caesarea. Referat, 9. Dtsch. Kongreß für Perinatale Medizin, Berlin 1979

380 Ullery, J. C., N. J. Teteris, A. W. Botschner, B. Mc Daniels: Traction and compression forces exerted by obstetric forceps and their effect on fetal heart rate. Amer. J. Obstet. Gynec. 85 (1963) 1066

381 Van Praagh, I. G., H. W. Tovell: Primary cesarean section in the multipara. Obstet. and Gynec. 32 (1968) 813

382 Vassalos, E., C. Prevedourakis, P. Paraschopoulou: Brachial plexus paralysis in the newborn. Analysis of 169 cases. Amer. J. Obstet. Gynec. 101 (1968) 554

383 Velasco, V. R., P. Gongora, J. R. Arceo: Histologic study of the cesarean scars. Rev. Colomb. Obstet. Ginec. 20 (1969) 145

384 Waldron, K. W., C. Wood: Caesarean section in the lateral position. Obstet. and Gynec. 37 (1971) 706

385 Waniorek, A.: Hysterography after cesarean section. Amer. J. Obstet. Gynec. 94 (1966) 42

386 Waters, E. G.: Supravesical extraperitoneal cesarean section. Presentation of a new technique. Amer. J. Obstet. Gynec. 39 (1940) 423

387 Webb, C. F., J. V. Gibbs: Amer. J. Obstet. Gynec. 101 (1968) 23: Zit. bei S. P. Patterson

388 Webb, G. A.: Maternal death associated with premature rupture of the membranes. Amer. J. Obstet. Gynec. 98 (1967) 594

389 Weber, C. E.: Postmortem cesarean section: Review of the literature and case reports. Amer. J. Obstet. Gynec. 110 (1971) 158

390 Webster, A.: Management of premature rupture of the fetal membranes. Obstet. gynec. Surv. 24 (1969) 485

391 Weinberg, A.: Midforceps operations, indications for and results of 1000 cases based on pelviradiography and progess of labor. J. Amer. med. Ass. 146 (1951) 1465

392 Wenderlein, J. M., R. M. Wilhelm: Sectio oder Spontangeburt. Was wird belastender erlebt? (Studie an 124 Frauen nach Sectio mit Kontrollgruppe). Z. Geburtsh. Perinat. 183 (1979) 453

393 Wider, A. J., S. Erez, C. M. Steer: An evaluation of the vacuum extractor in series of 201 cases. Amer. J. Obstet. Gynec. 93 (1967) 24

394 Willson, J. R.: Atlas of Obstetrics Technic. Mosby, S. Louis 1969

395 Wittlinger, H. D., D. von Kobyletzki: Operative Geburtshilfe an der Frauenklinik Mannheim 1956–1970. Geburtsh. u. Frauenheilk. 32 (1972) 1015

396 Wulf, K. H.: Die programmierte Geburt. Arch. Gynäk. 228 (1979) 57

397 Wylie, B.: Traction in forceps deliveries. Amer. J. Obstet. Gynec. 24 (1935) 425

398 Wylie, B.: Forceps traction, an index of birth difficulty. Amer. J. Obstet. Gynec. 86 (1963) 38

399 Yoon, I. B., Th. M. King, T. H. Parmley: A two year experience with the falope ring sterilisation procedure. Amer. J. Obstet. Gynec. 127 (1977) 109

19. Das gesunde und das kranke Neugeborene

V. v. LOEWENICH

Vorbemerkung

Die folgenden Ausführungen müssen notgedrungen unvollständig sein, will man nicht ein miniaturisiertes Lehrbuch der Kinderheilkunde vorlegen. Die hier gebotene Auswahl aus Physiologie und Pathologie des Neugeborenenalters orientiert sich daran, was dem Autor aufgrund jahrelanger, enger Zusammenarbeit zwischen Geburtshilfe und Neonatologie als wichtig erschien. Ein gewisses Maß an Subjektivität läßt sich dabei nicht vermeiden. Die folgenden Ausführungen sollen dem Frauenarzt helfen, Gefahren für das Neugeborene zu erkennen, sensibel zu werden für die diskrete Symptomatik dieses Lebensalters, und Anhaltspunkte dafür geben, wann neonatologische Hilfe in Anspruch zu nehmen ist; sie sollen keineswegs dazu animieren, selbst in der Therapie von Neugeborenenkrankheiten aktiv zu werden. Ein weiterer Sinn dieses Kapitels liegt darin, dem Geburtshelfer den Dialog mit dem neonatologisch tätigen Pädiater zu erleichtern und so zu gegenseitigem Verstehen beizutragen.

Das gesunde Neugeborene

Die Adaptation von Atmung und Thermoregelung an das extrauterine Leben wurden bereits im Kap. über die *Reanimation des Neugeborenen* beschrieben. Mit der Trennung von der Plazenta muß das Kind aber nicht nur selbst für einen adäquaten Gasaustausch sorgen, es muß sich auch noch an eine enterale Nahrungsaufnahme gewöhnen, nachdem es während seines intrauterinen Lebens ausschließlich parenteral, nämlich über die Plazenta ernährt worden war.

Nahrungsbedarf

Das gesunde, zum Termin geborene Neugeborene ist mit einem gewissen Vorrat an energielieferndem Substrat ausgestattet. Hiervon ist am schnellsten das in der Leber gespeicherte Glykogen mobilisierbar. Es wird zur Regelung des Blutzuckerspiegels herangezogen. Untersuchungen von SHELLEY u. NELIGAN (53) haben gezeigt, daß Glykogenvorräte

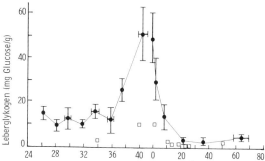

Abb. 1 Linke Seite: Glykogeneinlagerung in die Leber in Abhängigkeit vom Gestationsalter. Rechte Seite: Aufzehrung des Leberglykogens innerhalb der ersten Lebensstunden. Die Kästchen markieren Einzelmessungen bei Kindern mit intrauteriner Mangelernährung. Das Leberglykogen ist aus labortechnischen Gründen in Milligramm Glucose angegeben (nach *Shelley* u. *Neligan* [53])

von einem Gestationsalter von 36 Wochen an in der Leber angelegt werden. Diese Vorräte werden jedoch nach der Geburt sehr schnell aufgezehrt. Nach rund 8 Stunden befindet sich das Leberglykogen wieder auf dem gleichen Niveau wie in einem Fetalalter von weniger als 36 Wochen. Abb. 1 zeigt diesen Verlauf. Dieselben Autoren konnten zeigen, daß die Aufrechterhaltung eines physiologischen Blutzuckerspiegels bis zu einer gewissen Mindestmenge an Glykogen in der Leber ohne wesentlichen Abfall des Blutzuckerspiegels möglich ist (Abb. 2). Wird jedoch ein bestimmter Leberkohlenhydratgehalt unterschritten, so kommt es abrupt zum Zusammenbruch dieses Regelkreises. Hieraus folgt, daß auch das gesunde Neugeborene nicht beliebig lange ohne Nahrung bleiben darf. In älteren Lehrbüchern findet sich die Angabe, das Neugeborene könne 24 Stunden ohne Nahrungs- und Flüssigkeitszufuhr auskommen. Diese Meinung ist nach den oben geschilderten Ergebnissen nicht aufrechtzuerhalten. Aus einem verspäteten Milcheinschuß bei der Mutter darf nicht der Schluß gezogen werden, das Kind käme bis zum Einsetzen eines ausreichenden Milchflusses ohne Nahrung aus. Das Neugeborene soll spätestens

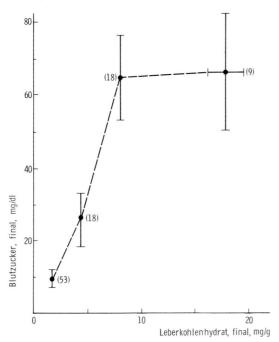

Abb. 2 Blutzucker in Abhängigkeit vom Leberglykogengehalt. Unterhalb eines bestimmten Leberglykogengehaltes kommt es abrupt zum Abfall des Blutzuckers i. S. des Durchschlagens eines Regelkreises (nach *Shelley* und *Neligan* [53])

dann gefüttert werden, wenn es Zeichen des Hungers zeigt. Es ist nicht einzusehen, daß mit einem Neugeborenen hier anders verfahren werden sollte als mit einem Erwachsenen.

Zeichen des Hungers sind: Unruhe, Schreien, saugende und suchende Bewegungen mit dem Mund.

Trinkmenge

Wird das Kind ausschließlich gestillt, so ist die aktuelle Trinkmenge allenfalls durch Vor- und Rückwiegen des Kindes feststellbar, sie kann aber nicht während der Mahlzeit bemessen werden. Für die Bemessung einer künstlichen Nahrung hielt man sich Jahrzehnte lang an die Finkelsteinsche Regel, ohne zu realisieren, daß diese Regel auf der Beobachtung einiger weniger Kinder beruhte. Sie sagt nichts über die tatsächlichen Bedürfnisse des einzelnen Kindes aus. Läßt man die Kinder stets so viel trinken, wie sie wollen, dann resultieren außerordentlich unterschiedliche Trinkmengen, wie dies an im eigenen Hause durchgeführten Meßreihen festgestellt werden konnte. Dabei sind die Trinkmengen nicht nur interindividuell bei trotzdem vergleichbarem Gewichtsansatz verschieden, sie schwanken auch beim einzelnen Kind von Mahlzeit zu Mahlzeit erheblich (7).

Zeitliche Verteilung der Mahlzeiten: Neugeborene verfügen fast nie über einen Tag-Nacht-Rhythmus. Dieser Zirkadianrhythmus etabliert sich erst innerhalb einiger Wochen, bei dem einen Kind schneller, bei dem anderen langsamer.

Anscheinend handelt es sich um eine Synchronisation mit dem tageszeitlichen Hell-Dunkel-Rhythmus (25, 26, 39). Longitudinalstudien verschiedener Autoren über den Schlaf-Wach-Rhythmus und die zeitliche Verteilung der Mahlzeiten junger Säuglinge zeigen übereinstimmend, daß in den ersten Tagen und manchmal auch Wochen eine völlige Regellosigkeit vorherrscht. Dann etabliert sich mehr und mehr ein regelmäßiger Rhythmus, wobei die meisten Kinder alle 4 Stunden nach Nahrung verlangen. Allerdings ist zu beachten, daß ausschließlich gestillte Kinder häufig in kürzeren Intervallen nach Nahrung verlangen, wahrscheinlich deswegen, weil sie beim Trinken an der Brust schneller ermüden und einschlafen, bevor ihr Hunger restlos gestillt ist (26, 39). Es ist demnach unphysiologisch, Neugeborenen und jungen Säuglingen einen an den Erfordernissen eines Krankenhauses oder eines Haushaltes orientierten zeitlichen Rhythmus aufzwingen zu wollen. Ein Kind, das schlafen will, will nicht trinken. Zwangsweises Ernähren eines Säuglings zu einem dem Kinde nicht genehmen Zeitpunkt pflegt den Seelenfrieden von Kind und Mutter, ja mitunter auch der erweiterten Familie empfindlich zu stören. Weitere Argumente für die Frühfütterung: Neben einer ausreichenden Zufuhr energieliefernden Substrates benötigt das Kind auch eine adäquate Zufuhr von Wasser. Bleibt die Wasserzufuhr zu gering, so kann es zum Zusammenbruch der Wärmeregelung kommen. Das früher als mehr oder weniger physiologisch angesehene „Durstfieber" hat mit echtem Fieber nichts zu tun, es ist vielmehr eine Hyperthermie und damit ein Signal für den Zusammenbruch der Thermoregelung. Ungenügende Wasserzufuhr disponiert ferner zum Auftreten einer Hyperbilirubinämie, wobei offenbleibt, ob nur der Mangel an Vehikel-Wasser zum Hindernis für die Bilirubinausscheidung wird (13, 33, 57).

Orientierende Untersuchung des Neugeborenen

Vorbemerkung

Das Ziel der orientierenden Untersuchung sofort nach der Geburt ist es, die Vitalität des Kindes zu beurteilen und sofort erkennbare Störungen aufzuspüren. Diese Untersuchung ersetzt nicht eine gründliche pädiatrische Untersuchung. Letztere ist in Deutschland offiziell vorgesehen in der Zeit vom 3. bis 10. Lebenstag. Eine Untersuchung am 3. Lebenstag kommt jedoch zu spät, wenn es darum geht, lebensbedrohende Mißbildungen schnellstmöglich zu erkennen. Sie kommt an diesem Tage aber auch zu früh für die auskultatorische Erkennung von Herzmißbildungen. Sie kommt zu spät, um an den Hüften eine Dysplasie anhand des Ortolani-Phänomens zu diagnostizieren, und zu früh, um die gleiche Diagnose anhand einer Abduktionshemmung der Hüften zu stellen. Wir empfehlen deshalb, eine pädiatrische Untersuchung möglichst bald nach der Geburt und eine zweite pädiatrische Exploration im Alter von 5 bis 6 Tagen bzw. vor Entlassung von Mutter und Kind aus der Geburtsklinik durchführen zu lassen.

Aufgaben der orientierenden Untersuchung

Beurteilung der Vitalität des Kindes anhand des Apgar-Schemas. Erhebung der Körpermaße (Gewicht, Länge, Kopfumfang) sowie Eintragung dieser Meßwerte in Normwertdiagramme. Bei dieser Gelegenheit werden z. B. mangelgeborene (hypotrophe) Kinder erkannt: Ihr Gewicht liegt, je nach angewandten Normenwerten, unter der 3er oder unter der 10er Perzentile, z. B. unter 2600 g bei einem Gestationsalter von 40 Wochen p. m.

Reifediagnostik nach Petrussa (Tab. 1)

Das Petrussa-Schema ist vergleichsweise grob, hat aber den Vorteil, ohne pädiatrische Kenntnisse angewandt werden zu können.

Besichtigung des Kindes hinsichtlich äußerlich erkennbarer Mißbildungen

Äußerlich erkennbare Syndrome (z. B. Morbus Down = Mongoloidismus, Alkoholembryopathie), Dysrhaphien (Enzephalozele, Meningomyelozele, Spina bifida), Hernien und Spaltbildungen (z. B. Omphalozele, Gastroschisis, Lippen-Kiefer-Gaumen-Spalten, isolierte Gaumenspalten), Skelettdeformitäten. Analatresie: Wird übersehen, wenn nicht gezielt danach gesucht wird. Der Nachweis von Mekonium in der Windel schließt eine Analatresie nicht aus; Stuhl kann aus perinealen Fisteln, aus der Vagina oder aus der Urethra kommen. Ausschluß der Ösophagusatresie: Bei einer Erwartungshäufigkeit von 1 auf 2500 bis 3000 Lebendgeborene ist folgendes Screening angebracht: Einführen einer Ernährungssonde über den unteren Nasengang bis in den Magen, rasches Injizieren von 1 ml Luft (nicht mehr!) und Auskultation des Magens (Abb. 3). Entfernung Nasenöffnung-Magen entspricht der Entfernung äußerer Gehörgang-Nasenspitze-Mittelbauch. Absaugen von saurem Material (Lackmus-Probe) ist kein Beweis gegen das Vorliegen einer Ösophagusatresie, da Magensalzsäure über die in 90% vorhandene

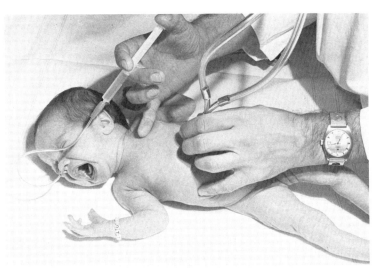

Abb. 3 Diagnostische Sondierung der Speiseröhre zum Ausschluß einer Ösophagusatresie (Luftprobe), s. Text

Tabelle 1 Reifebestimmung mittels Petrussa-Score (nach *Riegel* [45])

Gestationsalter nach Petrussa: 30 + Ziffernsumme = Wochen			
	0	1	2
Haut	rot, dünn + Ödem	rot oder Ödem	rosig
Ohr	formlos, weich	Helix nur oben umgeschlagen	fest, voll ausgeformt (Helix voll umgeschlagen)
Brust	Punkt	Warzenhof ≦ 5 mm	Warzenhof > 5 mm
Testes	inguinal	hoch im Skrotum	voll deszendiert
Labia majora	< Labia minora	= Labia minora	> Labia minora
Sohlenfalten	distal nur 1–2	distale Hälfte	ganze Sohle

untere Ösophagotrachealfistel in die Luftwege gelangt, ausgehustet und dann wieder in den oberen Ösophagusblindsack hineinverschluckt werden kann.

Überwachung des eben geborenen Kindes

Man achte auf: Zeichen der Dyspnoe: exspiratorisches Stöhnen, interkostale, juguläre und epigastrische Einziehungen; Tachypnoe (über 40/min); Blässe, Ikterus, Übererregbarkeit, Tremor, Apathie.

Laborwerte

Hämoglobin (Hb): Die physiologische Hb-Konzentration im Blut Neugeborener liegt zwischen 16 und 22 g/dl, wobei die Werte am 2. Lebenstag wegen einer inzwischen eingetretenen Hämokonzentration in der Regel etwas höher liegen als am 1. Lebenstag. Der Hb-Wert fällt dann in den nächsten Tagen und Wochen langsam ab. Kritisch sind Werte unter 14 g/dl am 1. Tag und alle Werte über 23 g/dl, letztere wegen einer erheblichen Erhöhung der Blutviskosität und einer hierdurch bedingten Einschränkung des Sauerstofftransportes. Diese kann sich an zentral-nervösen Symptomen manifestieren, meistens in Form einer Übererregbarkeit des Kindes. Bei Hb-Werten unter 14 g/dl am 1. und 2. Lebenstag muß gleichfalls mit einer Verminderung des Sauerstofftransportes in das Gewebe gerechnet werden (8, 18). Das Blut Neugeborener weist aufgrund eines noch nennenswerten Gehaltes von HbF und eines verminderten 2–3-Disphosphoglyceratgehaltes der Erythrozytenmembran eine steilere Sauerstoffdissoziationskurve auf. Dies bedeutet, daß bei gleichem pO_2-Gefälle ins Gewebe weniger Sauerstoff abgegeben wird. Diese größere Sauerstoffaffinität des neonatalen Hämoglobins wird normalerweise kompensiert durch eine höhere Sauerstofftransportkapazität, d. h. eine höhere Hämoglobinkonzentration, so daß bei entsprechendem pO_2-Gefälle dann doch eine ausreichende Menge Sauerstoff an das Gewebe abgegeben werden kann.

Leukozytenzahl: Sie streut, insbesondere in den ersten Lebenstagen, erheblich und kann am 1. Tag Werte von 30000/µl erreichen, insbesondere nach belastender Geburt. Der Anteil Stabkerniger und Jugendlicher an der Gesamtleukozytenzahl kann am 1. Lebenstag extrem hohe Werte annehmen. Auf eine Infektion verdächtig ist eine Linksverschiebung von mehr als 16% am 1., rund 12% am 2. und 8% vom 3. Lebenstag an (28, weitere Literatur s. dort).

Blutglucose: Die Konzentration der Glucose im Vollblut sollte mehr als 40 mg/dl (2,22 mmol/l) betragen; bei 30 mg/dl (1,67 mmol/l) und weniger liegt eine manifeste Hypoglykämie vor (12). Es hat sich in unserem Hause bewährt, bei allen Neugeborenen, auch den klinisch unauffälligen, an dem der Geburt folgenden Morgen routinemäßig die Konzentration von Hämoglobin und Glucose im Blut bestimmen zu lassen. Dabei haben wir immer wieder klinisch noch asymptomatische Fälle von Anämie und von Hypoglykämie entdeckt. Die Definition der Hypoglykämie wurde auf statistischem Wege erarbeitet. Hierbei kann die Grenze des Normbereiches bei sonst gesunden, ausgetragenen Neugeborenen bei 30 mg/dl angesetzt werden. Mit den gleichen statistischen Verfahren wurde auch bei Kindern mit niedrigem Geburtsgewicht (2500 g und weniger) die Grenze von 20 mg/dl errechnet. Hierbei wurde jedoch übersehen, daß die Grenze eines Normbereiches nicht errechnet werden darf, wenn die zugrundeliegende Population selbst nicht normal ist. Kinder mit einem Geburtsgewicht unter 2500 g sind entweder frühgeboren oder mangelgeboren. Sie sind deshalb keinesfalls als gesund und metabolisch normal zu bezeichnen. Erstaunlicherweise wurde diese von CORNBLATH und seiner Arbeitsgruppe aufgestellte Definition (12) vielerorts akzeptiert. Es ist aber nicht einzusehen, weswegen das Gehirn niedriggewichtiger Kinder unempfindlicher gegen eine Hypoglykämie sein soll als das normalgewichtiger. Für die klinische Praxis ist es im Gegenteil sinnvoller, sich schon bei höheren Blutzuckerspiegeln als 30 mg/dl so zu verhalten, als läge eine Hypoglykämie vor, da der Mangel an Glykogenreserven bei Kindern mit niedrigem Geburtsgewicht die Blutzuckerregelung schneller zusammenbrechen läßt, als man das von normalgewichtigen Kindern gewöhnt ist (s. Abb. 1 u. 2).

Versorgung des Nabels

Nach der Geburt wird die Nabelschnur mittels eines Textilbändchens oder einer Kunststoffklammer ligiert. Der Nabelschnurstumpf bedarf dann keiner weiteren Pflege. Wir polstern lediglich den Nabelschnurstumpf mit einer sterilen Kompresse, um Druck der Kunststoffklammer auf die Bauchhaut zu vermeiden, und schützen das Ganze mit einer locker zu wickelnden elastischen Binde. Gegen das Baden der Kinder vor Abfallen des Nabelschnurrestes bestehen keinerlei Einwände: Erstens ist es noch nie in Frage gestellt worden, Kinder nach der Geburt zu baden. Zweitens baden die Kinder ihren Nabelschnurstumpf mit Stuhl und Urin, einem Material, das mit Sicherheit mehr Keime enthält als Leitungswasser. Trotzdem herrschte in manchen Ländern die Ideologie, Baden der Neugeborenen führe zu Nabelinfektionen.

Die Nabelgegend sollte nicht mit Puder bedeckt werden, da dies die Inspektion des Nabels behindert. Nach Abfallen der Nabelschnur ist ein Wickeln des Nabels entbehrlich. Es ist ein alter Irrglaube, man könne mittels einer elastischen Binde das Entstehen eines Nabelbruches verhindern. Im übri-

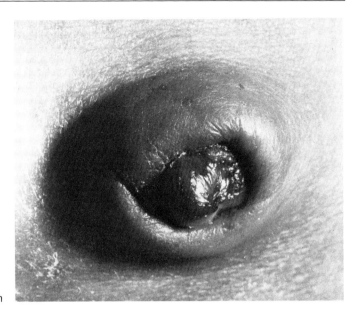

Abb. 4 Nabelgranulom

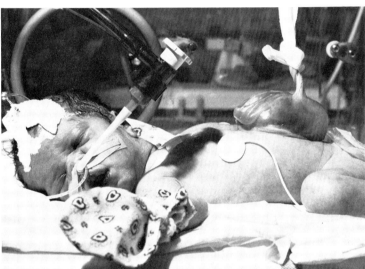

Abb. 5 Omphalozele

gen darf bemerkt werden, daß Nabelbrüche praktisch nicht zur Inkarzeration neigen und innerhalb des 1. bis 2. Lebensjahres fast immer von alleine verschwinden, weshalb sie zunächst nicht operiert werden sollten.

Erkrankungen des Nabels und der Bauchwand

Nabelgranulom

Bleiben Nabelschnurreste nach Abfallen der Nabelschnur im Nabelgrund zurück, so können diese durch Granulationsgewebe organisiert werden. Dieses Granulationsgewebe kann aus dem Nabelgrund emporwuchern und bluten (Abb. 4). Die Therapie besteht im Betupfen des Granulationsgewebes mit einem Silbernitratstift.

Persistierender Ductus omphaloentericus

Man erkennt ihn daran, daß nach Abfallen des Nabels aus dem Nabelgrund Stuhl austritt. Durch Persistieren des Dottersackganges besteht eine Verbindung zwischen Nabel und Ileum, wobei meistens auch noch ein Meckelsches Divertikel angetroffen wird. Die Behandlung besteht in der Entfernung des gesamten Ganges, evtl. einschließlich eines Meckelschen Divertikels.

Persistierender Urachus

Auch dieser wird erst nach Abfallen des Nabels erkannt durch Nässen des Nabels. Bei Druck auf die Harnblase entleert sich aus dem Nabelgrund Urin. Auch hier besteht die Behandlung in der Exstirpation des persistierenden Allantoisganges.

Bauchwandbrüche

Man unterscheidet die Omphalozele (Abb. 5), bei der der Bauchinhalt in die Nabelschnur hineinverlagert ist, und die Gastroschisis, eine Bauchwandspalte, bei der Bauchinhalt neben dem Nabel eventeriert ist. Beide können sich gleichen, wenn eine Omphalozele rupturiert ist. Die erste Hilfe besteht in dem sterilen Abdecken und im Feuchthalten der eventierten Organe. Die komplette Reposition der Baucheingeweide ist oft nicht möglich, da es hierdurch zu einem so hohen intraabdominalen Druck kommt, daß das Kind am Zwerchfellhochstand erstickt bzw. durch eine Kavakompression in einen Schock gerät. Für die Therapie sind mehrere kinderchirurgische Techniken angegeben worden. Eine Darmresektion sollte tunlichst vermieden werden, da sie nicht selten mit dem späteren Leben unvereinbar ist.

Nabelinfektionen

Der Nabel ist eine potentielle Eintrittspforte für eine septische Infektion. Nicht selten ist der Hautnabelring leicht gerötet. Hier kann nicht in jedem Falle von einer Infektion ausgegangen werden. Gefahr ist jedoch im Verzug, wenn die Rötung auf die Bauchwand überzugreifen beginnt, wobei sich die Rötung meistens nach rechts kranial, entsprechend dem Verlauf der V. umbilicalis, auszubreiten pflegt. In diesem Falle ist zu verfahren wie bei einer neonatalen Sepsis (s. Abschnitt Infektionen, S. 19.28 ff.).

Stoffwechselstörungen des Neugeborenen

Hypoglykämie

Definition: Glucosespiegel im Vollblut 30 mg/dl (1,67 mmol/l). Eine niedrigere Grenze für Kinder mit niedrigem Geburtsgewicht wurde mit 20 mg/dl (1,11 mmol/l) angegeben, sollte aber aus oben angegebenen Gründen keinesfalls verwendet werden (s. Abschnitt über Normalwerte beim normalen Neugeborenen S. 19.4).

Ursachen der Neugeborenenhypoglykämie

Substratmangel

Da Glykogenreserven in der Leber erst in nennenswertem Umfang ab der 36. Gestationswoche p. m. eingelagert werden, fehlt Frühgeborenen fast immer die zur Blutzuckerregelung notwendige Glykogenmenge in der Leber. Mangelgeborene haben unabhängig vom Gestationsalter aufgrund der intrauterinen Unterversorgung so gut wie kein Leberglykogen (s. Abb. 1 auf S. 19.1).

Vermehrter Kohlenhydratverbrauch

Auskühlung bedeutet Wärmeproduktion durch Verbrennung u. a. von Kohlenhydraten; die hieraus resultierende Verarmung an Glykogen kann ihrerseits eine Hypoglykämie verursachen. Hypoglykämien nach schwerer Auskühlung sind übrigens auch aus der Schiffahrtsmedizin bei Erwachsenen bekannt. Eine Hypoxämie bedingt gleichfalls einen vermehrten Kohlenhydratverbrauch: Unter anaeroben Bedingungen wird Glucose nur bis zur Milchsäure abgebaut. Zur Gewinnung der gleichen Energiemenge muß daher 18mal soviel Glucose verstoffwechselt werden wie unter aeroben Bedingungen.

Hyperinsulinismus

Eine Hyperplasie und eine Überaktivität des Inselapparates findet man bei der diabetischen Fetopathie (s. S. 19.7), in geringerem Maße auch beim schweren Morbus haemolyticus neonatorum. Sehr seltene Ursachen eines Hyperinsulinismus beim Neugeborenen sind eine idiopathische Inselzellhyperplasie und ein insulinbildendes Adenom.

Stoffwechselanomalien

Hypoglykämien werden ebenfalls beobachtet bei Glykogenosen des Typs I, seltener des Typs III, sowie bei den diversen Formen der Galaktosämie (s. S. 19.7).

Symptome: Sehr häufig bietet das betroffene Kind überhaupt keine Symptome. Hieraus darf aber nicht gefolgert werden, daß Gefahr nicht bestehe. Sämtliche Symptome der Hypoglykämie betreffen das Nervensystem: Unruhe, Übererregbarkeit, generalisierte Krampfanfälle, Apathie. Ein Herz-Atem-Stillstand kann ohne alle diese Vorboten auftreten.

Therapie: Sie besteht in der Zufuhr von Glucose. Bei leichten Formen einer Hypoglykämie und bei sonst gesunden Kindern kann eine Hypoglykämie durch orale Zufuhr einer Oligosaccharidlösung mitunter erfolgreich ausgeglichen werden. Bei schwereren Formen einer Hypoglykämie oder bei mangelhaftem Erfolg einer oralen Kohlenhydratzufuhr muß Glucose intravenös zugeführt werden, wobei sich die Zufuhr nach dem Blutzucker zu richten hat. Bei Mangelgeborenen ist zu beachten, daß deren Glucosetoleranz eingeschränkt ist, so daß durch zu hohe Glucosezufuhr sehr leicht gefährliche Hyperglykämien erzeugt werden können. Ziel ist die Einhaltung eines Blutzuckerspiegels zwischen 55 und 70 mg/dl (3–4 mmol/l).

Prophylaxe der Hypoglykämie: Solange in unserem Hause die erste Nahrungszufuhr erst am 2. Lebenstag erfolgte, waren bei sonst gesund erscheinenden Neugeborenen Hypoglykämien nicht selten, die eine Verlegung in die Kinderklinik erforderlich machten. Seitdem grundsätzlich innerhalb der ersten 6 Lebensstunden, und zwar immer dann, wenn das Kind das erste Mal Zeichen des Hungers äußert, Nahrung angeboten wird, sind solche Anpassungsstörungen nahezu völlig verschwunden. Es hat sich bewährt, bei untergewichtigen Kindern zunächst einmal eine Kohlenhydratlösung (Dextro-Neonat) anzubieten.

Diabetische Fetopathie

Unter diabetischer Fetopathie versteht man eine Kombination aus Makrosomie, Hyperinsulinismus und postnataler Hypoglykämie bei Kindern diabetischer Mütter. Die kindlichen Symptome sind um so stärker ausgeprägt, je schlechter der mütterliche Diabetes kontrolliert war. Aber auch bei einer gut eingestellten mütterlichen Stoffwechsellage ist eine diabetische Fetopathie nicht vollständig vermeidbar, da postprandiale Blutzuckerspitzen nur durch einen voll funktionsfähigen Inselapparat ausgeglichen werden können. Mütterliche Blutzuckerspitzen werden über die Plazenta dem Feten mitgeteilt, der mit einer Insulinausschüttung und auf lange Sicht mit einem Hyperinsulinismus reagiert. Gegenregulatorisch kommt es bei dem Feten wahrscheinlich zu einer Ausschüttung von somatotropem Hormon (STH), das nicht nur den fetalen Blutzuckerspiegel hebt, sondern gleichzeitig auch zu einem verstärkten Wachstum führt. Diese Kinder sind gefährdet durch eine plötzlich einsetzende Plazentainsuffizienz sowie durch eine nach der Geburt in der Regel sehr rasch einsetzende Hypoglykämie. Diese Kinder sind ferner gefährdet durch eine Tetanie (s. unten) und durch ein vermehrtes Auftreten von Mißbildungen (insbesondere Herzfehler), für deren Entstehen möglicherweise hypoglykämische Anfälle der Mutter während des ersten Schwangerschaftsdrittels verantwortlich sind. Die Ansicht, Kinder diabetischer Mütter neigten vermehrt dazu, an einem Membransyndrom zu erkranken, kann bezweifelt werden, da die Häufigkeit des Membransyndroms mit dem Körpergewicht anstatt mit dem Gestationsalter korreliert wurde.

Therapie: So gut wie immer ist eine parenterale Glucosezufuhr notwendig. Deren Ziel ist es, einen niedrig normalen Blutzuckerspiegel aufrechtzuerhalten und dabei sowohl hohe Blutzuckerspiegel als auch Blutzuckerschwankungen zu vermeiden, die zu weiterer Stimulation des kindlichen Inselapparates führen würden. Die anzustrebenden Blutzuckerwerte liegen zwischen 55 und 65 mg/dl (3 bis 3,6 mmol/l).

Galaktosämie (s. a. S. 19.11)

Diese Stoffwechselerkrankung ist selten (etwa 1 auf 30 000 Lebendgeborene). Diese Krankheit kann erhebliche Schäden setzen an Gehirn, Augen und Leber, die vermeidbar sind, wenn die Diagnose sofort gestellt und eine entsprechende Diät eingehalten wird. Mittlerweile sind verschiedene Unterformen dieser Stoffwechselstörung bekannt. Gemeinsame Symptome sind: Hypoglykämie und Galaktosurie, sobald Lactose über die Milch zugeführt wird, sowie häufig ein Ikterus. Die Galaktosurie ist nicht mit den üblichen Zuckerteststreifen, die glucosespezifisch sind, sondern nur durch eine Reduktionsprobe nachweisbar. Zerebrale Schäden entstehen wahrscheinlich auf dem Boden der Hypoglykämie, eine Katarakt dagegen durch die Einlagerung von Galactosemetaboliten in der Linse. Die Therapie ist einfach, sie besteht in der Ernährung mit lactose- bzw. galactosefreier Nahrung. Wegen der Dankbarkeit und Einfachheit dieser Therapie ist es wichtig, auch die seltene Krankheit zu kennen.

Störungen im Bereich des Aminosäurestoffwechsels und des Stoffwechsels organischer Säuren

Hier gibt es eine große Zahl verschiedener Störungen. An eine Störung im Bereich des Stoffwechsels der Aminosäuren oder der organischen Säuren ist zu denken, wenn folgende Symptomatik vorliegt: Ein Kind wird in den ersten Tagen nach der Geburt zunehmend apathisch, oft gleichzeitig übererregbar und zeigt mitunter Krampfanfälle. Weitere fakultative Verdachtsmomente sind eine metabolische Azidose, hoher Ammoniakspiegel im Blut und bei einigen wenigen Krankheiten ein charakteristischer oder mindestens auffälliger Geruch. So riechen Phenylketonuriepatienten nach Mäusen, Kinder mit Ahorn-Sirup-Krankheit nach Maggis Suppenwürze. Wichtig ist die schnelle Vermutungsdiagnose. Eine entzündliche Erkrankung des zentralen Nervensystems ist selbstverständlich immer auszuschließen.

Therapie: Die erste Hilfe besteht stets im Entzug der Milchnahrung und parenteraler Zufuhr einer Glucose-Elektrolyt-Lösung. Die genaue Diagnose und die Dauertherapie sind Sache einer hierauf spezialisierten Abteilung. Ohne die geschilderten Sofortmaßnahmen verlaufen einige dieser Krankheiten, wie z. B. die Ahorn-Sirup-Krankheit, schnell tödlich oder hinterlassen zerebrale Defekte (50).

Störungen im Bereich des Elektrolytstoffwechsels

Tetanie

Die hier häufigste bedrohliche Elektrolytstörung tritt in der Regel ab dem 3. bis 4. Lebenstag auf. Sie äußert sich in diesem Lebensalter nicht in typischen tetanischen Symptomen, sondern in einer Übererregbarkeit und Krampfanfällen bis hin zum Grand-mal-Status. Ursache ist mit hoher Wahrscheinlichkeit ein transitorischer Hypoparathyreoidismus. Dank der guten Versorgung mit Calcium-

ionen über die Plazenta ist beim Feten die Nebenschilddrüse anscheinend nicht stimuliert, Parathormon auszuwerfen.
Laborbefunde: Calcium ist in der Regel niedrig oder niedrig normal ($\leqslant 3,5$ mval/l = 1,75 mmol/l). Wichtiger zur Diagnose ist der Phosphatspiegel: liegt er gleichzeitig über 8,5 mg/dl (2,75 mmol/l), dann liegt eine Tetanie vor.
Therapie: Sie besteht in Calciumzufuhr als erste Hilfe (Vorsicht: Sehr langsam unter permanenter Auskultation der Herzfrequenz spritzen). Ergänzend gibt man wegen seiner Parathormonwirkung Vitamin D_3 p. o. in einer Dosis von je 2,5 mg Vitamin D_3 an 2 aufeinanderfolgenden Tagen. Bleibt der Erfolg aus, wird das Vorliegen einer Hypomagnesiämie wahrscheinlich (Werte unter 1,2 mval/l = 0,6 mmol/l). In diesem Falle muß Magnesium vorsichtig substituiert werden.

Adrenogenitales Salzverlustsyndrom (AGS)

Symptome in Form zunehmenden Erbrechens treten meist erst im Alter von 3 Wochen auf, selten einmal früher. Das Krankheitsbild erinnert an die hypertrophe Pylorusstenose, die im gleichen Alter manifest zu werden pflegt. Ursache des AGS ist das Fehlen von Aldosteron, das aufgrund eines 21-Hydroxylasemangels nicht gebildet wird. Die Folge ist neben einer nur beim Mädchen an einer Klitorishyperplasie offensichtlichen Virilisierung der renale Verlust von Natrium und Chlorid („Salzverlust") bei gleichzeitiger Retention von Kalium. Die Diagnose ist anhand des Serumionogramms schnell zu stellen. Die Therapie besteht in der Substitution von Mineralo- und Glucocorticoiden sowie von Kochsalz. Unbehandelt verläuft das AGS häufig tödlich.

Icterus neonatorum

Physiologischer Neugeborenenikterus

Zahlreiche Neugeborene weisen vom 2. bis 3. Lebenstag einen Ikterus auf, ohne sonst erkennbar krank zu sein. Angaben zur Häufigkeit des physiologischen Ikterus schwanken zwischen 20 und 80%, was bereits Unsicherheiten in der Beurteilung und Zuordnung erkennen läßt (49). In der Tat ist die Diagnose eines physiologischen Neugeborenenikterus nur per exclusionem zu stellen. So liegt ein physiologischer Ikterus *nicht* vor, wenn der Ikterus bereits am 1. Lebenstag auftritt, d. h., die Sichtbarkeitsgrenze von etwa 4 mg/dl (70 μmol/l) überschreitet, oder wenn die Gesamtbilirubinkonzentration von 14 mg/dl (240 μmol/l) innerhalb der ersten 5 Lebenstage überschritten wird (49). Man spricht dann von einem Icterus praecox bzw. gravis. Aber auch ein Persistieren des Ikterus über die beiden ersten Lebenswochen hinaus oder eine erst in der 2. Lebenswoche auftretende Gelbsucht sind nicht physiologisch und bedürfen der Abklärung (Icterus tardus). Als Ursache des physiologischen Neugeborenenikterus ist die in den ersten Lebenstagen noch sehr niedrige Aktivität der Glucuronyltransferase anzusehen. Bilirubin, das aus dem Abbau von Hämoglobin stammt, wird über die Bindung an Glucuronsäure ausscheidungsfähig gemacht, d. h. vom sog. indirekten in das direkte Bilirubin überführt. Steht nicht genügend Glucuronyltransferase zur Verfügung, kommt es zum Rückstau von indirektem Bilirubin. Aber nicht nur Produktion von Bilirubin auf der einen und Bilirubinglukuronierung auf der anderen Seite bestimmen das Ausmaß des Ikterus. So reduziert eine starke Tageslichtexposition der Kinder den Ikterus (s. auch unter Phototherapie), was GUINTA u. RATH erstmals schlüssig nachwiesen (20); uns selbst war jahrelang aufgefallen, daß unter Neugeborenen, die auf einer Station mit großen Fenstern untergebracht waren, im Sommer seltener Hyperbilirubinämie auftrat als im Winter. Frühzeitige Zufuhr von Nahrung reduziert ebenfalls die Häufigkeit und Stärke des Neugeborenenikterus, wobei nicht restlos geklärt ist, ob die Zufuhr von Kohlenhydraten oder nur die Versorgung mit Wasser das wesentliche Moment ist (Literatur s. 33), vgl. S. 19.1–2.

Morbus haemolyticus neonatorum

Der Morbus haemolyticus neonatorum (MHN) beruht auf einer Schädigung der fetalen Erythrozyten durch mütterliche Antikörper. Als IgG-Globuline können diese Iso-Antikörper die Plazenta passieren und sich an die fetalen Erythrozyten heften. Diese werden zwar weder agglutiniert noch sofort zerstört, aber dennoch so weit geschädigt, daß eine deutliche Hämolyse resultiert. Die Folgen sind die gleichen wie bei jeder hämolytischen Anämie: Hyperbilirubinämie und Anämie. Da Bilirubin plazentagängig ist, wird es vor der Geburt über die Mutter metabolisiert und ausgeschieden. MHN-Kinder sind deshalb bei Geburt fast nie ikterisch. Die Anämie dagegen kann bereits bei oder vor Geburt bestehen, in schweren Fällen sogar zum intrauterinen Fruchttod führen.
Post partum steht der Icterus praecox, d. h. eine bereits am 1. Lebenstag auftretende Gelbsucht im Vordergrund. Einem Icterus praecox liegt so gut wie immer ein Morbus haemolyticus neonatorum zugrunde. In der Regel erreicht die Hyperbilirubinämie ohne Behandlung sehr hohe Werte (Icterus gravis), so daß eine Bilirubinenzephalopathie (Kernikterus) droht. Aber auch die Anämie kann, nicht selten erst in der 2. bis 3. Lebenswoche, lebensbedrohende Ausmaße annehmen. Neben Ikterus und Anämie finden sich in der Regel Zeichen extramedullärer Blutbildung wie eine Hepato- und Splenomegalie, sowie im Blutausstrich eine Erythroblastose (mehrere Tausend/μl) und nicht sel-

ten eine Leukozytose mit Linksverschiebung. Je nach auslösenden Antikörpern unterscheidet man verschiedene Formen des Morbus haemolyticus neonatorum:

Rhesusinkompatibilität (s. a. Band II/1)
Gegen folgende Rhesusgruppen können Antikörper gebildet werden: In erster Linie gegen D, aber auch gegen C, c, E und e. Der Erythrozytenfaktor d besitzt keine antigenen Eigenschaften und stimuliert daher keine Antikörperbildung, weshalb er auch nicht mit einem entsprechenden Testserum positiv nachgewiesen werden kann.

In der Häufigkeit übertrifft die D-Unverträglichkeit die übrigen Rhesusinkompatibilitäten bei weitem.

Rh-Inkompatibilität tritt in mehr als 99% erst beim 2. Kind auf, Aborte eingeschlossen, sofern nicht schon vor der ersten Schwangerschaft eine Sensibilisierung auf anderem Wege erfolgt ist, z. B. durch eine Fehltransfusion oder eine der in den fünfziger Jahren sehr beliebten Fremdblutinjektion (17). Da nachweislich bei jeder Geburt kleine Mengen kindlichen Blutes in den mütterlichen Kreislauf gelangen, kommt es bei dieser Gelegenheit zur Sensibilisierung bzw. Boosterung der Mutter, weshalb die Schwere der hämolytischen Fetalerkrankung von Kind zu Kind zunimmt. Hydrops universalis und intrauteriner Fruchttod kommen mitunter schon bei der zweiten Schwangerschaft vor. Andererseits führt nicht jede Geburt eines D-Kindes zur Sensibilisierung einer d-Mutter: Hat die Mutter die Blutgruppe 0, das Kind aber A oder B, dann werden die in den mütterlichen Kreislauf eingedrungenen kindlichen Erythrozyten von mütterlichen Anti-A- bzw. Anti-B-Agglutininen sofort eliminiert, bevor sie das Immunsystem der Mutter sensibilisieren können. Selbstverständlich können gerade diese Kinder post partum an einer 0–A- bzw. 0–B-Inkompatibilität erkranken.

Diagnostik: Neben der Bestimmung der mütterlichen und kindlichen Blutgruppen einschließlich des direkten Coombs-Testes sind regelmäßig wiederholte Messungen des Bilirubinspiegels im Serum sowie von Hämoglobinkonzentration und Hämatokrit im Kapillarblut des Kindes selbstverständliche Routine.

Prinzip des Coombs-Testes: Mit dem Coombs-Test werden an die Erythrozyten gebundene Antikörper nachgewiesen. Letztere sind Globuline, die mit Hilfe eines Antiglobulinserums gefällt werden können. Hängen an den gefällten Antikörpern Erythrozyten, so werden diese mitgefällt, d. h. makroskopisch sichtbar agglutiniert. Voraussetzung ist nur, daß die zu prüfenden Erythrozyten durch mehrmaliges Waschen von den Serumproteinen ihres eigenen Blutes befreit worden sind. Der Test fällt positiv aus bei Inkompatibilität gegen D, c, C, e, E, Kell und Fy. Der indirekte Coombs-Test unterscheidet sich vom hier geschilderten direkten nur dadurch, daß bei ersterem mit Hilfe von Testerythrozyten Antikörper in einem Serum nachgewiesen werden können, in dem die Testerythrozyten zunächst inkubiert werden müssen. Der direkte Coombs-Test muß immer und ohne jede Ausnahme die Blutgruppenbestimmungen bei Mutter und Kind ergänzen, um folgenden Möglichkeiten einer Fehlinterpretation zu begegnen:

1. Mutter und Kind sind Rh-positiv. Es bestehen Zeichen eines Morbus haemolyticus neonatorum. Der direkte Coombs-Test ist stark positiv. In dieser Situation muß man wissen, daß die üblicherweise angewandten Testseren die Erythrozyteneigenschaft D nachweisen, d. h., D wird mit Rh-positiv gleichgesetzt. Nicht erfaßt werden aber die übrigen Rh-Gruppen, die durchaus für einen Morbus haemolyticus neonatorum verantwortlich sein können, aber nur mit speziellen Seren nachzuweisen sind.

Wir haben ein Kind mit Kernikterus beobachtet, bei dem wegen D-Gruppengleichheit kein direkter Coombs-Test durchgeführt worden war. Dieser erwies sich später als stark positiv. Man hatte sich in Sicherheit gewiegt und die C-Inkompatibilität übersehen.

2. Mutter und Kind werden als d bestimmt, der direkte Coombs-Test ist positiv, klinisch besteht ein Morbus haemolyticus neonatorum. Es kann dann die unter 1. geschilderte Situation vorliegen. Häufiger aber sind die kindlichen Erythrozyten durch mütterliche Antikörper so vollständig besetzt, daß die Anti-D-Antikörper des Testserum keinen freien Rezeptor mehr finden. Eine Agglutination mit dem Testantikörper findet darum nicht statt, obwohl die kindlichen Erythrozyten die Eigenschaft D besitzen und eine D-Inkompatibilität vorliegt.

AB0-Inkompatibilität
Im Gegensatz zur Rh-Unverträglichkeit kann eine Inkompatibilität gegen die kindlichen Erythrozyteneigenschaften A oder B auch schon bei der ersten Schwangerschaft auftreten, da die Isoantikörper Anti-A und Anti-B unabhängig von einer Sensibilisierung im Blutplasma vorliegen: Blut der Gruppe A enthält Anti-B, Blut der Gruppe B Anti-A. 0-Blut enthält beide Antikörper, AB-Blut keinen von beiden. Am häufigsten von einem Morbus haemolyticus neonatorum aufgrund einer A- bzw. B-Inkompatibilität betroffen sind Kinder von Müttern der Blutgruppe 0.

Da die Erythrozyteneigenschaften A und B erst gegen Ende der Fetalzeit voll entwickelt sind, kommt eine 0–A- bzw. 0–B-Inkompatibilität bei Frühgeborenen so gut wie nie vor, ganz im Gegensatz zur Rh-Unverträglichkeit. Das Vorliegen einer 0–A- bzw. 0–B-Konstellation ist keineswegs gleichbedeutend mit einem Morbus haemolyticus neonatorum. Offenbar variiert die Produktion von Antikörpern oder mindestens ihre Übertragung auf den

Feten in weiten Grenzen. Weiterhin wird ein nicht unerheblicher Teil der diaplazentar übertragenen Antikörper durch nicht Erythrozyten-ständige, sondern frei im kindlichen Plasma gelöste Blutgruppensubstanzen gebunden (17).
Diagnostik: Beim Vorliegen einer AB0-Inkompatibilität fällt der direkte Coombs-Test in der Regel negativ oder allenfalls schwach positiv aus. Empfindlichere Modifikationen dieses Testes sind angegeben worden (17), haben sich aber in die routinemäßige Labordiagnostik nicht allgemein eingeführt. Nahezu spezifisch für eine AB0-Inkompatibilität ist der Nachweis einer Verminderung der Acetylcholinesterase der Erythrozyten nach Kaplan (17). Diese Methode ist jedoch aufwendig und kommt für die Routinediagnostik noch weniger in Frage. In der Regel wird die Diagnose anhand eines Icterus praecox, einer entsprechenden Blutgruppenkonstellation, einer möglicherweise zusätzlich vorhandenen Anämie und gelegentlich vorkommenden klinischen Zeichen einer extramedullären Blutbildung (Splenomegalie) gestellt.

Weitere Formen einer Blutgruppenunverträglichkeit

Unverträglichkeiten können im Prinzip gegen jede beliebige Blutkörpercheneigenschaft auftreten. Allerdings sind Fälle von Morbus haemolyticus neonatorum aufgrund einer Unverträglichkeit gegenüber den Gruppen Kell, Fy, Duffy, Lewis, Lutheran, M oder P sehr selten. Wichtig ist lediglich, diese Möglichkeiten zu bedenken, wenn sich ein klinisch wahrscheinlicher Morbus haemolyticus neonatorum durch keine der bekannten Konstellationen erklären läßt.

Nicht durch Isoimmunisation bedingte hämolytische Anämien

Störungen der Erythrozytenmembran

Kugelzellanämie, Elliptozytose und Stomatozytose können die Ursache einer neonatalen Anämie und Hyperbilirubinämie sein. Die Hyperbilirubinämie ist in der Regel nicht so schwer wie bei einer Blutgruppeninkompatibilität, verläuft aber typischerweise nicht selten protrahiert. Allerdings wurden auch Fälle von Kernikterus (Bilirubinenzephalopathie) bei Kugelzellanämie (Sphärozytose) berichtet (49).

Hämoglobinanomalien

Während die homozygote Form der Alpha-Thalassämie zum Hydrops fetus und zum intrauterinen oder frühen perinatalen Tod führt, kann die heterozygote Form Hyperbilirubinämie und Anämie verursachen. Das gleiche gilt für die homozygote Form der Beta-Thalassämie (Thalassaemia maior), wenngleich perinatale Anämie und Hyperbilirubinämie nicht schwer zu sein pflegen. Die heterozygote Beta-Thalassämie (Thalassaemia minor) bleibt beim Neugeborenen asymptomatisch.

Enzymdefekte

Pyruvatkinasemangel, Hexokinasemangel und Glucose-6-phosphat-dehydrogenase-Mangel können zu einer neonatalen hämolytischen Anämie führen. Diese Enzymdefekte sind selten. Allerdings ist bei Asiaten, Afrikanern, aber auch bei Südeuropäern der Glucose-6-phosphat-dehydrogenase-Mangel bei anders nicht zu erklärendem Morbus haemolyticus neonatorum mit in die diagnostischen Überlegungen einzubeziehen. Die hämolytische Krise wird bei dieser Anomalie durch eine Reihe vorwiegend aromatischer Substanzen ausgelöst, wobei auch sehr geringe Mengen ausreichen, wie sie z. B. durch die Muttermilch übertragen werden können. Hierher gehören Salicylate, wäßrige Vitamin-K-Analoge, Aminophenazon, Phenacetin, Phenothiazine u. a. m.

Resorption von Hämatomen

Der beschleunigte Abbau von Erythrozyten und Hämoglobin in Extravasaten führt zu einem verstärkten Anfall von Bilirubin und damit nicht selten zur Hyperbilirubinämie. Hämatome mit kleiner Oberflächen-Volumen-Relation, wie z. B. Kephalhämatome, disponieren nicht zur Hyperbilirubinämie, während flächige Hautblutungen fast immer einen Ikterus zur Folge haben.

Hepatozellulärer Ikterus

Bakterielle Infektionen
(Neugeborenensepsis)

Nachdem der Morbus haemolyticus neonatorum nach Einführung der Anti-D-Gammaglobulin-Prophylaxe und aufgrund der geringen Parität der letzten Jahre an Bedeutung verloren hat, erlangen andere Ursachen der Hyperbilirubinämie zunehmend an Gewicht. Hyperbilirubinämie ist bei bakterieller Neugeborenensepsis ein fakultatives, aber häufiges Symptom (1). In einer Analyse von 400 Fällen einer neonatalen Hyperbilirubinämie waren 32% durch eine Sepsis bzw. 40% durch eine nachgewiesene oder klinisch hochwahrscheinliche bakterielle Infektion bedingt (21). Dieser Prozentsatz entspricht unseren eigenen Erfahrungen. Er zeigt mit großer Deutlichkeit, daß bei jeder Hyperbilirubinämie durch sachgerecht ausgeführte bakteriologische und gekonnte klinische Diagnostik eine bakterielle Infektion ausgeschlossen werden muß. Es ist gefährlich, sich nur auf ein leicht zu bedienendes Phototherapiegerät zu verlassen (s. auch unter Therapie des Neugeborenenikterus, S. 19.13).

Sonstige Infektionen

Angeborene Lues und Toxoplasmose sowie konnatale Rubeolen und Zytomegalie können einen Ikterus verursachen.

Neonatale Hepatitis

Nach heutigem Wissen handelt es sich bei der neonatalen Hepatitis keineswegs um ein einheitliches Krankheitsbild. Die eigentlichen Hepatitiden A, B und Non-A-Non-B spielen eine untergeordnete Rolle. Eine pränatale Übertragung scheint ungewöhnlich zu sein, obwohl Einzelbeobachtungen vorliegen. Infektionen ereignen sich anscheinend häufiger bei der Geburt selbst oder durch postnatalen Kontakt, z. B. beim Stillen, gehören dann aber wegen ihrer langen Inkubationszeit strenggenommen nicht mehr zu den Erkrankungen des Neugeborenen. Häufigste Erreger einer neonatalen Hepatitis scheinen das Zytomegalievirus, das Rubeolenvirus, aber auch die Spirochaeta pallida zu sein. Das morphologe Substrat der „Riesenzellhepatitis" ist keine Krankheit für sich, sondern eine spezifische Reaktionsform der neonatalen Leber (5, 15, 24). Nicht selten finden sich bei der neonatalen Hepatitis Symptome der Cholostase, so daß die Abgrenzung zur Gallenwegsatresie schwierig sein kann (5).

Stoffwechselstörungen

Galaktosämie (s. a. S. 19.7)

Diese in verschiedenen Varianten auftretende Störung ist einmal auf 30 000 Lebendgeborene zu erwarten. Galactose kann nicht in Glucose umgewandelt werden, Galactose-Metabolite stören überdies den Glucosestoffwechsel. Typisch ist die Kombination von Hypoglykämie, postprandiale Galaktosurie (Reduktionsprobe, nicht übliche Glucoseoxydase-Stix!) und Ikterus. Später kommen Leberzirrhose, Nierenschäden und schwere zerebrale Defekte hinzu. Ursache ist ein Mangel an Uridyltransferase. Klinisch leichter verlaufende Varianten fallen oft erst durch die für alle Formen der Galaktosämie typische Katarakt auf (Einlagerung von Galactit in die Linse). Eine schnelle Stellung der Diagnose ist wegen der sehr einfachen Therapie (lactosefreie Ernährung) essentiell.

Glucuronyltransferasemangel
(Morbus Crigler-Najjar)

Eine extrem seltene Störung, die aber wegen ihres Modellcharakters sehr bekannt ist. Es fehlt das Schlüsselenzym der Bilirubinausscheidung. Die Hyperbilirubinämie kann extreme Ausmaße erreichen. Ein relativer Mangel an Glucuronyltransferase entsteht im übrigen durch an diesem Enzym konkurrierende Substanzen, wie z. B. Chloramphenicol, das deshalb bei Neugeborenen schnell toxische Spiegel erreichen kann. Auch Pregnandiol in der Muttermilch kann über eine kompetitive Hemmung der Bilirubinglukuronierung zu einem verstärkten Ikterus führen (Arias-Effekt). Zeitweises Aussetzen der Muttermilchernährung mit Rückgang des Ikterus und evtl. erneut einsetzende Gelbsucht bei Wiederaufnahme der Brusternährung klären die Diagnose (2).

Hypothyreose

Typisch ist ein persistierender Ikterus. Fehlen eines Ikterus schließt andererseits eine Hypothyreose nicht aus. Die Diagnose wird durch den Nachweis eines erhöhten Thryreotropinspiegels (TSH) gestellt, in verschiedenen Ländern anhand eines obligaten Screenings. Selten kann aber auch einmal ein TSH-Mangel vorliegen, der durch das Screening nicht entdeckt wird. Klinisch verdächtig sind eine große Zunge und ein aufgetriebener Bauch (Abb. 6). Meist zeigen die Kinder aber zunächst keine charakteristischen Symptome.

Wassermangel

Ungenügend ernährte Kinder neigen zur Hyperbilirubinämie. Umgekehrt werden Kinder mit geringem postnatalen Gewichtsverlust seltener gelb. Ob die genügende Zufuhr von Kohlenhydraten oder von Wasser das Entscheidende ist, ist nicht zweifelsfrei geklärt (13, 57, weitere Literatur s. 33).

Stauungsikterus (Cholostase)

Charakteristika sind ein später Beginn (Icterus tardus), eine langsam zunehmende Intensität, ein hoher Anteil des direkt reagierenden (d. h. in der Le-

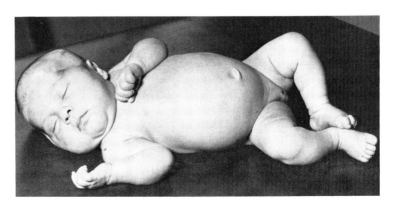

Abb. 6 Hypothyreose bei einem Neugeborenen: auffällig waren lediglich der dicke Bauch und der fraglich stumpfe Gesichtsausdruck

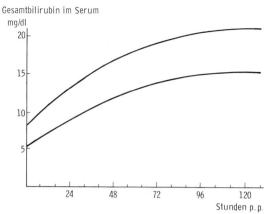

Abb. 7 Indikation zur Austauschtransfusion (obere Kurve) und zur Phototherapie (untere Kurve) in Abhängigkeit vom Lebensalter. Man beachte, daß diese Kurven nur für sonst gesunde und nichtanämische Kinder angewandt werden dürfen. Kurven kompiliert aus den Schemata von *Polacek*, *Schellong* und *Maisels* (35, 49)

ber glukuronierten) Bilirubins und acholische Stühle. Man unterscheidet folgende Formen:
Extrahepatische Gallenwegsatresie: Eine Atresie des Ductus choledochus oder des Ductus hepaticus, selten auch einmal eine Choledochuszyste, verhindern den Abfluß der Galle. Die Therapie ist chirurgisch und aussichtsreich.
Intrahepatische Gallenwegsatresie: Hier liegt eine Hypo- bis Aplasie der Gallengänge der Leber vor. Die Prognose ist schlecht. Ein subseröser hepatojejunaler Bypass kann verursacht werden. Besser ist die Prognose des sog. Syndroms der eingedickten Galle (inspissated bile syndrome), das nach schwerer Rhesuserythroblastose vorkommt und sich nach wochen- bis monatelanger Krankheit von selbst zurückbildet. Neonatale Hepatitiden scheinen nicht selten unter anderem zur Cholostase zu führen (5).

Bilirubinenzephalopathie (Kernikterus)

Der Ausdruck „Kernikterus" rührt von der Beobachtung her, daß sich Bilirubin besonders stark in den subkortikalen Grisea, d. h. den großen Kerngebieten, anhäuft. Aber auch die Großhirnrinde ist bevorzugt betroffen. Bilirubin stört die oxydative Phosphorylierung in der Zelle. Die Folge sind Untergänge von Nervenzellen, klinisch Krampfanfälle, Opisthotonus, muskulärer Hypertonus, Trinkunfähigkeit und andere zentralnervöse Symptome. Wird die akute Phase überlebt, dann bleibt eine schwere zerebrale Schädigung zurück, für die generalisierte Choreoathetosen charakteristisch sind. Gefährdet sind alle Kinder, bei denen das Gesamtbilirubin im Serum 25 mg/dl (428 µmol/l) übersteigt, sofern die Kinder sonst gesund sind. Jenseits der ersten Lebenswoche werden aber auch höhere Konzentrationen schadlos vertragen. Frühgeborene sind hingegen stärker gefährdet. Weitere Risikofaktoren sind Azidose und Atemstörungen. Wir haben einen Kernikterus gesehen bei einem sehr unreifen Frühgeborenen mit Atemstörungen, dessen höchster Bilirubinspiegel 9 mg/dl (150 µmol/l) betragen hatte. Nicht glukuroniertes, d. h. indirektes, Bilirubin ist im Blutplasma an Albumin gebunden. Diese Bindung ist unter anderem pH-abhängig. Azidose führt zur Bilirubinabspaltung. Freies, indirektes Bilirubin ist zellgängig. Besonders disponierend zum Kernikterus sind Apnoeanfälle Frühgeborener. Hierbei kommt es mit Stehenbleiben der Atmung zum steilen Anstieg des pCO_2 im arteriellen Blut mit korrespondierendem pH-Abfall, damit zu einer raschen Abspaltung des Bilirubin vom Albumin. Zahlreiche Substanzen konkurrieren mit dem Bilirubin an der Albuminbindung. Dies sind besonders aromatische Stoffe wie Salicylate oder Benzoate. Letztere sind häufig undeklariert injizierbaren Medikamenten als Lösungsvermittler zugesetzt; sie sind bei Neugeborenen streng kontraindiziert.

Therapie des Icterus gravis: Folgende Ziele verfolgt die Therapie:
1. Reduzierung des Bilirubinspiegels im Blut.
2. Elimination von Antikörpern.
3. Korrektur einer eventuell bestehenden Anämie.
4. Bei der Behandlung einer septisch bedingten Hyperbilirubinämie Elimination von Bakterientoxinen und Zufuhr von Immunglobulinen durch Austauschtransfusion.

Verfahren

Die Austauschtransfusion. Sie wird allen der obengenannten Ziele gerecht, ist aber ein Eingriff, der nicht frei ist von Komplikationsmöglichkeiten.
Indikationen: Abb. 7 zeigt die Indikation zur Austauschtransfusion in Abhängigkeit vom Bilirubinspiegel und vom Alter des Kindes. Dieses Schema ist eine Synopse der Schemata von POLACEK, SCHELLONG und MAISELS (35, 49). Es hat nur bei sonst gesunden und vor allem reifen Kindern Gültigkeit. Risikofaktoren wie Atemstörungen, eine noch nicht ausgeglichene Azidose, niedriges Gesamteiweiß im Blutplasma und Frühgeburt verlangen nach einer breiteren Indikationsstellung, die hier bewußt nicht dargestellt wird, da solche Kinder sich zum Zeitpunkt der Indikationsstellung in pädiatrischer Behandlung zu befinden pflegen. Ist ein Kind anämisch im Rahmen eines Morbus haemolyticus neonatorum (Hb unter 14 g/dl), dann ist es zweckmäßig, auch bei niedrigerem Bilirubinspiegel als im Schema der Abb. 7 angegeben, eine Austauschtransfusion vorzunehmen, da hierdurch Hyperbilirubinämie und Anämie gleichzeitig behandelt werden können. Wird nur transfundiert, so kann mit nicht geringer Wahrscheinlichkeit kurze Zeit später ein starker Anstieg des Bilirubinspiegels doch noch eine Austauschtransfusion erfor-

derlich machen, die man dann besser sogleich ausgeführt hätte.
Komplikationen der Austauschtransfusion: Austauschtransfusion und notfallmäßige Transfusion im Rahmen einer Schockbekämpfung sind neben der Pufferung bei schwerster Asphyxie die einzigen noch akzeptablen Indikationen für eine Katheterisierung der Nabelvene. Stets ist eine gewisse Infektionsgefahr gegeben, da der Nabel sich nach der Geburt sehr rasch bakteriell kolonisiert. Bleibt der Katheter in Erwartung weiterer Austauschtransfusionen liegen, dann sind nach den Untersuchungen von LARROCHE (30) nach 48 Stunden so gut wie immer Thrombosen im Einzugsgebiet der Pfortader zu erwarten. Fälle von nach jahrelangem Intervall auftretender portaler Hypertension sind beschrieben. Bei zu schnell durchgeführter Injektion des Spenderblutes kann dieses retrograd in die Mesenterialvenen fließen (11) und, da nahezu sauerstofffrei, zu einer enteralen Hypoxie mit der Gefahr von Darmwandnekrosen führen. Fehlbilanzierungen sind unwahrscheinlich, solange ausschließlich über ein einziges Gefäß mittels Spritze und Dreiwegehahn ausgetauscht wird. Bei Austauschtransfusionen über zwei Gefäße, z. B. Nabelvene und Nabelarterie, muß die Bilanzierung mit äußerster Sorgfalt durchgeführt werden, da Fehlbilanzierungen deletär sein können. Die arteriovenöse Austauschtransfusion ist deshalb heute weitgehend verlassen. Dem für das Neugeborene zu niedrigen Hämatokrit des Konservenblutes wird Rechnung getragen durch schrittweise Übertransfusion von 15 bis 20 ml/kg. Bei Verwendung von Stabilisatorblut, das durch Calciumbindung ungerinnbar gemacht wurde, muß Calcium während der Austauschtransfusion in regelmäßigen Abständen dem Kind (nicht der Konserve!) zugeführt werden. Werden keine Feinstfilter verwendet, dann gelangen Mikroaggregate in den Kreislauf, die Mikrozirkulationsstörungen verursachen können.

Phototherapie. Bilirubin zerfällt unter Lichteinfluß in farblose Substanzen; die Kette aus 4 Pyrrolidin-Ringen zerbricht in 2 Zweiringketten, die atoxisch und gut ausscheidungsfähig sind. Das Absorptionsmaximum des Bilirubins liegt bei 450 nm, d. h. im Blaugrünbereich. Wird die ikterische Haut mit Licht bestrahlt, das einen hohen Blaugrünanteil aufweist, dann zerfällt Bilirubin, die Haut blaßt ab, was im Vergleich zu nichtbestrahlten Hautbezirken leicht zu erkennen ist. Da aber der Massenwirkung folgend weiteres Bilirubin in die Haut nachströmt und dort dem Licht zugänglich wird, kann das Gesamtkörperbilirubin wirksam verringert werden.
Grenzen der Phototherapie: Im Vergleich zur Austauschtransfusion erfolgt die Bilirubinelimination durch Licht langsam. Ein sehr rasch ansteigender Ikterus, z. B. bei einer Rh-Inkompatibilität, ist daher durch Phototherapie allenfalls unterstützend zu behandeln. Die Austauschtransfusion wird nicht entbehrlich, muß aber seltener wiederholt werden.
Komplikationen der Phototherapie: Die größte Gefahr, die von der Phototherapie ausgeht, ist ihre naive Anwendung durch den Nichtneonatologen. Bei der oben erwähnten Häufigkeit einer Sepsis als Ursache eines Ikterus muß der Ausschluß bzw. die Diagnostik einer Sepsis zuverlässig sein. Hierzu gehören nicht nur die Blutkulturen und Blutbilder, sondern vor allem die häufige Beobachtung des klinischen Zustandes des Kindes durch den Geübten (s. den Abschnitt über bakterielle Infektionen). Durch die Phototherapie selbst können die Augen geschädigt werden, sofern eine zuverlässige Abdeckung der Augen versäumt wird. Überwärmung des Kindes kann vorkommen, ist aber durch Kontrollen von Inkubator- und Rektaltemperatur zu vermeiden, Verwendung technisch geeigneter Geräte vorausgesetzt. Die Degradationsprodukte des Bilirubins wirken offensichtlich laxierend. Kinder unter Phototherapie haben häufig dünne Stühle und somit einen vermehrten Wasserverlust, der ausgeglichen werden muß. Regelmäßige Kontrollen des Hämoglobingehaltes des Blutes sind äußerst wichtig, da bei leichteren Formen eines Morbus haemolyticus neonatorum die Phototherapie durchaus die Hyperbilirubinämie beherrschen lassen kann. Selbstverständlich wird dadurch die hämolytische Anämie selbst nicht beeinflußt. Man muß insbesondere darauf gefaßt sein, daß ein Hb-Sturz plötzlich, auch noch wenige Wochen nach Entlassung aus dem Krankenhaus, erfolgen kann, und zwar in einem Ausmaß, das das Kind in akute Lebensgefahr bringen kann.

Atemstörungen des Neu- und Frühgeborenen

Man kann die Atemstörungen des Neugeborenenalters unterteilen in Störungen des Gasaustausches und in solche des Atemantriebs.

Störungen des Gasaustausches

Name: Das Membransyndrom erhielt seinen Namen von hyalinen Membranen, die Alveolen und Ductus alveolares tapetenartig auskleiden. Diese Membranen bestehen aus transsudierten Plasmaproteinen (Abb. 8). Sie sind charakteristisch, wenngleich nicht spezifisch für das Membransyndrom, sie stellen nicht sein Wesen dar. Vielmehr handelt es sich um Sekundärphänomene. Trotzdem ist die Bezeichnung Membransyndrom oder Syndrom der hyalinen Membranen (Hyaline membran disease, maladie des membranes hyalines) klarer und eindeutiger als die zahlreichen Synonyme, die auch andere Krankheiten einschließen können: Atemnotsyndrom, idiopathisches Dyspnoesyndrom, Respiratory Distress Syndrom u. a. (27).

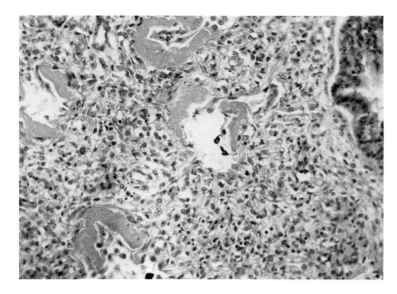

Abb. 8a Histologie des Membransyndroms: fast vollständige Atelektase. Die wenigen noch offenen Alveolen bzw. Ductus alveolares sind von homogenen eosinophilen Membranen ausgekleidet; rechts angeschnitten ein Bronchus

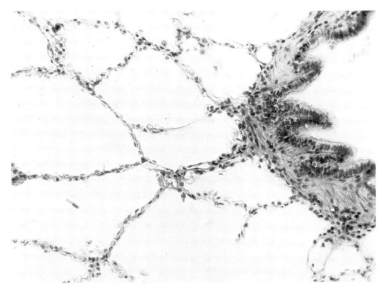

Abb. 8b Zum Vergleich Histologie einer normalen Lunge in gleicher Vergrößerung, zu erkennen an dem angeschnittenen Bronchus

Vorkommen: Das Membransyndrom kommt um so häufiger vor, je unreifer das Kind zur Welt kommt. Dieser Umstand beleuchtet bereits die Ätiologie dieser Erkrankung. Bei Kindern mit einem Gestationsalter von mehr als 36 Wochen p. m. sollte die Diagnose Membransyndrom nur sehr zurückhaltend gestellt werden.

Klinik: Die Symptome des Membransyndroms sind in der Regel nicht sofort bei der Geburt vorhanden, stellen sich dann aber innerhalb der nächsten Minuten, selten auch Stunden, erst schleichend und dann immer deutlicher ein.
Wichtigste Symptome sind: Stöhnen bei der Ausatmung, inspiratorische Einziehungen im Epigastrium und interkostal, während eine Tachypnoe nicht bestehen muß. Gerade Kinder mit einem schweren Membransyndrom sind zur Tachypnoe gar nicht fähig. Eine Zyanose als Zeichen des erheblichen Sauerstoffmangels zählt zu den lehrbuchmäßigen Symptomen, sollte aber gar nicht erst auftreten!

Radiologische Zeichen: Die Lungen sind diffus verschattet, wobei eine feine netzig-körnige Struktur (retikulogranuläre Zeichnung) sowie ein sog. Luftbronchogramm typisch sind. Unter Luftbronchogramm versteht man einen Kontrast zwischen den luftgefüllten und daher gut strahlendurchlässigen Bronchien und dem schlecht luftgefüllten und daher strahlendichteren Lungenparenchym (Abb. 9). Man unterscheidet 4 radiologische Schweregrade, die allerdings nicht völlig mit klinischen Schweregraden gleichgesetzt werden können. So kann sich ein Grad IV bei Spontanatmung recht schnell unter Beatmung in einen Grad III verwandeln, sobald nämlich mehr Luft in die Lungen gelangt:

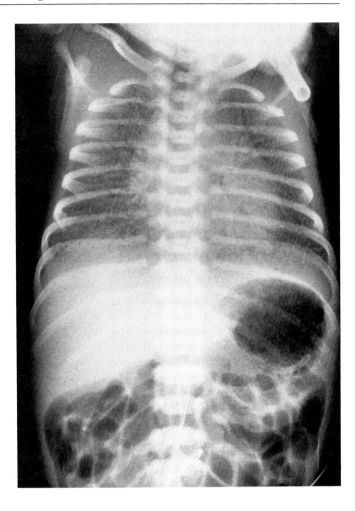

Abb. **9a** Membransyndrom des radiologischen Schweregrades II: Eintrübung beider Lungen mit retikulogranulärer Zeichnung, Luftbronchogramm; Herz- und Zwerchfellschatten abgrenzbar

Grad I: retikulogranuläre Eintrübung der Lungen,
Grad II: zusätzlich Luftbronchogramm,
Grad III: Herzrand ist nicht mehr von den Lungen abgrenzbar,
Grad IV: auch die Zwerchfellkontur ist nicht mehr von den Lungen abgrenzbar (19).

Ohne dieses charakteristische Röntgenbild darf die Diagnose Membransyndrom nicht gestellt werden. Allerdings kommen gleichartige radiologischa Befunde auch bei perinatal erworbenen Infektionen mit Streptokokken der Gruppe B vor (46). Andere pulmonale Erkrankungen sind dagegen mittels Thoraxbild sehr gut vom Membransyndrom abgrenzbar, wie z. B. angeborene Pneumonien, Mekoniumaspiration usw.

Verlauf: Das Vollbild des Membransyndroms entwickelt sich innerhalb des 1. Lebenstages. Der Gipfel der Schwere der Erkrankung ist am 2. bis 3. Lebenstag erreicht. Leichtere und mittelschwere Formen des Membransyndroms pflegen sich dann wieder zu bessern. Schwerste Formen, die eine lange Beatmungsdauer bedingen, gehorchen allerdings keiner solchen Regel. Die Schwere der Erkrankung und ihr Verlauf lassen sich anhand des funktionellen Rechts-links-Kurzschlusses bzw. der venösen Beimischung gut beschreiben (s. unten und Abb. 11).

Entwicklung der Lunge: Bis zum Ende der 26. Gestationswoche p. m. entwickelt sich das histologische Aussehen der Lunge zu seiner endgültigen Form. Dazu gehört unter anderem eine Differenzierung der Alveolardeckzellen in die Alveolarzelle vom Typ I und die vom Typ II. Letztere hat nicht das endothelartige flache Aussehen der Zelle vom Typ I, vielmehr hat der Pneumozyt vom Typ II kubische Gestalt und enthält mit weiter zunehmendem Fetalalter mehr und mehr aus Lipoiden bestehende Einschlußkörperchen. Diese werden in die Alveole hinein abgegeben, wo sie den Aufbau eines oberflächenaktiven Filmes besorgen, bestehend aus einer hydrophilen proteinhaltigen Hypophase und der darüber gelegenen lipophilen Phase. Diese enthält zunächst vorwiegend Sphingomyelin, dann aber mehr und mehr Dipalmitoyllecithin. Letzteres hat die Eigenschaften eines Netzmittels, setzt also die Oberflächenspannung herab. Ein für die ungestörte Ausdehnung der Alveolen ausreichender Oberflächenfilm („surfactant") steht in der Regel

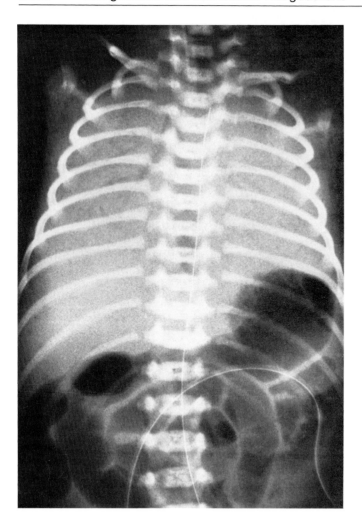

Abb. 9b   Membransyndrom des radiologischen Schweregrades IV: Sog. weißer Thorax, in dem nur noch ein Luftbronchogramm zu erkennen ist

ab der 37. Gestationswoche p. m. zur Verfügung (14, 48, 55).

Oberflächeneigenschaften und Ventilierbarkeit der Alveolen: Vor der Geburt spielen die Oberflächeneigenschaften der Alveolen für die intrauterine Atemtätigkeit keine Rolle, da hier noch die wäßrige Zelloberfläche gegen Alveolarflüssigkeit steht. Erst wenn nach Verdrängung dieser Flüssigkeit aus den Alveolen die Zelloberfläche gegen Luft steht, können Oberflächenkräfte wirksam werden. Abb. 10 zeigt diese Verhältnisse für die normale und für die unreife bzw. kranke Alveole: Der Innendruck einer luftgefüllten Blase mit wäßriger Wand gehorcht dem Gesetz von LAPLACE: $p = 2\sigma/r$. σ ist die Oberflächenspannung in dyn/cm, d. h. eine Materialkonstante, r ist der Radius der Alveole. Verkleinert sich der Radius, dann wird die Oberflächenkraft größer, der zentripetale Druck verstärkt sich, sofern die Oberflächenspannung sich nicht verändert. Bei der gesunden Alveole ist aber so reichlich oberflächenaktives Material vorhanden, daß sich beim Verkleinern der Alveole oberflächenaktives Material auf der kleiner werdenden Alveolarwand verdichten muß, wodurch die Oberflächenspannung sinkt. Verkleinert sich aber σ schneller als r, dann wird der zentripetale Druck gegen Null gehen. Anders, wenn die oberflächenaktive Substanz die Alveole nur lückenhaft oder gar nicht auskleidet: dann bewirkt die Verkleinerung der Alveole keine Verdichtung des Surfactant. Die ohnehin hohe Oberflächenspannung wird nicht wesentlich kleiner oder bleibt konstant hoch, während sich der Radius verkleinert. Dies führt zum Anstieg des zentripetalen Drucks und schließlich zum Kollaps der Alveole. Aufgrund des Druckgefälles vom Interstitium in die Alveolarlichtung wird überdies Blutplasma in die Alveolen abgesaugt. Dort schlagen sich Bluteiweißkörper tapetenartig an der Alveolarwand nieder und bilden die hyalinen Membranen, die der Krankheit den Namen gaben (s. Abb. 8). Diese Abbildung läßt aber neben den Membranen auch unschwer erkennen, daß die hyalinen Membranen nicht das eigentliche Hindernis für den Gasaustausch sein können. Dies sind vielmehr die diffusen Atelektasen. Große Teile der Lunge sind nicht ventiliert, da kollabiert, werden aber noch durchblutet, wenngleich vermindert. Blut, das Atelektasen passiert, verläßt die Lungen ebenso venös, wie es in die Lungenstrombahn eingeflossen war. Funktionell liegt damit ein Rechts-links-Kurzschluß des Kreislaufes vor, auch wenn das Blut nicht wie bei einem Herzfehler mit R.-l.-Shunt an der Lunge vorbeifließt. Abb. 11 soll anhand der bekannten Sauerstoffdissoziationskurve des Blutes klar machen, warum beim Vorliegen eines Rechts-links-Shuntes die Arterialisierung des Blutes nur mit Einschränkung möglich ist: Bei Atmung reinen Sauerstoffs ergibt sich in einer normal ventilierten Alveole ein alveolärer Sauerstoffdruck (pO_{2A}) von 600 bis 650 mmHg (80–87 kPa): Barometerdruck – Wasserdampfdruck bei Körpertemperatur – pCO_2 des Blutes = alveolärer pO_2 bei Atmung von Sauerstoff. Blut, das solche Alveolen passiert, wird demnach einen pO_2 von über 500 mmHg (über 67 kPa) aufweisen. Unterstellt, 50% des Kreislaufvolumens nähme an diesem Gasaustausch teil, dann müßten sich diese 50% mit den venös gebliebenen 50% im großen Kreislauf zu gleichen Teilen mischen. Der auf der Ordinate des Diagramms ablesbare Sauerstoffgehalt in Vol% würde dann in der Mitte zwischen dem des arterialisierten und dem des venös gebliebenen Blutes liegen. Diesem Sauerstoffgehalt entspricht aber, ungeachtet des sehr hohen pO_2 im arterialisierten Blut, ein sehr niedriger pO_2 im arteriellen Mischblut. Dies zeigt, daß durch inspiratorische Sauerstoffgaben alleine eine ausreichende Oxygenierung nur bei leichteren Verlaufsformen des Membransyndroms, d. h. geringem Rechts-links-Shunt, zu erwarten ist (48, 55).

Therapie: Da eine Erhöhung der inspiratorischen Sauerstoffkonzentration alleine sehr häufig nicht ausreicht, um die Oxygenierung auszugleichen, muß die Behandlung bei der Lungenmechanik ansetzen. Eine Verminderung der Oberflächenspannung bei bereits bestehender Erkrankung scheint in absehbarer Zeit möglich zu werden (3, 40). Derzeit bleibt aber nur die Beeinflussung des Alveolenradius. Diese Idee wurde zuerst von GREGORY (22) 1971 angegeben (Abb. 12). Er ließ Kinder mit Membransyndrom über einen Trachealtubus spontan atmen, wobei aber durch Ableiten der Atemgase über ein Wasserschloß ein kontinuierlich positiver Atemwegsdruck aufrechterhalten wurde. Dies bewirkt, daß der Patient nicht bis zum Alveolardruck Null ausatmen und den Alveolenradius beliebig verkleinern kann. Vielmehr bleiben die Alveolen stets partiell gasgefüllt. Auch Alveolen, die bereits kollabiert waren, können, sofern sie sich durch eine kräftige Inspiration noch einmal entfalten lassen, weiter offengehalten werden. Nur so läßt sich der nach Einsatz von CPAP regelmäßig zu beobachtende Anstieg des pO_2a erklären. CPAP läßt sich überdies mit maschineller Beatmung kombinieren. Man spricht dann von Beatmung mit positivem endexspiratorischen Druck (PEEP =

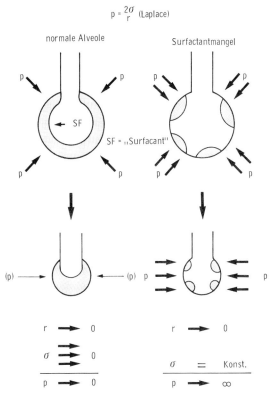

Abb. 10 Verhalten der Oberflächenkräfte in der normalen Alveole (links) und bei Mangel an Surfactant (rechts). Weitere Erklärung s. Text (nach *Scarpelli*)

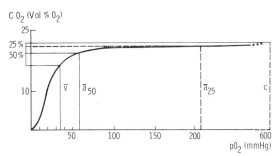

Abb. 11 Darstellung des Rechts-links-Kurzschlusses anhand der Sauerstoffdissoziationskurve. Bei Atmung von reinem O_2 resultiert ein pulmonalendkapillärer (c) pO_2 von ca. 600 mmHg. Der pO_2 des venösen Mischbluts ($\bar{v}$) betrage 35 mmHg. Bei einem R.-l.-Shunt von 50% des HZV ergibt sich im arteriellen Mischblut ($\bar{a}_{50}$) ein pO_2 von nur 60 mmHg, bei einem R.-l.-Shunt von 25% dagegen von 210 mmHg ($\bar{a}_{25}$). C_{O_2} = Sauerstoffgehalt; Zahlenangaben halbquantitativ (aus [38])

positive endexpiratory pressure). Seit Einführung dieser Entfaltungsbeatmung hat sich die Prognose des Membransyndroms ganz entscheidend verbessern lassen.

Prophylaxe des Membransyndroms: Seit der Entdeckung von LIGGINS, daß die Glucocorticoide die

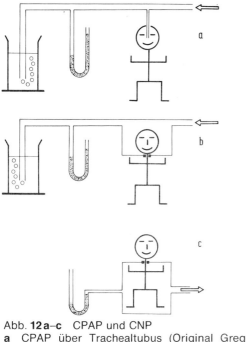

Abb. 12a–c CPAP und CNP
a CPAP über Trachealtubus (Original Gregory-Methode) oder über nasalen Tubus (nCPAP).
b CPAP mit Kopfbox (Gregory-Box). Diese Methode ist inzwischen weniger gebräuchlich.
c CNP = umgekehrter CPAP: Bis auf den Kopf, d. h. die Mündung der Atemwege, befindet sich der Patient in einer Unterdruckkammer. Die Abdichtmanschette kann statt um den Hals auch axillär um den Thorax gelegt werden (aus [38])

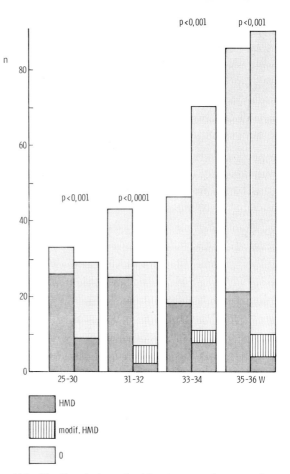

Abb. 13 Ergebnisse der Membransyndromprophylaxe mit 16-Methylen-prednisolon (Universitätskliniken Frankfurt a. M.): Linke Säule jeweils ohne, rechte mit Prophylaxe. HMD = Membransyndrom, modif. HMD = modifiziertes Membransyndrom, 0 = kein Membransyndrom. Bei der statistischen Berechnung gilt das modifizierte Membransyndrom als kein Membransyndrom; W = Gestationsalter in Wochen p. m.

Bildung oberflächenaktiver Substanzen in der Alveole zu induzieren vermögen, haben zahlreiche Arbeitsgruppen unabhängig voneinander diesen Effekt auch beim Menschen bestätigt (s. z. B. 14). Betamethason (6 mg), Dexamethason (5 mg) oder 16-Methylenprednisolon (60 mg), je einmal an 2 bis 3 aufeinanderfolgenden Tagen gegeben, reduzieren die Inzidenz des Membransyndroms erheblich, wobei die letztgenannte Substanz die geringsten mütterlichen Nebenwirkungen hervorzurufen scheint, insbesondere im Vergleich zu den nebenwirkungsreicheren Depotpräparaten. Bei den Kindern sind, von einer fraglichen Steigerung der Infektionshäufigkeit abgesehen, keine ernsten Nebenwirkungen dieser nichtinvasiven Prophylaxe beobachtet worden. Neben einer Vermeidung des Membransyndroms durch Steroide scheint auch eine Abschwächung des Krankheitsverlaufes beim dennoch aufgetretenen Membransyndrom vorzukommen (14). Dies ist angesichts der bei schwersten Formen des Membransyndroms immer noch nicht guten Prognose zweifellos ein gewichtiges Argument für die Prophylaxe (s. auch Abb. 13).

Komplikationen des Membransyndroms: Sowohl spontan atmende Kinder mit Membransyndrom als auch besonders Patienten, die wegen dieser Krankheit beatmet werden müssen, neigen zum Spannungspneumothorax. Dieser tritt häufig dann auf, wenn das Kind sehr heftig spontan atmet oder gegen den Respirator preßt. Frühestes Symptom ist ein Blutdruckabfall, der nur bei kontinuierlicher arterieller Blutdruckregistrierung erfaßt wird. Weitere Symptome sind Abfall des arteriellen pO_2, Anstieg des pCO_2 und Blässe des Kindes. Auskultatorisch ist der Pneumothorax nicht mit Sicherheit diagnostizierbar. Der Grund hierfür sind die äußerst kleinen Verhältnisse bei einem Frühgeborenen, die das räumliche Auflösungsvermögen des Stethoskops überfordern. Die Diagnose kann gesichert werden durch ein Röntgenbild. Hierzu bleibt allerdings meist keine Zeit. Am elegantesten gelingt der Nachweis mit Hilfe einer Kaltlichtquelle, die auf den Thorax aufgesetzt wird. Lampignonartiges Aufleuchten einer Thoraxhälfte beweist das Vorliegen eines Pneumothorax, der alsbald zu drainieren ist. Fehlen diese technischen Hilfsmittel, kann der Pneumothorax durch eine Probepunktion mit flüssigkeitsgefüllter Injektionsspritze nachgewiesen werden.

Drainage des Pneumothorax: Rippenparalleler Hautschnitt in der vorderen bis mittleren Axillarlinie in Mammillenhöhe, stumpfes Perforieren der Interkostalmuskulatur mittels kleinem, beiderseits spitzen Präparierscherchen oder Moskitoklemme, die rippenparallel gespreizt werden. Anschließend Einschieben eines Drains Ch. 8–10, das durch eine Ligatur gesichert wird. Schwerwiegende *Komplikationen* sind ein Pneumomediastinum, das keiner Behandlung zugänglich ist, und ein Pneumoperikard, das an schweren Schocksymptomen bemerkbar und durch ein Röntgenbild diagnostizierbar wird. Auch hier muß draniert werden (Zugang vom epigastrischen Winkel, cave Verletzung der Leber), der Erfolg ist jedoch meistens unbefriedigend. Schlagartig auftretende Pneumothoraces scheinen im übrigen das Auftreten intrakranieller Blutungen bei Frühgeborenen zu fördern.

Prognose: Während bei ausschließlicher Sauerstoffbehandlung bis zu 80% der erkrankten Kinder starben (27), liegt die Sterblichkeit am HMD selbst jetzt bei oder unter 20%, wobei selbstverständlich unreife Kinder aus anderen Ursachen (Hirnblutungen, Infektionen) schlechter abschneiden als reifere. Beim Membransyndrom des radiologischen Schweregrades IV sind die Überlebenschancen allerdings immer noch etwas zurückhaltender zu beurteilen. Die zerebrale Spätprognose ist gut bzw. nicht schlechter als bei Kindern ohne Membransyndrom, wenn für eine ausreichende Oxygenierung gesorgt werden konnte.

Transport von Kindern mit anlaufendem Membransyndrom: Da sich das Membransyndrom innerhalb der ersten Lebensminuten und -stunden entwickelt, muß mit einem Fortschreiten der Oxygenierungsstörung auf dem Transport gerechnet werden. Reichliche Versorgung mit Sauerstoff ist daher unumgänglich. Augenschäden sind nicht sofort zu erwarten, sondern bei O_2-Überdosierung erst nach wenigen Stunden (31). Zerebrale Schädigungen aufgrund einer Hypoxämie können dagegen in Minuten entstehen. Sofern das Kind bereits bei Beginn des Transportes deutliche Zeichen der Dyspnoe erkennen läßt, empfiehlt sich die tracheale Intubation und die Beatmung des Kindes auf dem Transport, wobei entweder die Inspirationszeit doppelt so lange gewählt werden sollte wie die Exspirationszeit, oder ein PEEP von 4 cmH_2O (0,4 kPa) anzuwenden ist. Keinesfalls darf das Kind durch einen unabgeschlossenen Trachealtubus spontan atmen, da durch die Intubation der hohe Ausatemwiderstand der Glottis überbrückt und der Alveolenkollaps gefördert werden würde (6).

Transitorisches Atemnotsyndrom

Synonyma: Transitorisches Atemnotsyndrom, transitorische Tachypnoe, Flüssigkeitslunge (4, 55).

Vorkommen: Vorzugsweise bei Kindern zwischen 35 und 38 Gestationswochen p. m., angeblich besonders nach Schnittentbindung. Letztere Meinung können wir aufgrund eigener Erfahrungen nicht bestätigen.

Symptome: Exspiratorisches Stöhnen, inspiratorische Einziehungen der Thoraxwand, Hypoxämie mit einem therapeutischen Sauerstoffbedarf, der 40% nicht überschreitet. Die Symptome verschwinden nach einem Tag.

Röntgenbild: Uncharakteristische peribronchiale Verdichtungen.

Verlauf: Das transitorische Atemnotsyndrom verschwindet ohne besondere Therapie nach 1, höchstens 1½ Tagen. Bestehen die Symptome länger weiter, muß die Diagnose revidiert werden.

Therapie: Sauerstoffgaben, dosiert anhand des arteriellen pO_2. Auch nasaler CPAP kann erfolgreich eingesetzt werden. Komplikationen: Nicht bekannt.

Mekoniumaspiration

Vorkommen: Die Mekoniumaspiration ist immer eine Komplikation einer schweren intrauterinen Asphyxie. Voraussetzungen für das Entstehen einer Mekoniumaspiration sind der für die schwere Asphyxie typische massive Mekoniumabgang sowie Atembewegungen des Feten bei gleichzeitigem Tonusverlust, der zur Weitstellung der Glottis führt.

Diagnose: Zeichen der postnatalen Asphyxie, Nachweis von Mekonium an der Haut und in den Atemwegen, Zeichen der Dyspnoe, Hypoxämie und meistens gleichzeitig Hyperkapnie.

Röntgenbild: Die Lungen zeigen grobfleckige Verschattungen ohne scharfe Begrenzung, dazwischen z. T. auch Überblähungen. Es kann jedoch auch die ganze Lunge diffus milchglasartig verschattet sein.

Pathophysiologie: Ähnlich wie beim Membransyndrom ist auch bei der Mekoniumaspiration ein funktioneller Rechts-links-Shunt für die schwere Oxygenierungsstörung verantwortlich. Allerdings scheint hier ein Persistieren fetaler Kreislaufverhältnisse eine erhebliche Rolle mitzuspielen (s. auch unten). Hinzukommen obstruktive Ventilationsstörungen, so daß nicht nur eine Hypoxämie, sondern auch eine Hyperkapnie resultieren.

Verlauf: Dieser ist unvorhersehbar. Charakteristisch sind immer wieder erneut auftretende Verschlechterungen des Zustandes. Nicht selten ist eine ausreichende Oxygenierung des Patienten in den ersten Tagen trotz Beatmung mit reinem Sauerstoff nicht möglich (persistierende fetale Zirkulation, s. unten).

Komplikationen: Sehr häufig kommt es zum Auftreten von Spannungspneumothoraces. Der Grund hierfür ist in dem Vorliegen von bronchialen Ventilstenosen aufgrund der partiellen Verlegung der Atemwege durch Mekonium zu suchen. Auch das Auftreten eines Pneumomediastinums ist nicht ungewöhnlich. Häufig bleiben Residualveränderungen an den Lungen zurück im Sinne einer bronchopulmonalen Dysplasie.
Behandlung: Kinder mit Mekoniumaspiration müssen praktisch immer maschinell beatmet werden, wobei sich die Beatmung als außerordentlich schwierig erweisen kann. Auch hier wird positiv-endexspiratorischer Druck mit Erfolg eingesetzt, wobei die erforderlichen Drucke jedoch niedriger liegen als beim Membransyndrom. Da man eine pulmonale Infektion zumindestens anfangs nie ausschließen kann, wird man nach Abnahme von Kulturen eine breite Antibiotikatherapie einsetzen.

Persistierende fetale Zirkulation

Synonyma: Persistierende fetale Zirkulation, PFC-Syndrom, Postasphyxiesyndrom. Unter dem letztgenannten Namen wurde die Störung erstmals 1970 von S. PRODHOM beschrieben (42).
Vorkommen: Ebenso wie die Mekoniumaspiration nur im Gefolge einer schweren intrauterinen Asphyxie.
Diagnose: Sie kann nur gestellt werden, wenn eine schwere perinatale Asphyxie vorlag. Charakteristisch ist eine schwere Hypoxämie, die sich weder durch Sauerstoffgaben noch Beatmung wesentlich beeinflussen läßt. Das Vollbild der Symptome ist von Geburt an vorhanden. Differentialdiagnostisch ist an ein hypoplastisches Linksherz, eine Transposition der großen Gefäße oder andere komplexe Herzmißbildungen zu denken.
Röntgenbild: Dieses ist uncharakteristisch und zeigt keine wesentlichen Lungenveränderungen. Das Herz kann allseits dilatiert sein („Asphyxieherz"), muß es aber keineswegs.
Pathophysiologie: Die Ursache für eine pulmonale Vasokonstriktion sind eine Hypoxämie zusammen mit einer Azidose (42, 47). Pulmonale Vasokonstriktion heißt Anstieg des pulmonalen Gefäßwiderstandes und Ausweichen des Blutes über die noch offenen fetalen Shunts. Ist die Lungenstrombahn im Rahmen einer sehr schweren perinatalen Asphyxie erst einmal extrem enggestellt, dann läßt sich offensichtlich auch durch Azidoseausgleich und Zufuhr von Sauerstoff diese Vasokonstriktion nicht mehr ohne weiteres beheben, wahrscheinlich deswegen, weil aufgrund der verminderten Lungendurchblutung nicht genügend Sauerstoff in den Kreislauf gelangen kann.
Verlauf: Die Dauer der Oxygenierungsstörung ist nicht vorauszusehen, sie kann in weiten Grenzen variieren. Das Krankheitsbild ist fast immer kompliziert durch erhebliche zentralnervöse Zeichen, deren Ursache häufig ein posthypoxisches Hirnödem ist. Schwer zu unterdrückende zerebrale Krampfanfälle kommen häufig vor.
Prognose: Sie ist sowohl quoad vitam als auch vor allem hinsichtlich der zerebralen Gesundheit mit Zurückhaltung zu stellen.
Therapie: Azidoseausgleich, Sauerstoffgabe, fast immer maschinelle Dauerbeatmung erforderlich, Hirnödembehandlung, antikonvulsive Behandlung, Versuch einer medikamentösen Erweiterung der Lungenstrombahn durch Infusion von Tolazolin.

Pneumonien

Vorkommen: Die Mehrzahl der neonatalen Pneumonien ist angeboren. Mitunter weisen Zeichen einer Amnioninfektion bei der Mutter auf die Ätiologie hin, nicht selten fehlen aber derartige Brückensymptome. Neonatale Pneumonien werden darüber hinaus beobachtet als Zweiterkrankungen nach anderen Atemstörungen, insbesondere unter Langzeitbeatmung.
Ätiologie: Perinatal auftretende Pneumonien werden z. B. hervorgerufen durch Streptokokken der Gruppe B, sie kommen aber eher häufiger vor im Rahmen von Infektionen mit Enterobakteriaceen (vorzugsweise Escherichia coli und Klebsiellen). Pneumonien durch Pseudomonaden sind dagegen typisch für Beatmungspatienten.
Symptome: Dyspnoe, die schwer, aber auch nur eben merkbar sein kann. Hypoxämie und gelegentlich auch Hyperkapnie.
Radiologische Zeichen: Meistens findet man unspezifische, diffuse Verschattungen oder fleckig-streifige Verdichtungen. Tritt eine Pneumonie durch B-Streptokokken bei einem Frühgeborenen auf, so kann das Röntgenbild der Lunge dem eines Membransyndroms völlig gleichen (46). Bei reifen Kindern findet man dagegen eher die oben geschilderten unspezifischen Veränderungen.
Verlauf: Ein typischer Verlauf ist nicht bekannt.
Komplikationen: Mit dem Auftreten eines Pneumothorax muß immer gerechnet werden, insbesondere bei beatmeten Patienten. Weitere Komplikationen ergeben sich aus der sehr häufig gleichzeitig bestehenden Sepsis, z. B. Auftreten einer Meningitis oder Osteomyelitis, auch unter Antibiotikabehandlung.
Therapie: Breite Antibiotikatherapie, die ggf. anhand des Ergebnisses der Blutkultur modifiziert wird. Kulturen aus dem Trachealsekret sind nicht notwendigerweise zuverlässig. Bei schwerer Dyspnoe ist der Einsatz von kontinuierlich positivem Atemwegsdruck (CPAP) oder maschineller Dauerbeatmung indiziert. (s. in diesem Zusammenhang auch den Abschnitt über septische Infektionen).

Atemstörungen aufgrund der Obstruktion der oberen Luftwege

Behinderte Nasenatmung

Neugeborene sind fast immer obligate Nasenatmer. Verlegung der Nasenatmung kann insbesondere innerhalb der ersten Lebenstage zu Erstickungsanfällen führen. Folgende Ursachen einer nasalen Obstruktion sind bekannt:

1. *Zuschwellen der Nase nach Traumatisierung während der Geburt:* Diese Störung findet sich besonders bei großen Kindern. Häufig ist die Nase deformiert. Bildet sich diese Deformierung nicht innerhalb weniger Tage zurück, ist ein HNO-Spezialist zuzuziehen, da mitunter eine Aufrichtung des Nasenseptum erforderlich wird. In der Regel ist diese Störung jedoch mit abschwellenden Nasentropfen leicht zu beheben. Dosis: Je 1 Tropfen/Nasenloch, 10 min vor jeder Mahlzeit. Cave: Mentholhaltige Nasentropfen können bei Neugeborenen einen Laryngospasmus auslösen, daher nur Nasentropfen verwenden, die als für Neugeborene geeignet deklariert sind.

2. *Rhinitis:* Jede Rhinitis zwingt zum Ausschluß einer Lues. Die typische Koryza mit blutigem Nasensekret findet sich in aller Regel nicht während der ersten Lebenstage. Abgesehen von einer Luestherapie bei begründetem Verdacht bzw. Nachweis, ist auch hier die Behandlung unspezifisch (Nasentropfen s. oben; auch Kap. *Pränatale Krankheiten* in Band II/1).

3. *Sogenannter Reserpinschnupfen:* Kindern von Müttern, die Reserpin erhalten hatten, zeigen eine erhebliche Schwellung der Nasenschleimhaut, die die Nasenatmung nicht selten unmöglich macht. Diese Kinder können ohne Hilfe ersticken.

4. *Choanalatresie:* Seltene Mißbildung, bei der die Choanen knöchern verschlossen sind. Die operative Korrektur ist schwierig. Die Diagnose wird beim Sondieren der Nase mit dem Magenschlauch (s. Erstuntersuchung) gestellt. Im Zweifelsfall hält man den Mund zu und prüft mit einem kalten Metallspatel, ob warme Luft aus der Nase ausgeatmet wird. Zur ersten Hilfe wird ein passender Guedel-Tubus eingelegt. Wenn dies nicht den erwünschten Erfolg hat, kann zum Transport des Kindes auch orotracheal intubiert und beatmet (!) werden; nicht durch offenen Tubus atmen lassen!

5. *Obstruktionen im Bereich des Pharynx:* Bei weitem häufigste Ursache ist das *Pierre-Robin-Syndrom*, eine Kombination aus einem zu kurzen Unterkiefer (Mikrogenie) mit einer Gaumenspalte. Hierbei besteht ein Mißverhältnis zwischen der Größe der Zunge und dem zu kleinen Unterkiefer, was dazu führt, daß der Zungengrund sich stopfenartig auf den Larynxeingang legt und zu inspiratorischem Stridor bis hin zur totalen Obstruktion des Larynx führt. Nicht selten wird auch die Zungenspitze in die Gaumenspalte gesteckt, so daß der Zungengrund auf den Larynxeingang gedrückt und dort fixiert wird. Erstickungsanfälle treten vor allem während der ersten Lebenstage auf. Manche Kinder lernen, sich mit dieser Fehlbildung im Laufe von Tagen und Wochen zu arrangieren, andere jedoch nicht. Die Diagnose ergibt sich aus dem typischen äußeren Erscheinungsbild. Die erste Hilfe besteht in der nasotrachealen Intubation für den Transport, die sich hier sehr schwierig gestalten kann. Unter lückenloser Überwachung kann man sich auch mit dem Einlegen eines Guedel-Tubus begnügen, diese Maßnahme ist aber durchaus nicht immer erfolgreich und nicht für den Transport geeignet.

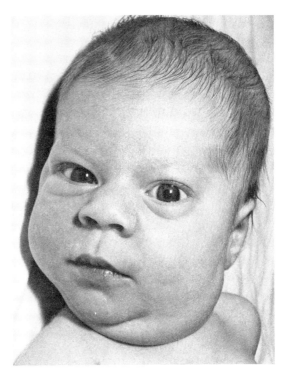

Abb. 14 Lymphangioma colli: weicher Tumor der linken Halsseite, der zu inspiratorischer Dyspnoe geführt hatte. Subtotale Entfernung, später Rezidiv, da der Tumor tief in die Halsweichteile und in das Mediastinum eingewachsen war

6. *Obstruktionen im Bereich des Kehlkopfes:* Häufigste Ursache ist eine sog. Laryngomalazie, eine mangelhafte mechanische Steife von Larynx und Trachea. Bei forcierter Einatmung kommt es hier zur Verengung und zum inspiratorischen Stridor. Nur selten führt dieser zu ernsthaften Atemstörungen, eine pädiatrisch-klinische Überwachung ist mindestens in den ersten Lebenstagen jedoch ratsam. Sehr selten einmal ist der Larynxquerschnitt durch netzartige, dünne Schleimhautbrücken verschlossen, die sofort nach der Geburt zur Asphyxie führen. Dieses Netz muß bei der Intubation durchstoßen werden. Die extrem seltene Atresie des Larynx oder der Trachea ist mit dem Leben im allgemeinen nicht vereinbar.

19.22 Das gesunde und das kranke Neugeborene

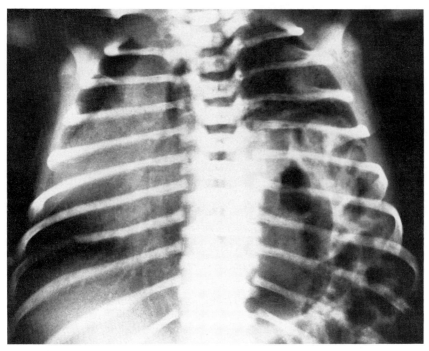

Abb. 15 Röntgenbild bei Enterothorax links: Die linke Thoraxhöhle ist durch Darm fast vollständig ausgefüllt, Mediastinum und Herz sind nach rechts verdrängt und komprimieren die rechte Lunge. Klinisch Bild eines Atemnotsyndroms

7. Kompression der Atemwege von außen: Eine *Struma congenita* kann die Atemwege so weit komprimieren, daß es zur Erstickung kommt. Abhilfe durch tiefe Intubation. Gefährlicher ist ein Lymphangioma colli, ein histologisch benigner, durch seine Lokalisation und seine oft sehr starke Wachstumstendenz jedoch gefährlicher Tumor, der häufig nicht radikal operiert werden kann (Abb. 14). Auch hier besteht die erste Hilfe in der tiefen trachealen Intubation.

Atemstörungen durch Kompression der Lungen

Enterothorax

Ursache für einen Enterothorax ist stets eine Zwerchfellhernie.

Zwerchfellhernie links

Die Herniation erfolgt entweder durch präformierte Bruchpforten oder aufgrund größerer Zwerchfelldefekte bis hin zur totalen Zwerchfellaplasie. Die linke Thoraxhälfte ist mit Darm gefüllt, die linke Lunge häufig hypoplastisch. Während der ersten Atemzüge wird der Darm von oben nach unten zunehmend mit Luft gefüllt und vergrößert dabei sein Volumen erheblich. Typischerweise scheinen die Kinder unmittelbar nach der Geburt zunächst einmal ungestört atmen zu können, entwickeln dann jedoch die Symptome eines Atemnotsyndroms. Unbehandelt führt diese Fehlbildung innerhalb weniger Stunden in aller Regel zum Tode durch Ersticken. Die Diagnose kann zweifelsfrei nur durch das Röntgenbild gestellt werden. Die Übersichtsaufnahme des Thorax klärt die Situation sofort (Abb. 15).

Therapie: Sofortige Intubation und Beatmung, wobei eine leichte Hyperventilation zweckmäßig ist, um Atembewegungen des Kindes zu verhindern. Letztere würden weiter Luft in den Darm pumpen. Die anschließende Operation kann lebensrettend sein. Postoperativ können sich erhebliche Schwierigkeiten aufgrund der Hypoplasie der linken Lunge ergeben, die Prognose ist dann zweifelhaft. Auf gar keinen Fall dürfen Kinder mit Enterothorax mit der Maske beatmet werden, da hierbei der Magen-Darm-Trakt überbläht wird.

Zwerchfellhernie rechts

Die Herniation der Leber erfolgt durch ein teilweise oder ganz fehlendes Zwerchfell. Allerdings wird die rechte Lunge fast nie vollständig komprimiert. Trotzdem kann es zu erheblichen Atemstörungen kommen. Mitunter ist diese Fehlbildung vergesellschaftet mit einer sog. Lungensequestration, wobei ein meist sehr schnell nekrotisierender aberrierender Lungenlappen nicht von einem Stamm der A. pulmonalis, sondern von einem aus der Abdominalaorta entspringenden Gefäß durchblutet wird. Häufig ist dieser aberrierende Lappen mit der Le-

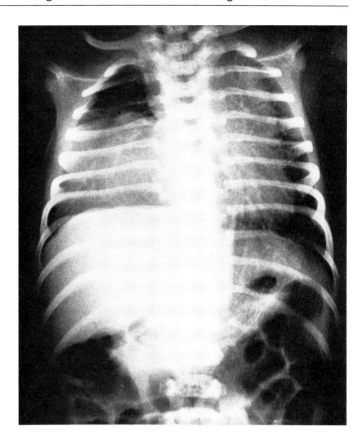

Abb. 16 Enterothorax rechts mit Hochstand der Leber. Gleichzeitig bestand eine Lungensequestration rechts

ber verwachsen. Die Lungensequestration kann zu sehr erheblichen, mitunter schnell tödlich verlaufenden Atemstörungen führen (Abb. 16).

Flüssigkeitsansammlungen im Thorax

Selten beruhen schwere Atemstörungen auf einem angeborenen Hämatothorax, dessen Ursache meist unbekannt bleibt. Pleuraergüsse im Rahmen eines Hydrops universalis können ebenfalls zu erheblichen Ventilationsstörungen führen. Die Diagnosestellung erfolgt radiologisch und durch Probepunktion. Die Therapie besteht in Entleerung der Pleurahöhlen.

Störungen des Atemantriebs

Apnoesyndrom

Definition: Plötzliches Aussetzen der Atmung.
Vorkommen: Häufig bei sehr unreifen Frühgeborenen. Bei ausgetragenen Neugeborenen nur selten und nur bei schwerer zerebraler Beeinträchtigung.
Ursachen: Das häufige Vorkommen von Apnoeanfällen gerade bei sehr unreifen Frühgeborenen sowie neuroanatomische Befunde legen nahe, daß eine wesentliche Ursache in der Unreife des Atemzentrums zu suchen ist. Allerdings kann man während solcher Apnoeanfälle oder kurz vor deren Auftreten im EEG nicht selten Krampfaktivität nachweisen. Dies spricht wiederum, wenngleich unspezifisch, für eine Schädigung des Gehirns als Ursache der Atemstillstände. Bei Kindern mit einem Gestationsalter von mehr als 32 Wochen müssen Apnoeanfälle stets in erster Wahl an eine zentralnervöse Schädigung denken lassen (Übersicht bei 51).
Als Ursachen kommen in Frage: Hypoxämische Hirnschädigungen, Hypoglykämie, Tetanie, entzündliche ZNS-Erkrankungen, intrakranielle Blutungen.
Therapie: Sie richtet sich nach der Grundkrankheit, die zunächst abzuklären ist. Bei unreifen Kindern genügt es mitunter, durch mechanische Stimulation den Apnoeanfall zu durchbrechen. Krampfaktivität im EEG ist eine Indikation zur antikonvulsiven Behandlung. Dauermedikation mit Theophyllin kann mitunter die Apnoeanfälle unterdrücken. Auch unter CPAP (kontinuierlich positiver Atemwegsdruck) verschwinden die Apnoeanfälle nicht selten völlig. Treten Apnoeanfälle, die intermittierende Beatmung mit Maske und Beutel erforderlich machen, mehrfach hintereinander auf, so ist maschinelle Beatmung nicht zu umgehen.

Mißbildungen des Herzens und der großen Gefäße („Herzfehler")

Es sollen im folgenden lediglich einige Hinweise zur Erkennung angeborener Herzfehler gegeben werden. Eine Systematik der angeborenen Herzvitien muß in der pädiatrischen Literatur nachgelesen werden. Man kann grob unterteilen in Herzfehler mit und ohne Zyanose.

Herzfehler mit Zyanose

Sog. zyanotische Vitien fallen in der Regel nicht unmittelbar bei Geburt, sondern erst während der ersten Lebensstunden auf. Leitsymptom ist eine Zyanose, häufig mit einem ins Gelblich-Braune spielenden Farbton. Beim Schreien pflegt sich die Zyanose zu verstärken. Ausgeprägte Zeichen einer Dyspnoe bestehen nicht, dagegen findet man häufig eine Tachypnoe. Die Zyanose läßt sich durch Sauerstoffgaben in der Regel nicht beeinflussen. Die Prognose dieser Herzfehler hängt von ihrer Korrigierbarkeit ab: Das hypoplastische Linksherz beispielsweise ist eine nicht korrigierbare Mißbildung, die meist innerhalb weniger Tage zum Tode führt. Die Transposition der großen Gefäße ist dagegen bereits beim Neugeborenen einer Palliativoperation zugänglich, im späteren Lebensalter auch korrigierenden Operationen. Allerdings ist auch dieser Herzfehler durch eine hohe Sterblichkeit charakterisiert. Die Fehler der Fallot-Gruppe sind mittlerweile korrigierenden Eingriffen zugänglich.
Differentialdiagnose: Pulmonale Atemstörungen müssen immer ausgeschlossen werden. Dies geschieht mittels Thoraxröntgenbild, das im übrigen oft schon die Vermutungsdiagnose eines Herzfehlers gestattet. Schwer von einem zyanotischen Vitium zu unterscheiden ist die persistierende fetale Zirkulation; sie ist stets in Betracht zu ziehen, wenn eine schwere perinatale Asphyxie vorausgegangen ist. Zur Differentialdiagnose bietet sich in diesem Falle besonders die Echokardiographie an. Schwere Septikämien, insbesondere solche durch Streptokokken der Gruppe B, können das klinische Bild eines hypoplastischen Linksherzen imitieren. Eine Sepsisdiagnostik ist deswegen stets am Platz, eine Antibiotikabehandlung auf Verdacht zunächst oft nicht zu umgehen.

Herzfehler ohne Zyanose

Fehlen einer Zyanose bedeutet nicht von vorneherein, daß diese Herzfehler weniger gefährlich wären. Dies gilt insbesondere für alle Aortenvitien, vor allen die diversen Formen der Aortenisthmusstenose. Diese führt mitunter sehr rasch zu einer Linksherzdekompensation. Häufigster nichtzyanotischer Herzfehler ist der Ventrikelseptumdefekt. Allen Herzfehlern gemeinsam ist, daß ein Herzgeräusch in den ersten Lebenstagen fast nie nachgewiesen werden kann. Erst wenn ein deutlicher Druckgradient zwischen großem und kleinen Kreislauf etabliert ist, treten Herzgeräusche auf. Umgekehrt deuten systolische Geräusche, die in den ersten beiden Lebenstagen entdeckt werden, nur in Ausnahmefällen auf ein Vitium cordis hin, vielmehr dürften diese transitorischen Geräusche Ausdruck noch offener fetaler Blutwege sein. Diagnostisch bedeutsamer als Geräuschphänomene ist eine sowohl visuell wie palpatorisch feststellbare verstärkte Herzaktion. In diesem Zusammenhang muß darauf hingewiesen werden, daß eine einmalige pädiatrische Untersuchung eines Neugeborenen vor dem 5. Lebenstag die Entdeckung eines nichtzyanotischen Herzfehlers mittels Auskultation nicht erwarten läßt.

Mißbildungen des Magen-Darm-Traktes

Verschlüsse des Magen-Darm-Kanales gehören zu den lebensbedrohenden Mißbildungen, die einer alsbaldigen Korrektur bedürfen.

Ösophagusatresie

Diese Mißbildung ist etwa einmal auf 3000 Lebendgeborene zu erwarten (44). Meist lag ein Polyhydramnion vor. Die Diagnose sollte immer bereits bei der ersten Untersuchung gestellt werden, wenn im Sinne eines Screening-Testes der Ösophagus sondiert wird (s. den Abschnitt Orientierende Untersuchung des Neugeborenen, S. 19.2). Wurde diese Sofortdiagnostik versäumt, so fallen die Kinder schon vor der ersten Nahrungsaufnahme dadurch auf, daß Speichel schaumig vor dem Mund steht. Fütterung führt zum sofortigen Erbrechen und in der Regel zur Nahrungsaspiration. Aber auch ohne Fütterung ist die Lunge dieser Kinder gefährdet: Bei 90% aller Ösophagusatresien besteht gleichzeitig eine Verbindung zwischen dem aboralen Ösophagusstumpf und der Bifurkation der Trachea. Sobald nach der Geburt die Luftwege frei von Flüssigkeit sind, kann Magensalzsäure in das Bronchialsystem fließen. Die hieraus resultierenden Lungenveränderungen können zum Tode führen; mindestens aber schaffen sie ungünstige Voraussetzungen für die Anästhesie. Wegen der Aspirationsgefahr soll auf die Anwendung von Kontrastmitteln bei der Röntgenuntersuchung verzichtet werden. Bariumbrei ist strengstens kontraindiziert, da die Aspiration dieses Kontrastmittels in der Regel tödlich ist. Aus diesen Gründen wird insbesondere von kinderchirurgischer Seite großer Wert auf die routinemäßige Magensondierung bei jedem eben geborenen Kind gelegt.

Duodenalatresie

Diese Fehlbildung kommt etwa einmal auf 6000 bis 10000 (44) Lebendgeborene vor. Überzufällig häufig ist sie bei mongoloiden Kindern. Auch hier

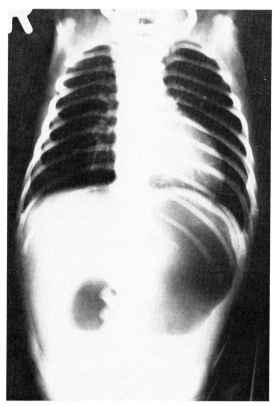

Abb. 17 Abdomenübersichtsbild bei Duodenalatresie: Die beiden Luftblasen entsprechen dem ektatischen Magen und dem oralen Abschnitt des Duodenum. Sog. Zweiblasen- oder „Double-bubble"-Phänomen

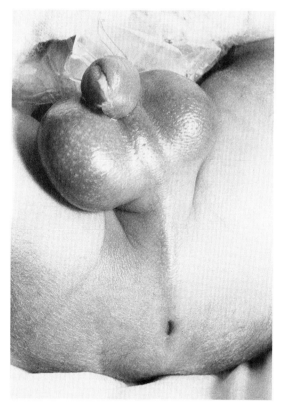

Abb. 18 Analatresie: Man beachte das rudimentäre Analgrübchen

besteht meistens ein Polyhydramnion. Es können ein oder mehrere membranöse Verschlüsse des Darmlumens oder auch eine Kompression des Duodenum durch ein Pancreas anulare als Ursache gefunden werden. Die Kinder fallen bald nach der Geburt durch zunehmend starkes Erbrechen auf. Die Defäkation ist hingegen nicht gestört. Die Farbe des Mekoniums sagt nichts aus über den Sitz der Atresie, da auch bei einer infrapapillären Atresie Gallenfarbstoffe über die Dünndarmwände in das Mekonium gelangen. Die Diagnose wird anhand der Röntgenleeraufnahme gestellt: Bis auf eine sehr große Magenblase und ein zweites, dem oralen Teil des Duodenum entsprechendes Luftdepot ist das gesamte Abdomen luftleer, sofern nicht zuvor ein rektaler Einlauf durchgeführt wurde. Man spricht vom 2-Blasen- oder „Double-bubble"-Phänomen (Abb. 17), das auch bereits pränatal echographisch nachgewiesen werden kann. Auch hier besteht die Therapie in alsbaldiger Operation.

Verschlüsse von Dünn- und Dickdarm

Symptome: Als Faustregel darf gelten, daß Erbrechen um so früher und Stuhlverhaltung um so später auftreten, je höher das Hindernis sitzt. Ein weiteres Leitsymptom ist die Auftreibung des Abdomen. Formen: Darmatresien können an jeder Stelle des Dünn- oder Dickdarmes vorkommen. Nicht selten handelt es sich um multiple Atresien, die erst während der Operation erkennbar werden. Ein mechanischer Ileus kann ferner auftreten bei einer Malrotation des Darmes. Hierbei liegt ein Mesenterium commune vor. Es besteht eine Disposition zum Volvulus. Eine spezielle Form der Darmobstruktion ist der Mekoniumileus: Er ist ein Frühsymptom einer Mukoviszidose: Der untere Dünndarm ist durch steinhart eingedicktes Mekonium verschlossen.

Diagnostik: Die Abdomenleeraufnahme läßt den Ileus erkennen. An Kontrastmitteluntersuchungen ist lediglich eine Darstellung des Kolon durch Kontrasteinlauf sinnvoll. Sie zeigt beim Vorliegen von Darmatresien ein Mikrokolon. Beim Mekoniumileus findet sich in der Regel keine typische Luftverteilung wie bei einem Ileus, vielmehr sieht man meistens schaumartig feinverteilte Luft in den durch Mekoniummassen verstopften Darmschlingen.

Therapie: Diese ist stets operativ. Da bei multiplen Darmatresien nur die oberste anhand eines Kalibersprungs des Darmes erkennbar ist, muß durch

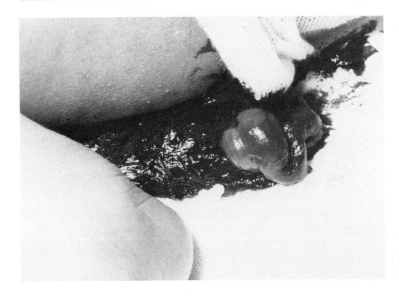

Abb. 19 Mekoniumpfropf, der eine Stuhlverhaltung verursacht hatte. Nach Ausspülen des grünlich-weißen Mekoniumpfropfes Entleerung von sehr reichlich schwarzem Mekonium

Sondierungen des ganzen aboralen Darmes nach weiteren Atresien gesucht werden. Die Korrektur erfordert eine spezialisierte kinderchirurgische Technik.

Analatresie

Die Atresie des Afters ist durch Inspektion unschwer zu erkennen (Abb. 18). Es muß aber sehr nachdrücklich darauf hingewiesen werden, daß der Nachweis von Mekonium in der Windel eine Analatresie keinesfalls ausschließt. Vielmehr kann Mekonium sowohl aus einer afterähnlichen perinealen Fistel entleert werden, als auch aus Urethra oder Vagina. In den beiden letztgenannten Fällen bestehen Fisteln zwischen Rektum und Urogenitaltrakt. Handelt es sich doch bei der Analatresie um eine sog. Kloakenmißbildung. Mitunter ist die Analatresie vergesellschaftet mit anderen Mißbildungen, insbesondere des Harnwegssystems, mit einer Ösophagusatresie oder, sehr viel seltener, mit trachealen Mißbildungen. Auch Wirbelmißbildungen sind beschrieben. Entsprechend den Anfangsbuchstaben der betroffenen Organsysteme spricht man auch vom VATER-Syndrom, wobei je nach Vorkommen weitere Mißbildungen dieses Eponym mit zusätzlichen Buchstaben angereichert wird.
Therapie: Auch diese ist eine chirurgische. Bei multiplen Mißbildungen muß allerdings diskutiert werden, inwieweit eine Korrektur sämtlicher Fehlbildungen möglich und sinnvoll ist.

Mekoniumpfropfsyndrom

Gelegentlich verhindert ein derber Schleimpfropf im Rektum die Entleerung von Mekonium. Mechanische Hilfe (Einlauf, Spülung mit Darmrohr) klärt die Situation (Abb. 19).

Geburtstraumata

Klavikulafraktur

Der Schlüsselbeinbruch ist die häufigste Geburtsverletzung. Man findet sie besonders bei großen Neugeborenen. Eine Dislokation der Frakturenden kommt fast nie vor, in der Regel handelt es sich um eine Grünholzfraktur. Eine Therapie erübrigt sich damit. Krepitation ist meist nur unmittelbar nach der Geburt zu tasten. Nicht selten besteht eine Schonhaltung des gleichseitigen Armes, die durch pädiatrisch-neurologische Untersuchung von einer Plexusparese abgegrenzt werden muß. Wegen des nach einer Woche erscheinenden Kallus ist die Mutter des Kindes zweckmäßigerweise zu informieren.

Erbsche Lähmung

Die geburtstraumatisch entstandene Armplexuslähmung ist häufig mit einer Klavikulafraktur vergesellschaftet. 2 Lähmungstypen können unterschieden werden: 1. obere Plexuslähmung (Typ Duchenne): Greifreflex und Motilität der Hand sind erhalten, die Oberarm- und z. T. die Schultermuskulatur sind gelähmt (Segmente C_5 bis C_7). 2. Untere Plexuslähmung (Typ Klumpke): Hier ist die Muskulatur des Unterarmes und der Hand betroffen. Die geschädigten Segmente sind C_8 und D_1. Nicht selten findet sich auf derselben Seite ein Horner-Syndrom als Ausdruck einer Schädigung der sympathischen Nerven von D_1. Therapie: Die physikalische Therapie hat zum Ziel, Kontrakturen in Gelenken zu vermeiden. Die Lagerungsbehandlung muß u. U. durch orthopädische Apparate unterstützt werden. Eine Elektrotherapie kann adjuvant eingesetzt werden, um die Atrophie der betroffenen Muskeln zu mildern. Die Prognose ist im allgemeinen gut, sofern es sich nicht um den Ausriß von Wurzeln handelt. Letzteres ist elektromyographisch zu erkennen (Beteiligung der autochthonen Rückenmuskulatur). Es ist zu beachten, daß geburtstraumatisch bedingte Armparesen oft nicht sofort nach Geburt, sondern erst am 2. bis 3. Lebenstag deutlich erkennbar werden. Dieser Verlauf spricht gegen eine Kontinuitätstrennung und für ein Ödem oder eine Blutung im Bereich des Nervenplexus (Abb. 20).

Zwerchfellähmung (Phrenikusparese)

Sie ist häufig mit einer Armlähmung verbunden. In diesem Falle sind die Segmente C_2 bis C_4 mitbetroffen. Eine Zwerchfellparese kann zu Schwierigkeiten bei der Atmung führen. Es hat sich bewährt, in solchen Fällen die Atmung durch einen nasalen CPAP (kontinuierlich positiven Atemwegsdruck) zu unterstützen.

Fazialisparese

Sie kommt gehäuft nach Zangenentbindung, aber auch nach spontaner Geburt vor. Am häufigsten ist der Mundast betroffen: Der Mund wird beim Schreien auf dieser Seite dann weniger weit geöffnet. Falls der Lidschluß beeinträchtigt ist, muß peinlichst die Austrocknung der Kornea verhütet werden (Augensalbe, Okklusivverband mit Brillenglas). Die Therapie besteht in Stimulationsbehandlung.

Impressionsfrakturen des Schädels

Impressionsfrakturen des Schädels kommen praktisch nur nach Zangenentbindung, hauptsächlich mit der Kjelland-Zange, vor. Da eine Impressionsfraktur möglicherweise zu einer Schädigung des darunter liegenden Kortex und zum dortigen Entstehen eines Krampffokus führen kann, ist die alsbaldige Hebung des Imprimats durch einen Neurochirurgen anzustreben. In seltenen Fällen kann sich die Impression von selbst reparieren (sog. Ping-Pong-Ball-Impression). Die chirurgische Intervention sollte in enger Zusammenarbeit zwischen Neurochirurgen, Anästhesisten und Neonatologen erfolgen, da es zu erheblichen Blutverlusten kommen kann, die einer gekonnten Schockbekämpfung bedürfen.

Sonstige neurologische Krankheitsbilder

Kinder rauschmittelsüchtiger Mütter (Drogenentzugssyndrom)

Kinder toxikomaner Mütter werden so gut wie immer als Mangelgeborene (hypotrophe oder small for gestational age-Kinder) geboren. Wie bei dem Abschnitt über die neonatale Hypoglykämie beschrieben, neigen diese Kinder zu Blutzuckerabstürzen. Darüber hinaus kommt es immer zu Entzugssymptomen, die in den ersten Lebenstagen, jedoch auch erst in der 2. oder 3. Lebenswoche auf-

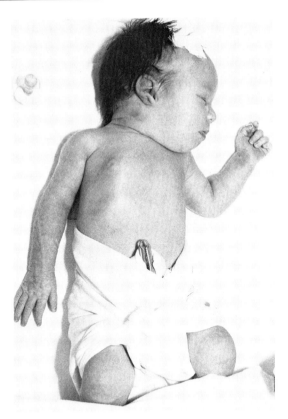

Abb. 20 Erbsche Lähmung vom Typ Duchenne: Oberarmplexusparese rechts

treten können. Sie bestehen in Übererregbarkeit, Hyperreflexie und evtl. auch dem Auftreten von generalisierten Krampfanfällen. Wir haben früher das Auftreten erster Symptome abgewartet, um dann medikamentös einzugreifen. Da es mitunter aber ohne Vorboten zu generalisierten Krampfanfällen kommt, stellen wir die Kinder bei entsprechender Anamnese sofort antikonvulsiv mit Phenobarbital ein. Nach 3 bis 4 Wochen beginnen wir, das Barbiturat ausschleichend wieder abzusetzen unter Kontrolle des EEG.

Krampfanfälle

Sie können in Form generalisierter epileptischer Anfälle auftreten, können aber auch diskret und damit schwer erkennbar bleiben. Typisch ist eine erhebliche Polymorphie der motorischen Entladungen. Auch Apnoeanfälle können Krampfanfalläquivalente sein. Krampfanfälle sind unspezifische Symptome. Immer liegt eine schwerwiegende Beeinträchtigung bzw. Schädigung des Gehirns zugrunde. Trotzdem muß bei rechtzeitiger Diagnostik und Therapie die Prognose heute nicht mehr als ungünstig angesehen werden. Wichtig sind der Ausschluß bzw. die unverzügliche Erkennung und Behandlung entzündlicher ZNS-Erkrankungen, von Stoffwechselstörungen und von postasphyktischen Zuständen (Hirnödem!).

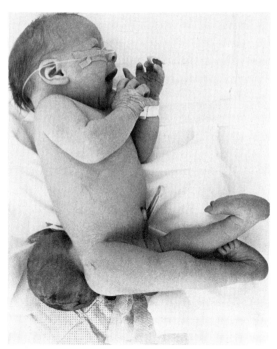

Abb. 21 Meningomyelozele mit Lähmung der Beine und des Beckenbodens

Tabelle 2 Erreger von Neugeborenenseptikämien nach Häufigkeit

Escherichia coli
Klebsiellen
Staphylokokken
Streptokokken
Pseudomonaden
Enterobakter
Proteus
Listerien
Mykoplasmen

Mißbildungen des Zentralnervensystems

Die häufigsten Mißbildungen sind die sog. Dysrhaphien: Enzephalozelen, Meningo- und Meningomyelozelen oder die Spina bifida aperta (Abb. 21). Meningomyelozelen bzw. Enzephalozelen können im Verlauf der gesamten Neuraxis auftreten. Unterhalb der spinalen Zelen besteht in der Regel eine partielle bis komplette Querschnittslähmung. Von der Höhe und der Ausdehnung der Querschnittslähmung hängt die Therapierbarkeit dieser Fehlbildung ab. Nicht selten besteht bereits bei Geburt gleichzeitig ein Verschlußhydrozephalus, fast immer entwickelt er sich postnatal und ist dann ebenfalls operationsbedürftig. Wichtig ist die frühest mögliche Operation aller Meningomyelozelen, um Schäden an freiliegendem Myelon und Nervenwurzeln durch mechanische Traumatisierung, Austrocknung und Infektion zu vermeiden.

Infektionen

Bakterielle Infektionen

Neugeborene weisen eine sowohl humoral als auch zelluläre Abwehrschwäche gegen bakterielle Infektionen auf. Dies ist der Grund dafür, daß bakterielle Infektionen in diesem Lebensalter im allgemeinen als Allgemeininfektionen, d. h. septische Infektionen ablaufen. Eine weitere Besonderheit des Neugeborenen ist seine Empfänglichkeit gegenüber Keimen, die im späteren Lebensalter allenfalls fakultativ pathogen sind. Auch hier ist der Grund in der physiologischen Abwehrschwäche des Neugeborenen zu suchen (37, 38). Häufigste Komplikationen einer neonatalen Sepsis ist eine Meningitis. Während im späteren Lebensalter nur besonders meningotrope Keime eine Hirnhautentzündung hervorrufen, muß man bei Neugeborenen in 60 bis 80% aller Septikämien mit einer Meningitis rechnen, und zwar unabhängig von der Art des Erregers. Eine weitaus seltenere Kombination der Sepsis ist eine Osteomyelitis.

Erreger: Tab. 2 zeigt die Erreger der Neugeborenensepsis nach Häufigkeit geordnet. Die Reihenfolge ist keineswegs allgemeingültig, sondern örtlich verschieden und zeitlichen Änderungen unterworfen.

Eintrittspforten: Wahrscheinlich erfolgt die Keimaufnahme häufig über die Atemwege, den Magen-Darm-Trakt, gelegentlich einmal über äußere Verletzungen (Kopfschwartenelektrode) und über den Nabel. Meistens ist im Einzelfall die Eintrittspforte jedoch nicht nachweisbar, von den beiden letztgenannten abgesehen. Hospitalerworbene Infektionen erreichen den Patienten über Endotrachealtubi, Infusionssysteme und vor allem über zentrale Gefäßkatheter.

Infektionsmodus: Die Amnioninfektion kann als Ursache angesehen werden, wenn das Kind entweder bereits krank zur Welt kommt oder innerhalb der ersten Woche an einer Septikämie erkrankt. Fakultative Brückensymptome sind Fieber der Mutter während der Geburt, fötides Fruchtwasser und anscheinend auch eine fetale Tachykardie. Fehlen eines vorzeitigen Blasensprunges schließt nach unseren Erfahrungen eine Amnioninfektion keinesfalls aus. Bei später auftretenden Infektionen und dem Fehlen offensichtlicher Eintrittswege (z. B. infizierte Gefäßkatheter) bleibt der Infektionsmodus meistens unklar.

Symptomatik: Tab. 3 zeigt die Symptome nach Häufigkeit geordnet. Konstantestes Symptom ist ein schlechtes Aussehen des Kindes, das im einzelnen oft gar nicht definiert werden kann. Die visuelle Beurteilung eines Neugeborenen ist allerdings sehr schwierig und erfordert jahrelange Erfahrung. Beobachtungen der Kinderschwestern sind deshalb stets ernst zu nehmen. Unter Temperaturzacken ist

Tabelle 3 Neugeborenen-Septikämiesymptome

Verfallenes Aussehen
Thrombozyten < 50 000/mcl
Temperaturzacken

Ikterus („idiopathisch")
Apathie
Linksverschiebung der Granulozyten

Apnoeanfälle
„Atemnotsyndrom"
„Herzfehler"

Ödeme
Übererregbarkeit
Krampfanfälle

Erbrechen
Leukozyten < 8000/mcl
Sklerödem

nur ausnahmsweise echtes Fieber zu verstehen. Viel häufiger ist eine Unruhe der Temperaturkurve mit Temperaturzacken um 0,5° nach oben und unten. Eines der gravierendsten Symptome ist eine diskrete Atemstörung in Form einer Tachypnoe, seltener einer leichten Dyspnoe, und exspiratorisches Stöhnen. Diese Symptome sind auch für das Membransyndrom (s. unter Atemstörungen) charakteristisch. Bei reifen Neugeborenen kommt ein Membransyndrom allerdings so gut wie nicht vor. Hier ist in erster Linie an eine Sepsis zu denken, während bei Frühgeborenen die Symptomatik vieldeutig bleibt und beide Krankheiten in Betracht gezogen werden müssen. Ein Beginn erst mehrere Stunden nach Geburt spricht immer für eine septische Infektion. Auch das klinische Bild eines hypoplastischen Linksherzens kann von einer Septikämie täuschend imitiert werden (eigene Erfahrungen). Das Röntgenbild schafft in beiden Situationen oft keine Klarheit. Leukozytenzahlen unter 8000/µl kommen selten vor, sind aber immer ein schlechtes Zeichen. Man findet diese Leukopenie hauptsächlich bei Septikämien durch Streptokokken der Gruppe B und durch Kolikeime. Es hat sich bewährt, bei sepsisverdächtigen Kindern die Leukozytenzahl im Abstand weniger Stunden zu kontrollieren. Absinkende Leukozytenzahl, insbesondere auf Werte unter 8000/µl, sind für das Vorliegen einer Sepsis beinahe beweisend. Unter Sklerödem versteht man eine glasige, ödemartige, jedoch palpatorisch harte Schwellung, meist der Beine, später auch des ganzen Stammes. Diese Veränderungen sah man früher regelmäßig bei sterbenden Frühgeborenen und hielt sie für den Ausdruck eines Sauerstoffmangels. Inzwischen sehen wir bei hypoxämischen Frühgeborenen diese Störungen nicht mehr. Wenn ein Sklerödem auftrat, war es in den letzten Jahren immer Symptom einer Septikämie.
Diagnostik: Bei allen Kindern mit Atemstörungen oder bei Kindern mit auch nur dem geringsten Verdacht auf eine Infektion sollte unmittelbar nach der Geburt Magensaft entnommen, zur bakteriologischen Kultur eingesandt und in einem Ausstrich sofort mikroskopisch untersucht werden. Reichlich Granulozyten und Bakterien sprechen für das Vorliegen einer Amnioninfektion. Man sollte nie versuchen, die Art der Bakterien im Nativausstrich benennen zu wollen. Die einzige Ausnahme sind Streptokokken, sofern reichlich Kokken in Kettenform gefunden werden. Wegen der besonderen Gefährlichkeit der Streptokokkeninfektion sollte bei diesem Befund sofort eine Therapie eingesetzt werden. Auch beim nur leisesten Verdacht auf eine Septikämie müssen Kulturen von Abstrichen aus den erreichbaren Körperöffnungen, von Haut und Nabel sowie Blutkulturen angelegt werden. Hat das Kind bereits Symptome einer Septikämie, sollten sofort auch eine Liquorkultur angelegt und die Zellzahl im Liquor bestimmt werden. Keinesfalls darf vor Abnahme von Kulturen mit Antibiotika anbehandelt werden. Die Deutung des Differentialblutbildes muß unter Berücksichtigung des Lebensalters erfolgen (s. hierzu Abschnitt über die orientierende Untersuchung des Neugeborenen).
Therapie: Die Antibiotikatherapie muß anfangs bis zum Eintreffen der Kulturergebnisse stets ungezielt und deswegen so breit erfolgen, daß alle in Frage kommenden Keime mit einiger Sicherheit erfaßt werden. Einzelheiten sind in den einschlägigen Lehrbüchern nachzulesen, s. auch Tab. 2.

Besondere Verlaufsformen

Sepsis durch Streptokokken der Gruppe B nach Lancefield

B-Streptokokken werden in bis zu 20% als Vaginalsaprophyten gefunden. Trotzdem liegt die Erkrankungswahrscheinlichkeit an einer Sepsis mit B-Streptokokken bei etwa 2‰.
Man unterscheidet zwei Verlaufsformen: Die früheinsetzende Form mit Beginn am 1. bis 3. Lebenstag, und die späteinsetzende Form mit Beginn rund eine Woche nach Geburt. Letztere verläuft meist weniger stürmisch, ist jedoch meist mit einer Meningitis vergesellschaftet. Die Frühform zeichnet sich durch einen geradezu explosiven Verlauf aus, weswegen das Erkennen der diskreten Initialsymptome für das Überleben des Kindes entscheidend ist, s. o. Ähnlich rasante Verläufe kann man gelegentlich auch bei Koliseptikämien beobachten. Die Frühform der B-Streptokokken-Septikämie ist durch eine außerordentlich hohe Letalität belastet (1, 43, 46).
Bei *Staphylokokkenseptikämien* findet sich, auch mitunter ohne wesentliche Allgemeinsymptome, das sog. Neugeborenenpemphigoid (Synonyma: Dermatitis exfoliativa Ritter v. Rittershain). Hier kommt es zur blasigen Abhebung der oberen Epidermisschichten, wie bei einem Pemphigus vulgaris

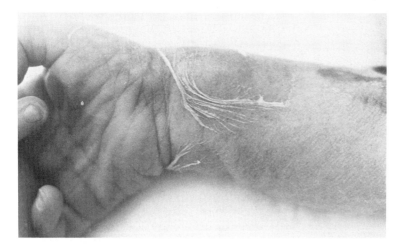

Abb. 22 Dermatitis exfoliativa (Pemphigoid) bei Staphylokokkensepsis

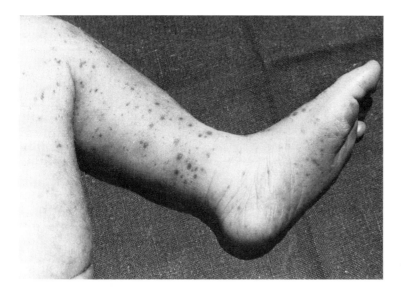

Abb. 23 Hautembolien bei angeborener Listeriose

oder wie bei einem Lyell-Syndrom. Differentialdiagnostisch ist an eine Epidermolysis bullosa, eine angeborene Fehlbildung der Haut, zu denken. Das Neugeborenenpemphigoid ist unbehandelt äußerst infektiös. Die Behandlung besteht in der Anwendung eines staphylokokkenwirksamen Antibiotikums (Abb. 22).

Listeriose

Werden die Kinder bereits mit einer fortgeschrittenen Krankheit geboren, so findet man nicht selten disseminierte hämorrhagische Hautembolien von wenigen Millimetern Durchmesser, die sich durch eine ziegelrote Farbe auszeichnen. Sehr häufig besteht gleichzeitig eine Meningitis (Abb. 23).

Pneumonie

S. unter Atemstörungen

Otitis media

Die Otoskopie ist beim Neugeborenen wegen der durch die kleinen Verhältnisse bedingten, erheblichen technischen Schwierigkeiten wenig gebräuchlich. Bei systematischer Anwendung findet man jedoch auch bei Neugeborenen nicht eben selten Otitiden, die auch einmal zum Ausgangspunkt einer Septikämie und Meningitis werden können.

Vereiterte Kephalhämatome

Werden Kephalhämatome unnötigerweise punktiert, so kommt es nicht selten zur Infektion der blutgefüllten Höhle, die selbst über keine nennenswerte Abwehrkraft verfügt. Auch hier sind die komplette Sepsisdiagnostik sowie eine breite Chemotherapie neben der chirurgischen Lokalbehandlung am Platze.

Meningitis

Im Gegensatz zu späteren Lebensaltern werden bei Neu- und Frühgeborenen Septikämien in 60 bis 80% von einer Meningitis begleitet. Diese kann unter einer breiten Antibiotikatherapie auftreten, sofern die verwendeten Medikamente keine ausreichende Liquorgängigkeit aufweisen. Die Symptome sind um so diskreter, je unreifer das Kind ist. Die klassischen Meningitissymptome kommen beim Neugeborenen fast nie, beim Frühgeborenen nie vor. Bei jeder Sepsis bzw. jedem Sepsisverdacht muß deshalb eine Liquordiagnostik durchgeführt werden. Die Deutung des Zellbefundes kann schwierig sein. Die früher extrem schlechte Prognose hat sich in den letzten Jahren erheblich bessern lassen. Voraussetzungen für eine Heilung sind die frühest mögliche Erkennung der Meningitis und eine auch meningeal sicher wirksame Therapie (Einzelheiten s. 1, 34, 43).

Protozoeninfektionen

Syphilis

s. auch Kap. Erkrankungen in der Schwangerschaft in Band II/1.
Das Vollbild der Lues connata ist selten. In der Regel ist aufgrund der Schwangerschaftsvorsorgeuntersuchungen die Mutter als seropositiv bekannt. Bei dem Neugeborenen sollte wie bei der Mutter sofort die Luesserologie durchgeführt werden. Selbst der nicht zweifelsfrei erhärtete Verdacht sollte Anlaß zu einer Penicillinsicherheitskur für das Kind werden (täglich 50 000 oder zweitäglich 100 000 E G-Penicillin/kg i. m.). Typische Symptome einer Lues connata sind selten. Alle makulösen oder papulösen Hauterscheinungen bei Neugeborenen sind prinzipiell verdächtig und sollten wegen ihrer hohen Infektiosität zur Isolierung des Kindes führen. Der als charakteristisch beschriebene blutig-eitrige Schnupfen ist nicht notwendigerweise ein Symptom der ersten Lebenstage; nach eigenen Erfahrungen stellt sich das Vollbild dieser Rhinitis erst nach etwa 2 Wochen ein. Zuvor sind die Symptome nicht von einem normalen Schnupfen zu trennen.

Toxoplasmose

s. auch Kap. Erkrankungen in der Schwangerschaft (Band II/1).
Angeborene Toxoplasmoseerkrankungen sind selten, da die Durchseuchung der Erwachsenenbevölkerung sehr hoch ist. Nur eine Ersterkrankung in der Schwangerschaft kann zur Ursache einer fetalen Erkrankung werden. Allerdings scheint die Plazenta eine Barriere für die Toxoplasmen darzustellen, die möglicherweise bei der Geburt nochmals durchbrochen werden kann, so daß erst der junge Säugling erkrankt. Ist bei einer Schwangeren eine Serokonversion beobachtet worden, so sollte das Neugeborene engmaschig pädiatrisch, ophthalmologisch und serologisch kontrolliert werden. Auch bei postnataler Erkrankung kann es noch zur Meningoenzephalitis mit erheblicher zerebraler Schädigung oder zur Chorioretinitis mit möglicherweise erheblichem Visusverlust kommen (43, 56). Die Chemotherapie besteht in Gaben von Pyrimethamin kombiniert mit einem Sulfonamid. Pyrimethamin ist potentiell myelotoxisch, weshalb die Behandlung am besten unter klinischer Kontrolle stattfindet.

Peri- und postnatale Virusinfektionen

Postnatale und intranatale Virusinfektionen treten in ihrer Bedeutung hinter den bakteriellen Infektionen des Neugeborenen weit zurück. Eine größere Bedeutung haben Virusinfektionen als Ursache einer Embryopathie (Rubeolen, Masern, Zytomegalie) oder eine Fetopathie (Rubeolen, Zytomegalie) (s. hierzu das Kap. über Erkrankungen in der Schwangerschaft).

Masern

Der Durchseuchungsgrad für Masern liegt in Mitteleuropa weit über 90%. Masernantikörper gehen von der Mutter auf das Kind in nennenswertem Umfang über. Die so vermittelte Leihimmunität schützt mindestens während der ersten 3 Monate, wahrscheinlich mit abnehmender Sicherheit sogar während der ersten 8 Monate vor einer Maserninfektion.

Zytomegalie

Postnatale Zytomegalieinfektionen kommen anscheinend nicht selten, Erkrankungen dagegen fast nicht vor. Im Vordergrund der Symptomatik stehen ein Ikterus als Ausdruck einer Hepatitis, zentralnervöse Symptome sowie eine Thrombozytopenie (24, 43, 56).

Herpes simplex

Hauptreservoir des Virus ist die Zervix uteri; 0,1 bis 1% sind Virusträger. Liegt das Vollbild eines Herpes genitalis vor, so wird das Infektionsrisiko bei vaginaler Entbindung auf 40% geschätzt (24, 43). Herpes genitalis gilt daher als Indikation für eine Sectio caesarea. Kontaktinfektionen bei Herpes labialis von Pflegepersonen sind möglich. Die Inkubationszeit beträgt 2 bis 12, im Mittel 6 Tage. Das klinische Bild ist gekennzeichnet durch ein septisches Krankheitsbild, z. T. mit bullösem Exanthem, häufig mit Atemnot als Ausdruck einer Pneumonie, Lebernekrosen, Nebennierennekrosen und einer Enzephalitis. Die Prognose ist beim Vollbild der Erkrankung extrem schlecht, blande Verläufe scheinen aber vorzukommen. Die Therapie ist wenig aussichtsreich. Mit gewissem Erfolg kann Adeninarabinosid eingesetzt werden.

Varizellen (Windpocken)

Angeborene Varizellen sind selten, da die Durchseuchung in der Bevölkerung wie bei Masern weit über 90% liegt. Im Gegensatz zu Masern besteht jedoch für das Neugeborene kein nennenswerter Nestschutz, so daß Erkrankungen bereits beim Neugeborenen bzw. jungen Säugling vorkommen können. Die Infektion erfolgt entweder diaplazentar oder postnatal über den Respirationstrakt. Die Inkubationszeit beträgt 10 bis 21 Tage, im Mittel 14 Tage. Der Krankheitsverlauf beim Kind scheint sehr wesentlich vom Zeitpunkt der Infektion abzuhängen: Erkrankt die Mutter 5 oder mehr Tage vor der Geburt, so kann der Fetus erkranken, die Erkrankung verläuft aber milde. Erkrankt die Mutter hingegen 4 oder weniger Tage vor der Geburt, so kommen schwere septische Krankheitsbilder mit hämorrhagischen Effloreszenzen vor, wie man sie sonst von immunsuppressiv behandelten Patienten kennt. Die Letalität beträgt dann 30% (24, 43, 56). Zur Therapie kann Adeninarabinosid eingesetzt werden. Entgegen theoretischen Vorstellungen ist auch ein Therapieversuch mit Varizellenhyperimmunglobulin sinnvoll, wie Erfahrungen an immunsuppressiv behandelten Kindern zeigen.

Hepatitis

Die Infektion erfolgt so gut wie immer über die Mutter. Genaueres über Infektionsmodus und Erkrankungswahrscheinlichkeit ist nur bei der Hepatitis B bekannt. Eine transplazentare Übertragung scheint eine seltene Ausnahme zu sein. Die Infektion erfolgt nach heutigem Wissensstand durch den Kontakt mit den mütterlichen Geburtswegen. Ist bei einer Mutter Hb_S-Antigen nachgewiesen, so empfiehlt es sich, sofort nach der Geburt Nabelschnurblut für Antigen- und Antikörpernachweis zu asservieren, dem Kind Hepatitis-B-Immunglobulin zu verabreichen und die serologischen Ergebnisse im kindlichen und mütterlichen Blut abzuwarten. Erweist sich die Mutter als HBe-Antigenpositiv, d. h. infektiös, muß die Gabe von Hepatitis-B-Immunglobulin in regelmäßigen Abständen wiederholt werden (5, 9, 15, 24, 43). Stillen ist dann kontraindiziert. Auch beim Fehlen einer entsprechenden Vorgeschichte sollte bei allen Müttern, die rauschmittelabhängig sind, nach einer Hepatitis gesucht werden.

Spezielle Probleme Frühgeborener

Atemstörungen durch Unreife der Lungen

Das Syndrom der hyalinen Membranen (Membransyndrom, idiopathisches Atemnotsyndrom, iRDS) ist die typische pulmonale Atemstörung Frühgeborener. Sie ist auch heute noch mit einer nicht unbeachtlichen Sterblichkeit belastet. (Einzelheiten s. im Abschnitt über Atemstörungen S. 19.13 ff.)

Intrakranielle Blutungen

Man unterscheidet Subarachnoidalblutungen und sog. V.-terminalis-Blutungen. Während die Erstgenannten möglicherweise mechanisch bedingt sind und durch den Abriß von Brückenvenen entstehen, ist die Ätiologie der sog. V.-terminalis-Blutung noch nicht mit letzter Sicherheit geklärt. Immerhin konnte der Pathologe WIGGLESWORTH anhand von Injektionsversuchen an Leichengehirnen nachweisen, daß es sich bei diesen Blutungen, die ihren Ausgang im Keimlager der Stammganglientaille nehmen, nicht um venöse, sondern vielmehr um arterielle Blutungen handelt (41). PHILIPP SCHWARTZ nahm ein sog. Dekompressionstrauma bei der Geburt des mechanisch instabilen Frühgeborenenkopfes per vaginam an (52). Diese Hypothese erklärt nicht, warum auch nach Sectio caesarea derartige Hirnblutungen beobachtet wurden. Schwere Asphyxien scheinen das Auftreten von intrakraniellen Blutungen begünstigen zu können. Experimentell und klinisch gesichert ist, daß ein Osmolalitätssprung, z. B. durch eine schnelle Pufferung, Hirnblutungen provoziert bzw. erzeugt (16, 41, 58). Im eigenen Krankengut fällt in letzter Zeit auf, daß intrakranielle Blutungen anscheinend in zeitlichem Zusammenhang mit dem Auftreten eines Spannungspneumothorax vorkommen. Sowohl bei einem Spannungspneumothorax als auch bei einer Asphyxie kommt es zu Schwankungen des arteriellen Blutdrucks. Bei der Durchströmung des Gehirns mit einer hyperosmolaren Lösung kommt es zum plötzlichen Schrumpfen des in diesem Lebensalter äußerst wasserreichen Gehirns. Dies ist gleichbedeutend mit einem Unterdruck im Endokranium bzw. einem veränderten Druckgradienten zwischen arteriellem Systemdruck und intrakraniellem Druck. Auffallend ist ferner, daß Hirnblutungen um so häufiger vorkommen, je unreifer Frühgeborene sind. Hieraus läßt sich mit aller Vorsicht folgende Hypothese ableiten: Ausschlaggebend für das Auftreten einer sog. V.-terminalis-Blutung, d. h. einer arteriellen Blutung in der Gegend der V. thalamostriata, ist ein erhöhtes Druckgefälle zwischen arteriellem Blutdruck und intrakraniellem Druck. Möglicherweise ist schon der in einem späteren Gestationsalter physiologische postnatale Blutdruckanstieg im großen Kreislauf die Ursache einer Hirnblutung, wenn er auf ein diesem Druck noch nicht gewachsenes, unreifes Gefäßsystem trifft.

Störungen des Atemantriebs

s. hierzu den entsprechenden Abschnitt S. 19.23.

Thermolabilität

Auch das Frühgeborene verfügt über eine Wärmeregelung. Aufgrund ungünstiger physikalischer Gegebenheiten wird diese Thermoregulation jedoch sehr schnell überfordert: Dem Frühgeborenen fehlt eine ausreichende isolierende Körperschale: Die Epidermis ist noch unvollkommen verhornt, subkutanes Fettgewebe fehlt. Hinzu kommt das sehr große Verhältnis von Körperoberfläche zu Körpermasse.

Ernährungsschwierigkeiten

Frühgeborene können um so schlechter saugen, je unreifer sie sind. Einer enteralen Ernährung mittels Magensonde sind aber gleichfalls Grenzen gesetzt, da größere Volumina, die zur ausreichenden Energieversorgung nötig wären, in aller Regel erbrochen werden. Eine kombinierte enterale-parenterale Ernährung ist deswegen bei Kindern unter 34 Gestationswochen p. m. die Regel. Schnelle Steigerung der enteralen Nahrungsmengen scheinen zum Auftreten einer nekrotisierenden Enterokolitis zu disponieren.

Sauerstofftoxizität

Sauerstoff in hoher Konzentration in der Einatmungsluft übt einen schädigenden Einfluß auf die Lungen aus (s. hierzu den Abschnitt über Pulmonale Atemstörungen). Je unreifer die Lunge des Kindes ist, desto eher muß man mit dem Auftreten einer bronchopulmonalen Dysplasie rechnen. Bekannter als sauerstoffbedingte Lungenveränderungen ist die toxische Wirkung des Sauerstoffs auf das Auge: Das Krankheitsbild der retrolentalen Fibroplasie (RLF) war unbekannt vor der Einführung der Sauerstofftherapie bei atemgestörten Frühgeborenen. Die Ätiologie dieses Krankheitsbildes ist nach wie vor nicht völlig geklärt. Unbestritten ist lediglich, daß die Unreife des Auges die wesentliche Rolle spielt. Der zweite Einflußfaktor ist eine arterielle Hyperoxämie. Jedoch sind immer wieder Fälle von retrolentaler Fibroplasie auch ohne Sauerstofftherapie beschrieben worden, wohingegen auch eine arterielle Hyperoxämie bei unreifen Frühgeborenen keineswegs immer zu einer retrolentalen Fibroplasie führen muß; wahrscheinlich ist die retrolentale Fibroplasie eher die Ausnahme (31, 36). Je unreifer ein Frühgeborenes ist, desto geringer vaskularisiert ist seine Retina. Unter dem Einfluß einer arteriellen Hyperoxämie kommt es zu Gefäßverengungen (29, 31). Anschließend entstehen an der Grenze zwischen vaskularisierter und noch nicht vaskularisierter Retina chaotische Neubildungen von Kapillaren und kleinen Gefäßen, es entstehen prä- und postretinale Blutungen mit folgender Amotio retinae sowie Vernarbungen im Bereich der ungeordneten Gefäßneubildungen. Letztere führen wiederum zu einem Narbenzug auf die Retina und zur Gefahr der Amotio. Dieser Prozeß kann auch nach Wegfall einer arteriellen Hyperoxämie selbständig weiterlaufen, kann aber auch jederzeit aus unbekannten Gründen zum Stillstand kommen. Weiterwuchern von Gefäßen, Entstehen von Blutungen, die später organisiert werden, und Einwachsen von Granulationsgewebe

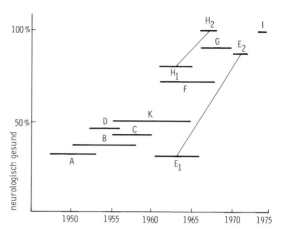

Abb. 24 Neurologische Spätergebnisse bei sehr kleinen Frühgeborenen (Geburtsgewichte zwischen 501 und 1500 g). Die Länge der Balken über der Abszisse gibt den Beobachtungszeitraum an, die Projektion der Balken auf die Ordinate zeigt den Prozentsatz neurologisch gesunder Kinder (nach *Bowes* u. Mitarb.)
A *Lubchenko* 1972, B *Januś-Kukulska* 1966, C *Drillien* 1967, D *Wright* 1972, E_1 *Fitzhardinge* 1973, E_2 *Fitzhardinge* 1975, F *Francis-Williams* 1974, G *Stewart* 1974, H_1 und H_2 *Prodhom* 1975, J *Hommers* 1976, K *Bacola* 1966

in den Glaskörper führt schließlich zum kompletten Visusverlust. Da die Unreife der Retina nicht zu beeinflussen ist, besteht die einzige Prophylaxe der retrolentalen Fibroplasie in der Bemessung der Sauerstofftherapie anhand des arteriellen Sauerstoffpartialdruckes. Dieser darf nur aus arteriellem Blut und niemals aus Kapillarblut bestimmt werden, da der kapilläre pO_2 im physiologischen und im hyperoxämischen Bereich nicht mit dem arteriellen pO_2 korreliert. Im hypoxämischen Bereich ergibt sich eine Scheinkorrelation, da hier erhebliche Unterschiede im Sauerstoffgehalt des Blutes sich in nur minimalen Unterschieden des pO_2 äußern. Auch die transkutane Registrierung des pO_2 bedarf der Absicherung durch arterielle Blutgasanalysen, da auch hier mitunter unvorhersehbare Diskrepanzen auftauchen können. Umgekehrt ist eine arterielle Hypoxämie mit Rücksicht auf die zerebrale Gesundheit unbedingt zu vermeiden. Die therapeutische Breite des Sauerstoffs ist aufgrund physiologischer Gegebenheiten (Form der Sauerstoffdissoziationskurve) äußerst gering. Besteht keine Möglichkeit zur Messung des arteriellen pO_2, so ist es z. B. auf einem Transport besser, Sauerstoff im Überschuß zu geben, als ihn unterzudosieren, da hypoxämische Zerebralschäden in Minuten, eine hyperoxämiebedingte retrolentale Fibroplasie aber nach heutigem Wissensstand wahrscheinlich erst innerhalb von Stunden entsteht (29, 31, 36).

Prognose: Die Überlebenswahrscheinlichkeit der Frühgeborenen hat sich in den letzten 10 bis

15 Jahren entscheidend bessern lassen. Neben einer Renaissance der Geburtshilfe ab der Hälfte der 60er Jahre spielt hier die Entwicklung einer modernen Neugeborenenheilkunde eine wesentliche Rolle. Besonders deutlich ist dies bei den Kindern mit einem Geburtsgewicht unter 1000 g abzulesen: Bis vor wenigen Jahren betrug die Sterblichkeit dieser Kinder zwischen 85 und 100%. Seit 1978 beträgt sie am eigenen Hause wie an zahlreichen anderen Institutionen rund 50%. Auch die Spätmorbidität der Frühgeborenen hat sich deutlich verringert: Erste Veröffentlichungen hierüber stammen aus den Jahren 1969 bis 1970 (10, 23, 54). Abb. 24 zeigt diese Entwicklung an Kindern mit einem Geburtsgewicht von 1500 g und weniger: Während die Spätprognose in den 50er und 60er Jahren vorwiegend schlecht war, stieg der Anteil ungeschädigter Kinder im folgenden Jahrzehnt deutlich an, um ab Mitte der 70er Jahre einem Sättigungswert zuzustreben. Aus dieser Entwicklung ist zu schließen, daß es heute nicht mehr gerechtfertigt ist, Kindern unter einem bestimmten Gestationsalter oder unter einem bestimmten Geburtsgewicht das gesamte Spektrum der modernen Perinatalmedizin vorzuenthalten. Entscheidungen darüber, ob die Fortsetzung bzw. der Einsatz einer bestimmten Therapie sinnvoll ist oder nicht, dürfen erst nach Vorliegen zahlreicher Kriterien (Krankheitsverlauf, Befunde) ins Auge gefaßt werden. Auch sollten einmal formulierte Kriterien laufend auf ihre Validität überprüft werden.

Literatur

1. Alojipan, L. C., B. J. Andrews: Neonatal sepsis. A survey of eight years' experience at the Louisville General Hospital. Clin. Pediat. (Philad.) 14 (1975) 181–185
2. Arias, I. M., J. Seiffer, M. Furman: Prolonged neonatal unconjugated bilirubinemia associated with breast feeding and a steroid, pregnane-3- (alpha), 20 (beta) -diol, in maternal milk that inhibits glucuronide formation in vitro. J. clin. Invest. 43 (1964) 2037
3. Avery, M. E.: On replacing the surfactant (commentary). Pediatrics 65 (1980) 1176–1177
4. Avery, M. E., O. Baghdassarian Gatewood, G. Brumley: Transient tachypnea of newborn. Amer. J. Dis. Child. 111 (1966) 380
5. Bender, St. W., V. von Loewenich, K. Hübner: Neonatale Hepatitis. Mschr. Kinderheilk. 123 (1975) 621
6. Berman, L. S., W. W. Fox, R. C. Raphaely, J. J. Downes jr.: Optium levels of CPAP for tracheal extubation of newborn infants. J. Pediat. 89 (1976) 51
7. Bergmann R. L., O. Hövels, K. E. Bergmann: Grundlagen und Bedeutung der Ad-libitum-Fütterung. In: Säuglingsernährung in den ersten Lebensmonaten in Klinik und Praxis, hrsg. von O. Hövels, I. Eckert. Thieme, Stuttgart 1978 (S. 47–59)
8. Betke, K.: Hämatologie der ersten Lebenszeit. Ergebn. inn. Med. Kinderheilk. N. F. 9 (1958) 437
9. Bläker, F.: Anwendung von Immunglobulinpräparaten zur Hepatitis-Prophylaxe. In: Infektionskrankheiten. Pädiatrie, Weiter- und Fortbildung, hrsg. von O. Vivell. Springer, Berlin 1980 (S. 25)
10. Bowes, W. A., M. Halgrimson, M. A. Simmon: Results of the intensive perinatal management of very low birth-weight infants (501–1500 g). In: A. Anderson (Ed.): Preterm Labor. Proc. of the 5th Study Group of the Royal Coll. of Obstetricians and Gynecologists, London 1977 (p. 331)
11. Corkery, J. J., V. Dubowitz, J. Lister: Colonic perforation after exchange transfusion. Brit. med. J. 1968/IV, 345–349
12. Cornblath, M., R. Schwartz: Disorders of Carbohydrate Metabolism in Infancy, 2. Aufl. Saunders, Philadelphia 1976
13. Damerow, R.: Der Einfluß der Ernährung auf den Verlauf des Serumbilirubinspiegels bei Frühgeborenen. Z. Kinderheilk. 91 (1964) 66
14. Dudenhausen, J. W., V. von Loewenich, M. S. Ramzin, G. Gennser, U. Lorenz, M. Vogel: Klinische Bedeutung der Lungenreifediagnostik und der pränatalen Lungenreifeförderung. In: Perinatale Medizin, Bd. VII, hrsg. von E. Schmidt, J. W. Dudenhausen, E. Z. Saling. Thieme, Stuttgart 1978 (S. 152)
15. Feist, D.: Infektiöse Hepatitis. In: Infektionskrankheiten Pädiatrie, Weiter- und Fortbildung. Springer, Berlin 1980 (S. 10)
16. Finberg, L.: Dangers to infants caused by changes in osmolal concentration. Pediatrics 40 (1967) 1031–1034.
17. Fischer, K.: Morbus haemolyticus neonatorum. In: Handbuch der Kinderheilkunde, Bd. I/2, hrsg. von H. Opitz, F. Schmid, Springer Berlin 1971 (S. 485–514)
18. Garby, L.: Hämopoetisches System. In: Handbuch der Kinderheilkunde, Bd. I/2: Physiologie u. Pathologie der Neugeborenenperiode, hrsg. von H. Opitz, F. Schmid. Springer, Berlin 1971 (S. 71)
19. Giedion, A.: Die Atemnot des Neugeborenen in radiologischer Sicht. Pädiat. Pädol. 3 (1967) 201
20. Guinta, F., J. Rath: Effect of environmental illumination in prevention of hyperbilirubinemia of prematurity. Pediatrics 44 (1969) 77
21. Goumy, P., J. Gaulme, M. Gannat, B. Dalens: Ictères du nouveau-né: étude étiologique à propos de 400 observations. Pédiatrie 33 (1978) 363–374
22. Gregory, G. A., J. A. Kitterman, R. H. Phibbs, W. H. Tooley, W. K. Hamilton: Treatment of the idiopathic respiratory distress syndrome with continuous positive airway pressure. New Engl. J. Med. 284 (1971) 1333
23. Hagberg, B., G. Hagberg, J. Olow: The changing panorama of cerebral palsy in Sweden 1954–1970. I. Analysis of general changes. Acta paediat. scand. 64 (1975) 187–192
24. Hanshaw, J. B., J. A. Dudgeon: Viral Disease of the Fetus and Newborn. Saunders, Philadelphia 1978
25. Hassenstein, B.: Verhaltensbiologie des Kindes. Piper, München 1973
26. Hellbrügge, Th.: Chronophysiologie des Kindes. Verh. dtsch. Ges. inn. Med. 73 (1967) 895–921
27. Keuth, U.: Das Membransyndrom der Früh- und Neugeborenen. Experimentelle Medizin, Pathologie und Klinik, Bd. XVI. Springer, Berlin 1965
28. Kiosz, D., I. Hoffmann: Hämatologische Daten bei gesunden und septisch erkrankten Früh- und Neugeborenen. In: Neugeborenen-Infektionen, hrsg. von C. Simon, V. von Loewenich. Enke, Stuttgart 1978 (S. 140–146)
29. Körner, F.: Ophthalmologische Komplikationen bei Unreife und Sauerstofftherapie. In: Intensivmedizin, Notfallmedizin, Anästhesiologie, Bd. V: Ätiologie, Behandlung und Prognose beim Atemnotsyndrom des Neugeborenen, hrsg. von C. Mietens. Thieme, Stuttgart 1977.
30. Larroche, J. Cl.: Incidents et accidents au cours du catheterisme ombilical arteriel et veineux. Arch. franç. Pédiat. 26 (1969) 1065–1083
31. de León, A. S., J. H. Elliot, D. B. Jones: The resurgence of retrolental fibroplasia. Pediat. Clin. N. Amer. 17 (1970) 309

32 von Loewenich, V.: Neugeborenen-Intensivbehandlung. In: Pädiatrie in Praxis und Klinik, Bd. I, hrsg. von K. D. Bachmann, H. Ewerbeck, G. Joppich u. a. Fischer und Thieme, Stuttgart 1978 (S. 1.170–1.184)
33 von Loewenich, V.: Bedeutung und Praxis der Frühfütterung. In: Säuglingsernährung in den ersten Lebensmonaten in Klinik und Praxis, hrsg. von O. Hövels, I. Ekkert. Thieme Stuttgart 1978 (S. 39–43)
34 von Loewenich, V., R. Miething, H. Knothe, R. Zichner: Bakterielle Neugeborenen-Meningitis. In: Neugeborenen-Infektionen, hrsg. von C. Simon, V. von Loewenich. Enke, Stuttgart 1978 (S. 181–192)
35 Maisels, M. J., in: M. H. Klaus, A. A. Fanaroff: Care of the High-Risk Neonate, 2. Aufl. Saunders, Philadelphia 1979
36 Metze, H.: Retrolentale Fibroplasie. Symposion in Neheim-Hüsten, 28.–30. November 1980 (im Druck)
37 Mill, E. L., T. Thompson, B. Bjorksten, B. S. Filipovich, P. G. Qui: The chemiluminescence response and bactericidal activity of polymorphonuclear leukocytes from newborns and their mothers. Pediatrics 63 (1979) 429–434
38 Miller, M. E.: Phagozytosis in the newborn infant: Humoral and cellular factors. J. Pediat. 74 (1969) 255–259
39 Morath, M.: The four-hour feeding-rhythm of the baby as a free running endogenously regulated rhythm. Int. J. Chronobiol. 21 (1974) 39–45
40 Obladen, M., F. Brendlein, B. Krempien: Surfactant substitution. Europ. J. Pediat. 131 (1979) 219–228
41 Pape, K. E., J. S. Wigglesworth: Haemorrhage, Ischaemia and the perinatal brain. Heinemann, London 1979
42 Prodhom, L. S.: The paediatric aspect of fetal asphyxia: The post-asphyxia syndrome. In: Proceedings of the 2nd European Congress of Perinatal Medicine London 1970, hrsg. von P. J. Huntingford. Karger, Basel 1971 (S. 131)
43 Remington, J. S., J. O. Klein: Infectious Diseases of the Fetus and Newborn Infant. Saunders, Philadelphia 1976
44 Rickham, P. P., J. Lister, I. M. Irving: Neonatal Surgery, 2. Aufl. Butterworth, London 1978
45 Riegel, K.: Peri-/Neonatologie. In: Systematik der praktischen Pädiatrie, 3. Aufl., hrsg. von D. Palitzsch. Thieme, Stuttgart 1976
46 Roos, R., P. Peller, H. Fendel, O. Linderkamp, B. H. Belohradsky: Radiologische Befunde bei Neugeborenen mit B-Streptokokkensepsis: Herzgröße, Lungenbefunde und ihre klinische Bedeutung. Klin. Pädiat. 191 (1979) 305–310
47 Rudolph, A. M., S. Yuan: Response of the pulmonary vasculature on hypoxia and H^+ ion concentration changes. J. clin. Invest. 45 (1966) 3991–411
48 Scarpelli, E.: Pulmonary Physiology of the Fetus, Newborn, and Child. Lea & Febiger, Philadelphia 1975
49 Schellong, G.: Icterus neonatorum simplex. In: Handbuch der Kinderheilkunde, Bd. I/2, hrsg. von H. Opitz, F. Schmid: Springer, Berlin 1971 (S. 100–113)
50 Schreier, K.: Die angeborenen Stoffwechselanomalien, 2. Aufl. Thieme, Stuttgart 1979
51 Schulte, F. J.: Apnea. Clin. Perinat. 4 (1977) 65–76
52 Schwartz, Ph.: Birth Injuries of the Newborn. Karger Basel 1961
53 Shelley, H. J., G. A. Neligan: Neonatal hypoglycaemia. Brit. med. Bull. 22 (1966) 34–39
54 Stewart, A. L., E. O. R. Reynolds: Improved prognosis for infants of very low birthweight. Pediatrics 54 (1974) 724–735
55 Strang, L. B.: Neonatal Respiration. Physiological and Clinical Studies. Blackwell, London 1977
56 Thalhammer, O.: Prenatal Infections. Thieme, Stuttgart 1971
57 Theile, H., J. Reich: Die Wirkung oraler Zuckergaben auf die Hyperbilirubinämie des Frühgeborenen. Z. Kinderheilk. 89 (1964) 201
58 Usher, R.: Comparison of rapid versus gradual correction of acidosis in RDS of prematury: A sequential study. Pediat. Res. 1 (1967) 221

20. Perinatale Mortalität und Müttersterblichkeit

W. Maier

Demographische und gesellschaftspolitische Aspekte

Der Tod ist ein biologisches Ereignis – unabwendbar. Dennoch üben die menschlichen Gesellschaften über die Sterblichkeit ebenso wie über die Geburtenhäufigkeit ein bedeutsames Maß an sozialer Kontrolle aus. So kann der Zeitpunkt des Todes verschoben werden, auch die Ursachen des Todes hängen weitgehend von sozialen Faktoren ab. Man ist also ständig bemüht, die Fortdauer der Gesellschaft zu sichern, d. h., ein Gleichgewicht zwischen Geburtenhäufigkeit und Sterblichkeit herzustellen. Die Sterblichkeit im ersten Lebensjahr, besonders in den ersten Lebenstagen und -stunden, allgemein als Säuglingssterblichkeit bezeichnet, ist relativ hoch wegen der physiologischen und anatomischen Unreife des Neugeborenen. Die Folgen dieser Unreife nehmen dann rasch ab; im Alter von 5–14 Jahren fällt die Sterblichkeit auf ein Minimum. Danach steigt die Mortalitätsziffer langsam von Jahrfünft zu Jahrfünft wieder an, weil mit zunehmendem Alter der physiologische Degenerationsprozeß seine Opfer fordert.

Im 17. und 18. Jahrhundert starb in den europäischen Staaten jeder dritte Säugling vor Vollendung des ersten Lebensjahrs und nur ungefähr die Hälfte der Kinder erreichte den 5. Geburtstag. Die Säuglingssterblichkeit begann dann im späten 18. und 19. Jahrhundert zurückzugehen, aber die Abnahme war zunächst sehr langsam. Noch vor 100 Jahren starben in allen westlichen Ländern im Durchschnitt etwa 200 von je 1000 Neugeborenen während des ersten Lebensjahrs. Der große Durchbruch erfolgte im 20. Jahrhundert; in den letzten 70/80 Jahren ist die Säuglingssterblichkeit geradezu dramatisch gefallen. In den USA fiel z. B. die Sterblichkeitsziffer von 162 auf 1000 Lebendgeborene im Jahre 1900 auf 14 im Jahre 1977, in England und Wales im selben Zeitraum von 152 auf 13,8, in der Schweiz von 149 auf 9,8, in Schweden von 99 auf 8,0 und in der Bundesrepublik Deutschland bzw. im ehemaligen Deutschen Reich von 60 im Jahre 1938 auf 15,3 im Jahre 1977.

Auch in den Entwicklungsländern hat ein starker Rückgang eingesetzt, aber es bestehen weiterhin noch große Unterschiede. In einigen lateinamerikanischen Staaten liegt heute die Säuglingssterbeziffer noch zwischen 80 und 100, in anderen dagegen hat sie bereits Werte von 40 und darunter erreicht. In Afrika liegt sie teilweise noch bei über 100, in Asien gibt es frappante Differenzen. In Pakistan und Indonesien liegt die Mortalitätsziffer der Säuglinge noch bei 142 bzw. 125, in den Philippinen bei 67, in Taiwan dagegen bei 18 und in Japan bei 15, jeweils auf 1000 Lebendgeborene berechnet. Selbst in Europa gibt es noch erhebliche Unterschiede zwischen West und Ost. So stehen z. B. der schwedischen und der holländischen Mortalitätsziffer von 8,0 bzw. 9,5 im Jahre 1977, in Polen eine solche von 24,5 im gleichen Jahr gegenüber. In der Bundesrepublik Deutschland nahm in den Jahren von 1950 bis 1977 die Totgeborenenquote kontinuierlich ab. Die Frühsterblichkeit und die Spätsterblichkeit ist um 1970 leicht angestiegen, danach wieder stetig zurückgegangen. Gleichfalls abgenommen hat im Zeitraum 1950–77 die perinatale Sterblichkeit. Sie hat nach einem relativen Tiefstand 1968 im Jahre 1969 leicht zugenommen, stagnierte im großen und ganzen bis etwa 1973, um darauf erneut abzusinken. In diesem Zusammenhang ist zu erwähnen, daß in der Bundesrepublik Deutschland z. B. 1967 die Nachsterblichkeit mit 5,1 je 1000 Lebendgeborenen noch 22,4% der gesamten Säuglingssterblichkeit ausmachte, 10 Jahre später hatte sie mit 5,2 je 1000 Lebendgeborenen einen Anteil von bereits 34% (Abb. 1).

Wo die Medizin auf wissenschaftlicher Grundlage beruht, ist etwas völlig Neues und Einzigartiges in der Geschichte der Menschheit eingetreten: Die Säuglingssterblichkeit erweist sich als ein äußerst sensitiver Index des Entwicklungsgrades eines Landes, seiner ökonomischen und sozialen Wohlfahrt, und die Leistungen der Industriestaaten sind in dieser Beziehung wirklich eindrucksvoll. Jedoch gibt es auf diesem Gebiet noch Verbesserungsmöglichkeiten. Mehr als ein Drittel der Todesfälle bei Säuglingen treten in den ersten 24 Stunden nach der Geburt ein und etwa drei Viertel während des ersten Lebensmonats. Die Mortalität der Säuglinge

20.2 Perinatale Mortalität und Müttersterblichkeit

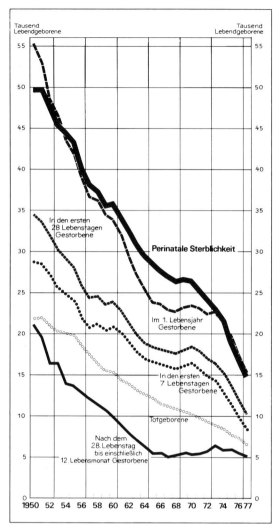

Abb. 1 Säuglingssterblichkeit in der Bundesrepublik Deutschland seit 1950

halten, mit anderen Worten, neben den Ergebnissen statistischer Ermittlungen sind psychologische, soziologische, ökonomische und nicht zuletzt auch politische Perspektiven heranzuziehen. Auf eine Formel gebracht: Natalität, Morbidität und Mortalität sind nur versteh- und erklärbar in Verbindung sozialer und gesellschaftlicher Relationen und Veränderungen. Der treibende Motor für die perinatale Medizin ist die Relevanz zur Entwicklung der Produktivkräfte und Produktionsverhältnisse in einer Gesellschaft. Und damit wird die Früh-, Spät- und Nachsterblichkeit der Säuglinge, die perinatale Mortalität und die Totgeburtlichkeit unmittelbar Teil der allgemeinen Politik.

Die meisten westlichen Industrieländer sind allerdings in keiner beneidenswerten Lage: Auf der einen Seite wird den Gesundheitspolitikern vorgeworfen, durch perfektionistische Gesetze das Geld der Versicherten zum Fenster hinauszuwerfen, auf der anderen Seite wird ihnen vorgehalten, daß sie nicht genug Geld bereitstellen, wenn es um die elementarsten Belange zur Verringerung der perinatalen Mortalität geht. Die Perinatalmedizin fordert mit überzeugenden Unterlagen eine bessere Ausstattung der geburtshilflichen Abteilungen sowie eine aufwendigere Schwangerenbetreuung. Unter gesellschaftspolitischen Gesichtspunkten ist jedoch zu bedenken, daß die auf diesem Gebiet geplanten gesundheitspolitischen Aktivitäten und die dadurch zu erreichenden ökonomischen Vorteile aufgrund der zur Verfügung stehenden Mittel, besonders im Hinblick auf die damit einhergehenden Kosten, nichts anderes als lediglich Hypothesen bedeuten könnten. Die ökonomischen Strukturen sog. hoch- oder spätkapitalistischer marktwirtschaftlicher Gesellschaften mit ihren äußerst komplexen und differenzierten Produktions- und Distributionsverhältnissen verlangen eine schrittweise, pragmatische Lösung der anstehenden gesundheitspolitischen Probleme.

Statistische Berechnungsmethoden

Zunächst ist es hinsichtlich der statistischen Berechnungsmethoden notwendig, auf die kindlichen Mortalitätszeiträume näher einzugehen: Die Säuglingssterbeziffer läßt sich nämlich in Teilziffern aufgliedern. So kann man die neonatale Sterblichkeit unterscheiden, das sind die in den ersten 28 Lebenstagen Gestorbenen je 1000 Lebendgeborene, die wiederum sinnvollerweise in die sog. Frühsterblichkeit – in den ersten 7 Lebenstagen Gestorbene je 1000 Lebendgeborene – und in die sog. Spätsterblichkeit, nach dem 7. bis einschließlich 28. Lebenstag Gestorbene je 1000 Lebendgeborene, unterteilt werden können. Man kann ferner die Säuglingssterblichkeit in die postneonatale oder Nachsterblichkeit, also in die nach dem 28. Le-

ist damit zum guten Teil logischerweise mit Umständen vor ihrer Geburt verbunden. Es besteht die Wahrscheinlichkeit – gewisse Erfolge lassen sich nicht verleugnen –, daß zumindest ein Teil dieser Frühsterblichkeit vermieden würde durch bessere ärztliche Betreuung schwangerer Frauen.

Die Aufgabe in Zukunft ist, die verschiedenen Sterblichkeitszeiträume, insbesondere die perinatale Mortalität statistisch zu analysieren und die sich daraus ergebenden medizinischen Fragen zu beantworten. Das bedeutet, daß man sich an den Ergebnissen der Demographie zu orientieren hat, an Mortalitäts-, aber auch an Natalitäts- und Eheschließungsziffern, Begriffe, die Bestandteil eines diffizilen Komplexes sind, will man sich nicht medizinalpolitisch am Einsatz rationeller Spucknäpfe oder geruchsloser Wasserklosetts verlieren. Bei aller Anerkennung medizinalpolitischer Maßnahmen ist an einer sozialen Betrachtungsweise festzu-

benstag bis einschließlich 12. Lebensmonat Gestorbenen je 1000 Lebendgeborene untergliedern. Von Bedeutung sind darüber hinaus noch die Totgeborenenquote (Totgeborene je 1000 Lebend- und Totgeborene) und die perinatale Sterblichkeit. Die Perinatalsterblichkeit umfaßt die Totgeborenen sowie die in den ersten 7 Lebenstagen Gestorbenen und bezieht beide auf die Lebend- und Totgeborenen.

Des weiteren sollte man bedenken, aus der Parallelität von Zahlenreihen oder Zahlengegenüberstellungen nicht unmittelbar auf eine Kausalität zu schließen. Man wird dann aufhören, die beliebte Statistik der „Besserungen", aber auch „Verschlechterungen" von Erkrankungs- bzw. Todesfallzahlen in die Erörterung einer ernst zu nehmenden Medizinalstatistik einzubeziehen. Statistisch behandeln kann man nur konkrete Dinge, allenfalls noch Zustände, die sich in eindeutiger Weise bestimmen lassen, d. h., man kann Todesfälle zählen. Diese Grenzen zu kennen ist nicht unwichtig: Die Medizinalstatistik birgt Klippen, auf denen man sich nicht ahnungslos festfahren darf. Generell hat man zwar Problemen gegenüber eine subjektive Einstellung, jedoch ist irgendwie der Drang nach objektiven Grundlagen vorhanden, um in dem einen oder anderen Fall seine subjektive Meinung danach auszurichten oder sie danach zu überprüfen. Kein Zweifel, dafür ist die Zahl etwas Objektives, was allerdings nach dem Gesagten nicht auszuschließen vermag, daß Statistiken, auch amtlich festgestellte Daten, in Zusammenhang gebracht und für verschiedene Zwecke verwendet werden. Die Abgrenzung gegenüber dem Mißbrauch ist allemal fließend: Die Dinge zu nehmen, wie sie sind, ist selbstverständlich, für den Handelnden und Wertenden mitnichten. Es gibt häufig Situationen, und das gilt in besonderem Maße gerade für die Beurteilung von Ziffern, Verhältniszahlen, wo eine theoretische Rechtfertigungskapazität nicht ausreicht, wo man wie eh und je mit kritischem Verstand handeln muß.

Diese Überlegungen haben bei der Frage des internationalen Vergleichs der perinatalen Mortalität und der Müttersterblichkeit ihre volle Gültigkeit. Werden nämlich zwei Massen zueinander ins Verhältnis gesetzt, entstehen „Verursachungszahlen", deren eine die andere verursacht. Bei Verursachung im statistischen Sinne handelt es sich jedoch um etwas ganz anderes als im kausaltheoretischen Sinne. Verursachung im statistischen Sinne ist jedes Hervorgehen einer Masse aus einer anderen Bestandsmasse. So gehen die Ziffern der Säuglingssterblichkeit bzw. die Ziffern der Sterblichkeit „um den Zeitpunkt der Geburt herum" aus der Gesamtzahl der Lebend- und Totgeborenen hervor. Trotz genauer Definition und Berechnung solcher Verursachungszahlen sind Mängel vorhanden, weil miteinander in Beziehung gesetzte Massen Einheiten enthalten, die im kausaltheoretischen Sinne zur Hervorbringung der Ziffern überhaupt nicht in Frage kommen.

Trotz dieser kritischen Äußerungen steckt der Teufel noch im Detail. In der Bundesrepublik Deutschland sind 1973 – das Jahr spielt bei einer Analyse der Berechnungsmethode keine Rolle – 635 633 Kinder lebend geboren worden, die Zahl der totgeborenen sowie die Zahl der in den ersten 7 Tagen gestorbenen betrug 14 746. Die entsprechenden absoluten Zahlen für Bayern: 114 658 Lebendgeborene, 2770 in den ersten 7 Tagen Gestorbene einschließlich der Totgeborenen. In München, um ein weiteres Beispiel anzuführen, wurden im gleichen Jahr 9943 Lebendgeburten und 214 in den ersten 7 Lebenstagen Gestorbene einschließlich der Totgeborenen statistisch registriert.

Betrachtet man die unterschiedliche Größe der genannten absoluten Zahlen, so darf an die erste, meist vergessene statistische Lektion erinnert werden: Prozentzahlen oder Promillezahlen nicht von Massen zu berechnen, die kleiner als 100 bzw. 1000 sind. Wenn von 4 Kandidaten 3 durchfallen, so sind nicht 75% ohne Erfolg gewesen, sondern drei Viertel aller Kandidaten. Das besagt, mit Prozent- und Promilleangaben will man nur bezwecken, große Kollektive heruntertransformieren, keinesfalls ist es aber der Sinn solcher Ziffern, kleine Massen heraufzutransformieren. Es ist bei solchen Verfahren Vorsicht geboten, selbst auch dann, wenn zwei miteinander in Beziehung gesetzte Massen weit über die Größe von 1000 Einheiten hinausgehen, jedoch eines der Kollektive wesentlich größer bzw. kleiner ist als das jeweils zum statistischen Vergleich herangezogene andere Kollektiv. Eine Nichtbeachtung dieser Lehre kann zu falschen Schlüssen führen.

Zur Demonstration einige Zahlenbeispiele: Im Bundesgebiet liegt die Zahl der Lebendgeborenen gegenüber den in den ersten 7 Tagen Verstorbenen und der Zahl der Totgeborenen um Hunderttausende darüber – eine große statistische Masse. Läßt man bei Berechnung der perinatalen Sterblichkeitsziffer nur die absolute Zahl der Totgeborenen außer acht – es handelte sich, z. B. 1973 um eine, rein rechnerisch gesehen, geringe Zahl von 5686 Fällen –, so würde die Ziffer von 22,99 auf 14,25 absinken. Nebenbei bemerkt ist die Vermutung infolge der in den Staaten zum Teil erheblich abweichenden personenrechtlichen Definition als gerechtfertigt anzusehen, daß Staaten mit überraschend niedrigen perinatalen Mortalitätsziffern diese Berechnungsmethode anwenden. Streng genommen handelt es sich hierbei um eine, in letzter Zeit als „seminatale Sterblichkeit" genannte Sterblichkeitsquote, d. h. um eine Sterblichkeitsquote, die sozusagen halb oder zur Hälfte zwischen der „Früh- und Spätsterblichkeit" anzusiedeln wäre. Auf die erwähnten Rechtsbestimmungen ist noch gesondert einzugehen.

Jeweils zahlenmäßige Schwankungen bei den Geburten, den Totgeborenen und den perinatalen Sterbefällen nach oben oder unten, verändern laufend die Höhe der Ziffern: Eine starke Abnahme der Lebendgeborenenzahlen führt auch zu einem Rückgang der Perinatalität, bleibt jedoch die Perinatalitätsziffer bei beachtlichem Geburtenrückgang gegenüber vorangegangenen hohen Geburtenzahlen unverändert oder nimmt zu, tritt ein relativer Anstieg der perinatalen Mortalität ein.

Je kleiner die Zahl der Lebend- und Totgeburten, je geringer die Zahl der in den ersten 7 Lebenstagen gestorbenen Kinder, um so mehr können sich auch nur geringfügige zahlenmäßige Veränderungen auf die Höhe der perinatalen Sterblichkeitsziffer auswirken. Hierzu ein Beispiel: In München betrug die Lebendgeborenenzahl rund 9900 (1973), die Zahl der perinatalen Sterbefälle einschließlich der Totgeborenen belief sich auf 214; die perinatale Mortalitätsziffer betrug auf 1000 Lebend- und Totgeborene bezogen 21,36. Nimmt man an, die Zahl der perinatalen Sterbefälle einschließlich der Totgeburten würde sich, bei gleichbleibender Lebendgeborenenzahl um nur 10 reduzieren, verändert sich die Perinatalziffer von 21,36 auf 20,36, bei Verringerung um 20 Fälle – eine durchaus reale Annahme –, errechnet sich eine Ziffer von 19,36. Nimmt man weiter an, es verringere sich lediglich die Zahl der Totgeburten von 75 (1973) auf 50 – sowohl die in den ersten 7 Lebenstagen Verstorbenen als auch die Gesamtzahl der Lebendgeborenen blieben konstant – so würde die Perinatalziffer 18,91 auf 1000 Lebend- und Totgeborene betragen.

Würden, wie in einigen Ländern vermutlich praktiziert, bei Berechnung der perinatalen Sterblichkeitsziffer nur die Lebendgeborenen und die in den ersten 7 Tagen gestorbenen Kinder, also ohne die Totgeborenen, miteinander in Beziehung gesetzt, so würde im Falle München die Perinatalziffer 13,98 betragen. Wie erwähnt, hat auf die Ziffer der perinatalen Sterblichkeit selbstverständlich auch die unterschiedliche Höhe der Geburtenzahl einen Einfluß, und zwar je kleiner die beiden Kollektive um so stärker die Schwankungen. Angenommen, in München würde sich die Zahl der Lebendgeborenen in einem Jahr von 9900 um 500 erhöhen – die Zahl der Totgeborenen und die in den ersten 7 Lebenstagen Gestorbenen bliebe unverändert –, so bedeutet dies bei der im Bundesgebiet angewandten Berechnungsmethode, daß die perinatale Sterblichkeitsziffer von 21,36 (1973) auf 20,35 zurückgeht. Unter gleichen Voraussetzungen sinkt bei einer Zunahme der Lebendgeborenenzahlen um 1000 die Perinatalziffer auf 19,42 weiter ab.

Die Beispiele lassen sich beliebig vermehren: Maßgebend sind hinsichtlich der Ausschläge der Perinatalziffer stets die Größe, das zahlenmäßige Gewicht der miteinander in Beziehung zu setzenden Kollektive und nicht zuletzt auch die bei der Berechnung zugrundegelegten personenrechtlichen Definitionen. Dabei ist die Berücksichtigung oder Nichtberücksichtigung der Zahl der Totgeborenen von größter Bedeutung. In der Bundesrepublik Deutschland beträgt z. B., um das Gesagte zu konkretisieren, der Anteil der Totgeborenen an der Gesamtzahl der Perinatalfälle allein rund 37%, demgegenüber ist der Totgeborenenanteil an der Gesamtzahl der Geburten mit 0,9% sehr gering. Handelt es sich um zeitliche Vergleiche innerhalb eines Landes, oder um Vergleiche mit anderen Staaten für ein gegebenes Jahr bzw. für mehrere Jahre, so ist es für eine objektive Beurteilung der Daten unerläßlich, sich die absoluten Zahlen der Lebend- und Totgeborenen sowie die Zahl der perinatalen Sterbefälle anzusehen. Falls möglich, ist es darüber hinaus für eine Bewertung der Sterblichkeitsverhältnisse erforderlich, die einschlägigen personenrechtlichen Definitionen und statistischen Berechnungsmethoden zu studieren.

Personenrechtliche Definitionen

In der Bundesrepublik Deutschland sind bei der Erfassung der Säuglingssterblichkeit einschließlich der perinatalen Mortalität folgende Rechtsbestimmungen und Definitionen maßgebend: Nach § 29 Abs. 1 der Verordnung zur Ausführung des Personenstandsgesetzes vom 12. August 1957 (BGBl I, S. 1139) liegt eine Lebendgeburt, für die die allgemeinen Bestimmungen über die Anzeige und die Eintragung ins Geburtenregister des Standesamts gelten, dann vor, wenn bei einem Kind nach der Scheidung vom Mutterleib entweder das Herz geschlagen oder die Nabelschnur pulsiert oder die natürliche Lungenatmung eingesetzt hat. Es sei bemerkt, daß sich diese Definition der Lebendgeburt weitgehend mit den Empfehlungen der WHO deckt. Die WHO-Empfehlung spricht, außer den genannten Merkmalen, lediglich noch von deutlichen Bewegungen willkürlicher Muskeln, gleichgültig ob die Nabelschnur durchschnitten oder nicht durchschnitten ist, ob die Plazenta ausgestoßen oder nicht ausgestoßen ist.

Gemäß 6. Verordnung zur Änderung der Verordnung zur Ausführung des Personenstandsgesetzes vom 23. April 1979 (BGBl I, S. 493) heißt es in § 29 Abs. 2: „Hat sich keines der in Abs. 1 genannten Merkmale des Lebens gezeigt (Herzschlag, Pulsieren der Nabelschnur, natürliche Lungenatmung) und beträgt das Gewicht der Leibesfrucht jedoch mindestens 1000 Gramm, so gilt sie im Sinne des § 24 des Gesetzes als ein totgeborenes oder in der Geburt verstorbenes Kind." § 29 Abs. 3 lautet: „Hat sich keines der in Abs. 1 genannten Merkmale des Lebens gezeigt und beträgt das Gewicht der Leibesfrucht weniger als 1000 Gramm, so ist die Frucht eine Fehlgeburt." Sie wird in den

Personenstandsbüchern nicht beurkundet. Auch hinsichtlich des Fetaltodes stimmt die deutsche Definition weitgehend mit den WHO-Empfehlungen überein, nur mit Ausnahme des Merkmals „deutliche Bewegungen willkürlicher Muskeln".

Die amtliche statistische Erfassung der Lebend- und Totgeburten erfolgt monatlich aufgrund der von den Standesämtern den Statistischen Landesämtern eingesandten Geburtenzählkarten. Das Bundesergebnis wird vom Statistischen Bundesamt an Hand der Meldungen der Statistischen Landesämter ermittelt. Die Anzeigepflicht in der Bundesrepublik Deutschland beträgt bei Lebendgeborenen eine Woche (§ 254 Dienstanweisung für die Standesbeamten und ihre Aufsichtsbehören 1976), bei Totgeburten spätestens am folgenden Werktag (§ 264 DA).

In der amtlichen Statistik der Bundesrepublik Deutschland wird nun, in Anlehnung an die im Personenstandsgesetz rechtlich verankerte Lebendgeborenendefinition, die perinatale Sterblichkeit der Neugeborenen definiert als Sterblichkeit vor, während und in den ersten 7 Tagen der Geburt. Der Sachverständigenausschuß für Gesundheitsstatistik der WHO schlägt allerdings schon seit vielen Jahren vor, den Perinatalzeitraum von der 28. Woche der Schwangerschaft bis zum 7. Lebenstag festzulegen: Er stellt fest, daß einige Staaten die Erfassung bis zur 20. Woche der Schwangerschaft vorverlegen und bis zum 28. Lebenstag ausdehnen. Diese Fristerweiterung sollte nach Auffassung des Gremiums ermutigt werden, um mit der Unsitte aufzuräumen, in der oder um die 28. Woche die Dauer der Schwangerschaft zu niedrig anzusetzen, nur um der Mühe aus dem Wege zu gehen, die Geburt zu registrieren.

In der Bundesrepublik Deutschland ist seit dem 1. Juli 1979 nicht mehr, wie in den Jahren zuvor, die Körperlänge, sondern das Gewicht der Feten maßgebend. Inwieweit die neu gezogenen Grenzen zwischen Fehl- und Totgeburt, neben den weiteren noch bestehenden Kriterien der Lebendgeburt, die perinatale Sterblichkeit beeinflussen, steht dahin. Jedoch ob Körperlänge oder ob Gewicht der Feten, heute werden in 99 von 100 Fällen die Entscheidungen „vor Ort", d. h. in den Kreißsälen der Krankenhäuser getroffen.

Beispiele aus dem internationalen Definitionskatalog

Bei der Erfassung der perinatalen Sterblichkeit verwenden die Schweiz und Österreich das Kriterium der Länge der Leibesfrucht, und zwar die Schweiz 30 cm, Österreich 35 cm. Die USA, Japan, Kanada und Schweden legen der Erfassung einen Zeitraum von der 28. Woche der Schwangerschaft zugrunde. Staaten wie z. B. Jugoslawien, Polen, Bulgarien, die CSSR und Australien weisen keine genauen Erhebungskriterien der perinatalen Mortalität aus.

Die Kriterien der Verfahrensweise sind ohne Indikation. Von Interesse sind noch folgende Begriffsbestimmungen, die dem Verfasser unmittelbar zugänglich waren: In Frankreich ist ein Neugeborenes innerhalb von 3 Tagen, d. h. innerhalb von 4 Tagen, den Tag der Niederkunft mit eingerechnet, dem örtlich zuständigen Standesamt zu melden, wenn die Schwangerschaft mindestens 180 Tage gedauert hat. Embryos aus einer Schwangerschaft von weniger als 180 Tagen werden nicht gemeldet. Wenn zum Zeitpunkt der Anmeldung beim Standesamt das Kind leblos ist, wird es unter den Totgeburten registriert, gleich ob es gelebt hat oder nicht, oder ob es zum Zeitpunkt der Geburt ein Lebenszeichen aufwies. Die gesetzlich als lebend geboren registrierten Kinder sind somit Kinder, die zum Zeitpunkt ihrer Anmeldung beim Standesamt noch am Leben sind. Anläßlich eines jeden solchen standesamtlichen Ereignisses stellen die Gemeindeämter einen Statistikbogen aus, der zur Erfassung an das Nationale Institut für Statistik und Wirtschaftsforschung nach Paris weitergeleitet wird. Der Statistikbogen für Totgeborene weist – für die Bewertung der „Ziffern" von besonderer Bedeutung – eine Frage aus, ob das Kind geatmet oder sonst ein Lebenszeichen gezeigt hat und, wenn ja, die Zahl der Stunden, die es am Leben war. Dies ermöglicht dem Statistiker die Unterscheidung der „fälschlichen Totgeborenen", d. h. lebend geborene Kinder, die vor der Anmeldung ihrer Geburt verstarben, von den tatsächlichen Totgeburten. Als Säuglingssterblichkeit bezeichnet man in Frankreich die Sterblichkeit lebend geborener Kinder – als lebend erklärte Kinder und „fälschliche Totgeburten" – zwischen der Geburt und einem Jahr. Als perinatale Sterblichkeit bezeichnet man das Gesamt der Totgeborenen und der als lebend erklärten Kinder, die im Verlauf der ersten 7 Lebenstage versterben. Am Rande sei bemerkt, daß die Anmeldefrist 4 Tage beträgt, den Tag der Niederkunft mit eingerechnet. Die für Frankreich errechnete Ziffer der Säuglingssterblichkeit ist das Verhältnis der vor dem Alter von einem Jahr verstorbenen Kinder (einschließlich der „fälschlichen Totgeburten") zur Gesamtheit der lebendgeborenen Kinder (als lebend erklärte Kinder und „fälschliche Totgeburten"). Die Ziffer der perinatalen Mortalität ist das Verhältnis der innerhalb von 6 Tagen nach der Geburt verstorbenen Kinder, einschließlich der Totgeburten zur Gesamtheit der Geburten, also der Lebend- und Totgeburten.

In Dänemark liegt z. B. eine Lebendgeburt dann vor, wenn ein Kind, ungeachtet der Dauer der Schwangerschaft, nach der Entbindung Lebenszeichen zeigt. Nach dänischer Praxis wird nur Atmen als Lebenszeichen aufgefaßt. Bei einer Totgeburt wird die Dauer von 28 Schwangerschaftswochen angenommen, wenn das Kind 1000 Gramm oder mehr wiegt, und eine Fehlgeburt ist nach dänischer Definition ein Fetus, der vor dem Ende der

28. Schwangerschaftswoche ohne Lebenszeichen, d. h. ohne Lungenatmung, entbunden wird.
In Irland deckt sich zwar, wie auch in anderen Staaten Westeuropas, die Lebendgeborenendefinition vollständig mit der WHO-Empfehlung, die Totgeburt wird jedoch gleichbedeutend mit dem Fruchttod definiert, lediglich mit dem Zusatz „nach vollendeten 28 Wochen der Schwangerschaft oder darüber hinaus". Das bedeutet, daß in Dänemarkt und Irland relativ viele Fälle in die statistisch nicht zu erfassenden Fehlgeburten eingehen können und damit die Perinatalität nicht belasten.
In Italien wird das Neugeborene als lebend geboren betrachtet, wenn es unabhängig von der Schwangerschaftsdauer nach der Austreibung oder Extraktion aus dem Körper der Mutter geatmet hat oder sonstige Lebenszeichen aufwies, selbst wenn es vor der Anzeige der Geburt verstarb. Im Gegensatz dazu ist unter der Fehlgeburt oder dem Abort die spontane oder therapeutische Unterbrechung der Schwangerschaft bis Ende des 6. Monats des Ausbleibens der Menstruationsblutung (180. Tag) zu verstehen. Als totgeboren werden dagegen solche Feten angesehen, die nach einer Schwangerschaftsdauer von mehr als 180 Tagen ohne Lebenszeichen ausgetrieben werden. Daraus folgt, daß in Italien unter die perinatale Mortalität die Sterbefälle von Feten zwischen Beginn des 7. Monats (etwa 26. Woche) und dem 7. Tag nach der Geburt fallen, wohingegen die WHO als perinatale Periode den Zeitraum zwischen der 28. Woche (196. Tag) der Schwangerschaft und dem 7. Tag nach der Geburt ansieht. Das besagt, daß in Italien, wie in allen anderen romanischen Ländern, die die Schwangerschaft in Monate und nicht in Wochen aufteilen, die untere Grenze der perinatalen Sterblichkeit sich um 16 Tage verringert.
Die wenigen Beispiele lassen zu recht vermuten, daß die Statistiken nicht nach denselben Kriterien erstellt sein können. Die Problematik der internationalen Vergleichbarkeit der Zahlen und Ziffern besteht darin, daß eine eindeutige Abgrenzung der Totgeburten, die in der Bundesrepublik Deutschland, wie dargelegt, in die perinatale Sterblichkeit zahlenmäßig eingehen, von den nicht zu registrierenden Fehlgeburten keineswegs vorgenommen werden kann. Zur quantitativen Verringerung der perinatalen Sterbefälle ist nur eine laxere Handhabung der Lebend- und Totgeborenenmerkmale erforderlich. Länder mit staatlich gesteuerten gesundheitspolitisch fixierten Zielsetzungen können sich auf diese Weise, mit Hilfe der Statistik, auf dem internationalen Parkett mühelos vordere Ziffernplätze sichern. Auch dürften kaum Zweifel darüber bestehen, daß bei legalisiertem Schwangerschaftsabbruch bessere statistische perinatologische Ergebnisse zu erwarten sind. Das Kernproblem der perinatalen Mortalität ist folgendes: Unter den perinatalen Sterbefällen befinden sich etwa 80% Frühgeborene mit erfahrungsgemäß sehr hoher Sterberate. Infolgedessen kommt es darauf an, wie viele Frühgeborene tatsächlich in die Statistik als Lebendgeborene eingehen. Bei legalem Schwangerschaftsabbruch beantwortet sich diese Frage von allein. Gelangen dagegen alle Frühgeborenen bei Nachweis auch nur des geringsten Lebenszeichens – laut Definition –, und zwar selbst bei medizinisch eindeutig nicht als lebensfähig anzusehenden Kindern, als Lebendgeborene in die amtliche Statistik, führt dies automatisch zu einem zahlenmäßig höheren Niveau der Perinatalität. Mit anderen Worten: Ob der Fall ein perinataler ist oder ob er als Fehlgeburt keinen Eingang in die Statistik findet, entscheidet sich im Kreißsaal. Hinzu kommen noch eine Menge nicht zu quantifizierender „Unwägbarkeiten" sozialer, psychologischer und religiöser Art, was nicht verhindern soll, nach wie vor im Rahmen des Menschenmöglichen die Frühsterblichkeit Neugeborener zu reduzieren, obgleich hier enge Grenzen gesetzt sind. Sinnlos ist es jedoch, sich von „Erfolgsstatistiken" beeindrucken zu lassen, sozusagen auf internationaler Ebene einen „Numerus clausus" zu errichten; dies könnte bei Nichterreichen des Klassenziels nur eine unberechtigte Resignation hervorrufen.

Trennung der Begriffe zeigt die Problematik

Um Mißverständnissen vorzubeugen und Fehlinterpretationen über die Mortalitätsziffern der Säuglinge zu vermeiden, ist streng zu unterscheiden zwischen Definitionen, die der statistischen Berechnung verschiedener Mortalitätszeiträume dienen (Früh-, Spät-, Nach- bzw. Perinatalsterblichkeit) und den Rechtsdefinitionen hinsichtlich der Registrierung der Lebend- und Totgeborenen, also den personenrechtlich verankerten Begriffsbestimmungen (z. B. Verordnung zum Personenstandsgesetz der Bundesrepublik Deutschland § 29, Abs. 1–3). Die letzteren Begriffsbestimmungen vermögen je nach Anwendung in der geburtshilflichen Praxis die spezifischen Sterbeziffern, etwa die Perinatalziffern, in der Tat zu beeinflussen. In jüngster Zeit wird in der einschlägigen Literatur versucht, diesen Tatbestand dadurch zu relativieren, indem man feststellt, in der Bundesrepublik Deutschland liege die Säuglingssterblichkeit in allen Gewichtsklassen der Neugeborenen zwischen 1000 und 5000 Gramm höher als z. B. in Schweden. Kein Wunder: 1979 betrug z. B. die absolute Zahl der Geburten in der Bundesrepublik Deutschland 582 000, in Schweden dagegen nur 96 000; die jeweiligen absoluten Geburtenzahlen sind also zu unterschiedlich, um hinsichtlich des Geburtsgewichts miteinander verglichen werden zu können (Tab. 1).
Von Interesse ist eine Untersuchung, die das Nationale Institut für Demographische Studien (INED)

Tabelle 1 Perinatale Sterblichkeit 1975 nach dem Geburtsgewicht in der Bundesrepublik Deutschland und Schweden

Geburtsgewicht in Gramm	Bundesrepublik Deutschland	Schweden
1000–1499	575,0	495,0
1500–1999	238,0	163,0
2000–2499	66,8	50,2
2500–2999	13,9	11,9
3000–3499	5,4	4,4
3500–3999	3,9	2,1
4000–4499	5,9	2,3
4500–4999	11,2	4,2

Tabelle 2 Internationale Definitionen und festgestellte Werte

Definition	Gestorbene Säuglinge je 1000 Lebendgeborene (geschätzt)	Totgeborene je 1000 Lebend- und Totgeborene (geschätzt)
(1) Deutsche Definition entsprech. österr. Def. Beobachteter Wert	17,42	7,32
(2) WHO-Definition entspr. Def. in Schweden, den Niederlanden, Großbritannien	17,42	6,93
(3) Luxemburgische Definition	17,42	7,31
(4) Schweizer Definition	17,55	7,24
(5) Französische Definition	17,64	6,97

in Paris veröffentlichte. Einer Repräsentativbefragung zufolge hatten von 2500 niedergekommenen Frauen rund 1600 eine Frühgeburt, d. h. eine Schwangerschaftsdauer von unter 34 Wochen, die übrigen 900 wurden als Normalkollektiv zum Vergleich befragt. Als für eine Frühgeburt besonders gefährdet erwiesen sich Frauen, die zu wenige Voruntersuchungen in Anspruch genommen hatten (12% der Mütter von Frühgeborenen hatten überhaupt keine Untersuchung gehabt, während es bei der Vergleichsgruppe nur 7% waren). Nur 35% der Frauen mit einer Frühgeburt hatten durch Hinweis ihres Arztes mit einer solchen Möglichkeit gerechnet. In engem Zusammenhang mit einer Frühgeburt steht die Erwünschtheit der Schwangerschaft: Wenn es sich um kein Wunschkind handelt (26% der Frühgeburten, 19% der Normalgeburten), werden deutlich weniger Vorsorgeuntersuchungen wahrgenommen. Damit sind die wichtigsten sozioökonomischen Risikogruppen für Frühgeburten (Unverheiratete und Ausländer) zunächst durch psychologische Probleme (Desinteresse und Unkenntnis) belastet, die durch weitere Einflüsse (Lebensbedingungen, Bildungsstand, Zugehörigkeit zur Unterschicht) verstärkt werden. Zusammenfassend kommt die Untersuchung zu der Folgerung, daß das Risiko einer Frühgeburt durch ungünstige Lebensbedingungen, Unkenntnis, Ablehnung der Schwangerschaft, zu wenig Vorsorgeuntersuchungen erhöht wird, wobei keiner dieser Faktoren allein ursächlich den Anstieg bewirkt.

Ferner wurde festgestellt, die unterschiedliche Höhe der perinatalen Sterblichkeit in einzelnen Staaten wäre nicht durch bestehende Definitionsunterschiede bedingt (Tab. 2).

Aus diesen Feststellungen geht nicht hervor, um welche „Definitionen" es sich handelt, um eine der Berechnung spezifischer Mortalitätsziffern dienende Definition oder um personenrechtliche Begriffsbestimmungen. Solche Ergebnisse beruhen auf derivaten, abgeleiteten statistischen Ziffern, in diesem Fall auf Schätzungen. Nach wie vor aber sind und bleiben auf einen langen Zeitraum gesehen die praktische Handhabung der bestehenden personenrechtlichen Lebend- und Totgeborenendefinitionen und die sich hieraus ergebenden Fallzahlen entscheidend, eine Handhabung, die man allerdings „statistisch" nur schwerlich, wenn überhaupt in den Griff bekommen kann. Wie die Beispiele aus dem internationalen Definitionskatalog belegten, dürften solche „geschätzten" Unterschiede wenig Aussagekraft besitzen.

Ergebnisse

Zur Information zunächst einen Überblick über die Entwicklung der Säuglingssterblichkeit in den Ländern des Bundesgebiets (Tab. 3).
Es ist festzustellen, daß jüngst sowohl in der Bundesrepublik Deutschland insgesamt als auch in den Ländern des Bundesgebiets relativ ein merklicher Rückgang der allgemeinen Säuglingssterblichkeit, der Frühsterblichkeit, der Totgeborenen sowie der perinatalen Sterbefälle zusammen zu beobachten ist. Dabei ist allerdings zu berücksichtigen, daß die Gesamtzahl der Lebendgeborenen im Bundesgebiet abgenommen hat; damit sind die Totgeborenen sowie die in den ersten 7 Tagen gestorbenen Kinder ebenfalls absolut und relativ zurückgegangen. Hinsichtlich der Unterschiede in den Ländern des Bundesgebiets kann nichts Definitives geäußert werden; durch eingehende Spezialuntersuchungen der Länder könnten vielleicht weitere Erkenntnisse erwartet werden. Dies trifft hinsichtlich der perinatalen Sterblichkeit auf die augenblicklich relativ günstige Situation Baden-Württembergs und Berlins zu.
Beim internationalen Vergleich ist mit der Feststellung statistischer Differenzen von einigen Promillepunkten bzw. eine Einteilung nach Rangziffern

20.8 Perinatale Mortalität und Müttersterblichkeit

Tabelle 3 Perinatale Sterblichkeit 1975 und 1976 in den Ländern des Bundesgebiets

Land	Jahr	Totgeborene		In den ersten 7 Lebenstagen Gestorbene		Perinatale Sterbefälle zusammen	
		Zahl	auf 1000 Lebend- und Totgeborene	Zahl	auf 1000 Lebendgeborene	Zahl	auf 1000 Lebendgeborene
Schleswig-Holstein	1975	174	7,1	250	10,3	424	17,3
	1976	173	6,9	223	9,0	396	15,8
Hamburg	1975	93	7,0	119	9,0	212	16,0
	1976	83	6,1	127	9,3	210	15,3
Niedersachsen	1975	610	8,4	855	11,9	1465	20,2
	1976	597	8,2	690	9,5	1287	17,6
Bremen	1975	67	10,3	77	12,0	144	22,2
	1976	55	8,5	55	8,6	110	17,1
Nordrhein-Westfalen	1975	1398	8,4	2049	12,5	3447	20,8
	1976	1277	7,6	1876	11,3	3153	18,8
Hessen	1975	404	7,5	620	11,7	1024	19,1
	1976	414	7,7	467	8,8	881	16,5
Rheinland-Pfalz	1975	276	8,0	438	12,7	714	20,6
	1976	251	7,2	357	10,3	608	17,5
Baden-Württemberg	1975	632	6,5	995	10,3	1627	16,7
	1976	632	6,6	757	7,9	1389	14,5
Bayern	1975	812	7,4	1277	11,8	2089	19,1
	1976	764	7,0	1150	10,6	1914	17,1
Saarland	1975	83	8,6	150	15,6	233	24,1
	1976	84	8,7	100	10,4	184	19,0
Berlin	1975	140	7,8	190	10,7	330	18,5
	1976	114	6,4	128	7,2	242	13,6
Bundesgebiet	1975	4689	7,7	7020	11,6	11709	19,3
	1976	4444	7,3	5930	9,8	10374	17,1

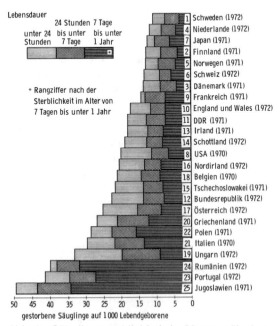

Abb. 2 Säuglingssterblichkeit in 23 europäischen Staaten sowie USA und Japan nach der Lebensdauer

nicht viel gewonnen, handelt es sich doch um eine Momentaufnahme aus der lediglich, trotz aller Imponderabilien, die jeweiligen Ziffern ohne jede mögliche ausreichende sachliche Beurteilung der Lage zur Kenntnis genommen werden müssen. Demgegenüber ist nicht von der Hand zu weisen, daß ein zeitlicher Vergleich innerhalb der Staaten, sofern es die etablierten statistischen Institutionen erlauben, zeigt, ob dort die Maßnahmen zur Bekämpfung der perinatalen Mortalität zum Erfolg oder zum Mißerfolg führten. Tab. 4 gibt Aufschluß über die Entwicklung der perinatalen Sterblichkeit in einigen europäischen Staaten seit 1970. Es zeigen sich bemerkenswerte Fortschritte (Abb. 2).

Die Kardinalfrage, ob die Möglichkeit besteht, künftig die perinatale Mortalität, aber auch die Säuglingssterblichkeit auf internationaler Ebene auf eine etwas zuverlässigere Basis zu stellen, könnte dadurch positiv beantwortet werden, wenn alle Mitgliedstaaten der WHO die jüngsten Empfehlungen dieser Organisation zur Perinatalstatistik zur Anwendung brächten. Das WHO-Expertenkomitee Medizinalstatistik hat im Juni 1974 in Genf u. a. folgendes empfohlen:

Tabelle 4 Säuglingssterblichkeit, perinatale Sterblichkeit und Totgeborenenhäufigkeit in 23 europäischen Staaten sowie in den Vereinigten Staaten und Japan 1970 bis 1977

Staat	Jahr	Gestorbene Säuglinge auf 1000 Lebendgeborene	Totgeborene und im Alter bis zu 7 Tagen Gestorbene auf 1000 Lebend- und Totgeborene	Totgeborene
Schweden	1972	10,8	14,3	6,8
Niederlande	1972	11,7	16,6	9,2
Japan	1971	12,4	19,7	13,6
Finnland	1971	12,7	16,5	7,7
Norwegen	1971	12,8	17,7	9,4
Schweiz	1972	13,3	16,2	8,6
Dänemark	1971	13,5	17,4	8,2
Frankreich	1971	14,2	19,5	12,9
England und Wales	1972	17,2	21,7	12,0
DDR	1971	18,0	20,4	9,8
Irland	1971	18,0	22,8	12,9
Schottland	1972	18,8	23,7	13,2
USA	1970	20,1	27,4	14,0
Nordirland	1972	20,5	26,0	24,3
Belgien	1970	21,1	21,9	9,8
Tschechoslowakei	1971	21,7	19,5	6,8
Bundesrepublik Deutschland	1972	22,4	23,9	9,3
Österreich	1972	25,2	25,9	9,6
Griechenland	1971	26,9	27,9	13,4
Polen	1971	28,5	22,5	9,5
Italien	1970	29,6	31,1	15,3
Ungarn	1972	33,2	33,1	9,2
Rumänien	1972	40,0	19,1	10,9
Portugal	1972	41,4	34,5	20,6
Jugoslawien	1971	49,5	23,4	8,4
Neuere Daten				
Schweden	1977	8,0	10,2	–
Dänemark	1977	8,7	10,6	–
Finnland	1977	9,1	11,0	–
Norwegen	1977	9,2	13,1	–
Niederlande	1977	9,5	12,9	–
Schweiz	1977	9,8	11,2	–
DDR	1977	13,1	.	–
Belgien	1977	13,9	–	–
England und Wales	1977	13,8	16–17	–
USA	1977	14,0	–	–
Bundesrepublik Deutschland	1977	15,3	14,9	6,5
Österreich	1977	16,8	17,5	–
Italien	1977	17,6	–	–
Tschechoslowakei	1977	19,6	–	–
Griechenland	1977	20,3	–	–
Polen	1977	24,5	.	–
Ungarn	1977	26,2	27,0	–
Jugoslawien	1977	35,2	–	–

1. Mortalitätsstatistiken für internationale Vergleichszwecke sollten nur solche Geborene einschließen, deren Geburtsgewicht 1000 Gramm oder mehr beträgt. Diese Empfehlung ist inzwischen in der Bundesrepublik Deutschland verwirklicht worden.
2. Die Perinatalperiode soll zu dem Zeitpunkt beginnen, an dem der Fetus das Gewicht von 1000 Gramm erreicht hat (gleichzusetzen der 28. Schwangerschaftswoche) und soll bis zum vollendeten 7. Lebenstag (168 Lebensstunden) reichen.
3. Die perinatale Sterblichkeit soll definiert werden als die Anzahl der Totgeborenen und Frühster-

befälle pro 1000 Geburten insgesamt (das sind Totgeburten und Lebendgeburten) in einem bestimmten Zeitraum.
4. Die Berechnung dieser Ziffern zum internationalen Vergleich erfordere die Einbeziehung von Geborenen mit einem Geburtsgewicht von 1000 Gramm und darüber. „Wenn das Geburtsgewicht eines Fetus oder Kindes nicht bekannt ist, sollte eine Schwangerschaftsdauer von 28 Wochen dem Geburtsgewicht von 1000 g entsprechen. Wenn weder das Geburtsgewicht noch die Schwangerschaftsdauer bekannt sind, sollte eine Körperlänge (Scheitel-Fersen-Länge) von 35 cm zum Geburtszeitpunkt einem Geburtsgewicht von 1000 Gramm entsprechen".

Alles in allem, statistische Abweichungen von Säuglingssterbeziffern auf internationaler Ebene lassen, trotz gegenteiliger Meinungen und Untersuchungsergebnisse, in erster Linie auf definitions-, erfassungs- und berechnungsbedingte Unterschiede schließen.

Müttersterblichkeit

Bei der Müttersterblichkeit sind, im Gegensatz zur Säuglingssterblichkeit, die Schwierigkeiten der statistischen Erfassung auf Grund der weitgefaßteren Begriffsbestimmungen geringer. Nach der neuen Internationalen Klassifikation der Krankheiten (ICD) von 1979 gilt als Müttersterbefall der Tod jeder Frau während der Schwangerschaft oder innerhalb von 42 Tagen nach Beendigung der Schwangerschaft, unabhängig von Dauer und Sitz der Schwangerschaft. Dabei gilt jede Ursache, die in Beziehung zur Schwangerschaft oder deren Behandlung steht oder durch diese verschlimmert wird, nicht aber Unfall und zufällige Ereignisse. Die Müttersterbefälle werden in 2 Gruppen unterteilt:
1. Unmittelbare Müttersterbefälle sind solche, die von Komplikationen der Schwangerschaft, der Geburt oder des Wochenbetts, von Eingriffen, Unterlassungen, unsachgemäßer Behandlung oder von einer Kausalkette herrühren, die auf einem dieser Tatbestände beruht.
2. Mittelbare Müttersterbefälle sind solche, die von einer Vorerkrankung oder einer Erkrankung während der Schwangerschaft herrühren, die nicht unmittelbar geburtshilfliche Ursachen hatte, die aber auch durch physiologische Wirkungen der Schwangerschaft verschlimmert wurde.

Die Müttersterblichkeit ist ein Teil der Todesursachenstatistik und dies nicht nur in der Bundesrepublik Deutschland, sondern auch in den meisten anderen Staaten, vor allem in denjenigen Ländern, die eine Todesursachenstatistik nach den Empfehlungen der WHO führen. Bei diesen Staaten ist anzunehmen, daß sie hinsichtlich Erfassung und Aufbereitung dieser Statistik die Internationale Klassifikation der Krankheiten, Verletzungen und Todesursachen verwenden. Das bedeutet jedoch keineswegs eine durchgehende Einheitlichkeit, so daß Erfassungsunterschiede auf internationaler Ebene nicht ganz von der Hand zu weisen sind. Hinzu kommt noch ein weiteres Moment: Die Erfassung „vor Ort". Die Erfassung der Müttersterblichkeit hängt ab vom behandelnden Arzt und inwieweit die Leichenschau bzw. die Ausfertigung der Todesbescheinigung wie des Leichenschauscheins vom selben Arzt durchgeführt wird. Ferner gibt es Fälle – unter jeweils gegebenen Verhältnissen – in denen es nicht möglich ist, die Todesursache, d. h. etwa den Bezug zur tödlichen Schwangerschaftskomplikation, anzugeben. Das Problem ist generell, inwieweit im Einzelfall tatsächlich ein ursächlicher Zusammenhang mit der Schwangerschaft, der Geburt oder dem Wochenbett besteht. Um mangel- und fehlerhafte Meldungen auf ein Minimum zu reduzieren, sind in mehreren europäischen Staaten ärztliche Fachkommissionen gebildet worden, die jeden Sterbefall einer Schwangeren, Gebärenden oder Wöchnerin exakt überprüfen: Eine niedrige Sterblichkeitsziffer läßt sicher auf solche Einrichtungen schließen.

Eine weitere Schwierigkeit, die Ungenauigkeiten hervorrufen und letztlich zu einer Überhöhung der statistisch ausgewiesenen Müttersterblichkeit führen kann, ist in der Auswahl des Grundleidens und der Todesursache zu erblicken. Obgleich die WHO Regeln erarbeitet hat, bleibt in praxi national wie international die Auswahl trotzdem so diffizil, daß eine Übereinstimmung fraglich bleiben dürfte.

Die Müttersterblichkeit wird nach internationaler Gepflogenheit auf 100000 Lebendgeborene berechnet. Experten sind der Ansicht, die richtige Bezugszahl wäre jedoch die Gesamtheit der Frauen, die unmittelbar dem Risiko der Müttersterblichkeit unterlägen, nämlich die Zahl aller Schwangerschaften. Letzteres Datum läßt sich allerdings statistisch nicht realisieren.

Ergebnisse

Allgemein ist die absolute Zahl der Müttersterbefälle sehr gering; in letzter Zeit ist sie in der Bundesrepublik Deutschland von 1030 im Jahre 1960

Tabelle 5 Müttersterblichkeit 1960–1978 nach Ländern in der Bundesrepublik Deutschland

Jahr	Bund	SchlH	Hmb	Ndsa	Brm	NW	Hess	RhPf	BaWü	Bay	Saar	BlnW
	Anzahl											
1960	1030	30	9	121	10	355	74	65	129	194	14	29
1961	989	25	17	118	7	329	66	79	137	170	16	25
1962	887	29	14	96	9	294	74	66	119	146	17	23
1963	873	21	12	101	3	308	52	73	119	143	18	23
1964	739	24	12	102	8	260	51	39	89	118	17	19
1965	724	18	13	95	6	238	47	37	108	131	14	17
1966	684	27	15	78	6	222	54	54	102	98	9	19
1967	593	33	6	82	4	204	47	37	64	92	12	12
1968	500	20	4	60	2	172	36	32	55	95	10	14
1969	480	12	4	70	2	153	35	34	69	80	10	11
1970	420	11	7	39	1	167	34	21	41	90	2	7
1971	393	11	9	46	3	124	40	23	32	87	6	12
1972	300	14	3	37	1	99	29	14	30	66	5	2
1973	292	10	5	33	1	102	26	17	32	50	3	13
1974	213	8	–	17	1	78	18	15	25	36	6	9
1975	238	1	7	27	4	72	21	20	30	46	3	7
1976	219	7	1	19	1	84	18	15	34	32	2	6
1977	198	4	7	23	3	66	18	17	22	36	–	2
1978	147	5	3	20	2	54	8	7	9	28	1	10
	je 100 000 Lebendgeborene											
1960	106,3	79,4	37,1	103,8	90,6	128,0	94,4	101,2	88,7	113,0	68,0	134,9
1961	97,7	62,1	66,8	96,2	59,5	115,0	79,9	118,4	89,8	94,4	74,3	107,7
1962	87,1	70,4	54,0	77,9	75,8	102,5	88,5	99,7	77,2	81,0	79,6	95,3
1963	82,8	48,2	43,6	79,3	24,4	103,4	59,9	107,7	75,0	77,4	83,6	88,7
1964	69,4	53,1	43,3	78,3	64,5	86,5	57,8	57,9	55,3	63,7	81,1	71,3
1965	69,3	40,3	48,5	73,8	47,5	80,8	54,1	57,4	68,0	72,5	69,6	65,2
1966	65,1	58,8	54,7	60,1	46,3	75,4	61,6	84,0	63,4	54,0	46,3	72,8
1967	58,2	72,8	22,9	64,7	32,5	71,3	54,6	60,6	41,1	52,2	64,4	47,6
1968	51,6	45,6	16,5	49,0	17,2	63,8	43,8	54,7	37,2	56,4	57,6	59,6
1969	53,1	29,7	19,0	61,6	19,2	60,8	45,6	63,0	49,3	50,5	63,7	51,3
1970	51,8	31,3	38,1	38,0	11,2	75,2	49,0	43,1	32,0	62,7	15,0	34,7
1971	50,5	32,8	51,0	47,1	35,3	58,1	59,7	50,0	25,8	63,3	46,8	58,6
1972	42,7	47,7	19,7	42,1	13,2	51,6	47,9	34,1	26,6	52,8	44,8	10,6
1973	45,9	37,9	36,6	41,8	14,8	59,2	46,8	45,9	31,1	43,6	30,5	74,2
1974	34,0	31,3	–	22,3	15,2	46,1	32,7	41,8	24,5	31,6	60,8	49,3
1975	39,6	4,1	53,1	37,5	62,2	43,8	39,5	58,2	30,9	42,4	31,3	39,5
1976	36,3	28,2	7,4	26,2	15,6	50,6	33,9	43,4	35,6	29,4	20,8	33,9
1977	34,0	17,1	53,9	33,2	50,4	41,0	34,8	49,8	24,2	33,8	–	12,1
1978	25,5	21,6	23,8	29,2	34,4	34,1	15,6	20,4	10,0	26,4	10,4	59,9

stetig auf 147 im Jahre 1978 zurückgegangen (Tab. 5). Die weitere zahlenmäßige Entwicklung dürfte mehr oder weniger auf Zufallsschwankungen beruhen; letztlich ist sie auch abhängig von den sich ändernden Geburtenzahlen. Wegen zu geringer Fallzahlen bietet ein regionaler Vergleich innerhalb des Bundesgebiets keine Erkenntnis. Soweit die niedrigen Fallzahlen eine Einzelanalyse über mehrere Jahre hinweg überhaupt zulassen, zeigt sich, daß im Durchschnitt mit zunehmendem Alter der Mütter die Sterberate ansteigt, ein Faktum, das sich auch bei der zahlenmäßig höheren, damit signifikanteren kindlichen Frühsterblichkeit und vor allem bei der Säuglingssterblichkeit manifestiert. Unter den Todesursachen sind Toxikosen von Bedeutung, unter den jüngeren Müttern standen im mehrjährigen Durchschnitt Toxikosen und Sepsis, wozu vor allem Embolien im Wochenbett zählen, im Vordergrund (Tab. 6).

Die internationale Vergleichbarkeit hängt, wie erwähnt, von der statistischen Erfassung und der jeweils angewandten Definition ab. Die statistischen Veröffentlichungen auf internationaler Ebene geben hierfür keine Hinweise. Bei auffallenden zahlenmäßigen Abweichungen nach oben oder unten kann die unterschiedliche Zuordnung, eine der ursächlichen Zusammenhänge mit der Schwangerschaft oder Entbindung angenommen werden. Jedenfalls sind die Zahlen zu gering, die Geburtenzahlen als verwendete Bezugsmasse zu groß und zu verschieden, als daß man von statistischer Seite sich in der Lage befände, eine objektive Beurtei-

Tabelle 6 Müttersterbefälle in der Bundesrepublik Deutschland 1975–1978 nach Todesursachen

Todesursache (Pos.-Nr. der ICO 1968)	1975	1976	1977	1978
Infektion der Geschlechtsorgane während der Schwangerschaft (630)	–	–	–	1
Extrauterinschwangerschaft (631)	15	7	7	7
Blutung in der Schwangerschaft (632)	8	4	4	2
Anämie in der Schwangerschaft (633)	–	–	1	–
Sonstige Komplikationen in der Schwangerschaft (634)	10	8	10	4
Infektion der Harnorgane, die während der Schwangerschaft und im Wochenbett entstanden ist (635)	1	1	1	1
Nierenkrankheiten, die während der Schwangerschaft und im Wochenbett entstanden sind (636)	5	2	1	3
Präeklampsie, Eklampsie und nicht näher bezeichnete Toxikose (637)	35	32	31	22
Hyperemesis gravidarum (638)	1	1	–	–
Sonstige Toxikosen in der Schwangerschaft und im Wochenbett (639)	7	2	3	1
Schwangerschaftsunterbrechung aus gesetzlicher Indikation (640, 641)	–	1	2	2
Schwangerschaftsunterbrechung aus sonstigen Gründen (642)	11	9	2	3
Übrige Arten der Fehlgeburt (643–645)	18	18	13	9
Entbindungskomplikation durch Placenta praevia (651)	13	8	7	7
Entbindungskomplikation durch Planzentarretention, sonstige Blutungen nach der Entbindung (652, 653)	9	16	19	10
Entbindungskomplikation durch abnormes Becken, Mißverhältnis zwischen Becken und Frucht und durch Lageanomalie des Kindes (654–656)	12	6	9	2
Übrige Entbindungskomplikationen (657–662)	34	49	44	29
Kindbettfieber, ausgenommen bei Fehlgeburt (670)	11	17	17	16
Phlebitis und Thrombose im Wochenbett (671)	3	1	1	2
Lungenembolie im Wochenbett (673)	23	23	14	19
Übrige Komplikationen im Wochenbett (672, 674–678)	22	14	12	7
Insgesamt (630–678)	238	219	198	147
Je 100 000 Lebendgeborene	39,6	36,3	34,0	25,5

lung abzugeben, was allerdings nicht bedeuten soll, die Müttersterblichkeit aus medizinischer Sicht zu bagatellisieren (Tab. 7).

Zusammenfassung. Die Säuglingssterbeziffer, einschließlich der perinatalen Sterblichkeitsziffern sind Meßzahlen, die bei regionalen und internationalen Vergleichen nicht als sakrosankt zu gelten haben, sondern die aus zahlreichen Komponenten zusammengesetzt sind, aus Bestandteilen, die je nach den personenrechtlichen Definitionen, statistischen Berechnungs- und Erfassungsmethoden zu unterschiedlichen und daher nicht ohne weiteres zu vergleichbaren Ergebnissen führen können. Um zu einem Urteil zu gelangen, sind unter den genannten Vorbehalten länderweise über einen längeren Zeitraum hinweg, die zahlenmäßigen Entwicklungen der Lebendgeburten sowie die absoluten Zahlen der Säuglingssterbefälle bzw. der perinatalen Sterbefälle und der Totgeburten einander gegenüberzustellen und deren relative Zu- oder Abnahme bzw. Stagnation festzustellen. Bei einem solchen zeitlichen Vergleich signalisieren die Ziffern in den 70er Jahren sowohl in der Bundesrepublik Deutschland, in den einzelnen Ländern des Bundesgebiets, als auch in den europäischen und außereuropäischen Staaten beachtliche Fortschritte.

Bei der Müttersterblichkeit spielen die Probleme der Begriffsbestimmung wegen ihrer weitgefaßten Formulierungen eine geringere Rolle. Als Teil der Todesursachenstatistik besteht bei den Müttersterbefällen ein Zuordnungsproblem, so z. B. die genaue, individuelle Feststellung des ursächlichen Zusammenhangs mit der Schwangerschaft, der Geburt oder mit dem Wochenbett. Im großen und ganzen haben in den letzten Jahren die mütterlichen Sterbefälle absolut und relativ in nationaler und internationaler Sicht stetig abgenommen. Die zukünftigen Entwicklungen dürften mehr oder weniger auf Zufallsschwankungen beruhen.

Der Verfasser dankt Frau Oberregierungsrätin Dr. ELISABETH ZIMMERMANN, Referentin für Gesundheitswesen im Bayerischen Statistischen Landesamt, für die freundliche Unterstützung und Beratung sowie für die Überlassung statistischen Zahlenmaterials. Insbesondere waren dabei die von Frau Dr. ZIMMERMANN im Auftrag des Bayerischen Staatsministeriums für Arbeit und Sozialordnung in Zusammenarbeit mit dem Bundesministerium für Jugend, Familie und Gesundheit verfaßten Studien über die Säuglings- und Müttersterblichkeit in Bayern in den Jahren 1974 und 1976 eine große Hilfe.

Tabelle 7 Müttersterblichkeit in 25 europäischen Staaten sowie den Vereinigten Staaten und Japan seit 1966 bis 1977

	1966	1968	1970	1972	(1971)	1977
	auf 100 000 Lebendgeborene			Zahl	auf 100 000 Lebendgeborene	
Dänemark	19,2	13,1	8,5	4	5,3	4,8
Schweden	11,3	8,8	10,0	9	7,9	11,5
Finnland	30,9	28,5	12,5	5	8,1	–
Niederlande	20,4	21,5	13,4	30	12,1	12,7
England und Wales	26,2	24,4	18,6	112	15,5	13,0
Schottland	24,9	17,0	19,5	13	16,5	–
Tschechoslowakei	29,2	27,6	21,9	42	16,8	–
Nordirland	17,8	15,4	–	6	18,8	–
Norwegen	25,4	13,4	10,8	13	19,6	9,8
Belgien	27,1	21,8	20,4	.	.	–
Frankreich	31,0	28,9	28,2	195	22,2	–
Polen	32,6	29,8	29,5	126	22,4	–
USA	21,9	24,5	24,8	.	24,0	–
Österreich	41,2	36,5	25,9	26	25,0	18,7
Irland	28,9	36,1	31,2	17	25,1	–
Schweiz	41,0	27,6	25,2	26	27,0	–
Spanien	49,2	37,9	33,1	211	31,8	–
Bulgarien	42,3	23,4	44,7	46	33,9	–
Griechenland	51,1	37,4	28,3	57	40,4	.
Japan	93,0	68,0	51,6	827	40,6	–
DDR	60,0	51,4	43,1	96	40,8	17,0
Bundesrepublik Deutschland	65,1	51,5	51,8	300	42,7	34,0
Ungarn	48,4	49,2	42,2	66	43,1	19,7
Italien	73,8	64,3	54,6	467	51,5	.
Portugal	83,1	73,9	73,5	103	54,5	.
Jugoslawien	105,3	73,2	57,2	.	.	–
Rumänien	85,9	96,2	116,4	522	130,5	–

Literatur

1. Annual Report 1977: University Medical School, Debrecen/Hungary (S. 7, 31, 39 ff., 47, 79, 80 ff.)
2. Assistenza Ospedaliera Perinatale, Fidenza (Parma) 1976, hrsg. von der ital. Ges. für Geburtsh. u. Frauenheilk. und der ital. Ges. für Kinderheilk. Bibliographische Ausgabe (S. 251)
3. Bayern in Zahlen. Monatshefte des Bayerischen Statistischen Landesamts, München H. 11 (1979) 350
4. Demographie Yearbook 1973. United Nations, New York 1974
5. Gesundheitswesen, Fachserie 12, Reihe 4: Todesursachen 1977/1978, hrsg. vom Statistischen Bundesamt, Wiesbaden. Kohlhammer, Stuttgart 1978
6. Gibbs C. E., W. E. Locke: Maternal death in Texas, 1969 bzw. 1973. Amer. J. Obstet. Gynec. 126 (1976) 687
7. Internationale Klassifikation der Krankheiten (ICD) 1979, 9. Revision, B. 1: Systematisches Verzeichnis. Deutscher Consulting-Verlag, Wuppertal 1979 (S. 851)
8. Levy, C: Les accondement prématurés: contexte psychologique et social. Population 106 (1977)
9. Maier W.: Die Säuglingssterblichkeit, das Alter der Mütter und die Kinderzahl. Arch. Gynäk. 200 (1965) 633–637
10. Mayer, K.: Einführung in die Bevölkerungswissenschaft. Kohlhammer, Stuttgart 1977 (wK B. 161)
11. Medizin, Gesellschaft, Geschichte. Beiträge zur Entwicklungsgeschichte der Medizinsoziologie. Suhrkamp, Frankfurt 1975 (Suhrkamp Taschenbuch Wissenschaft, Bd. 67)
12. Mitteilungen an den Verfasser: Central Statistices Office, Dublin 1975, Danmarks Statistik, Kopenhagen 1975, Prof. Lenzi, Italien, Niederländisches Zentralamt für Statistik, Abteilung Gesundheitsstatistik, Voorburg 1975. Standesvereinigung der Ärzte und Zahnärzte des Großherzogtums Luxemburg, 1975
13. Mütter- und Säuglingssterblichkeit, Neuere Untersuchungen und Ergebnisse, B. 67 der Schriftenreihe des Bundesministeriums für Jugend, Familie und Gesundheit 1978. Kohlhammer, Stuttgart 1978 (S. 62 ff, 95, 103, 186 ff, 192 ff.)
14. Säuglingssterblichkeit und Müttersterblichkeit in Bayern 1973 mit Ergebnissen einer Zusammenführung von Geburts- und Sterbedaten des Jahres 1973. Hrsg. vom Bayerischen Statistischen Landesamt München 1975
15. Säuglingssterblichkeit und Müttersterblichkeit in Bayern 1976 mit Ergebnissen der Jahre 1973 und 1975. Hrsg. vom Bayerischen Statistischen Landesamt, München 1977
16. Schmidt E., W. Guthoff, H. Müntefering: Säuglingssterblichkeit 1973. Prospektive Einzelfallanalyse im Stadtgebiet Düsseldorf. Urban & Schwarzenberg, München 1974 (S. 167 ff.)
17. Selbmann, H. K.: Münchner Perinatal-Studie 1975–1977. Daten, Ergebnisse, Perspektiven. Deutscher Ärzte-Verlag, Köln 1980
18. So kommt es zu Fehlgeburten, Forschung, Wissenschaft, Technik. Süddeutsche Zeitung vom 2. September 1980
19. Wld Hlth Org./ICI, a/74, Annex I (p. 19–23)
20. Wld Hlth Statist. Rep. 22 (1977) 42

Sachverzeichnis

A

AB0-Antikörper 1.85
AB0-Erythroblastose 1.85
– Behandlung 1.85
AB0-Inkompatibilität 19.9f
– Diagnostik 19.10
Abdomen, akutes, Appendizitis 8.144
– – Hiatushernie 8.150
– – bei Magenanamnese 8.147
Abdominal-EKG 12.82
Abdominaltuberkulose 8.8
Abführmittel 5.33
Abnabeln 12.28f
– Frühgeburt 9.26
– Methoden 12.29
Abort bei Appendizitis 8.146
– artefizieller, hämolytische Komplikation 8.60
– fetomaternale Transfusionen 1.81f
– fieberhafter 1.82
– Glomerulonephritis 8.19
– infizierter 16.2, 16.5ff
– – Antibiotika 16.10
– – Ätiologie 16.6
– – Definition 16.5
– – Endotoxinschock 16.6ff
– – Gerinnungsstörung, Vorgehen 16.12
– – Häufigkeit 16.6
– – Heparinprophylaxe 16.11
– – komplizierter 16.5
– – Krankheitsbild 16.8f
– – Mortalitätsrate 16.6
– – operative Maßnahmen 16.11, 16.13
– – Pathogenese 16.6
– – Saugkürettage 16.13
– – Schockrate 16.6
– – Therapie 16.10
– – Überwachungsmaßnahmen 16.9
– – Untersuchungen 16.9f
– – Uterusexstirpation 16.13
– Influenza 8.133
– Listeriose 8.130
– bei Operation 8.144
– Pocken 8.133
– Progesterondermatose, autoimmune 8.116

Abort
– Prostaglandinwirkung 10.31
– Schüttelfrost 16.5
– septischer, akutes Nierenversagen 8.20, 8.22
– – hämorrhagische Hautnekrosen 16.9
– spontaner 8.23
– – Aortenisthmusstenose 8.160
– strahlenbedingter 1.57
– Temperaturanstieg 16.5
Abortblutung, Oxytocindauerinfusion 10.24
Aborte, Geschlechtsverhältnis 1.27f
Aborthäufigkeit 1.37
– Anämie 8.51
– Diabetes mellitus 8.85
– Drogenmißbrauch 1.54
– Fallot-Tetralogie 8.168
– papulöse Dermatitis der Schwangerschaft 8.116
– Pulmonalstenose 8.168
Abortinduktion durch Prostaglandinapplikation 10.32
Abortrate, Altersabhängigkeit 1.36
– Zwillinge 13.5
Abruptio placentae 1.88, 1.103, 5.19, 8.106, 12.59, 15.9ff
– – Ablösungsgrade 15.9f
– – akutes Nierenversagen 8.20
– – Ätiologie 15.11
– – Blutgerinnungsstörung 15.12, 15.23
– – Diagnose 15.11f
– – Differentialdiagnose zur Placenta praevia 15.12
– – Geburtsleitung 15.13
– – Häufigkeit 15.10
– – Komplikationen 15.12
– – Pathogenese 15.10
– – perinatale Mortalität 15.13
– – Prognose 15.13
– – Rezidivgefahr 15.13
– – Schnittentbindung 15.13
– – Symptome 15.10f
– – Therapie 15.12f
– – vaginale Entbindung 15.13
Abstillen, primäres, Indikationen 17.25
– sekundäres, Indikationen 17.25

Abszeß nach Intrauterinkatheterperforation 12.83
– perityphlitischer 8.146
– retromammärer 17.15
– subphrenischer 16.9, 16.22
Abwehrmechanismen, fetale 8.122
AC-Globin 3.58
Acardiacus amorphus 13.7
Accelerated starvation 3.50
Acceleratorglobin 3.58
Accelerin 3.58
Acetal-Hexosaminidase 6.75
Acetaminophen 8.43
Acetylcholinesterase, verminderte, im Erythrozyten 19.10
Acetylcholinesterasehemmer 8.78
Acetylsalicylsäure 10.30
ACTH 8.99, 8.103
ACTH-Überproduktion 8.104
Actin 3.9
Actomyosin 3.9
Addison-Krankheit s. Nebennierenrindeninsuffizienz
Adduktorenfalten, asymmetrische 1.77
Adeninarabinosid 19.31f
Adenohypophyse s. Hypophysenvorderlappen
Adenosindiphosphat 3.10
Adenosinmonophosphat, zyklisches 9.23, 10.9, 10.36
Adenosintriphosphat 3.10f
Adenosintriphosphatase 3.11
Adenylatkinase 3.11
Adenylcyclase 10.9
Adenylcyclasesystem, Stimulierung 10.29f
Adhäsionsileus 8.151
Adipositas 5.12
– Frühgeburtenrate 5.26
– perinatale Mortalität 5.26
Adnexitis tuberculosa 8.8
ADP s. Adenosindiphosphat
Adrenalektomie, beidseitige 8.104
Adrenalin, Wehenhemmung 9.22
Adrenalinausschüttungen, mütterliche 3.82
Adrenogenitales Salzverlustsyndrom 19.8
– Syndrom 1.76, 8.104f
– – Häufigkeit 1.66

Sachverzeichnis

Adrenogenitales Syndrom
– – Therapie 8.105
Adsorbatimpfstoff 5.39 f
Aedes aegypti 5.44
AFP s. Alpha-Fetoprotein
Agenzien, teratogene 1.45
– – Plazentagängigkeit 1.46
– – Wirksamkeit, Nachweis 1.46 f
AGS s. Adrenogenitales Syndrom
A-2-Hämoglobinfraktion 8.58
Ahorn-Sirup-Krankheit 6.76, 19.7
Akardius 12.41
Akne vulgaris 8.119
Akranie 6.24
Akranie-Anenzephalie 12.41
– Deflexionslage 12.51
Akromegalie 8.100
Akrozyanose 16.9
Aktivhypnose, gestufte 11.3
Aktivität, fetale, totale 7.20
– – – Registrierung 7.26
Alanin 3.39, 3.51
Alanin-Aminotransferase 8.38
Albumin 6.55
– im Fruchtwasser 6.62
– radioaktiv markiertes 3.55
Albumin-Coombs-Test 1.84
Albumin-Globulin-Quotient 3.51
Albumine im Harn, Spätgestose 8.200 f
– niedermolekulare, im Primärharn 3.39
Aldolase 3.11
Aldosteronismus, primärer 8.159
Aldosteronproduktion, verminderte 1.76
Aldosteronsynthese 1.18
Alkaloide, teratogene Wirkung 1.49 f
Alkohol als Tokolytikum 10.37
Alkoholgenuß, Schwangerschaft 1.42
Alkoholmißbrauch, chronischer mütterlicher 1.42
Alkoholsyndrom, embryofetales 1.42
Alkoholwirkung, teratogene 1.42
Alkylantien, teratogene Wirkung 1.49 f
Allergie, angeborene 1.24
Allgemeinnarkose, Einfluß auf Gastrointestinaltrakt 11.32 f
– Elektrolythaushalt 11.32
– geburtshilfliche 11.31 ff
– Hämodynamik 11.32
– Magensaftaspiration, Prophylaxe 11.33
– bei Myasthenia gravis 8.79 f
– Ventilation 11.32
– Wasserhaushalt 11.32
Alopecia areata 8.119
Alopezie, rezidivierende 3.46
Alpha-Amylaseaktivität 1.14
Alpha-Fetoprotein 2.51, 3.52, 6.50, 8.38
– fetale Mißbildungsdiagnostik 6.72 ff

Alpha-Fetoprotein
– im Fruchtwasser 6.59, 6.74
– im mütterlichen Serum 6.73
Alpha-Fetoproteinkonzentration, Bestimmung 2.43, 5.19, 7.30
Alpha-Fucosidase 6.75
Alpha-Fucosidose 6.75
Alpha-Galactosidase 6.75
– im Fruchtwasser 9.9
Alpha-2-Globuline im Harn, Spätgestose 8.201
Alpha-1,4-Glucosidase 6.75
Alpha-2-Glukoprotein 6.50
– Mittelwert 6.51
Alpha-Glutatatreduktase 6.76
Alpha-Hydrobutyratdehydrogenase 6.56
16-Alpha-Hydroxy-Dehydroepiandrosteronsulfat 6.45
Alpha-Hydroxybutyratdehydrogenase im Fruchtwasser 6.62
Alpha-Ketosäuredecarboxylase, verzweigtkettige 6.76
Alpha-L-Iduronidase 6.75
Alpha-Lipoproteine 1.11
Alpha-2-Makroglobulin 3.52, 6.50
Alpha-Mannosidase 6.75
Alpha-Mannosidose 6.75
Alpha-MSH 8.99
Alpha-Rezeptoren 3.17
Alpha-Thalassämie 8.59, 19.10
Alpharezeptoren 9.22 f, 10.9
– hormonale Beeinflussung der Ansprechbarkeit 10.36
Alvarez-Wellen 10.12 ff, 10.19
Amaurose 8.207
Ambenoniumchlorid 8.78
Amelie 1.77
Amenorrhoe, Cushing-Syndrom 8.104
– postpartal persistierende 8.102
ε-Aminocapronsäure 16.12
Aminoglykoside 16.4
– Indikationsstellung 8.5
– bei Pneumonie 8.8
– teratogene Wirkung 8.4
Aminopterin 1.48
Aminosäuremuster 3.51
Aminosäuren 3.50
Aminosäurenausscheidung, renale 3.39
Aminosäurenstoffwechsel 3.50 f
Aminosäurenstoffwechselstörung, Enzymdiagnostik 6.76
Aminosäurentransport, diaplazentarer 2.36
– – Steuerung 2.36
Aminosäurenverlust, täglicher 3.39
Aminotransferase 6.52
Amniographie, Mehrlingsschwangerschaft 13.9
Amniokrit 9.10
Amnionblatt 2.41
Amniondruck, Eröffnungsperiode 12.17
Amnioninfektion 19.20, 19.28

Amnioninfektionssyndrom 1.34, 1.103, 2.16, 2.18, 12.69, 16.13 ff
– nach Amniozentese 16.14
– anaerobe Erreger 16.3
– Antibiotikum 16.15 f
– aszendierende Infektion 16.14
– Ätiologie 16.13
– nach Blasensprengung 16.14
– bei Cerclage 16.14
– Definition 16.13
– disseminierte intravaskuläre Gerinnung 15.24
– durch geburtshilfliche Maßnahmen 16.14
– Häufigkeit 16.13
– Heparinprophylaxe 16.15
– Infektion des Kindes 16.16
– – im Wochenbett 16.18
– Kaiserschnitt 16.16, 18.19
– Komplikationen 16.13
– Krankheitsbild 16.15
– Mikrobiologie 16.14
– Pathogenese 16.14
– perinatale Mortalität 12.10, 16.14, 16.16
– Prophylaxe nach vorzeitigem Blasensprung 16.17
– septisches 16.13
– Therapie 12.10, 16.15
– thrombotischer Lungenarterienverschluß 16.16
– Untersuchungen 16.15
– Urinprobe 16.15
– Uterusexstirpation 16.16
– nach vorzeitigem Blasensprung 12.10
Amnioninfusion 15.18 f
Amnionitis 15.21
Amnionnabel 1.75
Amniontransparenz, verminderte 12.69
Amnionverfärbung 12.69
Amnioskopie 5.16, 5.21, 7.27, 9.36, 12.80
– Fruchttodverdacht 1.104
– Risiko 12.80
Amniotomie s. Fruchtblasensprengung
Amniozentese 1.87 f, 5.22
– Amnioninfektionssyndrom 16.14
– fetomaternale Transfusionen 1.82
– Fruchttodverdacht 1.104
– Gefahren 1.88
– Indikation 1.88
Amotio retinae 19.33
Ampicillin 1.72, 8.18, 8.130, 16.4, 16.20, 16.22
Amylase 3.45, 3.59
– im Fruchtwasser 6.70 f
Amyloidose, Polyneuropathie 8.75
Amylophagie 8.56
Anaerobioseindex, Zunahme 2.50
Analatresie 19.3, 19.25 f
Analgesie, geburtshilfliche, intrapartale Asphyxie 7.11
– medikamentöse 3.79

Analgetika 1.52, 11.16ff
- Antagonisierung 11.17
- Dosierung 11.17
- Geburtserleichterung 11.16ff
- klinische 11.17
Analgetikaantagonist, Applikation 11.17f
- Dosierung 11.17f
Analgetikumapplikation, intramuskuläre 11.17
- intravenöse, exakt steuerbare 11.17
Anämie 8.50ff, 19.8
- Aborthäufigkeit 8.51
- aplastische 8.61
- - Letalität 8.61
- blutungsbedingte s. Blutungsanämie
- Definition 8.50
- Diagnose 8.50
- eisenmangelbedingte s. Eisenmangelanämie
- Enzymopathie 8.57
- fetale 1.86
- - Hypoxie 7.8
- Fieberhäufigkeit im Wochenbett 8.51
- folsäuremangelbedingte s. Folsäuremangel, Anämie
- Frühgeburtenhäufigkeit 8.51
- Frühgeburtenrate 5.26
- Gefahren 8.51
- - kindliche 8.51
- - mütterliche 8.51
- hämolytische 8.57f
- - korpuskuläre 8.57
- - mikroangiopathische 8.60
- - serogene 8.57
- - toxische 8.57
- Häufigkeit 8.52
- hypochrome 8.53
- - therapieresistente 8.53
- infektbedingte s. Infektanämie
- Infektgefahr 8.51
- Infektion, puerperale 16.18
- Kindsgewicht 8.51
- kugelzellige s. Kugelzellanämie
- latente Sprue 8.33
- makrozytäre, 8.61
- Malaria 8.132
- Mehrlingsschwangerschaft 13.6
- mütterliche 2.17
- normochrome 8.58, 8.61
- perinatale Mortalität 5.26
- perniziöse 8.56
- physiologische 3.56f, 8.155
- prophylaktische Eisensubstitution 5.31
- Proteinmangel 8.56
- Pyelonephritishäufigkeit 8.51
- - kindliche 8.51
- - mütterliche 8.51
- refraktäre 8.61
- serogene 8.57, 8.60
- Symptome 8.50
- toxisch-hämolytische 8.60
- Urotuberkulose 8.25

Anämie
- Vitamin-B_{12}-Mangel 8.56
Anämien, Einteilung 8.51f
Anankastische Reaktion 8.174
Anästhesie, geburtshilfliche, bei Hämoglobinopathie 8.60
- - intrapartale Asphyxie 7.11
Anästhetikaexposition, berufliche, Schwangerschaft 1.53f
Androgene, Plazentapermeabilität 2.39
Androlutom-Syndrom in der Schwangerschaft 8.107
Androspermien 1.26f
Anenzephalie 1.75, 2.43
- Häufigkeit 6.73
- Röntgendiagnostik 6.24
Aneurysma dissecans 8.166
- intrakranielles 8.72
Anfall, eklamptischer, Vorzeichen 8.207
Anfälle, eklamptische 8.194f
- epileptiforme 8.98
- epileptische 8.72
- zerebral gestaltete 8.75f
- - - Differentialdiagnose 8.76
Angina pectoris 8.165, 8.169
Angiom 1.78
- spinales 8.68
- - inoperables 8.69
Angiotensin II 8.204
Angst 11.6
Angst-Spannung-Schmerz-Syndrom 3.80, 11.6
Angstabbau, Entspannungsübungen 11.2
Ängste der Gebärenden 3.80f
- in der Schwangerschaft 3.75f
- vegetative Symptome 3.75
Angstquotient, erhöhter 8.176
Ankylose, kokzygiosakrale 4.22
Anomalien, angeborene 1.45
- chromosomale, altersabhängige Frequenzzunahme 1.36
Anonychia congenita 1.78
Anorektale Erkrankung 8.38
Anorektische Reaktion 8.174
Anoxie, fetale, akute 7.13
- - totale, Spätprognose 7.42
- zerebrale Schäden 12.92
Anti-A-Isoagglutinine 1.24
Anti-B-Isoagglutinine 1.24
Anti-D-Antikörper, Plazentapermeabilität 2.40
Anti-D-Prophylaxe, HbF-Zellen-Bestimmung 6.54
- nach rhesusinkompatibler Transfusion 1.95
- Schwangerschaft 1.94
Anti-D-Serum, Applikation 1.93
- - technische Fehler 1.95
- Dosierung 1.93
- Herstellung 1.92f
Antiandrogene 1.51
Antiarrhythmika 8.161
Antiatelektasefaktor s. Surfactant

Antibiotika, maternofetale Verteilung 16.3ff
- Pharmakokinetik in der Schwangerschaft 16.3
- teratogene Wirkung 1.49f
- Wahl bei Amnioninfektionssyndrom 16.15
- - bei Infektionsprophylaxe im Wochenbett 16.22
- - bei infiziertem Abort 16.10
- - bei Mastitis 17.15
- - primäre 16.5
Antibiotikaprophylaxe im Wochenbett 16.22
Antidiabetika, orale 1.53, 8.87
Antieepileptika 8.76
Antiemetika 1.51f, 5.32, 8.181
Antigen-Antikörper-Komplex 1.84
Antihistaminika 1.52, 8.181, 11.22
Antihypertonika bei Spätgestose 8.213
Antikoagulantien 8.162
Antikoagulation, dauernde, bei Herzklappenprothese 8.167
- bei Koronarkrankheit 8.169
- postpartale 8.170
Antikonvulsiva 1.48
Antikonzeptiva s. Kontrazeptiva
Antikörper, diaplazentar übertragene 1.24f
- erythrozytengebundene 1.84
- IgG-Typ 1.24
- langsame 1.83
- Plazentapermeabilität 2.40
- Tuberkulintyp 1.24
- zellständige 1.24
Antikörpermangelsyndrom 1.93
Antikörperübertragung, transplazentare 1.24f, 5.38
Antimumps-Hyperimmunglobulin 8.133
Antipyretika 1.52
Antistreptolysintiter, erhöhter 8.19
α_1-Antitrypsin 8.38
Antituberkulotika 8.25
- Behandlungsergebnisse 8.4
- in der Muttermilch 8.6
- teratogene Wirkungen 8.4
Antriebsminderung 3.73
Anurie 8.20f, 8.45
- Harnmenge 8.21
Anxiolytika 8.176
Anxyolyse, medikamentöse 11.16
Aortenbogenchemorezeptoren 7.17
Aortendehnungston 3.32
Aortendissektion 8.160
Aorteninsuffizienz 8.160f
- Einfluß der Schwangerschaft 8.166
Aortenisthmusstenose 8.159f
- mütterliche Mortalität 8.159
Aortenklappeninsuffizienz 8.166f
- Diagnose 8.166
- Schwangerschaftsabbruch 8.166
- Therapie 8.166f
Aortenruptur 8.160
Aortenstenose 8.165f

Aortenstenose
- angeborene 8.168
- Diagnose 8.165
- Differentialdiagnose 8.165
- Einfluß der Schwangerschaft 8.165
- Endokarditisprophylaxe, peripartale 8.166
- Geburtsleitung 8.166
- Karotispulsveränderung 8.165
- Schwangerschaftsabbruch 8.166
- subvalvuläre membranöse 8.165
- - muskuläre 8.165
- Therapie 8.165f
- valvuläre 8.165
Aortenwurzel, Pendelblut 8.166
Apgar-Score 12.93
- Beckenendlagekinder 14.17
- bei schwerer mütterlicher Anämie 8.51
Aplasia cutis im Kopfbereich 8.96
Apnoe, primäre 12.92
- sekundäre 12.92
Apnoemechanismus 12.92
Apnoesyndrom 19.23
Apoplexie, uteroplazentare 15.12
Apparate-Medizin 5.12
Appendicitis sub partu 8.146
Appendixperforation 8.145
Appendizitis 8.144ff
- Abortverhütung 8.146
- Behandlung 8.146
- Diagnosestellung 8.145
- Differentialdiagnose 8.145f
- - zur Cholelithiasis 8.148
- Komplikationsrate 8.145
- Letalität, kindliche 8.146
- - mütterliche 8.146
- Operation, Transrektalschnitt 8.146
- - Wechselschnitt 8.146
- Operationsrisiko 8.146
- Operationstechnik 8.146
- Prognose 8.146f
- Schmerzlokalisation 8.145
- Verlauf 8.145
Appetitveränderungen 5.32
Appetitzügler 8.169
Arachidonsäure 3.53
Arachnoidalblutung, Spätgestose 8.195
Arbeitsunlust 8.139
Arcus-pubis-Winkel 4.5
- spitzer 4.19f
Arginin 3.51
Argininsuccinacidurie 6.76
Argininsuccinase 6.76
Argininsuccinsäuresynthetase 6.76
Armplexuslähmung, obere 19.26
- untere 19.26
Armvorfall, Querlage 14.3
Arrhenoblastom 8.106
Arteria-renalis-Aneurysma, Nierenruptur 8.26
Arteriae umbilicales, Blutgaswerte 1.4
Arterienhypertrophie, Uterus 3.17

Arteriolosklerose, intrarenale 8.192
Arylsulfatase A 6.75
Arylsulfatase B 6.75
Ascorbinsäure s. Vitamin C
Asherman-Syndrom 18.4
Aspartat-Aminotransferase 8.38
Asphyxie, akute, Neugeborenes 1.74, 1.76
- HPL-Werte 6.48
- intrapartale 7.5
- - Diagnostik 7.33
- - Einfluß der Wehentätigkeit 7.38
- - Geburtsbeendigung 7.38
- - konservative Therapie 7.37
- - mütterliche Lageveränderung 7.37f
- - Sauerstoffgabe 7.38
- - Tokolyse 7.38
- - Ursachen 7.9f
- intrauterine 2.14, 2.16f, 2.30, 11.22
- - Mekoniumaspiration 19.19
- - Nabelschnurarterieninfiltrate 2.16
- - persistierende fetale Zirkulation 19.20
- - Prophylaxe 7.38
- neonatale protrahierte 9.33
- Pathogenese 12.79
- physiologische 12.91
- postnatale 19.19
Asphyxieherz 19.20
Asphyxieinfiltrate, plazentare 2.16
Aspirationspneumonie beim Neugeborenen 16.16
- im Wochenbett 16.19
Aspirin 1.52
Assimilation, obere 4.15
- partielle 4.15
- totale 4.15
- untere 4.15
Assimilationsbecken 4.15ff
- Geburtskomplikationen 4.17
- Häufigkeit 4.18
- langes 4.16f
Asthma bronchiale 8.9
Asynklitismus 12.34
- hinterer 4.17, 10.69
- vorderer 10.69
Aszites, Therapie 8.42
Atembewegungen, fetale, Abweichungen 7.19
- - Dämpfung 7.19
- - Registrierung 7.26
- - Stimulation 7.19
- - Tagesrhythmus 7.19
- periodische 1.5
- rhythmische 1.7
- - fetale 1.6
Atemdepression, postnatale, morphinderivatbedingte, Behandlung 11.17f
Atemformen 11.4
Atemfrequenz 3.35
Atemgase, Plazentapermeabilität 2.33f

Atemminutenvolumen 3.35, 11.4
- Neugeborenes 1.7f
- prozentualer Anstieg 3.36
Atemnotsyndrom 8.89, 9.20, 16.17
- transitorisches 19.19
Atemübungen 11.4
Atemwegwiderstand 3.35
Atemzentrum, Aufbau 1.5
Atemzug, erster 12.91f
Atemzugvolumen 3.35
Äthanoltest 15.25
Äthylalkohol, Plazentapermeabilität 2.36
Athyreose, angeborene 8.95
Atmung, entspannte, Einübung 11.4
- fetale, Registrierung 12.86
- forcierte 11.4
- unter der Geburt 11.4
- - psychologische Bedeutung 11.5
- mütterliche, während der Geburt 12.23
Atmungsmuskulaturparese 8.73
Atmungsveränderung, postpartale 17.2
ATP s. Adenosintriphosphat
Atrichia congenita 1.78
Aufklärung, geburtsvorbereitende 11.5
Augenhintergrundveränderungen, choreoretinitische 1.71
- Spätgestose 8.207
Augenmißbildung 1.67
Augentuberkulose 8.8
Ausgangszange 12.26, 12.57
Ausscheidungsurographie 8.17
- bei Beckenniere 8.27
- Indikation 8.24f
- bei Zystenniere 8.27
Austauschtransfusion 1.85
- beim Neugeborenen 19.12f
- - Durchführung 1.90
- - Indikation 1.90f
Austin-Flint-Geräusch 8.166
Austreibungsgeräusch, systolisches 8.158
Austreibungsperiode 10.12
- Dauer 12.24
- Definition 12.24
- fetaler Blut-pH-Wert 12.85
- fortgeschrittene s. Preßperiode
- frühe 12.24f
- - Leitung 12.25
- - Verlauf 12.24f
- Geburtsstillstand 12.33f
- Kopflage 12.24ff
- okzipitoposteriore Rotation 12.49
- Pudendusanästhesie 11.23
- Schmerzausschaltung 11.27
- Schmerzlinderung 11.16
- Verzögerung 12.33f
- - funktionell bedingte 12.43
- Wehentätigkeit 10.14, 12.24
Autohypnose 11.4

Autoimmunkrankheit gegen
  Progesteron 8.113
Autoprothrombin I 3.58
AV-Block 8.161
– angeborener 8.168
Aversionen 8.174
Axillarbehaarungsausfall 8.102
Azathioprin 8.78
Azidämie, mütterliche 7.15, 7.39
Azidose, fetale 7.4f, 9.33, 12.85
– – intrapartale, Häufigkeit 7.11
– – physiologische 12.85
– – Ursachen 7.9
– metabolisch-respiratorische 7.15
– metabolische 8.45, 19.7
– respiratorische, nach
  Diazepaminjektion 11.19
Azidosemorbidität, perinatale 6.41

B

B-Streptokokken-Pneumonie,
  neonatale 19.20
B-Streptokokken-Sepsis, neonatale
  19.29
B-Zellen-Makrophagen 1.92
Bakteriämie 8.121
– mütterliche 2.18
Bakteriurie 8.10, 8.17
– asymptomatische 3.37
– – Behandlung 8.17
– – Diabetes mellitus 8.85
– – Fehlbildungsneigung 8.17
– – fetale Mangelentwicklung 7.6
– – Pyelonephritis 8.10f
– nephrotisches Syndrom 8.20
Bakteroides 16.3, 16.19
Bamberger-Divergenzzange 18.9
Bandapparat,
  Lockerungserscheinungen 5.33
Bandlsche Furche 12.22, 14.4
– – Hochsteigen 14.3
– – pathologische 15.6
Bandscheibenprolaps, lumbaler
  17.8
Barbiturate, geburtshilfliche
  Anwendung 1.49, 1.52
Barorezeptoren 7.17
Basaltemperaturkurve 5.9
Basedowsche Erkrankung 8.94f
– – Pathogenese 8.94
– – Therapie 8.95f
Basler Score 12.94
Bauchatmung 11.4
Bauchdeckenspannung,
  reflektorische 8.145
Bauchtrauma, stumpfes 8.152
– – Abruptio placentae 15.11
– – Ileus 8.151
Bauchwandbruch 1.75, 19.6
BCG-Impfstoff 5.39
BCG-Impfung 5.45f
– Nebenwirkungen 5.46
Bechterew-Krankheit,
  Aortenklappeninsuffizienz 8.166
Becken 4.9

Becken
– androides 12.54
– anthropoides, längsovales 12.54
– einfach plattes 4.10
– enges, Geburtsverlauf 10.77ff
– – Kaiserschnittfrequenz 18.5
– bei Hüftgelenksluxation 4.19,
  4.22
– infantiles 4.13
– juveniles 4.13
– kindliches, funktionsbedingte
  Formänderung 4.2f
– kleines, leeres 14.2
– – septische Thrombophlebitis
  16.21
– kyphotisches 4.14
– langes 4.16, 18.5
– längsovales 4.8
– bei Osteomalazie 4.20
– plattes 4.10f, 10.79
– – Zwergwuchs 4.14
– quer verengtes 4.19, 12.54
– rachitisch plattes 4.11
– – – Häufigkeit 4.11f
– schräg verengtes 4.18
– skoliotisches 4.14
– spondylolisthetisches 4.14f
– steiles 10.61
– trichterförmig verengtes,
  Geburtsverlauf 10.78
– verengtes 4.13
– – Raumforderung 4.21
– weibliches, präpubertales 4.3
Becken-Screening,
  röntgenologisches 5.12
Beckenabschnitt, distaler,
  Kapazitätsberechnung 4.12
Beckenachse 4.4
Beckenarteriographie,
  Schwangerschaftsnachweis 6.19
– Strahlenexposition des Uterus
  8.3
Beckenasymmetrie,
  Hüftgelenksluxation 4.22
– Osteogenesis imperfecta 4.22
Beckenausgang 4.4
– röntgenologische Messung 6.27ff
– sagittaler Durchmesser 4.5
– transversaler Durchmesser 4.5
Beckenausgangsmaße 6.28f
Beckenausgangsverengung 6.28f
– Kindskopfverformung 10.80
Beckenausgangszange 12.26, 12.57
Beckenaustastung, manuelle 5.14
Beckenboden, Geburtshindernis
  12.37
– schlaffer 12.55
Beckenbodenerschlaffung,
  medikamentöse, bei Frühgeburt
  12.12
Beckenbodengymnastik 8.29
Beckenbodenveränderung,
  postpartale 17.2
– schwangerschaftsbedingte 3.21
Beckendurchmesser, erster schräger
  4.4
– gerader 4.4

Beckendurchmesser
– größter querer 6.26
– Normalmaße 6.28
– querer 4.4, 10.58f
– röntgenologische Messung 6.26f
– sagittaler 6.26
– – Einfluß von Lageänderungen
  10.59
– zweiter schräger 4.4
Beckendystokie, Häufigkeit 18.5
– Kaiserschnittfrequenz 18.5
Beckenebenen 4.3f
Beckeneingang 4.3f
– anthropoider 4.9
– herzförmiger 4.20
– keilförmiger 4.8
– querovaler 4.6, 4.9
– röntgenologische Messung 6.26f
Beckeneingangsdurchmesser,
  sagittaler, Kaiserschnittindikation
  6.28
Beckenendlage 14.8ff
– Asphyxie 14.17
– Ätiologie 14.8
– Bedeutung 14.8
– Definition 14.8
– Diagnose, klinische 14.11
– Einflußfaktoren, fetale 14.9
– – mütterliche 14.9f
– – plazentare 14.11
– Entbindungsmethode 14.25ff
– – nach Bracht 14.26f
– – nach Covjanov 14.27f
– – nach Mauriceau-Veit-Smellie
  14.29f
– – nach Müller 14.28f
– – nach Thiessen 14.25f
– Extraktion des Kindes 14.30
– fetale, Frühgeburtsprophylaxe
  14.12
– – Überwachung 14.12
– Forzeps am nachfolgendem Kopf
  14.29f
– Fruchtwassermenge 14.11
– Frühgeburt 14.9, 14.24f
– Geburtsleitung 14.20ff
– Geburtsmechanismus 14.20
– Geburtsverlauf 14.20ff
– gestreckte Beine s. Extended legs
– Häufigkeit 14.8
– Hydrozephalus 12.40
– Hyperextension des Kopfes
  14.15
– Kardiotokographie 14.23
– Kindsspätentwicklung 14.18f
– kindliche intrakraniale Blutung
  14.18
– klassische Armlösung 14.29
– Komplikationen, subpartale
  14.22
– Mehrlinge 5.28, 14.8, 14.11
– Mißbildung 14.10
– Mißbildungsdiagnostik 14.12
– Nabelschnurvorfall 14.24
– Neugeborenenazidose 14.17f
– Oligohydramnie 14.11
– pathologische Beckenmaße 14.14

Sachverzeichnis

Beckenendlage
- Periduralanästhesie 11.31
- perinatale Mortalität 14.16
- postnatale Morbidität 14.17
- Probegeburt 14.22
- Prognose, Zatuchni-Andros-Score 14.14
- protrahierte Geburt 14.22
- Risiken, fetale 14.16
- – kindliche 14.16
- Schulterlösung nach Lovset 14.29
- Sectio 14.14f
- – Indikationsstellung, klassische 14.21
- – – moderne 14.21
- – primäre 14.20
- Sectiofrequenz 14.21f
- – steigende 14.31
- Spontangeburt, assistierte 14.25f
- traumatische Kindesschädigung 14.18
- Ultraschallbiometrie 14.14
- vaginale Geburt 14.20ff
- – – Analgesie 14.22
- – – Anästhesie 14.22
- vorzeitiger Blasensprung 14.22
- Wendung, äußere 14.12f
- – – Erfolgsquote 14.12
- – – Komplikationen 14.13
- – – Voraussetzung 14.12f
- – – vorzeitige Plazentalösung 15.11
- Zwillinge 13.6

Beckenendlagekinder, Apgar-Zahlen 14.17
Beckenenge 4.4
Beckenentwicklung, im Erwachsenenalter 4.1ff
- fetale 4.1ff
Beckenexostose 4.21
Beckenformen, pathologische 4.9ff
Beckenfraktur 4.22f
- deformierend ausgeheilte 4.23
Beckengelenke, schwangerschaftsbedingte Veränderungen 3.24
Beckenmaße, pathologische, Beckenendlage 14.14
Beckenmessung, äußere 4.4, 5.12, 14.13
- innere 4.5, 14.13
- röntgenologische s. Pelvimetrie
Beckenmitte 4.4
Beckenneigung, starke 4.17
- verringerte 4.15
Beckenniere 8.27f
- Verletzung bei Spontangeburt 8.26
Beckenosteom 4.21
Beckenprozeß, raumfordernder 6.12
Beckenringinsuffizienz, postpartale 17.7f
Beckenringveränderungen, postpartale 17.2

Beckenröntgenuntersuchung, Strahlenexposition des Uterus 8.3
Beckentrauma 8.152
Beckentumor, extragenitaler 12.36
- fibromatöser benigner 4.21
Beckentyp, androider 4.8
- anthropoider 4.8
- gynäkoider 4.6f
- platypeloider 4.9
Beckentypen, Häufigkeit 4.9
Beckentypkombinationen 4.9
Beckenveränderungen 4.11
- funktionsbedingte 4.2f
- geburtsbedingte 10.58ff
- schwangerschaftsbedingte 4.5, 10.58
Beckenverengung 4.9ff
- Arten 12.34
- Definition 12.34
- Diagnose 12.34
- Dystokie 12.34
- fetales Trauma 7.3
- hoher Geradstand 12.54
- Pelvimetrie 6.26
- tiefer Querstand 12.55
Beckenverformung, entbindungsbedingte 4.6
- geburtsbedingte röntgenologische Messung 10.60f
Beckenweite 4.4
Beckenzirkel 5.12
Befindensänderungen, vitale, im Wochenbett 3.84
Befürchtungen 3.75
- der Gebärenden 3.80
- reaktive 11.6
Behaarung, verstärkte 3.46
Beinbeschwerden 8.175
Beinlähmung, postpartale 17.8
Beinvenenthrombose 8.58
Belehrungen, geburtsvorbereitende 11.5
Benzodiacepinderivate 10.37
Benzodiazepine 11.18f
Beratung, genetische, bei AGS-Patienten 8.105
- – bei Diabetes mellitus 8.91
Berufstätigkeit, Schwangerschaft 1.42
Beta-Endorphin im Fruchtwasser 6.60
Beta-1-Glukoprotein 6.50
- Mittelwert 6.51
17-Beta-Hydroxysteroidoxydoreduktase 6.52
Beta-Lipoproteine 1.11
Beta-Lipotropin 8.99
Beta-2-Mikroglobulin im Fruchtwasser 6.61
Beta-MSH 8.99
Beta-2-Rezeptoren 9.23
Beta-Thalassämie 8.59, 19.10
Betaadrenergika 8.146
Betamethason-Phosphat-Behandlung bei hyalinen Membranen 6.66

Betamimetika 7.35f, 9.22ff, 10.10, 10.20, 10.34ff, 10.46
- Applikationsform 10.36
- Dosierung 10.36
- Herzeffekte 10.36
- kardiotoxische Effekte 9.24
- Nebenwirkungen 9.24
- Reaktion der glatten Muskulatur 10.35
- Systemwirkungen 10.36
- Überdosierung 9.24f
- Vorsicht bei internistischen Grunderkrankungen 9.24
- Wehenhemmung 10.34ff
- Wirkung am Feten 9.24
- Wirkungskette 9.23
- Wirkungsmechanismus 10.34f, 9.22f
Betamimetikalösung, gebrauchsgerechte 7.38
Betarezeptoren 3.18, 9.22f, 10.9, 10.35
- am Herz 10.36
- hormonale 10.36
Betarezeptorenblocker 8.161
Betastimulation, Wirkungen, funktionelle 10.37
- – metabolische 10.37
Bewegungen, fetale 7.19f
- – Häufigkeit 5.15
- – Registrierung 7.26
Bewegungsabläufe, periodische, fetale, Darstellung 6.8f
Bewegungsaktivität, fetale, Einflußfaktoren 7.17
Bewußtseinstrübung bei der Geburt 8.141
Bicarbonatpuffersystem 2.35
Big-ACTH 8.99
Biguanid-Derivate 1.53
Bilirubin 6.55
- im Fruchtwasser 6.62
Bilirubinbestimmung, spektrophotometrische, Fruchtwasser 1.87
Bilirubinenzephalopathie 1.87, 1.90, 16.4, 19.9f, 19.12
Bilirubintransport, diaplazentarer 2.40
Bilirubinurie 8.44
Billroth-Operation 8.148
Biometrie, embryofetale, im Ultraschallbild 6.9
- exakte 6.5
Biuret-Untersuchung 3.39
Blasen-Mastdarm-Lähmung 1.75
Blasenektopie 1.76
Blasenmole 1.82, 5.32, 8.94
- Beta-HCG-Bestimmung 6.50
- Prostaglandininfusion 10.32
- Spätgestose 8.188
Blasensprengung bei Amnioskopie 12.80
- frühzeitige, Nabelschnur-pH-Wert 7.34
- – Sectiofrequenz 18.5

Blasensprengung
- bei okzipitoposteriorer Rotation 12.49

Blasensprung 12.20 f
- Diagnose 12.21
- Geburtsverlauf 12.21
- Keimaszension 2.17 f
- Mechanismus 12.20
- spontaner, Nabelschnur-pH-Wert 7.34
- vorzeitiger 12.8 ff, 12.20, 16.13
- – Amnioninfektionssyndrom 12.10
- – Antibiotikagaben 16.17
- – Antibiotikaprophylaxe 18.20
- – Ätiologie 12.8
- – Beckenendlage 14.22
- – Definition 12.8
- – Diagnose, chemische 12.9
- – – klinische 12.9
- – – mikroskopische 12.9
- – entzündliche Nabelschnurveränderungen 16.14
- – Frühgeburt 12.10
- – Geburtseinleitung 12.11
- – Gefährdung der Mutter 12.10
- – Gefahren 12.9 ff
- – Häufigkeit 12.8
- – hyaline Membranen 12.10
- – Infektionsprophylaxe 16.17
- – Latenzzeit 12.8, 16.13
- – Lecithin-Sphingomyelin-Ratio 6.66
- – Mehrlinge 13.6
- – Nabelschnurvorfall 12.10
- – bei Nierentransplantatträgerinnen 8.23
- – perinatale Mortalität 12.9, 16.14
- – postpartale Untersuchungen 16.16
- – Prophylaxe 12.11
- – Querlage 14.3
- – Therapie 12.11
- – unreifes Kind 12.12
- Zeitpunkt 12.20

Blasenverschlußapparat, insuffizienter 8.28
Blastommetastasierung, diaplazentare 8.118
Blastozyste 1.31
Blastozysten-Endometrium-Interaktionen 1.31
Block, parazervikaler s. Parazervikalblockade
Blockade, adrenerge 8.96
Blut, Atmungsfunktion, Einflußfaktoren 2.32
- – Kohlendioxyd 2.34
- fetales Atmungsfunktion 2.30 ff
- – Atmungsreserven 2.48
- – Glucosekonzentration 8.83
- – osmotischer Druck 7.16
- – pH-Wert 7.15
- – – Normwert 12.85

Blut, fetales
- – pH-Wert-Senkung 6.34
- – Prolactinkonzentration 6.72
- – Sauerstoffkapazität 2.32, 7.16
- – Transportfunktion 2.30 ff
- maternes, Atmungsfunktion 2.30 ff
- – vor der Geburt 10.4
- – Oxytocinkonzentration 10.4
- – Oxytocinspiegel 10.23
- – Sauerstoffkapazität 2.32
- – Transportfunktion 2.30 ff
- – Pufferungskapazität 2.35
- – Sauerstoffaffinität 2.32
- – Sauerstoffhalbsättigungsdruck 2.32
- – Sauerstofftransportregulation 2.34

Blut-pH-Veränderungen, fetale, geburtsbedingte 12.85
Blutaktivator 3.59
Blutaminosäurespiegel 3.51
Blutbestandteile, postpartale Veränderungen 17.3
Blutbild, fetales 1.12
Blutbildung, embryonale, Beginn 1.81
- extramedulläre 19.8
- fetale 1.11
Blutcortisolkonzentration 8.102 f
Blutdruck 3.33 f, 8.156
- arterieller, mittlerer 8.199
- diastolischer 3.33
- Einfluß der Periduralanästhesie 11.28
- Einflußfaktoren 3.33
- Geburt 3.34, 8.158
- kritischer Grenzwert 8.199
- pathologischer, Kriterien 8.199
- Spätgestose 8.204 f
- systolischer 3.33
Blutdruckamplitude 8.156
- große 8.166
Blutdruckempfindlichkeit gegenüber Angiotensin 8.204
Blutdruckkrisen, paroxysmale 8.105
Blutdruckmessung 5.14
- intraarterielle 3.33
- regelmäßige 8.204
Blutdrucksenkung, medikamentöse, bei schwerer Präeklampsie 8.211
Blutdrucktest 8.204
Blutfluß, intervillöser, Einflußfaktoren 12.79
Blutgasverhältnisse, intrauterine 7.15
Blutgaswerte, fetale 1.4
- mütterliche 1.5
- Neugeborenes 1.5
Blutgerinnung 3.58
- disseminierte, intravasale 8.208, 15.23 ff
- – Abruptio placentae 15.12
- – akute 15.23
- – chronische 15.23
- – Diagnostik 15.25 f

Blutgerinnung, disseminierte, intravasale
- – – nach Fruchtwasserembolie 15.19, 15.24
- – – Heparin-Prophylaxe 15.26
- – – Klinik 15.23
- – – Pathophysiologie 15.23
- – – Prognose 15.26
- – – septisch-toxischer Schock 15.21
- – – Symptome 15.23
- – – Therapie 15.26
- fetale, intrauterine Hypoxie 7.16
- intravasale 8.205
- – Spätgestose 8.208
- Neugeborenes 1.12 f
Blutgerinnungsfaktoren 1.12, 3.58, 8.38
- Veränderungen bei Präeklampsie 8.205
Blutgerinnungshemmende Substanzen 7.35
Blutgerinnungsindex, Präeklampsie 6.53
Blutgerinnungsinhibitoren 1.13
Blutgerinnungsschema 15.22
Blutgerinnungsstörung 15.16
- bei Abruptio placentae 15.12, 15.23
- bei infiziertem Abort 16.8
- – – Therapie 16.12
- Neugeborenes 1.87
Blutglucose 3.48
Blutglucosenüchternwert 3.48
Blutglucosespiegel s. Blutzuckerspiegel
Blutgruppeninkompatibilität 1.84 f
- Frühgeburtenrate 5.27
- perinatale Mortalität 5.27
Blutketonkörper, Hyperemesis gravidarum 8.180
Blutkrankheit, Diagnostik 5.17 f
Blutsee, intervillöser 2.10
Blutstau, venöser 3.33
Blutstrombahn, periphere, Ausdehnung 3.32
Blutstromgeschwindigkeit 3.32
Bluttransfusion s. Transfusion
Blutung, annoncierende 15.8
- antepartuale 15.7 ff
- – Abruptio placentae 15.9 ff
- – Placenta accreta 15.14 f
- – – extrachorialis 15.15
- – – praevia 15.7 ff
- – – Plazentarandblutung 15.13 f
- – – Ursachen 15.7
- fetale, iatrogene 7.9
- fetomaternale, spontane 7.9
- gastroduodenale 8.147
- gastrointestinale 8.45
- intraabdominale 15.15
- – posttraumatische 8.152
- intrakranielle, beim Frühgeborenen 19.32
- intrapartale, fetale 12.11
- kindliche, bei Beckenendlage 14.18

Blutung, intrapartale
- – plazentare 12.11
- – vaginale 12.11
- petechiale s. Petechien
- postpartale 15.15ff, 17.10f
- – Ätiologie 15.15
- – atonische, nach Kaiserschnitt 18.22
- – – nach Mehrlingsgeburt 13.11
- – – Prophylaxe 17.10
- – – Uteruskompression 17.11
- – begünstigende Faktoren 17.10
- – Bluttransfusion 17.10
- – Diagnose 15.16
- – Gerinnungsstörungen 15.15
- – Häufigkeit 15.15
- – Kontraktionsstörung 15.15
- – Placenta praevia 17.10
- – Plazentalösungsstörungen 15.15
- – prädisponierende Faktoren 15.15f
- – Prognose 15.16
- – Prophylaxe 15.16
- – Therapie 15.16
- – Uterusinversion 15.3
- – Uterusruptur 15.6
- Postplazentarperiode 12.70
- postretinale 19.33
- retroplazentare, Nachweis 15.11
- rezidivierende 15.8
- subendokardiale 8.196
- vaginale, Uterusruptur 15.6
- zerebrale s. Hirnblutung

Blutungsanämie 8.52f
- akute 8.52f
- chronische 8.53

Blutungsfrequenz, postpartale, erhöhte 8.61

Blutungsschock 8.51
- fetaler 7.2
- – Hypoxie 7.8f
- – mütterlicher 7.8f

Blutungstyp, thrombozytopenischer 8.63

Blutungszeit 1.12, 15.25
- verlängerte 8.0

Blutverdünnung 8.50

Blutverlust, geburtsbedingter, Prophylaxe 12.67f
- Postplazentarperiode 12.70
- Tachykardie 15.18

Blutvolumen 3.55, 8.155
- Bestimmung 3.55
- fetales 1.11
- Neugeborenes 1.11
- zentrales 3.34

Blutvolumenverminderung, Anämie 8.51
- postpartale 17.3

Blutwerte, mütterliche, Beurteilung 8.50

Blutzellen, Plazentapermeabilität 2.40

Blutzentralisation, fetale 6.32

Blutzirkulation, fetale, persistierende 19.20

Blutzucker, Abhängigkeit vom Leberglykogengehalt 19.2
Blutzuckerspiegel, fetaler 3.49, 8.83
- mütterlicher 3.49
- Neugeborenes 19.4, 19.6
Blutzuckertagesprofil 8.83
- Beurteilung bei Diabetikerin 8.87
- Wochenbett 8.91
Blutzuckertagesprofile 8.92
Boosterung 19.9
Borderlinebecken 14.14
Brachialgia paraesthetica 8.70
- – nocturna 8.70
Brachialgie, nächtliche, doppelseitige 8.70
Bradykardie, fetale 1.10, 6.32, 6.34
- postpartale 17.3
Brancher-Enzym 6.75
Brandt-Andrews-Handgriff 12.68
Braxton-Hicks-Uteruskontraktionen 10.12ff
Breitspektrumpenicilline 16.4
Brenner-Tumor 8.106
Brideniletus 8.151
Brittle diabetes 8.90
Bromergocryptin 8.100
- Laktationshemmung 17.26
Bromsulfaleinausscheidung 1.15
Bromthaleinretention 8.38
Bromthaleintest 3.44
Bronchialschleimhauttuberkulose 8.8
Bronchiektasen 8.9
Bronchitis 8.9
Bronchopneumonie, hämorrhagische 8.195
Bronchusruptur 8.10
Brust s.a. Mamma
Brustatmung 11.4
Brustdrüsengewebe, Proliferation 1.19
Brustkind, psychische Weiterentwicklung 3.87
Brustkorbtrauma 8.10
Brustschwellung 17.14
Bruststauung 17.14
Brustsuchen 1.14
Brustwarze, schmerzhafte 17.24
- wunde 17.24
Brustwarzenabhärtung 17.13, 17.19
Brustwarzenentzündung 17.14
Brustwarzenerektion, muskuläre 17.22
Brustwarzenplastikschutz 17.19
Brustwarzenschrunden 17.13, 17.17
Brutraumbildung 3.5ff
Bulbärparalyse 8.132
Bupivacain 11.20ff, 11.21
- Parazervikalblockade 11.23
- Periduralanästhesie 11.26
Buschgelbfieber 5.44
Butyrophenonderivate 11.19

C

Café-au-lait-Flecke 8.118

Calcium, Plazentapermeabilität 2.38
Calciumbedarf 3.56
Calciumkonzentration, Uterus 3.12
Calciummangel 5.32
- Wadenkrämpfe 5.34
Calciumstoffwechsel, Regulation, Belastung 8.98
Candida albicans 8.15
Capreomycin 8.4
Caput quadratum 4.12
- succedaneum 10.67f
- – Entstehung 10.67
Carcinoma in situ 3.21
Carrier-Dichte 2.28
Carticain 11.21
Cataracta congenita 1.67
Cefalotin 8.130
Cefoxitin 16.22
Cephalaea 8.76f
- diffusa 8.76
- localisata 8.77
Cephalalgia 8.76f
- diffusa 8.77
Cephaloridin 8.18
Cephalosporine 8.18, 16.4, 17.16
Cephalotin 16.22, 17.16
Ceramid-Trihexosidase 6.75
Cerclage 5.29
- Amnioninfektionssyndrom 16.14
Cervix uteri s. Zervix
Chemorezeptoren 7.17
Chenodesoxycholsäure 3.45
Chimären 13.8
Chinidin 8.163
Chinin 10.28
Chloasma 3.46, 5.33
Chloramphenicol 1.52, 8.131, 16.5, 16.19
Chlordiazepoxid 11.18
Chlorid 6.55
- im Fruchtwasser 6.62
Chloridionen, Plazentapermeabilität 2.38
Chloroform 8.43
Chlorothiazid 8.149
2-Chlorprocain 11.22
Chlorpromazinderivate 11.19
Chlorpromazine 8.181
Choanalatresie 1.74, 19.21
Choanalstenose 1.74
Cholangiographie, transhepatische 8.44
Cholelithiasis s. Gallensteinleiden
Choleraschutzimpfung 5.45
Cholestase, intrahepatische 8.44
- – Pruritus 8.116
- neonatale 19.11f
- durch Östrogene ausgelöste 8.44
Cholesterinspiegel 3.53
Cholesterol 3.45, 6.55
- mütterliches 6.45
Cholesterolkonzentration, biliäre 3.45
Cholestyramin 8.45
Cholezystektomie 8.44, 8.148
- Indikation, absolute 8.148

Sachverzeichnis

Cholezystitis, akute, Häufigkeit 8.148
Cholezystocholangiogramm, intravenöses 8.148
Cholezystokinin, Prüfung der Gallenblasenkinetik 3.44
Cholinesterase 3.59, 8.38
Cholsäure 3.45
Chondrodysplasia punctata 1.49
Chondrodystrophia fetalis 6.24
Chondroitin-Sulfat-Sulfatase 6.75
Chorangiom 12.69
Chordae suspensoriae 3.23
– uteroinguinales 3.23
– uteroovaricae 3.23
Chorea gravidarum 8.75
Choreoathetose 19.12
Chorion frondosum 2.41
– laeve 2.41
Chorionamnionitis s. Amnioninfektionssyndrom
Choriondeckplatte, Arterienstörung 9.17f
Choriongonadotropin 1.31, 3.52, 3.59
– humanes, Serummittelwerte 6.50
– – Urinmittelwerte 6.50
Choriongonadotropinspiegel 8.179
Chorionkarzinom 8.94
Chorionplatte, Asphyxieinfiltrate 2.15
– Leukozyteninfiltration 2.18
Choriosomatomammotropin 3.52
– humanes 6.47f
Chorionstammzotteneinengung 2.3f
Chorionzotten, Bakterienablagerung 2.18
– Differenzierung 2.2
– Fibrineinlagerungen 2.13
– jugendliche 2.6f
– Kapillaroberfläche 2.25
Chorionzottenfragmente im mütterlichen Blut 8.179
Chorionzottenoberfläche, vaskularisierte 2.26
Chorionzottenstroma, Kollagenisierung 2.15
Chorionzottenverkleinerung, präpartale 2.2, 2.4
Chorioretinitis, fetale 8.73
– Säuglingstoxoplasmose 8.127
Chromosomenaberration 6.11
– Diagnostik 5.19
– Hepatitisvireninfektion 8.40
Chromosomenanalyse 2.43, 5.19
Chromosomenanomalie, Diagnostik 5.19
– – antenatale 6.75
Chromosomentranslokation, Diagnostik 5.19
Cimetidin 8.147
Citrullinämie 6.76
Clearence-Fähigkeit, Neugeborenes 1.17
Clements-Test 5.22, 9.22
Clindamycin 16.5, 16.19, 16.22, 17.15

CLIP s. Corticotropinlike intermediate lobe peptide
Clonacepam 8.76
Clonidin 8.159
Clostridien 16.3
Clostridium tetani 16.19
Clostridium-perfringens-Endotoxin, Hämolyse 8.60
Clostridium-perfringens-Infektion 16.3
Clostridiumsepsis 16.19
Clot Observation Test 15.25
Cloxacillin 17.15
Clusters 3.22
Coeruloplasmin 3.52, 8.38
Cold-pressure-Test 8.106, 8.204
Colitis ulcerosa 8.35ff, 8.150
– – Beginn nach der Entbindung 8.37
– – in der Schwangerschaft 8.37
– – Einfluß auf die Schwangerschaft 8.37
– – der Schwangerschaft 8.36
– – Prognose 8.36
– – – fetale 8.38
– – Therapie 8.37
Coma s.a. Koma
– diabeticum 8.87
Compound-Scan, Bildaufbaufrequenz, maximale 6.6
– Schallwellenbündel, Fokussierung 6.6
– Wasservorlaufstrecke 6.6
Computertomographie des Kopfes 8.68, 8.71f
Conduplicatio corpore 14.4
Condylomata acuminata 8.117
Conglutinatio orificii externi cervicis 12.35
Conjugata diagonalis 4.5
– vera 10.59f
– – kurze 4.11
– – sehr kurze, Geburtsverlauf 10.78
Constriction-ring-Dystokie 12.43
Cooley-Anämie s. Thalassaemia major
Coombs-Test 8.60, 19.9
– direkter 1.84
– indirekter 1.84
Cor pulmonale, akutes 15.18, 16.19
Corpus luteum 1.31
– – graviditatis 3.23
Corpus-luteum-Insuffizienz 1.31
Corticoidsubstitution 8.103
Corticosteroide 1.18, 1.51
– Plazentapermeabilität 2.40
Corticosteron 1.18
Corticotropinlike intermediate lobe peptide 8.99
Cortisol 1.18, 8.102f
– diurnale Rhythmik 8.103
Cortisolausschüttung, fetale, erhöhte 7.21
Cortisolproduktion, pathologisch gesteigerte 8.104

Cortisolproduktion
– verminderte 1.77
Cortison 1.18
Coryza syphilitica 1.73, 19.21, 19.31
– – Differentialdiagnose 1.73
Couvelaire-Uterus 15.10, 15.12
Coxsackie-Virus-Infektion, pränatale 1.70
Cranio lacunia 6.24
Crigler-Najjar-Krankheit s. Glucuronyltransferasemangel
Crohn-Krankheit 8.34f
– aktive 8.34
– Beginn nach der Entbindung 8.34
– – in der Schwangerschaft 8.34f
– – – Therapie 8.35
– Behandlung, medikamentöse 8.35
– – operative 8.35
– – Einfluß auf die Schwangerschaft 8.35
– – der Schwangerschaft 8.34
– Erkrankungsverlauf 8.34f
– – fulminanter 8.35
– – inaktive 8.34
– Komplikationen 8.35
– Prognose 8.35
– – fetale 8.35
CTG s. Kardiotokographie
CTG-Score 6.39
Cumarin-Embryopathie 1.49
Cumarine, teratogener Effekt 1.49
Cushing-Syndrom s. Nebennierenrindenüberfunktion
Cyclic-Adenosin-3,5-Monophosphat 9.23, 10.9
Cycloserin 8.4
Cyprosteron 1.51
Cystathionase 6.76
Cystathionsynthetase 6.76
Cystathionurie 6.76
Cystin 3.39, 3.51
Cystin-Aminopeptidase 6.52
– Bestimmung 7.25
– plazentare 2.51
Cystinose 6.76
Cytosin-Arabinosid 8.126

D

D-Antikörper, Angriffspunkt 1.92
– Rhesus-Erythroblastose-Prophylaxe 1.92
D-Penicillamin 8.42f
– Erhaltungsdosis 8.43
D-Xylosetest 8.34
Damm, rigider 12.38
– schwangerschaftsbedingte Veränderungen 3.21
Dammabspülung vor der Entbindung 12.6
Dammdehnung, digitale 12.27
Dammhygiene, postpartale 17.5
Damminfiltrationsanästhesie 11.25

Dammnaht, intrakutane 12.74
- Nachbehandlung 12.75
Dammriß 12.27, 12.73
- Naht 12.74f
- Prophylaxe 12.73
- Schweregrade 12.73
- zentraler 12.27, 12.73
Dammschutz, Aufgaben 12.26
Dane-Partikel 1.71
Daraprim 8.128
Darmatonie 8.152
Darmatresien, multiple 19.25
Darmentleerung vor der Entbindung 12.6
- erste postpartale 17.4, 17.6
Darmerkrankung 8.33ff
Darmfunktion 3.43
- mütterliche, während der Geburt 12.23
- postpartale 17.6
Darmgangrän 8.152
Darminvagination 8.151
Darmkonglomerattumor 8.35
Darmstenose 8.35
Darmverschluß, angeborener 19.25
Daunomyzin 8.62
Davol-Brustwarzensauger 17.24
Dead-fetus-Syndrome s. Fruchttod, intrauteriner
Deaminase 6.76
Debrancher-Enzym 6.75
Defäkationshemmung, postpartale 17.6
Defibrinierungssyndrom s. Blutgerinnung, disseminierte intravasale
Deflexionsgrad 12.51
Deflexionslage 6.29, 12.47ff, 12.50ff
- Ätiologie 12.51
- Definition 12.50
- Diagnose 12.51
- Einflußfaktoren 12.51
- Geburtsverlauf 10.72ff
- Häufigkeit 12.50
- Schädelknochenverformung 10.67
- vaginale Untersuchung 12.51
- Verdacht 12.51
Degeneratio hepatolenticularis s. Wilson-Krankheit
Dehydration bei akutem Nierenversagen 8.21
Dehydrobenzperidol 11.19
Dehydroepiandrosteron-Sulfat 6.47
Dehydroepiandrosteron-Sulfat-Belastungstest 6.47
Depotinsulin 8.87
Depression 3.73, 8.138
- endogene 8.138f
- - Behandlung 8.139
- - Diagnose 8.139
- - postpartale 3.85, 8.142
- - - Prognose 8.142
- larvierte 8.174
- postpartale 17.7
Depressive Reaktion 8.136

Dermatitis exfoliativa Ritter v. Rittershain 19.29f
- herpetiformis 8.113
- papulöse, der Schwangerschaft 8.116
Dermatomyositis 8.119
Dermatose, angeborene 1.78
- erbliche 1.78
- erregerbedingte 8.117
- fieberhafte 8.114
- schwangerschaftsbeeinflußte 8.112, 8.117ff
- schwangerschaftsspezifische 8.112ff
Descensus testiculorum 1.18
Dextran 8.214
Deziduaentwicklung 3.19f
Deziduainfektion 2.18
Deziduazellen 3.20
- doppelkernige 3.19
DHA-S s. Dehydroepiandrosteron-Sulfat
DHAS-Test 7.23f
Diabetes insipidus 8.100, 8.102
- - physiologischer 1.17
- - renaler 8.102
- - transitorischer 8.102
- - zentraler 8.102
- mellitus 8.83ff
- - Abortrate 8.85
- - Atemnotsyndrom beim Frühgeborenen 8.89
- - Blutzuckertagesprofile, Beurteilung 8.87
- - Diagnostik 5.18
- - - pränatale geburtshilfliche 8.88f
- - Einfluß auf die Schwangerschaft 8.85
- - - der Schwangerschaft 8.85
- - Einstellung 8.87f
- - - diätetische 8.88
- - - Kontrolle 8.88
- - - Qualität 8.87
- - - im Wochenbett 8.91
- - Entbindung 8.89f
- - - operative 8.90
- - - vaginale 8.90
- - - vorzeitige 8.90
- - Entbindungszeitpunkt 8.89
- - genetische Beratung 8.91
- - Insulintherapie 8.87
- - Kindsentwicklung 8.86
- - Klassifikation 8.83ff
- - Komplikationen 8.85
- - latenter 8.92, 8.100
- - Lecithin-Sphingomyelin-Ratio 6.65
- - manifester 8.92
- - Mißbildungsrate 1.68, 8.86
- - perinatale Mortalität 8.87
- - Polyneuropathie 8.75
- - potentieller 8.92
- - Pyelonephritis 8.10, 8.15
- - Schwangerenüberwachungsplan 8.86

Diabetes mellitus
- - Schwangerschaftsberatung 8.86f
- - Schweregrade 1.68
- - Sectiofrequenz 8.90
- - Serum-HPL 6.49
- - Stadien 8.92
- - Stoffwechselführung 8.87f
- - Stoffwechselkontrolle am Entbindungstag 8.90
- - subklinischer 8.92
- - Therapie 5.29
- - Urinöstriolbestimmung 6.57
- - Wochenbett 8.91
Diabetikerkind, Übergewicht 1.33
Diaethylstilböstrol, teratogene Wirkung 1.48
Dialyse 8.22
- Blutungsgefahr 8.22
- langfristige 8.22
Diaminoxydase 6.52, 7.25
Diamnioten 13.2
Diarrhoe, Crohn-Krankheit 8.34
- Sprue 8.33
Diät bei Diabetes mellitus 8.88
- bei Obstipation 5.33
Diathese, hämorrhagische 15.22ff
- - Diagnostik 8.63
- - bei septisch-toxischem Schock 15.21
- - thrombozytäre 8.63f
Diathesen, hämorrhagische, Einteilung 8.63
Diazepam 1.52, 8.76, 11.18f
- Kumulationsneigung 11.19
- bei schwerer Präklampsie 8.212
Diazoxid 8.159, 8.213
- bei schwerer Präklampsie 8.214
Dichoriaten 13.2
Dickdarmerkrankung 8.33ff
Dickdarmmotilität 3.43
Dickdarmverschluß, angeborener 19.25
Differentialagglutinations-Technik 1.81
Differentialhämolyse-Technik 1.81
Diffusion, Grundgesetz 2.25
Diffusionskoeffizient 2.25f
Diffusionsplazenta 2.2
Diffusionsstrecke 2.26
Digitalis 8.163
Digitalisglykoside 8.161f
Dihydrotachysterol 8.98
Diktyotän 1.30
Dimethylaminopyrin 8.43
Dipalmitoyllecithin 19.15
Diphenylhydantoin 1.48
Diphtherie-Antitoxin 1.80
Diphtherie-Toxin 1.80
Diphtherieschutzimpfung, Allgemeinreaktionen 5.42
- Auffrischimpfungen 5.42
- Grundimmunisierung 5.42
- Impfstoff 5.39
- Wirksamkeit 5.42
Disjunctio pelvica 4.24
Diskusprolaps 8.69

Diskusprolaps
– lumbaler 8.70
Distantia cristarum 4.4
– externa 4.4
– spinarum 4.4
– trochanterica 4.5
Distraneurin bei schwerer Präeklampsie 8.212f
Distress-Syndrom, chronisches 2.16
Diuretika 8.159, 8.163
– bei schwerer Präeklampsie 8.214
Divergenzzange nach Laufe 18.9
DNA, Strahlenschädigung 1.55
DNA-Reparatur-Defekt 6.76
Dolantin 7.11, 10.37
Dolffsches Zeichen 1.104, 9.34f
Donné-Körperchen 17.20
Doppelmißbildung, kindliche 12.41
Doppelniere 8.27
Doppeltsehen 8.207
Doppler-Signal 6.3
Doppler-Ultrasonokardiographie 6.31, 6.33
Douglas-Abszeß 16.8
Douglas-Abszeß-Perforation 16.9
Douglas-Raum, Tumor 12.35
Douglas-Schmerz 8.146
Down-Syndrom, altersbedingte Zunahme 1.30f
– Häufigkeit 1.66
– Hepatitisvireninfektion 1.71, 8.40
Drogenabhängigkeit 12.3
Drogenmißbrauch 1.54
– Entzugssyndrom beim Neugeborenen 19.27
Druck, intraamnialer, bei Bauchpresse 10.12
– intrauteriner, bei Wehentätigkeit 10.11
– onkotischer, Abnahme 3.38
– osmotischer, Blut, fetales 7.16
– pulmonalarterieller 8.156
Druckmessung, intrauterine 12.82f
– – Perforation 12.83
Drucksteigerung, intrakranielle 8.68
Dubin-Johnson-Syndrom 8.43
Duchenne-Lähmung 19.26f
Ductus arteriosus Botalli 1.8
– – – offener 1.11, 8.167
– omphaloentericus 1.75
– – persistierender 19.5
– venosus Arantii 1.8f
Dünndarmerkrankung 8.33ff
Dünndarmfunktion 3.43
Dünndarmmotilität 3.43
Dünndarmsaugbiopsie 8.34
Dünndarmverschluß, angeborener 19.25
Dünnschichtchromatographie, Phospholipide 6.64
Duodenalatresie 19.24f
– Abdomenübersichtsbild 19.25
– Diagnostik 5.19
– Double-bubble-Phänomen 19.25
– Häufigkeit 1.66, 19.24
Duodenalstenose 2.42

Duodenalulkus 8.33
– Schmerzlokalisation 8.147
Durchblutung, uteroplazentare, verminderte 8.198
Durchblutungsinsuffizienz, plazentare 8.189
– uteroplazentare 8.186
Durchblutungsstörung, umbilikoplazentare 2.48
Durstfieber 1.21, 19.2
Dynamik, embryofetale, Darstellung 6.8f
– – Nachweis 6.8f
Dysphagie 8.150
Dysplasie, bronchopulmonale 19.20
Dyspnoe 3.31, 3.35f
– Anämie 8.50
– Ursache 3.36
Dysregulation, hormonelle, Embryopathie 1.67f
Dysrhaphie 19.28
– Alpha-Fetoprotein-Screening 6.73
– antenatale Diagnostik 6.72f
– Häufigkeit 6.73
Dysrhythmie, zerebrale 8.195
Dystokie, Beckenverengung 12.34
– Diagnostik 12.43f
– funktionelle 12.42
– durch das Geburtsobjekt bedingte 12.38ff
– mechanische Maßnahmen 12.46
– operative Geburtsbeendigung 12.46
– perinatale Mortalität 12.47
– Prognose 12.46f
– – kindliche 12.47
– – mütterliche 12.46f
– Therapie 12.44ff
– – pharmakologische 12.45
– Ursachenerkennung 12.44
– durch Veränderung der mütterlichen Weichteile 12.34
– zervikale 3.80f, 10.17, 12.35
– – idiopathische 12.42
– – indirekte 12.42
Dystrophie, fetale 7.4
– – Ursachen 7.6
– pränatale 1.42
Dysurie 8.17

E

E_4-15 Alpha-Hydroxyöstriol s. Östetrol
Ebsteinsche Anomalie 8.168
Echographie s. Ultraschalluntersuchung
Ecksche Fistel 1.9
Eclampsia convulsiva 8.183
Ectopia cordis 1.75
Ehepartner, psychopathologische Reaktionen 3.76
Eheschwierigkeiten 3.76
Ei, befruchtetes s. Konzeptus

Ei
– implantiertes, Immunkompetenz 1.31
– Letalfaktoren 1.31
– Tubenpassage 1.31
Eihautdiagnostik 13.3
Eihäute, Inspektion 12.69
Eihautuntersuchung nach vorzeitigem Blasensprung 12.8
Eiimplantation 1.31
Eileiterschwangerschaft, HbF-Zell-Späteinschwemmung 1.83
Einschlußkörperchennekrosenkrankheit, generalisierte 1.70
Eipollösung 10.45
Eisen, Plazentapermeabilität 2.38
Eisen-Kupfer-Index 3.57
Eisenbedarf 3.57
– erhöhter 8.53
– Schwangerschaft 1.40f
Eisenbestand, Neugeborenes 1.20
Eisenbindungskapazität, erniedrigte 8.56
Eisendefizit 3.57
Eisendepot 3.58
– Neugeborenes 1.12
Eisendextraninfusion, einmalige 8.55
Eisenmangel 8.53
– Entwicklung 8.53
– Prophylaxe 8.54
– Symptome 8.54
Eisenmangelanämie 8.53ff
– prophylaktische Eisensubstitution 5.31
Eisenmenger-Reaktion 8.167
– Schwangerschaftsabbruch 8.168
Eisenprophylaxe 8.54
Eisenresorption 3.57
Eisenresorptionsquote 8.53
Eisensorbitolzitratkomplex 8.17
Eisenspeicherprotein 3.57
Eisenstoffwechsel 3.57
Eisensubstitution, prophylaktische 5.31
Eisentherapie 8.54
– parentrale 8.54
Eisenverlust, täglicher 3.57
Eiweißkörper, Plazentapermeabilität 2.36
Eiweißstoffwechsel 1.19, 3.50ff
Eiweißstoffwechselveränderung, postpartale 17.3
EKG-Veränderungen 3.32
Eklampsie, akutes Nierenversagen 8.20, 8.207
– Anämie, hämolytische mikroangiopathische 8.60
– disseminierte intravaskuläre Gerinnung 15.24
– Elektroenzephalographie 8.195
– Fibrinogenbestimmung 6.53
– Fibrinspaltprodukte im Serum 8.206
– Geburtsleitung 8.215
– Geburtsterminierung 8.215
– Gehirnveränderungen 8.194f

Eklampsie
- Häufigkeit 8.185f
- Herzblutungen 8.196
- Herzerkrankung 8.160
- Hirnblutung 8.206
- Hypertonie 8.159
- Koagulopathie 8.208
- Leberveränderungen 8.194
- Lungenveränderungen 8.195
- Magnesiumtherapie 8.212
- Nebennierenrindennekrosen 8.196
- Nierenbeteiligung 8.159
- Nierenfunktionsänderung 8.193
- Organveränderungen 8.191
- Plazentaveränderungen 8.196ff
- postpartale 17.4
- Therapie 8.210ff
- Therapievorschläge 8.210
- Todesursache, häufigste 8.206

Eklampsieniere 8.192
Ektromelie 6.24
Ekzem 8.119
- endogenes 8.119
Elektroenzephalogramm, Differentialdiagnostik zerebral gestalteter Anfälle 8.76
- fetales 12.86
- - bei Hypoxie 7.20f
- Spitzenpotentiale 8.76
Elektrokardiogramm 8.157, 8.161
- fetales 6.31
- - Mehrlinge 13.9
- - Zeichen für Vernixverlust 9.10
- bei Hyperkaliämie 8.21
Elektrokardiographie, abdominale 6.31, 6.33
- direkte fetale 6.33
- Fruchttodverdacht 1.104
Elektrokardioversion 8.163f
Elektrolytbelastung 3.40
Elektrolytbilanz 3.56
Elektrolyte 3.56f
- im Fruchtwasser 6.61
- Plazentapermeabilität 2.37
Elektrolytgleichgewicht, Regulation 3.40
Elektrolytstoffwechsel 3.53ff
Elektromyogramm 8.77
Elliott-Zange 18.9
Elliptozytenanämie 8.57
Elliptozytose 19.10
Embden-Meyerhof-Parnas-Schema 3.11
Embryoblast 1.31
Embryokardie 1.11
Embryonalperiode, Störanfälligkeit 1.32
Embryopathia diabetica 1.67f
- - Behandlung des Neugeborenen 1.68f
- - Leitsymptome 1.68
- - Pathogenese 1.68
- thyreotica 1.69
Embryopathie 1.66ff
- hormonelle Dysregulation 1.67f
Embryotomie 18.16

Emesis 5.32, 8.45f, 8.147
- s.a. Schwangerschaftserbrechen
- unter der Geburt 12.24
- gravidarum 8.172, 8.179
- Mehrlingsschwangerschaft 13.4
Emotionen, mütterliche 3.82
Encephalopathia hypertonica 8.195
Endangitis obliterans, Plazentargefäße 12.70
Endarteriitis obliterans 2.12f
Endokarditis, bakterielle 8.164
- Listeriose 8.129
Endokarditisprophylaxe, peripartale, bei Aortenstenose 8.166
- - bei Mitralstenose 8.164
Endometritis 16.13
- physiologische 17.2
- postpartale 16.3, 16.20
- tuberculosa 8.8
Endometrium 1.31
Endometrium-Blastozysten-Interaktionen 1.31
Endometriumveränderung, postpartale 17.1
Endotoxine 15.21
- akutes Nierenversagen 8.20
Endotoxinschock 16.6ff
- Behandlung 16.11
- Corticosteroide 16.12
- Diuretika 16.11
- Flüssigkeitszufuhr 16.11
- Frühphase 16.9
- klinisches Bild 16.8f
- Pathogenese 16.17
- Prophylaxe 16.11
- Puffer 16.11
- Sauerstoffzufuhr 16.12
- Überwachungsmaßnahmen 16.10
- vasoaktive Substanzen 16.12
- Verlauf 16.17f
- im Wochenbett 16.21
Energiedonatoren 3.9f
Energieversorgung, fetale, Einfluß mütterlicher Faktoren 1.32
Entbindung, Analgesie 3.79
- Angstfaktor 3.80
- Beckenverformung 4.6
- Diabetikerin 8.89f
- - Insulindosierung 8.90
- bei extrapulmonaler Tuberkulose 8.7
- nach Fisteloperation 18.25
- komplizierte, kindliche Blutgaswerte 1.5
- - mütterliche Blutgaswerte 1.5
- nach Konisation 18.25
- Leitungsanästhesie 3.79
- nach Manchester-Operation 18.25
- nach Metroplastik 18.25
- nach Myomektomie 18.25
- operative s.a. Kaiserschnitt
- - nach Lungenresektion 8.6
- - Pyelonephritis 8.15
- psychophysische Korrelationen 3.79

Entbindung
- Rektaltemperatur, kindliche 1.22
- - mütterliche 1.22
- vaginale, fetomaternale Transfusion 1.94
- - operative 12.46
- nach Zervixamputation 18.25
Entbindungsabteilung, Auswahl 5.34
Entbindungsfrequenz, vaginaloperative, bei Periduralanästhesie 11.29
Entbindungslähmung 8.71
Entbindungszeitpunkt, Diabetes mellitus 8.89
Enterobakter, Neugeborenenseptikämie 19.28
Enterobakteriose, mütterliche 1.74
Enterokokken 8.14
Enterothorax, links 19.22
- rechts 19.23
Enthirnungsstarre 8.76
Entspannung, medikamentöse 11.16
Entspannungsübungen 11.2
Entspannungsverhalten, reflektorisches, Konditionierung 11.11
Entwicklungsstörung, angeborene, Entstehung 1.45
- - genetische Faktoren 1.47
Entzündung, morphallaktische 2.16
Enzephalitis 8.73
- fetale 8.73
- Listeriose 8.129
Enzephalopathie 8.75
Enzephalozele 1.75, 19.28
Enzymbestimmung im Fruchtwasser 6.75
Enzymdefekt 19.10
Enzymdiagnostik, Kohlenhydratstoff-wechselstörung 6.75
- Lipidosen 6.75
- Mucopolysaccharidosen 6.75
Enzyme, plazentare, Schwangerschaftsüberwachung 6.52
Enzymopathie, Anämie 8.57
Enzymsysteme, quantitative Relationen 3.11
Eosinophilie 8.113
EPH-Gestose 1.86, 8.183
- akutes Nierenversagen 8.20
- Anämie 8.50f
- - hämolytische mikroangiopathische 8.60
- Differentialdiagnose zur Glomerulonephritis 8.18f
- fetomaternale Transfusionen 1.82
- Früherkennung 5.14
- Frühgeburtenrate 5.27
- Genußmittel 5.31
- Hämokonzentration 8.50
- Ikterus 8.46
- intrauteriner Fruchttod 1.102
- jugendliche Primipara 12.2

EPH-Gestose
- Leberfunktionsstörung 8.46
- Mehrlinge 5.28, 13.5
- monosymptomatische 8.183
- perinatale Mortalität 5.27
- Plazentamembraninsuffizienz 2.49
- polysymptomatische 8.183
- Therapie 5.29
- Trophoblastproliferation 2.5
- zelluläre Plazentainsuffizienz 2.50

Epiandrosteron 3.46
Epidermolysis bullosa hereditaria 1.78
- simplex 1.78
Epiduralanästhesie 11.20, 12.12
- Einfluß auf Sectiofrequenz 18.5
Epigastrium, Spontanschmerz 8.147
Epikanthus 1.42
Epilepsie 7.40, 10.33
- Schwangerschaftsabbruch 1.49
Epileptikerinnen, Sectiofrequenz 18.4
Epileptische Reaktion 8.75 f
- - Hirntumor 8.68
- - Kopfcomputertomographie 8.71
Epinephrin 6.61
Episiotomie 12.26 ff, 12.73, 18.6 f
- bei Frühgeburt 12.12
- Häufigkeit 18.6
- J-förmige 12.27 f
- mediane 12.27 f, 12.74
- - Dammriß 18.6
- - erweiterte 12.27 f
- mediolaterale 12.28
- - postpartale Blutung 17.10
- Naht 12.74 f
- Scheidenriß 15.1
- Zeitpunkt 12.27
Episiotomiewunde, Infektion 16.21
Epispadie 1.76
Epithelveränderungen 8.54
Erbkrankheit, geschlechtsgebundene, Diagnostik 5.19
Erblindung, diabetische Retinopathie 8.85
Erbrechen s. Emesis
Erbsche Lähmung, geburtstraumatische 19.26
Ergobasin 10.26
Ergotalalkaloide s. Mutterkornalkaloide
Ergotamin 10.26
Ergotaminin 10.26
Erkrankungen, fetale 7.2
Ernährung in graviditate 1.39
- - Diabetes mellitus 8.88
- - unzureichende 8.52
- - - durch Eßgewohnheiten 8.56
- Laktation 17.21
- Wöchnerin 17.4
Ernährungsberatung 5.29
Ernährungszusammensetzung 5.30

Eröffnungsgeschwindigkeit der Zervix 12.18
Eröffnungsperiode, Aktivphase, Verzögerung 12.33
- Amniondruck 12.17
- Atemminutenvolumen 10.12
- Blutungen 15.8
- Dauer 10.14, 12.18 f
- Definition 12.17
- fetaler Blut-pH-Wert 12.85
- Geburtskräfte 12.17 f
- Geburtsstillstand 12.32 f
- Kaudalanästhesie 11.27
- Kopflage 12.17 ff
- Latenzphase, Verlängerung 12.32 f
- Leitung 12.21 ff
- okzipitoposteriore Rotation 12.49
- Physiologie 12.17 f
- Sauerstoffaufnahme 10.12
- Schmerzausschaltung 11.21
- Schmerzlinderung 11.16
- Verlauf 12.18 f
- Verzögerung 12.32 f
- - funktionell bedingte 12.42
- vitale Funktionen der Mutter 12.23
- Wehenfrequenz 12.17
- Weichteilwiderstand 12.18
- zweite, Wehenaktivität 10.14
Eröffnungswehen 10.13
- dreifach absteigender Gradient 10.14, 10.18
Erregungsgradient, Umkehrung 12.42
Erstgebärende, alte 12.1 f
- - Kaiserschnitthäufigkeit 12.2
- - perinatale Mortalität 12.2
- - rigide Zervix 12.35
- - Zwillingsvorkommen 13.4
- Beckenendlage 14.9
- Eklampsiehäufung 8.186
- Energieumsatz unter der Geburt 10.12
- Gesamtaustreibungszeit 12.24
- jugendliche 12.2
- Mastitis puerperalis 17.13
- Preßperiodendauer 12.26
- Psychose, postpartale 8.142
Erstgravide, Frühgeburtenhäufigkeit 1.36
- höheren Alters 1.34
- Mangelgeburten 1.37
- perinatale Mortalität 1.36
- Schwangerschaftserkrankungen, Häufigkeit 1.35
- Uterus, Blutzirkulation 1.34
Erwachsenenlisteriose, Verlaufsformen 8.129
Erwachsener, Atemleistung 1.7
Erythem 3.47
- ödematöses 8.114
Erythema nodosum 8.119
- sudativum multiforme, Differentialdiagnose 8.113
Erythroblastose 1.80

Erythromycin 8.130 f
Erythrozyten, Acetylcholinesterase 19.10
- fetale 12.78
- - Abbaurate 1.81
- - D-Antikörper-Wirkung 1.92
- Hämoglobingehalt, mittlerer 8.52
- rhesuspositive, Nachweis 1.81
Erythrozyten-Protoporphyrin 8.53
Erythrozyten-Pyruvatkinase-Mangel, hereditärer 8.57
Erythrozytengröße, fetale 1.11
Erythrozytenmembranstörung, Neugeborenes 19.10
Erythrozytenpunktierung, basophile 8.58
Erythrozytenresistenz, verminderte 8.57
Erythrozytensenkungsgeschwindig-keit, beschleunigte 8.25
Erythrozytenvolumen 3.55 f
- Bestimmung 3.55
Erythrozytenzahl, fetale 1.11
Erythrozyturie 8.146
Escherichia coli 8.14 f, 16.19
- - neonatale Pneumonie 19.20
- - Neugeborenenseptikämie 19.28
Escherichia-coli-Infektion 16.3
Eßgelüste, abnorme 8.174
Ethambutol 1.53, 8.4 f, 8.25
Ethionamid/Prothionamid 8.4
Ethisteron 1.47
Ethrane 11.19, 11.33 f
Etidocain, Aufnahmerate ins fetale Gewebe 11.20
Euglobulinfraktion 3.59
Evans blue 3.55
Exanthem, kleinfleckiges 8.121
Exopeptidase 3.59
Exostose 4.21
Exsikkose, konnatale 9.33
Exstrophia vesicae 8.27
Extended legs 14.15
Extraprojektion 3.83
Extrasystolen 3.32, 8.157, 8.161
Extrauteringravidität, fetomaternale Transfusionen 1.82
- Symptome 5.11
Extrazellulärraum 3.54 f
- Bestimmung 3.13
- vergrößerter 3.12 f, 3.55
Extremitäten, Stellungsanomalien 1.42
- untere, Ödeme 8.203
- - Venendruck 3.33
Extremitätenbewegungen, fetale, Registrierung 7.26
Extremitätenfehlbildung 1.77
Extremitätenverletzung 8.152
EZR s. Extrazellulärraum

F

Fabry-Krankheit 6.75
Faktor-VIII-Antigen 8.205

Sachverzeichnis

Faktor-VIII-Gerinnungsneigung 8.205
Faktor-VIII-Verbrauch 8.205f
Fallot-Tetralogie 8.168
Farbstoffinstillation, intraamniale 12.9
Farntest 12.9
Fasern, elastische 3.15f
Fazialisparese, geburtstraumatische 19.27
Fe-59-Absorptionstest 8.53f
Fear-Tension-Pain-Syndrom 11.6
Fehlbildung, asymptomatische Bakteriurie 8.17
– Entstehung 1.45
Fehlernährung 5.29
Fehlgeburt bei Crohn-Krankheit 8.35
– bei Hypothyreose 8.97
– bei Ikterus 8.40
– personenrechtliche Definition 20.4
– bei Rifampicinbehandlung 8.5
– bei Sprue 8.34
Fehlgeburtenhäufigkeit, idiopathische Thrombopenie 8.63
– mütterlicher Diabetes 1.68
Fehlhaltungen, mütterliche 3.88
Fehlsteuerung, psychophysische 11.6
Fehltransfusion von Rh-positivem Blut 1.83
– Rhesus-Sensibilisierung 1.95
Femurkopfluxation, zentrale 4.23
Fenoterol 9.24, 10.36
Ferguson-Reflex s. Kopf-Zervix-Reflex
Fermente 3.59
– schwangerschaftsspezifische 3.59
Ferritin 3.57
Fetal distress s. Gefahrenzustände, fetale
Fetalblutanalyse 6.40
– intrapartale bei Übertragungsfällen 9.33
Fetalgewicht, Korrelation zur Uterusdurchblutung 2.45
Fetalkreislauf 1.8ff
Fetalperiode 1.1
– Störanfälligkeit 1.32
Fetaltod, Definition 20.5
Fetopathie 1.69ff
– diabetische 7.2, 8.86, 19.6f
– Listeriose 8.129
– toxoplasmabedingte 8.127
Fetopelvicscore 14.15
Fetoplazentare Einheit, Funktionsdiagnostik vor Geburtseinleitung 9.36
– – Funktionsproben 7.22ff
– – Intaktheitsprüfung 8.89
– – Störung 9.12
Fetoskopie 5.19
Fett, braunes 12.93
Fettdepots, fetale 1.33

Fettgewebe, subkutanes, fetales, Röntgendiagnostik 6.21f
Fettkörper, Plazentapermeabilität 2.36f
Fettresorption, Neugeborenes 1.14
Fettsäuren, unveresterte 3.53
Fettstoffwechsel 3.52f
– intermediärer, fetaler 1.20
Fetus 1.1ff
– Atmung 1.3
– Betamimetikawirkung 9.24
– Blut 1.11
– Blut-pH-Wert 12.85
– Blutvolumen 1.11
– Buddha-Stellung 1.86
– Einfluß auf Wehenauslösung 9.16
– eingeschränktes Wachstumspotential 7.5f
– Eisensog 3.57
– funktionelle Entwicklung 1.3ff
– Gewicht 1.1ff
– – Schätzung 7.30
– Glucosebedarf 3.49
– Glucoseverbrauch 2.35
– Hauptenergiequelle 8.83
– Hydrops universalis 1.86
– hyperaktiver 3.82
– Hypoxämie 12.78
– Hypoxiezeichen, indirekte 9.33
– intrauterine Reanimation 2.52
– Körperlänge 1.1
– Körpermaße 1.1f
– Körperproportionen 1.2
– Leberglykogen 19.1
– Mangelentwicklung 2.44
– männlicher, Beckenform 4.2
– mazerierter 1.72
– mittlere Strahlendosis, Strahlendiagnostik 1.59
– mumifizierter 13.5
– Organdarstellung, ultraschalldiagnostische 6.13f
– papyraceus 2.10, 13.5
– Reifediagnostik 5.21f, 6.61ff, 9.9f
– Reifung 1.1, 9.9
– röntgenologische Reifezeichen 6.20
– Sakrumform 4.2
– Sauerstoffminutenverbrauch 2.30
– Sauerstoffversorgung, intrapartale, Dekompensation 7.10f
– Serum-Schilddrüsenhormonkonzentration 8.93
– Strahlenschädigung, Wahrscheinlichkeit 8.3
– thalidomidgeschädigter, Röntgendiagnostik 6.25f
– Überwachung 12.78ff
– – zukünftige Möglichkeiten 12.85ff
– Überwachungsmethoden, apparative, Indikation 12.80
– – – Kosten-Nutzen-Überlegungen 12.80
– – – perinatale Morbidität 12.81

Fetus, Überwachungsmethoden, apparative
– – – perinatale Mortalität 12.80f
– – interne, Komplikationen 12.83
– – klinische 12.79
– Ultraschallbiometrie 9.8
– Vitaminversorgung 1.21
– Wachstum 1.1
– weißes Blutbild 1.12
– Zustandsdiagnostik 6.45
Fetusentwicklung, extramembranöse 12.8
Fibrin-Fibrinogen-Abbauprodukte 15.26
Fibrinogen 1.12, 3.52, 3.58, 6.53, 8.38
Fibrinogen-Fluoreszenzreaktion 8.208
Fibrinogenbestimmung 15.25
Fibrinogenmangel 8.208
Fibrinogenspaltprodukte 6.53
Fibrinogenspiegel 3.58
Fibrinogenverbrauchskoagulopathie 17.11
Fibrinolyse 3.59
Fibrinspaltprodukte 8.206
Fibroblasten 3.15
Fibroplasie, retrolentale 12.98, 19.33
Fieber bei Dermatose 8.114
– kontinuierliches 8.132
– postpartales, in den ersten zwei Tagen 16.19
– – nach mehr als zwei Tagen 16.20
– remittierendes 8.132
– rheumatisches, akutes 8.162
– – Penicillindauerprophylaxe 8.164
Fieberschübe 8.132
Fingernägel, brüchige 8.54
Fistel, arteriovenöse, pulmonale 8.9
– enteroenterale 8.35
– ösophagotracheale 19.24
– perianale 8.35
Flachwarze 17.19
Flexionslage, dorsoposteriore 6.29
– Geburtsverlauf 10.68
– Haltungsdrehung, erste 10.69
– Kopfdrehung 10.68ff
– – dritte 10.71f
– – erste 10.69f
– – vierte 10.72
– – zweite 10.70f, 10.71f
– Stellungsdrehung, erste 10.70f
– – zweite 10.72
Flimmerskotome 8.207
Fluidvakzine 5.39
Fluor 5.33
– albus 1.19
Flüssigkeit, extrazelluläre, Bestimmung 3.54f
– interstitielle 3.54f
– transzelluläre 3.54
Flüssigkeitsbilanzausgleich bei Glomerulonephritis 8.19

Sachverzeichnis

Flüssigkeitsraum, interstitieller, Pufferfunktion 3.57
Flüssigkeitsräume 3.54
Flüssigkeitszunahme, extrazelluläre 3.55
- intravasale 3.55
- intrazelluläre 3.55
Folinsäurepräparate 1.49
Follikelhormon, Einfluß auf Uterusbindegewebe 3.15
Folsäure-Eisen-Präparat 8.56
Folsäureantagonist 8.128
Folsäurebedarf, Hämoglobinopathie 8.59
- täglicher 8.55
Folsäuregaben, prophylaktische 8.55f
Folsäuremangel 8.33f
- Anämie 8.52, 8.55f
- latenter 8.55
- - Häufigkeit 8.55
- Nachweis 8.55
- Prophylaxe 8.55
- Therapie 8.56
Folsäurespiegel 8.34
Fontanelle, große 1.3
Foramen ovale 1.8, 1.11
- - Schluß 12.92
Foramen-Magendii-Verschluß 1.75
Frakturbecken 4.22
Fremdblutinjektion 19.9
Fremdsuggestion, Geburtserleichterung 11.4
Frischbluttransfusion 8.62, 8.64
Frucht, abgestorbene, Prostaglandininfusion 10.32
Fruchtbarkeit, Rückkehr 17.28
Fruchtblasengröße, Bestimmung 9.8
Fruchtblasensprengung 10.45f, 12.46
- Amnioninfektionssyndrom 16.14
- artefizielle 10.20
- fetale Notsituationen 10.46
- hohe 10.45f
- Nabelschnurvorfall 10.46
Fruchtblasensprung s. Blasensprung
Fruchtinfektion, intrauterine 8.121
- - Listeriose 8.129
- - Lues 8.131
- - Röteln 8.122
- - Zytomegalie 8.125
Fruchtmazerationsgrad 1.103
Fruchtschäden, pränatale, Röntgendiagnostik 6.23
Fruchttod, intrapartaler 7.41
- intrauteriner 1.57, 1.102ff
- - Amnioskopie 1.104
- - antepartaler 7.9
- - Blutgerinnungsstörung 15.24
- - Diagnose 1.103f
- - drohender, bei Diabetes mellitus 8.85
- - Elektrokardiographie 1.104
- - Frühveränderungen, röntgenologische 1.104

Fruchttod, intrauteriner
- - Geburtsleitung 1.105
- - bei Glomerulonephritis 8.19
- - Häufigkeit 1.102
- - HPL-Werte 6.48
- - Hypoxie, akute 7.4
- - - chronische 7.4
- - hypoxiebedingter, pathologische Anatomie 7.21
- - bei intrauteriner Transfusion 1.89
- - Komplikationen 1.104f
- - Mumps 8.133
- - Oxytocininfusion 1.105
- - Plazentainsuffizienz 2.16
- - postmortale Veränderungen 1.103
- - Rhesusinkompatibilität 19.9
- - Röntgendiagnostik 1.104
- - Schnittentbindung 14.6
- - Spätveränderungen, röntgenologische 1.104
- - Symptome 1.103f
- - Ultraschalldiagnostik 1.104
- - Untersuchungen 1.103
- - Urinöstriolbestimmungen 6.57
- - Ursachen 1.102f
- - - von seiten des Kindes 1.102
- - - von seiten der Mutter 1.102
- - - von seiten der Plazenta 1.102
- - Verlauf 1.103
Fruchtwasser 2.41ff, 6.61
- Alpha-Fetoprotein 6.59, 6.74
- Amylase 6.70f
- Bakteriennachweis 16.13, 16.15
- Beta-Endorphin 6.60
- Beta-2-Mikroglobulin 6.61
- Beurteilung 12.80
- - optische 7.27
- Bilirubingehalt 1.87f, 9.9
- biochemische Werte 6.58ff, 6.62f
- Elektrolyterneuerung 2.42
- Enzymbestimmung 6.75
- Enzymgehalt 9.9
- Farbwechsel bei Fruchttod 1.103
- fötide riechendes 16.3
- Gesamtlipidextraktion 6.63
- Glucose 6.60
- grünes 7.27, 9.33
- Harnstoffgehalt 6.70
- humanes plazentares Lactogen 6.59
- 5-Hydroxyindol-Azetinsäure 6.74f
- Insulin 6.60
- Kortisolkonzentration 6.69f
- Kreatinin 6.71, 9.9
- Lecithin 6.66f, 9.21
- Lecithin-Sphingomyelin-Ratio 6.63, 9.21
- mekoniumhaltiges 12.80
- Oberflächenspannung, Messung 6.68f
- optische 7.27
- Palmitin-Stearin-Ratio 6.67
- Palmitinsäure 6.67f
- Pathophysiologie 2.43

Fruchtwasser
- Phosphatidyl-Glyzerol-Konzentration 6.68
- Phosphatidylinositol 6.68
- Physiologie 2.43
- Prolactinkonzentration 6.72
- Prostaglandine 6.59f
- RA-Zellen 7.30
- riechendes 16.15
- Spektrophotometrie 6.69
- spezifisches Gewicht 2.42
- Surfactantgehalt 9.9
- Thromboplastinaktivität 6.69
Fruchtwasser-Absorptionskurve, Rhesus-Erythroblastose 1.87
Fruchtwasseranalyse 2.43
Fruchtwasserbestandteile 2.42
Fruchtwasserdynamik 2.42
Fruchtwasserembolie 3.18, 15.7, 15.18ff
- akutes Nierenversagen 8.20
- Diagnose 15.19
- disseminierte intravasale Gerinnung 15.19, 15.24
- Heparin-Therapie 15.20
- Mortalität 15.18, 15.20
- prädisponierende Faktoren 15.19
- Prognose 15.20
- Prophylaxe 15.20
- Symptome 15.19
- Therapie 15.20
Fruchtwasserentnahme, entlastende 10.17
Fruchtwasserexspiration 1.7
Fruchtwasserfarbe 12.80
Fruchtwasserinfektion, tuberkulöse 1.73
Fruchtwasserinfusion, Gerinnungsstörung 15.24
Fruchtwassermangel 12.12
Fruchtwassermenge 2.42f
- Anomalien 2.43
- Beckenendlage 14.11
Fruchtwasserosmolarität 6.63
Fruchtwasserproduktion 2.41f
Fruchtwasserpunktion 5.19
Fruchtwasserresorption 2.42
Fruchtwassertrübung, fetale Reifediagnostik 9.10
Fruchtwasseruntersuchung 1.87f
Fruchtwasservermehrung s. Hydramnion
Frühabort 1.31, 8.146
Frühblutung, postpartale 17.10
Frühgeborenenintensivabteilung, Ausstattung 9.27
Frühgeborenenkopf, Dekompressionstrauma 19.32
Frühgeborenes, Apnoesyndrom 19.23
- Atemnotsyndrom, mütterlicher Diabetes 8.89
- Atemstörungen 19.32
- Beatmung 9.26
- Ernährungsschwierigkeiten 19.33
- Gasaustauschstörungen 19.13ff
- Hirnblutung, hypoxische 7.3

Frühgeborenes, Hirnblutung
- – traumatische 7.3
- – Immunglobulinkonzentrationen 1.24
- – intrakranielle Blutungen 19.32
- – Morbidität 9.14
- – – perinatale 9.1
- – Mortalität 9.14, 19.34
- – – perinatale 5.28, 7.2, 9.1, 9.13 f
- – mütterlicher Kontakt 3.83
- – Nierenfunktion 1.16
- – Plasmavolumen 1.11
- – Prognose 19.33 f
- – Sauerstofftoxizität 19.33
- – Schicksal 9.13 ff
- – Spätmorbidität 19.34
- – Spätprognose 19.34
- – Thermolabilität 19.32
- – Unreife der Lungen 19.32
- – Versorgung, postnatale 9.26 f

Frühgeburt 9.12 ff
- – Abnabelung 9.26, 12.29
- – bei Appendizitis 8.147
- – Beckenendlage 12.12, 14.9, 14.24
- – berufstätige Mutter 1.44
- – Definition 9.12
- – – rechtliche 9.12
- – Diagnostik 9.15 ff
- – drohende 6.50
- – – Behandlung 9.22
- – – Diagnostik 5.22
- – – Glucocorticoidbehandlung 9.21 f
- – – – Nebenwirkungen 9.22
- – – – prophylaktische 9.21 f
- – – Prostaglandinwirkung 10.30
- – – Rheobasemessung 9.18 f
- – – Uteruskontraktionen 10.14
- – – Wehenhemmung 9.22 ff
- – bei Ethambutolbehandlung 8.5
- – Frühgeburtenrate 5.28
- – Geburtsleitung 9.26 f, 12.12
- – Gefahrenquellen 9.26
- – Harnweginfektion 8.17
- – Häufigkeit 9.12 f
- – Induktion 9.15
- – Kaiserschnitt 9.26
- – Morbidität 9.14
- – Mortalität 9.14
- – Plazentainsuffizienz 9.17 f
- – psychosomatische Einflüsse 8.176
- – Reduktion des perinealen Widerstandes 12.12
- – bei Rifampicinbehandlung 8.5
- – Schädellage 12.12
- – Serumprogesteronwert 6.50
- – Ursachen 1.44, 9.15
- – nach vorzeitigem Blasensprung 12.10
- – vorzeitiger Blasensprung, Latenzzeit 12.8
- – Zangenentbindung 18.8

Frühgeburtenhäufigkeit 1.36 f
- – Anämie 8.51
- – anhaltende seelische Belastung 1.44

Frühgeburtenhäufigkeit
- Erstgravide 1.36
- Mehrgravide 1.36

Frühgeburtenrate, Adipositas 5.26
- Anämie 5.26
- chronische Hepatitis 8.41
- Dubin-Johnson-Syndrom 8.43
- EPH-Gestose 5.27
- Kleinwuchs 5.26
- Malaria 8.132
- Mehrlinge 5.28
- Placenta praevia 5.28
- Plazentainsuffizienz 5.28
- rauchende Mutter 5.26
- bei Risikoschwangerschaft 5.25
- Schwangerschaftscholestase 8.45
- sozialstatusabhängige 5.26
- Untergewicht 5.26
- Virushepatitis 8.40

Frühgeburtsbestrebungen, Frühgeburtenrate 5.28
- perinatale Mortalität 5.28
- Therapie 5.29

Frühgeburtsrisiken, Geschlechtsverkehr 5.32

Frühschwangerschaft, Beschwerden 5.32
- HPL-Bestimmung 6.48
- Infektionskrankheit 2.17
- Ovarveränderung 3.23
- schmerzhafte 8.146
- Ultraschalldiagnostik 6.8

Frühschwangerschaftsblutungen 1.37

Frühsommer-Meningoenzephalitis, Schutzimpfung 5.44

Frühwochenbett, Pflegemaßnahmen 17.4

Frustration, orale 3.89
Fundus uteri, Höhersteigen 15.11
Fünflinge 13.3
Fungicide 1.60
Furcht-Verkrampfungs-Hyperalgesie-Syndrom 11.6
Furosemid 8.159, 8.214
Fußdeformität 1.75
Fußlage 14.8, 14.15

G

Gähnen, häufiges 8.52
Galactocerebrosidase 6.75
Galactokinase 6.75
Galactosämie 6.75
Galactose-1-Phosphat-Uridyl-Transferase 6.75
β-Galactosidase 6.75
Galaktorrhoe 8.97
Galaktosämie 19.6 f
- neonatale 19.11
Galaktosurie 19.7
Galaktozele 17.15
Gallenanalyse 3.44
Gallenblase, verlagerte 3.44
Gallenblasenempyem 8.148
Gallenblasenmotilität 3.44

Gallenblasenveränderung, schwangerschaftsbedingte 8.148
Gallensteine 3.44
- Pathogenese 3.45
Gallensteinileus 8.151
Gallensteinkolik, rezidivierende 8.148
Gallensteinleiden 8.44, 8.148
- Begleitpankreatitis 8.148
Gallenvolumen 3.44
Gallenwege 3.44
Gallenwegsatresie, extrahepatische 19.12
- intrahepatische 19.12
Gallenzusammensetzung 3.45
Galopp, präsystolischer 3.32
Gametogenese 1.30
Gamma-Lipotropin 8.99
Gammaglobulin 8.18, 8.38
Gammaglobulinprophylaxe bei Röteln 8.124
Gammaglutamyltranspeptidase 8.38
Gasaustausch, diaplazentarer 2.30 ff
- – Effektivität 2.31
- intrauteriner 1.3 ff
Gastrin 3.43
Gastroduodenalulkus 8.147 f
- Allgemeinsymptome 8.147
- Differentialdiagnose 8.147
- Operationsmethoden 8.148
- Perforation 8.147
- Therapie 8.147
Gastrointestinaltrakt, Einfluß der Allgemeinnarkose 11.32 f
Gastrophrenikopexie 8.150
Gastroschisis 19.6
Gastroskopie 8.147
Gaucher-Krankheit 8.43, 8.63
Gaumen, hoher 1.42
Gaumenspalte 1.74, 19.21
Gebärende, Ängstlichkeitsgrade 3.80
- halbsitzende Stellung 12.24
- Körperlage 12.24
- Psychologie 3.77
- Psychopathologie 3.79 ff
- Regression 3.77 f
- Überwachung 12.23 f
- vegetativ dystone, Geburtsdauer 3.81
Gebärende-Arzt-Verhältnis 3.78 f
Gebärhaltung, entspannte 11.2
Gebärmutterabbildung mit Ultraschall 6.12
Gebärmuttererschlaffung, Halothan 11.34
Gebärneid 3.76
Gebärverhalten, gestörtes 11.18
Geburt, Anwesenheit des Vaters 5.34, 12.30
- atypische 12.30 ff
- – Definition 12.30
- Austreibungsperiode s. Austreibungsperiode

Geburt
- Bauchpresse, intraamnialer Druck 10.12
- Beratung 5.34
- Bewußtlosigkeit 8.141
- Bewußtseinstrübung 8.141
- Blutdruck 3.34
- Blutgaswerte, kindliche 1.5
- – – mütterliche 1.5
- Blutverlust 12.67
- ohne Episiotomie, Hirnschaden 10.67
- Erbrechen 12.24
- Eröffnungsphase s. Eröffnungsperiode
- fetomaternale Transfusionen 1.82
- Hämodynamik, Einflußfaktoren 3.35
- HbF-Zell-Einschwemmung 1.81 ff
- Herz-Kreislauf-Veränderungen 8.158
- Herzinsuffizienz 8.170
- Herzminutenvolumen 3.34
- individuell terminoptimierte 10.44
- Infektionszeichen 12.23
- Intensivüberwachung 7.33
- – – invasive 7.34, 7.38
- zu kurze 12.31
- – – Komplikationen 12.31
- – Lage der Gebärenden 12.24
- – Leukozytenzahl 12.23
- – Medikamente 12.79
- – mütterliche Atmung 12.23
- – – Nierenfunktion 12.23
- – mütterlicher Kreislauf 12.23
- – – Stoffwechsel 12.23
- – Nachuntersuchung 17.12
- – natürliche 11.6, 11.16
- – pathologische 12.30 ff
- – – Definition 12.31
- – pH-Wert im fetalen Blut 7.5
- – Plazentaphase s. Plazentarperiode
- – programmierte 12.5
- – – Aufklärung 5.34
- – – Sectiofrequenz 18.5
- – protrahierte 12.31 ff
- – – Amnioninfektionssyndrom 16.13
- – – Ätiologie 12.32
- – – bei Beckenendlage 14.22
- – – funktionelle Ursachen 12.41 ff
- – – Häufigkeit 12.32
- – – Infektion im Wochenbett 16.18
- – Pulsfrequenz 3.35
- – sanfte 3.84
- – Sauerstoffspannung 1.4
- – schmerzleitende Bahnen 11.26
- – schmerzlose 11.6
- – subjektives Erleben 3.78
- – nach dem Termin 9.29
- – terminierte 9.35
- – terminoptimierte 9.10

Geburt
- totales Monitoring 7.33
- traumatische, Infektion im Wochenbett 16.18
- überstürzte 12.31
- – – Ätiologie 12.31
- vaginale, nach Sectio 18.25
- vaginaloperative 18.7 ff
- – – Häufigkeit 18.7
- – – Morbidität 18.14
- – – Mortalität 18.14
- Venendruck 3.34
Geburtenzahl je Krankenhaus 5.7
Geburtsanalgesie, medikamentöse 11.15 ff
- posthypnotische 11.4
Geburtsanzeichen, Aufklärung 5.34
Geburtsauslösung 3.4
Geburtsbeendigung bei intrapartaler Asphyxie 7.38
- Pudendusanästhesie 11.25
Geburtsbeginn s.a. Wehenauslösung
- auslösende Faktoren, Antagonisten 10.4
- – – kindliche 10.4
- – – mütterliche 10.4
- bevorstehender, Zeichen 12.7
- Feststellung 12.7
- fetaler Induktionsanteil 10.2
- Hormoneinfluß 10.2
- Kopf, Einstellung 12.6
- – Haltung 12.6
- – Pfeilnahtrichtung 12.6
- – Stand 12.6
- Prostaglandine 6.53
- Rheobaseverlauf 10.4
- Ursachen 10.1 ff
- Wehenaktivität 10.14
- Zustand der Zervix 12.7
Geburtsdauer 8.158
- Anomalien 12.31 ff
- vegetativ dystone Gebärende 3.81
- verlängerte 7.11
Geburtseinleitung 10.43 ff
- elektive 12.31, 18.3
- bei intrauterinem Fruchttod 1.105
- Maßnahmen, allgemeine 10.45
- – Elektrostimulation 10.45
- – technisch-physikalische 10.45
- Methoden 10.45 ff
- Oxytocin 10.47 f
- pharmakologisch-medikamentöse 10.45 ff
- präventive 9.34 f
- – Akzeptanz durch die werdenden Eltern 9.37
- – frühterminierte 9.37
- – Voraussetzungen 9.35
- Prostaglandine 10.31 ff, 10.49
- therapeutische 9.36 f, 10.44
- – Diagnostik 9.36
- verlängerte Tragzeit 9.34 ff
- bei vorzeitigem Blasensprung 12.11

Geburtseinleitung
- Zervixdilatation 10.45
Geburtserlebnis, negatives 11.7
Geburtserleichterung 11.1 ff
- Analgetika 11.16 ff
- autogenes Training 11.2 f
- Entspannungsmethoden 11.2
- – aktive 11.3 f
- Fremdsuggestion 11.4
- gasförmige Narkotika 11.19
- Hypnose 11.4
- Lokalanästhetika 11.20
- Medikamente 11.15 ff
- Meditationsmethoden 11.3
- progressive Relaxation 11.3
- psychologische 11.1 ff, 11.6 f
- Psychopharmaka 11.18 f
- Suggestion 11.11 f
Geburtsfortschritt 12.21 f
- Untersuchung, äußere 12.22
- – – innere 12.22
Geburtsfrequenz, operative, Einflußfaktoren 18.3 ff
Geburtsgeschwulst s. Caput succedaneum
Geburtsgewicht, Abhängigkeit von mütterlicher Gewichtszunahme 8.203
- Beziehung zum fetalen Aortendruck 1.10
- mütterlicher Diabetes 1.68
- perinatale Mortalität 20.7
- bei schwerer mütterlicher Anämie 8.51
- Überreifedysmaturitätssyndrom 9.31
Geburtsgewichtsklassen, perinatale Mortalität 9.14
- Tragzeit 9.13
Geburtshelfer, Verhaltensregeln 3.78
Geburtshilfe, bundesdeutsche, Zersplitterung 5.7
- familienbezogene 12.30
- Zentralisation 5.7
Geburtshilfeabteilung, Technisierungsgrad 5.2
Geburtshindernis 12.34 ff
- absolutes, Beckenosteom 4.21
- Beckenverengung 12.34
- Erkennung 12.44
- Kindsmißbildung 12.40
- des muskulären Beckenbodens 12.37
- Tumor 12.35 f
- Uterusspontanruptur 15.4
- in der Vagina 12.37
- an der Vulva 12.37
- zervixbedingtes 12.34 ff, 12.35
Geburtskanal, Darstellung 10.62
- Entwicklung 10.62
- Form 10.63, 10.69
- Kopfdurchtritt 10.69 ff
- Schulterdurchtritt 10.76
- Thoraxdurchtritt 10.76
- Topographie 10.62 ff
Geburtskanalachse 10.63

Geburtskanalschaden, alter, Korrektur 12.75
Geburtskanalverletzung 15.15
Geburtskomplikationen, Assimilationsbecken 4.17
- Mehrlinge 13.10
- Querlage 14.3
Geburtskurzvorbereitung 11.11
Geburtslähmung 8.71
Geburtsleitung bei Aortenstenose 8.166
- bei chronischer antepartaler Hypoxie 7.37
- Diabetes insipidus 8.102
- Eklampsie 8.215
- bei fetaler Mangelentwicklung 7.36
- Frühgeburt 9.26f
- Grenzfälle 7.38f
- bei Herz-Kreislauf-Erkrankung 8.162, 12.13
- Hydramnion 12.12
- Lecithin-Sphingomyelin-Ratio 6.66
- Oligohydramnie 12.12
- Präeklampsie 8.215
- psychologische 3.78, 3.81, 11.11f
- Querlage 14.5f
- bei unreifem Kind 12.12
Geburtsmechanismus 10.57ff
- Anpassungsveränderungen bei der Frucht 10.64
- Becken, enges 10.77ff
- - plattes 10.79
- Druckverhältnisse 10.57f
- Iliosakralgelenkbewegung 10.59
- Kopfdrehungen 10.68ff
- Kraftübertragung 10.57
- querer Beckendurchmesser 10.58f
- Schulterdrehung, erste 10.76
- - zweite 10.76
- Symphysenveränderung 10.58f
- Thoraxdurchtritt 10.76
- bei Trichterbecken 10.78f
Geburtsprognose 12.1ff
- bei Drogenabhängigkeit 12.2f
- Einfluß emotioneller Faktoren 12.5
- - des Gewichts 12.2
- - der Konstitution 12.2
- - der Körperlänge 12.2
- - des mütterlichen Alters 12.1
- - der Parität 12.2
- - des sozioökonomischen Status 12.2
- bei Genußmittelabhängigkeit 12.2f
- Kindesgewicht 12.4
- Kindesgröße 12.4
- Status nach abdominaler Operation 12.3f
- - nach gynäkologischen Operationen 12.3f
- - nach Hysterotomie 12.3
- - nach Operation wegen Harnwegsfistel 12.4

Geburtsprognose, Status nach Operation
- - - wegen isthmozervikaler Insuffizienz 12.4
- - - wegen Rektovaginalfistel 12.4
- - - wegen Urininkontinenz 12.4
- - nach Sectio 12.3
- - nach vaginaler Operation 12.4
Geburtsreife, Zervix 3.17
Geburtsschmerz, Amnesie 11.12
- Einfluß der Angst 3.80
- Psychoprophylaxe 11.7f
- Wertigkeit 11.1
Geburtsschmerzerleichterung s. Geburtserleichterung
Geburtsstillstand 3.79, 12.31ff
- Austreibungsperiode 12.33
- Eröffnungsperiode 12.33
- bei okzipitoposteriorer Rotation 12.50
- Stirnlage 12.53
- tiefer Querstand 12.55
- Verzögerung 12.33f
Geburtstermin, Bedeutung 9.6
- Berechnung 9.6ff
- - nach fetaler Herzaktivität 9.8
- - nach der Fruchtblasengröße 9.8
- - nach den Kindsbewegungen 9.8
- - nach der Kindsgröße 9.8
- - nach der Menstruationsanamnese 9.6f
- - - Fehlermöglichkeiten 9.7
- - vor präventiver Geburtseinleitung 9.35
- - nach der Uterusgröße 9.7
- Rhesus-Erythroblastose 1.90
- unklarer 12.7
- - perinatale Mortalität 9.8
- voraussichtlicher 9.6ff
Geburtsterminierung, Eklampsie 8.215
- perinatale Mortalität 8.215
- Präeklampsie 8.215
Geburtstrauma 12.79, 19.26f
- mütterliches 15.1ff
Geburtsüberwachungsmethoden, Aufklärung 5.34
Geburtsverhalten, abnormes, Ätiologie 3.81f
- - Definition 3.81
- - psychische Ursachen 3.81
Geburtsverlauf nach Lungenresektion 8.6
- Rhesus-Erythroblastose 1.86
Geburtsvorbereitung 11.1f
- Aufklärung 11.5
- Belehrungen 11.5
- Gruppengespräch 11.5
- psychologische 11.5
Geburtsvorbereitungsgymnastik 11.2
Geburtsvorbereitungskurse, Praxis 11.8ff
Geburtsvorbereitungskursplan 11.9

Geburtswege, weiche, Erweiterung 18.16
Geburtswegschädigung 12.73
Geburtswegshämatom 12.75
Geburtswegsrevision 12.70
Geburtswegverletzung 12.73
Geburtswehen 10.14
Gefahrenzustände, fetale 7.1
- - bei Amniotomie 10.46
- - durch Lokalanästhetika 11.21
- - bei Oxytocingabe 10.48
- - Pathogenese 12.79
Gefäße, fetale 2.5
- große, Transposition 1.50
Gefäßektasien 8.155
Gefäßsystem, schwangerschaftsbedingte Veränderungen 8.155
Gefäßwiderstand, peripherer, erhöhter 8.198
Gefäßzeichnung, teleangiektatische 3.47
Gehbehinderung, postpartale 17.7f
Gehirn s.a. Hirn
- Wachstumsphasen, Störung bei Mangelversorgung 7.12
Gehirnentwicklung, fetale 1.3
- kindliche 1.39
Gelbfieber, Impfstoffe 5.39
- klassisches 5.44
Gelbfieberschutzimpfung 5.44
Gelbsucht s. Ikterus
Gemelli s. Zwillinge
Genitalanomalien 1.76f
Genitale, Fehlbildungen 1.42
- intersexuelles 1.76
- weibliches, Maskulinisierung 8.104
Genitallazeration 17.8
Genitalorgane, Dezidualisation 3.20
- fetale, Strahlenschädigung 1.58
- Vaskularisierung 3.17
Genitalorganinvolution, postpartale 17.1ff
Genitalorgantumor, Dystokie 12.35
Genitalorganveränderungen, schwangerschaftsbedingte 3.1ff
- - Auslösung 3.1
Genitaltuberkulose 1.73, 8.7f
Gentamicin 8.18, 16.22
Genußmittel, Schwangerschaft 1.41
- Schwangerschaftsrisiken 5.31
Geophagie 8.56
Gesamt-nichtkonjugiertes-Östron 6.47
Gesamteiweiß 3.51
Gesamteiweißkonzentration 8.38
Gesamtgefäßwiderstand 8.156
- arterieller, Abnahme 8.155
- Geburt 8.158
- peripherer 3.32
- - reduzierter 8.160
Gesamtglobuline 3.51
Gesamtkörpereisenreserve 8.53
Gesamtkörperwasser 3.54, 8.155
Gesamtöstrogene 6.46

Sachverzeichnis

Gesamtöstrogene
– Bestimmung im 24-h-Sammelurin 8.89
Gesamtplasmacortisol 3.50
Gesamtplasmaöstriol 6.46
Gesamtprotein 6.55
– im Fruchtwasser 6.62
Geschlechtsdifferenzierung 1.18
Geschlechtsverhältnis 1.26 ff
– Einflußfaktoren 1.26
– primäres 1.26
– sekundäres 1.26
– vorgeburtliche Diagnostik 1.28
Geschlechtsverkehr 5.32
Geschlechtszellenmutationen, strahlenbedingte 6.18
Gesichtsfehlbildung 1.74
Gesichtsfeldeinschränkung 8.207
Gesichtslage 6.29, 10.72, 12.51 ff
– Definition 12.51
– Geburtsdauer 12.52
– Geburtsverlauf 12.52
– Geburtsverzögerung 12.52
– Häufigkeit 12.51
– Kaiserschnitt 12.52
– bei Kindesmißbildung 12.41
– Kopfkonfiguration 10.67
– perinatale Mortalität 12.52
– Prognose 12.52
– Varianten 12.52
– Zangenextraktion 12.52
Gesichtsödem 8.203
Gestagene, Einfluß auf Kohlenhydratstoffwechsel 3.50
– Plazentapermeabilität 2.39
– Wehenhemmung 10.33 f
Gestationsalterbestimmung, ultrasonographische 8.88
Gestationspankreatitis s. Pankreatitis
Gestose 8.85, 8.183
– Abruptio placentae 15.11
– Diabetes mellitus 8.85 f
– monosymptomatische 8.86
– Psychosomatik 8.175
– bei Pyelonephritis 8.17
– Ulkuskomplikationen 8.147
– vaskuläre 8.188
– bei Zystenniere 8.27
Gewebe-pH-Wert-Messung, kontinuierliche 7.27 f
Gewebethromboplastin 15.23
Gewebsveränderungen, schwangerschaftsbedingte 3.23
Gewicht, fetales 1.1 ff
– – Bestimmung 6.23
– – Entwicklungsdefizit 7.40
– – Schätzung 7.30
– – Wasseranteil 3.54
Gewichtsabnahme 8.33
Gewichtsperzentile 7.4
Gewichtsveränderungen, mütterliche, postpartale 17.2
Gewichtsverlust, Hyperemesis gravidarum 8.180
Gewichtszunahme in graviditate 1.38 ff

Gewichtszunahme in graviditate
– – durchschnittliche 8.203
– – mangelnde 7.30
– – normale 1.39
– – perinatale Mortalität 1.39
– – Spätgestose 8.203
– – überdurchschnittliche 8.203
– – ungenügende 1.40
Gingiva, Gewebshypertrophien 3.41
– Interzellularödem 3.41
– Plaquebildung 3.41
Gingivablutung 3.41
Gingivaveränderungen 3.41
Gingivitis hypertrophicans 3.41
Gitterfasern 3.15 f
Glanzmann-Nägeli-Krankheit s. Thrombasthenie
Glaukom, kindliches 8.122
Gliazellenproliferation 1.3, 7.12
β_1-Globulin 3.52
Globulin A, antihämophiles 1.12
– antihämophiles 3.58
– B, antihämophiles 1.12
– Schilddrüsenhormon bindendes 8.93
α_1-Globuline 3.52
α_2-Globuline 3.52
β-Globulinfraktion 3.52
γ-Globulinfraktion 3.52
Glomeruläres Filtrat 3.37 f
Glomerulonephritis 8.18 f
– Abort 8.19
– akute 8.18 f
– – diffuse 8.19
– – – Flüssigkeitsbilanz 8.19
– chronische 8.19
– – Aktivitätsgrad 8.19
– – Diagnose 8.19
– – Mortalität, fetale 8.19
– – Verlauf 8.19
– Prognose 8.19
– des Fetus 8.19
– Schwangerschaftsabbruch 8.19
– spontane Nierenruptur 8.26
Glomerulonephrose, Spätgestose 8.192
Glomerulosklerose, diabetische 8.19, 8.85
– – Einfluß der Schwangerschaft 8.85
Glomerulusfiltrat, Natriumkonzentration 8.202
– vermehrtes 8.193
– vermindertes 8.17
Glomerulusfiltration 1.16 f
Glossoptose 1.74
Glucagon 3.49
Glucagontest 8.106
α-Glucanphosphorylase 3.11
Glucocerebrosidase 6.75
Gluconeogenese, Glucocorticoideinfluß 3.50
Glucose 6.55, 8.83
– im Fruchtwasser 6.60, 6.62
– Plazentapermeabilität 2.36
Glucose-Insulin-Mast 8.86

Glucose-Load 3.38
Glucose-Peak 3.48
Glucose-6-phosphat-Dehydrogenase 3.11
Glucose-6-phosphat-dehydrogenase-Mangel 8.57, 19.10
Glucoseassimilationskoeffizient 3.49
Glucoseausscheidung, renal bedingte temporäre 3.38
Glucosebedarf, fetaler 3.49
Glucosegradienten, diaplazentare 2.35
Glucoserückresorptionskapazität, tubuläre, maximale 3.38
Glucosetoleranz 8.83
Glucosetoleranzstörung 8.91 f, 17.3
Glucosetoleranztest 3.48 f
– intravenöser 3.49
– oraler 3.48, 8.92
Glucoseverbrauch, fetaler 2.35
β-Glucuronidase 6.75
Glucuronyltransferasemangel, Neugeborenes 19.11
Glukosurie 8.85
– postpartale 17.4
– wiederholte 8.92
Glutamatdehydrogenase 2.50, 8.38
Glutaminsäure 3.51
Glutenunverträglichkeit 8.33
Glycin 3.39
Glykogenose 6.75, 19.6
Glykogenreserve, verminderte 7.13
Glykolyse, anaerobe 7.14
α_2-Glykoprotein 3.52
β_1-Glykoprotein 3.52
Glykoprotein, antisekretorisches 3.43
GM_1-Gangliosidose 6.75
GM_2-Gangliosidose 6.75
Grafsche Follikel 1.18
Grand-mal-Status, Neugeborenes 19.7
Grandmother Theory 1.95
Granulomatosis infantiseptica 1.72
Granulomzellen 8.62
Granulosazelldegeneration 3.23
Granulosazelltumor 8.106 f
Granulozyten 1.12
Gravida, Alltagsstreß 9.17
– Alter 12.1
– – Einfluß auf Sectiofrequenz 18.3 f
– – Gestosehäufigkeit 8.186 f
– – ältere 1.34, 5.19
– – fetale Mangelentwicklung 7.7
– ambivalentes Verhalten 11.16
– anamnestische Angaben 12.1 ff
– Befinden 3.73
– Bettruhe bei fetaler Mangelentwicklung 7.35
– Blutdruckabfall in Rückenlage s. Vena-cava-Kompressionssyndrom
– drogenabhängige 12.2 f
– dyskommunikative 3.73

Sachverzeichnis

Gravida
- Eintritt in den Kreißsaal 12.6
- emotionales Erleben 11.16
- Frühgeburtenrate 5.26
- – Kohlenmonoxydgehalt des Blutes 2.34
- ganz junge 1.34f
- Gewichtszunahme 1.38ff, 3.53
- Intensivüberwachung, Infektion im Wochenbett 16.19
- – Infektionsgefährdung 16.14
- intrapartaler Schock 8.106
- jugendliche 3.77
- Kalorienbedarf 5.29f
- Katheterung, Pyelonephritis 8.15
- Klinikeintritt, Maßnahmen 12.5f
- Klinikeintrittszeitpunkt 12.5
- Labilität, psychisch bedingte 3.32
- ledige 3.76f, 8.138f
- Mumpsexposition 5.41
- neurovegetative Übererregbarkeit 9.17ff
- Operationsvorbereitung 8.144
- Partnerbeziehung 3.76
- psychisch instabile 3.82
- psychische Entwicklungsabschnitte 3.74
- Psychologie 3.71ff
- Psychopathologie 3.71ff
- rauchende 12.2f
- Reifungsphasen, psychische 3.74f
- Rh-negative, Desensibilisierung 1.89
- – Zweitschwangerschaft 1.91
- Rötelnexposition 5.41
- der sozialen Grundschicht, Risikofaktoren 1.43

Gravidität s. Schwangerschaft
Gravidogramm 5.12, 5.14
Gregg-Syndrom s. Rötelnembryopathie
Grenzfälle, geburtshilfliche, Geburtsleitung 7.38f
Grippepneumonie 8.8
Grundsubstanz 3.16
Grundumsatz 3.48
Gruppengespräch, geburtsvorbereitendes 11.5f
- gelenktes 11.5
Gürtelplazenta 2.9
Gynergen 10.26
Gynospermien 1.26

H

Haarausfall 5.33, 8.54
Haarwuchs, exzessiver 3.46
Hagemann-Faktor 1.12, 3.58
Hakenfuß 1.77
Halluzinationen 8.140
Halo sign 1.104
Haloperidol 11.19
Halothan 11.33f
Halsrippe 8.70

Hämagglutinationshemmtest 8.123
Hämangiom 3.47, 8.118
- kavernöses 1.78
Hämangiomruptur 3.47
Hämatemesis 8.147
Hämatokrit 8.155
- postpartaler 17.3
Hämatologische Erkrankung 8.50ff
Hämatom, intrahepatisches 8.46
- konjunktivales, postpartales 17.7
- peridurales 11.30
- peripartual entstandenes 15.2f
- – Therapie 15.3
- periurethrales 8.26
- postpartales 17.11
- – infralevatorielles 15.2, 17.11f
- – Lokalisation 17.9
- – supralevatorielles 15.3, 17.12
- retroperitoneales 8.26
- retroplazentares 1.88, 12.66, 15.12
- – Verbrauch von Gerinnungsfaktoren 15.23
Hämatome, multiple 8.63
Hämatomresorption, Hyperbilirubinämie 19.10
Hämatopneumothorax 8.10
Hämatothorax 8.152
- angeborener 19.23
Hämaturie 8.23
- bei Koliken 8.24
- Nierentumor 8.25
- mit Resistenz in der Lendengegend 8.26
- Urotuberkulose 8.25
- vesikale 8.28
- zyklische 8.28
- – nach Kaiserschnitt 8.26
- Zystenniere 8.27
Hämochromatose 8.43
Hämodynamik, schwangerschaftsbedingte Veränderung, Allgemeinnarkose 11.32
Hämoglobin 3.57
- A 1.3f, 1.81
- F 1.3, 1.81, 6.54
- fetales s. Hämoglobin F
- Neugeborenes 19.4
Hämoglobin-E-Erkrankung 8.60
Hämoglobin-H-Thalassämie 8.59
Hämoglobinämie 8.57
Hämoglobinanomalie, neonatale 19.10
Hämoglobinkonzentration 8.50, 8.155
Hämoglobinopathie 8.58
- familiäre Belastung, Diagnostik 5.18
- Folsäurebedarf 8.59
- geburtshilfliche Anästhesie 8.60
- Geburtsleitung 8.59f
- Mortalität, mütterliche 8.59
- – perinatale 8.59
Hämoglobinregeneration 8.54
Hämoglobinurie 8.57
- nächtliche, paroxysmale 8.57f

Hämoglobinwert 3.56
- Behandlungsbedürftigkeit 5.31
- mütterlicher, Korrelation zur Kindesentwicklung 2.18
- Neugeborenes 1.12
Hämolyse 19.8
- Clostridium-perfringens-Endotoxin 8.60
- intravasale 8.57, 8.60
Hämolysine, Plazentapermeabilität 2.40
Hämolytisch-urämisches Syndrom 8.60
- – Behandlung 8.61
- – Prognose 8.61
Hämorrhoiden 5.33f, 8.38
Hämosiderinurie 8.57f
Handlung, mütterliche 3.72
Handödem 8.203
Haptoglobin 8.38
Harn, Bakterienwachstum 3.39
- mütterlicher, biochemische Werte 6.54
Harnableitendes System, Dilatation 3.36f
Harnblase, Pathologie 8.28
- volle, Dystokie 12.34
Harnblasen-Darm-Lähmung 8.70
- Rückenmarkstumor 8.69
Harnblasenendometriose 8.26, 8.28
Harnblasenentleerung, postpartale 17.5f
- – gestörte 17.5f
- Postplazentarperiode 12.70
Harnblasenentzündung 8.28
- akute 3.37
- Antibiotikaprophylaxe, postpartale 17.6
- postpartuale 8.28
- therapieresistente 8.25, 8.28
Harnblasenfunktion, postpartale 17.5
Harnblasenkatheterung, intrapartale 12.23
- postpartale 17.6
- Pyelonephritis 8.15
Harnblasenpunktion, suprapubische 8.14
Harnblasensperre 8.28
Harnblasenstein 8.23
- Therapie 8.24
Harnblasentamponade 8.26, 8.28
Harnblasentuberkulose 8.7
Harnblasentumor 8.25
Harnblasenuterusfistel 8.26
Harnblasenverletzung bei Kaiserschnitt 8.26
Harnblasenverschlußapparat, inkontinenter 8.14
Harnblasenwand, Traumatisierung 8.15
Harnglucosewert 3.38
Harninkontinenz 8.28
Harninkontinenzoperation, Geburtsprognose 12.4

Harnleiter-Darm-Anastomose 8.27 f
Harnleitererweiterung 3.36 f
- tonogene 8.15
Harnleiterstein 8.16, 8.23 f
- Therapie 8.24
Harnleiteruterusfistel 8.26
Harnleiterverletzung, intrapartale 8.26
Harnorgane, Fehlbildungen 8.10 f
Harnöstriol 6.45
- Tagesschwankungen 6.54
Harnöstriol-Kreatinin-Verhältnis 6.58
Harnöstriolbestimmung 6.54
- als Screening-Methode 6.58
Harnöstriolwert, pathologischer 6.54
Harnöstrogenkonzentration, mütterliche, Bestimmung 7.22
- - bei Mangelgeburt 7.22
Harnpflichtige Substanzen, Retention 8.20 f
Harnpregnandiol 6.49
Harnröhrenabriß 8.26
Harnröhrenverletzung, geburtsbedingte 8.26
Harnröhrenwand, Traumatisierung 8.15
Harnsäure 6.52 f, 6.55
- im Blutplasma, Präeklampsie 8.205
- im Fruchtwasser 6.62
Harnsäure-Clearance 3.40
Harnsäureausscheidung, renale 3.40
Harnsäureinfarkte 1.17
Harnstauungsniere, angeborene 8.27
Harnstein 8.14, 8.23 f
- Ausscheidungsurographie 8.24
- Symptome 8.23 f
Harnstoff 6.52 f
- im Fruchtwasser 6.70
- Plazentapermeabilität 2.36
Harnstoff-Clearance 3.40
Harnstoff-Inulin-Quotient 3.40
Harnstoffausscheidung, renale 3.40
Harnstoffzyklusstörung, Enzymdefekt 6.76
Harnverfärbung 8.58
Harnverhaltung 8.28
Harnvolumen 3.37
- Neugeborenes 1.17
Harnwegsentzündung 8.10
Harnwegserkrankung 8.10 ff
Harnwegsfisteloperation, Geburtsprognose 12.4
Harnwegsinfektion, chronische, fetale Mangelentwicklung 7.6
- Diabetes mellitus 8.85
Harnwegsschädigung, geburtsbedingte 12.76
Harnwegstumor 8.25
Harnzeitvolumen, reduziertes 8.193
Hata-Yoga-System 11.3
Hausgeburtshilfe 5.34
Haut, Gefäßveränderungen 3.47

Haut
- trockene 8.54
Hautagenesie 1.78
Hautblässe 8.50
Hautdefekt, zirkumskripter 1.78
Hautdurchblutung 8.155
Hautdysplasie, zirkumskripte 1.78
Hautfehlbildung 1.78
Hautgefäßtumor 3.47
Hautinfektion, virale 8.117
Hautkrankheit s. Dermatose
Hautnabel 1.75
Hautnekrose, hämorrhagische, nach septischem Abort 16.9
Hautpigmentation 3.45 f, 17.2
Hautschuppung 8.114
Hautsensibilität, Neugeborenes 1.23
Hauttuberkulose 8.8
Hauttumor 8.117 f
- angeborener 1.78
- benigner 8.117 f
Hautüberwärmung 8.157
Hautveränderungen 3.45, 5.33
Hb-Barts 8.59
Hb-H 8.59
HBe-Antigen 19.32
HbF s. Hämoglobin F
HbF-Zellen 1.81
- Bestimmung im mütterlichen Blut 6.54
Hb_s-Antigen 19.32
HCG-Nachweis 5.9
HCS s. Human Chorionic Somatomammotropin
HDC-Impfstoff 5.44
Hechelatmung 11.4
Hegarsches Schwangerschaftszeichen 3.2
Hemikranie 12.41
Hemisphärennekrose, totale 7.42
Heparansulfatase 6.75
Heparin-Antikoagulierung 8.167
Heparintoleranztest 1.12
Hepatitis, chronisch-aktive 8.41
- chronisch-persistierende 8.41
- chronische 8.41
- epidemica, Immunisierung 5.39
- neonatale 19.11, 19.32
- toxoplasmabedingte 8.126
Hepatitis-A-Virus 8.39
Hepatitis B, Immunisierung mit Immunglobulinen 5.39
Hepatitis-B-Immunglobulin 8.40 f, 19.32
Hepatitis-B-Virus 8.39
- Mutter-Kind-Transmission 8.40
Hepatitisvireninfektion, mütterliche 1.71
Hepatomegalie, Neugeborenes 1.72 f
Hepatosplenomegalie, Neugeborenes 1.70, 1.72 f
Hepatoxine 8.43
Herbicide 1.60
Hernie, paraösophageale, Einklemmung 8.150

Herniotomie bei Sectio 18.24
Herpes 1.70
- genitalis 19.31
- gestationis 8.112 ff
- - Definition 8.112
- - Differentialdiagnose 8.113
- - Exazerbation 8.114
- - Klinik 8.112 f
- - Prognose 8.114
- - Schleimhautbeteiligung 8.113
- - Therapie 8.113 f
- - - systemische 8.113
- - Verlauf 8.114
- simplex, neonataler 19.31
- zoster 1.71
Herpes-simplex-Infektion 8.117
Herpes-simplex-Virus 1.67
Herpesinfektion, intrauterine 1.70
Herz, Ausflußbahnstenose 8.161
- Auswurfzeit 7.25
- Betarezeptoren 10.36
- elektrische Hauptachse 3.32
- fetales, Autoregulation 7.17
- Galopprhythmus 8.160
- pre-ejection-period 7.25 f
- Preßstrahlgeräusch 8.165
- Sofortdekrescendodiastolikum 8.166
- Sofortdekrescendogeräusch, diastolisches 8.161
- systolische Zeitintervalle 7.25 f
- ventrikular-ejection-time 7.25 f
Herz-Kreislauf-Erkrankung, Geburtsleitung 12.13
Herz-Kreislauf-System, fetales, Regulation 7.17
Herz-Kreislauf-Veränderungen, Geburt 8.158
- postpartale 8.158
- schwangerschaftsbedingte 8.155
Herzaktivität, fetale, Nachweis 9.8
Herzarrhythmie, absolute 8.161
- - Mitralstenose 8.163
Herzblutung, Spätgestose 8.196
Herzerkrankung 8.155 ff
- Behandlungsbedürftigkeit 8.161
- Diagnose 8.160
- Geburtsleitung 8.162
- Kaiserschnitt 8.162
- koronare 8.85
- - Mortalität, fetale 8.169
- - - mütterliche 8.169
- Mortalität 8.160
- rheumatische 8.162
- Schwangerschaftsabbruch 8.161
- Schweregrad 8.160 f
- Therapie 8.161
- Todesfälle 8.160
Herzfehlbildung 1.76
Herzfehler 1.42
- angeborener 1.76, 8.167 ff, 19.24
- - Ausflußbahnobstruktion 8.167
- - Häufigkeit 1.66
- - Links-rechts-Shunt 8.167
- - Mortalität, fetale 8.167
- - - mütterliche 8.167
- - Rötelnembryopathie 1.67

Herzfehler
- dekompensierter, Anämie 8.51
- Herzmuskelschädigung 8.167
- kindlicher 8.121
- mit Zyanose 19.24
- – Differentialdiagnose 19.24
- ohne Zyanose 19.24

Herzfehlerzellen, Expektoration 8.162
Herzfrequenz 3.32, 6.33f, 8.157
- erhöhte, bei Sinusrhythmus 8.163
- fetale 1.10, 7.18
- – Asphyxie 7.5
- – Barorezeptorenreflex 6.32
- – basale 6.34
- – Faktoren, biochemische 6.33
- – – hämodynamische 6.32
- – – neurale 6.34
- – bei Hypoxie 7.4, 7.17f
- – intrapartale 7.5
- – kontinuierliche Aufzeichnung s. Kardiotokographie
- – Oszillationen 6.34ff
- – Pathophysiologie 6.32
- – periodische Abweichungen 6.34ff
- – sinusoidale 6.39
- – telemetrische Übertragung 12.85
- mütterliche 6.35

Herzfrequenzschwingungen, sinusartige, fetale 7.19
Herzgeräusch, holosystolisches 8.161
Herzgeräusche, systolische akzidentelle 3.31
Herzgrößen 3.31
Herzinsuffizienz 7.6, 8.160, 8.164, 8.166
- intrapartale 8.170

Herzklappen, künstliche 8.166f
Herzklappenerkrankung 3.32
Herzklappenfehler, angeborener 8.160
- rheumatischer, 8.162
Herzklappenprothese, biologische 8.167
Herzklopfen 3.31
Herzminutenvolumen 8.156f
- Bestimmung 3.31f
- Geburt 3.34, 8.158
- Kaudalanästhesie 8.158
- postpartuales 3.35
- Vollnarkose 8.158
- Wehentätigkeit 3.34
Herzmißbildung, kindliche 8.122
Herzmuskelschädigung bei Herzfehler 8.167
Herzoperation 8.161
Herzrhythmusstörung 8.157
- fetale 6.34
- koronare Herzerkrankung 8.169
Herzschrittmacher, permanenter 8.169
Herzspitzenstoß 3.31
- verlagerter 8.158
Herzton, dritter 3.32, 8.158

Herztöne, kindliche, Auskultation 12.79
Herztonveränderungen 3.32
Herzvolumen 3.31, 8.157
Herzzeitvolumen, fetales, Umverteilung unter Hypoxämie 7.18
Herzzyklus, fetaler 7.26
Heultag 3.84
Hexenmilch 1.19
Hexokinase 3.11
Hexokinasemangel 19.10
Hiatus post partum 3.84
Hiatushernie 8.32, 8.150
Hiluslymphknotentuberkulose 8.8
Hinterhauptslage 12.49
- hintere 12.47
- Kopfkonfiguration 10.67
- persistierende, Rotation mit der Zange 18.8
- vordere, Schädelknochenverformung 10.64ff
Hinterwandplazenta, tiefsitzende 15.8
Hirn s.a. Gehirn
Hirnabzeß 8.68
Hirnblutung bei Eklampsie 8.206
- bei Frühgeborenem 7.3
- Spätgestose 8.195
- subkortikale 8.195
Hirnblutungsherde, petechiale 8.195
Hirndurchblutung, fetale 7.18
Hirninfarkt, Differentialdiagnose zur Massenblutung 8.73
Hirnmeningiom 8.68
Hirnneurinom 8.68
Hirnödem 7.42, 8.71
- posthypoxisches, neonatales 19.20
- Spätgestose 8.195
Hirnödemprophylaxe 8.71f
Hirnrindennekrose 7.42
Hirnschaden nach Geburt ohne Episiotomie 10.67
- hypoxiebedingter 1.23, 7.20
- intrauterine Mangelversorgung 7.13
- intrauteriner 1.3, 1.22
- minimaler 7.40
- perinataler 7.42, 9.1
- postnataler 1.22
- totale fetale Anoxie 7.42
Hirnschwellung 8.71
Hirntumor 8.68
- epileptische Reaktion 8.68
- in der hinteren Schädelgrube 8.68
- inoperabler 8.68
- Komplikationen bei der Geburt 8.141
- Psychose 8.140f
Hirnvenenthrombose 8.71
- apparative Diagnostik 8.71
- Therapie 8.71
Hirnverletzung 8.71
Histamin-H$_2$-Antagonist 8.147

Histamin-H$_2$-Rezeptorantagonisten 8.33
Histaminase 3.59f, 6.52
Histaminaseproduktion, plazentare 8.147
Histamintest 8.106
Histidase 6.76
Histidin 3.39, 3.51
Histidin-Clearance 3.39
Histidinämie 6.76
Histidinbelastung 3.39
Histidinurie 3.39
HLA-Antigene 8.122
Hofbauer-Zellen 2.2
Hohlnagelbildung 8.54
Hohlwarze 17.19f
Hohlwarzenbildung 17.24
Homocystinurie 6.76
Hormon, adrenokortikotropes s. ACTH
- melanophorenstimulierendes 8.99
- thyreoideastimulierendes 8.99
- – Serumkonzentration, fetale 8.93
- – – mütterliche 8.93
Hormonapplikation, Schwangerschaft 1.50
Hormonaustausch, diaplazentarer 2.39
Hormone, niedermolekulare, Plazentapermeabilität 2.39
Hospitalismus 16.2
HPL s. Human Placental Lactogen
HSAP s. Phosphatase, alkalische, hitzestabile
Hufeisenniere 8.27
Hüftgelenkröntgenuntersuchung, Strahlenexposition des Uterus 8.4
Hüftgelenksdysplasie 1.77
- Häufigkeit 1.66
Hüftgelenksgegend, Einbuchtung 4.20
Hüftgelenksluxation, Beckenasymmetrie 4.22
- Beckenform 4.19
Human Chorionic Somatomammotropin 3.50, 3.60
- – – Plasmaspiegel 3.50
- Interferon 8.126
- Placental Lactogen 3.59, 6.47f
- – – Bestimmung im Serum 7.24, 8.89
- – – im Fruchtwasser 6.59
Hungerazidose 8.180
Hungerketose 8.85
Hurler-Krankheit 6.75
Hyaline membran disease s. Membranen, hyaline
Hyaluronidase-System 3.47
Hydantoin 8.76
Hydantoin-Syndrom, embryofetales 1.48
Hydralazin 8.213, 8.215
- bei schwerer Präeklampsie 8.213

Hydramnie, akute, Amniozentese 15.20
Hydramnion 1.13, 1.76, 5.33, 12.12
- Beckenendlage 14.11
- Diabetes mellitus 8.86
- Diagnostik 5.19
- hypertone Wehentätigkeit 10.17
- Mehrlingsschwangerschaft 13.5
- Spätgestose 8.188
Hydronephrose, spontane Nierenruptur 8.26
Hydrops fetalis 1.86
- - Ultraschalldarstellung 1.88
- fetus et placentae, Spätgestose 8.188
- - universalis et placentae 12.69
- placentae 1.86, 1.89
- universalis 19.9
5-Hydroxyindol-Azetinsäure im Fruchtwasser 6.74 f
Hydroxyprolinausscheidung, erhöhte 7.13
15-Hydroxyprostaglandin-Dehydrogenase 10.3
17-β-Hydroxysteroid-Oxydoreduktase 3.11
Hydrozephalus 1.67, 1.71, 1.75
- angeborener 1.75
- fetaler, Röntgendiagnostik 6.23 f
- Geburtshindernis 12.40
- Säuglingstoxoplasmose 8.127
Hygiene, puerperale 17.5
Hyperalgesie 11.6
Hyperalgesiesyndrom, Genese 11.7
Hyperalimentation, mütterliche, mit Kohlenhydraten 7.36
Hyperämie, pulmonale 8.167
Hyperammonämie 6.76
Hyperbilirubinämie 1.15, 19.8
- bei bakterieller Neugeborenensepsis 19.10
- kongenitale 8.43
- postnatale 1.90
- Ursachen 1.15
Hyperemesis 3.41, 5.32
- gravidarum 8.46, 8.172 f, 8.179 f
- - Infusionsbehandlung 8.181
- - Prognose 8.181
- - Therapie 8.173, 8.181 f
- - - ambulante 8.181
- - - stationäre 8.181 f
- - Veränderungen, biochemische 8.180 f
- - - morphologische 8.180
- Mehrlingsschwangerschaft 13.4
- Ptyalismus 3.42
- Speichel-pH-Wert 3.42
- therapieresistente 8.103
Hyperfibrinolyse 17.11
Hyperimmunglobuline 5.38 f
Hyperinsulinismus 19.6 f
- Neugeborenes 19.6
Hyperkaliämie 7.16
- akutes Nierenversagen 8.21
|b| Hyperkalzämie 8.98
Hyperkalzurie 8.98
Hyperkapnie, neonatale 19.19

Hyperkeratose, rezessiv erbliche 1.78
Hyperkoagulabilität 8.60, 8.205
Hyperkortizismus, physiologischer 8.103
Hyperlipämie, nephrotisches Syndrom 8.19
Hyperlipidämie 3.53
- physiologische 8.149
Hyperlordosierung 5.33
Hyperlysinämie 6.76
Hypermenorrhoe 8.97
Hypermetabolismus, Neugeborenes 7.13
Hyperparathyreoidismus 8.98
- fetaler, reaktiver 8.98
- physiologischer 8.98
- primärer 8.98
Hyperphagie 8.175
Hyperphosphatämie 1.20, 8.98
Hyperphosphaturie 8.98
Hyperpigmentation 3.45 f, 3.46
- Ätiologie 3.46
Hyperplasie 6.11
Hyperprolaktinämie 8.97, 8.100 f
Hypersalivation 3.42, 8.173 f
- psychodynamische Zusammenhänge 8.173 f
Hypertension, portale 8.42
- Psychosomatik 8.176
Hyperthyreose 3.48, 8.94 ff
- Embryopathie 1.69
- fetale, jodinduzierte 8.95
- jodinduzierte 8.94
- physiologische 1.18
- Sympathikolytika 8.96
- Therapie 8.95 f
- unbehandelte 8.95
Hyperthyreosis factitia 8.94
Hypertokie 10.16
Hypertonie 8.45, 8.72, 8.158 f
- Abruptio placentae 15.11
- chronische 8.184
- - mit aufgepfropfter Präklampsie 8.184
- diagnostische Hinweise 8.159
- EPH-Gestose 8.183
- essentielle 8.159
- - Gestosehäufigkeit 8.188
- - Pyelonephritis 8.15
- fetale Mortalität 8.159, 8.201
- fetales Risiko 8.200
- Glomerulonephritis 8.19
- humoralpressorische Substanzen 8.190
- Komplikationen 8.159
- nach Kontrazeptivaeinnahme 8.159
- latente, 8.209
- Mutterkornalkaloide 10.28
- Phäochromozytom 8.105
- posteklamptische 8.208 f
- präexistente 8.198
- mit Proteinurie, perinatale Mortalität 8.201
- Pyelonephritis 8.17
- Schwangerschaftsabbruch 8.159

Hypertonie
- schwangerschaftsbedingte 8.198
- Schwangerschaftserkrankungen, Häufigkeit 1.35
- Schwangerschaftsgefährdung 8.159
- schwangerschaftsinduzierte 8.46, 8.184
- schwere Präklampsie 8.211
- Spätgestose 8.198
- - rezidivierende 8.208 f
- therapeutische Hinweise 8.159
Hypertrophie 6.11
Hyperurikämie 8.192
Hypervalinämie 6.76
Hyperventilation 3.36, 8.157
- Einfluß der Periduralanästhesie 11.28
Hypnoanalgesie 11.4
Hypnomidate 11.33
Hypnose 8.173
- Geburtserleichterung 11.4
Hypoalbuminämie 8.98
Hypofibrinogenämie 15.16
Hypogalactia paradoxa 3.88
Hypoglykämie 8.45, 8.85
- Neugeborenes 1.19, 1.87
Hypokaliämie bei akutem Nierenversagen 8.21
Hypokalzämie 1.20, 8.98
- Impetigo herpetiformis 8.114
Hypokinese 1.67
Hypokoagulabilität 15.16
Hypolexithymie 8.174
Hypomenorrhoe 8.97
Hyponaträmie bei akutem Nierenversagen 8.21
Hypoparathyreodismus 8.98
Hypophosphatasie 6.76
Hypophysen-Nebennieren-Achse, fetale 9.16
Hypophysenadenom 8.104
- chromophobes 8.100
- eosinophiles 8.100
- hyperplasiogenes 8.104
- intraselläres 8.101
Hypophysenerkrankung 8.99 f
Hypophysenhinterlappen 8.99, 10.21 f
Hypophysenmikroadenom 8.101
Hypophysennekrose, postpartale 8.101
Hypophysentumor 8.100 f
- Diabetes insipidus 8.102
Hypophysenvorderlappen, Größenzunahme 8.99
Hypophysenvorderlappeninsuffizienz 8.101 f
- Therapie 8.102
Hypophysenvorderlappennekrose, postpartale 8.101
Hypoproteinämie, nephrotisches Syndrom 8.19
Hypospadie 1.76
Hypotension 3.32
Hypothyreose 8.94, 8.97
- angeborene 1.69

Hypothyreose
- Embryopathie 1.69
- kongenitale 8.97
- neonatale 19.11
- primäre 8.97
- Therapie 8.97

Hypotonie, mütterliche, Mangelgeburt 1.34

Hypotrophie, intrauterine s. Wachstumsretardierung, fetale

Hypoxämie, transitorische, beim Neugeborenen 1.4

Hypoxanthin-Guanin-Phosphoribosyltransferase 6.76

Hypoxie, antepartale, akute 7.4
- – – Behandlung 7.37
- – – Diagnostik 7.33
- – – Häufigkeit 7.9
- – – Ursachen 7.8 f
- – chronische 7.4
- – – Behandlung 7.36 f
- – – Diagnostik 7.31 ff
- – – Geburtsleitung 7.37
- – – Häufigkeit 7.8
- – – Schwangerschaftsbeendigung 7.36
- – – Ursachen 7.8
- fetale 1.33, 7.3
- – anaerobe Glykolyse 7.14
- – Blutgase 7.13
- – chronische 7.17
- – Erstversorgung des Neugeborenen 7.42
- – Herzfrequenz 7.17
- – Hirnschaden 7.42
- – kardiovaskuläre Reaktion 7.17
- – perinatale Mortalität 7.41
- – Säure-Basen-Haushalt 7.13
- – Spätprognose 7.42
- intrapartale, Tokolyse 7.38
- intrauterine 1.3 f
- – Bewegungen, fetale 7.20
- – fetale Herzfrequenz 6.32
- – – Tachykardie 6.35
- – fetales Elektroenzephalogramm 7.20
- – Urinöstriolbestimmung 6.57
- postnatale 12.92

Hypoxiezeichen, indirekte, fetale 9.33
- im Kardiotokogramm 9.33

Hysterektomie s. Uterusexstirpation

Hysterographie 18.24

Hysterotomie, Geburtsprognose der Folgeschwangerschaft 12.3

Hysterotonin 8.190

I

I-cell disease 6.75
Ich-Autonomie, bedrohte 3.81
Ich-Entwicklung, intrauterine 3.82
Ichthiosis congenita 1.78
Icterus s.a. Ikterus
- e graviditate 8.39, 8.44 ff

Icterus
- gravidarum 8.39
- in graviditate 8.39 ff
- intermittens juvenilis 8.43
- neonatorum 19.8
- – Phototherapie 19.13
- – praecox 19.8
- – tardus 19.11
- – Therapie 19.12

Identifikation 3.81
Iduron-Sulfat-Sulfatase 6.75
IgA-Globuline 1.24
IgG-Antikörper 1.84
- Plazentapermeabilität 2.40
IgG-Globuline 1.11, 19.8
IgM-Antikörper, luesspezifische 1.73
- Plazentapermeabilität 2.40
IGM-Antikörperbestimmung, spezifische 8.123
IgM-Globuline 1.24

Ikterus 8.58, 8.116
- s.a. Icterus
- Differentialdiagnose 8.39
- hämolytischer, familiärer s. Kugelzellanämie
- Hyperemesis gravidarum 8.180
- Pruritus 8.42, 8.44

Ileostoma, endständiges 8.150
Ileostomie, Komplikation, geburtsbedingte 8.38
- Schwangerschaft 8.37 f

Ileozäkaltuberkulose 8.8
Ileus 8.46, 8.151 f
- Diagnose 8.152
- Differentialdiagnose 8.152
- e graviditate 8.151
- mechanischer 8.146
- – Therapie 8.151
- – Verdachtsdiagnose 8.151
- in der Schwangerschaft 8.151
- nach stumpfem Bauchtrauma 8.151
- Therapie 8.152
- verschleppter 8.152

Iliosakralgelenke 10.58
- auseinanderweichende 4.5
- Beweglichkeit 10.59 ff
- schwangerschaftsbedingte Veränderungen 3.24
- versteifte 4.6

Immundefekt, kombinierter 6.76
Immunenhancement 1.92
Immunfluoreszenztest, indirekter 8.127 f
Immunglobulinpräparat, intravenös applizierbares 5.38
- menschliches 5.38
Immunisierung 5.38 ff
- aktive 5.38 f
- mit Immunglobulinen 5.39
- passive 5.38 f
- – natürliche 5.38
Immunserum, tierisches 5.38
Immunsuppressiva 8.78
- zytotoxische 8.64

Impetigo herpetiformis 8.114 f

Impetigo herpetiformis
- – Differentialdiagnose 8.115
- – Prognose 8.115
- – Superinfektion 8.115
- – Therapie 8.115

Impfenzephalitis, Pockenschutzimpfung 5.45
Impfpocken, Immunisierung mit Immunglobulinen 5.39
Impfschutzdauer 5.38
Impfstoffe 5.39
Inappetenz 8.174
- reaktive 8.174
Incontinentia alvi et flati 12.73
Indometacin 10.30
Infarkturin 1.17
Infektanämie 8.56
Infektion, anaerobe 16.3
- bakterielle, antibiotische Behandlung 16.3 f
- fetale, Diagnostik 5.17 f
- – Tachykardie 6.35
- intrauterine 1.104, 7.2
- – Möglichkeiten 2.18
- – Prophylaxe nach Blasensprung 16.17
- im Krankenhaus erworbene 16.2 f, 16.17
- nicht im Krankenhaus erworbene 16.2
- perineale 17.5
- septische 15.21
- im Wochenbett, soziökonomischer Hintergrund 16.18

Infektionskrankheit 8.121 ff
- Entzündungen des Nervensystems 8.73
- exanthematische 1.70, 8.121
- Fruchtinfektion 8.121
- mütterliche 2.17
- – exanthematische 1.70
- Schwangerschaftskomplikationen 8.121

Infertilität bei Crohn-Krankheit 8.34
- Prolaktinom 8.100
Infiltrationsanästhesie des Dammes 11.25
- zum Kaiserschnitt 11.25
Influenza 8.133
Influenzaschutzimpfung, Indikation 5.42
- Nebenwirkungen 5.42
- Wirksamkeit 5.42
Infusionsurographie 8.25
INH s. Isoniazid
Inhalationsanalgesie 11.16
Inhalationsanästhetika 11.33 f
Inhalationsnarkotika, Wehenhemmung 10.34
Inienzephalus 12.40 f
- Deflexionslage 12.51
Innenohrtaubheit, kindliche 8.122
Inselzellhyperplasie, idiopathische 19.6
Insuffizienz, emotionelle, postpartuale 3.84

Insuffizienz
- pulmonale, mütterliche 7.6
- respiratorische, akute, Behandlung 16.12
- uterofetoplazentare 9.25
- uteroplazentare 9.17, 12.12

Insuffizienzerscheinungen 3.36
Insulin im Fruchtwasser 6.60
Insulin-Glucagon-Quotient 3.49
Insulin-Glucose-Index 3.49
Insulinbedarf, schwangerschaftsbedingte Änderungen 8.85
- Sturz 8.85
Insulinsekretion, fetale, Stimulierung 8.86
- gesteigerte 8.83
Insulintherapie am Entbindungstag 8.90
Insulintransfer, diaplazentarer 2.39
Insulinwirkung, verminderte 8.83
Intensivdiagnostik, geburtshilfliche, spezielle 5.17ff
- Kosten-Nutzen-Analyse 5.24
Intensivüberwachung, ärztliche Qualifikation 5.17
Interessenlosigkeit 8.139
Interruptio graviditatis s. Schwangerschaftsabbruch
Intrauterinkatheter, Abszeßbildung 12.83
- Druckmessung 12.82
- Infektionsgefahr 12.83
Intrauterinpessar 16.6
Intrazellulärraum, Uterus 3.13
Introitus vaginae, livider 3.22
Introversion 3.74, 3.76
Intubationsnarkose, geburtshilfliche, Durchführung 11.34
Inulin-Clearance 3.37
Inversio uteri 12.59
Ischämie, renale 8.20
- uterine, akute 1.33
- - chronische 1.33
- uteroplazentare, Pathophysiologie 2.47
- - Präeklampsie 8.189ff
Iso-Antikörper 19.8f
- antithrombozytäre 8.64
Isoimmunisierung, mütterliche 12.72
Isoniazid 1.53, 8.4
Isonicotinsäurehydrazid, 8.25
Isoproterenol 10.10
Isoptin 8.23
Isosthenurie 1.17
Isotopennephrographie 8.17
Isthmozervikale Insuffizienz, Operation, Geburtsprognose 12.4
- - überstürzte Geburt 12.31
- - nach Zervixriß 12.74
IZR s. Intrazellulärraum

J

Jittering s. Kardiotokogramm, Pseudofluktuation

Jodid-Clearance, thyreoidale, erhöhte 8.93
Jodraumausdehnung 8.93
Jolly-Körper 8.58

K

Kaffeegenuß, Schwangerschaft 1.41
Kaiserschnitt s.a. Entbindung, operative
- bei akuter antepartaler Hypoxie 7.37
- Amnioninfektionssyndrom 16.16, 18.19
- Anästhesiemethode 18.23
- Antibiotikaprophylaxe, perioperative 16.22
- - im Wochenbett 16.22
- Bauchschnitt 18.21
- bei Beckenendlage 14.14f, 14.20f
- Beckentumor 4.21
- Blutgaswerte, kindliche 1.5
- - mütterliche 1.5
- bei der Diabetikerin 8.90
- bei Dystokie 12.46
- Entwicklung des Kindes 18.22
- entzündliche Bauchdeckeninfiltration 16.20
- extraperitoneales Vorgehen 15.21, 18.19f
- bei fetaler Mangelentwicklung 7.36
- fetales Risiko, Reduzierung 18.19
- fetomaternale Makrotransfusion 1.94
- Frequenzerhöhung, Ursachen 7.35
- frühester Zeitpunkt 18.20f
- bei Frühgeburt 9.26
- Geburtsprognose der Folgeschwangerschaft 12.3
- bei geburtsunreifer Zervix 10.51
- bei Gesichtslage 12.52
- bei Harnblasentumor 8.25
- Harnblasenverletzung 8.26
- bei Harnleiter-Darm-Anastomose 8.28
- Harnleiterverletzung 8.26
- Häufigkeit 18.16f
- - alte Erstgebärende 12.2
- - Einflußfaktoren 18.3ff
- HbF-Zell-Späteinschwemmung 1.83
- bei Herpes genitalis 19.31
- Hüftgelenksluxation 4.22
- Hysterektomie 18.20
- bei ideopathischer Thrombozytopenie 8.64
- Indikation, Beckeneingangsdurchmesser 6.28
- - kindliche 6.39
- - nach vaginaler Operation 12.4
- - Infektion im Wochenbett 16.18
- Infiltrationsanästhesie 11.25

Kaiserschnitt
- intrauterine Läsionen 17.8
- bei intrauterinem Fruchttod 14.6
- bei Knochentuberkulose 8.7
- Komplikationen, kindliche 18.18
- - mütterliche 18.17f
- Konstriktionsring 18.22
- Letalität 18.17
- bei Lungenfibrose 8.9
- mehrfacher 18.24
- Morbidität, Frühmorbidität 18.18
- - kindliche 18.18
- - mütterliche 18.18
- in moribunda 18.21
- Mortalität, kindliche 18.18
- - mütterliche 18.17f
- bei mütterlicher Herzerkrankung 8.162
- bei Myasthenia gravis 8.79
- bei Myom 12.35
- Nachkürettage 18.22
- bei Nebennierenrindeninsuffizienz 8.103
- bei Niereninsuffizienz 8.22
- bei Nierentumor 8.25
- Operationstechnik 18.21f
- Pelvis obtecta 4.14
- bei Phäochromozytom 8.106
- bei Placenta praevia 15.8
- Plazentarperiode, Leitung 18.22
- post mortem 8.68, 18.21
- Querlage 14.5f
- bei Schwangerschaftsfettleber 8.46
- Sepsis 16.21
- Spätkomplikationen 18.18
- Uterotomie 18.22
- Uterusnarbendehiszenz 15.5
- Uterusruptur bei Folgeschwangerschaft 17.9
- zur Uterusrupturprophylaxe 15.6
- Vorbereitung 18.23
- zyklische Hämaturie 8.26

Kalium 6.55
- im Fruchtwasser 6.62
- Plazentarpermeabilität 2.37
Kaliumkonzentration, Uterus 3.12
Kaliumretention 3.56
Kalkschollenbildung, Plazenta 2.6
Kallusbildung, übermäßige 4.22
Kammerseptumdefekt 8.167
Kanamycin 8.4, 16.22
Kapillarendotheliose, glomeruläre 8.192
Kardiomegalie 8.170
Kardiomyopathie, postpartale 8.170
Kardiopathie, diabetische 8.85
Kardiotokogramm 6.31f
- Akzelerationen 6.34f, 12.83
- antepartales 6.32
- Baseline 6.34, 12.83
- Beurteilung 12.83f
- Beurteilungshilfen 6.38f
- Dezelerationen 1.86, 6.34ff, 7.13, 7.33, 12.83

Kardiotokogramm, Dezelerationen
- – variable 6.34, 6.36
- – wehenabhängige 7.19
- Floatingline 6.34 ff, 12.83
- Fluktuation 6.34, 6.37 f, 12.84
- Frühdezelerationen 6.34 f
- Hypoxiezeichen 9.33
- Kurvenmerkmale 6.34 ff
- Oszillationen, reduzierte 7.33
- pathologisches 7.32
- – antepartales 7.8
- – intrapartales 7.5
- präpathologisches 7.32 f
- Pseudofluktuation 6.37 f
- – Oszillationsamplitude 6.37
- – Oszillationsfrequenz 6.37 f
- Rückenlage der Patientin 7.37
- Spätdezelerationen 6.34, 6.36, 12.84

Kardiotokogrammauswertung, Computereinsatz 12.86
- elektronische 6.39

Kardiotokographie 1.10, 5.16, 6.31, 12.81 ff
- antepartale 6.39 f, 7.9, 7.31 ff, 8.88 f
- – Indikation 6.39
- bei Beckenendlage 14.23
- Einsatz 6.39
- externe 12.81 f
- bei fetaler Mangelentwicklung 7.31
- vor Geburtseinleitung 9.36
- interne 12.22, 12.82 f
- – Bakteriämie 12.83
- – Indikation 12.82
- intrapartale 6.40 f
- Leistungen 6.41
- Nabelschnurvorfall 12.56
- Oxytocin-Belastung 6.40

Kardiotokographiegerät, Anforderungen 6.31
Kardiotokographietechniken 6.33
Karotispuls, Aortenstenose 8.165
Karpaltunnel-Syndrom 8.70
Karzinom, Schwangerschaft 1.60
Kasabach-Merritt-Syndrom 1.78
Katalase 3.60
Katarakt 8.98
- kindliche 8.121 f

Katechol-O-Methyl-Transferase 8.106
Katecholamine 7.17
- Plazentapermeabilität 2.39
Katheterperiduralanästhesie 11.26 f
- Vorteile 11.27
Kaudaabquetschung 8.70
Kaudalanästhesie 11.27
- Herzminutenvolumen 8.158
Kegels Pubokokzygeusgymnastik 17.6
Kehlkopfformation 12.98
Kehlkopftuberkulose 8.8
Kennmuskeln 8.69
Kephalhämatom 10.68
- vereitertes 19.30
Kephalometrie 6.11

Kernikterus s. Bilirubinenzephalopathie
Ketanest 11.33
Ketoazidose 8.85
Ketonämie 8.180
17-Ketosteroide 3.46
Kinaseinhibitoraktivität 3.59
Kind, anenzephales 12.41
- Deflexionslage s. Deflexionslage
- Flexionslage s. Flexionslage
- in der Geburt verstorbenes, personenrechtliche Definition 20.4
- Gesichtslage s. Gesichtslage
- mißgebildetes, Geburtshindernis 12.40
- Stirnlage s. Stirnlage
- Thoraxverformung, geburtsbedingte 10.68
- totgeborenes, personenrechtliche Definition 20.4
- übergewichtiges 12.4
- – Dystokie 12.38
- – Geburtskomplikationen 12.4
- unreifes, Geburtsleitung 12.12

Kindesentwicklung, Bedeutung der Plazenta 2.25
- Diabetes mellitus 8.86
- Einfluß exogener Faktoren 1.37
- – früherer Schwangerschaften 1.37
- – materner Erkrankungen 2.17
- – der mütterlichen Größe 1.37 f
- – des mütterlichen Alters 1.34
- – – Gewichts 1.38
- – – Organismus 1.30 ff
- – sozioökonomischer Faktoren 1.42 f
- – des Uterus 1.34
- nach Geburt aus Beckenendlage 14.18 f
- Industrieländer 1.38
- Korrelation zu mütterlichen Hb-Werten 2.18
- normale, Grundprinzipien 1.45
- sensible Phasen 1.46
- Umwelteinflüsse 1.30 ff
- unterentwickelte Länder 1.38 f

Kindesgewicht, Geburtsprognose 12.4
Kindesgröße, Bestimmung 9.8
- Geburtsprognose 12.4
Kindeskopf, Drucknekrosen 10.80
- Seitenansicht 10.64
- Vorderansicht 10.64
Kindeskopfeinstellung, okzipitoposteriore 10.75 f
- ungewöhnliche 10.75
Kindeskopfgeradstand, hoher 10.75
Kindeskopfquerstand, tiefer 10.76
Kindeskopfverformung bei Beckenausgangsverengung 10.80
Kindeslage, gebärunfähige 14.1
Kindsbewegungen, abnehmende, Untersuchungsmethoden 5.21
- mit Dezeleration im Kardiotokogramm 6.36 f

Kindsbewegungen
- erste 3.74
- erstmalige Wahrnehmung 9.8
- Häufigkeit 5.15
- Registrierung 7.26
- Verschwinden 1.103

Kindsteile, kleine, Vorfall 12.59
- – Vorliegen 12.59
Kjeldahl-Untersuchung 3.39
Klapp-Plazenta 2.9
Klavikulafraktur, geburtstraumatische 19.26
Klebsiellen 8.14, 16.19
- Neugeborenenseptikämie 19.28
Kleihauer-Test 1.81 f
Kleinhirn, Wachstumsschub 7.12
Kleinwuchs 5.12
- Frühgeburtenrate 5.26
- perinatale Mortalität 5.26
Klick, frühsystolischer 3.32
Klitorishyperplasie 19.8
Klitorishypertrophie 1.76 f, 8.107
Klitorisverletzung 15.1
Kloakenmißbildung 19.26
Klumpfuß, angeborener 1.77
Klumpke-Lähmung 19.26
Knabengeburten, Zunahme 1.26
Kniegelenk, Knochenkernentwicklung 6.21
Knielage 14.8
Knöchelödeme 3.54
Knochenbruch 8.152
Knochenkernentwicklung, fetale 6.20 f
Knochenmark, megaloblastäres 8.55
Knochenmarksschädigung, medikamentöse 8.61
Knochentuberkulose 8.7
Knotenkropf, toxischer 8.94
Koagulopathie 15.22 ff
- Diagnostik 15.25 f
- Heparintherapie 15.26
- hereditäre 15.22
- Klinik 15.23
- Krankheitszeichen 15.23
- Pathophysiologie 15.23
- Prognose 15.26
- Spätgestose 8.208
- Therapie 15.26
Kohlendioxid 6.55
- im Fruchtwasser 6.62
Kohlendioxydaustausch, plazentarer 2.34
Kohlendioxyddruckdifferenz, materno-fetale 2.34
Kohlenhydrataustausch, diaplazentarer 2.35
Kohlenhydratdiffusion, plazentare 2.28
Kohlenhydratresorption, Neugeborenes 1.14
Kohlenhydratstoffwechsel 3.48 f
- fetaler 1.19
- Gestageneinfluß 3.50
- Östrogeneinfluß 3.50

Kohlenhydratstoffwechselstörung, Enzymdiagnostik 6.75
Kohlenhydratstoffwechselveränderung, postpartale 17.3
Kohlenhydratumsatz, fetaler 3.49
– plazentarer 3.49
Kohlenhydratverbrauch, vermehrter 19.6
– Neugeborenes 19.6
Kohlenmonoxydaustausch, plazentarer 2.34
Kohlensäureaustausch, intrauteriner 1.4
Kokzidioidomykose 8.9
Kolektomie 8.150
Kolik, harnsteinbedingte 8.23
Kollagen 3.15
Kollagen-Tripelhelix 3.15
Kollagenfasern 3.15
Kollagenose 8.119
Kollagenstrukturänderung 3.15
Kolonfunktion 3.43
Kolostrumsekretion 17.20
Kolpaporrhexis 14.4, 17.8
Kolpozytogramm 3.22
Koma 8.76
– s.a. Coma
– Spätgestose 8.195
– Subarachnoidalblutung 8.72
Komplementbindungsreaktion 1.71 f
– Lues 8.131
– Röteln 8.123
– Toxoplasmose 8.127 f
– Zytomegalie 8.126
Kompressionssyndrom, aortokavales 7.8
Konisation 12.4
Konjunktivallisteriose 8.129
Kontrazeptiva, Hypertonie 8.159
– orale 1.51, 8.43
– – Cholelithiasis 8.44
– – Einfluß auf den Säugling 17.28
– – – auf die stillende Mutter 17.28
– – Gallensteinhäufigkeit 3.45
– – Hirnvenenthrombose 8.71
– – Sinusthrombose 8.71
– – vaginale Keimbesiedlung 8.15
Konversionsneurose 3.76
Konvertin 3.58
Konzeptionsplanung bei Myasthenia gravis 8.78
Konzeptus 1.30 f
Kopf, kindlicher, Verformung 10.58
Kopf-Thorax-Index 8.88
Kopf-Zervix-Reflex 4.18, 10.22
– abnormer 10.17 f
Kopf-Zervix-Spannung 10.12, 10.17
Kopfcomputertomographie 8.68, 8.71 f
Kopfeinstellung, okzipitoposteriore 12.47 f

Kopfeinstellung, okzipitoposteriore
– – Einflußfaktoren, kindliche 12.48
– – – mütterliche 12.48
– – Geburtsverlauf 12.48
– – manuelle Rotation 12.50
Kopfgeradstand, hoher 12.53 f
– – Ätiologie 12.54
– – Diagnose 12.54
– – Geburtsleitung 12.54
– – Geburtsverlauf 12.54
– – Prognose 12.54
Kopfgeschwulst s. Caput succedaneum
Kopfhaarverlust, postpartualer 3.46
Kopfhochstand am Termin 12.8
Kopfhyperextension bei Beckenendlage 14.15
Kopflage 12.17 ff
– Austreibungsperiode 12.24 ff
– Eröffnungsperiode 12.17 ff
– – Leitung 12.21 ff
– Frühgeburt 12.12
– okzipitoanteriore 12.50
– okzipitoposteriore 12.47
– okzipitosakrale, Extraktion 12.50
Kopflateralflexion, pathologische 12.56
– physiologische 12.56
Kopfquerstand, tiefer 12.54 ff
– – Ätiologie 12.55
– – Definition 12.54 f
– – Diagnose 12.55
– – Forzepsgeburt 12.55
– – Geburtsleitung 12.55
– – Häufigkeit 12.54 f
– – Seitenlagerung 12.55
– – Ursachen, kindliche 12.55
– – – mütterliche 12.55
– – vaginaloperative Behandlung 12.55
– – Vakuumextraktion 12.55
– – Verlauf 12.55
Kopfrotation, innere 12.24 f
– mentosakrale, persistierende 12.52
– mentotransversale, persistierende 12.52
– okzipitoposteriore 12.47 ff
– – Ätiologie 12.47 f
– – Blasensprengung 12.49
– – Diagnose 12.49
– – Geburtseinleitung 12.49
– – Geburtsstillstand 12.50
– – Geburtsverlauf 12.49
– – Oxytocininfusion 12.49
– – Untersuchung, äußere 12.49
– – – vaginale 12.49
Kopfschmerzattacke, anfallartig auftretende s. Cephalgia
Kopfschmerzen 8.45
– Analyse 8.76
– anhaltende s. Cephalaea
Kopfschwartenödem, fetales 1.86
Kopfverformung, geburtsbedingte 10.64 ff

Kopfverformung, geburtsbedingte
– – stellungsabhängige 10.65 f
Koronarkrankheit s. Herzerkrankung, koronare
Körpereisengehalt 3.57
Körpergewicht s. Gewicht
Körperlänge, Mangelentwicklung 7.39 f
Körperreinigung vor der Entbindung 12.6
Körperwasserverteilung 3.54
Körperwasserzunahme, mütterliche 3.54 f
– – Verteilung 3.55
Korsakow-Syndrom 8.195
Kortisolkonzentration im Fruchtwasser 6.69 f
Koryza s. Coryza
Kosten-Nutzen-Analyse, Selektion von Risikoschwangerschaften 5.23 f
Kotyledo 2.4
Koxitisbecken 4.19
Krabbe-Krankheit 6.75
Krampfanfälle, neonatale 19.27
Krämpfe 8.76
– tonisch-klonische 15.19
Krampfneigung 7.40
Krankheitsbilder, intrauterine 7.1 ff
Kreatinin 6.56
– im Fruchtwasser 6.63, 6.71, 9.9
Kreatinin-Clearance 3.37, 3.40
– endogene 8.17
Kreatininausscheidung, renale 3.40
Kreatinkinase 6.56
– im Fruchtwasser 6.63
Kreatinphosphat 3.10 f
Kreatinphosphortranspherase 3.10
Kreislauf, fetaler s. Fetalkreislauf
– mütterlicher, während der Geburt 12.23
Kreislaufadaptationen, schwangerschaftsspezifische 2.45
Kreislaufbeschwerden 8.175
Kreislaufumstellung, hyperkinetische 8.158
Kreislaufveränderung, postpartale 17.3
Kreißsaal 5.34
– apparative Ausstattung 5.35
Kretin 4.14
– athyreoter 8.95
Kreuzschmerzen 5.33
– tiefe 15.11
Krise, hypertensive, Therapie 8.159
– thyreotoxische 8.96
Kristallisationstest 12.9
KrP s. Kreatinphosphat
Krukenberg-Tumor 8.106
Kugelzellanämie 8.57, 19.10
Kuhmilch, Mineralstoffgehalt 1.20
– Vitamingehalt 1.21
Kupferstoffwechsel 3.57
Kürettage, intrauterine Läsionen 17.8
– bei postpartaler Spätblutung 17.11

Kyphosebecken 4.14

L

L-Dopa, Laktationsunterdrückung 17.27
L-Myosin 3.9
Labhardtsches Schwangerschaftszeichen 3.22
Labia minora, livide 3.22
Labilität, seelische 8.137
- vegetative 8.137
Lachgas 11.19, 11.33
Lachgas-Sauerstoff-Gemisch, intermittierende Atmung 11.19
Lactatdehydrogenase 3.60, 6.52, 6.56, 8.38
- im Fruchtwasser 6.62
Lactatexzeß 7.14
Lactogen, plazentares, humanes 3.59, 6.47f
- - - Bestimmung im Serum 7.24, 8.89
- - - im Fruchtwasser 6.59
Lactoglobulin 17.20
Lagewechseltest 8.205
Lähmung, periphere 1.75
- schlaffe 1.75
- Spätgestose 8.195
Laktation 17.18ff
- Aufrechterhaltung 17.20
- Ernährung 17.21
- Frühphase 17.20
- hormonale Bruststimulierung 17.18
- - Mechanismen 17.19f
Laktationsunterdrückung 17.25
- klinische Maßnahmen 17.25
- medikamentöse 17.25f
- - Arzneimittelwirksamkeit 17.26
- - Störung durch andere Arzneimittel 17.26
- - zukünftige Arzneimittel 17.26
Laktosurie 3.38f
- postpartale 17.4
Landry-Guillain-Barré-Strohl-Paralyse 8.73
Langerhanssche Inseln, fetale, hypertrophierte 8.86
Langhanssche Zellen 2.2, 6.50
Langzeittherapie, betamimetische 7.36
Laparotomiewunde, Infektion 16.21
Laplace-Gesetz 19.16
Laryngomalazie 19.21
Laryngospasmus 8.98
Latex-Agglutinationshemmtest 5.10
Lebendgeborene, Geschlechtsverhältnis 1.26
Lebendgeburt, personenrechtliche Definition 20.4
Lebendimpfstoffe 5.39f
Leber 1.15f
- Exkretionsstörung 3.44
- Größenzunahme 3.43

Leber
- histologischer Befund bei Eklampsie 8.46
- - - bei Schwangerschaftscholestase 8.45
- - - bei Schwangerschaftsfettleber 8.46
- Laboruntersuchungen 3.44
Leberblutung, petechiale 8.194
- Spätgestose 8.194
- subkapsuläre, Spätgestose 8.194, 8.209
Leberdurchblutung 3.44
Lebererkrankung 8.38ff
- virale 8.39ff
Leberflecken 3.46
Leberfunktion 3.43f
Leberfunktionsproben, Veränderungen in der Schwangerschaft 8.38
Lebergewicht 3.43
Leberglykogen, Abhängigkeit des Blutzuckerspiegels 19.2
- Fetus 19.1
- Neugeborenes, 19.6
Leberhämatom, subkapsuläres, Spätgestose 8.194, 8.209
Leberherniation 19.22f
Leberinfarkt, Spätgestose 8.194
Leberläppchennekrose, zentrale 8.180
Leberruptur, traumatische 8.153
Leberschädigung, toxische 8.43
Leberveränderung, postnatale 1.15
Leberverfettung ubiquitäre 8.46
- zentrilobuläre 8.46
Leberzellblutungen, Spätgestose 8.194
Leberzellendegeneration, fettige 8.180
Leberzellkarzinom, primäres 8.43
Leberzellnekrosen, Spätgestose 8.194
Leberzirrhose 8.41f
- primär biliäre 8.42
- prophylaktischer Shunt 8.42
- Schwangerschaftsabbruch 8.42
Lecithin im Fruchtwasser 6.66f
Lecithin-Cholesterol-Acetyl-Transferase 1.8
Lecithin-Sphingomyelin-Ratio 9.20ff
- Diabetes mellitus 6.65
- fetale Reifebestimmung 6.63ff
- Fruchtwasser 6.63
- Geburtsleitung 6.66
- hyaline Membranen 6.65
- kindliche Prognose 6.65
Lecithinsynthesewege 9.21
Leiomyome 8.118
Leistungseinschränkung, Mitralstenose 8.163
Leistungsfähigkeit, körperliche 8.157
Leistungsschwäche 8.54
Leitstelle, Höhengabe 10.50
- Höhenstand 12.21
Leitungsanästhesie 3.79

Leitungsanästhesie
- transvaginale 11.22ff
Lendenschmerzen 8.17
Lendenwirbelassimilation 4.15f
Lendenwirbelsäule, fetale, röntgenologische Längenmessung 6.23
Lentigo maligna melanoma 8.118
Leopoldsche Handgriffe 14.2, 14.11
Lesch-Nyhan-Syndrom 6.76
Letalfaktoren, ovuläre 1.31
Lethargie 8.45
Leucin 3.39
Leucin-Aminopeptidase 8.38
Leukämie 8.61f
- akute 8.61
- Behandlung 8.62
- Einfluß der Schwangerschaft 8.61
- kongenitale 8.62
- Mortalität, mütterliche 8.61
- - perinatale 8.61
- myeloische, chronische 8.61
- strahlenbedingte 1.57, 6.18
- Therapie, zytostatische 8.62
Leukämierisiko 1.57f
- strahlenbedingtes 1.58
Leukodystrophie, metachromatische 6.75
Leukopenie, Malaria 8.132
Leukozyten 1.12
- Phagozytosefähigkeit 1.23
Leukozytenkreuzung 1.12f
Leukozytenzahl unter der Geburt 12.23
- Neugeborenes 19.4
Leukozytose 8.61
Leukozyturie 8.14, 8.17
- nephrotisches Syndrom 8.20
Leydig-Zell-Tumor 8.106
LH-Bestimmung 5.9
Libido 3.76
Lichtflacker-Test 8.204
Lidocain 11.20ff
- Parazervikalblockade 11.23
Lidspalten, kurze 1.42
Liebe, mütterliche 3.72
Ligamenta infundibulopelvica 3.23
- ovarii propria 3.23
- rotunda 3.23f
Liley-Schema 1.88
Lincomycin 17.15
Links-rechts-Shunt 8.167f
Linksherz, hypoplastisches 19.24
Linksherzhypertrophie 8.165
Linksherzversagen, akutes 8.160
Lipase 3.45, 3.59
- saure 6.75
Lipidose, Enzymdiagnostik 6.75
Lippen-Kiefer-Gaumen-Spalte 1.74
- Häufigkeit 1.66
Liquor amnii s. Fruchtwasser
Listeria monocytogenes 1.72, 8.129
Listerien, Neugeborenenseptikämie 19.28
Listeriengranulome 1.72
Listeriose 1.72, 8.129ff

Listeriose
- akut-septisch-typhöse 8.129
- angeborene 19.30
- chronisch-septische 8.129
- Diagnostik 8.130
- Durchseuchung 8.129
- Epidemiologie 8.129
- Erregernachweis 8.130
- Erstbeschreiber 8.129
- glanduläre 8.129
- Infektionsprophylaxe 1.72
- klinisches Bild 8.129
- konnatale Häufigkeit 8.130
- – Prognose 8.130
- lokale zentralnervöse 8.129
- Pathogenese 8.129
- Prophylaxe 8.130
- Therapie 8.130

Listerioseinfektion, intrauterine 1.72
- mütterliche, Folgen 8.129f

Lithocholsäure 3.45
Lithophagie 8.56
Lithotripsie 8.24
Lochia 17.1f
- alba 17.2
- flava 17.2
- fusca 17.1
- purulenta 17.2
- rubra 17.1
- serosa 17.2

Lochialstauung 10.24
Lokalanästhetika, allergische Reaktionen 11.22
- Aufnahme ins fetale Gewebe 11.21
- Eigenschaften, chemische 11.20
- – pharmakodynamische 11.21
- Einfluß auf das Neugeborene 11.22
- Geburtserleichterung 11.20
- Überdosierung 11.22

Lorazepam 11.18
LSD s. Lysergsäure
Lues connata 1.72f, 19.31
- – Behandlung 1.73
- – Hautveränderungen 1.73
- Diagnose 8.131
- Durchseuchungsgrad 8.131
- Prophylaxe 8.131
- Therapie 8.131
- Übertragung 8.131

Luesinfektion, fetale, Therapie 5.17
Luesserologie 19.31
Luftbronchogramm 19.14f
Luftembolie 3.18, 15.7, 15.20
- post partum 8.73

Lumbalisation 4.15
Lunge, fetale Hypoperfusion 7.21
- – Vasokonstriktion 7.21
- Residualvolumen 3.35
- Vitalkapazität 3.35
- – Neugeborenes 1.7

Lungenadenom 8.9
Lungenalveole, Oberflächenkräfte 19.17

Lungenarterienverschluß, thrombotischer, bei Amnioninfektionssyndrom 16.16
Lungenblutung, petechiale 8.196
Lungenembolie 8.58
- rezidivierende 8.169f
Lungenemphysem 8.9
Lungenentwicklung 19.15
Lungenfehlbildung 1.76
Lungenfibrose 8.9
Lungenfunktionsänderung 3.35f
- Ursachen 3.36
Lungeninsuffizienz, Anämie 8.51
Lungenkarzinoid 8.9
Lungenkrankheiten 8.2ff
Lungenkreislauf, postnatale Umstellung 1.9
Lungenlappenresektion 8.9
Lungenleiomyom 8.9
Lungenödem 8.160, 8.162f, 15.19
- bei Betamimetikabehandlung 9.24
- Spätgestose 8.207
Lungenreife 9.20ff
- fetale, Bed-side-Tests 6.68
- – Diagnostik 5.21
- – Phospholipide 6.61
- – Schaumtest 6.68
- – Schwangerschaftsbeendigung 7.36
Lungenreifung, fetale, Glucocorticoideinfluß 6.66
- – bei Zwillingen 6.66
Lungenresektion bei Bronchiektasen 8.9
- bei Tuberkulose 8.6
- bei Tumor 8.9
Lungenruptur 8.10
Lungensequestration 19.22f
Lungenstauung, Mitralinsuffizienz 8.165
Lungentuberkulose, kollapschirurgische Eingriffe 8.6
- Resektionstherapie, Indikationsstellung 8.6
Lungentumor, bösartiger 8.9
- gutartiger 8.9
Lungenzylindrom 8.9
Lupus 8.8
- erythematodes 8.119
Luteome 8.106f
Luteonosticon-Test 5.9
Luxatio coxae congenita 1.77
Lyell-Syndrom 19.30
Lymphangiom 1.78
Lymphknotentuberkulose 8.8
Lymphogranulomatose 8.62
Lymphozyten 1.12
Lysergsäure 1.54, 10.26
Lysergsäurebutanolamid 10.26
Lysin 3.39, 3.51

M

Macrodex 8.215
Macrogenitosomia praecox 1.77

Magen 3.42f
- Salzsäureproduktion 8.147
Magen-Darm-Passagezeit, Neugeborenes 1.14
Magen-Darm-Trakt-Verschluß 19.24ff
- angeborener 1.76
Magenentleerung 3.43
Magenerkrankung 8.33
Magensaft, Pepsinkonzentration 3.43
Magensaftaspiration bei Narkose, Prophylaxe 11.33
Magensäuresekretion 3.42f
- Hemmung 8.33
Magenulkus 8.33
- Operation 8.148
- Schmerzlokalisation 8.147
Magenulkusperforation 8.33
Magnesium, Wehenhemmung 10.34
Magnesiumkonzentration, Uterus 3.12
Magnesiumsulfattherapie bei Präeklampsie 8.211f
Magnesiumtherapie bei Eklampsie 8.212
Makromolekülaustausch, diaplazentarer 2.40f
Makrophagen-Rosetten-Test 1.84
Makrosomie 8.86, 19.7
Makrotransfusion, fetomaternale 1.94
- – intrauteriner Fruchttod 1.103
Makrozephalie 12.41
Malabsorption 8.33
Malaria 8.132
- konnatale, Mortalität 8.132
- Prophylaxe 8.132
- quartana 8.132
- tertiana 8.132
- Therapie 8.132
- tropica 8.132
Mamma s.a. Brust
Mammaabszeß 17.14f
- Behandlung 17.16
- glandulärer 17.14f
- interstitieller 17.15
- Komplikationen 17.15
- subareolärer 17.14
Mammaabszeßinzision 17.16
Mangelanämie 8.53ff
Mangelentwicklung, fetale 7.3f, 7.40
- – Behandlung, konservative 7.35
- – Diagnose 7.30
- – Geburtsleitung 7.36
- – hormonale Diagnostik 7.31
- – Kardiotokographie 7.31
- – klinische Symptome 7.30
- – Mortalität 7.39
- – mütterliche Hyperalimentation 7.36
- – Risikofaktoren 7.6
- – Schwangerschaftsbeendigung 7.36
- – Spätprognose 7.39ff

Mangelentwicklung, fetale
– – Störungen, intellektuelle 7.41
– – – psychomotorische 7.41
– – Urinöstriolbestimmung 6.57
– – Ursachen 7.6
– Intelligenzquotient 7.40f
– Zytomegalie 8.125
Mangelernährung durch besondere
  Eßgewohnheiten 8.56
– mütterliche 7.6
Mangelgeburt, dystrophe 9.13
Mangelkinder 1.37f
– berufstätige Mutter 1.44
– erhöhter mütterlicher
  Kaffeegenuß 1.41
– mütterliche Hypotonie 1.34
– – Unterernährung 1.38
Mangelversorgung, fetale 7.1ff
– – Behandlung 7.35
– – Diagnostik 7.21ff
– – – Kosten-Nutzen-Aspekte 7.22
– – – diagnostisches Vorgehen
  7.29ff
– – Prognose 7.39ff
– – Rezidivneigung 7.7
– – Screening 7.29f
– – Übertragung 7.3
– – Ursachen 7.5f
– – – fetale 7.5
– – – mütterliche 7.5
– – – plazentare 7.5
– – Veränderungen, biochemische
  7.13
– – – metabolische 7.13
– – Zellgröße 7.12
– – Zellzahl 7.12
Mannitol 8.215
Marfan-Syndrom 8.160, 8.166
Maroteaux-Krankheit 6.75
Masern 1.70, 8.133
– Immunisierung mit
  Immunglobulinen 5.39
– Impfstoffe 5.39
– Leihimmunität 19.31
Masern-Mumps-Vakzine 5.39
Masern-Röteln-Mumps-Vakzine
  5.39
Masernenzephalitis 5.41
Masernlebendvakzine 8.133
Masernschutzimpfung 5.41
Massenblutung, intrazerebrale
  8.72f
– – Differentialdiagnose zum
  Infarkt 8.73
Mastitis 17.14
– chronische 17.16
– puerperalis 17.13ff
– – Antibiotikabehandlung 17.15
– – bakterielle Erreger 17.13
– – bakteriologische
  Resistenzbestimmung 17.15f
– – Behandlung 17.15
– – Epidemiologie 17.13
– – Infektionswege 17.13f
– – pathologische Anatomie 17.14
– – Prophylaxe 17.13
– – Stillen 17.16

Mastitis puerperalis
– – Ursache 17.13
– tuberculosa 8.8
Maturitas praecox placentae 2.7
– retardata placentae, 2.14
MDH s. Lactatdehydrogenase
Mechanokardiogramm 8.161
Meckelsches Divertikel 19.5
Medazepam 11.18
Mediastinaltumor 8.9
Medikamente mit diabetogenem
  Effekt 8.88
– unter der Geburt 12.79
– periphere Nervenschäden 8.75
– Plazentagängigkeit 1.46, 2.41
– Schwangerschaft 1.45
– teratogene Wirkungen 8.4
– teratogener Wirksamkeit
  verdächtige 1.48
– vorübergehend teratogener
  Wirkung verdächtigte 1.51
– zweifelsfrei teratogene 1.47
Meditationsübungen 11.3
Medulla-oblongata-Abklemmung,
  tumorbedingte 8.68
Mehrgebährende s. Multipara
Mehrlingsgeburt, Gefährdung,
  kindliche 13.10
– – mütterliche 13.10
– Leitung 13.10f
– Periduralanästhesie 11.31
– Plazentarperiode 13.11
– Wochenbettsverlauf 13.11
Mehrlingsschwangerschaft 2.10,
  13.1ff
– Amniographie 13.9
– Anämie 13.6
– Ätiologie 13.1
– Beckenendlage 5.28, 14.8, 14.11
– Behandlung 5.29
– Diagnose 13.9
– Dizygotie 13.1f
– Einflußfaktoren 13.4
– EPH-Gestose 13.5
– EPH-Gestose-Rate 5.28
– Erblichkeit 13.3
– fetale Wachstumsretardierung
  7.7
– fetales EKG 13.9
– Frühgeburtenrate 5.28
– Frühgeburtlichkeit 13.6
– – bei Hospitalisation 13.10
– Häufigkeit 13.3
– Hospitalisation 13.9f
– Hydramnion 13.5
– hypertone Wehentätigkeit 10.17
– kindliche Lagen 13.6f
– Komplikationen von seiten des
  Kindes 13.6f
– – – der Mutter 13.4ff
– Mißbildungen 13.7
– Monozygotie 13.1
– mütterliches Alter 13.4
– Nabelschnurvorfall 13.7
– perinatale Mortalität 5.28, 13.8f
– Phonokardiographie 13.9
– Plazentainsuffizienz 2.51

Mehrlingsschwangerschaft
– Retardierung 13.6
– Röntgendiagnostik 13.9
– Schwangerenbetreuung 13.9
– Schwangerschaftsblutung 13.5
– Superfekundation 13.2
– Superfetation 13.2
– Ultraschall-B-Scan 13.9
– Umstandsgürtel 5.33
– Verdachtsmomente 13.9
– vorzeitige Plazentalösung 13.5
– vorzeitiger Blasensprung 13.6
– Zygotiebestimmung 13.2f
Meinicke-Klärungsreaktion 8.131
Mekonium 1.14
– grampositive Stäbchen 8.130
Mekoniumabgang 12.80
– ins Fruchtwasser 7.27
– Pathogenese 12.80
Mekoniumaspiration 9.33, 19.19f
– Komplikationen 19.20
– Residualveränderungen 19.20
– Verlauf 19.19
Mekoniumileus 1.76, 19.25f
Mekoniumperitonitis 1.76
Mekoniumpfropfsyndrom 1.76, 19.26
Melaninablagerung, vermehrte 3.46
Melanom, malignes 8.118
– – Metastasierung 8.118
Melanophorenhormon 3.46
Melanophorenhormonausschei-
  dung, renale 3.46
Melanosis circumscripta
  praeblastomatosa Dubreuilh
  8.118
Melanozytoblastom 8.118
Membran, Diffusionskapazität 2.33
– synzytiokapilläre 2.25, 2.27
Membranen, hyaline 1.8, 1.74,
  19.13ff, 19.32
– – Atemleistung 1.7
– – Betamethason-Phosphat-
    Behandlung 6.66
– – Frühgeburt aus Beckenendlage
    14.24
– – Gradeinteilung 19.15
– – Histologie 19.14
– – Klinik 19.14
– – Komplikationen 19.18
– – Lecithin-Sphingomyelin-Ratio
    6.65
– – Prognose 19.19
– – Prophylaxe 19.17f
– – radiologische Zeichen 19.14
– – Therapie 19.17
– – Transport des Kindes 19.19
– – Verlauf 19.15
– – Vorkommen 19.14
– – vorzeitiger Blasensprung 12.10
Membransyndrom s. Membranen,
  hyaline
Mendelson-Syndrom 11.33, 16.19
Meningiom 8.68
Meningismus 8.72
Meningitis, kindliche 16.2
– Listeriose 8.129
– mütterliche 16.2

Meningitis
- neonatale 19.31
- – B-Streptokokken 19.29
- – Eintrittspforten 19.28
- – Erreger 19.28
- – Infektionsmodus 19.28
- – Symptomatik 19.28 f
- – tuberculosa 8.8
- – chronische 8.76

Meningitisstreifen 5.45
Meningoenzephalitis 1.71
- Listeriose 8.129
- bei Mumps 5.41
Meningokokkenvakzineimpfung 5.45
Meningomyelozele 19.28
Meningozele 1.75, 12.41
- Frühoperation 1.75
- okkulte 1.77
Menstruation s. Regelblutung
Mepivacain 11.20 ff, 11.22
- Parazervikalblockade 11.23
Meralgie 8.69
- einseitige 8.70
6-Mercapta-Guanin 8.62
Merodysästhesie 8.69
- einseitige 8.70
Meroparästhesie 8.69
Mesenterialwurzelhämatom, posttraumatisches 8.151
Mesenterium commune 19.25
Methimazol 8.95
- allergische Reaktionen 8.96
Methotrexat 1.48
Methoxifluran 11.19
α-Methyl-Dopa 8.213
- bei schwerer Präeklampsie 8.213
α-Methyl-Noradrenalin 8.213
Methylergobasin 10.26
Methylmalonacidurie 6.76
Methylmalonyl-Co-A-Isometase 6.76
Methylmalonyl-Co-A-Mutase 6.76
Metronidazol 16.5, 16.20
Meulengracht-Krankheit s. Icterus intermittens juvenilis
Mezlocillin 16.22
Michaelissche Raute 4.5, 5.12
- – bei plattem Becken 4.11
Migräne 8.77
Mikroangiopathie, diabetesspezifische, Einfluß der Schwangerschaft 8.85
Mikroblutgasuntersuchung 1.90, 12.81, 12.84 f
- Fehler 12.85
- Indikation 12.84
- klinischer Wert 12.84
- pH-Normwert 12.84 f
- pH-Veränderung 12.84 f
- Risiken 12.85
Mikroblutuntersuchung 7.34
Mikrogenie 1.42, 19.21
Mikrognathie 1.74
Mikrogyrie 1.70
Mikrohämaturie, nephrotisches Syndrom 8.19

Mikrohämaturie
- Pyelonephritis 8.17
Mikromilieu, mütterliches 1.30
Mikrophthalmie 1.42, 1.67
Mikrospherozytose 8.57
Mikrothromben 8.208
Mikrozephalie 1.42, 1.67, 1.70
- Röntgendiagnostik 6.24
Miktion, gehäufte 8.24 f
- schmerzhafte 8.24 f
Miktionsstörung, postpartale 17.5 f
Milcheinschuß 16.20, 17.5
Milchejektionsreflex, Hemmung 3.88
Milchfistel 17.15
Milchsäure, Entstehung 7.14
Milchsäuredehydrogenase s. Lactatdehydrogenase
Milchsekretion 17.23
- Einflußfaktoren, Ernährung 17.21
- – Stillen 17.23
Milchstauung 17.24
Milchzyste 17.15
Miliartuberkulose 8.8
Milk-let-down 17.23
Miller Score 12.94
Milzhämangiom, rupturiertes 3.47
Milzruptur 8.132
- traumatische 8.153
Milztumor 8.132
Minderwertigkeitsgefühle 8.139
Mineralstoffversorgung, mütterliche 1.40
Mineralstoffwechsel, Neugeborenes 1.20 f
Minimal cerebral damage 7.40
- – – nach Neugeborenenazidose 12.95
Minimatakrankheit 1.60
Mißbildung 7.2
- bei Beckenendlage 14.10
- bei Ethambutolbehandlung 8.5
- familiäre, Diagnostik 5.19
- fetale, Untersuchungsmethoden, 5.21
- Mehrlingsschwangerschaft 13.7
- nach mütterlicher Rötelninfektion s. Rötelnembryopathie
- perinatale Mortalität 7.1
- – Todesfälle 7.1
- Querlage 14.3
- bei Rifampicinbehandlung 8.5
- Röntgendiagnostik 6.23
- strahlenbedingte 1.57, 6.18
Mißbildungsdiagnostik, fetale 6.72 ff
- mit Ultraschall 6.14
Mißbildungshäufigkeit, Antikonvulsiva-Dauertherapie 1.48
- Diabetes mellitus 8.86
- rauchende Eltern 1.42
- Virushepatitis 8.40

Mißbildungsrate, antituberkulotische Behandlung 8.4
Mißempfindungen 8.69
Mitralinsuffizienz 8.160 f, 8.164 f
- chronische 8.164
- Diagnose 8.164 f
- Differentialdiagnose 8.165
- Einfluß der Schwangerschaft 8.164
- Schwangerschaftsabbruch 8.165
- Therapie 8.165
Mitralklappe, normale 8.162
Mitralklappenersatz, prothetischer 8.164
Mitralkommissurotomie, geschlossene 8.164
Mitralöffnungston 8.163
Mitralstenose 8.162 ff
- Diagnose 8.163
- Differentialdiagnose 8.163
- Einfluß der Schwangerschaft 8.163
- Elektrokardiogramm 8.163
- Endokarditisprophylaxe, peripartale 8.164
- leichte 8.164
- Therapie 8.163 f
Molluscum fibrosum gravidarum 8.117
Monoamnioten 13.2
Monochoriaten 13.2
Monoglutamin-Folat 8.56
Monozytenangina 8.129
Morbidität, perinatale, bei apparativer Überwachung 12.81
- – Kaiserschnitt 18.18
- – Ursachen 7.2
Morbus s.a. Eigennamen
- haemolyticus fetalis, Diagnosegang 5.16
- – – Diagnostik 5.18
- – – Hypoxie 7.8
- – – Lecithin-Sphingomyelin-Ratio 6.66
- – neonatorum 1.85, 19.6, 19.8 ff
- – – AB0-Inkompatibilität 19.9
- – – Rhesusinkompatibilität 19.9 f
- – – Therapie 5.29
Morphin 10.37
Morphinantagonist 11.17
Morquio-Krankheit 6.75
Mortalität, demographische Aspekte 20.1 f
- fetale, bei Hypertonie 8.159
- gesellschaftspolitische Aspekte 20.1 f
- intrapartale, bei kardiotokographischer Überwachung 6.41
- mütterliche s. Müttersterblichkeit
- – Fruchtwasserembolie 15.18
- neonatale 7.39, 20.2
- – bei kardiotokographischer Überwachung 6.41
- perinatale 1.36 f, 5.1, 5.22, 20.1 ff

32 Sachverzeichnis

Mortalität, perinatale
- – Abhängigkeit von der Tragzeit 9.6
- – Abruptio placentae 15.13
- – Adipositas 5.26
- – alte Erstgebärende 12.2
- – Altersabhängigkeit 1.35
- – Amnioninfektionssyndrom 12.10, 16.14, 16.16
- – Anämie 5.26
- – bei apparativer Überwachung 12.80 f
- – Beckenendlage 14.16
- – Diabetes mellitus 8.87
- – Drogenmißbrauch 1.54
- – Dystokie 12.47
- – EPH-Gestose 5.27
- – Erstgravide 1.36
- – in Europa 5.3 ff, 20.9
- – fetale Mangelentwicklung 7.39
- – Frühgeburt 5.28, 9.13
- – Frühgeburtsbestrebungen 5.28
- – nach dem Geburtsgewicht 20.7
- – Gesichtslage 12.52
- – Gestose 8.199
- – Gewichtsgruppen 9.14
- – Gewichtszunahme, Mutter 1.39
- – Hypoxie, fetale 7.41
- – idiopathische Thrombozytopenie 8.63
- – internationaler Vergleich 20.3 f
- – in Japan 20.9
- – Kaiserschnitt 18.18
- – – post mortem 18.21
- – Kleinwuchs 5.26
- – Leukämie 8.61
- – Mehrgravide 1.36
- – Mehrlinge 5.28, 13.8 f
- – Nabelschnurvorfall 12.58
- – Neugeborenenasphyxie 12.91
- – Ödeme 8.202 f
- – Pfropfgestose 8.197
- – Phäochromozytom 8.106
- – Placenta praevia 5.28
- – Plazentainsuffizienz 5.28
- – Präeklampsie 8.215
- – rauchende Mutter 1.42, 5.26
- – rauchender Vater 1.42
- – bei Risikoschwangerschaft 5.25
- – Schulterdystokie 12.39
- – Schwangerschaftscholestase 8.45
- – sozialstatusabhängige 5.26
- – Stirnlage 12.53
- – Untergewicht 5.26
- – Ursachen 7.2
- – in USA 20.9
- – Vakuumextraktion 18.14
- – verlängerte Tragzeit 9.29
- – Virushepatitis 8.40
- – vorzeitiger Blasensprung 12.9, 16.14
- – Zangenextraktion 18.14
- – Zervixinsuffizienz 5.28

Mortalität
- statistische Berechnungsmethoden 20.2 ff

Mortalitätsrisiko, perinatales, kumulatives 5.23
Moschcowitz-Krankheit s. Purpura, thrombotisch-thrombozytopenische
Motivation zur Schwangerschaft 3.72
MSH s. Melanophorenhormon
Mucolipidose 6.75
Mucopolysaccharidose, Enzymdiagnostik 6.75
Müdigkeit 8.54
Mukoviszidose 1.76
- Häufigkeit 1.66
Multipara, Frühgeburtenhäufigkeit 1.36
- Klinikeintrittszeitpunkt 12.5
- perinatale Mortalität 1.36
- Schwangerschaftserkrankungen, Häufigkeit 1.35
- Uterus, Blutzirkulation 1.34
Multiple Sklerose 8.68, 8.74
- – familiäre 8.69
- – Schwangerschaftsverhütung 8.74
Mumps 8.132 f
- Immunisierung mit Immunglobulinen 5.39
- Impfstoffe 5.39
- Meningoenzephalitis 5.41
Mumpsschutzimpfung 5.41
Mundwinkelrhagaden 8.54
Muskeldystrophie, progressive, autosomal vererbliche 8.77
Muskelrelaxantien 11.34
Muskelschmerzen, postpartale 17.7
Muskelstoffwechsel, gesteigerter 3.10
Muskulatur, glatte, Reaktion auf Betamimetika 10.35
Mutter, rauschmittelsüchtige, Mangelgeborenes 19.27
- tuberkulöse, Stillen 8.6
Mutter-Kind-Beziehung, gestörte 3.88
- Stillen 3.86
Mutter-Kind-Einheit 3.85
Mutter-Kind-Identifikation 3.74
Mutterkornalkaloide 10.26 ff, 10.47
- Alkanolamidtypus 10.26
- Applikationsweise 10.27
- Beeinflussung der Uterusmotilität 10.27
- Dosierung 10.27 f
- in der Geburtshilfe 10.27 f
- bei Hypertonie 10.28
- Indikationen 10.27
- orale Medikation 10.28
- Peptidtypus 10.26
- pharmakologische Eigenschaften 10.27
- im Wochenbett 10.28
Mütterkurse 3.75
Mütterlichkeit 3.71

Mütterlichkeit
- Entwicklung 3.71
- – Geburtsverhalten 3.81
- – sozialpsychologische Faktoren 3.81 f
Muttermilch, Antituberkulotika 8.6
- Mineralstoffgehalt 1.20
- Nährwert 17.23
- Vitamingehalt 1.21
Muttermund, klaffender 3.17
Muttermunddehnung 12.46
- mechanische 10.45
Muttermunderöffnung 10.14
Muttermundreposition 12.46
Muttermundrigidität 3.80
Muttermundsinzision 18.16
Muttermundslippe, vordere, Druckschädigung 15.2
Muttermundweite 10.50
- Beurteilung 12.22
- Schwangerschaftsende 10.43
Mutterschaft 3.71 f
- Krisensituationen, psychische 3.72
- psychodynamische Faktoren 3.72
- psychosoziale Faktoren 3.75
- sozialpsychologische Einflüsse 3.73
Muttersein 3.71
Müttersterbefälle in der Bundesrepublik Deutschland 20.12
- mittelbare 20.10
- unmittelbare 20.10
Müttersterblichkeit 8.1, 20.10 ff
- Berechnung 20.10
- in der Bundesrepublik Deutschland 20.11
- in Europa 20.13
- in Japan 20.13
- in USA 20.13
Mutterwerden 3.71
Myasthenia gravis 8.78 ff
- – Einfluß der Gravidität 8.78
- – Geburtsphase 8.79
- – Konzeptionsplanung 8.78
- – Narkoseführung 8.79 f
- – Problemmedikamente 8.79
- – Schnittentbindung 8.79
- – Schwangerenbetreuung 8.78 f
- – Wochenbett 8.79
Myasthenie, kongenitale 8.80
- latente Überwachung des Neugeborenen 8.79
Myasthenische Reaktion 8.78
Myatrophie 8.69
Myelinisierung, ZNS 1.3
Myelitis 8.73
Myelomeningozele, okkulte 1.77
Myelopathie 8.75
Mykoplasmen, Neugeborenenseptikämie 19.28
Mykoplasmenpneumonie 8.8
Myokarderkrankung, primäre 8.160
Myokinase 3.11
Myom, Dystokie 12.35

Myom
- Probleme im Wochenbett 17.8

Myomektomie, Geburtsprognose der Folgeschwangerschaft 12.3f

Myomenukleation bei Kaiserschnitt 18.24

Myometrium, ATPase-Aktivität 3.11
- Energiedonatoren 3.10
- Erhöhung des Membranpotentials 3.12
- Muskeldichtenunterschiede 3.14
- Wassergehalt 3.14
- Wirkung vasokonstriktorischer Substanzen 3.18

Myometriumaufbau, molekularer, schwangerschaftsbedingte Wandlung 3.9f

Myometriumhyperplasie 3.2
Myometriumhypertrophie 3.2
Myometriumischämie, relative 3.4
Myometriumkontraktionen, uteroplazentare Durchblutung 2.47
Myometriumszellen 3.2f
- Evolutionstypen 3.2
Myometriumuntersuchung, elektronenmikroskopische 3.3
Myomnekrose, postpartale 17.8
Myopathie 8.77ff
- endokrin bedingte 8.77
- funktionelle 8.78
- strukturelle 8.77
Myositis 8.73

N

N-Acetyl-Alpha-D-Glucosaminidase 6.75
N-Acetylhexosaminidase A 6.75
N-Allyldihydro-Hydroxynormorphinon 11.17
N-Allylnorcodein 11.17
N-Allylnormorphin 11.17
Na-Load 3.40
Nabel, Abbinden 1.9
- Versorgung 19.4f
Nabelanomalie 1.75
Nabelbruch 19.4
Nabelerkrankung 19.5f
Nabelgranulom 19.5
Nabelinfektion 19.6
Nabelschnur 1.9, 2.8ff
- Geburtskomplikationen 2.8
- Insertio velamentosa 12.69, 15.7
- - - Zwillinge 13.8
- Inspektion 12.70
- zu kurze 12.59
- überlange 12.59
Nabelschnurabriß 12.59
Nabelschnuranomalie, fetale Wachstumsretardierung 7.7
Nabelschnurarterie, fehlende 12.70
- - Zwillinge 13.8
- solitäre 2.8
Nabelschnurarterienkatheter 12.99

Nabelschnurblut, Blutgaswerte 12.94
- pH-Wert, Azidose 7.4
- - nach Blasensprung 7.34
- Plasmamotilin 7.27
- Prolactinkonzentration 6.72
- Säure-Basen-Haushalt 12.94
Nabelschnurbruch 1.75
Nabelschnurdurchblutung, Adaptation 2.46
- mittlere 2.31
Nabelschnurdurchblutungsstörung 12.79
Nabelschnurentlastung bei Vorfall 12.57
Nabelschnurgesamtdurchblutung 2.31
Nabelschnurknoten 12.58
Nabelschnurkomplikation 7.10f
- akute 5.19
- - Hypoxie, fetale 7.8f
- nach Blasensprengung 7.34
- Kardiotokogramm 6.37
- mütterliche Lageveränderung 7.37
Nabelschnurkompression, fetale Herzfrequenz 6.32
- Kardiotokogramm 6.37
Nabelschnurlänge 2.8
- abnorme 12.59
Nabelschnurligatur 12.28f
Nabelschnurprolaps 7.37
Nabelschnurspätligatur 12.29
Nabelschnurstriktur 12.58
Nabelschnurstumpf 19.4
Nabelschnurtod 1.102
Nabelschnurtorsion 2.8, 12.58
Nabelschnurtumor 12.70
Nabelschnurumschlingung 12.27, 12.58
- fetale Asphyxie 7.10f
- straffe 12.38
Nabelschnurvenenkatheter 12.100
Nabelschnurveränderungen, entzündliche, nach vorzeitigem Blasensprung 16.14
Nabelschnurvorfall bei Amniotomie 10.46
- Ätiologie 12.56
- Beckenendlage 14.24
- Diagnose 12.56
- Häufigkeit 10.46, 12.56
- Kardiotokographie 12.56
- manifester 12.56
- Mehrlingsschwangerschaft 13.7
- Mißbildungen 13.7
- okkulter 12.56
- perinatale Mortalität 12.58
- Prognose, kindliche 12.57
- - mütterliche 12.57
- Prophylaxe 12.57
- Querlage 14.3
- Therapie 12.57
- nach vorzeitigem Blasensprung 12.10
Nabelschnurvorliegen 12.56
Nachblutung, atonische 12.31

Nachblutung, atonische
- - akutes Nierenversagen 8.20
Nachgeburtsperiode s. Plazentarperiode
Nachgeburtswehen 12.66
Nachwehen 17.5
- schmerzhafte 10.12
NaCl-Coombs-Test 1.84
Naegele-Zange 18.9
Naegelesche Regel 5.9, 9.6
Naegelesches Becken 4.18
Naevi flammei 1.78
Naevus achromicus 1.78
Nährstoffaustausch, diaplazentarer 2.35
Nährstoffzufuhr, empfohlene 5.30
- gemessene 5.30
Nahrungseisen 8.53
Naloxon 11.17
- Dosierung 11.17
Narkohypnose 11.4
Narkoseeinleitung, fetale Tachykardie 6.35
Narkoseführung bei Myasthenia gravis 8.79f
Narkosegase, Plazentapermeabilität 2.34
Narkotika, gasförmige 11.33f
- - Geburtserleichterung 11.19
Nasenblutungen 8.63
Nasentropfen, mentholhaltige 19.21
Natrium 6.55
- austauschbares 3.56
- im Fruchtwasser 6.62
- Plazentapermeabilität 2.37
Natriumbedarf 3.56
Natriumbicarbonat 12.99
- Dosierung beim Neugeborenen 12.99
Natriumkonzentration, Uterus 3.12
Natriumpumpe 10.6
Natriumresorption 3.43
Natriumrestriktion, diätetische 8.159, 8.163
Natriumretention 3.54, 3.56, 8.155, 8.158f, 8.202
Nausea 5.32, 8.45, 8.172
Navikularzellen 3.22
Nävuszellnävus, Dunklerwerden 8.118
Nebennieren 1.18
Nebennierenblutung 8.103f
- Symptome 8.104
Nebennierenerkrankung 8.102f
Nebennierenfunktion, fetale 8.103
Nebennierenhyperplasie 1.77
Nebenniereninsuffizienz, Behandlung 8.102
- sekundäre 8.102
Nebennierenmark 1.18
Nebennierenrindenfehlfunktion, fetale 6.54
Nebennierenrindenhyperplasie, beidseitige 8.104
Nebennierenrindeninsuffizienz Laboratoriumsbefunde 8.103f

Nebennierenrindeninsuffizienz
- Substitutionsbehandlung 8.103 f

Nebennierenrindennekrosen, Spätgestose 8.196

Nebennierenrindentumor, Virilisierung 8.105

Nebennierenrindenüberfunktion 8.104
- Komplikationen 8.104
- operative Behandlung 8.104

Nebenplazenta 2.9, 12.69
Nebenschilddrüsen 1.18
Nebenschilddrüsenadenom 8.98
Nebenschilddrüsenerkrankung 8.98
Neisseria meningitidis 5.45
Nelson-Test 8.131
Nelson-Tumor 8.104
Nephrektomie 8.7
- Gravidität 8.25

Nephritis, chronisch interstitielle 8.10
- interstitielle 8.17

Nephrolithiasis 8.17
Nephropathia gravidarum 8.183
Nephrosklerose 8.193
Nephrotisches Syndrom 8.19 f
- - Ernährung 8.20 f
- - bei rasch aufeinanderfolgenden Schwangerschaften 8.20
- - Schwangerschaftsverlauf 8.20

Nervenschaden, peripherer, medikamentenbedingter 8.75
Nervenwurzelabquetschung 8.70
Nervus-facialis-Lähmung, kindliche, geburtsbedingte 8.71
Nervus-medianus-Irritation 8.70
Nervus-praesacralis-Resektion, Geburtsprognose 12.4
Netto-Wasserstrom, diaplazentarer 2.37
Netzhautödem 8.207
Neugeborenenakne 1.19
Neugeborenenanämie, Behandlung 12.101
Neugeborenenanurie 1.76
Neugeborenenapnoe, medikamentenbedingte 11.16 f
- - Behandlung 11.17

Neugeborenenasphyxie 9.33
- akute 1.74, 1.76, 19.19
- - Differentialdiagnosen 1.76
- Beckenendlagekinder 14.17
- mäßige, Beatmung 12.97
- Pathogenese 12.79
- perinatale Mortalität 12.91
- protrahierte 9.33
- schwere, Intubation 12.97 f

Neugeborenenazidose 12.94 f
- Beckenendlagekinder 14.17
- blinde Pufferung 12.99
- klinische Relevanz 12.95
- Korrektur 12.98 f
- Natriumbicarbonat, Dosierung 12.99

Neugeborenenbakteriämie, anaerobe Infektion 16.3
Neugeborenenbecken 4.2

Neugeborenendarm 1.13
Neugeborenenentwicklung, summatische 2.18
Neugeborenenexanthem 1.70, 1.72
Neugeborenenfrühsterblichkeit 20.2
Neugeborenenharnblase 1.17
Neugeborenenherz 1.9
Neugeborenenhyperleukozytose 1.12
Neugeborenenhyperthyreose 8.96 f
Neugeborenenhypoglykämie 19.6
- Glucoseapplikation 12.99
- Korrektur 12.99 f
- Prophylaxe 19.6
- Therapie 8.90, 19.6
- Ursachen 19.6 f

Neugeborenenhypothermie, Behandlung 12.100
Neugeborenenhypothyreose 1.69
Neugeborenenhypovolämie, Behandlung 12.101
Neugeborenenikterus 1.15
- erythroblastotischer 1.86
- hepatozellulärer 19.10 f
- physiologischer 19.8
- Zytomegalievirusinfektion 1.70

Neugeboreneninfektion, hämolysierende Streptokokken 16.2
Neugeborenenintensivabteilung, Ausstattung 9.27
Neugeborenenintubation 12.97 f
- endotracheale, Instrumentarium 12.96

Neugeborenenkörperfett 1.20
Neugeborenenkropf 1.69, 8.95
Neugeborenenleber 1.15 f
- Leistungsschwäche 1.15

Neugeborenenletalität, erhöhte, Embryopathia diabetica 1.68
Neugeborenenliquor 1.23
Neugeborenenlisteriose 1.72, 8.129
Neugeborenenlunge, reife, funktionsfähige 1.8
Neugeborenenmagen 1.13
Neugeborenenmorbidität, Hauptursachen 9.1
Neugeborenenmortalität, Frühgeborenenanteil, 9.13
- Hauptursachen 9.1

Neugeborenenmyasthenie, transitorische 8.79
Neugeborenennebennieren 1.18
Neugeborenennebenschilddrüsen 1.18
Neugeborenenniere 1.16 f
- physiologische Unreife 1.17

Neugeborenenösophagus 1.13
Neugeborenenpankreas 1.19
Neugeborenenpemphigoid 19.29 f
Neugeborenenpneumothorax 19.18 f
- Drainage 19.19
- Komplikationen 19.19
- bei Pneumonie 19.20

Neugeborenenreanimation, primäre 12.91 ff
- - Maßnahmen 12.96 ff
- - Organisation 12.96 ff

Neugeborenenschilddrüse 1.18
Neugeborenensepsis 16.16, 19.10
- Frühform 1.74
- Spätform 1.74

Neugeborenenseptikämie 19.28 f
- Diagnostik 19.29
- Erreger 19.28
- Symptome 19.28 f
- Therapie 19.29

Neugeborenenspätasphyxie 9.33
Neugeborenenspätsterblichkeit 20.2
Neugeborenensterblichkeit, abhängig vom Alter der Mutter 1.36
Neugeborenentetanie 8.98, 19.7 f
Neugeborenes 19.6
- Abdomenauftreibung 19.25
- Abnabelung 12.28 f
- Absaugen 12.96 f
- - Reihenfolge 12.96
- Allergie 1.24
- Aminosäurestoffwechselstörung 19.7
- Anämie 8.62, 19.8 ff
- apathisches 19.7, 19.29
- Apnoemechanismus 12.92
- Apnoesyndrom 19.23
- apnoische Anfälle 1.74
- Aspirationspneumonie 16.16
- Atemantriebsstörung 19.23
- Atemfrequenz 12.94
- Atemleistung 1.7
- Atemminutenvolumen 1.7 f
- - relatives 1.8
- Atemstörungen 1.68, 19.13 ff
- Atemvolumina 1.6 f
- Atmung, Zwerchfellabhängigkeit 1.7
- Augenkontakt mit der Mutter 3.83
- Ausatmung, stöhnende 19.14
- Austauschtransfusion 19.12 f
- - Durchführung 1.90
- - Indikation 1.90 f, 19.12
- - Komplikationen 19.13
- Azidoseneigung 1.17
- Baden 19.4
- Beatmung, CPAP-Systeme 12.97
- - initiale 12.97
- - Pneumothorax 12.98
- - mit positivem endexspiratorischen Druck 19.17
- - Ventilbeutelsystem 12.97
- Beatmungsphase, zweite 12.97
- Behandlung 12.28
- Besichtigung 19.3
- Beurteilung 12.93 ff
- - biochemische 12.94 f
- - elektronische 12.96
- - klinische 12.93 f
- - seines Zustandes 12.30
- Beutelbeatmung 12.97
- Blutgerinnung 1.12 f

Neugeborenes
- Blutzuckerspiegel 19.4, 19.6
- braunes Fett 12.93
- Cholestase 19.11f
- Clearance-Fähigkeit 1.17
- Depression, biochemische 12.91
- – klinische 12.91
- der Diabetikerin, pädiatrische Intensivbetreuung 8.90
- Drogenentzugssyndrom 19.27
- Dysmaturität 9.28
- dystrophes 9.14
- Einfluß maternal verabreichter Lokalanästhetika 11.22
- Eisendepot 1.12, 1.20
- Eisenmangel 17.21
- Elektrolytstoffwechselstörung 19.7f
- endokrine Organe 1.17
- Entzugserscheinungen 1.54
- erforderliche Umgebungstemperaturen 12.95
- erster Atemzug 1.6f
- Erstversorgung 12.91
- Erythrozytenmembranstörung 19.10
- Erythrozytenzahl 1.11f
- Fettresorption 1.14, 1.20
- Flüssigkeitsansammlungen im Thorax 19.23
- frühes Anlegen an die Brust 3.83
- Frühfütterung 19.2
- Galaktosämie 19.11
- Gasaustauschstörungen 19.13 ff
- Gefäßkollaps, peripherer 1.52
- Gerinnungsstörungen 1.87
- Gesamtcalciumbestand 1.20f
- gesundes 19.1ff
- Glucuronyltransferasemangel 19.11
- Grand-mal-Status 19.7
- graues 1.52
- Größe 1.3
- Grundumsatz 1.21
- Haarstatus 9.31
- Hämodynamik 12.92
- Hämoglobin 19.4
- Hämoglobinwert 1.12
- Hämolyse 19.8 ff
- Hautembolien 19.30
- Hautschilferung 9.31
- Hautsensibilität 1.23
- Hauttemperatur 12.95
- Hepatosplenomegalie 1.70, 1.72f
- Herzaktion, verstärkte 19.24
- Herzfrequenz 1.11
- Herzmassage 12.97
- Herztöne 1.11
- Herzzeitvolumen 12.92
- Hirnödem, posthypoxisches 19.20
- Hyperbilirubinämie 1.15
- Hyperinsulinismus 19.6
- Hypermetabolismus 7.13
- hypertrophes 1.68
- Hypoglykämie 1.87
- Hypoglykämieneigung 1.19, 1.68

Neugeborenes
- Hypothyreose 19.11
- hypotrophes 1.68
- Hypoxämie, transitorische 1.4
- Identifikation 12.30
- Immunglobuline 1.11
- Immunglobulinkonzentrationen 1.24
- Immunologie 1.23
- Infektion, bakterielle 19.10, 19.28 f
- – mit Viren 19.31
- inspiratorische Thoraxeinziehungen 19.14
- intubiertes, Beatmung 12.98
- kardiozirkulatorische Umstellung 1.9f
- Kehlkopfobstruktion 19.21
- Kohlehydratresorption 1.14
- Körpergewicht 1.3
- Körperkontakt 3.85
- Körpertemperatur 12.95f
- – Überwachung 12.96
- Krampfanfälle 19.7, 19.27, 19.29
- Laborwerte 19.4
- Lagerung 12.28f
- Leberglykogen 19.1, 19.6
- Leukozytenzahl 1.12, 19.4
- – Liquor 1.23
- Luessymptome 8.131
- Lungenalveolen, Oberflächeneigenschaften 19.16f
- – Ventilierbarkeit 19.16
- Lungenatmung 1.5ff
- – Auslösung 1.6
- Lungenkompression 19.22f
- Lungenzeichnung, retikulogranuläre 19.14f
- Magen-Darm-Passagezeit 1.14
- Mahlzeiten, zeitliche Verteilung 19.2
- Mineralstoffwechsel 1.20
- Muskeltonus 1.23
- Nagelstatus 9.31
- Nahrungsbedarf 19.1f
- Nahrungsbedürfnis 3.87
- Namensbändchen 12.30
- Nasenatmung, behinderte 19.21
- normotrophes 9.14
- Obstruktion der oberen Luftwege 19.21
- Ödemneigung 1.68
- orientierende Untersuchung 19.2ff
- – – Aufgaben 19.3
- – – Ziel 19.2
- Östrogenwirkung 1.19
- passiv erworbene Antikörper 1.24
- Pharynxobstruktion 19.21
- Phototherapie, Grenzen 19.13
- – Komplikationen 19.13
- Physiologie 12.91ff
- Plasmavolumen 1.11
- Pneumomediastinum 19.19
- Pneumonie 19.20

Neugeborenes
- Pneumoperikard 19.19
- positive Tuberkulinreaktion 8.7
- pulmonale Vasokonstriktion 19.20
- Reflexprüfung 1.23
- Reifebehandlung 9.20
- Reifediagnostik 9.20
- – nach Petrussa 19.3
- Reifegrad, Beurteilung 9.9
- reifes 9.9
- Reserpinschnupfen 19.21
- Respiration 12.91f
- respiratorische Werte 12.92
- Rhesus-Erythroblastose 1.86f
- Rhinitis, luische 19.21
- Sauerstofftherapie 12.97
- – Hauptgefahren 12.98
- Säure-Basen-Haushalt 1.17
- Säure-Basen-Status bei verlängerter Tragzeit 9.33
- Schlaf-Wach-Rhythmus 19.2
- Self-demand-feeding 3.86f
- serologische Luesdiagnostik 1.73
- seröser Schnupfen 1.73
- Serum-Schilddrüsenhormonkonzentration 8.93
- Serumeiweißvolumen 1.11
- Spannungspneumothorax bei Mekoniumaspiration 19.20
- – bei Beatmung 19.18
- Splenomegalie 19.8
- Stauungsikterus 19.11
- Stoffwechselanomalien 19.6
- Stoffwechselstörung 19.11ff
- Temperaturabfall, physiologischer 12.95
- Temperaturzacken 19.29
- tetanische Anfälle 8.98
- Thermoregulation 1.21, 12.92f
- Tiefkörpertemperatur 12.95
- toxoplasmosekrankes 1.71
- Trinkmenge 19.2
- Übererregbarkeit 19.29
- überreifes 9.28
- – Entwicklungsstörung 9.33f
- – Erstjahressterblichkeit 9.34
- Überreifezeichen 7.4
- Überwachung 19.4ff
- untergewichtiges 8.62
- – bei mütterlichem Genußmittelkonsum 5.31
- – – mütterlicher Kaffeegenuß 1.41
- – – rauchende Mutter 1.41
- Urinvolumen 1.17
- verfallenes Aussehen 19.29
- Vernixstatus 9.9
- Vitalkapazität 1.7
- Vitamin-A-Bedarf 1.21
- Vitamin-C-Spiegel 1.21
- Vitamin-D-Gabe 1.21
- Vitamin-K-Mangel 1.12
- Vitaminbedarf 1.21
- wachstumsretardiertes, Entwicklung, intellektuelle 7.40
- – – neurologische 7.40
- – – psychomotorische 7.40f

*Neugeborenes,
wachstumsretardiertes, Entwicklung*
- – – somatische 7.39 f
- Wärmehaushalt 1.21
- Waschfrauenhände 9.31
- Wasserbedarf 1.22
- Wassergehalt, erhöhter 7.13
- Wassermangel 19.11
- Zeichen des Hungers 19.2
- Zuschwellen der Nase 19.21
- Zwerchfellhernie, links 19.22
- – – rechts 19.22
Neuralgie 8.69
Neuralplattenschluß,
   Hemmungsmißbildung 1.75
Neuralrohrmißbildung, Diagnostik 5.19
Neurinome 8.68
Neurofibromatose 8.118
Neurohypophyse s.
   Hypophysenhinterlappen
Neuroleptika 11.16
- Dosierung 11.19
- Wirkung 11.18
Neuronenmigration 1.3, 1.22
Neuronenproliferation 1.3, 1.22, 7.12
Neuronenteilungsphase 1.3
Neuropathie, diabetische 8.85
Neurose, Geburtsprognose 12.5
- postpartale 3.88
Neuroseindex, erhöhter 8.175
Nicht-A-Nicht-B-Hepatitis 8.39
Nicht-D-Erythroblastose 1.85
Nidation 1.31
Niemann-Pick-Krankheit 6.75
Niere 1.16 f
- Konzentrationsfähigkeit,
   maximale 3.40
- – minimale 3.40
- präeklamptische, Biopsiebefund 8.208
- vor dem Promontorium 8.27
Nierenagenesie 2.42, 14.11
- Diagnostik 5.19
Nierenamyloidose 8.19
Nierenbeckenerweiterung 3.36
Nierenbeschwerden, kolikartige,
   medikamentenbedingte 8.23
Nierenblutung bei
   Zangenentbindung 8.26
Nierendegeneration polyzystische
   s. Zystenniere
Nierendurchblutung 3.37 f
- vermehrte 8.193
Nierendystopie 8.27 f
- Geburtshindernis 8.27
- gekreuzte 8.27
- pelvine s. Beckenniere
- sakrale 8.27
- Zangenentbindung 8.26
Nierenfunktion, mütterliche,
   während der Geburt 12.23
- postpartale 17.4
Nierenfunktionsänderung 3.36 ff, 17.4
Nierenfunktionsdiagnostik 8.17

Nierenfunktionsdiagnostik
- postpartale, nach Pyelonephritis 8.18
Nierenfunktionsstörung, akute 8.60
Nierengewicht 3.36
Niereninsuffizienz 8.19
- Kaiserschnitt 8.22
- Menstruationszyklusstörung 8.23
Nierenkelcherweiterung 3.36
Nierenkelchsteine 8.16
Nierenkrankheit 8.10 ff, 8.159
- Schwangerschaftserkrankungen,
   Häufigkeit 1.35
Nierenleistung, Neugeborenes 1.16 f
Nierenperfusion, fetale, bei
   Hypoxie 7.21
Nierenruptur, spontane 8.25 f
Nierenschädigung, toxische 8.20
Nierenschmerzen 8.26
Nierenstein 8.23 f
- Therapie 8.24
Nierentransplantation,
   Schwangerschaft 8.22 f, 8.23
Nierentuberkulose 8.7
Nierentubulifunktion 3.37 f
Nierentubulinekrosen, ischämische 8.193
Nierentumor 8.25
Nierenvenenthrombose 8.19
Nierenversagen, akutes 8.20 ff
- – Antibiotika 8.21
- – Ätiologie 8.20
- – Dialyse 8.22
- – Harnmenge 8.21
- – oligoanurische Phase 8.21
- – Pathogenese 8.20 f
- – Polyuriephase 8.21
- – Prophylaxe 8.22
- – Schädigungsphase 8.21
- – Spätgestose 8.207
- – Therapie 8.21 f
- – Überwässerung 8.21
- – Verlauf 8.21
- – Volumensubstitution 8.21
- posthämorrhagisches 8.53
Nitrofuranderivate 8.18
Nitrofurantoin 1.51, 8.28
Nodular melanoma 8.118
Non-responder 1.83
Nor-Epinephrin 6.61
Noradrenalin 9.22
- Wehenstimulation 10.28
Norethisteron 1.47
Nüchternblutzucker 8.92
Nüchternglucagon 3.49
Nucleus paraventricularis 10.21 f
- supraopticus 10.21 f
Nykturie 8.25

O

Oberflächen-Willhelmy-Waage 6.69
Obstipation 3.43, 5.33, 8.38, 8.152
- Diät 5.33
Ödeme 3.54

Ödeme
- EPH-Gestose 8.183
- Glomerulonephritis 8.18
- nephrotisches Syndrom 8.19
- perinatale Mortalität 8.202 f
- Präeklampsie 8.202
- bei Proteinurie 8.201
- Spätgestose 8.201 ff
- statisch bedingte 8.202
Ohrmißbildung 1.67
Okklusionshydrozephalus 1.75
Oligoanurie, Abruptio placentae 15.11
Oligohydramnie 2.42 f, 12.12
- Beckenendlage 14.11
- Diagnostik 5.19
Oligurie 8.20 f
- Harnmenge 8.21
- bei Hyperemesis gravidarum 8.181
- schwere 8.211
Omphalozele 12.41, 19.5 f
- rupturierte 19.6
On-line-interacting-System 5.25
Operation, geburtshilfliche,
   vaginale, Häufigkeit 18.6
Operationsvorbereitung bei
   Schwangerschaft 8.144
Ophthalmie 1.67
Opiate 11.16
Organabbildung, geburtshilfliche
   Ultraschalldiagnostik 6.12
Organdurchblutungsdrosselung,
   hypertoniebedingte 8.159
Organminderdurchblutung 3.32
Organogenese, Abschluß 1.1
- Störanfälligkeit 1.32
- Strahlenschädigung 6.18
- Teratogenempfindlichkeit 1.46
- Zeitplan 1.33
Orgasmuserlebnis in der
   Schwangerschaft 12.5
Ornithincarbamyltransferasemangel 6.76
Orosomucoid 3.52
Orthopnoe 8.163
- Mitralinsuffizienz 8.165
Orthostaseversuch 3.33
Ortolani-Ausrenkungsphänomen 1.77
Os coccygis, vorspringendes 4.22
Ösophagotrachealfistel 19.4
Ösophagusachalasie 8.32 f
Ösophagusatresie 1.13 f, 1.76, 2.42
- Ausschluß 19.3
- Diagnostik 5.19
- Häufigkeit 1.66, 19.24
- Screening 19.3
Ösophaguserkrankung 8.32 ff
Ösophagussphinkterdruck 3.42
- erniedrigter 8.32
Ösophagusvarizenblutung,
   begünstigende Faktoren 8.42
- Letalität 8.42
- Therapie 8.42
Ossifikation, primäre 1.2

Osteogenesis imperfecta 4.21 f, 6.24, 12.41
– – Beckenasymmetrie 4.22
Osteom 4.21
Osteomalazie, Ätiologie 4.20
– Beckenform 4.20
– Symptome 4.20
Östetrol 6.46
Ostitis fibrosa 4.20
Östradiol, Zervixreifung 10.51
Östradiolumwandlung in Östron 3.11
Östriol, diurnale Rhythmik 8.103
– freies 6.45 f
– im Fruchtwasser 6.58 f
– im mütterlichen Harn 6.54
Östriol-16-Alpha-Glucosiduronat 6.47
Östriol-Kreatinin-Ratio 6.58
Östriolausscheidung, renale, Einflußfaktoren 6.54
– subnormale 7.5
Östriolbiosynthese 6.45
Östrogene 6.45 ff
– Einfluß auf Kohlenhydratstoffwechsel 3.50
– – auf kontraktile Proteine 3.10
– – auf Uterusmuskulatur 10.2
– Laktationsunterdrückung 17.25
– Plazentapermeabilität 2.39
– teratogene Wirksamkeit 1.50
– Wirkung auf Gallensekretion 8.44
Östrogenwirkung beim Neugeborenen 1.19
Östron 3.11
Otitis media, neonatale 19.30
Ovar 1.18
– alterndes 1.30
– Dezidualisation 3.23
– fetale Entwicklung 1.18
– schwangerschaftsbedingte Veränderungen 3.23
Ovargröße, Zunahme 3.23
Ovarialfunktionsstörung, hyperthyreosebedingte 8.95
Ovarialtumor 12.36
– androgenproduzierender 8.106
– feminisierender 8.107
– hormonproduzierender 8.106
– virilisierender 8.105 f
– zystischer 12.36
Ovarian-vein-Syndrom 8.15
Overprotection-Reaktion, mütterliche 3.88
Oviduktsekrete 1.31
Ovulation, bromocriptininduzierte 8.101
– induzierte 1.30
– Rückkehr 17.27 f
Ovulationshemmer s. Kontrazeptiva
Oxazepam 11.18
Oxygenation, fetale, Beurteilung 7.25
– – intrapartale, Dekompensation 7.10

Oxygenation, fetale
– – mütterliche Körperlage 7.37
– – Sauerstoffgabe an die Mutter 7.38
Oxyhämoglobin 2.34
Oxytocikaanwendung, postpartale 17.9
Oxytocin 3.60, 9.15, 10.4, 10.21 ff
– Applikationsformen 10.23
– Bildung 10.21
– Blutspiegel 10.23
– Dosierung 10.23 f
– – höhere 10.26
– – niedrige 10.20
– – physiologische 10.24
– Eigenschaften 10.21
– Elimination 10.23
– Ferguson-Reflex 4.18, 10.22
– Freisetzung 10.21 f
– – Faktoren 10.22
– in der Geburtshilfe 10.23, 10.47 f
– Indikationen 10.23, 12.49
– körpereigenes 10.21 f, 10.47
– pharmakologische Eigenschaft am Uterus 10.23
– Sekretion 10.23
– Speicherung 10.21
– Verlauf der Serumkonzentrationen 8.99
Oxytocin-Nasenspray 3.88
Oxytocinase 2.51, 3.59 f, 6.52
Oxytocinasebestimmung 7.25
Oxytocinbelastungstest 9.36
– Kardiotokographie 6.40
Oxytocindauerinfusion, Dosierung 10.16, 10.23, 10.47
– Fetal distress 10.48
Oxytocineinzelinjektion, intramuskuläre 10.24
– intravenöse, Dosierung 10.24
Oxytocininfusion 12.45
– bei intrauterinem Fruchttod 1.105
– niedrigdosierte 10.20
– bei okzipitoposteriorer Rotation 12.49
– bei postpartaler Spätblutung 17.11
Oxytocinsensibilitätstest 9.36

P

Pagophagie 8.56
Palidrin 8.132
Palmarerythem 3.47, 8.155
Palmitin-Stearin-Ratio im Fruchtwasser 6.67 f
Palmitinsäure im Fruchtwasser 6.67 f
Pancreas anulare 19.25
Panhypopituitarismus 8.101
Pankreas 1.19
Pankreasfunktion 3.45
Pankreasnekrose, totale 8.148, 8.150

Pankreaspseudozyste, postpankreatitische 8.150
Pankreassekretionshemmung 3.45
Pankreatitis 8.148 ff
– akute 8.46 f
– – Diagnose 8.47
– – Einfluß auf die Schwangerschaft 8.47
– – Letalität 8.47
– – Rezidivrate 8.47
– – Schweregrade 8.149
– – Therapie 8.47
– – Ursachen 8.47
– biliäre 8.148 f
– Chlorothiazid-bedingte 8.149
– bei Cholelithiasis 8.148
– hämorrhagische 8.47
– Linksresektion 8.150
– Operationsverfahren 8.150
– Prognose 8.150
– Symptomatik 8.148
Panmyelopathie 8.61
Pantothensäuremangel 5.34
Panzytopenie 8.61
Papaverin 10.20, 10.38
Papillome, pigmentierte, gestielte 8.117
Paraaminosalicylsäure 8.4
Parallelzange nach Shute 18.9
Paraplazenta 2.41
Parasympathikolytika 1.52
Parathormon 8.98
Parathormonmangel 8.98
Parazervikalanästhesie, intrapartale Asphyxie 7.11
Parazervikalblockade 11.20, 11.22 ff, 12.12
– Anästhesiedauer 11.23
– Dosierung 11.23
– kontinuierliche 11.24
– Lokalanästhetikum 11.23
– Nebenwirkungen beim Kind 11.23 ff
– Richtlinien 11.24
– Spezialnadeln 11.23
– Technik 11.23
Parese, neurogene 8.69
Partogramm 12.6, 12.20 f
Partus serotinus s. Geburt nach dem Termin
Partusisten 8.23
Pelveoperitonitis 16.5, 16.8
Pelves justominores 4.13
Pelvic Score 5.15, 10.49 f, 12.22
– – additiver 12.19
Pelvimetrie 6.25 ff, 14.13 f
– bei Beckenendlage 14.13
– Indikation, absolute 6.26
– röntgenologische 4.1, 6.19
– Technik 6.27
Pelvis obtecta 4.14 f
Pemphigus foliaceus 8.119
– vulgaris 8.119
Pendelblut in der Aortenwurzel 8.166
Penicillin 1.52, 8.131
– penicillinaseresistentes 17.15

Penicillinallergie 16.15
Penicillinüberempfindlichkeit 8.131
Pentazocin 11.18
– Antidot 11.18
Penthrane 11.19, 11.33
– nephrotoxische 11.33
Peptide 3.50
Peptostreptokokken 16.3
Periduralanästhesie 5.34, 11.21, 12.79
– allergische Reaktion 11.30
– Einfluß auf den Feten 11.29
– – auf das Kind 11.28 ff
– – auf die Mutter 11.28 f
– Frühkomplikationen 11.30
– Gefahren 11.30
– Indikation 11.31
– kaudale 11.26 f
– – Nachteile 11.27
– Komplikationen 11.29 ff
– – Häufigkeit 11.29
– – schwere 11.30
– Kontraindikation 11.31
– – relative 11.31
– lumbale 11.25 ff
– – Einmalinjektion 11.27
– – mit Katheter 11.26
– massive 11.30
– Spätkomplikationen 11.30
– toxische Reaktion 11.30
– vaginaloperative Entbindungsfrequenz 11.29
Periduralraum, lumbaler, Anatomie 11.26
Perinatalsterblichkeit s. Mortalität, perinatale
Perinealhämatom 15.2
Perineotomie, totale 12.38
Peritonitis, diffuse 8.152
– – bei Appendizitis 8.146
– – – Entbindung 8.147
– – Letalität 8.146
– eitrige 8.148
– gallige 8.148
– generalisierte 16.8
– bei Ileus 8.152
– tuberculosa 8.8
– umschriebene, Appendizitis 8.145
– unfallbedingte 8.152
Permeabilitätskoeffizienten, Plazenta 2.29 f
Peromelie 1.77
Persönlichkeitsneurose 8.172
Persuasion 11.11
Pertussis, Immunisierung mit Immunglobulinen 5.39
– Impfstoff 5.39
Pes abductus 1.77
– calcaneus 1.77
Pesticide 1.60
Petechien 8.63
Pethidin 11.16
Pethidintropfinfusion 11.17
Petit-mal-Status 8.76
Petrussa-Score 19.3

PFC-Syndrom s. Blutzirkulation, fetale, persistierende
Pfeilnaht, Niveauverschiebung 10.80
Pfeilnahtstellung im Beckeneingang, Häufigkeitsverteilung 12.6
Pflegeverhalten, mütterliches, Auslöser 3.83
Pfropfgestose 8.22, 8.183, 8.188, 8.209
– Abruptio placentae 15.11
– Augenhintergrundveränderungen 8.207
– Nephrosklerose 8.193
– perinatale Mortalität 8.197
– Spiralarterienveränderungen 8.197
pH-Elektrode 7.28
pH-Messung, fetale, kontinuierliche 12.86
– – Mikroblutgasuntersuchung 12.84
pH-Wert, Blut, fetales 6.34, 7.15
– – – bei Geburt 7.5
– – – intrapartale Interventionsschwelle 7.39
– Nabelschnurblut, nach Blasensprung 7.34
– Speichel 3.42
– Vagina 3.22
Phäochromozytom 8.105 f
– Adrenalinsekretion 8.105
– Diagnose 8.106
– extraadrenales 8.105
– Noradrenalinsekretion 8.105
– perinatale Mortalität 8.106
– Schnittentbindung 8.106
Phenobarbital 1.51, 8.76
– zur Enzyminduktion 8.45
– teratogene Wirkung 1.49
Phenothiazine 1.52, 8.181
Phentolamintest 8.106
Phenylketonurie 19.7
– Häufigkeit 1.66
Phenytoin 1.48
Phobie 3.75
Phokomelie 1.77
Phonokardiogramm 8.161
Phonokardiographie 6.31, 6.33
– Mehrlingsschwangerschaft 13.9
Phonokardiotokographie 12.81
Phosphatase, alkalische 3.59 f, 6.56, 8.38
– – erhöhte 8.44
– – im Fruchtwasser 6.63
– – hitzestabile 3.60, 6.52, 7.25
– – Mangel 6.76
– saure 6.56
– – im Fruchtwasser 6.63
– – Mangel 6.76
Phosphatidyl-Glycerol-Konzentration im Fruchtwasser 6.68
Phosphatidylinositol im Fruchtwasser 6.68

Phosphationen, Plazentapermeabilität 2.38
Phosphatverbindung, energiereiche 3.10, 3.51
Phosphokreatinkinase 3.11
Phospholipid-Fettsäuren, Östrogenmuster 8.45
Phospholipidbildung, alveoläre 9.21
Phospholipide, Dünnschichtchromatographie 6.64
– fetale, Lungenreife 6.61
Photodermatose 8.58
Photosensibilität 8.58
Phrenikusparese, geburtstraumatische 19.27
Phytansäure-Alpha-Hydroxylase 6.75
Pia-mater-Blutung 8.195
Pieri-Syndrom 1.77
Pierre-Robin-Syndrom 19.21
Pigmentation 3.45 f
– gesteigerte 8.103
– menstruationsabhängige 3.45
Pigmentnävus, Vergrößerung 3.46
Pilzerkrankung 8.9
Pinozytose 2.28, 2.36, 3.51
Piper-Zange 18.9
Piperidinpräparate 12.12
Pityriasis rosea 8.119
Placenta s.a. Plazenta
– accreta 12.71, 15.14
– – Ätiologie 15.14
– – Blutungen 15.14 f
– – Häufigkeit 15.14
– – Klinik 15.14 f
– annularis 2.9
– bichorialis et biamnialis 2.10
– bidiscoidalis 2.9
– bilobata 2.9
– bipartita 2.9
– capsularis 2.9
– circumvallata 2.9, 12.69
– diffusa 2.9
– duplex 2.9
– endotheliochorialis 2.1
– epitheliochorialis 2.1
– extrachorialis 12.69
– – Blutungen 15.15
– – Definition 15.15
– fenestrata 2.9
– haemochorialis 2.1
– increta 12.71, 15.14
– marginata 2.9, 12.69, 15.15
– membranacea 2.9, 12.69
– monochorialis et biamnialis 2.10
– – et monoamnialis 2.10
– multilobulata 2.9
– nodosa 2.9
– percreta 12.71, 15.14 f
– praevia 17.10
– – accreta 15.14
– – akutes Nierenversagen 8.20
– – Ätiologie 15.7 ff
– – Blutung 12.12, 15.7
– – Definition 15.7
– – Diagnose 15.8

Placenta praevia
– – Differentialdiagnose 15.8
– – – zur Abruptio placentae 15.12
– – Frühgeburtsrate 5.28
– – Grade 15.7
– – Häufigkeit 15.7
– – Kaiserschnittindikation 15.8
– – kindliche Todesursachen 15.9
– – Klinik 15.8
– – maginalis 15.7
– – partialis 15.7
– – perinatale Mortalität 5.28
– – Prognose 15.9
– – Querlage 14.3
– – therapeutisches Vorgehen 15.8 f
– – Therapie 5.29
– – totalis 15.7
– succenturiata 2.9
– syndesmochorialis 2.1
– tripartita 2.9
– zonaria 2.9
Plasma, Fe-Bindungskapazität 3.57
Plasma-HCS-Konzentration 3.60
Plasma-Thromboplastin-Antecedent 3.58
Plasmaanionenverminderung 3.56
Plasmaelektrolytkonzentration 3.56 f
Plasmafaktor, thrombozytärer 8.63
Plasmaharnsäurespiegel, erhöhter 8.205
– postpartaler 17.4
Plasmaharnstoffspiegel, postpartaler 17.4
Plasmainsulinspiegel 3.49
Plasmakationenverminderung 3.56
Plasmakreatininspiegel, postpartaler 17.4
Plasmalipide 3.53
Plasmamotilin 7.27
Plasmanatriumkonzentration 3.56
Plasmaöstriol, Mittelwert 6.45
Plasmaöstrogenbestimmung 7.23
Plasmapherese, Rhesus-Erythroblastose 1.89 f
Plasmaproinsulinspiegel 3.49
Plasmaprostaglandinspiegel 10.30
Plasmaproteingehalt, postpartaler 17.3
Plasmaproteinmuster 3.51
Plasmathrombingerinnungszeit 15.25
Plasmatransferrinspiegel 3.57
Plasmavolumen 8.155
– Bestimmung 3.55
Plasmavolumenexpander bei schwerer Präeklampsie 8.214 f
Plasminogenspiegel 3.59
Plasmodieninfektion 8.132
Plasmozytomniere 8.19
Plättchen-Kofaktor 3.58
Plättchenantigene, fetale 8.64
Plättchentransfusion 8.64
Plazenta 2.1 ff
– s.a. Placenta

Plazenta
– aktiver Stofftransport 2.28
– Aufgabe 2.1
– Blutbahnen, fetale 2.29
– – materne 2.29
– Diffusion, einfache 2.25 ff
– – erleichterte 2.26, 2.28, 2.36
– Diffusionsweg, verlängerter 2.49
– Durchblutungsgrößen 2.30 f
– funktionelle Kapazität 2.25
– geburtsbereite 2.2
– große 12.69
– Histaminaseproduktion 8.147
– Kalkschollenbildung 2.6
– kleine 12.69
– Kreislaufstörungen 2.10
– Listerioseinfektion 8.129
– Morphologie beim Überreifedysmaturitätssyndrom 9.32
– multivillöse 2.32
– Partialfunktionen 2.30 ff
– passive Stoffbewegung 2.25 ff
– Permeabilitätskoeffizienten 2.29 f
– physiologische Grenzen 7.5
– reife 2.4
– Spiralarterienveränderungen bei Spätgestose 8.196 f
– Transportmechanismen 2.25 ff
– Überalterung 9.29
– Veränderungen bei Rhesus-Erythroblastose 1.86
Plazenta-Fetus-Reifung, asynchrone 2.6 f
Plazentaabriß s. Abruptio placentae
Plazentaadhärenz, pathologische 12.71
Plazentaanomalie, fetale Wachstumsretardierung 7.7
Plazentaausreifung 2.2
Plazentabasis 2.4
Plazentablutkoagula, alte 12.69
Plazentadurchblutung, Adaptation 2.45
– Einfluß der Wehentätigkeit 2.47
– Messungen 2.49, 5.21
– – nuklearmedizinische 7.24 f
– Regulation 2.45 f
– Wasserfallphänomen 2.46
Plazentadysfunktion 7.3, 9.32
Plazentadysfunktionssyndrom 9.28
Plazentaentfernung, frühzeitige 12.68
– Handgriffe 12.68 f
Plazentafilter 2.17
Plazentaformänderung 2.9
Plazentaformen 2.9
Plazentafunktion, psychische 3.82
Plazentafunktionsproben 7.22 ff
Plazentagefäßatherose 8.196
Plazentagefäße, Fibrinthromben 2.13 f
Plazentagitterinfarkt 2.10 ff
Plazentahaftstelle, physiologische Hämostase 15.22
Plazentahämatom 2.11
Plazentaimplantationsschaden 2.9

Plazentainfarkt 2.10, 12.69
– hämorrhagischer 8.196
Plazentainkarzeration 12.70 ff
– Ätiologie 12.71
– Therapie 12.71
Plazentainsertionsanomalie 1.102
Plazentainsertionstypen 12.71
Plazentainspektion 12.69
Plazentainsuffizienz 1.40, 2.14 ff, 7.5, 9.25, 12.69, 19.7
– akute 2.50 f
– Aminosäure-Infusionen 2.52
– chronisch-nutritive 9.33
– chronische 2.50, 9.32
– – antepartale Hypoxie 7.8
– – fetale Herzfrequenz 6.35
– – Untersuchungsmethoden 5.21
– Definition 2.14
– Diagnostik 2.15, 2.50 f
– Dispositionen 2.51
– fetale Wachstumsretardierung 9.37
– Frühgeburt 9.17 f
– geburtserleichternde Maßnahmen 2.53
– Glucose-Insulin-Infusion 2.52
– hämodynamische 2.44 ff
– iatrogene 12.79
– katecholaminbedingte 8.106
– Klinik 2.50
– latente 2.7
– mütterliche Östrogenausscheidung 7.22
– Pathophysiologie 2.44
– Prophylaxe 2.52
– Puffer-Basen-Therapie 2.53
– respiratorische 7.31, 9.33
– Risikomerkmale 2.51
– Sauerstoffaufnahmestörung 2.30
– Schwangerschaftsbeendigung 2.52
– subchronische 2.50
– Therapie 2.52, 5.29
– Ursachen 2.14 f
– Verbesserung der Mikrozirkulation 2.52
– – der uteroplazentaren Perfusion 2.52
– Verlaufsform 2.50
– zellulär-parenchymatöse 2.50
Plazentainsuffizienzsyndrom 2.44
Plazentaknoten, weiße 2.10 f
Plazentakonsistenz, erhöhte 12.69
Plazentalactogen 3.53
Plazentalactogenspiegel 3.50
Plazentaläsion, pathologische 7.5
Plazentalokalisation 12.67
– mit Ultraschall 6.13
Plazentalösung 1.102
– Beginn 12.66
– Beschleunigung, Mutterkornalkaloide 10.28
– Dauer 12.66
– manuelle 12.71 f
– – Infektion im Wochenbett 16.19
– vorzeitige s. Abruptio placentae

Plazentalösung, vorzeitige
- – Hypoxie, fetale 7.8f
- – Mehrlinge 13.5
- – bei Spätgestose 8.198, 8.206
- – Uterus de bois 10.17

Plazentalösungsanomalie nach Mehrlingsgeburt 13.11
Plazentalösungsmechanismus 12.66
Plazentalösungsstörung, postpartuale Blutung 15.15
Plazentalösungszeichen 12.67f
Plazentamembran 2.25ff
- Austauschfläche, verringerte 2.49
- Diapedese 2.28
- Dickenzunahme 2.49
- Diffusionsgeschwindigkeit 2.49
- Diffusionskapazität 2.33f
- hydraulische Permeabilität 2.28
- Konzentrationsdifferenz 2.26
- quantitative Permeabilität 2.29
- Übertritt makrokorpuskulärer Elemente 2.28

Plazentamembraninsuffizienz 2.49
Plazentaminutenvolumen, fetales 2.31
- intrauterines 1.10
- maternes 2.31

Plazentamorphologie bei Gestosen 8.196
Plazentaperfusionskurve 7.25
Plazentapermeabilität, ACTH 8.103
- Androgene 2.39
- Antikörper 2.40
- Atemgase 2.33f
- Äthylalkohol 2.36
- Calcium 2.38, 8.98
- Chloridionen 2.38
- Corticosteroide 2.40
- Cortisol 8.103
- Diazepam 11.18
- Drogen 12.3
- Eisen 2.38
- Eiweißkörper 2.36
- Elektrolyte 2.37
- Fettkörper 2.36f
- gasförmige Narkotika 11.19
- Gestagene 2.39
- Glucose 2.36
- Harnstoff 2.36
- Jodid 8.94
- Kalium 2.37
- Katecholamine 2.39
- Lokalanästhetika 11.20
- Makromoleküle 2.40
- Muskelrelaxantien 11.34
- Narkosegase 2.34
- Natrium 2.37
- niedermolekulare Hormone 2.39
- Östrogene 2.39
- Parathormon 8.98
- Pentazocin 11.18
- Pethidin 11.17
- Phosphationen 2.38
- Polypeptide 2.36
- Proteohormone 2.39
- Schilddrüsenhormone 2.39, 8.94
- spezifische 2.33

Plazentapermeabilität
- Steroidhormone 2.39
- Thyreocalcitonin 8.98
- Thyreostatika 8.94f
- Vitamine 2.38
- Wasser 2.37
- zelluläre Elemente 2.40

Plazentarandblutung 13.5, 15.7, 15.13f
- Diagnose 15.14
- Differentialdiagnose 15.14
- Häufigkeit 15.14
- Prognose 15.14
- Therapie 15.14

Plazentareifezeichen, mikroanatomische 2.3f
Plazentareifungsdissonanzen 2.6
Plazentareifungsstörung 2.6ff
Plazentaretention 12.70ff
- Ätiologie 12.71
- partielle 12.71
- Therapie 12.71
- totale 12.71

Plazentargefäße, Endangitis obliterans 12.70
Plazentariesenzotten 2.6
Plazentarperiode 10.11, 12.66ff
- Blutstillung 12.67
- Blutung, Behandlung 15.16f
- Blutungsprophylaxe 12.67
- Blutverlust 12.67
- fetomaternale Transfusionen 1.83
- Isoimmunisierung 12.72
- Leitung 12.67ff
- medikamentös beeinflußte, Blutverlust 12.69
- – – Dauer 12.69
- medikamentöse Prophylaxe 12.68
- bei Mehrlingsgeburt 13.11
- Mutterkornalkaloide 10.27
- Oxytocindauerinfusion 10.24
- Wehenaktivität 10.14

Plazentasitz, tiefer 15.7
Plazentasubstanzen, gefäßerweiternde 8.190
Plazentaszintigraphie 15.8
Plazentateilretention 12.72, 15.15
Plazentatuberkulose 8.6, 8.8
Plazentatumor 12.69
Plazentatypen 2.1
Plazentaverödungsherde 2.11ff
- Plazentainsuffizienz 2.15

Plazentavollständigkeit, zweifelhafte 12.72
Plazenton 2.4
Pleuraerguß, Mitralstenose 8.163
Plexus-brachialis-Lähmung, kindliche, geburtsbedingte 8.71
Plexus-lumbosacralis-Schädigung, mütterliche, geburtsbedingte 8.71
Pneumokoniose 8.9
Pneumomediastinum, Neugeborenes 19.19
Pneumonie 8.8
- konnatale 16.16

Pneumonie
- neonatale 19.20
- – nach Beatmung 19.20

Pneumoperikard, Neugeborenes 19.19
Pneumothorax 8.152, 12.98, 19.18ff
pO_2-Messung, fetale, kontinuierliche 12.86
Pocken 1.70, 8.133
Pockenschutzimpfung 5.44f
- Impfenzephalitis 5.45
- Impfkrankheit 5.45
- Impfreaktion 5.45
- Indikation 5.44
- internationale Bestimmungen 5.44
- Schutzdauer 5.45

Pockenwiederimpfung 5.45
Poliomyelitis 8.73f, 8.132
- Impfstoff 5.39
- Prophylaxe 8.132

Poliomyelitisauffrischungsimpfung 5.41
Poliomyelitisgrundimmunisierung 5.41
Poliomyelitisschluckimpfung 5.40
Poliomyelitisschutzimpfung 5.40f
- Impfreaktionen 5.41

Poliomyelitisvireninfektion, mütterliche 1.71
Polydaktylie 1.77
Polydipsie, psychogene 8.102
Polyglobulie, fetale 12.78
Polyhydramnie 2.42f, 19.25
Polymyositis, akute 8.77
- chronische 8.77

Polyneuritis 8.73
Polyneuropathie, diabetische 8.75
Polyneuropathien 8.75
Polyovulationen 1.30
Polypeptide, Plazentapermeabilität 2.36
Polyurie 8.102
Porenzephalie 1.70
Porphyria cutanea tarda 8.119
Porphyrie 8.43, 8.58
- akute intermittierende 8.75, 8.119
- Polyneuropathie 8.75

Portio, livide 3.18
- Plattenepithelveränderungen 3.20
- Verkürzungsgrad 10.50

Portioektopie 5.33
Portioepitheldesquamation 3.21
Portioepitheldysplasie 3.21
Portioepithelexfoliation 3.21
Portioerosion 3.21
Portiokonsistenz 10.50
Portiooperation, Geburtsprognose der Folgeschwangerschaft 12.4
Portiostand 10.50
Postasphyxiesyndrom s. Blutzirkulation, fetale, persistierende
Postplazentarperiode, Blutabgang 12.70
- Blutung 12.70

Postplazentarperiode
– Harnblasenentleerung 12.70
– pathologischer Verlauf 12.70
– Überwachung 12.70
Potter-Syndrom 14.11f
Präazidose, fetale 12.85
Präeklampsie 6.49, 8.19, 8.106
– aufgepfropfte, bei chronischer Hypertonie 8.184
– austauschbares Natrium 3.56
– Bettruhe in Seitenlagerung 8.210
– Blutdruck 8.204f
– Blutgerinnungsfaktoren 8.205
– Blutgerinnungsindex 6.53
– Diät 8.210
– Fibrinogenbestimmung 6.53
– Fibrinspaltprodukte im Serum 8.206
– Geburtsleitung 8.215
– Geburtsterminierung 8.215
– Gehirnveränderungen 8.194f
– Gewichtsreduktion 8.210
– Harnsäurespiegel 8.205
– Häufigkeit 8.185f
– humoralpressorische Substanzen 8.190
– Koagulopathie 8.208
– Kochsalzrestriktion 8.210
– Leberveränderungen 8.194
– leichte, regelmäßige Untersuchungen 8.211
– – Therapie 8.210f
– Lungenödem 8.207
– Lungenveränderungen 8.195
– Magnesiumsulfattherapie 8.211f
– Nierenfunktionsänderung 8.193
– Ödeme 8.202
– Organveränderungen 8.191
– schwere 8.184
– – Diazepambehandlung 8.212
– – Diazoxidtherapie 8.214
– – Distraneurintherapie 8.212f
– – Diuretikatherapie 8.214
– – Hydralazintherapie 8.213
– – Kriterien 8.211
– – medikamentöse Blutdrucksenkung 8.211ff
– – α-Methyl-Dopa-Therapie 8.213
– – Plasmavolumenexpander 8.214f
– – Raupina-Alkaloid-Therapie 8.213
– – Therapie 8.211ff
– – – antikonvulsive 8.211
– Serumharnsäurebestimmung 6.52
– Serumharnstoffbestimmung 6.52
– Symptome 8.184
– Therapie 8.210ff
– Therapievorschläge 8.210
– Urinöstriolbestimmung 6.57
– bei uteroplazentarer Ischämie 8.189ff
Präkollagenfasern s. Gitterfasern
Pranajamas 11.3
Pregnancy specific beta-1-glucoprotein 6.51

Pregnancy
– zone proteine 6.50f
Pregnancy-Associated-α2-Glycoprotein 3.52
Pregnancy-Zone 3.52
Pregnandiol 6.48f
Pregnenolon, mütterliches 6.45
Preßdrang 12.25
Preßperiode 12.24ff
– Abkürzung 12.27
– Dauer, maximale 12.26
– intrauteriner Druck 12.25
– Leitung 12.26
– Verlauf 12.25
– Zeitfaktor 12.25f
Preßtechnik 12.26
Preßwehe, Blutdruck 3.34
– zentraler Venendruck 8.158
Preßwehenfrequenz 12.26
Primärharn, Albumingehalt 3.39
– Natriumgehalt 3.40
Primitivreaktionen 8.172
Proaccelerin 1.12, 3.58
Probegeburt 12.45, 12.49
– Beckenendlage 14.22
Prochlorperazin 1.52
Progestagene, teratogene Wirksamkeit 1.47, 1.50
Progesterion 3.11
Progesteron 3.10, 6.48ff, 8.103
– Einfluß auf Darmmuskulatur 8.38
– – auf Uterusbindegewebe 3.15
– – auf Uterusmuskulatur 10.2
– plazentares 10.2
– Wehenhemmung 10.33f
Progesteronderivate 10.33f
Progesterondermatose, autoimmune, der Schwangerschaft 8.113, 8.116
Progesteronhemmung 3.12
Prognose-Index, geburtshilflicher 10.50
Prokonvertin 1.12, 3.58
Proktokolektomie bei Colitis ulcerosa 8.150
– Indikation 8.37
Prolactin 8.190, 17.20
– im fetalen Blut 6.72
– im Fruchtwasser 6.72
– im mütterlichen Blut 6.72, 17.20f
Prolactininsuffizienz 17.23f
Prolaktinom 8.100
Prolin 3.51
Promontorium, doppeltes 4.11
– Ventralverschiebung 4.11
Propionyl-Co-A-Carboxylase 6.76
Proprionacidämie 6.76
Propranolol 8.96
Propylthiourazil 8.95f
Prostaglandin-A 3.53, 8.190, 10.29
Prostaglandin-B 10.29
Prostaglandin-E 3.53, 8.204
Prostaglandin-E_1 6.53, 8.190
Prostaglandin-E_2 10.30ff, 10.49
– Kontraindikationen 10.33
– Zervixreifung 10.51

Prostaglandin-E_2-Gel 12.8
Prostaglandin-F 3.53
Prostaglandin-F_2 6.53
– Dosierung 10.49
Prostaglandin-$F_2\alpha$ 10.30f
– Kontraindikationen 10.33
Prostaglandinallergie 10.33
Prostaglandinantagonisten 10.30, 10.37
Prostaglandinapplikation 10.31f
– bukkale 10.32
– extraamniale 10.32
– intraamniale 10.31f
– intravaginale 10.32
– intravenöse 10.32
– orale 10.32
Prostaglandine 3.53, 10.29ff, 10.48f, 12.45
– Abbau 10.29
– Chemie 10.29
– Einfluß auf Wehenbereitschaft 9.16
– im Fruchtwasser 6.59f
– Geburtseinleitung 10.49
– Indikationen 10.31
– im mütterlichen Serum 6.53
– Pharmakologie 10.29
– primäre 10.29
– Systemwirkungen 10.33
– Wirkung auf die Fortpflanzungsorgane 10.30ff
– Wirkungsmechanismus 10.29
– Zervixreifung 10.51
Prostaglandinkonzentration im Plasma 10.30
Prostaglandinsynthese, vermehrte 10.3
Prostaglandinsynthetase 10.29
Prostata 1.18
Protein-Kalorien-Mangel, postnataler 9.14
– pränataler 9.14
Proteinase 3.45
Proteine 3.50
– hypophysäre 8.99
– kontraktile 3.9f
– – Konzentrationsunterschiede im Uterus 3.10
– – Östrogeneinfluß 3.10
– – Umbau der Struktur 3.10
– plazentaspezifische, Bestimmung 7.25
Proteinmangel, Anämie 8.56
Proteinsynthesequotient 2.50
Proteinurie 8.17, 8.45, 8.159
– Albuminanteil 8.200f
– Alpha-2-Globulin-Anteil 8.201
– Entstehung 8.200
– EPH-Gestose 8.183
– unter der Geburt 12.23
– Glomerulonephritis 8.18
– mit Hypertonie, perinatale Mortalität 8.201
– kindliche Prognose 8.201
– membranöse 8.201
– Nachweis 3.39
– nephrotisches Syndrom 8.19

Proteinurie
- mit Ödemen 8.201
- physiologische 8.200f
- postpartale 17.4
- schwere 8.211
- Schweregrade 8.201
- selektive 8.200
- Spätgestose 8.200
- vasoaktive 8.200

Proteohormone, Plazentapermeabilität 2.39
Proteus 8.14, 16.19
- Neugeborenenseptikämie 19.28
Prothrombin 1.12, 3.58
Prothrombinwerte 1.12
Prothrombinzeit 1.12
Protozoeninfektion, angeborene 19.31
Prurigo gestationis 8.115
- - Differentialdiagnose 8.115
Pruritus 8.42, 8.116f
- gravidarum 8.45, 8.116f
- - Differentialdiagnose 8.117
- - Prognose 8.117
- Herpes gestationis 8.112
- bei Ikterus, Ursache 8.45
- Impetigo herpetiformis 8.114
- papulöses Exanthem 8.116
- Schwangerschaftscholestase 8.44
Pseudohermaphroditismus femininus 1.77
Pseudomonaden 16.19
- Neugeborenenseptikämie 19.28
Pseudopubertas praecox 1.77
Pseudoretinitis pigmentosa 1.67
Pseudotumor cerebri 8.68
Psoriasis 8.119
- pustulöse 8.114
Psychiatrische Erkrankung 8.136ff
- - chronische 8.140
- - Diagnostik 8.136
- - endogene 8.136
- - körperlich begründbare 8.136
- - reaktive 8.136
- - in der Schwangerschaft einsetzende 8.140
- - Zeitpunkt des Auftretens 8.136
Psychische Veränderungen 5.33
Psychismus, fetaler 3.82
Psychologie, pränatale 3.82f
- des Stillens 3.86ff
Psychopathologie, pränatale 3.82f
Psychopharmaka 1.51, 12.12
- Geburtserleichterung 11.18f
Psychoprophylaxe, geburtshilfliche, theoretisches Konzept 11.7
- - Vorbereitungstechnik 11.8
- - Weiterentwicklung des Verfahrens 11.8
- während der Schwangerschaft 12.5
Psychose, amentielle 8.141
- depressive, postpartale 8.142
- endogene 8.136f
- - Besserung in graviditate 8.137
- - postportale, Häufigkeit 8.136
- - körperlich begründbare 8.136

Psychose, körperlich begründbare
- - - Diagnose 8.141
- - - Symptomatik 8.140
- manische 8.141
- paranoide 8.142
- postpartale 3.85, 8.141
- - Prognose 8.142
- schizophrene 8.139f
- - Behandlung 8.140
- - Diagnose 8.140
- - postpartale 8.142
- - Symptomatik 8.140
- im Wochenbett 8.141
- Zeitpunkt des Auftretens 8.137
Psychosyndrom bei Hirnabszeß 8.68
PTA-Faktor 1.12
Ptosis 1.42
Ptyalismus s. Hypersalivation
Pubertät, Beckenveränderungen 4.3
Pubokokzygeusgymnastik 17.6
Pudendusblock 11.20f, 11.25
- Naht von Geburtswegverletzungen 12.74
- Technik 11.24f
Puerperalsepsis 16.2
Pufferung, blinde 12.99
Pulmonalhypertonie 8.164, 8.167, 8.169f
- Diagnose 8.170
- Einfluß der Schwangerschaft 8.169
- Letalität, fetale 8.169
- - mütterliche 8.169
- sekundäre 8.162
- Therapie 8.170
Pulmonalstenose, angeborene 8.168
Pulsfrequenz, Geburt 3.35
Purpura, thrombotisch-thrombozytopenische Überlebenschance 8.60
- thrombozytopenische, essentielle s. Thrombozytopenie, idiopathische
- vaskuläre 8.63
Pusteln 8.114
Pustulose Sneddon-Wilkinson, subkorneale 8.115
Pyelitis 1.72
Pyelonephritis 8.10ff
- akutes Nierenversagen 8.20
- ambulante Untersuchung 8.17
- bei Anämie 8.51
- Ätiologie 8.14
- chronische 8.10
- - Ausscheidungsurogramm 8.15
- Diabetes mellitus 8.85f
- Diagnostik, Harngewinnung 8.17
- Differentialdiagnose zur Appendizitis 8.146
- Erreger 8.14
- fieberhafte, Listeriose 8.129
- Gestose 8.17
- gravidarum 3.37, 3.39
- Infektanämie 8.56
- postpartale 16.20
- prädisponierende Faktoren 8.10

Pyelonephritis
- Prognose 8.18
- spontane Nierenruptur 8.25
- Symptomatik 8.17
- Symptomwandel 8.10
- Therapie 8.17f
- therapieresistente 8.17
- bei Zystenniere 8.27
Pyopneumothorax 8.10
Pyrazinamid 8.4
Pyridostigmin-bromid 8.78
Pyridoxin 8.181
- Laktationsunterdrückung 17.27
Pyrimethamin 19.31
Pyruvatkinasemangel 8.57, 19.10
Pyurie 8.17

Q

Quecksilberintoxikation 1.60
Querlage 14.1ff
- Armvorfall 14.3
- Ätiologie 14.1
- Demansche Spontanentwicklung 14.5
- Diagnose 14.2
- - klinische 14.2
- dorsoinferiore 14.3
- Douglassche Spontanentwicklung 14.4
- Geburtskomplikationen 14.3
- Geburtsleitung 14.5f
- - Richtlinien 14.6
- Häufigkeit 14.1
- Mißbildung 14.3
- Nabelschnurvorfall 14.3
- Placenta praevia 14.3
- Schnittentbindung 14.5f
- Schwangerschaftskomplikationen 14.3
- Selbstwendung 14.3
- Spontangeburt durch Conduplicatio corpore 14.4
- Uterusruptur 14.4
- verschleppte 14.3f
- vorzeitiger Blasensprung 14.3
- Wendung, äußere 14.5
- - innere 14.6
Querschnittslähmung, neonatale 19.28
- Rückenmarkstumor 8.69
Quick-Wert 8.34

R

RA-Zellen im Fruchtwasser 7.30
Rachischisis 2.43
Rachitis, Diagnose 4.12
Rachitisprophylaxe 4.11
Radikuläre Störungen 8.69
Radiojodtherapie 1.69
Radiopharmaka, Schwangerschaft 1.59
Rapid-eve-movement-Schlaf 7.19

RAT s. Respiratorio autogeno training
Rauchen, Frühgeburtenrate 5.26
- Kohlenmonoxydgehalt des Blutes 2.34
- perinatale Mortalität 5.26
- Schwangerschaft 1.41f, 12.2f
Raupina-Alkaloide bei schwerer Präeklampsie 8.213
RDS-Syndrom s. Membranen, hyaline
Read-Methode 11.4ff
- Prinzip 11.6f
Reanimation, intrauterine intrapartale Tokolyse 10.35
Rechts-links-Shunt 8.167f
Rechtsherzhypertrophie 8.162
Rechtsherzinsuffizienz 8.162
Reflex, uterorenaler 8.20
Reflux, gastroösophagealer 3.42f, 8.32, 8.151
- - Magenentleerung 3.43
- - Therapie 8.32
- vesikoureteraler 8.14
Refluxösophagitis, schwangerschaftsbedingte 8.150
Refsum-Krankheit 6.75
Regelblutung, Anamnese 5.9
- Befunde, typische 5.9
- Rückkehr 17.27f
Regression, Gebärende 3.77f
Reife, fetale, Bestimmung 6.61ff
- - Feststellung 5.22
- - Röntgendiagnostik 6.20ff
Reisen 5.32
Reithosenanästhesie 8.70
Rekalzifizierungszeit 1.12
Rektaltemperatur, kindliche, perinatale 1.22
- mütterliche, peripartuale 1.22
Rektosigmoid, volles, Dystokie 12.34
Rektovaginalfistel 12.76
Rektovaginalfisteloperation, Geburtsprognose 12.4
Rektumatresie, Häufigkeit 1.66
Rektumschädigung, geburtsbedingte 12.76
Rektusdiastase 17.2
Relaxation, progressive 11.3
Relaxin 10.51
REM-Schlaf 7.19
Renovasographie 8.25
Reproduktionsschwäche 2.51
Reserpin 8.159, 8.213, 11.19
Reserpinschnupfen 19.21
Reserveblutmenge, plazentare 1.10
Residualvolumen, pulmonales 3.35
Resochin 8.132
Respiratorio autogeno training 11.8
Respiratory distress syndrome s. Membranen, hyaline
Reststickstofferhöhung 8.19
Retikulin 3.16
Retikulozytose 8.58
Retina des Frühgeborenen, Sauerstofftoxizität 19.33

Retinaculum uteri 3.23
Retinal sheen 8.207
Retinitis 8.207
Retinopathie, diabetische, Einfluß der Schwangerschaft 8.85
- kindliche 8.122
Retroflexio uteri, Harnblasensperre 8.28
Reye-Syndrom 8.46
Rh-Rezeptoren 1.81
Rheo-Macrodex 8.214f
Rheobasemessung 9.18f
- Methodik 9.19
Rheobaseverlauf beim Geburtsbeginn 10.4
Rhesus-Antigen 1.80, 1.83f
Rhesus-Antigen-Antikörper-Komplex, Antikörper 1.92
Rhesus-Antikörper 1.24, 1.83f, 1.86
- mütterliche 1.80
- - Hemmung 1.89
Rhesus-Antikörper-Nachweisreaktionen 1.84
Rhesus-Blutgruppensystem 1.80
Rhesus-Erythroblastose 1.80ff
- Anti-D-Prophylaxe Wirkungsmechanismus 1.92ff
- Austauschtransfusion 1.90
- Befunde am Feten 1.86
- - bei der Mutter 1.85f
- - beim Neugeborenen 1.86f
- Bilirubinwerte im Nabelschnurblut 1.86f
- Fruchtwasser-Absorptionskurve 1.87
- Geburtstermin 1.90
- Geburtsverlauf 1.86
- generalisiertes fetales Ödem 1.86
- Häufigkeit 1.85ff
- intrauterine Transfusion 1.89
- Klinik 1.85
- Pathogenese 1.80
- perinatale Phase 1.90
- Plasmapherese 1.89f
- Plazentaveränderungen 1.86
- postnatale Komplikationen 1.90
- Prognose 1.91
- Schweregrade 1.86
- Therapie 1.89
- Ultraschalluntersuchung 1.88f
- Zwillingsschwangerschaft 1.87
Rhesusgruppen 19.9
Rhesusinkompatibilität 19.9
- Diagnostik 5.18, 19.9
- HPL-Werte 6.48f
- Lecithin-Sphingomyelin-Ratio 6.66
- Ursachen 1.83
Rhesusisoimmunisierung, Prophylaxe 17.12
Rhesussensibilisierung 1.83
- Prophylaxe 1.80, 5.39
Rhinitis, Neugeborenes 19.21
Riboflavin s. Vitamin B_2
Riesenkind, intrauteriner Tod 1.105
- übergroßes 12.4

Riesennävuszellnävus, plazentare Metastasierung 8.119
Riesenzellen 1.70, 8.125
Riesenzellhepatitis 19.11
Rifampicin 1.53, 8.4f, 8.25
- Kontraindikation 8.5, 8.25
- Mißbildungsrisiko 8.5
Rippenmißbildung, Röntgendiagnostik 6.25
Rippenserienfrakturen 8.10
Risikogeburt, apparative Überwachung 12.80
Risikokind, Abnabelung 12.29
Risikoschwangerschaft 3.73
- Datenerfassung 5.25
- Gesamtrisiko 5.25
- Lecithin-Sphingomyelin-Ratio 6.63
- Risikoeinzelgewichtung 5.25
- Risikofaktoren 5.25
- Selektion 5.22f
- - Instrumentarium 5.24f
- - Kosten-Nutzen-Analyse 5.23f
- - Regeln 5.24f
- Therapie 5.29
- Untersuchungsmethoden 5.21
Ritodrine 9.24
Robertsches Becken 4.19
Robin-Syndrom 1.74
Rohrsches Fibrin 2.4
Rolinsäureantagonisten, teratogene Wirkung 1.48
Roll-over-Test 5.14
Röntgenaufnahmefeld, kleines, Vorteil 6.19
Röntgendiagnostik 1.104
- Änderung der Expositionsdaten 6.20
- Anwendung 6.20
- Ersatz durch Ultraschalldiagnostik 6.19
- geburtshilfliche 6.18ff
- genetisches Risiko 8.4
- Gonadendosen, hohe, Vermeidung 6.19
- Gonadendosis 8.4
- Wahrscheinlichkeit fetaler Strahlenschädigung 8.3
Röntgendosis 6.18
Röntgenweichteilplazentographie 15.8
Rooming in 3.86, 12.30
Rooming-in-System, geschlossenes 3.86
- offenes 3.86
Rosenkranz, rachitischer 4.12
Röteln 1.70, 8.121ff
- Blutbild 8.121
- Diagnostik 8.123
- Durchseuchungsrate 8.121
- Epidemiologie 8.121
- Expositionsprophylaxe 1.67
- Gammaglobulinprophylaxe 8.124
- Immunisierung, aktive 17.12
- - mit Immunglobulinen 5.39
- Impfstoffe 5.39

Röteln
- kindliche Mißbildungen, Häufigkeit 8.122
- - - Schwere 8.122
- klinisches Bild 8.121
- Komplikationen 8.121
- Pathogenese 8.122
- Prophylaxe 8.123 f
- - aktive 8.124
- - passive 8.123 f
- Schwangerschaftsabbruch 8.124

Röteln-HAH-Titer, negativer 5.15
Röteln-Hyperimmunglobulin 1.67
Röteln-IgM-Antikörper 5.41
Röteln-Lebendvakzine 5.42
Röteln-Mumps-Vakzine 5.39
Rötelnantikörperbestimmung 8.123
Rötelnembryopathie 1.67, 5.41
- Erstbeschreiber 8.121
- Leitsymptome 1.67
- Symptome 8.122
Rötelnexpositionsprophylaxe 8.123
Rötelninfektion, fetale, Therapie 5.17
- kindliche, konnatale 8.122
- mütterliche, Folgen 8.122
- - Häufigkeit 8.121
Rötelnlebendimpfstoff 8.124
Rötelnschutzimpfung 1.67, 5.41, 8.124
- aktive 5.42
- Nebenwirkungen 5.42
Rötelnvirus Übertragung 8.121
Rotor-Syndrom 8.43
Routine-Schutzimpfungen 5.40 ff
Rückenlage, mütterliche, fetale Oxygenation 7.37
- - Kardiotokogramm 7.37
Rückenlageschocksyndrom 2.47, 3.32
- akute antepartale Hypoxie 7.8
Rückenmarkstumor 8.68
Rückenmarksverletzung 8.71
Rückenmarkswurzelreizung 8.69
Rückenmarkswurzeltod 8.70
Ruhetonus, intraamnialer 10.12
Rumpf, kindlicher, vergrößerter 12.41
Rungesches Zeichen 9.34

S

S-Thalassämie 8.59
Sabin-Feldman-Test 1.70 ff, 8.127
Sabin-Schluckimpfung 8.132
Sakralisation 4.15
Sakralplexusdruckbelastung 17.8
Sakrouterinligamente 3.23
Sakrum, gerades 4.16 f
- schmales 4.19
Sakrumasymmetrie 4.18
Sakrumform, fetale 4.2
Salicylate 8.43
Saling Score 12.94
Salivation, pathologisch, vermehrte s. Hypersalivation

Salk-Vakzine 8.132
Salpingitis 16.8
Salt-losing-Nephritis 8.180
Salzhaushalt 8.155
Salzmangelsyndrom 1.76 f, 8.181, 19.8
Sanfilippo-Krankheit 6.75
Sarkoidose 8.9, 8.119
Sattelblock 11.26 f
- Indikation 11.27
Sauerstoff-Gewebe-Elektrode, fetale 7.28
Sauerstoffaffinität,, Blut 2.32
Sauerstoffaustausch, diaplazentarer 2.30
Sauerstoffbindungskurve, fetale 7.16
Sauerstoffdifferenz, arteriovenöse 8.157
- - Einengung bei Anämie 8.50
Sauerstoffdissoziationskurve bei Rechts-links-Kurzschluß 19.17
Sauerstoffdruckdifferenz, materno-fetale 2.30
Sauerstoffkapazität, Blut, fetales 7.16
Sauerstoffmangel 1.6
Sauerstoffminutenverbrauch, Fetus 2.30
Sauerstoffpartialdruck, arterieller, fetaler 7.13
- fetaler, kontinuierliche Registrierung 7.29
- intrauteriner 1.3
Sauerstofftoxizität beim Frühgeborenen 19.33
Sauerstoffverbrauch 3.48
- prozentualer Anstieg 3.36
Sauerstoffversorgung, transplazentare Beeinträchtigung 7.15
Saugakt 1.13 f
Saugkürettage 10.32, 16.13
Säugling, qualitative Schädigungen 3.88
Säuglingssterblichkeit 20.2
- Entwicklung im Bundesgebiet 20.7 f
- in Europa 20.9
- personenrechtliche Definitionen 20.4 f
- - - internationale 20.5
- postneonatale 20.2
Säuglingstoxoplasmose 8.127
- Einfluß des Infektionszeitpunktes 8.127
- Symptome 8.127
Säure-Basen-Austausch, diaplazentarer 2.35
Säure-Basen-Haushalt, Neugeborenes 1.17
Säure-Basen-Status, mütterlicher, Einfluß der Periduralanästhesie 11.28
S'Avasama-Übung 11.4
Schädel, Ping-Pong-Ball-Impression 19.27

Schädeldurchmesser, biparietaler, fetaler, Ultraschalldiagnostik 6.9 f
Schädelimpressionsfraktur, geburtstraumatische 19.27
Schädelknochenverformung bei Deflexionslage 10.67
- geburtsbedingte 10.64 ff
- bei vorderer Hinterhauptslage 10.64 ff
Schädellage, Häufigkeitsverteilung 12.6
Schädelverformung, geburtsbedingte 6.30
Schädelverletzung 8.71
Schallausbreitungsgeschwindigkeit im menschlichen Gewebe 6.9
Schallfeld 6.3
Schallwellenbündel 6.5 f
Schambehaarungsausfall 8.102
Schambeindislokation 3.24
Schambogen s. Arcus pubis
Scheide s. Vagina
Scheiden-Damm-Beckenbodenschnitt 12.28
Scheiden-Vulva-Riß 17.10
Scheidenabriß 14.4, 17.8
Scheidenintroitusdehnung, digitale 12.27
Scheidenriß, Ätiologie 15.1
- Prophylaxe 15.1
- Therapie 15.1
Scheie-Krankheit 6.75
Scheitelbein, kindliches, vorgeschobenes 10.65 f
Scheitelbeineinstellung, hintere 12.56
- vordere 12.56
Scheitellage 12.47
- Geburtsverlauf 10.72 ff
Schilddrüse, fetale 1.53
- - Entwicklung 8.93
- mütterliche, adaptative Veränderungen 8.92
- Neugeborenes 1.18
Schilddrüsenadenom, toxisches 8.94
Schilddrüsenaplasie 1.69
Schilddrüsenerkrankung 8.92 ff
Schilddrüsenhormone, Plazentapermeabilität 2.39
Schilddrüsenhormonexzeß, exogener 8.94
Schilddrüsenhormonkonzentration im fetalen Serum 8.93
Schilddrüsenresektion, subtotale 8.96
Schilddrüsenvergrößerung 8.92
Schistozyten 8.60
Schizosoma thoracale 1.75
Schlafbedürfnis, vermehrtes 8.52, 8.54
Schlaflosigkeit 8.139
Schlafstörungen 3.73
Schleimhautblässe 8.50
Schluckatmung 1.5 f
Schluckmuskulaturparese 8.73

Schmerzbewältigung, geistige 11.8
Schmerzen, abdominelle 8.45 f
– suprapubische 8.25
Schnappatmung 1.5 f
Schnellentbindung, medikamentöse 18.16
Schnittbild, akustisches s. Ultraschallabbildung
Schock, anaphylaktischer, nach Tetanusimpfung 5.40
– geburtshilflicher 15.17 ff
– hämorrhagischer 15.17 f, 15.23
– – Abruptio placentae 15.11 f
– – Behandlung 15.18
– – chirurgische Maßnahmen 15.18
– – postpartualer 15.16
– – Symptome 15.17 f
– – Ursachen 15.17
– – Volumensubstitution 15.18
– hypovolämischer 15.17
– intrapartaler 15.6
– kardiogener 15.18 f
– postpartaler 15.6
– septisch-toxischer 15.20 f, 15.23
– – Ätiologie 15.20
– – disseminierte intravaskuläre Gerinnung 15.21, 15.24
– – grampositive Erreger 15.21
– – Mortalität 15.20 f
– – Pathogenese 15.20
– – Symptome 15.21
Schocklunge 16.9, 16.21
Schockzustand, mütterlicher, Hypoxie, fetale 7.8 f
Schräglage 14.1
Schulterdystokie 12.38 ff
– Definition 12.38
– Diagnose 12.38
– Häufigkeit 12.38
– perinatale Mortalität 12.39
– Prognose 12.39
– Prophylaxe 12.38
– Therapie 12.38 f
Schulterschmerz 8.147
Schulzange 18.9
Schüttelfrost 16.5, 16.8, 16.13
– postpartaler 16.20 f
– – Mastitis 17.14
– unmittelbar postpartaler 17.4
Schwammniere 1.76
Schwangere s. Gravida
Schwangerenbetreuung s. Schwangerschaftsberatung
Schwangerschaft, Alkoholgenuß 1.42
– Anamnese 5.9
– Ängste 3.75
– Anti-D-Gabe 1.94
– Antibiotika, Pharmokokinetik 16.3
– Beckenveränderungen 4.5 ff
– Belastung, allgemeine 5.32
– – körperliche 5.32
– – seelische, anhaltende 1.44
– berufliche Anästhetikaexposition 1.53 f

Schwangerschaft
– Berufstätigkeit 1.42 f
– Beschwerden, gastrointestinale 3.41
– biochemische Veränderungen 8.38
– cushingoide Züge 8.103
– Differentialdiagnose 5.10 f
– Einfluß einer akuten Pankreatitis 8.47
– – einer Anämie 8.51
– – auf Aortenklappeninsuffizienz 8.166
– – auf Aortenstenose 8.165
– – auf Colitis ulcerosa 8.36
– – der Colitis ulcerosa 8.37
– – auf Crohn-Krankheit 8.34
– – der Crohn-Krankheit 8.35
– – auf den Diabetes mellitus 8.85
– – auf Diabetes insipidus 8.102
– – des Diabetes mellitus 8.85
– – auf Hirntumor 8.68
– – auf Leukämie 8.61
– – auf Lupus erythematodes 8.119
– – auf malignes Melanom 8.118 f
– – auf Mitralinsuffizienz 8.164
– – auf Mitralstenose 8.163
– – auf myasthenische Reaktion 8.78
– – auf Neurofibromatose 8.118
– – auf Pulmonalhypertonie 8.169
– – einer Schwangerschaftscholestase 8.45
– – einer Virushepatitis 8.40
– Eisenbedarf 1.40 f
– ektopische 8.23
– endogene Psychose, Verlauf 8.137
– Erkrankung, Ätiologie 8.1
– – Diagnoseprobleme 8.1
– – e graviditate 8.1
– – in graviditate 8.1
– Ernährung 1.39
– – Diabetes mellitus 8.88
– – unzureichende 8.52
– – – durch Eßgewohnheiten 8.56
– extrauterine, fetomaternale Transfusionen 1.82
– – Symptome 5.11
– – Feststellung 5.9
– fieberhafte Erkrankung, Diagnostik 5.18
– Fremdkörpergefühl 1.104
– gefährdete 3.73
– – bei Hypertonie 8.159
– Genitalorgane, Adaption 3.1 ff
– Genußmittel 1.41, 5.31
– Gewichtszunahme 1.38 ff, 8.203
– – übermäßige 5.30
– – wöchentliche 5.30
– Grundleiden 8.1
– Harnwegserkrankung 8.10 ff
– HbF-Zell-Einschwemmung 1.81 ff
– – Pathomechanismus 1.83

Schwangerschaft
– hormonal induzierte Stoffwechselveränderungen 8.83
– Hormonapplikation 1.50
– nach Ileostomie 8.37 f
– Impfungen 5.40
– Infektionsbereitschaft für Influenzaviren 8.133
– Infektionskrankheit 1.67 ff, 1.70
– ionisierende Strahlen 1.55
– Kaffeegenuß 1.41
– kardiovaskuläre Veränderungen 3.31 ff
– Karzinomkrankheit 1.60
– klinische Befunde 8.157
– – Kreislaufbefunde 8.157
– Krisensituationen, psychische 3.72
– Leberfunktionsproben, Veränderungen 8.38
– Lungenresektion 8.6
– materne Erkrankung 2.17, 8.1 ff
– Medikamenteneinnahme 1.45
– – Häufigkeit 1.54
– Mineralstoffversorgung 1.40
– Motivation der Frau 3.72
– mütterliches Ausgangsgewicht 1.38
– nach Nephrektomie 8.25
– Nierenfunktionsveränderung 8.193
– Nierenkrankheit 8.10 ff
– nach Nierentransplantation 8.22 f
– – Komplikationen 8.23
– Orgasmuserlebnis 12.5
– Partnerschaft 3.76
– psychodynamische Faktoren 3.72
– Psychoprophylaxe 12.5
– psychosoziale Faktoren 3.75
– Pyelitis 1.72
– Radiopharmaka 1.59
– Rauchen 1.41 f, 2.34, 5.26, 12.2 f
– Reaktion, ängstliche 8.138
– – depressive 8.138
– Risikoerkennung, intensivdiagnostische 5.17
– Risikokombinationen 5.22
– Risikoselektion 5.6
– Röntgendiagnostik 1.57 ff, 8.3 f
– Schilddrüsenveränderungen 8.92 ff
– Schwellungserscheinungen 8.69
– sexuelles Verhalten 3.76
– sozialer Status 1.42 f
– Suchtmittel 1.54
– Terminbestimmung 5.9
– Terminirrtum 5.17
– Terminüberschreitung 5.17
– – Untersuchungsmethoden 5.21
– Thoraxchirurgie 8.5 f, 8.9 f
– Tumorwachstum 8.9
– Überernährung 1.38
– Übergewicht 1.38
– Übertragung 2.51
– Überwachung 5.12
– Umweltchemikalien 1.60

Sachverzeichnis

Schwangerschaft
- unerwünschte 3.72, 8.138
- ungeplante 3.72
- Unterernährung 1.38 f
- – Folgen 1.39
- Untergewicht 1.38
- Uterusveränderungen 10.2
- nicht verantwortete 3.72
- Verletzungen 8.152
- Vitaminbedarf 1.40

Schwangerschaften, frühere, Checkliste zur Erfassung 5.11
- nach geheilter Glomerulonephritis 8.19
- rasch aufeinanderfolgende, nephrotisches Syndrom 8.20

Schwangerschaftsabbruch bei Aortenklappeninsuffizienz 8.166
- bei Aortenstenose 8.166
- bei chronischer Hepatitis 8.41
- bei Crohn-Krankheit 8.35
- Cyprosteron-Therapie 1.51
- bei Drogensucht 1.54
- bei Eisenmenger-Reaktion 8.168
- Epileptikerin 1.54
- bei Ethambutolbehandlung 8.5
- Herzerkrankung 8.161
- bei Hypertonie 8.159
- bei Leberzirrhose 8.42
- bei Leukämie 8.62
- bei Lymphogranulomatose 8.62
- bei malignem Melanom 8.118
- bei Mitralinsuffizienz 8.165
- bei Niereninsuffizienz 8.19
- bei Nierentransplantatträgerinnen 8.23
- bei Nierentumor 8.25
- primäres Leberzellkarzinom 8.43
- bei Rifampicinbehandlung 8.5
- Röteln 8.124
- Saugkürettage 10.32
- bei Thyreotoxikose 1.53
- bei Zystenniere 8.27

Schwangerschaftsalter 5.16
Schwangerschaftsanämie s.a. Anämie
- physiologische 3.57

Schwangerschaftsbeendigung 5.29
- bei chronischer antepartaler Hypoxie 7.36
- bei fetaler Mangelentwicklung 7.36
- frühzeitige 2.52
- – bei EPH-Gestose 8.46
- – bei Schwangerschaftsfettleber 8.46

Schwangerschaftsberatung 1.44, 5.1 ff
- in der Bundesrepublik Deutschland 5.2
- bei Diabetes mellitus 8.86 f
- europäischer Vergleich 5.3 ff
- interkollegiale Zusammenarbeit 5.8
- Konsultation 5.8
- Kooperation 5.8
- Leistungen 5.4

Schwangerschaftsberatung
- bei Myasthenie 8.78 f
- Prozeßkontrolle, prospektive 5.6
- – retrospektive 5.8
- – simultane 5.8
- Qualitätssteigerung 5.5
- Qualitätsunterschiede 5.2
- Rötelnantikörperbestimmung 8.123
- Strahlenbelastung eines Elternteiles 1.59 f
- Überweisung der Patientin 5.8
- Umfeld 5.5
- Untersuchungsrichtlinien 5.7
- Vorfeld 5.6
- Zentralisation 5.7

Schwangerschaftsbeschwerden 5.32 ff
- psychosomatische 8.172 ff
- vegetative 8.175

Schwangerschaftsblutung, Frequenz, Einflußfaktoren 1.37
- Mehrlingsschwangerschaft 13.5
- Placenta membranacea 12.69

Schwangerschaftscholestase, intrahepatische 8.44 f
- – Behandlung 8.45
- – Differentialdiagnose 8.45
- – Häufigkeit 8.44
- – Leberhistologie 8.45
- – Prognose 8.45
- – Pruritus 8.116

Schwangerschaftsdauer s. Tragzeit
Schwangerschaftsdiagnostik, biochemische 6.45
- physikalische 6.1 ff

Schwangerschaftsepulis 3.41
Schwangerschaftserbrechen 8.179 ff
- s.a. Emesis
- Ätiologie 8.179 f
- biochemische Veränderungen 8.180 f
- morphologische Veränderungen 8.180
- Prognose 8.181
- Symptomatologie 8.180
- Therapie 8.181 f
- – ambulante 8.181
- – stationäre 8.181 f

Schwangerschaftsfettleber, akute 8.45 f
- – Diagnose 8.45
- – idiopathische 8.46
- – Letalität, kindliche 8.45
- – – mütterliche 8.45
- – Therapieprinzip 8.46
- – Ursache 8.46

Schwangerschaftsgestose 8.46
Schwangerschaftsglukosurie 3.38 f
- Häufigkeit 3.38
- Ursache 3.38

Schwangerschaftsgymnastik 5.33, 11.1 f
Schwangerschaftshirsutismus 3.46
Schwangerschaftshyperlipidämie 3.53

Schwangerschaftshyperventilation 2.32
Schwangerschaftsileus s. Ileus
Schwangerschaftskomplikationen, altersabhängige 12.1
- Anti-D-Gabe 1.94
- chirurgische 8.144 ff
- Häufigkeit bei Uterusanomalie 12.37
- Mehrlinge 13.4 f
- Opiatabhängigkeit 12.3
- Querlage 14.3
- thromboembolische 8.170

Schwangerschaftslähmungen 8.69
Schwangerschaftsleukozytose 17.3
Schwangerschaftsnachweis, röntgenologischer 6.19
- Tests s. Schwangerschaftstest

Schwangerschaftsniere 8.191
Schwangerschaftsproteinurie 3.38 f
- pathologische 3.39
- physiologische 3.39, 8.200

Schwangerschaftspsychose 8.68
Schwangerschaftsptyalismus 3.42
Schwangerschaftsrisiken, allgemeine, Erfassung 5.11
- aus allgemeiner Anamnese 5.26
- geburtshilfliche, Erfassung, anamnestische 5.12
- – – durch Untersuchung 5.14
- aus geburtshilflichem Befund 5.27
- aus geburtshilflicher Anamnese 5.27
- Genußmittel 5.31
- im Sozialstatus 5.26

Schwangerschaftsrisikohäufigkeit 5.22
Schwangerschaftssicherung-Wehenauslösung-Regelkreise 9.15 f
Schwangerschaftsstreifen s. Striae atrophicae gravidarum
Schwangerschaftssyndrom, nephrotisches, zyklisches 8.20
Schwangerschaftstest, Histidinbelastung 3.39
- immunologischer 5.9 f

Schwangerschaftstoxikose 8.149
Schwangerschaftsüberwachung 1.87
- normale, Ende 5.16
- Serumenzymbestimmungen 6.52

Schwangerschaftsuntersuchung, Besonderheiten 5.12
- serologische 5.15
- am Termin 5.16
- vaginale 5.14
- Zeitplan 5.13

Schwangerschaftsurtikaria 8.117
Schwangerschaftsverhütung 8.74
Schwangerschaftsvorbereitungskurse 3.80
Schwangerschaftswehen 3.2
- schmerzhafte 12.7
- schmerzlose 10.12

Schwangerschaftszeichen 5.9

Schwangerschaftszeichen
- frühes 3.2
- wahrscheinliche 3.18

Schwefel-Aminosäure-Stoffwechselstörung, Enzymdefekt 6.76

Schwerhörigkeit, angeborene, aminoglykosidbedingte 8.4

Schwermut 8.139

Schwindel 8.175

Secale cornutum 10.26

Sectio s. Kaiserschnitt

Sedativa 11.16

Sehstörung 8.52
- Hypophysentumor 8.100
- Spätgestose 8.207

Self-demand-feeding, Neugeborenes 3.86 f

Seminom 1.60

Sepsis, Wochenbett 16.21 f

Serin 3.39

Serum, mütterliches, biochemische Werte 6.45 ff, 6.55
- - fetale Mißbildungsdiagnostik 6.72 ff
- - Prolactinkonzentration 6.72

Serum-HPL 6.49

Serumalbumin 3.51, 8.38

Serumamylase 3.45

Serumbilirubin 3.44, 8.38
- Schwangerschaftscholestase 8.44

Serumcalcium 8.98

Serumeisen 8.38

Serumeisenbestimmung 3.57

Serumeiweißkonzentration, fetale 1.11
- Neugeborenes 1.11

Serumenzyme 6.51 f
- leberspezifische, Spätgestose 8.194
- plazentaspezifische, Bestimmung 7.25

Serumferritinkonzentration 8.53

Serumfettsäurenkonzentration, freie 8.83

Serumgallensäuren, erhöhte 8.45

Serumgastrinspiegel 3.43

Serumglutamat-Oxalacetat-Transaminase 3.61, 8.38

Serumglutamat-Pyruvat-Transaminase 3.61, 8.38

Serumharnsäurewert 3.40

Serumhepatitis, Immunisierung mit Immunglobulinen 5.39

Serumionogramm 19.8

Serumkaliumspiegel bei Betamimetikatherapie 10.36

Serumkomplement 8.19

Serumkreatinin 8.17

Serumkupfer 3.57, 8.38

Serumlabilitätstest 3.44

Serumlipase 3.60

Serumlipidfraktionen 3.53

Serumosmolarität, mütterliche 6.56

Serumöstriolbestimmung 8.89

Serumöstrogenbestimmung, Treffsicherheit bei somatischer Retardierung 5.20

Serumprogesterone, Mittelwerte 6.49
- Vertrauensgrenzen 6.49

Serumproteine 3.38
- mütterliche 6.50

Serumtransaminasen, erhöhte 8.44

Sexratio s. Geschlechtsverhältnis

Sexualhormone, weibliche, teratogene Wirksamkeit 1.50

Sexualhormonproduktion 3.51

SGOT s. Serumglutamat-Oxalacetat-Transaminase

SGPT s. Serumglutamat-Pyruvat-Transaminase

Sheehan-Krankheit s. Schwangerschaftsfettleber, akute, idiopathische

Sheehan-Syndrom s. Hypophysenvorderlappennekrose postpartale

Shunt-Bilirubin 1.15

Shwartzman-Phänomen, generalisiertes 16.8

Sichelzell-Beta-Thalassämie 8.59
- Prognose 8.60

Sichelzell-Hämoglobin-C-Erkrankung 8.59 f
- Prognose 8.60

Sichelzellanämie 8.59 f
- intrauterine 8.58
- Prognose 8.59

Silverman Score 12.94

Simpson-Zange 18.9

Singultusanfälle, fetale 1.6

Sinustachykardie 3.32

Sinusthrombose 8.71
- apparative Diagnostik 8.71
- Therapie 8.71

Situationsneurose 8.172

Skalenus-Syndrom 8.70

Skelettmißbildung, Röntgendiagnostik 6.24 ff

Skelettveränderungen, rachitische 4.12

Sklerodermie, progressive 8.119

Skoliosebecken 4.14

Small for date baby s. Wachstumsretardierung, fetale

Sodbrennen 3.41 f, 5.33, 8.32, 8.147

Sofortdekrescendodiastolikum 8.166

Solitärniere 8.26
- erkrankte 8.26

Somnolenz 8.52, 8.140

Sonographie 8.44

Sonokardiotokographie 12.81

Sonotomogramm s. Ultraschallabbildung

Sonotomographie s. Ultraschalluntersuchung

Soor 8.117

Sophro-Relaxation 11.8

Souffrance fetale s. Gefahrenzustände, fetale

Sozialgesetzgebung 5.3

Sozialstatus 12.2
- - fetale Mangelentwicklung 7.7
- Einfluß auf Sectiofrequenz 18.4
- der Mutter, Schwangerschaftsrisiken 5.26
- Sozialstatus, Schwangerschaftsrisiken 5.26
- Stickstoffbedarf 3.51
- tuberkulöse, Behandlung 8.3 ff
- - Betreuung 8.3 ff
- - stationäre Behandlung 8.3
- übergewichtige 12.2
- unglückliche 3.72
- untergewichtige 12.2
- Verhalten 3.73
- Verhaltensstörungen 3.72
- Verhältnis zur Mutter 3.73
- Versehen 3.83

Spaltbildung, neurale, Diagnostik 5.19
- ventrale 1.75

Spannungspneumothorax 8.10
- bei Beatmung des Neugeborenen 19.18
- bei Mekoniumaspiration 19.20

Spartein 10.28, 10.47

Spasmolytika 10.20, 10.38

Spätblutung, postpartale, Therapie 17.11

Spätgeburt s. Geburt nach dem Termin

Spätgestose 3.33, 8.19, 8.60, 8.183 ff
- akutes Nierenversagen 8.207
- Antihypertonika, anwendbare 8.213
- Ätiologie 8.186 ff
- Augenhintergrundveränderungen 8.207
- Augenphänomene 8.207
- Blutdruck 8.204 ff
- chronische Gefäßveränderungen 8.188
- Definition 8.183 f
- familiäre Disposition 8.187
- fetale Mangelentwicklung 7.6
- Früherkennung 8.203 ff
- Frühgeburtenfrequenz 8.199
- Gehirnveränderungen 8.194 f
- Gewichtszunahme 8.203
- Harnsäurespiegel 8.205
- Herzblutungen 8.196
- Hirnblutungen 8.195
- Hypertonie 8.198
- immunologische Aspekte 8.188
- Klinik 8.198 ff
- klinische Folgen 8.191 ff
- - Trias 8.198
- Koagulopathie 8.208, 15.24
- Koma 8.195
- Komplikationen 8.206
- Lähmung 8.195
- Leberveränderungen 8.194
- Lungenödem 8.207
- Lungenveränderungen 8.195
- Nebennierenrindennekrosen 8.196

Spätgestose
- neurologische Symptome 8.195
- Nierenbiopsiebefunde 8.192f
- Nierenfunktionsänderung 8.193
- Nierenveränderungen 8.191ff
- – glomeruläre 8.192
- – tubuläre 8.192f
- Ödeme 8.201ff
- Organveränderungen 8.191ff
- perinatale Mortalität 8.199
- Plazentaveränderungen 8.196ff
- prädisponierende Faktoren 8.186
- Proteinurie 3.39, 8.200
- rassische Unterschiede 8.187
- rezidivierende, Hypertonie 8.208f
- sozioökonomische Faktoren 8.187f
- Spiralarterienveränderungen 8.196f
- vorzeitige Plazentalösung 8.198, 8.206
Spätgestosen, Einteilung 8.183ff
Spätschwangerschaft, HPL-Bestimmung 6.48
Spätwochenbett 17.6ff
Speichel 3.42
- pH-Wert 3.42
Speicheldrüsenviruskrankheit 1.69
Speichelmenge 3.42
Speiseröhre s. Ösophagus
Spektrophotometrie, Fruchtwasser 6.69
Spermien, X-Chromosomen tragende 1.26f
- Y-Chromosomen tragende 1.26f
Spermientrennverfahren 1.27
Sphärozytose s. Kugelzellanämie
Spherozyten 8.60
Sphingomyelin 19.15
Sphingomyelinase 6.75
Spina bifida 1.75, 6.24, 12.41
- – aperta 19.28
- – cystica 1.75
- – Häufigkeit 6.73
- – occulta 1.75
Spinae ischiadicae, Abstand 4.5
Spinalanästhesie 11.26f
- Einfluß auf das Kind 11.28ff
- – auf die Mutter 11.28f
- Indikation 11.27
- totale 11.30
Spinalkanalprozeß, raumbeschränkender 8.68f
Spinalparalyse 8.132
Spinnennävi 8.118
Spiralarterien 1.34
Spirochätämie, mütterliche 8.131
Spirochätennachweis 8.131
Splenektomie 8.64
Splenomegalie 8.58, 8.61
- Neugeborenes 19.8
Spondylolisthese, Beckenform 4.14f
Spontanabort s. Abort, spontaner
Sprue, einheimische 8.33
- – Fehlgeburt 8.34

Sprue, einheimische
- – latente 8.33
Spurenelemente im Fruchtwasser 6.61
Spurenelementmangel 5.32
Stäbchen, grampositive, im Mekonium 8.130
Standardwachstumskurve, intrauterine 7.4
Staphylococcus-aureus-Infektion, Mastitis 17.14
Staphylokokken, Neugeborenensepikämie 19.28f
- penicillinresistente 16.3
Status epilepticus 8.72, 8.76
Staublungenerkrankung s. Pneumokoniose
Stauungshusten 8.162f
- Mitralinsuffizienz 8.165
Stauungsleber 8.163
Stauungspapille 8.72, 8.98
- nachlaufende 8.72
Steatorrhoe 8.33
Steinschnittlage, Symphysenverschiebung 10.60
Steiß/Fußlage 14.8
Steißlage 14.8
- gestreckte Beine s. Extended legs
- Röntgenaufnahme 10.58
Sterblichkeit s. Mortalität
Sterilisation, Anti-D-Gabe 1.95
Sterilität, Cushing-Syndrom 8.104
Sternberg-Reed-Riesenzellen 8.62
Steroidhormone, Plazentapermeabilität 2.39
- teratogene Wirkung 1.47
Steroidtherapie, systemische, bei Herpes gestationis 8.113f
Stickstoffbilanz, negative, postnatale 1.19
- positive 17.3
Stickstoffretention 3.51
Stillbüstenhalter 17.24
Stilleistung 3.86
Stillen, Anleitung 3.86
- Brustvorbereitung, präpartale 17.18f
- diabetische Mutter 8.91
- Eisenzufuhr 17.21
- kindliche Aspekte 3.87
- Kontraindikation 17.25
- Mastitis 17.16
- Mutter-Kind-Beziehung 3.86
- mütterliche Aspekte 3.86
- mütterlicher Kalorienbedarf 17.4
- Psychologie 3.86ff
- psychologischer Einfluß auf die Mutter 3.83
- tuberkulöse Mutter 8.6
- Ulkuserkrankung 8.33
- Urotuberkulose 8.25
- Uteruskontraktionen 17.5
Stillprinzipien 17.22
Stillprozeß 17.22f
Stillschwäche 8.102
Stillschwierigkeiten 3.88, 17.23f
Stillvorteile 17.23

Stillwille 3.86, 3.88
Stirnlage 6.29, 10.72
- Definition 12.53
- Geburtsleitung 12.53
- Geburtsverlauf 12.53
- Häufigkeit 12.53
- Kopfkonfiguration 10.67
- manuelle Korrektur 10.75
- perinatale Mortalität 12.53
- Prognose 12.53
- Therapie 12.53
- Varianten 12.53
Stoffaustausch, diaplazentarer, Durchblutungslimitierung 2.29
- – Grundlagen 2.25ff
- – Kapazität 2.29f
- – limitierende Faktoren 2.29
- – Permeabilitätslimitierung 2.29
- paraplazentarer 2.41
Stoffwechsel 3.48ff
- mütterlicher, während der Geburt 12.23
- Neugeborenes 1.19
Stoffwechselgift 2.28
Stoffwechselkrankheit, angeborene 7.2
- Diagnostik 5.17f
- mütterliche, intrauteriner Fruchttod 1.102
Stoffwechsellage, katabole 7.13
Stomatozytose 19.10
Strabismus 1.67
Strahlen, ionisierende 1.55ff
- – Gefahren 6.18f
- – Wirkung, biologische 1.55
- – – karzinogene 1.57
- – – teratogene 1.57
Strahlenanwendung, medizinisches Risiko 1.57
Strahlenbelastung, abdominale, Leukämieinzidenz der Kinder 8.62
- natürliche 1.55f
- in utero 1.57
Strahlendiagnostik, Fruchtschädigung 1.57f
Strahlendosis, schädigende 6.18
Strahlendosisverringerung, Vorkehrungen 6.19f
Strahlenexposition, präkonzeptionelle 1.56
- in utero, medizinische 1.57
Strahlenrisiko 1.56f
- genetisches 1.56
- somatisches 1.57
Strahlenschäden 6.18
- bei Kindern 6.19
- Schwangerschaft 1.55ff
Streckstarre 8.76
Streptococcus agalactiae 1.74
Streptokokken, betahämolysierende, der Gruppe B 16.2
- Neugeborenensepikämie 19.28
Streptokokkeninfektion, intrauterine 1.73f
Streptomycin 1.52, 8.4
Streßsituation 5.32

Streßsituation
- mütterliche 7.7

Streustrahlung 6.19
Striae 5.33
- atrophicae gravidarum 3.46f
- - - Ätiologie 3.47
- - - Histologie 3.46f
- distensae 17.2

Struma, blande 8.97
- congenita 19.22
- ovarii 8.94

Stuart-Prower-Faktor 1.12
3-Stufen-Coombs-Test 1.84
Stuhlfettausscheidung 8.34
24-Stunden-Urinöstriol 6.45
Stupor 8.45
Sturzgeburt 12.31
Stützstrumpfhosen 5.34
Subarachnoidalblutung, spontane 8.72
Subileus 8.35, 8.148
- rezidivierender, postpartaler 16.21f

Subinvolutio uteri 10.24
Substanzen, Surfactant-korrelierte 5.21
Succinat-Dehydrogenase 3.11
Suchtmittel, Schwangerschaft 1.54
Suggestion 11.11f
Suizidgefahr, depressive Reaktion 8.138
- endogene Depression 8.139

Sulfamethoxazol-Trimethoprim 8.18
Sulfonamide 8.128
- bakteriostatische 1.51

Sulfonylharnstoffe 8.87
Summskill-Krankheit 8.45
Superfekundation 13.2
Superfetation 13.2
Superficial spreading melanoma 8.118
Supine hypotensive syndrome s. Vena-cava-Kompressionssyndrom
Surfactant 6.61, 9.20, 19.15
- Atelektasebereitschaft 1.8
- im Fruchtwasser 9.9
- Funktion 6.61
- Mangel 1.8

Symmelie 6.24
Sympathikolytika bei Hyperthyreose 8.96
Sympathikomimetika 1.52
Symphyse 10.58
- Gasansammlung 4.5f
- geburtsbedingte Veränderung 10.58f
- schwangerschaftsbedingte Veränderungen 3.24

Symphysen-Fundus-Abstand 5.14
- somatische Retardierung 5.20f

Symphysenerweiterung 4.5f
Symphysenlockerung 3.24
Symphysenruptur 4.24
- postpartale Beschwerden 17.7

Symphysenspalt, Breite 10.59

Symphysensprengung 8.152
Syncytial-Nots 9.32
Syndaktylie 1.77
Syndrom der eingedickten Galle 19.12
- der hyalinen Membranen s. Membranen, hyaline

Synkope 8.76, 8.165
Synzytiotrophoblast 2.2f, 2.27
Syphilis s. Lues

T

Tachykardie 3.31f, 8.45, 8.158
- Anämie 8.50
- Blutungsanämie 8.52
- Blutverlust 15.18
- fetale 1.10, 6.35, 12.78
- - medikamentenbedingte 6.35
- Hypoxämie, Anpassung 12.78
- Phäochromozytom 8.105
- postpartale 17.3
- supraventrikuläre, paroxysmale 8.157
- Therapie 8.163

Tachysystolie 10.16, 10.18
Tafeen-Katheter, Einlegen 11.24
Taubheit, kindliche 8.121f
Taurin 3.39, 3.51
Teenagerschwangerschaft 7.7
Telemetrie 12.85
Teratogenese, genetische Faktoren 1.47
- sensible Phase 1.66

Teratologie 1.45f
- experimentelle 1.46
- Studie, prospektive 1.47
- - - Corticoide 1.51
- - - Sexualhormone 1.50
- - - retrospektive 1.47, 1.50

Terminationsperiode, teratogenetische 1.66
Testes, strahlentherapeutische Exposition 1.60
Testosterone, C-17-substituierte 8.43
Tetanie 8.98, 19.7
- Impetigo 8.114
- Neugeborenes 19.7f

Tetanus, Immunisierung mit Immunglobulinen 5.39
- Impfstoff 5.39
- uteri 10.16f

Tetanusschutzimpfung 5.40
- aktive 5.38
- Nebenwirkungen 5.40

Tetrachlorkohlenstoff 8.43
Tetracyclindosis, lebertoxische 8.46
Tetracycline 1.52, 8.9, 8.18, 8.43, 8.130, 16.5
Tetracyclinfettleber 8.46
Tetracyclintherapie, intravenöse, Schwangerschaftsfettleber 8.46
Thalassaemia major 8.58f, 19.10
- minor 8.59, 19.10

Thalassämie 8.58f

Thalassämie
- intrauterine Diagnostik 8.58

Thalidomid 1.47
Thalidomidschädigung, fetale 6.25f
THAM 12.99
Thekaluteinzelldegeneration 3.23
Thekazelltumor 8.106f
Theophyllin 17.24
Thermogenese, chemische 12.92
- zitterfreie 12.92

Thermolabilität des Frühgeborenen 19.32
Thiamin 8.181
Thiamin-Bedarf, Schwangerschaft 1.40
Thiazide 8.159, 8.214
Thin-cord-Syndrom 2.8
Thiobarbiturate 11.33
Thiocyanatraum 3.55
Thioguanin 8.62
Thionamide, Nebenwirkungen 8.96
Thiopental 11.33
Thiosemicarbazon 8.4
Thiouracilpräparate, Neugeborenenkropf 1.69
Thorakopagen 13.7
Thorakotomie 8.152
Thorax, akuter 8.10
- kurzer 4.20

Thoraxchirurgie 8.5f, 8.9f
Thoraxhernie, inkarzerierte 8.10
Thoraxkompressionsschmerz 16.22
Thoraxröntgenaufnahme 8.3f
- Indikation 8.4
- kindliche, postnatale 10.68
- - pränatale 10.68

Thoraxtrauma 8.152
Threonin 3.39, 3.51
Thrombasthenie 8.64
Thromboemboliegefahr, postpartale 17.3
Thrombopathie 15.22
Thrombopenie 8.60f, 15.22
Thromboplastinaktivität im Fruchtwasser 6.69
Thromboplastinzeit, partielle 15.25
- nach Quick 15.25

Thromboseneigung 8.169
Thrombozyten 1.12
Thrombozytenadhäsivität, vermehrte 8.205
Thrombozytenkonzentrat 8.62
Thrombozytenstörung, klinische Zeichen 8.63
Thrombozytenzahl 3.58
Thrombozytenzählung 15.25
Thrombozytopathie 8.64
Thrombozytopenie, ideopathische 8.63f
- - Behandlung 8.64
- - Differentialdiagnose 8.63
- - perinatale Sterblichkeit 8.63
- durch Immunkomplexe 8.64
- medikamentös-allergische 8.64
- neonatale 8.64

Thrompophlebitis, septische, des kleinen Beckens 16.21

Throphoblastknoten 8.196
Thymektomie 8.78
Thyreocalcitonin 8.98
Thyreoidea s. Schilddrüse
Thyreoiditis, chronisch-
 lymphozytäre 8.97
Thyreostatika 1.53, 8.95
– Beeinflussung der fetalen
 Schilddrüsenfunktion 8.95
– Unverträglichkeit 8.96
Thyreotoxikose,
 Schwangerschaftsabbruch 1.53
Tiefschlaf, posthypnotischer 11.4
TLC-Dünnschichtchromatogra-
 phie 6.63
TLC-Streifen 6.63
Tod, intrapartaler,
 Phäochromozytom 8.106
Tokodynamometrie 7.19f, 7.26
Tokographie, äußere 10.11, 12.18
– interne 12.18
– transzervikale 10.11
Tokolyse, Indikation 5.29
– intrapartale 7.38
– – Risiken 7.38
– Gb-Stimulatoren 2.39
Tokolysepatient, Richtlinien für
 den therapeutischen Umgang
 8.177
Tokolytika 2.52, 8.15, 10.20, 12.45
– kolikartige Nierenbeschwerden
 8.23
– Wirkungsmechanismus 10.34f
Tokometrie 12.82
– externe 6.33, 12.82
Tollwutschutzimpfung 5.43f
– Indikationen 5.43
Tonsillitis, rezidivierende 8.15
Tonusregulation, aktive 11.3
Totgeborene, Geschlechtsverhältnis
 1.28
Totgeborenenhäufigkeit in Europa
 20.9
Totgeborenenquote 20.3
– Dubin-Johnson-Syndrom 8.43
Totgeburt 1.72
– Oxytocindauerinfusion 10.24
Totgeburtlichkeit, abhängig vom
 Alter der Mutter 1.36
Totimpfstoffe 5.39f
Toxikose, Mutterkornalkaloide
 10.28
Toxoplasma, Epidemiologie 8.126
– gondii 1.71, 8.73, 8.126
Toxoplasmenentwicklungszyklus
 8.126
Toxoplasmose 1.71f, 8.73, 8.126ff
– angeborene 19.31
– Diagnostik 8.127f
– Differentialdiagnose 8.126
– Durchseuchung 8.126
– Erregernachweis 1.71
– Fruchtschädigung, Häufigkeit
 8.127
– Hauptinfektionsquelle 8.126
– intrauteriner Fruchttod 1.102
– klinisches Bild 8.126

Toxoplasmose
– Pathogenese 8.127
– Prophylaxe 8.128
– Therapie 8.128
Toxoplasmoseinfektion, intra-
 uterine 1.71
– mütterliche, Folgen 8.127
Tragzeit, durchschnittliche 9.3
– Geburtsgewichtsklassen 9.13
– normale 9.3ff
– post conceptionem 9.3f
– – Häufigkeitsverteilung 9.5
– post menstruationem 9.3
– – Berechnung 9.6f
– – – Fehlermöglichkeiten 9.7
– – Häufigkeitsverteilung 9.5
– post ovulationem 9.3f
– – Häufigkeitsverteilung 9.4
– Uterusgröße 3.5
– Variationsbreite 9.4ff
– verkürzte 9.12ff
– verlängerte 5.16, 7.3, 9.28ff
– – Definition 9.29
– – fetale Wachstumsretardierung
 7.7
– – Geburtseinleitung, präventive
 9.34
– – – therapeutische 9.36
– – geburtshilfliches Management
 9.34f
– – Häufigkeit 9.29f
– – intrapartale Fetalblutanalyse
 9.33
– – kindliche Gefährdung 9.30ff
– – Neugeborenenmorbidität 9.33
– – perinatale Mortalität 9.29
– – psychische 3.81
– – Zeichen am Neugeborenen 7.4
Training, autogenes 11.2f
– – Vorteile 11.3
Tranexamsäure 16.12
Tranquilizer 1.52, 8.176, 11.16,
 11.18f
– Wirkung 11.18
Transaminasen 3.59f, 3.61
Transcortin 3.52
Transferprüfung, plazentare,
 direkte 7.25
Transferrin 3.57, 8.38
Transferrin-Fe-Sättigung 8.53
Transfusion bei atonischer Blutung
 17.10
– fetofetale s.
 Zwillingstransfusionssyndrom
– – s. Zwillingstransfusionssystem
– fetomaternale 1.81ff
– intrauterine 1.89
– bei Leukämie 8.62
– plazentofetale 12.28f
– rhesusinkompatible, Anti-D-
 Gabe 1.95
Transfusionsschock 15.23
Transmissionskamera 6.3
Transposition der großen Gefäße
 1.50, 19.24
Trauma, fetales 7.2f
Trendelenburg-Lage 7.37

Treponemaantikörper, IgM-
 fluoreszierende 1.73
Treponemen-Hämagglutinationstest
 8.131
Treponemen-Immobilisationstest
 8.131
Trial-Forceps 18.16
Trial-Vacuum 18.16
Triamteren 8.159
Trichomoniasis 8.117
Trichterbecken 4.12ff
– Ätiologie 4.12
– Diagnose 4.12
– Geburtsverlauf 10.78f
Trichterbrust 1.42
Trifluäthylen 11.19
Triflupromazin 11.19
Triglycerid 6.55
Triglyceridspiegel 3.53
Triglyceridsynthese, vermehrte 3.53
Trikuspidalklappeninsuffizienz,
 relative 8.161, 8.163
Trimethadion, teratogene Wirkung
 1.49
Trimethoprim-Sulfamenthoxazol
 8.28
Trisomie 21 : Diagnostik 5.19
Trophoblast 2.2
– Differenzierung 2.4
Trophoblastabbildung mit
 Ultraschall 6.13
Trophoblasten,
 Plazentapermeabilität 2.40
Trophoblasthyperplasie 6.54
Trophoblastkrankheit, proliferative
 6.11
Trophoblastleistung, endokrine
 2.17
Trophoblastnekrosen 8.196
Trophoblastproliferation, EPH-
 Gestose 2.5
Trophoblastverkalkungen 2.6
Trophoblastzellen 1.31
TSH s. Hormon,
 thyreoideastimulierendes
Tubarruptur, akutes
 Nierenversagen 8.20
Tuben, Aufgabe 3.22
Tubenabszeß 2.18
Tubeneckenplazenta 12.71
Tubenepithel, Umformungsstadien
 3.22
Tubenlageveränderungen 3.23
Tubenmilieu 1.31
Tubenmotilität 1.31
– Prostaglandineinfluß 10.30
Tubensekrete 1.31
Tubensterilisation bei Sectio 18.23
– Zusatzoperationen 18.23
Tubenveränderungen,
 schwangerschaftsbedingte 3.22
Tuberculosis cutis colliquativa 8.8
Tuberkulinreaktion, positive, beim
 Neugeborenen 8.7
Tuberkulintestung 8.4
Tuberkulose 8.2ff
– Behandlung, chirurgische 8.5f

Sachverzeichnis

Tuberkulose, Behandlung
– – medikamentöse 8.4f
– Chemoprophylaxe, postpartale 8.10
– Epidemiologie 8.3
– extrapulmonale 8.7f
– historischer Rückblick 8.2f
– konnatale 1.73, 8.6f
– – Diagnose 8.6f
– – Frühdiagnose 8.6
– – Infektionswege 8.6f
– – plazentarer Ausgangsherd 8.6
– – Prophylaxe 8.6
– Kontrazeption 8.25
– Lungenresektion 8.6
– Thoraxchirurgie 8.5f
– – dringliche 8.6
– Verlauf unter Therapie 8.2f
Tuberkuloseschutzimpfung 5.45f
Tuberkulostatika 1.53, 1.73
Tübinger Badegespräch 11.11
Tubulorrhexis 8.207
Tumor cerebri s. Hirntumor
– maligner, strahlenbedingter 6.18
– schilddrüsenhormonproduzierender 8.94
Tumorzellen, Plazentapermeabilität 2.40
Turmschädel 6.24
Typhusschutzimpfung 5.45
Tyramintest 8.106
Tyrosin 3.39

U

Übelkeit 8.179
– morgendliche 5.32
Überernährung 1.38
Übergangswirbel, lumbosakraler 4.15f
Übergewicht, Diabetikerkind 1.33
– Einfluß auf Sectiofrequenz 18.4
– Schwangerschaftskomplikationen 1.38
Überreifedysmaturitätssyndrom 9.30ff
– Auftreten 9.31
– Häufigkeit 9.31
– Plazentabefund 9.32
– Symptomatik 9.30f
Übertragung s. Tragzeit, verlängerte
Übertragungsverhältnis, psychologisch negatives 3.82
Überwachungsverfahren, biochemische 5.20
Überwässerung bei akutem Nierenversagen 8.21
Übungsverfahren, vorgeburtliche 11.6
– – Ergebnisse 11.10
Ulcus duodeni s. Duodenalulkus
– – s. Gastroduodenalulkus
– ventriculi s. Magenulkus
Ultraschall 6.1ff
– Schallfeld 6.3

Ultraschall
– Verteilung 6.3
Ultraschall-B-Scan, Mehrlingsschwangerschaft 13.9
Ultraschallabbildung 6.2f
– A-Bild 6.2
– Amplitudenbild 6.2
– B-Bild 6.2
– Bildauflösung 6.5
– Bildschärfe 6.5
– Biometrie, embryofetale 6.9
– – Normkurven 6.12
– – Wertigkeit 6.10f
– Definition 6.1
– Doppler-Bild 6.3
– Gebärmutterdarstellung 6.12
– Impulsechoverfahren 6.1
– Plazentalokalisation 6.13
– Schallkopf 6.2
– Schnittbild 6.2
– Schnittbildaufbau 6.2
– Tiefenausgleich 6.1
– Time Motion 6.2
– TM-Bild 6.2
– Transmissionsverfahren 6.3
– Trophoblastdarstellung 6.13
– Zackenbild 6.2
Ultraschallabbildungsgerät mit schnellem Bildaufbau 6.6
Ultraschallabbildungssystem, Abtastung 6.5f
– – einfache 6.6
– – zusammengesetzte 6.6
– – – manuelle 6.7
– Bildaufbau, einfacher 6.7
– – zusammengesetzter 6.7
– Bildspeicherung 6.5
– Elemente 6.5
– Maximum-Speicherung 6.8
– Schallwellenbündel 6.5f
– – Fortbewegung 6.5
– – – elektronische 6.7
– – Fortbewegungsart 6.5
Ultraschallamniographie 5.19
Ultraschallbiometrie 5.22, 6.9ff, 7.29
– bei Beckenendlage 14.14
Ultraschallkardiogramm 8.161
Ultraschallkardiotokographie 7.31
Ultraschallplazentographie 15.8, 15.14
Ultraschalluntersuchung 5.11, 6.1ff
– ersatzweise für Röntgenuntersuchung 6.19
– bei fetaler Mangelentwicklung 7.30
– geburtshilfliche, Anforderungen an das Abbildungssystem 6.5
– – full bladder technique 6.12
– – Organabbildung 6.12
– – Voraussetzungen 6.4
– Indikationsstellung 5.15
– bei intrauterinem Fruchttod 1.104
– klinische Anwendung 6.8ff
– Kosten-Nutzen-Analyse 5.23f
– Mißbildungsdiagnostik 6.14

Ultraschalluntersuchung
– Nachweis der Unschädlichkeit 6.4
– Nebenwirkungen 6.3
– physikalische Grundlagen 6.1ff
– Resolution der European Federation of Societies for Ultrasound in Medecin and Biology 6.12
– Rhesus-Erythroblastose 1.88
– Treffsicherheit bei somatischer Retardierung 5.20
Ultraschalluntersuchungsbefunde, klinische Relevanz 6.10
Ultraschallwirkung, biologische 6.3
Ultrasonographie, Gestationsalterbestimmung 8.88
– pränatale geburtshilfliche 8.88
Umbilikalgefäße, Blutgaswerte 1.4
Umstandsgürtel 5.33
Umweltchemikalien, Schwangerschaft 1.60
Umweltreize, wehenauslösende 9.17
Unruhe, innere 8.139
Unterernährung 1.38f, 5.29
– in graviditate, Folgen 1.39f
Untergewicht 1.38f
– Frühgeburtenrate 5.26
– perinatale Mortalität 5.26
Unterschenkelödeme 3.54
Urachus, persistierender 19.5
Urachusfistel 1.75
Ureter s. Harnleiter
Ureterektopie 8.27
Ureterocele vesicalis 8.27
Urethra s. Harnröhre
Urethralwulsthypertrophie 3.22
Urin s. Harn
Urobilinogenurie 8.44
Urogastron 8.33
Urogenitalsystem, Fehlbildungen 1.76
Urolithiasis 8.23
Urotuberkulose 8.7, 8.24f
– Ausscheidungsurographie 8.25
– Diagnose 8.25
– Nierenruptur 8.26
– Stillen 8.25
– Symptome 8.25
– Therapie 8.25
– Tuberkelbakteriennachweis 8.25
Uterinsegment, unteres, Spasmus 12.42f
Uteroplazentare Insuffizienz 9.17, 12.12
Uterotomie bei Kaiserschnitt 18.22
Uterus, Aktionspotentialsregistrierung 10.8
– bicornis 2.45
– Bindegewebsgerüst 3.15
– de bois 10.17
– didelphis 12.36
– duplex 12.36
– elastische Fasern 3.16
– Enzymmuster 3.11
– Extrazellulärraum 3.13

Uterus, Extrazellulärraum
- – vergrößerter 3.12 f
- Faserdissoziation 3.16
- Formveränderungen 3.5 ff
- Gefäßhypertrophie 3.17 f
- Gefäßsystem 3.17 ff
- Gewichtszunahme 3.1
- Grenzwerte 3.13
- Größenzunahme 3.1 f
- – diagnostische Hinweise 3.5
- – passive 3.3 f
- Grundsubstanzanteil 3.16
- Intrazellulärraum, Grenzwerte 3.13
- Isoenzymmuster 3.11
- Kollagenfasern 3.15
- Kollagengehalt 3.15
- Konsistenzwechsel 3.2
- Lageveränderung 12.36
- Muskelfaserspiralsysteme 3.7 f
- myomatosus 12.35
- Oxytocinempfindlichkeit 10.24, 10.47
- Oxytocinwirkung 10.23
- Primordialmuskulatur 3.7
- Retraktionsfurche 3.6
- Sauerstoffverbrauch 3.19
- schwangerer, Ionengehalt 3.11 f
- Sekundärmuskulatur 3.7
- Strahlenexposition bei Beckenröntgendiagnostik 8.3 f
- Stratum subvasculare 3.8
- – supravasculare 3.8
- – vasculare 3.8

Uterus-Plazenta-Frucht-Einheit, funktionelle 3.18
Uterusabschnitte, funktionelle, Eröffnungsperiode 12.17
Uterusaktivität 12.17
- Abhängigkeit von der Oxytocininfusionsrate 10.48
- Betastimulatorenwirkung 10.34 ff
- Einfluß der Mutterkornalkaloide 10.27
- – der Periduralanästhesie 11.28
- Hemmung 10.33 ff
- Inhalationsnarkotika 10.34
- oxytocindosisabhängige 10.25
- pharmakologische Beeinflussung 10.21
- Progesteronwirkung 10.33 f
- Prostaglandinwirkung 10.30 ff
- spontane, Zunahme 10.24
- Stimulation 10.21
- Verstärkung 12.27
- Wirkung 10.30

Uterusanomalie 12.36
Uterusatonie 15.15
- postpartale Blutung 17.10
- resistente 15.19

Uterusbindegewebe 3.14 f
- physikalische Eigenschaften 3.15

Uterusdoppelbildung 12.35
Uterusdurchblutung 3.17, 3.55, 8.186
- Abnahme 2.48
- Bestimmung 3.18 f

Uterusdurchblutung
- Korrelation zum Fetuswachstum 2.45
- Kurzzeitregulation 2.46
- mittlere 2.30

Uterusdurchsaftung s. Uterussukkulenz
Uterusexstirpation, abdominale 15.21
- bei Amnioninfektionssyndrom 16.16
- bei Infektion im Wochenbett 16.19
- bei infiziertem Abort 16.13
- bei Sectio 18.20, 18.23 f
- nach Sectio 12.35
- subtotale 18.24
- totale 18.24

Uterusfixation 3.23
Uterusflimmern 12.43
Uterusfundusstand, inadäquater, in graviditate 1.40
- postpartale Veränderung 17.1

Uterusgesamtdurchblutung 2.30 f, 3.19
- Adaptation 2.45

Uterusgesamtmotilität 10.12 ff
Uterusgrößenbestimmung 5.14
Uterusgrößenzunahme, mangelnde 7.30
Uterushyperanteflexion 12.36
Uterusinnervation, viszerale 11.22
Uterusinversion 15.3 f, 17.9
- akute 15.4
- Ätiologie 15.3
- chronische 15.4
- Häufigkeit 15.3
- inkomplette 15.3
- komplette 15.3
- Reposition 15.4
- Symptome 15.3
- Therapie 15.4

Uterusinvolution, postpartale 3.8, 17.1
- – Kontrolle 17.5

Uteruskompression bei atonischer Blutung 17.11
Uteruskontraktion 3.9 ff
- Alvarez-Wellen 10.12, 10.19
- Amplitude 10.12
- – abnorm hohe 10.16
- Ausbreitung 10.12
- Braxton-Hicks-Kontraktionen 10.12 ff
- Energiedonatoren 3.10
- Enzyme 3.10 f
- Funktionskreise 10.6
- kontraktile Proteine 3.9 f
- Koordination 10.12
- normale 10.12
- pharmakologische Beeinflussung 10.21 ff
- physiologische Übergangsstörung 10.12
- Prostaglandine 6.53
- räumliche Summation 10.12
- Ursprung 10.12

Uteruskontraktion
- uteroplazentare Perfusion 7.9

Uteruskontraktionen, rhythmische, unter der Geburt 10.10 ff
Uteruskontraktionsschmerz, Ausschaltung 11.23
Uteruskontraktionsstörung 10.6
Uteruskontraktur 10.16 f
Uterusligamente, postpartale Veränderungen 17.2
Uteruslokalkontraktionen 10.13
- hochfrequente, unkoordinierte 10.19

Uterusmißbildung 12.37, 18.4
- Beckenendlage 14.9
- fetale Wachstumsretardierung 7.7

Uterusmuskel, Erregungsbildung 10.9
- Erregungsleitung 10.9

Uterusmuskelflimmern 10.19
Uterusmuskelzelle, Elektrolytgefälle an der Zellmembran 10.7
- Erregungsvorgänge 10.6 ff
- Ionenpumpe 10.7
- kritisches Potential 10.9
- Natriumpumpe 10.6
- Ruhepotential 10.7
- – Senkung 10.23
- tetanische Erregungsserie 10.8

Uterusnarbendehiszenz nach Kaiserschnitt 15.5
Uterusnekrose 15.4
Uterusprolaps 12.36
Uterusproteine, spezifische 1.31
Uterusruptur 10.33, 15.4 f, 17.9
- akutes Nierenversagen 8.20
- Ätiologie 15.4
- Blutung, postpartuale 15.15
- drohende 3.6
- – Therapie 15.6
- – Zeichen 15.5 f
- gedeckte 17.12
- bei Hydrozephalus 12.40
- Mortalität, kindliche 15.6
- – mütterliche 15.6
- Prognose 15.6 f
- Prophylaxe 15.6
- stille 15.5
- Symptome 14.4, 15.6
- Therapie 15.6
- traumatische 15.5
- violente 14.4, 15.4
- bei Wandschaden 15.5 f
- wehenmittelbedingte 15.5

Uterusrupturschmerz 14.4, 15.6
Uterussakkulation 12.36 f
- hintere 12.36 f
- vordere 12.37

Uterusschiebeschmerz 8.146
Uterusschleimhautveränderungen 3.19
Uterusspontanruptur 15.4
Uterussubinvolution 17.9 f
- Therapie 17.9

Uterussukkulenz 3.14
Uterussynechie 12.72

Uterusteile, prozentuale Muskulaturanteile 3.14f
Uterusteilkontraktionen, unkoordinierte 10.13
Uterustorsion 12.37, 15.4
Uterusveränderungen, schwangerschaftsbedingte 3.1
Uteruswand, Auflockerung 3.2
- bindegewebige Anteile 3.14ff
- Elastizität 3.15
- Plastizität 3.15
Uteruswandschaden, Ruptur 15.5
- Ursache 15.5
Uteruswandspannung, vermehrte, Spätgestose 8.188
Uteruswandstruktur 3.7
Uteruswandüberdehnung, passive 10.17
Uteruszeichen 5.9

V

Vacterl-Anomalie 1.50
Vagina, Geburtshindernis 12.37
- Keimbesiedlung bei Schwangeren 16.1
- pathologische Keimbesiedlung, Pyelonephritis 8.10ff
- pH-Wert 3.22
Vaginaladenosis 1.48
Vaginalbluten 1.19
Vaginalepithel, Pyknoseindex 3.22
Vaginalepithelveränderungen, schwangerschaftsbedingte 3.22
Vaginalgewebssukkulenz 3.21
Vaginalinhaltsprüfung, chemische, bei Verdacht auf Blasensprung 12.9
Vaginalriß 12.73
Vaginalschleimhaut, livide 3.18, 3.22
Vaginalschleimhautabstrich, zytologischer 3.22
Vaginalsmear, Entzündungszelltyp 3.22
- Kornifikationstyp 3.22
- Östrogentyp 3.22
- Präkornifikationstyp 3.22
- Zytolysetyp 3.22
Vaginaltumor 12.37
Vaginalvarizen 3.21
Vaginalvenenerweiterung 3.21
Vaginalzytogramm 9.36
Vaginaveränderungen, postpartale 17.2
- schwangerschaftsbedingte 3.21
Vagotomie 8.148
Vakuumextraktion 8.26, 8.162, 12.26, 18.7f
- Häufigkeit 18.7
- Indikationen 18.8
- Kräfteverhältnisse 18.14
- Morbidität 18.14
- Mortalität 18.14ff
- bei Nabelschnurvorfall 12.57
- bei okzipitosakraler Lage 12.50

Vakuumextraktion
- bei tiefem Querstand 12.55
Vakzineimmunglobulin 5.44
Vakzinevirusinfektion, intrauterine 1.70
Valin 3.39, 3.51
Valintransaminase 6.76
Varikosis 5.33f
Varizellen 1.67, 1.70
- angeborene 19.32
- Immunisierung mit Immunglobulinen 5.39
- Mißbildungssyndrom 8.133
- postnatale 19.32
Varizellen-Zoster Mißbildungssyndrom 8.133
Varizelleninfektion, intrauterine 1.70
- mütterliche 1.71
Varizen 5.34, 8.155
- vaginale 3.21
Vascular spiders 3.47
Vaskularisationsplazenta 2.3
Vasodilatation 8.155
Vasokonstriktion, pulmonalarterioläre 8.162
Vasokonstriktiva, Wirkung am Myometrium 3.18
Vasomotorenzentrum 7.17
Vasopathie 15.22
Vasopressin 8.99
- Wehenstimulation 10.28
Vasopressorische Substanzen 8.204
Vater, Anwesenheit bei der Entbindung 5.34, 12.30
VATER-Syndrom 19.26
Vaterbild 3.76
VDLR-Cardiolipin-Flockungstest 8.131
Vena umbilicalis, Blutgaswerte 1.4
Vena-cava-inferior-Syndrom 8.156f
Vena-cava-inferior-System, Druckverhältnisse 8.156
Vena-cava-Kompression 5.34, 12.25f
- Mehrlinge 13.5
Vena-cava-Kompressionssyndrom 3.33, 8.156f, 13.5, 15.18
- Abruptio placentae 15.11
- Einfluß der Periduralanästhesie 11.28
- Kardiotokogramm 6.36
- Nierendurchblutung 3.37
Vena-cava-Obstruktion, Lagewechseltest 8.205
Vena-cava-superior-Syndrom 8.157
Vena-terminalis-Blutung 19.32
Venektasien 8.155
Venendruck, Arm-Bein-Differenz 3.33
- Geburt 3.34
- peripherer 3.33
- untere Extremitäten 3.33
- zentraler 3.33f, 8.156
- - Geburt 8.158
Venenhypertrophie, Uterus 3.17f
Venentonus 3.34

Ventilationsveränderung, schwangerschaftsbedingte 11.32
Ventrikelfüllungston 8.158
Ventrikelseptumdefekt 19.24
Verapamil 8.159
Verbrauchskoagulopathie s. Blutgerinnung, disseminierte intravasale
Verdauungsleistung, sekretorische, fetale 1.14
Verdauungsorgane, fetale 1.13
Verdauungsorganfehlbildung 1.76
Verdauungstrakt, postpartale Veränderung 17.4
Verkalkungen, intrakranielle 1.70
- intrazerebrale 1.71
- - Säuglingstoxoplasmose 8.127
Verkrampfung 11.6
Vernix-Suche 5.16
Vernixstatus, fetaler, Diagnostik 9.9f
Verschlußhydrozephalus, angeborener 19.28
Verschlußikterus 8.44
Versorgungsstörung, fetale, Diagnostik 5.19ff
Verspannungen, psychophysische 11.2
Verstimmungen 8.54
Vertebragene Syndrome 8.70
Vibrationshören 3.82
Vierlinge 13.3
Viomycin 8.4
Virämie 8.121
Virilisierung 19.8
- intrauterine 1.77
- Luteom 8.107
- Nebennierenrindentumor 8.105
Virusembryopathie 1.67
Virushepatitis 8.39ff
- Behandlung 8.41
- Chromosomenaberrationsrate 8.40
- Letalität 8.39
- Mißbildungen 8.40
- perinatale Mortalität 8.40
- Wirkung auf die Schwangerschaft 8.40
Virusinfektion, fetale 5.17
- - Abwehrmechanismen 8.122
- intranatale 19.31
- Mißbildungsquote 8.8
- postnatale 19.31
Vitalität, fetale, Beurteilung 7.25
Vitalkapazität pulmonale 3.35
- - Neugeborenes 1.7
Vitamin A 2.38
Vitamin-A-Bedarf, Schwangerschaft 1.40
Vitamin-B-Bedarf, Schwangerschaft 1.40
Vitamin-B-Komplex 1.21
Vitamin B_2 2.38
Vitamin B_6 2.38
Vitamin B_{12} 2.38
Vitamin-B_{12}-Mangel, Anämie 8.56

Vitamin-B$_{12}$-Resorptionsstörung 8.33
Vitamin-B$_{12}$-Stoffwechselstörung, Enzymdefekt 6.76
Vitamin C 2.38
Vitamin-C-Bedarf, Schwangerschaft 1.40
Vitamin-D-Mangel, pathologische Beckenform 4.11
Vitamin-D-Therapie bei Nebenschilddrüsenerkrankung 8.98
Vitamin-K-Antagonist 8.167
Vitamin-K-Mangel 1.12f
Vitamin-K-Substitution 8.45
Vitamine, lipoidlösliche 2.38
- Plazentapermeabilität 2.38
- wasserlösliche 2.38
Vitaminmangel 5.32
Vitaminversorgung, fetale 1.21
- mütterliche 1.40
Vitiligo 8.119
Vollatmung 11.4
Vollnarkose, Herzminutenvolumen 8.158
Volvulus 8.151
Vomitus matutinus s. Emesis gravidarum
Vorderhauptslage 12.47
Vorderwandplazenta, tiefsitzende 15.8
Vorfall kleiner Teile 12.59
Vorgeburtswehen 10.14
Vorhofflimmern 8.161, 8.163
- mit absoluter Arrhythmie, Therapie 8.163
Vorhofseptumdefekt 1.42, 8.167
- Diagnose 8.167
Vorhofton 3.32
Vorwehen 5.16, 12.7
Vulva, Geburtshindernis 12.37
Vulvahämatom 15.2
Vulvahygiene, postpartale 17.5
Vulvariß 12.73
Vulvavarizen 5.34
Vulvaveränderungen, schwangerschaftsbedingte 3.21

W

Wachhypnose 11.4
Wachstum, exponentielles, Noxen, endogene 6.11
- - - exogene 6.11
- fetales, Beurteilung 7.29
- - Röntgendiagnostik 6.20ff
- lineares 6.11
- organisches, Gesetzmäßigkeiten 6.11
Wachstumsalteration, symmetrische, fetale 6.11
Wachstumshormon 1.17, 8.99
Wachstumskurve 6.11
Wachstumsretardierung, fetale 1.89, 7.4
- - asymmetrische 6.11, 7.12

Wachstumsretardierung fetale
- - Diagnostik 5.19ff
- - Häufigkeit 7.7
- - Organspezifität 7.12
- - perinatale Mortalität 7.39
- - Plazentainsuffizienz 9.37
- - symmetrische 7.12
- - Ursachen 7.6
- - Zerebralparalysenhäufigkeit 7.40
- intrauterine 1.40
- - mütterliche Harnöstrogenkonzentration 7.22
- postnatale 1.42
- uterine 2.51
Wachstumsstörung, fetale Ultrasonographie 8.88
Wadenkrämpfe 5.34
Walchersche Hängelage, Symphysenverschiebung 10.60
Wandveränderungen, abdominale postpartale 17.2
Wasser, Plazentapermeabilität 2.37
Wasserbelastung 3.40
Wasserhaushalt 3.53ff, 8.155
- Regulation 3.40
Wasserretention 3.54, 8.158f
- Ödeme 8.202
- Therapie 8.159
Watschelgang, postpartaler 17.7
Wehe, schmerzhafte 10.11
- schmerzlose 10.11
Wehen, unkoordinierte 5.16
- - Untersuchungsmethoden 5.21
- Unterscheidung von Vorwehen 12.7
Wehenakme, Kreislaufverhältnisse 3.34
Wehenauslösung 9.15ff
- s.a. Geburtsbeginn
- vom Fetus ausgehende 9.16
- Fruchtgröße 9.15
- medikamentöse 10.46ff
- Oxytocin 9.15
- Prostaglandin 9.16
- psychosomatische 9.17ff
- zentralnervöse 9.15f
Wehenbeginn, unzeitiger 7.2
Wehendauer, klinische 10.11
Wehenformen, pathologische, Einteilung 10.15
Wehenfrequenz 10.11
- abnorm hohe 10.16
- niedrige 10.16
- Eröffnungsperiode 12.17
Wehenhemmer 10.18
Wehenhemmung 9.22ff
- Indikation 10.33
Wehenindultion bei intrauterinem Fruchttod 1.105f
- Salting-out-Methode 1.106
Wehenmittel-Uterusruptur 15.5
Wehenpause 10.13
Wehenrhythmuswechsel 10.19
Wehenschmerz, Einfluß der Periduralanästhesie 11.28

Wehenschwäche 3.79, 10.15f, 12.42
- im Geburtsbeginn 10.15
- bei hohem Geradstand 12.54
- hypertone 3.79
- hypotone 10.16
- Mehrlingsgeburt 13.10
- normotone 10.16
- Oxytocindauertropfinfusion 10.16
- Plazentaretention 12.71
- primäre 10.15
- sekundäre 10.15
- symptomatische 12.42
Wehensturm 10.16f
Wehentätigkeit, Asphyxie, fetale 7.9
- - Progredienz 7.38
- Austreibungsperiode 10.14, 12.24
- Beurteilung 12.44
- Bewertung, klinische 12.17
- dreifach absteigender Gradient 10.14, 10.18
- Einfluß der Körperlage 12.18
- Energiebedarf, Deckung 3.10
- Eröffnungsphase 10.14
- Erregungsgradientenumkehr 10.18
- Hemmung 10.21
- Herzfrequenz, fetale 6.33, 7.19
- Herzminutenvolumen 3.34
- hyperaktive 7.10, 10.16
- - Therapie 10.17
- hypertone 10.17f, 12.42
- - essentielle 10.17, 12.42
- - sekundäre 10.18, 12.42
- - durch Tachysystolie 10.18
- - durch Uteruswandüberdehnung 10.17
- intrauteriner, Druck 10.11
- Kontraktionszyklus 3.9
- Koordinationsstörung 10.18ff, 12.42f
- - höheren Grades 10.19
- - niedrigen Grades 10.19
- - Therapie 10.19f
- materner Energieumsatz 10.12
- medikamentöse Stimulation 7.10
- Pathologie 10.6ff, 10.15ff
- pharmakologische Beeinflussung 10.21
- Physiologie 10.6
- Plazentadurchblutung 2.47
- Plazentaphase 10.14
- psychische Beeinflussung 3.79
- Registrierung 10.8
- Stimulation 10.21
- uteroplazentare Perfusion 7.9
- vorzeitige 9.15
Wehentätigkeitsstörung 12.42
Weichteilinfektion, postpartale 16.20f
Werlhof-Krankheit s. Thrombozytopenie, ideopathische
Whartonsche Sulze 2.8
Widerstand, perinealer, Verminderung 12.27

Willebrand-Jürgens-Syndrom 8.0
Wilson-Krankheit 8.42 f
Windpocken s. Varizellen
Winkel, epigastrischer,
  Spontanschmerz 8.147
Wirbelangiom 8.68
Wirbelkörpermißbildung,
  Röntgendiagnostik 6.25
Wochenbett 17.1 ff
– s.a. Wöchnerin
– Antibiotikaprophylaxe 16.22
– Beinvenenthrombose 8.58
– Beratung 5.34
– Diabetikerin 8.91
– Endotoxinschock 16.21
– extragenitale Veränderungen 17.2 ff
– Fieber 8.51
– – eintägiges 16.20
– – in den ersten zwei Tagen 16.19
– – nach mehr als zwei Tagen 16.20
– Genitalorganinvolution 17.1 f
– Harnverhaltung 8.28
– Herz-Kreislauf-Veränderungen 8.158
– Infektion 16.17 ff
– – Ätiologie 16.18
– – Diagnose 16.19
– – gramnegative Erreger 16.19
– – Häufigkeit 16.18
– – Mortalität 16.18
– – Pathogenese 16.18 f
– – Therapie 16.19
– – Uterusexstirpation 16.19 ff
– Komplikationen 17.8 ff
– Lungenembolie 8.58
– Mutterkornalkaloide 10.28
– Oxytocindauerinfusion 10.24
– psychiatrische Erkrankung 8.136
– Psychose 8.141
– Sepsis 16.21 f
– vitale Befindensänderungen 3.84
Wochenbettgymnastik 17.5 f
Wochenbettmaßnahmen,
  hygienische 17.5
Wöchnerin s.a. Wochenbett
– Aufstehen 17.4 f
– Augenkontakt mit dem Kinde 3.83
– Einfluß des Stillens 3.83
– Entlastungsstreß 3.84
– Ernährung 17.4
– Familiennestbildung 3.85
– Klinikentlassung 17.6 f
– Nachuntersuchung 17.12
– Pflege 17.4 ff
– psychische Probleme 17.7
– Psychologie 3.83 ff
– Reintegrationsphase 3.85
– sensible Anpassungsphase 3.83
– stillende, Ernährung 17.21
– mit Varizenbildung 17.5
– vitale Befindensänderung 3.84
– Vitalfunktionen, Überwachung 17.4
– Wochenbettsperiode 3.84

Wolman-Krankheit 6.75
Woolwich-Plastikkappe 17.19
Wundheilungsstörung 8.51
Wurzelneuralgie, lumbosakrale 8.70

X

X-Chromosom 1.26 f
Xeroderma pigmentosum 6.76
Xipamit 8.159

Y

Y-Chromosom 1.26 f
Yoga-Übungen 11.3

Z

Zahnbehandlung 5.34
Zahnfleischblutungen 8.63
Zahnhypoplasie 1.67
Zahnkaries 3.41
Zäkalpolverlagerung,
  schwangerschaftsbedingte 8.145 f
Zangenextraktion 18.7 ff
– Fazialisparese 19.27
– bei Gesichtslage 12.52
– Häufigkeit 18.7
– Indikationen 18.8
– Kräfteverhältnisse 18.13 f
– Morbidität 18.14
– Mortalität 18.14 ff
– am nachfolgenden Kopf 14.29 f
– bei Nierendystopie 8.26
– bei okzipitosakraler Lage 12.50
– Schädelimpressionsfraktur 19.27
– Scheidenriß 15.1
– bei tiefem Querstand 12.55
Zangenmodelle 18.9 ff
Zangenversuch 18.16
Zatuchni-Andros-Score 14.14 f
Zellen, fetale, Untersuchung 6.75
Zellmembran, Elektrolytgefälle 10.7
Zelltrennverfahren 1.27
Zentralnervensystem 1.22 ff
– fetales 7.20
– Mißbildung 19.28
– Myelinisierung 1.3
– Spaltbildungen 1.75
Zerebralparalyse 7.40
Zerebralparese,
  Beckenendlagekinder 14.18
– nach Neugeborenenazidose 12.95
Zerebrosidspeicherkrankheit 8.63
Zervikalkanal, schwangerschaftsbedingte Veränderungen 3.20
Zervikalkanaleröffnung, verzögerte 3.80
Zervix, Bindegewebsanteil 3.16
– Bindegewebszellen,
  Umprogrammierung 10.51

Zervix
– Chondroitingehalt 3.17
– Eröffnungsgeschwindigkeit 12.18
– Fasern, elastische 3.16
– – kollagene 3.16
– Geburtsreife 3.17
– geburtsunreife, Amniotomie 10.45
– – Kaiserschnitt 10.51
– – medikamentöse Geburtseinleitung 10.49
– – am Termin 12.7
– Gefäßhypertrophie 3.18
– Grundsubstanzanteil 3.16
– Hyaluronatgehalt 3.17
– Kollagenfasersystem,
  Veränderungen 10.50 f
– Mucopolysaccharid-
  Verteilungsmuster 3.17
– rigide 12.35
– Schwellkörperbildung 3.18
Zervix-Score-Werte, niedrige 12.7
Zervix-Vaginal-Grenze 18.24
Zervixabstrich 16.10
Zervixauflockerung 3.17
Zervixdehnungsschmerz,
  Ausschaltung 11.23
Zervixdilatation zur
  Geburtseinleitung 10.45
Zervixeröffnung 3.17
Zervixerweiterung 10.11
Zervixinsuffizienz 1.34, 9.17, 10.11
– Frühgeburtenrate 5.28
– perinatale Mortalität 5.28
Zervixinvolution, postpartale 17.1
Zervixkarzinom 12.36
Zervixreife, Beurteilung 10.49 f
– – Pelvic-Score 10.49 f
– – Prostaglandineinfluß 10.33
Zervixreifung 10.43, 10.50 f, 12.18
– Induktion 10.51
– künstliche 12.8
Zervixriß 12.73 ff
– Häufigkeit 15.2
– Prophylaxe 15.2
– Symptome 15.2
– Therapie 15.2
Zervixschleimhauthypertrophie 3.20
Zervixschleimpfropf 3.20
Zervixveränderungen,
  schwangerschaftsbedingte 12.18
Zervixvibration 12.46
Zervixwiderstand,
  Eröffnungsperiode 12.18
Zervixzustand am Termin 12.7
Zigarettenrauchen 12.2 f
Zollinger-Ellison-Syndrom 8.33
Zoster 8.133
Zwerchfell, fehlendes 19.22
Zwerchfellähmung,
  geburtstraumatische 19.27
Zwerchfellbruch 1.76
Zwerchfellhernie, Neugeborenes 19.22
Zwerchfellruptur 8.10
– traumatische 8.152

Zwerchfellücke 1.76
Zwerginnenbecken 4.13
Zwergwuchs, Beckenform 4.14
- chondrodystropischer 4.13
- thanatophorer 12.41
Zwillinge, Abortrate 13.5
- Beckenendlage 13.6, 14.11
- dizygote 13.1 f
- Einkeilungen 13.7
- EPH-Gestose 13.5
- Hydramnion 13.5
- kindliche Lagen 13.6 f
- Kollisionen 13.7
- Lungenreifung, fetale 6.66
- monozygote 13.1 f
- - Eihautbefunde 13.2
- Nabelschnurverwicklung 13.7
- perinatale Mortalität 13.8 f
- Querlage 14.6
- siamesische 12.41
- ungleiches Geschlecht 13.3
- Wachstumsretardierung, fetale 7.7
- Zygotiebestimmung 13.2 f
- - Ähnlichkeitsdiagnostik 13.3
- - blutgruppenserologische Untersuchungen 13.3
- - Eihautdiagnostik 13.3
- - Transplantationsversuche 13.3
Zwillingsgeburt, Geburtsleitung beim ersten Kind 13.10
- - beim zweiten Kind 13.11
- Querlage des zweiten Kindes 14.6
Zwillingsschwangerschaft 5.32
- Folsäuremangel 8.55

Zwillingsschwangerschaft
- Querlage 14.2
- Rhesus-Erythroblastose 1.87
- Spätgestose 8.188
- Vena-cava-Kompressionssyndrom 3.33
Zwillingstransfusionssyndrom 2.10, 13.8
Zwölffingerdarm s. Duodenum
Zyanose, neonatale 19.24
Zyclophosphamid 8.62
Zyklopie 6.24
Zyklus, anovulatorischer 8.41
- - Cushing-Syndrom 8.104
- - Hypothyreose 8.97
Zylinderepithel, Epidermisation 3.20
Zystektomie 8.25
Zystenniere 8.26 f
- Diagnose 8.27
- Echogramm 8.27
- kongenitale 1.76
- Schwangerschaftsabbruch 8.27
- Therapie 8.27
- Trinkmenge 8.27
Zystitis s. Harnblasenentzündung
Zystoskopie 8.25, 8.28
Zytarabine 8.62
Zytomegalie 8.124 ff
- Antikörpernachweis 8.125 f
- Diagnostik 8.125 f
- Differentialdiagnose 8.125
- Durchseuchung 8.124
- Enzymimmunoassay 8.125
- Epidemiologie 8.124

Zytomegalie
- Erstbeschreiber 8.124
- intrauteriner Fruchttod 1.102
- kindliche Mißbildungen, Häufigkeit 8.125
- - - Schwere 8.125
- klinisches Bild 8.124 f
- kongenitale 8.125
- neonatale Hepatitis 19.11
- postnatale 19.31
- Prophylaxe 8.126
- Therapie 8.126
- Übertragung 8.125
- - postnatale 8.124
- - pränatale 8.124
- Virusnachweis 8.125 f
Zytomegalievirus, Durchseuchungsgrad der Bevölkerung 1.70
Zytomegalievirus-IgM-Antikörper 8.126
Zytomegalievirusinfektion 1.69 f
- fetale 5.17
- Fetopathie, Differentialdiagnose 1.70
- - Leitsymptome 1.70
- latente, Reaktivierung 8.124 f
- Mißbildungsrisiko 1.67
- mütterliche, Folgen 8.125
Zytosin-Arabinosid 8.62
Zytostatika, teratogene Wirkung 1.49 f
Zytotrophoblast 2.2, 2.27
Zytotrophoblastenemigration in die Blutbahn 2.41